Große Epochen der Weltkunst

ARS ANTIQUA

DIE JÜDISCHE KUNST

DIE JÜ

HERDER
FREIBURG · BASEL · WIEN

GABRIELLE SED-RAJNA

ZIVA AMISHAI-MAISELS
DOMINIQUE JARRASSÉ
RUDOLF KLEIN
RONNY REICH

DISCHE KUNST

AUS DEM FRANZÖSISCHEN VON
PETER WILD UND UTE WIKENHAUSER

MIT 798 ILLUSTRATIONEN,
DAVON 272 VIERFARBIGEN ABBILDUNGEN
AUF KUNSTDRUCKTAFELN

Folgende Farbfotografien wurden eigens für dieses Werk aufgenommen:

von Alain Mahuzier: Nr. 1, 3, 26, 27, 35, 37, 38, 39, 40, 43, 54, 59, 60, 61, 63, 73, 74, 77, 99, 164, 165, 169;
von Dominique Genet: Nr. 5, 42, 44, 45, 46, 47, 48, 49, 50, 103.

Die Fotografien stammen von:

Mikhail Andreev, Historisches Museum der Schätze der Ukraine, Kiew: Nr. 2, 158, 167, 171, 173 – Apostolische Bibliothek, Vatikan: Nr. 4, 142, 143 – Zev Radovan: Nr. 6, 16, 19, 20, 21, 22, 33, 34, 36, 75, 78, 79, 80, 81, 82 – Michel Denancé, Archipress: Nr. 7, 106 – Serge Domingie: Nr. 8, 112 – Kunstmuseum, Tel-Aviv: Nr. 9, 12, 184, 197, 200 – H. Lewandowski, R. M. N.: Nr. 10, 13, 152, 160, 161 – Bibliothek der Akademie der Wissenschaften, Budapest: Nr. 11, 134 – Jean-Louis Nou: Nr. 14, 51 – Israel Museum, Jerusalem: Nr. 15, 178, 190 – David Harris: Nr. 17, 23, 24, 25, 31, 32, 41, 52, 53, 57, 58, 65, 66, 76, 83, 84, 88, 119, 141, 145, 147, 177, 179, 180 – G. Dagli Orti: Nr. 18, 30, 62, 71, 72, 102, 111 – R. M. N.: Nr. 28, 64, 149, 153, 154, 202 – Giraudon: Nr. 55 – André Held, Artephot: Nr. 56 – Philippe Percheron, Artephot: Nr. 67, 68, 69, 70 – Oronoz/Artephot: Nr. 85, 86 – Scala: Nr. 87, 144, 156, 198, 201 – Graziano Arici: Nr. 89 – Werner Neumeister: Nr. 90, 91, 94, 96, 98, 168, 170 – Cuchi White: Nr. 92 – Carla Boni: Nr. 93, 115 – Dominique Jarrassé: Nr. 95, 105, 114 – David Harris, Israel Museum: Nr. 97, 146 – Architekturmuseum, München: Nr. 100 – Martin Bühler, Öffentliche Kunstsammlung, Basel: Nr. 101 – Ferrante Ferranti: Nr. 104 – Jacques Evrard: Nr. 107 – Keiichi Tahara: Nr. 108 – Kölnisches Stadtmuseum, Köln: Nr. 109 – Märkisches Museum, Berlin: Nr. 110 – Rudolf Klein: Nr. 113 – Benoît Roland: Nr. 116 – Vladimir Terebenine: Nr. 117, 118, 188 – Französische Nationalbibliothek, Paris: Nr. 120, 121, 122, 123, 124, 130, 132, 134, 150,151 – John Rylands Library, Manchester: Nr. 125 – British Library, London: Nr. 126, 127, 128, 131, 133 – Det Kongelige Bibliothek, Kopenhagen: Nr. 129 – Sächsische Landesbibliothek, Dresden: Nr. 135 – Ambrosianische Bibliothek, Mailand: Nr. 136 – Bodleyan Library, Oxford: Nr. 137, 140 – Nationalbibliothek, Jerusalem: Nr. 138 – Staats- und Universitätsbibliothek, Hamburg: Nr. 148 – Jüdisches Museum, New York: Nr. 155, 157, 159, 163, 166, 172, 175, 176, 182 – Eredi Michelotto: Nr. 162 – Stanley I. Batkin: Nr. 174 – Gérard Dufrêne, Museum für jüdische Kunst und Geschichte, Paris: Nr. 181 – Wallraf-Richartz-Museum, Köln: Nr. 183 – Elke Walford, Hamburger Kunsthalle, Hamburg: Nr. 185 – Blauel/Gnamm, Artothek: Nr. 186 – Stedelijk Museum, Amsterdam: Nr. 187, 189 – Rubin House, Tel-Aviv: Nr. 191 – Corcoran Museum of Art (Gabe von Mrs. Francis Biddle), Washington: Nr. 192 – Janco-Dada Museum, Ein Hod: Nr. 193 – Los Angeles County Museum of Art: Nr. 194 – Kunstsammlung Nordrhein-Westfalen, Düsseldorf: Nr. 195 – Albright Art Gallery, Buffalo: Nr. 196 – Kate Rothko Prizel: Nr. 199 – Tate Gallery, London: Nr. 203 – Privatsammlung: Nr. 204 – Kunsthalle, Emden: Nr. 205.

ISBN 3-451-26350-5

VORWORT

ZUM BEGRIFF DER JÜDISCHEN KUNST

Die Frage, ob es eine jüdische Kunst gibt oder nicht, und die Kriterien, die es erlauben würden, das Spezifische, vor allem den Stil der jüdischen Kunst zu definieren, wurden und werden auch heute noch diskutiert. Trotz der wiederholten Versuche, einen Konsens zu erreichen, gehen die Meinungen der Fachleute sowohl im Bereich der Kunstgeschichte als auch der Archäologie auseinander. Da vieles noch ungeklärt geblieben ist, flüchten sich zahlreiche Wissenschaftler und Wissenschaftlerinnen in eine negative Haltung, schreiben der jüdischen Kunst eine die kulturelle Identität bestimmende Kraft ab, ja fragen sogar, wie sinnvoll die Bezeichnung „jüdische Kunst" überhaupt sei. Man hat die Meinung geäußert, in gewissen extremen Formulierungen würden noch die ideologischen Strömungen des 19. Jahrhunderts weiterwirken, die dem Judentum feindlich gesonnen und schnell bereit waren, seine Werte zu leugnen. Weil man Argumente dieser Art widerlegen wollte, wurde es üblich, Werke, die sich den Kunstwerken der jüdischen Kultur widmeten, mit einer Einleitung zu versehen, die einer Verteidigung glich. In diesem Buch, das ich hier den Leserinnen und Lesern vorstelle, gehe ich anders vor. Hundert Jahre archäologischer Funde, gekennzeichnet durch unerwartete, ja erstaunliche Entdeckungen – zum Beispiel die Mosaiken der Synagogen in Galiläa oder die Wandmalereien in Dura-Europos – und fünfzig Jahre ständig intensivierter Forschungsarbeit durch namhafte Spezialisten haben einen solchen Reichtum von Werken an den Tag gebracht – im wörtlichen und im übertragenen Sinn –, daß eine herablassende Haltung, die alle diese Kunstwerke lediglich als Reflexe der großen künstlerischen Strömungen oder als Gelegenheitsprodukte des volkstümlichen Kunsthandwerks betrachtete, nicht mehr gerechtfertigt ist. Es drängt sich förmlich auf, die Dinge neu zu sehen. Das Ziel dieses Buches ist es, den Leserinnen und Lesern einen methodischen und erschöpfenden Zugang zu allen künstlerischen Werken zu ermöglichen, die von den Anfängen bis in die Gegenwart die Geschichte des jüdischen Volkes begleitet haben. – Den Grundsätzen der Reihe Ars Antiqua entsprechend liegt dabei das Hauptgewicht bei den Abbildungen. Auf diese Art erhellen die Kunstwerke selbst die Interpretationen. – Dieses Vorgehen hat sich nahegelegt, weil, wie gesagt, alle Resultate berücksichtigt werden sollten, die die hundert Jahre Forschungsarbeit hervorgebracht haben. Zugleich entspricht dieses Vorgehen aber auch meiner tiefsten Überzeugung, daß es bereits am Ausgangspunkt der Auseinandersetzungen über die Identität der jüdischen Kunst wirklich Mißverständnisse und falsche Fragestellungen gibt.

Ein Argument, das oft vorgebracht wird, um das Spezifische der jüdischen Kunst im Sinne eines von anderen Stilrichtungen unterschiedlichen Repertoires zu leugnen, lautet: Es fehle der homogene Stil, der die Identität und die Kontinuität durch die Jahrhunderte deutlich macht. Man kann jedoch berechtigterweise die Frage stellen, ob das Kriterium des Stils, das die Theoretiker des vergangenen Jahrhunderts für das Studium der Kunst als das Kriterium schlechthin betrachtet haben, wirklich geeignet ist, um jene Kunstwerke zu erfassen, die durch religiöse Traditionen angeregt worden sind. Denn die Geschichte dieser Traditionen zieht sich oft über mehrere Jahrtausende hinweg – dreitausend Jahre im Fall des Judentums, zweitausend Jahre im Fall des Christentums und beinahe vierzehn Jahrhunderte für den Islam – und erstreckt sich über vier Kontinente. Wenn der Stil, nach den Worten von Marcel Proust, nicht sosehr eine Frage der Technik, sondern der Vision ist, so entsteht eine solche Vision notgedrungen aus einem Bündel von komplexen Faktoren, und manche dieser Faktoren waren sicher regionalen und chronologischen Veränderungen unterworfen. Und diese Veränderungen berührten gleichzeitig alle zeitgenössischen Zivilisationen einer bestimmten geographischen Einheit; sie beeinflußten alle künstlerischen Werke in Richtung einer stilistischen Verwandtschaft, ohne daß deswegen die je eigenständige Botschaft der Traditionen verfälscht worden wäre. Denn die Konzepte, die jede dieser großen Religionen vermittelt und die letztlich den tiefen Geist und die eigentliche Identität zum Ausdruck bringen, leiden nicht unter solchen Veränderungen. Im Rahmen religiöser Traditionen hängen also die Originalität und das Spezifikum eines künstlerischen Schaffens nicht sosehr vom Stil ab, sondern von der Fähigkeit, diesen tiefen Geist und diese eigentliche Identität in die Formensprache umzusetzen. So betrachtet, erweist sich die jüdische Kunst als reich an Werken von einer echten Authentizität und von einer Originalität in einem fast revolutionären Sinn. Authentizität und Originalität unterscheiden sie von jedem anderen künstlerischen Ensemble und machen sie sogar zu einer der fruchtbarsten Quellen.

Das Grundkonzept der am Sinai offenbarten Religion ist die Transzendenz Gottes: Sein Wesen ist durch die Welt der Formen nicht zu erfassen, und sein unaussprechbarer Name entzieht sich dem Bereich des Hörbaren. Dieses Grundkonzept – über das zweite der Zehn Gebote wirkt es auch auf die Künste – unterscheidet die neue Religion radikal von den benachbarten Kulten und bringt einen neuen Typus von Heiligtum hervor: Die der Gottheit vorbehaltene *Cella* bleibt leer, da nur der leere Raum die Unendlichkeit dieses Gottes, den keine Form eingrenzen darf, auf adäquate Art und Weise zum Ausdruck bringen kann. Als das einzige der damaligen Völker bauten die Hebräer Heiligtümer, in denen es keine Kultbilder und keine Kultstatuen gab: Im Zeltheiligtum der Wüste enthielt die Lade lediglich die Gesetzestafeln; das Allerheiligste des Tempels, den Salomon in Jerusalem baute, war leer; und dasselbe galt für den Bau, dessen Herrlichkeit Herodes wiederherstellte. Über die architektonische Anlage hinaus, die dem Kult diente, erscheint der Tempel wie das Abbild jener Vision, daß die Welt von einer nichtmateriellen, unsichtbaren Präsenz bewohnt wird, die sowohl der erste Antrieb als auch das letzte Ziel der Schöpfung ist. Aus diesem Grund erklärt sich die grundsätzliche Bedeutung des Tempels, einmal in seiner faktischen Existenz, dann aber auch in seinen Abbildungen. Die Darstellung des Tempels, die im künstlerischen Schaffen immer wieder auftaucht; ließ unter den aus historischen Gründen stilistisch sehr verschiedenartigen Werken eine Kontinuität entstehen, die der Identität diente. Das Bild des geistigen Tempels wurde zu einem zentralen Symbol der jüdischen Kunst. Es nahm die Botschaft der Transzendenz auf, deren Träger die jüdische Religion war, und übertrug sie in die Formensprache. Dieses Grundkonzept – samt dem Bilderverbot, das dieses Konzept auf den Bereich der Künste ausweitet – gewann auch einen tiefen Einfluß auf die eben entstehende Zivilisation Europas. Die Lehre von der Menschwerdung Gottes grenzte zwar die Wirkung des Konzepts im Rahmen des Christentums etwas ein, aber der Islam übernahm es in einer noch stärker fordernden Art, als es die ältere Religion getan hatte.

Die Zerstörung des Tempels führte zur Abschaffung der Tieropfer und zu einer tiefen Veränderung der jüdischen Religion. Der Opferkult machte der Liturgie und dem Gebet in der Gemeinschaft Platz. Als Reaktion auf diese Veränderung wurde auch der Kultraum konsequent umgestaltet: Es entstand die Synagoge, das Gebetshaus, das allen zur Teilnahme offensteht. Die *Cella*, die der Gottheit vorbehalten war, wurde weggelassen und ersetzt durch die Nische für den Thoraschrein. Dieser neue Typus von Gebetsraum wurde später zum Modell der religiösen – jüdischen, christlichen und islamischen – Architektur im Nahen Osten und im Abendland. Sein Entstehen markiert eine entscheidende Wende in der Zivilisationsgeschichte der monotheistischen Religionen.

In der Folge dieser Veränderungen entstand ein Repertoire von Symbolen. Zentralsymbol bleibt das Bild des Tempels, aber seine Bedeutung wird im Laufe der Geschichte immer reicher. Auf den Münzen, die während des zweiten Aufstands in Umlauf kamen, und auf dem Baldachin der Synagoge von Dura-Europos erhält das Bild des Tempels neue Dimensionen, die die Hoffnung auf eine eschatologische Erlösung und die Erwartung einer irdischen und historischen Wiederherstellung der Nation unlösbar miteinander verbinden. Kultgeräte – *Menorah,* rituelle Gegenstände und Sträuße –, die auf verschiedene Arten mit dem Tempel in Verbindung stehen, fügen zum Bilderschatz dank der Symbolik, die jeder Komponente eigen ist, noch weitere Aspekte hinzu.

Die Begegnung mit der hellenistischen Kultur hatte vor allem im Bereich der Kunst auf die jüdische Kultur, wie auf die ganze Kultur des Nahen Ostens, tiefgreifende Wirkungen. Aber auch die griechische Sichtweise erfuhr im hellenistischen Orient unter dem Einfluß der uralten Traditionen und ihrer vom griechischen Stil so verschiedenen Formensprache eine Umwandlung. Die jüdische Kunst veränderte den griechischen Stil vor allem auf der semantischen Ebene. Die Mosaiken der galiläischen Synagogen basieren auf der Vorlage von astrologischen Darstellungen römischer Mosaiken; sie verändern aber ihre Bedeutung radikal, indem sie typisch jüdische Symbole einfügen. Das Bild des Tempels – oder der Lade –, das von Ritualgegenständen umgeben ist, steht über den Zeichen für den Kosmos und für den Tierkreis; aus der bewundernden Annäherung an die Natur, die für die römische Kunst typisch ist, wird dadurch eine heilige Sicht der Welt: Diese wird durch die transzendentale Macht eines unerreichbaren Gottes gelenkt, der durch die Symbole seiner Abwesenheit gegenwärtig gesetzt wird.

Im Laufe des 1. Jahrhunderts, kurz bevor die Synagogen entstanden, kam im Bereich der architektonischen Verzierungen der „Ornamentteppich“ auf. Er wiederholt seine Motive in rhythmischen Mustern und nimmt im Stein die Unendlichkeit der Wüste auf, in der unter der Wirkung des intensiven Lichtes alles als Wiederholung des ewig Gleichen erscheint. Dieses stilistische Motiv, das in der Architektur der Herodes-Zeit deutlich wird, entwickelte sich zu einem charakteristischen Zierelement dieser Region. Ein paar Jahrhunderte später wird die Architektur der Omaijaden dieses Motiv zur Vollendung bringen. Und übertragen auf die Malerei, wird es die jüdische Kunst zu einer beliebten Form der Ausschmückung der Manuskripte ausgestalten.

Auch wenn im Hinblick auf die Anfänge der biblischen Ikonographie noch vieles unklar ist, können die Bilder der Synagoge in Dura-Europos als die ältesten Zeugnisse für die Umsetzung der biblischen Geschichten in Bilder gelten. Die Komplexität der Bilder verbietet es, sie als die ersten Versuche einer visuellen Gestaltung dieser Geschichten zu betrachten. Hinzu kommt, daß die Bilder eindeutige Zeichen dafür aufweisen, daß sie aus dem jüdischen Milieu stammen. Auch wenn die Bilder der Synagoge nicht die Archetypen dieser Tradition darstellen, so ermöglichen sie uns doch, die ersten Anhaltspunkte der langen Geschichte biblischer Darstellungen kennenzulernen. Die biblischen Darstellungen werden ja dann mehr als ein Jahrtausend lang zum Hauptthema der europäischen Kunst.

Die zunehmende Feindseligkeit der byzantinischen Kaiser und die politischen Erschütterungen im Anschluß an die Expansion der Araber führten allmählich zu einem Niedergang der jüdischen Zivilisation im Nahen Osten. Seit dem 10. und 11. Jahrhundert erstarkte in den Gemeinschaften der westlichen Diaspora die Ausstrahlung des intellektuellen Lebens; in diesem Zusammenhang begann auch wieder das künstlerische Schaffen, oft dank der aus dem Orient mitgebrachten Traditionen.

Im mittelalterlichen Europa waren jedoch die Lebensbedingungen der jüdischen Gemeinden für eine Entfaltung der Kunst nicht besonders günstig. Die politische Unsicherheit, die sozialen Einschränkungen und die immer wieder ausbrechenden Verfolgungen, die oft bis zur Vertreibung gingen, wirkten hemmend auf die künstlerische Tätigkeit. Die Architektur der Synagogen, die sich unter dem Druck der Ortswechsel veränderte, bezeugt zum einen die Ausbreitung der jüdischen Kultur, aber auch die Konfrontation mit einer immer wieder neuen kulturellen Umgebung. Der Aufsplitterung des Stils wirkte das geistige Modell des Tempels entgegen, das allen gemeinsam und unveränderlich war. Auch wenn den Einflüssen der Umgebung Raum gewährt wurde, so verlieh der stets vorhandene Bezug zum Heiligtum von einst – etwa durch Schriftzitate in Form von Wandschmuck, Abbildungen von Symbolen, Übernahme von Elementen des nun zu einer mythischen Größe gewordenen Gebäudes (die Säulen des Salomonischen Tempels!) – den Synagogen jene Homogenität, die sie auf der Ebene der baulichen Struktur nicht besaßen.

Zur selben Zeit wurde die Buchkunst ein beliebtes Gebiet sowohl für die Maler als auch für die Geldgeber. Geschützt vor den Einschränkungen, die sich auf die Entfaltung anderer Künste negativ auswirkten, wurde die Buchmalerei zum Zufluchtsort aller ästhetischen Wünsche und erlaubte die Weiterführung der alten, allgemein verbreiteten Traditionen. Das bemerkenswerteste Phänomen war das erneute Aufblühen einer dieser Traditionen, nämlich der im Altertum entwickelten biblischen Bilderwelt, und zwar während einer kurzen Phase im 13. und 14. Jahrhundert. Auf welchen Wegen die antike Tradition weitergegeben worden war, entzieht sich der historischen Forschung bis heute.

Die Herstellung von Ritualgegenständen erlebte ihre eigentliche Blütezeit seit dem 16. und 17. Jahrhundert. Die Ausführung war, solange die Juden aus den Zünften ausgeschlossen waren, christlichen Handwerkern anvertraut. Die jüdischen Goldschmiede und Sticker lösten sie ab, sobald ihnen der Zugang zu den einzelnen Berufen erlaubt war. Die vorgegebene Form und die eindringliche Sprache der Symbole – sie verwiesen auf den Tempel und seine Ausrüstung – garantierten das Spezifische dieser Gegenstände, da die von der Umwelt übernommenen Techniken und die wechselnden Tendenzen der künstlerischen Strömungen Veränderungen unterworfen waren.

In der ganz und gar weltlichen und subjektiven Welt der modernen und zeitgenössischen Kunst befindet sich der jüdische Künstler einer ständigen Spannung ausgesetzt: Auf der einen Seite möchte er dieser Welt angehören, zu der er dank seiner Emanzipation einen Zugang gefunden hat, auf der anderen fühlt er die Verpflichtung gegenüber den Traditionen, die in seiner Vorstellungswelt lebendig geblieben sind. Wie der Konflikt zum Ausdruck kommt und welche Antworten sich einstellen, variiert von Künstler zu Künstler, auch wenn die Grundthemen der Werke die alten bleiben. Die Antworten schwanken zwischen einer entschiedenen Absetzung von der Vergangenheit und einer rational begründeten Suche beziehungsweise willentlichen Umsetzung der Traditionen. Gelegentlich entsteht – dank der speziellen Begabung eines Künstlers – aus dieser Spannung zwischen den beiden entgegengesetzten Möglichkeiten ein außerordentliches Werk voller Harmonie, Poesie und Träume, so etwa bei Chagall. Aber auch dann bietet die subjektiv bestimmte Kunst unserer Zeit lediglich individuelle Antworten auf Fragen, die im Tiefsten den einzelnen übersteigen. Dies ist der Grund, weshalb es so schwierig ist, diese Kunst in allgemein gültigen Kategorien zu umschreiben. Denn die moderne Kunst ist, dem eigentlichen Wortsinn nach, weder jüdisch noch christlich. Sie bringt aber dort, wo dieses Problem sich stellt, die persönlichen Bezüge des Künstlers zu seiner Tradition zum Ausdruck. Die durch die Tradition bestimmte Kunst überlebt im Handwerk, das die für das Leben der Gemeinde notwendigen Gegenstände herstellt. Und die Architektur, die schon von ihrem Auftrag her die Forderungen des liturgischen Lebens respektiert, schafft dadurch, daß sie die Stileinheiten der zeitgenössischen künstlerischen Strömungen aufgreift, eine Verbindung zwischen dem traditionellen Handwerk und der ganz und gar subjektiven und individuellen Kunst, wie unsere Zeit sie versteht.

Die jüdische Kunst war nur ganz selten und nur für kurze Zeiten eine Kunst der ganz Großen. Das hängt damit zusammen, daß ihr die Unterstützung einer reichen und kultivierten Schicht, ohne die die Entfaltung einer großen Kunst und eines prägenden Stils nicht denkbar sind, fast immer fehlte. Und doch ist die jüdische Kunst in der europäischen Zivilisation gegenwärtig: durch ihre Konzepte, durch ihre Methoden und dank der Ideen, die die Werke inspiriert haben. Ihre Werke sind im Rahmen der Ideen und der Ikonologie bedeutsamer als im Rahmen der Ausdrucksmittel. Aber wie die europäische Kultur als solche ohne die Kenntnis der Bibel nicht verstanden werden kann, so bleiben auch grundsätzliche Aspekte der europäischen Kunst unverständlich ohne die Kenntnis der künstlerischen Werke, die aus der jüdischen Tradition hervorgegangen sind.

Einen ganzen Band der Reihe Ars Antiqua der jüdischen Kunst zu widmen, entspricht einem realen Bedürfnis. Denn die wenigen Werke, die sich um eine Gesamtschau des Themas bemühen – der von Cecil Roth 1961 herausgegebene Band und mein eigenes, 1975 veröffentlichtes Buch – sind durch die wissenschaftlichen Ergebnisse schon lange überholt. Es gibt zwar eine beeindruckende Menge von Publikationen zu Einzelthemen, aber ein Überblick, der die neuesten Entdeckungen und Richtigstellungen berücksichtigt, fehlt. Das hier vorliegende Buch möchte diese Lücke füllen.

Da es darum ging, die Kunstwerke einer Zivilisation von dreitausend Jahren zugänglich zu machen, bedurfte es der Kompetenz mehrerer Fachleute. Ich bin glücklich, daß ich anerkannte Kollegen, deren Wissen das meine ergänzt, zur Mitarbeit gewinnen konnte: Dominique Jarrassé, Professor an der Universität Clermont-Ferrand, für die Architektur der mittelalterlichen und modernen Synagogen, und Ziva Amishai-Maisels, Professor an der Hebräischen Universität Jerusalem, für die moderne, zeitgenössische Malerei. Ich möchte ihnen dafür danken, daß sie mitgearbeitet haben. Im Teil, der den einzelnen Orten gewidmet ist, ist dieses Werk reich an zum Teil noch unbekannten, ja bis jetzt unveröffentlichten Informationen. Ronny Reich, Archäologe in der Antiken-Abteilung des Israel-Museums und Lehrbeauftragter am Institut für Archäologie der Hebräischen Universität, hat es übernommen, die neuesten Daten über die Synagogen im antiken Israel zusammenzutragen. Rudolf Klein, seit kurzem Professor für Geschichte der Architektur in Tel Aviv, stellte die Dokumente über die bis vor kurzem nur schwer zugänglichen Synagogen in Zentral- und Osteuropa zur Verfügung, die er während seiner Reisen gesammelt hatte. Viele dieser Synagogen werden hier zum ersten Mal in einer Publikation erwähnt. Dank der Hinweise von Nicolas-Jean Sed konnte das Buch noch an mehreren Stellen verbessert werden.

Gabrielle Sed-Rajna

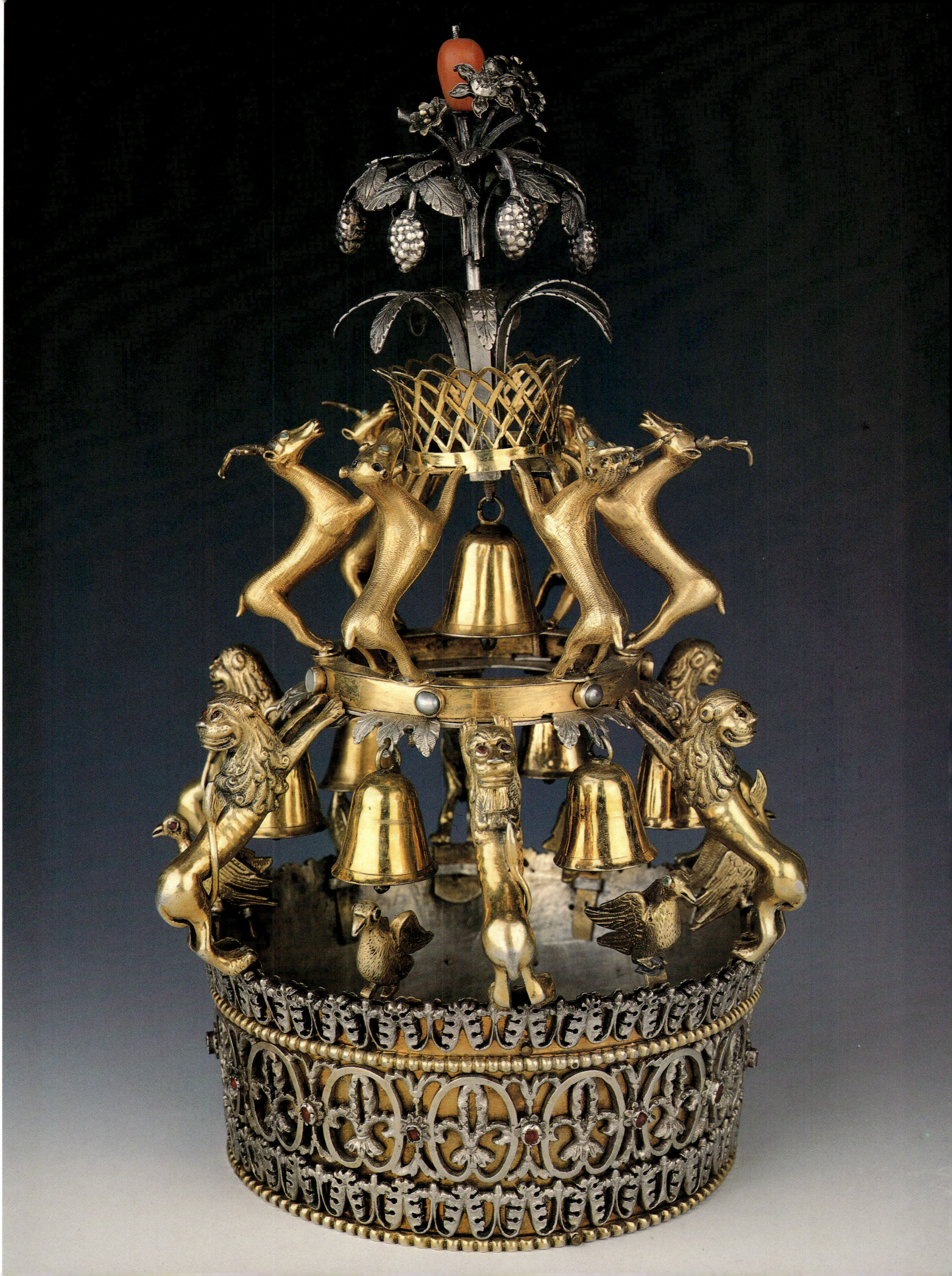

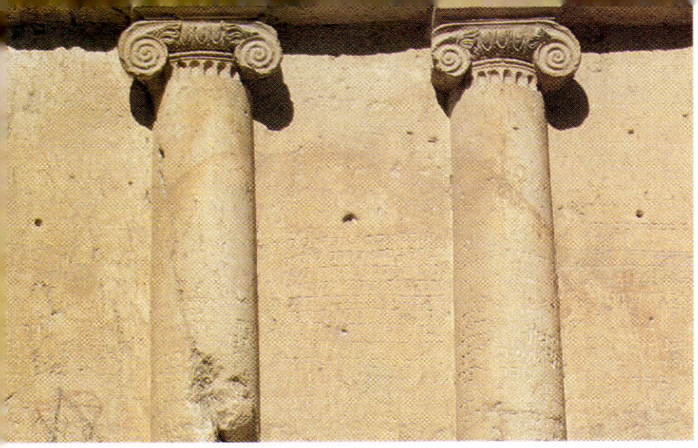

3

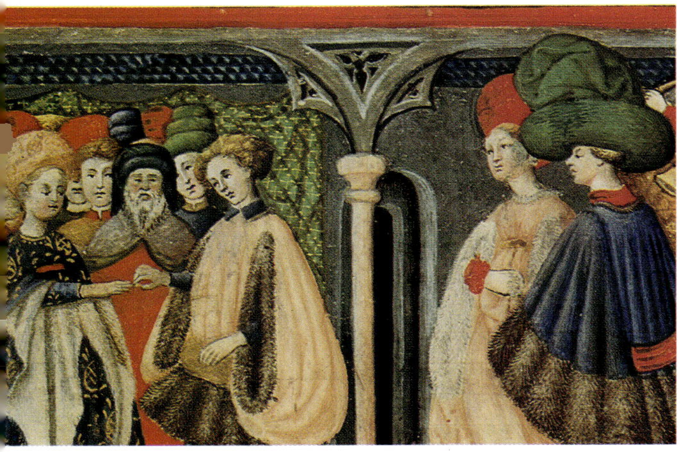

4

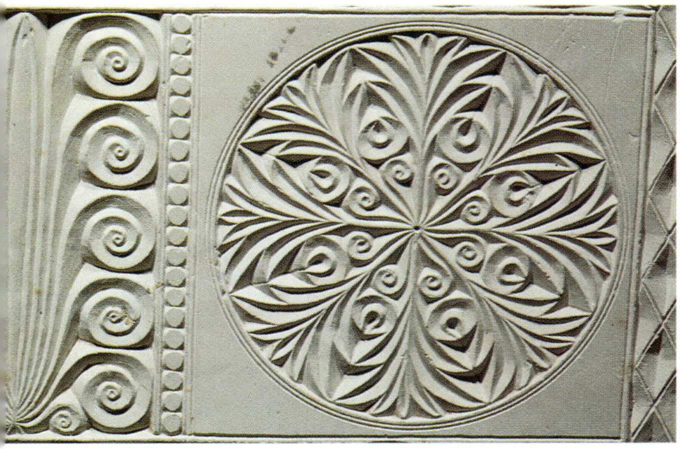

5

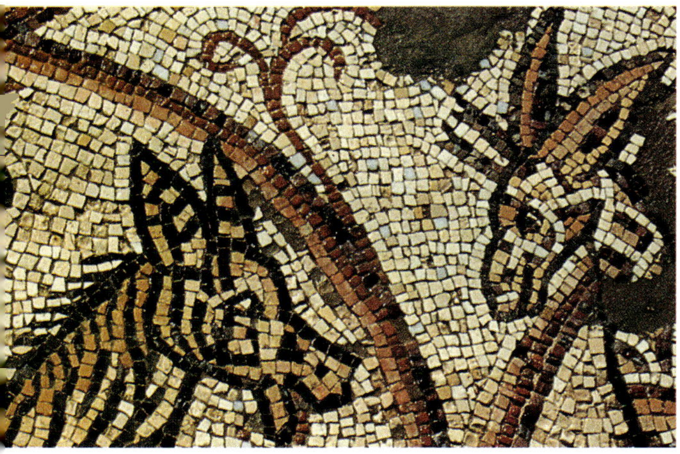

6

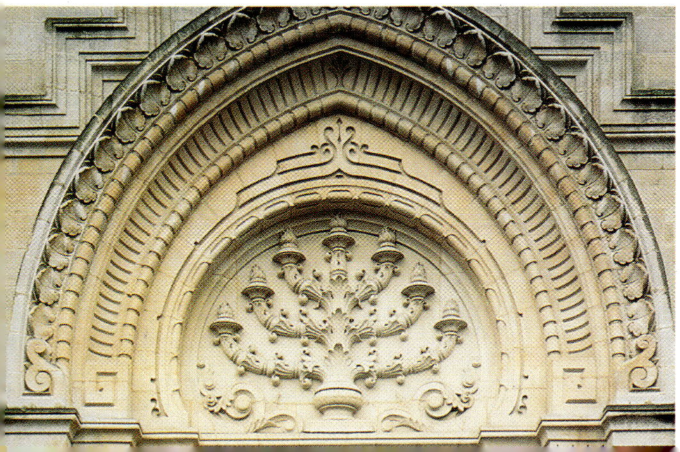

7

INHALT

Bildlegenden

1 (Vorsatz) Türsturz der Synagoge in Kapharnaum, 3.–4. Jh. *In situ.*

2 Krone. Schmuck der Thorarolle. Polen, Anfang des 19. Jh. Historisches Museum der Schätze der Ukraine, Kiew.

3 „Grab des Zacharias". Kedrontal bei Jerusalem, 2.–1. Jh. v. Chr.

4 Hochzeit. Jacob Ben Asher: „Die vier Stände". Mantua 1435. Apostolische Bibliothek, Vatikan.

5 Ossuarium. Eingravierte Verzierungen: zwei Rosetten, dazwischen eine Palme. Ölberg in Jerusalem, 1. Jh. v. Chr. Studium Biblicum Franciscanum, Jerusalem.

6 Mosaik auf dem Fußboden der Synagoge von Gaza, 6. Jh. Israel Museum, Jerusalem.

7 Bordeaux. Portal der Synagoge, 1882.

8 Florenz. Synagoge, 1882.

9 Marcel Janco: *Ma^c Abara.* 1949. Museum of Art, Tel Aviv.

10 Lesehand *(Yad).* Amsterdam, 1754. Musée national du Moyen-Âge, Thermes de Cluny, Paris.

11 Festrituale. Aus dem Bodensee-Raum, um 1320. Bibliothek der Akademie der Wissenschaften, Budapest.

12 Maurycy Gottlieb: *Jom Kippur.* 1878. Museum of Art, Tel Aviv.

13 Mann, der eine Thorarolle trägt. Stich, 17. Jh. Musée national du Moyen-Âge, Thermes de Cluny, Paris.

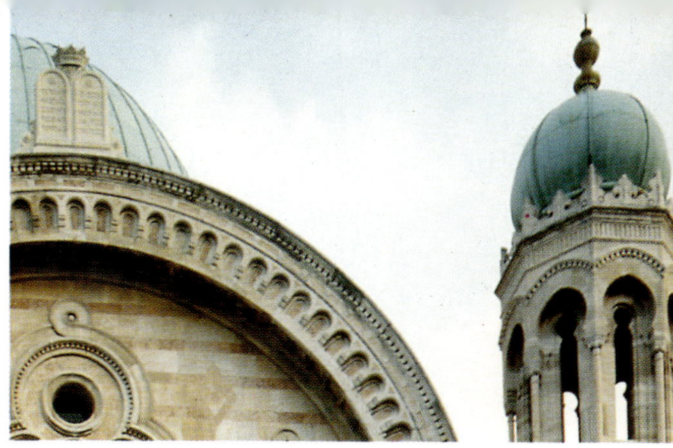
8

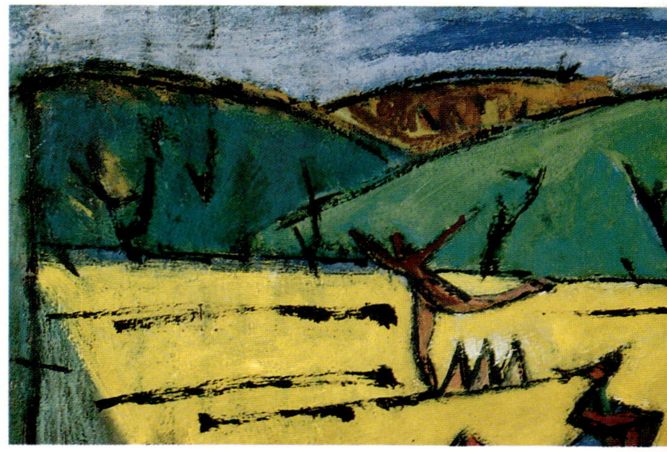
9

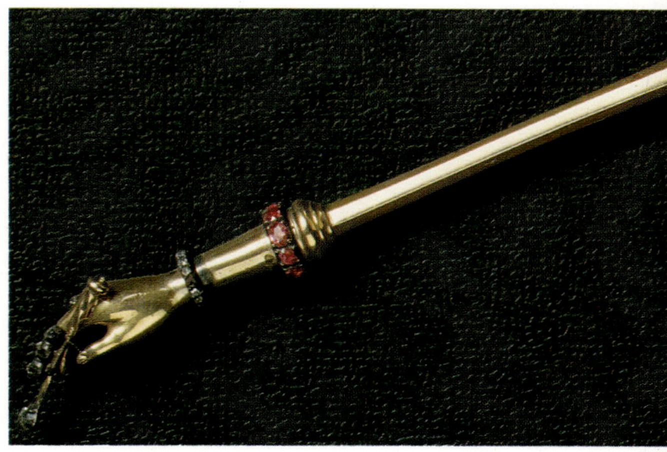
10

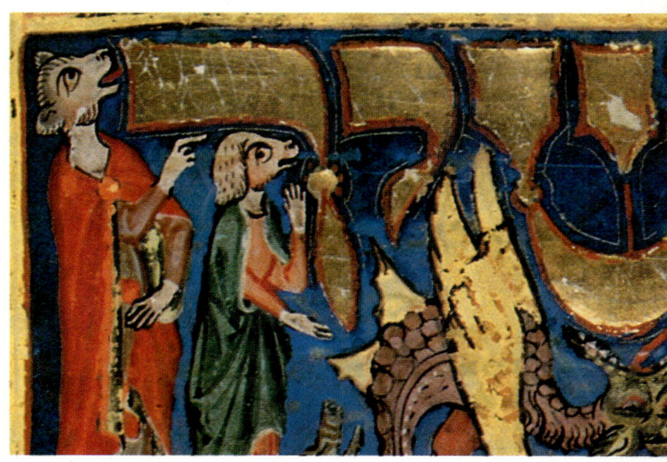
11

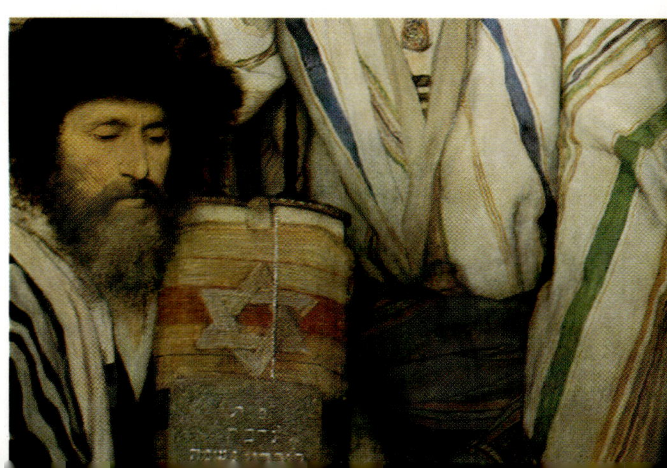
12

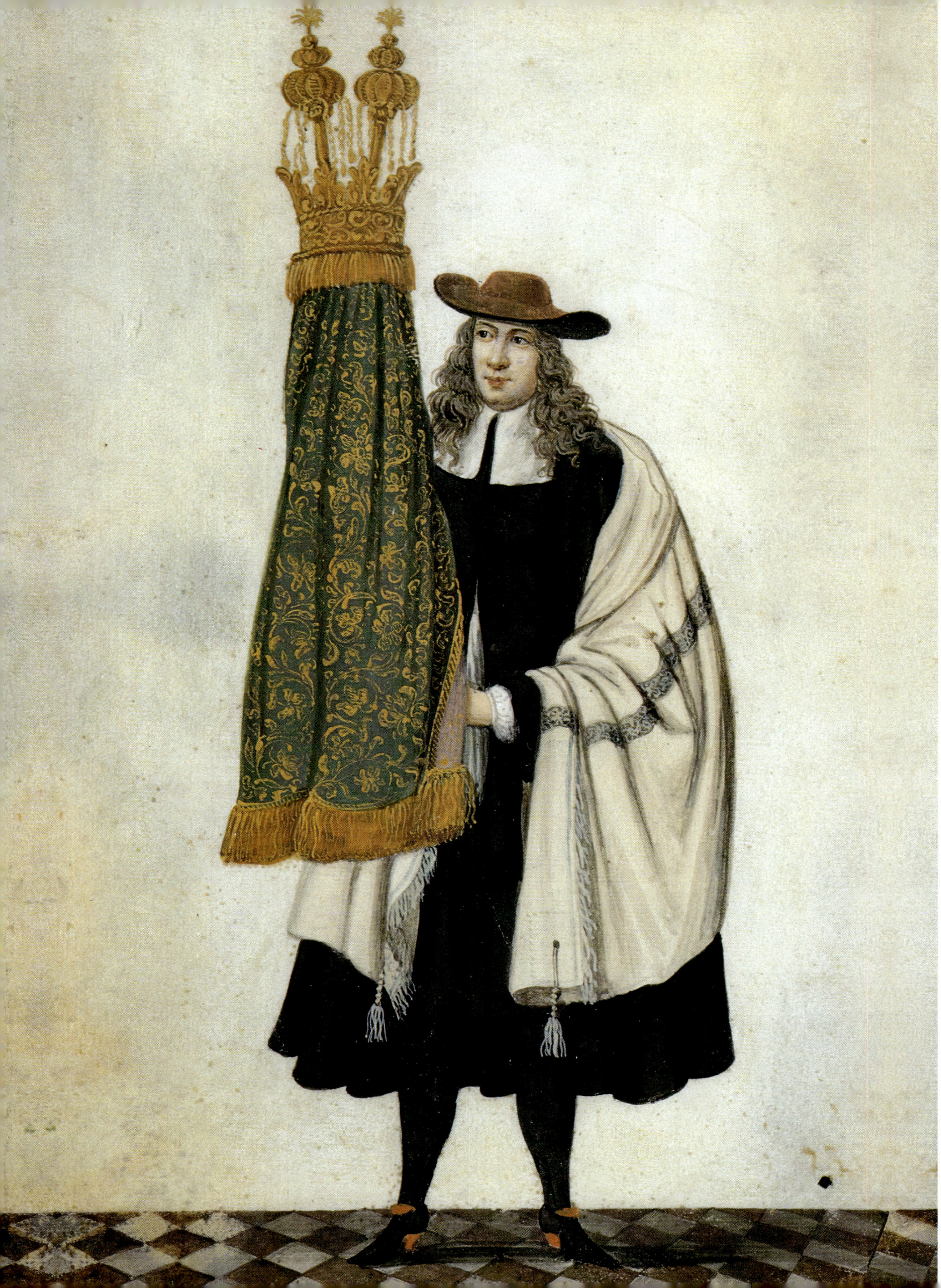

DIE JÜDISCHE KUNST

DER ORIENT:
DIE WIEGE DER JÜDISCHEN KUNST

HEILIGE RÄUME

Von der Mitte des zweiten Jahrtausends v. Chr.
bis zum dritten Jahrhundert n. Chr.

VON DEN ANFÄNGEN BIS ZUM ERSTEN TEMPEL

KANAANÄISCHE HEILIGTÜMER

Die Geschichte der Hebräer beginnt nach dem 12. Kapitel, Vers 1, des Buches Genesis in dem Moment, als Gott sich an Abraham wendet: „Ziehe fort aus deinem Land, aus deiner Verwandtschaft und aus deinem Vaterhaus in das Land, das ich dir zeigen werde ..." Das in Vers 5 erwähnte Land, um das es hier geht, ist Kanaan. Zu Beginn des zweiten Jahrtausends v. Chr. erstreckte sich Kanaan vom Niltal im Süden entlang der Mittelmeerküste bis zum Orontes im Norden. Die ältesten Zivilisationen befanden sich an den Endpunkten dieses Halbmondes, in Ägypten und in Syrien, und die Karawanenstraßen verbanden diese Orte mit Mesopotamien an den Ufern des Eufrat. Dort ereigneten sich die außerordentlichen Entwicklungsschritte der Menschheit, die in ihren letzten Auswirkungen zum Entstehen der modernen Welt geführt haben: die Domestikation der Pflanzen und Tiere, die Anfänge des urbanen Lebens, die hierarchische Gliederung des Staates und der Religion, die Organisation des internationalen Handels und der soziopolitischen und ökonomischen Ordnung. Für diese Region ist die Realisierung der ersten Monumentalbauten bezeugt sowie die Erfindung der Schrift, der Grundlage für die Geschichtsschreibung.

Der Beginn des zweiten Jahrtausends zeichnete sich in Kanaan vor allem durch das Aufkommen von städtischen Einrichtungen aus; sie führten zur Entstehung von zahlreichen Stadtstaaten. Diese Stadtstaaten bestimmten während der mittleren und späteren Bronzezeit, bis ungefähr 1200 v. Chr. also, die politische Gliederung des Gebietes. In den schriftlichen Quellen werden erwähnt: Dan, Hazor, Megiddo, Geser, Sichem, Aschkelon, Arad, Tell Poleg. Die Entwicklung des städtischen Lebens und die politische Organisation Kanaans, die die schriftlichen Quellen deutlich machen, sind durch die archäologischen Entdeckungen bestätigt worden. Die bei den Ausgrabungen von Dan, Hazor, Megiddo, Aphek, Geser und Sichem freigelegten Reste der massiven Befestigungsanlagen gelten als charakteristische Beispiele für die Architektur dieser Zeit: herrschaftliche Burgen, bestehend aus einem komplexen System vertikaler Mauern, Befestigungsbauten, symmetrisch angelegte Portale mit einem zwei- oder dreifachen Säulengang, flankiert von massiven Halbsäulen mit Volutenkapitellen, den Vorläufern der ionischen Kapitelle. Die Tempel und die Paläste lagen innerhalb der Umfassungsmauern; *Abb. 16*
außerhalb befanden sich die Dörfer, die die für die städtische Bevölkerung notwendigen Agrarprodukte zu liefern hatten.

Im Rahmen der Ausgrabungen wurden auch zahlreiche Heiligtümer freigelegt. Die für diese Region typische Anlage kennt einen großen Raum mit zwei Säulen und mit Sitzbänken an den Wänden und eine erhöhte *Cella.* Diese Anlage, variiert je nach der Bedeutung des Bauwerks, ist in unzähligen Tempeln Kanaans anzutreffen. Hazor, eine zentrale Stadt im Norden Kanaans, bestand aus einer befestigten Akropolis und einer Unterstadt mit einem Tempel aus dem 17. Jahrhundert v. Chr. Südlich der Unterstadt lag ein weiterer Tempel, der im 14./13. Jahrhundert v. Chr. errichtet wurde und aus einer einfachen, viereckigen *Cella* von 4,75 auf 3,40 Metern bestand. Eine halbrunde Nische, die dem Eingang der *Cella* gegenüberlag, enthielt eine Reihe von acht Stelen, die Statue eines sitzenden Oranten, einen Tisch für die Opfergaben und die mit einem Löwen verzierte Türlaibung, die ursprünglich sicher woanders gestanden haben muß. Die flachen, an ihrem oberen Ende abgerundeten Stelen *Abb. 14*
sind mittelgroß und ohne Verzierungen. Nur die Hauptstele besitzt das Relief von zwei Armen, die dem Himmel entgegengestreckt werden; der Himmel wird durch eine Scheibe in einem Halbmond dargestellt, durch die Symbole der Mondgottheit Sin, die möglicherweise in diesem Tempel kultisch verehrt wurde. Dieses Relief wird zu einem suggestiven Bild der ewigen Anbetung und unterstützt mit der ewigen Geste des Betens die vergänglichen Züge des Oranten. Die Statue des sitzenden Mannes, der über die Stelen wacht, stellt wahrscheinlich einen Priester dar: ohne Bart, den Kopf kahlrasiert, bekleidet mit einer kurzen Tunika, mit bloßen Füßen. – Der Kopf hatte der Statue gefehlt, aber er wurde bei den Ausgrabungen auf einer tieferen Ebene gefunden: Er lag auf dem Boden. – Mit seiner rechten Hand erhebt der Priester eine Trinkschale, und seine linke Hand ruht auf seinem Knie. Er trägt eine Kette, die mit einem Anhänger in Form eines umgedrehten Halbmonds geschmückt ist. Der Körper des Löwen ist fast linienförmig; der innere Teil, der sich ursprünglich der Türe anfügte, ist unbearbeitet geblieben, während der äußere Teil geglättet und leicht modelliert wurde. Der Löwe sitzt auf den Hinterpfoten, sein wellenförmiger Schwanz endet in einem Haarbüschel. Es fehlt zwar ein großer Teil des Kopfes, doch ist das Tier wahrscheinlich mit einem offenen Maul dargestellt. Man nimmt an, daß die Stelen, die Statue, der Tisch für die Opfergaben und auch der aufrechte Löwe, die in einer jüngeren Schicht des Tempels

gefunden wurden, zu einem früheren Gebäude gehörten. Der in Mesopotamien verbreitete Brauch, in Stein gehauene, imponierend große Tiere an den Stadttoren und Tempeleingängen aufzustellen, trug einen religiösen Charakter: Die Tiere beschützten die heiligen Orte.

Abb. 15 Ein weiterer Beleg dieses Brauchs ist die Platte aus Bet-Schean; sie gehörte zu einem Tempel aus dem 14. Jahrhundert v. Chr. Auf zwei übereinandergestellten Flächen sind im Relief Tierkampfszenen festgehalten. Im oberen Feld greift ein Löwe ein anderes Tier an, vielleicht eine Löwin. Im unteren Feld läßt sich ein Löwe von einem kleineren, nur schwer bestimmbaren Tier in den Schenkel beißen. Die Deutung dieser beiden Szenen, die in den Großskulpturen selten vorkommen, ist noch nicht gelöst. In beiden Feldern ist zwar die Gestalt des Löwen leicht zu identifizieren, jedoch nicht die Gestalt des anderen Tieres. Als die Platte 1928 entdeckt wurde, deutete man die Szenen als Ausschnitte eines Kampfes zwischen Löwen und Hunden. Doch diese Deutung berücksichtigt die große morphologische Ähnlichkeit der sich bekämpfenden Tiere zuwenig. Wenn es sich im Gegensatz zur ersten Deutung um einen Löwen und eine Löwin handelt, so würden die beiden Szenen eher ein Spiel als einen Kampf wiedergeben. In beiden Szenen trägt der Löwe auf der Schulter ein Zeichen, das wie ein Stern ausschaut. Solche Symbole sind auf den damaligen Plastiken und auch späteren Darstellungen häufig anzutreffen. Vergleichbare Kampfszenen finden sich auch in der Glyptik und unter den erhaltenen Elfenbeinfragmenten. Der Skulpteur dieser Platte hat die schwierigen Probleme meisterhaft gelöst, sowohl die perspektivische Abbildung der Körper als auch die Darstellung des Tuns. Die Platte wurde bei den Ausgrabungen in der Nähe des Mekaltempels gefunden; ursprünglich war sie sicher im Säulengang im Innern des Tempels aufgestellt. An denselben Orten wurden auch Töpfe, Modelle des Tempels aus gebranntem Ton und kleine Figuren gefunden, die der bescheideneren Sphäre des privaten Kultes zuzuordnen sind.

DAS HEILIGE LAND: DIE ENTSTEHUNG EINES KONZEPTS

Über die Erwähnung einzelner Fakten zum Leben der Patriarchen hinaus vermittelt die Erzählung des Buches Genesis ein Konzept, das während mehr als zweitausend Jahren zum Fundament für die kulturelle und religiöse Geschichte der Israeliten wurde. Seit dem Befehl Gottes an Abraham, Ur zu verlassen und sich nach Kanaan zu begeben, wird die ganze Geschichte der Israeliten von der Idee eines heiligen Raumes getragen; dieser heilige Raum dient der Entfaltung einer außerordentlichen Geschichte, nämlich der Geschichte eines von Gott auserwählten Volkes, das eine besondere Botschaft weiterzutragen hat. Das Band, das Abraham mit seinen Nachkommen verbindet, aber auch das Land, das ihnen verheißen ist, wurden in einem Vertrag genau festgehalten: im Bund. Die Bedingung für die Gültigkeit des Vertrags liegt in der Treue der Hebräer gegenüber Gott, der sich Abraham offenbart hat. Im Laufe ihrer Wanderschaft durchziehen die Patriarchen den abgesteckten Raum und markieren die neuralgischen Punkte: Sie errichten Altäre und graben Brunnen. Daß es sich dabei um eigentliche Beschwörungsakte handelt, legt der Wiederholungscharakter einzelner Episoden nahe: Dieselben Orte werden durch die identischen Ritualhandlungen markiert, wenn Abraham, Isaak oder Jakob vorbeiziehen, und zwar in Sichem (Gen 12,5; 32,18–20), in Bet-El (Gen 12,8; 28,18–22; 35,2) und in Mamre (Gen 14,13–20; 18). Diese Ritualhandlungen laufen, fast immer gleich, in drei Etappen ab: Der Patriarch kommt, meistens auf göttliches Geheiß, an den Ort; es wird ihm bewußt, daß Gott an diesem Ort gegenwärtig ist; er errichtet einen Altar oder baut einen Brunnen, d. h. er eignet sich den Ort an als einen Ort der zukünftigen Geschichte des Volkes. Nach ihrem Auszug aus Ägypten machten die aus der Knechtschaft befreiten Hebräer Kanaan zum endgültigen Ziel ihrer langen Irrfahrt durch die Wüste. Als sie sich dann in Kanaan niederließen, verteilten sich die einzelnen Stämme in diesem schon gekennzeichneten Raum nach einer Anordnung, die sowohl ihrer Hierarchie als auch ihrer neuen Aufgaben entsprach. Als David die Monarchie errichtete, gab er diesem Raum ein geographisches wie auch symbolisches Zentrum: Jerusalem. Der Bau eines Heiligtums, das von seinem Auftrag her einzig(artig) bleiben mußte, verstärkte und konkretisierte das Zentrum Jerusalem. Während der langen Jahrhunderte, da dieses Zentrum Bestand hatte – sei es in der ersten, durch Salomon verwirklichten Form, sei es in der nach dem babylonischen Exil wiederhergestellten Form – organisierte sich das religiöse, aber auch das politische Leben rund um Jerusalem.

DAS ZELTHEILIGTUM DER WÜSTE, SEIN AUFBAU, SEINE GERÄTSCHAFTEN

Mit dem Auszug aus Ägypten begann eine neue Etappe in der Geschichte der Israeliten. Zur Bestimmung des genauen Zeitpunkts dieses Ereignisses ergänzt man üblicherweise die eher ungenauen Angaben der Bibel mit den Anhaltspunkten, die die ägyptischen Chroniken liefern. Nach Exodus 1,11 wurden die Hebräer zur Errichtung der Vorratsstädte Pitom und Ramses herangezogen. Diese Arbeiten kennzeichneten den Anfang der Regierungszeit von Ramses II. (1290–1224). Der Auszug der Hebräer aus Ägypten und ihre Ankunft in der Wüste dürften aller Wahrscheinlichkeit nach in der Mitte seiner Regierungszeit stattgefunden haben, im Zeitraum 1260–1250 also. Während des Aufenthalts in der Wüste erfuhr das Leben der Stämme, die sich unter der Führung des Mose zusammengefunden hatten, eine tiefgreifende Veränderung. Nach der biblischen Überlieferung schufen sie eine hierarchisch organisierte Gesellschaft, die durch ein Gesetz bestimmt wurde, das nicht nur die Tätigkeiten des täglichen Lebens, sondern auch den Kult, seinen Ablauf und seinen Ort regelte, und zwar unter der verantwortlichen Leitung eines einzigen, nämlich Moses. Das erste sichtbare Zeichen für diese Veränderung war der Bau eines Heiligtums.

Das Heiligtum der Wüste und seine Ausstattung werden in den Kapiteln 25 bis 40 des Buches Exodus beschrieben. Die Bibel liefert genaue Angaben: über die Errichtung des Zeltheiligtums (Ex 26), die Herstellung der Bundeslade (Ex 25,10–17; 37,1–9), des siebenarmigen Leuchters (Ex 25,31–39; 37,17–24), des Räucheraltars (Ex 30,1–5; 37,25–28), des Brandopferaltars (Ex 27,1–8; 38,1–7), des Schaubrottisches (Ex 25,23–30; 37,10–15) und der anderen Ritualgegenstände. Auch wenn die Geschichtlichkeit dieses Heiligtums in Frage gestellt worden ist, so hat es doch im Laufe der Jahrhunderte für die Entstehung der Symbole eine so zentrale Rolle gespielt, daß es sich lohnt, bei den Texten, die es beschreiben, etwas länger zu verweilen.

In den Texten der älteren Überlieferungsschicht wird das Heiligtum als „Zelt der Versammlung" oder als „Zelt der Begegnung" bezeichnet, in der Überlieferung der Priester als „Wohnung" *(Mishkan).* Es war gedacht als ein Heiligtum, das auf- und abgebaut werden konnte, und bestand aus Holzrahmen, die einen rechteckigen Bau von 30 auf 10 Ellen (eine Elle entspricht ungefähr 50 cm) ergaben, mit einer Höhe von zehn Ellen. Es wurde mit zusammengenähten Teppichen ausgekleidet – man befestigte sie mit Haken und Agraffen –, auf die Kerube gestickt waren. Die Decke bestand aus Stoffbahnen aus Ziegenhaar, darüber lag eine weitere Decke aus rotgefärbten Widderfellen, und über ihr noch die Decke aus feinem Leder. Ein Vorhang verschloß den Eingang zur Wohnung, und ein weiterer Vorhang, der die letzten zehn Ellen des Raumes abtrennte, bezeichnete die Grenze zwischen dem Heiligtum und dem Allerheiligsten. Das Allerheiligste barg die Lade. Im Heiligtum waren der Leuchter und der Schaubrottisch aufgestellt. Der Altar und das Becken für die Waschungen befanden sich vor dem Eingang des Zeltheiligtums. Das tragbare Heiligtum, wie es diese Beschreibung wiedergibt, ist sowohl bei den früheren als auch bei den modernen Nomaden etwas Bekanntes. Die biblische Textredaktion zeichnet sich aber besonders durch das Bemühen aus, die einzelnen Elemente des Zeltheiligtums und ihre Proportionen mit Zahlenangaben zu belegen, ein Bemühen, das auch die Beschreibung des Salomonischen Tempels bestimmt.

Die Bundeslade bildete den Brennpunkt des Heiligtums. Sie wurde an der heiligsten Stelle aufbewahrt, im Allerheiligsten, zu dem nur der Hohepriester Zutritt hatte. Dem Blick der anderen Gläubigen blieb sie durch einen Vorhang entzogen. Sie war der „Ort", an dem sich die Gegenwart Gottes manifestierte, die Stelle, an der sich Gott und Volk begegneten. In der Lade wurden die Gesetzestafeln aufbewahrt, die Mose bei der Offenbarung am Sinai erhalten hatte; dadurch wurde die Lade selbst zur Quelle einer kraftvollen und wohlwollenden Energie für die Israeliten, aber für die Feinde zur Quelle einer zerstörerischen Energie; zerstörerisch wirkte diese Energie auch, wenn jemand unehrerbietig oder falsch mit der Lade umging. In der jüdischen Tradition, die die Unendlichkeit des transzendenten Gottes durch keinerlei Form eingrenzen will und deshalb verbietet, die Gottheit abzubilden, nahm die Lade die Stelle einer Kultstatue ein und besetzte im Heiligtum auch den Raum, der damals in anderen Heiligtümern einer solchen Kultstatue zukam.

In der Bibel wird die Lade auf drei verschiedene Arten beschrieben. Die Lade des Zeltheiligtums ist eine Truhe aus vergoldetem Holz, zweieinhalb Ellen breit, anderthalb Ellen tief und hoch. Sie wurde mit Hilfe von zwei Stangen transportiert; an den vier Ecken der Truhe befanden sich Ringe, durch die die Stangen gesteckt wurden. Auf der Truhe lag eine Platte, die Versöhnungsplatte; sie trug zwei Kerube, die mit ihren ausgebreiteten Flügeln die Platte bedeckten. Die Gesichter der Kerube waren „einander zugekehrt". Der Text gibt keine weiteren Angaben zum Aussehen der Kerube. Josephus Flavius präzisiert, daß es sich um Tiere gehandelt hat *(Jüdische Altertümer,* § III, 137). Diese Präzisierung, für die es im biblischen Text keine Anhaltspunkte gibt, verrät die Verlegenheit des jüdischen Geschichtsschreibers vor diesem Detail, das mit dem zweiten Gebot nur schwer zu vereinbaren war.

Die *Menorah,* der siebenarmige Leuchter, stand vor dem Vorhang, der das Allerheiligste vom zugänglichen Teil des Heiligtums abtrennte. Er wurde zum bekanntesten und am meisten verbreiteten jüdischen Symbol. Seine Abbildung fand eine allgemeine, dauerhafte Verbreitung, und zwar in den unterschiedlichsten Zusammenhängen und mit einer immer wieder neuen Bedeutung. Die beiden Stellen des Buches Exodus (Ex 25,31–39; 37,17–24), an denen er erwähnt wird, beschreiben ihn sehr ausführlich: das Material (ein Barren aus reinem Gold), sein Gewicht (ein Kikkar), den Aufbau (sechs Äste, die sich von einem zentralen Schaft aus symmetrisch verzweigen), die Verzierung der Äste (aus Blumen, Knospen und mandelförmigen Kelchen, in ihrer Anzahl und ihrer Anordnung genau festgelegt, d. h. symmetrisch über jeden der Äste verteilt).

Der Brandopferaltar bestand aus mit Kupfer überzogenem Holz, war rechteckig, breiter als hoch und besaß an den vier Ecken Hörner (Ex 27,1–2; 38,1–2). Solche Opferaltäre wurden in mehreren kanaanäischen Heilig-
Abb. 216 tümern gefunden, u. a. im Tempel von Megiddo (auf der Ebene 5) aus dem 10. Jahrhundert. Der Altar für das Räucherwerk war im Gegensatz dazu höher als breit; er war mit Gold überzogen und am oberen Rand mit einer goldenen Zierleiste versehen. Die Ringe für die Transportstangen befanden sich unterhalb dieser Zierleiste (Ex 30,1–5; 37,25–28).

Der Schaubrottisch bestand aus Akazienholz und war mit Gold überzogen, auch er mit einer Zieleiste und an den Ecken mit vier Ringen versehen, die zur Aufnahme der Transportstangen dienten (Ex 25,23–29; 37,10–15). Der Tisch, ebenso der Altar für das Räucherwerk und die *Menorah,* standen, wie gesagt, vor dem Vorhang, der den Bereich des Allerheiligsten abgrenzte; der Brandopferaltar befand sich auf dem Platz vor der Wohnung.

BILDER DES ZELTHEILIGTUMS

Die Textstellen des Buches Exodus, die das Heiligtum in der Wüste und seine Gerätschaften beschreiben, haben den biblischen Hintergrund für eine große Anzahl von Symbolen der jüdischen Kunst geliefert, die in allen historischen Epochen und in allen künstlerischen Verfahren auftauchen. Auch wenn sich im Laufe der Zeit die Form der Kultgegenstände oder die Form ihrer Abbildungen veränderte, so dienten doch bis heute stets diese Exoduspassagen als Belegstellen. Dabei stecken in diesen Texten verschiedene Probleme. Zahlreiche Geschichtswissenschaftler betrachten diese Kapitel als spätere Überarbeitungen eines älteren Textes; sie gehen davon aus, daß dieser alte Kern in der Zeit des Esra, im 5. Jahrhundert v. Chr., als die Priester die Bibel redigierten, erweitert wurde, zum Beispiel durch Einfügungen. Diese These wird dadurch gestützt, daß man dermaßen ausgearbeitete Kunstwerke, die Beherrschung von so weit entwickelten Techniken und den Einsatz von so kostspieligen Materialien – wie Gold, Silber, Kupfer, Edelsteinen, goldgestickten Stoffen – mit der Situation der Hebräer in der Wüste nur schwer zusammenbringen kann. Auch der Vergleich der Kunstwerke mit den Texten, von denen sie sich inspirieren lassen, führt zu ähnlichen Resultaten wie die kritische Textinterpretation. Auch der Text selber scheint die Erzählung aus dem Bereich der geschichtlichen Fragen lösen zu wollen, denn er führt die Kunstfertigkeit von Bezaleel, jenes Handwerkes, der für die Ausführung der Kunstwerke zuständig ist, auf „göttliche Inspiration" zurück – ein Faktum, das in den alten Schriften keine Parallele findet.

Darstellungen des Zeltheiligtums finden sich im Rahmen der jüdischen Kunst unter den Bildern der Synago-
Abb. 310, ge in Dura-Europos aus dem 3. Jahrhundert, ebenso in zwei Miniaturen des 10. Jahrhunderts. Berühmte visuelle
117, 118 Deutungen des Zeltheiligtums finden sich auch in mehreren christlichen Handschriften, so etwa in der *Christlichen Topographie* des Kosmas Indikopleustes aus dem 6. Jahrhundert, die uns durch Kopien des 9. und des 11. Jahrhunderts zugänglich ist, dann auch in den Octateuch des 11. und des 12. Jahrhunderts, die ebenfalls auf eine Vorlage des 6. Jahrhunderts zurückgehen und deren Darstellungen sich an das von Kosmas vorgelegte Modell halten. Dasselbe Modell, wenn auch anders ausformuliert, findet sich auch im *Codex Grandior* von
Abb. 391 Cassiodor (6. Jahrhundert) und im von diesem Kodex abhängigen, in Northumbrien ausgeführten *Codex Amiatinus* (7. Jahrhundert). Herbert L. Kessler und Elizabeth Revel-Néher möchten hinter allen diesen Darstellungen eine gemeinsame Vorlage jüdischen Ursprungs sehen.

Die Lade in Form einer Truhe, wie sie im Buch Exodus beschrieben wird, ist in der jüdischen Kunst nur ein
Abb. 270 einziges Mal belegt: auf der Tetradrachme des Bar Kokhba. In der christlichen Kunst hingegen kommt sie häufig vor, sowohl in der Antike wie auch im Mittelalter; die Darstellungen setzen den Exodus-Text direkt um, da sich die Künstler nicht an Kult-Vorgaben ihrer eigenen Zeit orientieren. Bekannte Beispiele sind etwa die Mosaiken in Santa Maria Maggiore in Rom (5. Jahrhundert), das Apsis-Mosaik in der Kapelle des Theodulf in Germigny-

des-Prés (9. Jahrhundert), wie auch Miniaturen in griechischen Octateuch aus Konstantinopel (11. und 12. Jahrhundert), die auf ältere ikonographische Traditionen zurückgehen. In der jüdischen Kunst, deren Werke zum großen Teil zur Zeit des Hellenismus entstanden, trat an die Stelle der Lade das Bild des Schrankes, wie er in der Antike auch existierte und wie die Künstler ihn kannten. Die Funktion der Truhe und die Funktion des Schrankes ist allerdings nicht dieselbe. Die Schrank-Lade der Synagogen dient weder dem Einwohnen der göttlichen Gegenwart, noch ist sie Trägerin einer übernatürlichen Kraft; sie dient als schützender Aufbewahrungsort der Schriftrollen. Die jüdische Tradition allerdings hat zwischen der Truhe und dem Schrank eine symbolische Kontinuität hergestellt dank des Ausdrucks „Lade" *(Aron)*, mit dem sie beide bezeichnet hat.

Auch die Darstellungen des Leuchters sind fragwürdig. Obwohl das Buch Exodus an zwei Stellen den Leuchter minutiös beschreibt, wird die *Menorah* in der Bibel sonst nirgends erwähnt. Der Leuchter taucht im Heiligtum von Silo nicht auf, auch nicht in jenem Zelt, das David für die Lade in Jerusalem aufgestellt hat, noch im Tempel Salomons. Er wird nicht angeführt: weder unter den Gegenständen, die Nebukadnezar (Nabuchodonosor) nach der Zerstörung des Tempels wegtransportiert hat (2 Kön 25,13–17), noch unter den Gegenständen, die Cyrus den Juden bei der Rückkehr aus dem Exil zurückgab (Esr 1,7–11). Es scheint aber, daß es im Zweiten Tempel eine *Menorah* gab, und zwar schon zur Zeit des Zorobabel in der Epoche der Hasmonäer: Sie wird auch textlich erwähnt (1 Makk 1,21). Einige Historiker nehmen an, daß nur der Leuchter im Zweiten Tempel historisch ist und die Beschreibung des Leuchters im Buch Exodus eine späte redaktionelle Ergänzung darstellt, die den Leuchter im Zweiten Tempel zu legitimieren hatte. Es sind uns erst ab dem 1. Jahrhundert v. Chr. Abbildungen des Leuchters bekannt, und sie scheinen diese Hypothese zu bestätigen. Denn diese Bilder – immer vorausgesetzt, daß die künstlerische Qualität es erlaubt, Details zu unterscheiden – setzen nun tatsächlich die Angaben des Buches Exodus um. Eine solche Präzision setzt voraus, daß die Bilder und die Texte dieselbe Realität wiedergeben, daß der Gegenstand zur unmittelbaren Umgebung sowohl des Textredaktors als auch des Malers gehört. Was die Symbolik des Leuchters betrifft, so spielt der Exodus-Text auf keine spezielle Bedeutung seiner Form an. Solche Anspielungen tauchen zum ersten Mal in prophetischen Texten auf, die nach der Errichtung des Zweiten Tempels geschrieben wurden. Darüber hinaus deuten ihn Josephus Flavius *(Jüdische Altertümer* § III, 179–187) und Philon von Alexandria *(Quaestiones in Exodum* II, 71–81) wegen seiner sieben Lampen im Zusammenhang mit den Planeten; diese Deutung fügt sich harmonisch in ihr Verständnis des ganzen Heiligtums, das sie als Abbild des Kosmos betrachten. Diese Interpretationen spiegeln aber Ideen der Zeitgenossen dieser Autoren wider und haben nichts mit den Texten und der Epoche zu tun, die uns hier beschäftigen. Die ganze Ausstattung des Heiligtums – der Leuchter mit den beiden Altären und dem Schaubrottisch – wird in einer Anordnung festgehalten, deren erste Entwürfe in der Epoche des Herodes bezeugt sind und die später zum eigentlichen Symbol der jüdischen Kunst werden sollte.

DAS VERSPRECHEN WIRD EINGELÖST: NIEDERLASSUNG IN KANAAN

Das Buch Josua, das Buch Richter und die beiden Samuelbücher berichten von den verschiedenen Ereignissen, die schließlich zur Niederlassung der israelitischen Stämme in Kanaan, im verheißenen Land, führten. Diese Ereignisse spielten sich in der Eisenzeit ab, die auch als die israelitische Periode bezeichnet wird. Diese Periode umfaßt die Zeit der Richter (etwa ab 1200 v. Chr.), die Zeit der einheitlichen Monarchie (um 1000 v. Chr.) und die Entfaltung der beiden Königreiche, Israel – bis zu seiner Zerstörung im Jahre 722 – und Juda, bis zum Fall des Tempels in Jerusalem in den Jahren 587 und 586. Es ist üblich, diese lange Periode in zwei Zeiträume zu unterteilen: in die Eisenzeit I von 1200 bis ca. 1000 und in die Eisenzeit II von 1000 bis 587/586. Diese Daten stimmen nur annäherungsweise. Die archäologisch faßbaren Spuren zeigen deutlich, daß der Niedergang der kanaanäischen Kultur und der Aufstieg der israelitischen Zivilisation mehr das Ergebnis eines langsamen Prozesses und weniger das Resultat eines genau bestimmbaren Ereignisses, einer „Eroberung" darstellten.

Dieser Prozeß wird durch die tiefgreifenden Veränderungen der politischen Gegebenheiten im Nahen Osten unterstützt: Die Großmächte Ägypten, Assyrien und Babylonien verlieren an Macht; dies begünstigt das Eindringen neuer Völker in Kanaan: Die „Völker des Meeres" lassen sich auf den Ebenen entlang der Küste nieder, die Aramäer im Norden, die Phönizier im nördlichen Teil der Mittelmeerküste und die Israeliten in den Bergregionen im Landesinnern. Das Buch Josua (Kap. 17) bewahrt die Erinnerungen an die Mühen, die mit dem Seßhaftwerden der Stämme verbunden waren: Wälder mußten abgeholzt und der Boden mußte urbar gemacht werden, damit die Gebiete für den Ackerbau genutzt werden konnten. Die Archäologie zeigt auf, daß in diesen

Regionen nur kleinere städtische Niederlassungen und eine erst rudimentäre Zivilisation anzutreffen war. In der Ebene hingegen lebten die großen kanaanäischen Städte Megiddo, Taanach und Bet-Schean weiter, und der Einfluß der kanaanäischen Kultur auf die Kultur der neu eingetroffenen Stämme war zu Beginn sehr stark.

DER TEMPEL SALOMONS, DIE ZENTRALISIERTE MONARCHIE

Der allmähliche Prozeß der Anpassung und Organisation zur Zeit der Richter endete mit einem ersten Versuch, die Stämme zu sammeln, und zwar unter der Königsherrschaft Sauls (1030–1010 v. Chr.). Die wirkliche Vereinigung der Stämme war allerdings das Werk Davids. Nachdem er über die Philister, Ammoniter, Moabiter, Aramäer, Amalekiter und Edomiter gesiegt hatte, eroberte David auch Jerusalem, die Stadt der Jebusiter. Er machte sie zur Hauptstadt seiner zentralisierten Monarchie und stellte sie unter die Autorität des Königs. Der Aufstieg Davids zum König markiert in der Geschichte Israels den Beginn einer goldenen Zeit, deren Höhepunkt dann in der machtvollen Herrschaft seines Sohnes Salomon lag. Damals kam es zur größten territorialen Ausweitung des Königreiches, zur Verstärkung der Zentralorganisation, zur Entfaltung der Diplomatie und – dank der mit den Phöniziern gemeinsam durchgeführten Reisen – eines internationalen Handels. In dieser Zeit wurden auch großartige Bauten erstellt; die Überreste der befestigten Städte Hazor, Megiddo und Geser bezeugen es. Die beiden berühmtesten architektonischen Leistungen, die mit dem Namen Salomons verbunden sind, sind allerdings nur durch Schriftzeugnisse bekannt. Es handelt sich um den Tempel in Jerusalem, den er den Gelübden Davids entsprechend zu Ende führte, und um den an den Tempel angrenzenden Königspalast mit seiner großen Halle, deren Säulen aus Zedernholz bestanden und die deshalb als Libanonwaldhaus (1 Könige 7, 1–12) bezeichnet wurde.

Salomon (970–ca. 931) widmete dem Bau des Tempels sieben Jahre seiner Herrschaft: vom vierten bis ins elfte Jahr. Die Beschreibung der Bauarbeiten und der Herstellung der Geräte bildet den Inhalt der Kapitel 6 und 7 des Ersten Buches der Könige. Diese Kapitel enthalten eine Textbasis, die aus der Zeit des Tempelbaus stammt, dann aber um spätere Erklärungen und ergänzende Ausführungen erweitert worden ist. Daß einzelne Angaben fehlen – etwa zur Dicke der Mauern – und bei der Beschreibung für uns unklare Fachwörter eingesetzt werden, macht die Deutung dieser Kapitel schwierig. Die Rekonstruktionen, die unternommen worden sind, unterscheiden sich deshalb oft voneinander, und mehrere Elemente werden nach wie vor gegensätzlich gedeutet.

Abb. 222 Der Tempel war ein längliches Gebäude; auf einer der schmaleren Seiten war er offen. Er gliederte sich in drei Räume: den Vorraum *(Ulam)*, den Kultraum *(Hekhal)*, der später als das Heilige bezeichnet wurde, und den Hinterraum *(Devir)*, den man das Allerheiligste nannte. *Hekhal* und *Devir* werden als eine Einheit betrachtet, wobei eine Trennwand aus Zedernplatten den Bereich der Lade vom übrigen Raum trennt. Die Maße werden in Ellen angegeben, ohne daß die Mauern mitgerechnet werden. Bei einer einheitlichen Breite von zwanzig Ellen maß die Länge des *Ulam* zehn Ellen, die Länge des *Hekhal* vierzig Ellen und die Länge des *Devir* zwanzig Ellen. Es scheint, daß der *Devir* nach Art der kanaanäischen Heiligtümer höher lag; denn seine Raumhöhe betrug nur zwanzig Ellen im Gegensatz zu den dreißig Ellen des *Hekhal.* Der *Devir* bildete demnach einen Würfel mit der einheitlichen Seitenlänge von zwanzig Ellen. Vor dem Gebäude standen zwei Säulen aus Erz mit einer Höhe von achtzehn Ellen; auf jeder Säule ruhte ein Kapitell, ebenfalls aus Erz, mit einer Höhe von fünf Ellen. Über den Standort der Säulen wird immer noch diskutiert. Nach der einen Interpretationsmöglichkeit des Textes, der sich heute der Großteil der Fachleute anschließt, gehörten die beiden Säulen nicht zur eigentlichen Struktur des Tempels. Sie standen zwar vor dem Gebäude, doch gehörten sie nicht dazu; ihre Funktion war eine rein ornamentale und ihre Bedeutung symbolischer Art. Bestimmte Archäologen stützen sich dagegen auf eine andere Lesart des Textes und nehmen an, daß die beiden Säulen zur Struktur des Vorraums gehörten, und zwar nach dem Modell eines *Bit Hilani,* einer Bauweise semitischen Ursprungs, die sich in der Architektur von Palästen, aber auch von Heiligtümern nachweisen läßt. Beispiele finden sich in Hazor, bei einem Tempel der Ebene I B (14. Jahrhundert, umgestaltet im 13. Jahrhundert, Ebene I A), und in Tell Tainat in Syrien bei einer Anlage aus dem 9. Jahrhundert. Diese Deutung nimmt auch eine griechische Wendung der

Septuaginta auf, nach der die beiden Säulen einen Architrav oder einen über den Eingang herauragenden Baldachin trugen, vergleichbar dem Baldachin auf dem aus Zypern stammenden Modell eines Heiligtums aus gebranntem Ton. Der Text bietet eine weitere Schwierigkeit: Er benennt die Säulen mit Jachin und Boas – Bezeichnungen, die in der Bibel nur an dieser Stelle vorkommen und rätselhaft bleiben. Unter den vorgeschlagenen Lösungen behelfen sich einige mit umschreibenden Übersetzungen dieser Namen: „Er wird festmachen" und „Es [das Haus] steht fest" für Jachin, „mit Kraft" für Boas. Das Hauptgebäude, das sich aus *Hekhal* und *Devir* zusammensetzte, war auf drei Seiten von dreistöckigen Nebengebäuden umgeben, die der Aufbewahrung der Opfergaben dienten. Der Zugang zu den Stockwerken war durch die *Lulim* gesichert – ein Ausdruck, dessen Bedeutung ungeklärt bleibt. Die meisten verstehen darunter Wendeltreppen. Vor dem Tempel lag ein Platz, den man als den inneren Hof bezeichnete, im Gegensatz zum großen Hof, dessen Umfassungsmauer sowohl den Tempel als auch den Palast Salomons einschloß. *Abb. 28*

Als der Bau beendet war, ließ Salomon durch die Priester die Bundeslade herantragen und in den *Devir* bringen (1 Kön 8,1–8). Es handelte sich um die Lade des Heiligtums in Silo, die David in seine Stadt hatte bringen und unter einem Zelt aufstellen lassen (2 Sam 6). David setzte damit sowohl ein politisches wie auch ein religiöses Zeichen: Er wollte seine Stellung als der „Anführer von ganz Israel" bestärken, die er durch seinen Sieg über die Philister und durch die Unterwerfung der seinen zentralistischen Tendenzen entgegenstehenden Stämme gewonnen hatte. Diese Tat gab der Lade eine neue Bedeutung. Zu ihrer religiösen Funktion, „Ort der Begegnung" mit Gott zu sein, kam nun eine neue, symbolische Funktion hinzu: Sie stand für ein unter der Herrschaft des Davidshauses geeintes Israel. Indem er die Lade in den Tempel brachte, machte Salomon aus dem neuen Heiligtum den Sitz der zentralisischen, theokratischen Monarchie. Das Aussehen der Lade wird im Text auf keinerlei Art beschrieben. Im Gegensatz zur Lade der Wüste besaß die Lade von Silo keine Stangen und wurde auf einem von Kühen gezogenen Wagen transportiert (1 Sam 6). Im Tempel Salomons wurde die Lade unter die beiden Keruben aus vergoldetem Holz gestellt. Die Flügel der Keruben erstreckten sich in der ganzen Breite des *Devir* und bedeckten die Lade. Das spätere Schicksal der Lade ist unbekannt. Zum Zeitpunkt der Plünderung in den Jahren 587–586 befindet sie sich nicht mehr im Tempel (2 Kön 25,13–16), sie wird auch unter den Gegenständen, die Cyrus zurückerstattet, nicht aufgeführt (Esr 1,7–11). Nach einer der Vermutungen könnte die Lade bereits lange vor der Zerstörung des Tempels verschwunden sein, etwa zur Zeit eines Wiederaufblühens von heidnischen Kulten während der Herrschaft des Manasse (687–642).

Der Rauchopferaltar, der auch als „goldener Altar" bezeichnet wird, der Schaubrottisch und zehn Leuchter wurden im *Hekhal* aufgestellt. Der Brandopferalter stand vor dem Tempel, und zwar auf dem Platz, auf dem sich auch das eherne „Meer" befand, ein Becken von zehn Ellen Durchmesser und fünf Ellen Höhe. Es wurde von zwölf Rindern getragen; je drei Rinder schauten in eine der Himmelsrichtungen. Das Meer diente den Reinigungsriten der Priester. Zehn kleinere eherne Kessel, die auf fahrbaren Gestellen ruhten, fünf von ihnen auf der rechten Seite des Eingangs und fünf auf der linken Seite, waren für die Reinigung der Opfer bestimmt.

Der Text des ersten Buchs der Könige weiß nichts von der *Menorah*. Der Vorschlag des Josephus Flavius (*Jüdische Altertümer* § VIII, 3), in einem der Tempelleuchter das genaue Abbild des Leuchters der Wüstenzeit zu sehen, kann sich nicht auf den biblischen Text berufen. In der Beute, die nach Babylon geschafft wurde, und unter den Geräten, die bei der Rückkehr aus dem Exil zurückerstattet wurden, befand sich keine *Menorah*. Aufgrund dieser Tatsache nehmen manche Historiker an, daß im Heiligtum Salomons gar keine *Menorah* vorhanden war.

DER TEMPEL SALOMONS IN DER KUNST

Der Ruhm des Tempels und der damit verbundene Ruf seines Erbauers übertrafen an Ansehen die Leistung aller anderen architektonischen Leistungen. Die Herrscher und die Baumeister von Kirchen und Synagogen aller Zeiten, von der Antike bis zum Mittelalter, liebten es, ihre Herrschaft mit der Herrschaft Salomons und die Bauwerke, die sie errichten ließen, mit dem Tempel zu vergleichen. Die Handschriften, die in Byzanz und am Hof Karls des Großen und seiner Nachfolger entstanden, riefen oft die Erinnerung an den Tempel wach. Doch haben deren Darstellungen keinerlei Bezug zu jenem Gebäude, das die Bibel beschreibt. Vom biblischen Gebäude übernahm man lediglich den legendären Ruf und umgab mit ihm die eigenen Bauten, die die Stilmerkmale der eigenen Zeit besaßen. In der jüdischen Kunst wird der Tempel Salomons selten abgebildet. Man setzte ihn vor allem ein, wenn man die symbolische Kontinuität von Tempel und Synagoge unterstreichen wollte. Erst durch den Aufschwung der biblischen Wissenschaften im 18. und 19. Jahrhundert und vor allem durch die archäologischen Untersuchungen im 20. Jahrhundert kommt es wieder zu ersten Versuchen, das Aussehen des Tempels zu rekonstruieren. Diese Aufgabe, die schon allein durch die Vorgabe des Textes sehr schwierig ist, wird noch dadurch erschwert, als es an Ort und Stelle keine Anhaltspunkte gibt, denn am Ort des Tempels lösten sich über die Jahrhunderte hinweg der Aufbau und die Zerstörung der Bauwerke ständig ab.

DIE BEIDEN KÖNIGREICHE DIE ELFENBEINKUNST

Die Keime für eine politische Spaltung waren seit dem Ende der Herrschaft Salomons gegeben. Der Bruch wurde nach seinem Tod vollzogen: bei der Zusammenkunft in Sichem (ca. 931). Die Nordstämme bildeten ein eigenes, selbständiges Königreich unter der Herrschaft des Jeroboam; der Stamm Juda und der Stamm Benjamin blieben unter der Leitung Roboams, des Sohnes Salomons, dem Haus Davids treu. Die Trennung wurde durch den Bau neuer Heiligtümer in Bet-El und Dan besiegelt, denn durch sie wurde die Bedeutung des Tempels in Jerusalem als einziger Ort des Kults in Frage gestellt. Ebenso wurde die Rolle Jerusalems als Ort der zentralen Verwaltung in Frage gestellt, als während der Herrschaft Omris (885–874) eine neue Hauptstadt gegründet wurde: Samaria. Nur wenige Spuren sind von jenen Gebäulichkeiten geblieben, die die neue Dynastie errichtete – so etwa vom Königspalast, der durch mit Kasematten ausgestattete Befestigungsanlagen geschützt war; die mit Volutenkapitellen versehenen Halbsäulen sind dem internationalen Stil der Levante zuzuordnen.

Über das Kunsthandwerk, das Luxusgüter am Ort herstellte oder sie importierte, besitzen wir sicherere Informationen. Das Erste Buch der Könige spielt auf die prunkvolle Ausstattung von Salomons Palast und auf seinen legendären Thron aus vergoldetem Elfenbein an (1 Kön 10,18). Es erwähnt seine Handelsunternehmungen und seine Flotte, die er alle drei Jahre aussandte, um die Luxusgüter herbeizuschaffen: Gold, Silber und Elfenbein (1 Kön 10,22). Die Propheten verurteilen die Könige Israels wegen ihres luxuriösen Lebenswandels und geißeln ihre maßlose Gier nach Reichtum, wenn sie etwa Achabs „Palast aus Elfenbein" (1 Kön 22,39) oder die „Elfenbeinlager" (Am 6,4) erwähnen. Diese Texte wurden durch die Funde aufs beste illustriert: An mehreren Orten, u.a. in Samaria, wurden wichtige Sammlungen von Elfenbeingegenständen entdeckt. Mehr als fünfhundert in Samaria gefundene geschnitzte oder durchbrochene Elfenbeinplatten, die zur Ausschmückung von Betten, Thronen oder Sesseln vorgesehen waren, bilden den wertvollsten Schatz an Schmuckkunst der Levante. Die Frage, ob es sich dabei um Produkte der örtlichen Werkstätten oder um eingeführte Güter handelt, ist noch nicht geklärt. Der ägyptische Einfluß herrscht vor, bis hin zu den Themen aus dem traditionellen Repertoire der pharaonischen Kunst. Diese Themen werden allerdings sehr frei gehandhabt, ohne Rücksicht auf ihre ursprüngliche Bedeutung. Gewisse individuelle Züge und bestimmte Zusammenstellungen sprechen eher für eine internationale Produktion mit einem stark asiatischen Gepräge, die unter dem Einfluß importierter Vorlagen teilweise am Ort selber hergestellt wurde.

Elfenbeinarbeiten haben im Nahen Osten eine lange Tradition, und für Kanaan sind sie seit dem Chalkolithikum (Kupfersteinzeit, Ende des vierten Jahrtausends) nachweisbar, wie es die kleinen Figuren bezeugen, die in der Gegend von Beerscheba gefunden wurden. Die in Lachisch entdeckten Gegenstände und Fragmente (14. bis 13. Jahrhundert) belegen, daß die Verwendung von Elfenbein seit der jüngeren Bronzezeit in größerem Maßstab gebräuchlich wurde. In Megiddo, diesem wichtigen Verwaltungszentrum, wurde in einem unterirdischen Raum des Palastes, der mit dem Festungswall in Verbindung stand, auf der Ebene VII A (12. Jahrhundert) eine Elfenbeinsammlung (Fragmente von etwa dreihundert Gegenständen) aufbewahrt. Die Bedeutung, die man dieser Sammlung beimaß, zeigt, wie sehr man Elfenbein als Wertgegenstand schätzte. Es handelte sich um eine bewußt zusammengestellte Kollektion; der Elfenbeinraum bildete vielleicht den Schatz oder das Lager des Besitzers, eines ortsansässigen Fürsten oder einer Fürstin, die für den Pharao oder auf eigene Rechnung Handel trieb. Man fand die Stücke in einer großen Unordnung vor, vermischt mit Goldschmuck und Alabasterstücken. Diese Unordnung war offensichtlich die Folge einer Plünderung, bei der Betten, Stühle, Kästchen, einige von ihnen sicher vergoldet, zerstört wurden; ein Ereignis, das vermutlich in die jüngere Bronzezeit (ca. 1150) gehört, als die Völker des Meeres einwanderten. Der früheste Zeitpunkt für die Zusammenstellung dieses Schatzes kann dank einer Inschrift festgelegt werden: Eine Schreibgarnitur aus Elfenbein trägt einen ägyptischen Namen:

Nakhtamun; es handelt sich dabei um einen Botschafter von Ramses III. (1198–1166). Die ganze Sammlung wird auf den Zeitraum von 1250–1150 v. Chr. datiert.

Unter den Gegenständen findet man Elfenbeinkämme, deren Ursprung in der Frühzeit Ägyptens vermutet wird. – Die in Megiddo gefundenen Beispiele gehören zu den ältesten in Kanaan überhaupt. Ihr Stil verrät, daß sie wahrscheinlich aus Zypern importiert wurden. Zur Sammlung gehören auch Schminktöpfe, die von Frauen beim Schwimmen getragen wurden: ebenfalls Gegenstände ägyptischer Herkunft. Der ägyptische Einfluß auf den Stil ist deutlich; aber dennoch legt der syro-kanaanäische Charakter der Gesichtszüge nahe, daß es sich eher um Kopien handelt, die in Werkstätten am Ort hergestellt wurden. Das schönste Stück des Schatzes ist ein fast ganz erhaltenes Kästchen von einer außerordentlichen technischen Qualität. Alle vier Außenseiten sind verziert mit Sphinxen und Löwen. Zwei Nuten zeigen, wo der (nicht mehr vorhandene) Deckel auf das Kästchen auf- *Abb. 19* gesetzt wurde. Während der Körper der Tiere als Basrelief wiedergegeben wird, werden die Köpfe der Löwen in ihrer rundlichen Gestalt hervorgehoben, das Gesicht, mit offenem Maul, von vorne. Die Augen sind mit einem einzigen Strich gezeichnet; die gefältelte Schnauze gibt den Gesichtern der Tiere ein wildes Aussehen. Die Pfoten sind so geschnitten, daß die Muskulatur hervorgehoben wird, die Schwänze sind geschwungen. Die Köpfe der Sphinxe sind verloren. Die ausgebreiteten Flügel sind in diagonal verlaufende Flächen eingeteilt; die Schultern und die Flügelenden besitzen schuppenartige Motive. Der Stil und die Konzeption dieser Tiere (die Körper im Basrelief und die Köpfe rund und abgehoben) geben ihnen eine Verwandtschaft zu jenen monumentalen Löwen, die an den Eingängen der Städte und Tempel aufgestellt wurden, etwa in Nordsyrien und Anatolien, vor allem in Hattusa, der Hauptstadt der Hethiter (14.–13. Jahrhundert). Ein vergleichbares Kästchen befindet sich auf einem assyrischen Basrelief aus Ninive (7. Jahrhundert), und zwar am Rande des Bettes, auf dem sich der König Assurbanipal bei einem Bankett aufstützt.

In Megiddo wurden auch kleine Elfenbeinplatten gefunden, auf denen ausgearbeitete Szenen eingeritzt worden waren. Eine dieser Platten zeigt eine Szene, die den Sieg eines Königs feiert; die Darstellung zeugt von ägyptischem Einfluß. Der Herrscher auf seinem Thron hält in der rechten Hand eine Trinkschale, in der linken *Abb. 17* eine Lotusblüte. Vor ihm steht die Königin – oder eine Priesterin – und reicht ihm die Lotusblüte. Hinter dieser weiblichen Figur spielt eine Musikantin auf der Zither. Ihr folgen ein bewaffneter Krieger und zwei nackte, beschnittene Gefangene; diese sind an Pferden festgebunden, die einen Streitwagen ziehen. Die mit Flügeln ausgestattete Scheibe oberhalb des Wagens signalisiert, daß der Wagenlenker Sieger ist. Hinter dem König gießen zwei Diener Wein in einen großen Tonkrug. Die Lotusblüte, die die Priesterin dem König überreicht, ist ein Zeichen der Gnade: Die Gefangenen werden nicht hingerichtet. Bei einem Todesurteil würde der König einen Bogen und Pfeile in seinen Händen halten. Die dargestellte Szene verweist auf den sehr verbreiteten Brauch von Gastmählern, bei denen Wein getrunken und Musik gespielt wurde. Eine Reaktion auf solche Mähler findet sich in den Vorwürfen des Propheten Amos (Am 6,4–6), der jene Gastmähler verurteilt, bei denen „sie auf Elfenbeinlagern ruhen … zum Klang der Harfe … Sie trinken den Wein aus Humpen und salben sich mit kostbarstem Öl." R. D. Barnett möchte in dieser Szene ein Kultmahl oder ein „Erinnerungsmahl" sehen, das in mehreren westsemitischen Traditionen unter dem Begriff *Mirze'ah* bekannt ist.

Auf dem Markt von Jerusalem tauchte 1979 ein kleiner Granatapfel aus Elfenbein auf, mit sechs Blütenblättern, von denen vier erhalten sind; seine Herkunft ist unbekannt. Er ist 4,3 cm hoch, seine Rundung besitzt einen *Abb. 220* Durchmesser von 2,1 cm. An der Basis fällt eine kleine Höhlung auf, die zweifellos für das Einfügen eines Stengels gedacht war. Auf dem gewölbten Teil des Granatapfels befindet sich eine unvollständige Inschrift in der paläohebräischen Schrift; André Lemaire schlägt folgende Lesart vor: „Für den Tem[pel YHW]H, ein heiliger Gegenstand für die Priester." Gestützt auf die Kriterien der Paläographie, datiert der Archäologe die Inschrift ins 8. Jahrhundert v. Chr. Die Wendung *QDS* (heilig) erscheint an verschiedenen Fundorten und auf verschie- *Abb. 221* denen Gegenständen: auf Tonkrügen, Tellern, Scherben und Vasen dieser Zeit. Sie dienten möglicherweise für das Einsammeln der Steuer, oder sie enthielten die Waren, die den Priestern vorbehalten waren. Die Formulierung *BYT YHWH* (Haus Gottes) ist auch durch zeitgenössische *Ostraka* und durch die Bibel belegt, wo sie den Tempel in Jerusalem bezeichnet. Ähnliche Granatäpfel wurden in Lachisch und in Ras Schamra gefunden, wo sie dem archäologischen Kontext entsprechend auf das 13. und 12. Jahrhundert datiert werden, ebenso in Akhziv, einem Ort mit Funden aus dem 8. Jahrhundert.

Bei den Eroberungszügen der assyrischen Armee wurde eine große Anzahl der Elfenbeinplatten aus Samaria und den benachbarten Städten als Kriegsbeute oder als Tribut weggeführt: nach Arslan-Tasch am Eufrat und nach Nimrud, östlich des Tigris. Die gut hundert Elfenbeinarbeiten, die ein französisches Team unter der Leitung von François Thureau-Dangin 1928 in Arslan-Tasch an den Tag gebracht hat, besteht aus derselben Mischung ägyptischer und phönizischer Muster, wie sie bei den Elfenbeinplatten in Samaria zu sehen ist. Unter den Platten dieser Sammlung ist eine schreitende Sphinx hervorzuheben, für die Lotuspflanzen den Hintergrund bilden. Das freigestellte Profil, das leicht vorgestreckte Kinn, die Anordnung der Haare mit der zwei- *Abb. 24*

fachen Krone und das nur angedeutete Lächeln weisen auf die phönizische Verarbeitung eines Motivs hin, das
Abb. 21, 23 ursprünglich aus Ägypten kommt und im Nahen Osten Verbreitung gefunden hat. Das gilt auch für den „hei-
ligen Baum", der, aus übereinandergestellten kleinen Gebüschen zusammengesetzt, kronenartige Voluten und
aufgefächerte Palmenblätter besitzt. Spezifisch orientalisch ist das Thema des Tierkampfes; hier greift ein Löwe
Abb. 25 einen Stier an. Orientalisch ist dabei auch der Stil, der sich durch die erstaunliche Verbindung eines ausdrucks-
starken Naturalismus in der Darstellung der Bewegung mit einer schematischen Behandlung der Körperfalten
des Stiers und der Mähne des Löwen auszeichnet. Dieselben stilistischen Merkmale finden sich auch bei zwei
Abb. 20 Wandleuchtern, bestehend aus runden Auswölbungen, die kauernde Löwen vorstellen. Ursprünglich diente
eingelegtes farbiges Glas als Augen, die Mähnen waren in kalligraphischen Zügen angeordnet, und die Köpfe
hätten es in ihrer Angriffslust verdient, als Großfiguren aufzutreten. Die auf den Körpern sichtbaren Kerben
weisen darauf hin, daß diese Leuchter vermutlich an einem Möbelstück angebracht waren, vielleicht an den
Armlehnen eines Throns oder eines Sessels. Das berühmteste dieser Motive – es erscheint auf zahlreichen Plat-
Abb. 212 ten ganz verschiedener Herkunft – ist unter der Bezeichnung „Frau am Fenster" bekannt: ein Frauenkopf von
vorne oberhalb einer Brüstung, frisiert im ägyptischen Stil, auf der Stirne ein Amulett, eingefaßt von einem
Fenster mit dreifachem Rahmen. Auch wenn die Frisur ägyptisch ist, so weist das Gesicht doch die Züge des
syro-levantinischen Typs auf. Dieses Motiv, das im Nahen Osten unter dem Namen „Kronenträgerin am Fen-
ster" bekannt ist, erinnert an den Kult einer „Liebesgöttin", der auch für Zypern, vor allem für Salamis bezeugt
ist. Die „Frau am Fenster" gilt als die Dienerin dieser Göttin, die sich nach dem Vorbild ihrer Herrin am Fenster
zeigt, um den Blick eines Passanten auf sich zu ziehen. Die Brüstung orientiert sich an realen Brüstungen: eine
Reihe von kleinen gleichartigen Säulen wird von einem Abakus abgeschlossen; darüber befinden sich eine Kette
aus hängenden Blättern und ein Volutenkapitell, wie es in der damaligen Architektur der Levante üblich war. In
Abb. 209 der Sammlung von Arslan-Tasch gibt es das Fragment einer ähnlichen Brüstung aus Elfenbein, das vermutlich
zur Verzierung eines Möbelstücks gehörte. Größere Brüstungen aus Stein, die vielleicht ein Fenster zierten,
Abb. 22 wurden in Ramat-Rahel, einer königlichen Residenz in Judäa, freigelegt. Und in Salamis auf Zypern fand man
in einem Königsgrab eine fürstliche Liegestatt, die mit solchen Elfenbeinplatten geschmückt war. Ein anderes
Abb. 26, 27 Motiv, das in mehreren Varianten vorkommt, ist die „Kuh, die ihr Kälbchen säugt". Es ist das Lieblingsthema
der ländlichen Szenen, die die Wände der Grabkammern in Ägypten ausschmücken; es kommt aber auch in der
ägäischen Tradition und in der Glyptik von Mykene vor. Die möglichst natürliche Darstellung der Bewegungen
der Tiere, die die Szene auf der Elfenbeintafel so lebendig werden läßt, scheint ein Kennzeichen des levantini-
schen Kunsthandwerks zu sein. Von derselben Fundstelle kommt eine durchbrochene Tafel mit zwei geflü-
gelten Sphinxen; die Sphinxen mit einem Widderkopf, mit einer Frisur im Stil des *Claft* und mit einer zwei-
Abb. 18 fachen ägyptischen Krone stehen einander gegenüber, in ihrer Mitte ein heiliger Baum. Ihre Kronen sind flach
gewölbt wie die Krone der Sphinx aus Samaria. Ihre länglichen Leiber erinnern an die Körper von Hunden. Die
Augen bestehen aus eingelegtem weißen Glas. Die Tafel wird oben und unten von einem horizontalen Band
abgeschlossen; daß keine vertikalen Bänder vorkommen, weist darauf hin, daß diese Platte mit mehreren an-
deren von ähnlicher Art verbunden war und sie zusammen einen Fries bildeten. Einzelne Teile der Platte – die
Hörner, die Strukturlinien der Flügel, die Verzierungen der Brust, die Bänder um den heiligen Baum – waren
durch Goldplättchen hervorgehoben, die zum Zeitpunkt der Entdeckung teilweise noch vorhanden waren. Die
zwei Sphinxen, die auf den beiden Seiten eines heiligen Baums stehen, ist ein Motiv, dessen Ursprung in Ägyp-
ten liegt; aber die Freiheit dem Thema und gewissen Details, etwa dem *Claft* und der Krone, gegenüber, sowie
die eher ungelenke Darstellung der Körper legen es nahe, die Platten als Kopien aus levantinischen Ateliers
anzusehen.

In die Zeit der Könige fällt auch die Weiterentwicklung der alphabetischen Schrift, deren älteste Zeugnisse aus Kanaan stammen, und zwar aus dem 17. Jahrhundert. Im Gegensatz zur Keilschrift, wie sie etwa in Mesopotamien gebraucht wurde, und zur Hieroglyphen-Schrift der Ägypter, die beide eine sehr große Anzahl von Zeichen erforderten, kam ein alphabetisches System mit zwanzig bis dreißig Zeichen aus, was das Schreiben und die Verbreitung der Schrift enorm erleichterte. Die Aufgliederung in Linien, die Schreibrichtung und die Form der Buchstaben nahmen um die Jahrtausendwende feste Gestalt an. Die vierundzwanzig Buchstaben, die dieses erste Alphabet bildeten, waren phönizischen Ursprungs. Das erste hebräische Alphabet, das als „kanaanäisches" Alphabet bezeichnet wird, leitet sich von ihnen ab, und die Buchstaben der beiden Schriften waren zu Beginn recht ähnlich. Die tatsächliche Ausbreitung des hebräischen Alphabets begann erst nach der Herrschaft
Abb. 218 Salomons. Der älteste Zeuge für dieses Alphabet ist die Stele des Mescha aus dem 9. Jahrhundert: Sie erinnert an den Kriegszug, den die drei Könige (von Israel, Juda und Edom) gegen Mescha, den König von Moab, unternommen haben. Der Text ist in moabitischer Sprache geschrieben, die benutzten Buchstaben aber kommen den hebräischen nahe. Der entsprechende biblische Text findet sich im Zweiten Buch der Könige (2 Kön 3,4–27); er bekräftigt die Geschichtlichkeit des Ereignisses, deutet aber den Sieg Moabs und die Tatsache, daß die drei mit-

einander verbündeten Könige in die Flucht geschlagen wurden, deutlich anders. Während die Stele diesen Ausgang des Krieges feiert, stellt ihn der biblische Text einfach als spontanen „strategischen Rückzug“ dar. Größere Inschriften in hebräischer Schrift sind selten. Eine der berühmtesten wurde im Siloachtunnel in Jerusalem gefunden. *Abb. 217* Sie bezieht sich auf den Abschluß der Arbeiten am Aquädukt, das die Stadt mit Wasser versorgte. Die Inschrift wird allgemein der Herrschaft des Königs Hiskija (716–687) zugeordnet, der kurz vor der Belagerung durch die Assyrer versuchte, die Verteidigungskraft der Stadt zu verstärken (2 Kön 20,20). Dieser Tunnel, der die Wasser der Gihonquelle, die außerhalb der Stadt lag, in den Siloachteich leitete, der innerhalb der Stadt lag, *Abb. 219* sollte eine frühere Leitung ersetzen, die teilweise nicht gedeckt war. Die unter Hiskija durchgeführten Arbeiten hatten das Ziel, den offenen Teil der Leitung, der einem Feind zu sehr ausgesetzt war, durch einen unterirdischen Kanal zu ersetzen und so die Wasserzufuhr für die Stadt vor den Angriffen möglicher Belagerer zu schützen.

Kurze Inschriften, mit Tinte geschrieben oder in Töpfe aus gebranntem Ton eingeritzt, sind häufiger. Sie benennen meistens den Besitzer oder den Inhalt des Tonkrugs, gelegentlich den Ursprungsort. Manche der in Judäa gefundenen Krüge tragen den Stempel *Lamelekh:* Er deutet darauf hin, daß der Inhalt dieser Krüge für die Sammlung der Abgaben, die man an den den König abführen mußte, aufbewahrt wurde. Bruchstücke aus gebranntem Ton mit Inschriften aus dem Bereich der Administration – Verträge, Prozesse – belegen, daß sich der *Abb. 223–225* Gebrauch der Schrift im 7. und 6. Jahrhundert allgemein durchgesetzt hatte. Der aus Ägypten importierte Papyrus wurde vor allem für offizielle Akten verwendet. Ein Verwaltungspapyrus aus der Königszeit wurde im Wadi Murabba'at gefunden. In der Davidsstadt entdeckte man mehrere Siegel aus gebranntem Ton vom Anfang des 6. Jahrhunderts, die an Verwaltungsdokumenten angebracht worden waren. Sie zeigen, daß Papyrusfunde wohl auch deswegen selten sind, weil das Material überaus vergänglich ist. Diese erste hebräische Schrift blieb in Gebrauch bis zum Fall Jerusalems. Während des Exils in Babylon übernahmen die Israeliten die Sprache und Schrift der Aramäer am Ort. Von jener Schrift leitet sich die quadratische hebräische Schrift her, die seit damals bis heute gebraucht wird. Diese neue Schrift erscheint auf einem der raren erhaltenen Papyrus-Dokumente, auf dem „Pessach-Papyrus von Elefantine“; es handelt sich um einen aramäischen Brief: Ein gewisser Hananya schreibt dem religiösen Führer der jüdischen Soldaten in der Garnison von Elefantine in Oberägypten wegen des Pessach-Ritus im „Jahr 5 des Königs Darius [II.]“ (419–418 v. Chr.).

DAS ENDE DES ERSTEN TEMPELS

Die politischen Veränderungen in Mesopotamien bedrohten die beiden Königreiche, die durch ihre Teilung ohnehin bereits geschwächt waren. Die imperialistischen Ziele des assyrischen Königs Tiglatpileser III. führten zur Unterwerfung der Nordprovinzen; Dan und Hazor wurden zerstört, ihre Bevölkerung ins Exil verschleppt. Im Jahre 722 wurde Samaria durch Salmanassar V., den König von Assyrien, erobert. Die Bevölkerung wurde weggeführt und teilweise durch assyrische Siedler ersetzt. Dadurch wurde das Königreich Juda zum Hauptvertreter der Nation und zum einzigen Träger der Religion des Gottes Israels. Die politischen Krisen führten zu einem neuen Erwachen des religiösen Bewußtseins; die Reformen der Könige Hiskija (716–687) und Josija (640–609) belegen die Auswirkungen. Das unglückliche Bündnis Hiskijas mit Ägypten gegen die Assyrer beschleunigte die Ereignisse: Sancherib, der Sohn Sargons II., griff an, um den Aufstand niederzuschlagen, und eroberte die Festungen Judas, unter ihnen Lachisch, dessen Belagerung auf einem Basrelief des Palastes in Ninive festgehalten ist. Aus unbekannten Gründen zog sich die assyrische Armee aber zurück, bevor sie Jerusalem eingenommen hatte. Diese Schwäche des assyrischen Reichs gab den Juden Hoffnung und veranlaßte Josija, die religiösen Reformen noch zu intensivieren. Doch der Aufschub war von kurzer Dauer: Josija wurde im Jahre 609 im Lauf einer Schlacht gegen den Pharao Necho in Megiddo getötet. Die Herrschaft der Ägypter über Judäa, die sich aus diesem Sieg ergab, war jedoch nur vorläufig. Wegen der wachsenden Macht des neuen babylonischen Reichs konnte sie sich nicht entfalten. Nebukadnezar setzte sich erneut die Eroberung Judäas zum Ziel. 597 bemächtigte er sich Jerusalems und schickte den König Jojakin samt einem Teil der Bewohner der Stadt ins Exil. Die Aufgaben des Königs übertrug er Zidkija. Zidkija aber versuchte einen Aufstand und provozierte damit die Rückkehr der babylonischen Armee. Nach einer mörderischen Belagerung von wohl drei

Jahren fiel Jerusalem 587–586 in die Hände der babylonischen Truppen. Der Tempel wurde geplündert, in Brand gesteckt und zerstört. Ein Teil derjenigen Einwohner, die der ersten Deportation entgangen waren, wurde nun nach Babylon ins Exil geschickt.

Das dramatische Geschehen der Eroberung Jerusalems und der Zerstörung des Heiligtums markiert das Ende der Epoche des Ersten Tempels. Während der fünf Jahrhunderte dieses Zeitraums hatte das hebräische Volk zu seiner Identität gefunden, sich im verheißenen Land niedergelassen und unter der hervorragenden Herrschaft Salomons den Rang einer bedeutenden Nation errungen. Trotz des tragischen Ausgangs bleibt dieser Zeitraum im Gedächtnis des jüdischen Volkes als eines der glanzvollsten Kapitel seiner Geschichte lebendig.

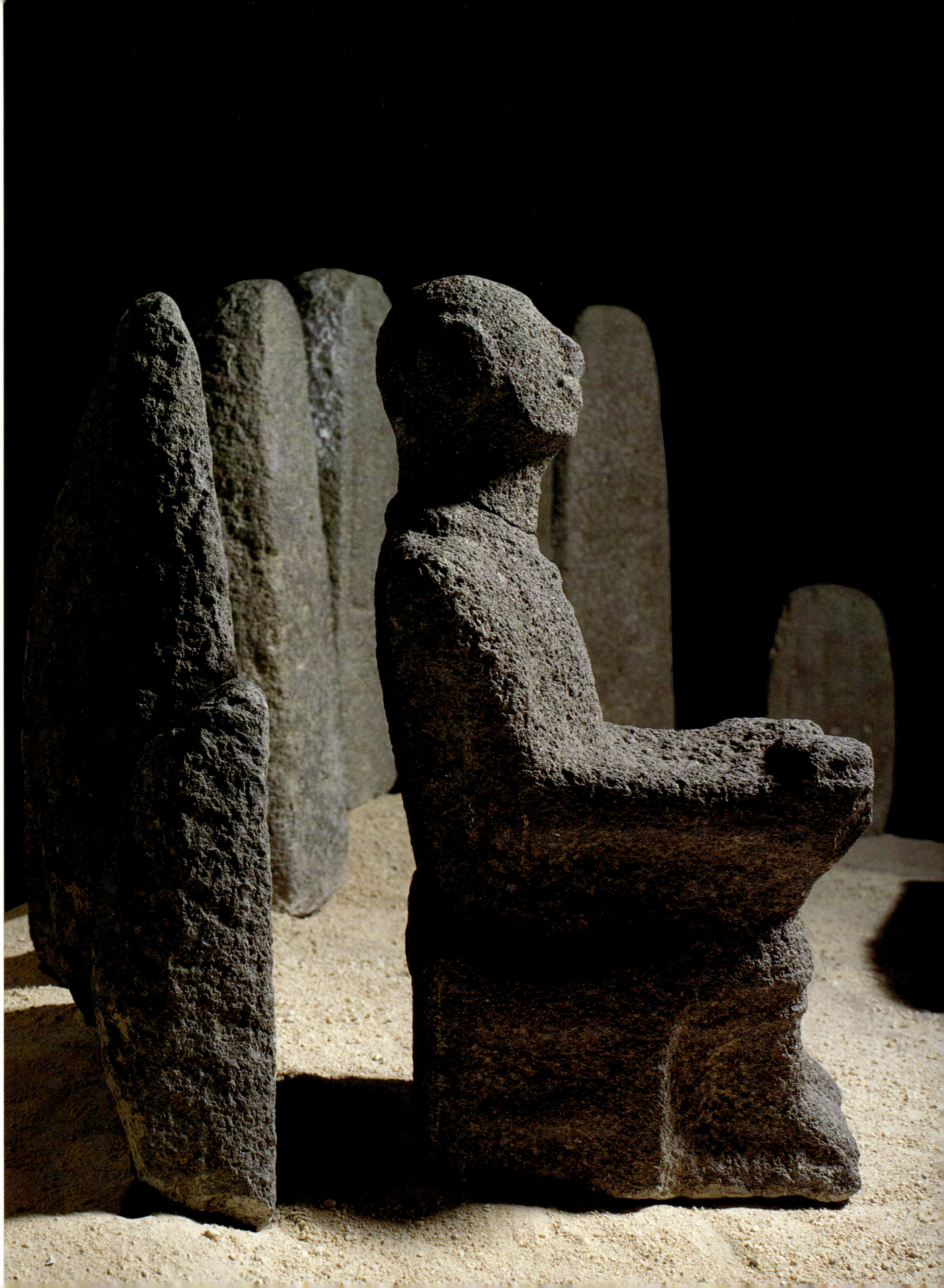

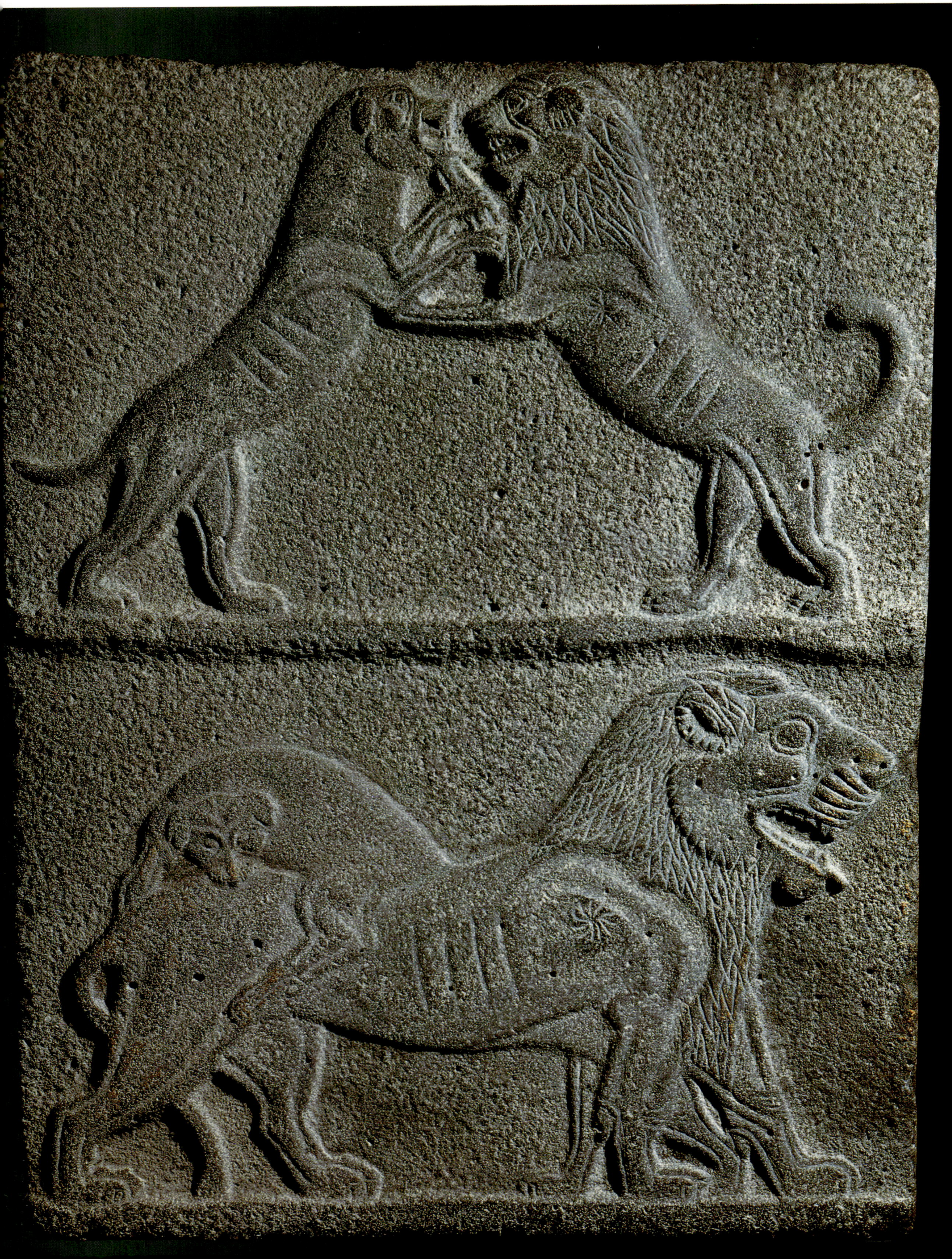

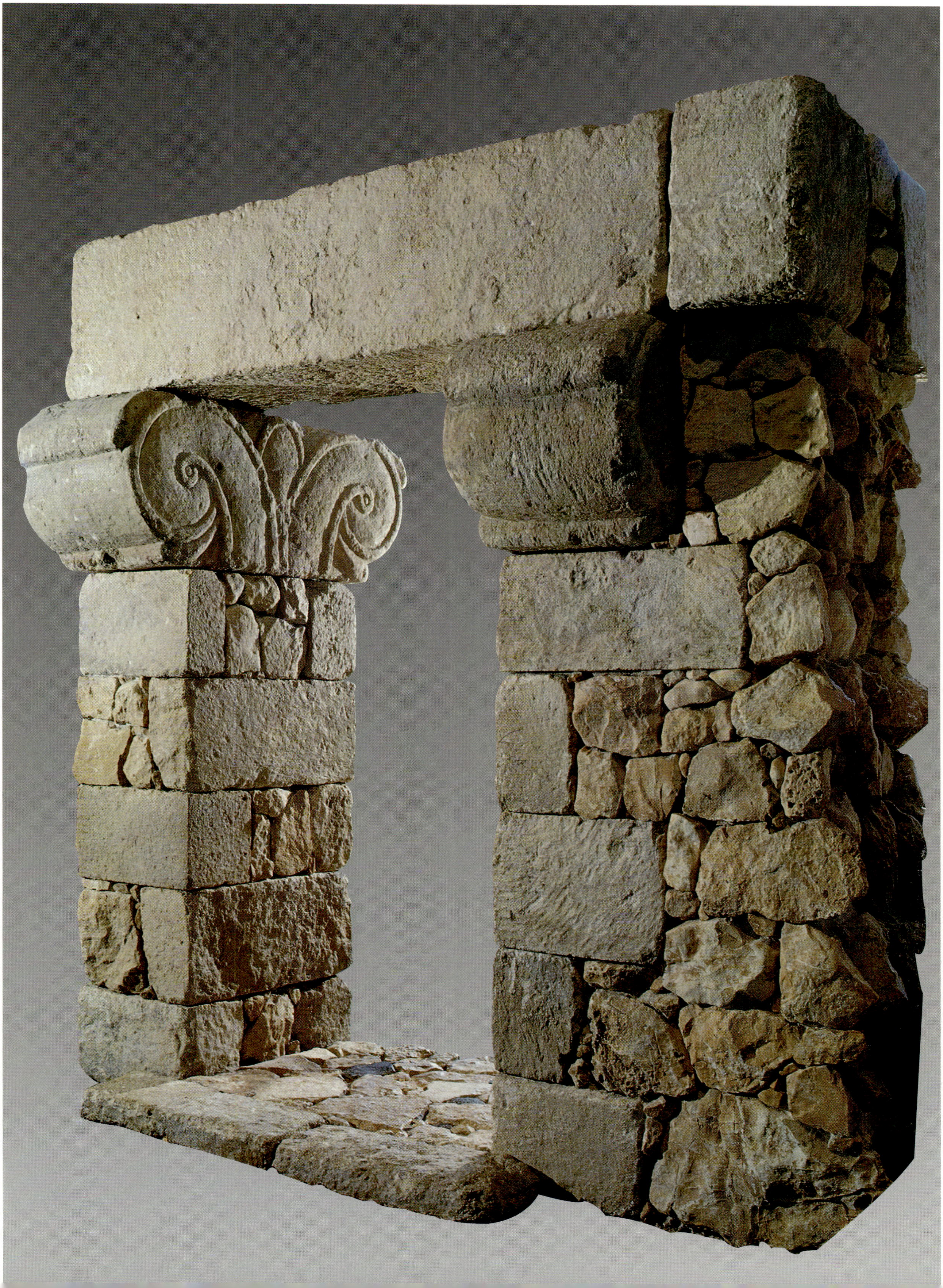

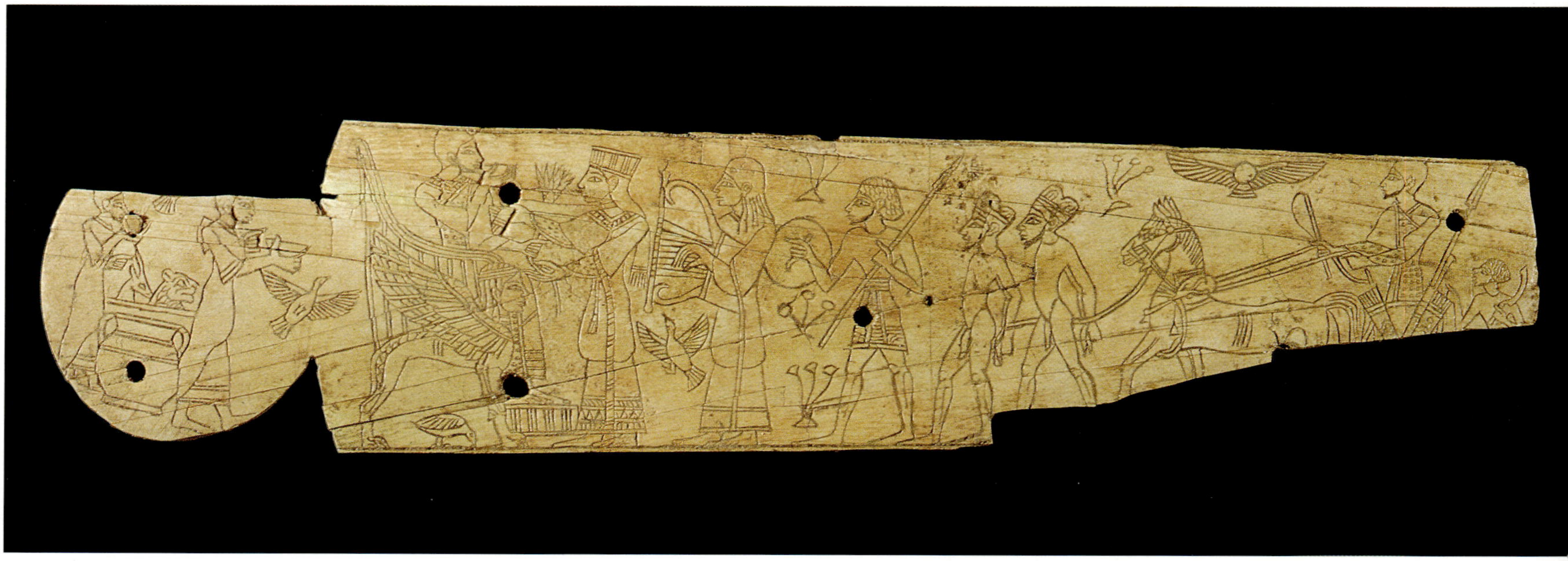

17

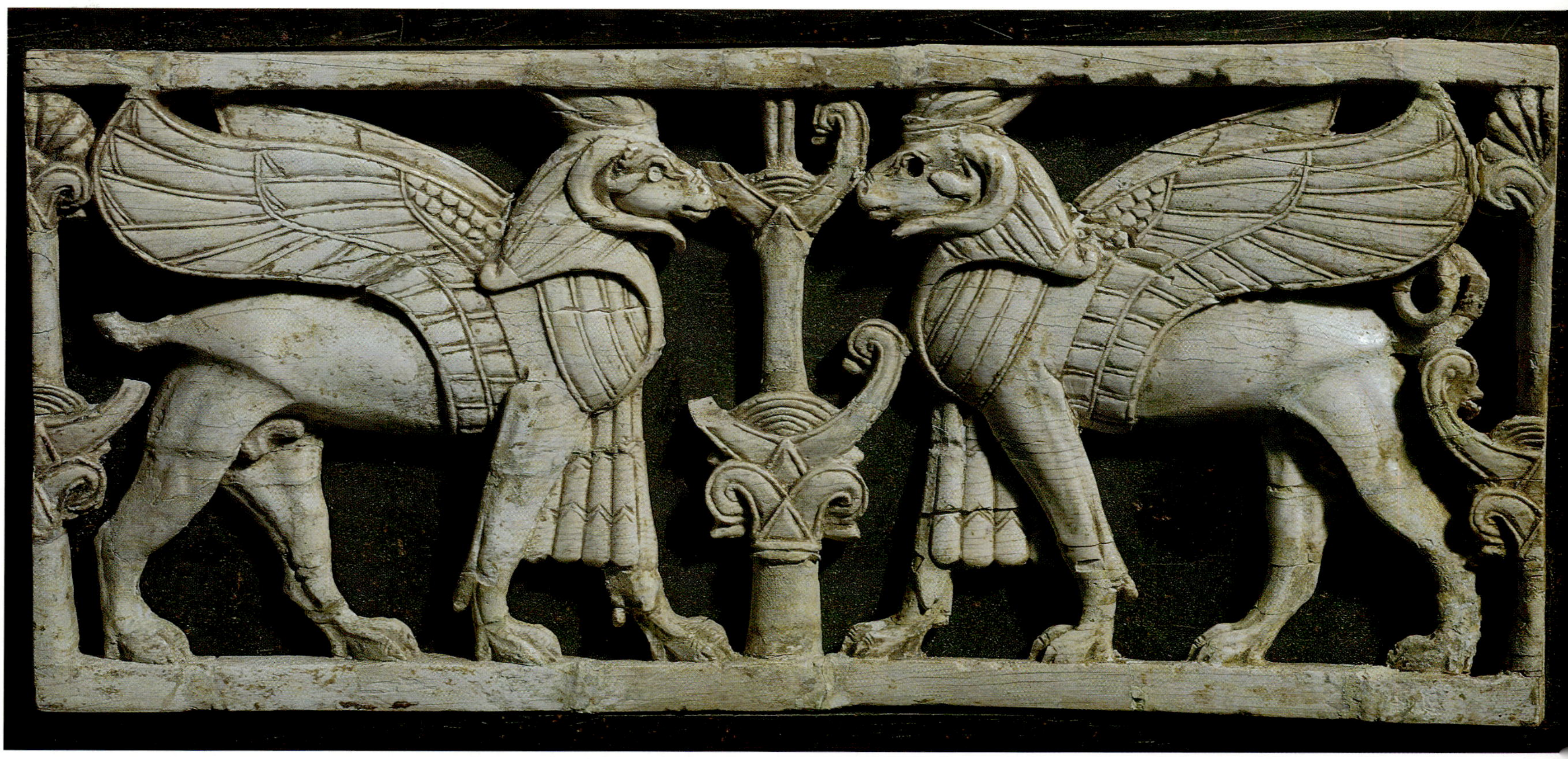

18

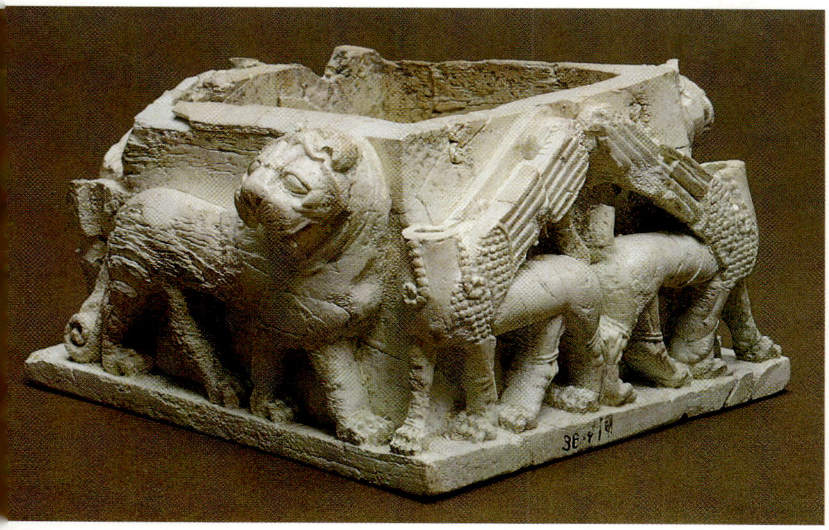

19

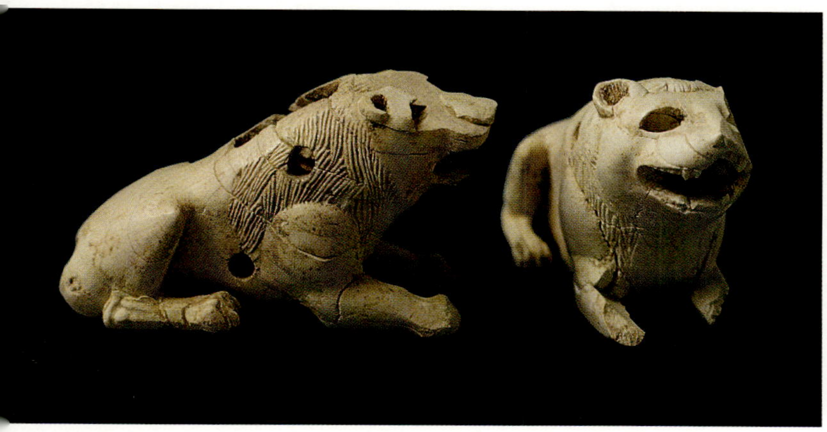

20

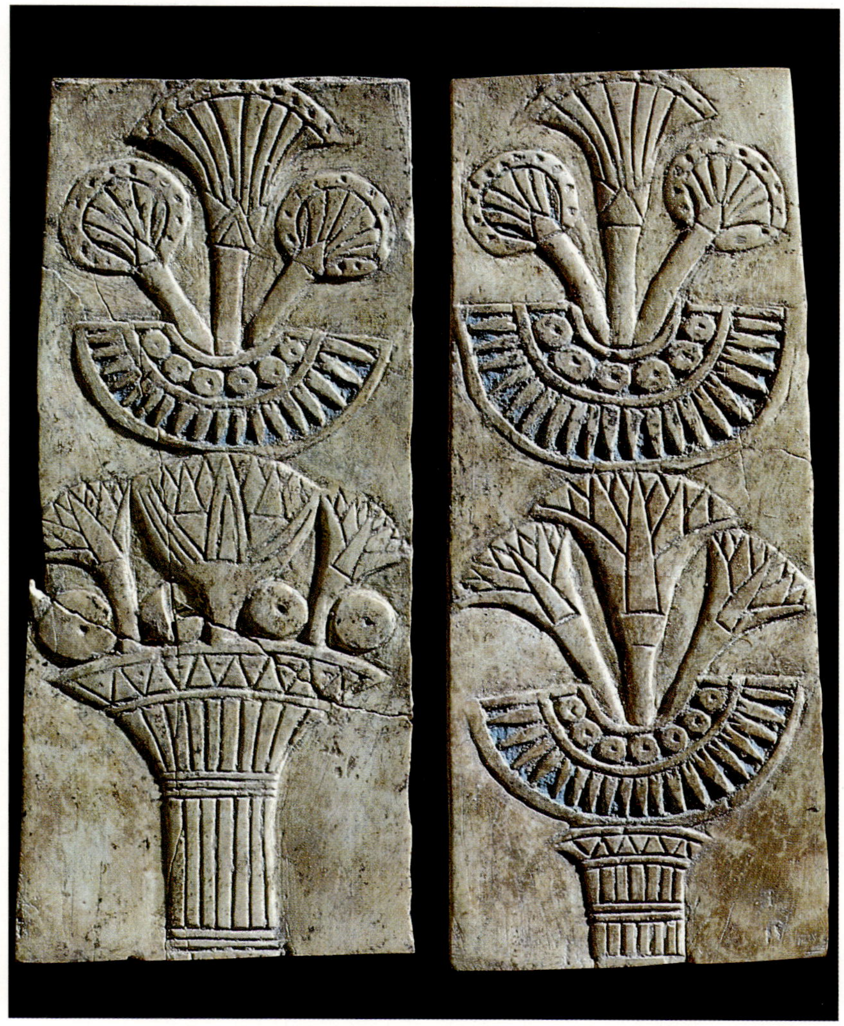

21

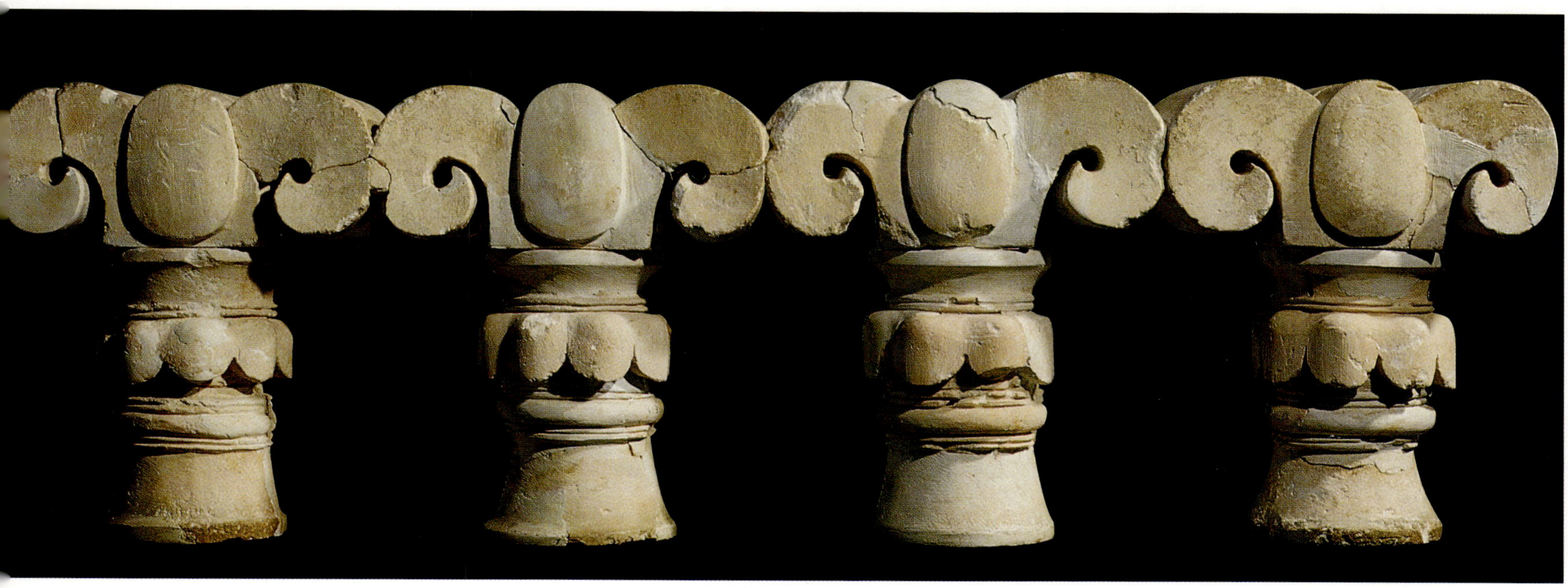

22

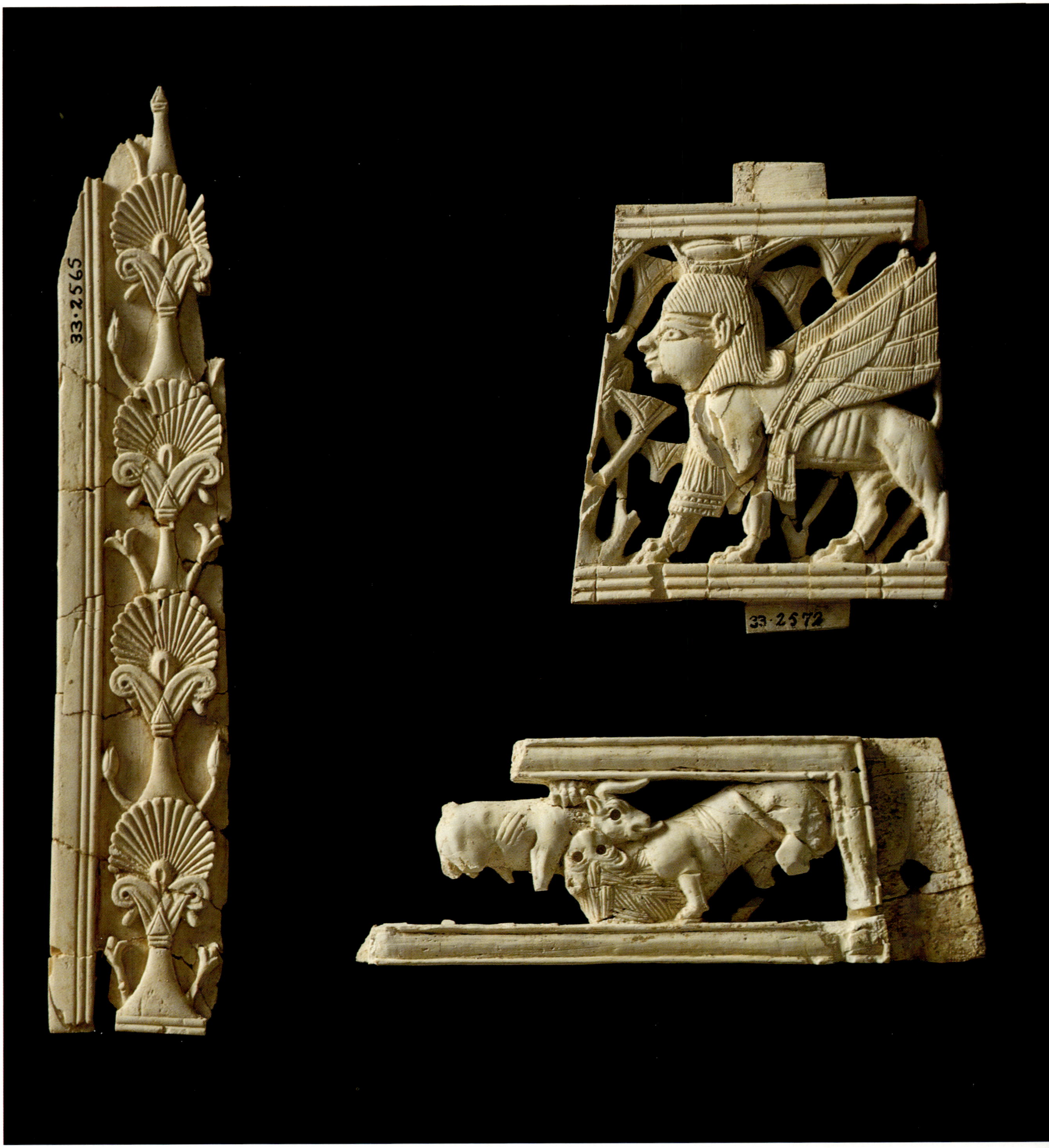

23

24–25

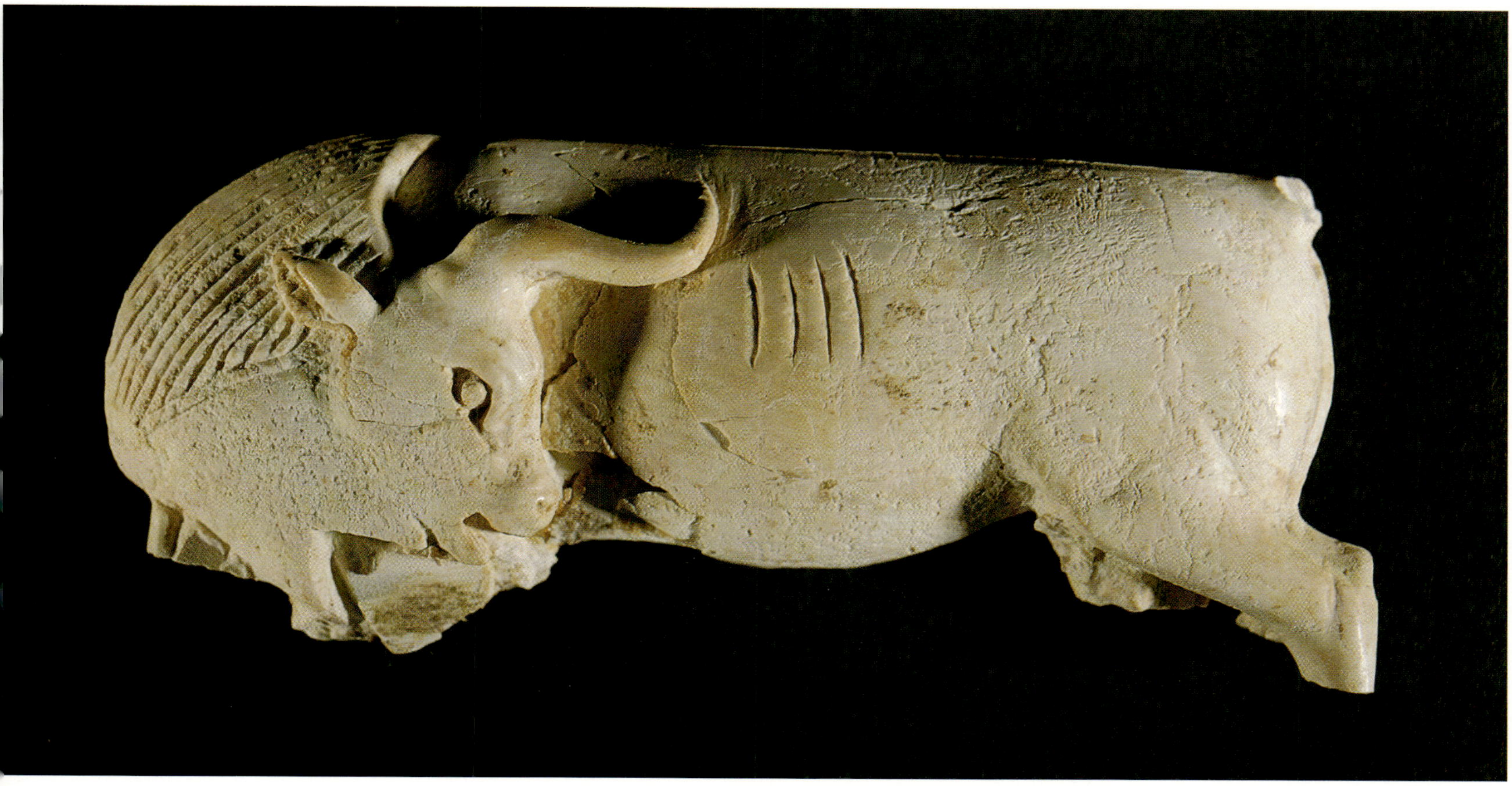

26

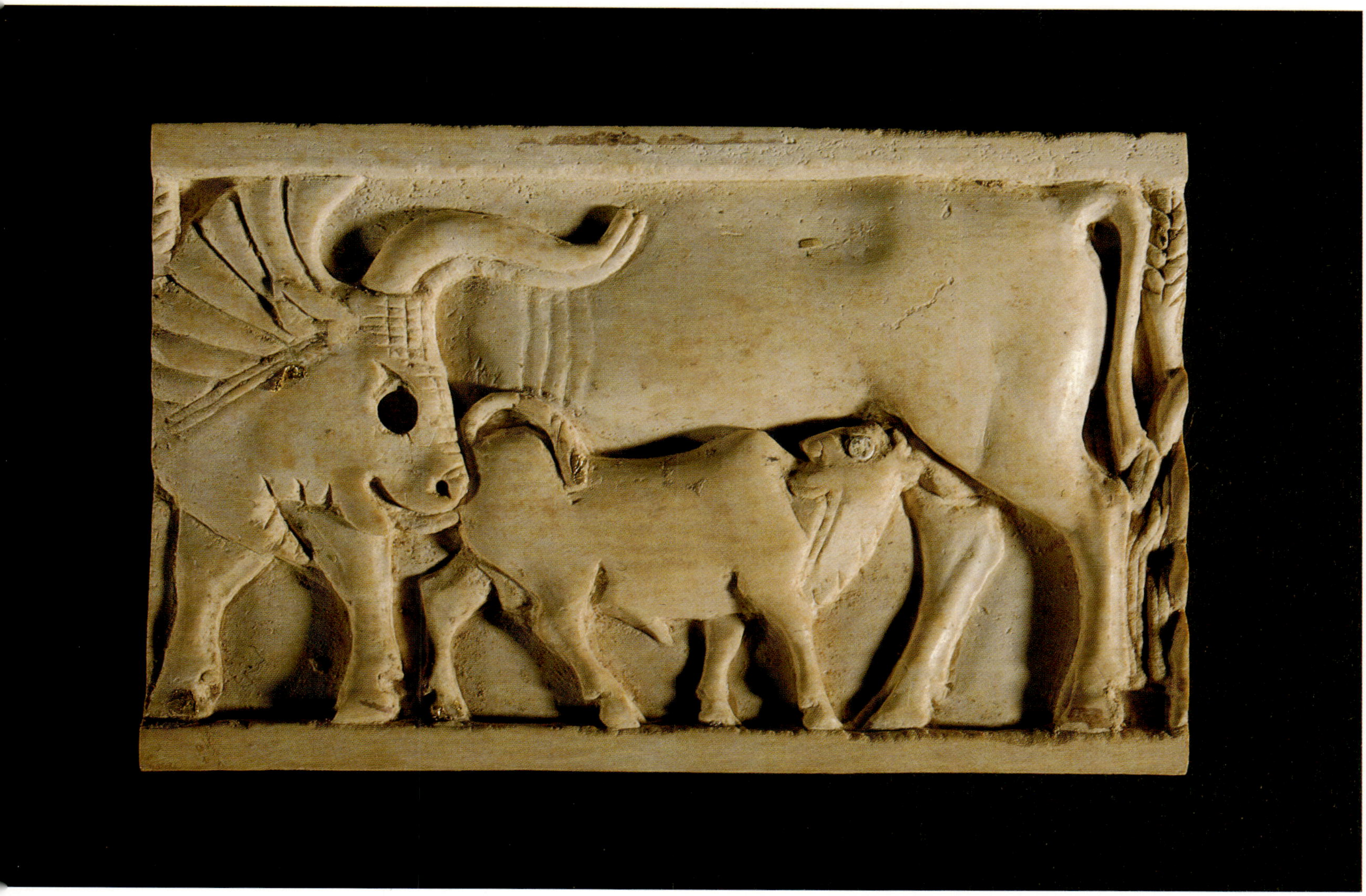

27

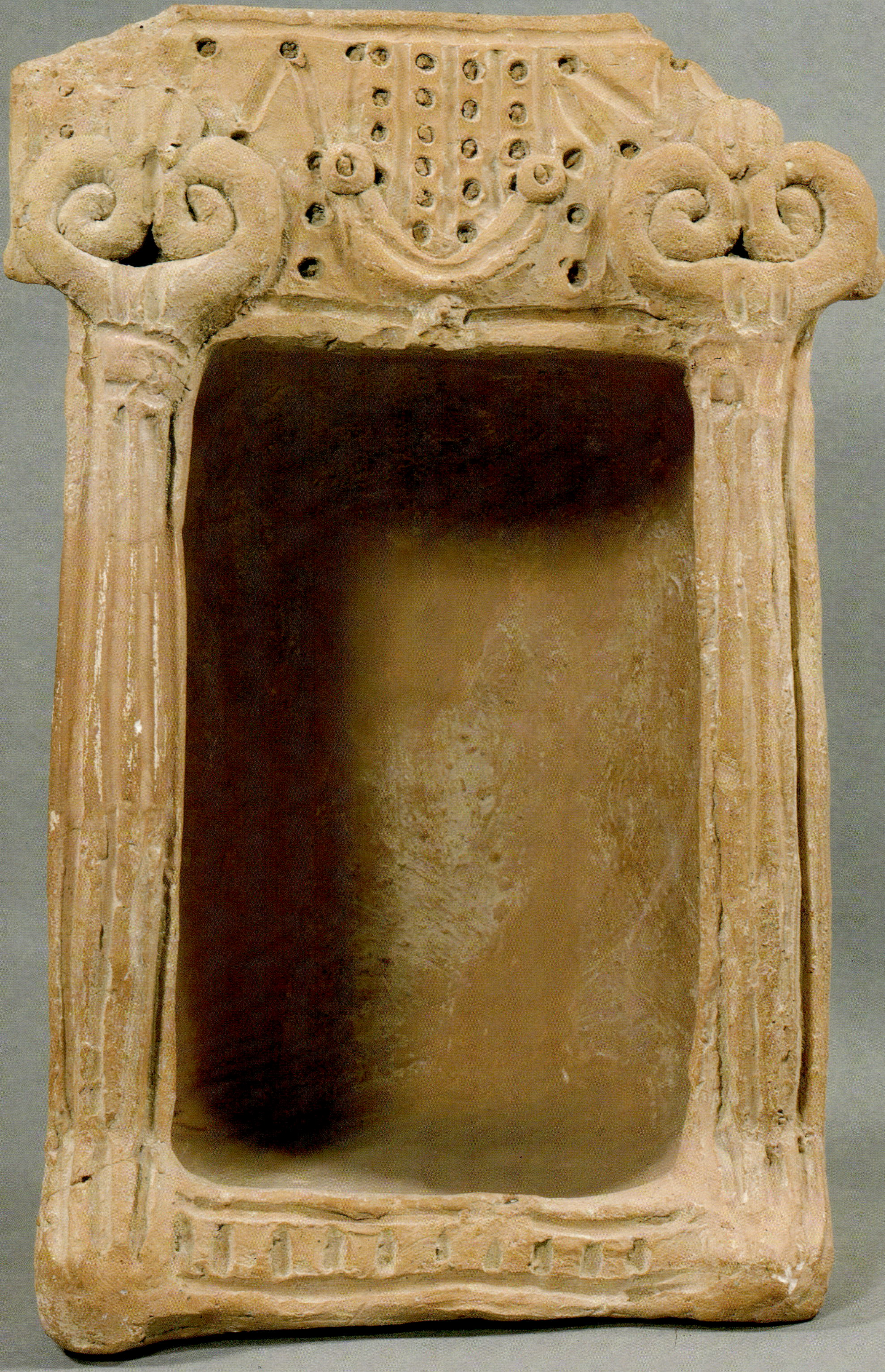

14 Hüter des Tempels und Stelen.
Aus einem Tempel in Hazor.
14.–13. Jh. v. Chr.
Israel Museum, Jerusalem.

15 Orthostat.
Aus Bet Schean.
14. Jh. v. Chr.
Basalt.
Israel Museum, Jerusalem.

16 Volutenkapitell.
Hazor.
9. Jh. v. Chr.
Israel Museum, Jerusalem.

17 Tafel mit der Szene eines „Erinnerungsmahles".
Megiddo.
13. Jh.
Elfenbein.
Länge: 26 cm.
Israel Museum, Jerusalem.

18 Heiliger Baum mit zwei widderköpfigen Sphinxen.
Arslan-Tasch.
8. Jh. v. Chr.
Elfenbein.
Archäologisches Museum, Aleppo.

19 Elfenbeinkästchen mit Löwen und Sphinxen.
Megiddo.
13.–12. Jh. v. Chr.
Elfenbein.
Höhe: 7,5 cm; Seiten: 13,5 × 12 cm.
Israel Museum, Abteilung Altertum, Jerusalem.
Ausgestellt im Rockefeller Museum.

20 Kauernde Löwen.
Samaria.
8. Jh. v. Chr.
Elfenbein.
Israel Museum, Abteilung Altertum, Jerusalem.
Ausgestellt im Rockefeller Museum.

21 Elfenbeintafeln mit Lotus und Palmwedeln.
Spuren von eingelegtem Blau.
Megiddo.
Um 1150 v. Chr.
Israel Museum, Abteilung Altertum, Jerusalem.
Ausgestellt im Rockefeller Museum.

22 Brüstung.
Aus Ramat-Rahel.
Ende des 8. bis Anfang des 7. Jh. v. Chr.
Kalkstein.
Höhe: 37 cm; Länge: 125 cm.
Israel Museum, Jerusalem.

23 Heiliger Baum.
Samaria.
8. Jh. v. Chr.
Elfenbein.
Höhe: 17,6 cm; Breite: 3,4 cm.
Israel Museum, Jerusalem.

24 Geflügelte Sphinx.
Samaria.
8. Jh. v. Chr.
Elfenbein.
Israel Museum, Jerusalem.

25 Ein Löwe kämpft mit einem Stier.
Samaria.
8. Jh. v. Chr.
Elfenbein.
Höhe: 4,2 cm; Länge: 11,8 cm.
Israel Museum, Jerusalem.

26 Eine Kuh säugt ihr Kälbchen.
Samaria.
8. Jh. v. Chr.
Elfenbein.
École biblique et archéologique française,
Jerusalem.

27 Eine Kuh säugt ihr Kälbchen.
Samaria.
8. Jh. v. Chr.
Elfenbein.
École biblique et archéologique française,
Jerusalem.

28 Modell eines Heiligtums.
Tell el-Farah.
Um 900 v. Chr.
Gebrannter Ton.
Höhe: 20,6 cm.
Louvre, Paris.

DAS GOLDENE ZEITALTER
DES ZWEITEN TEMPELS
DIE AUSSTRAHLUNG JERUSALEMS

Der Verlust der Unabhängigkeit und die Zerstörung des Tempels, dieses Symbols der religiösen und nationalen Identität, setzten den Stolz und das Bewußtsein des jüdischen Volkes einer harten Prüfung aus. Die wenigen Überreste aus der Zeit der babylonischen Besetzung weisen auf einen Zusammenbruch der Bevölkerungsgröße und, im Hinblick auf die materiellen Lebensgrundlagen, auf eine merkliche allgemeine Verarmung hin. Im Süden waren viele Städte zerstört; so lag das Land zur Besiedlung durch die Nachbarvölker offen: Die Idumäer kamen in den Negev, die Philister und die Ammoniter in die Ebenen. Zu einer Wende in der politischen Situation im Vorderen Orient kam es, als Cyrus III. Babylon eroberte und das persische Reich sich auszubreiten begann. Diese Wende betraf auch das jüdische Volk. Tatsächlich gab Cyrus im Jahr 538 v. Chr. den Juden die Erlaubnis, nach Judäa zurückzukehren und den Tempel in Jerusalem wieder aufzubauen. Der Wiederaufbau wurde unter der Herrschaft Darius' I. (521–485) abgeschlossen. Die Einweihung fand am „23. Adar des sechsten Jahres der Herrschaft des Darius" (1. April 515) statt, und die regelmäßige Feier der Feste konnte wieder aufgenommen werden. Das Aussehen des neuen Baus wird in der kurzen Darstellung der Bauarbeiten (Esra 5 und 6) allerdings überhaupt nicht beschrieben. Aber es weist alles darauf hin, daß der Bau bescheidener und mit dem Ersten Tempel nicht zu vergleichen war.

Im Bereich des Kunsthandwerks gehen die Funde aus dieser Zeit nicht über die allgemein gebräuchlichen Töpferwaren aus gebranntem Ton hinaus. Weder die Archäologie noch die schriftlichen Quellen weisen auf eine Entfaltung der künstlerischen Tätigkeit hin. Während mehr als zwei Jahrhunderten, von 538 bis zur Eroberung durch Alexander im Jahre 332, war Juda lediglich eine der zahlreichen Provinzen des unendlich großen persischen Reiches; das Gebiet dieser Provinz reichte im Norden nicht weiter als bis Bet-El, im Süden bis Idumäa und im Osten bis zum Jordan und zum Toten Meer; es wurde als *Yehud* bezeichnet, eine Bezeichnung, die in aramäischer Schrift auf der Vorderseite von Silbermünzen erscheint, die der Gouverneur der Provinz zwischen 360 und 331 prägen ließ. Doch die Anfänge einer nationalen Renaissance, auch wenn diese noch in weiter Ferne lag, waren vorhanden: dank des Wiederaufbaus des Tempels und der Wiederaufnahme des Kults.

Abb. 258, 259

DIE BEGEGNUNG ZWEIER KULTUREN

Die Eroberung Syriens durch Alexander den Großen im Jahre 332 v. Chr. und die Eroberung der östlichen Satrapien zwischen 330 und 326 brachten die Landkarte des Vorderen Orients durcheinander. Neben der politischen Vormacht führte diese Eroberung auch zu einer Konfrontation mit der Kultur der Sieger, einer verfeinerten und anziehenden Kultur, die aber der bis anhin homogenen geistigen Welt des Orients im Tiefsten fremd war. Im Akkulturationsprozeß, der nun einsetzte, erhielt die hellenistische Kultur in den östlichen Provinzen dank der Kraft der immer noch lebendigen lokalen Traditionen eine spezielle Färbung. Dies führte zu einer Spaltung in einen westlichen und einen östlichen Hellenismus, die sich vor allem im Bereich der Künste bemerkbar machte. Obwohl sich griechische Muster rasch bis an die Grenzen des Reichs ausbreiteten und mit einer Bewunderung aufgenommen wurden, die ihre Aneignung förderte, unterschieden sich die Werke, die aus der gegenseitigen Durchdringung der beiden Kulturen entstanden, sowohl im Bereich der Architektur als auch in den anderen Künsten von diesen Vorlagen.

Die Diadochenkriege der Jahre 323–287 um das Reich Alexanders verwandelten den größten Teil der Levante in ein riesiges Schlachtfeld. Während der Herrschaft der Lagiden in Ägypten (301–200), dann der Seleukiden (200–167), strömten aus anderen Teilen der hellenistischen Welt Siedler ins Küstengebiet und nach Transjordanien. Sie begünstigten die Durchsetzung der griechischen Kultur: Bildung einer Griechisch sprechenden Elite, Einführung griechischer Kulte, Übernahme des griechischen Stadtmodells für die politische Organisation. Diese Aspekte der hellenistischen Kultur prägten die nichtjüdische Zivilisation so tief, daß sie auch während der römischen Zeit weiterbestanden. Die Spannung zwischen Annahme und Ablehnung dieser Zivilisation wurde während dreier Jahrhunderte zum Hauptthema des politischen und kulturellen Lebens der jüdischen Welt. Im

Bereich des religiösen – und infolgedessen auch des sozialen – Lebens schuf die hartnäckige Treue gegenüber den Werten der Tradition eine Unabhängigkeit gegenüber den hellenistischen Vorbildern. Im Bereich der Kunst aber übten die Griechen eine große Anziehungskraft auf die gebildeten jüdischen Schichten aus. Diese folgten den klassischen Beispielen sehr gern, wobei sie sie ihrem Geschmack und ihren Ansprüchen anpaßten. In Judäa und Jerusalem wurde der Kampf zwischen dem Hellenismus und der traditionellen Kultur besonders hart geführt. In einer ersten Phase tolerierte die hellenistische Macht, dem persischen Vorbild entsprechend, die Herrschaft der Priester und der Ältesten, ebenso die Gestaltung des täglichen Lebens nach dem jüdischen Gesetz. Als im Jahre 175 v. Chr. Antiochus IV. Epiphanes an die Macht kam, wich diese Toleranz einer anderen Politik: Die Hellenisierung wurde aufgezwungen und führte dank der Komplizenschaft eines Teils der Priester schließlich dazu, daß sogar im Herzen Jerusalems der Kult des Zeus Olympios eingeführt wurde. Die Gegenreaktion der konservativen, monotheistisch und antigriechisch gesonnenen Bevölkerung Judäas war äußerst heftig. Der Konflikt, der seinen Höhepunkt in der Entheiligung des Tempels (169 v. Chr.) und in den religiösen Verfolgungen durch die seleukidischen Statthalter (vgl. 2 Makk 6–7) fand, endete in einer offenen Revolte. Schließlich wurde in Judäa ein unabhängiger Staat anerkannt, der unter der theokratischen Macht der Hasmonäer stand.

Die Geschichte der hasmonäischen Herrschaft (166–63 v. Chr.) war ganz vom Bemühen bestimmt, die nationale Unabhängigkeit zu wahren. Die neue theokratische Monarchie erweiterte ihren Machtbereich, auch wenn sie Jerusalem und den Tempel als ihre eigentliche Mitte betrachtete, über Judäa hinaus. Beim Tod von Alexander Jannäus (76 v. Chr.) erreichten die Grenzen beinahe die Größe des biblischen Reiches; sie umfaßten Galiläa und das Küstengebiet des Berges Karmel im Norden, Idumäa im Süden und, jenseits des Toten Meeres, Gaulanitis und Moab im Osten. Die Unabhängigkeit, die dank des Widerstands der Hasmonäer gewonnen worden war, wurde jedoch durch das Vorrücken der römischen Armee im Osten erneut bedroht – eine Drohung, die sich konkretisierte, als Pompeius 63 in Jerusalem einzog: Judäa wurde zu einer Provinz des römischen Reichs. Die Unruhen, die unter den von Rom ernannten Gouverneuren entstanden, erlebten eine vorläufige Beruhigung, als Herodes, der im Jahre 40 dank der Unterstützung des Antonius durch den römischen Senat zum Tetrarchen ernannt worden war, im Jahre 37 Jerusalem eroberte und sein königliches Amt (37–4 v. Chr.) antrat. Der relative Frieden und ein gewisser Reichtum, die den Beginn seiner Herrschaft kennzeichneten, erlaubten es Herodes, sowohl im Innern des Landes als auch über die Grenzen hinaus großartige Bauten zu realisieren. Die Bautätigkeit mit der größten Nachwirkung, deren Ruhm auf den Namen des Bauherrn zurückstrahlte, war die prunkvolle Restaurierung des Tempels. Dieselbe Epoche erlebte auch den weiteren Machtzuwachs Roms im östlichen Mittelmeerraum, einen Machtzuwachs, dem sich die jüdische Nation allerdings verweigerte. Die Weigerung der Juden, Teil dieser neuen Welt zu werden, provozierte den blutigen Krieg der Jahre 66–70, der zur Zerstörung Jerusalems und des Tempels führte.

PALÄSTE DER HASMONÄER

Die Hasmonäer gestalteten ihre Herrschaft nach dem Vorbild der hellenistischen Herrscher des Vorderen Orients und folgten auch deren Bautätigkeit: Sie ließen in Jerusalem und Umgebung Paläste bauen. Die Kenntnisse über die Art und Weise dieser Gebäude bleiben allerdings beschränkt, da die neuen Bauten auf der Stelle der früheren errichtet wurden und diese überlagerten, so daß die Datierung der Funde vage bleibt. Die Ausgrabungen der letzten Jahrzehnte haben aber doch einige Gebäude der Hasmonäerzeit aufdecken können; unter ihnen gelten als bedeutend: die Mauern eines Palastes in Jerusalem, und zwar in der Nordwest-Ecke des derzeitigen jüdischen Quartiers, die Mauern des westlichen Palastes in Massada und die Mauern eines Komplexes mehrerer Paläste in Jericho.

Jericho, in königlichem Besitz und während des 1. Jahrhunderts v. Chr. eine blühende Gartenstadt, verdankte seinen wirtschaftlichen Aufschwung dem ausgeglichenen Klima und der Wasserversorgung durch einen Aquädukt, den die Hasmonäer im Jordantal errichtet hatten. Der Ort wurde von den Machthabern für ihren Winterpalast gewählt; dieser lag auf einem Hügel oberhalb der Stadt und des Tals. Die Bauten begannen vermutlich unter Alexander Jannäus (103–76) und umfaßten verschiedene Gebäudekomplexe: im Westen einen befestigten Palast, der auf drei Seiten von einem Wassergraben umgeben und mit Badeteichen ausgestattet war; im Norden zwei weitere Teiche und einen Empfangspavillon mit Säulen (bei einigen der Säulen wurden Teile eines Architravs gefunden); im Süden zwei miteinander verbundene Paläste, vermutlich aus der Zeit der Königin Alexandra (76 –67); beide waren mit einem Badeteich ausgestattet. Man geht davon aus, daß alle diese Paläste noch genutzt wurden, als Herodes begann, dort seinen eigenen Palast zu errichten. Die Pläne folgten den Modellen der hellenistischen Paläste des Vorderen Orients; ein zentraler Innenhof war von Räumen umgeben. Im südlichen Teil lag die Eingangshalle, die zwei Säulen *in antis* aufwies und sich auf den Empfangsraum hin öffnete. Die Ausgestaltung dieser Paläste bleibt unbekannt, ausgenommen die Fragmente von Fresken, Stukkaturen und Bodenmosaiken (aus den Badeteichen) mit Blumen- und geometrischen Ornamenten. In diesen Darstellungen finden sich keine Abbildungen von Lebewesen – ein typischer Zug für die jüdische Kunst dieser Zeit.

HERODES DER GROSSE ALS BAUMEISTER

Herodes wagte gewaltige Bauprojekte, die an Umfang und Bedeutung alles überragten, was vor ihm oder gleichzeitig gebaut wurde. Er ließ in Jerusalem den Tempelberg herrichten und restaurierte auf prunkvolle Weise die Gebäude des Tempels; er ließ in Herodion, Massada und Jericho prächtige Paläste errichten. Sie belegen seine Ambitionen, lassen aber auch die Geldmittel ermessen, über die er verfügte. Er gründete neue Städte: Antipatris zur Erinnerung an seinen Vater, Phasaelis, eine Stadt im Jordantal, die den Namen seines Bruders trug, Cäsarea zu Ehren des Augustus – er stattete diese Stadt mit einem Theater, einem Aquädukt und dem größten Hafen der Levante aus –; und Sebaste (Samaria) verschönerte er mit einem Forum. Auch heute noch lassen zahlreiche Orte, darunter Jerusalem und Massada, den Stempel seiner Aktivitäten erkennen. Man nimmt an, daß er sich mit den besten Architekten und technischen Beratern umgeben hatte; einige Archäologen vermuten sogar, daß er sich selbst an den Entwürfen beteiligte.

DIE HERRLICHKEIT DES RESTAURIERTEN TEMPELS

„*... Da er auf allen Seiten mit dicken Goldplatten bedeckt war, reflektierte er vom Sonnenaufgang an das Licht mit einer solchen Stärke, daß alle, die ihn anblickten, die Augen abwenden mußten; ... von weitem sah er aus wie ein verschneiter Berg, denn wo er nicht mit Gold bedeckt war, bestand er aus dem weißesten Marmor.*“ (Josephus Flavius: *Der jüdische Krieg* V, §§222–223)

Der bescheidene Bau, der nach der Rückkehr aus dem Exil unter Serubbabel errichtet worden war, entsprach ganz und gar nicht dem neuen Tempel, dessen Glanz nach der prophetischen Vorhersage (Hagg 2,9) den Glanz des alten Tempels übertrumpfen sollte. So faßte Herodes auf dem Höhepunkt seiner Herrschaft das Projekt ins Auge, den Tempel zu restaurieren. Dieser Schritt des Herrschers hatte in erster Linie politische Bedeutung: Er wollte die negativen Vorurteile der Juden aus dem Weg räumen, die ihm weder seine Herkunft aus Idumäa verziehen noch seine Machtergreifung, noch seine ausgesprochen freundliche Zusammenarbeit mit den Römern. Er unternahm also die Restaurierung des Heiligtums, um dem jüdischen Nationalismus zu schmeicheln und seine Loyalität und seinen Respekt vor der Religion zu belegen. Zu Beginn allerdings wurde seine Initiative eher kühl und ohne Enthusiasmus aufgenommen. Das Volk befürchtete, daß zwar der alte Bau abgerissen, der König aber nicht imstande sein würde, das Vorhaben zu Ende zu führen. Herodes verstand es, seine Untertanen zu beruhigen, indem er noch vor Baubeginn alle Materialien, die für den Bau notwendig waren, zusammentragen ließ. Diese vorbereitenden Arbeiten sind sicher der Grund dafür, daß die Informationen über den genauen Zeitpunkt des Beginns des Tempelbaus auseinandergehen: Nach den einen war es das fünfzehnte Jahr seiner Regierungszeit, nach anderen das achtzehnte.

Der Tempel des Herodes war bis vor ein paar Jahrzehnten nur durch schriftliche Quellen bekannt. Die Beschreibungen, die allen Rekonstruktionsversuchen zugrundelagen, befinden sich in den beiden berühmten Textpassagen des Geschichtsschreibers Josephus Flavius; die eine im *Jüdischen Krieg* (V, §§184–237), geschrieben in den Jahren 75 und 79, also kurz nach den Ereignissen, die er als direkter Zeuge miterlebt hatte; die zweite in den *Jüdischen Altertümern* (XV, §§380–402; 410–425), diesem meisterhaften Gemälde der Geschichte seines Volkes, geschrieben um 93–94, also etwa zwanzig Jahre später. Der Mischna-Traktat *Middot*, „Maße“, aus dem 2. Jahrhundert liefert seinem Titel gemäß eine Auflistung der wesentlichen Teile des Baus und ihrer Proportionen. Alle drei Texte enthalten zahlreiche unverständliche Stellen, die zu ganz unterschiedlichen Interpretationen geführt haben. Ich halte mich im folgenden an die hervorragende Studie von L. Hugues Vincent, die auch die neuesten Arbeiten, etwa die umfassende Monographie von Th. A. Busink, nicht in Frage gestellt haben.

Das Heiligtum stand mitten auf einem weiten, freien Platz und umfaßte mehrere stufenförmig angelegte Vorhöfe, die von Mauern umschlossen waren. Säulenhallen, die aus zwei Säulengängen bestanden und auf den

Hof hin offene und überdachte Wandelgänge bildeten, umgaben den ersten Vorhof. Eine Täfelung aus Zedernholz, vielleicht in Form von Kassetten, die an den Dachbalken befestigt waren, bedeckte diese Säulenhallen. Ihre Höhe wurde in Bezug auf die Höhe der Monolithsäulen aus weißem Marmor (ca. 11,55 m) angegeben. Diese Säulen werden von Josephus Flavius als „korinthisch“ beschrieben. Das Fehlen jeglicher Ausschmückung, aber auch die wenigen Metopenfragmente, die am Ort gefunden wurden, legen eher Kompositkapitelle nahe. Die gleichmäßige Anordnung der Säulenhallen wurde im Süden durch die „königliche Basilika“ unterbrochen: Sie bestand aus drei Reihen freistehender Säulen und einer vierten Reihe von mit der Außenmauer verbundenen Halbsäulen und bildete so drei Schiffe von unterschiedlicher Höhe, die auf den Hof hin offen waren. Die doppelte Höhe des Mittelschiffs wurde dadurch erreicht, daß auf den Architraven der mittleren Säulenreihen eine Mauer und an ihr eine weitere Reihe von Halbsäulen errichtet wurden. In westlicher Richtung werden vier Öffnungen der Außenmauer erwähnt, zwei weitere gegen Süden. Die beiden letztgenannten entsprechen den unterirdischen Durchgängen, die unter dem Namen „Doppeltor“ und „Dreifaches Tor“ bekannt sind. Der Geschichtsschreiber kennt auf der Ost- und auf der Nordseite keine Eingänge. An einer anderen Stelle spielt er allerdings indirekt auf einen Zugang auf der Ostseite an. Unter offenem Himmel erstreckte sich vor diesen Säulenhallen ein weiträumiger Hof, dessen Boden Einlegearbeiten besaß. Dieser Hof, der allen Besuchern ohne Ansehen der Religion offenstand, war nach innen mit einer Trennmauer abgegrenzt, auf der in regelmäßigen Abständen Tafeln mit griechischen und lateinischen Inschriften darauf hinwiesen, daß es den Fremden bei Todesstrafe verboten war, weiter vorzudringen. Diese Tafeln waren möglicherweise in die Außenseite der Trennmauer eingefügt, natürlich in der Nähe der Eingänge.

Nach dieser Trennmauer führten vierzehn Stufen zu einer Plattform mit einer Breite von 10 Ellen (4,62 m), auf der sich die Einfriedung des zweiten Vorhofs erhob. Neun Tore – vor jedem Tor lag eine Vortreppe aus fünf Stufen – erlaubten den Zutritt zum zweiten Vorhof: vier im Norden, vier im Süden und eines im Osten; im Westen, auf der Rückseite des *Naos,* gab es kein Tor. Die Tore waren 13,86 m hoch und 6,93 m breit und konnten verschlossen werden; die Torflügel bestanden aus Holz und waren mit Silber und Gold überzogen. Das Tor im Osten führte zum „Vorhof der Frauen“, der mit einer Quermauer abgetrennt war. Alle jüdischen Frauen aus Palästina und aus der Diaspora waren zugelassen. Die Männer, die sich im Zustand der Reinheit befanden, konnten diesen Vorhof durchqueren und seinen Westteil betreten, indem sie einen Durchgang gegenüber dem Osttor benutzten. Fünfzehn Stufen führten zu diesem Durchgang, der höher und breiter als die anderen war und dessen prunkvolle Torflügel mit Bronze überzogen waren, einem Metall, das im Altertum höher als Gold und Silber eingeschätzt wurde. Nach der Mischna befanden sich in den vier Ecken des Vorhofs der Frauen vier unbedeckte Zimmer, die mit der Liturgie in Zusammenhang standen. Dieselbe Quelle berichtet auch, daß auf den halbrunden Stufen, die zum „großen Durchgang“ führten, Chöre der Leviten Psalmen sangen. Unterirdische Räume, die in der Nähe des Durchgangs lagen, dienten als Aufbewahrungskammern für ihre Instrumente. Das große Tor führte zum dritten Vorhof, der durch eine Trennmauer von der Höhe einer Elle (0,462 m) in zwei parallele Bereiche geteilt wurde. Zwischen dem Tor und der Trennmauer lag der „Vorhof der Israeliten“. Nur die Priester und die Leviten durften über die Trennmauer hinaus weiter vordringen: in den Vorhof, in dem sich der Altar mit den Hörnern an den vier Ecken und die Altarrampe befanden. Der eigentliche *Naos* erhob sich am westlichen Ende dieses Vorhofs, und zwar genau auf seiner Mittelachse. Der Grundriß des Heiligtums bildete ein Quadrat mit einer Seitenlänge von hundert Ellen (46,20 m). Hinter der breiten Fassade betrat man einen Vorraum von zwanzig Ellen Tiefe, der ins eigentliche Heiligtum führte. Dieses hatte eine Länge von achtzig Ellen und eine Breite von sechzig Ellen. Auf drei Seiten umgab es ein Kranz von Räumen. Das Hauptschiff des Heiligtums war in der Längsachse in zwei Bereiche aufgeteilt: das „Heilige“ mit einer Länge von sechzig Ellen und das „Allerheiligste“ mit einer Länge von zwanzig Ellen. Die Aufteilung in die beiden Bereiche geschah mittels eines einfachen Vorhangs. – Die angegebenen Maße bleiben jedoch insofern etwas ungenau, als Josephus Flavius in seiner Darstellung über die Dicke der Mauern keine Auskunft gibt.

Die Einzelheiten, die der Geschichtsschreiber über den Aufriß des Tempels liefert, sind wenig präzise. Aus Vergleichen mit zeitgenössischen Bauten gehen die Archäologen davon aus, daß es ein hohes Mittelschiff gab, das von zwei symmetrischen Seitenschiffen umgeben und dem ein Vorraum mit einer gewaltigen Fassade vorangestellt war. Allein die Decke des Mittelschiffs blieb auf der Höhe der Fassade. Eine Öffnung mit der Höhe von fünfzig Ellen (23,10 m) und der Breite von sechzehn Ellen (7,39 m) bildete den Zugang zum „Heiligen“. Über der Öffnung war eine prächtige Weintraube angebracht, von der „Weinbeeren von der Größe eines Menschen“ herunterhingen. Vermutlich muß man sich vorstellen, daß diese Trauben an einem dreieckigen Tympanon festgemacht waren; für solche Konstruktionen liefern die unterirdischen Gewölbe aus der antiken Zeit der Stadt zahlreiche Analogien. In der Öffnung hing ein „babylonischer Vorhang“ mit astrologischen Zeichen; ausgeschlossen waren allerdings die Tierkreiszeichen – aus Respekt vor dem Gebot, das die Darstellung lebendiger Wesen untersagte.

Die Ausschmückung des Innenraums wird nicht beschrieben. Von der Ausstattung erwähnt Josephus Flavius lediglich den Leuchter, dessen sieben Lampen die sieben Planeten symbolisieren, den Schaubrottisch, dessen zwölf Brote auf den Zyklus der zwölf Monate und des Tierkreises verweisen, und schließlich den Räucheraltar; der Weihrauch bestand aus dreizehn verschiedenen Sorten von Harzen und versinnbildlichte die Darbringung aller Erzeugnisse der ganzen Welt. Das Allerheiligste war nach der ausdrücklichen Bestätigung von Josephus Flavius leer; in ihm gab es nur die göttliche Gegenwart. Statt daß er die Ausschmückung beschreibt, schließt der Geschichtsschreiber seinen Bericht, indem er bewegt die Herrlichkeit des Gebäudes beschwört und es mit einem verschneiten Berg vergleicht: Der Tempel leuchtet im Licht der Sonne dank der weißen Farbe seines Marmors und dank des Glanzes der reichen Vergoldungen.

So bewundernswert diese literarischen Beschreibungen auch sind, lassen sie wegen ihres emphatischen Stils im Leser doch auch Zweifel aufkommen. Jedoch haben die Ausgrabungen im Bereich des Tempels sie auf beeindruckende Art bestätigt. *Abb. 35, 227* Eine der Tafeln aus der Trennwand des „Vorhofs der Heiden" mit einer griechischen Inschrift, die den Fremden den Zutritt zum *Hierón* untersagte, wurde bereits 1871 gefunden. Inzwischen sind Teile einer weiteren Platte entdeckt worden. Der Wortlaut des Textes entspricht genau der Formulierung des Josephus Flavius; die Eleganz der Inschrift unterstreicht die Sorgfalt, mit der alle Einzelheiten ausgeführt wurden. *Abb. 231* Neuere Ausgrabungen haben die große Treppe freigelegt, die zum Weg entlang der Südmauer und zum „Doppeltor" führte, sowie eine weitere, symmetrisch angelegte Treppe, die zum „Dreifachen Tor" führte. Im Bereich zwischen diesen beiden Treppen lagen Räume, die vielleicht der Reinigung dienten, die vor dem Betreten des Heiligtums vollzogen werden mußte. Die großen Steinquader der Mauern, die von Josephus so bewundert wurden, *Abb. 29* waren doppelt ziseliert und in den Nuancierungen genau berechnet worden, so daß das Licht auf ihnen spielte. Stilistisch entsprechen sie den anderen von Herodes errichteten Konstruktionen. Auf der Westseite legte man den Robinson-Bogen frei; er überquerte jene Straße, die entlang der Mauer von der Burg Antonia an der Nordwest-Ecke der Einfriedung zum Siloach-Teich im Süden führte. Der Pfeiler, der den Gewölbefuß des Bogens trug, besaß vier kleine Räume, die auf die Straße hin offen waren; vermutlich handelte es sich *Abb. 34* um Verkaufsstände für die Pilger. Rund um die Südwest-Ecke wurden besonders viele Bauteile gefunden; unter ihnen befand sich ein großer Steinquader mit einer hebräischen Inschrift in für die Herodes-Zeit typischen, übergroßen Buchstaben. Die am Ende abgebrochene Inschrift lautet: „Für den Ort der Trompetensignale für ..." Die beiden Buchstaben, die vom letzten Wort noch geblieben sind, lassen zwei Deutungen zu: „die Ankündigung" oder „die Unterscheidung". Im *Jüdischen Krieg* (IV, §582) nimmt Josephus Flavius Bezug auf einen „Ort, an dem sich einer der Priester bei Sabbatbeginn aufhielt und mit einem Trompetensignal bekanntgab, daß der Abend gekommen war. Dasselbe tat er am folgenden Tag. Denn das erste Zeichen teilte mit, daß man nun alle Arbeit beiseitezulegen, das zweite, daß man die Arbeit wieder aufzunehmen hatte." Dieser Brauch, der während des Zweiten Tempels aufrechterhalten wurde, wird auch in der Mischna *(Sukkot* V, 5) erwähnt. Der genannte Stein kommt Benjamin Mazar zufolge von der Südwest-Ecke der Brüstung. Auch er zeigt erneut und überraschend, wie exakt die von Josephus Flavius gelieferten Informationen sind.

Josephus Flavius geht auf die Ausschmückung zwar nicht ein, aber sie muß vorhanden gewesen sein. Sicher *Abb. 36, 234, 235* bestand der äußere Schmuck vor allem im Wert der eingesetzten Materialien, aber die Gewölbe der Tore und die Decken der Säulenhallen waren zudem verziert; die Teile skulptierter Steine, die in der Nähe der großen Treppen zu Hunderten gefunden worden waren, bezeugen es. Das ornamentale Repertoire setzt sich im wesentlichen aus geometrischen Elementen und stilisierten Blumenmotiven zusammen: vereinfachte Akanthusblätter mit tiefen Kerben, damit das Spiel von Sonnenlicht und Schatten deutlicher wurde; fortlaufende Ranken, die sich um in ihren Umrissen sehr einfach gehaltene Blätter rollen; geometrische Motive; „griechische" Wellenbänder in fortlaufender, manchmal unregelmäßiger Abfolge; Rauten mit aufgeblühten Blumen. Die Tendenz zur Stilisierung, bis hin zur Auflösung der feinen Grenze zwischen Blumenmotiven und abstrakten Figuren, *Abb. 40* charakterisiert zur Zeit des Herodes die jüdische Kunst in den unterschiedlichsten Techniken. Sie betrifft auch die Architektur, wie dies ein in der Stadt gefundenes korinthisches Kapitell belegt: Die glatten Akanthusblätter mit den erstarrten, fast geometrischen Bögen sind weit entfernt von den komplexen und weichen Formen der klassischen Akanthusblätter. Diese Kunst mit ihrer offensichtlichen Tendenz zum Ornament – die Motive werden wiederholt und bedecken den Raum wie ein Teppich; leere Flächen, tiefere Reliefs und alles, was an die natürliche Gestalt eines lebenden Wesens erinnern könnte, werden vermieden – erscheint in der Kunst des Vorderen Orients während der hellenistischen Periode. Diese Tendenz, während der Zeit des Herodes stark ausgeprägt, bleibt in der Kunst dieser Region während mehrerer Jahrhunderte konstant und erlebt in der Kunst der Omaijaden eine neue Blüte.

Die Ausstattung des Tempels gehörte zur Kriegsbeute, die Titus nach Rom brachte. Josephus Flavius hält den Triumphzug des Titus fest (*Jüdischer Krieg* VII, §§148–152) und beschreibt „die große Menge des Erbeuteten; das Bemerkenswerteste bestand aus den Stücken, die aus dem Tempel in Jerusalem weggebracht worden waren:

der goldene Tisch, der mehrere Talente wog, und dieser goldene Leuchter, der mit aller Kunst für den Dienst, zu dem er bestimmt war, geschaffen worden war; denn aus seinem Fuß erhob sich eine Säule, und aus ihr, wie aus dem Stamm eines Baumes, verzweigten sich sieben kannelierte Äste, und am Ende eines jeden Astes befand sich eine Leuchte in der Form einer Lampe ...“ Das Bild dieser Parade der Sieger mit ihren lorbeerbekränzten Köpfen ist in Stein gehauen auf einem der Basreliefs auf der Innenseite des Triumphbogens, den Domitian in Rom im Jahre 81 zu Ehren des Titus errichtete. Die Historiker waren sich über den historischen Wert dieser Darstellung lange Zeit nicht im klaren; fragwürdig waren vor allem die bogenförmigen Äste des Leuchters und sein Fuß: Dieser besteht aus einem sechseckigen Podium, das mit einem gekrönten Adler verziert ist, der seinerseits von Meeresungeheuern flankiert wird. Heute neigt man zur Auffassung, daß diese Darstellung authentisch ist, denn sie wurde zu einer Zeit geschaffen, als das Original noch im Jupiter-Tempel auf dem Kapitol aufbewahrt wurde. Die Anordnung der bogenförmigen Äste wurde bestätigt, und zwar durch den Fund eines *Graffito* im jüdischen Viertel von Jerusalem, der noch vor der Zerstörung der Stadt eingraviert worden war. Daniel Sperber schlägt vor, in der Verzierung des Fußes die Kopie eines hellenistischen Modells zu sehen, dem Podium des Didymos-Tempels in Milet verwandt. Diese Verzierung würde aus der Phase der Restaurierung des Tempelmobiliars durch Herodes stammen. Die ursprüngliche *Menorah* der Hasmonäer, die nach der Plünderung des Tempels durch Antiochus IV. Epiphanes wiederhergestellt worden war, hatte möglicherweise den gleichen konischen Fuß wie die *Menorah,* die auf den Münzen des Antigonus Mattathias oder auf dem eben erwähnten *Graffito* erscheint.

Abb. 30
Abb. 228
Abb. 260

PALÄSTE UND FESTUNGEN

Herodes überzog das Land mit einem veritablen Netz von Palästen und Burgen. Von manchen existieren nur noch die Grundmauern; darunter ist z. B. die Burg Antonia an der Nordwest-Ecke des Tempels, die ihren Namen Antonius, dem berühmten Protektor des Königs, verdankt; sein Palast in Jerusalem, den er auf der im Norden, Westen und Süden der Zitadelle geschaffenen Plattform errichtete; die Zitadelle selbst, deren Türme er nach seinem Bruder Phasael, seinem Freund Hippicus und seiner Frau Mariamne benannte; Cypros baute er auf einer Hügelkuppe über dem Jericho-Tal – er benutzte als Basis einen früheren Hasmonäer-Bau und benannte ihn nach seiner Mutter; ein Winterpalast in Jericho, den er an die Stelle jenes Palastes der Hasmonäer setzte, der durch ein Erdbeben zerstört worden war. Seine beiden berühmtesten Palastburgen, deren Rekonstruktion die frühere Pracht am meisten erahnen lassen, sind Herodion (*Jüdischer Krieg,* I, §§ 419–421), der er seinen eigenen Namen gegeben hat, und Massada.

Abb. 609

Herodion lag zwölf Kilometer südlich von Jerusalem. Diese Palastburg wurde aus der Spitze eines Hügels herausgeschlagen. Zu ihr hinauf führte eine Treppe mit etwa zweihundert, teilweise im Hang versteckten Marmorstufen. Die Bauten waren mit der Form des Felsens ganz verbunden. Sie waren von einer Ringmauer umgeben; diese wiederum war im Westen, Norden und Süden mit einem Halbturm und im Osten mit einem Rundturm verstärkt. Der östliche Flügel umfaßte ein Peristyl, das wahrscheinlich als Garten diente. Die Wohnräume waren um einen zentralen Innenhof in Kreuzform angelegt und umfaßten ein *Triclinium* im Süden – es wurde später in eine Synagoge umgewandelt – und Bäder, ein *Caldarium* und ein *Tepidarium,* im Norden. Am Fuß des Hügels wurde ein zweiter Palast gebaut, dessen Nordflügel weitere, für das Verwaltungspersonal bestimmte Wohnräume besaß. Nach Josephus Flavius (*Jüdischer Krieg,* I, § 673) liegt in Herodion auch das Grab des Königs, doch bisher haben keine archäologischen Hinweise diese Information bestätigt.

Massada, an den östlichen Rändern der judäischen Wüste gebaut, kontrollierte die östliche und südliche Grenze des Reichs. Herodes verwandelte den Felsen in eine prunkvolle Anlage, die sich in dieser Landschaft von wilder Schönheit einsam auf der vordersten Spitze eines Bergmassivs erhob und den südlichen Teil des Toten Meers beherrschte. Der Zugang war über drei Wege möglich: Auf der Seite des Toten Meers stieg ein enger Weg mit vielen Serpentinen nach oben, der deshalb „Schlangenpfad“ hieß. Zwei weitere Wege verliefen auf der Westseite, in der Richtung des Berges, wo ein weniger großer Höhenunterschied zu überwinden war. Alle drei Wege führten zu gleich gestalteten Toren, die Einlaß in den umfriedeten Hof boten. Die Mauern waren mit dreißig Türmen befestigt. Wie in Herodion verdoppelten die Mauern den natürlichen Schutz, der durch den steil abfallenden Fels gegeben war. Im Innern der Schutzmauern waren die Gebäude nach ihren Funktionen auf den Norden und den Westen verteilt. Im Norden der Bergplatte lag der Palast, der für die offiziellen Empfänge vorgesehen war, und zwar auf drei unterschiedlichen Ebenen des Abhangs. So vor der Sonne geschützt, lag das Gebäude direkt über dem Abhang und bot ein immenses Panorama. Die oberste Ebene umfaßte einen offenen,

Abb. 31

von Zimmern umgebenen Hof und einen halbkreisförmigen Balkon. Zwanzig Meter tiefer, auf der mittleren Ebene, befand sich ein kreisförmiger, von Säulen umgebener Pavillon; er war mit Fresken geschmückt, die ein *Abb. 33* Marmorfurnier imitierten. Noch einmal fünfzehn Meter tiefer lag die untere Ebene: Die Räume gruppierten sich um einen Hof, der von Säulen mit farbig gestalteten korinthischen Kapitellen und von Wänden, deren Malereien den Eindruck einer Marmortäfelung erweckten, umgeben war. Der Gipsverputz der Säulen war bemalt und kanneliert, was die Säulen wie elegante monolithische Pfeiler aussehen ließ; in Wirklichkeit bestanden sie aus mehreren Trommeln aus weichem Gestein. Im östlichen Teil befanden sich ein kleines Becken zum Baden und die Treppe, die die Kommunikation zwischen den drei Ebenen ermöglichte. Auch auf der obersten Ebene gab es außerhalb des Palastes Bäder, deren Bodenheizung die unterschiedlichen Temperaturen der klassischen Baderäume garantierte: *Caldarium, Tepidarium* und *Frigidarium.* In der Nähe des westlichen Tors, an der Stelle des alten Hasmonäer-Palastes, lag der Palast mit den königlichen Wohnräumen. Sie waren umgeben von Nebengebäuden im Nordosten, von Gesinderäumen und Verwaltungsgebäuden im Nordwestflügel und von Lagerräumen im Südwesten. Drei weitere, bescheidenere Paläste fügten sich an diesen westlichen Palast *Abb. 32* an, und zwei weitere Paläste an die Lagerräume.

Aus einem der Baderäume ist das Bodenmosaik fast ganz erhalten geblieben; es zeigt beispielhaft den Reichtum der Innenausstattung. Es besteht aus einer Rosette in konzentrischen Quadraten; diese sind verziert mit dem rot-weißen Sägeblattmuster und den griechischen Wellen, deren weiße Volutenornamente sich vom dunklen Hintergrund abheben. Die Farbskala kennt auch ein helles Blau; es erscheint in der Mitte der Rosette und in jenem Kreis, der die einzelnen Rosetten-Segmente verbindet; auch diese einzelnen Segmente liegen auf einem dunklen Hintergrund. Ein noch stärker verfeinertes Mosaik befand sich im östlichen Teil des westlichen Palastes, beim persönlichen Eingang des Königs. Von der zentralen Rosette existiert nur noch ein Fragment. Doch die entsprechenden Umrahmungen – Ranken mit Weinblättern und Trauben, stilisierte Doppelblätter, Mäander und griechische Wellen, Sägeblattmuster –, von denen etwa die Hälfte gut erhalten ist, lassen den Prunk ahnen, der zur Verschönerung der königlichen Residenz eingesetzt war.

Nach dem Tod des Herodes wurde Massada aufgegeben; doch ein paar Jahrzehnte später wurde es zum Schauplatz einer tragischen Episode im Widerstand der Juden gegen die Römer. Im Jahre 66 schlossen sich einige jüdische Soldaten, Zeloten, in Massada ein und widerstanden sieben Jahre lang den Angriffen der römischen Armee. Im Jahre 73 gelang es dem Gouverneur Silva, in die Festung einzudringen. Die 960 Zeloten wollten sich nicht ergeben. Vor der Erstürmung durch die Belagerer setzten sie die Gebäude in Brand und töteten sich selbst (*Jüdischer Krieg* VII, §§275–401). Manuskriptrollen, die in mehreren Kasematten gefunden wurden, lassen nach Yigael Yadin vermuten, daß auch Essener an der Revolte gegen die Römer teilgenommen hatten. Ein Dokument, das in der Kasematte Nr. 1109 in der östlichen Mauer, in der Nähe des Tors des „Schlangenpfads", gefunden wurde, ist besonders wertvoll: Es enthält Teile des hebräischen Originaltextes des Buches *Ecclesiasticus,* das auch als *Buch der Weisheit des Jesus ben Sira* bezeichnet wird. Bis zu diesem Zeitpunkt kannte man nur die griechische Version, das Original galt als verschollen.

JERUSALEM ZUR ZEIT DES HERODES

Verschiedenste Bauten der Oberstadt von Jerusalem, dem eigentlichen Wohnquartier der Stadt, die in den neuesten Ausgrabungen entdeckt wurden und durch Münzfunde in die Zeit des Herodes datiert werden konnten, bieten ein überraschendes Bild des täglichen Lebens der damaligen Bewohner. Aus weiträumigen Häusern, oft mit mehreren Stockwerken, wurden Fragmente von Fresken und Bodenmosaiken geborgen, die den Wohlstand ihrer Besitzer und die Sorgfalt bezeugen, mit der man damals Innenräume ausschmückte. Wichtige Teile von Gegenständen des Alltagslebens, oft von guter Qualität, weisen darauf hin, daß das Kunsthandwerk blühte. Für die Dekoration der Wände nutzte man die Freskentechnik wie in Massada. Die Farbpalette war noch reicher, und zwar um verschiedene Nuancierungen von Ocker, Grün, Blau und Blau-Grau. Auch in den Motiven *Abb. 241* kannte man eine größere Variationsbreite. Über die Imitation des Marmorverputzes hinaus verschönerten Motive aus der Pflanzenwelt – Ranken mit Blättern, Äpfeln, Blumen – die Mauern. Die geometrischen Motive – konzentrische Kreise und griechische Wellen – wurden durch architektonische Elemente ergänzt, die man auch perspektivisch darzustellen versuchte. Auf Fragmenten aus einem Haus auf dem Berg Sion finden sich sogar *Abb. 228* Vogeldarstellungen, die in der jüdischen Kunst zur Zeit des Herodes selten geworden waren. Unter den Gipsbruchstücken tragen zwei Fragmente aus demselben Gebäude das eingravierte Bild der *Menorah.* Die dreieckige Basis, der verhältnismäßig kurze Schaft und die sechs seitlichen Äste sind mit einem perlenartigen Motiv verziert, vielleicht eine einfache Verbildlichung der Knospen und Blumen, von denen der biblische Text spricht (Ex 25,31–39). Dieser bruchstückartige und ohne künstlerische Ambitionen geschaffene *Graffito* ist das einzige ursprünglich jüdische Bild des Leuchters, das aus der Zeit stammt, als sich das Original noch im Tempel befand.

Das heutige jüdische Quartier besitzt mehrere Bodenmosaike, die stilistisch und vom Einsatz der Farben her den Mosaiken in den Bädern und im Palast von Massada verwandt sind. Das einfachste setzt sich aus einer zentralen Rosette und einem rechteckigen Rahmen zusammen. Ein anderes, das nur teilweise erhalten ist, zeigt in seiner Mitte eine Rosette aus zahlreichen Teilen. Das komplexeste und auch am besten erhaltene Mosaik besteht in der Mitte aus einem Quadrat, das mit einem schwarzweißen geometrischen Motiv ausgeschmückt ist; dessen Gestaltung paßt sich dem ursprünglich linearen Motiv der griechischen Wellen am geschlossenen Rand des Quadrats an. Die Rahmen sind verziert mit griechischen Wellen (schwarz auf weiß), mit gedrehten Bändern (rot auf schwarz), die in der Mitte der einzelnen Bogen mit weißen Punkten versehen sind, und mit dem schwarzweißen Sägeblattmotiv. Ein breites weißes Band, in den Ecken mit sternenbesetzten Rauten verziert, ist von einer dreifachen Leiste eingerahmt, die das Ganze der Komposition abgrenzt. Dieses schöne Mosaik von bemerkenswerter Technik gehört wie die Mosaiken in Massada stilistisch zu den allgegenwärtigen dreifarbigen Mosaiken der römischen Kunst. *Abb. 238–240*

Zur Ausschmückung der Innenräume gehörten auch die Steintische, die in verschiedenen Wohnhäusern gefunden wurden. Dieses Möbel, bestens bekannt durch die Bilder der Antike, war in römischer Zeit häufig anzutreffen, sowohl in Italien als auch im Vorderen Orient. Das Modell setzte sich üblicherweise zusammen aus einer Platte und dem zentralen Fuß, der als dorische Säule gestaltet war. Die Tischplatte bestand aus einer einzigen Steinplatte und war oft an den Rändern verziert. Beim Beispiel zieht sich als Verzierung, ausgehend von einer zentralen Rosette, ein Doppelblattfries um die Tischplatte, allerdings nur auf drei Seiten; denn diese Tische standen als Konsolen an der Wand. *Abb. 237*

Die Materialien, die zur Herstellung der Gebrauchsgegenstände eingesetzt wurden, waren ebenso verschieden wie ihre Formen. Im Normalfall wurden sie am Ort selber hergestellt, auch wenn sich hinter der lokalen Produktion mehr als einmal eine importierte römische Vorlage ausmachen läßt. Viele Gegenstände wurden aus dem weichen Kalkstein Jerusalems angefertigt, der durch längeres Lagern im Wasser noch formbarer gemacht wurde. Die Gefäße wurden vorab mit dem Meißel bearbeitet und dann auf der Drehbank fertiggestellt. Große Becher, „Maßbecher", gelegentlich mit einem Schnabel versehen, besitzen auf der weißen Becherwand oft als einzigen Schmuck das leichte und unregelmäßige Relief der vertikalen Linien, die durch den Meißel entstanden sind.

Die bedeutende Anzahl von Glasgegenständen aus dem 2. und 1. Jahrhundert v. Chr., die an unterschiedlichen Orten der levantinischen Küste gefunden wurden, weist darauf hin, daß die Handwerker am Ort bereits genügend aktiv waren, um einen wachsenden Markt zu befriedigen. Die technische Weiterentwicklung war konsequent, und die alte Methode des Glasgießens wurde verbessert durch die Technik des Blasens von verschiedenfarbigem Glas. An Ausgrabungsstellen in Jerusalem wurden Fragmente beider Techniken zum ersten Mal am selben Ort vereint gefunden; dies legt die Vermutung nahe, daß die Technik der Glasbläserei in der Mitte oder am Ende des 1. Jahrhunderts eingeführt wurde. Auch wenn man den genauen Ort dieser Funde nicht angeben kann, läßt sich eine entsprechende Werkstatt in Jerusalem nicht ausschließen. Die Texte bestätigen in der Tat, daß die Glasherstellung unter den jüdischen Handwerkern zur Zeit der Römer häufig vorkam; die Mischna, der Talmud und andere nachbiblische Texte beziehen sich auf dieses Handwerk, das seinen eigenen Gesetzen und Regeln folgte. Die Glasmacher übten ihren Beruf in den Dörfern aus und mußten durch fahrende Händler mit dem Rohstoff versorgt werden. Eine große Glasplatte wurde bei den Ausgrabungen in Bet Schearim gefunden. Sie diente den Glasbläsern am Ort als Rohstoff und wurde je nach Bedarf gebrochen. Die Gläser der römischen Zeit weisen eine große Variationsfülle auf: Pokale, Becher, Schalen, Flaschen und Flacons in den unterschiedlichsten Größen und Formen. Der am meisten verbreitete Gegenstand war das *Unguentarium*, das kleine Glasfläschchen für Parfums und Salben. Es wurde im Alltag gebraucht, gehörte aber auch zu den Grabbeigaben. Ein sehr geschätzter Rohstoff war der Alabaster; er wurde in Ägypten, aber auch an der levantinischen Küste und in Mesopotamien verwendet. In den Gebieten der Levante stellte man aus Alabaster Schminkteller, Farbmörser, Gewürzbehälter und Schalen für die verschiedenen Bedürfnisse der Frauen her. Der Alabaster, der durchscheinend und leicht marmoriert wirkt, eignete sich zur Herstellung wertvoller, fein verzierter Gegenstände wie etwa der tiefen Schale mit abgekanteten Ecken, deren Verzierung auf dem äußeren Rand und an der Basis – kleine, ursprünglich farbige Vertiefungen – an einen kostbaren Metallbeschlag erinnert. *Abb. 49*

Lampen aus gebranntem Ton wurden bei den Ausgrabungen häufig gefunden. Die einen waren Importware, die anderen waren nach römischen Mustern in Jerusalem oder Judäa hergestellt worden; das heißt: Diese Art von Lampen war bereits weit verbreitet. Vielleicht aus Jerasch, einem berühmten Zentrum des Kunsthandwerks, kam eine Hängelampe vom Typus der *Dilychnoi.* Sie besitzt zwei einander gegenüberliegende Öffnun-

Abb. 48 gen und als Verzierung symmetrisch angelegte Voluten. Sie ist aus einer grauen Masse geformt und graubraun bemalt – und imitiert somit eine Bronzevorlage. Etwa seit der Mitte der Herrschaftszeit des Herodes zeichnet sich deutlich die Tendenz ab, daß man in Jerusalem die Produktion der Lampen von den importierten Vorlagen wegbringen möchte. Das Neue zeigt sich vor allem in der Wahl der Ornamente. Ein gutes Beispiel für diese
Abb. 50 Tendenz ist eine in ihren Maßen und in der Sorgfalt der Herstellung außerordentliche Lampe: quadratisch, mit einundzwanzig Öffnungen, hergestellt aus zwei Gußformen; die untere Form trägt die Brenner, die obere, leicht gewölbte Form bedeckt den Behälter. Diese obere Form ist mit einer Rosette verziert, dem Lieblingsmotiv in der Kunst zur Zeit des Herodes; und elf Pfeiler mit ionischen Kapitellen umrunden ihre Basis. Der Deckel der unteren Form ist mit einem Rankenornament aus Wein- und Lorbeerblättern gerahmt; auf drei Seiten fließen die Stiele der Ranken aus Amphoren. Die Lampe kann aufgehängt werden; drei Löcher im Deckel gewährleisten, daß sie im Gleichgewicht hängt. Der Griff befindet sich bei der Nachfüllöffnung. Das außerordentliche Fassungsvermögen des Reservoirs und die Qualität der Verzierung und der Herstellung legen es nahe, daß die Lampe zu öffentlichen Zwecken gebraucht wurde, vielleicht im Rahmen von Zeremonien. Die Verbindung zu römischen Lampen dieser Zeit ist deutlich; da die Verzierung jedoch Elemente aufgreift, die für die Architektur und die Mosaikkunst in Jerusalem zur Zeit des Herodes typisch sind, liegt der Schluß nahe, daß dieses wundervolle Stück auch in Jerusalem hergestellt worden ist.

Ungefähr zur gleichen Zeit wird ein eigenständiger Typus von Lampen aus gebranntem Ton gebräuchlich: die sogenannten „herodianischen Lampen". Sie werden bis zum Aufstand von Bar Kokhba (132 n. Chr.) hergestellt, und zwar in Jerusalem oder Judäa. Es handelt sich um Lampen, die aufgestellt werden. Charakteristisch für sie ist eine recht breite zentrale Nachfüllöffnung, um die sich ein Band zieht; die meisten von ihnen besitzen einen einzigen ausgeprägten Schnabel – ein paar wenige mehrere –, und zwei kleine Erhebungen umgeben dessen leicht zusammengepreßte Öffnung. Der obere Teil des mehr oder weniger gewölbten Behälters wird durch ein zentrales Motiv ausgeschmückt, und zwar im Bereich zwischen den beiden Öffnungen; vom selben Bereich gehen auch Blumenornamente aus, deren Voluten dem Verlauf der Öffnung folgen. Diese Lampen sind deshalb bemerkenswert, weil sie ein neues Repertoire an Elementen einführen. Die pflanzlichen Ornamente erinnern an die in Israel vorhandenen Arten: Rebe, Traube, Getreideähre, Palme und Lorbeer. Das zentrale Motiv kann in einigen Fällen auch nur aus einem in der Kunst jener Zeit geläufigen Element bestehen, zum Beispiel aus einer Amphore oder einer Frucht. In vielen Fällen aber schafft dieses Motiv einen Bezug zu den Symbolen der jüdi-
Abb. 274 schen Tradition: der Vogel im Netz des Vogelfängers (er spielt auf einen Vergleich an, der in den Psalmen häufig vorkommt); die Darstellung eines Brotlaibs oder von Matzen auf einer Lampe, die vielleicht für die entsprechenden Feiern bestimmt war; zwei Palmzweige *(Lulaw)* und zwei Früchte des Zedrachbaumes *(Etrog)*, die zusammen den Strauß des Hüttenfestes bilden. Dieses spezifisch jüdische Repertoire an Motiven ist hier zum ersten Mal für die Dekoration von Alltagsgegenständen belegt. Das Aufkommen dieser Motive spiegelt den wegen der Konflikte mit den Römern immer stärker werdenden Wunsch, bis hinein in die Verzierung der Gegenstände des täglichen Lebens die jüdische Eigenart und Identität zu betonen. Diese Tendenz beeinflußte auch die Wahl der Symbole für die Münzen.

Der Brauch, Münzen zu prägen, deren Symbole eine politische Botschaft enthielten, entstand unter den Griechen. Die Herrscher erteilten allen Provinzen das Privileg, ihre eigenen Münzen zu prägen; die Embleme und Symbole, die die Könige der hasmonäischen und herodianischen Dynastien einsetzten, reflektiert sehr direkt das Hin und Her der politischen Veränderungen, die gelungenen und mißlungenen Ambitionen der Regierenden und die Reaktionen der Bevölkerung auf die gescheiterten Ambitionen. Doch bevor die einzelnen Symbole betrachtet werden können, muß noch ein Problem der jüdischen Numismatik erörtert werden: nämlich die Definition ihres Umfangs. Im Hinblick auf die Auswahlkriterien sind die Meinungen noch geteilt. Denn man kann den Ausgabeort der Münzen zugrundelegen, d.h. alle Münzen miteinbeziehen, die in einem bestimmten Gebiet geprägt wurden, also auch die durch die römischen Prokuratoren geprägten; oder man kann sich auf die Münzen der jüdischen Autoritäten beschränken. Meistens folgt man dieser zweiten Meinung. Offene Fragen gibt es auch im Hinblick auf die ersten, in Judäa, vielleicht in Jerusalem geprägten Silbermünzen aus der Zeit der
Abb. 258, 259 persischen Besetzung. Sie tragen die Inschrift *YHD*. Diese Inschrift entspricht zwar der Bezeichnung Judäas in der offiziellen Verwaltung, aber das Aussehen der Münze, die nur in wenigen Exemplaren bekannt ist, unterscheidet sich vom Aussehen der anderen, die von den Gouverneuren der Satrapien geprägt wurden. Waren die zivilen Autoritäten, die „Ältesten der Juden", die auch von den persischen Dokumenten erwähnt werden (Esra 5,5), für diese Prägung verantwortlich? Die Frage bleibt offen.

Seit der Zeit der Hasmonäer bestehen weniger Unklarheiten. Antiochus VII. Sidetes gewährte seit 139 v. Chr. Simon Makkabäus das Münzrecht; dieser scheint aber keine Münzen geprägt zu haben. Johannes Hyrkanus I. (135–104) hingegen scheint von diesem Privileg Gebrauch gemacht zu haben. Tatsächlich werden die Münzen mit der Aufschrift „Johanan" und dem Königstitel, die früher Alexander Jannäus (103–76) zugeordnet wurden, heute Johannes Hyrkanus I. zugeschrieben; und diejenigen Münzen, die früher mit Johannes Hyrkanus I. in Zusammenhang gebracht wurden, werden nun seinem Enkel Johannes Hyrkanus II. zugeordnet. Diese Münzen wurden in großer Anzahl an verschiedenen Grabungsorten gefunden, und man geht davon aus, daß sie zur Zeit des Herodes noch im Umlauf waren. Ihre Symbole entsprechen dem geläufigen hellenistischen Repertoire: der Anker, Machtemblem der Küstenregion; die Palme, eine typische Pflanze des Landes; der Stern – da er auch astrologisch verstanden werden kann, zeigt sein Vorkommen, wie sehr hellenistische Vorstellungen das jüdische Milieu bereits durchdrungen hatten. Jüdische Elemente im eigentlichen Sinn tauchen erst auf den Münzen des letzten Hasmonäer-Fürsten Antigonus Mattathias (40–37) auf. Neben den Bronzemünzen mit einem Lorbeerkranz und dem doppelten Füllhorn trägt eine Serie von Münzen auch das Bild von Gegenständen aus dem Tempelmobiliar (*Menorah* und Schaubrottisch) auf der Rückseite. Damit erscheint der Leuchter des Tempels zum ersten Mal als national und religiös aufgeladenes Symbol des jüdischen Volkes. *Abb. 260*

Herodes ließ nach seinem Sieg über Antigonus im Jahr 37 v. Chr. neue Münzen prägen. Sie alle tragen den Königstitel und als einzige Zeitangabe den Buchstaben „T“ mit dem Zahlenwert „drei“. Dies zeigt klar, daß der Herrscher die Königsfunktion seit seiner Einsetzung durch den Senat im Jahr 40 beanspruchte, obwohl er sie faktisch erst seit dem Jahr 37 ausübte. Es werden Herodes etwa zwanzig verschiedene Münzsorten zugeschrieben; ihre Motive und Embleme bleiben im Rahmen des aus der Hasmonäer-Zeit Vertrauten. Gewisse Embleme deuten auf seine zwiespältige Haltung hin, die ja seine ganze Herrschaft charakterisierte. Er legte Wert darauf, seine Legitimität zu betonen, indem er die Symbole der Hasmonäer wieder aufgriff, etwa den Anker oder das Füllhorn. Er führte aber auch Symbole ein, die an den Apollo-Kult erinnerten, etwa den Dreifuß und das *Thymiaterion,* ließ sie aber so darstellen, daß sie auch als Geräte des Tempels gelten konnten. Er ließ auch den Adler mit ausgebreiteten Flügeln abbilden, sicher eine Konzession an seine römischen Freunde, aber auch eine Warnung an die Juden. Dieses Emblem läßt unweigerlich an den Adler denken, den er im Giebeldreieck an der Stirnseite des Tempels hatte anbringen lassen. Der Anblick dieses Adlers führte zu einem heftigen Protest der Juden, den der König aber mit unvergleichlicher Grausamkeit unterdrückte (*Jüdischer Krieg* I, §§ 650–655). Herodes vermied es vorsichtigerweise, die Gefühle seiner Untertanen offen zu verletzen, indem er kein menschliches Porträt einsetzte, weder sein eigenes noch das eines Kaisers.

Diese Zurückhaltung wurde von seinen Nachfolgern nicht immer übernommen. Herodes Philippus (4 v. Chr. – 34 n. Chr.), der einem Gebiet mit einer mehrheitlich nichtjüdischen Bevölkerung vorstand – Golanitis, Trachonitis und Oranitis –, ließ Münzen prägen mit den Bildern des Augustus, des Augustus und der Livia, des Tiberius auf der Vorderseite und einem viersäuligen Tempel auf der Rückseite. Die Münzen, die Herodes Antipas (4 v. Chr. – 39 n. Chr.) – er hatte Galiläa geerbt – prägen ließ, tragen als Inschrift „Tiberias“, den Namen eines Ortes, den er in den Jahren 18 und 19 gegründet hatte. Bei den Münzen von Agrippa I. (37–44 n. Chr.), der als Enkel von Herodes dem Großen das Herrschaftsgebiet wieder fast auf den Bereich seines Großvaters ausdehnte, trägt die Vorderseite sein eigenes Bild und die Rückseite das Bild seines Sohnes, des späteren Agrippa II. Damit bekräftigte er seine Unabhängigkeit sowohl gegenüber den jüdischen Gesetzen als auch gegenüber den Kaisern. Als Judäa seinem Herrschaftsbereich hinzugefügt wurde, ließ er im Sinn seiner jüdischen Untertanen die *Perutah* prägen: auf der Vorderseite die Zeitangabe mit dem „Jahr 6“ und ein Schirm, das Emblem der königlichen Würde, auf der Rückseite die drei Ähren. *Abb. 261, 262*

Der Aufstand, der den Jüdischen Krieg provozierte, führte auch zu einer radikal neuen Ikonographie der Münzen. Trotz der schwierigen Umstände bleiben Prägung und Aufschriften von bester Qualität. Die ausländischen Münzen werden durch die biblische Geldeinheit, den *Schekel,* ersetzt. Die Inschriften klingen wie Appelle zur Erhebung: „Zur Befreiung Sions“ auf den Bronzemünzen des Jahres 2 und auf den Silber*schekeln* des Jahres 4; „Jerusalem, die Heilige“ auf den Silber*schekeln* des Jahres 1 und 2. Auf der Vorderseite ist ein Kelch abgebildet, der Kelch des *Omer* – oder ausnahmsweise eine Amphore auf den Bronzemünzen des Jahres 2 –, auf der Rückseite die drei Granatäpfel, ein Symbol der Reinheit, oder der Strauß des Hüttenfestes aus zwei Palmzweigen *(Lulaw)* und einer Frucht des Zedrachbaums *(Etrog).* Diese Symbolsprache, die während der letzten Jahre des Tempels, eines Orts und eines Zeichens der jüdischen Identität, geschaffen wurde, überlebte die Zerstörung des Tempels über viele Jahrhunderte hinweg. Die Elemente dieser Symbole, im folgenden Jahrhundert noch ergänzt durch ein paar weitere Figuren, wurden zum spezifischen Repertoire der jüdischen Kunst. Es findet sich auf allen Materialien, in allen Zusammenhängen und zu allen Zeiten, und es vermittelt stets dieselbe Botschaft: Es bewahrt die Erinnerung an das verlorene Heiligtum und bestärkt die Hoffnung auf seinen Wiederaufbau. *Abb. 263–265*

DIE GRABKUNST

Zur Zeit des Zweiten Tempels war Jerusalem im Süden, Osten und Norden von einer ausgedehnten Nekropole umgeben. Längs des Steilhangs des Kidrontals zwischen dem Ölberg und dem Tempelberg wechseln sich bescheidene Gräber, auf die lediglich ein schmaler Eingang hinweist, und Grabstätten mit imposanten Fassaden ab. Dieser Wechsel hat nichts mit einer zeitlichen Entwicklung zu tun; die Verschiedenartigkeit der Gräber weist vielmehr auf den unterschiedlichen gesellschaftlichen Stand der Familien hin, die diese Grabstätten errichteten. Die Grabkammern mit verzierten Fassaden fallen durch eine Stileigenheit auf: Sie setzen in sehr freier Art Elemente ganz verschiedener Herkunft ein – griechische, und zwar in der dorischen und ionischen Variante, und Anklänge an ägyptische Motive, aber auch Verzierungen, die für die jüdische Kunst zur Zeit des Zweiten Tempels typisch sind.

Abb. 37 Das Grabmal der Bene Hesir scheint älter als die anderen zu sein. Es wird dem Anfang des 1. Jahrhunderts v. Chr., also der Hasmonäer-Zeit, zugeordnet. Nach L. Hugues Vincent, dessen Beschreibungen wir übernehmen, umfaßt es eine Reihe unterirdischer Grabkammern und eine Fassade, die etwa fünfundvierzig Meter über der Talsohle aus dem Hang der Schlucht herausgehauen worden ist. Die mächtige Fassade im dorischen Stil setzt sich aus zwei Eckpfeilern und zwei freien Säulen *in antis* zusammen; über den Säulen liegt ein verzierter Fries, der durch einen vorkragenden Gesimskranz gekrönt wird. Der Fries besteht aus zwei Eckdiglyphen und acht symmetrisch angeordneten Triglyphen, die die figurenlosen Metopen einrahmen. Der rein dorische Stil dieser Fassade hebt sich von den Fassaden der anderen Grabmäler ab, die sich aus verschiedenen Stilelementen zusammensetzen. Eine hebräische Inschrift am südlichen Ende des Architravs erlaubt es, das Grabmal zu bestimmen als „das Grab und die *Nephesch* (Gedenkstätte) von Eleasar, Hania, Joasar, Jehuda, Simeon, Johannan, [den] Söhnen des Josef, des Sohnes von Obed[, sowie] von Josef und Eleasar, [den] Söhnen des Hania, Priester [der Familie] der Bene Hesir". Die *Nephesch,* die mit dem Grab verbunden war, stellte in Form einer Stele oder einer Pyramide symbolisch die „Person" des Verstorbenen dar. Die *Nephesch*, die zum Grabmal der Bene Hesir gehört, ist das Bauwerk, das als „Grab des Zacharias" bezeichnet wird. Es liegt am südlichen Ende des Zugangs
Abb. 38 zum Grabmal. In einem rechtwinkligen Raum, der auf der Höhe von etwa zehn Metern aus der Felswand gehauen wurde, erhebt sich, verbunden mit dem Fels, ein monolithischer Block. Er hat die Form eines Mausoleums und ist von Halbsäulen mit ionischen Kapitellen und Eckpfeilern umgeben; diese tragen ein ägyptisches Gesims, das von einer regelmäßigen Pyramide überragt wird. Ein Eingang im unteren Teil erlaubt den Zutritt zu einer Grabkammer im Innern des Felsens. Normalerweise wies die *Nephesch* auf eine konkrete Persönlichkeit eines bestimmten Grabes hin. Wenn es sich aber um das Familiengrab angesehener Bürger handelte, konnte eine einzige *Nephesch* auch auf die ganze Familie hinweisen. Daß den Gräbern solche Gedenkstätten hinzugefügt wurden – es folgen noch zwei weitere Beispiele –, hat mit der Überlieferung des Volkes zu tun; bestimmte geschichtliche Hintergründe sind nicht bekannt.

Abb. 39 Weiter im Norden des Tales, mitten in einem freien Raum der felsigen Talwand, erhebt sich das „Grab des Absalom". Dieses Bauwerk mit unterschiedlichen Stilelementen besteht aus einer kubischen Basis und einem von Säulen umgebenen Aufbau. Jede Seite dieses unteren Teils weist zwei Eckpfeiler in Verbindung mit Viertelsäulen und zwei ionische Halbsäulen auf. Auf den Kapitellen ruht ein Architrav mit einem dorischen Fries, der mit Triglyphen und im Bereich der Metopen mit Schalen verziert ist. Darüber befindet sich ein hoher Sims, der von zwei Attiken überragt wird. Die erste Attika ist viereckig und aus wuchtigen Steinen zusammengesetzt, die zweite ist zylindrisch und etwas niedriger. Den Abschluß bildet eine kleine Pyramide, die in ein Palmenbündel übergeht, vermutlich eine ferne Erinnerung an bestimmte Formen ägyptischer Kapitelle. Es gibt nur einen Zugang, und zwar eine rechteckige Öffnung unterhalb des Gesimses mitten zwischen den ersten Säulen der Südseite. Im Innern des Felsens führen sieben unterschiedlich hohe Stufen nach unten und enden in einem viereckigen Raum, an dessen West- und Nordwand sich von Bögen überwölbte Sitzbänke hinziehen. In der Mitte der Decke befindet sich eine viereckige, gestaltete Fläche: An ihren Ecken befinden sich vier kleine erhöhte Scheiben und in ihrem Zentrum eine große Scheibe mit einer Schale, ganz im Stil der Metopen des äußeren dorischen Frieses. Das Grab war ursprünglich durch eine viereckige Öffnung im Fels, im oberen Teil des Hangs, zugänglich und über einen horizontalen Gang auch mit der Treppe verbunden, die zur eigentlichen Grabkammer führte. Der Aufbau mit den Säulen gilt als das „Grabmal", das auf das Grab im unteren, kubischen Bereich hinweist. Dieses Konzept findet sich auch in den hellenistischen und römischen Grabmälern und vor allem in den mächtigen, in den Fels gehauenen Gräbern in Petra, wo die rechteckige Basis einen tempelartigen, mit Säulen versehenen Aufbau *(Tholos)* und ein konisches Dach trägt. Man hat beim Grab des Absalom den *Tholos* nicht mit Säulen versehen; vielleicht sollte es nicht mit heidnischen Tempeln in Verbindung gebracht werden. Man nimmt an, daß das Grab des Absalom, bei dem die Grabkammer und die *Nephesch* ein einziges Bauwerk bilden, auch für das „Grab des Josaphat“, das in seiner nordwestlichen Ecke liegt, als Gedenkstätte galt. Diese große Katakombe umfaßt Räume, die verschiedene Bestattungsformen kennen: Bänke, Öffnungen *(Kokhim)*, Nischen in der Form der *Arcosolia.* Sie hat einen Eingang mit einem verzierten Tympanon; in einem klassischen Rahmen trägt das Tympanon in seiner Mitte ein Bündel von Akanthusblättern; auf beiden Seiten dieses Bündels entfaltet sich eine Ranke mit Zweigen, Blumen und verschiedenen Früchten, wobei sich die Ranke auf die Eckpunkte hin verjüngt. Die Tiefe des Reliefs und die freie, naturnahe Darstellung der Pflanzenmotive weisen darauf hin, daß diese verzierte Fassade in den Anfang des 1. Jahrhunderts n. Chr. gehört. *Abb. 243*

Die Fassade des Grabes von Königin Helene von Adiabene, früher irrtümlicherweise als Grab der Könige identifiziert, liegt außerhalb der Stadtmauern nördlich des Damaskustors und stammt aus einer späteren Phase der Architekturornamentik. Eine Treppe, ca. neun Meter breit und dreißig Meter lang, führt nach unten in einen flachgewölbten Raum im Innern des Felsens. Die monumentale Fassade besitzt zwei Säulen *in antis* und einen dorischen Fries. Dieser ist geschmückt mit Triglyphen und Metopen, in seiner Mitte befindet sich eine große Traube, umgeben von zwei Kronen und zwei Bündeln aus dreifachen Akanthusblättern. Zu dieser ungewöhnlichen Verbindung von klassischen Elementen und Pflanzenmotiven im Rahmen des Frieses kommt noch die Ausschmückung des Architravs mit pflanzlichen Motiven hinzu: In einer sehr flachen Relieftechnik erscheinen Früchte, Blumen und Blätter. Die Anhäufung – es wird kein Ordnungsprinzip deutlich – von sehr stilisierten Blumenelementen und Blättern und das Bemühen, durch die dichte Anordnung der Motive den Untergrund zu verdecken, sind typisch für die jüdische Kunst in der zweiten Hälfte des 1. Jahrhunderts n. Chr. Diese dem Baubefund entsprechende Datierung wird durch die historischen Fakten gestützt. Denn die in den Trümmern entdeckten Gegenstände stammen aus der Zeit des Herodes. Unter den im Grab gefundenen Münzen stammt die älteste von Herodes, die jüngste aus dem dritten Jahr des Jüdischen Krieges, aus dem Zeitraum 68–69 also. In einem der Grabräume befand sich ein Sarkophag, der auf einer seiner Längsseiten die aramäische Inschrift trug: „Saddan malaktah“, „die Königin Saddan“. Diese syrische Königin ist niemand anderes als die Prinzessin Helene von Adiabene mit ihrem aramäischen Namen. Ihre Bekehrung zum Judentum, ihr Aufenthalt und ihre Bestattung in Jerusalem werden von Josephus Flavius *(Jüdische Altertümer* XX, §§ 17–101) erzählt. Die Königin kam um das Jahr 44 nach Jerusalem. Sie kehrte nach Adiabene zurück, als ihr Sohn Izate, vermutlich im Jahr 65, starb. Kurz danach starb sie in ihrem Land. Monobaze, ihr zweiter Sohn, der seinem Bruder auf dem Thron folgte, ließ die Leichname seiner Mutter und seines Bruders nach Jerusalem bringen, um sie dort zu bestatten. Unter den Trümmern im Innern des Raums hat man auch die Fundamente und Bruchstücke der drei Pyramidenaufbauten gefunden, die sicher von den *Nepheschim* stammen, die sich nach den Aussagen von Josephus Flavius *(Jüdische Altertümer* XX, § 95) über den Grabkammern erhoben. *Abb. 244*

Ein weiteres Grabmal, im Westen der Altstadt, wird vom jüdischen Geschichtsschreiber ebenfalls erwähnt *(Jüdischer Krieg* V, § 108); die Tradition bezeichnet es als das „Grabmal der Herodier“. Die unbeschädigten Teile der Fassade bilden ein eingefaßtes Portal. Auch der Vorraum besitzt eine Fassade, deren Verzierung aus einem dorischen Fries mit Triglyphen und Metopen besteht; ihre klassische Ordnung wird aufgebrochen durch die neuen Motive: Trauben, Blumen und Blätter. In dieser monumentalen Grabanlage gab es nur zwei Bestattungsformen: die Sarkophage und die Ossuarien. Ihre ursprüngliche Anzahl kennt man nicht; als die Katakombe entdeckt wurde, waren lediglich noch zwei Sarkophage und ein paar Ossuarien intakt. Das „Grab des Sanhedrin“ im Norden der Stadt besitzt einen Eingang, der mit Akanthusblättern verziert ist; diese Blätter und die zwischen die Blätter verstreuten Äpfel und Granatäpfel füllen das Tympanon aus. Diese Katakombe besteht aus zwei Reihen von in die Mauer gehauenen Nischen. Sie bieten Platz für siebzig Bestattungen; darin mag auch der Grund liegen, weshalb die Volksüberlieferung dieses Grabmal mit dem Sanhedrin (der in neutestamentlicher Zeit 71 Mitglieder zählte) in Zusammenhang brachte. Die Verzierung des Giebeldreiecks verrät die Stileigenheiten aus den letzten Jahren des Zweiten Tempels.

Eine der schönsten verzierten Fassaden gehört zu einem Grabmal in der Höhle von Umm el-amed, jenseits der Katakomben im Norden der Stadt. Die Fassade besteht aus zwei Säulen *in antis* und zwei Eckpfeilern; ihre Erbauer wollten einen echten Wohnsitz nachgestalten und errichteten am Abhang einen täuschend ähnlichen Aufbau. Diese Art von Gestaltung lädt dazu ein, in den verzierten Fassaden der Grabdenkmäler Repliken bestimmter Wohnhäuser zu sehen, die selber nicht erhalten geblieben sind. Zweistöckige Fassaden sind auch in der Nekropole im Norden der Stadt belegt. Auf diese Art wird auch die von Nahman Avigad hervorgehobene Verbindung zwischen der Grabarchitektur in der Umgebung Jerusalems und derjenigen von Petra deutlich, wo zweistöckige Fassaden die Regel waren.

Daß sich die Verzierung der Grabfassaden von den klassischen Modellen unterschied, hängt mit dem Wiedererstarken der orientalischen Dekorationskunst zusammen. Dies zeigt sich noch stärker bei den Sarkophagen und Ossuarien, deren künstlerische Gestaltung kaum strukturellen Einschränkungen unterworfen war. Die lokalen Traditionen herrschten vor. Gewisse Sarkophage tragen nur eine Inschrift: den Namen des Verstorbenen.

Andere wiederum besitzen als Verzierung nur einen eingekerbten Rahmen. Auf ein paar wenigen findet sich aber auch eine ausgearbeitete Verzierung mit Pflanzenornamenten, deren Nähe zur Verzierung der Fassaden deutlich zu sehen ist. Einer dieser Sarkophage stammt aus dem Grabmal der Herodier: Die Seite ist gerahmt, in ihrer Mitte ein doppeltes, geschweiftes Akanthusblatt, aus dem rechts und links Ranken hervorgehen, deren symmetrische Bogen mit Trauben und mit von den Ranken unabhängigen Rosetten verziert sind. Der Deckel ist auf seiner ganzen Fläche dicht mit verschiedenartigen Blättern und Früchten bedeckt. Die Rosetten, die einen Sarkophag aus dem Grabmal der Helene von Adiabene zieren, rücken ihn durch die geometrische Anordnung der Motive in die Nähe der Verzierungen der Ossuarien.

Abb. 41

Abb. 246

Die Ossuarien sind kleine Sarkophage, meistens aus weichem Kalkstein. Sie entsprechen einer Bestattungspraxis, die in der Antike in verschiedenen Gebieten verbreitet war: in Griechenland, Ägypten, Kanaan, Phönizien, im vorzoroastrischen Persien. In der hellenistischen und römischen Zeit ist diese Praxis nur bei den Juden in Palästina belegt, und zwar für das 1. Jahrhundert v. Chr. und das 1. Jahrhundert n. Chr. Neuere Funde legen allerdings die Vermutung nahe, daß sich diese Praxis an bestimmten Orten bis zum Ende der talmudischen Zeit, bis ins 5. Jahrhundert, halten konnte. Im Rahmen einer Feier, die als *Ossilegium* bezeichnet wurde, wurden die Gebeine eines Verstorbenen in einem Ossuarium gesammelt, nachdem der Verstorbene etwa ein Jahr in einer anderen Bestattungsform zugebracht hatte; in dieser Zeit löste sich das Fleisch von den Knochen. Die Grundabsicht dieser Bestattungsform konnte noch nicht ganz geklärt werden. Doch läßt sie sich vielleicht bereits begründen mit der Sorge um den in den Grabstätten vorhandenen Raum und mit dem Wunsch, den Überresten der Verstorbenen Respekt und Frieden zu sichern. Die große Zahl der Ossuarien, die in den Grabanlagen gefunden wurden, zeigt, daß es sich um einen weitverbreiteten, volkstümlichen Brauch handelte, den auch die religiösen Autoritäten guthießen, wie die häufige Erwähnung dieser Bestattungsform in den talmudischen Texten vermuten läßt.

Die außerordentliche Vielfalt der Ornamente auf den Ossuarien beruht letztlich auf einer kleinen Zahl von Komponenten und einer Ausführung mit einfachen technischen Mitteln. Die Motive lassen sich im wesentlichen auf geometrische Formen zurückführen: die Linie und, von ihr abgeleitet, das Quadrat, der Kreis und seine geometrischen (z. B. die Rosette, das kreisende Rad) und natürlichen (z. B. die offene Blume in ihren verschiedenen Aspekten) Weiterentwicklungen. Die Technik reicht von der einfachen Kerbe bis zu vielfältigen, mit dem Hohlmeißel geschaffenen Rillen, die durch das Spiel mit Licht und Schatten optische Effekte bewirken. Das Hauptprinzip der Gestaltung ist die Symmetrie. Sie geht sehr oft auf zweiteilige Schemata aus, kennt aber auch dreiteilige, zentrierte oder lineare Gestaltungen. Die häufigste Anordnung auf der Längsseite des Behälters besteht aus zwei Rosetten, zwischen denen sich ein zentrales Element befindet, das Ganze in einem Rahmen aus eingemeißelten Rillen, Hohlkehlen oder Zickzacklinien – eine Art von Verzierung, die Michael Avi Yonah von der Gestaltung der Metopen herleitet. Diese grundsätzliche Anordnung kann variieren: Die Rosetten haben sechs, acht oder mehr Blütenblätter, sie sind nur eingeritzt oder mit dem Meißel herausgeholt, oder sie sind in kreisende Räder umgestaltet worden. Gelegentlich zieren weitere Motive wie Kreise, Schalen oder Knospen die Eckstücke oder erscheinen zwischen den Blütenblättern. Das Element in der Mitte kann beispielsweise auch zum kannelierten Pfeiler werden, mit einem ionischen Kapitell oder mit dem korinthischen Kapitell und seinen stilisierten Akanthusblättern. Es kann aber auch die Form eines Baumes mit symmetrisch angeordneten Ästen annehmen, oder die Form eines Baumes, der von lanzettenförmigen Blättern gekrönt wird. An anderen Orten wird es durch ein komplexeres Motiv ersetzt, etwa durch die Fassade eines Gebäudes oder durch eine kunstvolle Amphore. Die auf eine Mitte ausgerichtete Gestaltung setzt die Motive anders ein: In der Mitte befindet sich nun die Rosette; sie wird auf beiden Seiten von einem geometrischen Element oder von mit Diamantmustern versehenen Flächen umgeben. Die zentrale Rosette entfaltet sich gelegentlich als stilisiertes Blumenmotiv, ihre Blätter berühren den Kreis, der sie umschließt; dieser wiederum ist zwischen zwei kannelierte, mit Schalen und Voluten geschmückte Pfeiler gestellt. Die dreiteilige Gestaltung erinnert oft an die mit Ranken verzierten Tympana: Aus den Rosetten werden blühende Blumen oder Kränze, zwischen ihnen die Bündel aus Akanthusblättern. Das Ossuarium, das diese Gestaltung aufweist, trägt als Verzierung des Deckels ein Rankenornament, und nur das sehr flache Relief und die Stilisierung der Blätter unterscheiden es von den klassischen Modellen. In diesem Repertoire, das teils aus dem Osten, teils aus der „umgedeuteten" römischen Kunst stammt, fehlen die jüdischen Symbole, was befremdet. Es gibt eine einzige Ausnahme, einen Verschlußstein aus einem Grab von Kfar Yassif, bei dem die Rosetten, das kreisende Rad und eine Reihe von Schalen mit der *Menorah* und der Türe eines Heiligtums kombiniert werden; beide nehmen dabei die Form einer Halbrosette an.

Abb. 42–47, 247–257

Abb. 245

Die Elemente dieser Dekoration, die Motive, die symmetrische Anordnung, die Wiederholung, die Tatsache, daß die optischen Effekte wichtiger sind als die Konturen und Formen – dies alles gehört zur ältesten Formensprache des Orients. Doch die Kunst, die aus den verschiedenen Verbindungen in Judäa zur Zeit des Zweiten

Tempels entstanden ist, ist ein besonderes Phänomen dieser Gegend. Es handelte sich um eine Ablehnung der aufgezwungenen hellenistischen Kultur mit den Ausdrucksmitteln der Kunst, und um eine Rückkehr zu den Werten der jüdischen Tradition, deren künstlerisches Gespür tief in der Kultur des alten Orients verankert war.

DAS ENDE DES ZWEITEN TEMPELS

Nach dem Ende des Jüdischen Krieges (66–70) prägten die Sieger eine Gedenkmünze. Die Gold- oder Bronzemünzen tragen auf der Vorderseite das Bild des Vespasian oder des Titus und auf der Rückseite eine allegorische Darstellung der Niederlage. *Abb. 266–269* In der Mitte steht eine Palme, Sinnbild für das besiegte Judäa. Auf der einen Seite des Baumes sitzt eine Frauenfigur – das trauernde jüdische Volk –, auf der anderen Seite steht Titus in Uniform und stützt sich auf eine Lanze. Die lateinische Inschrift, *Judaea Capta,* faßt in einer knappen und lakonischen Formel das Ereignis zusammen, das die Juden als eine der größten Tragödien ihrer Geschichte erlebten. Diese Münze ist in zahlreichen Varianten bekannt. Sie wurde in Judäa, in Cäsarea, in Rom geprägt und sogar noch unter Domitian bis ins Jahr 85 neu aufgelegt. Die Langlebigkeit der Münze macht bewußt, daß dieses Ereignis auch in den Augen der Römer eine besondere Bedeutung hatte. Eine Inschrift, die früher auf dem Titusbogen im Circus Maximus zu lesen war und heute verschwunden ist – ein Mönch, der im 8. Jahrhundert nach Rom reiste, hielt sie fest –, bestätigt in ihrer etwas überheblichen und der historischen Wahrheit gegenüber großzügigen Art: „[Titus] hat das Volk der Juden gebändigt und die Stadt Jerusalem zerstört, die alle Früheren, die Generäle, Könige und Völker, nicht einnehmen konnten oder gar nicht anzugreifen wagten." Auch Josephus Flavius wertet auf sehr pathetische Art und verbirgt seinen Stolz keineswegs, wenn er am Anfang der Darstellung der Ereignisse erklärt: „Der Krieg, den die Juden gegen die Römer führten, ist einer der beachtenswertesten Kriege, nicht nur unter den Kriegen unserer Zeit, sondern vielleicht unter allen Kriegen, von denen wir gehört haben, seien es Kriege zwischen Städten, seien es Kriege zwischen Völkern ..." *(Jüdischer Krieg* I, § 1).

Die lange Zeit, für die symbolisch der Zweite Tempel steht, ging im Jahr 70 zu Ende, als das Heiligtum in Flammen aufging. Errichtet 520 v. Chr. durch Serubbabel, gereinigt und dem Kult zurückgegeben durch die Hasmonäer, prunkvoll erneuert durch Herodes, war der Tempel in Jerusalem der eigentliche Ort der jüdischen Identität, das Zentrum aller Institutionen, das Symbol einer Nation. Denn das Leben dieser Nation spielte sich rund um diesen Tempel, im Dienst dieses Tempels und im Schoß dieses einzigartigen heiligen Raumes ab. Das dramatische Ereignis seiner Zerstörung bezeichnete das Ende *einer* Form des jüdischen Lebens. Aber es war keinesfalls das Ende des Judentums.

29 Der Zweite Tempel.

Südost-Ecke der Umfassungsmauer.
Um 20–19 v. Chr.
In situ.

30 Triumphzug des Titus,

der die Kriegsbeute aus dem Tempel in Jerusalem mit sich führt: die Menorah, den goldenen Tisch, die silbernen Fanfaren.
Basrelief am Titusbogen.
81 n. Chr.
Rom.

31 Massada.

Luftaufnahme des Nordpalastes.
36–30 v. Chr.
In situ.

32 Massada.

Bodenmosaik eines Bades.
36–30 v. Chr.
In situ.

33 Massada.

Fresken und Halbsäulen auf der unteren Terrasse des Nordpalastes.
36–30 v. Chr.
In situ.

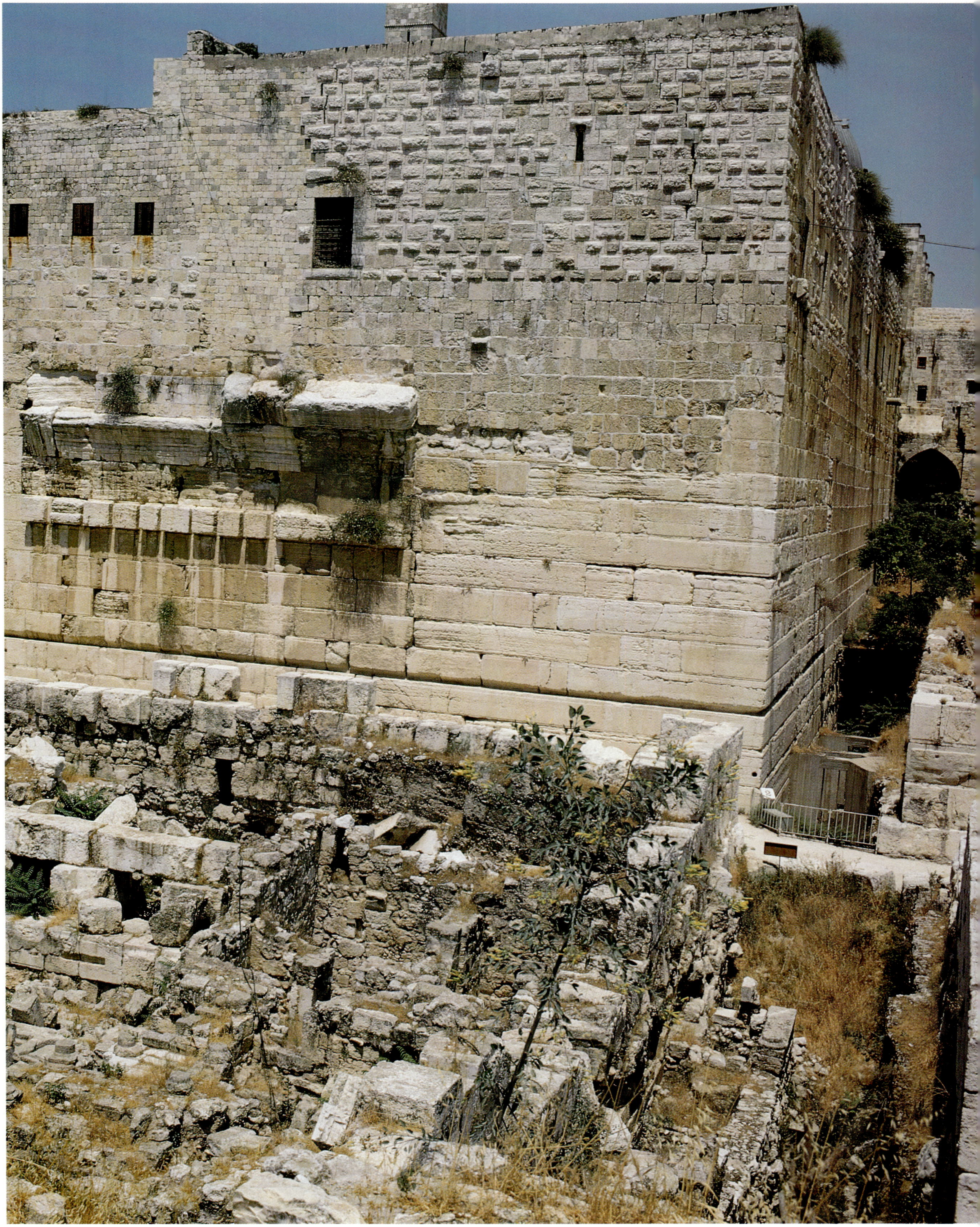

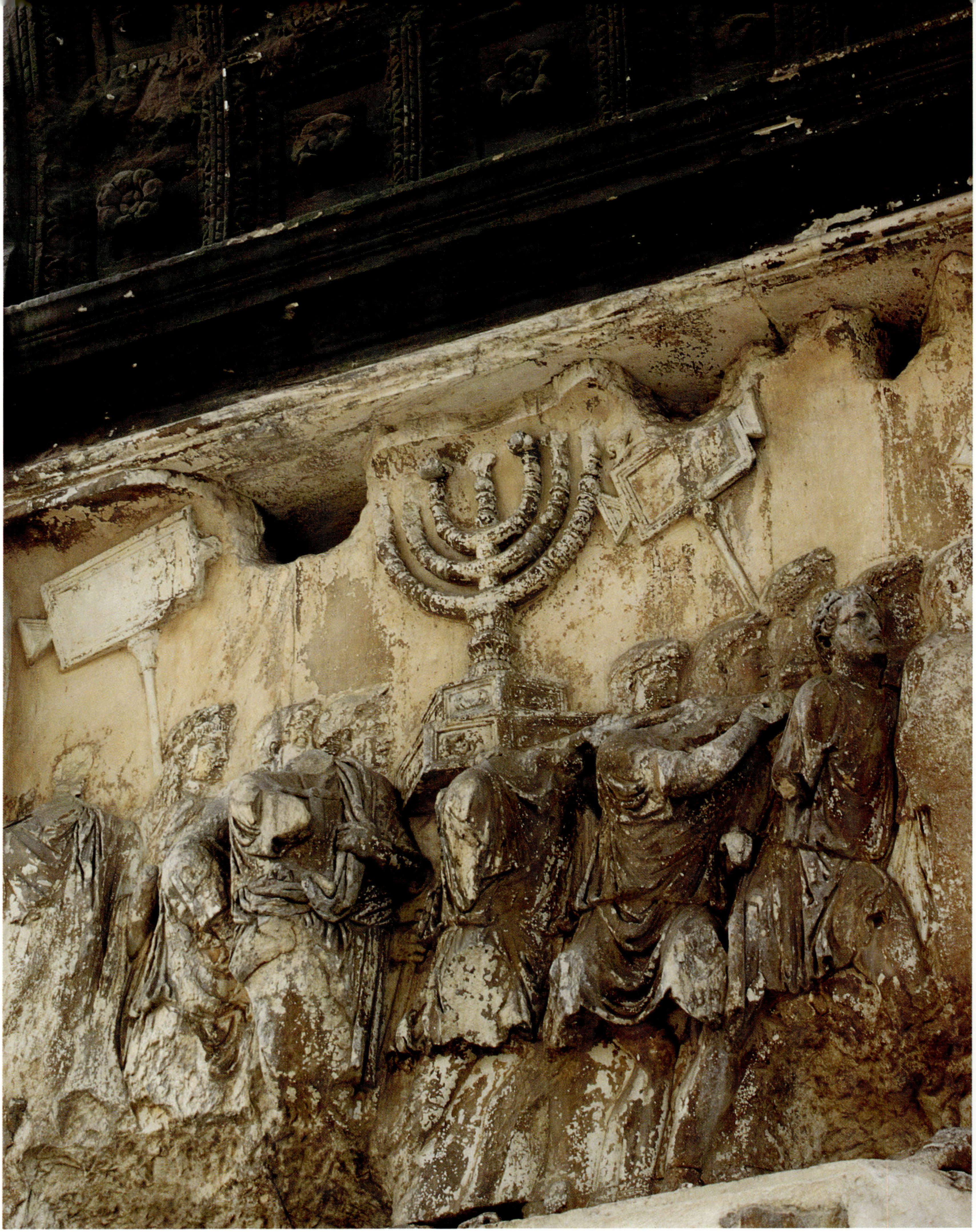

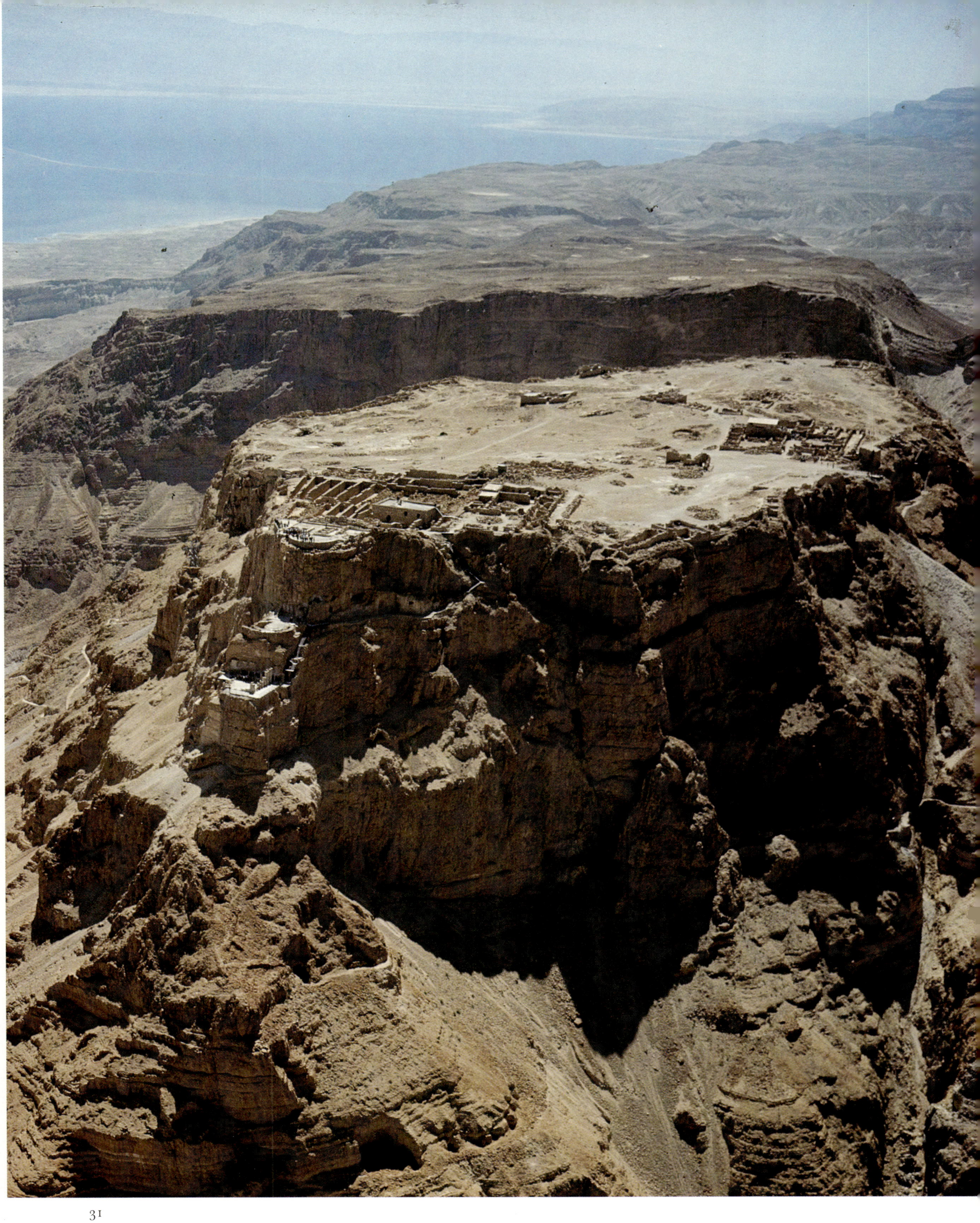

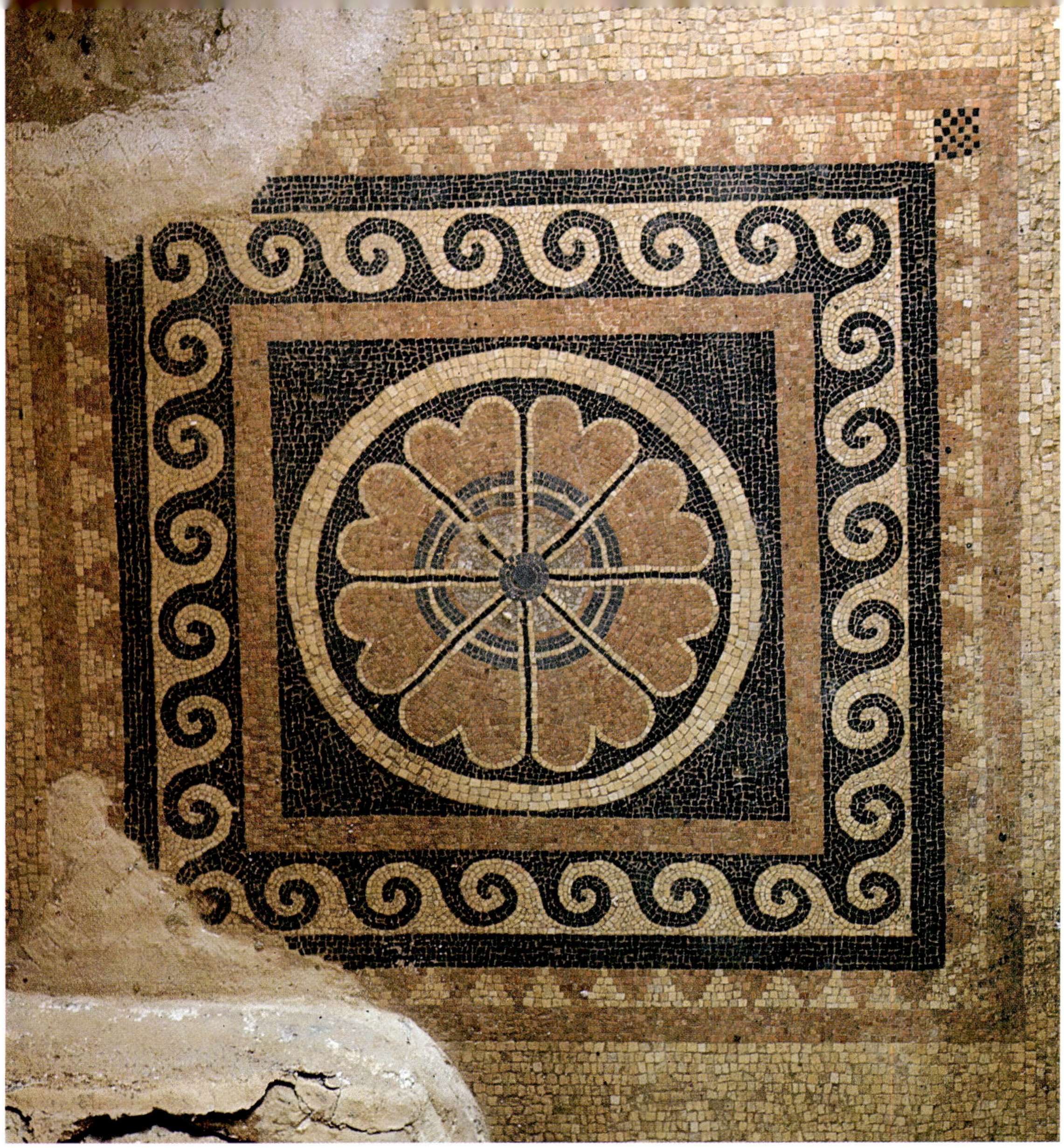

32

33

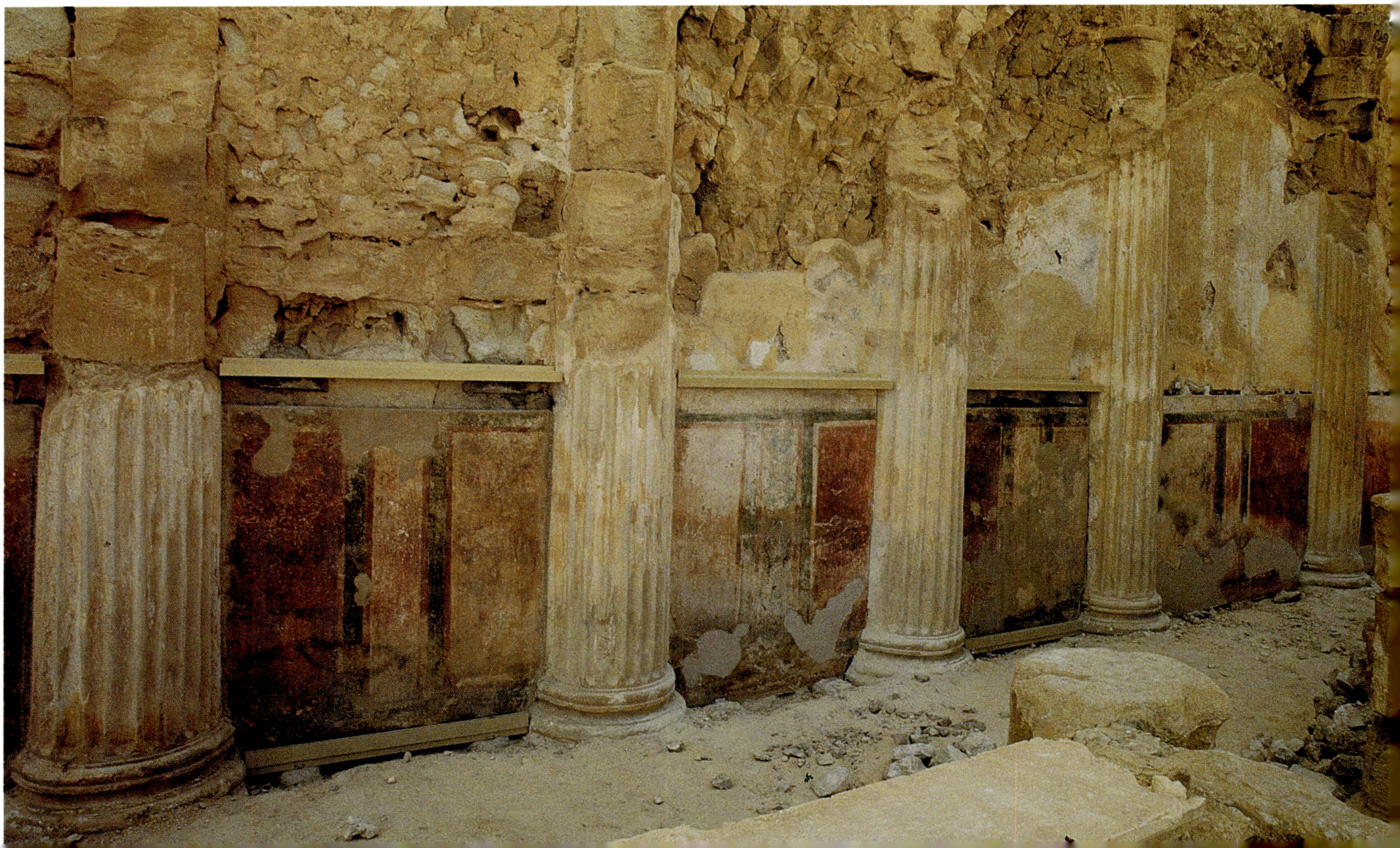

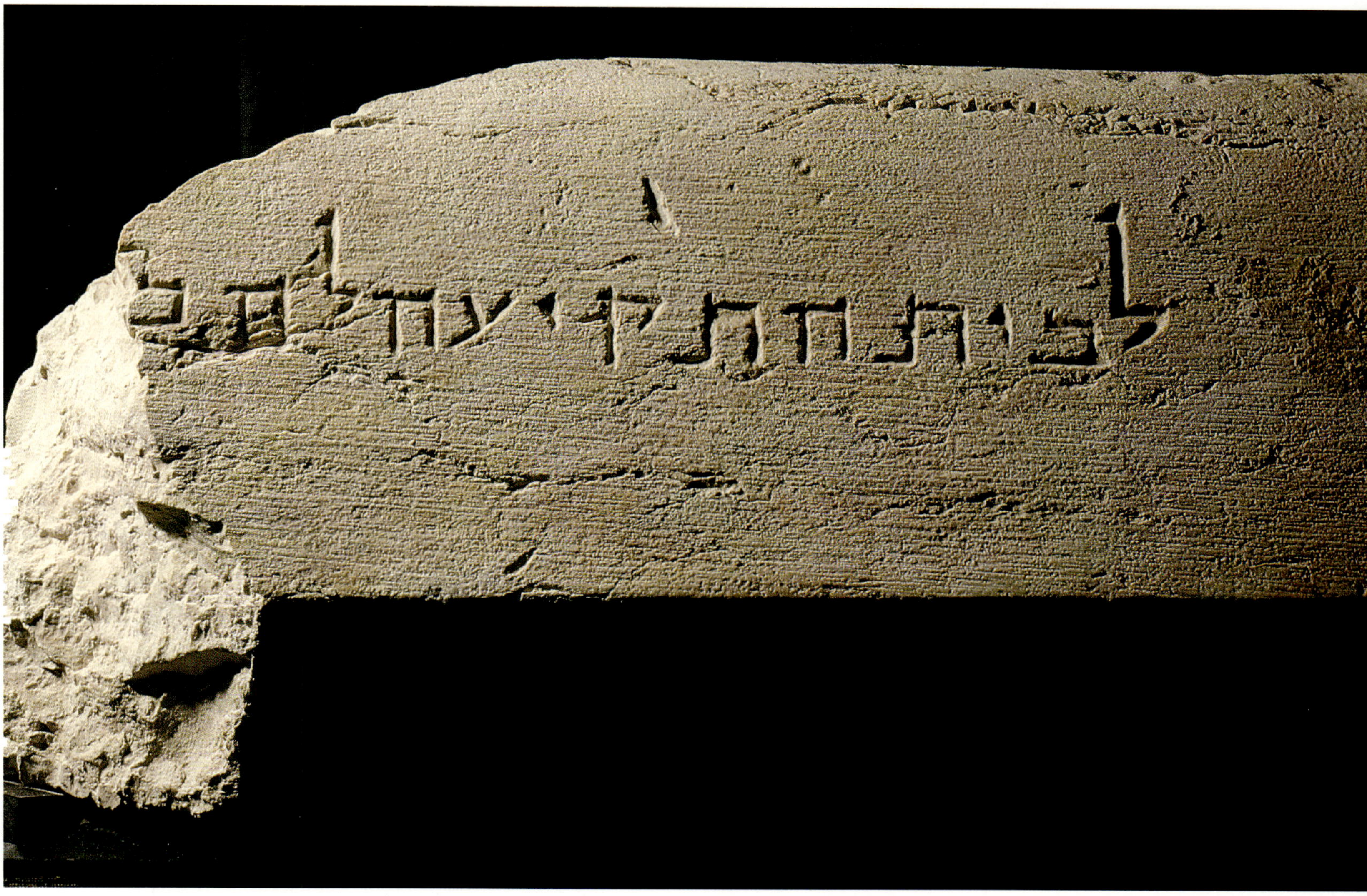

34

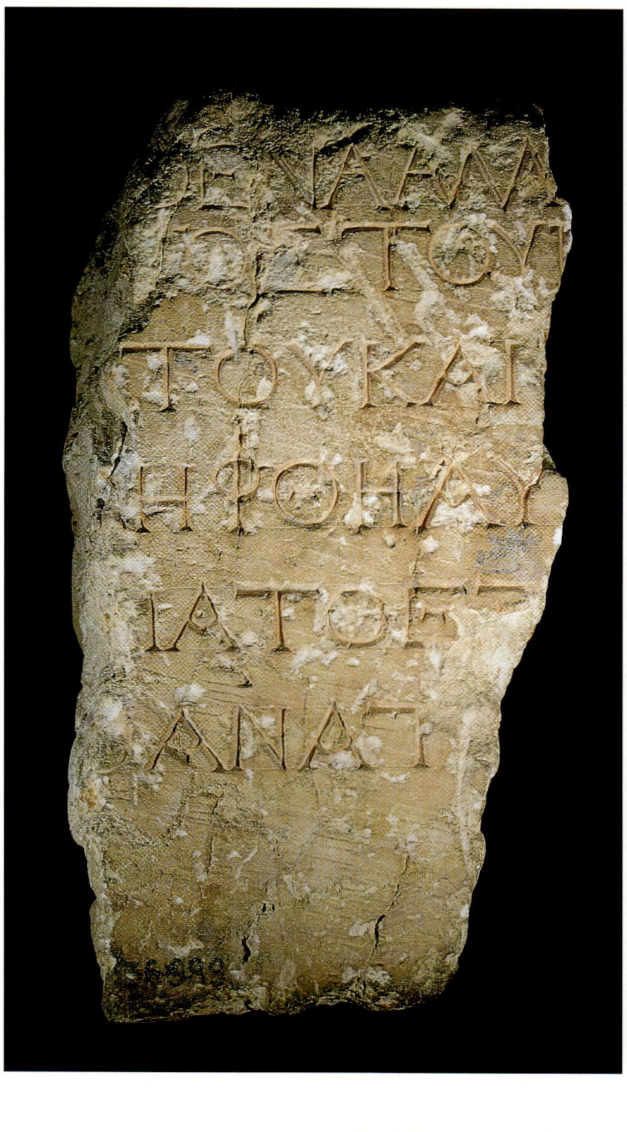

35

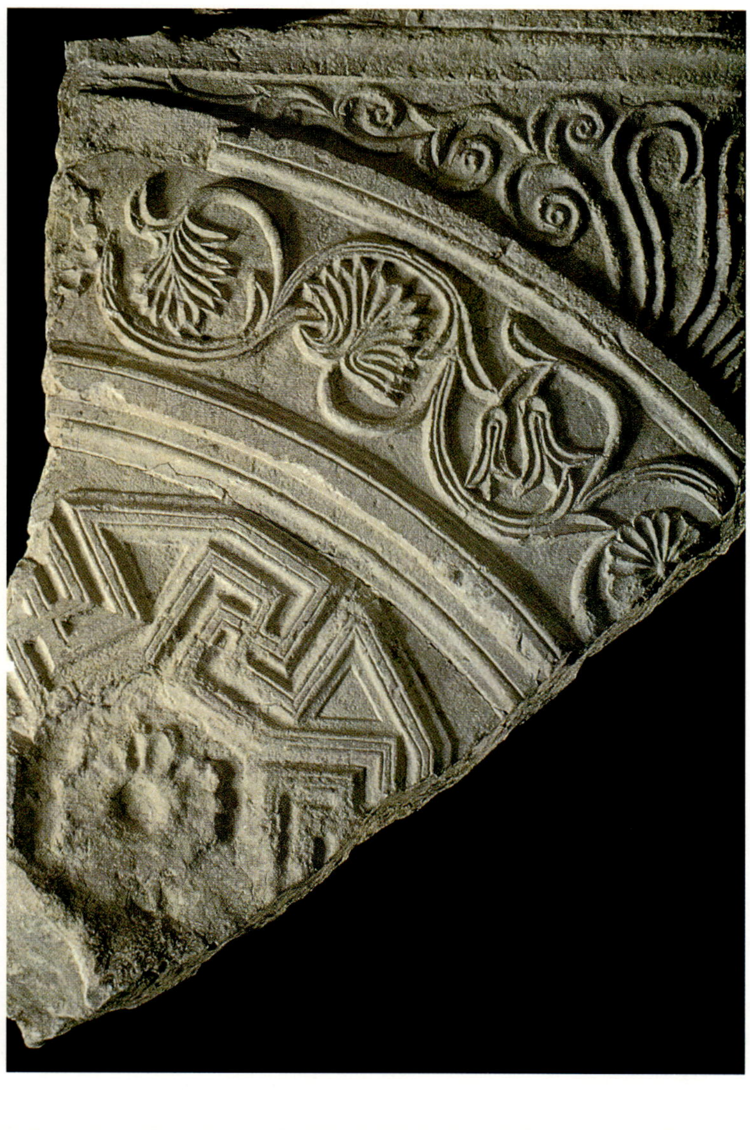

36

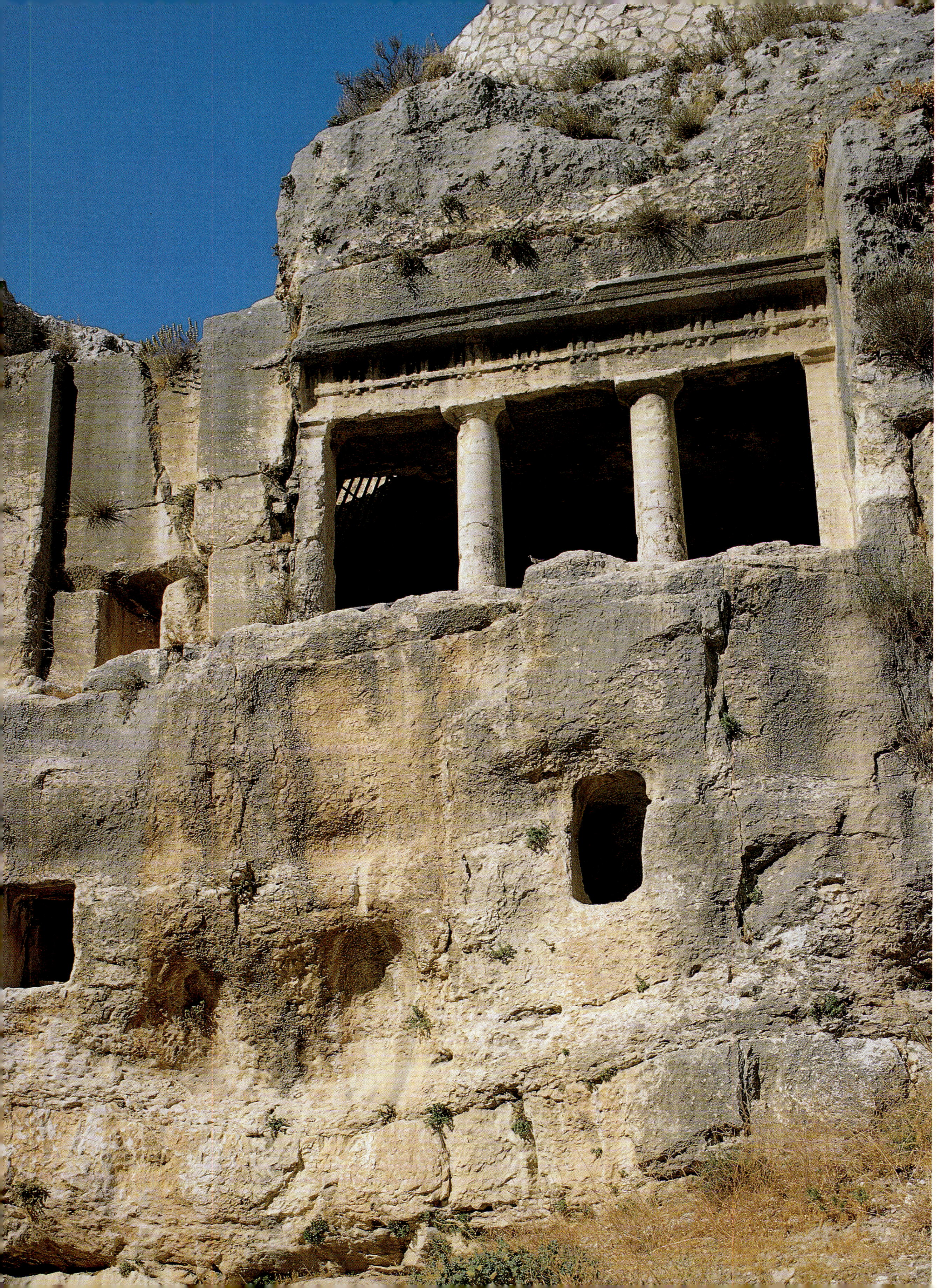

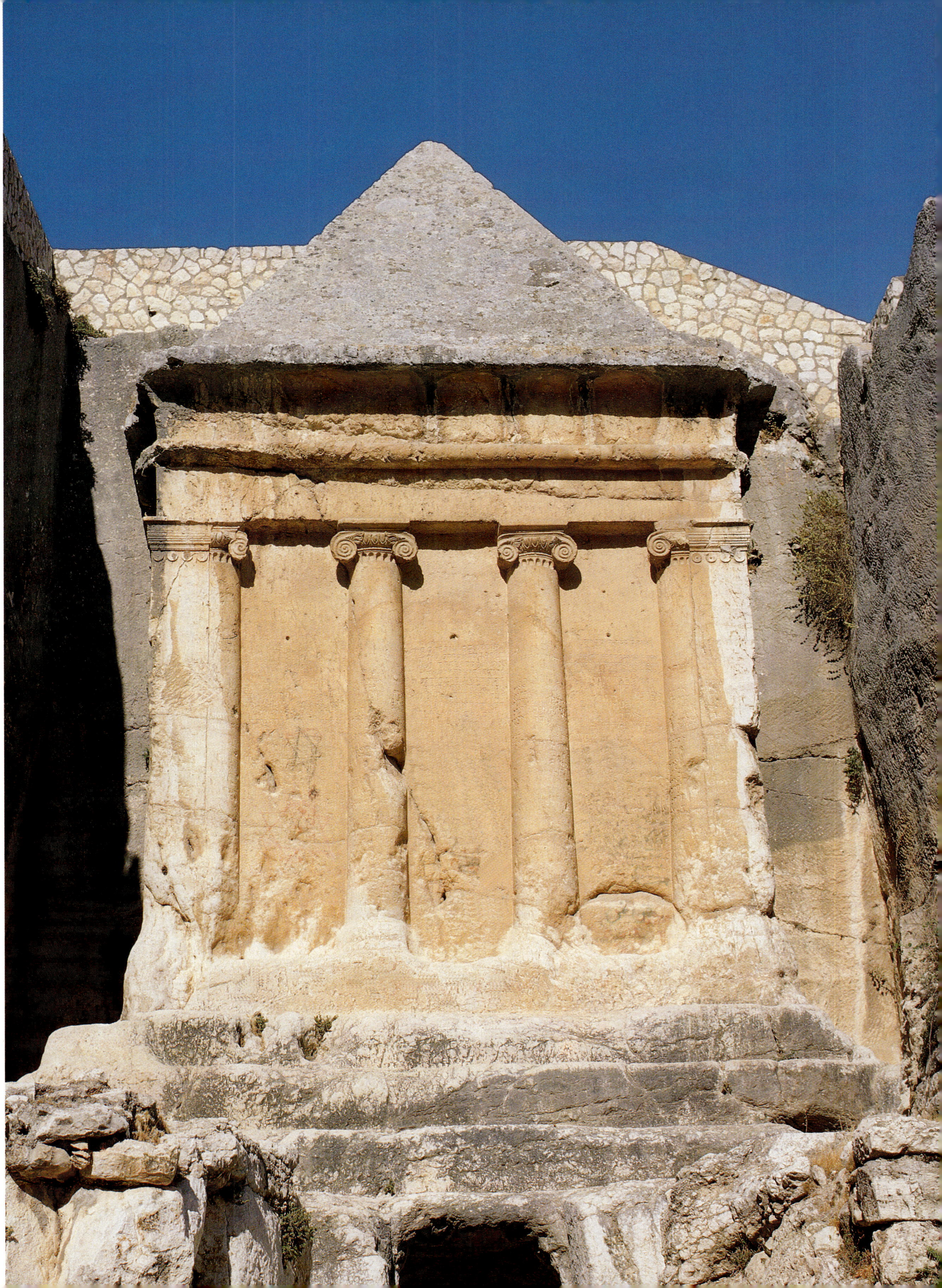

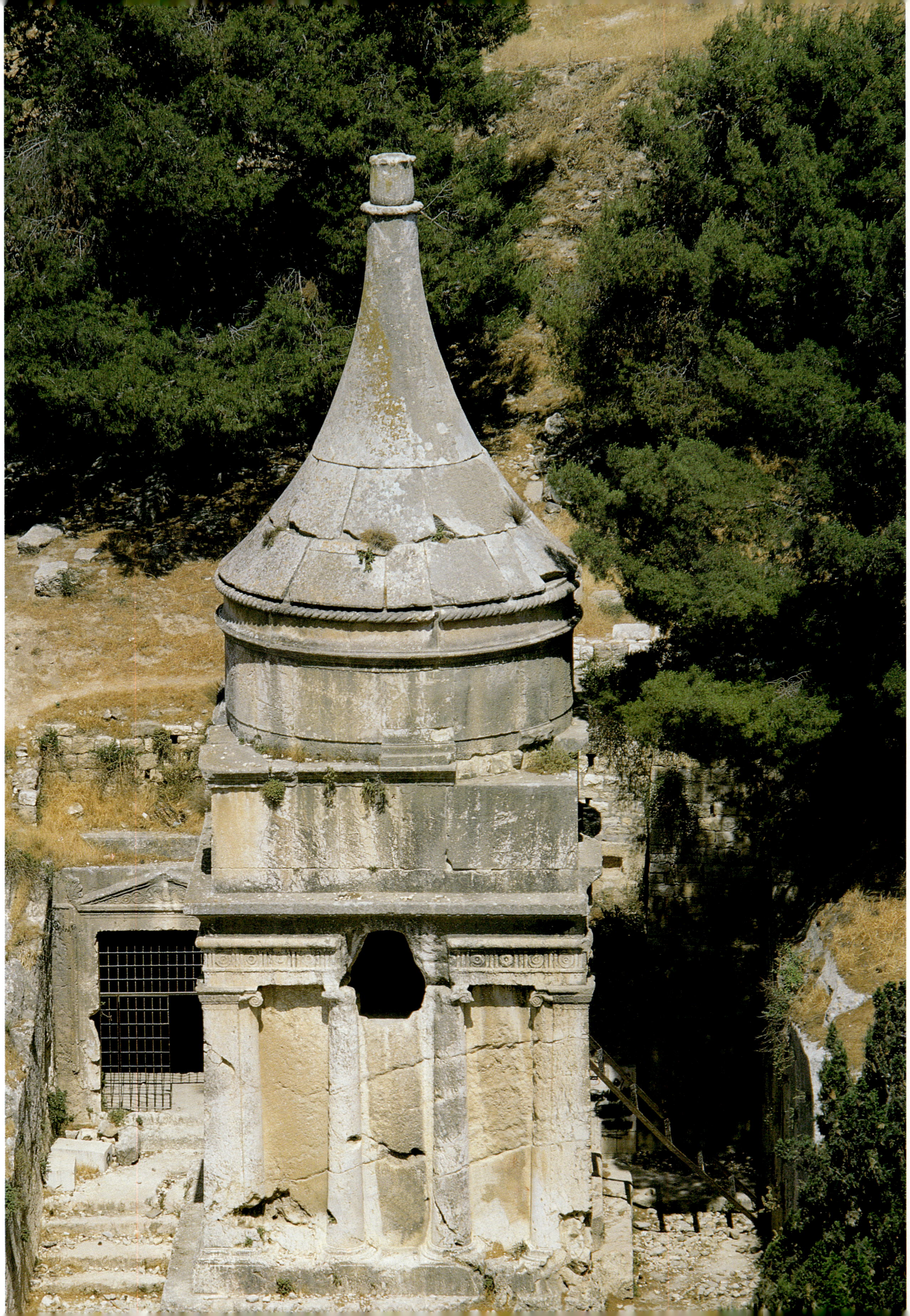

39

34 „Im Haus des Läutewerks".
Inschrift aus der Brüstung der Südwest-Ecke des Zweiten Tempels.
Um 20–19 v. Chr.
Kalkstein.
31 × 84 × 26 cm.
Israel Museum, Abteilung Altertum, Jerusalem.

35 Fragment einer Inschrift,
die Fremden den Zugang zum Tempel verbietet.
Jerusalem.
1. Jh. n. Chr.
Kalkstein, eingemeißelte Schrift, rote Farbspuren.
49 × 27 × 31 cm.
Israel Museum, Abteilung Altertum, Jerusalem.
Ausgestellt im Rockefeller Museum.

36 Der Zweite Tempel.
Teile von Steinen der Südfassade.
Museum des jüdischen Viertels, Jerusalem.

37 Grab der Bene Hesir.
2.–1. Jh. v. Chr.
Kidrontal bei Jerusalem.

38 „Grab des Zacharias".
2.–1. Jh. v. Chr.
Kidrontal bei Jerusalem.

39 „Grab des Absalom".
1. Jh. v. Chr.
Kidrontal bei Jerusalem.

40 Korinthisches Kapitell.
Jerusalem.
1. Jh. v. Chr.
Kalkstein.
Israel Museum, Abteilung Altertum, Jerusalem.

41 Sarkophag mit Weinranken und Weintrauben.
Skopus, Jerusalem.
Anfang des 1. Jh. n. Chr.
Kalkstein.
42,5 × 187 × 45,5 cm.
Deckel: 189,5 × 47,5 cm.
Israel Museum, Abteilung Altertum, Jerusalem.

42 Ossuarium.
Siloach, Grab des Jebel er-Ras.
1. Jh. v. Chr. – 1. Jh. n. Chr.
Weicher Sandstein.
73 × 37 × 66 cm.
École biblique et archéologique française,
Jerusalem.

43 Ossuarium.
Reliefverzierung: zwei Rosetten, dazwischen ein
Bündel von Akanthusblättern.
Jerusalem oder Judäa.
1. Jh. v. Chr. – 1. Jh. n. Chr.
Kalkstein.
47 × 116 × 45 cm.
Studium Biblicum Franciscanum, Jerusalem.

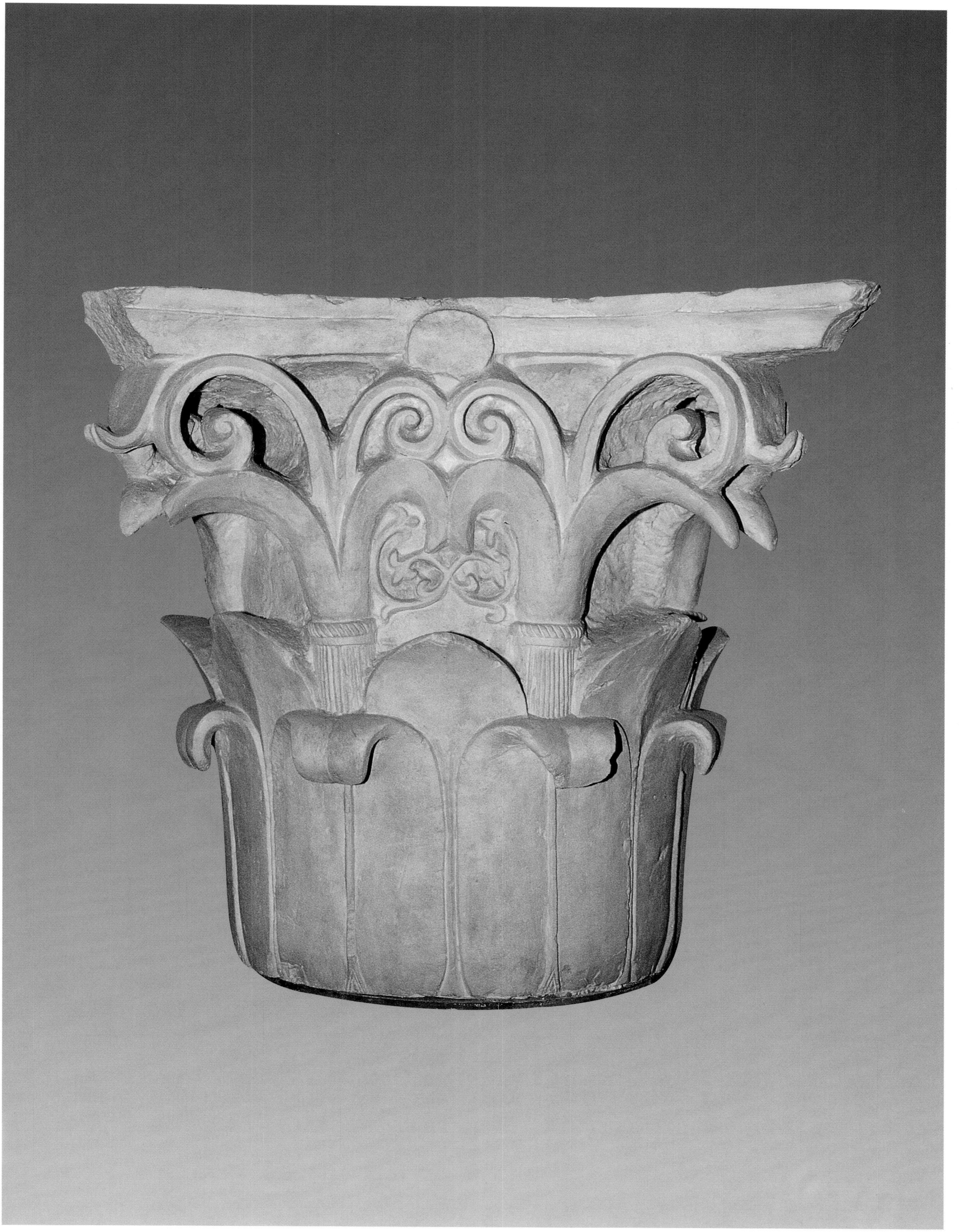

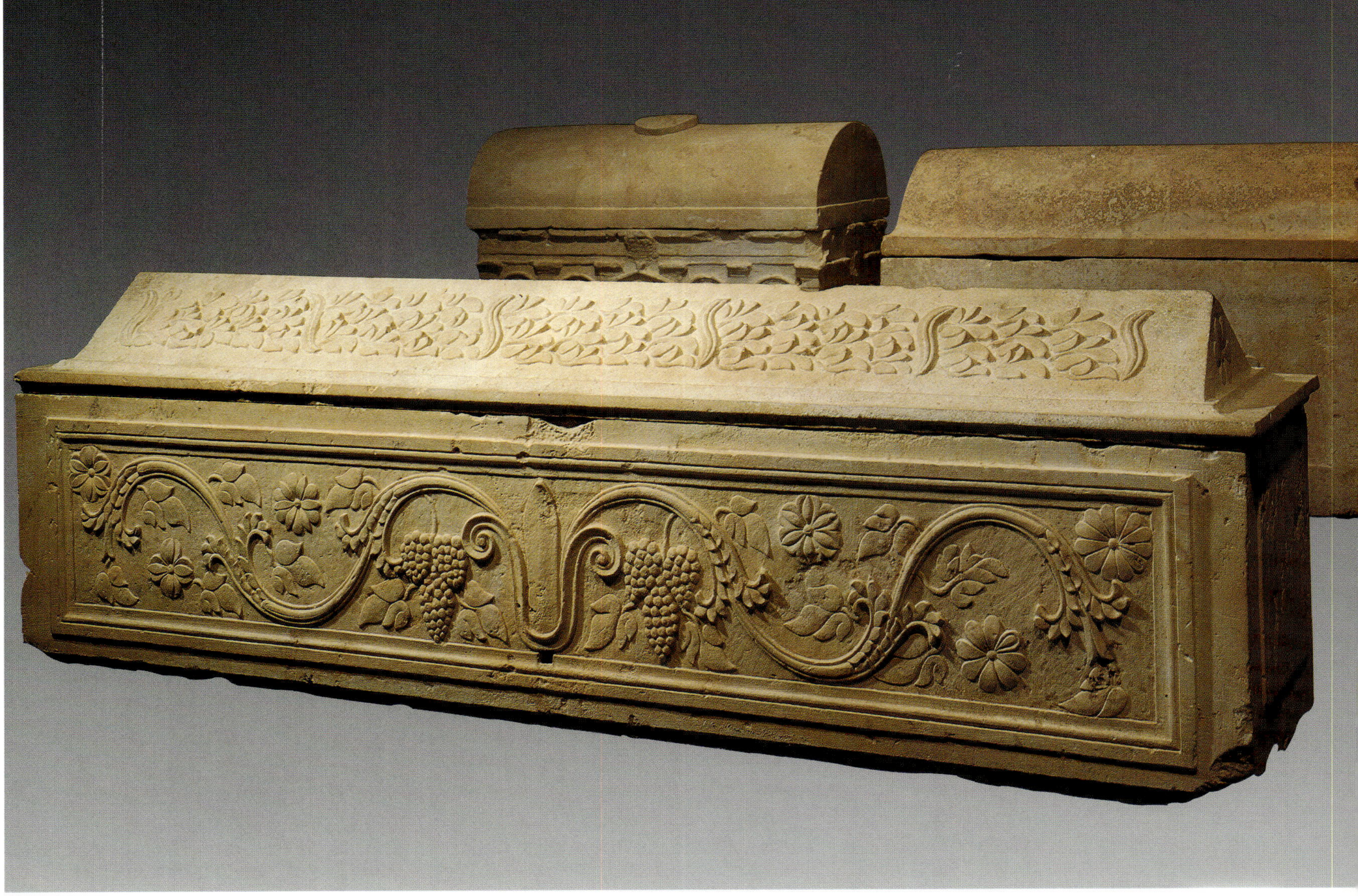

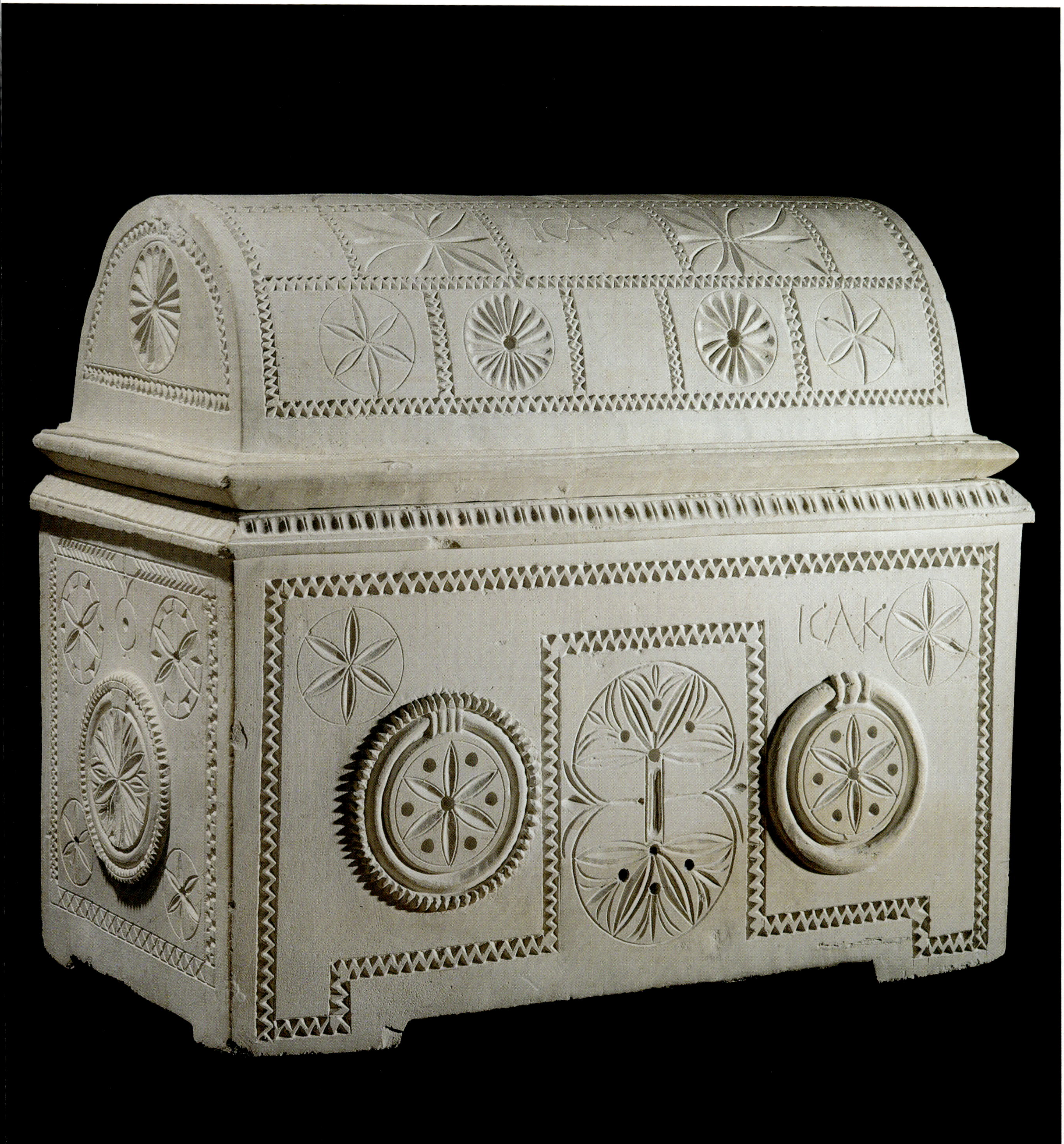
ICAK
ICAK

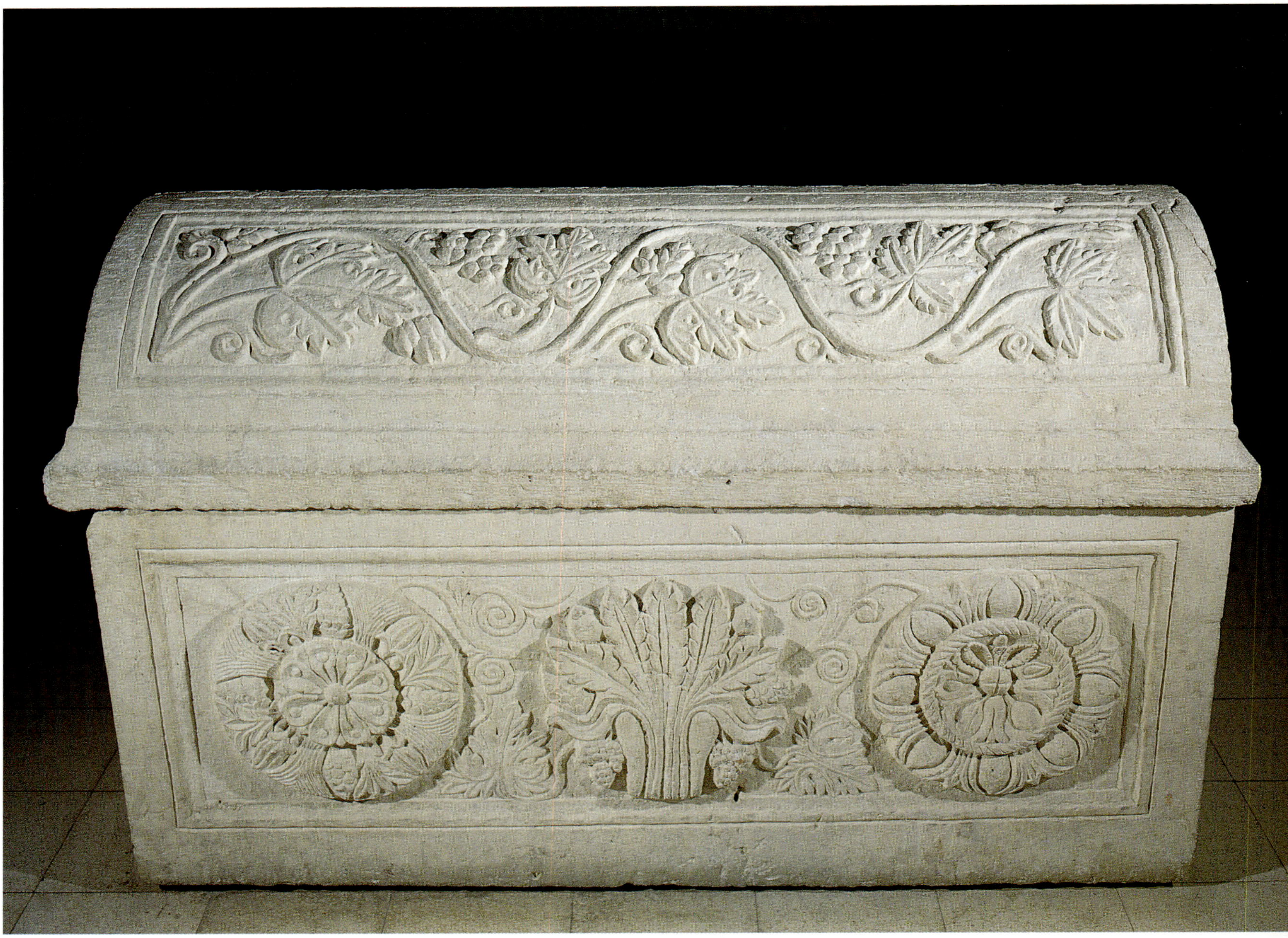

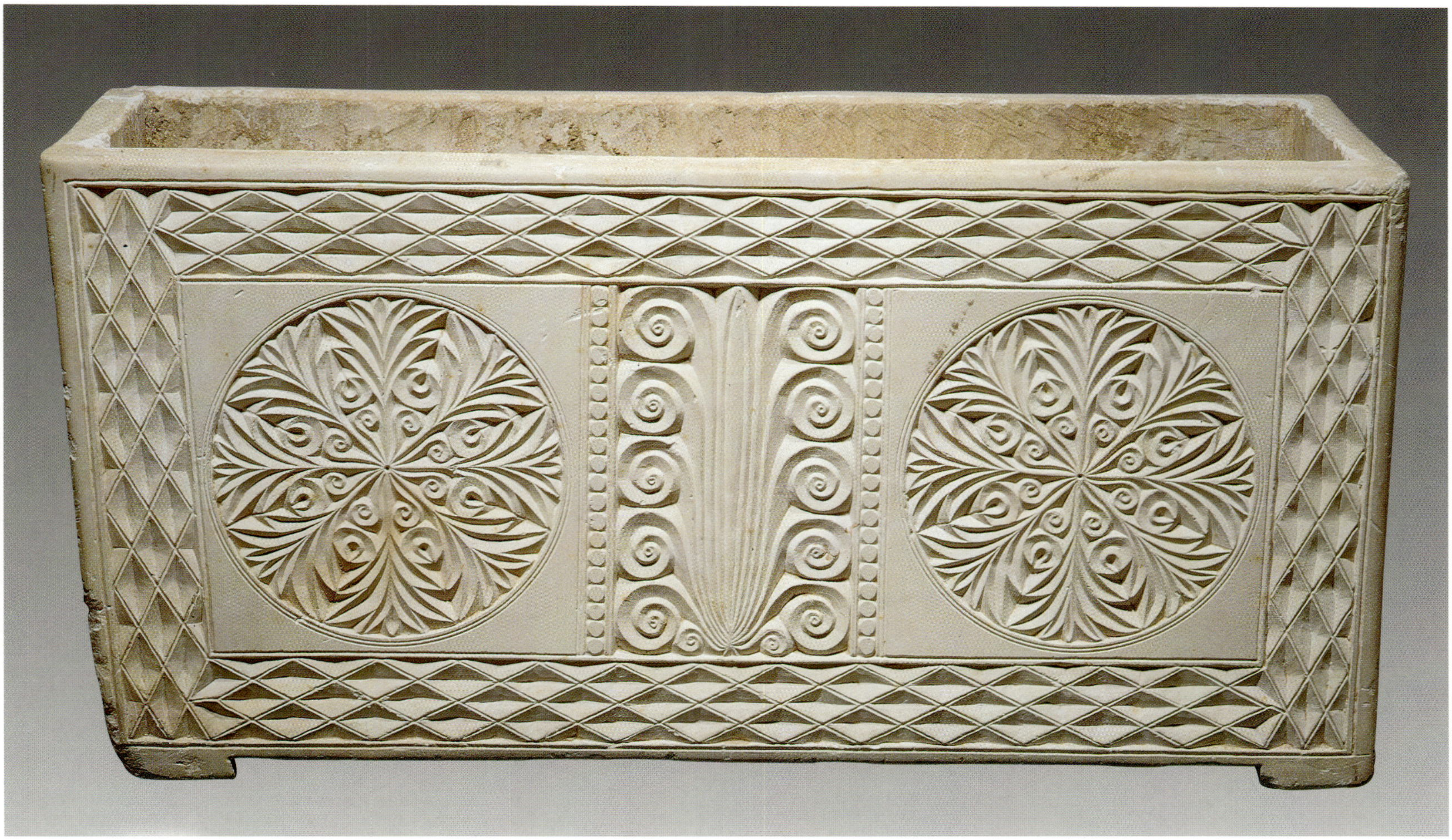

44

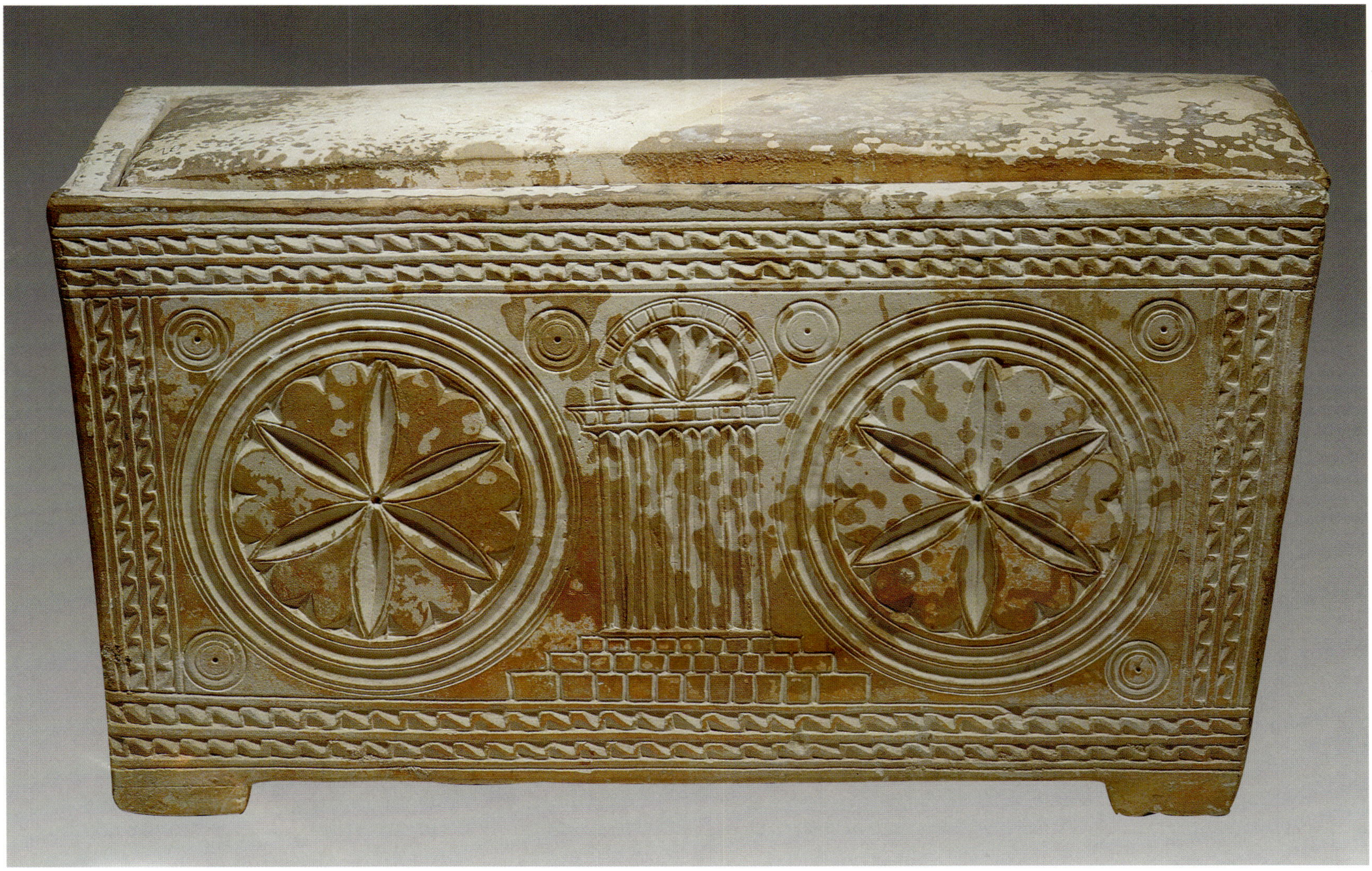

45

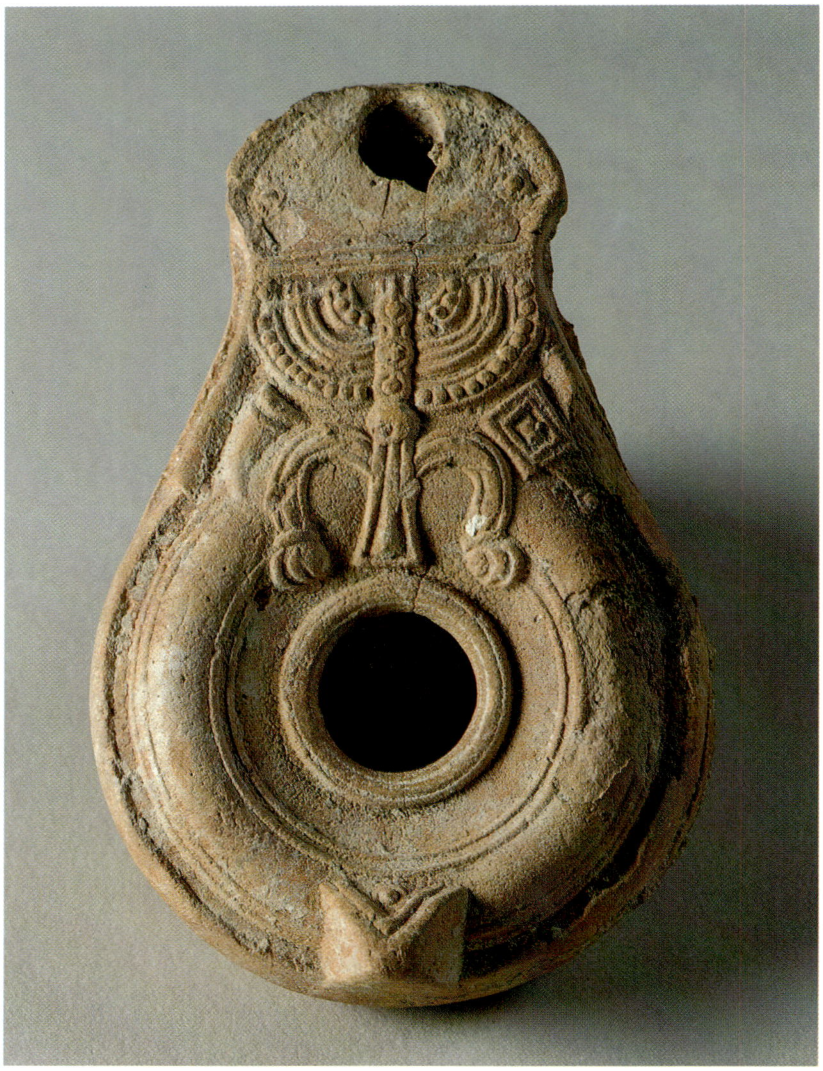
46

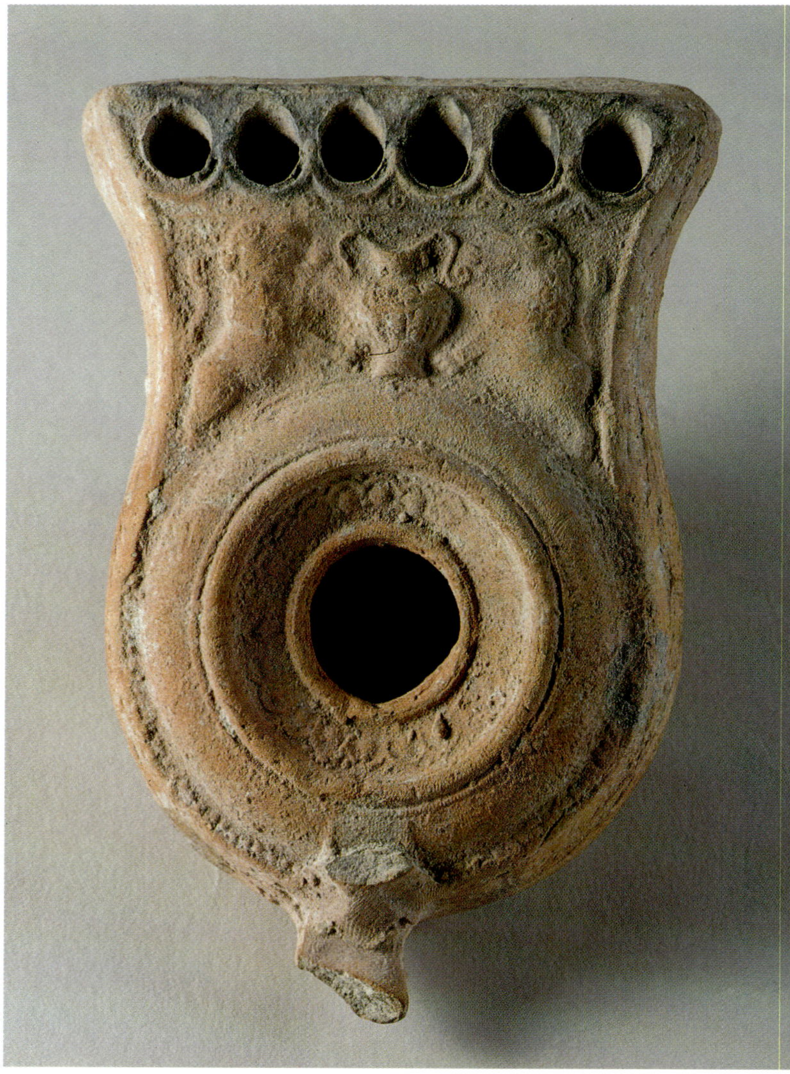
47

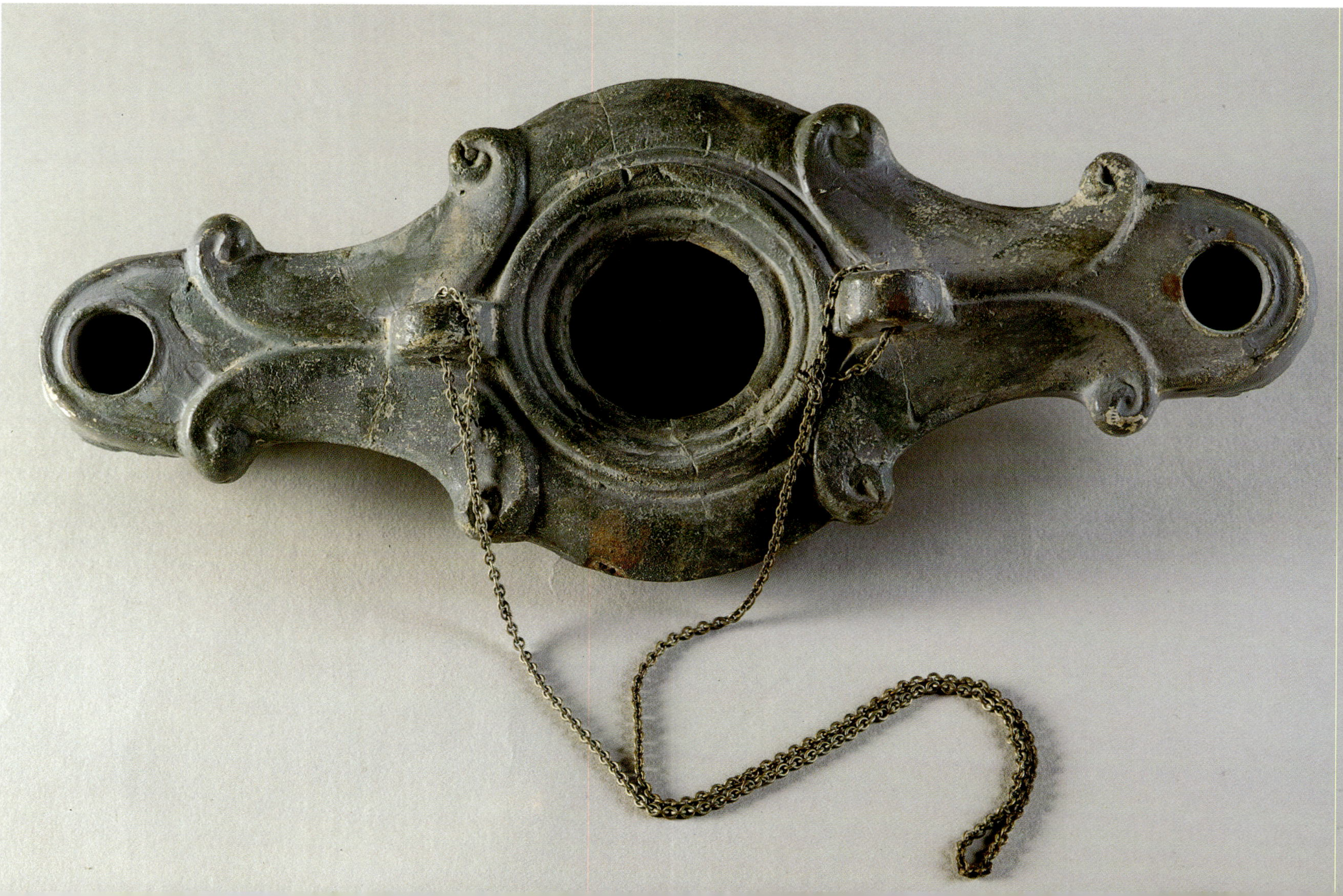
48

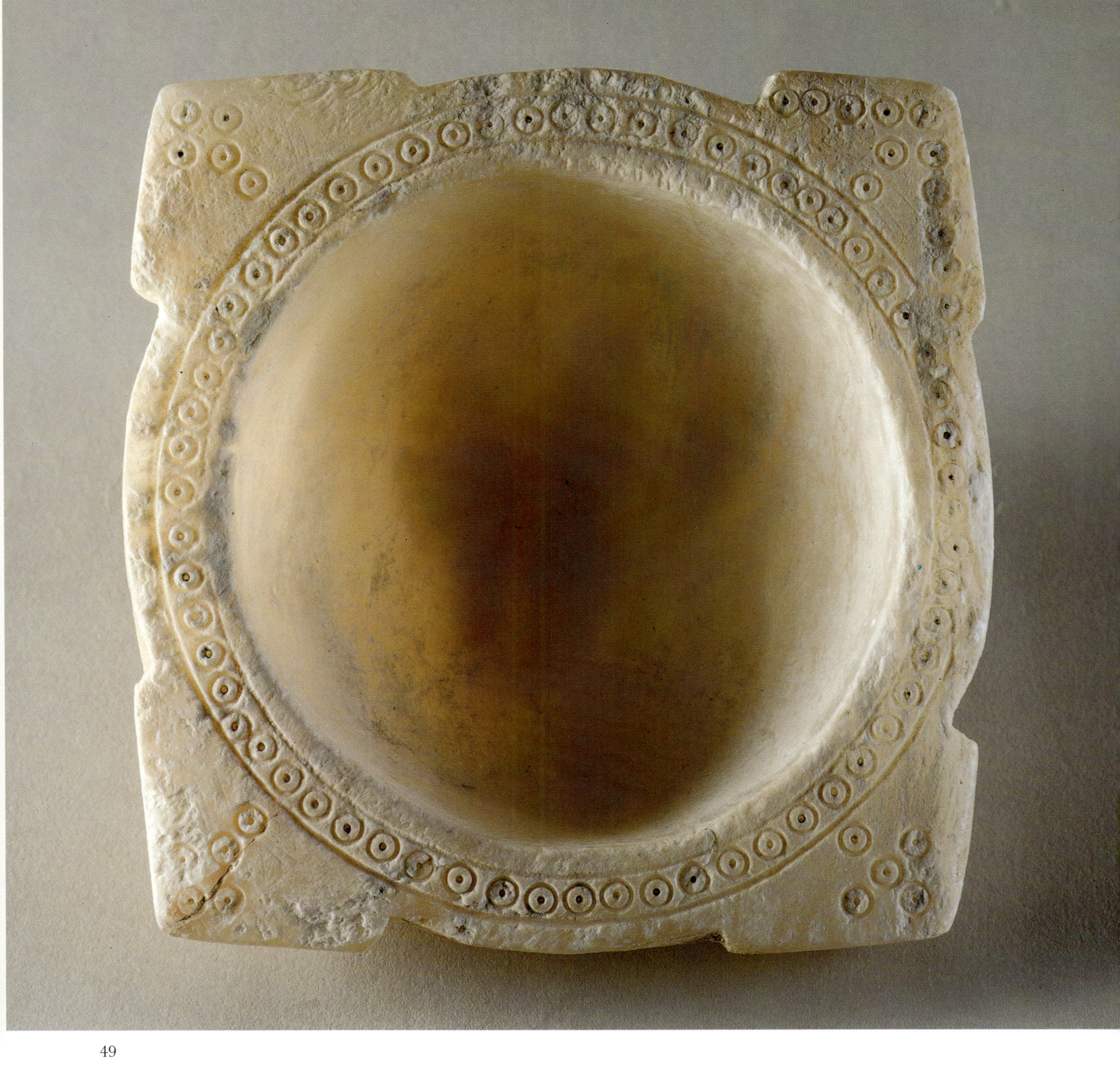

49

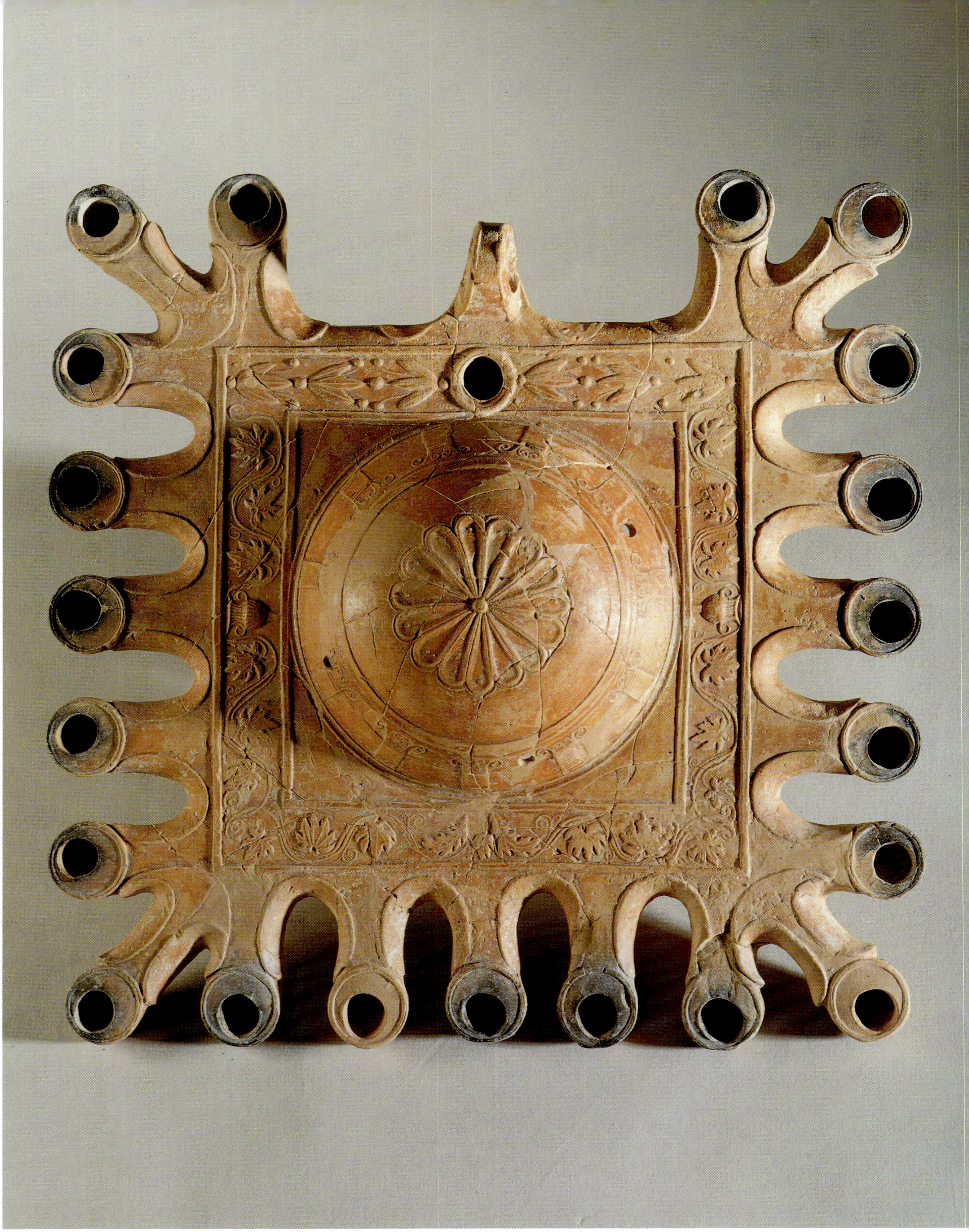

44 Ossuarium.
Eingravierte Verzierung: zwei Rosetten, dazwischen eine Palme mit eingerollten Blättern.
Ölberg, Jerusalem.
1. Jh. v. Chr. – 1. Jh. n. Chr.
Weicher Sandstein.
41 × 86 × 29 cm.
Studium Biblicum Franciscanum, Jerusalem.

45 Ossuarium.
Eingeschnittene Verzierung: zwei Rosetten, dazwischen ein Säulenschaft mit Kannelüren.
Jerusalem.
1. Jh. v. Chr. – 1. Jh. n. Chr.
Weicher Sandstein.
31 × 61 × 26 cm.
Israel Museum, Jerusalem.

46 Öllampe mit einer *Menorah*.
Jerusalem.
3. Jh. n. Chr.
Gebrannter Ton.
10 × 7 cm.
Studium Biblicum Franciscanum, Jerusalem.

47 Lampe mit sechs Öffnungen,
verziert mit einem Kantharos und zwei Löwen.
Judäa.
Ende des 3. Jh. n. Chr.
Gebrannter Ton.
123,5 × 9,5 cm.
Studium Biblicum Franciscanum, Jerusalem.

48 Öllampe *(Dilychnoi)*.
Jerasch (?).
1.–2. Jh. n. Chr.
Gebrannter Ton, bemalt.
3,9 × 10,2 × 25,8 cm.
Sammlung der Weißen Väter, Jerusalem.

49 Schminktopf.
Herkunft unbekannt.
1. Jh. v. Chr. (?).
Alabaster.
Durchmesser: 14 cm; Höhe: 4,5 cm.
Sammlung der Weißen Väter, Jerusalem.

50 Lampe mit einundzwanzig Öffnungen,
verziert mit einer Rosette und mit Ranken, die Blätter und Früchte tragen.
Jerusalem (?).
1. Jh. n. Chr.
Gebrannter Ton.
Seitenlänge: 35 cm.
Israel Museum, Jerusalem.

DAS AUFBLÜHEN DES RABBINISCHEN JUDENTUMS

DIE RENAISSANCE IN YAVNE

Der Fall von Jerusalem bedeutete einen großen Bruch im religiösen Leben der Juden. Sie mußten von nun an nicht nur ohne eigenen Staat weiterleben, sondern auch ohne den Tempel, das Zentrum ihres Kultes und ihrer politischen und zivilen Institutionen. Das Priestertum wurde abgeschafft, der Sanhedrin, die höchste Instanz der Rechtsprechung, aufgelöst. Und die wohl stärkste Demütigung: die Tempelsteuer wurde in den *fiscus Judaicus* umgewandelt und kam dem Tempel des Jupiter auf dem Kapitol in Rom zugute.

Nach der Überlieferung verließ Yohanan ben Zakkai, einer der Würdenträger des Gerichts (Sanhedrin), heimlich den Tempel, bevor dieser in Brand gesteckt wurde. Mit der Erlaubnis Vespasians ließ er sich in Yavne, südwestlich von Jerusalem, nieder und begründete hier gemeinsam mit einigen Gelehrten den neuen Sanhedrin. Die Geschichte der Flucht des Yohanan ben Zakkai ist in zahlreichen Versionen überliefert. Die Umstände der Flucht, wie sie berichtet werden, entsprechen möglicherweise nicht der geschichtlichen Realität. Aber die Geschichte will in erster Linie möglichst farbig darauf hinweisen, daß das neue Judentum, das nun in der Schule von Yavne Gestalt annahm, aus dem alten Judentum, das mit der Zerstörung des Tempels ein Ende gefunden hatte, hervorgegangen war. Die Neuorientierung war das Werk einer neuen Schicht von Gelehrten; sie setzte sich zum Teil aus Pharisäern zusammen, die bereits im Tempel einflußreich gewesen waren, zum Teil aus Gesetzeslehrern, den *Soferim.* Sie wollten das Überleben der jüdischen Religion; deshalb stellten sie die genaue Einhaltung des Gesetzes in die Mitte des religiösen Lebens. Die Reinheitsvorschriften waren bisher auf den Tempel und die Priester, die in ihm tätig waren, bezogen gewesen; nun wurden sie auf das tägliche Leben eines jeden Menschen ausgedehnt. Auf diese Art wurde ganz Israel zu einem Volk von Priestern. Dies bewirkte eine tiefgreifende Veränderung der jüdischen Religion und prägte die Geschichte der Juden bis in die Gegenwart. In Yavne legten Yohanan ben Zakkai und sein Nachfolger Gamaliel II., der Sohn des Simeon ben Gamaliel I., das Fundament für diese neue Form des jüdischen Lebens, indem sie das *Corpus* der Vorschriften zusammentrugen, aus denen später die Mischna wurde. Diese Summe religiöser Gesetze wurde in den folgenden drei Jahrhunderten durch Überlegungen und Kommentare der Rabbiner weiter entfaltet. Aus ihnen entstand schließlich der Talmud, der nach der Zerstörung des Tempels zu jenem neuen „Ort" wurde, mit dem sich die Juden identifizierten.

DER LETZTE AUFSTAND: DIE REVOLTE DES BAR KOKHBA

Auf den Fall Jerusalems folgten fünfzig verhältnismäßig ruhige Jahre. Die Revolte der Juden in Ägypten und in der Cyrenaika (115–117) zur Zeit Trajans griff nicht auf Judäa über. Judäa hatte seit 74 den Status einer prätorianischen Provinz und wurde unter Trajan in den Status einer konsularischen Provinz erhoben. Dieses Aufrücken in den Kategorien der römischen Provinzen hatte neben dem Faktum, daß der Gouverneur den Rang eines Konsuls bekam, auch zur Folge, daß sich nun ständig zwei Legionen im Land aufhielten. Vielleicht versuchten die Römer auf diese Art, die Ausdehnung der Revolte auf Palästina zu verhindern. Hadrian (117–138), der bestrebt war, an den östlichen Grenzen des Reichs Frieden herzustellen, zeigte sich zu Beginn den Juden gegenüber sehr wohlwollend. Doch gerade im Rahmen seines großen Plans, alle Provinzen in einem hellenistisch geprägten Reich, das die zivilisierte Welt umfassen sollte, zu vereinen, fällte er zwei Entscheide, die für die Juden von außerordentlicher Bedeutung waren. Bei seinem Besuch in Palästina in den Jahren 130 und 131 entwickelte er den Plan, auf den Ruinen Jerusalems eine römische Stadt zu bauen (die er nach seinem eigenen Namen, Aelius Hadrianus, Aelia Capitolina nannte) und an der Stelle des zerstörten Tempels einen Apollo-Tempel zu errichten. Dieses Vorhaben mußte das jüdische Volk verletzen. Doch vielleicht hätte das allein noch nicht zum Krieg geführt. Was die Juden in den bewaffneten Widerstand trieb, war das Dekret, das bei Todesstrafe die Praxis der Beschneidung – sie wurde der Kastration gleichgesetzt – verbot. Der Kaiser betrachtete die

Beschneidung als barbarischen Brauch, als eine für zivilisierte Völker unwürdige Verstümmelung. Dieses unannehmbare Gesetz, das das Überleben des Judentums gefährdete, führte zum Aufstand. Die ganze jüdische Bevölkerung stellte sich hinter denjenigen, der bereit war, die Herausforderung anzunehmen: eine Persönlichkeit, die unter dem Namen Bar Kokhba zur Legende wurde.

Die Dokumente, die 1952 in den Höhlen von Nahal Hever und von Wadi Murabba'at, einige Kilometer südwestlich von Qumran, in der judäischen Wüste gefunden wurden, liefern den echten Namen des Anführers der Revolte: Simon Bar Kosiba. Der Beiname „Bar Kokhba", „Sohn des Sterns", wurde ihm im Sinne einer Deutung seines Auftrags gegeben und ist eine Anspielung auf eine messianische Prophezeiung im Buch *Numeri* (24,17): „Ein Stern geht auf aus Jakob." Diese messianische Deutung der Widerstandsbewegung ist allerdings erst in späteren literarischen Traditionen anzutreffen; die Briefe von Bar Kosiba selber spielen auf diese Berufung nicht an. Die Dokumente aus der Höhle von Wadi Murabba'at brauchen nur den Titel *Nasi*, „Fürst Israels". Simon Bar Kosiba erhob tatsächlich Anspruch auf diese Würde und übte sie als politische und militärische Autorität der Aufständischen auch aus. Er übernahm die kaiserlichen Güter und gab sie, wie der Kaiser, den Bauern zur Pacht. Er nahm für sich auch ein weiteres kaiserliches Vorrecht in Anspruch: Er ließ Münzen prägen, auf denen sein eigener Name stand, verzichtete aber auf sein Bild. Die Revolte brach im Frühling des Jahres 132 aus. Der Schauplatz der Kämpfe scheint auf Judäa beschränkt geblieben zu sein. Die wichtigsten Zentren des Aufstands waren Herodion und die Umgebung von Hebron bis zum Dorf Dahariye, südlich von Hebron, an der Straße nach Beerscheba. Es scheint erwiesen, daß sich der Krieg weder Richtung Mittelmeerküste, wo die Präsenz des römischen Heeres sehr stark war, noch nach Galiläa ausgedehnt hat. Das letzte Dokument von Bar Kosiba stammt vom September 135; der Krieg muß also dreieinhalb Jahre gedauert haben. Die Kämpfe waren blutig. Um ihnen ein Ende zu setzen, sandte Hadrian seinen besten General, Julius Severus. Der römische Heerführer eroberte fünfzig Burgen und neunhundertfünfzig Dörfer, indem er sie einkreiste und die Bevölkerung aushungerte. Dem römischen Geschichtsschreiber Dion Cassius zufolge kamen in den Kämpfen mehr als 580 000 Juden um. Auf römischer Seite waren die Verluste so hoch, daß Hadrian auf einen Triumphzug verzichtete und in seinem Bericht an den Senat die übliche Eröffnungsformel *Mihi et legionibus bene* wegließ. Entgegen dem Brauch wurde auch keine Münze, die an den Sieg erinnern sollte, geprägt. Die dramatische Art und Weise, in der die rabbinischen Quellen vom Fall Betars, des letzten Zufluchtsorts der Aufständischen, erzählen, gibt einen Eindruck von den Schrecken, den die Niederlage im Gedächtnis der Juden hinterließ. Das Opfer war allerdings nicht vergeblich. Antoninus Pius, der Hadrian 138 auf dem Thron folgte, sah den Fehler seines berühmten Vorgängers ein. Kurz nachdem er das Amt angetreten hatte, kam er auf den Entscheid Hadrians zurück und erlaubte den Juden, ihre Söhne zu beschneiden. Für die anderen Untertanen der Reiches, auch für mögliche Proselyten, blieb das Verbot allerdings in Kraft.

Die wichtigsten Zeugen der Erhebung sind die Münzen, die die Aufständischen Jahr für Jahr geprägt haben. Eine solche Verletzung kaiserlicher Privilegien war in sich schon eine klare Kriegserklärung. Bar Kokhba benutzte römische Münzen und ersetzte die Symbole und Inschriften. Diese Inschriften bezeugen sehr deutlich seine Ziele. Sie sind nicht auf Griechisch oder Aramäisch, den Umgangssprachen der Bevölkerung, sondern auf Hebräisch abgefaßt. Man wählte für die Münzen die paläohebräische Schrift und stellte so eine Verbindung zu den Münzen der Hasmonäer und des Jüdischen Krieges her; für die Dokumente der judäischen Wüste benutzte man allerdings die damals gebräuchliche quadratische Schrift. Eine Serie von Münzen, die nur für das erste Jahr des Krieges bezeugt ist, trägt den Namen „Eleasar der Priester". Der Name dieser Persönlichkeit, die im übrigen noch nicht identifiziert werden konnte, verschwindet ab dem zweiten Jahr. Alle anderen Münzen tragen auf der Vorderseite den Namen „Simon", sei es voll ausgeschrieben, sei es abgekürzt. Die Rückseite trägt das Datum der Prägung und eine Formulierung, die wie ein Aufruf zur Revolte klingt: „Jahr 1 der Erlösung Israels", „Jahr 2 der Befreiung Israels". Bar Kokhba setzte also dieses in der Antike sehr wirkungsvolle Propagandamittel ein, um das Ziel seines Widerstands deutlich zu machen: die politische und kulturelle Renaissance eines jüdischen Staates. Die für die Münzen ausgewählten Symbole bekräftigen die Botschaft. Es sind diejenigen, die schon für die Münzen des Jüdischen Krieges eingesetzt wurden; sie beziehen sich auf den Kult oder das Land Israel: der *Lulaw* und der *Etrog*, die den Strauß des Hüttenfestes bilden; die Musikinstrumente, die die Leviten *Abb. 270–273*
im Tempel brauchten, die Silbertrompeten, die drei- oder fünfsaitige Leier; die dem Land eigentümlichen Früchte und Pflanzen, die Traube als Symbol der Fruchtbarkeit, die Palme oft als Emblem für Judäa; der Kranz aus den Blättern des Ölbaums; die Amphore. Am berühmtesten sind die Silbertetradrachmen mit der Inschrift *Le-herut Yerushalayim*, „Für (?) die Befreiung Jerusalems". Einige dieser Münzen sind auf das Jahr 1 oder das Jahr 2 datiert; andere, nichtdatierte, stammen wahrscheinlich aus dem dritten oder vierten Jahr der Revolte. Grammatikalisch gesehen, läßt sich die Inschrift verschieden verstehen. Entweder verkündet sie die Befreiung Jerusalems als ein Faktum, oder sie macht die Befreiung Jerusalems zum Ziel, das angestrebt werden soll. Die Archäologen und die Historiker lehnen die erste Möglichkeit als wenig wahrscheinlich ab. Es gibt keinen Hin-

weis darauf, daß die Aufständischen Jerusalem wirklich besetzen konnten, nicht einmal für kurze Zeit. Hinzu kommt, daß diese Münzen zum größten Teil in Herodion, in Hebron und Umgebung, in Dahariye und in El Fawar, gefunden wurden, während sich in Jerusalem keine einzige dieser Münzen fand. Das Verständnis der Inschrift als programmatischen Aufruf liegt also näher. Diese Annahme wird auch durch den Gehalt der Bildelemente bestätigt. Auf der Vorderseite befindet sich das Bild eines Gebäudes mit vier Säulen und einem herauskragenden Sims ohne Tympanon. Auf den Münzen der einen Serie befindet sich oberhalb des Gebäudes ein Stern oder eine Rosette, auf anderen wiederum eine Wellenlinie, vielleicht als Hinweis auf die Rändelung. Seit dem zweiten Jahr erscheint am Fuß der Säulen ein horizontales Gitter – die Trennmauer, die den heiligen Bezirk absonderte. Zwischen den beiden mittleren Säulen taucht ein auf Füße gesetzter und mit zwei auffallenden Scheiben versehener kubischer Behälter auf, der von einem doppelten Bogen überragt wird. Auf beiden Seiten des Gebäudes steht die Inschrift „Simon". Auf der Rückseite erscheint der rituelle Strauß aus *Lulaw* und *Etrog.* Die Botschaft all dieser Symbole ergibt einen Zusammenhang. Das Gebäude kann nur den Tempel darstellen; niemand aus der Generation von Bar Kokhba konnte ihn kennen, und die schriftlichen Quellen geben ihm ein anderes Aussehen. So weist die Darstellung auf den idealen Tempel hin, den Bar Kokhba nach seinem Sieg errichten wollte. Dem Aussehen nach gleicht der Tempel dem römischen Tempel, wie er oft auf den kaiserlichen Münzen dargestellt wird. Das Gitter am Fuß der Säulen bezieht sich auf das Reinheitsgebot des Tempels, und der Feststrauß auf der Rückseite erinnert an das Hüttenfest, die feierlichste Zeremonie, die im Heiligtum stattgefunden hatte. Die genaue Identifizierung des Gegenstands zwischen den beiden mittleren Säulen ist schwieriger. Die Schrank-Laden der Synagogen wurden üblicherweise anders dargestellt: mit einem dreieckigen Giebel, mit offenen oder geschlossenen Türen. Die kubische Form, die beiden von vorn gesehenen Stangen und der doppelte Bogen, der vielleicht auf schematische Art auf die Cherubim anspielt, passen eher zur Bundeslade in der Wüste und zu ihrer Beschreibung im Buch Exodus. Da die konkrete Vorlage fehlte, stellte man sich dieses sehr symbolträchtige Element des Heiligtums nach den Angaben des biblischen Textes vor. Es scheint also, daß kein Element dieser komplexen Komposition in der Wirklichkeit vorlag, daß aber alle darauf hinwirkten, den Wiederaufbau des Tempels und die Wiedereinführung des Kults zu erreichen. In diesem Sinn findet auch die Inschrift *Le-herut Yerushalayim* ihre eigentliche Bedeutung. Sie gehört zu diesem Netz von Symbolen, das – voller Anspielungen auf die Liturgie und die Exegese – die alte Schrift und die überlieferten Bilder einsetzt, um das Programm der politischen Mission zu verkünden, mit der sich Bar Kokhba beauftragt glaubte: Befreiung Jerusalems, Wiederaufbau des Tempels und Wiedereinführung des Kults als Etappen auf dem Weg zur Wiederherstellung eines unabhängigen jüdischen Staates.

VON DEN BILDERN DER VERGANGENHEIT ZU DEN SYMBOLEN DER ERWARTUNG

DIE GRABKUNST IN BET SCHEARIM

Nachdem Hadrian den Aufstand niedergeschlagen hatte, erließ er mehrere sehr strenge Maßnahmen gegen die Juden. Der Zugang zur Stadt Jerusalem wurde ihnen bei Todesstrafe verboten. Verschiedene für das Weiterbestehen des Judentums sehr zentrale Praktiken wurden zusätzlich zur Beschneidung verboten: die Lehre des Gesetzes und die Weihe von Rabbinern. Doch diese Verfolgung dauerte nicht lange. Schon bald nach dem Tod Hadrians entschied sich sein Nachfolger Antoninus Pius (138–161) für eine Politik der Toleranz. Während der folgenden zwei Jahrhunderte relativen Friedens setzten die Lehrer der jüdischen Religion die Ausformung und Verstärkung der neuen Institutionen fort. Der Sanhedrin, der sich in Galiläa – zuerst in Uscha, dann dauerhafter in Bet Schearim – niedergelassen hatte, wurde durch den Patriarchen *(Nasi)* geleitet. Dessen Macht erstreckte sich nicht nur auf den religiösen Bereich, sondern auch auf das tägliche Leben der jüdischen Gemeinden in Palästina wie in der Diaspora. Diese zentrale Macht der Patriarchen wurde von den Römern gern gesehen; sie sahen in ihr einen Faktor, der dem Frieden diente. Das Amt des *Nasi* wurde deshalb der höchsten Klasse der kaiserlichen Staatsbeamten gleichgestellt, und die Amtsinhaber erhielten verschiedene Privilegien. Diese ruhige und relativ glückliche Zeit erstreckte sich bis zum Ende des 4. Jahrhunderts. Nur gelegentlich wurde sie durch einzelne, isolierte Konflikte gestört, ausgelöst meistens durch den Machtmißbrauch habgieriger Statthalter. So führte im Jahr 352 die Unterdrückung einer Revolte gegen den Statthalter Gallus Caesar zur Zerstörung von Bet Schearim. Von diesem Zeitpunkt an verloren die Stadt und die Nekropole ihre Bedeutung. Seit dem Anfang des 4. Jahrhunderts förderte Konstantin der Große die Ausbreitung des Christentums. Die Spannung zwischen den beiden religiösen Gemeinschaften wuchs und brachte neue Verfolgungen. Dies schwächte auch die Autorität des Patriarchen und führte 425 zur endgültigen Unterdrückung dieser Institution.

Der Höhepunkt dieses Patriarchats wurde unter Rabbi Juda *Ha-Nasi,* „dem Fürsten", (ca. 175–217) erreicht. Da er von den Römern anerkannt und geschätzt wurde, war die Stellung des Patriarchen mit der Stellung der hasmonäischen Könige vergleichbar. Seine gesicherte ökonomische Macht verstärkte seine Position noch. Rabbi Juda war bestrebt, seine Autorität auszubreiten und die Bindung zu den Diasporagemeinden zu verstärken. Sein Ansehen war derart hoch, daß nach seinem Tod Juden aus allen Mittelmeerländern wünschten, in Bet Schearim, in der Nähe des heiligen Mannes, bestattet zu werden. Das ist der Grund, weshalb sich im 3. und 4. Jahrhundert rund um die Stadt eine gewaltige Nekropole entwickelte.

Die Erforschung von Bet Schearim begann 1871. Sie wurde 1936 wieder aufgenommen und in den Jahren 1953 bis 1958 systematisch durchgeführt. Der Ort wurde im 9. Jahrhundert v. Chr. besiedelt und hatte ohne Unterbrechung Bestand bis in die Zeit der Mamelucken. Die wichtigsten Funde gehören in die Zeit, als das Patriarchat auf seinem Höhepunkt war, in die Zeit vom Ende des 2. bis zur Mitte des 4. Jahrhunderts. Eine Synagoge aus dieser Zeit weist den Grundriß einer Basilika auf: drei Schiffe, geteilt durch zwei Säulenreihen, der Eingang Richtung Jerusalem. Sie nimmt die für die Synagogen in Galiläa typische Anordnung vorweg. Dieses Ensemble wurde allerdings umgestaltet, als die Schrank-Lade vor der Haupttüre ihren festen Platz bekam; die Tür wurde zugemauert. Bruchstücke aus Gips mit Farbspuren und Bruchstücke aus Marmor weisen darauf hin, daß das Innere ausgeschmückt war. Die Totenstadt setzte sich aus siebenundzwanzig Katakomben und zahlreichen Einzelgräbern zusammen; sie lagen auf dem Abhang des Hügels rund um die Stadt. Die wichtigeren Katakomben besaßen einen Vorhof, der mit Mosaiken und architektonisch ausgearbeiteten Fassaden geschmückt war. Eine Treppe, die hinter dem Eingang lag, führte zu den einzelnen Grabkammern, die auf beiden Seiten des in den Fels gehauenen Ganges lagen. Steinplatten, deren Reliefornamente die Verzierungen geschnitzter Holztüren nachahmten, verschlossen die einzelnen Kammern. In der Katakombe 1, bestehend aus *Abb. 287, 288* sechzehn Kammern, befanden sich fast vierhundert Gräber. Die Bestattungsformen variierten zwischen *Arcosolia,* Nischen *(Kokhim)* oder einfachen Aushöhlungen, die die Särge aufnahmen. Die Särge selber bestanden aus Holz, Blei, aber auch aus Stein, gebranntem Ton und Marmor. Reste von Holzossuarien belegen, daß die Praxis einer zweiten Bestattung noch gebräuchlich war. Die Katakombe 20, die ausgedehnteste der Nekropole, *Abb. 289–292* umfaßte mehr als dreihundert Steinsarkophage und zahlreiche Marmorfragmente.

Bet Schearim hat ein außerordentlich reiches Material an Inschriften geliefert. In einer großen Kammer der Katakombe 14 erinnern hebräische Inschriften an Rabbi Simeon, Rabbi Gamaliel und Rabbi Hanina, die Söhne und den Schüler des Patriarchen Rabbi Juda. Das Grab des Patriarchen selber konnte nicht identifiziert werden. Die große Mehrzahl der Inschriften wurde in Griechisch verfaßt, da sich die griechische Sprache in den gebildeten Familien im 3. und 4. Jahrhundert allgemein durchgesetzt hatte. Andere Inschriften auf Aramäisch, Palmyrenisch oder zweisprachig auf Griechisch und Himjarisch, belegen die verschiedenen Herkunftsorte der Menschen, die sich hier bestatten ließen. Die Inschriften erwähnen den Namen, den Namen des Vaters und oft auch den Beruf – Schreiber, Händler, Handwerker, Beamter – all derjenigen, die aus Tyros, Sidon, Byblos, Palmyra, Babylon, aus dem Süden Arabiens und aus anderen Gebieten des östlichen Mittelmeers gekommen waren und im Heiligen Land bestattet sein wollten.

Die Verschiedenheit der ursprünglichen Kulturen zeigt sich auch in der Dekoration der Gräber und der Sarkophage. Die jüdischen Themen stehen im Vordergrund. Mehrfach erscheint die *Menorah* als Relief am Eingang der Grabkammern. Sie wird auch abgebildet, kombiniert mit zwei Säulen oder aber getragen von einer mensch- *Abb. 52* lichen Gestalt mit ungenauen Umrissen, vielleicht ein erster Hinweis auf das Thema des „Streiters für den Glauben". Die Schrank-Lade, flankiert von Säulen, findet sich am Eingang einer Grabkammer der Katakombe 4. Einige *Graffiti* scheinen aus dem Repertoire der ägyptischen Grabkunst zu stammen, etwa das Schiff (beladen mit der Seele des Verstorbenen?), oder aus dem Repertoire der römischen Kunst, etwa der keulenschwin- *Abb. 53* gende Reiter, dessen Bedeutung noch unklar ist. In der Ausgestaltung der Steinsarkophage dominieren die orientalischen Themen. Löwen, begleitet von Stierköpfen, ein Löwe, der eine Gazelle verfolgt, und Rosetten sind in zahlreichen Abbildungen vorhanden. Andere Themen wiederum kommen aus der römischen Grabkunst: Blattgirlanden, geflügelte Victorien, die den Kranz der Unsterblichkeit tragen. Die Dekoration eines *Abb. 289–292* Sarkophags der Katakombe 20 verbindet Motive der klassischen Kunst – den Adler mit ausgebreiteten Flügeln, die von Säulen getragene Muschel – und Motive der orientalischen Kunst – kämpfende Löwen, Rosetten, Schmuckfriese mit geometrischen Mustern. Diese Steinsarkophage stammen von den örtlichen Handwerkern und sind künstlerisch nicht besonders ausgefeilt; doch die dekorative Wirkung ist oft sehr stark. Sie bilden einen sichtbaren Kontrast zu den feiner ausgearbeiteten, importierten Marmorsarkophagen. Es mag überraschen, daß sich in jüdischen Katakomben, ja sogar am Ort der höchsten rabbinischen Autorität, auch Fragmente mit den gängigen Themen der römischen Mythologie finden, etwa Leda und der Schwan oder die Amazonenschlacht. Dies belegt, daß diese Themen in den Augen der jüdischen „Benutzer" ihren religiösen Gehalt bereits verloren hatten und zum Erbe der hellenistischen Kultur gehörten, das die gebildete Elite in ihr intellektuelles Leben integriert hatte –übrigens mit dem Einverständnis der Rabbiner, deren diesbezüglich tolerante Haltung auch durch die zeitgenössischen Talmud-Texte bestätigt wird.

In Einzelgräbern am Nordhang des Hügels, außerhalb der eigentlichen Nekropole, fanden sich einige Bleisärge aus den Werkstätten von Sidon und Tyros. Daß sie außerhalb der Katakomben lagen, ist vielleicht auf die Tatsache zurückzuführen, daß sie bereits mit den Überresten des Verstorbenen gebracht wurden und einer zweiten Bestattung dienten. Ihre fein ausgearbeitete Gußverzierung setzte sich aus Blumengirlanden, Vasen, Masken und kleinen Säulen zusammen. Diese für die ganze Produktion verwendete Verzierung wurde noch „persönlich" ergänzt, und zwar durch kleine Leuchter, die dem Raum zwischen den geläufigen Motiven mit
Abb. 287, 288 Hilfe eines Stempels aufgeprägt wurden, falls der Sarg für eine jüdische Bestattung eingesetzt wurde. Analog weisen die Särge aus denselben Werkstätten, wenn sie für Christen hergestellt wurden, die gleiche Verzierung auf, ergänzt durch kleine Kreuze anstelle der Leuchter. Die *Menorah* war also bereits zu einem Zeichen der Zugehörigkeit geworden, das man in einer Zeit, da der Aufstieg der rivalisierenden Religion immer bedrohlicher wurde, auch vorweisen wollte.

Die weite Verbreitung der *Menorah* auf Gegenständen des täglichen Lebens läßt sich seit dem 4. Jahrhundert nachweisen. Die *Menorah* ziert zum Beispiel Lampen aus gebranntem Ton, wie sie in den Gräbern von Palästina und in den unterschiedlichsten Gemeinden der Diaspora, etwa in Alexandria, in Karthago, auf Zypern und in Kleinasien, gefunden wurden. Von eher billiger Machart und in der Form nur leicht variiert, haben sie normalerweise als Hauptelement ihrer Verzierung den siebenarmigen Leuchter, der die Oberseite des Behälters bedeckt und gelegentlich von anderen Ritualgegenständen begleitet wird. Die Lampen aus Palästina haben eine Nachfüllöffnung; zwischen dieser Öffnung und der leicht zusammengepreßten Brenneröffnung weisen sie eine Relief*menorah* mit einer dreibeinigen Basis auf. Die Leuchterarme sind mit einem Perlenmotiv verziert, und die Lampen reihen sich quer aneinander. Eine Ascheschaufel und ein *Schofar* befinden sich links und rechts neben
Abb. 278, 279 der *Menorah*. Auf den Lampen aus Alexandria ist die *Menorah* eingekerbt, und zwar unauffällig im Raum zwischen den beiden Nachfüllöffnungen und der Basis. Sie wird von zwei *Lulaw*-Ästen flankiert. Daß die Verzierung eingeritzt wurde, läßt sich auch bei einigen Lampen aus Palästina beobachten; vielleicht handelt es sich um Nachahmungen importierter Lampen. Die Lampen aus Karthago weisen eine *Menorah* mit einem verlängerten zentralen Schaft, einer dreibeinigen Basis und geschwungenen Armen auf. Die Zusammenstellung von Ritualgegenständen wollte sicher den religiösen Charakter herausstreichen. Doch die auffällige Häufigkeit der Symbole zwingt doch zu einigen Fragen: Führte diese Häufigkeit nicht zu einer Verminderung des Symbolwerts? Wurde dadurch aus dem Symbol nicht eher ein Emblem der Zugehörigkeit, dem man im besten Fall noch eine Schutzwirkung zuschrieb, sei es in diesem Leben, sei es im nächsten? Diese Fragen sind um so berechtigter, als zwischen der Mitte des 4. Jahrhunderts und dem Beginn des 6. Jahrhunderts die *Menorah* auf allen möglichen Gegenständen erscheint. Sie gehört zur Verzierung von Glasplatten, die vielleicht bei Festen
Abb. 280 eingesetzt wurden; sie ziert kleine Ölfläschchen für Pilger, die aus durchsichtigem Glas gegossen wurden – die große Nachfrage ließ eine richtige Industrie entstehen. Eine entsprechende Massenfertigung gab es übrigens auch auf christlicher Seite; die gleichen Fläschchen wurden mit denselben Gußformen in denselben Werkstätten hergestellt, nur trugen sie anstelle der *Menorah* ein Kreuz. Leuchter kommen auch auf Bronzelampen, Armreifen und anderen Gegenständen des täglichen Lebens vor, auf Gegenständen also, die mit dem religiösen Leben nichts zu tun hatten. Doch wenn auch die *Menorah* ihren wahren Symbolwert eingebüßt haben mochte, so darf dieses alltägliche Verständnis nicht als das einzige betrachtet werden, denn es wird den wesentlichen Aspekten dieses Symbols nicht gerecht, wie sie etwa in der Grabkunst der Diaspora und dann in der Ausgestaltung der Synagogen in Galiläa zum Ausdruck kamen.

DIE JÜDISCHEN KATAKOMBEN IN ROM

Die wichtigsten Grabmäler der europäischen Gemeinden sind die jüdischen Katakomben in Rom. Die älteste ist die Katakombe von Monteverde, der Bestattungsort der Gemeinde in Trastevere; ihre Inschriften reichen vom 1. bis zum 4. Jahrhundert; sie sind meistens auf Griechisch abgefaßt, gelegentlich auf Hebräisch, eine einzige Inschrift auf Aramäisch. Fast alle Grabinschriften werden von der *Menorah* begleitet; sie steht beim Namen des Verstorbenen oder neben der ganzen Inschrift. Sie erscheint sowohl als Einzelsymbol als auch in Verbindung mit anderen Elementen, mit dem *Lulaw* und dem *Etrog* beispielsweise, die auf das Hüttenfest verweisen, mit dem *Schofar* und der Amphore, die auf den Kult verweisen. An einer anderen Stelle erscheinen *Abb. 284, 285* zwei Leuchter, die eine Schrank-Lade einrahmen; deren Türen stehen offen und lassen die auf den Gestellen aufbewahrten Thorarollen sehen. Diese Darstellung ist der älteste Beleg für eine Kombination von Symbolen, die in der Dekoration der Synagogen in Galiläa eine wichtige Rolle spielen wird. Die Tatsache, daß diese Kombination zum ersten Mal in der Diaspora auftaucht, und zwar im Zusammenhang mit der Bestattung, zwingt, nach ihrer genauen Bedeutung zu fragen. Die Wände der Katakomben von Monteverde sind leer, ohne Ausschmückung; nichts lenkt von der Erhabenheit des Ortes ab oder weist auf Elemente einer bewußt bejahten oder übernommenen, der jüdischen Tradition fremden Kultur hin. Doch das blieb eine Ausnahme.

Als letzte wurde in Rom die Katakombe der Villa Torlonia entdeckt. Ihre Mauern sind mit Bildern ausgestattet, wie es der Tradition der römischen Katakomben entspricht. An die Gewölbe hat man Medaillons und Halbkreise gemalt, die von Weinranken umgeben sind. Die Weinranken sind voller Zeichen und Figuren, und es mischen sich, ohne große Differenzierung, die inzwischen vertrauten Symbole der jüdischen Kunst und die dem klassischen Repertoire der Grabkunst entlehnten Motive. Am höchsten Punkt der Gewölbe erscheint das gebieterische Bild der *Menorah*, die sich über die Grabkammer ausdehnt wie das Himmelsgewölbe. Kleine Medaillons an den Kanten der Gewölbe weisen einen *Etrog,* einen Granatapfel, einen *Schofar,* aber auch Delphine in Verbindung mit dem Anker (ein Motiv der römischen Kunst) auf. Die hintere Wand eines *Arcosolium* bietet *Abb. 56* eine sehr komplexe Darstellung: Die Mitte ist durch die Schrank-Lade besetzt, über ihr befindet sich ein dreieckiger Giebel; die Türen der Schrank-Lade sind offen, die Thorarollen sichtbar. Auf den beiden Seiten der Schrank-Lade steht ein Leuchter mit brennenden Lichtern; mit dem Leuchter auf der linken Seite sind der *Lulaw* und eine Amphore verbunden, mit dem Leuchter auf der rechten Seite ein *Schofar* und ein *Etrog.* Diese Symboldarstellung dürfte aus dem 3. oder 4. Jahrhundert stammen.

Die Ausgestaltung der Katakombe in der Vigna Randanini ist am stärksten aus unterschiedlichen Elementen zusammengesetzt. Die Katakombe umfaßt vier Grabkammern; die Bilder von drei Grabkammern beziehen sich auf mythologische Themen, wie sie dem geläufigen Repertoire der römischen Grabkunst entsprechen: die Fortuna mit ihrem Füllhorn, eine geflügelte Victoria, Seepferde, Vögel, die Körner aufpicken, die Henne, die ihre Küken behütet, Körbe voller Früchte, Pfauen, die sich vor einer Türe gegenüberstehen. Dieser heidnischen Bilderwelt stehen die nackten Mauern der vierten Grabkammer gegenüber. Die einzige Verzierung besteht aus einem Liniennetz, das die Mauerflächen unterteilt, die einzelnen Teile allerdings bleiben leer. Eine *Menorah* oberhalb eines *Arcosolium,* ein einzelner *Etrog* am Rand eines Gewölbes wirken wie zufällig. Die unterschiedlichen Konzepte, die in der Ausgestaltung der beiden Teile desselben Grabmals zum Ausdruck kommen, können nur das zufällige Ergebnis von Umständen sein, die sich von der Geschichtsforschung nicht mehr eruieren lassen. Die Mehrzahl der etwa zweihundert Grabinschriften trägt das Zeichen der *Menorah*, entweder allein oder begleitet vom *Lulaw,* vom *Etrog,* von einer Amphore oder vom *Schofar,* Symbolen also, die es erlauben, in dieser heidnischen Umgebung die jüdischen Gräber zu erkennen. Auch die Verzierung der Sarkophage besteht aus den unterschiedlichsten Elementen. Ihre Benutzer scheinen die enge Verbindung von jüdischen Symbolen und mythologischen Themen nicht als Widerspruch erlebt zu haben. Der in dieser Hinsicht berühmteste Sarkophag weist auf der Längsseite der heute nicht mehr vollständigen Wanne eine vielfältige Verzierung auf: Nebeneinander stehen die vier Jahreszeiten mit ihren Attributen, Trauben kelternde *Putti* und zwei geflügelte Victorien, die einen *Clipeus* mit der *Menorah* tragen. Dieser *Clipeus* bildet das zentrale Element der Komposi- *Abb. 55* tion; üblicherweise ist sein Raum für das Porträt des Verstorbenen vorgesehen. Jedes Element dieser Komposition bezieht sich bildhaft auf die Theorien rund um das Schicksal der Seele nach dem Tod, wie man es sich in den hellenistisch geprägten Bevölkerungsschichten in den ersten Jahrhunderten vorstellte. Die Jahreszeiten illustrieren die ständige Erneuerung der Natur; sie gelten als ein Abbild für die Wiedergeburt des Menschen oder der Menschheit in dieser oder einer anderen Welt, sei es durch eine Seelenwanderung, sei es durch eine eschatologische Erneuerung. Die *Putti,* die die Trauben keltern, bereiten den Unsterblichkeitstrank, der denjenigen vorbehalten ist, die in die Mysterien eingeführt wurden. Das Porträt des Verstorbenen im *Clipeus* gab vermutlich den hoffnungsvollen Versprechen ein persönliches Gesicht. Daß beim jüdischen Sarkophag das Porträt durch die *Menorah* ersetzt wurde, kann verstanden werden als Konzession an das Verbot, menschliche Gesichter abzubilden. Die *Menorah* kann aber auch der bildhafte Ausdruck einer tieferen Idee sein: Nach der Theorie Platos kehrt die Seele, nachdem sie ihren irdischen Weg vollendet hat, an ihren Ursprungsort zurück, in die Welt der Sterne; und diese wird hier durch das Symbol der *Menorah* wiedergegeben, denn mit ihren sieben Armen weist sie auf die sieben Planeten hin. Diese Vorstellungen waren bei den hellenistisch geprägten Juden nicht unbekannt, wie die Schriften des Philon von Alexandria (13 v. Chr. – 40 n. Chr.) bezeugen. Es wäre allerdings gewagt, eine direkte Verbindung zwischen dieser bildhaften Darstellung im 4. Jahrhundert und den Werken des jüdischen Philosophen zu postulieren. Und doch illustrieren gerade diese Schriften ausgezeichnet, daß das Einverständnis mit philosophischen Theorien der Umwelt mit der unverbrüchlichen Treue zur jüdischen Lehre verbunden werden konnte. Diese Offenheit, die das intellektuelle Leben mancher jüdischer Schichten zur Zeit der Römer charakterisierte, mußte sich notwendigerweise auch in den Künsten manifestieren. Die Dekoration der Katakomben bietet die Bestätigung. Für die jüdische Kunst wurde diese Wechselbeziehung mit der Bildsprache der benachbarten Traditionen mehr als einmal zur Bereicherung. Die spezielle Bedeutung, die die *Menorah* in der Grabkunst erhielt, schenkte dem bereits vielfältigen Symbolwert dieses Zeichens noch eine neue Dimension.

GLASBÖDEN, VERZIERT MIT GOLDENEN BLÄTTCHEN

Unter den Gegenständen, die als Beigaben in die Gräber gelegt wurden – Lampen aus gebranntem Ton oder aus Bronze, Schalen und andere Gefäße – fand sich in den römischen Katakomben auch verziertes Glas. Auffällig ist bereits die Technik: auf eine erste Schicht aus dunkelgrünem Glas wurde eine Verzierung gelegt, deren Umrisse geritzt oder gemalt und mit Goldblättchen ausgefüllt waren. Zum Schutz der Verzierung wurde auf die nun dekorierte Seite des Glases eine zweite Schicht aus durchsichtigem Glas aufgetragen. Ihre runde Form und ihre Größe lassen vermuten, daß es sich um die Böden von Trinkschalen handelt, die dem Verstorbenen mitgegeben wurden. Es ist jedoch kein einziges vollständig erhaltenes Exemplar gefunden worden. Diese Gläser sind vor allem wegen der Feinheit der Verzierung und wegen ihrer außerordentlich reichen Ikonographie berühmt. Diese Ikonographie ist in den meisten Fällen gegenständlich, bringt Szenen aus dem Alten oder Neuen Testament und mythologische Szenen; sie vermittelt eine Erzählkunst, wie sie sonst kaum bezeugt ist. Manche Exemplare sind den christlichen Gemeinden zuzuordnen; daß unter den Verzierungen auch das Kreuz vorkommt, legt dies nahe. Die Zuordnung der Gläser mit biblischen Szenen bleibt oft offen. Christen wie Juden konnten auf die Bibel Bezug nehmen und aus ihr die geeigneten Themen schöpfen; es ist zudem bekannt, daß die christliche Kunst zu Beginn die Stoffe des Alten Testaments bevorzugte. Keinerlei Unsicherheit hinsichtlich der Zuordnung gibt es aber bei den Gläsern einer ganz bestimmten Serie: Ihre Symbole konnten sich nur an die Mitglieder der jüdischen Gemeinden richten.

Abb. 57, 281–283

Der häufigste Typus weist auf einer rechtwinkligen Fläche oder in einem Medaillon, das aus einem feinen Goldfaden gebildet und gelegentlich durch Zackenmuster verstärkt wird, eine Komposition auf, die auf zwei übereinandergestellte Bereiche verteilt ist. In der Mitte des oberen Bereichs erscheint die Schrank-Lade mit halboffenen Türen, gekrönt von einer Muschel und flankiert von zwei kauernden Löwen. Die offenen Türen lassen die Thorarollen sehen, und zwar im Querschnitt; zu je zweien oder dreien liegen sie auf den Regalbrettern des Schrankes. Im unteren Bereich befindet sich das zentrale Element, der Palmzweig oder *Lulaw,* zwischen zwei Leuchtern. Im jeweiligen Raum zwischen dem *Lulaw* und dem Schaft der Leuchter werden verschiedene Kultgegenstände abgebildet: die Amphore, der *Schofar,* der *Etrog;* ihre Anordnung kann leicht variieren. Überhaupt kann die Anordnung allgemein variieren. Auf einem der Beispiele wird die Bundeslade von zwei Vögeln flankiert, die beide auf einer Kugel sitzen; die *Menorah* befindet sich in der Mitte, unterhalb der Bundeslade, was vielleicht die Vorstellung einer räumlichen Anordnung wecken sollte. Zwei antithetisch gegeneinandergestellte, liegende Löwen, die Richtung Bundeslade schauen, sind zu beiden Seiten des Fußes der *Menorah* plaziert, während die Kultgegenstände den jeweiligen Raum neben der Lampe füllen und so die strenge horizontale Trennung in zwei Bereiche verwischen. Auf einem der Exemplare findet sich die Inschrift: *Pie zeses Elares,* „Trink, damit du lebst, Elares!" Diese Inschrift macht deutlich, daß solche Trinkschalen für die Bestattungsriten bestimmt waren.

Auf Kosten der Vielfalt neigen diese Kompositionen zu einer Unveränderlichkeit, die jegliche Improvisation auszuschließen scheint. Goodenough sah in ihnen einen Hinweis auf die Welt des Paradieses, in die der Mensch nach dem Tod Zutritt zu finden hofft. Die Symbole, die ausgewählt wurden, um auf die paradiesische Welt hinzuweisen, lassen erkennen, daß man sich das Leben nach dem Tod als eine Teilnahme an der himmlischen Liturgie vorstellte. Diese Vorstellung traf sich mit der anderen, daß Gott von den himmlischen Wesen unablässig gefeiert werde; mehrere Texte der talmudischen Zeit beschreiben diese Feier. Auch diesmal geht es nicht darum, in den Texten, die die „himmlischen Paläste" *(Hekhalot)* beschreiben, den direkten Grund für die Bildwelt der Tempel-Symbole zu sehen. Es geht vielmehr darum, beides, Texte und Bilder, als literarischen und visuellen Ausdruck von Konzepten zu sehen, die seit dem 4. Jahrhundert gewissen Strömungen im Judentum zugrundelagen. Die Texte beschreiben die himmlische Welt mit Hilfe von Begriffen, die früher der Beschreibung des Tempels *(Hekhal)* dienten, und die Symbole machen sie sichtbar, indem sie auf Gegenstände verweisen, die einst zum Ritual gehörten, das im Tempel vollzogen wurde.

Ein berühmt gewordener Boden eines Glases aus der Mitte oder dem dritten Viertel des 4. Jahrhunderts weist eine bemerkenswerte Ikonographie auf: einen Tempel mit vier Säulen, darüber einen dreieckigen, mit einer *Menorah* verzierten Giebel und ein steiles Dach (von oben gesehen), darunter vier Stufen, um das Ganze herum Säulenhallen mit einem roten Architrav. Die Säulenhallen bilden einen rechteckigen Rahmen, von dem allerdings nur zwei Seiten erhalten sind. Auf den beiden Seiten des Gebäudes befinden sich zwei Inschriften, links: „Das Haus des Friedens", rechts: „Empfange Segen mit den Deinen!" So ergänzt J. B. Frey die nur teilweise erhaltene Beschriftung, die die rituelle Bestimmung der Trinkschale bestätigt. Vor dem Tempel, auf der vierten Seite der Einfriedung, befanden sich verschiedene, heute kaum mehr sichtbare Gegenstände: zwei goldene Amphoren, eine *Menorah,* ein *Lulaw* und ein *Etrog.* Vor dem Gebäude erheben sich zwei freistehende Säulen. Außerhalb der Säulenhallen, auf der rechten Seite, sind zwei halbkugelförmige Hütten mit einem konischen Dach zu sehen, dahinter jeweils eine Palme. Vermutlich waren auch auf der linken Seite solche Hütten zu sehen, doch fehlt dieses Stück heute. Dieser Glasboden wurde 1882 in der christlichen Katakombe der Heiligen Petrus und Marcellinus gefunden, wird jedoch einmütig den jüdischen Gemeinden zugeordnet. Zum Verständnis der Ikonographie wurden verschiedene Interpretationen versucht, und sie kamen zu unterschiedlichen Resultaten. Nach Giovanni Battista De Rossi handelt es sich um den Tempel Salomons, und zwar wegen der beiden freistehenden Säulen; nach Cohn-Wiener um den Tempel des Herodes; nach Sukenik um die Schrank-Lade der Synagogen; nach Goodenough um ein Mausoleum, auf das die Inschrift „Haus des Friedens" hinweisen würde. So lauten einige der Vorschläge. Nach einer neueren Interpretation von Archer St. Clair verweist die Darstellung auf das Hüttenfest. Die beiden Amphoren vor dem Gebäude würden an die Darbringung von Wasser und Wein, ein wichtiges Element der Feier, erinnern, bei den Hütten außerhalb der Einfriedung würde es sich um die Hütten handeln, die die Pilger während der acht Tage dauernden Feier auf dem Tempelhof errichteten. *Lulaw* und *Etrog*, die der Szene vorgelagert sind, bildeten den Strauß, den die Gläubigen bei den Prozessionen während der Feierlichkeiten mit sich trugen. Das Hüttenfest war eines der wichtigsten Feste des Jahres und unter den Feiern, die sich im Tempel abspielten, wohl die fröhlichste. Die Beschreibungen von Josephus Flavius und römischen Schriftstellern, darunter Tacitus und Plutarch, betonen ebenso wie die Texte der Mischna den Glanz und den fröhlichen Charakter dieses Festes. Wenn gerade dieses Fest nun auf einem Gegenstand erscheint, der zu einem Bestattungsritual gehörte, so hängt das mit seiner messianischen Bedeutung zusammen. Tatsächlich werden nach der Ankündigung des Sacharja (14,16) am Ende der Zeiten „alle die Übriggebliebenen aus all den Völkern [...] Jahr für Jahr [nach Jerusalem] hinaufgehen, um den König, Jahwe Zebaot, anzubeten und das Hüttenfest zu feiern". Die ganze Komposition weist also über die individuelle Hoffnung auf ein glückliches Leben nach dem Tode hinaus; sie verspricht den eschatologischen Sieg.

Abb. 282

51 Tafel gegen den „Bösen Blick".
Kalkstein; mit Raum für Spiegeleinlagen.
Höhe: 31,5 cm; Breite: 27,5 cm.
Hebräische Universität, Sammlung des Archäologischen Instituts, Jerusalem.

52 Links: Relief mit einer Figur, die auf dem Kopf eine *Menorah* trägt; rechts: Relief mit der *Menorah*.
Bet Schearim.
Katakombe 3, beim Eingang zum Raum 5.
2.–3. Jh. n. Chr.
In situ.

53 Steinsarkophag.
Verzierung auf der Längsseite des Behälters: Kopf eines Stiers, flankiert von zwei kämpfenden Löwen; Verzierung auf der Schmalseite des Behälters und auf dem Deckel: Adler, umgeben von Rankenornamenten.
Bet Schearim, Katakombe 20.
2.–3. Jh.
260 × 105 cm; Deckel: 50 × 88 cm.
In situ.

54 Steinsarkophag mit angreifenden Löwen.
Bet Schearim, Katakombe 20.
2.–3. Jh.
248 × 95 cm; Deckel: 53 × 100 cm.
In situ.

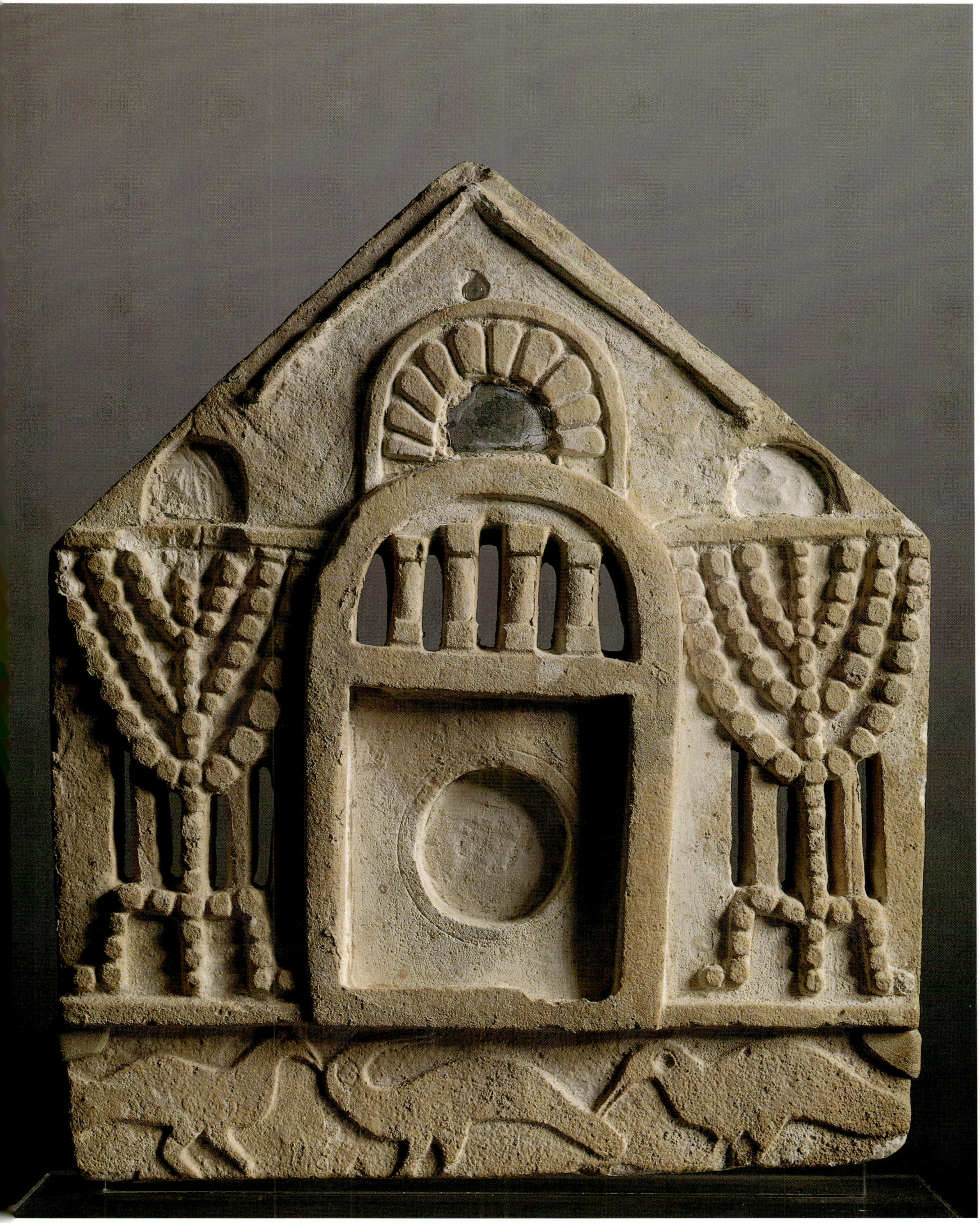

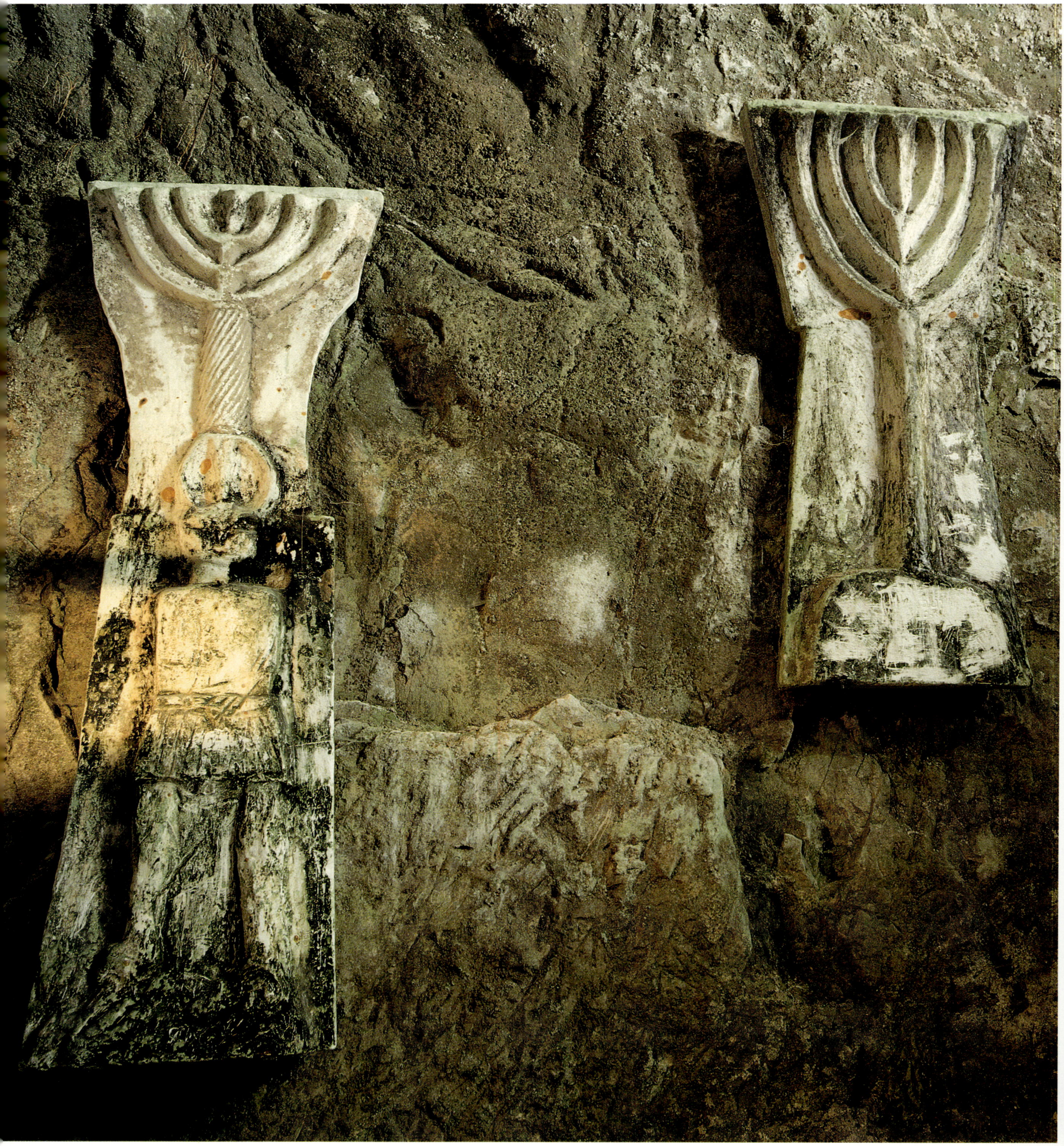

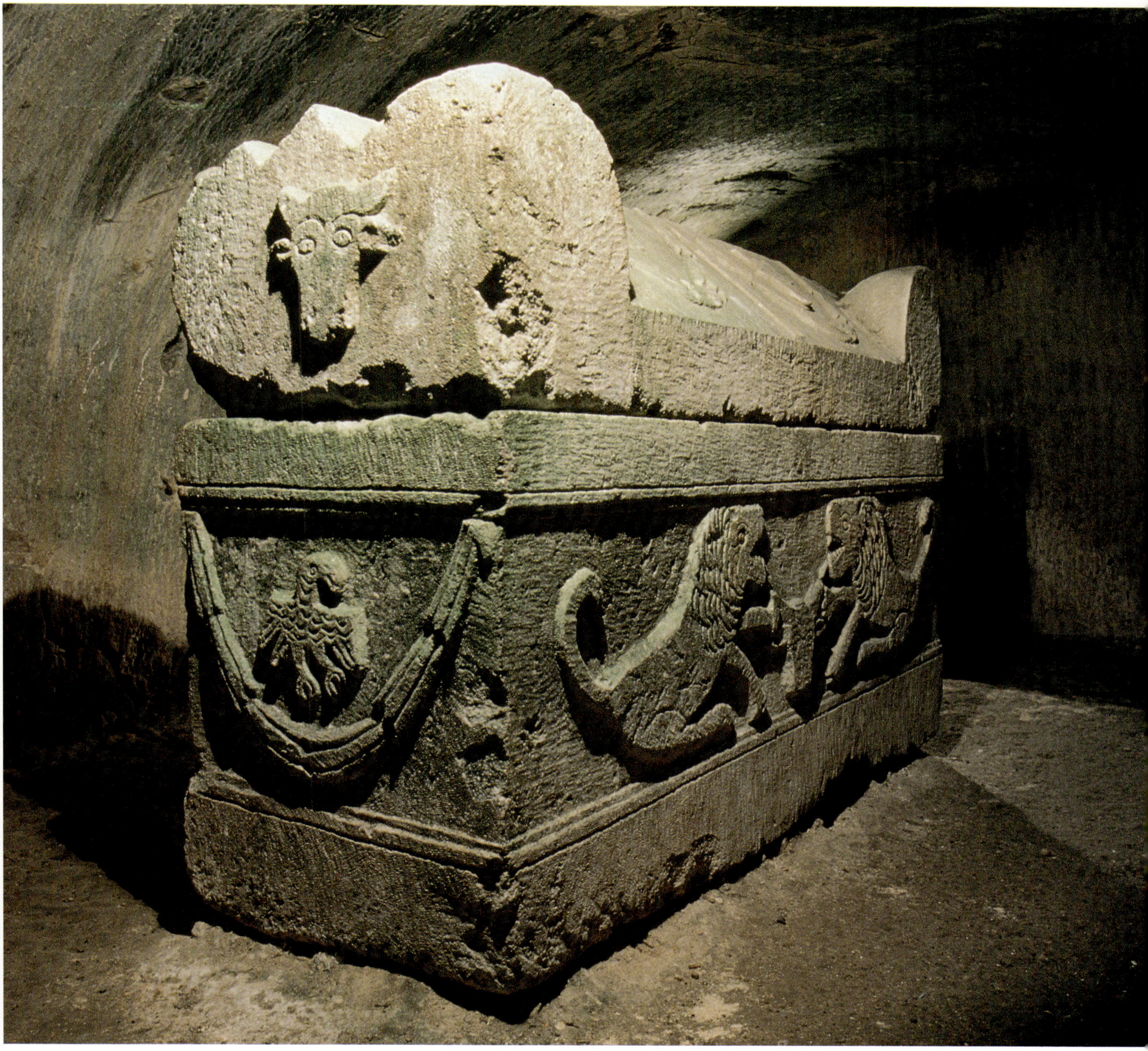

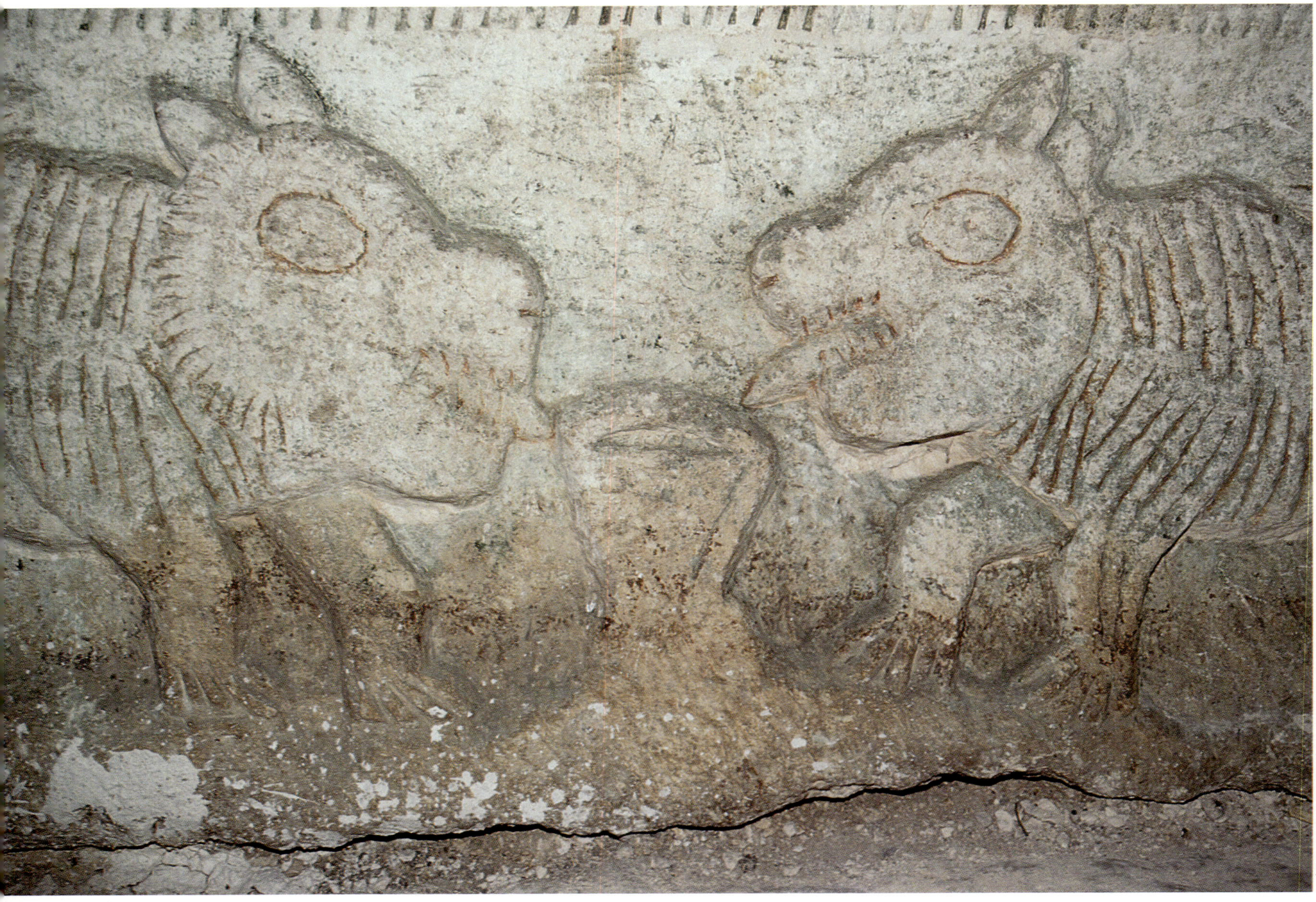

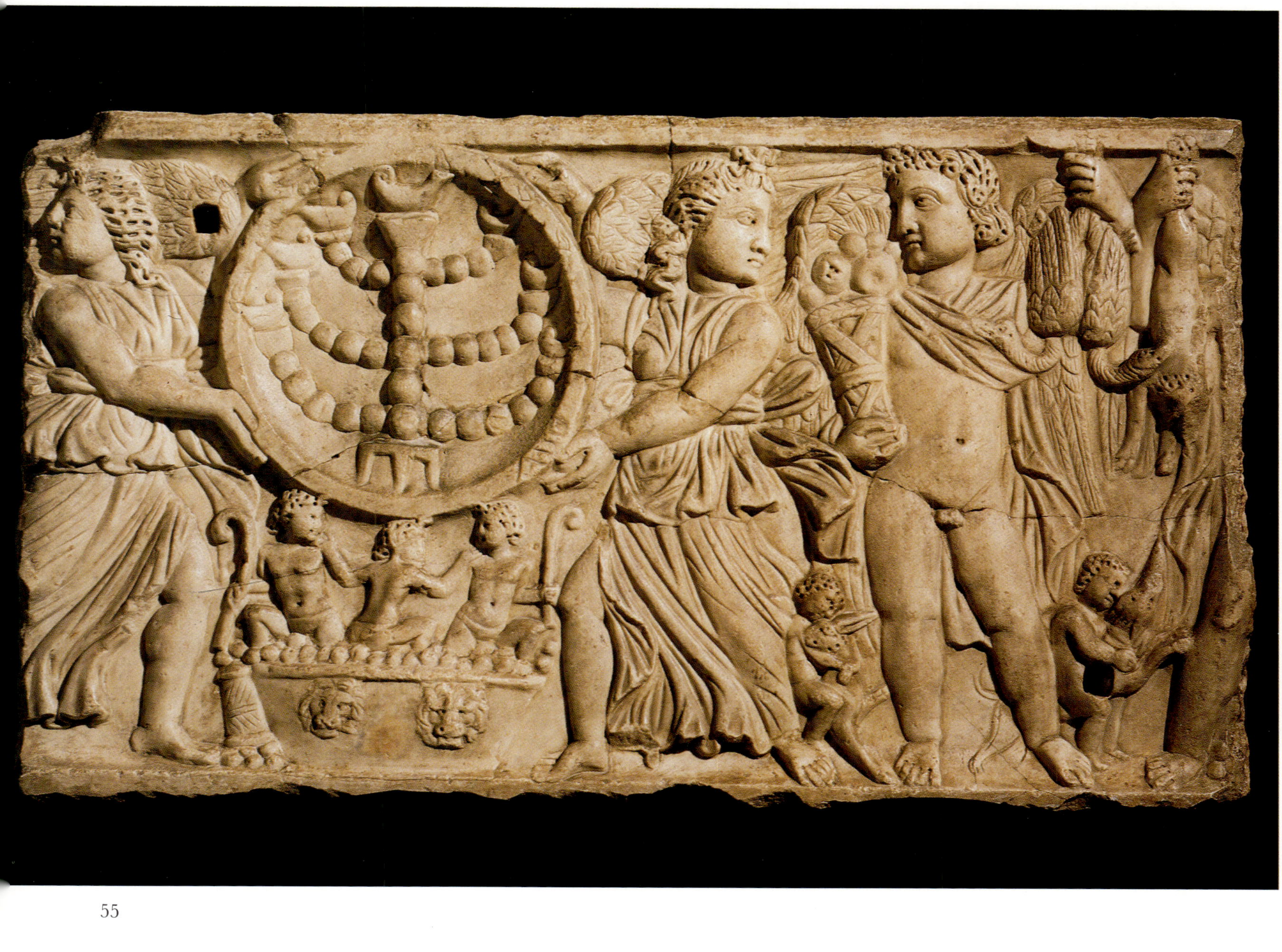

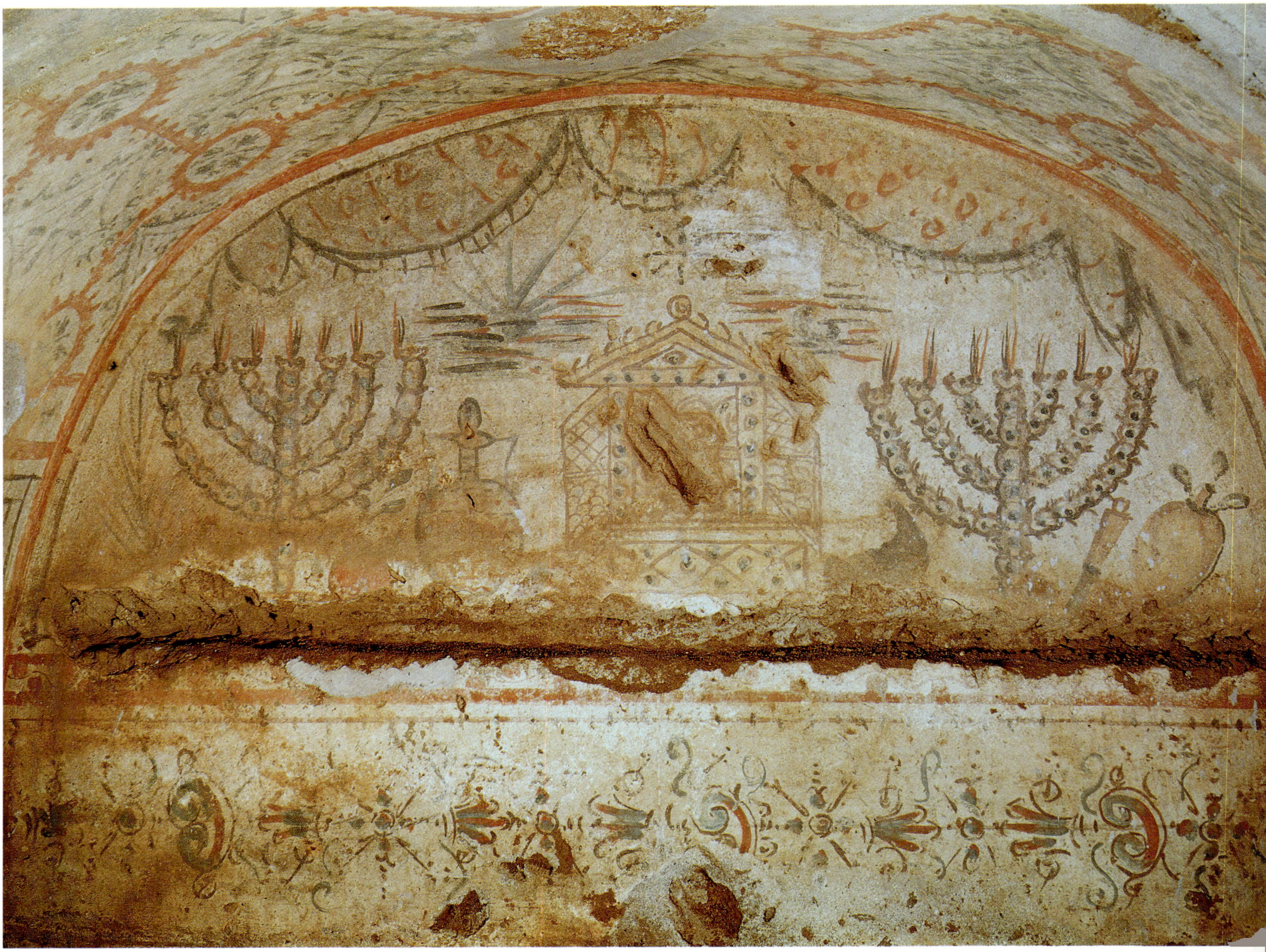

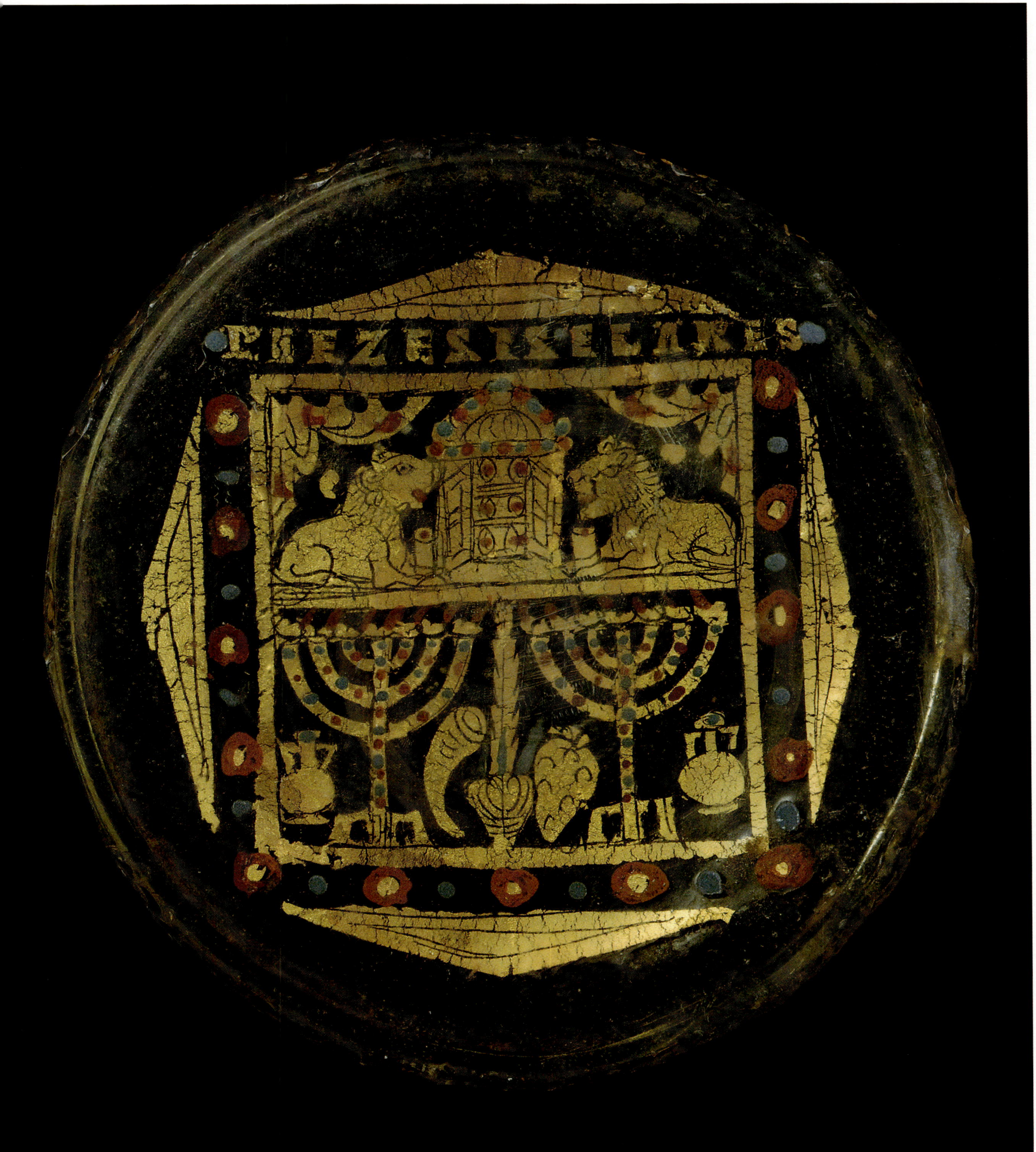

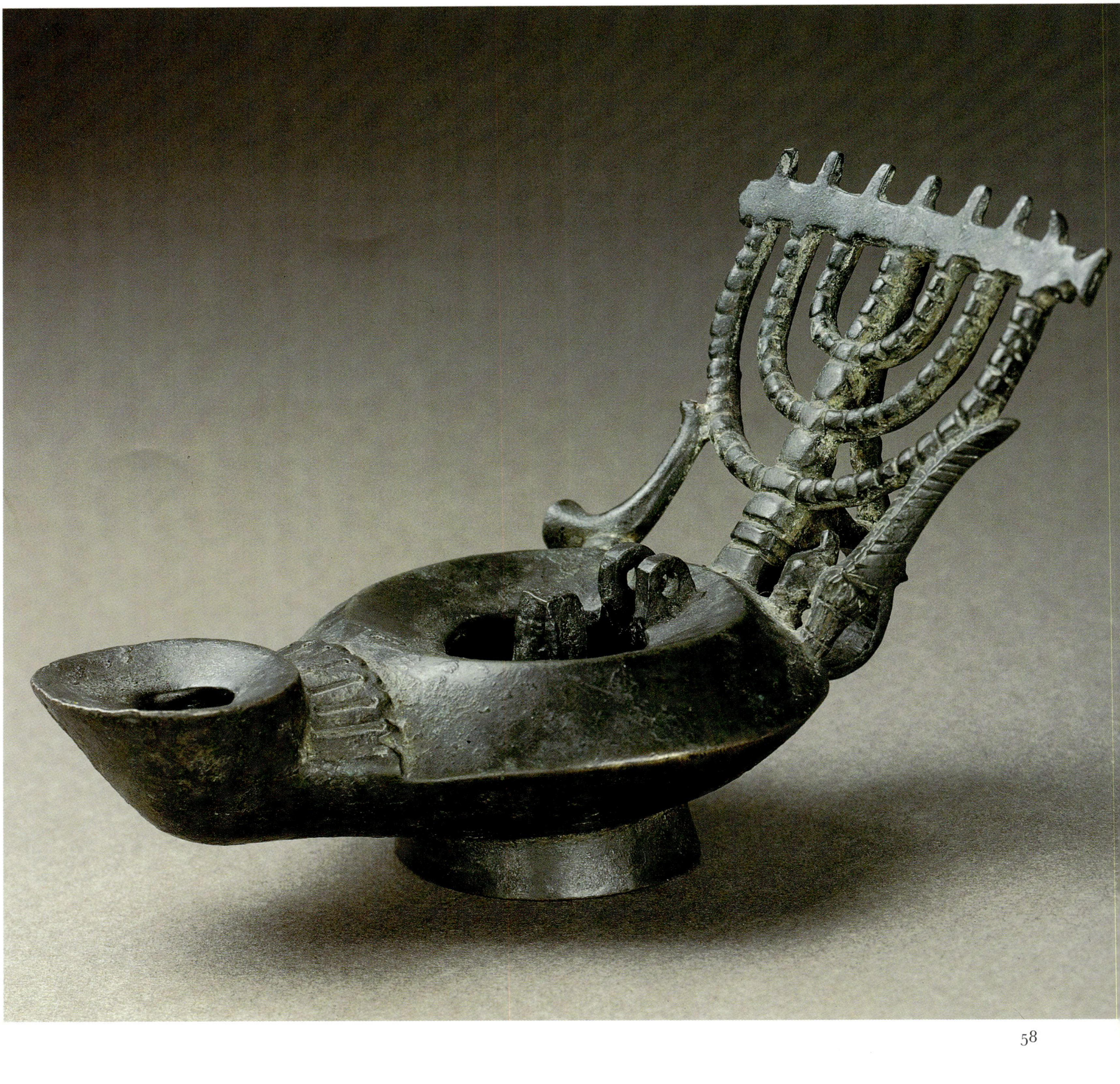

55 Marmorsarkophag.
Verzierung: Menorah in einem Clipeus, der von Victorien getragen wird; Jahreszeiten und Putti, die Trauben keltern.
Katakomben der Vigna Randanini, Rom.
3.–4. Jh.
Museum der Thermen, Rom.

56 Schrank-Lade mit halb geöffneten Türen.
Auf beiden Seiten eine Menorah, umgeben von Etrog, Lulaw und Schofar.
Bild auf der Wandseite einer Grabnische.
Katakombe der Villa Torlonia, Rom.
3.–4. Jh. n. Chr.
In situ.

57 Mit Goldblättchen verzierter Boden eines Glases.
Im oberen Teil: Schrank-Lade, flankiert von zwei Löwen;
im unteren Teil: der Strauß des Hüttenfestes, auf beiden Seiten umgeben von einer Menorah und einem Kantharos.
Rom.
4. Jh. n. Chr.
Durchmesser: 10 cm.
Israel Museum, Jerusalem.

58 Bronzelampe
mit einem Griff in Form einer Menorah, die links mit dem Schofar und rechts mit dem Lulaw und dem Etrog verbunden ist.
Herkunft unbekannt.
5.–6. Jh.
11 × 16,5 cm.
Israel Museum, Sammlung M. S. Schloessinger, Jerusalem.

DIE SYNAGOGEN DES ALTERTUMS

ARCHITEKTUR, WANDBILDER, MOSAIKEN

VOM DRITTEN BIS ZUM ZEHNTEN JAHRHUNDERT

DIE ANFÄNGE DER INSTITUTION

Die Synagoge wurde in der talmudischen Zeit zur zentralen Einrichtung der jüdischen Religion. Ihr Aufkommen kennzeichnet eine der revolutionärsten Erneuerungen der Religionsgeschichte im Altertum und eröffnet ein grundsätzlich neues Verständnis der religiösen Praxis. Bisher durfte nur der eingeschränkte Kreis der Priester dem Kult beiwohnen; nun wurde der Kult für alle zugänglich. Die Zeremonien entfalteten sich im Beisein aller Gläubigen. Dadurch erfuhr auch der Kult eine grundsätzliche Umwandlung: Die Opfer, die wegen der Zerstörung des Tempels aufgehört hatten, wurden durch Andachtsübungen, liturgisches Gebet und das Studium der Thora ersetzt. Auch in einem anderen wesentlichen Punkt unterschied sich die Synagoge vom Tempel. Der jüdisch-biblischen Tradition entsprechend durfte es nur einen einzigen Tempel geben, und zwar den an der heiligen Stätte in Jerusalem. Die Synagoge hingegen war weder im Hinblick auf die Anzahl noch im Hinblick auf den Ort festgelegt; sie konnte in beliebiger Zahl überall dort, wo sich jüdische Gemeinden befanden, errichtet werden, in großen Städten oder in Dörfern, in Israel oder in der Diaspora. Die Anerkennung des neu entstandenen Kults erlaubte es allen jüdischen Gemeinden – eine wachsende Zahl lebte außerhalb des Heiligen Landes –, ihr religiöses Leben ohne Einschränkung zu praktizieren und dabei zugleich mit der Tradition verbunden zu bleiben. Die Tatsache, daß die Christen und die Moslems diese neue Form des Kults ebenfalls aufgriffen, bestätigt, daß sie einem notwendigen Schritt in der geschichtlichen Entwicklung jener monotheistischen Religionen entsprach, die das Mittelalter und die Neuzeit formen sollten.

Die Anfänge der Synagoge sind geschichtlich gesehen noch nicht geklärt. Die ältesten Zeugnisse, die auf die Existenz von Synagogen hinweisen, sind ägyptische Inschriften. Zwei Inschriften aus der Zeit des Ptolemäus III. Euergetes (246–221 v. Chr.), deren eine in Shedia bei Alexandria gefunden wurde, erwähnen sie. Andere schriftliche Quellen sprechen von zwölf Synagogen, die an verschiedenen Orten in Unterägypten lagen, sowie von weiteren Synagogen in Kleinasien, Nordafrika, Rom und Palästina. Diese Dokumente können aber die allmähliche Entstehung der Synagoge nicht erhellen, und die Erklärungsversuche, die die Wissenslücke schließen wollen, weichen stark voneinander ab.

Nach einer dieser Thesen wäre die Synagoge während des babylonischen Exils entstanden, damit die Menschen dort über einen Ersatz für den an den Tempel gebundenen Kult hätten verfügen können. Und Esra mit seinem Auftrag, die Nation wieder aufzubauen, hätte diese neue Form der Gottesverehrung in der Mitte des 5. Jahrhunderts in Palästina eingeführt. Daß eine Einrichtung geschaffen wurde, die dem Tempel Konkurrenz gemacht hätte, ist nur schwer mit den Ermahnungen des Propheten Ezechiel vereinbar, der während des Exils unermüdlich darauf hinwirkte, daß das Heiligtum in Jerusalem wieder aufgebaut wurde, indem er die Erinnerung an den Tempel lebendig erhielt. Eine andere These führt den Ursprung der Synagoge auf die Reform des Königs Josija (640–609 v. Chr.) zurück: Er hätte die lokalen Heiligtümer *(Bamot)* zerstört und sie in Orte umgewandelt, an denen man sich für das gemeinsame Gebet versammelte. Diese Theorie stützt sich auf die Interpretation bestimmter biblischer Begriffe wie etwa „kleines Heiligtum" *(Miqdah me'at)* oder „Haus des Volkes" *(Bet ha'am),* Begriffe, die der Talmud später für die Beschreibung der Synagoge verwendet *(Megilla* 29a). Die genaue Bedeutung dieser Ausdrücke im ursprünglichen Text sind allerdings zu unklar, um als Argument dienen zu können.

Die Hypothese, die zur Zeit am meisten Anklang findet, betrachtet die Synagoge als eine Einrichtung aus der Zeit nach dem Exil. Die Entstehung der Synagoge ist verbunden mit der tiefen Umgestaltung der jüdischen Gesellschaft in der hellenistischen Zeit. Zu dieser Umgestaltung gehört als sehr markantes Signal auch der Aufstieg einer neuen Klasse von Gelehrten, der Pharisäer. Diese wollten die exklusive Macht der Tempelpriester einschränken. In ihren Anfängen war die Synagoge eine private, weltliche Einrichtung. Die Zusammenkünfte fanden in Wohnräumen statt, und man behandelte gesellschaftliche und wirtschaftliche Fragen. In der Folge standen diese „Häuser der Gemeinde" dann auch jenen Personen offen, die verhindert waren, sich nach Jerusalem zu begeben und an den Opfern teilzunehmen: Sie lasen Abschnitte der Thora und der Prophetenschriften, sangen Loblieder und deuteten die Schriften. Die offiziellen Gebete und die Opfer blieben also in der Verantwortung des Tempels, und während dreier Jahrhunderte funktionierten Tempel und Synagoge nebeneinander. Das Ziel des Tempelkultes war es, mittels der Opfer die Fruchtbarkeit des Landes zu garantieren. Die Religion der Pharisäer hingegen hoffte das Heil der individuellen Seele nach dem Tod und die Auferstehung des Leibes zur Zeit des Messias sicherzustellen, und zwar durch Gebet und die Einhaltung des offenbarten Gesetzes gemäß schriftlicher und mündlicher Überlieferung.

Als im Jahre 70 das Heiligtum zerstört wurde, nahm die Synagoge als offizielle religiöse Einrichtung des rabbinischen Judentums die Stelle des Tempels ein. Sie wurde nun „Haus des Gebetes" genannt; sie wurde zum Ort einer vorgegebenen Liturgie und regelmäßiger Gottesdienste. Sie ersetzte zwar den einen Tempel, wurde aber zum Haus eines dezentralisierten Kults, wo man sich direkt, ohne Vermittlung, an Gott wandte. Die Zeremonien und Gebete garantierten das Heil und die Auferstehung des einzelnen Gläubigen in der kommenden Welt. Diese tiefe Umgestaltung des religiösen Lebens verlangte nach neuen Bauwerken, die den entsprechenden Rahmen boten; sie begünstigte auch die Entstehung eines Repertoires an Symbolen, die diese Bauten ausschmückten und ihre Bedeutung erklärten, und die Entstehung eines Mobiliars, das der neuen Liturgie diente. Der Ausdruck „Synagoge", der ursprünglich die Gemeinschaft bezeichnete, wurde schließlich auf das Gebäude bezogen, das die Gemeinschaft während des Kultes aufnahm *(Bet ha-Kenesset).* Man bezeichnete die Synagoge sogar als „Wohnung der göttlichen Gegenwart" *(Shekhina),* mit einem Begriff also, der bis anhin dem einzigen Tempel vorbehalten war. Diese ganze Umgestaltung fand in Palästina statt.

DIE ARCHITEKTUR DER SYNAGOGEN

Etwa hundert Bauwerke wurden in Palästina durch Grabungen erforscht. Die meisten von ihnen stammen aus dem 3. und 4. Jahrhundert, manche aus dem 7. Jahrhundert. Kurz vor dem Ersten Weltkrieg wurde in der Davidsstadt eine Inschrift entdeckt, die lange Zeit als Bestätigung dafür betrachtet wurde, daß es auch in Jerusalem zur Zeit des Zweiten Tempels bereits eine Synagoge geben hatte. Diese Inschrift erinnert an die Gründung einer *Abb. 236* Synagoge durch „Theodotos, den Sohn des Ouettenos, eines Priesters und Synagogenleiters, der selber wiederum Sohn eines Synagogenleiters war. Er ließ eine Synagoge zur Lesung des Gesetzes und zum Studium der Gebote errichten, ebenso eine Herberge mit Zimmern und Wasserstellen für die Bedürfnisse der Reisenden aus dem Ausland. Sein Vater, die Ältesten und Simonidus gründeten diese Synagoge." Die Inschrift selbst bietet allerdings keine Angaben für die Datierung, und nach den epigraphischen Kriterien kann die Inschrift nicht vor dem Ende des 2. oder dem Anfang des 3. Jahrhunderts angesetzt werden. Diese Datierung würde auch mit der anderer Funde übereinstimmen, denn die Platte wurde an der Stelle eines Bäderkomplexes aus der Zeit Hadrians entdeckt.

Die Archäologen haben bei drei Gebetsräumen den Beweis, daß sie bereits vor der Zerstörung des Tempels *Abb. 607, 610* als solche benutzt wurden. Zwei von ihnen gehören zu Palastburgen, die Herodes gebaut hatte: zu Herodion und zu Massada. An beiden Orten wurden die Empfangsräume *(Triclinia)* des Palastes während der Besatzung *Abb. 605* durch die Zeloten in Kulträume umgestaltet. Eine dritte Synagoge lag in Gamla, auf den Golanhöhen. Sie war vermutlich im Zeitraum von 23 bis 41 gebaut worden und wurde nach Josephus Flavius *(Jüdischer Krieg* IV, § 83) im Jahre 67, zu Beginn des Jüdischen Krieges, durch die Römer niedergerissen. Diese drei Synagogen, die einzigen, die in Palästina aus dem 1. Jahrhundert bekannt sind, werden als die Prototypen der Synagogen in Galiläa betrachtet, wo die großen Bauten erst im 3. Jahrhundert einsetzen. Vor diesem Zeitpunkt kennt man selbständige Gebäude, die als Synagogen dienten, nur aus der Diaspora.

DIE ANTIKEN SYNAGOGEN IN DER DIASPORA

Die bekanntesten Synagogen, die außerhalb Palästinas entdeckt wurden, verteilten sich auf die großen kulturellen Zentren des römischen Reichs: Sardes in Kleinasien, an einer Kreuzung der Handelsrouten gelegen, die nach Anatolien und in den Orient führten, hatte eine großartige Synagoge aus dem 2. bis 3. Jahrhundert. Ebenfalls in Kleinasien besaß Priene, eine ausgeprägt hellenistische Stadt, ein Gebetshaus aus dem 3. bis 4. Jahrhundert. In Dura-Europos an den Ufern des Eufrat, einer kleinen, befestigten Karawanenstadt an der östlichen Grenze des Reichs, wurde im 2. Jahrhundert eine Synagoge gebaut; sie wurde 245 vergrößert und verschönert; unter den Angriffen der Parther im Jahr 256 verschwand sie. In Delos – Stadt des Apollo-Tempels, großes Handelszentrum und Station vieler Reisender aus allen Gegenden des östlichen Mittelmeers – gab es seit dem 1. Jahrhundert v. Chr. eine Synagoge; sie wurde bis ins 2. Jahrhunder n. Chr. benutzt. In Ostia, dem großen

Mittelmeerhafen Roms, wurde eine Synagoge aus dem 1. Jahrhundert im 4. Jahrhundert durch einen Neubau ersetzt. In Stoboi, einem wichtigen Verwaltungszentrum des Reichs in Mazedonien, folgten im 3. beziehungsweise 4. Jahrhundert zwei Synagogenbauten aufeinander.

Daß es in diesen Städten Juden gab, ist nur bekannt dank jener Gebäude, die als Synagogen identifiziert werden konnten. Lediglich die Bauten in Ostia und in Sardes waren von Anfang an für die Gemeinde konzipiert. Die anderen Gebäude waren private Wohnhäuser, die dann vergrößert und zu Gemeinschaftshäusern umgestaltet wurden. Die Überreste in Priene und Dura sind in dieser Hinsicht sehr eindeutig. Die Lage dieser Gebäude zeigt, daß die jüdischen Gemeinden in einem hohen Grad ins öffentliche Leben der heidnischen Städte integriert waren. Die Synagoge von Ostia zum Beispiel befand sich an der Hauptstraße der Stadt. In Sardes gehörte sie zu einem größeren Komplex öffentlicher Bauten, welcher Bäder, ein Gymnasium und Geschäfte umfaßte. Sie lag im Zentrum dieses Komplexes, und ihr Innenhof, der mit einem Brunnen geschmückt war, führte direkt in die Hauptverkehrsstraße der Stadt. In Dura befand sich die Synagoge in direkter Nachbarschaft *Abb. 673* zu den Heiligtümern der palmyrenischen Gottheiten, zu einem Mithräum und zu einer christlichen Kapelle. Im Innern waren die entsprechenden Räume überall gut eingerichtet. In jedem der Gebetsräume – eine Ausnahme bildete Delos – war ein fester Platz für die Lade mit der Thora vorgesehen. Sie befand sich in einer Nische, ausgerichtet auf Jerusalem: Richtung Westen in Dura, Richtung Osten in Priene. In Sardes waren neben dem Haupteingang zwei kleine Nebenräume errichtet worden, deren einer als Aufbewahrungsort der Thorarollen diente. Die Anordnung der Räume selber war unterschiedlich. In Ostia war der Raum im Osten durch die Lade mit der Thora und im Westen durch die Estrade begrenzt. In Sardes befand sich die Hauptestrade zwischen den ersten beiden Pfeilern des Raums, vor der Apsis, die den Raum in westlicher Richtung abschloß und in der sich die Sitzbänke für die prominenten Mitglieder der Gemeinde befanden. Sowohl der Baustil als auch die Dekoration sind an allen Orten stark von den lokalen Gegebenheiten geprägt; dies erklärt die Verschiedenheit der Bauten, die sich unabhängig von den Synagogen Palästinas entwickelten.

DIE SYNAGOGEN IN GALILÄA

Nach der Niederlage des Bar Kokhba und der Verwüstung Judäas zogen die religiösen Instanzen nach Galiläa, das nun zum intellektuellen und religiösen Zentrum des rabbinischen Judentums wurde. Die zum größten Teil jüdische Bevölkerung gruppierte sich in zahlreiche und wohlhabende Gemeinden – dank der auf Frieden bedachten Beziehungen der jüdischen Autoritäten mit Rom und dank der Ära einer relativen Sicherheit, die die Römer ihnen gewährleisteten. In Galiläa und auf den Golanhöhen konnten die Trümmer von mehr als fünfzig *S. 531* Synagogen bestimmt werden. Sie bezeugen die Auswirkung dieser Friedenszeit auf die kulturelle und künstlerische Entfaltung der Region.

Die Synagogen Galiläas bilden eine recht homogene Gruppe. Bei den meisten von ihnen lassen sich analoge Strukturen, die gleichen Baumaterialien und dieselbe Art und Weise der Ausschmückung beobachten. Die Bauten aus Bruchstein umfaßten einen rechteckigen Saal; der Eingang lag auf einer der kürzeren Seiten des Saals. Die Fassade mit drei mächtigen Türen schaute Richtung Süden, in die Richtung von Jerusalem. Drei Säulenreihen, die sich an den Wänden entlangzogen – ausgenommen war die Wand, in der sich der Eingang befand – unterteilten den Saal in den mittleren Raum und drei Nebenschiffe. Der Boden war im Normalfall mit Steinplatten belegt. Zwei oder drei Reihen mit Steinbänken entlang der Wände waren zur Bequemlichkeit der Versammelten gedacht. In einigen Gebäuden fand man auch Galerien, deren Funktion nicht mit Sicherheit geklärt werden konnte: Handelte es sich um einen Bereich, der den Frauen vorbehalten war, oder um Nebenräume? Es gab keine festgelegte Stelle für die Lade mit der Thora; die Trümmer erlauben es nicht, die Existenz einer Estrade *(Bima)* vorauszusetzen. Diese Gruppe von Gebäuden zeigt eine besondere Eigenheit: Ihre Fassade war Richtung Jerusalem orientiert. Das bedeutete für die Gläubigen, daß sie sich umdrehen mußten, damit sie beim Gebet in die Richtung der Heiligen Stadt schauten. Diese für die Region typische Struktur weist bei den einzelnen Bauten selbstverständlich kleine Unterschiede auf; keine der Synagogen in Galiläa ist einfach die Kopie einer anderen.

Die mächtigste und am besten erhaltene Synagoge in Galiläa ist die in Kapharnaum. Der Baukomplex umfaßt *Abb. 60–63,* drei Teile: einen Gebetssaal, einen engen Vorraum vor der Fassade und – auf der östlichen Seite des Bauwerks – *620–622* einen Hof mit Säulen. Im Gebetssaal verbinden sich die Säulen der Nebenschiffe, wenn sie aufeinandertreffen, in Form von Doppelsäulen, ebenso die Säulen des Hofs. In der Fassade, Richtung Süden, befinden sich die drei Eingänge; über dem mittleren, der breiter ist als die beiden anderen Türen, erhebt sich ein Rundbogen. Im oberen Teil der Fassade öffnen sich drei Fenster; oberhalb der mit Skulpturen versehenen Fenstersturze krönt das „syrische Tympanon" das Gebäude.

Kapharnaum weist die vollständigste Synagogenanlage dieser Region auf. An den anderen Orten ist mit Varianten zu rechnen, etwa in der Ausrichtung des Gebäudes, der Anordnung der Fassade oder der Anordnung
Abb. 611, 615, des Hauptraums. Die Synagogen von Gush Halav, Dabiyye, Nabratein und die Mehrzahl der Synagogen im
S. 546 Golan hatten nur einen Eingang. Bei den Synagogen von Arbel und Khirbet Summaqa lag der Eingang im
Abb. 614, 628, 638, Osten, bei der Synagoge von Kasrin im Norden, bei der Synagoge von Kanaf im Westen. Diese Änderungen
639, 644, 645 hingen wahrscheinlich in erster Linie von den jeweiligen topographischen Gegebenheiten des Ortes ab. Weitere Änderungen wie die Gebetsräume mit den zwei Säulenreihen in Horvat Dikke, in Gush Halav und in Nabratein
Abb. 59 könnten der Initiative von mehr oder weniger qualifizierten Handwerkern zu verdanken sein. Das „syrische Tympanon" kommt in der Fassade von Kapharnaum, Chorazin und Kefar Bar'am vor. Man nimmt an, daß in Kapharnaum, Kefar Bar'am und Gush Halav die Fenster einen Rundbogen hatten. Ein Rundbogen verzierte auch die Haupteingänge von Kapharnaum und Chorazin und im Golan die Eingänge von Kasrin, Horvat Dikke und Umm el-Kanatir.

Stilistische Kriterien erlauben es, den Großteil der Synagogen in die Mitte oder ans Ende des 3. Jahrhunderts zu veranschlagen. Die archäologischen Argumente, vor allem die an den Orten gefundenen Münzen, bestätigen diese Datierung. Für einige Synagogen liegen auch literarische Hinweise vor: In seinem *Onomastikon* berichtet Eusebius, daß die Synagoge von Chorazin um das Jahr 300 bereits aufgegeben worden war. Allerdings gibt es auch Indizien, die diese Datierung in Frage stellen. Eine Inschrift, die in Nabratein gefunden wurde, datiert das Gebäude in das Jahr 564. Man nimmt heute an, daß diese Inschrift eher mit einer Erneuerung als mit dem ursprünglichen Bau der Synagoge zu tun hat. Unsicherheit verursachten der Fund von Münzen in Kapharnaum, und zwar aus der Zeit von Konstantin II. (337–340) und Theodosius I. (379–395), und der Fund von Keramikscherben aus dem 5. Jahrhundert. Diese Funde lagen 60 bis 90 cm unter den Steinplatten. Doch die stilistischen Argumente und vor allem die Ausrichtung der Fassade auf Jerusalem haben das Übergewicht, und die frühe Datierung ist aufrecht erhalten worden. Man nimmt an, daß die späteren Münzen und Scherben, auch wenn sie in einer tieferen Schicht gefunden wurden, nur zufällige Zeugen einer allmählichen baulichen Veränderung darstellen. Die wichtigste Veränderung war der Bau eines Adyton, das die Türen verdeckte und die Fassadenmauer zur Wand machte, auf die man sich ausrichtete. Im selben Zeitraum wurde der Eingang auf eine der Längsseiten verlegt. Solche Veränderungen, die auch an den anderen Orten festgestellt werden können, belegen ein Wiedererstarken der Idee, sich beim Gebet in eine bestimmte Richtung zu wenden – eine Idee, die im 4. Jahrhundert aufkam. Nach diesem Zeitpunkt hat kein einziges Gebäude mehr eine Fassade Richtung Jerusalem. Dies war in Kapharnaum schon der ursprüngliche Grundriß gewesen.

Im Hinblick auf den Grundriß der Synagogen in Galiläa ist die wichtigste Frage die nach den Vorlagen. Unter den öffentlichen Gebäuden, die als Modell hätten dienen können, hebt Gideon Foerster die *Ecclesiasteria* hervor; in ihnen zogen sich wie in den Synagogen an drei Wänden die Steinbänke entlang; auf diese Art wurde der Hauptraum, auf den sich alles bezog, festgelegt. Dies war auch der Grundriß der Empfangsräume in den Villen und Palästen, etwa in Pompeji, Antiochia und Alexandria. Die neuesten Forschungen haben in den Palästen des Herodes in Jericho eine ähnliche Anlage entdeckt. Derselbe Grundriß galt auch für die *Triclinia* in Massada und Herodion, die die Zeloten in Synagogen umwandelten. Diese Synagogen – die ersten Beispiele dafür, daß dieser Grundriß für einen Gebetsraum eingesetzt wurde – können so als lokale Prototypen der Synagogen in Galiläa betrachtet werden, wenn auch bei ihnen die Anlage erweitert wurde, weil man eine größere Versammlung aufnehmen wollte. Die Fassade mit den drei Türen und den „syrischen Tympana" weist eine Verwandtschaft mit der syrischen Architektur zur Zeit der Römer auf. Es muß allerdings auch darauf hingewiesen werden, daß die Vergleichselemente nie genau stimmen. Amos Kloner schreibt diese Unterschiede den lokalen Handwerkern zu, die die Bauten ausführten.

Die meisten Synagogen dieser Gruppe weisen im Innern keine Dekoration auf, sei es, daß sie nicht erhalten ist, sei es, daß sie nie existiert hat. Im Gegensatz dazu waren in Kapharnaum und in Chorazin die Tür- und Fenstersturze mit Girlandenfriesen geschmückt. Die Technik gleicht dem Verfahren, das bereits in der Architektur zur Zeit des Herodes beobachtet werden kann: Die Bearbeitung der Steine hebt die scharfen Kanten und die Kontraste zwischen lichtvollen Oberflächen und Schatten hervor. Auch die korinthischen Kapitelle leben von derselben Technik und unterscheiden sich stark von den klassischen Vorlagen. Auf den seltenen ionischen Kapitellen ersetzen konzentrische Kreise die gewohnten Voluten. Die Ranken der Akanthusblätter, die sich auf den Sturzen entfalten, sind verziert mit Rosetten, Löwen, Früchten – Granatäpfeln, Trauben – oder geometri-
Abb. 623–626 schen Mustern. In Chorazin gibt es Medaillons in Gestalt von Weinblättern; in ihnen finden sich *Putti* und das Haupt der Medusa. Auf den Sturzen von Kefar Bar'am und Horvat Dikke erscheinen mythologische Figuren, geflügelte Victorien beiderseits eines Kranzes; auf den Sturzen von Kefar Bar'am wurden die Victorien später

allerdings verwischt. Ein Sturz in Kapharnaum ist verziert mit Adlern und Steinböcken. In Dabburah und Yafi'a sind Kränze von Adlern mit ausgebreiteten Flügeln flankiert. Dieses für die syro-hellenistische Architektur typische Thema symbolisiert hier den Schutz, den Gott Israel versprochen hat (vgl. Dtn 22,11). Der Löwe, ebenfalls aus dem Repertoire der alten orientalischen Kunst, wird in unterschiedlichen Zusammenhängen und Bedeutungen angeführt. Auf den Sturzen von Kapharnaum, Horvat 'Amudim und Khirbet Summaqa wird er, ganz der orientalischen Tradition entsprechend, auf den beiden Seiten einer Amphore dargestellt. Plastische Löwengestalten flankierten möglicherweise die Lade mit der Thora in Chorazin und Kefar Bar'am und übten so wie in den syrischen Tempeln ihre Dienst als Wächter der heiligen Orte aus. Doch die Stellen, die am weitesten hervorragen, etwa beim Fries oder bei den Kapitellen, tragen von nun an ein jüdisches Symbol, das die Bestimmung des Gebäudes deutlich hervorhebt. Die *Menorah,* gelegentlich vom *Schofar* und der Ascheschaufel begleitet, erscheint auf einem korinthischen Kapitell in Kapharnaum, ebenso auf den Sturzen von Chorazin und Yafi'a. Sie steht über den Haupteingängen der Synagogen von Nabratein und Horvat Shema'. Dieses Symbol *Abb. 297* kennzeichnet ebenfalls die Abschrankung, die in den Synagogen der byzantinischen Zeit den der Lade vorbehaltenen Teil vom Schiff trennt. Mehr als einmal sind nur gerade diese Marmortafeln erhalten geblieben, in Aschkelon, Aschdod und Gadara zum Beipiel. Die Palme, die auf den Münzen des Jüdischen Krieges zum *Abb. 64, 307* Symbol des Heiligen Landes wurde, ziert eine Konsole in Kapharnaum. Diese Auflistung zeigt das immer stärkere *Abb. 63* Bestreben, in den Bauwerken die jüdischen Symbole einzusetzen, ein Bestreben, das sicher auch durch den Aufstieg der rivalisierenden Religion, des Christentums, Antrieb bekam; denn die Christen profitierten seit dem Edikt Konstantins von der Protektion durch die Kaiser. Die jüdischen Symbole verbanden sich oft mit ikonographischen Elementen aus der klassischen oder orientalischen Kunst; diese wurden zwar aus den alten Traditionen übernommen, aber neu interpretiert und mit einer neuen Bedeutung versehen, damit sie in eine künstlerische Sprache integriert werden konnten, die eben im Entstehen begriffen war.

Das Hauptstück des Mobiliars, die Bundeslade, enthielt die Thorarollen. Sie befand sich im Normalfall in der Mitte der auf Jerusalem ausgerichteten Mauer, bei diesen ersten Synagogen also in der Mitte der Fassadenmauer. Die Überreste einer solchen Anordnung wurden in Kapharnaum, Gush Halav, Nabratein und Merot entdeckt. In der Synagoge von Merot gab es zwei Aufbauten vor der Fassadenmauer, die der Lade mit der Thora und der Estrade dienten, ähnlich wie in Sardes. Architektonische Elemente, die in Nabratein und Chorazin gefunden *Abb. 299* wurden, sowie Darstellungen, die sich auf mehreren Bodenmosaiken befinden, ermöglichen es, das Aussehen dieser Laden zu rekonstruieren. Sie hatten die Form von Häuschen, gekrönt von einem Tympanon, das mit einer Muschel verziert war, und ausgestattet mit zwei Türen, welche ein Vorhang verhüllte. Die Lade konnte in einer Mauernische aufgestellt werden oder für sich stehen. Im letzten Fall scheint sie nicht dauernd im Raum verwahrt gewesen zu sein. Die Lade lag auf einem fahrbaren Gestell und wurde für die Gottesdienste in den Raum gerollt. Das Bild einer Lade auf ihrem mobilen Gestell ist auf einem der Fenstersturze in Kapharnaum *Abb. 61* festgehalten. Diese Thoraladen hatten die Gestalt eines klassischen Tempels, allerdings in Kleinformat, und ahmten möglicherweise die Häuschen nach, die die Statuen der Gottheiten in den griechisch-römischen Tempeln beschützten.

Die Synagogen in Galiläa blieben während fast vierhundert Jahren in Gebrauch, nämlich bis zur Eroberung des Gebietes durch die Araber. Etwa zwanzig Synagogen, die nach einem ähnlichen Grundriß gebaut waren, wurden im Golangebiet östlich von Galiläa entdeckt. Von diesen Bauten datiert man einige ins 3. Jahrhundert; die meisten von ihnen wurden im 4. oder 5., zuweilen auch im 6. Jahrhundert verändert.

DIE SYNAGOGEN IN UNTERGALILÄ, IM JORDANTAL UND IN JUDÄA

Die Synagogen im unteren Teil Galiläas, im Jordantal und in Judäa unterscheiden sich von den Synagogen in Obergaliläa sowohl im Aufbau als auch in der Art und Weise der Dekoration. Die Fassade schaut nicht mehr in Richtung Jerusalem, und sie erhält keine Verzierungen mehr. Tatsächlich ist die Dekoration von der Außenseite des Gebäudes in den Innenraum verlagert worden. Diese Veränderungen betreffen auch den Saal. Die Lade mit der Thora wurde vor die hintere Mauer des Saales oder in seine Mitte gestellt; diese hintere Mauer bezeichnete nun auch die Richtung nach Jerusalem. Eine ähnliche Veränderung zeigen übrigens die byzantinischen Kirchen der Region. Auch sie werden nun im Innern ausgeschmückt, ganz im Gegensatz zu den Gebäuden der hellenistischen und der römischen Zeit, die normalerweise außen geschmückt waren. Eine der wichtigsten Synagogen, die zu diesem Übergangstypus gehören, ist die von Hammath bei Tiberias. Sie liegt am südlichen Ende der

Stadt, in der Nähe der Thermalquellen. Die Fassade eines ersten Baus aus dem 3. Jahrhundert war noch nach Süden ausgerichtet, wie bei den Bauten im oberen Teil Galiläas. Im Rahmen einer Umgestaltung im 4. Jahrhundert kam der Eingang auf die Nordseite und wurde an das südliche Ende des Saals eine rechteckige, leicht erhöhte *Cella* angebaut. Sie war durch eine Wand vom Saal getrennt und diente der Aufbewahrung der Lade. Diese Übergangslösung wurde noch einmal verändert, als gegen Ende des 5. oder zu Beginn des 6. Jahrhunderts eine Synagoge vom basilikalen Typus den zweiten Bau ablöste und eine nach Jerusalem ausgerichtete Apsis das zusätzliche Zimmer ersetzte.

Ein weiteres wichtiges Zentrum in Untergaliläa war Sepphoris. Die Stadt lag etwa fünf Kilometer nordwestlich von Nazareth, dreißig Kilometer östlich des Mittelmeers und ebenfalls etwa dreißig Kilometer vom See Tiberias und der gleichnamigen Stadt entfernt. Sie befand sich am Kreuzungspunkt der großen Handelsrouten, die den Westen mit dem Osten und den Süden mit dem Norden verbanden. Seit dem 1. Jahrhundert war Sepphoris zum Wohnort einer reichen jüdischen Gemeinde geworden, deren Mehrheit zur priesterlichen Aristokratie gehörte. Josephus Flavius erwähnt den Ort mehrmals als eine der reichsten Städte Galiläas (*Jüdische Altertümer* XIII, § 338; *Jüdischer Krieg* II, § 510) und berichtet, daß Herodes Antipas sie zur „Zierde von ganz Galiläa" machte (*Jüdische Altertümer* XVIII, § 27). Im Konflikt, der in einem ersten Aufstand zum Kampf der Juden gegen die Römer führte, schlug sich Sepphoris auf die Seite der Römer. Das trug der Stadt im Jahre 67 das Recht ein, ihre eigenen Münzen zu prägen, und zwar mit der Inschrift „Stadt des Friedens" *(Eirenopolis).* Nach dem Jahr 70 wurde die Stadt zur Basis der römischen Legion in Galiläa. Unter Hadrian wurde die Stadt, die nun Diocaesarea, „Stadt des Zeus", genannt wurde, durch die Römer verwaltet. Doch ab dem Ende des 2. Jahrhunderts wurde sie zum großen intellektuellen Zentrum des Judentums. Rabbi Juda verlegte den Sanhedrin in diese Stadt, und er selber wählte sie als Wohnort. Dank der friedlichen Beziehungen, die Rabbi Juda mit dem Kaiser unterhielt, nahmen auch die Juden an der Verwaltung teil und wurden Mitglieder der Stadtversammlung. Seit dem Ende des 2. Jahrhunderts und vor allem in der ersten Hälfte des 3. Jahrhunderts nahm die Bevölkerung der Stadt einen kosmopolitanen Charakter an; die jüdische Gemeinde wurde stark hellenistisch geprägt. Sepphoris blieb jedoch auch der zentrale Ort der rabbinischen Kultur. Die Abfassung der Mischna, der Summe aller rabbinischen Gesetze, deren Ausarbeitung das Hauptwerk des „Fürsten" Juda und der Gelehrten aus seinem Umfeld war, wurde hier zu Ende geführt. Nach den rabbinischen Quellen gab es in der Stadt achtzehn Synagogen. Bisher konnte bei den neuesten Ausgrabungen eine einzige identifiziert werden. Dieses Gebäude lag im Westen der Hauptkolonnade der Stadt. Der Boden des langen, aber schmalen Versammlungsraumes war ganz mit Mosaiken bedeckt, die etwa zwanzig griechische und aramäische Inschriften enthielten. Die Ergebnisse der Ausgrabungen, die noch nicht abgeschlossen wurden, sind noch nicht veröffentlicht. Aus der gleichen Zeit stammen ebenfalls mehrere römische Tempel, wahrscheinlich ein Theater und, vor allem, eine Villa, deren *Triclinium* mit einem Bodenmosaik versehen war, das verschiedene Aspekte der Dionysosriten und -mythologie zur Darstellung bringt. Neben den Tieren, die dem Helden beigesellt werden, den Prozessionen, den nackten, mit Pfeil und Bogen ausgerüsteten Cupidos, den pastoralen und auf den Nil bezogenen Szenen erscheint auch das gut erhaltene und wunderschöne Porträt einer Frau. Dieses Porträt weist auf packende Art eine stilistische Ähnlichkeit mit einer der Figuren auf dem Mosaik in Hammath bei Tiberias auf. Die perfekte Mosaiktechnik beweist das hohe Niveau des künstlerischen Schaffens in Sepphoris. Der genaue Zweck der Villa konnte nicht bestimmt werden, aber ihre zentrale Lage und ihre Dimensionen lassen vermuten, daß es sich um ein öffentliches Gebäude handelte, das vielleicht auch Juden aufsuchten. Alle Indizien weisen darauf hin, daß Sepphoris dank seiner proömischen Politik während des Jüdischen Kriegs eine besondere Stellung einnahm, und daß in dieser Stadt Römer, Juden und Christen friedlich zusammenlebten in einer Art Goldenen Zeitalters. Diese blühende Kultur erlitt einen unerwarteten Bruch durch ein Erdbeben im Jahre 352. Die Überreste aus dem 4. Jahrhundert belegen die wachsende Bedeutung der christlichen Gemeinde und das immer offensichtlichere Bemühen auf beiden Seiten, die Unterschiede hervorzuheben: Juden und Christen legten Wert auf die Zeichen, die ihre Identität unterstrichen – die Lade der Thora und das Kreuz – und kennzeichneten mit ihnen ihre jeweiligen Gegenstände.

Abb. 640–643 Die Synagogen von Khirbet Susiya und Eshtemoa in Judäa wiesen einen Grundriß auf, der den Gebetssaal in der Breite einsetzte. Die Lade war in einer Nische der Nordmauer aufgestellt, die nach Jerusalem ausgerichtet war, während sich der Eingang auf der Ostseite befand. Eine ähnliche Anordnung wurde später in der Diaspora wieder aufgegriffen, vor allem in Dura-Europos. In der geschichtlichen Entwicklung der Synagogenarchitektur bedeuten diese Grundrisse eher eine regionale als eine chronologische Variante. In Palästina ist diese Bauweise nur in den Gegenden Judäas und in der Umgebung von Hebron bezeugt.

DIE SYNAGOGEN IM TAL VON BET SCHEAN UND IN NORDGALILÄA

Eine letzte Gruppe von Synagogenbauten illustriert die Endform in der Entwicklung dieser Architektur. Ihr Grundriß weist einen länglichen Gebetssaal auf, der durch zwei Säulenreihen in drei Schiffe unterteilt wird und in eine halbrunde, auf Jerusalem ausgerichtete Apsis übergeht. Es ist die Anordnung der Basilika, die auch von den damaligen Kirchen der Region übernommen wird. Die Lade der Thora war in der Apsis aufgestellt, und vor ihr befand sich die Estrade des Vorlesers *(Bima)*. Die bekannteste Synagoge dieses Typs ist die von Bet Alpha, *Abb. 77–79* einige Kilometer nordwestlich von Bet Schean. Das Gebäude wurde 1929 entdeckt; es handelt sich um eine der ersten Synagogen, die in Israel ausgegraben wurden, und zugleich um eine der berühmtesten wegen ihrer außerordentlichen, fast ganz erhaltenen Mosaiken. Ihr basilikaler Grundriß umfaßt drei Schiffe, die durch zwei Säu- *Abb. 650–652* lenreihen voneinander getrennt sind, sowie eine Apsis, die nach Süden, nach Jerusalem, ausgerichtet ist. Ein Atrium geht dem Hauptsaal voraus, den man durch drei Türen betreten kann. Eine Widmungsinschrift im Mosaik des Narthex gibt an, daß der Bau unter der Herrschaft des Justin vollendet wurde, ohne allerdings zu präzisieren, ob es sich um Justin I. (518–527) oder Justin II. (565–578) handelte. Man nimmt heute an, daß die geschichtlichen Umstände unter Justin I. für den Bau einer so prunkvollen Synagoge günstiger waren. Doch bleibt die Datierung auf das Jahr 518 lediglich eine Hypothese.

Im Süden des Sees von Tiberias, in Tel Bet Yerah, wurden die Überreste von einer der größten Synagogen der Region gefunden. Ihr basilikaler Grundriß mit einer nach Jerusalem ausgerichteten Apsis und Südmauer läßt den Bau an den Anfang des 6. Jahrhunderts datieren. Eine Marmorplatte trägt als Reliefverzierung die jüdischen Symbole: *Menorah,* Ascheschaufel, *Lulaw* und *Etrog;* vermutlich stammt sie von einer Abschrankung. Der Grundriß einer Basilika mit der Apsis und der ihr vorangestellten Estrade *(Bima)* für die Lesung aus der Thora charakterisiert auch die Synagoge, die in Hammath Gader, einem für seine Thermalquellen berühmten Ort, *Abb. 669* entdeckt wurde. Ein Marmorstück der Abschrankung, das das Bild der *Menorah* trägt, wurde dort gefunden. Was vom Bodenmosaik übriggeblieben ist, weist auf einige Verwandtschaft mit dem Mosaik in Hammath bei Tiberias hin. Der Bau stammt aus dem 5. bis 6. Jahrhundert und steht auf einem früheren Bau, vermutlich aus dem 4. Jahrhundert, dessen Grundriß noch keine Apsis kannte.

In der Region von Bet Schean wurden mehrere Synagogen entdeckt: zwei Bauten in Bet Schean selber, zwei weitere in der nächsten Umgebung der Stadt, in Ma'oz Hayyim und in 'En ha-Natziv. Diese beiden Orte waren dank schriftlicher Quellen bekannt. 'En ha-Natziv konnte als der von Eusebius erwähnte Ort Rehov identifiziert werden. Und Ma'oz Hayyim ist vielleicht identisch mit dem von Kyrill von Skythopolis als Baalah be- *Abb. 647, 654, 655* zeichneten Ort. Die beiden Synagogen wurden im 3. und 4. Jahrhundert nach einem ähnlichen Grundriß erbaut. Anschließend wurde der jeweilige Plan allerdings verändert. Im Rahmen einer Veränderung des Grundrisses wurden die Steinplatten durch ein Bodenmosaik ersetzt. Die Synagoge in Rehov wurde im 6. oder 7. Jahrhundert sogar ein zweites Mal verändert: Man erweiterte den Bau, und zwar vor dem Haupteingang im Norden, mit einem Narthex. Gipsfragmente, die in den Trümmern gefunden wurden, machen deutlich, daß die Wände des Gebetssaales mit Malereien und Inschriften dekoriert waren. Der gut erhaltene Mosaikboden des Narthex enthält eine lange Inschrift. Diese zählt die Gesetze für die Landwirtschaft während der Sabbatjahre auf und benennt exakt die ersten Erträge, die im ganzen Land Israel eingezogen werden mußten. Sie gibt die Gesetze wieder, die im Jerusalemer Talmud (in den Abhandlungen *Demai* und *Shevi'it)* und in anderen rabbinischen Quellen aus der Zeit der Mischna zusammengestellt worden sind. Diese Inschrift, die längste, die in dieser Region zutage gefördert wurde, bietet die älteste uns bekannte Version dieses Textes.

Eine der in Bet Schean entdeckten Synagogen gehört zu einem größeren privaten Baukomplex, der mehrere Räume umfaßte, die um einen Innenhof herum angelegt waren. Einer der Räume in der Südwestecke des Komplexes, ein quadratischer Raum mit einer Seitenlänge von sieben Metern, war mit einem Bodenmosaik ausgestattet, das in seiner Mitte eine *Menorah* und eine Hängelampe aufwies. Es handelte sich sicher um einen Raum für das private Gebet. Zwei Inschriften, auf Griechisch und auf Aramäisch, ehren die Mitglieder der Gemeinde beziehungsweise die Künstler des Mosaiks, ohne daß Namen erwähnt werden. Der Raum stammt aus dem 6. Jahrhundert. Ungefähr dreihundert Meter nördlich der byzantinischen Stadt Bet Schean, in der Nähe eines großen Klosters aus dem 6. Jahrhundert, lag eine weitere Synagoge. Die Ausgrabungen erbrachten, daß bei diesem Bau drei Phasen unterschieden werden können: eine erste im 4. bis 5. Jahrhundert, eine zweite im 5. Jahrhundert und eine dritte im 6. oder 7. Jahrhundert. In diesem letzten Bau war der Gebetsraum dreischiffig, und zwar nach einem Grundriß, der sich damals durchgesetzt hatte; die Apsis war nach Nordwesten ausgerichtet. Der dem Kult vorbehaltene Teil des Gebäudekomplexes war von mehreren angebauten Zimmern umgeben;

in einem dieser Zimmer fand sich eine samaritanische Inschrift. Die Lage des Gebäudes (außerhalb der Stadt), seine ungewohnte Ausrichtung (auf den Berg Garizim), gewisse Eigenheiten der Dekoration und die samaritanische Inschrift legen es nahe, daß es sich um ein Gebäude für die samaritanische Gemeinde handelte, die aus den historischen Quellen gut bekannt ist. Andere samaritanische Synagogen aus dem 6. Jahrhundert, alle auf den Berg Garizim ausgerichtet, lagen in Sha'alvim, El-Khirba und Khirbet el-Samara; die beiden letztgenannten Orte befinden sich in der Region von Sebaste. Überreste, die in Tell Kasila bei Tel Aviv gefunden wurden, insbesondere eine griechische Inschrift in samaritanischer Schrift, weisen auf die Existenz einer weiteren Synagoge der samaritanischen Gemeinde aus dem 6. bis 7. Jahrhundert hin.

DIE SYNAGOGEN IN DER GEGEND VON JERICHO UND IM SÜDWESTEN

In der Umgebung von Jericho wurden drei Synagogen entdeckt. In 'En-Geddi, einer Oase in der Nähe des Toten Meeres, konnte man drei Bauten ausfindig machen, die aufeinander folgten. Der älteste Bau aus dem 2. bis 3. Jahrhundert wurde im 4. bis 5. Jahrhundert vergrößert und mit seiner Nordmauer, die mit einer Nische versehen war, nach Jerusalem ausgerichtet. Während eines zweiten Umbaus im 6. Jahrhundert wurde diese Nordmauer durch eine Apsis und durch eine Estrade ersetzt, die durch eine Abschrankung vom Schiff abgegrenzt war. Das Schiff erhielt einen Mosaikboden. Der zentrale Teil des Mosaiks ist von Ornamenten geprägt; das Mosaik im westlichen Flügel beinhaltet Inschriften, die die Tierkreiszeichen und die Monatsnamen auflisten.
Abb. 657–659 Weitere Mosaikinschriften führen die Stammväter der Menschheit an sowie eine Warnung an jeden, der die Geheimnisse der Stadt verraten würde. Es ist nicht bekannt, um welche Geheimnisse es sich handelte. Am selben Ort wurden auch ein „Mose-Stuhl" aus Stein gefunden, auf den man die Thorarollen zu legen pflegte,
Abb. 306 und in der Nische eine in ihrer Art einmalige *Menorah* aus Bronze.

Die Synagoge von Na'aran nordwestlich von Jericho, aus dem 6. Jahrhundert, ist vor allem wegen des Bodenmosaiks im Hauptschiff bekannt. Eine weitere Synagoge lag im Nordosten des alten Jericho (Tell-el-Sultan); sie wurde im 8. Jahrhundert zerstört, wie dies Münzfunde aus den Ruinen bezeugen. Das Mosaik, das den Boden des Schiffes bedeckte, gehört zu den spätesten, die man in dieser Region kennt. Wegen des Bodenmosaiks sind zwei weitere Synagogen berühmt geworden; sie lagen im südwestlichen Küstengebiet, in Gaza und Ma'on, in der Nähe des Kibbuz Nirim. Beide gehörten zum basilikalen Typus. Die Synagoge von Gaza, ein mächtiger Bau, bestand aus einem fünfschiffigen Raum und einer nach Osten ausgerichteten Apsis. Die Apsis von Ma'on
Abb. 80–82, 84 war nach Nordosten, nach Jerusalem, ausgerichtet. Bei beiden Synagogen war das Hauptschiff mit einem Bodenmosaik von hoher Qualität ausgestattet; es stammte aus einem in der Gegend auch durch andere Werke bekannten Atelier. Eine Inschrift datiert die Synagoge in Gaza in die Jahre 508–509; man nimmt an, daß die Synagoge in Ma'on gleichzeitig entstand. Beide wurden bis in die Mitte des 7. Jahrhunderts benutzt.

Die Datierung der Synagogen des Übergangstyps und des basilikalen Typs ist und bleibt problematisch. Die Grundrisse der einzelnen Gebäude kennen beträchtliche Unterschiede, die nicht sosehr auf eine lineare geschichtliche Entwicklung hinweisen, sondern eher von den verschiedenen topographischen Bedingungen der Orte oder von lokalen Gewohnheiten abhängen. Einzig die ersten Räume (in Herodion und Massada, deren historischer Kontext bekannt ist) und die letzten Räume (die Synagoge in Gaza, datierbar dank einer Inschrift, und die Synagoge in Bet Alpha, die sich durch ihre Widmung annäherungsweise datieren läßt) bieten mehr oder weniger sichere Anhaltspunkte. Die Datierung aller anderen Bauten basiert auf Hypothesen aufgrund stilistischer oder geschichtlicher Überlegungen. Ein Element allerdings liefert jeweils einen wertvollen Anhaltspunkt für die Datierung der Gebäude: die Dekoration des Innenraums. Denn sie gehört in einen breiteren, gut dokumentierten künstlerischen Kontext.

Im 3. und 4. Jahrhundert kam in allen östlichen Gebieten des römischen Reichs eine Tendenz auf, die sich in der Architektur bemerkbar machte: Die Dekoration der Gebäude wanderte von der Fassade in die Innenräume. Und die Synagogen bildeten da keine Ausnahme. Die Dekoration war figürlich. Je mehr Bauwerke im Rahmen der Ausgrabungen freigelegt wurden, desto größer wurde die Überraschung: Die Baumeister der Synagogen setzten die Dekoration in einer großzügigen Freiheit ein. Es gibt rabbinische Texte, die auf solche Dekorationen anspielen – die einen verdammen sie, die anderen heißen sie gut. Der Jerusalemer Talmud berichtet von Rabbi Yohanan, einer Autorität im Palästina des 3. Jahrhunderts, daß er den Gebrauch von mit Bildern dekorierten Gebetsräumen gestattete (Abhandlung *Aboda Zara* III,1). Und Rabbi Abun (4. Jahrhundert) erlaubte den Gebrauch von Räumen mit einem Bodenmosaik. In beiden Fällen handelt es sich offensichtlich um einen Entscheid *a posteriori,* ein Urteil über schon bestehende Fakten. Es ist zu betonen, daß der Sinn dieser Texte unklar war, bis nun die Kunstwerke selbst wieder sichtbar wurden. Der außerordentliche Reichtum der Funde in diesem Jahrhundert hat den Beweis erbracht, daß sich die Rabbiner in ihrem Entscheid auf einen sehr weit verbreiteten Brauch bezogen.

In den Synagogen Palästinas wurde das Bodenmosaik zum üblichen Dekor der Räume. Von keinem dieser Bauten blieben die Wände erhalten; deshalb bleibt die Frage, ob sie mit Bildern ausgeschmückt waren, unbeantwortet. Es ist allerdings anzunehmen, daß Rabbi Yohanan keinen Grund gehabt hätte, Stellung zu beziehen, wenn es dergleichen nicht gegeben hätte. Und vor allem ist zu betonen: Der einzige Synagogenraum, dessen Malereien dank besonderer historischer Umstände erhalten geblieben sind, belegt durch die Ausgereiftheit der Kunstwerke, daß es sich weder um erste Versuche noch um einen Einzelfall handeln kann. Diese Synagoge befand sich außerhalb des Heiligen Landes, in Dura-Europos, diesem kleinen Grenzposten des Reiches an den Ufern des Eufrat.

59 Eingang der Synagoge in Bar'am.
3.–4. Jh.
In situ.

60 Gebetssaal der Synagoge in Kapharnaum.
3.–4. Jh.
In situ.

61 Schrank-Lade auf einem fahrbaren Gestell.
Türsturz aus der Synagoge in Kapharnaum.
3.–4. Jh.
In situ.

62 Fünfzackiger Stern, umgeben von Blättern.
Türsturz aus der Synagoge in Kapharnaum.
3.–4. Jh.
In situ.

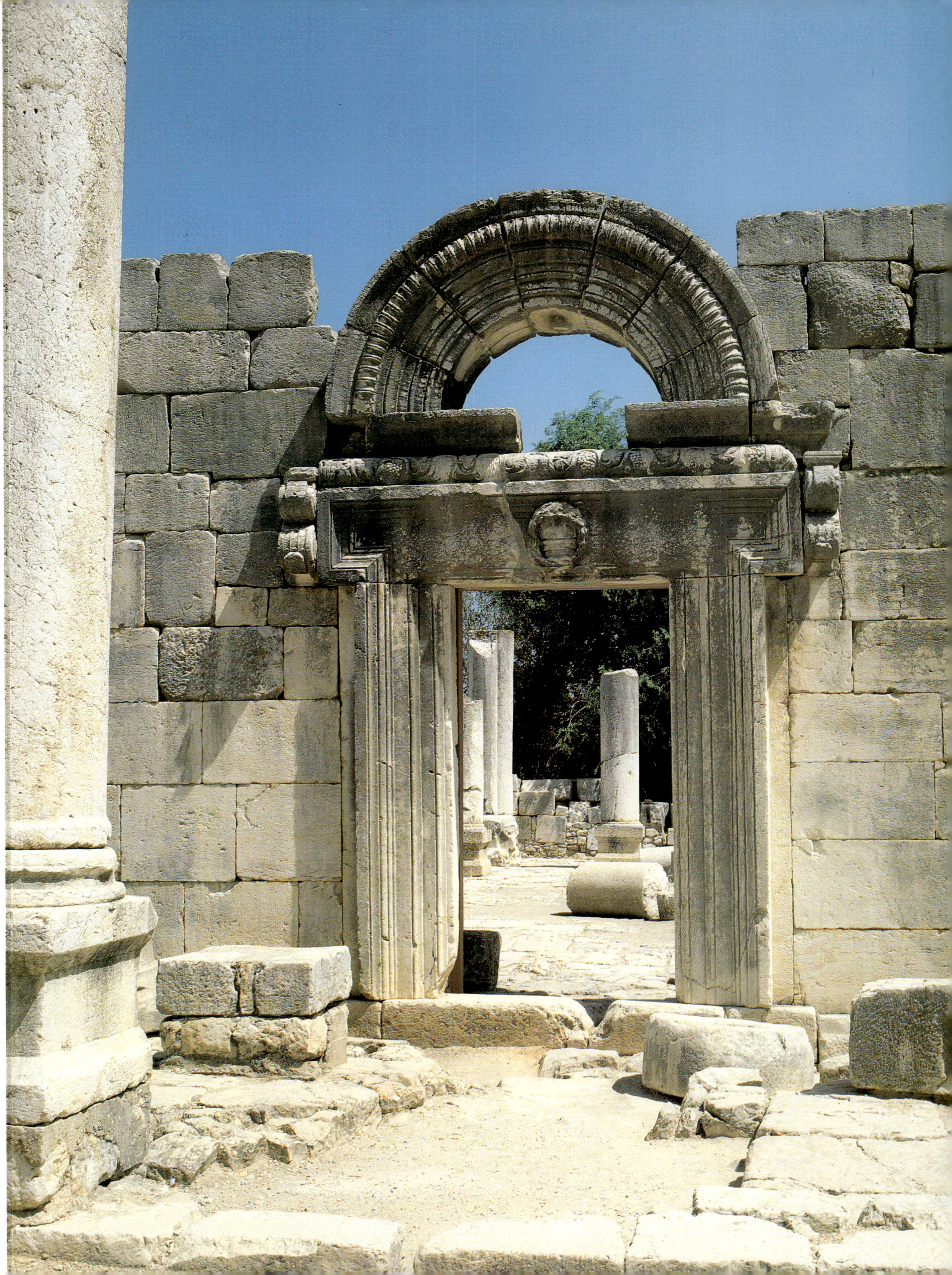

59

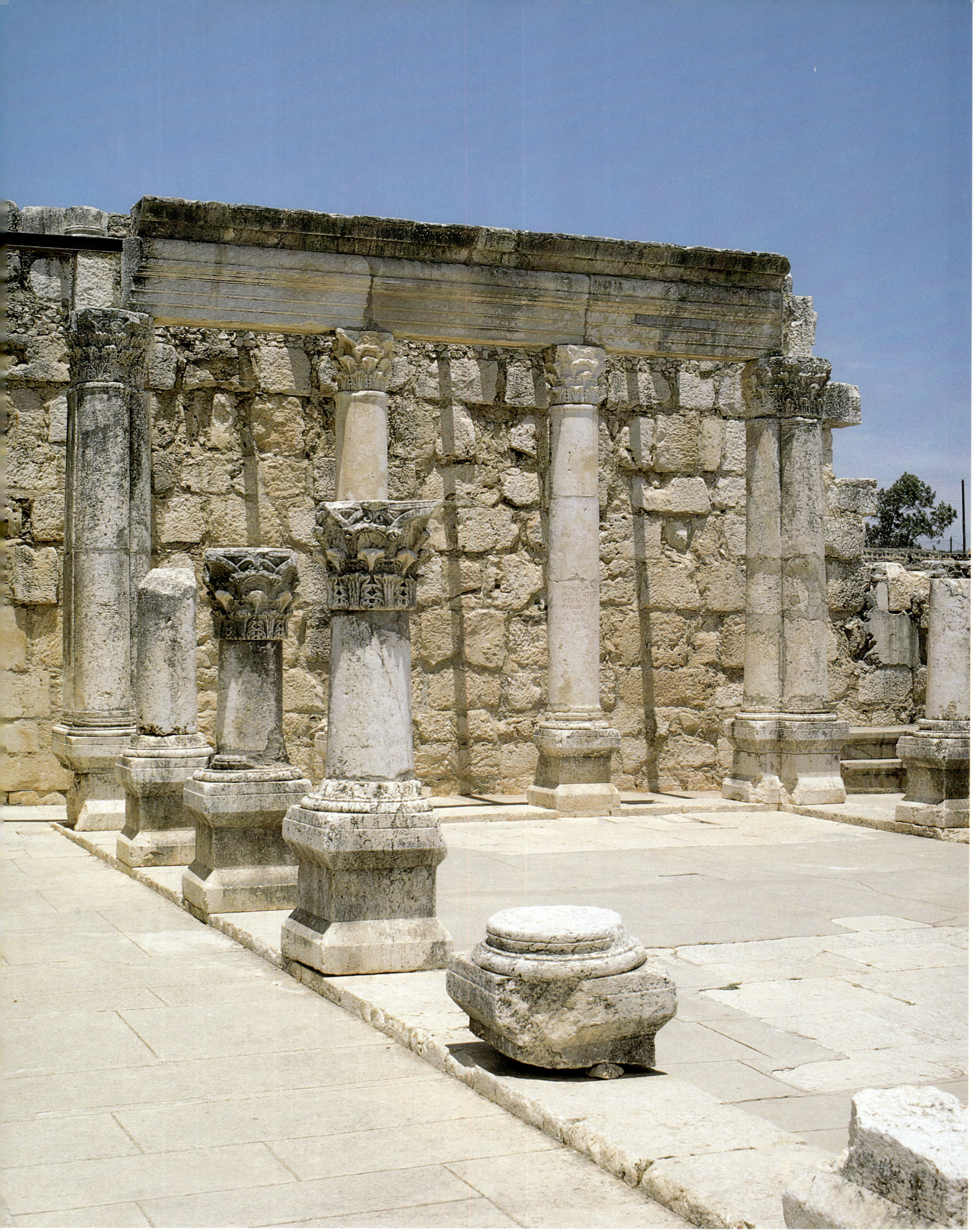

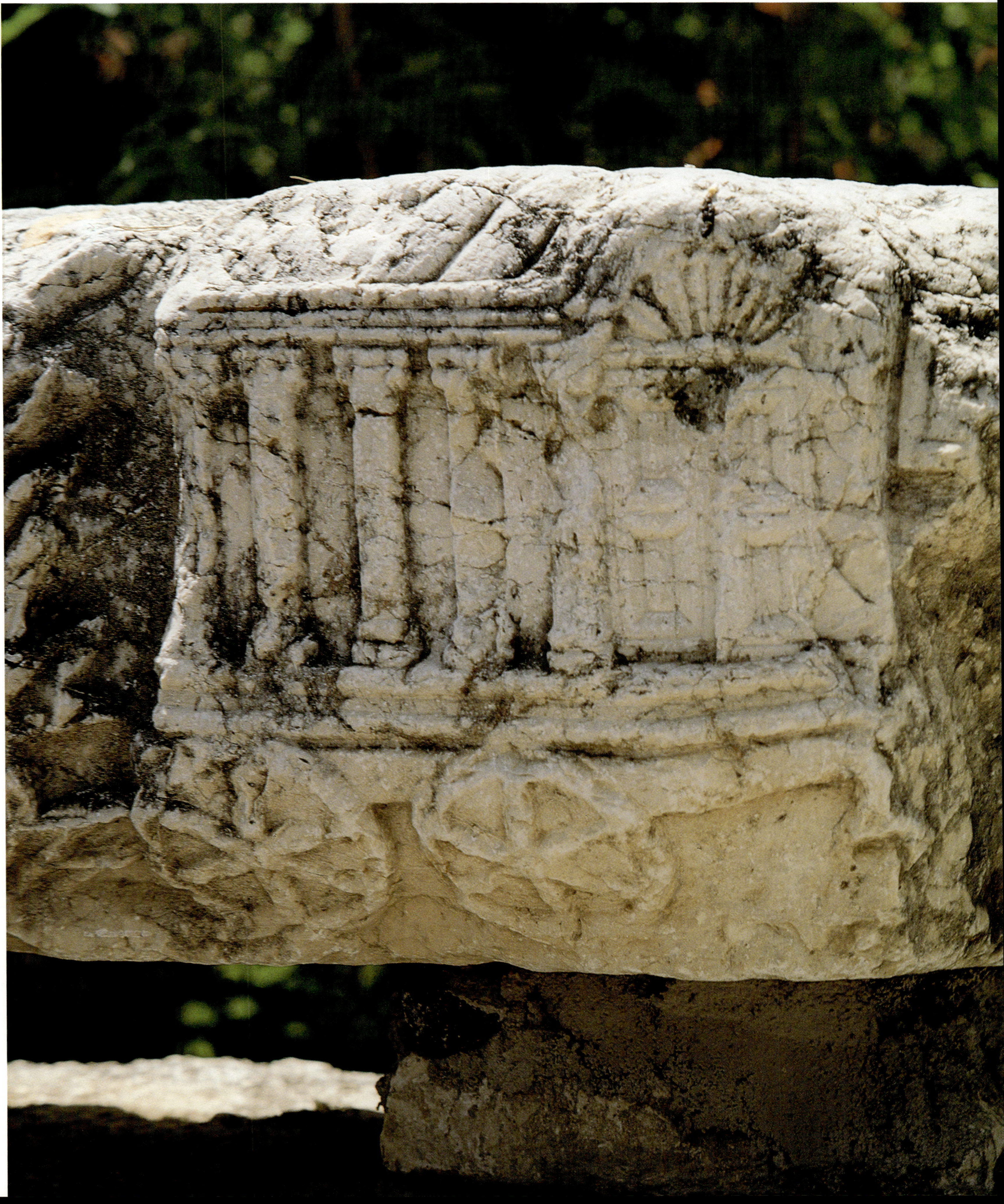

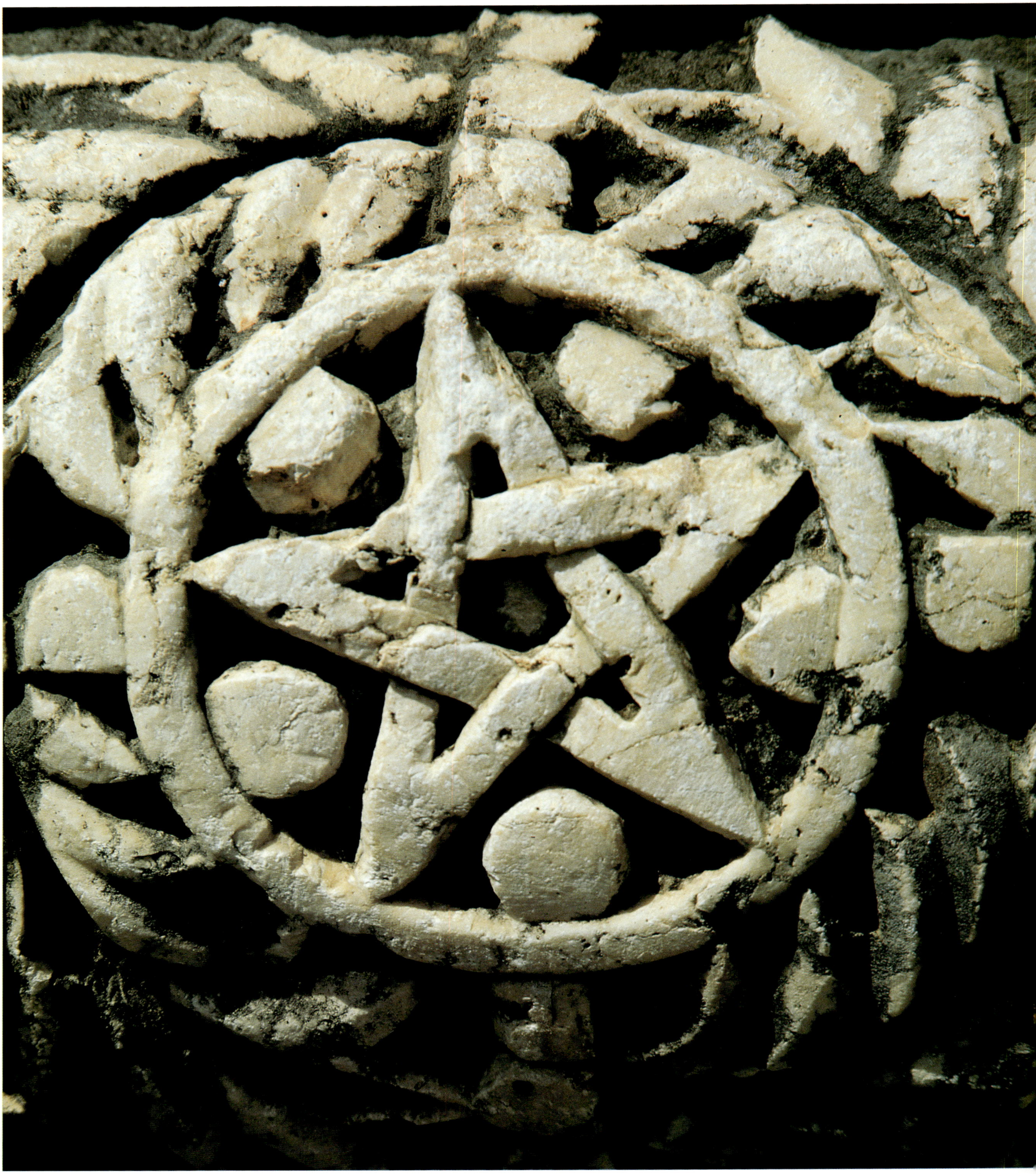

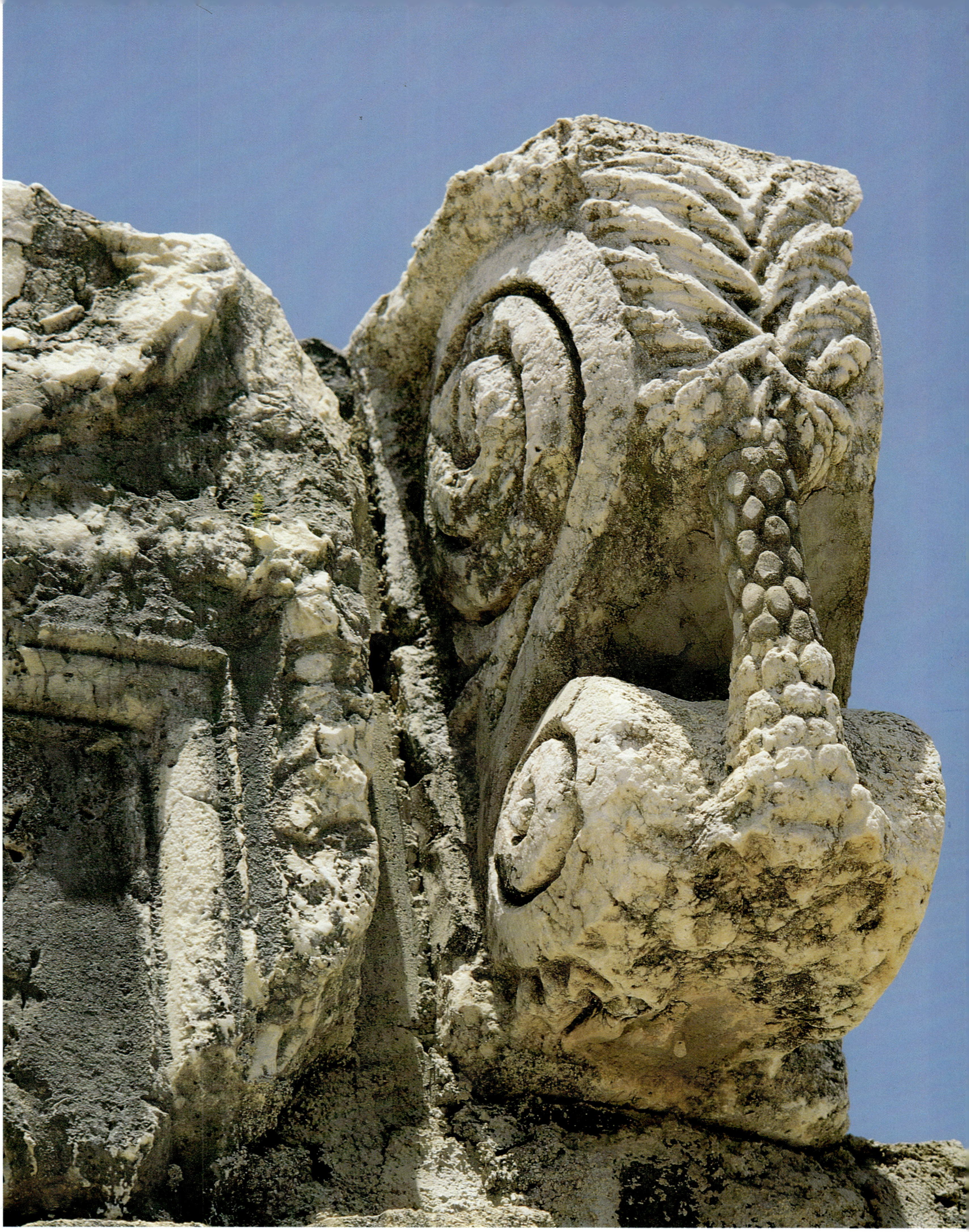

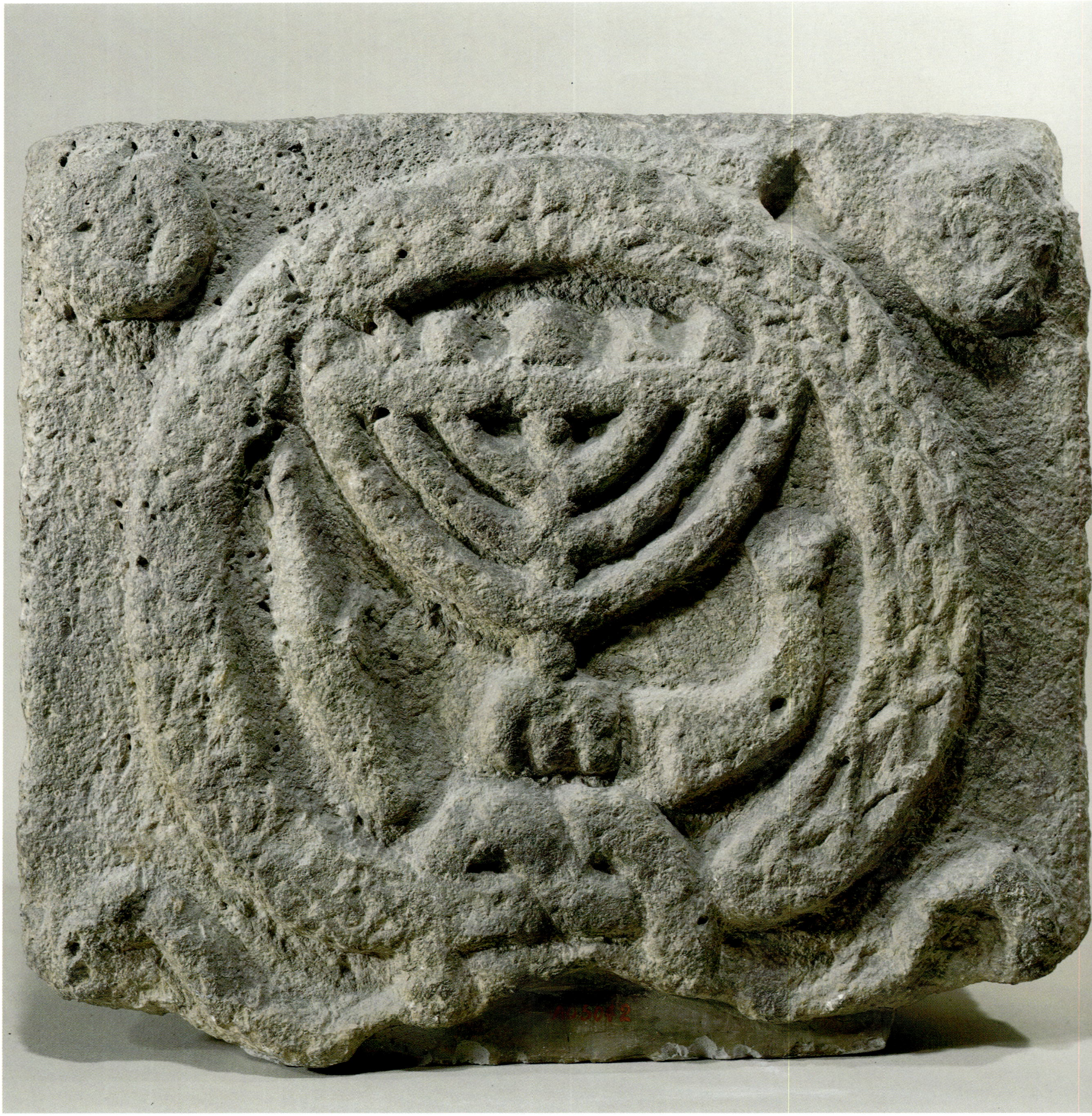

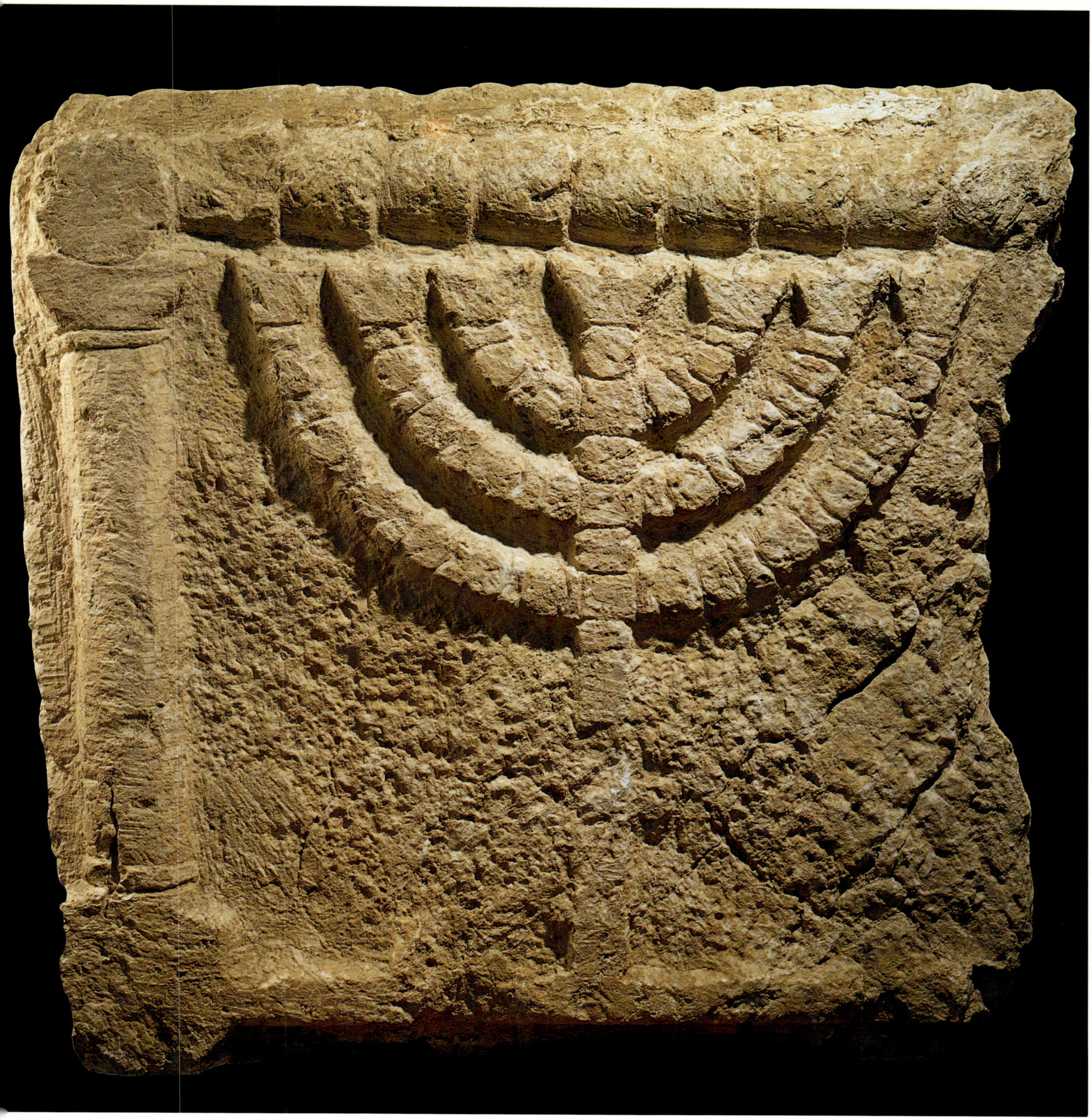

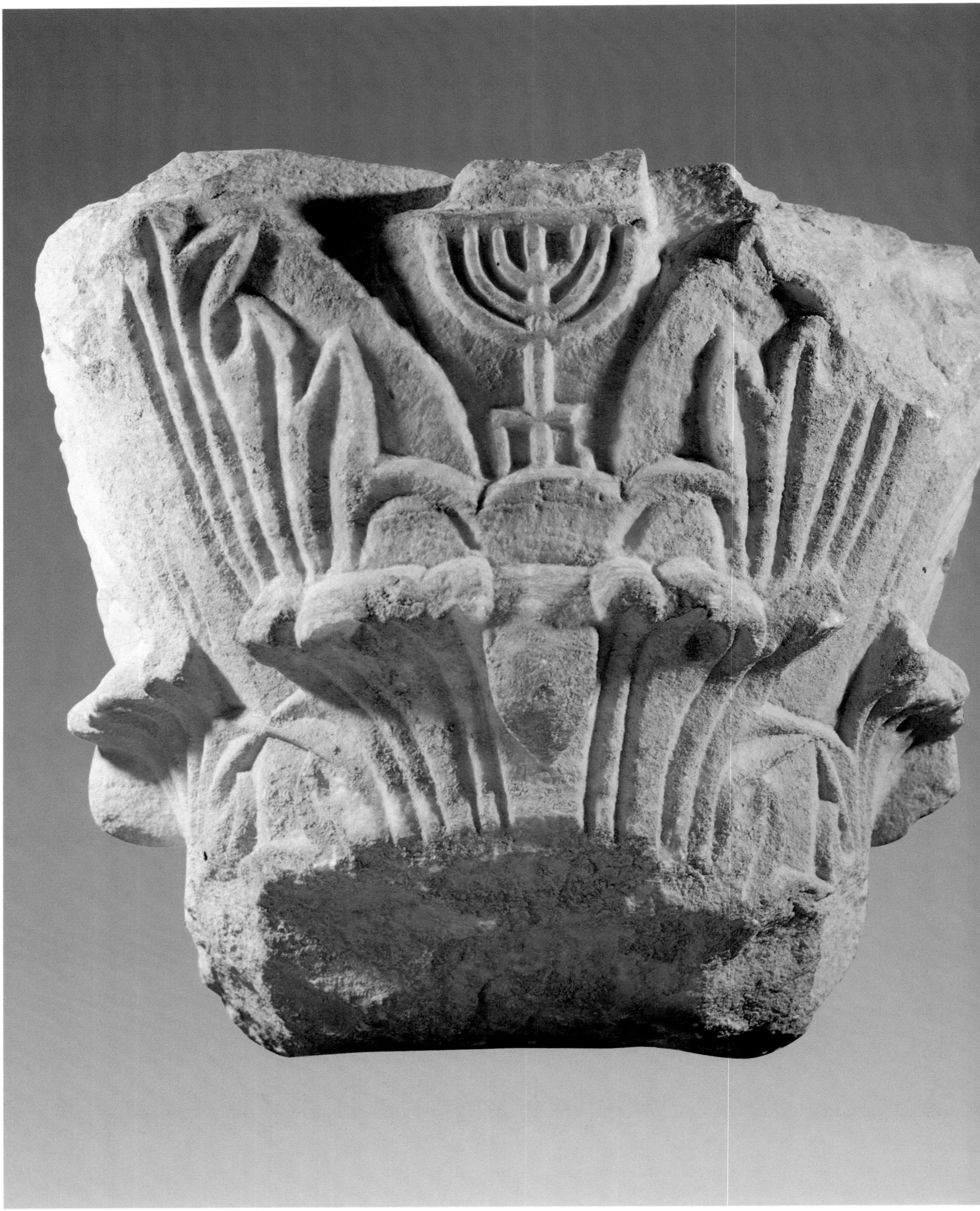

63 Kragstein, verziert mit einer Palme.
Synagoge in Kapharnaum.
3.–4. Jh.
In situ.

64 Blätterkranz, in seinem Innern eine *Menorah,* umgeben von einem *Lulaw* und einem *Schofar.*
Aus der Synagoge in Hammath Gader.
5.–6. Jh.
Höhe: 38 cm.
Louvre, Paris.

65 *Menorah* aus Stein.
Aus der Synagoge in Eshtemoa.
4.–5. Jh.
Israel Museum, Jerusalem.

66 Korinthisches Kapitell mit einer *Menorah.*
Aus der Synagoge in Cäsarea.
3. Jh.
Israel Museum, Jerusalem.

DIE WANDMALEREIEN DER SYNAGOGE IN DURA-EUROPOS: EINE BILDERBIBEL

Die Stadt mit der einzigen Synagoge, deren Wandbilder erhalten geblieben sind, wurde 303 v. Chr. durch Nikanor, den General von Seleukos I., am westlichen Eufratufer gegründet. Diese neue Siedlung wurde nach dem Geburtsort des Herrschers Europos genannt. Der Ort wurde 1920 zufällig entdeckt und im Rahmen von zehn Expeditionen allmählich freigelegt. Die Ausgrabungen wurden 1986 wieder aufgenommen, und zwar durch französische und syrische Archäologen unter der gemeinsamen Leitung von Pierre Leriche und A. Al Mahmoud (zur Geschichte der Ausgrabungen und zur Beschreibung der Fundstelle vgl. S. 553 ff). Europos lag an der Route, die Antiochia mit Seleukeia am Ufer des Tigris verband, und war einer der wichtigen Orte sowohl in militärischer als auch ökonomischer Hinsicht – Aspekte, denen der erste Seleukide große Aufmerksamkeit widmete. Im Jahre 113 v. Chr. wurde die Stadt von den Parthern eingenommen, die sie Dura, „Festung", nannten. Die Besetzung durch die Parther, die bis 165 n. Chr. dauerte, gilt als die glücklichste Zeit der Stadt. Die Entfaltung der Architektur und die vielen Heiligtümer, die in dieser Zeit errichtet wurden, belegen, daß die Kulte der griechischen, römischen und palmyrenischen Gottheiten und die Kulte der Juden und Christen ohne Schwierigkeit nebeneinander existierten. Die Parther fügten lediglich ihren eigenen Mithras- beziehungsweise Sonnenkult hinzu sowie den Kult ihres obersten Gottes, den sie noch über Mithras setzten. Diese Stadt am Rand des römischen Reiches war ein Spiegel der religiösen Veränderungen, die seit dem 2. Jahrhundert das Reich erschütterten, d. h. des Niedergangs der alten Götter und des Aufkommens der neuen Anschauungen. Diese blühende Zeit endete im Jahre 165, als der Mitkaiser Lucius Verus aus Rom eintraf. Die römische Besatzung brachte Dura keine Vorteile. Der Status einer römischen Kolonie, in den die Stadt erhoben wurde, und das römische Bürgerrecht, das Caracalla den Einwohnern zubilligte, hatten lediglich zur Folge, daß die Steuern angehoben wurden; aber die Einheit des Reiches wurde dadurch nicht verstärkt. Die Vorherrschaft Roms wurde fast sechzig Jahre lang nicht angefochten. Im Jahre 227 lösten die sassanidischen Könige die Parther ab, und ihre Machtansprüche ließen sie Richtung Westen aufbrechen. Unter dem Vorwand, das alte persische Reich wiederherstellen zu wollen, bedrohten sie die Grenzen Roms in Syrien und Kleinasien. Und Dura lag genau an der Route, die in diese Gebiete führte. Ardaschir I, der den letzten Parther-König Artaban V. 224 stürzte, war ein glühender Erneuerer der Nation. Da Dura einst durch ein Abkommen mit Augustus an die Parther gekommen war, betrachteten die Sassaniden die römische Besetzung Duras als illegal. Der Plan Schapurs I., des Sohnes und Nachfolgers von Ardaschir I., Dura anzugreifen, bedrohte nicht nur die Römer, sondern auch das Überleben der Stadt selber. Die Römer verstärkten ihre Stellungen. Nach einer der Hypothesen erlebte Dura 253 einen ersten Angriff und eine vorläufige Besetzung. Aus Sicht der Archäologen gibt es dafür allerdings keine Belege. Sicher ist hingegen, daß die Stadt drei Jahre später, im Jahr 256, trotz der umfassenden Befestigungsarbeiten – alle Bauten entlang der Stadtmauer wurden bis auf die Höhe der Mauer aufgeschüttet – in die Hände der Sassaniden fiel. Über eine Angriffsrampe und durch Gräben, die sie unter die Befestigungsanlagen hindurch ausgehoben hatten, drangen sie in die Stadt ein. Die Stadt wurde eingenommen, die Bewohner, die die Kämpfe überlebt hatten, wurden deportiert, und Dura verschwand von der Landkarte.

Die Inschriften, die bei den Ausgrabungen gefunden wurden, bieten ein außerordentlich reiches Material. Auf den Weihereliefs der Tempel wird jeweils der Name von fast jeder Gottheit aufgeführt, oft auch mit der Zeitangabe, ebenso die Personen, die die Errichtung des Bauwerks unterstützt haben. Auf den Wänden sind zahlreiche Namen eingraviert, ebenfalls mit der Zeitangabe, in der Hoffnung, daß die Erinnerung an sie bewahrt bleiben würde. Verzeichnisse der Verwaltung, Handels- und Heiratsverträge, Rechnungen im Zusammenhang mit dem Unterhalt der Armee liefern kostbare Informationen über das Leben der Stadt. Der Fund einer syrischen Kopie von Tatians *Diatesseron* bezeugt, daß auch die Christen hier Fuß faßten; die Freilegung einer Kultstätte – Kapelle oder Baptisterium – ist dafür ein weiterer Beleg. Die Stadt hatte auch ein Mithras-Heiligtum, das in den Jahren 168–171 gebaut und auf orientalische Art ausgeschmückt worden war.

Der griechische Einfluß war trotz der römischen Besatzung vorherrschend. Selbstverständlich war die Organisation der Armee römisch bestimmt, und es galt der römische Kalender. Auch die römischen Kulte waren vorhanden, und die palmyrenischen Gottheiten erhielten die Namen und Attribute der römischen Götter, die ihnen entsprachen. Aber die gesprochene Sprache war Griechisch; die Kultur, die Sitten, die Kulte der griechischen Gottheiten waren fest verankert. Das Christentum wurde in Dura nicht durch das lateinische Evangelium eingeführt, sondern durch das griechische, das Tatian für den Gebrauch in den Gemeinden des Ostens zusammengestellt hatte. Die Bilder in der Synagoge verraten, daß auch die jüdische Gemeinde stark hellenistisch geprägt war. Die römische Zivilisation erscheint auf den Bildern nur insofern, als die Soldaten römische Uniformen tragen. Auch wenn die offiziellen Dokumente lateinisch abgefaßt waren, blieb der Gebrauch dieser Sprache auf die Verwaltung beschränkt; die Sprache der gebildeten Elite war das Griechische, während Aramäisch, Palmyrenisch und Persisch zu den Alltagssprachen gehörten.

DIE JÜDISCHE GEMEINDE IN DURA-EUROPOS

Während die Kriege unter Vespasian und Hadrian die jüdische Bevölkerung in Palästina dezimierten, gab es in den meisten großen Städten des Reiches blühende Gemeinden: in Rom, Alexandria, Antiochia und vor allem in Mesopotamien. Es gab Gemeinden in den verschiedenen Städten zwischen Babylon und Nippur; sie setzten sich zusammen aus Nachkommen der Exilierten, die hier durch Nebukadnezar angesiedelt worden waren, und aus Flüchtlingen, die den Repressionen Hadrians entkommen wollten. Anzahlmäßig waren diese Gemeinden damals stärker als die Gemeinden in Palästina. Sie achteten auf die Reinheit der Überlieferung und blühten während der Zeit der Parther und Sassaniden. Der Exilarch, der von David abstammen mußte, war ihre zentrale Autorität; er war am Hof der sassanidischen Könige als offizieller Vertreter der Juden anerkannt. Der Ruf der Studienzentren in Sura und Nehardea, der auf das Ansehen der beiden Gelehrten Rab (gestorben 247) und Rabbi Schila (gestorben 255), die hier gelehrt hatten, zurückging, übertraf schließlich das Ansehen der Lehrhäuser in Palästina.

Wenn man die Lage der Stadt an der Route entlang des Eufrat in Betracht zieht, ist es wahrscheinlich, daß in Dura bereits zur Zeit der Parther eine jüdische Gemeinde entstand. Die archäologischen Hinweise für eine jüdische Gemeinde stammen allerdings erst aus der Zeit jener Häusergruppe, zu der auch die Synagoge gehörte. Diese Häuser wurden am Ende des 1. oder zu Beginn des 2. Jahrhunderts gebaut, in jenem Zeitraum 50–150 n. Chr., in dem die Stadt eine Periode des Wohlstands erlebte. Das Gebäude, das für die Gemeinde umgebaut wurde, war ursprünglich eine Privatwohnung. Die Veränderungen, die für die neue Aufgabe des Hauses notwendig waren, fanden vermutlich am Anfang der römischen Besatzungszeit statt, im Zeitraum 165–200. Die periphere Lage des Gebäudes in der Nähe der westlichen Stadtmauer wie auch die bescheidenen Dimensionen des Gebetssaales lassen vermuten, daß die Gemeinde zu diesem Zeitpunkt noch klein war. In dieser ganz und gar heidnischen Umgebung bildete sie eine unbedeutende Minderheit, hatte aber dennoch die Möglichkeit, sich einen eigenen Kultraum zuzulegen. Die Gemeinde muß zu Beginn des 3. Jahrhunderts größer geworden sein; ihre finanzielle Situation verbesserte sich. Diese bessere Stellung hängt vielleicht mit bestimmten Privilegien zusammen, die ihnen im Reich zugestanden wurden. Sie kann aber auch mit der Ankunft von Flüchtlingen zusammenhängen, die durch die religiöse und nationale Politik von Ardaschir I. vertrieben worden waren. Sichtbare Zeichen für die Veränderungen waren die Vergrößerung der Synagoge und ihre neue Dekoration. Mehrere Häuser in der Nachbarschaft der Synagoge wurden hinzugekauft und über private Durchgänge mit dem Gemeindehaus verbunden. Auf diese Art wurde es auch leichter möglich, die Sabbatvorschriften einzuhalten, die die Bewegungsfreiheit einschränkten. Eine Inschrift auf einem Dachziegel, der unter den Trümmern gefunden wurde, hat den Namen desjenigen festgehalten, der am Anfang des ganzen Unternehmens stand: Samuel, Sohn des Yeda'ya, „der Alte“ *(Qasis), Presbyteros* auf Griechisch, *Archon* im aramäischen Text. Auch die Namen der beiden, die ihn dabei unterstützten, wurden gefunden: Abraham, der Schatzmeister, und Samuel bar Saphara. Der dritte Name, der Name eines Proselyten, ist nicht mehr lesbar. Diese Inschriften nennen auch den Zeitpunkt des Umbaus: „das Jahr 556, das zweite unter der Herrschaft von Philippus (Julius) Cäsar ...“ Diese Angabe nach dem Kalender der Seleukiden entspricht den Jahren 244–245 unserer Zeitrechnung. Diese Angabe gilt sicher für den Abschluß der baulichen Umgestaltungen, aber kaum für das Ende aller Arbeiten, die mit der Restauration zusammenhingen.

DIE ERSTE UND DIE ZWEITE SYNAGOGE

Abb. 673 Die erste Synagoge lag im westlichen Teil des Wohnblocks L 7 und war nur von der Straße der Befestigungsanlage her, die sich den Stadtmauern entlangzog, erreichbar. Ihre Ausmaße von 21,5 × 15,5 m entsprachen einer bescheidenen Privatwohnung. Der ganze Komplex setzte sich aus einem Versammlungsraum und einem ihm östlich vorgelagerten Hof zusammen. Der Versammlungsraum gehörte zu jenem Typus, der den Raum nicht in der Längsrichtung nutzte; er wies zwei Seitentüren auf und hatte auf der Westseite, dem Eingang gegenüber, ein Ziborium. Die archäologischen Funde bestätigen, daß es sich um einen Privatraum handelte, der angepaßt wurde, was die Einfachheit der Anordnung erklärt. Es scheint, daß die Frauen zu diesem Gebetsraum keinen Zugang hatten; ein südöstlich angrenzender Raum war speziell für sie hergerichtet. Der Hof war gepflastet und von Säulengängen umgeben, wie es für Privatwohnungen üblich war. Diese Wohnung, die für die Bedürfnisse der Gemeinde ausgewählt worden war, wurde tatsächlich mit nur geringfügigen Änderungen umgestaltet; zur Umgestaltung gehörte aber auch ein kleiner Raum, der zum Schutz des Schrankes mit den Thorarollen errichtet wurde. Eine solche Anordnung ist in der Architektur der syrischen Tempel häufig anzutreffen: Die Kultstatue wurde in ein Adyton gestellt; dieses konnte die Form eines eigenen und etwas erhöhten Zimmers haben (wie etwa beim Baal-Tempel in Palmyra), und es konnte verschlossen werden, und sei es auch nur durch einen Vorhang. An anderen Orten hatte es die Form eines Häuschens, das durch Säulen und ein Giebeldreieck erhöht werden konnte und zu dem eine monumentale Treppe hinaufführte (wie etwa im großen Tempel von Baalbek). In der Synagogenarchitektur liefert Dura das älteste Beispiel für einen ständigen Aufenthaltsort für den Schrank der Thorarollen. In den Synagogen Galiläas taucht diese Anordnung erst ab dem 3. und 4. Jahrhundert auf.

Im Anschluß an die Umbauten, die in den Jahren 244–254 durchgeführt wurden, setzte sich der baulich vergrößerte Komplex aus einer Gruppe von Wohnräumen, einem Hof mit Säulengängen und einem Versammlungsraum für den Kult zusammen. Die Wohnräume dienten wahrscheinlich der Aufnahme von durchreisenden Juden – eine Praxis, die nach dem Zeugnis der rabbinischen Schriften in der Diaspora üblich war. Bestimmte Zimmer konnten auch den Verantwortlichen der Synagoge zur Verfügung stehen: dem Leiter der Synagoge, dem *Hazzan,* dem Leiter der Liturgie, vielleicht auch Samuel, dem Alten, dem ja die oben erwähnte Inschrift die Durchführung der Umbauten zuschreibt. Die Wohnräume, die nach Westen eine Ausweitung durch einen Hof erfuhren, waren auf allen vier Seiten von Mauern umgeben, die zudem auf drei Seiten durch massive Säulen verstärkt wurden. Auf einem dorischen Kapitell, das im Hof entdeckt wurde, fanden sich Spuren von roter Farbe. Solche geschlossenen Höfe, die für die Wohnarchitektur typisch waren, konnten auf verschiedene Art genutzt werden: zur Unterweisung der Kinder, als Ort der Begegnung und zur Besprechung von Angelegenheiten der Gemeinde. Man betrat den Versammlungsraum durch zwei Türen, die sich in der Westmauer des Hofes befanden; die eine Tür lag in der Mitte der Mauer gegenüber dem Ziborium, das sich über der Nische erhob, die andere am südlichen Ende der Mauer; vielleicht war sie für die Frauen vorgesehen, die hier den Gebetsraum mit den Männern geteilt zu haben scheinen. Dieser Versammlungsraum nahm die ganze Breite des Komplexes ein. Dank seiner großen Fläche von 13,65 × 7,68 m (innerhalb der Mauern gemessen) und seiner Höhe von ungefähr sieben Metern zählte er zu den größten Räumen, die am Ort entdeckt wurden. Die Decke wurde durch zwei große Trägerbalken gebildet, die im Osten und Westen auflagen und kleinere Balken stützten, die im Raum zwischen den Mauern und den Trägerbalken von Norden nach Süden verliefen. Die kleineren Balken trugen die mit Gips verstärkten Ziegel, auf denen eine lehmartige, wasserundurchlässige Schutzschicht lag. An den vier Wänden waren zwei Bankreihen installiert, die nur bei den Türen und beim Nischenaufbau unterbrochen waren. An der nördlichen Ecke der Westwand führten fünf Stufen zu einem Sitz, der aller Wahrscheinlichkeit nach für einen Würdenträger der Gemeinde bestimmt war.

Die einzige architektonische Dekoration des Raumes bestand im Ziborium an der Westmauer. Dieses in den Tempeln des Vorderen Orients geläufige Element läßt sich nach Carl H. Kraeling vom Baldachin in den Königspalästen ableiten. Da zwischen dem Kult der Götter und dem Kult der Könige enge Beziehungen bestanden, wurde dieses Element für die Architektur der Heiligtümer übernommen. Es schützte die Kultstatue. Auch in Dura war diese Tradition bestens bekannt. Tatsächlich gibt es solche Aufbauten in mehreren Heiligtümern, vor allem im Baal-Tempel, im Mithräum, wo er dem Relief des Stierbezwingers Mithras als Rahmen dient, aber auch in der Kapelle der Christen, wo er das Bild des Guten Hirten enthält. Im Versammlungsraum der Juden lag das Ziborium an der Westwand: Wenn sich die Gläubigen während des Gebetes der Nische mit der Thora zuwandten, waren sie gleichzeit auf die Heilige Stadt ausgerichtet – eine Anordnung, die die Synagogen in Galiläa erst etliche Zeit später übernahmen.

DIE WANDMALEREIEN DER ERSTEN SYNAGOGE

Die Dekoration der ersten Synagoge konnte dank der Überreste, die bei den Grabungen gefunden wurden, teilweise wiederhergestellt werden. Der Versammlungsraum wie der kleine Raum daneben, der für die Frauen vorgesehen war, waren an den Wänden und an der Decke mit Malereien versehen. Bei den Wandmalereien des großen Saales lassen sich drei Register unterscheiden: Zuunterst kam die Fußleiste, die mit ihrem gelblichen Grund und ihrer Maserung in Ocker, Gelb und Grün eine Marmorverzierung imitierte. Das mittlere, bedeutend breitere Register, eine Porphyrimitation, erinnerte an eine eingelegte Marmortäfelung und war oben und unten von einem roten Band umgeben. Das obere, dritte Register war weiß. Die ornamentale Wirkung dieser einfachen Dekoration wurde verstärkt durch die Decke, auf die Ziegelsteine gemalt waren. Der Maler benutzte hier eine noch größere Palette roter und blauer Töne, die bei den Wänden fehlten, und verlieh den Umrissen durch das Spiel der Farben Plastizität. Er erhöhte den Glanz der ganzen Komposition, indem er mitten auf den einzelnen Ziegeln vergoldete Rosetten anbrachte. Das Ganze wird dem „strukturalistischen Stil" zugeordnet, der durch Zeichnung und Farben Elemente der Baustruktur nachahmen will. Eine Weiterentwicklung dieses Stils bilden die Wandverkleidungen, bekannt geworden durch den ersten Stil von Pompeji und weit verbreitet in der Kunst des römischen Reichs, auch in den östlichen Provinzen, namentlich in Palmyra, im „Grab der drei Brüder". Dieser Stil ist in Dura auch in anderen Gebäuden anzutreffen, zum Beispiel im „Palast des Dux", im Gad-Tempel und in der Kapelle der Christen.

Über den Raum der Frauen brachten die Ausgrabungen wenig an Informationen zutage. Er war im „Blumenstil" dekoriert. Das untere Register der Wände blieb weiß, und das obere Register war auf einem gleichmäßig gelben Hintergrund mit Blumenmotiven, Früchten und Blättern bemalt, und zwar in den Farben Grün, Rot und Schwarz; die Motive waren unregelmäßig über die ganze Fläche verteilt. Die Decke war aufgeteilt in ein Netz von roten Linien, die schwarz umfaßte Quadrate bildeten, und jedes Quadrat enthielt ein Blumenmotiv, Rosen mit vier Blütenblättern, oder Früchte, Granatäpfel, Zitronen, Trauben. Das Ganze mußte den Eindruck eines Gartenspaliers erwecken, einen Eindruck, der auch durch die Ausgestaltung von Gräbern und zeitgenössischen Villen bekannt ist. In der ganzen Dekoration der ersten Synagoge gab es kein Motiv mit einem belebten Wesen, aber auch kein Motiv aus dem jüdischen Symbolrepertoire. Die Künstler übernahmen das damals übliche Programm, um das Aussehen dieser für die Öffentlichkeit bestimmten Räume wirkungsvoller zu gestalten; nichts weist auf eine besondere Verbindung mit dem jüdischen Kult hin.

DIE MALEREIEN DER ZWEITEN SYNAGOGE

Im Gegensatz zur ersten Synagoge, deren Dekoration nur annäherungsweise wiederhergestellt werden konnte, blieben die Malereien der zweiten Synagoge dank der Aufschüttung, die die Wände während siebzehn Jahrhunderten schützte, erhalten: auf der Westwand ganz, auf den anderen Wänden teilweise. Die Süd- und Nordwand lieferten so wichtige Teile, daß heute fast die ganze Dekoration bekannt ist. Wiederum im Gegensatz zur ersten Synagoge, deren Dekoration auf Darstellungen verzichtete und keinen Bezug zwischen dem Raum und dem jüdischen Kult herstellte, waren die Wände der zweiten Synagoge ganz mit figurativen Szenen aus der Bibel bedeckt, deren Verankerung in der jüdischen Tradition klar ist. Wegen ihrer Ausmaße, ihrer Anzahl und ihrer Komposition stellen diese Malereien ein künstlerisches Werk von unvergleichlicher Bedeutung dar, und zwar nicht nur in Dura, sondern in der ganzen spätantiken Welt. Die Überraschung angesichts dieses unerwarteten Fundes war groß. Er beeinflußte die Erkenntnisse über die Kunst in der jüdischen Welt und in der Spätantike überhaupt, ferner die Forschungen im Gebiet der von der Bibel inspirierten Bildkunst und der Beziehung zwischen der jüdischen und christlichen Kunst, und zwar so tiefgreifend, daß Dura seit mehr als sechzig Jahren immer wieder Anlaß zu neuen wissenschaftlichen Abhandlungen wurde. Von dieser so reichen Literatur kann hier nur ein kleiner Ausschnitt geboten werden. Für die Beschreibung der Szenen halten wir uns an die ausgezeichnete Studie von Carl H. Kraeling, die im Abschlußbericht der Grabungen veröffentlicht wurde. Unter den unzähligen Interpretationen, die zur Deutung der Malereien vorgelegt wurden, mußte notgedrungen eine Auswahl getroffen werden. Auch beim besten Willen, erschöpfend zu sein, muß diese Auswahl vereinfachen und auch Partei ergreifen. Ich lege den Akzent vor allem auf den außerordentlichen Reichtum dieses Werks, dessen vielfältige Dimensionen sich dank der wissenschaftlichen Kommentare, die auch heute noch erscheinen, immer mehr enthüllen.

Im Endzustand waren alle Bauteile der zweiten Synagoge mit Malereien versehen: die Decke, das Ziborium,
Abb. 67 das die Thora-Nische überdachte, und die Wände. Die Wände waren ganz mit erzählenden Bildern überdeckt, und zwar aufgeteilt in drei Register; den unteren Abschluß bildete eine Basis im Stil einer Marmorintarsie, den oberen Abschluß ein gemalter Architrav, der leider nicht erhalten geblieben ist, der aber anhand der gemalten Eckpfeiler ergänzt werden kann. Die Reihe der erzählenden Bilder wird in der Mitte der Westwand, oberhalb des Ziboriums, unterbrochen; sie macht dort dem Hauptbild Platz, das die Wand in ihrer ganzen Höhe ausfüllt und auf beiden Seiten von einem später hinzugefügten Porträt flankiert wird. Dieses ehrgeizige Programm wurde nicht in einem Stück ausgeführt. Das Konzept, der Stil und die Ausführung der Malereien zeigen klar, daß es zwei Schaffensphasen gab und daß die erzählenden Bilder anfangs nicht vorgesehen waren. Das ursprüngliche Programm beschränkte sich auf die Dekoration der Decke, des Ziboriums und auf eine erste Darstellung, die die Wand oberhalb der Nische einnahm und später verändert werden mußte. Zur ersten Phase gehörten auch die Marmorbasis der Wände und die Imitation der architektonischen Elemente, der Eckpfeiler und des Architravs. Sie wurden später als Rahmen der Dekoration in das veränderte Projekt integriert.

DIE DEKORATION DER DECKE

Die Dekoration der Decke bestand aus bemalten Ziegeln. Die Rekonstruktion der Decke rechnet mit vierhundertfünfzig Ziegeln; davon sind zweihundertvierunddreißg bei den Ausgrabungen gefunden worden. Sie waren ausgeschmückt mit Personifikationen von Naturkräften, wie sie in der Kunst des spätrömischen Kaiserreichs geläufig waren. Andere Ziegel trugen astrologische Symbole, u. a. bestimmte Tierkreiszeichen (Fische, Steinbock, Schütze), Tierbilder (Schlangen, Delphine, Wüstengazellen, Vögel, die nach Früchten auf einem Kranz picken), Blumen – gelegentlich sind sie von Kränzen umgeben –, Früchte (Granatäpfel, Trauben, Orangen, Gerstenähren) und Schutzzeichen, die den bösen Blick abwehrten. Auf den Ziegeln befinden sich auch Inschriften, u. a. diejenige, die das Datum des Synagogenumbaus nennt und die vermuten läßt, daß diese erste Etappe der Dekoration in den Jahren 244–245 durchgeführt wurde, also gleichzeitig mit den Ausbauarbeiten. Diese Art von Deckenmalerei ist in Dura auch sonst bekannt; man ist auch in mehreren anderen Gebäuden auf sie gestoßen. Die wohl wichtigste Decke, diejenige des Hauses der Schreiber, befand sich im selben Gebäudekomplex wie die Synagoge. Das Ganze sollte ein von innen betrachtetes Gartenspalier darstellen, wie es sie in den Villen des Vorderen Orients in Wirklichkeit, aber auch in Form der Wandmalerei gab. Gemeinsam mit dem Architrav und den Eckpfeilern bildete die Decke den architektonischen Rahmen der Dekoration – nach einem Plan, der den Künstlern der Synagoge vertraut war und der von Elementen ausging, die in der unmittelbaren Umgebung anzutreffen waren.

DIE MALEREIEN DES ZIBORIUMS

Das Innere der Nische und des Ziboriums wurde mit konventionellen Elementen verziert. Der obere Teil der Nische ist mit einer Muschel ausgeschmückt; unterhalb der Muschel folgt eine Imitiation eingelegten Marmors. Aus einer Marmorimitation besteht auch die Verzierung der Säulenschäfte, die den Bogen tragen. Auf der Innenseite der Bogenwölbung zieht sich eine Girlande mit Früchten, Granatäpfeln, Trauben und Tannenzapfen hin, und zwar in den Farben Rot, Schwarz, Gelb und Grün. Diese Motive stammen von einem hellenistischen Ornament, der mit einem Band umwickelten Fruchtgirlande. Eine ähnliche Girlande ziert auch das Ziborium der christlichen Kapelle, die ungefähr fünfzehn Jahre vor der Synagoge gebaut wurde. Das Ziborium der Synagoge gewinnt aber seine besondere Eigenart durch die Malereien auf der Außenseite des Bogens: Zum ersten Mal erscheinen hier jüdische Symbole.

Die Außenseite des Bogens und die beiden Seitenbereiche werden als eine einzige Bildfläche behandelt und
Abb. 688 umfassen eine dreiteilige, in Blau gehaltene Komposition. Das zentrale Element bildet eine Tempelfassade mit vier Säulen und einem Architrav samt Gesims. Der Raum zwischen den beiden mittleren Säulen wird ausgefüllt durch eine zweiflügelige, von Säulen flankierte Tür, über der sich ein Rundgiebel mit einer Muschel befindet.
Abb. 270, 272 Dieser Tempelbau ist fast identisch mit der Abbildung des Tempels von Jerusalem auf den Tetradrachmen von Bar Kokhba, und diese Verwandtschaft erlaubt es, den Bau zu identifizieren. Doch ist festzuhalten, daß die

Bundeslade, die auf der Münze von Bar Kokhba zwischen den Säulen sichtbar wird, auf diesem Bild nun zur Pforte des Tempels geworden ist. Daß der Tempel in Gold gehalten ist, weist darauf hin, daß es sich nicht um ein rückwärtsgewandtes Erinnerungsbild handelt. Und die anderen Bildkomponenten bestätigen diese Vermutung. Links befinden sich eine monumentale *Menorah,* ebenfalls in Gold, ein *Lulaw* und ein *Etrog,* drei Symbole also, die oft mit dem Bild des Tempels zusammengebracht werden und an das Hüttenfest erinnern, das feierlichste Fest im Tempelbereich. Sein Anblick weckt nach den rabbinischen Texten in Gott das Erbarmen. Der *Schofar,* der üblicherweise zu dieser Symbolgruppe gehört, erscheint nicht, denn er ist auf der rechten Seite des Aufbaus durch jene Szene ersetzt, die genau das Ereignis vermittelt, auf das der *Schofar* anspielt: das „Festbinden Isaaks" *(Aqeda).* Der Raum, der rechts vom Tempel zur Verfügung stand und höher als breit war, eignete sich schlecht zur Darstellung einer Geschichte; so sah sich der Maler gezwungen, die einzelnen Elemente übereinanderzustellen. Die mächtige Figur Abrahams in einem weißen Himation dominiert das Bild. Abraham wird von hinten dargestellt. In seiner Rechten hebt er das Messer. Links von ihm: ein Altar aus aufgeschichteten Steinen. Auf dem Altar, ausgestreckt auf den brennenden Scheiten: Isaak, auch er in Weiß und von hinten dargestellt. Oberhalb des Altars taucht aus den Wolken Gottes Hand auf – in Dura stets ein Zeichen für das Eingreifen Gottes zugunsten seiner Auserwählten. In der rechten oberen Ecke erscheint ein Zelt, in dessen Eingang eine Person. Unterhalb der Gruppe, ganz im Seitenteil: der Widder, der die Stelle Isaaks einnehmen soll; an einem Baum festgebunden, erwartet er sein Schicksal. Bestimmte Einzelheiten stimmen mit der biblischen Geschichte nicht überein. Die Malerei des Ziboriums, wie später auch die dargestellten Geschichten, ist in vielen Elementen von aramäischen Bibelparaphrasen, vom Targum und von den Legenden, die sich um die biblischen Geschichten ranken, dem Midrasch, abhängig. Diejenigen, die die Bilder schufen, wie auch diejenigen, die sie erhielten, müssen mit bestimmten Versionen dieser Legenden vertraut gewesen sein. Der Baum, der anstelle des biblischen „Strauchs" steht, geht ohne Zweifel auf den aramäischen Targum zurück, der diesen Ausdruck mit „Baum" wiedergibt. Die Person im Zelteingang findet im biblischen Text keinerlei Entsprechung. Es sind verschiedene Hypothesen aufgestellt worden, um sie zu identifizieren, sei es mit den Dienern, die zurückgelassen worden waren, sei es mit Ismael, der nach einigen rabbinischen Texten an dem Ereignis teilgenommen haben soll. Ich ziehe es vor, diese Person mit einer jüdischen Legende in Zusammenhang zu bringen, die erzählt, daß Satan Abrahams Frau Sara an den Ort des Opfers gebracht habe, um sie zu quälen. Eine ausdrückliche Wiedergabe dieser Legende gibt es in einem hebräischen Manuskript aus dem 13. Jahrhundert. Zur Stützung dieser Hypothese hat Erwin R. Goodenough eine Darstellung des Opfers in der Totenkapelle von El-Baghavat in Ägypten (5.–6. Jahrhundert) angeführt, in der eine Figur, die in derselben Stellung wie in Dura der Szene beiwohnt, durch eine Inschrift als Sara bezeichnet wird. Die Verbindung der drei Bildelemente hat ihren Grund bereits in der Bibel, wo bestätigt wird, daß der Berg Morija, wo das Opfer aufgehoben und der Bund zwischen Gott und Abraham und seinen Nachkommen geschlossen wurde, auch der Berg ist, auf dem sich später der Tempel erheben wird (2 Chron 3,1). Gleichzeitig laden die *Menorah,* der *Lulaw* und der *Etrog,* die den Feststrauß des Hüttenfestes bilden, ein, im Bild den zukünftigen Tempel zu sehen, zu dem nach der Prophezeiung des Sacharja (14,16) „die Übriggebliebenen aus all den Völkern [...] hinaufgehen, um den König, Jahwe Zebaot, anzubeten und das Hüttenfest zu feiern". Der goldene Tempel, der oberhalb der Thora-Nische erstrahlt, ist also der Tempel der messianischen Zeit, jener Zeit, in der nach dem Versprechen, das Gott Abraham am Merg Morija gegeben hat, alle Völker dank seines Gehorsams gesegnet sein werden (Gen 22,16–18). Mit Recht hebt Herbert L. Kessler hervor, daß die Tatsache, daß der *Schofar* (dessen liturgische Aufgabe darin bestand, Gott an dieses Versprechen zu erinnen) durch eine bildhafte *Aqeda*-Darstellung ersetzt wurde, eine aktuelle Bedeutung haben konnte. Sie betonte die Geschichtlichkeit dieses Versprechens und seine Gültigkeit gegenüber dem erstarkenden Christentum, das verkündete, das messianische Versprechen sei in Christus bereits in Erfüllung gegangen und der Bund zwischen Gott und der Nachkommenschaft Abrahams sei deshalb überholt. Die Malerei des Ziboriums stellte eine Verbindung zwischen der Vergangenheit und der Zukunft her: zwischen *Aqeda* (Fundament des Bundes) und messianischem Tempel (Erfüllung des Bundes). Wenn die bildhafte Darstellung des Opfers die Aufgabe hatte, die historische Authentizität des Bundes zu bekräftigen, so unterstreicht die goldene Farbe des Tempels seinerseits den eschatologischen Charakter; denn der Messias, dessen Kommen das Symbol zur Realität machen würde, wurde noch immer erwartet. Dieses andauernde Warten wird durch das Bild oberhalb des Ziboriums noch stärker thematisiert; es gibt der ganzen Komposition ihre eigentliche Bedeutung.

DAS ZENTRALE BILD UND SEINE VERÄNDERUNGEN

DER ERWARTETE MESSIAS

Die Mauer oberhalb des Ziboriums bildete ursprünglich eine einzige Fläche und umfaßte einen monumentalen Weinstock mit einem festen Stamm und wellenförmigen Zweigen. Er war direkt, ohne Grundierung und ohne Rahmen, auf den Verputz gezeichnet worden. Auf der linken Seite des Stamms befand sich ein Möbelstück, das an einen Sitz ohne Rückenlehne erinnert; auf ihm lag ein Kissen mit einem kreisrunden Gegenstand. Nach den Zeichnungen, die bei den Ausgrabungen hergestellt wurden, befand sich ein ähnlicher kreisrunder Gegenstand auch unter dem Sitz. Ein weiteres Möbelstück, eine Platte, gestützt von zwei katzenartigen, aufgerichteten Tieren, war auf der rechten Seite des Stamms. Ein Vergleich mit mesopotamischen Siegeln führt zur Vermutung, daß es sich um einen niedrigen Tisch handelt. Dieses erste Bild ist in der Folge so oft übermalt worden, daß sichere Identifizierungen kaum mehr möglich sind. Doch wird heute im allgemeinen angenommen, daß es sich bei den beiden Elementen, die den Weinstock flankieren, um einen Thron ohne Rückenlehne und um einen Ziertisch handelt.

Der Weinstock ist in der spätantiken Kunst überall anzutreffen. Meistens taucht er unter seinem dionysischen Aspekt auf und erscheint in der Dekoration von Privathäusern, Tempeln und Gräbern. Er gehört aber auch zu den traditionellen Motiven der jüdischen Kunst, etwa beim Tempeleingang in Jerusalem, auf den Münzen der beiden Kriege, am Eingang von Katakomben und in der Dekoration von Synagogen, wo er vermutlich an den Weinstock des Tempels erinnert. Daß er zu den Motiven der jüdischen Kunst gehört, hat seinen Grund in der *Abb. 303* Bibel selber, die Israel nach dem Propheten Jesaja (5,7) als Weinstock des Herrn betrachtet. Doch der Weinstock der Synagoge von Dura hat eine besondere Bedeutung; Herbert Kessler hat ihn, in bester Abstimmung mit dem Kontext der ganzen Komposition, neu interpretiert. Tatsächlich unterscheidet sich der Weinstock von Dura grundsätzlich von vergleichbaren Darstellungen: Er trägt keinerlei Früchte. Die Zweige sind zwar voller Blätter, aber nirgends erscheinen Trauben. Dieses einmalige und ungewohnte Fehlen der Früchte spricht gegen die These, die den Weinstock als Lebensbaum gedeutet hat. Dafür aber setzt dieser Weinstock auf packende Art bildmäßig um, wovon Jesaja (4,2) und Sacharja (8,12) als Propheten sprechen: Gott hat einen Weinstock angepflanzt, der eine Überfülle an Früchten bringen wird, allerdings erst beim Kommen des Messias. Auch der feste Stamm geht symbolisch in dieselbe Bedeutungsrichtung: Der Messias ist der „gerechte Sproß“ aus dem Wurzelstock Davids (Jer 23,5), der „sprossen wird, um den Tempel des Ewigen zu bauen“ (Sach 6,12). Nach Kessler besteht also das wesentliche Element des Weinstocks der Synagoge gerade in diesem Fehlen der Früchte. Da-

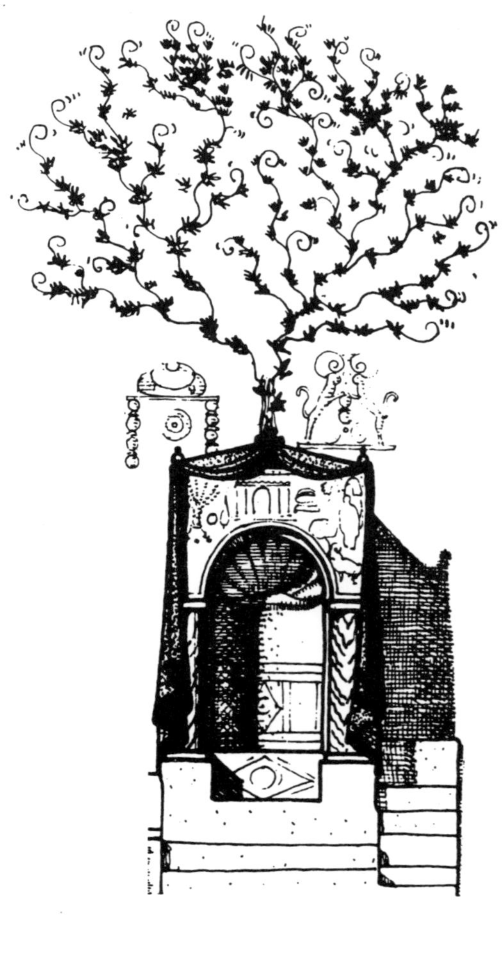

Der Weinstock des Herrn.
Zentrales Bild der Synagoge in Dura-Europos.
(Zeichnung nach Erwin R. Goodenough,
Jewish Symbols in the Greco-Roman Period,
Band 11, Bollingen Foundation, New York.)

durch wird er zum Symbol dafür, daß das Versprechen noch nicht erfüllt ist und der Messias noch immer erwartet wird. Im Sinne dieser Lesart identifiziert Kessler den Thron auf der linken Seite des Weinstocks als den „leeren Thron“, als ein Bild der Erwartung also, das in der Kunst des Altertums recht verbreitet war. Diodor von Sizilen führt es an, wenn er vom „leeren Thron Alexanders“ in der Feier von Cyinda spricht. Es erscheint auch auf römischen Münzen und wurde von der christlichen Ikonographie aufgegriffen, wo es eine zentrale Rolle in der Ausschmückung der Kirchen erhielt – zum Beispiel in Santa Maria Maggiore in Rom, wo es an der obersten Stelle des Triumphbogens auftritt, im orthodoxen Baptisterium in Ravenna oder auch in der Geburtskirche in Betlehem. Immer bringt es das Warten zum Ausdruck: das Warten auf das Kommen des Messias für die einen, das Warten auf seine Wiederkunft für die anderen. In Übereinstimmung mit dieser Deutung schlägt Kessler vor, im Tisch auf der rechten Seite des Weinstocks jenen Tisch zu sehen, auf dem die neue Thora des Messias liegen wird; nach den rabbinischen Texten *(Alphabet des Rabbi Aquiba)* wird der Messias bei seinem Kommen diese neue Thora erläutern.

Dieses zentrale Bild, gemeinsam mit den Malereien auf der Außenseite des Ziboriumbogens, ist in seiner Ganzheit symbolischer Ausdruck der Messiaserwartung. Es nimmt zwar recht breit Bezug auf das Repertoire der hellenistischen und römischen Kunst, verleiht aber den übernommenen Elementen durch die Integration in die biblische Symbolsprache eine neue Bedeutung. Diese erste Kompostion ist im wesentlichen nicht-figurativ. Die einzigen Ausnahmen, die Hauptfiguren des *Aqeda,* werden von hinten dargestellt; auf diese Art müssen an der am meisten ausgesetzten Stelle des Raums keine Gesichter abgebildet werden. Die Szene als solche öffnet sich zwar auf die erzählende Kunst hin, ist aber dank ihrer Nüchternheit und ihrer bewußt abstrakten Art noch ein „Symbol mit erzählendem Charakter“, um eine Definition von André Grabar zu benutzen. Doch der entscheidende Schritt war getan; und dieser Versuch mußte das Einverständnis der Gemeindeverantwortlichen gefunden haben: Ein paar Jahre nach dem Abschluß dieser Malereien wurde die ganze Dekoration der Synagoge neu gestaltet, und es entstand das bisher umfassendste Ensemble erzählender Bilder.

DER MESSIAS-KÖNIG

Während der zweiten Etappe der Ausgestaltung, nach Kraeling um 250, wurde das zentrale Bild neu gemalt; das ikonographische Programm wurde auf den ganzen Raum ausgedehnt und umfaßte nun auch die Wände, die ganz mit erzählenden Bildern übermalt wurden. Es gab in Dura schon ähnliche Dekorationen: im Baal-Tempel, im Tempel des Zeus Theos, im Mithräum; die Maße dieser Räume waren allerdings bescheidener, die Ausgestaltung entsprechend weniger grandios. Für die Anordnung der Bilder teilte man die Wände in einzelne Register ein, die horizontal übereinanderlagen – eine Aufteilung, die im Orient des Altertums bekannt war; die Palastanlage in Mari, die Paläste der assyrischen, persischen und sassanidischen Könige bieten mehrere Beispiele dafür, und zwar sowohl im Rahmen der Malereien als auch im Rahmen der Basreliefs.

Die Wände waren horizontal in fünf Register eingeteilt. Das oberste, nicht erhaltene Register bestand wahrscheinlich aus einer Gesims-Imitation und bildete mit den aus dem ersten Programm übernommenen Eckpfeilern den architektonischen Rahmen der Dekoration. Zu diesem Rahmen gehörte auch das unterste Register, das aus einer Marmorimitation, aus Masken und Katzen bestand. Die erzählenden Bilder wurden auf die drei mittleren Register verteilt (von oben nach unten bezeichnet als A, B, C). In diesen drei Registern wurden nun biblische Szenen gestaltet, die geeignet waren, die bemerkenswertesten Ereignisse der jüdischen Geschichte zu vermitteln und Gottes unfehlbare Sorge für Israel zu bezeugen. Im Rahmen dieser Arbeiten wurde auch das zentrale Bild neu gestaltet. Es wurde formal und inhaltlich auf die neuen Malereien abgestimmt. In seiner neuen Form erstreckt es sich über die Register A und B; der Raum, der dem Register C entsprechen würde, war durch den Aufbau der Nische abgedeckt. Der Mittelteil der Komposition wird auf beiden Seiten von schmalen, übereinandergestellten Flächen flankiert; sie enthalten vier stehende Figuren. Diese symmetrische Komposition – *S. 122* das zentrale Bild und die vier Figuren, auf jeder Seite zwei Figuren übereinander – beherrschte den ganzen Saal. In den anderen Heiligtümern war dieser Platz für das Bild der Gottheit vorgesehen. Im Judentum aber war eine Darstellung Gottes nicht vorstellbar. So bemühte man sich, für diese zentrale Stelle des Raumes ein anderes würdiges Bild zu finden, was anscheinend erst nach mehreren Versuchen gelang. Im Zeitraum von drei Jahren wurde die Fläche dreimal neu gestaltet; die Schichten der einzelnen Bilder sind ineinander verschmolzen, so daß das Ganze recht verwirrend ist und eine Analyse schwierig macht. In bezug auf die Hauptelemente ist man sich jedoch im klaren. In einem ersten Versuch ist der Weinstock an Ort und Stelle geblieben, wurde aber durch eine Person gekrönt, die in königlichem Gewand auf ihrem Thron sitzt. Zwei weitere Figuren in antiken Gewändern standen vor dem Thron, zu beiden Seiten der Person. Etwas tiefer erkennt man eine Übermalung der Weinblätter: die Silhouette eines friedlichen „schreitenden Löwen". Die Kommentatoren sehen im Löwen einmütig das Emblem des Stammes Juda, wie es im Segen Jakobs beschrieben wird (Gen 49,9). Was die Identität der königlichen Person betrifft, gibt es grundsätzlich zwei Meinungen: die historische Figur des Königs David oder die eschatologische Vision des Messias-Königs. Das Emblem des Löwen kann beiden entsprechen; denn der eben genannte Genesis-Text erwähnt, daß der Messias aus dem Stamme Juda kommen wird. Die Bestimmung der beiden Höflinge hängt von der jeweiligen Bedeutung der königlichen Figur ab. Ihr griechisches Gewand weist

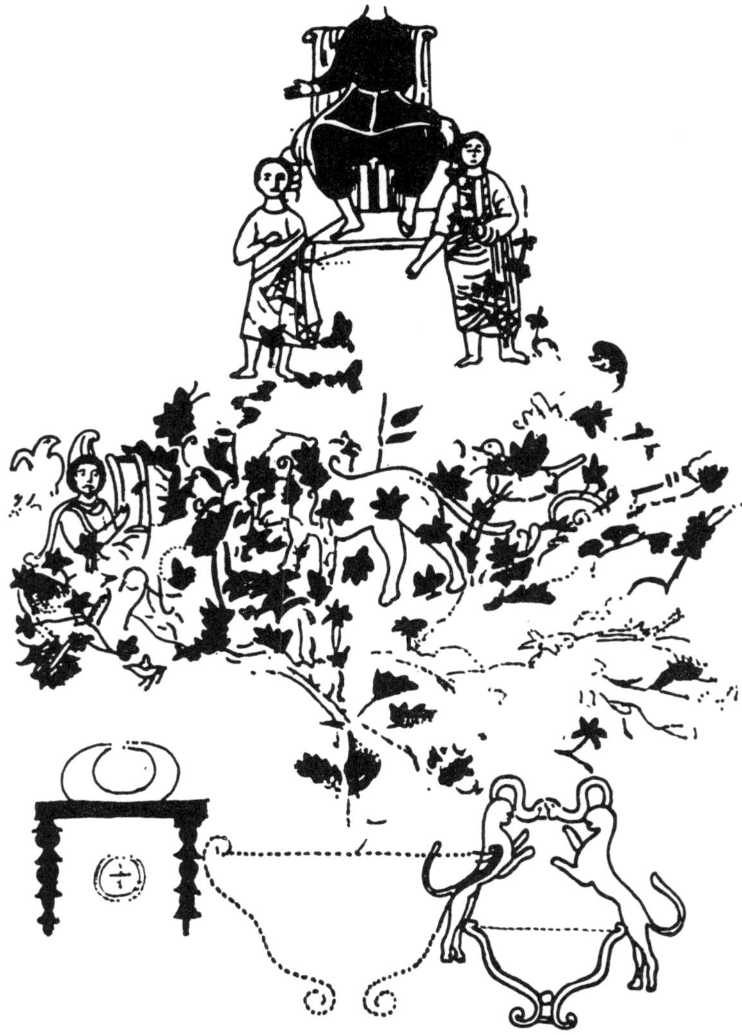

Der Messias-König.
Zwischen den Zweigen: David, der auf der Harfe spielt, und der Löwe Juda.
(Zeichnung nach Erwin R. Goodenough: Jewish Symbols in the Greco-Roman Period, Band 11, Bollingen Foundation, New York.)

sie als Propheten aus. – Man kann bei allen Bildern feststellen, daß die Kleidung sich mit der spirituellen oder weltlichen Rolle der Personen verändert. – Wenn es sich um eine Darstellung des historischen Königs David handelt, dürften die beiden Samuel und Nathan sein, die einzigen Propheten, die in Davids Leben eine Rolle spielten. Diese Hypothese wurde von Kurt Weitzmann vertreten. Kessler hingegen schlägt vor, im Bild des Königs den Messias-König zu sehen. Dadurch bleibt er im messianischen Kontext des ersten Bildes; das neue Bild wäre dann lediglich eine Ausgestaltung, eine Erweiterung, aber in feiner Abstimmung. Die beiden Figuren wären dann Serubbabel, der Statthalter von Judäa, und der Hohepriester Josua, der Sohn Jehozadaks, denen Gott den Bau des Zweiten Tempels anvertraut hatte. Da Serubbabel aber ein politischer Führer war, kommt das griechische Gewand für ihn nicht in Frage. Vielleicht handelt es sich eher um die Propheten Haggai und Sacharja, die Zeugen des Wiederaufbaus des Tempels. Der Vorschlag Kraelings, in den beiden Figuren einfach Schreiber des Königshofs zu sehen, widerspricht sowohl der Kleidung der Figuren als auch dem historischen Charakter des Bildprogramms, das solche Verallgemeinerungen nicht kennt. Welchen Namen man den beiden Figuren auch gibt, die Identität der Hauptperson als Messias-König ist gesichert, und zwar durch die Ausweitung seiner Umgebung anläßlich der dritten Überarbeitung.

Kurz nachdem die drei Personen oberhalb des Weinstocks und der Löwe zu ihren Füßen dem Bild hinzugefügt worden waren, mußte dieses Bild im Vergleich mit den farbkräftigen und anziehenden erzählenden Bildern ausdruckslos wirken; denn es war direkt und ohne farbigen Untergrund auf den Verputz gemalt. Der Weinstock, der Thron und der kleine Tisch in der Nähe des Throns wurden mit einer dicken Schicht roter Farbe übermalt, und die Fläche wurde in zwei Register eingeteilt (den Registern A und B entsprechend). Im unteren Register (B) der Fläche wurden zwei Szenen hinzugefügt: auf der rechten Seite Jakob, der die Söhne Josephs, Ephraim und Manasse, segnet. Der Patriarch segnet mit überkreuzten Armen Ephraim, den jüngeren der beiden, mit dem Segen für den Erstgeborenen, wie es die biblische Geschichte vorgibt (Gen 48). Auf der linken Seite liegt Jakob auf seinem Lager und segnet seine zwölf Söhne (Gen 49). Oberhalb der beiden Gruppen hat der Maler noch einen Harfenspieler neben den Löwen gesetzt; er trägt ein königliches Gewand und eine phrygische Mütze. In dieser Figur mit den ikonographischen Signalen, die auf Orpheus und seine Fähigkeit, die Tiere zu bezaubern, hinweisen, erkennen die Kommentatoren einmütig David, den Sänger der Psalmen. Der Maler hat von der Vorlage nur Orpheus übernommen; die Tiere, die ihn normalerweise begleiten, fehlen – mit Ausnahme des Löwen, der aus dem früheren Programm übernommen wurde, und des Adlers, der den Thron ziert. Die Segenssprüche Jakobs bilden das Fundament aller messianischen Prophezeiungen; deshalb betonen die beiden Szenen, die diesen Segen illustrieren, nebst dem Hinweis auf den Dichter der Psalmen, den Stammvater des Messias, noch einmal die Anspielungen auf den Messias; sie finden ihren Abschluß in der vollen Entfaltung des Themas im oberen Register der Fläche. Der König auf seinem Thron und die beiden Personen an seiner Seite wurden belassen, aber die Gruppe wurde auf beiden Seiten durch weitere Personen ausgeweitet; sie bilden nun eine Gruppe von dreizehn Personen und entsprechen den elf Stämmen und den beiden Halbstämmen, den Söhnen Josephs; sie repräsentieren das gesamte Volk Israel. Auf diese Art wird die Erfüllung des Versprechens im letzten Vers der messianischen Prophezeiung (Gen 49,10) – Jeremia (32,37) hat es später wieder aufgenommen – sichtbar gemacht: die Vereinigung aller Stämme Israels unter dem Messias-König. Das Bild, das das Ziborium schmückt, verbindet Vergangenheit und Zukunft, d.h. den Bund, den Gott am Berg Morija mit Abraham geschlossen hat, mit seiner Realisierung im messianischen Tempel; auf ähnliche, aber andere Art verbindet der Maler im Bild oberhalb des Ziboriums die messianischen Prophezeiungen Jakobs vertikal mit ihrer Erfüllung in der Person des Messias-Königs. In dieser Gestaltung nimmt das Bild den zentralen Raum des Saales ein: Es krönte die Thora-Lade, auf die hin alle Blicke gerichtet waren. *Abb. 309*

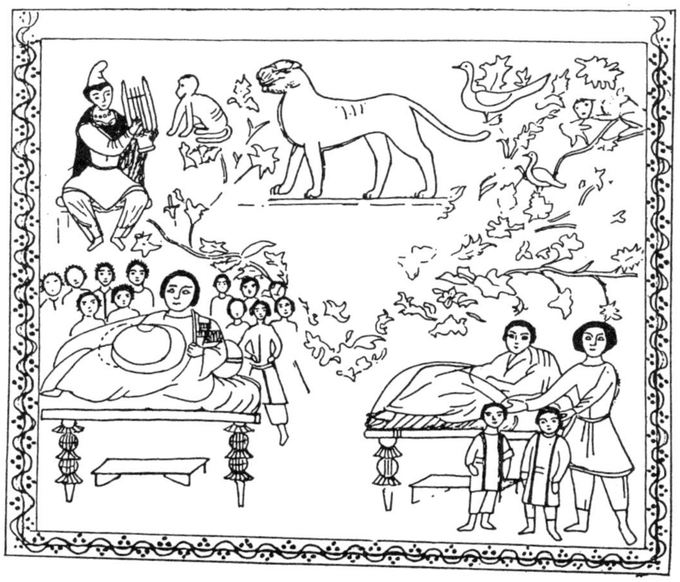

Jakob segnet die Söhne Josephs.
Jakob segnet seine zwölf Söhne (Gen 48 und 49).
(Zeichnung nach Erwin R. Goodenough:
Jewish Symbols in the Greco-Roman Period,
Band 11, Bollingen Foundation, New York.)

DIE THEOPHANIE. DIE BEIDEN ZEUGEN

Die vier „Porträts" in den Feldern rund um das Hauptbild bilden einen wichtigen Bestandteil der Komposition. – Das Verfahren, die Botschaft eines Bildes durch Figuren zu begleiten, die mit ihrem Leben oder ihrem Werk diese Botschaft bezeugen, ist in der Malerei der Spätantike ein bekanntes Schema. Es findet sich auch in Dura selber, etwa im Mithräum. – Die vier Personen sind alle im Stil der Antike gekleidet: mit Tunika und weißem Himation. Ihre Gesichter (drei von ihnen sind erhalten, das Gesicht der Figur oben links ist verloren) haben einen ernsten und ruhigen Ausdruck. Die Figuren wirken statisch; ihr Modell dürfte eine Statue des „Philosophen“ gewesen sein, ein in der griechisch-römischen Kunst geläufiges Modell. Das Attribut, das sie in den Händen halten oder das einen Teil der Szene bildet, ermöglicht ihre Identifizierung. Für die beiden oberen Personen fällt die Identifikation nicht schwer. Die Figur rechts mit einem Strauch zu ihrer Rechten und den ausgezogenen Schuhen neben den Füßen stellt Mose vor dem brennenden Dornbusch dar (Ex 3). Oberhalb des Strauchs erscheint die Hand Gottes; rote, ausstrahlende Linien zwischen den Zweigen des Buschwerks stellen das übernatürliche Phänomen dar, das das Erscheinen Gottes ankündigt. Die ihr parallelgesetzte Person auf der linken Seite ist nur von den Schultern an erhalten; sie ist leicht seitlich abgebildet. Diese Person trägt die Schuhe noch und hält einen rechteckigen Gegenstand, von dem nur noch die Hälfte vorhanden ist. Hinter der Person deuten Wellenlinien den Abhang eines Berges an. Alle Kommentatoren erkennen auch in dieser Person eine Darstellung des Mose, und zwar in dem Moment, als er auf dem Berg Sinai aus der Hand Gottes die Thora erhält (Ex 24,12–18; 31,18; 34). Die göttliche Hand, die sicher mitabgebildet war, ist mit dem oberen Teil des Feldes verlorengegangen.

Schwieriger ist die Identifizierung der beiden anderen Porträts. Die Person rechts mit einem Gesicht von
Abb. 690 heiterer Schönheit hält eine große, zur Hälfte entrollte Rolle in Händen. Die Rolle ist auffällig hoch; dunkle Linien auf der dem Betrachter zugewandten Seite der Rolle markieren die Schrift. Links neben seinen Füßen erscheint ein oben leicht abgerundetes, mit einem Vorhang bedecktes Kästchen. Der Umriß des Gegenstandes erinnert an die Bundeslade, wie sie in den erzählenden Bildern mehrfach dargestellt wird. Im linken Feld wird ein ehrwürdiger Greis von vorne abgebildet – die einzige Person im ganzen Saal mit weißen Haaren! Seine
Abb. 308 übereinandergelegten Hände werden durch die Falten des Kleides verdeckt. Über seinem Haupt erscheint der Himmel, angedeutet durch einen gewölbten Horizont, in dem die Sonne, der Mond und sieben Sterne stehen. Ihre genaue Zahl ist problematisch; denn wenn es sich um eine Darstellung der Planeten handeln würde, wären die Sonne und der Mond in die Siebenzahl schon inbegriffen. Die Frage nach der Identität der beiden Personen hat zu zahlreichen Nachforschungen und Thesen geführt.

Kraeling schlug vor, in der rechten Figur Josua zu sehen, der das Volk ins verheißene Land zu führen hatte, und in der linken Abraham, der unter dem Sternenhimmel Gottes Versprechen erhielt. Weitere Thesen bringen die rechte Person in Zusammenhang mit Josija, der das wiedergefundene Gesetzbuch liest, oder mit Esra, der dem Volk das Gesetz verliest (Neh 8). Für die linke Person werden zudem vorgeschlagen: Josua, der den Lauf der Sonne anhält, Mose, der das Volk segnet, bevor er sich auf den Berg Nebo begibt, oder Jakob in Bet-El. Goodenough deutet im Anschluß an die Werke Philons die vier Porträts als Darstellungen des Mose, nämlich als vier Etappen seines mystischen Aufstiegs. Eine neue, an Querverbindungen reiche Deutung hat Herbert L. Kessler vorgelegt: Er identifiziert die Person links mit dem Propheten Jesaja, der das Versprechen verkündet, daß in Jerusalem der Tempel wieder aufgebaut wird. Die Lichter, die den Propheten begleiten, beziehen sich auf die Textstelle, die die messianische Zeit als eine Zeit beschreibt, die weder durch die Sonne noch durch den Mond, sondern durch den Ewigen selber, dieses immerwährende, unauslöschliche Licht, erleuchtet wird (Jes 60,19–21). Das Jesaja parallelgestellte Porträt identifiziert Kessler mit Jeremia, dessen Prophezeiungen alle zentralen Themen des messianischen Versprechens berühren. Die Darstellung der Bundeslade zu seinen Füßen würde dann auf bestimmte Texte anspielen (3 Makk 2,4; Baruch-Apokalypse 6,7), die davon ausgehen, daß Jeremia, noch bevor der Erste Tempel zerstört wurde, die Bundeslade in ein Versteck gebracht hatte, um sie im Hinblick auf die messianische Zeit zu retten. Nach diesem Verständnis wären die beiden Propheten des Messias-Versprechens und des Wiederaufbaus als Zeugen neben das Bild des Messias-Königs plaziert worden, während die beiden Abbildungen des Mose den historischen Grund dieser Prophezeiungen, d.h. die Gesetzgebung durch Vermittlung des Mose, darstellen würden. Kesslers Hauptargument für diese Interpretation ist die lange und reiche Entfaltung dieses Themas in der Ausgestaltung der christlichen Kirchen, dort selbstverständlich mit den entsprechenden Änderungen im Hinblick auf eine andere Theologie und mit dem Bild des Christus oder eines seiner Symbole anstelle des Messias-Königs. Eines der Beispiele, die er anführt, ist die Kirche San Vitale in Ravenna, wo dieselben Hauptfiguren auf den beiden Seiten der Hauptkomposition abgebildet werden: Jesaja steht parallel zu einem Mose vor dem brennenden Dornbusch, Jeremia zu einem Mose, der die Thora empfängt. Die Botschaft wurde natürlich umgegossen, damit sie in den Dienst der christlichen Lehre treten konnte, aber der Bezug unter den Personen und der Aufbau der Komposition bleiben bedeutsam. Die christliche Ikonographie ist nur ein Argument *a posteriori,* und ihre Abhängigkeit von Dura, falls es überhaupt eine solche gibt, kann nur eine indirekte sein. Während der drei Jahrhunderte, die die beiden Werke voneinander trennen, muß es Zwischenglieder gegeben haben, die diese Tradition weitervermittelten. Auf der anderen Seite ist aber auch wahr, daß das heute älteste uns bekannte Beispiel dieser auf der Bibel beruhenden, programmatischen Dekoration eben die Synagoge von Dura ist. Daß sie überlebt hat, macht sie uns entsprechend wertvoll.

Die Hauptkomposition ist ganz und mit Nachdruck auf die Bestätigung des geschichtlich verankerten Bundes und seiner Gültigkeit ausgerichtet. Sie zeigt, daß die Schicksalsschläge, die das jüdische Volk erleiden mußte, die messianische Hoffnung auf Erlösung und Wiederaufbau nicht in Frage stellen konnten. Der didaktischen Entfaltung dieser Leitideen dienten die erzählenden Bilder, die die Wände des Saales auf drei Registern füllten.

DIE BEMALUNGEN DER WÄNDE: EINE EXEMPLARISCHE GESCHICHTE

Diejenigen, die hinter dem Bildprogramm standen, benutzten für die Verteilung der erzählenden Bilder auf den Wänden ein System, das in der römischen Kunst, auch in Dura selber, bekannt war; im Mithräum zum Beispiel war das Kultrelief des Mithras an der Hauptmauer von Darstellungen seiner Heldentaten an den Seitenwänden umgeben. Und doch bietet die Kunst des Altertums keine Vorlage, deren Programm so komplex ist wie das der erzählenden Bilder in dieser Synagoge. In drei übereinandergestellten Registern und unterteilt in einzelne Felder, reihen die Bilder exemplarische Episoden der biblischen Geschichte aneinander: die wichtigen Etappen in der Laufbahn des Mose (seine Rettung aus dem Nil durch die Tochter des Pharao, seine Berufung durch Gott im brennenden Dornbusch, sein Aufstieg auf den Berg Sinai, um dort aus den Händen Gottes die Thora zu empfangen, und schließlich der Auszug der Kinder Israels aus Ägypten unter seiner Führung); die Geschichte der Bundeslade, dieses lebendigen Symbols der Gegenwart Gottes unter seinem Volk (die Weihe des Zeltheiligtums in der Wüste, den Raub der Bundeslade durch die Philister, den Aufenthalt der Bundeslade im Dago-Tempel, die feierliche Übertragung in den von Salomon erbauten Tempel); die Salbung Davids durch den Propheten Samuel und damit die Begründung der Monarchie; die wichtigsten Episoden aus dem Leben des Propheten Elija; den Propheten Ezechiel und seine Vision von der Auferstehung der Toten und der Rückkehr der zehn Stämme in den Schoß des Volkes; das Eingreifen Gottes durch die Vermittlung der Königin Esther, um die Juden von Susa vor der Verschwörung Hamans zu retten – eine Episode, die die Hoffnung der Juden in Dura wecken sollte, daß sich der Schutz Gottes ein weiteres Mal zeigen und sie vor der Bedrohung durch einen anderen persischen Herrscher, den Sassanidenkönig, beschützen werde *(vgl. die detaillierte Beschreibung der Bilder S. 557–568).* Diese Beispiele, die keinen logischen oder chronologischen Faden erkennen lassen, wurden ausgewählt, um Belege für die besondere Fürsorge Gottes gegenüber seinem Volk anzuführen. Sie dienten gleichzeitig als eine Art Garantie: Trotz und inmitten der Drangsale, aus denen die jüdische Geschichte bestand, bestätigten sie, daß der Bund mit Gott weiterwirkte und das Versprechen der Befreiung Geltung besaß. Zudem waren die Episoden auch im Hinblick auf das zentrale Thema der Bilder auf dem Ziborium und auf der Westwand oberhalb des Ziboriums ausgewählt: Sie machten es exemplarisch sichtbar. Oder anders herum gesagt: das volle Verständnis der erzählenden Bilder stellt sich erst im Licht des zentralen Themas ein.

TECHNIK UND STIL

Da ein großer Teil der zahlreichen Bilder ausgezeichnet erhalten ist, ist es möglich, auch auf die Technik und den Stil dieses auch heute noch wichtigsten Werkes der Wandmalerei in römischer Zeit einzugehen.

Es handelt sich um die *al-secco*-Technik; das dabei benutzte Bindemittel konnte noch nicht identifiziert werden. Zuerst wurden mit dem Pinsel oder mit der Zeichenkohle die Konturen auf den Verputz aufgetragen; dann trug der Maler die Farbe des Hintergrunds auf, anschließend die Farbe der größeren Flächen der Figuren. Auf diese Basisfarben kamen die Einzelheiten, Augen, Nase, Mund, dunklere und hellere Farben für die Schatten und die hellen Stellen. Die Form der Frisur war verschieden je nach Kleidung; eine eng anliegende Frisur ging mit dem griechischen Gewand zusammen, eine wallende Frisur, die den Kopf ganz umgab, mit dem persischen. Die verwendete Farbskala bleibt verhältnismäßig eingeschränkt; es handelt sich im wesentlichen um Erdfarben: Ziegelrot, Rosa, Gelb, Braun, Grün und Ruß (für die schwarzen Stellen). Die Nuancierung kam durch Konzentration respektive Verdünnung der Grundfarben zustande. Diese Technik wurde nicht nur in der Synagoge eingesetzt, sondern auch in den anderen Gebäuden Duras, in denen es Wandmalereien gab.

Der Stil der Bilder in Dura entstand aus einer Verbindung der durch die Griechen eingeführten Traditionen mit den orientalischen Traditionen, die auch im Rahmen der hellenistischen Kultur lebendig geblieben waren.

Die Figuren der Synagoge haben nichts mit der Anmut der naturalistischen griechischen Kunst oder mit dem beschreibenden Realismus der römischen Kunst zu tun: Sie wirken feierlich und drücken Würde und Größe aus. Der Ausdruck der Gesichter ist stereotyp, ihre Art des Blicks ist konventionell. Die Personen werden in den meisten Fällen von vorn gezeigt; wenn sie in Bewegung sind; so hat diese Bewegung keinen Bezug zur Anatomie des Körpers, sie ist davon unabhängig. Die Personen nehmen an der Handlung nicht teil. Losgelöst verharren sie in einer feierlichen Haltung, die durch nichts gestört werden kann. Der Faltenwurf folgt nicht den Formen des Körpers, sondern hat linearen, kalligraphischen und ornamentalen Charakter. Die Proportionen zwischen den einzelnen Figuren wollen nicht die realen Größenverhältnisse wiedergeben, sondern signalisieren bestimmte Wertungen oder entspringen auch einfach nur dem Bedürfnis, leere Flächen zu füllen. Der reale Raum wird in den Bildern nicht aufgenommen. Der Einfluß der griechisch-römischen Kunst ist vor allem in den ikonographischen Klischees sichtbar, die übernommen wurden, um Tempel, militärische Ausrüstung und die Kleidung einer bestimmten Kategorie von Personen – Propheten, zivile Würdenträger – darzustellen. Genau diese Figuren verraten mit ihrer Haltung auch die hellenistischen Vorlagen, etwa die Statue des Philosophen oder des Redners. Hellenistisch ist auch die Darstellung der *Psyche* und der *Nike* auf den Gebäudefassaden, obwohl ihre Kleider dem orientalischen Geschmack angepaßt worden sind. Die orientalische Kunst hat die Gliederungsmuster für die Kompositionen mit mehreren Figuren beigesteuert, so die königlichen „Audienzszenen", die individuellen Kampfszenen, den „Triumphzug". Die lebendige Kraft der lokalen Traditionen zeigt sich vor allem in der Tendenz zum Ornament und darin, daß die Figuren von vorn gezeigt werden, ferner darin, daß bei Gruppen die Figuren in derselben Haltung einfach aneinandergereiht werden, und schließlich in der
Abb. 68, 70 Darstellung der persischen Kleider mit einem Sinn für den kalligraphischen Charakter der Falten und fein ausgearbeiteter Bordüren.

Dieser Stil ist keine Eigentümlichkeit der Synagoge oder Duras. Er ist ebenso typisch für Reliefs und Bilder in Palmyra, insbesondere für die Porträts und die geflügelten Genien der Grabanlage von Magharat el-Djelideh,
Abb. 71, 72 die eine nahe Verwandtschaft zu bestimmten Gesichtern und weiblichen Figuren der Synagoge aufweisen. In Palmyra findet sich auch die Vorlage für die Gestaltung der Fußleiste beziehungsweise des untersten Registers der Wände: eine Komposition aus Marmorimitation und schreitenden Katzen. Faktisch war dieser Stil seit der zweiten Hälfte des 3. Jahrhunderts in der Kunst der orientalischen Regionen des Reichs gegenwärtig. Und der wachsende Einfluß der lokalen assyrisch-persischen Traditionen in der Kunst reflektiert nur die Geschichte: Das immer größere Durcheinander, die Kriege im Innern des Reichs und die Niederlagen im Osten schwächten das Römische Reich nicht nur auf der politischen, sondern auch auf der kulturellen Ebene. Die orientalischen Strömungen und Kulte dehnten sich aus – der sehr populäre Mithraskult und der Kult der „Unbesiegbaren Sonne" *(Sol Invictus)*, der 247 offiziell anerkannt wurde –, und das Heidentum wich vor den neuen Religionen zurück. Diese Trendwende machte sich auch auf der Ebene der Kunst bemerkbar, und zwar durch eine zunehmende Distanzierung gegenüber den Werten der griechisch-römischen Kunst und durch ein Wiedererstarken der alten Traditionen des Orients.

DIE VORLAGEN DER BILDER UND IHRE WEITERENTWICKLUNG

Die Entdeckung der Synagoge und ihrer Bilder brachte eine Kunst ans Licht, die bis zu diesem Zeitpunkt unvorstellbar gewesen war: eine Ikonographie, die sich als Illustration der Bibel verstand, die früher anzusetzen war als die Malereien in den Katakomben und sich von ihnen durch ihren analytischen und erzählenden Chrakter unterschied. Diese erzählende Bildkunst erscheint in den Malereien der zweiten Phase in einer so voll entfalteten, so komplexen und so reichen Form, daß die Hypothese, es könnte sich um erste Versuche handeln, die biblischen Erzählungen in Bilder umzusetzen, von Anfang an ausgeschlossen werden kann. Die Maler müssen notwendigerweise über Vorlagen verfügt haben, von denen sie Formeln übernehmen und auf die sie sich in der Auswahl der Episoden stützen konnten. Nun ist aber kein anderes Werk narrativer Bildkunst, das sich auf die Bibel bezieht und früher als Dura angesetzt werden könnte, bekannt. Deshalb muß man sich in der Abklärung möglicher Vorlagen auf die Bilder selber und auf das, was sie an Argumenten bereitstellen, stützen.

Von den neunundfünfzig Szenen, die im Saal in Bilder umgesetzt wurden, stellen elf einzelne Figuren dar, oder Szenen, die nur aus einer Episode mit den für ihre Erkennbarkeit wichtigen Figuren bestehen. Kurt Weitzmann bezeichnet sie als „Monoszenen". Die meisten Bilder, die zwei oder drei Episoden einer einzigen Geschichte miteinander verbinden, können leicht in zwei oder mehrere Monoszenen aufgeteilt werden, ohne daß man an der Erzählung Wesentliches verändern müßte; es braucht nur die Hauptperson (Elija erweckt das Kind vom Tode, die Tochter des Pharao gibt den kleinen Mose an Myriam zurück) oder ein fehlendes Element (die Abb. 69 Bundeslade im Dago-Tempel) ergänzt zu werden; es genügt, Szenen, die zeitlich hintereinander kommen, aufeinanderzulegen (die Schlacht von Eben-ha-Eser, die Weihe des Zeltheiligtums) oder in den zyklischen Darstel- S. 560 lungen verschiedene Erscheinungen derselben Person nebeneinanderzustellen (die Vision Ezechiels). Eine ge- Abb. 70 naue Unterteilung der Bilder würde es erlauben, eine lange Kette von Einzelszenen zu erstellen, die wahrscheinlich dem Szenenrepertoire der Vorlage, über die der Maler verfügen konnte, entsprechen würden. Dieses Repertoire umfaßte vermutlich mehr Szenen als die Bilder der Synagoge; denn der Maler griff nur jene Szenen auf, die mit seinem Programm verbunden werden konnten. Die Existenz solcher Vorlagen gehört zwar ins Reich der Vermutungen und Hypothesen. Aber es gibt auch ein Argument für diese Annahme, das nicht zurückgewiesen werden kann. Paradoxerweise kommt dieses Argument allerdings nicht aus Funden, die aus einer früheren Zeit als die Synagoge stammen – solche Funde sind, wie gesagt, bis heute nicht bekannt –, sondern von der Weiterentwicklung dieser Ikonographie. Tatsächlich werden bestimmte ikonographische Formeln, die ein erstes Mal in der Synagoge in Dura bezeugt werden, sowohl in der jüdischen wie auch in der christlichen Kunst wieder aufgegriffen, und zwar in Verbindung mit den verschiedensten Materialien: Manuskripten, Wandbildern, Mosaiken, Elfenbein- und Silberarbeiten. Diese ikonographischen Formeln tauchen oft ohne Veränderungen wieder auf, oder aber mit notwendigen Veränderungen, sei es wegen der unterschiedlichen Materialien, sei es wegen einer neuen theologischen Sicht, die umgesetzt werden mußte. Zu diesen Formeln zählt man: die Opferung Isaaks, Jakobs Traum in Bet-El, Jakob segnet Ephraim und Manasse, Jakob segnet seine Söhne, Mose wird durch die Tochter des Pharao aus dem Wasser gerettet, Mose vor dem brennenden Dornbusch, Mose empfängt das Gesetz, die zwölf Wege durch das Rote Meer, die Lade im Land der Philister, die Salbung Davids, Abb. 68–70 die Vision des Ezechiel … (um wenigstens die am meisten bezeugten zu erwähnen). Aus diesen Weiterentwicklungen entstand der Kern der biblischen Bilder der byzantinischen Kunst, der mittelalterlichen Kunst Europas und, in einem geringeren Grad, der Renaissance-Kunst. Das Studium dieser Werke hat zu einer außerordentlich reichen Fachliteratur geführt. Kurt Weitzmann, der Begründer dieser Untersuchungen, hat den vielfältigen Bezügen zwischen den biblischen Bildern der byzantinischen und mittelalterlichen Handschriften einerseits und den Wandbildern der Synagoge andererseits ein hervorragendes Werk gewidmet. Der ganze Fragenkomplex als solcher übersteigt den vorgegebenen Rahmen dieses Buches. Aber das Faktum, daß es diese Weiterentwicklungen gibt, und zwar sehr zahlreich und in weit auseinander liegenden kulturellen Bereichen, betrifft auch die vorliegende Darstellung; denn sie bilden das am ehesten überzeugende Argument, wenn man beweisen will, daß die Maler von Dura ihr Programm auf der Basis von Vorlagen verwirklichten. Und daß die Wandbilder der Synagoge selber zu keinen Weiterentwicklungen führen konnten, liegt auf der Hand: Sie waren bloß fünf oder sechs Jahre sichtbar, und ein solcher Zeitraum genügt nicht, damit die Ikonographie verbreitet werden oder einen Einfluß ausüben kann. Wenn die in Dura eingesetzte Ikonographie auch in anderen Kunstwerken anzutreffen ist, so können diese nicht von den Wandbildern der Synagoge beeinflußt worden sein, sondern nur von Vorlagen, die mit denen der Maler von Dura verwandt waren. Man kann als sicher annehmen, daß diese Vorlagen aus jüdischen Kreisen stammten. Denn zu Beginn des 3. Jahrhunderts steckte die christliche Kunst noch in ihren Anfängen, und hinter den meisten alttestamentlichen Themen der christlichen Katakomben kann man mit Recht jüdische Vorlagen vermuten, da die jüdische Kunst zu diesem Zeitpunkt – die Synagoge beweist es – in voller Blüte stand. Der Aufbau der Wandbilder liefert Hinweise auf die Art der Vorlage. Fast jede Komposition kann auf eine Zusammenstellung von sogenannten Monoszenen zurückgeführt werden. Solche Monoszenen eignen sich aber bestens als visuelle Begleitung eines Textes, d. h. die Bilder folgen dem Gang der Geschichte Episode um Episode. Bei einer solchen Vermutung bleibt allerdings noch die schwierige Frage bestehen, um welche Art von Schrifttum es sich gehandelt haben mag. Welcher Text eignete sich für eine solche Ergänzung? Die strengen Vorschriften, die für das Kopieren des biblischen Textes galten, schließen die Möglichkeit aus, daß es sich um die Illustrierung eines solchen handelte. Die vorgebrachten Thesen variieren zwischen Targum-Texten, apokryphen Bibeltexten, deren Abfassung in die Zeit vom 1. Jahrhundert v. Chr. bis in die ersten nachchristlichen Jahrhunderte fällt, und jenen literarischen Werken, die sich zwar auf die Bibel stützten, das Epos der Hebräer aber einer griechisch geprägten Leserschaft vermitteln wollten. Einige dieser Werke sind bekannt, weil Eusebius von Cäsarea einzelne Abschnitte daraus zitiert; die Werke als solche sind nicht überliefert. Solche illustrierte Texte bilden das fehlende Glied, das es braucht, wenn man die Entstehung und die Geschichte der biblisch bestimmten Illustrationen rekonstruieren will. Wenn man diese Texte auch nicht genauer identifizieren kann, so kann man doch mit Kraeling noch anfügen, daß sich unter den Gegenden, in denen solche bebilderte Texte hätten geschaffen werden können, mit der größten Wahrscheinlichkeit Palästina nahelegt. Denn die Mehrheit der in die biblische Geschichte integrierten Midrasch-Elemente stammt aus palästinischen Texten, und zwar aus dem Targum des Pseudo-Jonathan, der in Palästina zusammengestellt wurde.

PROGRAMM UND BOTSCHAFT

In ihren Themen folgen die Bilder, die den Gebetssaal schmücken, weder der chronologischen Abfolge der biblischen Geschichte insgesamt noch einer einzelnen Geschichte. Diese Themen wollen nicht einfach eine Erzählung illustrieren, sondern sie sind für einen bestimmten Beweisgang ausgewählt worden, sie bilden ein Programm. Es ist nicht anzunehmen, daß dieses Programm in einer so unbedeutenden Gemeinde wie Dura, abseits der großen kulturellen Zentren, in einer entlegenen Grenzstation des Reiches, ausgearbeitet wurde. Man geht heute davon aus, daß die Übertragung eines Kanons biblischer Illustrationen in die monumentale Dekoration an einem anderen Ort stattgefunden hat, und daß die Maler von Dura oder diejenigen, die die Initiative zur Ausgestaltung des Raums ergriffen, die Elemente nur zu kopieren und ihren Wünschen entsprechend allfällige Änderungen vorzunehmen hatten. Wenn man die stilistische Verwandtschaft mit den Werken in Palmyra in Betracht zieht, einer Stadt, in der es eine starke jüdische Gemeinde gab, könnte Palmyra einer der Orte gewesen sein, wo eine solche Vorlage existiert haben könnte. Die in Dura gefundenen Münzen belegen die Kontakte mit den Gemeinden im Norden Mesopotamiens, mit Edessa oder Nisibe. Kraeling weist zudem auf die kleineren Königreiche hin, auf Syrien, Adiabene, Chalkis, Abila, Apameia, deren Herrscher durch Heirat mit der Dynastie der Herodier verbunden waren; und die Herodier waren offen sowohl für den griechischen Einfluß aus dem Westen als auch für den Einfluß der Parther, die aus der Wüste und den Bergen im Osten kamen. Da flossen die beiden Kulturen zusammen, die nun in der Kunst der Synagoge von Dura so eng verflochten sind. In jedem dieser Königreiche verfügte die jüdische Bevölkerung über großen Einfluß; einige ihrer Herrscher schlossen sich sogar dem Judentum an. Eine solche kulturelle Umgebung konnte, unterstützt durch den König, ein günstiges Klima für die Verwirklichung prunkvoll dekorierter Bauwerke schaffen. Diese Hypothese setzt voraus, daß die Kunst, von der die Synagoge in Dura eine späte Kopie darstellt, bereits am Ende des 1. Jahrhunderts geschaffen wurde.

In welchem Maß es Synagogen mit Malereien gegeben hat, bleibt bis zu neuen Funden im Bereich der Vermutungen; heidnische Kulträume mit einer nach einem inhaltlichen Programm ausgestalteten Dekoration aber sind faktisch seit dem Ende des 1. und dem Anfang des 2. Jahrhunderts bezeugt, u. a. in Dura selbst. Die Synagoge überragt sie allerdings alle nicht nur durch das Ausmaß der eingesetzten Mittel, sondern auch durch den gedanklichen Reichtum. Die Aussage der Bilder ist komplex, und sie läßt sich auf mehreren Ebenen lesen. Die Botschaft ist in erster Linie eine Bestätigung der Hauptthesen der jüdischen Lehre: ein unerschütterlicher Glaube an den Bund, den Gott mit Abraham und dessen Nachkommen auf dem Berg Morija geschlossen hat, eine ebenso unerschütterliche Hoffnung auf die Verwirklichung der messianischen Versprechen, die Erneuerung des Volkes und den Wiederaufbau des Tempels bei der Ankunft des Messias. Diese Themen stehen im Zentrum der Dekoration, auf dem Ziborium selbst und an der Wand oberhalb des Ziboriums. Die Bilder an den anderen Wänden bieten Beispiele der Vergangenheit, die das Vertrauen in Gottes besondere Fürsorge rechtfertigen, hatte Gott doch dem jüdischen Volk diese Fürsorge aufgrund des Bundes zugesagt, und hatte sie sich in allen Schicksalsschlägen der Geschichte doch auch immer wieder gezeigt. Die Bilder sind, wie Joseph Gutmann bemerkt hat, auch eine bildhafte Begleitung der Liturgie, der biblischen Perikopen und der synagogalen Poesie, die während der Gottesdienste vorgetragen wurden. Die Botschaft hat zudem einen aktuellen Bezug auf die Situation der Menschen in Dura, denn die Geschichte von Esther und Mordechai nimmt breiten Raum ein; hervorgehoben werden jene Episoden, die den glücklichen Ausgang der Geschichte sichtbar machen. Dies alles dient der Hoffnung, daß die Fürsorge Gottes auch in der Gegenwart aktiv ist und Achaschwerosch nicht der einzige persische Herrscher sein wird, der den Juden Schutz gewährt. Herbert Kessler will noch eine weitere inhaltliche Ebene sehen. Das Zusammenspiel der einzelnen Themen, die für die Dekoration ausgewählt wurden, weist ihm zufolge auf den beharrlichen Willen hin, gegenüber dem aufkommenden Christentum den Fortbestand des Judentums zu bekräftigen und den Sinn einer wortgetreuen Lesart der Bibel im Gegensatz zur typologischen Lesart der Christen zu belegen. Dieses Programm wurde ausgearbeitet, um laut und deutlich zu verkünden, daß der Abrahamsbund nicht aufgehoben war, daß das Versprechen einer nationalen Erneuerung noch immer Gültigkeit besaß und daß der Messias noch immer erwartet wurde. Die Kapelle der Christen, die nur ein paar Meter von der Synagoge entfernt stand, bot den herausfordernden Kontext, der die Verantwortlichen zu diesem Programm motivieren konnte.

Abb. 678, 687

DIE BODENMOSAIKEN: BILDER DES UNIVERSUMS

Seit dem 4. Jahrhundert besteht in den Synagogen Galiläas und Judäas das Hauptelement der Dekoration im Bodenmosaik. Stilistisch gesehen, folgen diese Mosaiken den großen Entwicklungslinien der römischen Kunst in ihren verschiedenen Aspekten. Auf den hellenistischen zwei- oder dreifarbigen Mosaik-Teppich, bei dem sich die geometrischen Motive vom hellen Untergrund abheben – wie er sich etwa zur Zeit des Herodes in Massada oder im jüdischen Quartier Jerusalems findet –, folgt das mehrfarbige Mosaik mit Figurenfeldern, deren Themen von den Lieblingsthemen der Umgebung inspiriert sind: Kalender, Astrologie und andere in der hellenistischen Tradition bekannte Sujets. Diesem Repertoire, das auch in der Kunst der großen kulturellen Zentren des Reiches anzutreffen war, fügten die Mosaikkünstler in den Synagogen noch Motive hinzu, die der jüdischen Kunst eigen waren, Symbole, die direkt aus dem ikonographischen Vokabular der Zeit des Zweiten Tempels stammten. Es handelte sich allerdings um mehr als um bloße Anhängsel an ein fremdes Repertoire. Diese symbolischen Elemente wurden vielmehr so in die Kompositionen integriert, daß die Mosaiken ein der jüdischen Tradition eigenes Verständnis der Welt vermittelten und es außerhalb der Synagogen dafür keine Parallelen gibt. Gleichzeitig wurden die Mosaik-Teppiche weiter verwendet, und zwar in einer immer komplexeren Art und Weise und in bewußtem Einsatz der durch das Material ermöglichten Farbeffekte im sogenannten Regenbogen-Stil: vor allem in der Diaspora, auf Ägina, in Griechenland und in Apameia, aber auch für den Boden der Vorräume und Seitenschiffe jener Synagogen, deren Hauptraum mit einem Mosaik mit figürlichen Darstellungen verziert war.

DIE MOSAIKEN MIT HISTORISCHEN SZENEN UND FIGÜRLICHEN DARSTELLUNGEN

Das früheste Mosaik mit figürlichen Darstellungen wurde in Hammath bei Tiberias freigelegt, und zwar in *Abb. 311*
der Synagoge, die zur Schicht III A gehört. Moshe Dothan datiert diese Schicht aufgrund am Ort gefundener Inschriften und Münzen in den Zeitraum nach dem Besuch des Kaisers Diokletian in Palästina im Jahr 286 und vor dem Ende der Herrschaft von Konstantin dem Großen im Jahr 337. Der Bau wurde möglicherweise nach dem Erdbeben von 306 begonnen. Das Mosaik füllt den Boden des Hauptschiffs ganz aus und ist in drei große Felder eingeteilt. Alle drei Felder haben dieselbe Breite; das Feld beim Eingang und das Feld vor der Bundeslade bestehen aus einem liegenden Rechteck; sie bilden den Rahmen des mittleren Feldes, eines Quadrats. Jedes der drei Felder entfaltet ein eigenes Thema, aber auch zusammen ergeben sie eine Komposition. Die Tendenz, die Kompositionen durch die Vergrößerung des *Emblema,* des mit Figuren versehenen, eigenständigen Felds, des typischen Elements des hellenistischen Mosaiks, zu vereinheitlichen, weist auf eine neue Etappe in der Entwicklung der Mosaikkunst hin. In Tiberias weist das Feld beim Eingang die Namen der Donatoren in griechischer Schrift auf, und zwar in einer Reihe von sechs Quadraten. Zwei einander gegenübergestellte „stehende Löwen" rahmen sie ein. Das Ganze ist in einen doppelten Rahmen aus Tauen und gedrehten Bändern eingefügt. Das Quadrat in der Mitte umschließt zwei konzentrische Kreise; der Raum zwischen ihnen wird durch ein Band in zwölf Abschnitte gegliedert. In der Mitte der beiden Kreise erscheint das Bild des Helios, des Sonnengottes.
Sein Kopf ist von einem Strahlenkranz umgeben. Er trägt eine weiße Tunika und ein *Paludamentum* (den Um- *Abb. 74*
hang eines Königs), das auf der linken Schulter von einer Fibel zusammengehalten wird. Seine rechte Hand ist zum Gruß erhoben. Und in seiner linken Hand hält er eine Kugel und eine Peitsche, die Insignien seiner Macht. Er war allem Anschein nach samt seiner Quadriga abgebildet, die aber später verschwand unter der Mauer eines Neubaus, der auf der Grundlage des Baus mit dem Mosaik errichtet wurde. Die zwölf Abschnitte enthalten die
Tierkreiszeichen; neun sind erhalten geblieben. Sie laufen im Gegenuhrzeigersinn; das Zeichen des Widders *Abb. 311, 314*
ganz oben im Kreis markiert den Beginn des Zyklus und entspricht den griechischen astrologischen Tafeln. Die Tiere sind im Profil und in Bewegung dargestellt, ihre Füße nach außen gedreht; die menschlichen Figuren wirken statisch, sie halten ihr Attribut in Händen. Der Kreis ist mit dem Quadrat über vier Eckstücke verbunden, in denen sich die Büsten von vier weiblichen Figuren befinden: Sie stellen die Jahreszeiten dar. Die Zyklen der Jahreszeiten und des Tierkreises stimmen miteinander überein – eine Präzision, die nur in diesem Mosaik

von Tiberias vorkommt. Das Rechteck oberhalb des Tierkreises enthält ein Bild der Schrank-Lade; ihre Türen *Abb. 75, 312* sind mit einem Giebel verziert, in dem sich eine Muschel befindet. Ein in der Mitte mit einem Knoten versehener Vorhang läßt die geschnitzten Türflügel sehen. Der Thora-Schrank wird von zwei Leuchtern mit Fuß flankiert; ein Strauß aus *Lulaw* und *Etrog,* eine Ascheschaufel und ein *Schofar* sind jeweils symmetrisch im Raum um die Leuchter angeordnet. Auf den Armen des Leuchters sind die Blumen und die Knospen gut sichtbar; die Flammen der sieben Lampen sind auf die Mitte hin gerichtet. Das Spiel mit den Farbplättchen läßt das Ganze plastisch erscheinen. Als Schmuck erscheinen auf dem Hintergrund verstreute Blumen.

Die jüdischen Symbole ausgenommen, greift dieses Mosaik auf Elemente zurück, die in der Kunst des späteren Reichs sehr verbreitet waren. Kompositionen, die die Sonne, die Sternbilder und die Jahreszeiten miteinander verbanden, waren oft zu finden, und zwar auf der Decke oder dem Fußboden der Tempel und auch der Wohnungen angesehener Bürger in Syrien, Griechenland und Nordafrika. Der Tierkreis erscheint an der Decke eines Raums im Baal-Tempel zu Palmyra, der aus der Zeit des Tiberius (ca. 14–37 n. Chr.) stammt. In seiner Mitte ist Jupiter abgebildet, umgeben von den Planeten; die vier Adler mit ausgebreiteten Flügeln in den Eckstücken scheinen das himmlische Gewölbe zu tragen. Das Mosaik im „Haus der Gäa und der Jahreszeiten" in Antiochia zeigt die vier Jahreszeiten als geflügelte Frauenbüsten samt ihren Attributen; sie befinden sich in Medaillons, die sich um das Hauptthema, die Erde, herumgruppieren. Die Gestalt der Büste wurde gern verwendet, um einen eingegrenzten Bereich auszuschmücken, ein Medaillon etwa oder ein Eckstück, letztlich die häufigsten Grundformen der Kompositionen. In einer anderen Villa in Antiochia sind die Jahreszeiten als geflügelte Frauen allerdings auch in ganzer Figur abgebildet. Die Attribute der Jahreszeiten sind im allgemeinen immer dieselben: der Hirtenstock und Blumen für den Frühling, Ähren für den Sommer, Trauben für den Herbst und ein Wasserkrug für den Winter, der oft auch als verschleierte Frau dargestellt wird. Diese Kompositionen basieren auf Mustern aus populären Handbüchern der Astrologie und Astronomie, die in den hellenistischen Großstädten zirkulierten; sie wurden lediglich an die größeren Dimensionen angepaßt. Die Jahreszeiten rund um die Erde – eine Kombination, die seit der Zeit Hadrians auf Münzen bezeugt ist – drückten das Vertrauen in die bleibende Fruchtbarkeit aus: Dank des ständig erneuerten Zyklus der Natur wird die Erde den Menschen ihre Reichtümer großzügig austeilen, während die Sonne mit ihren Lauf durch die Sternbilder am Himmel die unveränderliche Ordnung des Universums garantiert. Eine Variante verbindet die astrologischen Themen mit dem Kalender, wobei die Personifizierungen der Monate mit ihren Attributen an die Stelle der Tierkreiszeichen treten oder ihnen zumindest hinzugefügt werden – dies ist die Anordnung im sogenannten Kalenderhaus in Antiochia, das vermutlich kurz nach 115 gebaut worden ist, und die Anordnung eines Mosaiks aus dem 4. Jahrhundert in Karthago.

Die leicht von der Seite gezeigten Jahreszeiten in Hammath mit ihrem seitwärts gerichteten Blick und ihrem melancholischen Lächeln stimmen in vielem mit den Mosaiken der Schule von Antiochia überein, sowohl in der Ikonographie als auch im Stil. Ihre Attribute sind traditionell. Der Frühling *(Tekufat Nissan)* trägt auf dem Kopf einen Blätterkranz und hebt eine Käseplatte empor, eine Anspielung auf die Herde, die wieder zur Weide geht; der blühende Ast an seiner Seite kündigt das Blühen der Bäume an. Der Sommer *(Tekufat Tamuz)* hält die *Abb. 73* Garbe und die Sichel, das Werkzeug der Ernte. Der Herbst *(Tekufat Tishri)* ist geschmückt mit einem Kranz voller Früchte und Blätter; er zeigt eine Traube und verweist dadurch auf die Hauptbeschäftigung dieser Jahres- *Abb. 313* zeit: die Weinlese. Der Winter hat seinen Kopf ganz verhüllt, wie auf vielen ähnlichen Mosaiken – ein Motiv, das möglicherweise mit der Ikonographie der Isis zusammenhängt –, und trägt eine Amphore, aus der Wasser fließt, ein Attribut, das für die Regenmonate gebräuchlich ist. Die stilistischen Übereinstimmungen mit den Beispielen in Antiochia sind ebenso deutlich wie die ikonographischen. Die einen wie die anderen leben von einem ganz und gar bildhaften Charakter und verweisen klar auf die Verbindung zur großen römischen Malerei. Moshe Dothan hat bereits die Ähnlichkeiten zwischen der Figur des Winters auf diesem Mosaik und des Winters im Kalender-Haus in Antiochia hervorgehoben. Besonders ergreifend ist die Analogie zwischen der Büste des Herbstes in Tiberias und der entsprechenden Büste auf einem Mosaik der „Villa zum *Triclinium*" in Apameia aus dem dritten Viertel des 4. Jahrhunderts. Obwohl die Verarbeitung nicht dieselbe ist, verbinden Stilähnlichkeiten den Herbst auch mit dem schönen Frauenporträt des Mosaiks mit der Dionysos-Thematik in Sepphoris.

Im Feld des Tierkreises zeigt sich die Meisterschaft des Mosaikkünstlers vor allem in der Darstellung der *Abb. 314, 311* Tiere. Der kraftvolle Sprung des Stiers, der Löwe, der nach vorne setzt, die schwungvolle Silhouette des Steinbocks zeugen von einer großen Sicherheit in der Zeichnung. Die menschlichen Figuren wirken etwas steifer; die Köpfe erscheinen proportional zu groß, die Gestalt des Körpers bleibt schematisch, und die Bewegungen, insbesondere die Bewegung des Wassermanns, haben etwas Unnatürliches. Die Anspielungen auf mythologische Vorbilder geraten mehr als einmal zu offensichtlich. So stammt die Jungfrau mit der Fackel von der Ikonographie der Kore/Persephone, vielleicht auch von der der Isis; und die Waage mit dem Szepter scheint sich auf Rhadamanthys zu beziehen. Die Mosaikkünstler gehörten möglicherweise zur Schule von Antiochia oder hingen auf die eine oder andere Weise von ihr ab. Obwohl die Namen aller Tierkreiszeichen auf Hebräisch wiedergegeben werden, scheint diese Sprache nicht die Sprache der Künstler gewesen zu sein, wie es der Name des Wassermanns *(Deli)* nahelegt, der aus Unachtsamkeit verkehrt herum abgeschrieben wurde.

Helios hat wie die Jahreszeiten den Kopf leicht zur Seite gedreht, und sein Blick geht in dieselbe Richtung. *Abb. 74* Die aufgehellten Wangen, das angedeutete Lächeln und die Locken, die sein Gesicht umrahmen, geben ihm ein jugendliches Aussehen. Die Krone und der Strahlenkranz, der sein Haupt umgibt, gehören zu den Attributen des Sonnengottes. Die mit der rechten Hand angedeutete Grußgeste wie auch die Kugel und die Peitsche in seiner linken Hand sind die Insignien des Herrschers des Universums, des Kosmokrators. Helios erschien bereits im 5. Jahrhundert v. Chr. als Sujet in der griechischen Keramik und war auch ein beliebtes Thema in den philosophischen, literarischen und astronomischen Traktaten der griechischen Literatur. Seit dem 3. Jahrhundert n. Chr. wurde Helios mit dem *Sol Invictus,* der „Unbesiegbaren Sonne", gleichgesetzt; in dieser Form erlebte er in der offiziellen römischen Kunst eine große Verbreitung, und sein Kult wurde von Kaiser Aurelian im Jahr 247 als Staatsreligion angenommen. Zur selben Zeit kam es zu einer Verbindung zwischen dieser Ikonographie und der des Kaisers, sichtbar bereits bei den Münzen seit der Zeit des Caracalla (211–217), populär dann vor allem seit der Regierungszeit von Konstantin I. (306–337). Sie erscheint auf den Münzen, die Konstantin 309 prägen ließ, aber auch auf den Basreliefs des Triumphbogens, der zu seiner Ehre errichtet wurde. Die Ausbreitung der orientalischen Kulte im Reich, vor allem die Ausbreitung des Mithras-Kultes, begünstigte die Popularität dieser Ikonographie; das Bild des Mithras wurde auf den Basreliefs oft mit dem Bild des Helios identifiziert, oft trat Helios auch an Mithras' Stelle. Die archäologischen Funde – Münzen, Siegel, Reliefs und kleine Statuen aus gebranntem Ton – belegen seine starke Ausbreitung in den verschiedensten Bevölkerungsschichten. Diese ikonographischen Strömungen waren noch in der Mitte des 4. Jahrhunderts in Kraft, wie es die Münzen von Konstantin II. (337–340) bezeugen. In diesem kulturellen und künstlerischen Kontext ist das Bild des Helios im Mosaik von Hammath bei Tiberias zu sehen.

Diese Darstellung im Herzen eines jüdischen Kultraums mit ihren offenen Verweisen auf die heidnische Mythologie hat immer wieder zu Fragen Anlaß gegeben. Die Schriften, auch die Schriften der bedeutendsten und nicht auf Kompromisse bedachten Rabbiner, zeigen, daß die Toleranz gegenüber der darstellenden Kunst im 3. und 4. Jahrhundert wirklich vorhanden war, und zwar weil diese Bilder nicht mehr von ihrer Kultbedeutung her betrachtet wurden. Sie waren zur ästhetischen Aufwertung des Raums erlaubt, unter der einzigen Bedingung, daß sie nicht verehrt wurden. In mehreren Texten kommen ausdrücklich Anspielungen auf figürliche Mosaiken vor, die es in den Synagogen bereits gab. Im Jerusalemer Talmud, und zwar in der Abhandlung *Abodah Zarah,* die ganz der Bilderverehrung gewidmet ist, wird erwähnt, daß man zur Zeit des Rabbi Abun, einer Autorität des 4. Jahrhunderts, „auf dem Fußboden Zeichnungen anbrachte, ohne daß [die Rabbiner] es verhindert hätten", eben weil man annahm, daß solche Bilder kein Hindernis für die Treue zum monotheistischen Glauben bildeten. Denselben Sinn hat auch die folgende, ausdrücklich dem Thema gewidmete Passage aus dem Targum des Pseudo-Jonathan (Lev 36,1); sie kommentiert das zweite Gebot: „Ihr sollt euch keine Götzenbilder anfertigen." Und sie fügt hinzu: „Doch ihr könnt eure Heiligtümer mit einem durch Figuren und Zeichnungen verzierten Boden ausstatten, nur betet ihn nicht an!" Die Komposition mit der Darstellung des Helios, der Jahreszeiten und des Tierkreises konnte also als einer der Aspekte der hellenistischen Zivilisation betrachtet werden, die die kultivierten Kreise der Juden annahmen, ohne deswegen ihre Bindung an die eigene Tradition zu verleugnen. Hinzu kam, daß gerade in der jüdischen Tradition die Astrologie eine wichtige Rolle spielte, denn mit ihr hing die Berechnung des Kalenders zusammen. Eine in Cäsarea entdeckte Inschrift hat Michael Avi Yonah dazu inspiriert, eine Verbindung zu sehen zwischen der visuellen Umsetzung des Ablaufs der Monate und Jahreszeiten und dem Ablauf der periodisch organisierten priesterlichen Dienste an den Kultorten, den die Priesterklassen, unterstützt durch die dafür bestimmten Stämme, abwechslungsweise leisteten.

Aber weder die Texte, die solche Figuren in den Synagogen rechtfertigen, noch die stilistischen und ikonographischen Argumente, die sie in die Landschaft der zeitgenössischen Kunst einordnen, werden der wirklichen Bedeutung und der Einmaligkeit dieser Kompositionen annähernd gerecht. Denn diese Synagogenmosaiken sind die einzigen, bei denen die Bilder für den Kosmos nicht eine Komposition in sich darstellen. Da ihnen Kultsymbole übergeordnet werden, werden die kosmischen Zeichen – Helios, Jahreszeiten, Tierkreis – in eine umfassendere Vision integriert, die den Betrachter – oder den Gläubigen – von der irdischen Welt, dargestellt durch die Tiere, die Wächter des Heiligtums, in die Sphäre der Sternbilder und von dort zu den Symbolen führt, die die Schöpfung mit der spirituellen Welt verbinden. Die Bundeslade, der Aufbewahrungsort des offenbarten Gesetzes, die Leuchter, deren Lampen von derselben Anzahl sind wie die Planeten, „die Augen des Ewigen" (Sach 4,10), verweisen auf die übersinnliche Welt, den Bereich des verborgenen Gottes, den niemand sehen oder darstellen kann. Die kosmischen Zeichen finden dadurch ihren hierarchischen Platz im Universum der Formen, das derjenige beherrscht, der über allen Formen steht. Eine kosmische Symbolik kam bereits der Struktur des Zeltheiligtums und der Struktur des Tempels zu, zumindest in der Deutung des Josephus Flavius (*Jüdische Altertümer* III, § 181, *Jüdischer Krieg* V, §§ 214–218) und des Philon von Alexandria (*Leben des Mose* II, § 67). Durch dieses Mosaik wurde dieselbe Symbolik auf die Synagoge übertragen; dies betonte die Kontinuität zwischen der Synagoge und dem Heiligtum, dessen Erinnerung nicht aus den Köpfen verschwinden wollte. Die Bedeutung, die durch das Bild der Gestirne und das Bild des Helios geweckt wurde, konnte ihre Quelle auch in gewissen Texten haben, die damals sehr verbreitet waren: Das Erste Buch Henoch umfaßt einen der genauesten astrologischen Traktate des spätantiken Judentums (1 Hen 72–82). Eines der Manuskriptfragmente vom Toten Meer beinhaltet ein Horoskop (Qumran, Grotte 4, Fragment Nr. 18). Im *Sefer ha-Razim,* entstanden in Palästina am Ende der talmudischen Zeit, spielen Magie und Mystik die zentralen Rollen. In allen diesen Texten werden die Gestirne beziehungsweise die Präzision ihrer Bewegungen zum paradigmatischen Bild für die Unveränderbarkeit des göttlichen Gesetzes. Gleichzeitig machen es die Umlaufbahnen der Gestirne möglich, die heiligen Zeiten zu erkennen – eine Erkenntnis, von der die Übereinstimmung der irdischen Liturgie mit der himmlischen abhing. Einige Texte schreiben der Sonne, dem Gestirn des Tages, eine besondere Verehrung zu: Sie, ganz Licht und Feuer, fährt auf ihrem Wagen durch die Himmel, eine Symbolik, die schon die Psalmen kennen. Die verschiedenen Texte, die unter dem Namen „Abhandlungen der *Hekhalot*" (Paläste) zusammengestellt wurden – die späte Überarbeitung, wahrscheinlich 6.–7. Jahrhundert, greift aber auf alte Textelemente zurück –, entfalten das Thema des Aufstiegs durch die sieben kosmischen Sphären in die himmlischen Paläste, den Bereich der Engel im Dienst des göttlichen Throns. Wie schon öfters betont wurde – insbesondere durch Morton Smith, Kurt Schubert, Günther Stemberger –, bieten diese Schriften viele Möglichkeiten für das Verständnis der eigentlichen Bedeutung dieses Mosaiks: Es erscheint auf diese Art wie die bildhafte Umsetzung der großen Themen der Liturgie, und es dient zugleich der Liturgie als Rahmen. Gelegentlich scheint es mit diesen Mosaiken aber auch Probleme gegeben zu haben. In einem Mosaik vom Anfang des 6. Jahrhunderts, das kürzlich in Sepphoris entdeckt worden ist, wurde die Figur des Helios im Zentrum des Kreises durch eine strahlende Sonne ersetzt. Diese nicht-figürliche Sonne, die sonst nirgendwo bekannt ist, war möglicherweise das Resultat einer Art Zensur von seiten gewisser Autoritäten, die einem solchen Anthropomorphismus gegenüber zurückhaltend waren. Aber auch bei diesem Mosaik wurden nicht alle Darstellungen menschlicher Figuren verdrängt: Die Kultsymbole werden von der Figur Aarons begleitet – von ihr sind einige Fragmente und die Legende mit seinem Namen übriggeblieben; die Opferung Isaaks (*Aqeda*) ist durch eine Sequenz erzählender Bilder dargestellt; und im Kreis um die Sonne werden den Tierkreiszeichen die Personifikationen der Monate zugesellt. Solchermaßen wird der Akzent auf den direkten Bezug zwischen dieser Komposition und dem Festkalender gelegt.

Das Kompositionsschema, das Helios, die Jahreszeiten und den Tierkreis zusammenfügt und das Feld mit den Kultsymbolen darüberstellt, erfreute sich in der jüdischen Kunst einer besonderen Langlebigkeit. Fragmente des Feldes mit dem Tierkreis wurden zum Beispiel gefunden in Huseifa auf dem Berg Karmel, in Yafi'a bei *Abb. 317* Nazareth, ebenso in Judäa, in Khirbet Susiya und in Na'aran, wo auch die Darstellung der Bundeslade zwischen den beiden Leuchtern bezeugt ist. Diese Funde weisen auf eine für die Dekoration der Synagogen feste und gut eingespielte Tradition hin. Sie wurde während zweier Jahrhunderte von Bau zu Bau wieder aufgenommen. Gelegentlich lassen sich zweitrangige Veränderungen beobachten. In Yafi'a sind die Zeichen für die Gestirne durch die Embleme der zwölf Stämme ersetzt worden, was die Deutung von Michael Avi Yonah im Hinlick auf die Verbindung dieses Themas mit dem Dienst der Priesterklassen bestätigen würde. Gegen Ende des 5. Jahrhunderts und zu Beginn des 6. Jahrhunderts kam es zu bedeutenden Veränderungen im Stil der Mosaiken, Veränderungen, die sich damals bei den meisten Werken der orientalischen Provinzen des Reichs abspielten. Zur selben Zeit erreichte die dreiteilige Komposition der Mosaiken in den Synagogen ihre volle Entfaltung, und zwar dank wesentlicher ikonographischer Veränderungen.

Der wohl vollendetste Zeuge dieser Veränderungen ist der Boden der Synagoge in Bet Alpha, eines der ori- *Abb. 72–79* ginellsten Werke der jüdischen Kunst der byzantinischen Zeit. Durch einen glücklichen Zufall ist dieses Mosaik fast ganz erhalten geblieben. Man kennt auch die Namen der beiden Mosaikkünstler: Marianos und sein Sohn Ananias (Hanina), denn sie haben ihr Werk signiert. Es ist auch datiert, und zwar (bei einigen Ungewißheiten) auf den Zeitraum von 518 bis 527. Ungefähr zwei Jahrhunderte trennen also dieses Mosaik von dem in Hammath bei Tiberias, von dem es in mehrfacher Hinsicht abhängt. Der Unterschied, der die beiden Werke so anders macht, zeigt sich vor allem auf der Ebene des Stils. Dieser Unterschied hat nicht nur mit dem nicht zu vermeidenden Effekt des Zeitunterschieds zu tun, sondern vor allem mit der tiefen Umwandlung des künstlerischen Ideals, die am Ende des 5. Jahrhunderts einsetzt. Die illusionistischen Verfahren der großen Malerei, die in den Mosaiken von Antiochia und Tiberias im 4. Jahrhundert noch vorhanden waren, werden aufgegeben. Die neue stilistische Strömung, die aus der wachsenden Ablehnung der Konzepte und Methoden der hellenistischen Malerei entsteht, ist durch eine stetig wachsende Präsenz der orientalischen Traditionen gekennzeichnet. Die Tiefendimension, die mit soviel Kunstsinn und mit Hilfe der ausgeklügeltsten Kunstgriffe im 4. Jahrhundert geschaffen wurde, verschwindet. Die Lebewesen und die Gegenstände werden in einer strengen Frontalität dargestellt; auf diese Art können sie als Ornamente in den Boden integriert werden, der wie ein Teppich behandelt wird; und die nur noch zweidimensionale Dekoration entfaltet sich auf dem Boden, ohne je die Einheit aufzubrechen.

Der dreiteilige Aufbau des Mosaiks in Bet Alpha ähnelt dem Aufbau des Mosaiks in Hammath. Ähnlich ist auch die Ikonographie des Tierkreises, ausgenommen ein paar Ungenauigkeiten. Auch hier laufen die Zeichen gegen den Uhrzeigersinn. Sie stimmen aber nicht mit den Jahreszeiten zusammen, und der Zyklus beginnt mit dem Krebs – eine Wahl, deren Gründe nicht geklärt sind. Die Personen und die Tiere sind starr und unbeweglich dargestellt, die Füße und Pfoten sind auf die Mitte hin ausgerichtet. Das Attribut – eine Waage, ein Bogen für den Schützen, ein Kübel für den Wassermann – ist einfach zu den menschlichen Figuren hinzugefügt worden. Man kann ein paar ferne Erinnerungen an byzantinische Gewänder ausfindig machen, etwa das Diadem und die roten Schuhe der Kaiserin, die der Jungfrau zugeordnet werden; die Jungfrau ist zudem von einem Lichthof umgeben, dessen Sinn man nicht kennt. Die Jahreszeiten, ohne Bezug zu den Sternbildern, bestehen aus geflügelten Frauenbüsten, von der Seite gesehen, ohne Bewegung und ohne Ausdruck. Ihre Attribute sind reduziert auf schematisch angedeutete Früchte, Äste, Vögel, die man nur schlecht identifizieren kann und die etwas zufällig verteilt wirken. Helios ist in einer absoluten Frontalität dargestellt; sein Kopf, der von geometri- *Abb. 77*
schen Strahlen gekrönt und umgeben ist, erhebt sich hinter der Quadriga. Auf der rechten Seite befinden sich in der Nähe der Strahlen der Halbmond und einige Sterne. Die Pferde werden von vorne dargestellt, ihre Hufe scheinen den Lauf andeuten zu wollen; die beiden Räder der Quadriga wiederum werden im Profil dargestellt – was die Bewegung des Gespanns hemmen dürfte.

Das Rechteck in der Nähe der Bundeslade vereinigt wie in Hammath die Kultsymbole. Auch sie werden als Ornamente behandelt, haben keine Tiefe, kein Volumen. Die Säulen, von denen die Türen der Bundeslade flankiert werden, und das Schnitzwerk der Türflügel selber sind nur noch ein Spiel der Bänder und der Linien. Im sehr hohen Giebel befindet sich eine Muschel, die zu einem pflanzlichen Ornament wird; an der Spitze des Giebels hängt eine orientalische Lampe. Im Gegensatz zu dieser schematischen Zeichnung bringt die Ikonographie auch Neuerungen, die die Symbolik der Komposition verdeutlichen. Zwei Vögel, die sowohl auf dem Giebelschmuck als auch auf dem Dach des Giebels stehen, erinnern wahrscheinlich an die beiden Cherubim des Zeltheiligtums. Zwei Leuchter, die bis auf ein paar kleine Einzelheiten symmetrisch sind, stehen auf beiden Seiten der Bundeslade. Sie stehen etwas erhöht, um Platz für zwei brüllende Löwen zu schaffen, die vermutlich in dieses Feld aufgenommen wurden, um dem Betrachter nahezulegen, daß hier die Schwelle zum Heiligtum war. Unter den Kultgegenständen, die zwischen den größeren Elementen zerstreut liegen, erkennt man den *Lulaw* mit dem *Etrog,* die Ascheschaufel und zwei Stäbe, den blühenden von Aaron und den verdorrten der Ältesten (Num 17,17–24). Der *Schofar* fehlt. Wie auf dem Ziboriumsbild in Dura ist er durch die erzählende Darstellung des Opfers Isaaks ersetzt worden, oder in den genauen hebräischen Begriffen: des „Festbindens Isaaks" *(Aqeda),* an das der *Schofar* im Rahmen der Liturgie erinnert. Die lange, narrative Szene, die das „Festbinden Isaaks" darstellt, füllt das liegende Rechteck beim Eingang. Die Geschichte spielt sich im Sinne der griechischen Schrift von links nach rechts ab. Zwei Episoden werden vorgestellt: auf der linken Seite die beiden Diener, die mit dem Esel zurückgelassen wurden (Gen 22,5), auf der rechten Seite Abraham; sein Kopf trägt einen Nimbus, mit der linken Hand hebt er den kleinen Isaak hoch, in dessen Nähe sich ein Altar mit brennenden Holzscheiten befindet, seine rechte Hand hält ein langes Messer; hinter Abraham befindet sich der Widder, vertikal an einen Strauch gebunden. Oberhalb der mittleren Gruppe erscheint in einem Himmel, der durch einen strahlenförmigen Flecken dargestellt wird, die Hand Gottes (Gen 22,9–13). Die Gruppe aus Widder und Strauch trennt die beiden Szenen. Mehrere Legenden oberhalb der Hauptfiguren präzisieren die dargestellte Episode; sie liefern die Namen der wichtigsten Akteure, Abraham und Isaak, und Ausschnitte der ins Bild gesetzten Bibelverse: „Strecke deine Hand nicht aus!" (Vers 12) bei der Hand Gottes, „Hier ein Widder" (Vers 13) bei der mittleren Gruppe. Die Personen sind nach den alten Verfahrensweisen dargestellt: der Kopf und die Büste von vorne, die Beine im Profil, als würden sie gehen. Der Bart Abrahams, die stereotypen Locken der Diener, die struppige Frisur Isaaks, die schematisch dargestellten Kleider, die ungelenken Bewegungen der menschlichen Figuren und die kaum identifizierbare Silhouette der Tiere verleihen diesem Bild einen archaischen Charakter. Die Aufteilung der Szenen und der Einsatz des Strauchs als trennendes Element belegen, daß in der Vorlage die beiden Episoden eine je eigene Einheit bildeten. Ich stelle sie mir gern in der Form einer Randzeichnung auf einer Handschrift vor. Zu Beginn des 6. Jahrhunderts stand die erzählende Ikonographie des „Festbindens Isaaks" bereits fest. Zahlreiche Beispiele belegen es: die Wandbilder in der Synagoge von Dura-Europos (3. Jahrhundert), die Katakombe an der Via Latina in Rom (4. Jahrhundert), die christliche Begräbniskapelle in El-Bagavat in Ägypten, oder die Illustrationen in Manuskripten, etwa in der *Christlichen Topographie* des Kosmas Indikopleustes aus Alexandria, die noch im 6. Jahrhundert abgefaßt worden ist, und in den griechischen Octateuch. Dieses Mosaik ist der älteste bekannte Beleg dieser Ikonographie in Palästina.

Es ist wichtig, hervorzuheben, daß der Einbau dieser biblischen Szene in die dreiteilige Komposition dem Ganzen einen neuen Sinn verleiht. Zu den Themen des Aufstiegs durch die kosmischen Sphären und der himmlischen Liturgie kommt nun noch das Thema der messianischen Erwartung hinzu. Nach der rabbinischen Exegese ist das aufgehobene Opfer Isaaks nicht nur ein Beispiel für den vollendeten Gehorsam gegenüber dem göttlichen Gesetz; es ist zugleich das Fundament für den Bund zwischen Gott und seinem Volk und der Beweis für die zeitübergreifende Gegenwart des Heiligtums, denn der Altar, auf dem Abraham das Opfer vollziehen wollte, war kein anderer als der Altar des Tempels, der seit der Schöpfung existierte, und der Berg, auf den sich Abraham begab, wurde später zu jenem Ort, auf dem sich der Tempel von Jerusalem erhob. Und am selben Ort wird sich auch der Tempel erheben, den der Messias bei seiner Ankunft errichten wird. Auf diesen zukünftigen Tempel spielen die Symbole an, die in jenem Teil des Mosaiks zusammengestellt sind, der sich bei der Nische mit der Bundeslade befindet. Diese Komposition faßt also mit ihrer Symbolsprache die ganze Geschichte des Bundes zusammen, angefangen bei den Verheißungen Gottes, die sich auf die Verdienste Abrahams gründeten, bis hin zu ihrer Erfüllung in der Zeit des Messias, deren Zeichen die Wiedererrichtung des Heiligtums ist. Die Verbindung der beiden Themen, das Opfer Isaaks und der messianische Tempel, ist auch das Thema des Bildes auf dem Ziborium in der Synagoge von Dura. Auch wenn sich die beiden Werke, die zwei Jahrhunderte trennen, stilistisch sehr unterscheiden und jedes durch eine andere kulturelle Umgebung geprägt ist, weist das einheitliche Konzept doch darauf hin, daß hier ein typisch jüdisches künstlerisches Konzept weitergegeben wird. Diese Einheitlichkeit beweist zudem, daß es seit dem 3. Jahrhundert ein richtiges Programm zur Ausgestaltung der Synagogen gab, dessen Hauptelemente deutlicher werden, je mehr Funde aus verschiedenen Zeiten und weit auseinanderliegenden Regionen ans Tageslicht kommen.

Biblische Szenen gab es in mehreren Synagogen. Noach und seine Söhne vor der Arche wurden in Gerasa, *Abb. 323* Transjordanien, dargestellt; Daniel in der Löwengrube in Na'aran; David, der die Harfe spielt, in Gaza. Dieses Faktum muß hervorgehoben werden, weil seit 427 in den christlichen Kirchen der Region die Darstellung lebender Wesen durch das Edikt von Theodosius II. verboten war. Diese bemerkenswerte Toleranz der jüdischen Autoritäten sollte sich allerdings nicht über die Mitte des 6. Jahrhunderts hinaus erstrecken: Mosaiken, deren Menschen- und Tierdarstellungen systematisch zerstört wurden, zeigen, daß bereits vor der Eroberung durch die Araber eine bilderfeindliche Strömung aufgekommen war. Das Mosaik in Bet Alpha wurde davon verschont, weil die Synagoge vor dem Aufkommen dieser Intoleranz, vermutlich durch ein Erdbeben, zerstört wurde. Mehrere andere Fußböden weisen aber bleibende Spuren auf; die Tatsache, daß die hebräischen Inschriften sorgfältig geschont wurden, legt die Annahme nahe, daß die Bilderstürmer zu einer Gruppe jüdischer Fundamentalisten gehörten. Zu den auf diese Art beschädigten Böden gehört auch der Synagogenboden in Na'aran.

Abb. 661 Im Mosaik von Na'aran wird eine neue Etappe in der stilistischen Entwicklung des Mosaiks sichtbar. Die Aufteilung in drei Felder wird aufgegeben; der Boden des Hauptschiffs erscheint als eine klar abgegrenzte Einheit: Ein stark betonter, dreifacher Rahmen, bestehend aus einem zweifach geführten gedrehten Band zwischen zwei Bändern aus griechischen Wellen, umschließt das Mosaik. Diese auffallende Funktion des Rahmens und die konsequente Zurücknahme der figürlichen Felder hängt mit der Weiterentwicklung der orientalischen Konzepte zusammen, die in Richtung einer einheitlichen Teppichwirkung tendieren. In einer ersten Phase sind diese Teppiche unterteilt in kleine geometrische Einheiten – runde, halbrunde und achteckige Medaillons –, die ein gitterartiges Netz bilden und mit belebten Motiven gefüllt sind –Vögeln und anderen Tieren –, Motiven, die aber nie die einheitliche Oberfläche sprengen. Es ist klar ersichtlich, daß dieser Entwicklungsschritt mit dem Willen, die Eigenständigkeit der beseelten Figuren einzudämmen, zusammenhängt. Zugleich handelt es sich auch um eine stilistische Strömung, die aus dem Erstarken von Tendenzen entstanden ist, die für die künstlerischen Traditionen des Orients typisch sind.

Diese formalen Änderungen berührten auch die inhaltliche Seite der Komposition. Jene Hälfte des Fußbodens, die bei der Apsis lag, umfaßte den Tierkreis mit Helios in der Mitte und den vier Jahreszeiten in den Eckstücken. Davon sind nur zwei Räder der Quadriga, einige Inschriften und kaum erkennbare Fragmente übriggeblieben. Oberhalb dieses Quadrats mit den kosmischen Symbolen befindet sich das liegende Rechteck mit einer biblischen Szene: Daniel, flankiert von zwei Löwen, erhebt die Hände in der Haltung eines Betenden. Die Figur ist fast ganz zerstört, doch sie kann dank einer Inschrift – „für Daniel: Frieden!" – mit Sicherheit bestimmt werden. Daniel, der dank seines Vertrauens auf Gott aus der Löwengrube gerettet wurde, steht hier als beispielhaftes Vorbild für die Hoffnung auf Rettung. Oberhalb dieses Rechtecks erscheint das Bild der Bundeslade, ebenfalls nur bruchstückhaft, auf ihren beiden Seiten je ein Leuchter. Die Kultsymbole, die kosmischen Zeichen und eine auf ihre wesentlichen Elemente reduzierte biblische Szene, die dadurch nur noch den Charakter eines „erzählenden Symbols" hat, um den Ausdruck von André Grabar aufzugreifen, bilden die obere Hälfte des Mosaiks. In der unteren Hälfte entfaltet sich der Teppich mit den geometrischen Feldern, die mit verschiedenen Vögeln, kleinen Vierfüßlern und anderen Figuren gefüllt sind. Dieser Teil des Mosaiks weist also auf die Erde und alle ihre Geschöpfe hin. Bei diesem zweiteiligen Teppich, dessen größerer Teil der Erde zugeordnet ist und die kosmischen und kultischen Symbole an den Rand drängt, verlieren die messianischen Akzente und die Anspielungen auf die himmlische Liturgie an Gewicht. Die Bundeslade und die Leuchter haben letztlich nur noch die Funktion, die Zugehörigkeit und den Auftrag des Gebäudes zu bekräftigen. In der Strömung des 6. Jahrhunderts sollte sich diese Tendenz noch verstärken.

Im Tal von Bet Schean, zwischen dem Jordan und den Bergen von Gilboa gelegen, wurden mehrere Synagogen entdeckt, die den Gemeinden der Samaritaner gehörten; diese bestanden aus Nachkommen der Einwohner von Samaria und Neapolis (Nablus), die nach der Eroberung Palästinas durch Pompeius und dem Einbezug der Region in die *Provincia Judaea* durch die Römer in diesem Gebiet angesiedelt worden waren. Hier hatten die Nachfolger von Alexander dem Großen Skythopolis gegründet, die heutige Stadt Bet Schean, die einzige Stadt der Dekapolis auf dem westlichen Ufer des Jordan. Die Römer machten aus ihr ein Zentrum des Hellenismus, statteten sie mit Tempeln und öffentlichen Gebäuden aus, u. a. mit einem prunkvollen Theater, das ungefähr fünftausend Zuschauer faßte, und einer wuchtigen Stadtmauer. Auch wenn die Statthalter die römische Kolonie begünstigten, so tolerierten sie doch auch die jüdischen und samaritanischen Gemeinden. Die Samaritaner unterschieden sich von den Juden durch ihre Weigerung, die Lehren der Rabbiner anzunehmen; sie erkannten nur die Autorität der Bibel an, die „geschriebene Thora". Die Beziehungen zwischen den beiden Gemeinden schwankten je nach Zeitpunkt zwischen offener Feindschaft und dem Kampf gegen den gemeinsamen Gegner, zuerst gegen die Römer – etwa zur Zeit des Aufstands von Bar Kokhba –, dann gegen die Christen.

Die Synagogen der Samaritaner unterscheiden sich von den Synagogen der jüdischen Gemeinden einmal durch ihre Ausrichtung (sie sind zum Berg Garizim orientiert, dem nach ihrer Tradition heiligen Berg), dann durch ihre Dekoration. Auch wenn sie gewisse Themen der jüdischen Synagogen aufgreifen, so ist bei ihnen wegen der strengen Einhaltung des biblischen Gebotes jegliche Darstellung beseelter Wesen verboten. Ausgeschlossen ist auch die dritte Dimension: Die Gegenstände und die Ornamente sind im Sinne geometrischer Muster angeordnet und in einer ganz und gar linearen Weise dargestellt. Diese Linearität kommt voll zur Geltung, weil der Hintergrund mit Vorliebe schwarz gestaltet ist. In El-Khirba, einem Bau aus dem 4. bis 5. Jahrhundert, wird die Einheit des Bodens im Gebetsraum durch einen Rahmen aus einem gedrehten Band, aus Ranken und Mäandern betont. Zwei große Quadrate, mit je einem geometrisch verzierten Kreis, werden durch ein liegendes Rechteck voneinander getrennt. Im Rechteck sind die Lade, ein römischer Tisch mit Bechern und, auf einer Platte, Brotlaiben, ein siebenarmiger Leuchter, umgeben von Hörnern *(Schofar)*, Zangen und einer Ascheschaufel. Die weißen Konturen, die sich vom schwarzen Hintergrund abheben, verleihen dem Ganzen *Abb. 630*
einen ausgeprägt ornamentalen Charakter. Auch der Boden der Synagoge in Khirbet el-Samara aus dem 4. Jahr- *S. 543*
hundert verfügt über einen schwarzen Hintergrund. Die Komposition, auch hier zweiteilig, wird von einem geometrischen Rahmen eingefaßt, auf den ein Band aus Ranken folgt, in deren Wölbungen sich Früchte, Becher und Vogelkäfige befinden. Die beiden Quadrate, die den Boden bilden, sind unterteilt – durch Kreissegmente auf der einen Seite, durch unterschiedliche Achtecke auf der anderen Seite. Ein Feld mit dem Bild der Lade gehörte nicht zur ursprünglichen Komposition; es scheint, daß es im Rahmen einer Renovierung eingefügt wurde. Die Form des Aufbaus, der dreieckige, mit einer Muschel verzierte und von vier ionischen Säulen getragene Giebel und die hinter einem halb zugezogenen Vorhang verborgene Türe mit zwei Flügeln sind von einer bewundernswerten Präzision und zeugen von großer technischer Meisterschaft. Dank ihres ausgesprochen linearen Charakters verbinden sich die Kapitelle, die Schnitzereien der Türe, die Muschel und die Falten des Vorhangs mit den geometrischen Ornamenten, die den Raum füllen. Diese Linearität bleibt für die samaritani- *Abb. 76, 648*
schen Mosaiken typisch; der Fußboden einer Synagoge in Bet Schean selber bezeugt es. Es handelt sich um den letzten Teil eines fünfteiligen Bodens; die vier anderen Teile von unterschiedlicher Größe waren mit geometrischen Mustern, mit Früchten und verschiedenen Pflanzen geschmückt. Der Teil in der Nähe der Apsis stellt die Bundeslade dar; sie ist durch einen Vorhang ganz verdeckt; der Vorhang selber ist mit kleinen Blumen verziert und hängt an einer Stange zwischen den beiden Kapitellen, die den Rundbogen tragen, der den Aufbau nach oben abschließt. Diese Darstellung der Lade ist zwischen die beiden Säulen eingebettet, die den Tempeleingang flankieren. Eine Weinranke, die sich zu beiden Seiten des architektonischen Elements entfaltet, erinnert vielleicht an den Weinstock, der am Tempelgiebel angebracht war. Die Tatsache, daß die Bundeslade im Eingang des Tempels dargestellt wird, unterscheidet diese Komposition von derjenigen in Hammath bei Tiberias, mit der sie *Abb. 311*
aber durch die Symmetrie der Leuchter und durch die gleiche Anordnung der Kultgegenstände, Schaufel und *Schofar*, verbunden ist. Eine leichte Modellierung zeigt sich bei den Leuchtern; stärker tritt sie bei dem dreifach gedrehten Band hervor, das um das Ganze einen schweren Rahmen bildet. Die Künstler Marianos und Ananias

(Hanina), sein Sohn, deren Namen bereits in Bet Alpha vorkamen, haben auch dieses Mosaik signiert. Man kann deshalb davon ausgehen, daß die beiden Werke im selben Zeitraum ausgeführt wurden, d.h. im ersten Viertel des 6. Jahrhunderts.

DIE MOSAIKEN MIT GEFÜLLTEN RANKEN

Die Entwicklung der Mosaik-Teppiche erreicht in Palästina und Syrien ihre volle Entfaltung im 6. Jahrhundert, und zwar mit den modischen „gefüllten Ranken". Die geometrisch bestimmten Felder werden aufgegeben; ein Netz aus Akanthusranken oder, noch öfter, aus Weinranken tritt an ihre Stelle und legt die kleineren Räume fest, die mit den verschiedensten Gegenständen angefüllt werden. Diese allegorische Darstellung der Erde, der „Weinstock des Herrn", der in den orientalischen Provinzen des Reichs sehr populär wurde, hatte in Italien und Nordafrika westliche Vorläufer. Sie ist eine Schöpfung der hellenistischen Kunst aus der Kaiserzeit und erscheint oft im Rahmen von Werken, die Bacchus und seinen Themen gewidmet sind. Im 6. Jahrhundert nun überlagert das Netz von Pflanzenranken, Akanthus- oder Weinranken, den ganzen Teppich. Diese neue Form, die Erde und ihre Geschöpfe darzustellen, wurde vom ganzen orientalischen Mittelmeerraum übernommen. Rankenteppiche bedecken den Boden von Kirchen, Synagogen und Wohnungen. In einer ersten Phase zeugt die Darstellung der Tiermotive von einem echten Interesse an der Natur und einer erstaunlichen Freiheit im künstlerischen Ausdruck. Eines der schönsten Werke befindet sich in der Synagoge von Gaza; es stammt aus dem 6. Jahrhundert und ist das Werk einer Mosaikschule, die nach Michael Avi Yonah in Gaza selber anzusiedeln ist. Dieser Schule schreibt er auch den Boden der Synagoge in Ma'on und den Boden der Kirche in der Nähe von Shellal zu.

Die Werke dieser Schule von Gaza zeichnen sich durch die Betonung des geometrischen Konzepts aus, das das gewohnte Rankenschema bewußt gestaltet. Es ist nicht mehr das rhythmische Spiel der Ranken, das den Grundriß des Bodens festlegt; die Bewegungen der Pflanzen entfalten sich symmetrisch zu einer zentralen Achse. Diese axiale Symmetrie wird durch die Verteilung der Motive in den einzelnen Ranken des Weinspaliers zusätzlich hervorgehoben: Auf jeder Höhe entsprechen sie sich, sind sie aufeinander bezogen. Die Medaillons, die auf der zentralen Achse liegen, sind mit allegorischen Darstellungen gefüllt: silbernen Gefäßen, angefüllt mit Früchten und Blumen, einem Vogel im Käfig – ein neuplatonisches Bild für die Seele, die im Körper eingekerkert ist –, einer Henne, die ihre Küken beschützt als Darstellung der göttlichen Fürsorge, die die Gläubigen umsorgt. *Abb. 319, 320*

Abb. 80–82 Der Boden von Gaza wurde in einer Synagoge des Küstenortes Maioumas Neapolis entdeckt, einige Kilometer von der antiken Stadt entfernt. Das Weinspalier, das den Boden bedeckt, begann ursprünglich in einer Amphore, die heute nicht mehr vorhanden ist. Die beiden Pfauen, die auf anderen Mosaiken die zentrale Amphore flankieren, sind hier etwas höher plaziert, und zwar auf den beiden Seiten der Inschrift, die an die Stifter erinnert. Es sind einundzwanzig Medaillons erhalten, durch die Ranken geformt und auf sieben Reihen verteilt. In jeder Reihe enthalten die beiden äußeren Medaillons ein Tier derselben Gattung, das mittlere Medaillon stellt eine andere Art von Tier dar. Man kann die folgenden Tiere erkennen: zwei Bären, zwischen ihnen eine Gazelle, eine Löwin, die ihr Junges säugt, eine Tigerin, die einen Esel jagt, Flamingos, ein Zebra zwischen zwei Giraffen, einen Vogel im Käfig zwischen zwei Rebhühnern, Kraniche, Leoparden, ein Pferd, Enten. Die Art und Weise, wie die Körper zeichnerisch erfaßt sind, zeugt von einer bemerkenswerten Meisterschaft. Die Löwin, die ihr Junges säugt, oder die Tigerin, die einen Esel jagt, sind in ihrer ganzen Kraft wiedergegeben und leben von einer erstaunlichen Stimmigkeit. Das Mosaik von Gaza ist 1965 vor allem wegen der Entdeckung eines Fragments des Mosaiks im westlichen Teil des Schiffes berühmt geworden: Es zeigt in einem geometrischen Rahmen eine Person mit Krone, die Harfe spielt, neben ihr eine Giraffe, eine Schlange und einen Löwen, ihre Köpfe in der Haltung der totalen Unterwerfung nach vorne geneigt. Die Identität des königlichen Musikers ist durch eine Inschrift oberhalb der Harfe genau gegeben: Es handelt sich um König David, der wie Orpheus die Tiere bezaubert. Der Kopf der Person, der auf den Fotos, die anläßlich der Entdeckung in Ägypten veröffentlicht wurden, noch zu sehen ist, ging verloren, bevor das Mosaik ins Israel Museum gebracht wurde, wo es heute aufbewahrt wird. Der Körper des Löwen beweist dieselbe Meisterschaft in der Zeichnung wie die Tiere des Rankenteppichs. Leider ist zuwenig von der Person selber geblieben, um die Technik einschätzen zu können. Daß sich die Darstellung Davids, des Sängers für Gott, auf die Ikonographie des Orpheus stützt, ist seit dem 3. Jahrhundert, seit dem Bild in der Synagoge in Dura-Europos, bekannt. Dieses symbolische Bild scheint in Palästina sehr populär gewesen zu sein; ein christliches Mosaik aus dem 6. Jahrhundert, das Orpheus darstellt, wurde in einer

Abb. 325, 326 *Abb. 82* *Abb. 323*

Kapelle an den Toren Jerusalems entdeckt. Es war eines der Themen, die von Juden wie Christen gern eingesetzt wurden und die sie aus der Optik ihres jeweiligen Glaubens interpretierten.

Der Boden der Synagoge in Ma'on gehört zwar zur selben Schule von Gaza, unterscheidet sich aber vom eben vorgestellten Mosaik durch eine klischeehaftere Komposition. Die geometrische Strenge ist sichtbarer durch die schematische Zeichnung des Spaliers; die Tiere haben keinen natürlichen Ausdruck, ihre Silhouette ist sehr allgemein gehalten. Es gibt aber auch zahlreiche Ähnlichkeiten und vergleichbare Motive, so etwa den Vogel im Käfig. In Ma'on wurde der Rankenteppich allerdings im Bereich der Lade aufgebrochen; er mußte hier dem siebenarmigen Leuchter, den beiden Löwen, die ihn flankieren, und den beiden Palmen Platz machen. Diese Möglichkeit, die Bestimmung des Gebäudes anzuzeigen, kann vielleicht besser verstanden werden, wenn man sich daran erinnert, daß die Künstler, die die Mosaiken anfertigten, auch für Kirchen arbeiteten, zum Beispiel in Shellal, und daß es in der Gegend aktive Christengemeinden gab. Ein drittes Mosaik gehört zu dieser Gruppe: es befindet sich in Jerusalem und wird aufgrund einer Inschrift oft als „armenisch" bezeichnet, wobei es sich bei dieser Inschrift auch um einen späteren Zusatz handeln kann. Es lebt vom selben Bemühen um Symmetrie; auch bei ihm ist die Achse durch allegorische Motive betont, u.a. durch den Vogel im Käfig, den man auf jedem Mosaik dieser Schule finden kann. Es wird jedoch kein einziger Vierfüßler abgebildet; das Repertoire umfaßt nur verschiedenartige Vögel. Obwohl dieses Mosaik technisch von hoher Qualität ist, weist diese Engführung des Programms bereits auf den beginnenden Niedergang hin.

Abb. 84

Abb. 83

Das einzige Beispiel für ein jüdisches Rankenmosaik im Norden gehört zu einem Privathaus in Bet Schean. In einem viereckigen, für das Gebet reservierten Raum von bescheidenem Ausmaß (7 × 7 m) war der Boden von einem Mosaik mit szenischen Darstellungen bedeckt. Der mittlere Teil des Bodens weist einen Rankenteppich auf, der von einem breiten Rahmen umgeben ist. Das Spalier, das aus einer zentralen Amphore aufsteigt, bildet mit seinen Rundungen neun Medaillons. Das Medaillon in der Mitte enthält einen an seinen Armen festgemachten Hängeleuchter. Steinböcke füllen die Eckmedaillons, Vögel die Zwischenräume. Ein erster Rahmen ist verziert mit Tieren, die sich jagen, ein zweiter, breiterer Rahmen mit kleinen Blumen, Vögeln, Früchten und Körben. In den kleinen Feldern rundherum, von denen nur Fragmente erhalten sind, stehen sich Vögel und Löwen gegenüber, und zwar auf beiden Seiten einer Vase oder einer Inschrift. Dieses späte Beispiel aus dem 6. Jahrhundert spricht für die große Beliebtheit dieser Kompositionen. Sein Grundriß, angelegt um das zentrale Motiv des Leuchters, zeigt, daß die gefüllten Rankenteppiche, die sich über den ganzen Boden hinzogen, nach Belieben angepaßt werden konnten – an die Größe des Raumes, den es zu bedecken galt, und an die Wünsche der Auftraggeber.

In Judäa kann man den Verzicht auf die großen Kompositionen, die Vereinfachung des Repertoires und die immer stärkere Tendenz, auf die Darstellung beseelter Wesen zu verzichten, zuerst wahrnehmen. Beim Mosaik der Synagoge von 'En-Geddi aus dem Ende des 6. Jahrhunderts ist diese Entwicklung schon spürbar. Der Tierkreis gehört zwar noch zum Programm der Dekoration, aber die Zeichen und Symbole tauchen bereits nicht mehr auf; sie kommen nur insofern zur Darstellung, als die Monate, die ihnen entsprechen, in einer langen Inschrift aufgeführt werden, die in einem der Seitenschiffe entdeckt worden ist. Auf diese Art überlebte zwar das Thema, während die Bilder, die es normalerweise zum Ausdruck brachten, ausgeschlossen waren. Die Hauptpartie umfaßt in einem zweifarbigen Rahmen aus geometrischen Motiven ein Quadrat und einen Rhombus; diese sind in den Ecken mit einfachen Ranken, die stilisierte Früchte tragen, mit nebeneinandergestellten dreifarbigen Täfelchen und mit stilisierten Akanthusbündeln verziert. Zwei Paare von Pfauen und Flamingos zieren das Medaillon in der Mitte, bei je zwei Pfauen auf den beiden Seiten einer Traube in den Ecken. Der weiße Hintergrund dieser Hauptpartie, der Wiederholungscharakter der Motive und ihre lineare Darstellungsweise wie auch die reduzierte Farbskala weisen darauf hin, daß trotz der Feinheit in der Zeichnung die Zeit der großen Kompositionen vorbei war. Es war nicht eine Frage der geringeren Qualität der Künstler oder der handwerklichen Verarmung, sondern vielmehr eine Frage der Strenge vor dem Hintergrund einer bewußten Ideologie. Dies wird deutlich beim Fußboden von Jericho, dem letzten jüdischen Mosaik in Palästina.

Abb. 321

Die Synagoge von Jericho stammt nach den archäologischen Befunden aus dem 7. Jahrhundert; sie war bis zur Mitte des 8. Jahrhunderts in Gebrauch. Sie gehört also in die Zeit nach der Eroberung durch die Araber, ein Faktum, das vielleicht die extreme Nüchternheit der Dekoration erklärt. Der große Teppich war durch Täfelchen eingerahmt, und sein weißer Grund war mit Rhomben verziert, die ihrerseits durch Blumenlinien umgrenzt und mit Blättern und abstrakten Motiven angefüllt waren. Mitten auf diesem Teppich: die Zeichnung der Lade mit der Thora. Diese Mitte ist jedoch nur noch ein Teppich mit abstrakten Ornamenten in der Mitte eines größeren Teppichs: Die Bundeslade besteht aus einem Rechteck, die Türflügel sind mit dreifarbigen Segmenten verziert, in der Muschel oberhalb der Türe werden durch ein Spiel der Farbtäfelchen konkave und hervortretenden Stellen suggeriert. Ein Medaillon unterhalb der Lade enthält einen Leuchter, der von einem *Schofar* und einem Palmzweig flankiert wird. Umgewandelt in lineare Ornamente, heben sich diese Objekte vom durchgängig weißen Untergrund ab. Unter dem Leuchter steht mit hebräischen Buchstaben die Inschrift „Frieden über Israel."

Der Niedergang der Gemeinden in Palästina setzte in der zweiten Hälfte des 6. Jahrhunderts ein. Die immer feindlichere Gesetzgebung der Kaiser in Byzanz, u.a. das Verbot, Synagogen zu bauen, das Justinian 545 erließ, wurde abgelöst durch die Umwälzungen, die die Eroberung durch die Araber mit sich brachte. Diese schuf Bedingungen, die für die Entfaltung der Künste sehr ungünstig waren. Darunter litten in der jüdischen Zivilisation des Vorderen Orients vor allem die Werke der Baukunst; sie wurde auf bleibende und nicht wieder gutzumachende Art erschwert. Doch die Fertigkeiten aus sieben Jahrhunderten künstlerischen Schaffens verschwanden nicht so schnell. Die wichtigen Themen der jüdischen Kunst überlebten im Rahmen anderer Materialien: Sie trugen Wesentliches zur Entfaltung der Buchkunst, d.h. der Handschriften, bei, die zuerst in den von den Arabern beherrschten Ländern zur Blüte kam.

VOM TEMPEL ZU SEINEN ABBILDUNGEN: ORIENTALISCHE VISIONEN

Zu Beginn des 7. Jahrhunderts brachte ein letzter Krieg zwischen Persien und dem römischen Reich von Byzanz die politischen Gegebenheiten des Vorderen Orients durcheinander und kündigte das Ende der römischen Vorherrschaft an, die seit dem Jahre 63 andauerte. Chosran II. griff 603 Syrien an, nahm 611 Antiochia ein, bemächtigte sich 613 Damaskus' und eroberte 614 in einem Zug Tiberias, Sepphoris, Cäsarea, Lod und Jerusalem. Er gab Jerusalem an die Juden zurück; diese erhofften sich eine ähnliche Erneuerung, wie sie unter Cyrus stattgefunden hatte, und bildeten eine autonome Verwaltung. Als im Jahr 617 die Belagerung von Tyrus mißlang, änderten die Perser ihren Entscheid und gaben die Stadt den Christen. Als es in Persien zu internen Auseinandersetzungen kam und Chosran II. ermordet wurde, wollte der byzantinische Kaiser Heraklios 628 von dieser Situation profitieren und begann einen Gegenangriff; 629 zog er triumphierend in Jerusalem ein. Trotz seines Amnestieversprechens mußte der Kaiser dem Druck nachgeben: Er verbannte die Juden aus der Stadt Jerusalem. Doch der Sieg der Byzantiner war von kurzer Dauer: Im Jahr 632 begann die große Expansion der Araber. 636 fielen Tiberias und Galiläa, 638 Jerusalem. In weniger als fünfzehn Jahren eroberten die arabischen Armeen den Irak, Syrien, Ägypten, den Iran, die Cyrenaika und Tripolitanien. Im Jahr 661 wurde die Hauptstadt des neuen Reichs, das von den Omaijaden regiert wurde, nach Damaskus verlegt. 670 ergriffen die arabischen Heere wieder die Offensive und eroberten Nordafrika, 711 Spanien, und noch vor 730 standen sie auf französischem Boden. Dieses riesige Reich zerfiel jedoch unter internen Streitigkeiten: Der östliche Teil blieb unter der Herrschaft der Abbasiden-Dynastie (750 bis ins 11. Jahrhundert), während ein Zweig der Omaijaden-Familie in Spanien ein unabhängiges Emirat gründete, aus dem 929 ein Kalifat wurde. Palästina wurde 878 durch Ibn Tulun, den Herrscher Ägyptens, erobert, Ägypten selber kam 969 unter die Herrschaft der Fatimiden-Dynastie.

Obwohl das arabische Reich politisch zerfiel, konnte seine Kultur in den weiten Gebieten sowohl des Ostens als auch des Westens eine Homogenität bewahren, die der einigenden Wirkung des Islam zuzuschreiben ist. Während mehr oder weniger langer Zeiträume, je nach Land, waren die Juden gut integriert und nahmen am wirtschaftlichen und kulturellen Leben dieser Staaten teil. Sie unterstanden jenen Gesetzen, die den Status der religiösen Minderheiten regelten, den *Dhimm;* ihr Leben und ihr Besitz waren geschützt, die Freiheit des Kultes war ihnen zugesichert. Unter der Herrschaft der Omaijaden setzte sich die kulturelle Aktivität fort, und zwar in Palästina – in Tiberias und in Jerusalem – und in Babylonien, wo die Schulen von Sura und Pumbedita die intellektuelle Führung des Judentums bis in die Mitte des 10. Jahrhunderts gewährleisteten. Doch die intolerante Politik der Abbasiden, die wirtschaftlich ungünstigen Bedingungen und, wohl noch wichtiger, das Aufkommen neuer kultureller Zentren zuerst in Nordafrika, dann im Emirat von Cordoba, verlegten die geistige Führung mehr in den Westen. Nach einem allmählichen Niedergang erloschen die babylonischen Schulen, und die Fackel wurde von den Gemeinden auf der iberischen Halbinsel weitergetragen.

DIE AUSSCHMÜCKUNG DER BIBELN IM ORIENT

Während der beiden letzten Jahrhunderte, in denen die orientalischen Zentren noch Ausstrahlungskraft hatten, konzentrierte sich die kulturelle Aktivität auf das Studium und die Kommentierung der Schriften. Die hauptsächlichste künstlerische Tätigkeit dieser Epoche, soweit uns Zeugnisse vorliegen, bestand in der Dekoration und der Illuminierung der Handschriften durch Miniaturen. Über die Anfänge, wann und wie die hebräische Bibel ausgeschmückt wurde, weiß man wenig. Der älteste Hinweis auf eine Schriftrolle, deren Text mit Goldbuchstaben geschrieben war, steht in einem berühmten Dokument, im *Brief des Aristäus,* der durch die moderne Wissenschaft in die zweite Hälfte des 2. Jahrhunderts v. Chr. datiert wird. Der Babylonische Talmud (im Traktat *Shabbat* 103b) erwähnt ebenfalls Thorarollen, die mit Goldtinte geschrieben waren, und verbietet diesen Brauch, weil der Text den Gottesnamen enthält. Dieses Verbot wurde durch zwei weitere Talmud-Stellen bestätigt (Traktate *I Soferim* 1,8 und *II Soferim* 1,7). Trotz ihrer extremen Knappheit liefern diese Informationen zumindest den Beleg für ausgeschmückte Texte seit dem 2. Jahrhundert v. Chr., eine Praxis, die immer noch lebendig gewesen sein mußte, als diese Textstellen im 3. bis 4. Jahrhundert in den Talmud aufgenommen wurden. Wenn man allerdings auf dem sicheren Boden der erhaltenen Dokumente bleiben will, so kann man vor dem 9. Jahrhundert keine dekorierte Handschrift nachweisen. Die ersten Handschriften mit Verzierungen stammen aus Tiberias und Ägypten.

Der älteste, im Orient illuminierte hebräische Codex ist eine Abschrift des Buches der Propheten. Er ist das Werk des Mose ben Ascher, der aus einer berühmten Massoreten-Familie stammte und in Tiberias lebte. – Die Massoreten waren Gelehrte, die sich auf das Studium des Textapparates der Bibel spezialisiert hatten und die korrekte Weitergabe des Textes garantierten. – Die Handschrift, die 895 verfaßt wurde, umfaßt zwölf Teppich-Seiten, die aus geometrischen Mustern bestehen und in der Mitte und an den Ecken durch Blumenornamente verstärkt werden. Die streng geometrisch angeordnete Verzierung, der Kontrast zwischen dem genau gezogenen Rahmen und den gewundenen Linien der Blätter wie auch der Gebrauch des Goldes als einziger Farbe zeigen die Verwandtschaft dieser Illuminierung mit der Dekoration syrischer und irakischer Koran-Handschriften im 9. und 10. Jahrhundert. Die Zeichnung der Blätter nimmt ein Motiv der sassanidischen Kunst, das durch Stoffe und Keramiken bekannt ist, wieder auf. Die engen Bezüge dieser Illumination zu orientalischen Quellen wurden sicher auch durch die Person des Empfängers begünstigt: durch Yabez ben Shelomo, der aus einer Karäer-Familie Bagdads stammte.

Die alten ikonographischen Traditionen der jüdischen Kunst, wie sie für die Malerei umgestaltet und mit stilistischen Elementen des Orients bereichert wurden, erscheinen auch in der Buchmaleri. Der wichtigste Beleg dafür ist ein Pentateuch, der im Jahr 292 durch Shelomo ben Buya'a in Palästina oder Ägypten angefertigt
Abb. 117, 118 wurde. Zwei illuminierte Seiten stellen den Grundriß des Heiligtums dar. Die erste dieser Seiten, leicht beschädigt, zeigt die Einfriedung des Heiligtums, wobei die Säulenhalle in einer Perspektive wiedergegeben wird, die von einem zentralen Punkt der Seite ausgeht. Im Vordergrund der Einfriedung weist ein rechteckiges Element mit fünf Öffnungen vermutlich auf den Eingang hin; die fünf aufgesetzten goldenen Scheiben könnten die von oben gesehenen Säulen markieren. Fünf ähnliche Scheiben befinden sich links von der Säulenhalle. Im Zentrum der Komposition enthält ein quadratischer, der Einfriedung eingefügter Teil eine große *Menorah,* die von einer Ascheschaufel und einem Gefäß flankiert wird. Über der *Menorah* erhebt sich ein geschmücktes Band, das den Vorhang darstellt, der den heiligen Raum vom Allerheiligsten trennte. Von diesem Allerheiligsten ist nur ein Teil übriggeblieben: Auf ihm sind die Gesetzestafeln abgebildet, die anstelle der Bundeslade stehen – der Inhalt anstelle der Lade. Verschiedene Gefäße und eine Säule füllen den Raum zwischen dem quadratischen Teil des Heiligen und der Säulenhalle der Einfriedung. Die Darstellung der Gegenstände ist äußerst schematisch, die flachen Silhouetten wirken wie auf das Pergament geklebt, das Gold ersetzt alle anderen Farben. Der Maler hat gleichzeitig verschiedene Blickwinkel eingesetzt: Der Grundriß wird von oben betrachtet, die Säulenhalle aus einem zentralen Punkt der Komposition und die Gegenstände von vorn. Die Tiefe des Raumes wird dadurch angedeutet, daß die Elemente des Grundrisses übereinandergestellt werden.

Auf der zweiten Seite ist der *Temenos* mit einem dreifachen Tor ausgestattet; im Raum darüber – d. h. dahinter – erhebt sich eine *Menorah* mit gebogenen Armen, gefolgt von einem ornamentalen Band, das den Vorhang darstellt, der das Allerheiligste abtrennt. Dieses beherbergt die beiden Gesetzestafeln, die in der Lade Platz finden, die wiederum von zwei stilisierten Palmwedeln flankiert wird – vermutlich stehen sie anstelle der Cherubim. Im Raum um die *Menorah* befindet sich rechts ein goldenes Quadrat, das den Rauchopferaltar darstellt, dann das Gefäß mit dem Manna und eine freistehende Säule; links stehen verschiedene Gefäße, eine zweite Säule und zwei Stäbe, der eine in Blüte, der andere ohne Rinde, eine Illustration der Episode in Num 17,17–24. Das Ganze wird von einem dreieckigen Giebel überragt, der mit Pflanzenmotiven und stilisierten Blättern geschmückt ist. Die Gegenstände in Gold werden an der einen oder anderen Stelle durch blaue Farbtupfer vom Pergamentgrund noch deutlicher abgehoben. Auch auf dieser Seite wird das Problem, eine räumliche Struktur zweidimensional darstellen zu müssen, dadurch gelöst, daß der Künstler das archaische Verfahren zu Hilfe nimmt, die Dinge gleichzeitig aus verschiedenen Blickwinkeln darzustellen und Elemente, die räumlich hintereinander stehen, übereinanderzustellen.

Die beiden Bilder bezeugen die beiden ikonographischen Traditionen, die nebeneinander bestanden und die beide seit den ersten Werken der jüdischen Kunst belegt sind. Die „kartographische" Zeichnung des Grundrisses mit der Säulenhalle erinnert an das Bild des Heiligtums auf dem Boden eines Glases aus dem 4. Jahrhun-
Abb. 282 dert. Auch dort sind die Kultgeräte im Raum zwischen der Einfriedung und dem Heiligtum angeordnet, wobei das auf dem Glas gezeichnete Gebäude allerdings eher auf den idealen Tempel der messianischen Zeit hinweist. Aber in der symbolischen Bedeutung treffen sich die beiden Bilder, und die ähnlichen Verfahren, die auf der einen und der anderen Seite eingesetzt wurden, schaffen auch auf der formalen Ebene eine Verbindung. Diese kartographische Darstellung des Zeltheiligtums wurde auch von der christlichen Ikonographie übernommen. Sie erscheint in der *Christlichen Topographie* des Kosmas Indikopleustes (Sinai, ms. 1186, fol. 82v) und in den byzantinischen Octateuch (Vat., ms. 746, fol. 242v). Ein ähnlicher Grundriß bildet die erste Seite eines Alten

Testaments im *Codex Amiatinus* aus dem 7. Jahrhundert. Die historischen Quellen berichten, daß dieses zweiseitige Diagramm nach einer Vorlage aus dem *Codex Grandior*, 6. Jahrhundert, kopiert wurde. Cassiodor hatte sie nach den Angaben herstellen lassen, die er von einem Reisenden aus dem Orient erhalten hatte. *Abb. 391*

Im Grundriß der zweiten Seite erkennt Herbert Kessler die dreiteilige Struktur des Wüstenheiligtums, wie sie in der Synagoge von Dura-Europos sichtbar wird, und zwar im Bild von der *Weihe des Zeltheiligtums*, die menschlichen Figuren nicht miteinbezogen. Die beiden parallelen Traditionen der Ikonographie des Heiligtums begegnen sich im Lauf der Jahrhunderte. Ihre Weitergabe geschieht in einer bestimmten Folge, und einige der Bindeglieder sind bekannt. Zu ihnen gehört die Synagoge von Bet Alpha aus dem 6. Jahrhundert. Andere Werke, die der Weitergabe dienten, sind verloren. Die byzantinischen und lateinischen Handschriften bezeugen auf eine andere Art die Kontinuität dieser Ikonographie und ihre Verbreitung. Daß es sich um die Wiederaufnahme von Vorlagen handelt, die zeitlich weit zurückgehen, wird durch Stil und Technik der beiden Bilder deutlich, die sehr archaisch wirken. André Grabar hat sie als Zeugen einer Bildtradition des vorislamischen Orients angesehen; diese jüdischen Bilder und einige syrische Handschriften bewahren ihre Spuren. In der Geschichte des künstlerischen Schaffens des Judentums spielen diese beiden Bilder die Rolle von Wendepunkten: Sie sind die letzten orientalischen Zeugen einer der wichtigsten ikonographischen Traditionen, die durch die jüdische Kunst geschaffen wurden; gleichzeitig wurden sie, da sie zwei Jahrhunderte später als Vorlage und Ausgangspunkt der symbolischen Bilder auf der iberischen Halbinsel dienten, zur Quelle der weiteren jüdischen Buchmalerei im westlichen Mittelalter. *Abb 310*

Obwohl während des ganzen Mittelalters auch im Orient weitere Handschriften, dekorierte und bloße Arbeitsexemplare, hergestellt wurden – die 250 000 Fragmente, die in der *Genisa* von Alt-Kairo gefunden wurden, verdeutlichen die Menge –, befanden sich seit dem 11. und 12. Jahrhundert die wichtigsten Zentren im Westen, wo das geistige Leben der Juden einen neuen Aufschwung nahm.

67 Gebetssaal mit der Thora-Nische.

Synagoge von Dura-Europos.
Bilder der West- und Nordwestmauer.
244–245.
Nationalmuseum Damaskus.

68 Der Prophet Samuel salbt David zum König.

Synagoge von Dura-Europos.
Bild auf der Westmauer, Register C.
244–245.
Nationalmuseum Damaskus.

69 Mose wird von der Tochter des Pharao aus dem Fluß gerettet.

Synagoge von Dura-Europos.
Bild auf der Westmauer, Register C.
244–245.
Nationalmuseum Damaskus.

70 Die Vision des Propheten Ezechiel: das Tal der Totengebeine und die Auferstehung der Toten.

Synagoge von Dura-Europos.
Bild auf der Nordmauer, Register C.
244–245.
Nationalmuseum Damaskus.

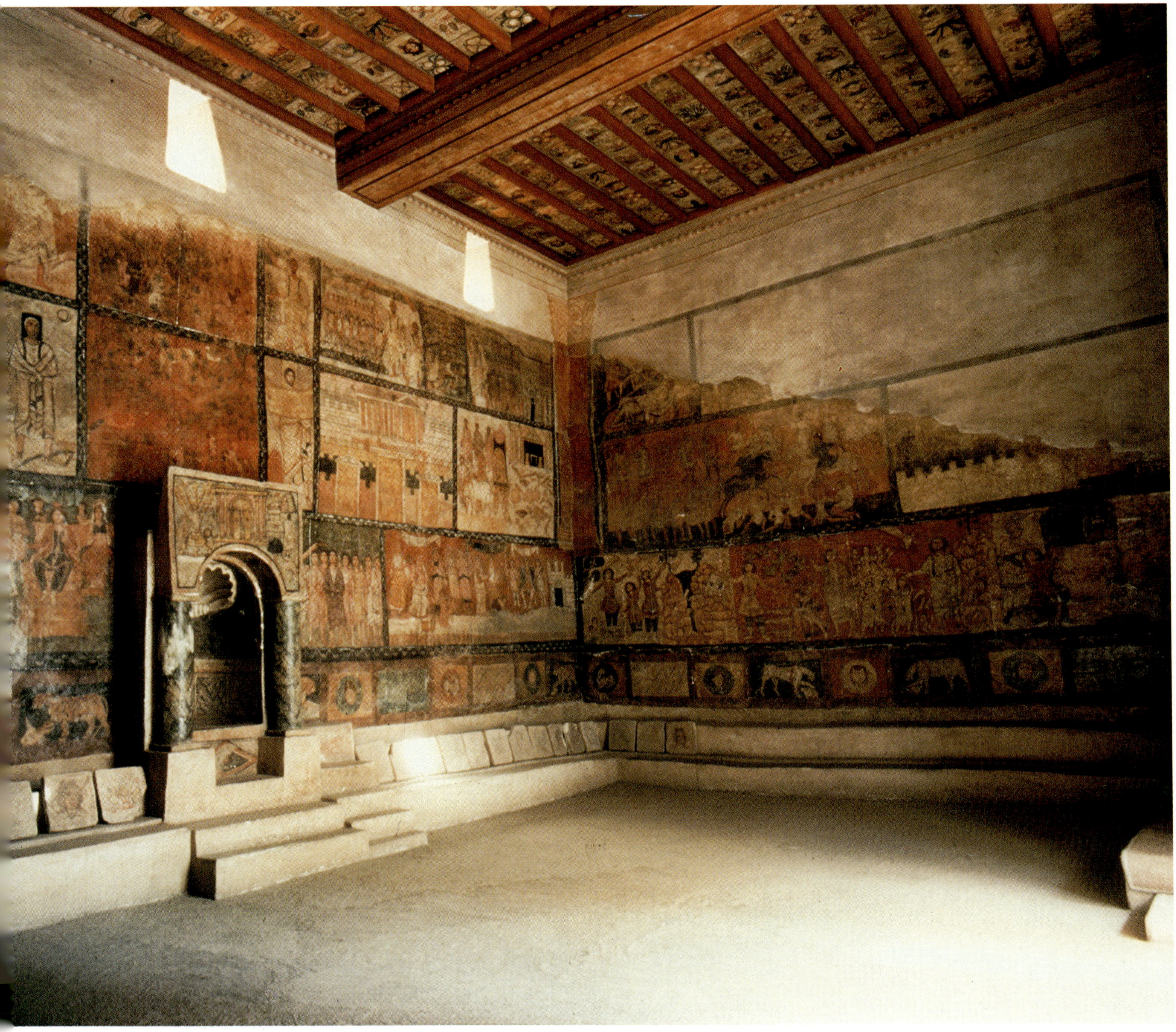

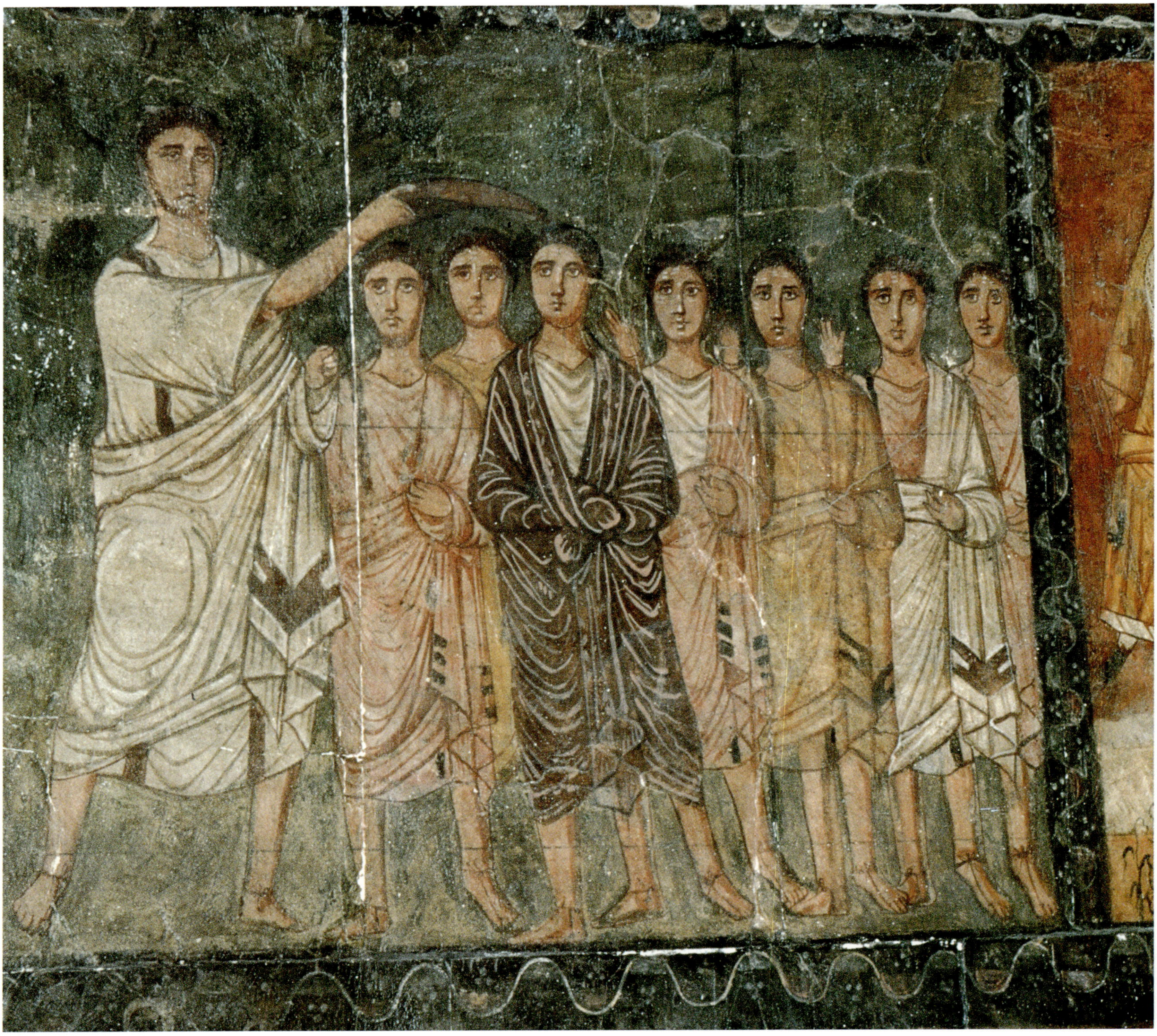

68

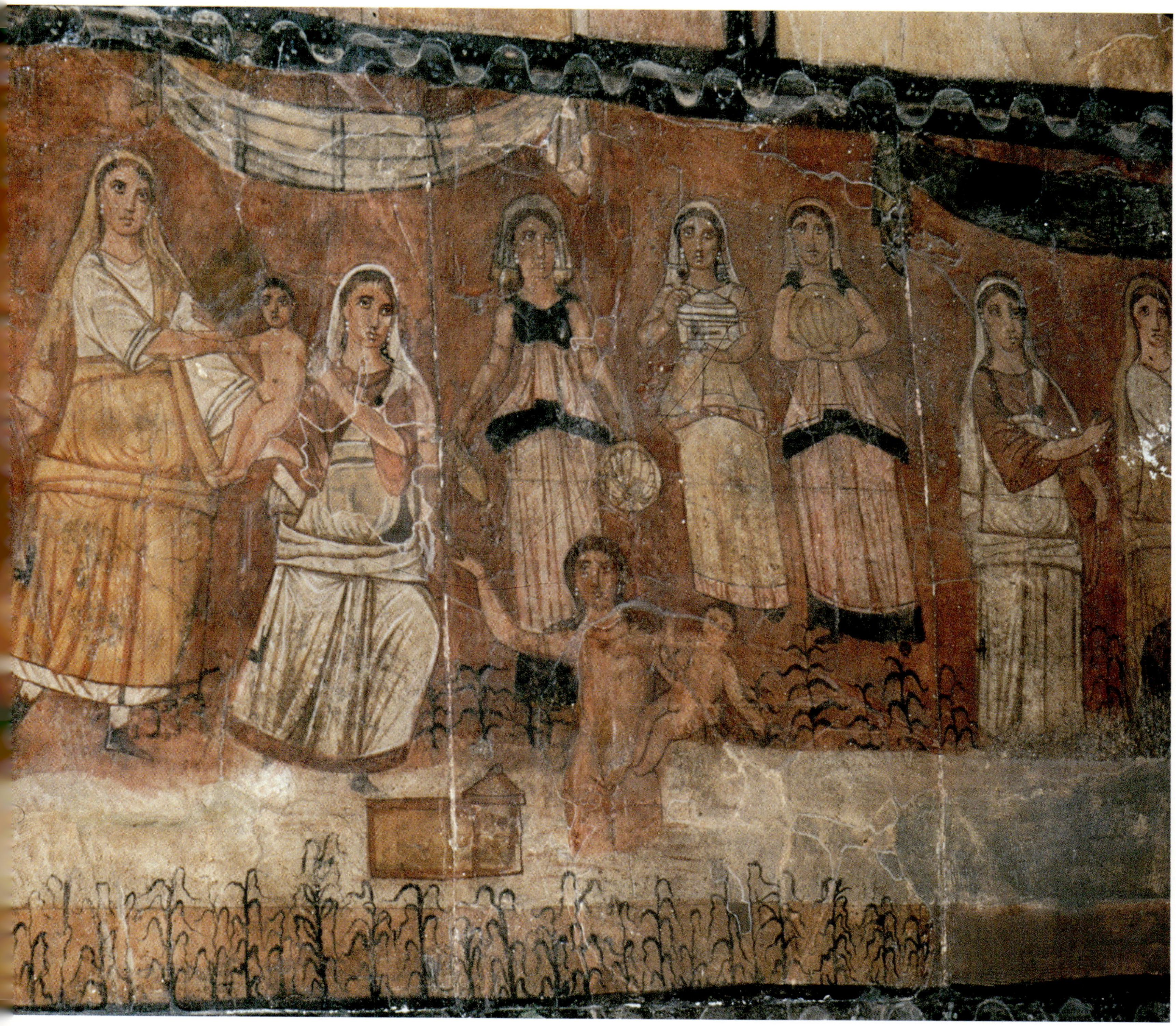

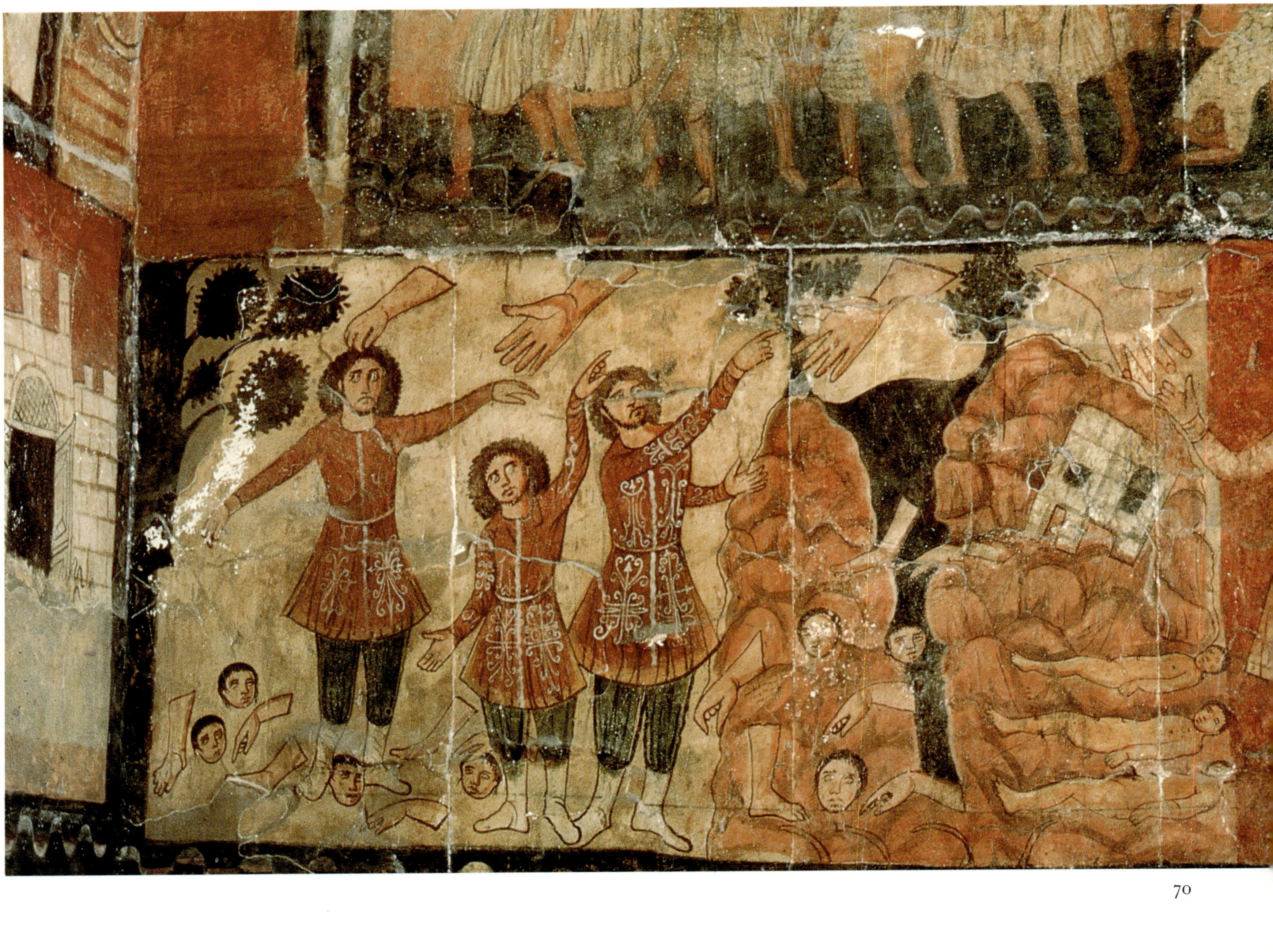

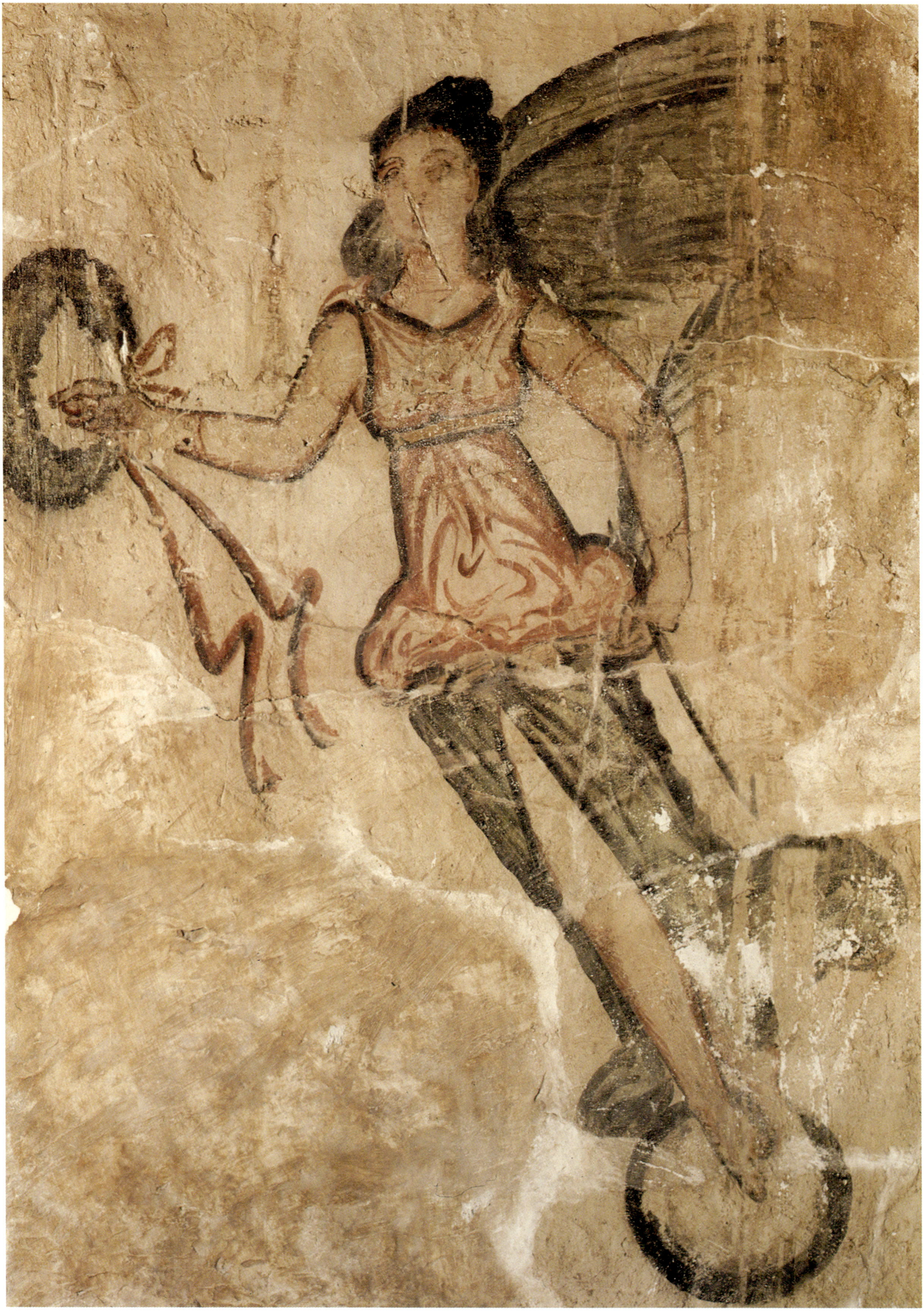

71

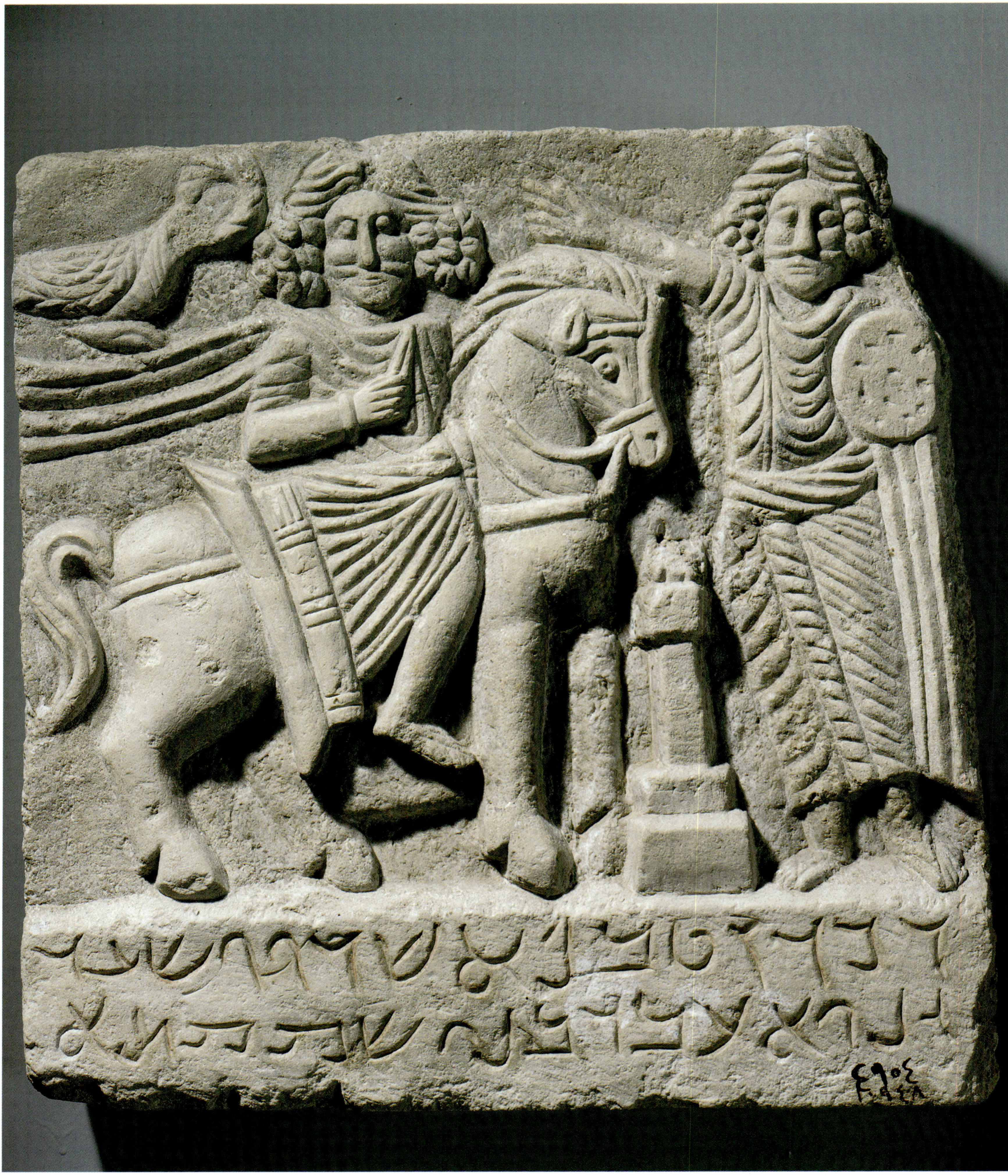

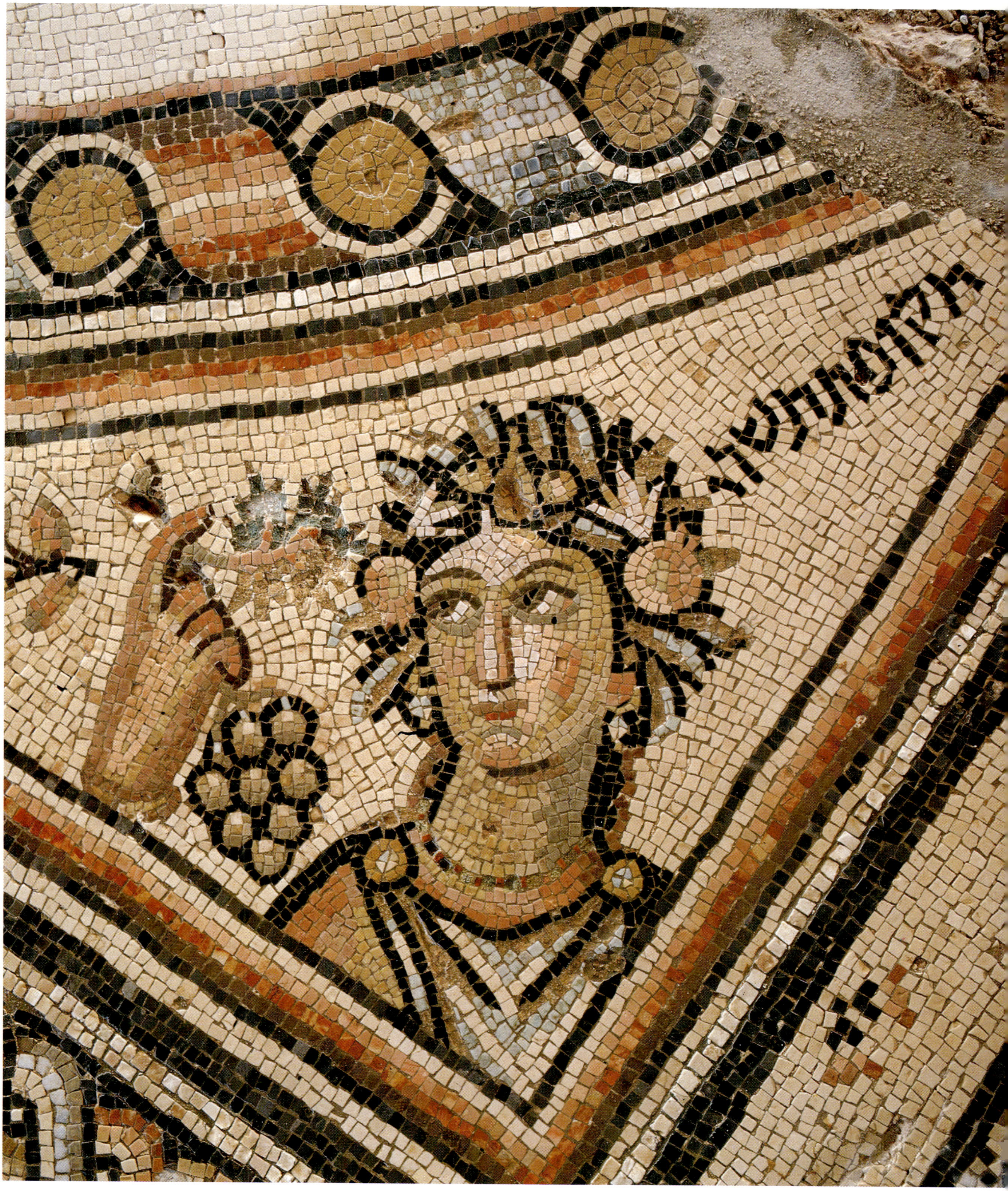

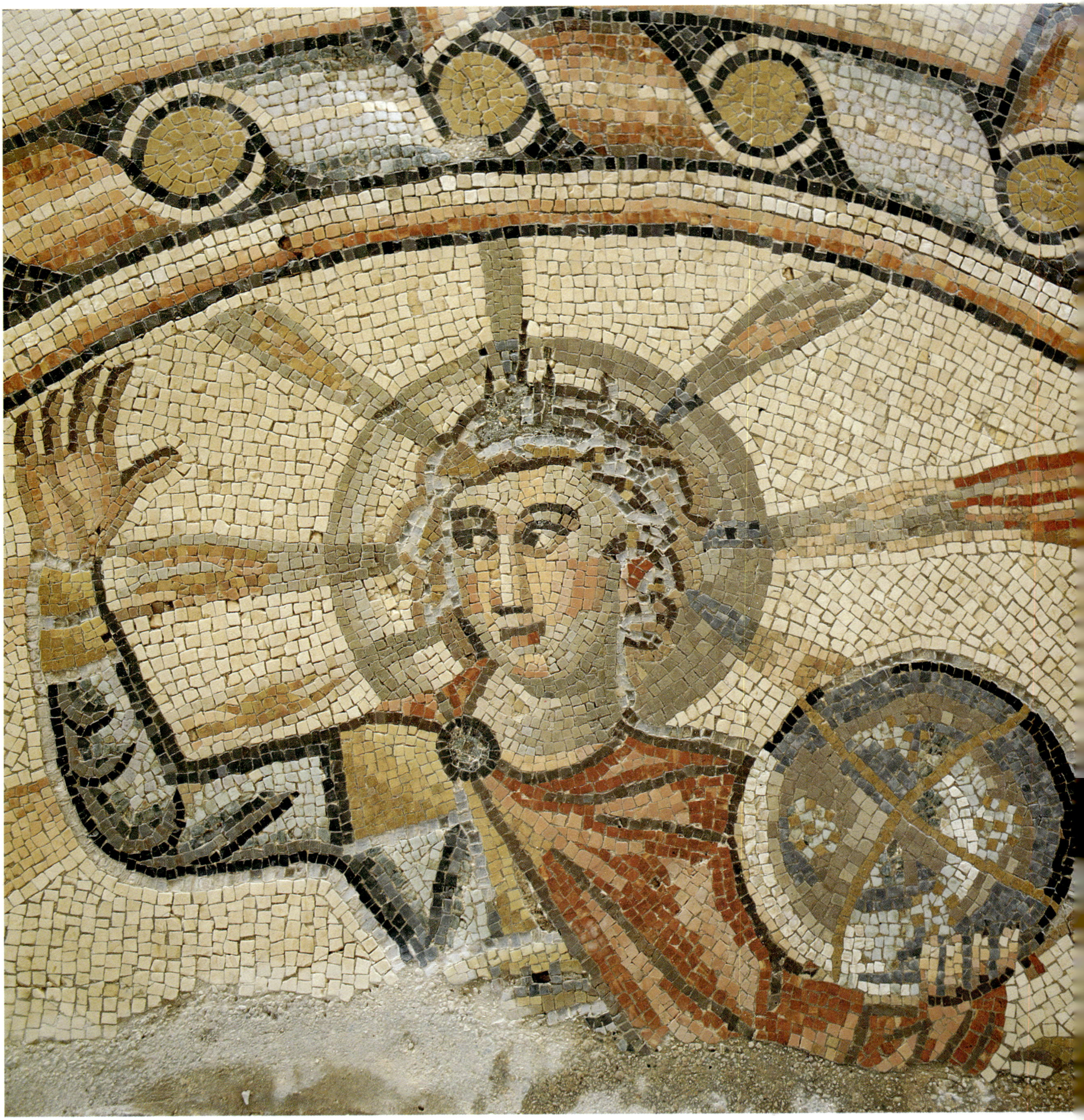

71 Geflügelte Siegesgöttin im dorischen Peplos.
Sie trägt in ihren Händen einen Kranz und einen Palmzweig.
Aus einem Bad (F 3) in Dura-Europos.
Ende des 2. Jh.
Nationalmuseum Damaskus.

72 Relief aus dem Bereich des Kults oder der Bestattung.
Die Figuren tragen parthische Frisuren und Kleider.
Dura-Europos.
Gefunden in den Trümmern der Wall-Straße.
2. Jh. (?)
Nationalmuseum Damaskus.

73 Der Herbst.
Umkränzt von Blättern und Früchten, in der rechten Hand eine Weintraube.
Synagoge in Hammath bei Tiberias.
Ausschnitt aus dem Bodenmosaik.
4. Jh.
In situ.

74 Helios.
Den Kopf umgibt ein strahlender Nimbus; in der linken Hand: das Zeichen der kaiserlichen Macht.
Synagoge in Hammath bei Tiberias.
Ausschnitt aus dem Bodenmosaik.
4. Jh.
In situ.

75 Schrank-Lade mit einem dreieckigen Tympanon, den Vorhang in der Mitte verknotet.
Synagoge in Hammath bei Tiberias.
Ausschnitt aus dem Bodenmosaik.
4. Jh.
In situ.

76 Schrank-Lade, vom Vorhang bedeckt; Kandelaber, umgeben vom *Schofar* und der Ascheschaufel.
Synagoge in Bet Schean.
Ausschnitt aus dem Bodenmosaik.
6. Jh.
Israel Museum, Jerusalem.

77 Helios auf seinem Viergespann.
Synagoge in Bet Alpha.
Ausschnitt aus dem Bodenmosaik.
6. Jh.
In situ.

78 Abraham erhebt das Messer, um Isaak zu opfern.
Links oben: die eingreifende Hand Gottes; links unten: der am Baum festgebundene Widder.
Synagoge in Bet Alpha.
Ausschnitt aus dem Bodenmosaik.
6. Jh.
In situ.

79 Der Herbst.
Umgeben von Früchten und einem Vogel.
Synagoge in Bet Alpha.
Ausschnitt aus dem Bodenmosaik.
6. Jh.
In situ.

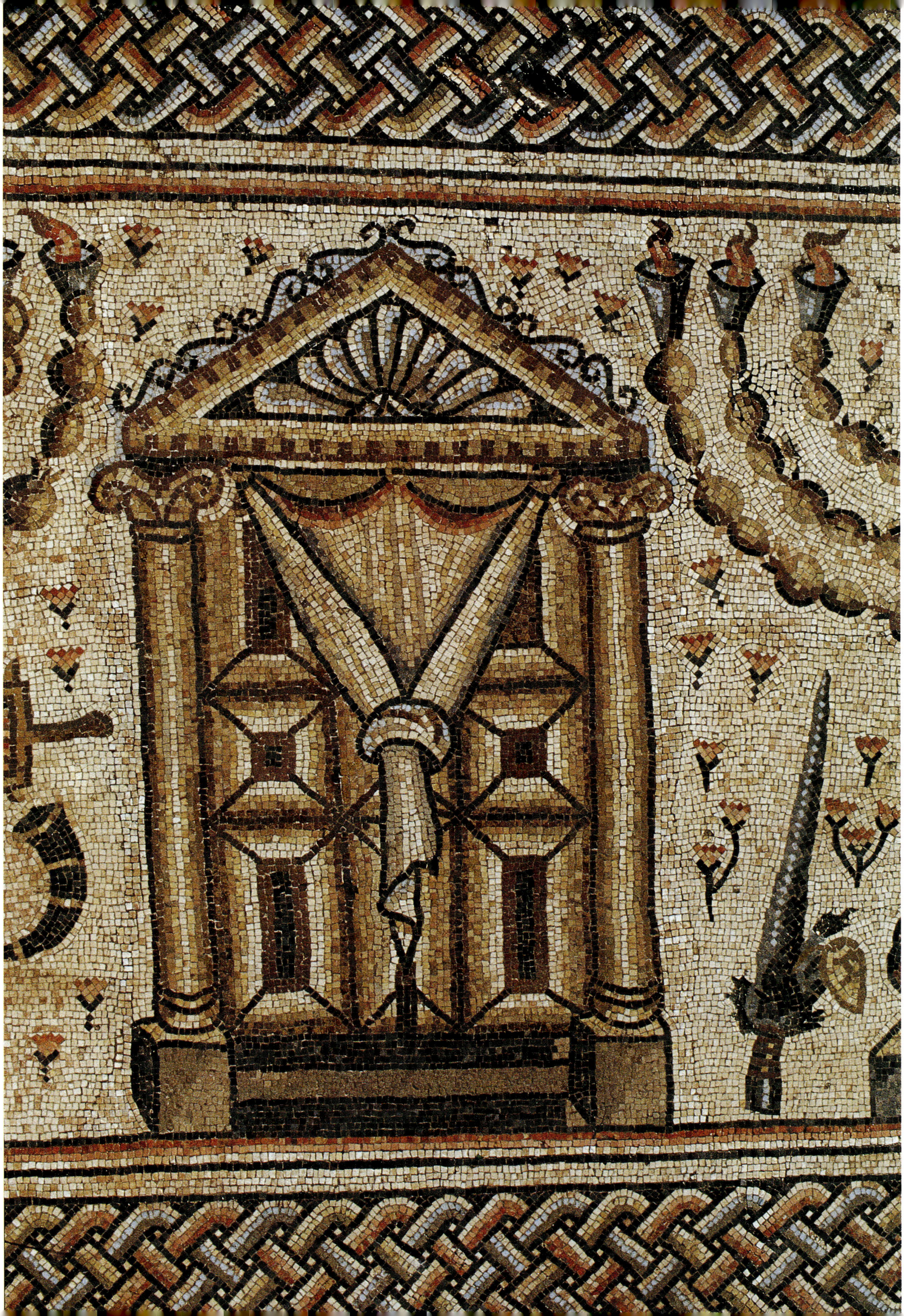

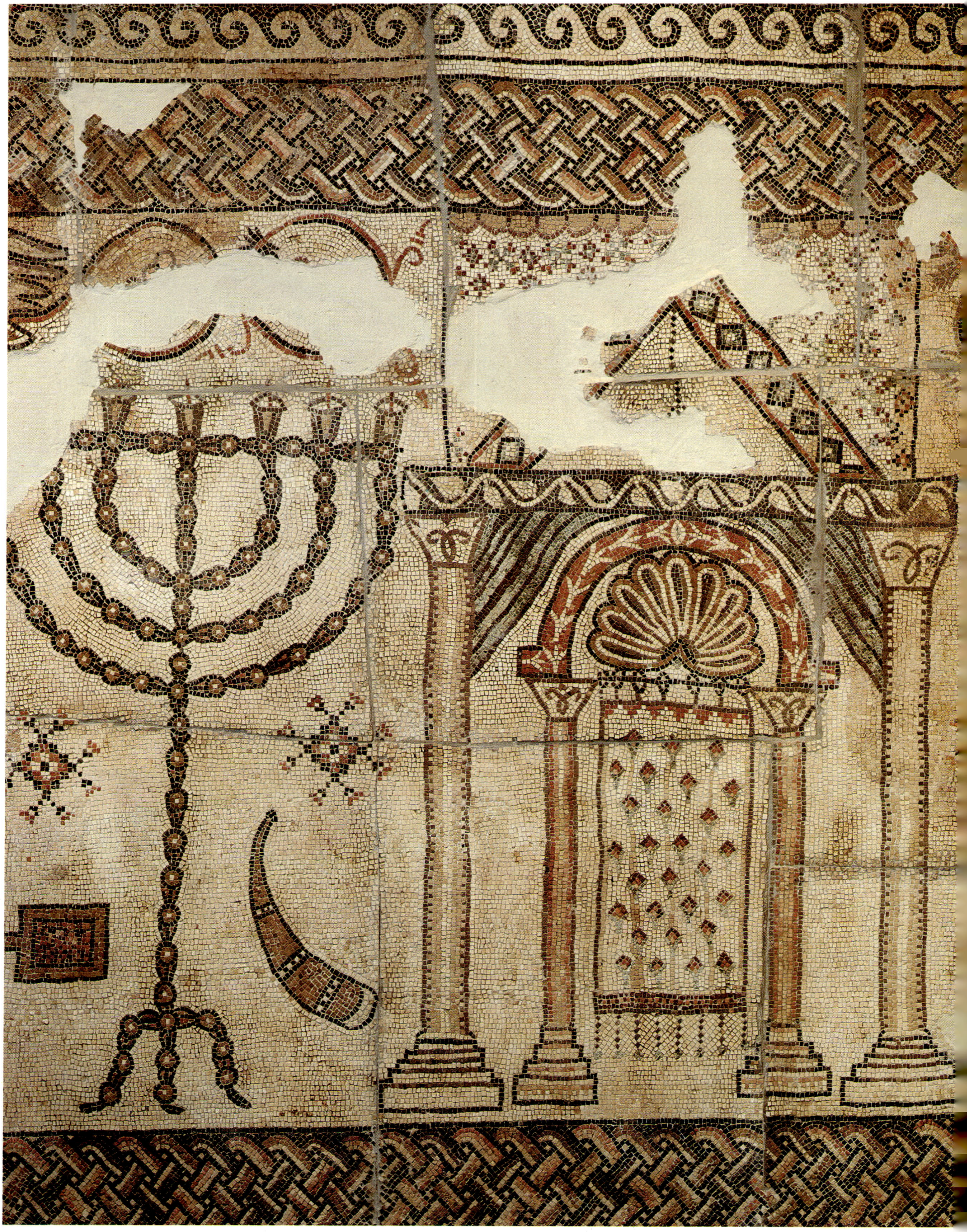

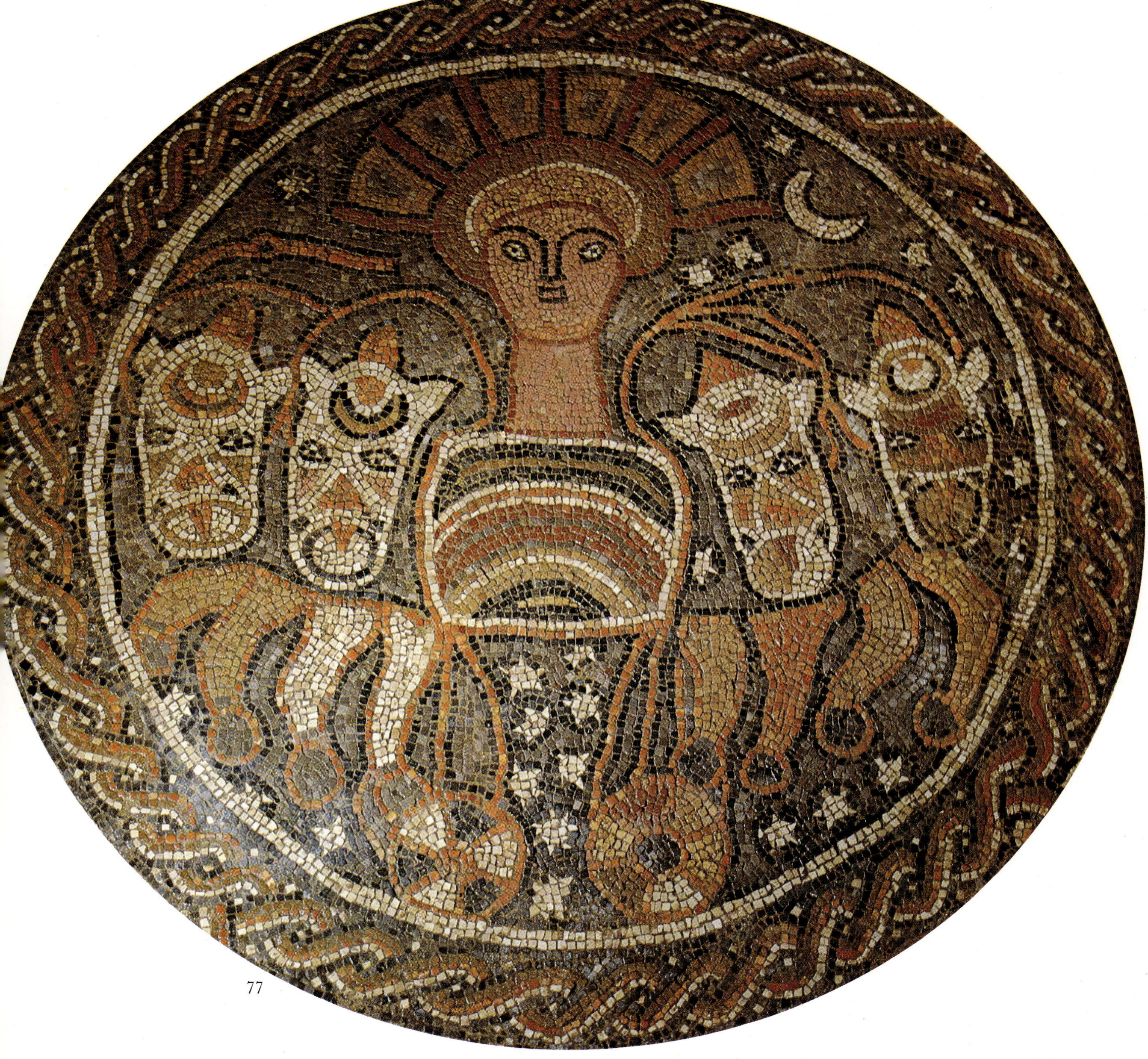

77

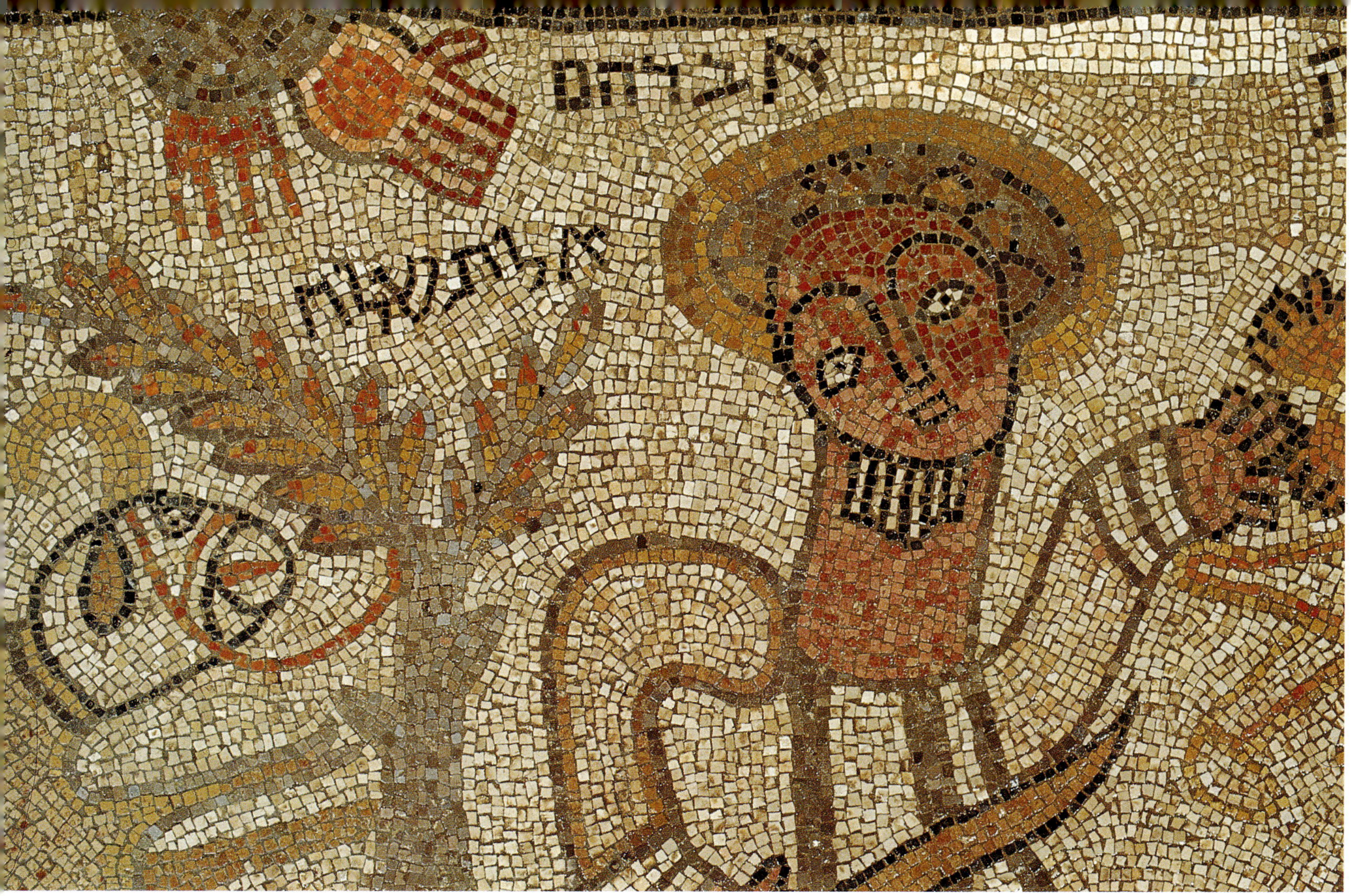

78

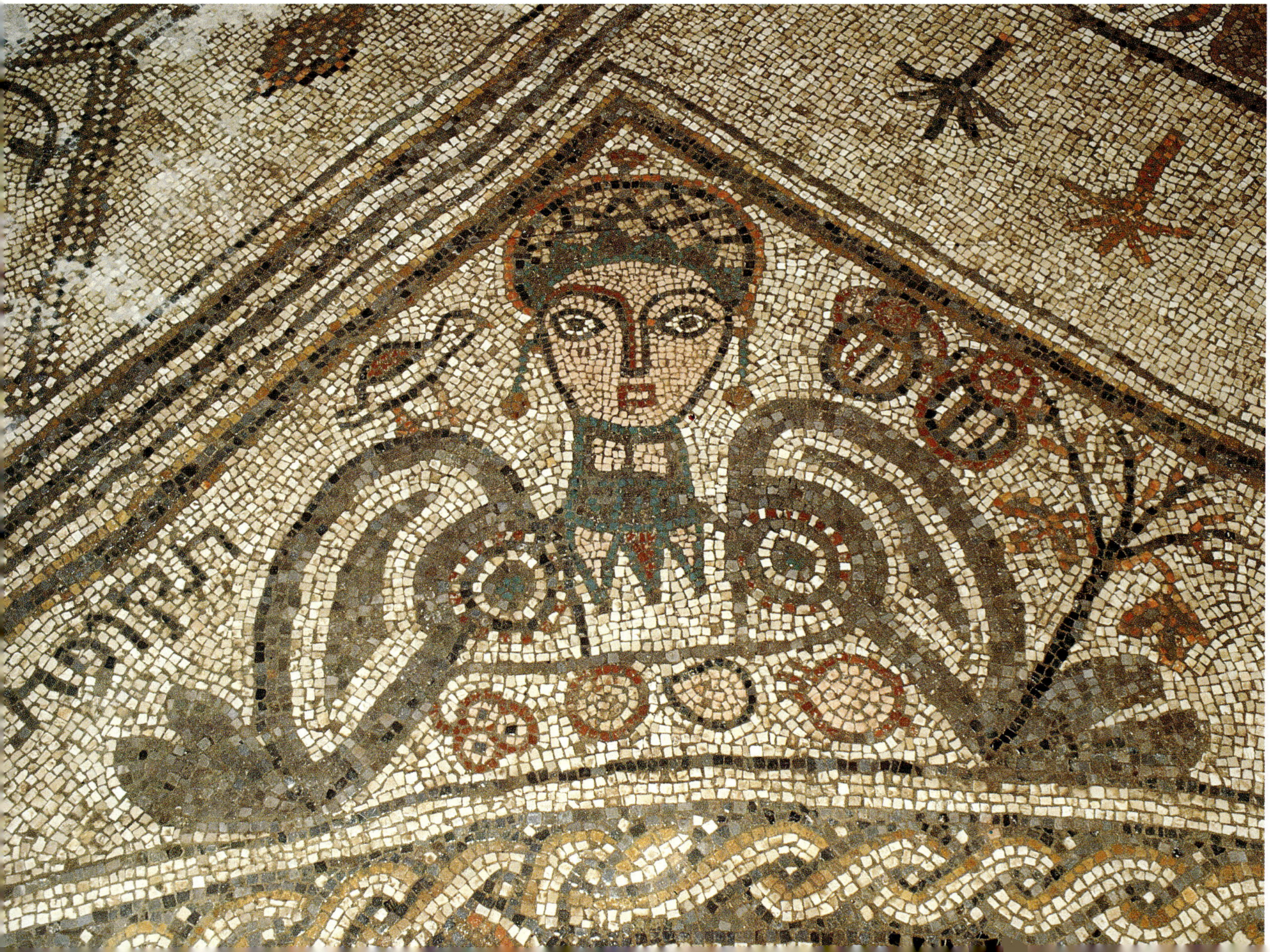

79

80

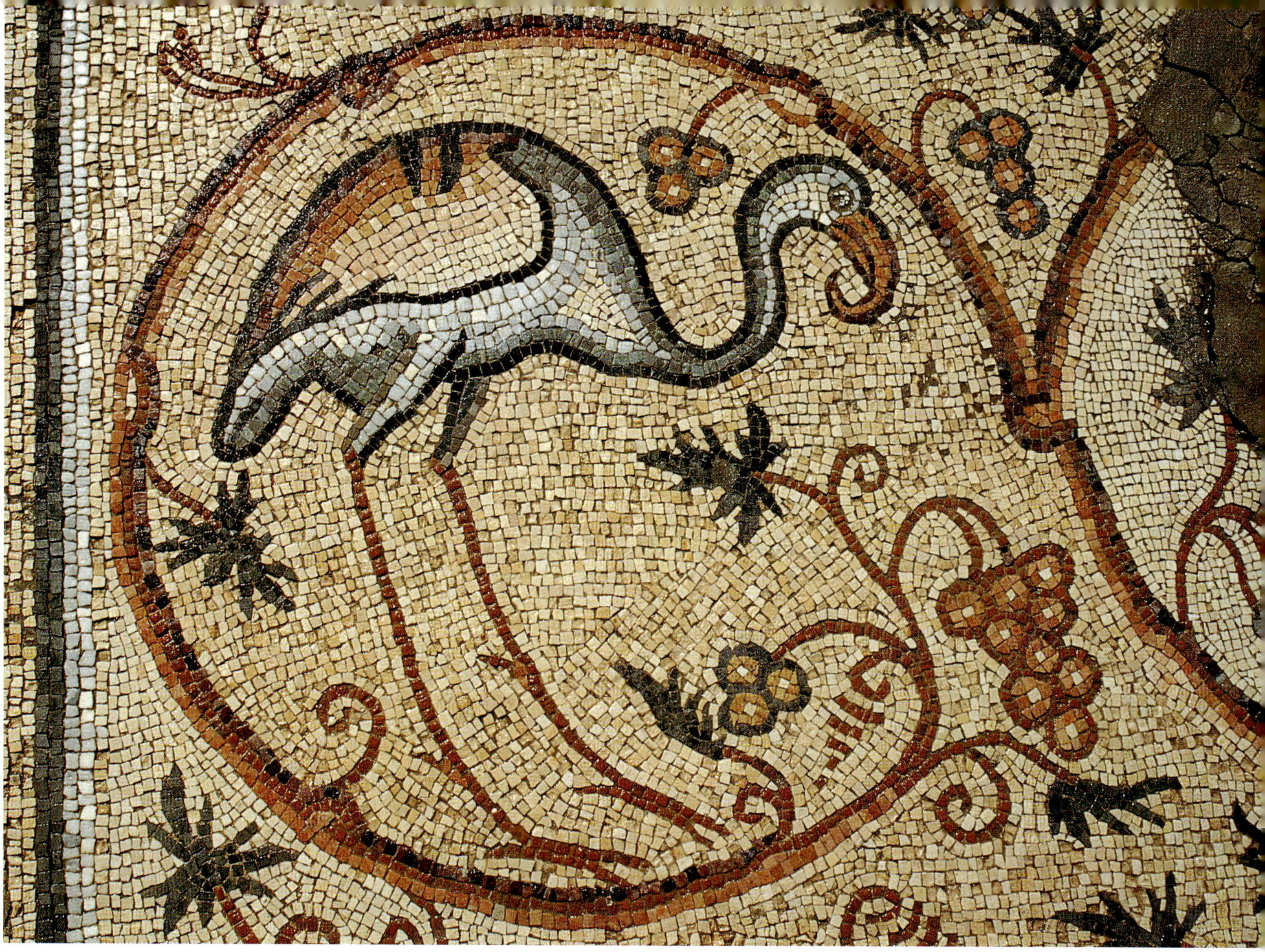

81

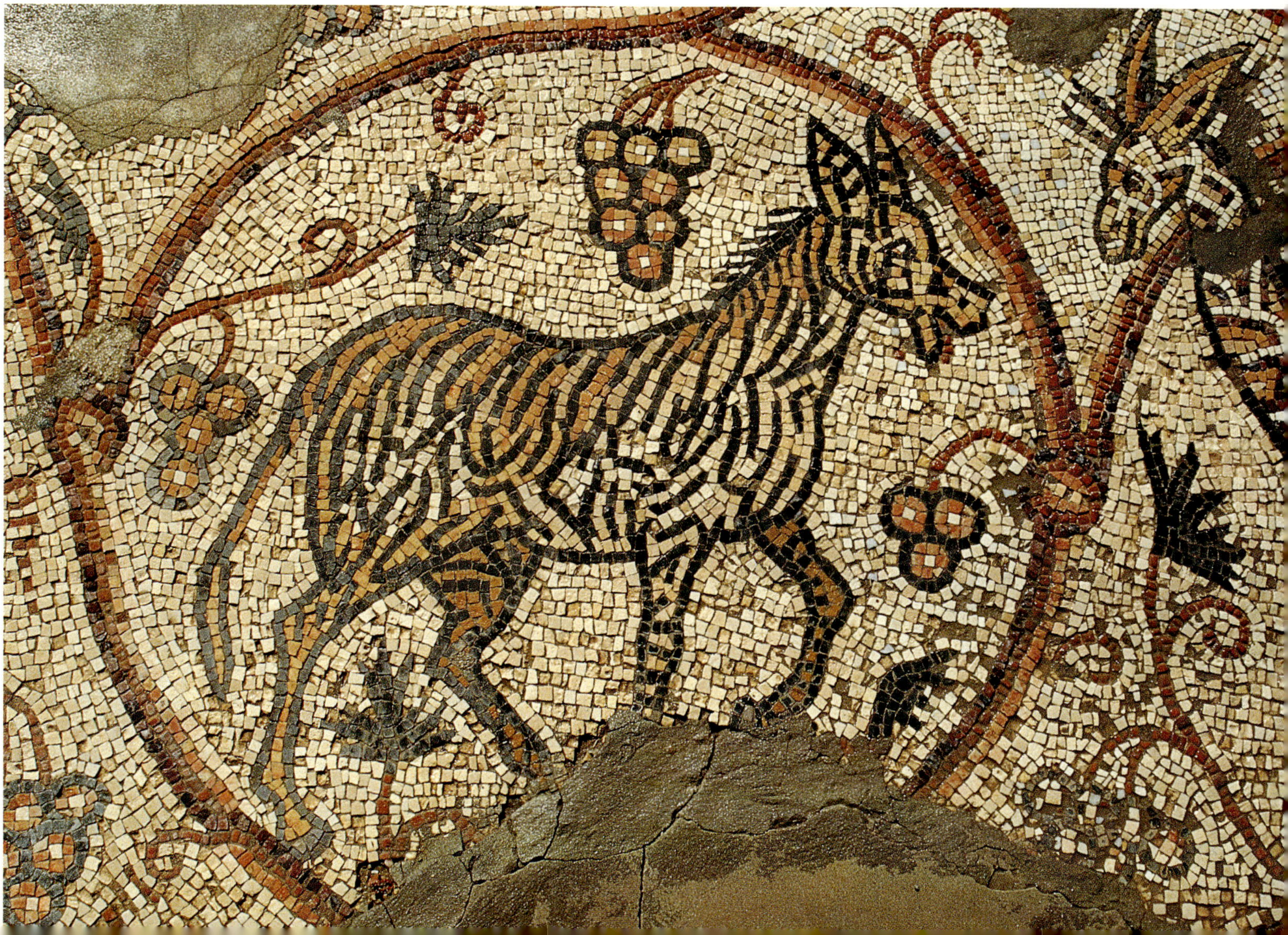

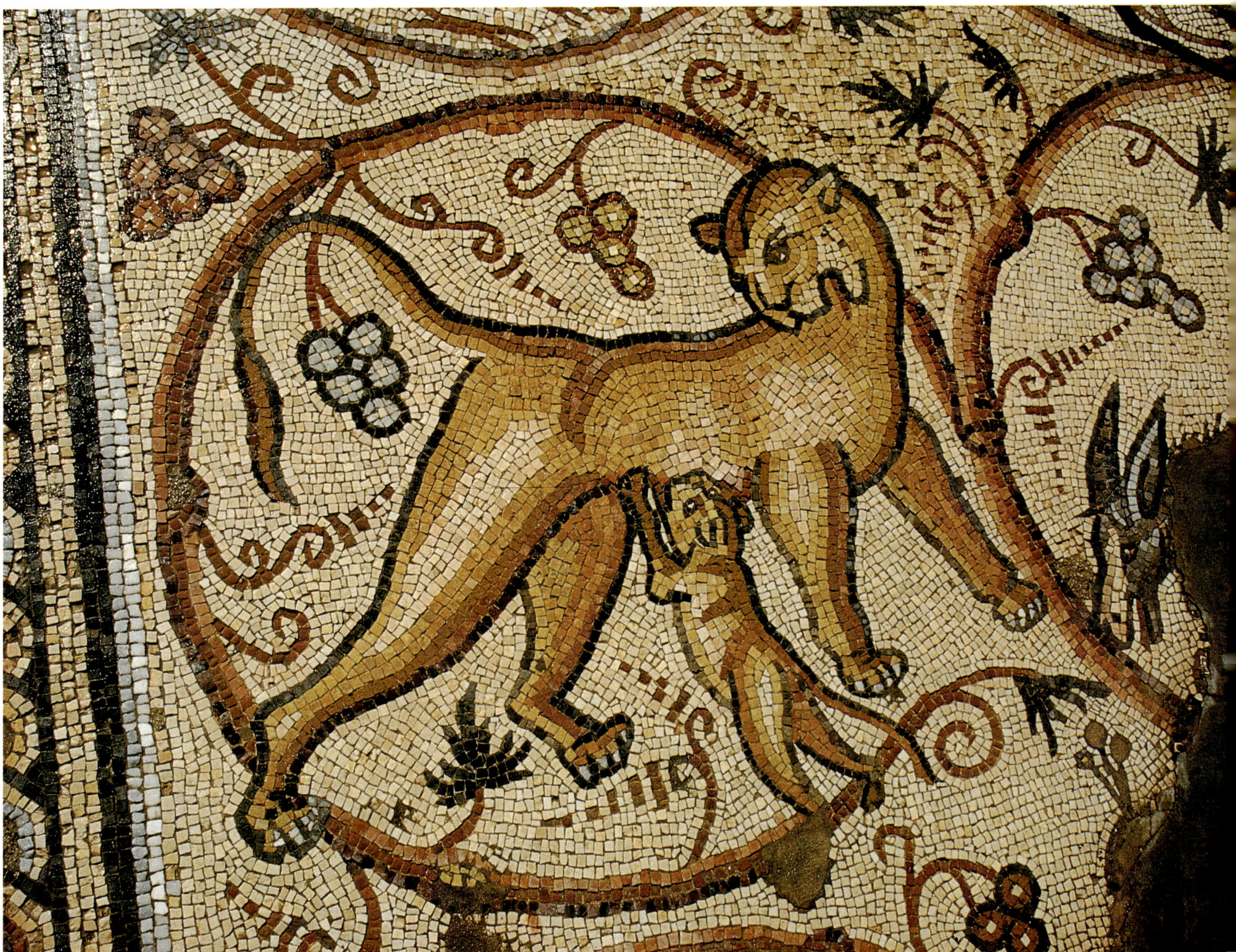

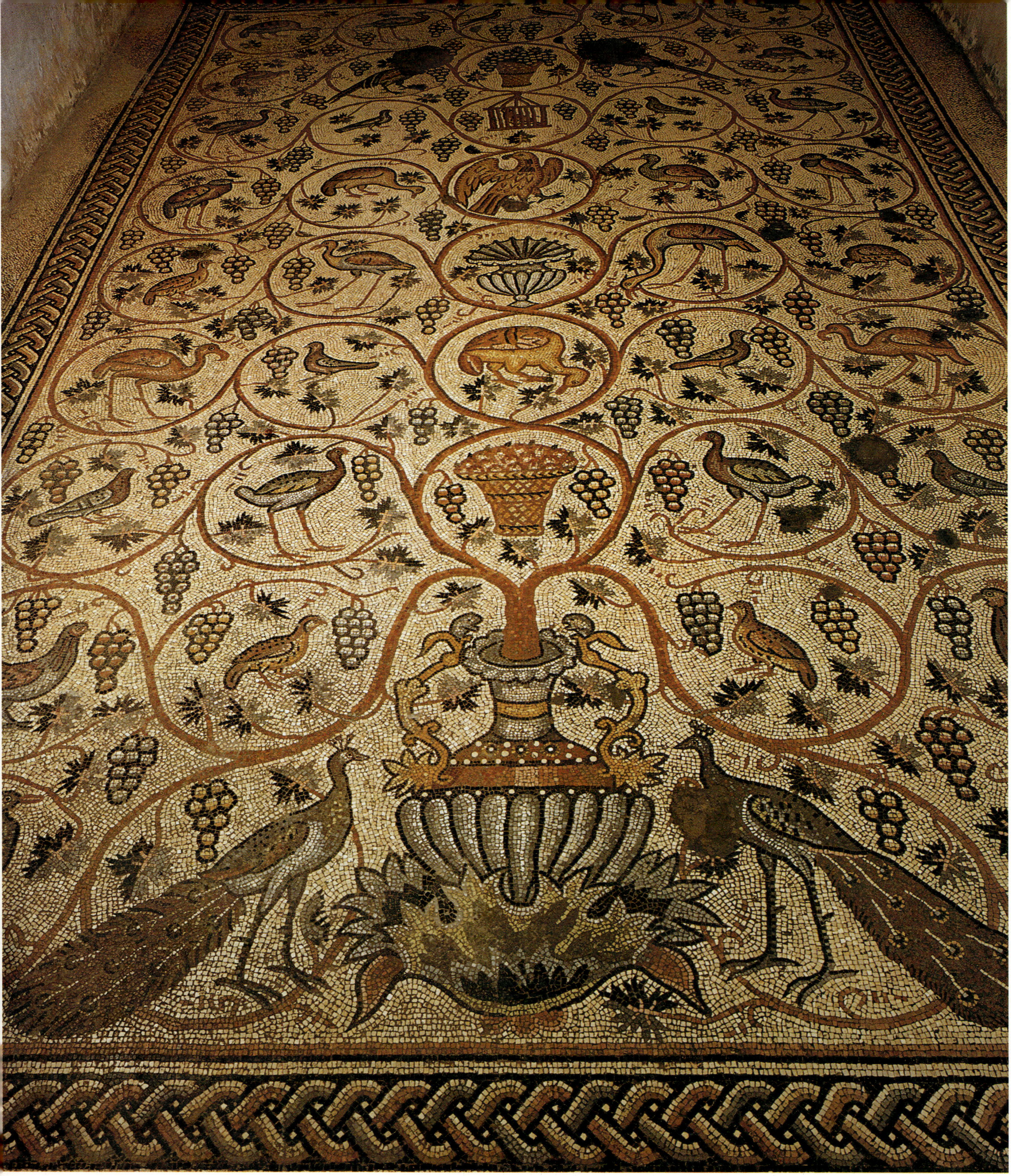

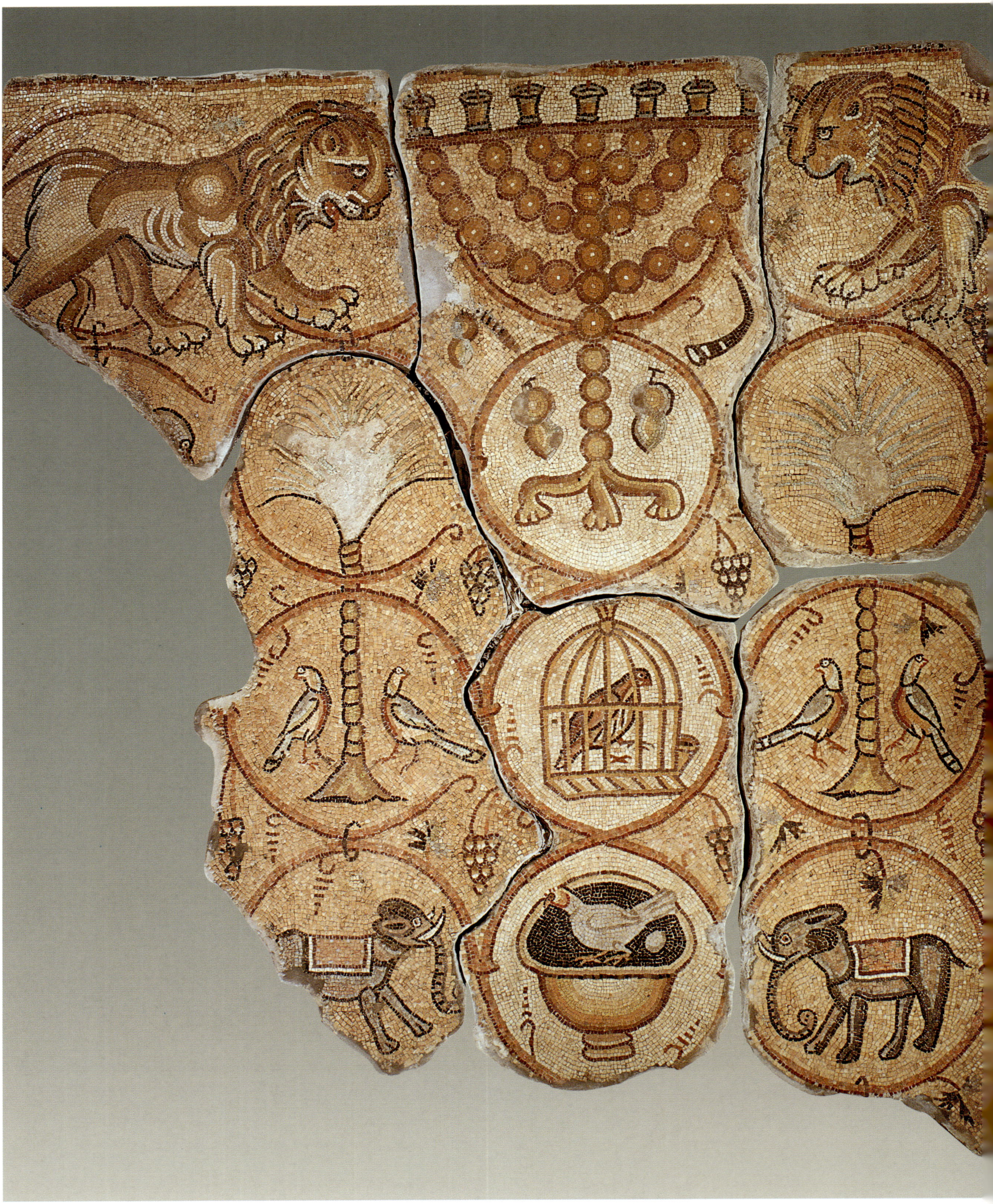

80 Ranke mit rosa Flamingo.
Synagoge in Gaza.
Ausschnitt aus dem Bodenmosaik.
6. Jh.
Israel Museum, Jerusalem.

81 Ranke mit Zebra.
Synagoge in Gaza.
Ausschnitt aus dem Bodenmosaik.
6. Jh.
Israel Museum, Jerusalem.

82 Eine Löwin nährt ihr Junges.
Synagoge in Gaza.
Ranken mit Figuren aus dem Bodenmosaik.
6. Jh.
Israel Museum, Jerusalem.

83 Amphore mit Ranken (voller Vögel: Pfauen, Flamingos u. a. m.), Blättern und Trauben.
Bodenmosaik.
6. Jh.
Armenisches Patriarchat, Jerusalem.
In situ.

84 *Menorah,* flankiert von zwei Löwen und Palmen.
Ranken mit Figuren.
Synagoge in Ma'on.
Ausschnitt aus dem Bodenmosaik.
6. Jh.
Israel Museum, Jerusalem.

DIE JÜDISCHE KUNST IM ABENDLAND ARCHITEKTUR, MINIATUREN, RITUALGEGENSTÄNDE

VOM ZWÖLFTEN BIS ZUM ZWANZIGSTEN JAHRHUNDERT

DIE GEMEINDE IN IHREM VERSAMMLUNGSRAUM: DIE SYNAGOGE

Auch wenn der Begriff „jüdische Kunst" akzeptiert zu sein scheint, so bleibt doch der Begriff der „jüdischen Architektur" problematisch. Reduziert sich die Architektur der Juden auf einige Gebäudetypen, unter ihnen natürlich die Synagoge? Überhaupt wird die Frage auf ungenaue Art gestellt, denn ein Gebäude, das in seiner Funktion mit dem Judentum zusammenhängt, verlangt deswegen noch nicht eine spezifische Architektur. Das Grundprinzip unserer Darlegung beruht jedoch auf dem, was Bestand hat, und das ist das Programm und nicht die Form. Dieser Gesichtspunkt ist auch deshalb notwendig, weil ein Argument, das gelegentlich in den Vordergrund gestellt wird, hier wegfällt: Die jüdische Kunst ist die durch Juden geschaffene Kunst. Denn mehrere der im folgenden vorgestellten größeren Werke sind durch Nicht-Juden geschaffen worden. Die Frage ist allerdings nicht ganz nebensächlich, denn im Jahr 1923 hat die jüdische Gemeinde von Antwerpen einen internationalen Wettbewerb ausgeschrieben, der jüdischen Architekten vorbehalten war ...

Es gibt zwar im Talmud genaue Angaben für die Anlage einer Synagoge, aber die Synagoge hat deswegen nicht eine eigene Architektur hervorgebracht. Es handelt sich vielmehr um ein Programm, das nach dem Gutdünken der einzelnen Epochen behandelt wurde, romanisch in Worms und barock in Venedig, oder auch nach *Abb. 332* dem Gutdünken der Künstler, die so unterschiedliche Bauten entwarfen wie die Mole Antonelliana in Turin *Abb. 89, 90* oder die organischen Formen, die Frank Lloyd Wright wichtig sind. *Abb. 115, 371*

Es gibt auch andere Formen jüdischer Räume oder Bauwerke, das Ghetto etwa oder die *Mikwe*, die eigenständige Konturen entwickelt haben. Aber keine war über all die Jahrhunderte hinweg in diesem Maß Zeichen der Identität und Spiegel der vorgegebenen kulturellen Bedingungen wie die Synagoge.

Die Voraussetzungen der Architektur machen es unmöglich, daß ein Volk, das zerstreut, d. h. assimiliert lebt, eine eigenständige Architektur – im Sinne von Techniken und Formen, Einsatz von Materialien und Produktionsstrukturen – hervorbringen kann. Hinzu kommt, daß sich der Bezug zum Raum über die architektonische Gestaltung dieses Raums konkretisiert, aber auch von der Herrschaft über diesen Raum abhängt; die Lebensbedingungen der Juden, d. h. der Grad ihrer Akkulturation, wird deshalb im Stein sichtbar. Ist es nicht aufschlußreich, daß sich gerade in den *Schtetln,* die über eine relative Autonomie verfügten, eine recht spezifische jüdische Kunst entwickeln konnte?

Nachweisbar hat die jüdische Kultur in ihren Quellentexten einen Auftrag entwickelt, der sich auf Kosten des Raums mehr der Zeit und dem Text zugewandt hat, mehr der ethischen als der ästhetischen Bestätigung. Trotzdem haben sich die Juden, wie jedes Volk, notwendigerweise auch im Raum verankert: Sie haben Gemeinden gegründet, die nicht die geläufigen Strukturen übernahmen, sondern einen Lebensrahmen mit besonderen Akzenten ausfüllten. Daß der Bezug zu Gott im Vordergrund steht, schließt die anderen Ausdrucksformen des Lebens deswegen nicht aus. Die Synagoge ist deshalb der bevorzugte Ort, in ihr sind die Voraussetzungen für das Lob Gottes gegeben, in ihr materialisiert sich aber auch die gesellschaftliche und räumliche Einordnung. Die Synagoge ist das zentrale Bauwerk des Judentums, vor allem in den zeitgenössischen Gesellschaften, in denen sich die Emanzipation dahingehend auswirkt, daß das Judentum auf ein religiöses Bekenntnis reduziert wird. Die Synagoge bleibt das Emblem des Judentums, unabhängig davon, ob es als Religion oder als Kultur betrachtet wird. In diesem Zusammenhang ist auch die Faszination für den Tempel von Jerusalem verständlich, sei es als Bindung an die Überreste der Westmauer, sei es als inspirierendes mythisches Modell für die Vorstellungskraft der Architekten.

Wer die Architektur der Synagogen vom Mittelalter bis in die Gegenwart aufzeigen will, muß die allgemeine Entwicklung der Bauformen in vielen Zivilisationen und deren Anwendung für den Bau der Synagogen darstellen. Dieser Stoff ist sehr umfassend, nicht nur in einem quantitativen Sinn (für Deutschland und den Zeitraum von 1780 bis 1933 führt Harold Hammer-Schenk 2100 Synagogen an), sondern auch referentiell, denn jedes dieser Bauwerke entsteht aus einer Konfrontation der Kulturen, aus einem historischen und geographischen Kontext. Die Kunstgeschichte kommt hier zu einer jener Fragen, die die oberflächlichen Erkenntnisse, die immer wieder vorgebrachte Gleichsetzung zwischen Architektur und Geist eines Volkes (eine letztlich nationalistische und finalistische Anschauung) überwinden. Denn es geht vor allem um den Austausch, die Interaktionen, und nicht so sehr um eine Studie dessen, was auf der ästhetischen Ebene nun jüdisch sein könnte.

Die Synagoge ist das beste Beispiel für eine Diaspora-Architektur, eine Exil-Architektur, entstanden aus der Situation eines Volkes, das unter dem Druck der aufgezwungenen Wanderungen und Vertreibungen mit unterschiedlichen Kulturen konfrontiert wird. Die pagodenartige Synagoge von Kaifeng in China – die symboli- *Abb. 327* scherweise nur noch als Modell in Bet Hatefutsot in Tel Aviv existiert – ist dafür ein extremes Beispiel. Die Architektur der Synagoge ist in ihrem Wesen eine reflektierende Architektur: Sie übernimmt fremde Formen, sie spiegelt eine Kultur, die ständig im Dialog steht, die gewollten oder erlittenen Veränderungen einer Minderheit, die, unabhängig vom Grad der Absonderung, in eine größere kulturelle Einheit eingeschlossen ist. Auf diese Eigenheit, Diaspora und Spiegel, die zu den ästhetischen Werten hinzukommt, werde ich im folgenden immer wieder eingehen.

DAS MITTELALTER

Unsere Kenntnisse über die mittelalterlichen Synagogen verdanken wir der Archäologie. Sollten Spuren gefunden werden, mußte man graben, wie 1956 in Köln oder 1976 in Rouen, und oft mußten die Spuren einer Nutzung des Gebäudes durch die Juden unter vielen Umgestaltungen erst noch wiederentdeckt werden. Bau-
Abb. 87, S. 589 werke, die seit ihrer Entstehung ihre Bestimmung beibehielten, wie etwa die Altneuschul in Prag, sind selten. Die archäologische Forschung gestaltet sich allerdings schwierig, denn es gab im eigentlichen Sinn zur Zeit des Mittelalters keine spezifische Architektur der Synagoge. Man nutzte Bauwerke, die anderen Zwecken gedient hatten, und wenn man Synagogen baute, so übernahmen die Juden beziehungsweise die Architekten Formen, die im Land und zur Zeit üblich waren. Nur die Ausgestaltung der Innenräume hätte Hinweise liefern können.
Abb. 332, 85 Obwohl sie aus derselben Zeit stammen, haben die Synagogen in Worms (1175) und Toledo (um 1200) ästhetisch nichts miteinander zu tun. Die erste erinnert an einen Kapitelsaal, die zweite an die almohadische Moschee in Marrakesch. Unterschiedliche Zivilisationen, politische und soziale Veränderungen der Staaten, aufgezwungene Migration und wachsende Intoleranz sind die Faktoren, die die Synagogen, vor allem in Europa, sehr verschieden haben werden lassen. Die größere Stabilität des Status der Juden in den östlichen Ländern ist der Grund dafür, daß dort die Synagogen bis ins 20. Jahrhundert an Ort und Stelle erhalten blieben, und zwar mit Anordnungen, die ins Mittelalter zurückreichen.

Es gehört zu den großen Widersprüchen unserer Zeit, daß sie trotz ihrer Faszination für die Geschichte und trotz ihrer Mittel, Dinge zu bewahren, das Verschwinden zahlreicher alter jüdischer Bauwerke miterlebte; von vielen sind oft nur noch die Fotos geblieben. Im Zeitraum von 1930 bis 1960 kam es zu unzähligen Zerstörungen, die die Geschichte der Synagogenarchitektur zu einem langen Martyrologium werden lassen. In Europa sind die authentischen Belege nach den von den Nazis initiierten Bränden während der „Kristall-“ oder Pogromnacht (9. November 1938) und nach der Zerstörung der Gemeinden in Osteuropa selten geworden. Die Wormser Synagoge, die über lange Zeit die älteste Synagoge war, ging in den nationalsozialistischen Flammen und in den Bombardierungen unter; sie wurde 1961 in ihrer früheren Gestalt wieder aufgebaut.

In den islamischen Ländern gab es wichtige, zum Teil sehr alte Synagogen, wobei die genaue Bestimmung der wirklich historischen Teile oft schwierig ist, da die Bauwerke mehrfach umgebaut wurden. So sind in Tunesien
S. 599 die große, zerstörte Synagoge Hara in Tunis oder die Synagoge der Ghriba in Djerba kaum zu datieren. Und seit den israelisch-arabischen Auseinandersetzungen, die auch zur Auflösung von jüdischen Gemeinden in den islamischen Ländern führten, kam es am einen oder anderen Ort zu systematischen Zerstörungen: Nach 1948 wurden in Jerusalem durch die Jordanier achtundfünfzig Synagogen niedergerissen. In Kairo wurde, neben an-
Abb. 329 deren sehr alten Gebäuden, die berühmte, 882 gegründete Synagoge Ben Ezra, deren *Genisa* unersetzliche Manuskripte geliefert hat, zerstört, ebenso 1947 die Synagoge in Aleppo, die aus dem 9. Jahrhundert stammte und
Abb. 328 die für die islamischen Länder besonderen Strukturen – eine gewaltige Bima mitten in einem Arkadenhof – aufwies.

FRANKREICH UND DEUTSCHLAND

Die Spuren der Juden im mittelalterlichen Frankreich sind sehr selten, auch wenn es wichtige, blühende Gemeinden gab und die Texte Hunderte von Synagogen belegen. In Deutschland, vor allem am Rhein (Köln, Speyer), wo die Nachforschungen systematischer betrieben wurden, scheinen die archäologischen Ergebnisse reicher zu sein. Bei Gebäuden, die durch die mündliche Tradition als jüdische Gebäude bezeichnet werden, bleiben oft Ungewißheiten: Die Synagoge von Hainburg mit ihrem spitzen Judenturm überrascht den Historiker, während, nicht weit entfernt davon, die beiden Synagogen in Sopron leichter als solche identifiziert werden können, obwohl auch sie seit 1520 nicht mehr in Gebrauch sind. In Frankreich besitzen Rouffach, Mende und Montpellier (in einer bemerkenswerten Verbindung von Kulträumen, von denen zur Zeit nur die *Mikwe* restauriert ist) Bauten aus dem 13. Jahrhundert. Was man in Rouen als „jüdischen Bau" bezeichnet, obwohl es im Hinblick auf die Nutzung (Synagoge oder *Jeschiwa)* keine Gewißheit gibt, ist ein schönes romanisches Bauwerk aus der Zeit um 1100, das mit anglo-normannischen Wohnhäusern verwandt ist; vermutlich wurde es nur sekundär von Juden benutzt. Es stellt einen Sonderfall dar und kann uns über die Synagogen des 12. Jahrhunderts wenig Informationen liefern.

Romanisch ist auch die Synagoge in Worms. In den Jahren 1174/75 gebaut, fügt man ihr 1212/13 einen Saal für die Frauen an; gleich angrenzend liegt auch der Rashi (Rabbi Salomon ben Isaac, 1040–1105) gewidmete Gebetsraum. Der Grundriß der Synagoge, ein länglicher, zweischiffiger Raum, in dessen Mitte zwei Pfeiler stehen, ist eine Lösung, die von den Kapitelsälen der Klöster inspiriert ist. Man fand sie auch in Regensburg (seit 1519 verschwunden), mit drei auf der zentralen Achse aufgereihten Pfeilern, und in Prag (Altneuschul, letztes Drittel des 13. Jahrhunderts), wo die beiden zentralen Pfeiler die gotischen Bogen stützen. Zusätzliche Räume haben wie so oft das Gebäude umgeben. Wenn in Kazimierz (in der Nähe von Krakau) in der alten Synagoge aus dem 15. Jahrhundert der zweischiffige Grundriß erscheint, so läßt sich das auf die Präsenz von Prager Juden zurückführen, die sich nach dem Pogrom von 1389 hierher geflüchtet haben, aber auch auf den Einfluß von Kapellen dieses Typus in Krakau. Parallel zu diesem ursprünglichen Grundriß gab es auch Bauwerke – etwa die Synagogen in Sopron – mit einem einzigen quadratischen oder länglichen Schiff. Dieser Grundriß erlaubte es eher, die *Bima* in die Mitte zu rücken.

Abb. 332
Abb. 331
S. 589
S. 586
S. 584

An Dekor ist wenig geblieben, ausgenommen Kapitelle oder das sehr schöne Tympanon des Portals der Altneuschul. Diese Bauwerke wirken sehr nüchtern im Vergleich zu den reichen Dekorationen in Spanien.

Abb. 87

DIE IBERISCHE HALBINSEL

Einige Synagogen (in Toledo, Cordoba und Segovia) sind Zeugen einer Synthese, des Mudejarstils, der unter den mit der *Reconquista* beschäftigten christlichen Königen die islamische Ästhetik weiterführte und in den Dienst der jüdischen Tradition stellte. Doch dieses „goldene Zeitalter" fand ein brutales Ende; diese Bauwerke sind uns als Kirchen erhalten geblieben ...

Toledo weist zwei recht verschiedene Bauwerke im Mudejarstil auf. Das ältere (entstanden um 1200), heute als Santa Maria la Blanca bekannt, weist vier Reihen zu acht Hufeisenbögen auf, die fünf Schiffe bilden. Sie schaffen einen moschee-ähnlichen Raum; diese Wirkung wird durch den Dekor noch verstärkt: ein Fries mit viellappigen Blendbögen, Gitterwerk und Tannenzapfenkapitelle (die möglicherweise einen biblischen Bezug haben, die sich aber auch in der christlichen Bildhauerkunst finden). Die Synagoge in Segovia (die Kirche Corpus Christi) entstand nach einem ähnlichen, wenn auch bescheideneren Konzept; leider wurde sie durch einen Brand im Jahr 1899 und durch eine ungeschickte Renovierung verändert.

Abb. 85, S. 570
Abb. 330

Das zweite große Bauwerk in Toledo, El Transito (1357), hat den Charakter eines großen Palastraums oder Anbaus an den Palast von Samuel Halevi Abulafia, dem Minister von Peter I.; von daher die reiche Ausstattung der Mauern und des Gebälks und, vielleicht, die neue Anordnung der den Frauen reservierten Empore (eine Anordnung, die sich im ganzen modernen Europa verbreiten sollte). Gewisse Motive sind von Santa Maria la Blanca inspiriert, wie der Fries mit den viellappigen, zum Teil durchbrochenen Blendbögen; doch hier ist der Stuck polychrom, und entlang der Mauern zieht sich – den Kulturen entsprechend, die das Bild ausschließen – ein Netz von Inschriften. Die Inschriften sind Zitate aus den Psalmen oder verweisen auf Betsalel oder das Tempelritual. Dieser Verweis, der sich auch auf einem Kapitell in Worms findet, zeigt, daß bei allen stilistischen Unterschieden die Einheit dieser „kleinen Heiligtümer" in der Sehnsucht nach Jerusalem bestand. Die Mauer ist verziert mit drei Feldern aus Flechtwerk, die ein Stalaktitengesims nach oben abschließt; die Mauer ist auch durch drei viellappige Bögen unterbrochen, die den Raum bilden, in dem man die Thorarollen aufbewahrte. Die Synagoge von Cordoba aus dem Jahre 1315 gehört zum selben Typus wie El Transito, aber sie hat nur eine Nische und einige stuckverzierte Mauerteile mit Inschriften bewahrt.

Abb. 86

Eine letzte Spur für die Präsenz der Juden auf der Halbinsel ist die Synagoge in Tomar, Portugal; sie stammt aus dem 15. Jahrhundert. Architektonisch gehört sie mit ihrem Grundriß zu einem dritten Typus, der im Mitteleuropa des 17. Jahrhunderts häufig vorkommt: Vier zentrale Säulen tragen die Gewölbe. Hier stehen sie allerdings nicht so nahe beisammen, daß sie auch den Raum für die *Bima* bilden können.

Wenn man die Pracht der spanischen Synagogen sieht, kann man es bedauern, daß davon nur so wenig übriggeblieben ist. Es handelt sich im übrigen um einen Prunk der Innenräume. Denn aufgrund des Kontrastes, der für die Bedingungen der Juden bis zur Emanzipation prägte, läßt das schlichte Äußere nie den Glanz der inneren Ausschmückung erraten.

GEGENSÄTZE IN DER BAROCKZEIT

ITALIEN: DIE VERBORGENE SCHÖNHEIT DER GHETTOS

In den italienischen Staaten haben die Einrichtung der Ghettos im Laufe des 16. Jahrhunderts (Venedig 1516, Kirchenstaat 1555) und die Privilegien, die den Juden durch manche Fürsten, die den Handel fördern wollten, zugestanden wurden, zum Bau und zur einmaligen Häufung von Synagogen auf kleinstem Raum geführt. Der Typus dieser Synagogen sollte bis 1860 Bestand haben, als die Vereinigung Italiens die letzten Ghettos verschwinden ließ und den gewohnten Rückgriff auf die Monumentalität förderte: Man schritt von den verborgenen *Scuole* direkt zu den historisierenden Großbauten.

Auch wenn das Ghetto den Rückzug auf sich selbst fördert, so ist es doch im selben Maß auch eine Form der Integration und verhindert keinesfalls den Austausch der Ideen und Formen. Trotz der Verbote und Schikanen entfalten sich auch hier die neuen ästhetischen Entwürfe. Hinter eher ärmlichen Mauern und mehrstöckig angelegt (aus Raumgründen, aber auch aus Gründen der Würde, denn nach den Vorschriften des Talmud sollten sie höher liegen als die Wohnräume), erhielten die *Scuole* eine reiche Innenausstattung, die die künstlerischen Tendenzen der Epoche widerspiegelte. Ähnlich wie in der Musik, herrschte der Einfluß der Renaissance und des Barock vor: Die jüdische Tradition drückte sich also in den neuen Formen aus. Zudem wurden Künstler und
S. 575 Kunsthandwerker in die Ghettos gerufen. So wird etwa die Ausstattung der *Scuola Grande Spagnola* um 1655 in Venedig dem Architekten der Salute, Baldassare Longhena, zugeschrieben. Es ist nicht zu leugnen, daß die jüdischen *Scuole* durch die *Scuole* der christlichen Bruderschaften inspiriert werden (zum Beispiel die *Scuola Dalmata*, ebenfalls in Venedig); von ihnen übernehmen sie die Gliederung des Raumes, offensichtlich aber nicht die Bilder. Im Laufe des 18. Jahrhunderts werden für die Frauen runde Galerien eingebaut, eine Einrichtung, die man von den Theatern übernimmt.

Der Gegensatz zwischen der äußeren Kargheit (ausgenommen die gerundeten Fensteröffnungen – oft sind es fünf nach den Büchern der Thora) und der im Innern entfalteten prunkvollen Dekoration hat Tradition; aber es ist doch überraschend, in den italienischen Ghettos die barocke Pracht anzutreffen. Glücklicherweise sind mehrere Synagogen aus dieser Zeit und zahlreiches Mobiliar erhalten geblieben.

Eine Eigenheit der italienischen Ghettos bestand darin, daß zwischen den Gemeinden, die aus verschiedenen Ursprungsgebieten kamen und eigene Besonderheiten pflegten, eine Art Wettbewerb entstand. Einheitlich blieben allerdings die Umstände der Bauarbeiten und die Rivalität im Versuch, die Räume möglichst reich auszustatten. Den italienischen Juden schlossen sich damals andere Juden an, meistens durch Verfolgungen vertrieben: Juden aus Frankreich, Spanien, Deutschland, aus der Levante (d.h. sefardische Juden des Osmanischen Reichs) ließen sich nieder und trieben Handel. Es gab in Rom, Venedig, Padua, Ancona, Mantua, Ferrara, Pesaro jeweils mehrere *Scuole*, die als *Italiana, Tedesca, Spagnola, Levantina* ... bezeichnet wurden. Je nach Region und Ursprung der Gemeinden sind für den Grundriß oft neue Lösungen versucht worden.

Daß eine *Scuola Tedesca* auf eine zentrale *Bima* zurückgreift, meistens in der Form eines Achtecks mit Baldachin, kann nicht überraschen; denn diese Anordnung war in der aschkenasischen Welt am meisten verbreitet. Dieser Grundriß herrscht im Piemont und im Herzogtum Monferrato (Carmagnola, Casale Monferrato, Chieri, Cherasco) vor; erstmals tauchte er in der *Scuola Grande Tedesca* in Venedig auf. Die ausschmückenden Motive der heiligen Lade und der *Bamot* bleiben allerdings italienisch: gewundene Säulen und Voluten im Stil von Bernini, gebrochene Giebel ...
Abb. 90, S. 574

Die Verlegung der *Bima* aus der Mitte in eine Nische der Westmauer – in der *Scuola Grande Tedesca* und in Conegliano Veneto – verrät den Einfluß des italienischen „zweipoligen" Modells. Die Aufteilung des Kultraums ist in der Mehrzahl der italienischen Synagogen dieser Zeit tatsächlich sehr eigentümlich. Wie es die Tradition will, befindet sich die Bundeslade an der Ostmauer (gelegentlich in einem Erker), im Gegensatz dazu ist die *Bima* vor der Westmauer oder in einer Nische der Westmauer. Dieses Modell, das ursprünglich vielleicht aus Spanien stammt, findet sich in allen Synagogen Venedigs. Oft öffnet sich oberhalb der *Bima* eine Laterne.

Diese zweipolige Anordnung verschwindet allmählich, sobald im Lauf des 19. Jahrhunderts die materiellen Voraussetzungen dafür gegeben sind: Man tendiert nun wie überall dazu, die *Bamot* möglichst in die Nähe der heiligen Lade zu bringen, in Casale Monferrato im Jahr 1866 zum Beispiel.

Dieser Typus kennt zwei interessante Varianten. Bei der einen werden die Lade und die *Bima* entlang der längsten Wand plaziert, also nahe beieinander (Padua, *Scuola Italiana* und *Scuola Spagnola).* Bei der anderen wird die *Bima* in der Form einer Empore erhöht; gelegentlich befindet sich unter ihr der Eingang. Man betritt dann die *Bima* über die beiden Treppen, so zum Beispiel in Ancona seit dem 16. Jahrhundert *(Scuola Italiana* und *Scuola Levantina),* in Pesaro *(Scuola Spagnola),* in Padua und in der Grafschaft Venaissin, einer päpstlichen Besitzung in Frankreich, die gemeinsam mit den Synagogen in Carpentras (Wiederaufbau seit 1743) und Ca- *Abb. 336, S. 571*
vaillon (umgestaltet 1771–1774) zu den späten Beispielen einer Neugestaltung des italienischen Modells unter dem Einfluß des provenzalischen Rokoko zählt. Eine Besonderheit der Grafschaft: Der Stuhl des Elija schwebt *Abb. 92*
in der Höhe.

Eine wahre Anthologie barocker Möbel, von den noch ausgeglichenen Formen des 16. Jahrhunderts bis hin zu den Voluten, Muschelverzierungen und gewundenen Säulen des 18. Jahrhunderts (aus Padua, Mantua, Casale, Carmagnola usw.) befindet sich heute in den Synagogen und Museen Israels. Ein häufiges Motiv, das man mit dem Tempel Salomons zusammenbringt, die gewundene Säule, erobert die Synagogen; der Einfluß des von Bernini geschaffenen Baldachins in St. Peter in Rom dürfte ebenfalls mitgespielt haben.

In Rom selber wollte Papst Pius V. von seinem Prinzip, den Juden nur eine Synagoge zuzugestehen, nicht abweichen; deshalb setzte er durch, daß die Gebetsräume der verschiedenen Riten im selben Gebäude zusammengefaßt wurden (für Italien: *Scuola del Tempio, Scuola Nuova* und *Scuola Siciliana;* für Spanien: *Scuola Catalana* und *Scuola Castigliana);* sie folgten dem üblichen Modell, wobei die heiligen Laden bereits in Richtung des Klassizismus gingen. Da sie 1893 zerstört wurden, weiß man wenig über sie. Ein Säulengang mit vier Säulen, in der Art der Lade der *Scuola del Tempio* (Ende des 16. Jahrhunderts), kennzeichnete von außen die *Scuola Nuova*, die wichtigste Synagoge; aber dieser Gang war ein Anbau des 19. Jahrhunderts.

Im Gegensatz zu den päpstlichen Restriktionen erlaubte der Herzog der Toscana in Livorno mehrere Kultstätten. Die große Synagoge, die immer wieder ausgebaut wurde, macht die Entwicklung dieser blühenden Gemeinde (3 500 Juden um 1650) gut sichtbar: 1742–1745 werden eine neue heilige Lade und eine *Bima* nach dem Geschmack des Barock geplant, 1747 wird für die Frauen eine neue Galerie eingebaut, 1785 erhält das Gebäude sogar eine Fassade, als es wegen einer neuen Straßenführung plötzlich freisteht; auf diese Weise nähert es sich bereits dem Typus an, der nach der Emanzipation entwickelt wurde.

In Dubrovnik gibt es eine Synagoge in mehreren Stockwerken im Stil der italienischen Synagogen. Sie ist seit *S. 577*
dem 15. Jahrhundert belegt. Ihre innere Einrichtung ist mehrfach umgestaltet worden.

Als Bestätigung für die Beziehungen zwischen den in Italien und den in den deutschsprachigen Ländern benutzten Formen weisen – unter den wenigen in Deutschland übriggebliebenen Synagogen – die Synagoge von Ansbach (1744–1745) und die ihr benachbarte Synagoge von Leutershausen (1755) eine heilige Lade und *Abb. 381*
eine zentrale *Bima* mit gewundenen Säulen auf. Dazu ist allerdings zu sagen, daß sich der Architekt des Markgrafen von Ansbach Leopoldo Retti nannte.

NORDEUROPA: IM ZEICHEN DER AUFKLÄRUNG

Der durch die Reformation geprägte Norden Europas erlebt seit dem 16. Jahrhundert eine Strömung der Toleranz. So beherbergt Amsterdam eine größere jüdische Gemeinde. Im Laufe des 18. Jahrhunderts erlauben manche Städte in Deutschland den Juden, sich frei niederzulassen. Obwohl bestimmte bürgerliche Einschränkungen bleiben, haben die Juden nun die Möglichkeit, eine neue Kultur zu entfalten; zu ihrem Besten gehört sicher die *Haskala,* die jüdische Version der Aufklärung. Diese Strömung, die einer gesellschaftlichen Integration und einer Neubestimmung des Judentums im Hinblick auf die Anforderungen der Moderne positiv gegenübersteht, führt zu einer Veränderung in der Wahrnehmung der Juden. Dies wirkt sich in freieren und offeneren architektonischen Formen aus. Obwohl sich die Aufklärung in Deutschland am meisten entfaltet hat, so sind es doch die Niederlande, in denen die ersten Synagogen auftauchen, die sich nicht mehr verstecken.

Im Krieg gegen die Spanier bekräftigen die reformierten Holländer in der Union von Utrecht (1579) die Religionsfreiheit und zeigen sich gastfreundlich gegenüber den „Marranen“, die aus den katholischen Ländern Spanien und Portugal fliehen. Seit 1595 bildet sich in Amsterdam eine sefardische Gemeinde, und in den ersten

Jahrzehnten des 17. Jahrhunderts kann man bereits drei sefardische und zwei aschkenasische Synagogen nachweisen. Seit 1639 bauen die „Portugiesen" eine mächtige Synagoge im Stil des Mauritshuis in Den Haag (1633–1634). Die Fassade wird durch wuchtige Pfeiler geprägt, der Raum zwischen den Pfeilern wird fast ganz durch die Fensteröffnungen eingenommen. Das Innere war bemerkenswert wegen der heiligen Lade mit mehreren Gehäusen und wegen der Empore für die Frauen, einer Eigenheit, die man von den reformierten Kirchen Hollands übernommen hatte.

In den Jahren 1670/71 bauen die Aschkenasim nach den Plänen des städtischen Architekten Daniel Stalpaert die Grote Synagoge. Ihr Äußeres wird durch die weiß bemalten Säulen, die sich von den Backsteinen abheben, und durch die großen, runden Fensteröffnungen geprägt. Dieselben Materialien und großen Fenster finden sich *Abb. 94, S. 576* auch bei der portugiesischen Synagoge (1671–1675), die gleich gegenüber, allerdings in bedeutend größeren Proportionen, durch Elias Bouman errichtet wird. Die Größe des Raums mit seinen vier kolossalen Säulen wirkt beeindruckend, so daß die Graveure ihn gern wiedergeben. Während die heilige Lade der Aschkenasim einem üblichen Typus folgt (der Giebel wird von zwei kleinen Säulen getragen), wirkt die Lade der Portugiesen breit und monumental. Die Pfeiler an der Außenseite weisen an ihrer Basis eine Verbreiterung auf, die auf eine Rekonstruktion des Tempels in Jerusalem zurückzuführen ist.

Da sich die Gemeinden in Amsterdam weiter entfalten, kommen drei weitere aschkenasische Synagogen zur ersten hinzu: Obbene Sjoel (1685–1686), Nieuwe Sjoel (1750–1752), Dritt Sjoel (1777–1778). Diese zahlenmäßige Zunahme – Den Haag (1726) und Rotterdam (1725) haben Synagogen desselben Typs – und die zur Straße gelegenen Fassaden mit ihren verglasten Fenster beweisen die Toleranz der Holländer.

Die Gemeinde in Amsterdam wird zum Zentrum einer Reihe sefardischer Niederlassungen in den westeuropäischen Häfen, z. B. in Frankreich, auch in Deutschland (Altona); sie knüpft Fäden nach Istanbul, Jerusalem, England und in die Neue Welt. Aus Holland stammen die Juden, die sich 1656 wieder in England niederlassen; aus Holland kommen auch die Gemeinden, die in die Kolonien ausschwärmen, etwa nach Nieuw Amsterdam *Abb. 382* (heute: New York), wo 1654 die Kongregation Shearith Israel entsteht, nach Paramaribo oder nach Curaçao, wo noch eine Synagoge (1732) erhalten ist; sie ist bekannt wegen ihres Sandbodens, ihrer ausgekehlten Giebel und ihrer Innenausstattung, einer Imitation der portugiesischen Synagoge von Amsterdam.

Abb. 335, S. 573 Die älteste Synagoge Londons, Bevis Marks, im East End gelegen, gehört der sefardischen Gemeinde. Sie wurde in den Jahren 1699–1701 errichtet und ist in allen Punkten von den Synagogen in Amsterdam inspiriert: die Materialien, ein Säulenhof, die Fenster, eine monumentale heilige Lade, eine zentrale *Bima* und Galerien. *Abb. 93, S. 598* Dieses sefardische Modell breitete sich auch in Nordamerika aus: Die Touro-Synagoge in Newport (Rhode Island), die älteste erhaltene Synagoge Amerikas, wurde 1763 durch Peter Harrison errichtet. Er verband das holländische Modell für den Innenausbau mit Anspielungen auf den Stil der Häuser der Gegend und gewann so nach außen einen neutralen Charakter.

Im zerstückelten Deutschland sind die Wirkungen der Aufklärung nicht sofort zu spüren. In der Architektur breiten sie sich unterschiedlich aus. Die Synagoge in Fürth (1615/16) zum Beispiel wird in einen Schulhof verbannt und weist eine archaische Architektur auf. In Frankfurt wird 1711 eine traditionelle Synagoge errichtet, und zwar an der Stelle der früheren Synagoge des Ghettos. Berlin wird zu einem neuen, blühenden Zentrum der *Abb. 338* Juden; mit der Erlaubnis des Königs wird in der Heidereuter Gasse eine Synagoge gebaut und in seiner Gegenwart eingeweiht (1714). Der Gegensatz ist bedeutungsvoll: Der Bau des Berliners Michael Kemeter ist offen, mit großen Fenstern, und er gleicht den protestantischen Kirchen; doch in seinem Innern erinnert die barocke heilige Lade an diejenigen in Osteuropa.

Einige Fürsten erlauben den Juden an ihrem Hof, Synagogen zu bauen, d. h. sie akzeptieren neue Gemeinden. *Abb. 381* Dies bestätigen die Synagogen von Halberstadt (1699–1712), Ansbach (1746), Westheim (um 1750), Heidings-*Abb. 337* feld (1780), Ichenhausen (1781). Das Projekt Jussows (1781) in Kassel, eine Synagoge in der Art des Pantheon, benachbart vom Haus des Rabbiners und von einer Schule, zeigt, daß die Liberalisierung im Aufbruch begriffen *Abb. 96* war. Eine seltsame Synagoge (1789/90) entwarf der Architekt Friedrich Wilhelm von Erdmannsdorf für den Park des Herzogs von Anhalt-Dessau in Wörlitz: einen Rundbau, durch zwölf Pfeiler und Oculi gegliedert. Dieses klassizistische Gebäude erinnert eher an einen Vesta-Tempel mitten unter malerischen Gartenhäuschen.

Sogar in Frankreich, einem katholischen und wenig toleranten Königreich, das die Juden nur in drei Provinzen zuließ, erscheinen am Ende des 18. Jahrhunderts die Zeichen einer Wende. Nachdem die Protestanten, die seit dem Widerruf des Edikts von Nantes schlecht behandelt worden waren, in ihrer Stellung anerkannt wurden, setzt die königliche Macht unter dem Einfluß der Philosophen einen Prozeß in Gang, der vorerst zur Abschaffung einiger für die Juden erniedrigende Zölle führt und schießlich 1791 im revolutionären Emanzipationsdekret seinen Abschluß findet. Bereits 1785 erlaubt König Ludwig XVI. den Bau von zwei Synagogen in *Abb. 95* Lothringen, in Nancy und Lunéville, und zwar durch den Architekten Piroux. Die zweite wird 1786 eingeweiht; sie weist Motive zur Ehre des Königs auf. Sogar die hebräische Inschrift auf dem Türsturz ehrt den

Ewigen mit der Präzisierung: „mit der Erlaubnis des Königs“. Der noch reservierten Bevölkerung gegenüber ist es allerdings notwendig, daß die Synagoge durch ein Haus versteckt wird; von der Straße her bleibt sie unsichtbar.

OSTEUROPA: DIE BAUWERKE DES *SCHTETL*

Wenn es darum geht, die Existenz einer ursprünglich jüdischen Kunst zu veranschaulichen, werden oft die Synagogen Osteuropas, vor allem die Synagogen aus Holz, als gewichtiges Argument angeführt. Ein Historiker zögert auch heute noch nicht, in ihnen „die größtmögliche Annäherung an die jüdische Architektur“ zu sehen. Der volkstümliche Charakter dieser Architektur und dieses handwerklichen Schaffens bestärkt die Überzeugung, sie seien der authentischere Ausdruck des jüdischen Genius als die Werke, die nur die verschiedenen Strömungen der westlichen Kunst nachahmen. Es ist auch verlockend, die Entfaltung einer ursprünglichen Architektur mit der relativen Autonomie zu verbinden, die die jüdischen Gemeinden im Polen des 17. und 18. Jahrhunderts besaßen. Tatsächlich erheben sich in den kleinen Städten wahre Monumente: Die Synagogen bauen die Dachgeschosse aus, bis sie eine Höhe erreichen, der man sonst kaum begegnet. Wenn die Außenseite, in Holz oder Stein, auch sehr einfach bleibt, so ist das Innere prunkvoll dekoriert mit Wandmalereien, Holzskulpturen und Aufbauten von großer Qualität. Aber auch diese volkstümliche Kunst hat ihre regionalen Wurzeln; selbst wenn sie oft das Werk von jüdischen Zimmerleuten und Schreinern ist, lebt sie von Eigenheiten, die sie mit Kirchen und Herrenhäusern der Region teilt.

Man muß zwei Anlagen unterscheiden: die Synagogen aus Stein in den Städten, verbreitet vor allem im Westen Polens, und die Synagogen aus Holz in den Dörfern oder Marktflecken. Dieser Typus scheint in Galizien ausgearbeitet worden zu sein und breitete sich dann in die Ukraine, nach Sibirien und Süddeutschland aus. Leider ist von all diesen Anlagen fast nichts erhalten; ein paar Synagogen aus Stein haben, verändert, überlebt; was die Holzbauten betrifft, so sind sie nur durch Fotos und durch alte Verzeichnisse bekannt.

Es gibt zahlreiche Faktoren, die die Steinbauten der Städte erklären: die günstigen wirtschaftlichen Bedingungen, der Einfluß der Renaissance, die Angst vor Bränden … Diese Steinbauten sind gelegentlich sogar in das Verteidigungssystem der Städte, die durch die Kosaken bedroht wurden, eingebaut worden; in diesem Sinn präzisiert es zum Beispiel auch die königliche Bestätigung aus dem Jahr 1626, die für den Wiederaufbau der Synagoge von Lutzk (Wolhynien; damals Polen, heute Ukraine) grünes Licht gibt; diese hatte einen richtigen Turm. Enorme Attiken überragen das Hauptschiff; sie dienen der Brandbekämpfung, aber auch der Verteidigung. Ein weiterer evidenter Beleg für die Integration: Dieser Typus von Synagoge ist oft das Werk italienischer Architekten, die westliche Vorlagen übernehmen. Paolo Romano baut die Taz-Synagoge in Lvov (Lemberg; 1582) und eine orthodoxe Kirche. Die schönsten Beispiele für befestigte Synagogen gab es in Krakau-Kazimierz *S. 586*
(eine alte Synagoge, wieder aufgebaut 1557 und nach dem Zweiten Weltkrieg; sie ist noch vorhanden), Pinsk (1640), Lutzk, Lubolm (17. Jahrhundert), Zolkiew (1692), Tarnopol, Belz, Brody. *Abb. 344*

Auch wenn das Äußere das Gehabe befestigter Häuser annimmt, so entfaltet das Innere eine dekorative Pracht, oft im klassizistischen Stil: *Bamot,* mit schmiedeeisernen Gittern geschmückt, von Volutenbaldachinen überragt und umstellt von korinthischen Säulen, Obeliske mit Adlern, heilige Laden mit griechischen Säulen … Es entwickelt sich ein Typus mit einem quadratischen Grundriß und vier zentralen Pfeilern; dies erlaubt es, die *Bima* in die Mitte des Raums zu stellen und sie zu einem Ziborium auszubauen. Es ist möglich, daß die *Bima* nicht mit den zentralen Pfeilern verbunden wird (Lvov / Lemberg, die Synagoge in der Vorstadt, 1632, und Wilna, 1633); es ist aber auch möglich, daß sie mit ihnen verbunden wird – die Pfeiler dienen dann der *Bima* als Eckpunkte und stützen zugleich das Tonnengewölbe. Diese Anordnung erlaubt eine freie Sicht auf die heilige Lade. Nach Rachel Wischnitzer ist diese Anordnung in Lublin aufgekommen, und zwar in der Maharshal-
Synagoge (1567), und hat sich dann ausgebreitet nach Lutzk, Rzeszów (noch vorhanden), Nowogródek (Li- *Abb. 346, 347*
tauen, 1648), Lancut (Galizien), wo die Dekoration erhalten geblieben ist, Maciejow (Wolhynien, 1763), Mád *S. 584*
und Bonyhád (Ungarn, 1795). Diese Anordnung wird noch im 19. Jahrhundert (Apostag, Ungarn, 1822) ein- *S. 580*
gesetzt und findet sich sogar in Palästina, zum Beispiel in der aschkenasischen Synagoge Ari in Safed, in Verbindung mit einer heiligen Lade, die in polnischer oder litauischer Art gestaltet ist.

Die Synagogen aus Stein mit barocker Ausgestaltung sind in den Städten Polens, Litauens und Böhmens zahlreich. Prag besitzt eine Gruppe wertvoller Gebäude aus dem 16. und 17. Jahrhundert (Hohe Synagoge, *S. 592*
Maisl-Synagoge, die Klaus). Denn die großen jüdischen Zentren zeichnen sich dadurch aus, daß sie über ver-

schiedene öffentliche und private Kultstätten verfügen. Das eindrucksvollste Beispiel ist sicher der Komplex aus Synagogen, Gebetsräumen, Studiensälen und Bibliotheken in Wilna.

In den Dörfern waren die Synagogen nach einer alten, gut verwurzelten Tradition der Architektur meistens aus Holz. Offensichtlich vergänglich, sind sie bei Pogromen oder während der sowjetischen Besatzung verschwunden; die letzten, die in Polen überlebt hatten, wurden durch die Nazis in Brand gesteckt.

Die Spezialisten, die sich mit den Holzsynagogen beschäftigen, haben Typologien ins Gespräch gebracht, die es möglich machen, die immer komplexere Raumaufteilung, die Entwicklung und die Verbreitung der Formen wahrzunehmen. Eine erste Gruppe, die gegen Ende des 17. und zu Beginn des 18. Jahrhunderts in Podolien (damals Polen; Yanov Terebolvelsky, Smotrich, Mikhapol) auftritt, hat noch eine einfache Struktur: ein Saal mit Bretterwänden, darüber ein mit Schindeln bedecktes Giebeldach. Über die Innenausstattungen weiß man wenig; sie waren zu einfach und zogen die Neugierde der Gelehrten und Fotografen der dreißiger Jahre nicht auf sich. Niedrigere Anbauten, oft aus späterer Zeit, umgeben das Hauptgebäude; sie stehen den Frauen und bei

Abb. 342, 343 verschiedenen Aufgaben zur Verfügung. Die Synagogen von Chodorow (aus dem Jahr 1642), Gvodzets in der Ukraine, Norinsk und Mogilev in Weißrußland folgen einem Grundriß, bei dem verschieden hohe Anbauten der Fassade vorgestellt werden. Andere Synagogen wie in Yablonow und Kamenka Bugskaya (Ukraine) oder Jurbarkas (Litauen) weisen auf der Westseite offene Galerien auf. Im 18. Jahrhundert kommen die klassizistischen Formen auf, etwa die Säulen mit dem dreieckigen Giebel, die den Eingang in Kórnik, Polen (1767), einrahmen. Die Bauwerke, die die Geister am meisten erregt haben, sind natürlich jene, deren wuchernde Anbauten, Ecktürmchen und mehrstöckige Dächer aus ihnen wahre Monumente machen. Ihre Höhe belegt die Toleranz, die die ländlichen Gemeinden genossen. Solche Anlagen sind gut faßbar in Litauen (Shaukenai, Val-

Abb. 339–345 kinikai), im westlichen Weißrußland (Wolpa, Grodno), im Gebiet von Białystok (Zabludów, Sidra) und im Nordwesten von Warschau (Sierpec, Gombin). Dieser Typus findet seine größte Entfaltung im 18. Jahrhundert. Das Motiv der Türme kommt aber vermutlich aus der Gegend von Lvov / Lemberg, wo es seit dem 16. Jahrhundert immer wieder auftaucht. Barocke Giebel, kleine Kuppeln, ein verwirrendes Spiel mit Baukörpern und Dächern machen ihre Originalität aus, doch ihre Innenräume sind noch erstaunlicher.

Jüdische Dekorateure – gelegentlich sind ihre Namen überliefert, wie die von Jehuda Leib, dem Dekorateur der Synagoge in Prezdborz, der aber auch in Szydlów, Pinczów und Dzialoszyn gewirkt hat, oder von Hajjim, dem Sohn des Jitzhak von Slutzk, der den bemerkenswerten Dekor in Mogilev hervorgebracht hat – haben außerordentliche Wandbilder und Holzplastiken geschaffen. Das Gebälk und die vier zentralen Pfeiler der Synagoge in Wolpa, der Baldachin in Grodno oder Jurbarkas, die Holzspitzen, die die Thoraschränke mit ihren Ranken und Tierdarstellungen auf mehreren Ebenen umgeben, bezeugen den Reichtum einer Dekorationskunst, in der sich Elemente des täglichen Lebens, biblische Anspielungen und gelehrte Motive aus Büchern oder Stichen miteinander mischen. Man findet sogar in Süddeutschland Künstler aus dem Osten, die gekommen sind,

Abb. 97, 98 um Synagogen auszuschmücken; zum Beispiel die Malereien in Horb (1735) von Eliezer Sussman, die im Israel

Abb. 383 Museum aufbewahrt werden. Am bekanntesten sind die Malereien von Israel Lisnicki in Chodorov (1714) und die Malereien von Chaim Segal in Mogilev (1710). Der Maler El Lissitzky hat auf sie aufmerksam gemacht, als er 1916 mit einem ethnographischen Auftrag unterwegs war. Er hat sein Erstaunen vor dieser Welt lebendiger Farben beschrieben – einer Welt, die nun für immer verschwunden ist.

DIE TEMPEL DER EMANZIPATION

DER KLASSIZISTISCHE TEMPEL

Die Aufklärung, die Französische Revolution und die allgemeine Entwicklung des öffentlichen Bewußtseins in den westeuropäischen Ländern und ihren Einflußgebieten brachten die Emanzipation in Gang; als dieser Prozeß einsetzte, beschäftigte sich die Architektur mit der Klassik. Der griechische Tempel galt so viel, daß man die entsprechenden Imitationen bei den meisten öffentlichen Gebäuden dieser Zeit, seien sie staatlich oder religiös, antrifft. Es war deshalb nur logisch, daß die Juden, die nun ihre neuen Lebensbedingungen in den städtischen Raum übertragen mußten, auf die geläufigsten Formen zurückgriffen; um so mehr, als diese mehrere Vorteile boten: die öffentliche Anerkennung, die Aufwertung des Judentums zu einer anerkannten (oder fast anerkannten) Religion und eine gewisse Neutralität, d.h. Diskretion. Hinzu kommt, daß die Architekten, die damals die Synagogen bauten, keine Juden waren und einfach Formen anwandten, die für ein religiöses Programm passend schienen, ohne auf die Eigenheiten des Judentums einzugehen.

Im Umfeld der ersten Jahrzehnte des 19. Jahrhunderts konnte die Synagoge nur mit größter Vorsicht vom inneren und verborgenen Raum zum sichtbaren und demonstrativen Bau übergehen. Der Klassizismus begünstigte diesen Übergang: Die Form und das Aussehen eines Tempels schienen für alle Kulte geeignet zu sein, aus der Synagoge wurde ein „israelitischer Tempel“ ohne äußere Besonderheiten. Der Grundriß einer Basilika, der durch die Imitation der griechischen Tempel (und der Kirchen) gegeben war, war zwar ungünstig für die Synagogen, die traditionellerweise auf die zentrale *Bima* konzentriert waren, aber die Kraft der aktuellen Architektur und die Assimilation zwangen den jüdischen Kult, sich dem Raum anzupassen, und nicht umgekehrt. Den Beweis dafür sieht man in den ersten Synagogen, die damals in Frankreich oder England gebaut wurden.

Nach einem Prinzip, das wir schon in Amsterdam kennengelernt haben, erheben sich im Innern dieser Synagogen riesige Säulen, die für die Sitzplätze um die *Bima* herum wenig Raum lassen. Das Äußere der Synagogen bleibt unauffällig. So nimmt die große aschkenasische Synagoge, die 1790 in London durch James Spiller gebaut wird, das Muster von Bevis Marks wieder auf; nach wie vor gibt es keinen direkten Zugang von der Straße her. Von der prunkvollen Ausstattung im Innern, vor allem der heiligen Lade in einem palladianistischen Rahmen, ist außen nichts zu sehen. Was die erste Synagoge an der Rue Notre-Dame-de-Nazareth in Paris betrifft, 1822 durch Sandrié de Jouy erbaut – die Emanzipation geht auf das Jahr 1791 zurück! –, so besaß sie auf der Seite zur Straße hin lediglich eine kleine, unbedeutende Säulenreihe, während man das Innere mit einigen Symbolen und Inschriften dekorierte. *Abb. 350*

Bordeaux brauchte weniger Zeit als Paris. Seit 1808 durch Napoleon I., der den Bau monumentaler Synagogen unterstützte, Konsistorien ins Leben gerufen wurden, war die dortige, stark französisch geprägte Gemeinde die erste, die der neuen Verpflichtung nachkam: 1812 wurde eine Synagoge eingeweiht, deren Fassade zur Straße hin lag. Der Architekt Corcelle änderte die klassizistischen Formen leicht ab und gab ihnen mit Hilfe einer ganzen Menge von Symbolen einen ägyptischen bzw. „mosaischen“ Ausdruck („mosaisch“ ist ein typischer Begriff der napoleonischen Zeit; er bezeichnet das Judentum). So übernahmen die Fenster die Form der Aaronsmütze, wie sie 1806 für den Großrabbiner des Sanhedrins entworfen worden war. *Abb. 349*

Ein Vergleich zwischen der Synagoge in Wien und der Synagoge in Óbuda offenbart zwei Aspekte desselben Vorgangs. In der Hauptstadt Österreichs, wo nur einige reiche und assimilierte Juden toleriert werden, wird 1826 eine Synagoge errichtet, und zwar durch einen Architekten, der für den Hof arbeitet, Josef Kornhäusel. Eine der Bedingungen: sie darf auf der Straßenseite keine Fassade aufweisen. So kann der sehr schöne, ovale Raum mit seinen ionischen Säulen und seiner Kuppel von außen nicht wahrgenommen werden; der Zugang liegt zwischen zwei Wohnhäusern. Im Gegensatz dazu weist die Synagoge in Óbuda – die ungarischen Fürsten nahmen die Juden besser auf –, entworfen von András Landherr, gebaut 1820/21, einen großen, säulengeschmückten Eingang auf. Ungarn besitzt mehrere klassizistische Synagogen: Mád (1795), Szeged (an der Hajnoczy-Straße, 1842/43, nach Entwürfen von Henryk und Josef Lipovsky). Hier kann man noch große, traditionelle *Bamot* antreffen, wie etwa in Óbuda, wo die *Bima* von vier Obelisken mit „kaiserlichem“ Dekor, einer klassizistischen Variante, eingerahmt wird. Auch in Polen verbreitet sich der Klassizismus, etwa bei der Fassade der Storch-Synagoge in Breslau oder in Wielun, beide 1820 erbaut. Er findet sich noch 1877 in Warschau, wo der Architekt Leandro Marconi für die stark assimilierte Gemeinde allerdings eine Version mit Kuppeln erarbeitet, die sich von den anderen Kultgebäuden der Region unterscheidet. *Abb. 102, S. 579* *S. 584* *Abb. 353*

In Deutschland wird der Einsatz der klassizistischen Ästhetik zum Spiegel für den sehr komplexen und sich nur langsam vollziehenden Prozeß der Emanzipation; allmählich werden in den einzelnen Staaten den Juden die Rechte zugestanden. Die napoleonische Zeit fördert den Prozeß (allerdings mit Rückschlägen nach dem Wiener Kongreß). Die wichtigen Synagogen aus dem Zeitraum von 1795 bis 1815 sind alle durch den Klassizismus geprägt, gelegentlich mit neoägyptischen Akzenten.

Doch der Zwang zur Diskretion wirkt noch bestimmend, und die Bauten bleiben im Hintergrund. So etwa in Düsseldorf (1792–1806); die Synagoge von P. Krahe und P. Köhler steht hinter einem Haus und einem Hof, der von den neuen Palästen inspiriert ist. In Karlsruhe ist die Synagoge (1798–1806) Teil eines städtischen Projekts, das durch den Fürsten und seinen Architekten, Friedrich Weinbrenner, durchgeführt wird: Die Anerkennung ist also vollzogen, und doch wird die Synagoge an der Rückseite eines mit schönen Säulen ausgestatteten Hofes plaziert. Zwei mächtige ägyptische Pylone bilden den Eingang – ein ästhetisch sehr bedeutungsvolles Bemühen. Die Synagoge in München von J.-B. Métivier (1826) bietet eine ähnliche Situation wie in Paris oder Wien: eine schöne Säulenreihe aus rotem Marmor (vier Säulen sind ein Geschenk des Königs) mit palmwedelförmigen Kapitellen hinter einer Fassade, an der keinerlei Symbole zu sehen sind. *Abb. 101* *Abb. 100*

Die Synagoge in Kopenhagen, 1833 durch G. Fr. Hetsch erbaut, lebt von archäologischen und neoägyptischen Anspielungen, verstanden als Hinweis auf den Tempel in Jerusaelm. Dies kann auch als modische Reak- *Abb. 351, 352* tion auf den Ägypten-Feldzug Napoleons betrachtet werden; doch daß er sich im Rahmen der Synagogenbauten zeigt, ist von ambivalenter Bedeutung: Der neoägyptische Stil kann eine Identität ermöglichen, er signalisiert aber zugleich auch das Bemühen, sogar im internationalen Rahmen des Klassizismus die Juden als Fremde darzustellen.

Daß sich die klassizistischen Formen im Laufe des 19. Jahrhunderts so lange halten können, hängt in gewissen Ländern mit zwei Faktoren zusammen. Zum einen: eine verspätete Emanzipation oder Toleranz kann sich nach wie vor über diese adelnde Ästhetik ohne „ethnische" Signale zum Ausdruck bringen. Dies ist in Rußland der
S. 595 Fall, etwa bei der 1891 eröffneten Synagoge in Moskau, Archipova-Straße. Zum anderen: die Kultur gewisser Länder hält ganz allgemein an diesen Formen fest, wie etwa die der Vereinigten Staaten. Hier wird der Klassi-
Abb. 355 zismus mit republikanischen und öffentlichen Werten in Verbindung gebracht. Die Synagogen in Charleston, erbaut 1841 durch C. I. Warner, und an der Lloyd Street in Baltimore, erbaut 1845 durch R. C. Long, mit ihren strengen dorischen Säulenhallen gehören noch in die Pionierzeit der amerikanischen Synagogenarchitektur. Die Synagoge der spanischen und portugiesischen Gemeinde an der 8 West 70th Street, New York, 1897 nach den Plänen von A. Brunner erbaut, scheint hingegen mit ihren monumentalen korinthischen Säulen ihr Alter betonen zu wollen (sie wurde ja 1654 in Nieuw Amsterdam gegründet), während sich die Synagogen, die durch die neuen aschkenasischen Einwanderer errichtet werden, mit allen möglichen historistischen Stilen schmücken, die zur Zeit in Europa Mode sind.

Der Klassizismus entspricht also dem Übergang, dem Schritt aus dem Ghetto in die Anerkennung. Dienlich sind seine Neutralität und das mit ihm verbundene Wertempfinden; mit der Form des Tempels garantiert er eine diskrete Integration, aber auch eine Anerkennung der Synagoge als öffentliches Gebäude. Da ihm jeglicher nationaler Charakter fehlt, wird er in einigen Ländern auch sehr schnell in Frage gestellt, und zwar im Namen einer – immer auch mehrdeutigen – Suche nach einem Ausdruck der eigenen Identität.

DIE SUCHE NACH EINEM STIL

In den Jahren 1840 bis 1850 führt eine neue Problematik in der Architektur zu einer Entwicklung, die auch die Synagogen betrifft. Seit etwa 1810 können die Architekten für dasselbe Programm Entwürfe fertigen, die stilistisch ganz verschieden sind. Die Vorstellung, daß es sich bei der Architektur um eine Verkleidung handelt, beginnt sich immer stärker zu entfalten. Von dem Moment an, da der Architekt über einen Katalog von historischen Stilen, die durch Archäologen aufgestellt worden sind, verfügen kann, bekommt seine Wahl oft auch die Bedeutung einer Weltanschauung oder einer ausdrücklichen Wertung. Je nach Nation und Programm erhalten gewisse Stile eine besondere Bedeutung: Der neugotische Stil verbindet sich mit nationalistischen und christlichen Werten, die Neorenaissance entspricht den Stadtverwaltungen und ihrem Bestreben, ihre Autonomie sichtbar zu machen … Die religiöse Architektur erlebt eine Erneuerung des Mittelalters; diese Epoche ist zwar vor allem durch den christlichen Glauben geprägt gewesen, und doch wird auch das Judentum von dieser Bewegung erfaßt: Für die Synagogen, die immer mehr als öffentliche Gebäude verstanden werden und als solche auch sichtbar werden sollen (d. h. ihre Funktion soll durch die Formen zum Ausdruck gebracht werden), wird der romanische Stil dem gotischen vorgezogen, der zu stark mit christlichen Begriffen aufgeladen ist. Doch sehr bald kommt es – sei es unter dem nicht-jüdischen Blick auf die Fremdartigkeit der Juden, sei es durch den Wunsch der Gemeinden, angesichts einer vorangetriebenen Assimilation ihre Identität zu bewahren – zu stilistisch eigenständigen Versuchen.

Dieser bewußte Rückgriff auf die stilistische Sprache ist einer der stärksten Belege für die Assimilation. Auch wenn er oft im Bemühen, für die eigene Identität einen besonderen Stil zu finden, geschieht, so übernehmen die Juden damit doch eine Haltung, die ihre Assimilation zum Ausdruck bringt. Eine solche Bewertung der Architektur ist ihrer Tradition letztlich fremd, um so mehr, als eine nationalistische Bestätigung mitschwingt, die sie nur in eine mißliche Lage versetzen kann. Die Juden werden hin- und hergerissen zwischen der Übernahme der jeweils dominierenden Ästhetik (denn damit können sie den Grad ihrer Integration demonstrieren) und dem Wunsch, durch den Rückgriff auf einen sie kennzeichnenden Stil ihre Besonderheit zu betonen (oder zu retten). Das Ganze wird dadurch noch komplizierter, daß es die Architekten sind, die bestimmte Stile vorschlagen; der Stil spricht also mehr davon, wie der jeweilige Architekt das Judentum sieht, als von den tiefen Erwartungen der Gemeinde.

Der Klassizismus bot durch seinen universalistischen Charakter eine Art von Neutralität. Wir haben jedoch bereits gesehen, daß man oft versucht hat, ihn mit neoägyptischen Zusätzen zu verändern. Diese Strömung hing nicht nur mit der Mode zusammen, die durch den Feldzug Bonapartes ausgelöst wurde, sondern wesentlich auch mit der Sehnsucht nach den Anfängen und den ursprünglichen Stilrichtungen, wie etwa dem Etruskischen. Das Neoägyptische hatte den Vorteil, daß es einer der Stile war, in denen die Archäologen den Tempel in Jerusalem zu rekonstruieren versuchten. Doch er wurde alles in allem selten angewandt, da er sicher zu exotisch war; zudem wies man darauf hin, daß er für die Juden auch eine unangenehme Erinnerung wachrufen könnte: die Zeit, da sie in Ägypten Sklaven waren. Es gibt einige Synagogen dieses Typs in angelsächsischen Ländern (Philadelphia, 1824 und 1849; Hobart in Tasmanien, 1843; Canterbury, 1848).

Der Stil, der in den vierziger Jahren bei den Architekten und den Gemeinden am höchsten in Gunst steht, ist der neuromanische Stil. Dies verdeutlicht ein Wettbewerb, der 1833–1834 in Kassel, wo die durch Napoleon eingeführten Rechte den Juden nicht mehr entzogen werden, durchgeführt wird: Unter mehreren Entwürfen wurde schließlich das neoägyptische Projekt des staatlichen Architekten Schuchardt angenommen, aber durch Albrecht Rosengarten neuromanisch überarbeitet. Albrecht Rosengarten, selber Jude, sollte zum Verfechter des romanischen Stils werden: Er hielt ihn als Ausdrucksmittel für die religiöse Funktion der Synagoge geeignet.

In Frankreich, in Metz, kam es zum selben Entschluß, als 1846–1850 die Baukommission ein orientalisierendes Projekt, das die Gemeinde befürwortete, als zu absonderlich zurückwies und den romanischen Stil verlangte. Doch wurde gleichzeitig in Paris eine Veränderung in Richtung des Orientalismus durchgesetzt: beim von J. A. Thierry konzipierten Neubau der Synagoge in der Rue Notre-Dame-de-Nazareth im Jahre 1852.

Deutschland wurde während des ganzen Jahrhunderts stark durch die Neuromanik geprägt. Sie ist in Nürnberg (1874), München (1887), Lüneburg (1892–1894) beziehungsweise in den Plänen von A. Wolff, A. Schmidt und Kampf anzutreffen. Und sie findet sich ganz ausgeprägt bei einem jüdischen Architekten, Edwin Oppler, der mehrere Synagogen baute. Seine besten Beispiele sind die Synagogen in Hannover (1863–1870) und Breslau (1865–1872). Er schuf zahlreiche Großprojekte, die sich perfekt unter die Bauten der Zeit einordnen lassen. Die Synagogen von L. Levy in Straßburg (1898) und von J. Kleesattel in Düsseldorf (1904), ziemlich genaue Übertragungen der Kathedralen in Worms und Speyer, zeigen den Respekt vor dem Geschmack von Kaiser Wilhelm II.; in Straßburg verbindet sich diese Rücksicht noch mit dem Bestreben, Elsaß-Lothringen wieder zu germanisieren; in dieser Provinz vervielfachen sich im Zeitraum von 1871 bis 1914 die romanischen Bauprojekte. Die großen deutschen Syagogen aus den Jahren 1900–1914 kann man trotz des formalen Modernismus, einer Folge der Jugendstil-Experimente und der Darmstädter Künstlerkolonie, als Varianten des neuromanischen Stils betrachten (1904–1907 Frankfurt, Friedberger Straße, von P. Jürgensen und J. Bachmann; 1905 Bingen, von L. Levy; 1907–1912 Berlin, Fasanenstraße, von E. Hessel; 1809–1814 Essen, von E. Körner).

Abb. 370

Abb. 358

Das Neuromanische hat also vor allem in Deutschland den Anschein erweckt, der geeignete Stil zu sein. Doch tauchte 1838–1840 eine verheißungsvolle Variante auf, parallel zum Projekt in Kassel. In Dresden berief die Gemeinde einen Architekten, der im 19. Jahrhundert der Meister dieser Kunst werden sollte, Gottfried Semper. Dieser entwarf einen Bau mit einem auf die Mitte ausgerichteten Grundriß, mit zwei kleinen Türmen an der Fassade und einer achteckigen Kuppel, die er von den rheinländischen Kathedralen übernommen hatte, in der er aber auch einen Hinweis auf das Zeltheiligtum der Wüste sah. Die romanischen Fenster und Gesimse ließen nicht ahnen, daß im Innern eine erstaunliche Farbigkeit vorherrschte, ausgebuchtete Bogen, maurische Ornamente … In Dresden konnten die Juden noch nicht über alle bürgerlichen Rechte verfügen, und so ist es interessant, das Gefälle zwischen Außen und Innen zu sehen, als ob der Architekt der Gemeinde eine Regel der *Haskala* vermitteln möchte: „Sei Jude nach innen, Deutscher nach außen." Als Semper in Paris im Exil weilte, schlug er vergebens ein großartiges Projekt im selben romanischen Stil, aber ohne orientalisierende Elemente, vor.

Abb. 368, 369

Abb. 357

Die neue Synagoge in Bordeaux, von Ch. Durand entworfen (1882), bietet eine weitere Spielart dieses Typus: mit eklektischer Fassade und orientalisierender Innenausstattung. Im Gegensatz dazu weist die Synagoge Anshe Maariv in Chicago (1891) eine Variante des Adler und Sullivan vertrauten Romanischen auf. Ihre eigenwillige Silhouette verweist allerdings nicht auf die Kirchen, sondern auf Osteuropa und auf die zeitgenössischen Bauten Chicagos. Sullivan entwirft die pflanzlichen und geometrischen Ornamente, die sie berühmt werden lassen.

Abb. 104, 386

Abb. 376

Das Neugotische schien zu stark mit christlichen Vorstellungen verbunden zu sein, um sich für eine Synagoge zu eignen. Doch der Rabbiner Max Grünwald legte 1901 in der *Allgemeinen Zeitung des Judenthums* dar, daß die Betonung der Vertikalen in der Gotik die spirituelle Sehnsucht, sei sie nun christlich oder jüdisch, am besten wiedergeben würde. Auch ein österreichischer Architekt, Max Fleischer, setzte sich für das Neugotische ein: Seine Synagoge in Budweis (Ceske Budéjovice, Böhmen) mit einem „Kirchturm" hat exemplarische Bedeutung. Stockholm bietet mit Scholander (1870) einen sehr freien Umgang mit der Gotik, und in Prag baut A. Grotte 1894 die Maisl-Synagoge neugotisch um, sicher unter dem Einfluß der Altneuschul. Die Amerikaner, die für alle Stilexperimente offen waren, errichteten einige gotische oder von gotischen Elementen geprägte Synagogen (Portland 1887; Savannah 1878, von Henry G. Harrison; Galveston, Texas 1928).

Abb. 366

S. 592

Es scheint, daß eine orientalisierte Form des Romanischen am ehesten als „jüdischer Stil" gewirkt hat: das Byzantinisch-Romanische, wobei das Romanische den religiösen Charakter zum Ausdruck bringt, das Byzantinische das Jüdische. Je nach Kontext wird das byzantinische Element mehr oder weniger betont. So sind etwa *Abb. 103, S. 572* in Paris die großen Konsistorialsynagogen an der Rue de la Victoire (von A. Aldrophe 1874) und an der Rue des *Abb. 359, 360, 375* Tournelles (von M. Varcollier 1876) oder die Synagoge in Manchester, England, nur wenig davon geprägt, als ob *Abb. 362, 385* das Bemühen um Integration im Vordergrund gestanden hätte. Abraham Hirsch legt 1864 in Lyon eine byzantinische Architektur zugrunde, die er als „von den typischsten orientalischen Stilen abgeleitet" betrachtet. Doch seine Synagoge befindet sich hinter dem Haus des Konsistoriums! Die spezifische Ausdruckskraft dieses Stils hält sich allerdings in Grenzen, denn seit 1860 vermehren sich auch die byzantinisch-romanischen Kirchen; die *Abb. 363* Unterschiede zwischen Kirche und Synagoge verwischen sich; die Synagoge von A. Sirodot in Dijon (1879) ist ein gutes Beispiel dafür.

Auch andere stilistische Experimente sind versucht worden, zum Beispiel von Lipót Baumhorn mit seiner *S. 584* Mischung von ungarischem Barock und einem auf die Mitte ausgerichteten, byzantinischen Grundriß (Szeged, 1903), oder das Neubabylonische – ebenfalls ein Stil, der für die Rekonstruktionsversuche des Tempels in Jerusalem eingesetzt wurde – *Abb. 374* durch O. Armanni und V. Costa 1904 in Rom.

Das letzte Drittel des 19. Jahrhunderts erlebt den Triumph des Eklektizismus, auch im Bereich des Synagogenbaus – ein Beweis dafür, daß es den spezifischen Stil nicht gab, daß ein Stil je nach Land, Kultur oder Epoche etwas Verschiedenes zum Ausdruck brachte. Einzig die Anspielungen mit orientalischen Charakter konnten letztlich noch als ein spezifisches Element Geltung bekommen.

DIE ORIENT-NOSTALGIE

Schon der Rückgriff auf das Neoägyptische unterstrich die Herkunft des Judentums aus dem Vorderen Orient. Dasselbe Ziel hatten die Kreuzung des Romanischen mit dem Byzantinischen und die Orientalisierung des Romanischen durch den Einsatz von Hufeisenbögen, schlanken Säulen mit kubischen Kapitellen, mehrfarbigem Dekor.

Der Orientalismus befriedigte sowohl den Hunger der Architekten nach Historizismus und Exotik – sie projizierten auf die Juden eine allgegenwärtige Phantasiewelt, indem sie ihre „Fremdheit" betonten. Er befriedigte aber auch den Hunger nach Identität, der bei gewissen Gemeindeverantwortlichen immer wieder zutage trat. Er ging gelegentlich so weit, daß der Tempel in Jerusalem mit der Felsenmoschee verwechselt wurde, die natürlich *Abb. 387* die orientalischen Bezüge verstärkte. Die Synagoge von Verdun, erbaut von H. Mazilier (1875), bietet einen Vorbau mit getrennten Wandflächen und den Inschriften *Jachin* und *Boas* auf den Kapitellen eines schönen hufeisenförmigen Bogens. Der Architekt betonte, er würde einen „arabischen Stil" einsetzen.

Der Stil, der trotz seiner fremden Elemente durchgehend Erfolg hat, ist in der Tat maurisch. In Deutschland taucht er zum ersten Mal in den Jahren 1830 bis 1840 auf: 1832 in Ingenheim (Friedrich von Gärtner), in der *Abb. 368, 369* Gestaltung der Innenräume der Synagoge in Dresden durch Semper, 1839 in Mainz (J. Opferman). Die eindrücklichsten Bauwerke sind die Synagogen von Otto Simonson, einem Schüler von Semper, 1855 in Leipzig, *Abb. 109, 367* von Ernst Zwirner 1856–1861 in Köln, von Eduard Knoblauch 1856–1866 in Berlin, Oranienburger Straße *Abb. 110, S. 569* (durch seine Fassade und seine gerippte Zwiebelkuppel das wohl außerordentlichste Werk). Die Dekoration dieser Synagogen ist inspiriert durch die Publikationen von Owen Jones, seine *The Grammar of Ornament* (1856), die arabische und spanisch-maurische Motive enthält, die er zuvor bereits in seinen *Plans, Elevations, Sections and Details of the Alhambra* (1842) aufgeführt hatte.

Abb. 105, 106 Der Orientalismus breitet sich in ganz Europa aus: in Frankreich (Besançon 1869, Marnotte; Châlons-sur-*Abb. 372* Marne 1875, Alexis Vagny), Italien (Vercelli 1878, Giuseppe Locarni; Turin 1880–1884, Enrico Petiti), Ungarn (Esztergom / Gran 1888, Lipót Baumhorn) usw. In Rußland ist ein Fall besonders erwähnenswert, nämlich *Abb. 388* St. Petersburg (1879–1893, Chapochnikov und L. Bachman), wo man sich auf das Drängen Vladimir Stassovs, eines führenden Kunstwissenschaftlers, hin bewußt für den orientalistischen Stil entschied: Er empfahl, die Synagoge Knoblauchs in Berlin nachzuahmen und postulierte einen Zusammenhang zwischen dem maurischen Stil und den spanischen Synagogen.

Im selben Zeitraum wie die eben erwähnte Synagoge wurde eine andere orientalisierende Synagoge entwor-*S. 581* fen, die einen noch stärkeren Widerhall haben sollte: die Synagoge in Budapest, Dohány-Straße. In den Jahren 1856–1858 hatte der Wiener Architekt Ludwig Förster die Synagoge in der Tempelgasse, Wien, in einem recht *Abb. 365* persönlichen orientalisch-romanischen Stil entworfen. Diese Synagoge versteckte sich nicht mehr. Ihre dreiteilige Fassade mit den beiden – Minaretten nachempfundenen – Türmen, die auf Jachin und Boas verwiesen, inspirierte sich am Tempel von Jerusalem, allerdings mit einem erhöhten Mittelteil. Förster bezog sich nicht nur auf die archäologischen Funde, sondern unterstrich auch die Verwandtschaft zwischen Juden und Arabern, um seinen Rückgriff auf islamische Motive zu rechtfertigen. Die Wirkung dieses Bauwerks war außerordentlich groß. Schon 1860 inspirierte sich die Synagoge in Bukarest (von Enderle und Freiwald) direkt an diesem Bau *S. 594* und machte dadurch zugleich deutlich, wie sehr die Juden in Rumänien den „weiter entwickelten" Glaubensgenossen in Wien nacheifern wollten ... Weitere Kopien befinden sich in Deutschland (Gießen), Ungarn (Vác 1864; Barcs; Szekszárd 1896), Rumänien (Klausenburg / Cluj-Napoca, Jassi). Doch am meisten Einfluß erzielte Förster mit der Synagoge in Budapest, Dohány-Straße (Ausschreibung 1853, Abschluß der Bauarbeiten 1859). Auch hier verweisen die Proportionen und die Symbolwelt auf den Tempel in Jerusalem: Die beiden Türme mit Zwiebelhauben, die auf Jachin und Boas zurückgehen, werden in Dutzenden von Synagogen auftauchen, von New York (Central Synagogue, Lexington Avenue, 1872, entworfen durch Henry Fernbach, einen der ersten jüdischen Architekten Amerikas) bis in die ungarische Provinz (Székesfehérvar / Stuhlweißenburg 1862; Szombathely 1880).

Jene Juden, die sich am ehesten auf einen realen Zusammenhang mit dem Spanien des Goldenen Zeitalters hätten berufen können, waren nicht in der Lage, die großen historistischen Synagogen zu errichten. Sie wohnten in Ländern, die unter türkischer Herrschaft standen: in Istanbul, Saloniki, Izmir, Alexandria oder Nordafrika. Sie verfügten zwar über zahlreiche Synagogen, aber deren Äußeres war unscheinbar. Es zählt zu den größeren Paradoxien der französischen Kultur in den Kolonialländern, wenn in Algier orientalisierende Synagogen gebaut wurden, die nichts mit dem einheimischen Typus von Synagoge gemein haben. Die Konsistorialsynagogen erwiesen sich in ihrem Stil den Moscheen verwandter. Seit 1865 weist die Synagoge in Algier (Viala du Sorbier) *Abb. 378* einen quadratischen Grundriß, eine Kuppel und Brüstungen auf. Dieselbe Ästhetik findet sich auch bei der großen Synagoge in Oran, deren Bau sich von 1880 bis 1918 hinzog, weil die Gemeinden an ihren alten, un- *Abb. 379* scheinbaren und überall verteilten Gebetsräumen hingen. Nach der Unabhängigkeitserklärung Algeriens ist aus ihr eine Moschee geworden ...

VON DER SYNAGOGE ZUM GEMEINDEZENTRUM

VARIANTEN VON 1910 BIS ZUM ZWEITEN WELTKRIEG

Schon vor dem Ersten Weltkrieg, aber vor allem in den Jahren zwischen den Weltkriegen, werden die meisten der im 19. Jahrhundert erarbeiteten Modelle in Frage gestellt. Dahinter stehen ein neues Bewußtsein der jüdischen Gemeinden selbst, denen angesichts des Faschismus klar wird, wie unsicher ihre Lage geworden ist, aber auch tiefgreifende Veränderungen der Architektur, die die historistischen Stilrichtungen fallenläßt. Die Formen entstehen nun aus der neu überdachten Funktion der Synagoge, in der Auseinandersetzung mit den neuen Materialien (Beton) und aus dem Wunsch, die Räume zu vereinfachen, was nicht nur den ästhetischen Tendenzen der Zeit entgegenkommt, sondern auch an der von der Tradition geforderten Einfachheit anknüpft.

Trotzdem setzen sich, je nach Land und je nach Umständen, auch die historistischen Formen weiter durch – und, vor allem in Deutschland, mit ihnen der Geschmack am Gigantischen als Symbol für gesellschaftliche Durchsetzungskraft. Hinzu kommt, daß sich eine Vielzahl von Zusatzbauten und Aktivitäten rund um den Kultraum entfaltet, was zu den ersten Gemeindezentren führt – eine Entwicklung, die sich zuerst in den Vereinigten Staaten abzeichnet. Diese Umstellung auf bescheidenere Räume spielt sich eher bei den orthodoxen Gemeinden ab; in diesem Sinn nähert sich die Synagoge in Straßburg (Kageneck-Straße, nach Plänen von Issleiber 1892) der Architektur eines Wohnhauses an; ähnlich bleibt die Fassade der berühmten Synagoge von Hector Guimard (1914) an der Pariser Rue Pavée trotz ihres Spiels mit der Vertikalen und ihres Grundrisses *Abb. 108, 389* mit den geschwungenen Linien im Rahmen der umliegenden Häuser; die Stockwerke werden mit Fenstern markiert. Tatsächlich befindet sich der Kultraum auf der Rückseite des Bauwerks.

Im Gegensatz dazu finden sich in Berlin (Fasanenstraße 1909, E. Hessel; Kottbuser Straße 1912, A. Beer), *Abb. 358* Mainz (Hindenburgstraße 1911, W. Graf), Essen (1913, E. Körner) und Augsburg (1917, F. Landauer und H. Lömpl) nach wie vor wuchtige klassizistische Gebäude, allerdings mit vereinfachten Formen. Man kommt immer wieder auf den Rundbau zurück, auf große Kuppeln und kolossale Säulen. Parallel zu den neuen Strömungen hält sich auch diese Tendenz bis in die dreißiger Jahre; einen Beleg dafür bildet die liberale Synagoge von A. Beer an der Prinzregentenstraße in Berlin (1930), wo sich beim Eingang noch einmal kolossale Pfeiler und ein riesiger Saal mit 2400 Sitzplätzen finden.

Auch die Vereinigten Staaten und Kanada bleiben den historistischen Stilen treu. Eine islamisierte Neugotik wird noch 1926 in Portland gebaut. Eine eigentliche Führungsrolle übernimmt aber der neobyzantinische Stil; seine schönsten Exemplare sind Shaar Hashomayim in Montreal (1922), Tifereth Israel in Cleveland (1925), Emanu-El in San Francisco (1926), Ohabei Shalom in Brookline, Mass. (1928), der Tempel am Wilshire Boulevard in Los Angeles (1929); der wundervolle Emanu-El-Tempel von R. D. Kohn, C. Butler und E. Stein in New York (1929) wird 1938 in Toronto durch Holy Blossom kopiert. Der Theoretiker Lewis Mumford ruft 1925 dazu auf, die historischen Formen aufzugeben, rechtfertigt aber gleichzeitig die byzantinischen Kuppelbauten, weil sie der Funktion der Synagoge dienlich seien, einen einmaligen Symbolwert und eine formale Einfachheit aufwiesen. Er sieht in ihnen „eine Rückkehr zu den orientalischen Wurzeln der jüdischen Architektur". Auf diesem Hintergrund läßt sich besser verstehen, wie die Moderne aus den gereinigten Quellen des Historismus *S. 596* schöpfen konnte und sich eine Verwandtschaft herstellte zwischen einer Synagoge von Behrens in Žilina (Slowakei), einem liberalen Tempel in San Francisco, der großen Synagoge in Tel Aviv und dem Grab der Rachel an der Straße nach Betlehem ...

In den zwanziger Jahren werden auch Synagogen mit rein geometrischen Körpern gebaut – nach Entwürfen, die sich an den Architekten der Avantgarde, Loos oder Le Corbusier, orientieren. Dies wird bei den zahlreichen Wettbewerben, die die Gemeinden ausschreiben, deutlich. Doch gelegentlich – wie in Antwerpen, Van den Nest-Avenue (1923) – setzt der konservativere Teil der Verwaltung die monumentale Lösung durch: Joseph de Lange mit seinem neobyzantinischen Bau erhält den Auftrag; die abgelehnten Vorschläge seiner Konkurrenten Germain Debré und Gruenberg waren gewagter.

Beim Wettbewerb in Wien-Hietzing (1924) arbeiten sowohl der Preisträger A. Grünberger wie auch H. Gorge und der junge Richard Neutra mit kubischen Bauformen und Dachterrassen. Nur Fritz Landauer bleibt bei seinem byzantinisierenden Entwurf von Augsburg; erst anläßlich eines Wettbewerbs in Hamburg (1929) und mit seiner Synagoge in Plauen (1930) findet er zu neuen Möglichkeiten: ein großes, massives Parallelepiped mit Stützen und nackten Mauern nach einem Entwurf, der sich an den Gebäuden Le Corbusiers im Stuttgarter Weißenhof orientiert. In Hamburg weist die zurückhaltende Lösung von Friedmann und Ascher (1931) zwei kubische Vorbauten und zwischen ihnen den rechteckigen Bau des Kultraumes auf.

Diese Art von Architektur – der „internationale Stil", eine Dimension, die in den Ländern, in denen sich Faschismus und Antisemitismus ausbreiteten, auch zu Widerständen führen konnte – findet sich in ganz Europa: von England (London, Dollis Hill 1937, von E. O. Williams) bis nach Ostpreußen. In Tilsit (heute Sovetsk) errichtet E. Mendelsohn 1925/26 eine Synagoge samt Zentrum rein aus Baukörpern, ohne weitere Verzierungen als die Proportionen und Materialien des Bauwerks. L. Hesse und G. Debré, Architekten des Konsistoriums, *Abb. 377* entwerfen für die Immigranten in Belleville, Paris, 1930 einen Bau nach funktionalen Gesichtspunkten: Der Hauptraum, konzipiert wie ein Kinosaal, kann bei Festen vergrößert werden, und die Dachterrassen dienen *S. 596* als Erholungsfläche für die Kinder. Beim Wettbewerb von Žilina in der Slowakei treten bekannte Architekten gegeneinander an: Josef Hofmann, der in seinen Entwürfen die Struktur des Zeltes variiert, der ungarische Spezialist Lipót Baumhorn und der junge Peter Behrens, der den Auftrag erhält. Eine Kuppel, die ausdrücklich gewünscht wurde, schließt einen rechteckigen, schlichten Bau ab, die Fenster werden bewußt klein gehalten.

In den Niederlanden vermischen die einzelnen Entwürfe traditionelle Formen und den Mut der Moderne. Die Einheitlichkeit stellt sich durch das Material her: den Backstein. Ein Vergleich der beiden Synagogen aus dem Jahr 1928 in Amsterdam, in der Linnaeusstraat von J. S. Baars und am Jacob Obrechtplein von H. Elte, ist aufschlußreich: Die erste erinnert, wie in Deutschland, an einheimische, vom Giebel geprägte Großbauten und besitzt einen pittoresken Turm, während die zweite Baukörper und Vertikalen im Geist von De Stijl, eine Anordnung der Bauelemente im Sinn des holländischen Meisters Dudok oder im Stil von Wright aufweist. Erwähnenswert sind auch die parabolischen Bögen des Eingangs (eine Art Aaronsmütze) und der heiligen Lade, ein Motiv, das sich auch in der Linnaeusstraat findet. Die Synagoge in Enschede, entworfen durch K. de Bazel (1928), übernimmt mit seinen voneinander abgesetzten Baukörpern eine bekannte Anordnung und nähert sich durch den Backstein und die Motive der Dekoration zugleich den holländischen Traditionen an.

Auch in Israel ist dieselbe Mischung anzutreffen. Die große Synagoge in Tel Aviv (1930) knüpft bei den *S. 601* orientalisierenden Monumentalbauten an und stellt auch einen Bezug zur Hurva-Synagoge (1854–1864) in Jerusalem her. Da die gerundeten Simse weggelassen werden, gerät sie zugleich in die Nähe moderner Gebäude. Der Geist des Bauhauses sollte die weiteren Bauten prägen. Nachdem die heilige Stadt sich bisher vor allem mit Nachahmungen abgegeben hat, weist die Jechurun-Synagoge (1934) in Jerusalem in ihrem modernen Entwurf eine Anpassung an das Klima auf: Die Öffnungen im Stil von Schießscharten schützen vor der Sonne und vor Attentaten.

ZEITGENÖSSISCHE SYNAGOGEN

Nach dem Zweiten Weltkrieg kommt es zu mehreren Phasen intensiver Bautätigkeit, und zwar in drei Regionen. In Westeuropa gilt es, nach dem Versuch, das Judentum zu vernichten, dessen Wiedererstarken zu zeigen. In den Vereinigten Staaten kommt es zu gesellschaftlichen Veränderungen, die die Gemeinden zwingen, an andere Orte zu ziehen und vor allem in den Randgebieten der großen Zentren neue Kultstätten zu errichten. Die Entstehung und Entfaltung des Staates Israel schaffen für die Architekten neue Bedingungen, denn die Komponente der Diaspora fällt weg: Die Synagoge ist nun die Kultstätte des Viertels und nicht mehr das Gemeindezentrum einer Minderheit.

Die Amerikaner haben der Synagoge architektonisch eine wesentliche Bedeutung zugeordnet (nur so kann man den erstaunlichen Entwurf von Louis Kahn für den Neubau der Hurva-Synagoge in Jerusalem verstehen: sechzehn quadratische Turmpfeiler, konzipiert zugleich als Nischen für die Leuchter). Für sie ist es auch zur Gewohnheit geworden, für die Gestaltung der heiligen Lade, der Fenster, der *Menorot* und der Skulpturen mit namhaften Künstlern zusammenzuarbeiten, mit Kunstschmieden, Mosaikkünstlern, Malern ... Jacques Lipchitz, Robert Motherwell, Ben Shan, Agam leisten auf diese Art ihren Beitrag zur Entstehung einer neuen religiösen Kunst. Bei allen mutigen Versuchen bleibt aber die neue Synagogenarchitektur immer auch von der jüngsten Geschichte des jüdischen Volkes geprägt. *Abb. 577*

Daß im Europa der Nachkriegszeit auch wieder Monumentalbauten errichtet werden, etwa in Straßburg (durch C. Meyer-Lévy 1958) oder in Livorno (durch A. Di Castro 1962), ist erklärbar durch den Wunsch, den Neuanfang zum Ausdruck zu bringen, und den Willen zur Wiedergutmachung gegenüber den dezimierten Gemeinden. Die Projekte, die nun mit den Möglichkeiten des armierten Betons spielen, verstehen sich als Erinnerung an die Exilssituation, an das Zeltheiligtum der Wüste ... Durch den Einbezug alter Elemente schafft man Erinnerungsmomente: In Livorno stellt man eine barocke heilige Lade aus dem „Tempio Spagnolo" in Pesaro auf, und in Berlin, Fasanenstraße (1959), hebt sich das Portal der alten Synagoge von der strengen Fassade auffällig ab. In Straßburg wird an einem neuen Platz und mit ausgesprochen modernen Materialien und Einrichtungsgegenständen gearbeitet; sie bestimmen den Charakter des Gebäudes; doch die heilige Lade des Kunstschmieds Gilbert Poillerat hat die Form eines Zeltes. In Deutschland werden in den Jahren von 1950 bis 1967 etwa zwanzig Synagogen gebaut; meistens werden Gemeindezentren und Kulträume miteinander verbunden, wobei in der Architektur der Kulträume neue Formen zum Tragen kommen; immer wieder finden sich unter diesen Formen der parabolische Bogen und der parabolische Grundriß von Hermann Guttmann (Düsseldorf 1956; Hannover: Synagoge 1958, Friedhof 1960), ein Motiv, das in der ganzen religiösen Architektur verbreitet ist. *Abb. 114*

In Frankreich zwingt die Ankunft von Juden aus Nordafrika – Repatriierten oder Flüchtlingen – zum Bau neuer Kulträume, vor allem in den Vorstädten von Marseille, Lyon und Paris. Es kommt zu den „Baustellen des Konsistoriums": Diese Synagogen sind vorerst notdürftige Bauten aus billigen Materialien; erst seit etwa 1980 ist auch wieder ein ästhetisches Bemühen zu beobachten. Doch verglichen mit den Hunderten von Synagogen und Gemeindezentren jenseits des Atlantiks bleiben sie sehr bescheidene Bauten.

In den Vereinigten Staaten kommen neben den eigentlichen Spezialisten wie Percival Goodman, der allein schon etwa fünfzig Synagogen entwirft, auch andere große Architekten zum Zuge, wie Erich Mendelsohn, der sich 1941 hier niederläßt; Walter Gropius, der an einem Projekt für einen Großbau in Baltimore (Oheb Shalom, eine Synagoge mit 2000 Sitzplätzen und einer Schule für 900 Schüler) teilnimmt; Frank Lloyd Wright, dessen Synagoge Beth Sholom in Elkins Park (1956) an einen Berg Sinai aus Licht erinnert; Louis Kahn, der sehr ungewohnte Projekte lanciert; Philip Johnson, dessen Synagoge in Port Chester (1954), noch im „internationalen Stil" gehalten, zum Modell für andere wird; Minoru Yamasaki, Harrison und Abramovitz, Paul Rudolph, Pietro Belluschi ... *Abb. 115, S. 597*

Angesichts großer Nachfrage veröffentlicht die Union of American Hebrew Congregations *An American Synagogue for Today and Tomorrow. A Guide Book to Synagogue Design and Construction* als Orientierungshilfe für Gemeinden und Architekten (1954). Zum selben Zeitpunkt publiziert die Historikerin Rachel Wischnitzer ein Werk über die amerikanischen Synagogen. Bei den meisten Bauten handelt es sich um Gemeindezentren, die Schule, Freizeiträume, Anbauten für Sozialwerke und Kultraum miteinander verbinden. Dabei wird der Kultraum durch eine größere Höhe oder eine besondere Form im Ganzen des Baukomplexes betont. Bei Mendelsohn sind es in St. Louis (1949) die langen, festen „Fransen", zu denen er die Trägerelemente umgestaltet, die runde Kuppel über dem fächerformigen Grundriß in Cleveland (1952), der Turm in der Form eines Kegelstumpfes in Dallas (1951). Sehr originelle Formen heben die Bedeutung des Kultraumes hervor: das hohe, parabolische Betonsegel von S. Eisenshtat (1962) in El Paso, Texas, der eiförmige Raum mit den sich ausweitenden Mauern von Harrison und Abramovitz in Buffalo (1967), der betonte Ecktum über der Lade von A. Kahn und P. Goodman in Southfields, Michigan (1963) …

Bei seiner wundervollen Konstruktion in Glencoe, Illinois (1963), arbeitet Minoru Yamasaki mit dem Element des Lichtes. Die Natur der Umgebung scheint den raffinierten Einsatz von Betonelementen in der Form eines Halbtrichters inspiriert zu haben. Von vorne gesehen, bilden sie eine Wölbung, die an die islamische Kunst Indiens (Moschee in Gulbarga aus dem Jahre 1367) oder an Art nouveau erinnern: Fenster in den Freiräumen des Daches und im Raum zwischen den Bauelementen und den Seitenwänden, die an ihrer Basis ein Fenster in der Form eines Kielbogens aufweisen.

Das Element der Anspielung und Erinnerung fehlt nicht. Bedeutungsvoll ist allerdings, daß es gerade die in Osteuropa verschwundenen Holzbauten sind, die eine nachhaltige Faszination ausüben. Sie stehen gewissen Aspekten der einheimischen Kultur nahe und verführen die Anhänger der sogenannten organischen Architektur wie Louis Kahn in Chappaqua, New York (1972). Oppenheimer, Brady und Lehrecke entwickeln in Norwalk, Connecticut, einen Grundriß auf der Basis des Hexagramms und ein bemerkenswertes Dachgebälk, dem Architekten Oppenheimer zufolge „ein Beweis dafür, daß Polens Synagogen noch nicht ganz verschwunden sind, daß ihr Geist weiterlebt". Eine weitere Hommage, diesmal als Anspielung auf die zehn kabbalistischen *Abb. 116* *Sefirot,* findet sich in der Grove Synagogue von Norman Jaffe (1989) in East Hampton: Die Außenwände sind mit Dachschindeln überzogen; die Pfeiler und Balken aus Holz in der Form des *Yod* (des Buchstabens J/Y) scheinen ineinanderzugreifen und lassen das Licht in feiner Dosierung eintreten.

In Israel ist die Zusammenarbeit mit berühmten Künstlern und Architekten nicht im selben Ausmaß verbrei- *Abb. 596* tet. Eine Ausnahme bilden die unvergeßlichen Chagall-Fenster in der Synagoge von J. Neufeld in der Hadassah-Klinik in Jerusalem (1962). Die architektonischen Innovationen sind deshalb aber nicht weniger zahlreich. Sie folgen allerdings den internationalen Tendenzen, ohne daß man von israelischen Besonderheiten sprechen könnte, abgesehen von der Anpassung an die klimatischen Bedingungen. Je nach Ursprungsland und Ritus einer Gemeinde fallen die Neuerungen unterschiedlich aus. Es ist zeichenhaft, daß sich die Monumentalität in der traditionellsten Weise im Konzept für die Synagoge des Großen Rabbinats in Jerusalem findet: Hekhal Shlomo *S. 606* von A. Friedman (1982). In den neuen religiösen Vierteln wie Har Nof ist die Synagoge in die Studienräume integriert.

Mehr an Neuerungen findet man in den kleinen Synagogen in Beerscheba oder Tel Aviv. Die Wüstenstadt hat den Architekten Nahum Solotow zu Variationen über das Zelt inspiriert: ein Beton-Segel, das an seinen drei Ecken an der Erde festgemacht zu sein scheint (1961) oder ein Baukörper in der Form des Davidssterns (1979); *Abb. 380* auf denselben Geist trifft man bei der Hekhal Yehuda in Tel Aviv (1980): Sie hat eine ausgeweitete Muschel mit Öffnungen nur an der Basis. Eine der berühmtesten Synagogen ist von Heinz Rau und David Resnik für die *S. 604* Universität in Jerusalem konzipiert worden (1957): Eine weiße Betonkuppel, die an die Bauten der Einheimischen anknüpft, überdeckt, von Pfeilern gestützt, einen fensterlosen Raum. Diese Form erinnert selbstverständlich auch an die Halbkuppel von Beth Sholom in Miami Beach (Goodman, 1953).

Gelegentlich besteht das besondere Empfinden der Architektur auch im Einbezug der Lage selbst. In diesem Sinn hat Ram Carmi bei der Gestaltung eines Kultraums für die Universität auf dem Berg Skopus (1983) die heilige Lade an eine Seitenwand gestellt und über eine breite Glaswand den direkten Blick auf den Tempelberg ermöglicht; es ist, als ob sich die Kunst vor der Wirklichkeit verbeugen würde. Die Wirklichkeit nimmt wieder den Raum ein, den ihre Abbildungen eingenommen haben; dieser Ort, an den sich so viele Gebete und Wünsche gerichtet haben, tritt wieder an die Stelle jener Landschaft, die als Dekoration in den Handschriften, auf den *Mizrah*-Tafeln und in den Synagogen gegenwärtig war. Es ist, als ob die Synagoge, dieses „kleine Heiligtum", gedacht als Ersatz für den zerstörten Tempel, sich vor dem wiedergefundenen Tempel auflösen könnte.

GRABKUNST

Die bürgerlichen Grabmäler am Ende des 19. Jahrhunderts haben nichts mehr mit dem biblisch bezeugten Brauch zu tun, daß Steine zusammengelesen und auf dem Grab aufgehäuft werden. Obwohl die Riten rund um den Tod sich nur schwer verändern, ist auch bei ihnen der Prozeß der Assimilation erkennbar, mindestens in den Formen der Grabgestaltung. Wie die Synagogenarchitektur, reflektiert auch die Grabskulptur getreulich die ästhetischen und gesellschaftlichen Entwicklungen der unterschiedlichen Gemeinden.

Es ist wichtig, zwischen den sefardischen und aschkenasischen Gemeinden zu unterscheiden. Bei den Sefardim steht die Achtung vor der Tradition höher, und zwar bis ins 19. Jahrhundert. Die Friedhöfe in Nordafrika (zumindest was nach den zahlreichen Zwangsenteignungen in den letzten Jahrzehnten davon übriggeblieben ist) ergeben ein eindrucksvolles Bild mit den vielen weißen Platten, die lediglich mit Inschriften und und dem einen oder anderen Grundsymbol versehen sind und auf den Stand des Toten hinweisen. Die Sefardim befanden sich oft in islamischen Gebieten, in einer Umwelt also, die ihnen in der Grabkultur Zurückhaltung auferlegte. Nur die hervorragenden Rabbiner wurden durch ein eigentliches Grabmal geehrt, etwa in Form einer stumpfen oder gewölbten Pyramide. Bei den Aschkenasim dominiert die aufgerichtete Stele. Die Veränderungen in der Ausschmückung sind sehr zahlreich, je nach dem Geschmack der Epochen oder Länder. Auch hier häufen sich bestimmte Typen der Dekoration oder der Symbolsprache, Priesterhände, Wasserkannen usw. Der Einfluß der kulturellen Umgebung ist sehr stark: Die gefühlvolle und ästhetische Ausgestaltung, die die Friedhöfe seit dem 18. Jahrhundert im Westen erlebt haben, ist an den jüdischen „Feldern des Lebens“ nicht spurlos vorbeigegangen.

Durch die Unordnung, die Vegetation und ihre abgelegene Lage haben die jüdischen Friedhöfe oft einen malerischen Reiz angenommen: Der Friedhof auf dem Lido hat berühmte, nicht nur romantische Reisende angezogen, und der Friedhof in Prag ist zu einer „Sehenswürdigkeit“ geworden. Im 17. Jahrhundert hat der Maler Jacob van Ruisdael ein poetisches Bild des Friedhofs von Ouderkerk (Amsterdam) geschaffen.

Unter den Funden aus dem Mittelalter gibt es verständlicherweise viele Grabstelen aus Stein, denn sie blieben im Boden oder wurden wiederverwendet. Die Grabstelen aus Holz, die eingesetzt wurden aus Gründen der Armut oder weil die Verwendung von Stein verboten war, sind mehr oder weniger alle verlorengegangen, obwohl sie bis ins 19. Jahrhundert üblich waren. Anhand der Schrift können die Inschriften und die zeitgenössischen Handschriften miteinander verglichen werden. Doch es gibt wenige erhaltene mittelalterliche Friedhöfe, sei es, weil sie aufgelöst wurden, sei es, weil sie weiterhin genutzt und im Laufe der Jahrhunderte umgestaltet wurden. Das berühmteste Beispiel ist der Friedhof in Prag, wo in der Zeit vom 15. bis zum 18. Jahrhundert die *Abb. 91* gesetzlichen Bestimmungen die Gemeinde gezwungen haben, hier mindestens 200 000 Bestattungen vorzunehmen und auf der Oberfläche des Friedhofs 20 000 Gräber zusammenzupferchen.

Die Form der Gräber und die Ausschmückung durch eine Platte oder eine Stele sind bereits im Mittelalter mehr oder weniger festgelegt, wie es die Untersuchung der in Frankreich erhaltenen Gräber belegt. Die in den Museen erhaltenen Platten kommen aus dem Süden (Narbonne, Arles, Carpentras), während sich die Stelen im Elsaß, in Lothringen, Paris und Dijon finden. Es gibt bereits drei Typen von Stelen, die sich im Profil des oberen Teils voneinander unterscheiden: rechteckig, gerundet oder in der Form einer Mitra. Im Mittelalter gebräuchliche Motive wie Ausbuchtungen können den Stein verzieren.

Mit der Renaissance und einer gewissen Liberalisierung, vor allem in den Ländern des Ostens, gerät die jüdische Grabskulptur unter den Einfluß der jeweiligen Umgebung: Gräber mit architektonischen Aufbauten, antike oder barocke Motive breiten sich aus, wie die Halbsäulen mit Giebel, die Urnen, die umgedrehten Fakkeln ... Gleichzeitig entfaltet sich auch eine volkstümliche Kunst, die Tiersymbole (stehende Löwen, die eine Krone tragen, Adler, Hirsch) einsetzt und eine gewisse Verwandtschaft mit den Skulpturen in den Synagogen aus Holz aufweist. In einigen Ländern, z. B. Böhmen, tauchen auch berufsbezeichnende Attribute auf.

In anderen Regionen bedeutet allein schon das Faktum, einen eigenen Friedhof zu bekommen, den Beginn der Anerkennung. So verfügen die „neuen Christen“, die sich im Südwesten Frankreichs (Peyrehorade, Bidache, Bayonne) niedergelassen haben, seit dem 17. Jahrhundert auf ihren Gräbern über Platten, auf denen in lateinischer Schrift nur ihre spanischen Namen stehen; ab 1691 stehen auf den Platten das jüdische Datum und hebräische Inschriften, aber noch keine Verzierungen. Im Elsaß ist die umgekehrte Bewegung, der Übergang vom Hebräischen zum Französischen, festzustellen: Zum großen Leidwesen der traditionalistisch eingestellten Rabbiner setzt sich seit dem 19. Jahrhundert der Gebrauch beider Sprachen durch und markiert einen weiteren Schritt der Assimilation.

Der Friedhof San Nicolo auf dem Lido von Venedig, eröffnet 1386, kennt in seinem alten Teil ein Gemisch spanischer und hebräischer Inschriften und, von der Dekoration her gesehen, eher nüchterne Gräber. Im Gegensatz dazu bietet Ouderkerk, Friedhof der portugiesischen Juden in Amsterdam (eröffnet 1614), eine Auswahl an barocken Skulpturen. Dieser Friedhof spiegelt die Situation von Privilegierten: spanische Inschriften, Wappen, Muschelornamente, aber auch Darstellungen biblischer Szenen. Die Grabmale aus dem 17. und 18. Jahrhundert setzen das ganze barocke Vokabular zum Thema des Todes ein: Schädel, geflügelte Sanduhren, Sensen ... Im 19. Jahrhundert schließlich geht man zu den aufgerichteten Stelen über. In den Jahren 1873–1875 prozessierte in Bordeaux ein reicher Geschäftsmann, Daniel Osiris Iffla, gegen die Verwaltungskommission der Gemeinde. Iffla wollte zehn Parzellen kaufen, um auf ihnen ein Mausoleum zu errichten. Die Verwalter verweigerten den Verkauf mit dem Argument, sie könnten ihm zwar die zehn Parzellen verkaufen, aber nicht die Durchgänge zwischen den Parzellen, und sie verwiesen ihn auf die sefardische Tradition, daß im Tod alle gleich seien. Iffla errichtete sich sein Grab, das von einer gewaltigen Replik des *Moses* von Michelangelo überragt wird, und zwar in Paris, auf dem Friedhof von Montmartre. In den letzten Jahrzehnten allerdings fanden auch auf dem Friedhof von Bordeaux Grabdenkmäler ihren Einzug, kleine Totenkapellen mit Skulpturen und Fenstern, doch überschritten sie nie das Normmaß einer Parzelle ...

Die aschkenasischen Friedhöfe erlagen dem Einfluß der christlichen Gebräuche schneller. Man kann die einzelnen Teile der Friedhöfe leicht nach den Typen der Grabdenkmäler, die man findet, datieren. Die abgerundete Stele kam zu großem Erfolg, vermutlich wegen der formalen Ähnlichkeit mit der üblich gewordenen Zeichnung der Gesetzestafeln: polnische (Szydlowice zum Beispiel) oder elsässische (Rosenwiller, Ettendorf) Friedhöfe zeigen ihre Dominanz. Sehr bald genügte diese Nüchternheit den Juden nicht mehr, die bestrebt waren, sogar über ihren Tod hinaus ihre „Emanzipation" und ihren Erfolg sichtbar zu machen. In der zweiten Hälfte des 19. Jahrhunderts werden die Mausoleen immer häufiger, und es lassen sich interessante Parallelen zwischen der Architektur der Synagogen und den Grabmälern ziehen. Das Mausoleum Veil-Picard in Besançon ist durch einen extremen Orientalismus geprägt – wie die Synagoge dieser Stadt. In Nizza Monferrato (Piemont) weist das Debenedetti-Grab vier gewundene Säulen auf, und zwar in derselben Art, wie man sie bei den italienischen heiligen Laden oder Baldachinen findet. Alle historisierenden Stile überfluten auch die Friedhöfe: neugotisch, maurisch (wie das Grab von Max Kaufmann in Breslau, 1893), barock ... Gelegentlich bemüht man sich um einen jüdischen Anstrich, indem man einige alte, dem Tempel in Jerusalem zugeordnete Motive übernimmt, etwa Leuchter oder Säulen. Monumentalität und Eklektizismus bleiben die beliebtesten Mittel, den sozialen Erfolg umzusetzen: Der polnische Textilmagnat Poznanski wird in einem Mausoleum (1902–1905) bestattet, dessen Kuppel von wuchtigen Granitsäulen getragen wird.

Dieses neue Verständnis des Grabmals dehnt sich sogar auf die Skulptur aus. Die traditionellen Verbote gegenüber der plastischen Kunst und der Porträtkunst werden schnell übertreten. Man ruft sogar bekannte Künstler: Préault gestaltet das faszinierende „Schweigen" für das Grab von Jacob Roblès (1842) auf dem Pariser Friedhof Père Lachaise, Mark Antokolski das Grabmal des Schriftstellers Abraham Friedberg (Warschau) ...

Im 19. Jahrhundert kommt es auf den Friedhöfen zu einem gelegentlich übermäßigen Einsatz von Skulptur und Architektur; einzig das Fehlen des Kreuzes unterscheidet die jüdischen Friedhöfe von den anderen. Aus dem Friedhof ist, ähnlich wie aus der Synagoge, ein Ort der Repräsentation geworden. Es ist selbstverständlich, daß die modernen ästhetischen und sentimentalen Werte anzutreffen sind und sich die Unterschiede zwischen den jüdischen Traditionen angesichts der Verbürgerlichung verwischen, denn oft sprechen die Grabmäler eher vom Reichtum als von der jüdischen Identität. Auch die hebräischen Inschriften verschwinden, wie auf bestimmten westlichen Friedhöfen, wo dafür die Porträts und die Büsten der Verstorbenen Brauch werden.

Und doch rechtfertigen es die Arbeit am Stein, die unterschiedlichen Symbole und die Originalität bestimmter Aufbauten, in diesen Grabmälern noch eine Grabkunst zu sehen, eine assimilierte Grabkunst zwar, aber dennoch eine Botschaft von Sinn und Schönheit. Heute erleben wir allerdings eine Verarmung. Die Banalisierung durch die Serienproduktion verwischt alle Unterschiede. Die Grabkunst, unabhängig davon, ob christlich oder jüdisch, ist mehr oder weniger verschwunden. Etwas davon lebt noch in Mahnmalen weiter, zum Beispiel
Abb. 348 in einem polnischen, das aus Fragmenten alter Gräber, die während des Zweiten Weltkrieges verwüstet wurden, zusammengesetzt ist.

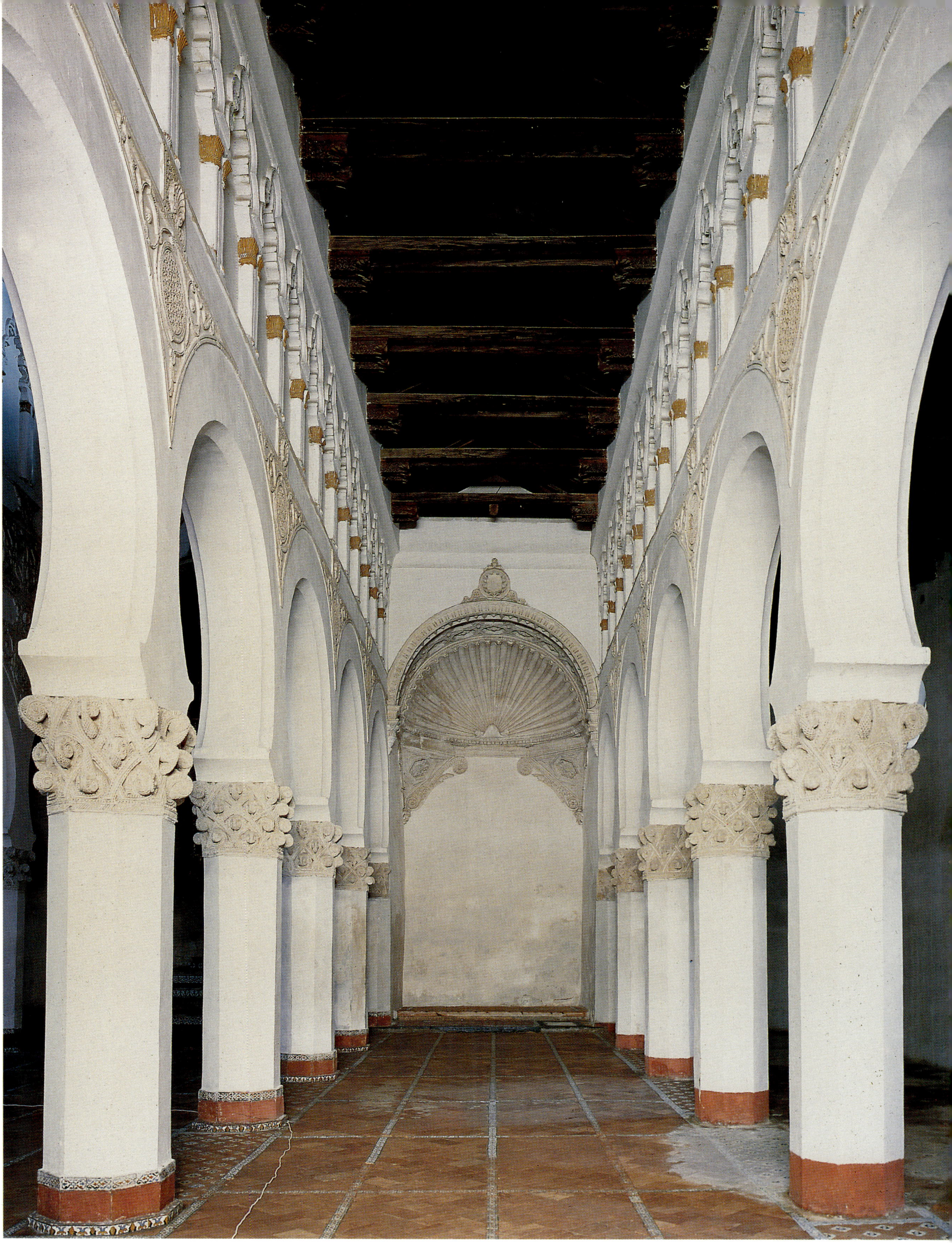

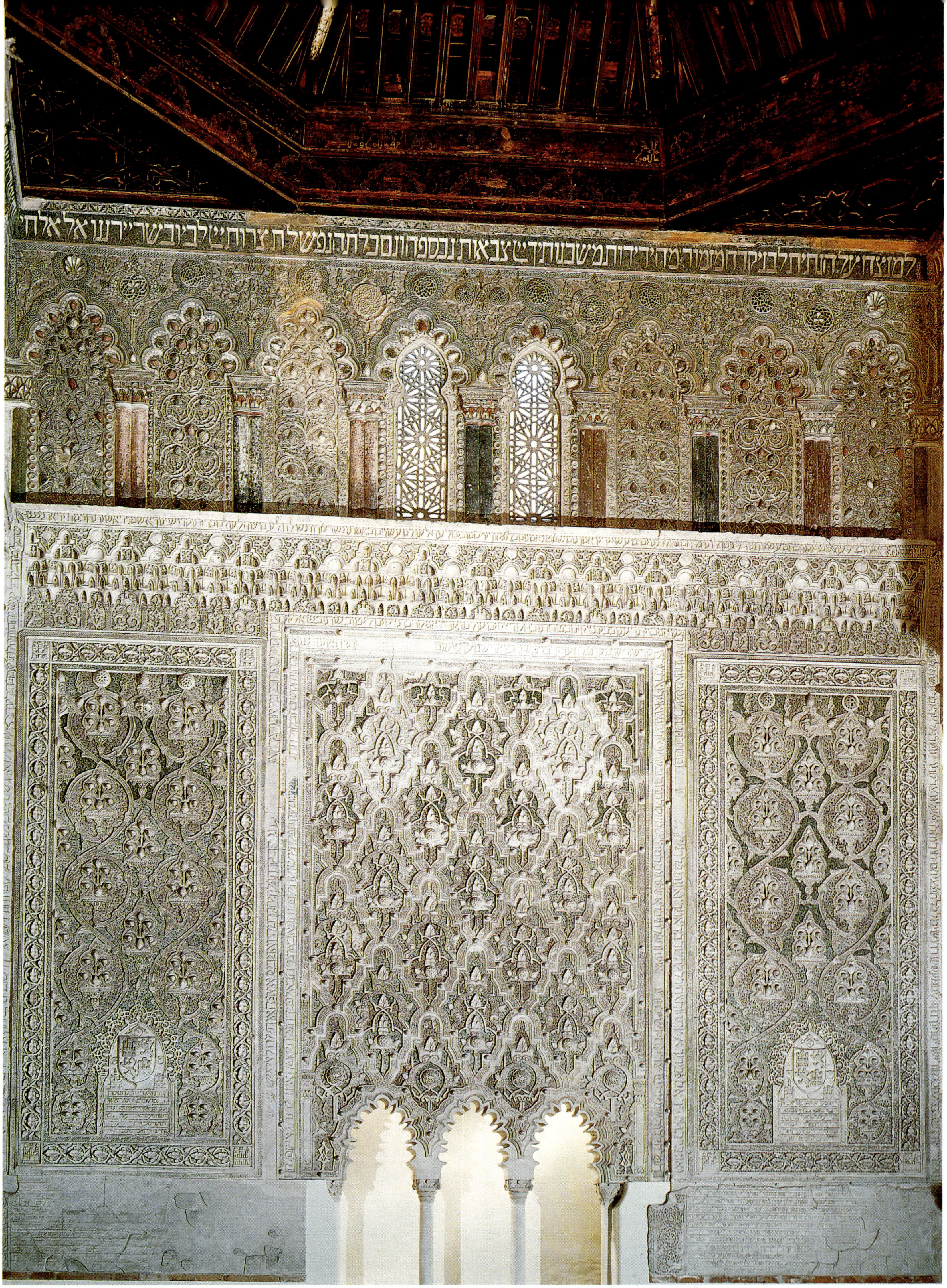

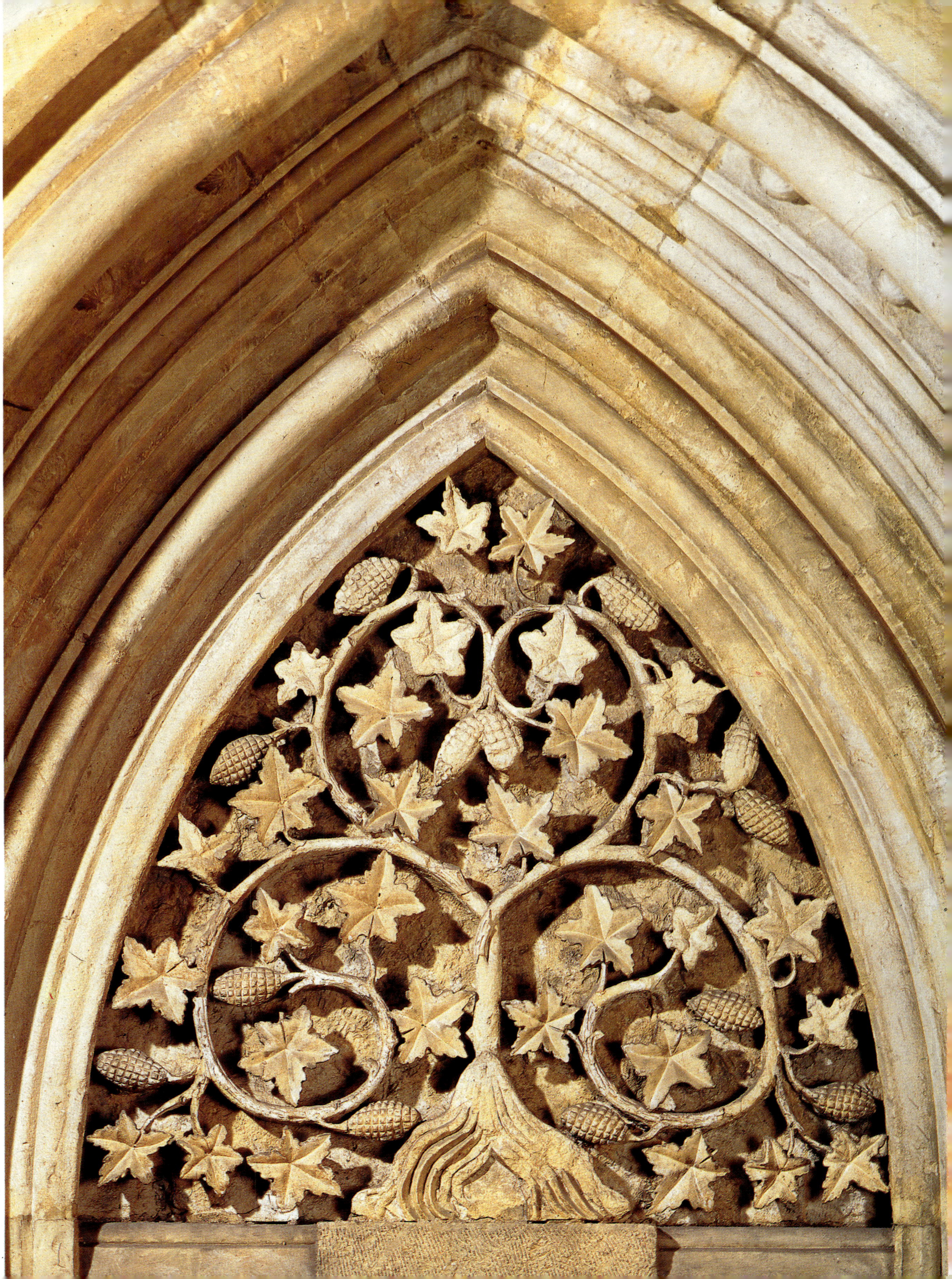

87

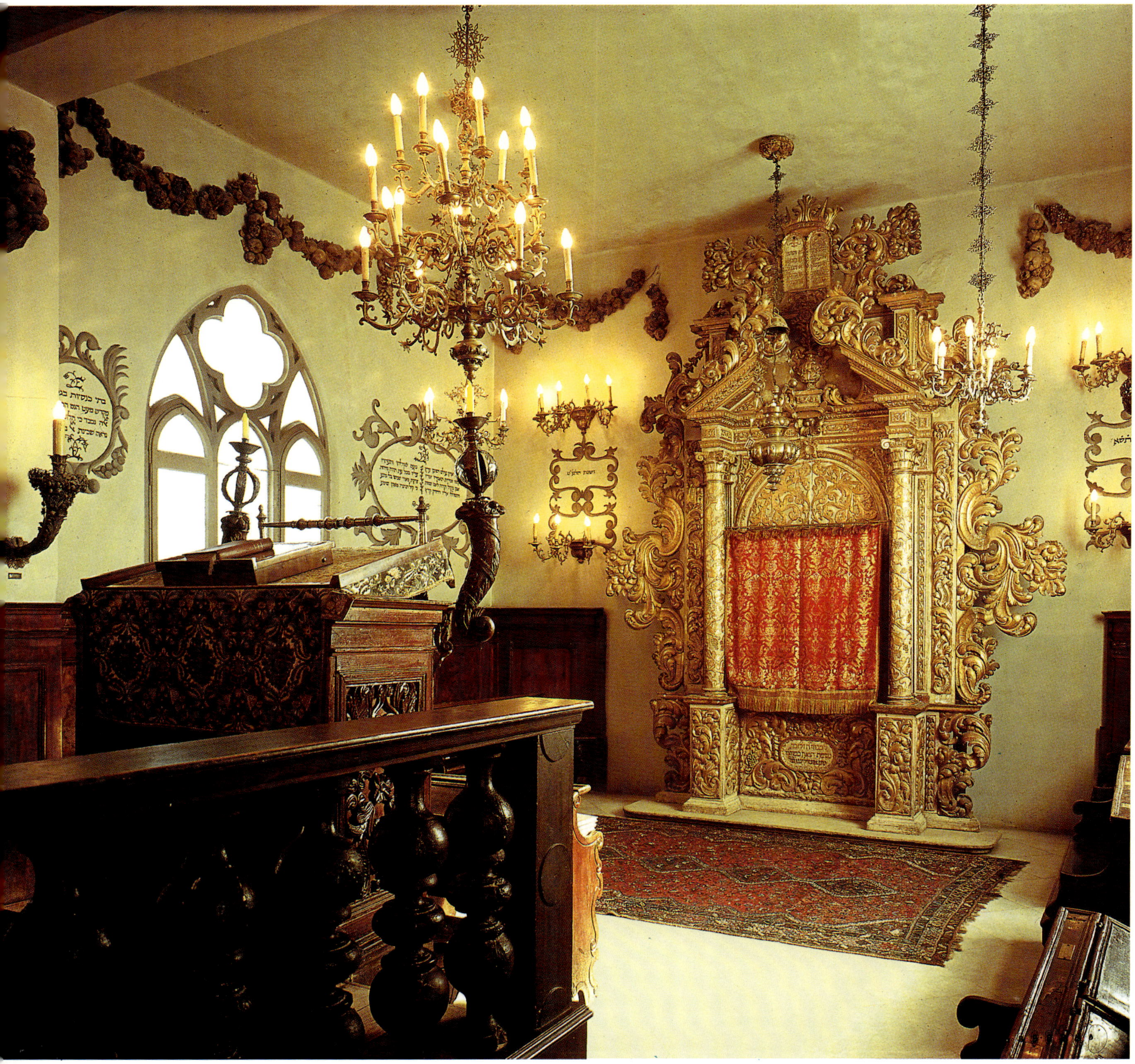

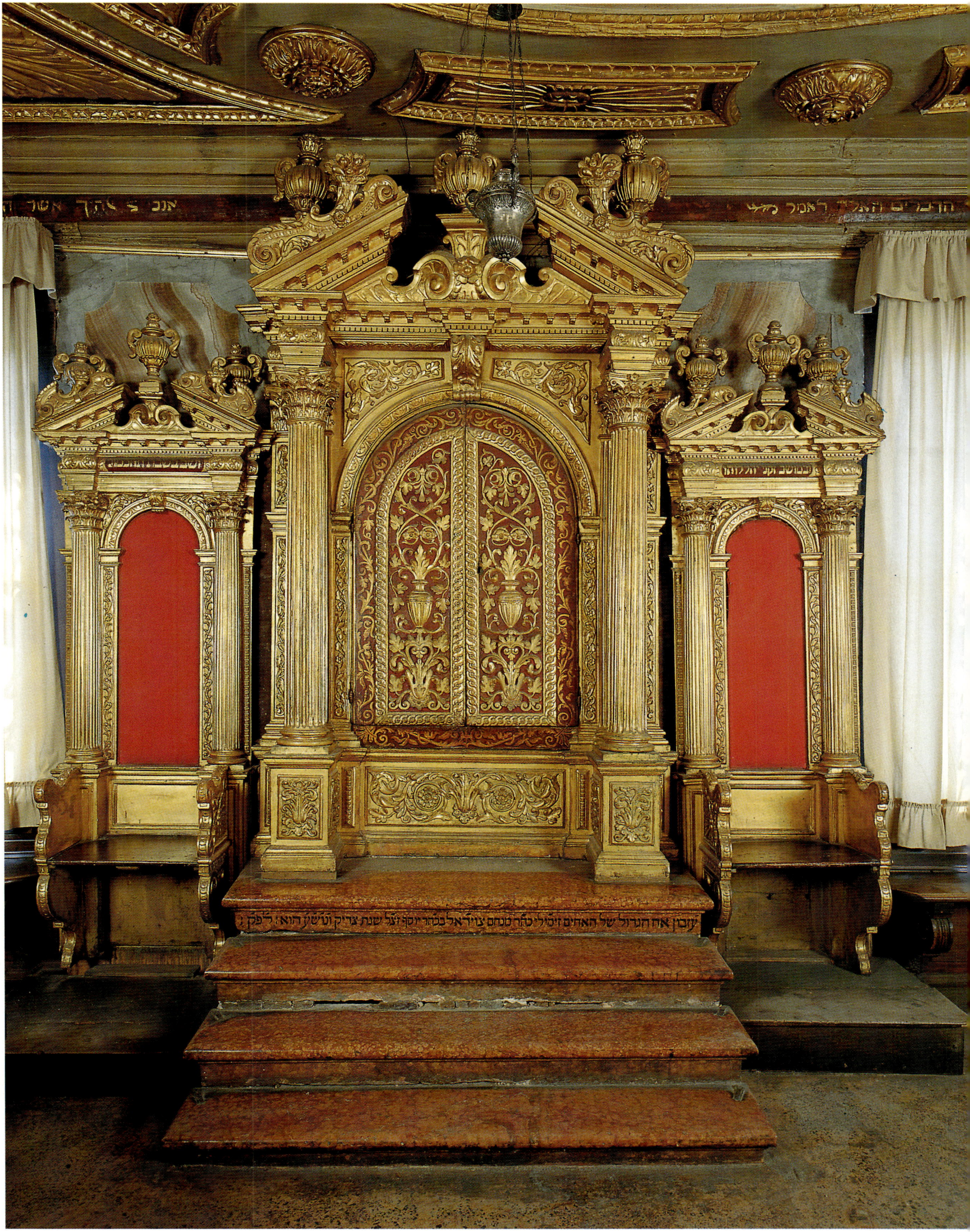

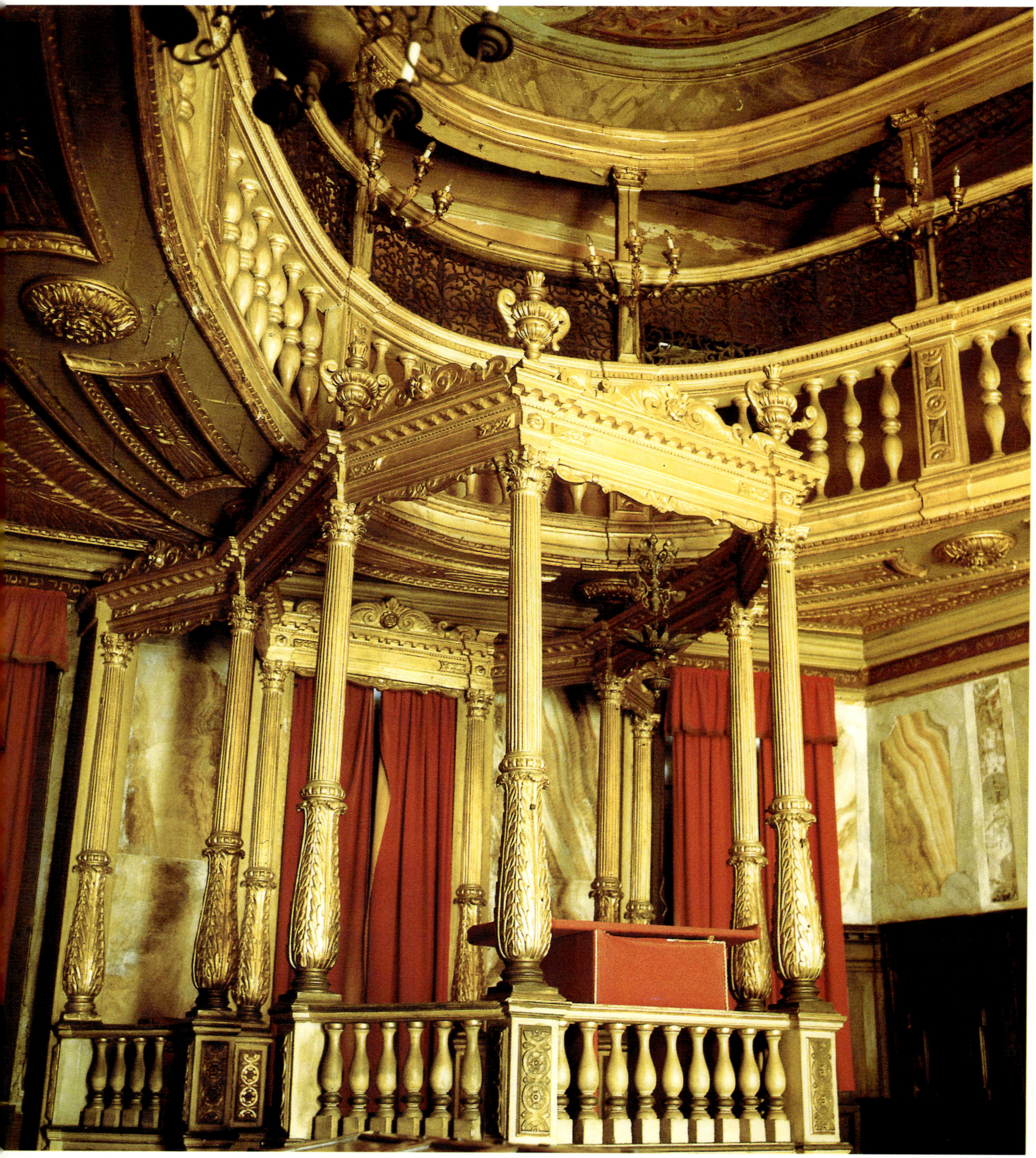

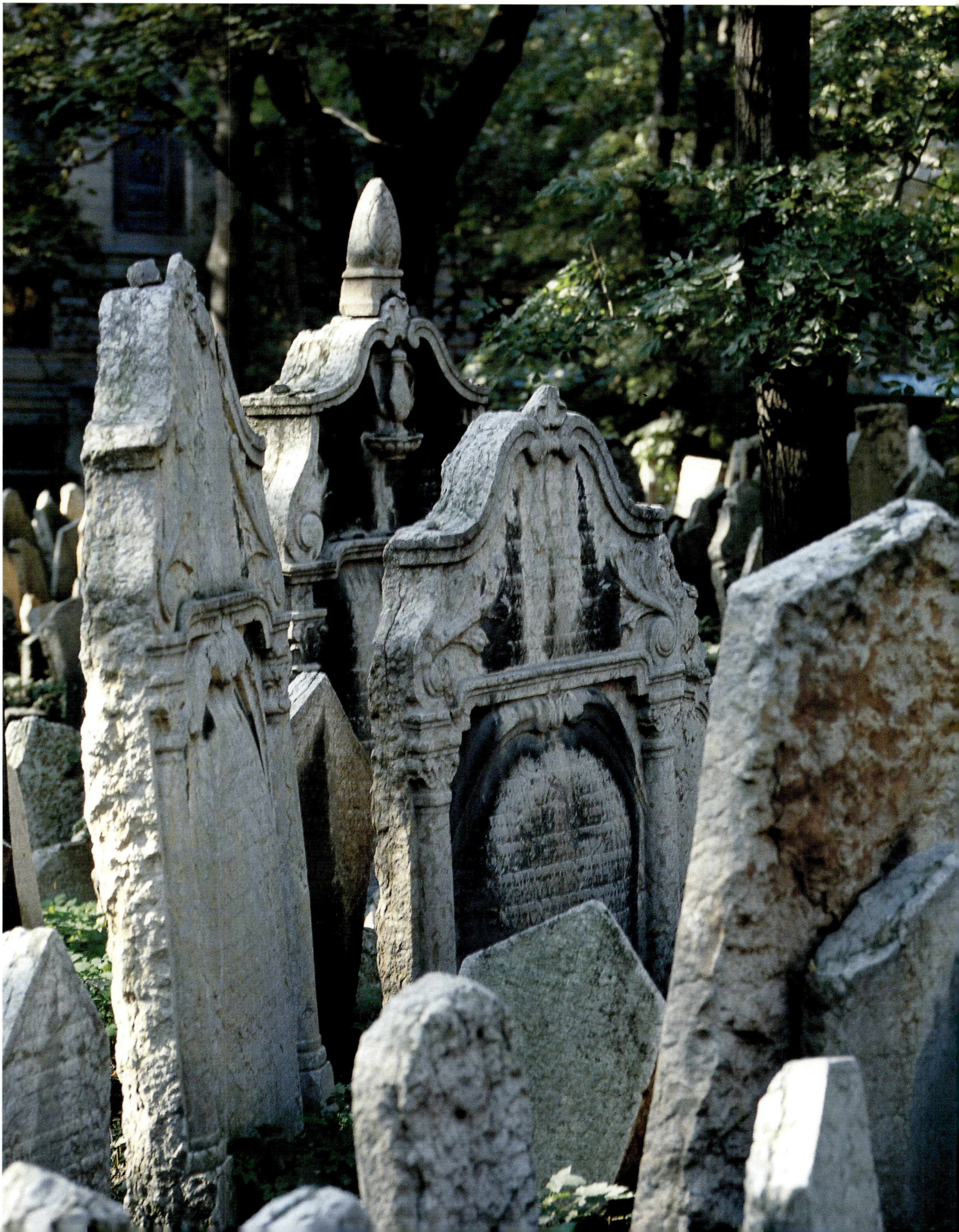

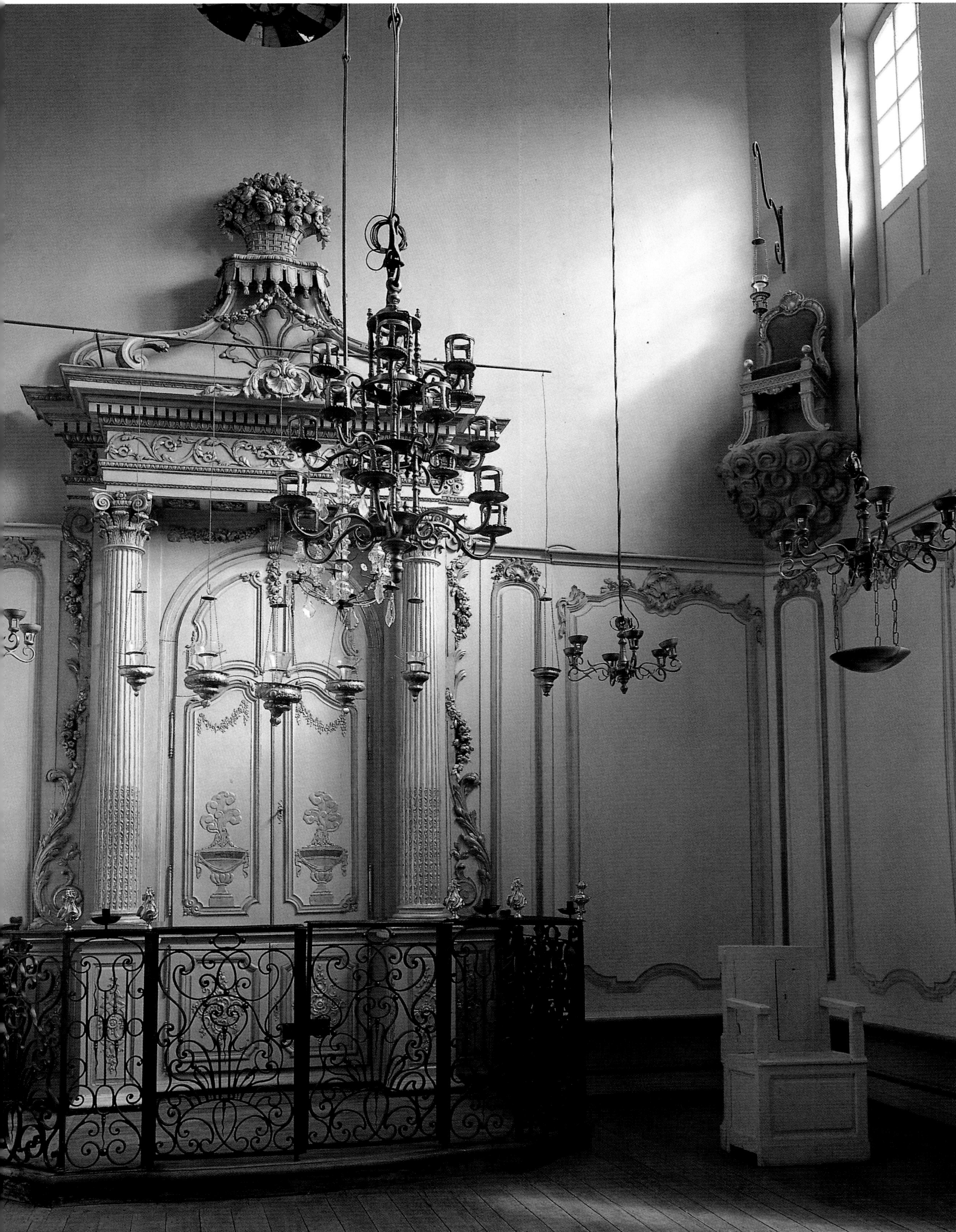

85 Synagoge Santa Maria la Blanca.
Toledo.
Um 1200.
Innenraum.
1411 in eine Kirche umgestaltet.

86 Samuel Halevi Abulafia-Synagoge (El Transito).
Toledo.
1357.
Teilansicht der Ostmauer: Inschriften, Durchgang, Fenster.

87 Altneuschul.
Prag.
Letztes Drittel des 13. Jh.
Tympanon des inneren Portals.

88 Synagoge von Conegliano Veneto (Italien).
Innenraum.
1701–1719
Im 18. Jh. mehrfach verändert; 1952 nach Israel gebracht.
The U. Nahon Museum of Italian Jewish Art, Jerusalem.

89 Scuola Grande Tedesca.
Venedig.
1528; 1732–1733 umgestaltet.
Heilige Lade.

90 Scuola Grande Tedesca.
Venedig.
1528; 1732–1733 umgestaltet.
Bima.

91 Friedhof.
Prag.
15.–18. Jh.

92 Synagoge von Cavaillon.
Innenraum (heilige Lade).
1771–1774.
Architekten: Antoine und Pierre Armelin.

93 Touro-Synagoge.
Newport, Rhode Island.
Innenraum.
1763.
Architekt: Peter Harrison.

94 Portugiesische Synagoge.
Amsterdam.
1671–1675.
Architekt: Elias Bouman.

95 Synagoge von Lunéville.
Fassade.
1785.
Architekt: Augustin-Charles Piroux.

96 Synagoge von Wörlitz.
1789–1790.
Architekt: Friedrich Wilhelm von Erdmannsdorf.

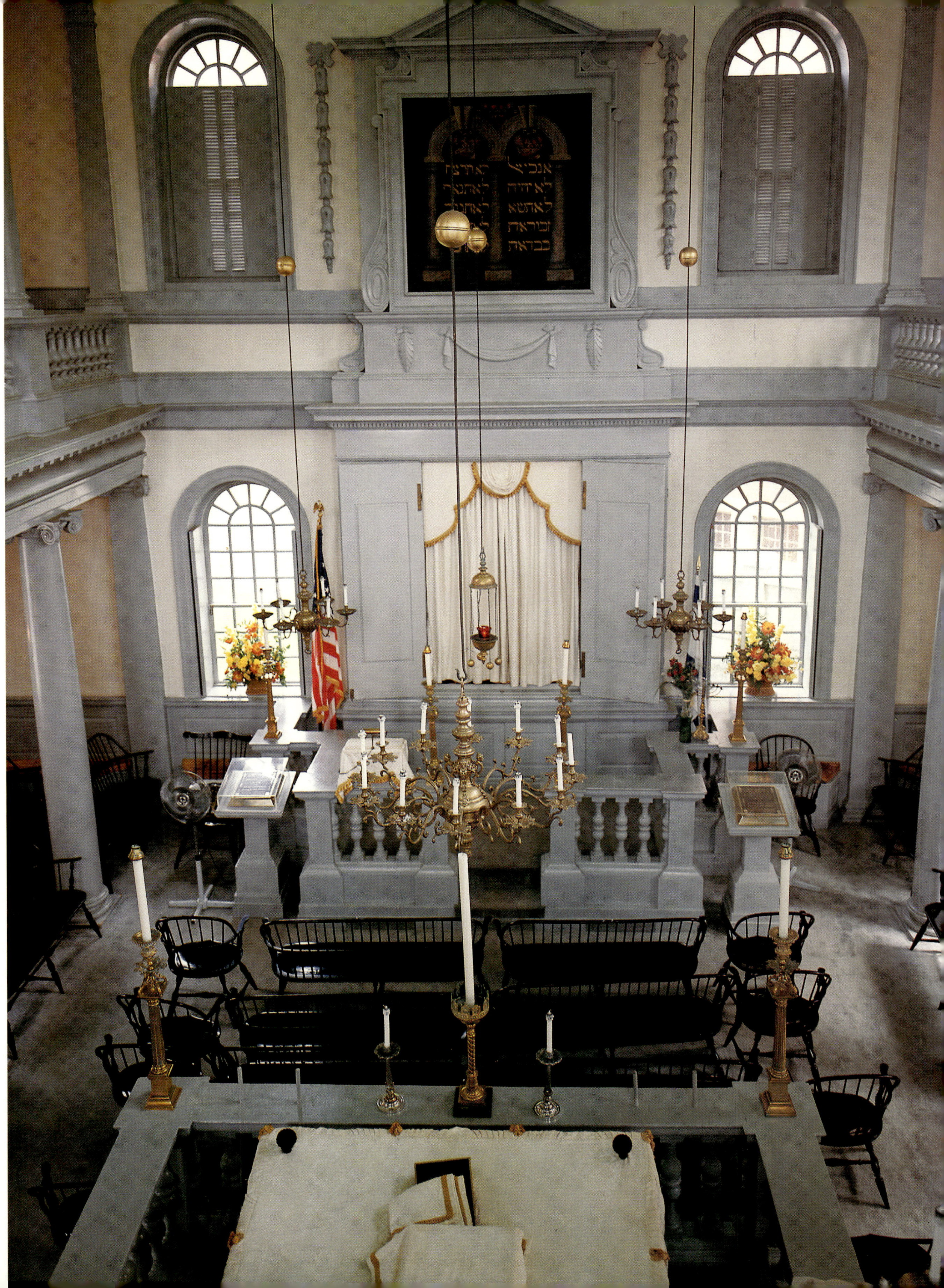

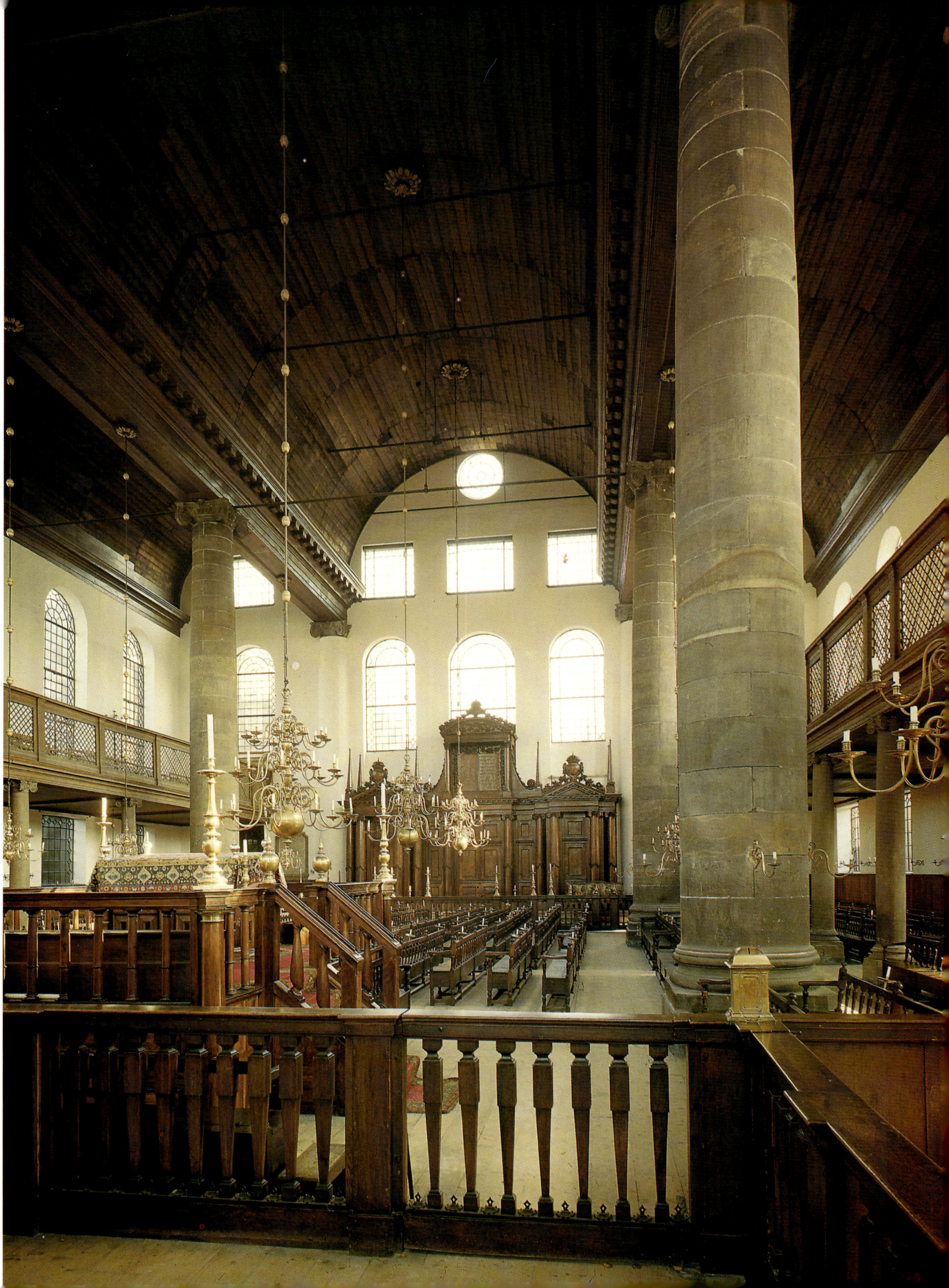

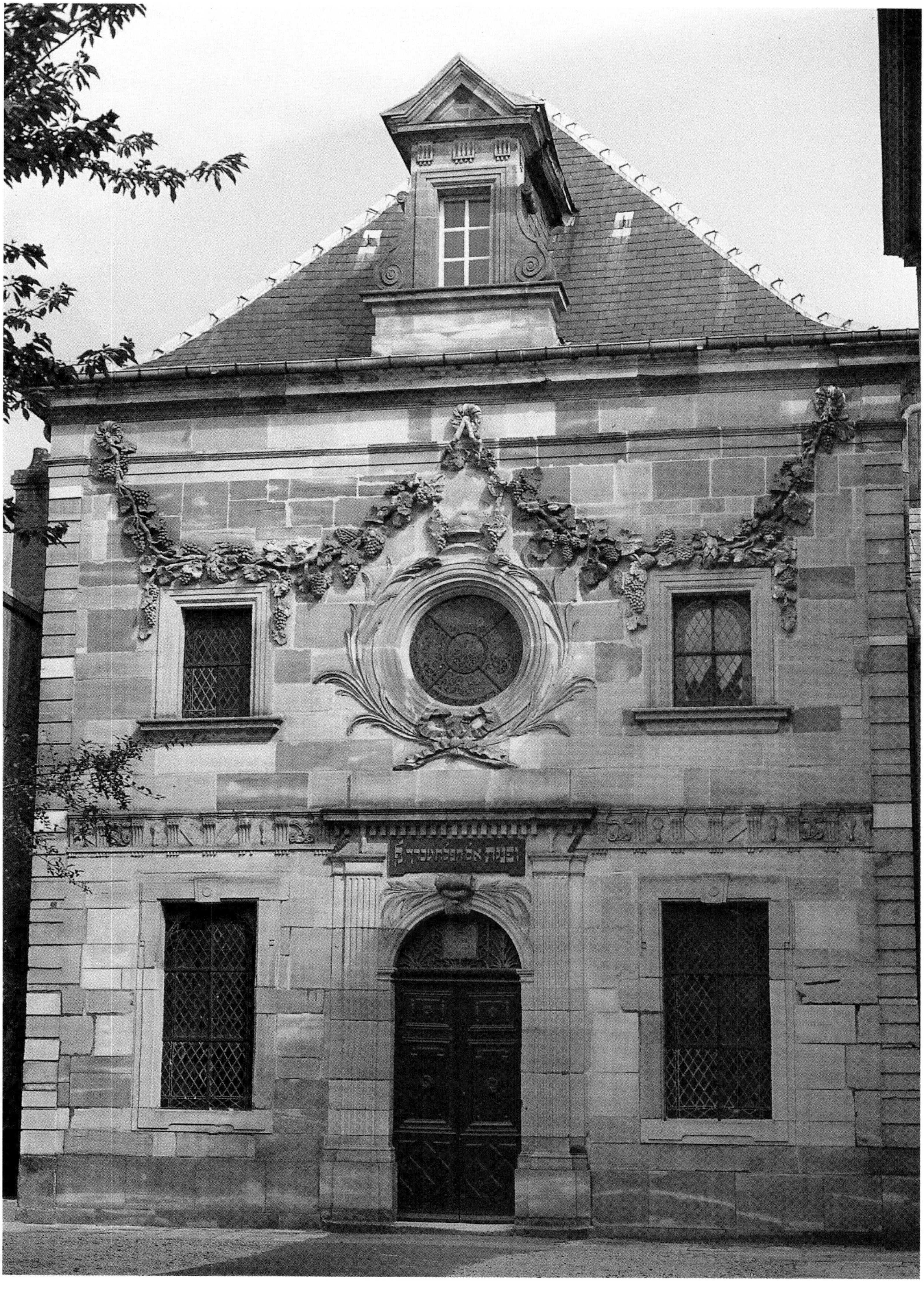
ופנית אל תפלת עבדך ה׳

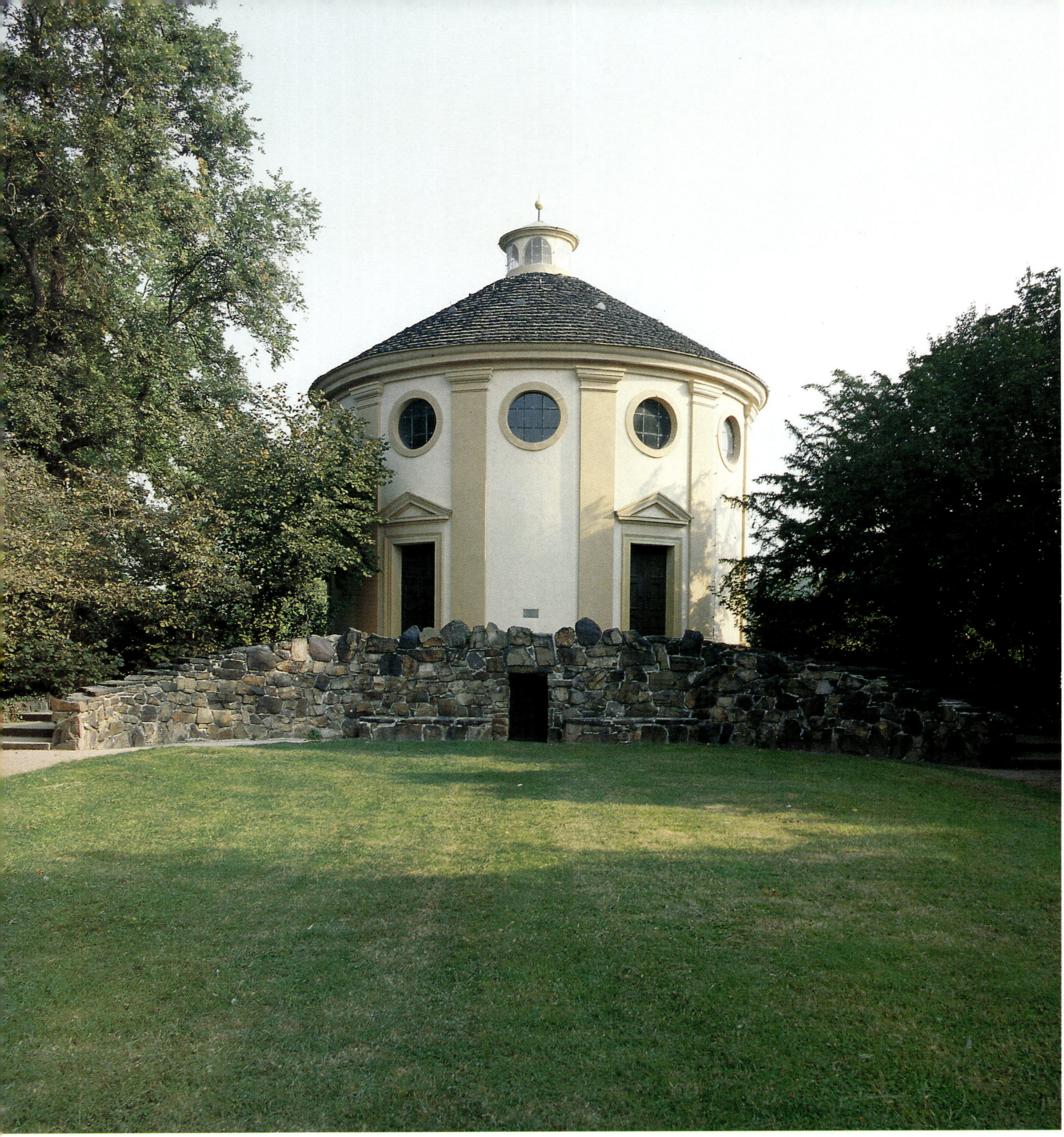

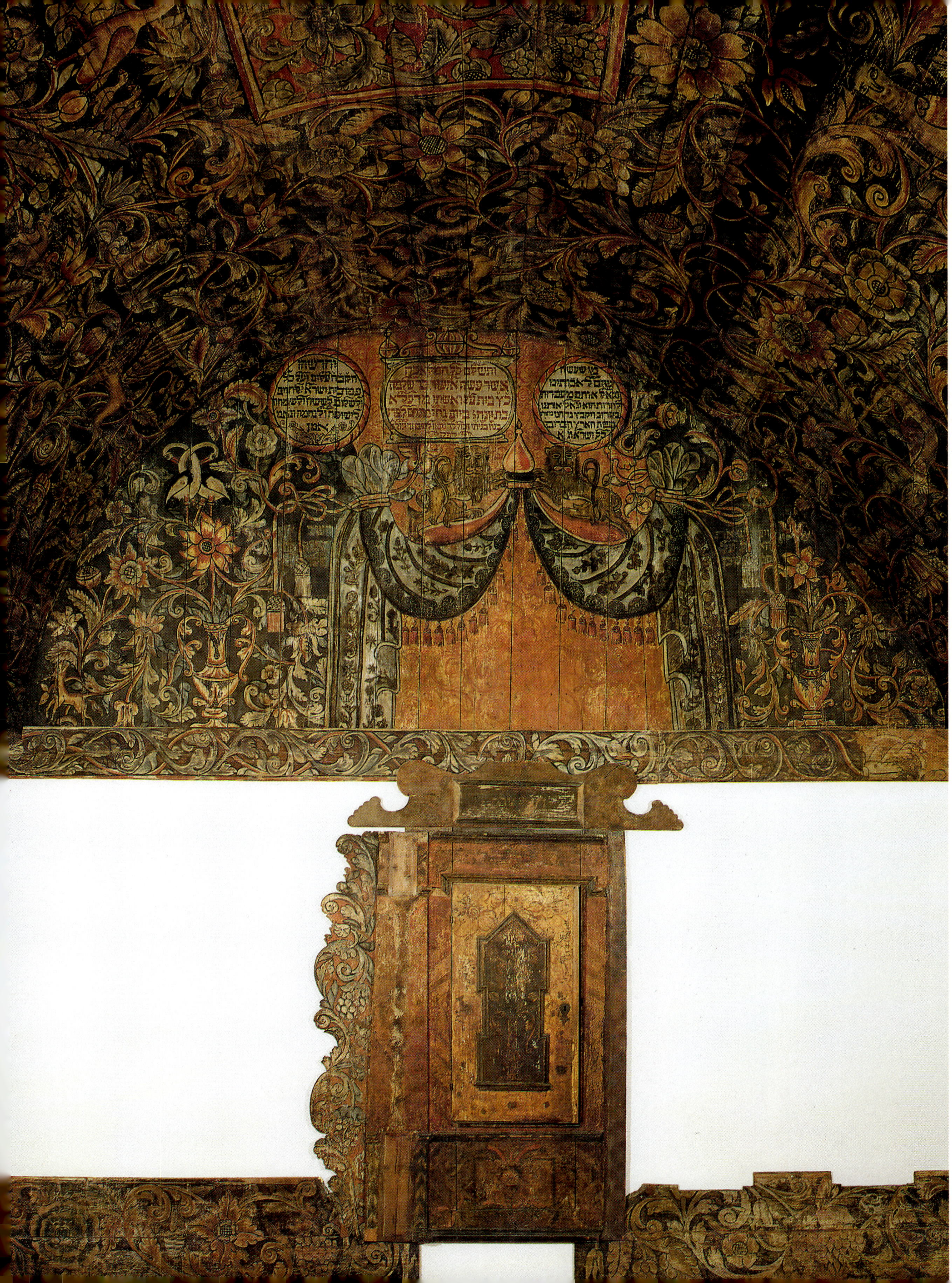

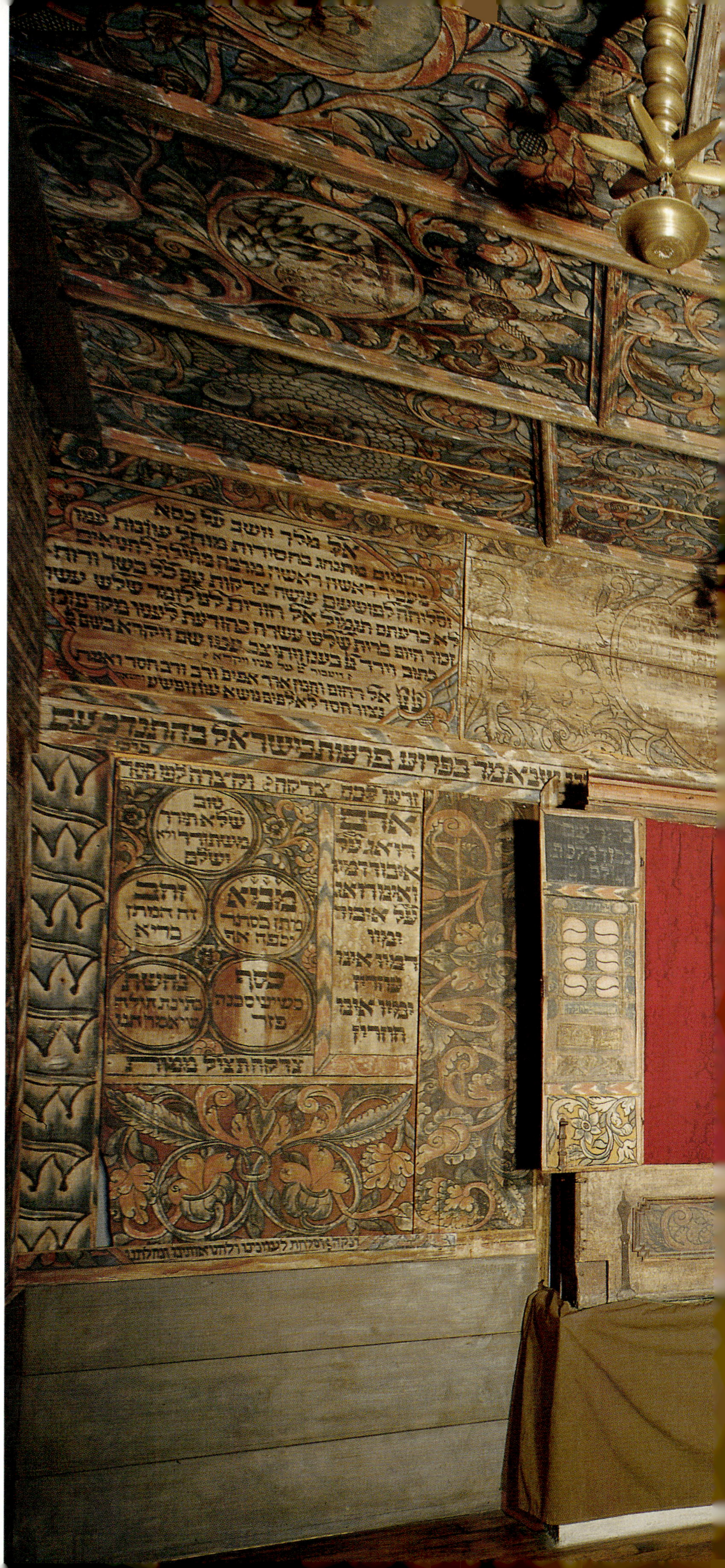

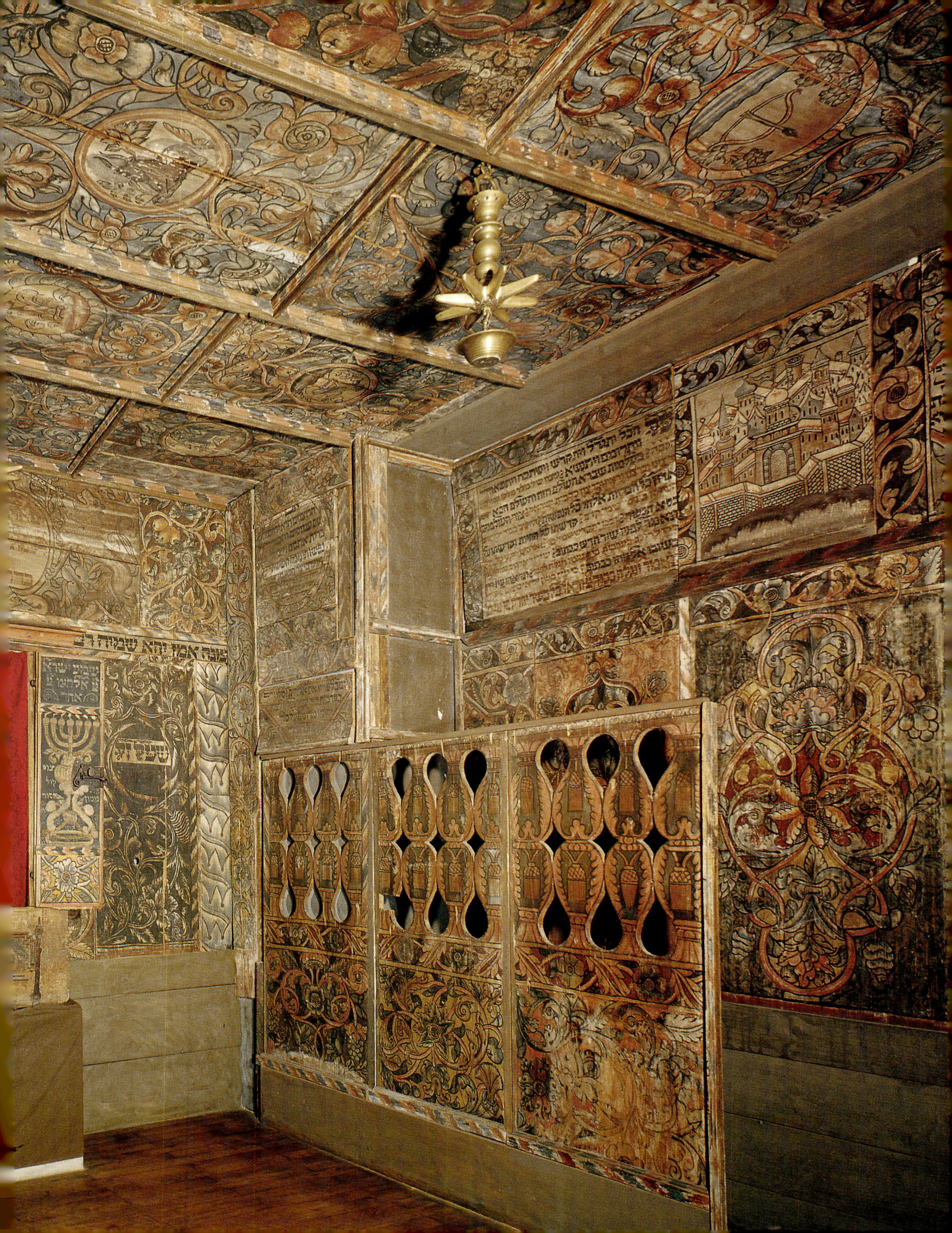

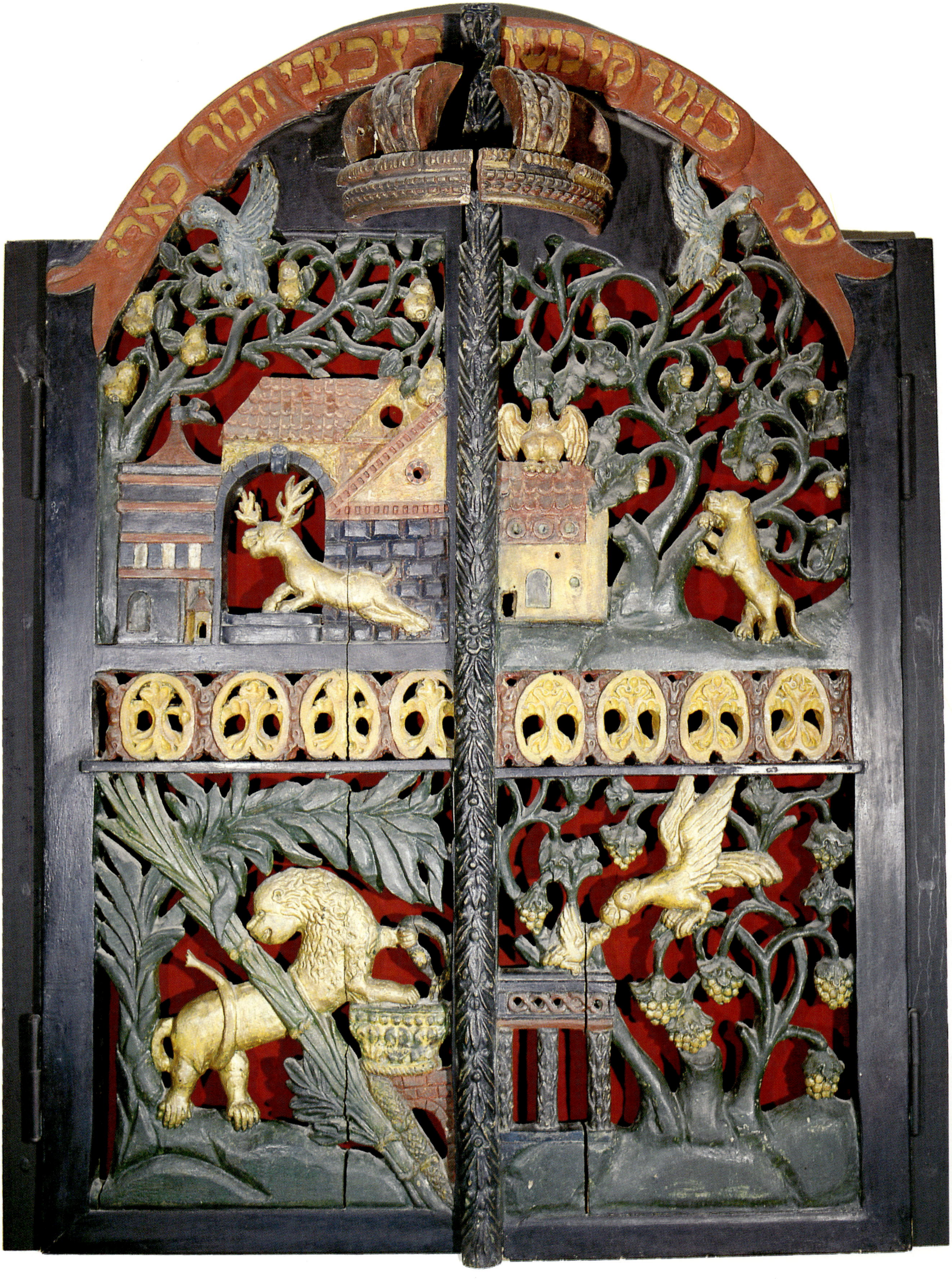
עז כנמר קל כנשר רץ כצבי וגבור כארי

97 Synagogenausmalung von Eliezer Sussman.
Horb am Neckar.
1735.
Israel Museum, Tel Aviv.

98 Synagogenausmalung von Eliezer Sussman.
Unterlimpurg.
1738–1739.
Hallisch-Fränkisches Museum, Schwäbisch Hall.

99 Türe einer heiligen Lade.
Krakau.
17. Jh.
Hekhal Shlomo, Museum Wolfson, Jerusalem.

100 Synagoge in München.
Innenraum.
Architekt: J.-B. Métivier.
Aquarell von J.-B. Métivier.
40,4 × 32 cm.
1826.
Architektensammlung der Technischen Universität München.

101 Synagoge in Karlsruhe.
Innenhof und innere Fassade.
1798–1806.
Architekt: Friedrich Weinbrenner.
Aquarell von A. Stähelin, 1816.
44,5 × 53,3 cm.
Kunstmuseum Basel, Kupferstichkabinett.

102 Synagoge in Wien, Seitenstettengasse.
Innenraum.
Aquarell, 19. Jh.
Historisches Museum der Stadt Wien.

103 Konsistorialsynagoge in Paris, Rue de la Victoire.
Innenraum.
1874.
Architekt: Alfred Aldrophe.

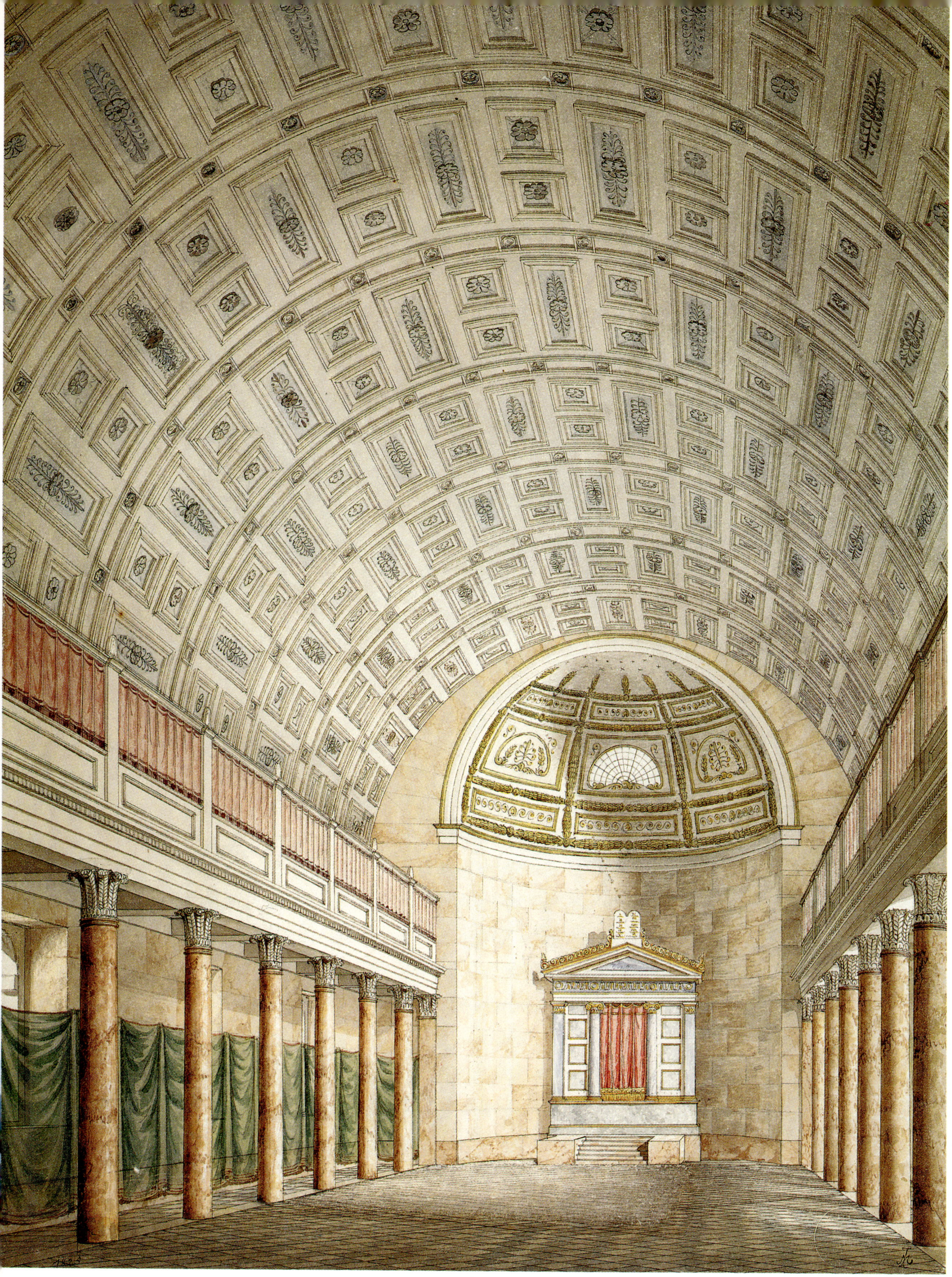

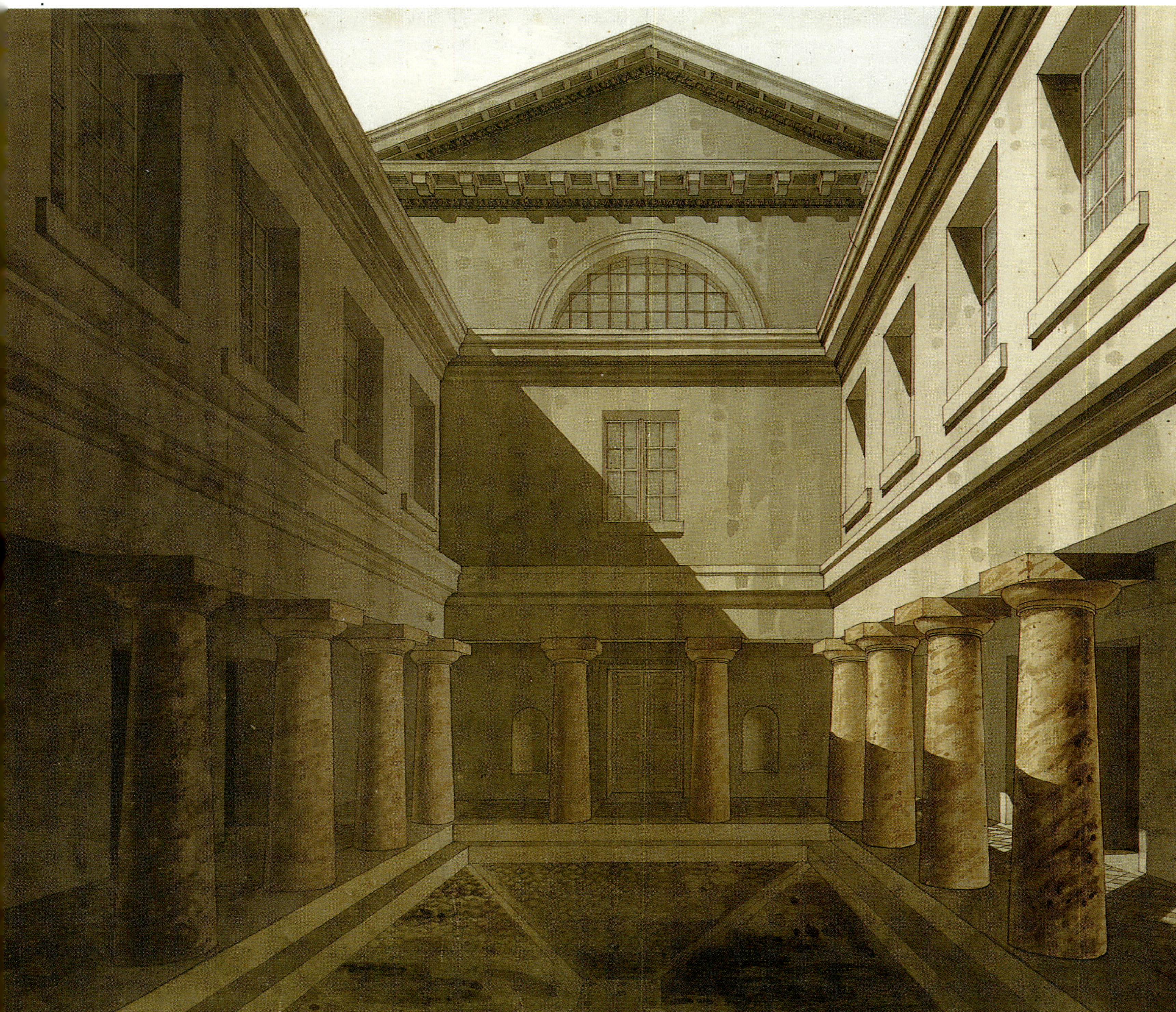

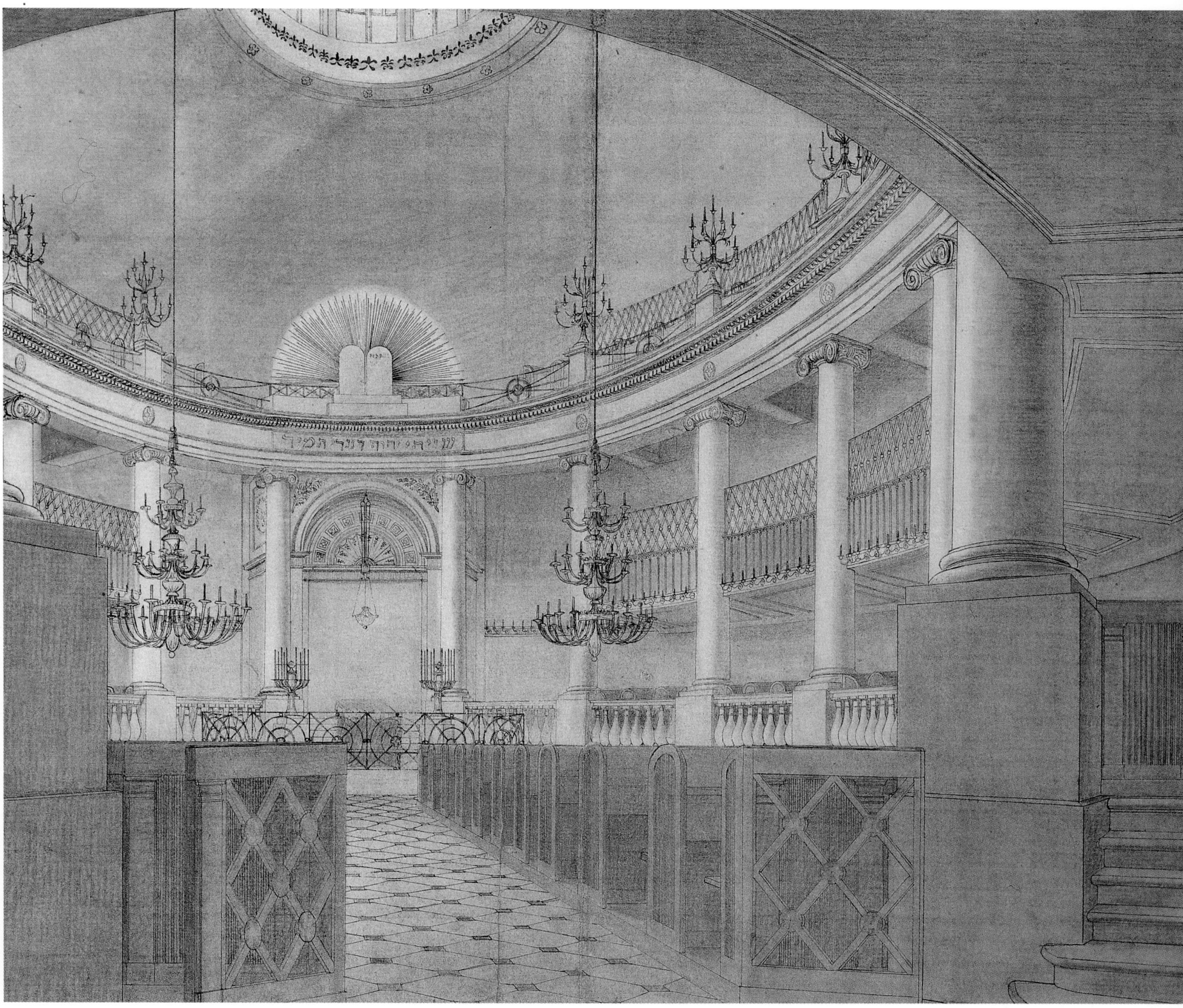

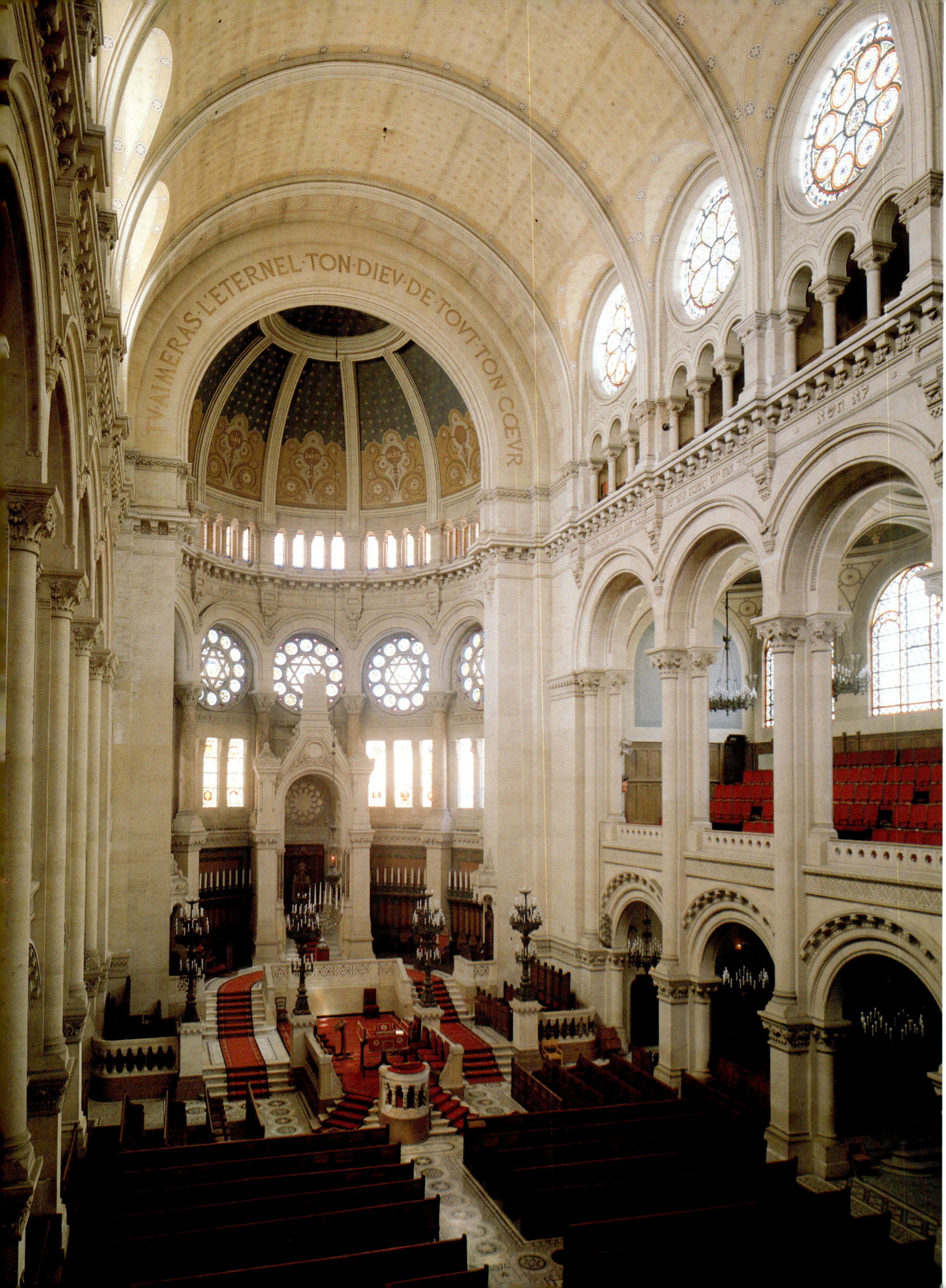
TV·AIMERAS·L'ETERNEL·TON·DIEV·DE·TOVT·TON·COEVR

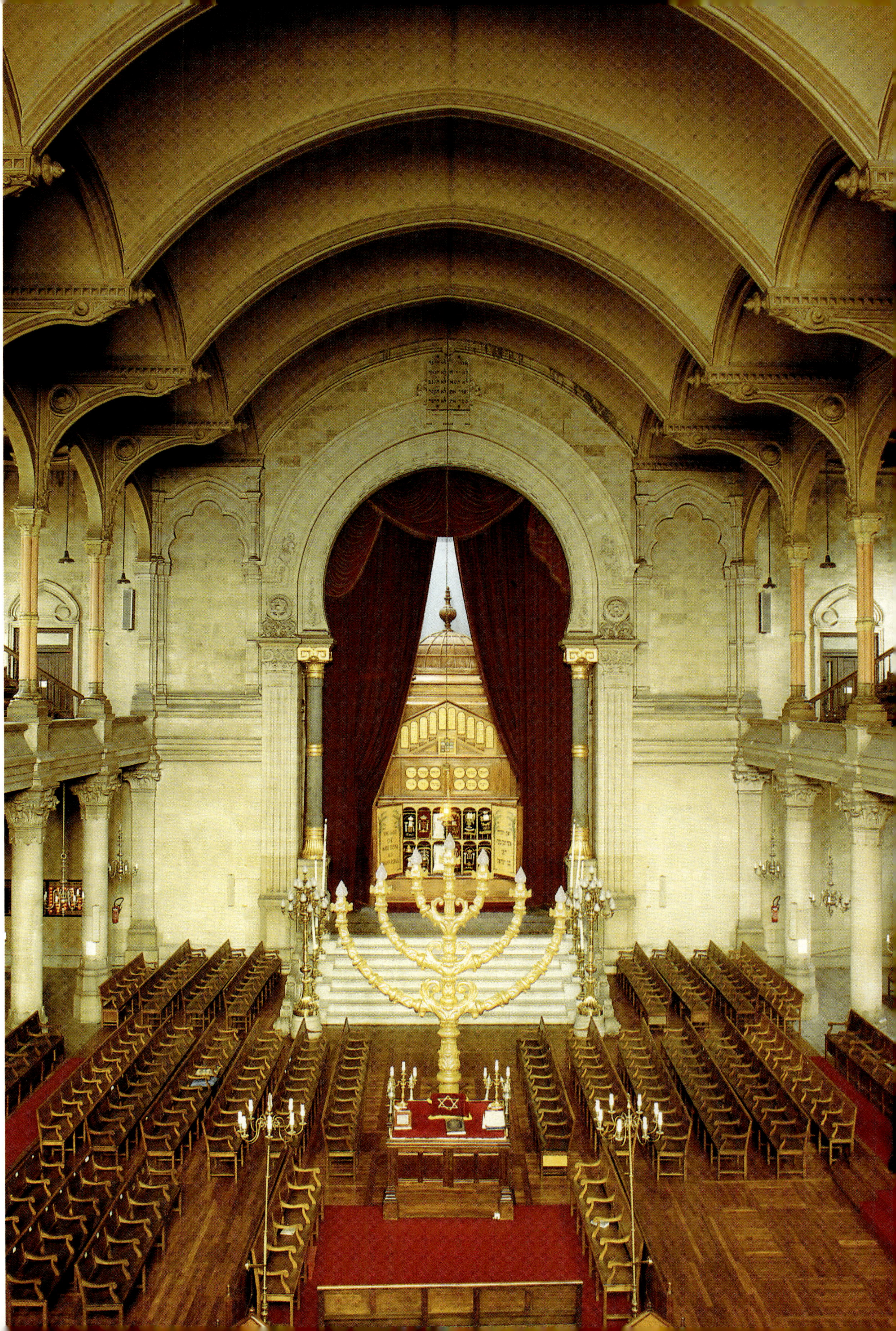

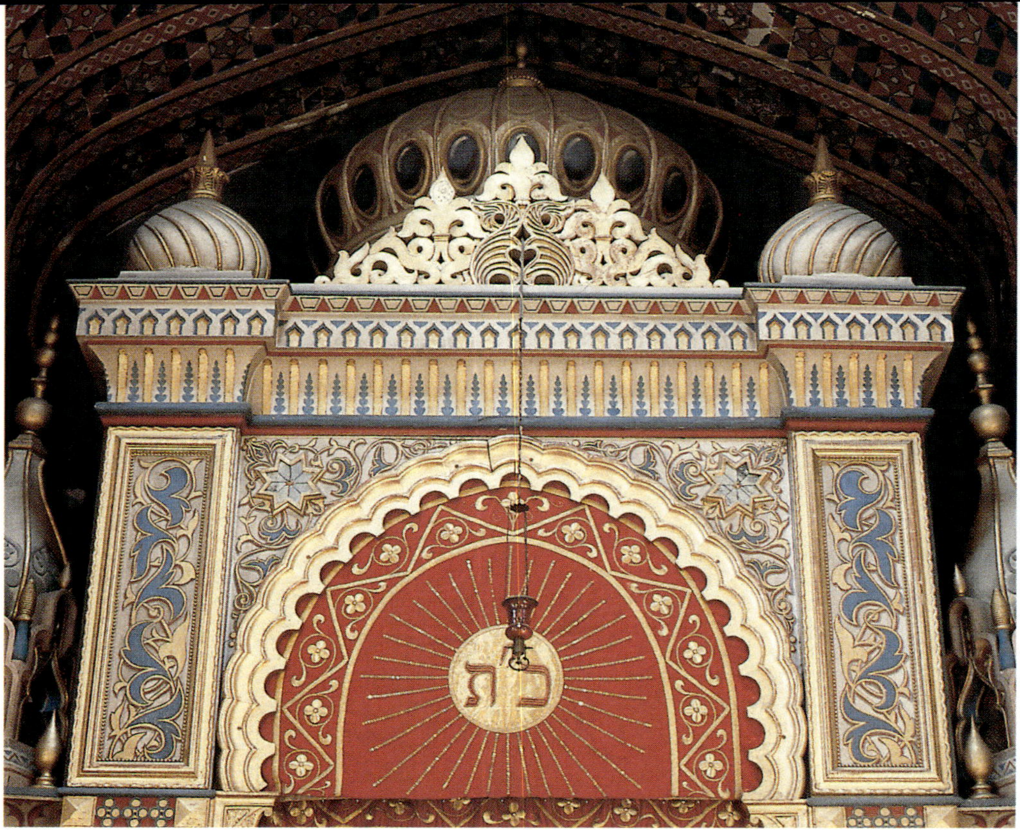
105

106

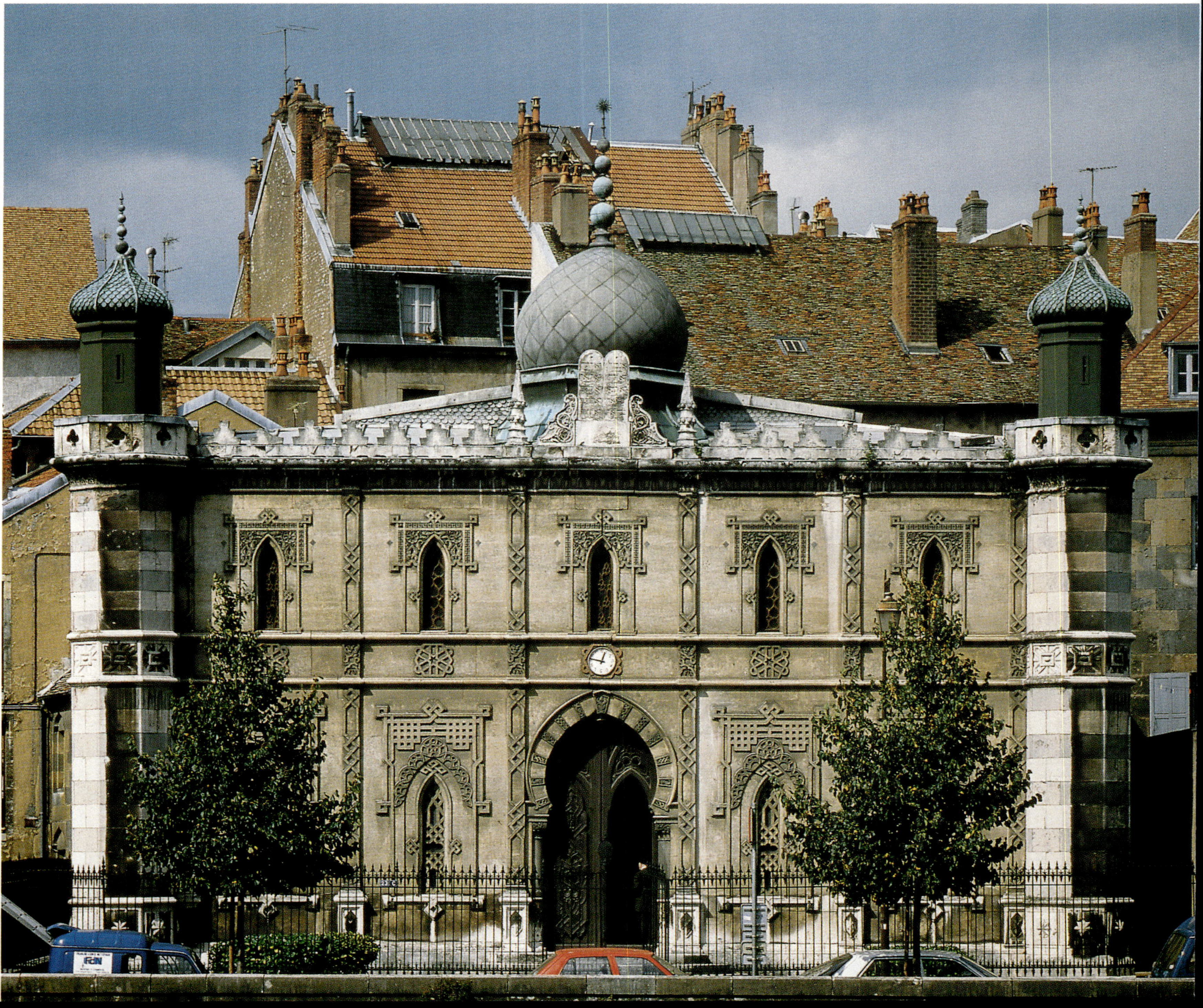

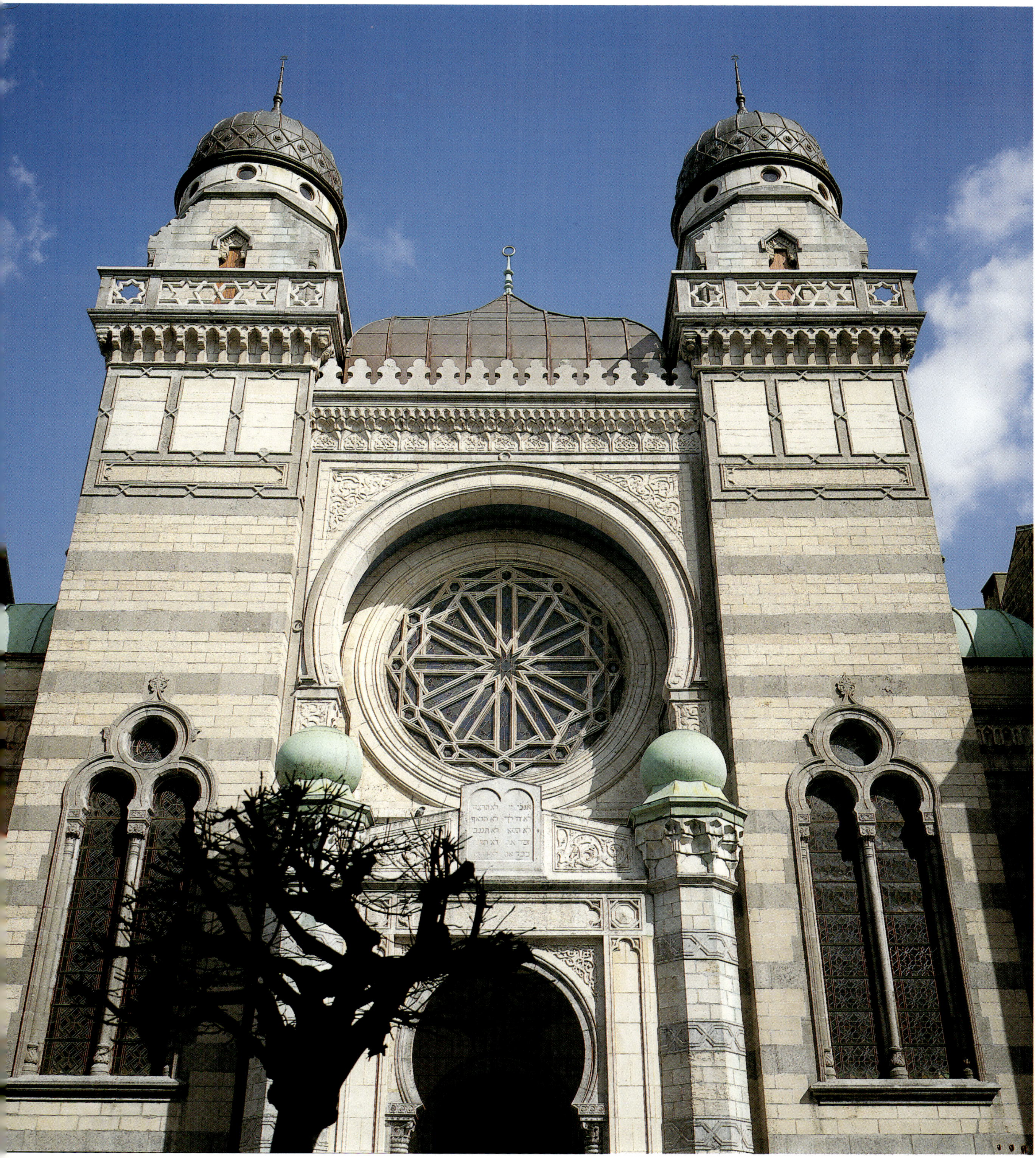

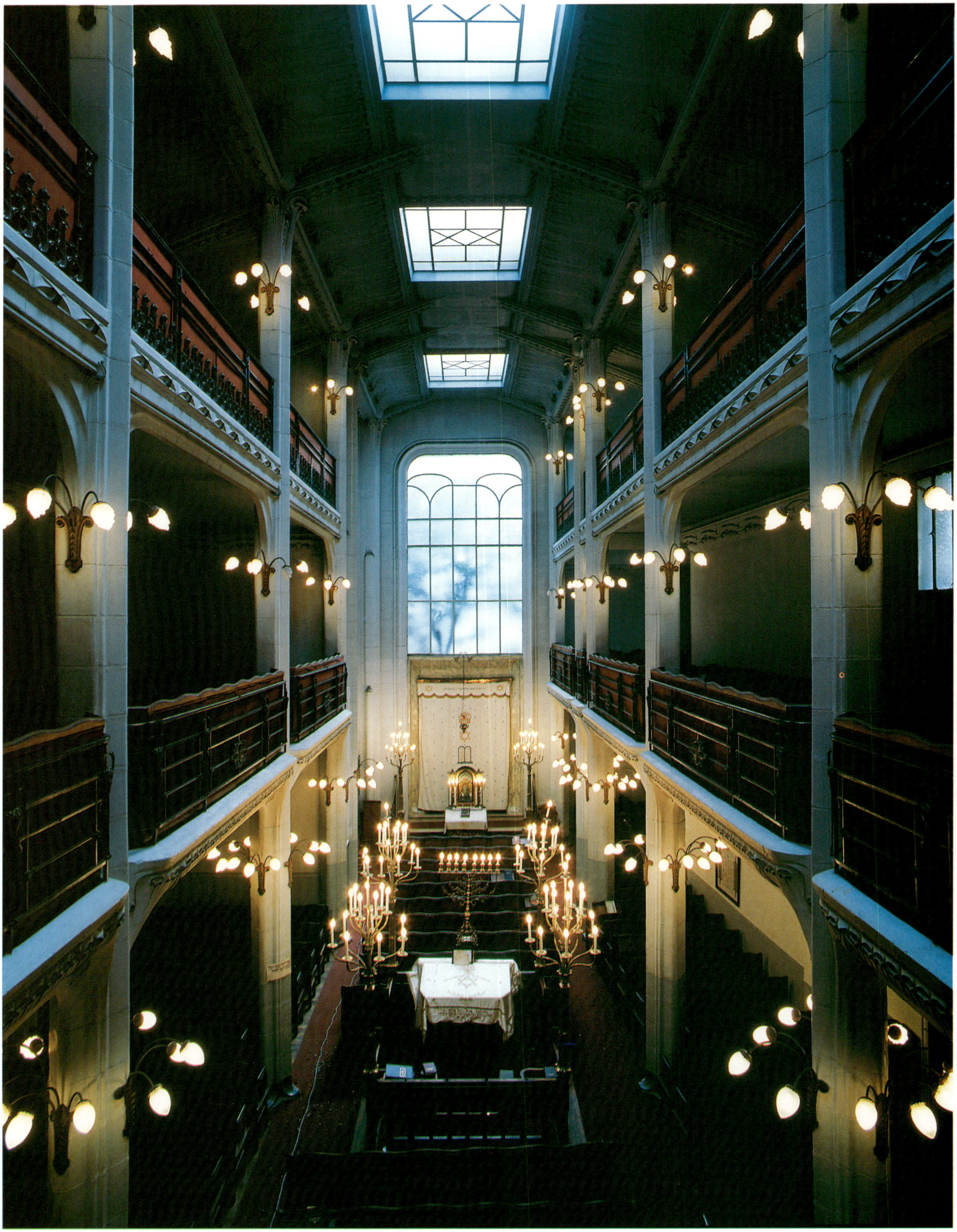

104 Synagoge in Bordeaux.
Innenraum.
1882.
Architekt: Charles Durand.

105 Heilige Lade (Teilansicht).
Synagoge in Besançon.
1869.
Architekt: Pierre Marnotte.

106 Synagoge in Besançon.
Fassade.
1869.
Architekt: Pierre Marnotte.

107 Synagoge in Antwerpen, Rue des Architectes.
Fassade.
1891.
Architekt: Ernest Stordiau.

108 Synagoge in Paris, Rue Pavée.
Innenraum.
1914.
Architekt: Hector Guimard.

109 Synagoge in Köln, Glockengasse.
Innenraum.
1861.
Architekt: Ernst Zwirner.
Farblithographie.
Kölnisches Stadtmuseum.

110 Synagoge in Berlin, Oranienburger Straße.
Fassade.
1866.
Architekt: Eduard Knoblauch.
Lithographie von Emil de Cauwer.
Märkisches Museum, Berlin.

111 Synagoge in Wien, Tempelgasse.
Innenraum.
1858.
Architekt: Ludwig von Förster
Lithographie.
Historisches Museum der Stadt Wien.

112 Synagoge in Florenz.
1882.
Architekten: Mariano Falcini, Vincente Micheli
und Marco Treves.

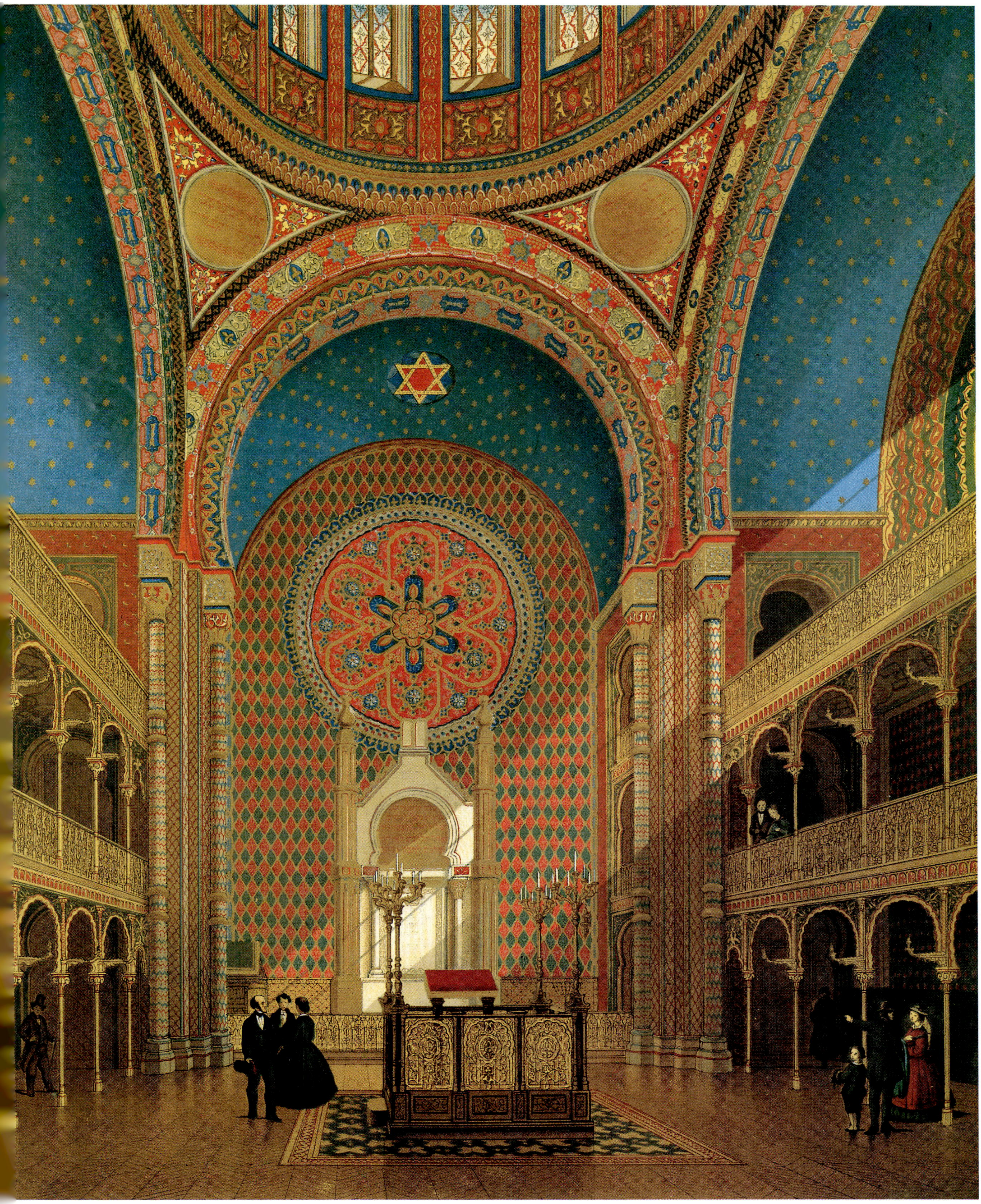

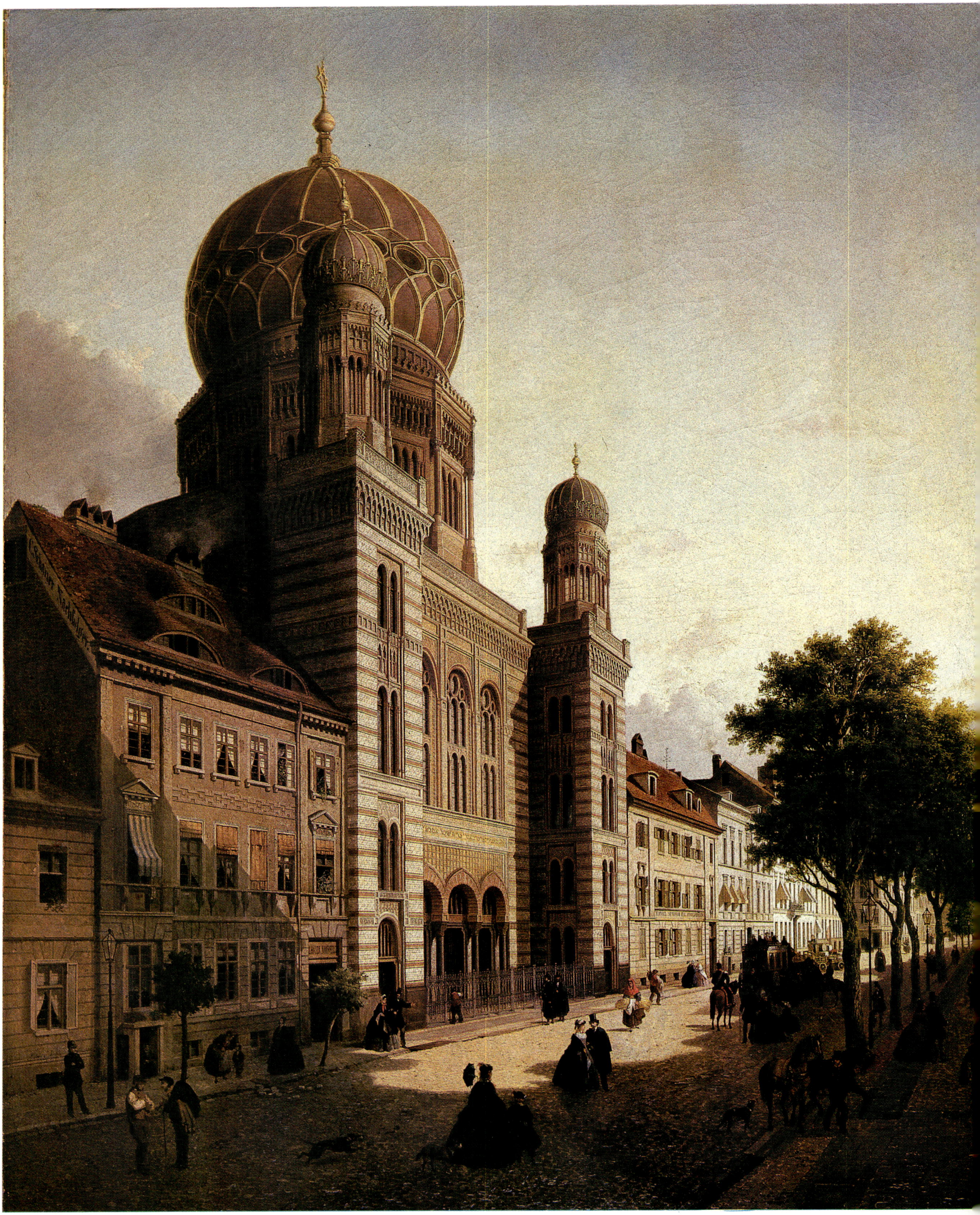

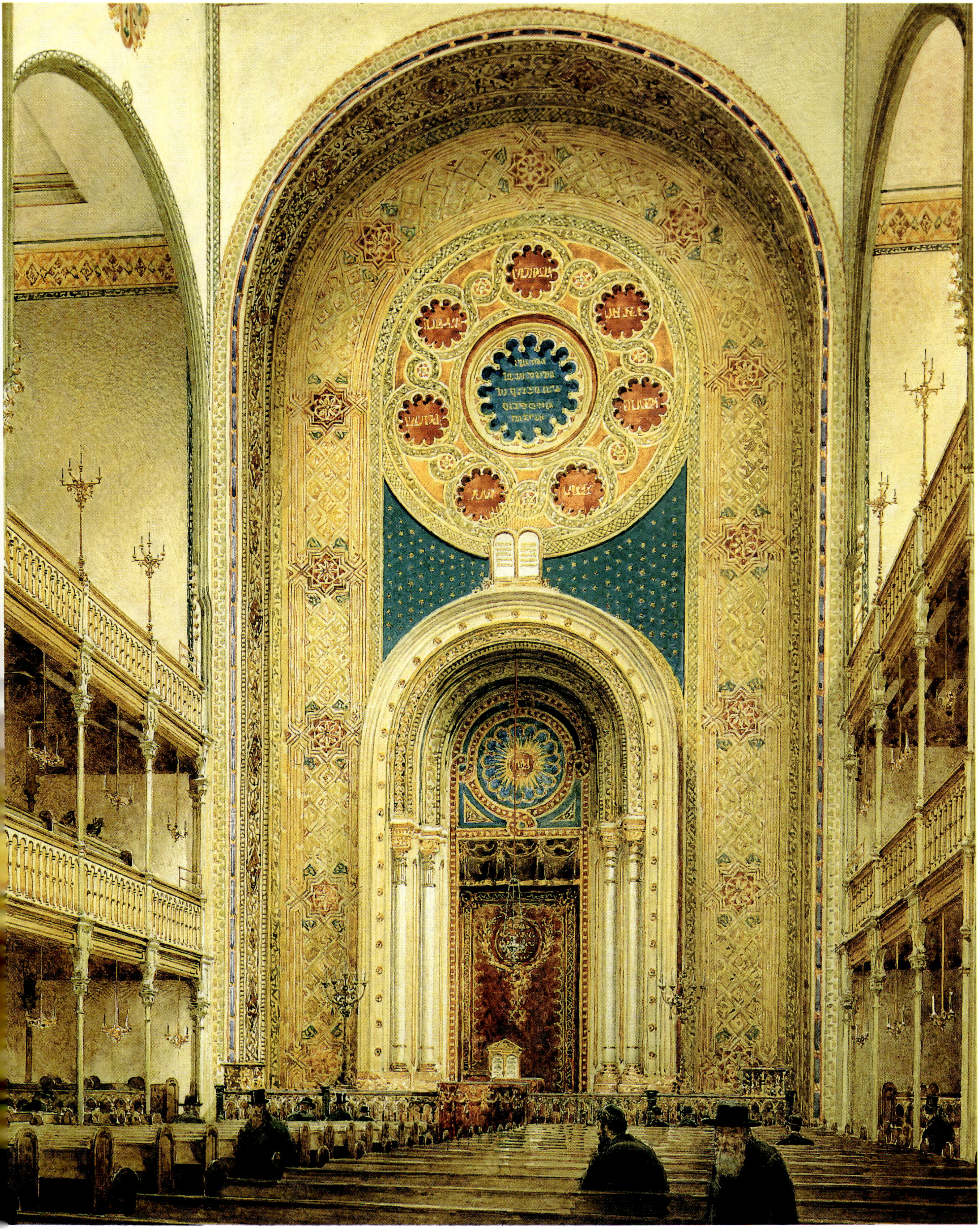

III

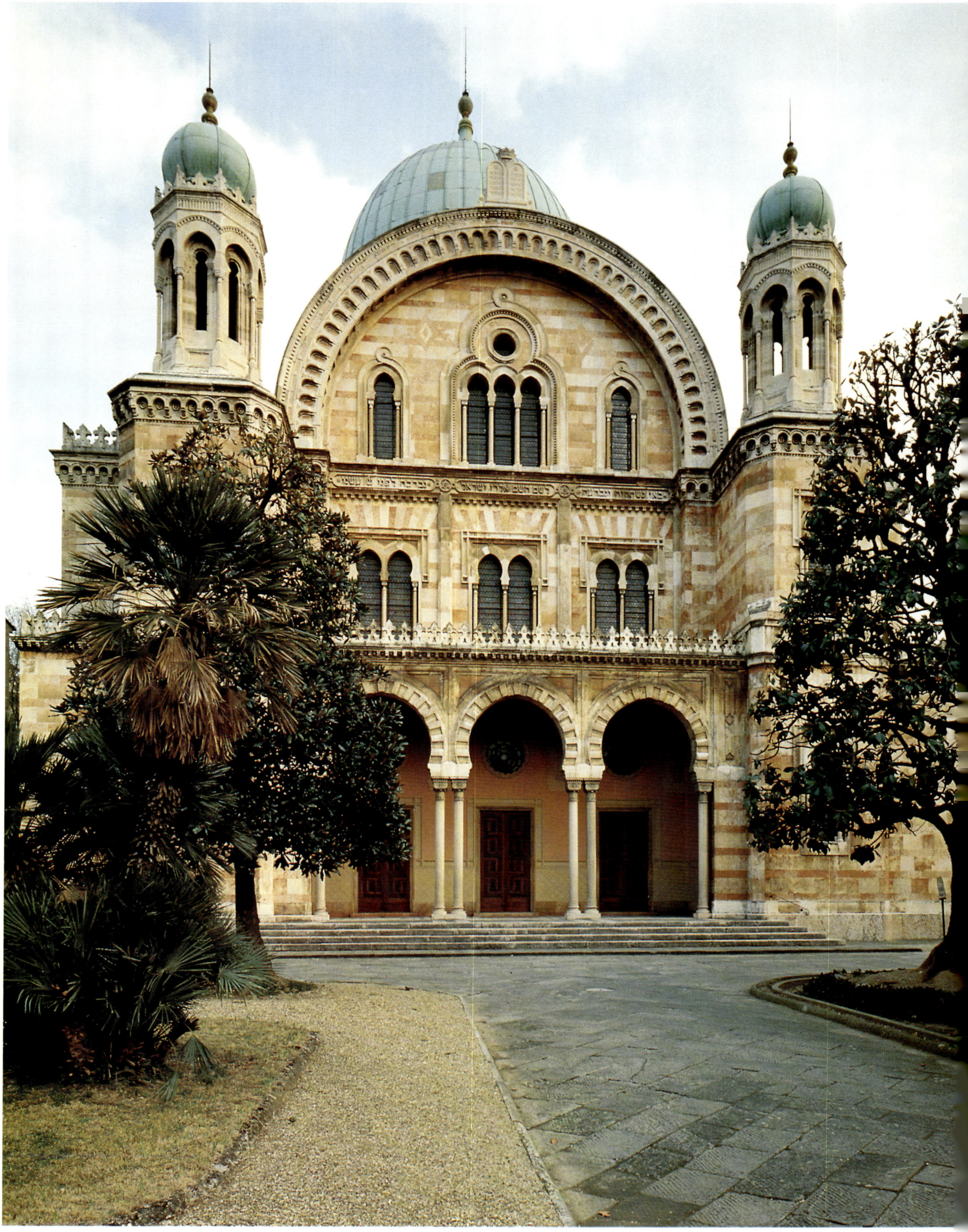

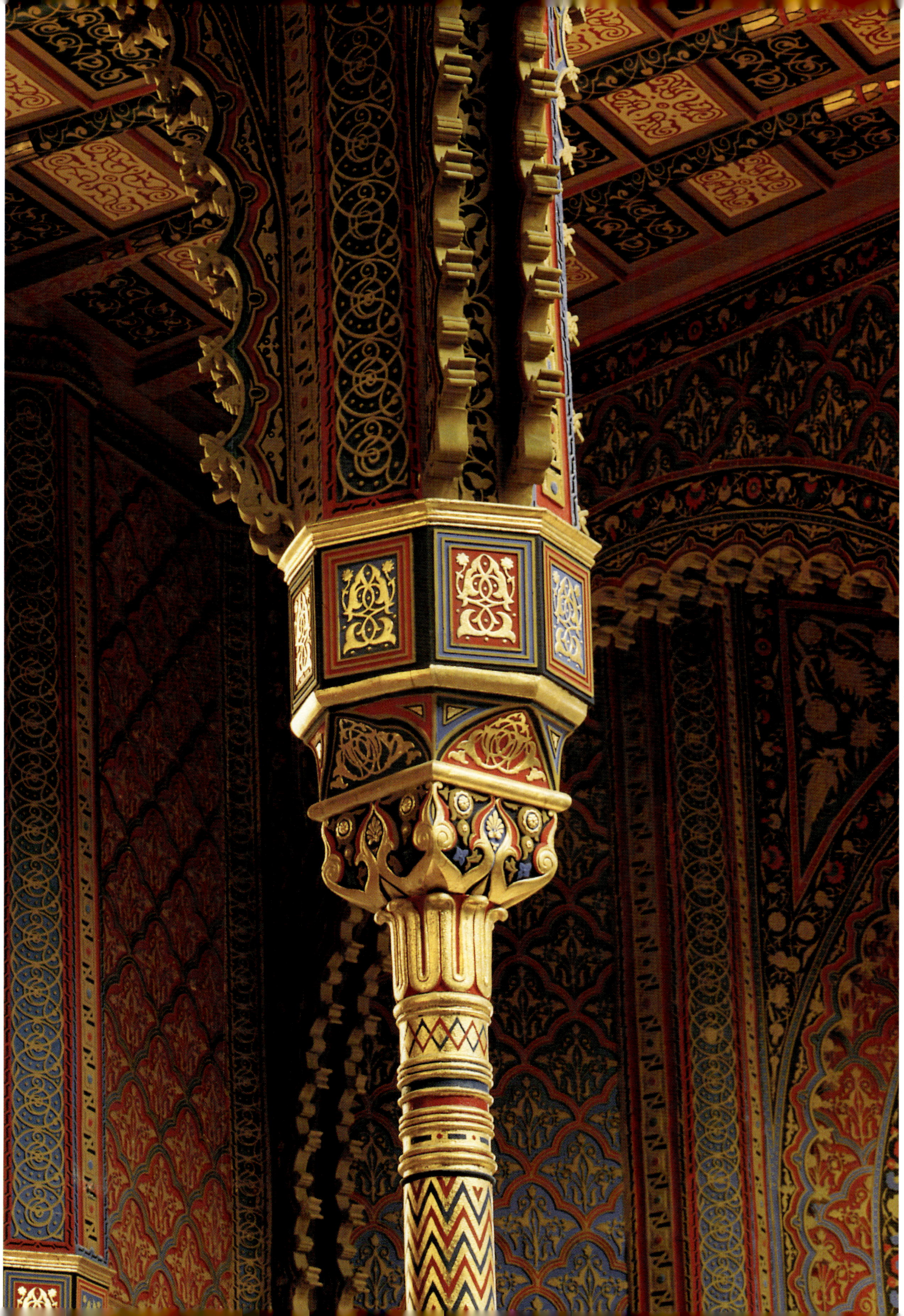

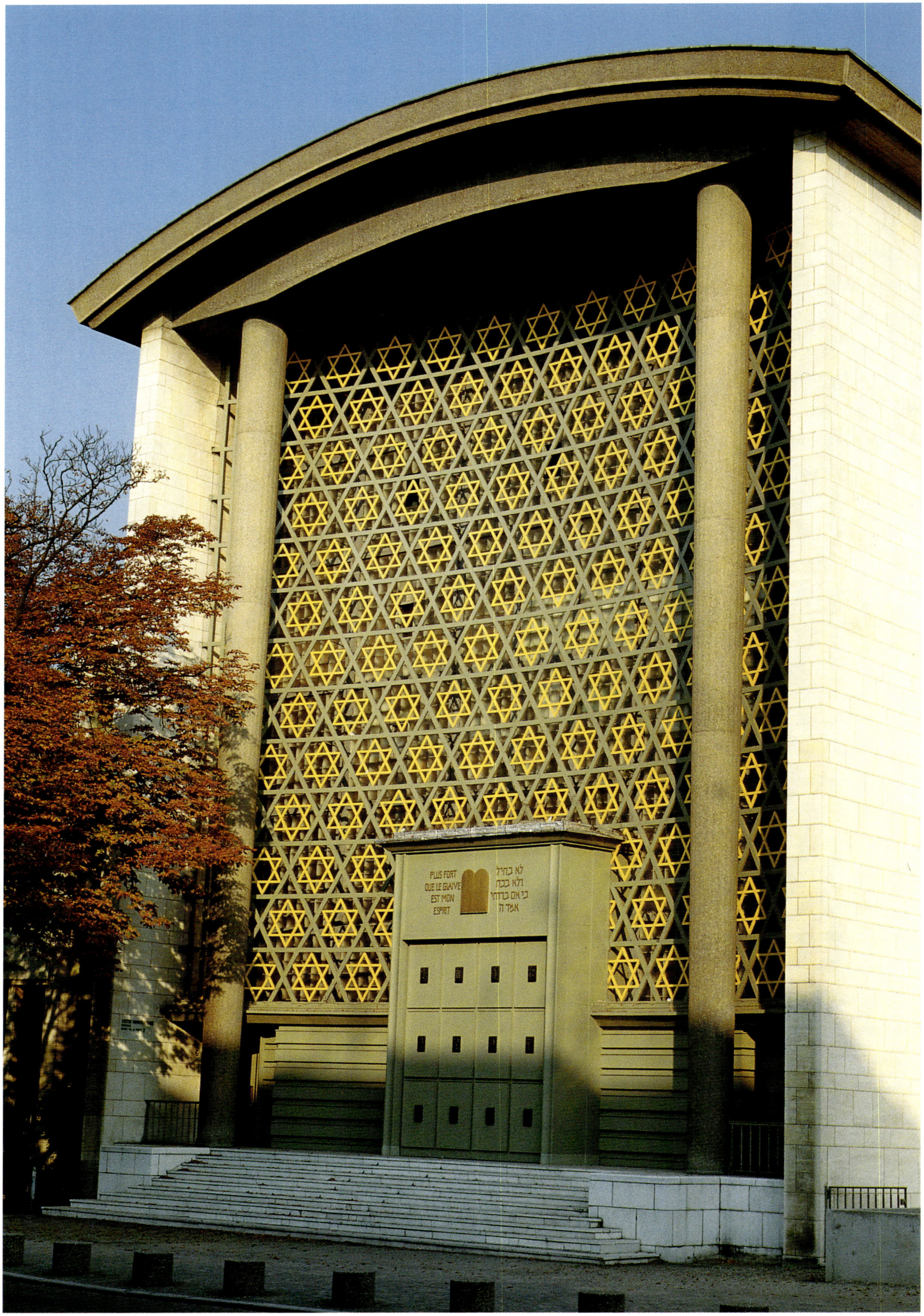
PLUS FORT
QUE LE GLAIVE
EST MON
ESPRIT
לא בחיל
ולא בכח
כי אם ברוחי
אמר ה

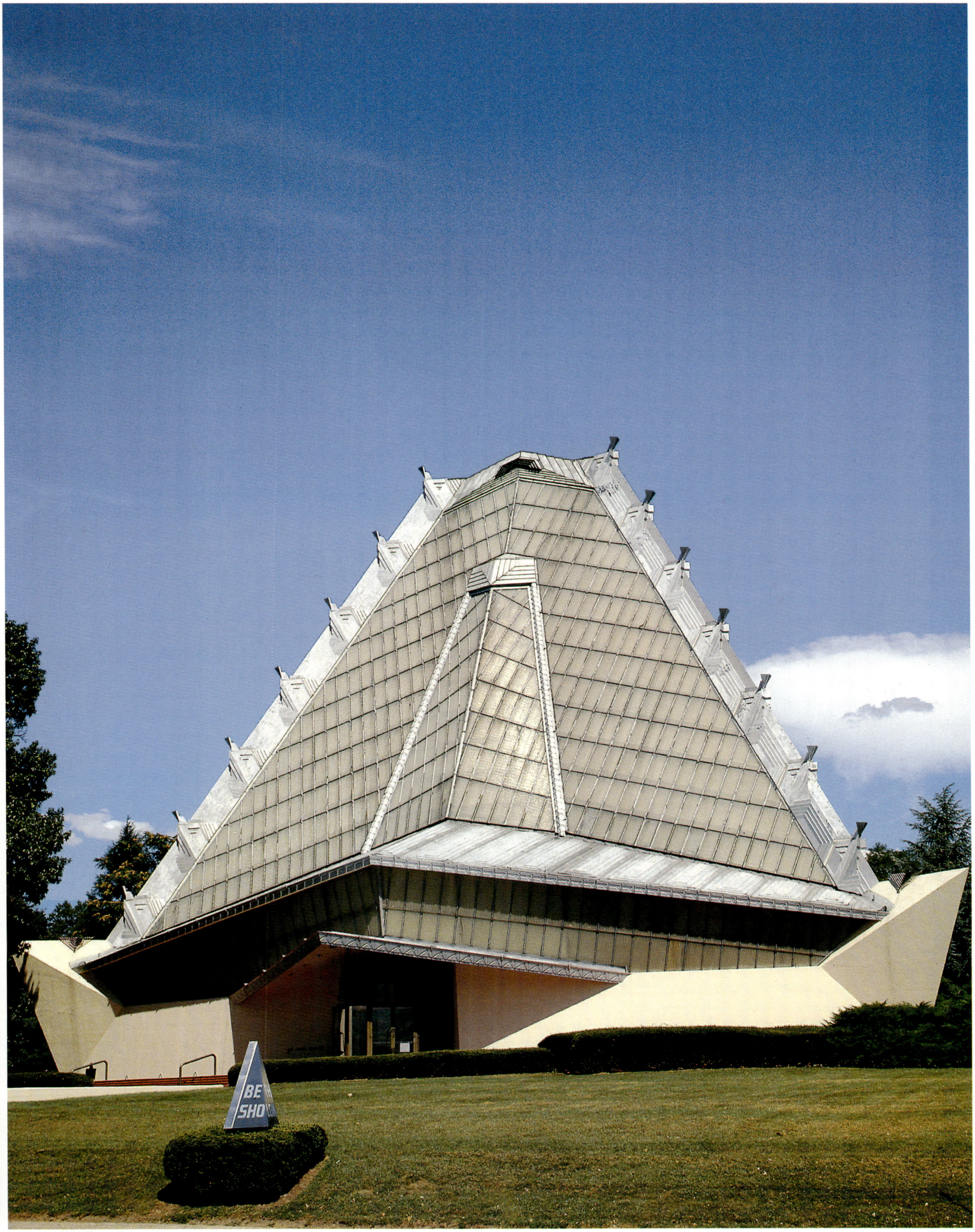
BE
SHO

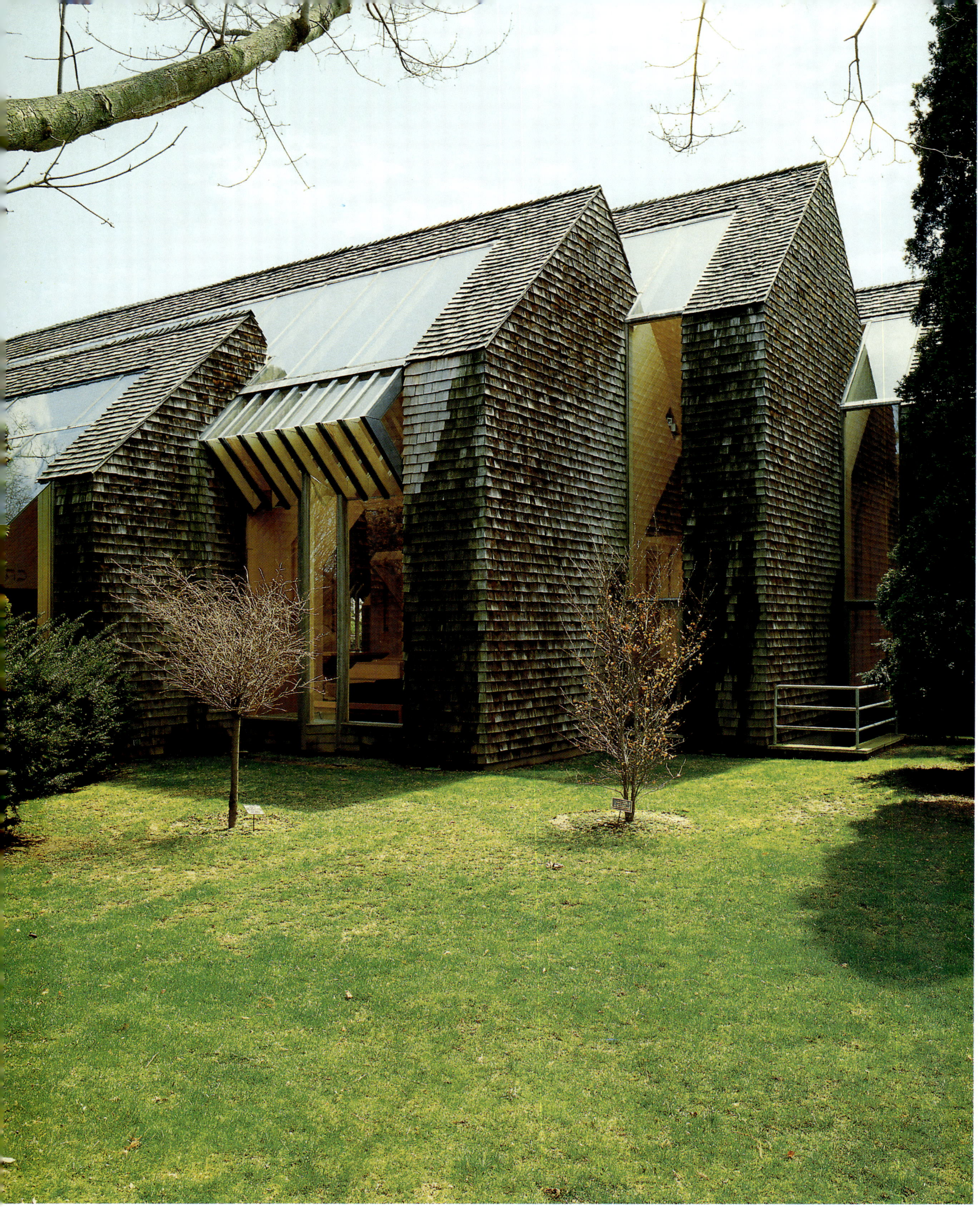

113 Synagoge in Budapest, Rumbach-Straße.
Ausmalung von Otto Wagner (Ausschnitt).
1872.

114 Straßburg, Friedenssynagoge.
Fassade.
1958.
Architekt: Claude Meyer-Lévy.

115 Synagoge Beth Sholom.
Elkins Park, Pennsylvania.
1956.
Architekt: Frank Lloyd Wright.

116 Grove-Synagoge.
East Hampton, New York.
1989.
Architekt: Norman Jaffe.

In den Zentren der westlichen Diaspora entwickelte sich die jüdische Kultur in unterschiedlichen sozio-politischen Umgebungen, die ihrerseits wiederum ebenso unterschiedliche künstlerische Leistungen bedingten. Das so entstandene Werk ist breiter gefächert und unserer Vorstellungswelt näher; die einzelnen Arbeiten sind besser erhalten und auch besser bekannt. Um allen Besonderheiten und der großen Produktionsvielfalt gerecht zu werden, schien eine nach Technik und Region unterschiedene Darstellung angebracht. Diese an die Klarheit der Erörterung gemachte Konzession birgt jedoch den unvermeidbaren Nachteil, daß zeitgleiche und interaktive Phänomene voneinander getrennt dargestellt werden.

DIE GEMEINDE IN IHREM WORT: DIE BÜCHER

Als bevorzugtes Instrument zur Wahrung und Weitergabe des Gesetzes, im Rahmen dessen die Regeln von Religion, Liturgie und Sozialethik für immer festgeschrieben sind, gewährleistet das Buch das Überleben der heiligen Sprache – der einzigen, die nahezu zweitausend Jahre ohne das schützende Dach eines Staates (und ohne an ein bestimmtes geographisches Gebiet gebunden zu sein) kultiviert und gepflegt wurde. Das Buch diente als Bindeglied zwischen den weltweit zerstreut lebenden Gemeinden, die ihre Heimstatt mitten in fremden, oft feindlich gesinnten Gesellschaften gefunden hatten. Mit relativ geringem Kostenaufwand hergestellt und leicht zu transportieren, war es unfehlbarer Gefährte der zahlreichen gewollten oder ungewollten Migrationen, die sich durch die Geschichte des jüdischen Volkes ziehen. Und schließlich bot es eine letzte Zuflucht für ästhetische Ambitionen, wenn ungünstige historische Umstände dem Entstehen großer Kunstwerke entgegenwirkten.

Seit ihren Anfängen und über den gesamten Verlauf ihrer Geschichte definiert sich die hebräische Buchkunst des Okzident durch ein unveränderliches Prinzip: die absolute Priorität der Schrift vor der visuellen Ergänzung. Schrift ist nicht nur Stütze des Dekors, sie ist Hauptbestandteil desselben. Die ornamentale Schrift, bestehend aus unterschiedlich und größenvariabel gestalteten Schriftzeichen, die Miniaturschriftzeile – „Mikrographie" –, die Ränder oder (nach Art eines Teppichs) Seiten füllt – all dies sind Techniken, die von den jüdischen Schreibern/Künstlern meisterhaft eingesetzt wurden, um die dekorative Wirkung einer Seite hervorzuheben. Die Anordnung des Dekors richtet sich nach der Gestalt des Textes. Anfang und Ende eines Abschnitts werden durch Ornamente hervorgehoben; sie füllen Zeilen und unterstreichen besonders heilige Textstellen. Außerhalb des Textes, ganzseitig, dienen sie als Einband zum Schutz der Bücher. Abgesehen von diesem allgemein gültigen Grundprinzip kennt die Handschriftenillumination – je nach Gegend und Anzahl der Zentren, in denen sie praktiziert wurde – eine große Stilvielfalt, eine reiche Ikonographie und ausgefeilte Techniken.

DIE IBERISCHE HALBINSEL: ERINNERUNGEN AN DEN ORIENT

Unter der Herrschaft Ferdinands III. (1217–52) und verstärkt unter der Alfons' X., des Weisen (1252–85), war Toledo Zentrum eines intensiven intellektuellen Lebens in Kastilien. Die Juden spielten eine wichtige Rolle in der Administration des Königreichs und hatten einen wesentlichen Anteil an der Übersetzung jener großen philosophischen und wissenschaftlichen Werke, die der kultivierten westlichen Welt des Mittelalters das intellektuelle Erbe der Antike zugänglich machen sollte. Die Verbindung zum Orient bestand noch: Unter den aus dem Osten eingeführten Handschriften befanden sich zahlreiche hebräische Manuskripte. Ihr Einfluß auf die Denkrichtungen im Spanien jener Zeit ist von Gershom Scholem aufgezeigt worden. Die illuminierten Codices von Toledo machen deutlich, daß gleichzeitig auch die ikonographischen Traditionen eingeführt wurden und der Buchmalerei zu einem starken Aufschwung verhalfen.

In den ältesten Handschriften – sie datieren ins Ende des 12. und in die ersten Jahrzehnte des 13. Jahrhunderts – beschränkt sich die Ausgestaltung auf monochrome Ornamente, die die Schönheit der Graphie durch

Abb. 392, 399, 400 die variierende Rhythmik der Schriftmodule unterstreichen, wobei letztere durch stilisierte, in Tusche ausgeführte, florale Motive oder Teppichseiten mit fortlaufenden, mikrographischen Motiven angereichert sind. Illuminationen treten erst ab Mitte des Jahrhunderts auf. Das erste Zeugnis dieser im Entstehen begriffenen Kunst ist eine Bibel, deren drei Bände heute verteilt auf die Bibliotheken von Marseille (Ms. 1626/II–III) und St. Petersburg (Ms. II, 53) aufbewahrt werden. Ein Eintrag des berühmten Theologen Moses Cordovero aus dem Jahre 1562 schreibt die Reinschrift dem aus einer angesehenen Skriptorenfamilie stammenden Isaac ben Israel zu, dessen Familie auch in den Archiven von Toledo aufbewahrte Dokumente und eine Grabinschrift aus dem Jahre 1303 mit dem Namensvermerk „der Skriptor Israel" zugerechnet werden. Die zum Anfang und zum Ende eines Textes eingefügten ganzseitigen Illuminationen zeigen in drei Reihen angeordnete, stilisierte Palmetten, auf beiden Seiten jeweils von einer zentralen Achse überlagert und eingebettet in eine dreifache ornamentale *Abb. 398* Schriftumrahmung. Die Motivlinien sind in Gold ausgeführt und beidseitig mit Mikrographien eingerahmt. Der Grund wurde in transparenten Farbschichten rosa-malvenfarbig, ocker und grün ausgemalt. Duktus und Zeichnung dieser Illuminationen sind eindeutig orientalisch. Die Grundstruktur und die symmetrisch übereinander gelagerten Palmetten sind von einer Ornamentik abgeleitet, die zwischen dem 8. und 12. Jahrhundert überall im Mittelmeerraum auf der Spur der maurischen Eroberer auftauchte. Beispiele für ihre weite Verbrei- *Abb. 394, 395* tung bieten die Holztäfelung der Jerusalemer El-Aqsa-Moschee (705–715), die Stuckarbeiten im syrischen Qasr-al-Hayr Gharbi-Palast (724–727), die Marmorarbeiten der Moschee von Kairuan (9. Jahrhundert) und die aus dem 12. Jahrhundert stammenden Elfenbeintafeln von Toledo. Die Bibel Isaac ben Israels enthält die einzige bekannte gemalte Version. Möglicherweise erfolgte die Transposition in die Malerei bereits für das – *Abb. 119, 397* wahrscheinlich orientalische – Modell der Bibel von Toledo. Letztere diente ihrerseits als Vorlage für eine im Jahre 1260 in Burgos gefertigte Handschrift (Jerusalem, Nationalbibliothek, Ms. Heb. 4 790) und sicherlich noch für andere; einige Blätter sind in Kopenhagen (Königliche Bibliothek, cod. hebr. IX) in einem Manuskript aus dem 15. Jahrhundert erhalten.

Auch die Ikonographie des Tempelheiligtums wurde in Toledo in die Buchmalerei aufgenommen. Sie er- *Abb. 401, 402* scheint zum ersten Mal in einer Bibel aus dem Jahre 1277 (Parma, Palastbibliothek, Ms. parm. 2668) und wurde von Hayyim ben Israel, einem weiteren Mitglied der Skriptorenfamilie, kopiert. Die Komposition erfährt hier jedoch eine tiefgreifende Veränderung. Die kartographische *in situ*-Darstellung der Objekte weicht einer abstrakten, in geometrischen Abschnitten auf einer Doppelseite unterteilten Anordnung der Ritualgegenstände, deren Bedeutung jedoch unverändert bleibt. Über die dargestellten Objekte assoziiert dieses Diptychon immer noch das Sanktuarium als spirituelles Zentrum des Judentums. Gleichzeitig sollte diese Malerei jedoch auch daran erinnern, daß die Heilige Schrift nach dem physischen Untergang des Tempels das einzige verbliebene Mittel der Tradierung war. Trotz der kompositorischen Veränderungen blieb die Verbindung dieser Illuminationen mit den orientalischen Quellen auch weiterhin offenkundig: durch den Duktus, die ausschließliche Verwendung von Gold, die geometrische Anordnung unperspektivischer Objekte auf einem neutralen Hintergrund und selbst durch die Form der mit zoomorphen Hälsen und horizontal verlaufenden Dekorfriesen versehenen Gefäße.

Die Tradition, dem biblischen Text zwei, gelegentlich auch drei mit der Darstellung von Kultgerät ausgeschmückte Seiten voranzustellen, hielt sich vor allem in den in Kastilien und Katalonien entstandenen hebräischen Bibeln. Zu Beginn wurde der kompositorische Aufbau unverändert übernommen. Als Beispiel einer besonders konformen, in der technischen Ausführung allerdings weit überlegenen Abschrift der Illuminationen der Bibel von Toledo ist ein im Jahre 1299 in Perpignan – damals Teil des Königreichs Aragonien – hergestelltes *Abb. 120,121* Werk (Paris, Nationalbibliothek, Ms. Hébreu 7) zu nennen. Der Stil ist ganz nach dem orientalischen Vorbild gehalten; es wurde weder die Form noch die künstlerische Anordnung der Objekte verändert. Doch bereits im Jahre 1301, also nur zwei Jahre später, entstand in derselben Werkstatt eine weitere Abschrift (Kopenhagen, Königliche Bibliothek, cod. hebr. II), die die ersten Versuche einer stilistischen Anpassung an die damalige Gotik spüren läßt, indem die in Gold gehaltenen Objekte auf einem in roten und blauen Karos gemusterten Hintergrund angeordnet werden. Die Anpassung an die umgebende Kunst dauerte nahezu zwei Jahrhunderte. Die Symbolsprache war jedoch nur sehr wenig von diesen Stilveränderungen betroffen. Allerdings läßt sich ab dem 14. Jahrhundert eine Akzentuierung des messianischen Aspekts feststellen, dessen visueller Ausdruck sich *Abb. 403–406, 443, 444* in dem Ölbaum niederschlägt, der als Referenz an die Prophezeiung des Sacharja (Sach 4,1–14) in die Reihe der Ritualgegenstände aufgenommenen worden war.

Das 14. Jahrhundert sieht in Katalonien den Aufschwung der hebräischen Buchmalerei, der zwischen 1350 und 1360 seinen Höhepunkt erreicht. Die Illuminationen zeigen nun eine größere Vielfalt. Die Künstler variieren ihre Quellen, wenden sich dem künstlerischen Milieu ihrer Epoche zu und übernehmen den gotischen Stil. *Abb. 122* Josué Ibn Gaon fügt einen auf drehbaren Scheiben beschrifteten Kalender in seine Bibeln ein, umgeben von Rosetten, mit – als zusätzlichem Dekor – imaginären Faunen, deren Silhouetten sich von einem kräftigen, roten

Hintergrund abheben. An anderer Stelle transponiert der Künstler die gezackten Bögen eines Bauwerks seiner Umgebung – des im Mudejarstil erbauten Kastells *Aljafería* in Zaragoza – in seine Malerei. Die biblischen Texte sind nur in Ausnahmefällen illustriert, und dann nur äußerst sparsam. Im Gegensatz dazu werden die von den Familien der Notablen, namentlich der Hofärzte, bestellten wissenschaftlichen Werke oft von den besten Künstlern der Epoche illustriert und dekoriert. Einige besonders berühmte Handschriften zeugen von der Verbindung zwischen jüdischen und benachbarten christlichen Künstlern. Eine Abschrift des im Jahre 1348 in Barcelona für einen Leibarzt des Königs entstandenen *Führers der Unschlüssigen* von Moses Maimonides (Kopenhagen, Königliche Bibliothek, cod. hebr. XXXVII) ist auf jeder Seite mit floralen Ornamenten und Vögeln ausgeschmückt. Die vier Titelseiten zeigen zum Beginn des jeweils neuen Kapitels kleine figurative Motive. Die stilistische Affinität dieser kleinen Bilder zu einer Reihe von Werken, die der Werkstatt des „Meisters des heiligen Markus" – so genannt nach einem dem Leben des heiligen Markus gewidmeten und in der Kathedrale von Manresa aufbewahrten Altarblatt – zugeschrieben wurden, ist bereits von Francis Wormald aufgezeigt worden. Nach Untersuchungen von Millard Meiss und anderen war Ferrer Bassa der wichtigste Maler dieser Werkstatt und zählte zu den angesehensten katalonischen Malern am Hofe Pedros IV., des Zeremoniösen. Wenn die gesamte Ausschmückung des Codex den Stil dieser Werkstatt verrät, wäre denkbar, daß die kleine Bildtafel in der Einführung zu Buch II des *Führers* von der Hand eben dieses Ferrer Bassa stammt. Die leicht gedrungen wirkenden Personen mit ovalen, immer zu drei Vierteln dargestellten Gesichtern weisen starke Anklänge an die sienesische Malkunst auf, mit röhrenförmigem Faltenwurf wie bei den alten Meistern, während die Bäume vor einem anstelle der Landschaft gemalten, einfarbigen Hintergrund die Verbindung zum Werk des Meisters deutlich machen. Zu dieser Handschriftengruppe zählen noch andere hebräische Manuskripte. Eine in der Nationalbibliothek von Paris aufbewahrte Sammlung medizinischer Abhandlungen (Ms. Hébreu 1203) zeichnet sich durch eine besondere Ikonographie aus. Auf kleinen Bildmedaillons sind Krieger und Jäger zu sehen, Sujets, die für jüdische Handschriften äußerst ungewöhnlich sind. Diese Initiative geht sicherlich auf einen christlichen Künstler zurück, der zwar nicht namentlich bekannt ist, dessen perfekte Beherrschung der Kunst und bemerkenswerte technische Präzision aber dennoch hervorzuheben sind.

Abb. 123

Abb. 129

Abb. 124

Im zweiten und dritten Viertel des 14. Jahrhunderts tauchten die bekanntesten hebräischen Handschriften in Katalonien auf: die *Haggadot*, Codices zum Osterfest. Für den Gebrauch in der Familie bestimmt, wurden diese rituellen Vorschriften seit Mitte des 13. Jahrhunderts – der Text wurde damals normalisiert – als eigenständige Bücher kopiert. Es handelte sich dabei um Arbeiten von geringem Umfang, aus denen bei der häuslichen Feier des Osterfestes gelesen wurde. Sie wurden in der Folge mit einer beliebten Ornamentik und zeremoniellen Motiven ausgeschmückt; teilweise fügte man auch didaktische Textstellen in die Schriftkolumnen ein. Nach und nach entwickelten sie sich zu einer Art festem Programm, das von Band zu Band kopiert wurde und nur stilistischen Änderungen unterworfen war. Die Illustrationen stellen echte, visuelle Kommentare zum Text dar und sind untrennbar mit diesem verknüpft. Ab den zwanziger Jahren des 14. Jahrhunderts forderten aufwendigere Rituale eine andere Art von Illustration. Auf vor den eigentlichen Anfang der Bibel gestellten, fortlaufenden Seiten erzählten die zu zweien oder vieren angeordneten Bildtafeln die biblische Geschichte von der Schöpfung bis zum Auszug aus Ägypten bzw. bis zu Moses Tod. Von dem guten Dutzend noch erhaltener Haggadot aus dieser Zeit ist jedes Werk im Stil völlig verschieden. Einige zeigen den Einfluß der damals vorherrschenden französischen Illumination, andere tragen den immer noch lebhaften Stempel des Mudejarstils; wiederum andere zeugen vom wachsenden Einfluß des sienesischen Stils. Allen gemeinsam sind jedoch eine bestimmte Anordnung der Illustration und analoge bildsprachliche Formeln zur Visualisierung der Motive. Die Wahl der dargestellten Episoden variiert leicht von Band zu Band. Diese Abweichungen und gewisse Unterschiede im Duktus machen deutlich, daß die Künstler unabhängig arbeiteten; keine Handschrift ist die genaue Wiedergabe einer anderen. Die durchweg identische Formgebung konnte jedoch nicht ohne entsprechende gemeinsame oder ähnliche Vorlagen realisiert werden. Diese Vorlagen fanden sich nicht unter den zeitgenössischen Werken. Parallelen zu den illustrierten Episoden der *Haggadot* gibt es weder in den Psaltern noch in den lateinischen Stundenbüchern. Von letzteren übernahmen die jüdischen Handschriften die Organisation des Buches, die vor den Textbeginn gesetzten, fortlaufenden Illustrationszyklen; allerdings variiert das Prinzip, nach dem die Auswahl der Episoden getroffen wurde. In den Büchern der christlichen Liturgie wird diese Wahl nach der typologischen Implikation der jeweiligen Episode des Alten Testaments vorgenommen. Die jüdischen Rituale kennen keine doktrinäre Orientierung; die Geschichte der Hebräer wird chronologisch dargestellt, ohne daß theologisch bedeutungsvolle Episoden in irgendeiner Weise von einfachen, erzählerischen Momenten getrennt würden. Das überraschendste Wesensmerkmal dieser biblischen Zyklen der *Haggadot* ist jedoch ihre vollständige Unabhängigkeit vom rituellen Text. Die Personen, deren Schicksale bildhaft dargestellt sind, werden im Text nicht erwähnt. Zwischen den beiden Komponenten des Buches, dem Text- und dem Bildmaterial, besteht nicht die geringste Verbindung. Dieser vollständig fehlende Bezug gibt Anlaß zu der Vermutung, daß

Abb. 126, 127, 413
Abb. 409, 410
Abb. 125, 408, 411, 412

die Illustrationsreihe anderswo und für einen anderen Text geschaffen wurde. Die Diskussion um die Herkunft dieser Bilder bleibt weiterhin offen. Die meisten Anhänger findet heute die These, daß im Spanien des 14. Jahrhunderts Vorlagen biblischer Abbildungen aus der Antike vorhanden waren. Einige dieser Zyklen waren möglicherweise jüdischen Ursprungs. Diese Hypothese wurde aufgestellt, um den ikonographischen Besonderheiten mehrerer in Spanien gefertigter lateinischer Handschriften Rechnung zu tragen; dazu zählen u.a. der ins 7. Jahrhundert zu datierende Pentateuch von Ashburnham, die aus dem Jahre 962 stammende Bibel der Stiftskirche St. Isidor in Leon, die ins 11. Jahrhundert zu datierenden Bibeln von Pamplona. Die jüdischen Maler hätten diese Vorlagen ebenfalls kennen und sie als Quelle für die Darstellung biblischer Motive in den *Haggadot* nutzen können. Ein Argument, das für eine jüdischen Herkunft der Vorlagen spricht, ist die Art der Narration in dieser Malerei. Die diese Bildtafeln kennzeichnende analytische Malerei weist eine tiefe Affinität auf zu der Methode, die in der jüdischen Exegese im Zusammenhang mit dem literarischen Midrasch gepflegt wird, die der konzeptuellen Malerei des Mittelalters jedoch fremd ist. Und diese Methode verweist – wie zahlreich die in das Bildwerk aufgenommenen Episoden der jüdischen Legende auch sein mögen – auf eine gemeinsame Quelle: das jüdische Milieu im Vorderen Orient der Antike.

Die Diskussion um das Entstehen der biblischen Bildsprache und ihre Verbreitung ist noch lange nicht abgeschlossen. Die im Rahmen dieser Erörterung notwendigerweise nur zusammenfassend anskizzierte Schilderung kann der Komplexität eines Bildcorpus, dessen Entstehen außerhalb der gängigen historischen Pfade der Illumination angesiedelt ist, nur andeutungsweise Rechnung tragen.

Im ausgehenden 14. Jahrhundert wurde die Situation der Juden in Spanien zunehmend prekär. Seitens der Kirche ausgeübter Druck, Verfolgungen und soziale Restriktionen belasteten die wirtschaftliche Situation der jüdischen Gemeinden in immer stärkerem Maße, und die Auswirkungen fanden im kulturellen Leben ihren Niederschlag. Dennoch wurden weiterhin technisch exzellente Handschriften angefertigt. Bibeln, Gebetbücher und wissenschaftliche Abhandlungen erhielten einen Dekor, dessen Ebenmäßigkeit und Raffinesse der Perfektion dieses Handwerks zu höchstem Ruhm gereichte. In Mikrographie realisierte Teppichseiten am Anfang einiger Bibeln sind markante Beispiele für die Zartheit des zeichnerischen Dekors, die Feinheit der Ausführung und die meisterliche Kunst des Schreibers. Bestechend ist auch die technische Qualität der aus der Werkstatt von Lissabon stammenden Arbeiten in der Endphase dieses Kunsthandwerks auf der iberischen Halbinsel. Die von dort erhaltenen Handschriften datieren um das Jahr 1469; die Werkstatt wurde fortgeführt bis ins Jahr 1497, dem Jahr der Vertreibung der Juden aus Portugal. Dies bedeutete das Ende einer Kunst, die von der schnellen Verbreitung des Buchdrucks seit Beginn des 16. Jahrhunderts überholt wurde. Die Einheitlichkeit des ornamentalen Programms der in dieser Werkstatt entstandenen Illuminationen greift der Massenproduktion des Buchdrucks in gewisser Weise bereits vor. In jeder Handschrift – unabhängig davon, ob es sich um prachtvolle Bibeln oder schlichte Gebetbücher handelt – ist die Titelseite reich mit floralen Randverzierungen geschmückt; die
Abb. 131, 414 Initialbuchstaben des Textes heben sich in poliertem Gold von einem mit zarter, malvenfarbiger Filigranarbeit bedeckten Grund ab. In rhythmischen Abständen wiederholen sich alternierend vier florale Randmuster, wodurch eine gewisse Vielfalt gewährleistet wird. Das Hauptaugenmerk liegt jedoch auf der technischen Perfektion, und der faltenfreie Erhalt dieser Illuminationen bezeugt das hohe Fachwissen der Künstler. Die in der Werkstatt von Lissabon realisierten Arbeiten können als Bindeglied zwischen dem traditionellen, von Hand geschriebenen Buch und der neuen Buchdruckkunst gewertet werden. Die Schreiber von Lissabon leisteten im übrigen einen aktiven Beitrag zur Entwicklung des Buchdrucks, und mehrere Schreiber aus dieser Werkstatt zählen zu den ersten jüdischen Schriftsetzern.

Die Geschichte einer besonderen Prachtbibel, deren Anfänge in dieser berühmten Werkstatt ihren Lauf nahmen, macht deutlich, welchen besonderen Weg einige hebräische Handschriften auf der iberischen Halbinsel
Abb. 132 nahmen. Das in Lissabon kopierte und mit zwei Titelblättern im Stil der Werkstatt geschmückte Manuskript (Paris, Nationalbibliothek, Ms. Hébreu 15) geriet – sicherlich aufgrund einer Vertreibung – nach Italien, bevor die Illuminationen fertiggestellt waren. Einige Jahre später wurden die Arbeiten in der Werkstatt des florentinischen Meisters Attavante wieder aufgenommen. Die italienischen Künstler behielten den Satz des Textes bei, fügten jedoch zwei mit Portiken und Landschaften im besten florentinischen Stil ausgeschmückte Titelblätter hinzu. Zunächst wurde das Werk von Kardinal Ägilius von Viterbo, einem illustren Hebraisten und großen Liebhaber orientalischer Handschriften, erworben, anschließend von Katharina von Medici. Zusammen mit der gesamten Bibliothek Katharinas ging der Codex später in die königliche Sammlung ein. Heute ist er ein Juwel der französischen Nationalbibliothek.

FRANKREICH: ZAUBER DER GOTIK

Der große geographische Raum, der in der jüdischen Kulturgeschichte unter die Bezeichnung aschkenasisch fällt – es zählen dazu Nordeuropa, England und Rußland –, gliedert sich in mehrere Gemeinden, deren intellektuelle Ausrichtung im Mittelalter sehr unterschiedlich verlief. Vom 11. bis ins 13. Jahrhundert spielten die Juden im französischen Königreich eine wichtige Rolle. Sie waren angesehen und wurden von den karolingischen Herrschern gut behandelt. Doch das Schicksal der Gemeinden im Norden und auf der Ile-de-France geriet bei den Verfolgungen, die mit dem ersten Kreuzzug im Jahre 1096 einhergingen, ins Schwanken. Von dieser Zeit bis zum Ende des 14. Jahrhunderts wechselten in der Geschichte der französischen Juden Zeiten relativer Entspannung mit möderischer Verfolgung, Antagonismus gegenüber der Kirche und Machtmißbrauch seitens des Souveräns, der wiederholt in Vertreibung ausartete (1189 durch Philipp August, 1306 durch Philipp den Schönen) und schließlich mit der von Karl VI. im Jahre 1394 angeordneten endgültigen Ausweisung endete. Vor diesem oft schmerzlichen geschichtspolitischen Hintergrund ergaben sich – um es mit den Worten von Gilbert Dahan auszudrücken – durch das intellektuelle Leben „Orte der Begegnung" zwischen Juden und Christen. Die wichtigsten dieser „Orte" waren das Studium des Hebräischen und das Studium der Bibel. Auf jüdischer Seite war der aus Troyes stammende Meister Rabbi Salomon ben Isaac (Rashi) die herausragende Gestalt, und sein Werk strahlte weit über die Grenzen der jüdischen Gemeinde hinaus. Im Zuge der großen Erneuerung der christlichen Bibelstudien waren im 12. und 13. Jahrhundert die Beiträge der Rabbiner oft gefragt. Die Kommentare von Étienne Langton und die der Meister der Theologischen Schule der Mönche von Saint-Victor und ihrer Schüler enthalten häufig Verweise auf die *rabbini nostri*, die *magistri hebraeorum*. Dank der Schüler von Rashi, die auf der Ile-de-France – Paris, Melun, Corbeil – sowie in der Champagne und der Normandie Studienzentren aufbauten, wurden diese Beziehungen auch weiterhin aufrechterhalten und gepflegt.

Auch die künstlerischen Aktivitäten schufen einen Boden der Verständigung zwischen Künstlern und Gemeinden. Häufig läßt sich die Art dieser Beziehungen nur schwer festmachen. Die jüdischen Künstler beherrschten alle zu ihrer Zeit bekannten Techniken der Illumination. Der gotische Stil dominierte in ihren Werken, und sie zeigten sich mit der Ikonographie christlicher Handschriften vertraut. Waren sie auch immer die Ausführenden? Gelegentlich werfen allzu starke Affinitäten mit Werken französischer Maler Fragen auf. In einigen Fällen scheint ein Beitrag besagter französischer Maler zumindest wahrscheinlich. Aber selbst in solchen Fällen setzt die enge Verbindung zwischen Text und Illustration unweigerlich eine Beziehung zwischen jenen Künstlern unterschiedlicher Gattung voraus, die zum Entstehen einer Handschrift beitragen, und diese Nähe im beruflichen Leben zeigte sich prägend in bezug auf die Illumination hebräischer Manuskripte in Frankreich.

Handschriften, die nicht verlorengingen und alle vorsätzlichen Zerstörungen überstanden – vierundzwanzig Wagenladungen Talmud-Handschriften wurden allein im Jahre 1244 in Paris verbrannt! –, sind nur noch in äußerst geringer Zahl erhalten. Sie stammen aus drei Zentren im Norden, in Lothringen und in der Franche-Comté. Die enge Zusammenarbeit zwischen jüdischen und christlichen Künstlern wird auf hervorragende Weise verdeutlicht am Beispiel der bekanntesten hebräischen Handschrift in Frankreich, einer sehr umfangreichen Sammlung verschiedener, kleinformatiger Texte, die nach textspezifischen Kriterien in die 1280er Jahre datiert werden (British Library, Add. ms. 11639). Der Schreiber – „Benjamin" – gibt weder das Datum noch den Ort seiner Arbeit an. Die stilistische Affinität der einundvierzig auf den gesamten Codex verteilten Illuminationen bringt Klarheit über die Provenienz. Die Malereien stammen aus vier verschiedenen Werkstätten; davon existierten drei zeitgleich mit der Abschrift. Siebzehn Illuminationen stammen aus einer Hand und sind eng mit dem Text verknüpft. Schreiber und Künstler arbeiteten simultan. Verwendet wurden biblische Sujets, ohne jedoch die typischen Elemente der jüdischen Bildsprache zu stark hervorzuheben. Mit langgestreckten Figuren, *Abb. 416*
übergroßen, durch farblose Gesichter mit stereotypem Ausdruck hell aufleuchtenden Köpfen und einem linearem Faltenwurf ohne Tiefe erinnern diese Malereien an die Sammelhandschrift, die G. Vitzthum um eine aus Nordfrankreich stammende und in die 1280er Jahre datierte Abschrift des *Roman de la poire* (Nationalbibliothek, Ms. fr. 2186) zusammengetragen hat. Die unmittelbare Interdependenz zwischen Bild und Text auf der einen und die stilistische Affinität zu den französischen Handschriften auf der anderen Seite lassen die Frage nach dem Bezug aufkommen, den der wahrscheinlich jüdische Künstler zu diesen Malereien und den Malereien der christlichen Handschriften hatte. Diese Frage stellt sich auch im Zusammenhang mit zwei anderen Sequenzen des hebräischen Codex'. Die gotische Figur des die *Menorah* anzündenden Aaron, das komplexe Spiel der *Abb. 133*
geschickt angeordneten Falten und der pathetische Ausdruck des von zahlreichen, feinen Locken umgebenen Gesichtes erinnern an die Malereien einer hagiographischen Sammlung, deren Kalender auch eine nordfranzösische Provenienz andeuten (Paris, Nationalbibliothek, nouv. acq. fr. 16251). Jene Malereien aber, durch die der

hebräische Codex seine eigentliche Berühmtheit erlangte, gehören zur dritten Gruppe, deren Bezug zur französischen Malerei sich noch komplexer darstellt. Eine Sequenz ganzseitiger Medaillons erinnert an alttestament-*Abb. 415, 417* liche Motive, die in der Kunst des Mittelalters sowohl bei den Juden als auch bei den Christen sehr beliebt waren: Adam und Eva; die Arche Noah; das Isaak-Opfer; die Bundeslade; Samson, das Gebiß des Löwen auf-*Abb. 441* reißend; David und Goliath; das Urteil Salomons u. a. Die Ikonographie zeigt kein spezifisch jüdisches Element; *Abb. 442* die in Form einer Truhe gestaltete Bundeslade und die Cherubim mit Engelsköpfen lassen eher an christliche Vorlagen denken. Die Maltechnik ist von hervorragender Qualität. Die Figuren zeigen anmutige und harmonische Bewegungen, die Gesichter tragen einen verinnerlichten, abgeklärten Ausdruck, die Körper sind perfekt modelliert. Der von Samson gebändigte Löwe ist erstaunlich wirklichkeitsnah und kraftvoll gezeichnet. All dies *Abb. 440, 441* zeigt die Hand eines Meisters. Die Darstellung Davids im Kampf gegen Goliath erinnert an das dem Pariser Meister Honoré zugeschriebene Werk *La Somme le Roy* (Brit. Libr., Add. ms. 54180). *La Somme* zeichnet sich durch eine äußerst reichhaltige Palette aus, die auch in anderen Pariser Werken des Meisters zu finden ist. Honoré erschien erst zwischen 1290 und 1292 in Paris. Man weiß, daß er aus Amiens stammt; weitere Angaben zu seinem Vorleben gibt es nicht. Sind die Malereien des hebräischen Codex' als Jugendwerke Honorés zu werten? Hat er sie ausgeführt, als er noch im Norden lebte, wo auch die hebräische Sammlung herstammt? Oder handelt es sich um einen Künstler – möglicherweise einen Juden –, der im Atelier des Meisters ausgebildet wurde und mit der gesamten Arbeit vertraut war? Die zu große Übereinstimmung mit bekannten Werken des Meisters läßt eher auf die erste These schließen. Allerdings bleibt die Frage weiterhin offen. Auf welche Seite man sich auch immer stellt, es bleibt die unmittelbare Affinität zwischen den Illuminationen eines hebräischen Manuskripts und dem Werk eines der hervorragendsten französischen Künstler seiner Zeit.

In Lothringen war diese Art von Zusammenarbeit eher die Regel als die Ausnahme. Ein ebenso illustres Beispiel dafür ist die wunderschöne Kopie der *Mishneh Torah* des Maimonides aus der Sammlung Kaufmann (Budapest, Bibliothek der Ungarischen Akademie der Wissenschaften, Ms. A 77). Der Schreiber Nathan ben Simeon stellte die Abschrift im Jahre 1296 fertig. Lange Zeit führte der in den Ergänzungen gefundene Kolophon zu der Annahme, der Codex stamme aus Köln. Die stilistische Nähe zu den im Barrois ausgeführten Hand-*Abb. 425* schriften läßt jedoch von einer Entstehung in Frankreich ausgehen. Die Titelseiten sind mit großen, ornamentalen Schriftzeichen dekoriert, in deren Corpus Hybriden und Grotesken ein Unwesen treiben, während vegetabile Fühler sich entlang der Schriftspalten ausbreiten. Der karierte Hintergrund, der Stil des vegetabilen Dekors, der bei den Malern gotischer Handschriften beliebte, der Fabelwelt entsprungene Faun – all dies ist das Werk eines nach den gängigen Regeln der französischen Illumination ausgangs des 13. Jahrhunderts arbeitenden Künstlers. Dieser war ohne Zweifel Jude; die Perfektion der hebräischen Buchstaben zeigt einen große Vertrautheit im Umgang mit dieser Schrift, die ein christlicher Künstler nicht hätte erwerben können. Das untere Ende der Titelseite ist reich illustriert: Adam und Eva; Samson, den Löwen bändigend; Mose, die Gebote in Empfang nehmend; Abraham, im Begriff, seinen Sohn zu opfern; David im Kampf gegen Goliath. Diese kleinen Randfiguren stammen von einer anderen Hand als die restliche Ornamentik. Sie haben ihr Gegenstück in den Randmotiven der zeitgenössischen Psalter und französischen Stundenbücher. Eine weitere Besonderheit verbindet sie auf stilistischer Ebene mit zwei vordem im Besitz der Grafen von Bar befindlichen Handschriften: dem für Marguerite de Bar, Äbtissin von Saint-Maur in Verdun, zwischen 1288 und 1304 illuminierten Gebetbuch (Verdun, Stadtbibliothek, Ms. 107) und einem im Auftrag von Renaud de Bar, Bischof von Metz, im Jahre 1302 realisierten Pontifikale (Cambridge, Fitzwilliam Museum, Ms. 298). Würde man die biblischen Illustrationen des hebräischen Codex' einem Illuminator zuschreiben, der auch für ein Gebetbuch und ein Pontifikale arbeitete, so ergäbe sich daraus die Problematik, daß die Motive im hebräischen Codex nicht den Text selbst untermalen – sie beziehen sich überhaupt nicht darauf –, sondern die Kommentare zu diesem Text, die in der Handschrift nicht wiedergegeben sind. Die Wahl der kleinen Randmotive bedingt infolgedessen ein Wissen um die gesamten exegetischen Implikationen des Textes. Konnte ein christlicher Illuminator diesen Anforderungen gerecht werden? Oder hat er nur nach den Vorgaben eines jüdischen Meisters gearbeitet? Die zweite Alternative scheint wahrscheinlicher, setzt aber immer noch einen Austausch voraus, ein längeres „Zusammentreffen" zwischen Künstlern beider Gemeinden, und dies kaum zehn Jahre vor der Vertreibung. Der Berufsalltag folgte anderen Regeln als jenen, die für die politischen Ereignisse verantwortlich waren.

Im Franche-Comté verweist eine Gruppe großformatiger biblischer Handschriften, denen eine prachtvoll verzierte Ornamentik und identische Mikrographien eigen sind, auf die Existenz eines Zentrums um die Jahrhundertwende. Im übrigen tragen mehrere Codices das Signum desselben Kopisten, des „Skriptors Joseph" von Pontarlier, wobei derselbe „Meïr" den gesamten massoretischen Bestandteil des Werks kopierte und die entsprechenden Randdekore hinzufügte. Ein in das Jahr 1300 datierter und zur vorgenannten Handschriftengruppe gehöriger Pentateuch (Paris, Nationalbibliothek, Ms. Hébreu 36) trägt ebenfalls jenen filigranen Dekor, der seit Ende des 13. und für die ganze erste Hälfte des 14. Jahrhunderts typisch für Fankreich und den Oberrhein war. Eine ganzseitige, auf getrenntem Blatt gearbeitete Illumination wurde nach der Fertigstellung der Abschrift eingefügt. Sie zeigt eine monumentale *Menorah*, deren gebogene Arme sich von einem filigranen Hintergrund abheben. Der *Menorah* sind drei biblische Motive beigestellt: Aaron – neben den Leuchterarmen –, die *Menorah* anzündend; das Isaak-Opfer und das Urteil Salomons, letztere in den Leerräumen zwischen den Armen des Leuchters und dessen tripodialem Fuß. Es ist das Werk eines professionell arbeitenden Malers, dessen Figuren mit farblosen, nahezu nur in der Kontur dargestellten Gesichtern und linearem Faltenwurf typisch für die französischen Illuminationen des ausgehenden Jahrhunderts waren. Bemerkenswert sind insbesondere auch die zwischen die Leuchterarme gesetzten Tiere, deren weiche Körper und agilen Bewegungen sich positiv von der leicht erstarrten Haltung der menschlichen Figuren abheben. Hinweise auf den Künstler gibt es nicht, es sei denn die besondere Sorgfalt in der Ausführung des Leuchters, die sich präzise an die Beschreibung im Buch Exodus (2 Mose) hält und eine nahezu religiöse Haltung zur Darstellung dieses höchst symbolträchtigen Gegenstandes verrät. *Abb. 134*

Die leider nur allzu selten erhaltenen Beispiele hebräischer Buchmalerei im Frankreich des 13. Jahrhundert enthüllen eine hochqualifizierte, perfekt in das Berufsleben des Milieus integrierte Handwerkskunst, die ihren Beitrag zur großen französischen Illuminationskunst auf vielerlei Weise geleistet und dabei notwendigerweise im Austausch und in der Zusammenarbeit mit anderen gestanden hat.

DEUTSCHLAND: WUNDERGESCHICHTEN UND LEGENDEN

Die jüdische Kultur in den deutschsprachigen Ländern entwickelte sich in einem viel umfassenderen räumlichen und zeitlichen Rahmen als in Frankreich. Dabei verlief diese Entwicklung nicht linear. Politische und gemeindespezifische Faktoren begünstigten das Entstehen bestimmter Zentren und die Verbreitung bestimmter Tendenzen und schufen damit eine – in bezug auf deren Einflußnahme auf die Gesamtheit der jüdischen Kultur – sehr ungleich gewichtete intellektuelle Landkarte. Die ursprünglichste und bedeutendste Denkrichtung in den deutschsprachigen Ländern des 12. und 13. Jahrhunderts war die unter der Bezeichnung „Chassidismus" bekannt gewordene pietistische Bewegung. Ihr Zentrum lag am Rhein – in Mainz, Worms und Speyer. Ihre Begründer und Förderer waren Mitglieder der aus Lucca stammenden Familie Kalonymos, die im 9. Jahrhundert auf Einladung des Kaisers nach Deutschland gekommen war. Ihre neue, auf Askese, Buße und soziale Gerechtigkeit basierende Auffassung von religiösem Leben und der Hinwendung zu Gott wirkte sich nachhaltig auf das intellektuelle Leben ihrer Zeitgenossen und sogar auf den Lebensalltag des einfachen Volkes aus. Auch die Welt der Kunst wurde von diesen Vorstellungen betroffen. Die Dekoration der Bücher war nicht untersagt, sogar die Darstellung menschlicher Figuren war erlaubt, sofern es sich dabei nicht um Nachbildungen der Natur handelte. Um diesen Vorgaben zu genügen, schufen die Maler Fabelwesen mit Vogel- oder Tierköpfen. Diese Mode erschien Mitte des 18. Jahrhunderts und hielt sich über einen Zeitraum von nahezu einhundert Jahren. Die von diesen Figuren in ihren Rändern belebten Handschriften zeugen gleichzeitig von einer überquellenden Kreativität, die – bedingt durch die zwischen den großen, epochalen Kunstrichtungen und den in ihrer abgekapselten Welt lebenden jüdischen Künstlern bestehende Kluft – häufig von einer unbeholfenen Technik eher schlecht als recht unterstützt wurde.

In Franken und im Oberrheingebiet bediente man sich für die Bibeln und liturgischen Handschriften des 13. Jahrhunderts gerne großer Formate; möglicherweise geschah dies unter dem Einfluß der lateinischen Handschriften in der Region. Bei den Bibeln beschränkt sich die Dekoration auf Mikrographien; allerdings sind auch menschliche Figuren nicht vom Geschehen ausgeschlossen. Sie sind Teil eines geometrisch angelegten Netzwerks von Ornamenten, gefüllt mit Fabelwesen, zur Hälfte dargestellten menschlichen Figuren, Grotesken und kleinen Motiven, die, als Füllung am Anfang eines Buches oder wie ein Fries entlang der Buchränder gezogen, den charakteristischen Dekor zahlreicher Bibeln aus Ulm, Würzburg und den am Oberrhein gelegenen Zentren bildeten. Der Name des Künstlers war nur selten bekannt. Während der Beruf des Schreibers einen der intellektuellen Arbeit gezollten Respekt genoß, scheint der des Malers keine besondere gesellschaftliche Anerkennung mit sich gebracht zu haben. Und doch zeigen die Handschriften der deutschsprachigen Länder gerade in ihren Malereien eine erstaunliche Kreativität. Eines der seltenen ersten illuminierten Werke, das wahrscheinlich zwischen 1236 und 1238 in Ulm kopiert wurde, zeigt eine außergewöhnliche, ganzseitige Bildkomposition, in der die jüdische Legende vom eschatologischen Mahl der Gerechten (Mailand, Biblioteca Ambrosiana, Ms. 30–32 INF) thematisiert wird. Die mit gekrönten Löwenköpfen ausgestatteten Tischgäste sind von Musikern *Abb. 136* mit jungen Löwenköpfen umgeben und nehmen das Mahl ein, das in alltäglich-naiver Weise die Entlohnung ihrer guten Taten visualisiert. In der oberen Hälfte des Bildes stehen Behemoth und Leviathan, zwei alttestamentliche, die kosmischen Kräfte Gut und Böse personifizierende Kreaturen, im Begriff, miteinander zu kämpfen. Diese bildhafte Darstellung verbindet Aufrichtigkeit, überschäumende Phantasie und archaische Technik und ist jenen Darstellungen zu vergleichen, die Mitte des 18. Jahrhunderts im *Mahzor*, einem neuen Genus liturgischer Handschriften, in dem die Gebete für die Festtage festgehalten sind, auftauchen. In den folgenden hundert Jahren entsteht ein regelrechtes Illustrationsprogramm, das von Codex zu Codex übernommen wird. Die noch erhaltenen Exemplare zeigen einen unterschiedlichen Stil und die Hand eines jeweils anderen Künstlers; alle sind sie jedoch auf dieselbe Weise angeordnet – mit einem ganzseitigen Titelblatt zu Beginn eines jeden *Abb. 418, 420* Kapitels – und thematisieren dieselben Sujets. Letztere umfassen die bildhafte Umsetzung von Begriffen in ihrer *Abb. 139* wörtlichen Bedeutung, Illustrationen von Episteln und liturgischer Dichtung, „Autorenporträts" – Salomon an der Spitze jener, die das Hohelied singen – oder Motive, die jene biblischen Episoden darstellen, an die das *Abb. 135, 137* jeweils gefeierte Fest erinnert: die Übergabe der Thora, die Geschichte der Ruth, die Erhängung der Söhne *Abb. 421* Amans – die Geschichten werden auf vielfache Weise mit nur geringfügigen Unterschieden in der szenischen Umsetzung dargestellt, jedoch immer mit stilistisch unterschiedlichen Merkmalen. Diese Malerei entwickelte sich unabhängig von der christlichen Kunst vor Ort; gelegentlich tauchen deren Einflüsse jedoch als bildsprachliche *Abb. 439* liche Elemente auf – so beispielsweise die Symbole der vier Evangelisten und der verlassene Thron zur Illustrierung der Vision Ezechiels in einer liturgischen Handschrift, die um 1290 in Esslingen entstand (Breslau, Universitätsbibliothek, Ms. Or. I/1). Im selben Manuskript verweist ein Detail auf die lateinische Übertragung der Bibel: Abraham bereitet sich zur Opferung Isaaks vor und trägt dabei ein Schwert, das eher dem *gladius* der Vulgata entspricht als dem „Messer" des hebräischen Textes. An anderer Stelle enthüllt die Ikonographie das Wissen um die Formsprache der gängigen zeitgenössischen Illuminationskunst. Eine liturgische Dichtung beginnt mit einem Zitat aus dem Hohenlied und wird mit dem Bild der den verzierten Initialen lateinischer Handschriften entlehnten Verlobten geschmückt. Die effektive Mitarbeit eines externen, nicht zur Gemeinde *Abb. 139, 140* zählenden Künstlers ist nur im Falle eines aus der Bodenseegegend stammenden und in die Jahre 1320–1322 datierenden Werks, dessen drei Bände heute in den Bibliotheken von Budapest, London und Oxford aufbewahrt werden, nachzuweisen. Unter den Dekorationen des Codex' hebt sich der besondere Stil eines Künstlers heraus, der auch an der Illumination eines *Graduales* mitgewirkt hatte, das im Jahre 1312 in dem in der Nähe des Sees gelegenen Kloster St. Katharinenthal entstanden war (Zürich, Stadtbibliothek, Ms. 128). Das offenkundige Paradoxon zwischen den äußerst restriktiven Lehren der Pietisten und der Verwirklichung eines so reich und frei illustrierten Werks wird noch um so deutlicher, als es sich dabei um Bücher für den Gebrauch in der Synagoge handelte. Die in mehreren Handschriften gefundenen Eintragungen sprechen in dieser Hinsicht eine deutliche Sprache. Die Gemeinde als Ganzes war mit der Herstellung des Buches betraut und teilte sich dessen Besitz. Diese Information wirft ein neues Licht auf die Organisation des Gemeindelebens und zeigt vor allem die künstlerische Unabhängigkeit inmitten eines Umfeldes, das sich nichtsdestotrotz der Außenwelt gegenüber eher geschlossen darstellte. Die Herstellung großformatiger liturgischer Manuskripte erfuhr im Jahre 1348 eine abrupte Unterbrechung, und gleichzeitig verschwand das ikonographische Programm. Die schwarze Pest und die damit einhergehenden Verfolgungen markieren einen Stillstand des kulturellen Lebens in der Gemeinde.

Als ein weiteres herausragendes Werk unter den biblischen Handschriften zeichnet sich ein kleinformatiger, ausgangs des 12. Jahrhunderts entstandener Pentateuch aus, dessen bildsprachliche Orchestrierung Reminiszenzen an alte biblische Vorlagen und Elemente der jüdischen Legende wach werden läßt. Dieses späte Zeugnis ikonographischer Tradition ist von großer Bedeutung – trotz der nur noch sehr rudimentär erhaltenen Malereien (Jerusalem, Israelmuseum, Ms. 180/52). In den Illustrationen des Isaak-Opfers bringt Satan Sara an den Ort der Opferung, damit sie leidet; diese bildsprachliche Interpretation erinnert an die Ikonographie der Malereien im Ziborium der Synagoge von Dura und die der christlichen Friedhofskapelle von El-Baghavat und bestätigt die im Zusammenhang mit der Malerei von Dura vorgeschlagene Interpretation. Der Rückgriff auf weit in die Vergangenheit zurückreichende ikonographische Vorlagen wird in mehreren ab dem Ende des 13. bis ins 15. Jahrhundert entstandenen hebräischen Manuskripten aus deutschsprachigen Ländern bestätigt; die Übertragungswege lassen sich jedoch nicht nachvollziehen.

Im 14. Jahrhundert entstanden auch im Oberrheingebiet Bibeln und kleinformatige Gebetbücher für Privatpersonen. Ihr wichtigster Schmuck sind filigrane Dekore, hergestellt von jüdischen Künstlern, deren Priorität *Abb. 138, 424, 426* auf der Kontur und der Kalligraphie lag. In einigen Beispielen aus den oberrheinischen Gemeinden Colmar, Basel und Freiburg zeichnen sich die Seitengestaltung, bei der die ornamentale Qualität der hebräischen Schriftzeichen geschickt genutzt wird, und der filigrane, durch eingestreute Medaillons mit zweifüßigen Hybriden belebte Dekor durch höchstes Raffinement aus. Es scheint, als hätte die schwarze Pest auch diese Produktion unterbrochen; die letzte aus dieser Serie stammende Handschrift datiert in das Jahr 1347 (Cambridge, Universitätsbibliothek, Ms. Ee. 5.9).

Zwar formierten sich die meisten im Jahre 1348 vertriebenen Gemeinden in der Folge aufs neue, ihre Situation blieb jedoch weiterhin instabil, und das kulturelle Schaffen zeigte sich stark betroffen. Die ins Ende des 14. und ins 15. Jahrhundert datierenden Handschriften deuten nur auf ein bescheidenes Kunsthandwerk, dessen Technik oft nur rudimentär blieb. Im dritten Quartal des 15. Jahrhunderts entstanden mehrere *Haggadot*, illustriert mit einer bunten Vielfalt an Motiven, die an urbane Sitten und Gebräuche erinnern, an Szenen, die der Vorbereitung von Festen Ausdruck geben, und an Riten, die mit den Zeremonien einhergehen. Die zweite *Haggada* von Nürnberg und deren Kopie, die *Haggada* des Jehuda, sind allseits bekannte Beispiele für diese Richtung. Die Illustrationen dieser kleinformatigen, dem privaten Gebrauch vorbehaltenen Ritualbücher sind meist ohne großen künstlerischen Wert. Oft sind sie jedoch besonders aufschlußreich in bezug auf die Traditionsgeschichte, die gelegentlich nur noch in diesen Arbeiten für die Nachwelt erhalten geblieben ist. Auch diese Ritualbücher sind mit Blumenornamenten, Blattranken und verschiedenen Vögeln geschmückt, deren Vorlagen in Radierungen und Stichen und auf den damals im deutschsprachigen Raum sehr beliebten Spielkarten zu finden waren.

Ohne Zweifel waren die jüdischen Illuminatoren nicht die einzigen, die ihre Kunst als eine Art Wanderausstellung praktizierten. Aufgrund der politischen Wechselfälle wurde dies jedoch zu einem Phänomen von außerordentlicher Tragweite in der jüdischen Kultur. Aus den deutschen Städten verjagt, überquerten die Künstler die Alpen, um auf der anderen Seite eine glücklichere Klientel zu finden. Aus Spanien vertrieben, suchten sie in den italienischen Städten bei Glaubensbrüdern Zuflucht, die sich in einer günstigeren wirtschaftlichen Situation befanden. Der Umgebungswechsel zeitigte seine Auswirkungen auf die Berufspraktik. Exemplarisch für diese Entwicklung steht die künstlerische Laufbahn des Schreiber/Malers Joel ben Simeon. Geboren in Bonn, reiste er zu wiederholten Malen nach Italien. Die zwölf in den Jahren zwischen 1449 und 1485 von ihm signierten Handschriften und jene, die ihm sonst noch zugeschrieben werden, zeigen eine Mischung technischer Kriterien, von denen einige seine in Deutschland genossene Ausbildung reflektieren, während andere wiederum Praktiken aufzeigen, die er sich bei seinen Italienaufenthalten angeeignet hatte. Bekannt wurde der Künstler jedoch vor allem für sein Programm zur Illustration der *Haggadot*, auf das er auch in mehreren von ihm signierten Ritualbüchern zurückkam. Dieses Wiederholungsprogramm, die oft ungleichmäßige Technik der ihm zugeschriebenen Werke und vor allem seine besonders fruchtbare berufliche Laufbahn werfen die Frage auf, ob Joel ben Simeon statt Einzelkünstler nicht eher Meister einer Werkstatt war.

ITALIEN: REICHTÜMER DER RENAISSANCE

In den meisten Städten Italiens sind Spuren jüdischer Präsenz bis in die ersten Jahrhunderte n. Chr. zu finden. Chronologische Zeugnisse existieren jedoch erst seit dem 11. Jahrhundert. Unter dem Schutz der reichen Adelsfamilien, die ihre Finanzen gerne jüdischen Bankiers anvertrauten, erlebten die Gemeinden in den im Norden gelegenen Städten im 15. und 16. Jahrhundert eine Zeit des Wohlstandes – und dies trotz der unaufhörlichen Versuche des Papstes, ihre Rechte zu beschneiden. Die wirtschaftliche Stabilität wirkte sich unmittelbar auf die Kultur der Gemeinden aus, und künstlerisches Schaffen gedieh in all seinen Formen. Illuminierte Handschriften sind zwar bereits aus dem 13. Jahrhundert bestätigt – insbesondere in Rom –, der wirkliche Aufschwung der Buchkunst ist jedoch erst ab dem 14. und vor allem ins 15. Jahrhundert zu datieren. Dabei besticht die Produktion vor allem durch die qualitativ anspruchsvolle Ausführung. Kalligraphie und Ornamentationstechnik standen in höchster Blüte. Diese Künste wurden – sicherlich angeregt durch jüdische Künstler – noch um kleine, von den besten italienischen Malern der Renaissance gefertigte Miniaturen bereichert. Dank ihrer Mitarbeit profitierte die hebräische Buchkunst auch von allen neu in der Malerei entwickelten Fähigkeiten und Fertigkeiten. Der Bildhintergrund öffnet sich auf bezaubernde Landschaften. Innendarstellungen erhalten einen perspektivischen Ansatz; die Natur wird liebevoll beobachtet und das kleinste Detail aufmerksam und kunstfertig hevorgehoben. Der Name dieser Künstler ist nur selten bekannt. Zuweisungen lassen sich vor allem aufgrund stilistischer Affinitäten vornehmen, bleiben jedoch mehr als einmal im Bereich der Vermutung. Weitaus bekannter hingegen sind die Auftraggeber, manchmal dank des Kolophons, in dem der Name genannt wurde, häufiger jedoch aufgrund der Wappen, die von den großen jüdischen Familien geführt werden durften. Diese wurden sorgfältig in Büchern und auf anderen Besitztümern abgebildet. Dabei handelte es sich nicht um die Wappen eines erblichen Adelsstandes, sondern um eine allgemein unter den Notablen Italiens übliche Sitte, die von den jüdischen Familien mit Zustimmung ihrer Beschützer übernommen wurde. In der Regel besteht das Wappenzeichen aus der visuellen Umsetzung des Namens – dem Hahn der Familie Gallico, dem vom Löwen überragten Portal der Portaleone usw. – oder aus Zeichen erblicher Funktionen der Familie – segnenden Händen im Falle der Familie Cohen, der Wasserkanne für die Familie Levi. Gelegentlich ist auch die Kombination aus beiden anzutreffen – etwa ein über zwei segnend ausgebreiteten Händen schwebender Rabe für die Familie Coen Rappa (Rabe). Der Ursprung anderer Wappenzeichen wiederum bleibt unbekannt, wie beispielsweise im Falle der drei maurischen Köpfe für die Familie Norcia.

Die etwa zwanzig ornamentalen, aus Rom stammenden hebräischen Handschriften datieren in die letzten Jahrzehnte des 13. Jahrhunderts oder in das beginnende 14. Jahrhundert. Die Ornamentik beschränkt sich häufig auf die Umrahmung von Textpartien oder den mit Tusche akzentuierten Buchanfang. Werden Farben beigefügt, so ist der Umgang damit unverfälscht, ohne Nuancierung und in starken Kontrasten (das Rot als Gegensatz zum Grün). Gelegentlich scheint der architektonische Dekor von Arkadenseiten orientalische Reminiszenzen hervorzurufen: Kapitelle in Lotus- oder Rosettenform. Der Einfluß der italienischen Gotik
Abb. 427, 428
zeigt sich in den doppelten Titelseiten der Bibel von Bischof Bedell (Cambridge, Emmanuel College, Ms. I. I, 5–7); Rankenornamente enden in Weinblättern oder Hybriden, die sich von einem mattgoldenen Hintergrund abheben, umrahmt von einem rot und grün gemalten, feinen Liniennetz. Das schöne, groß ausgeführte Schriftzeichen *Schin* ist in den Dekor integriert und enthält selbst Rankenwerk und Hybride; es birgt die Initiale des Auftraggebers Shabbetai ben Mattathias. Der Kopist der Handschrift, Abraham ben Yom Tov Ha-Coen, machte sich auch mit anderen Manuskripten einen Namen; darunter ist eine ähnlich verzierte Bibel, für die er wahrscheinlich verantwortlich zeichnete (Parma, Palastbibliothek, Ms. parm. 3216).

In Bologna stammt eine prunkvolle Kopie der *Mishne Thora* des Maimonides aus dem beginnenden 14. Jahrhundert von der Hand eines Skriptors, dessen Schrift seine spanische Herkunft verrät (Jerusalem, National- und Universitätsbibliothek, Ms. Heb. 4° 1193). Die ersten vierzig Seiten der Handschrift sind umrahmt von großen Akanthusblättern, die in den für die Bologneser Illuminationen charakteristischen Menschen- und Tierköpfen enden. In den Vignetten der ersten Worte und in den Rändern illustrieren Miniaturen den Text des Codex. Die Genauigkeit der Textwiedergabe sowie die realitäts- und detailgetreue Bildsprache ist in dieser Form neu. Die
Abb. 141
schöne Gestalt der in den Gebetsschal gehüllten und eine Thorarolle im Arm tragenden Figur ist zwar noch vor einem zweidimensionalen und monochromen Hintergrund gemalt, aber das kleine Kästchen am unteren Bildrand läßt bereits auf gute Kenntnisse in der Perspektive schließen. Der vegetabile Randdekor gleicht jenem auf den ersten Seiten einer Kopie des *Führers der Unschlüssigen* von Maimonides (Parma, Palastbibliothek, Ms. parm. 3208). Aus der Emilia stammt wahrscheinlich auch ein Psalter, der zu Beginn eines jeden Psalms mit Miniaturen zum Textinhalt illustriert ist – eine Bildsprache, die einzigartig ist in der jüdischen Illuminationskunst (Parma, Palastbibliothek, Ms. parm. 1870). Auf diese wenigen Vorläufer aus dem 14. Jahrhunderts folgt im 15. Jahrhundert eine reiche Produktionsvielfalt in nahezu allen großen Städten Norditaliens.

Die nach ihrer Vertreibung aus Mailand im Jahre 1320 in Cremona gewachsene jüdische Gemeinde florierte im 15. Jahrhundert unter dem Schutz der Sforza. Das reiche und wirtschaftlich stabile Umfeld bot besonders günstige Rahmenbedingungen für die Kunst, so daß zahlreiche illuminierte Handschriften entstanden. Unter den Künstlern, die von nördlich der Alpen gekommen waren, ist auch Joel ben Simeon zu nennen; er lebte und arbeitete eine Zeit in Cremona, möglicherweise in einer Werkstatt vor Ort. Zumindest geben die für seinen
Abb. 429
üblichen Stil ungewohnten Dekore und die in die Ornamentik zweier Handschriften verwobenen Wappensprüche des Adelsgeschlechts Sforza Anlaß zu dieser Vermutung (Paris, Séminaire israélite, Ms. 1 und Nationalbibliothek Ms. Hébreu 418). Die Dekoration der 1435 von Jakob ben Ascher in Mantua kopierten *Vier Stände (Arba'a Turim)*, einer Sammlung von Religionsgesetzen, zeigt den damals in der Lombardei vorherrschenden
Abb. 142, 143, 445
gotischen Stil. Die in den Kopfteil der Anfangsseiten eingefügten Miniaturen verdeutlichen eindrucksvoll, mit welcher Sorgfalt und Präzision zum einen der rituelle Gestus und zum anderen die formale Gestaltung der Seiten bedacht worden war. Die Aufteilung von Raum und Farbe, die perspektivisch gezeigten Interieurs und die über eine im Detail ausgeführte Kleidung und einen durchgeformtem Faltenwurf erzielte Realität der figürlichen Darstellung erhalten noch eine weitere Intensitätsdimension durch den überfließenden Reichtum des floralen Rahmendekors, dessen Akanthusblätter sich um *Putti* und kleine Figurendarstellungen ranken. Der nicht identifizierte Urheber dieser Seiten, dessen Werk sich eng an den Duktus der lombardischen Malerei eines Bonifacio Bembo aus Cremona anlehnt, arbeitete zweifelsohne unter der Anleitung eines jüdischen Meisters, um eine solche Wahrhaftigkeit im rituellen Gestus garantieren zu können.

Erst im Jahre 1437 nach Florenz eingeladen, standen die Juden unter dem Schutz Lorenzo de Medicis – des Prächtigen –, eines großen Humanisten und Förderers der Künste. Dieser umgab sich mit zahlreichen jüdischen und christlichen Gelehrten, darunter Pic de la Mirandole und Marsile Ficin, die sich zusammenfanden im Studium des Hebräischen, hatte doch der Orientalismus das Interesse so vieler Liebhaber der *Kabbala* auf der einen und alter Handschriften auf der anderen Seite geweckt. Handschriften sammelnde Bankiers waren eine rege Klientel, und die Dekoration der von ihnen in Auftrag gegebenen Bücher wurde den besten Künstlern der Branche anvertraut. Ein Exemplar des von Avicenna verfaßten *Kanon der Medizin* (Bologna, Universitätsbibliothek, Ms. 2197) wurde wahrscheinlich in Florenz kopiert; die am Rand eingefügten Miniaturen stellen verschiedene medizinische Anwendungen dar und sind von großen Akanthusblättern umrahmt. Die mit weißer Flechtdekoration (*bianchi giari*) geschmückten Bordüren eines Kommentars zum Pentateuch des Moses ben Nachman (Manchester, John Rylands Library, Ms. 8) erinnern im Duktus an den florentinischen Illuminator Ricciardo di ser Nanni, der lange Zeit im Schatten seines berühmteren Zeitgenossen Francesco d'Antonio del Cherico stand und – dank neuester Untersuchungen – aus der Anonymität heraustreten konnte. Obwohl das Wappen des Auftraggebers – ein gegen einen Apfelbaum gelehnter Panther – mehrfach dargestellt wird, konnte dieser selbst noch nicht identifiziert werden. Möglicherweise ist die Dekoration der juristischen Handschrift *Das Buch der Grundsätze (Sefer Ha-Ikarim)* von Joseph Albo (Rovigo, Bibl. Silvestriana, Ms. 220), wo als *bianchi giari* ausgeführte Umrandungen und gemalte Vignetten von Porträtmedaillons, *Putti* und Tieren belebt werden, demselben Künstler – oder zumindest seiner Werkstatt – zuzuschreiben. Die mit runden, beinahe kindlichen Gesichtern ausgestatteten Figuren und die Miniaturen, die die Titelseiten einer Ausgabe des Buches Hiob, einer Sprichwörtersammlung sowie eines Psalters zieren (*Sefer'Emet*; Jerusalem, Israel Museum, Ms. 180/55), weisen eine starke Ähnlichkeit mit dem Stil des florentinischen Malers Zanobi Strozzi auf. Der sogenannte Rothschild-Mahzor, eine von einem Mitglied der Familie Gallico im Jahre 1492 in Auftrag gegebene Handschriftensammlung (New York, Jewish Theological Seminary, Mic. 8892), wurde ebenfalls in Florenz kopiert und illuminiert. Die Handschrift ging in der Folge an die Bankiersfamilie Norcia, deren Wappen auf mehreren Seiten eingefügt wurde. Der florale Randdekor ist das Werk dreier Künstler und zeigt im Stil und in der künstlerischen Anordnung der Ornamente Affinitäten zur florentinischen Illuminationskunst, während die auf mehreren Seiten eingestreuten und oft mit einem vegetabilen Dekor verknüpften rituellen Motive an die Figuren bestimmter Illustrationen von Joel ben Simeon erinnern. Im ausgehenden 15. Jahrhundert wurde die Verbreitung der Vorlagen durch die große Mobilität der Künstler begünstigt.

Abb. 144, 430, 431

Abb. 435

Abb. 434

Für die seit dem 11. Jahrhundert in Urkunden erwähnte Gemeinde von Ferrara begann ab Mitte des 15. Jahrhunderts eine Zeit des Wohlstandes unter dem Schutze Borso d'Estes und seines Nachfolgers Ercole I., die sich die Dienste der jüdischen Bankiers sichern wollten und sich nicht um die Autorität des Papstes kümmerten. Zahlreiche aus Spanien vertriebene Juden fanden hier Zuflucht, darunter auch der als Geograph, Skriptor und Illuminator bekannte Abraham Farrissol. Im 16. Jahrhundert zog es Juden aus Böhmen und Mitteleuropa nach Ferrara; hinzu kamen die aus Mailand (1540), Neapel und dem Kirchenstaat (1569) vertriebenen Juden. Mitte des 16. Jahrhunderts zählte Ferrara zehn Synagogen. Die große Anzahl kultureller Bauwerke läßt die zahlenmäßige Bedeutung der Gemeinde ermessen. Ihr Reichtum spiegelt sich in den illuminierten Büchern, die in relativ großer Zahl geschaffen wurden und von hoher Qualität zeugen. Seit Ende des 14. Jahrhunderts finden sich Spuren illuminierter Handschriften, so beispielsweise eine Bibel mit Kommentaren aus dem Jahre 1396 (Bibl. Medici-Laurenziana, Ms. Plut. 2/1); der filigrane Dekor des Werks und die floralen Bordüren, deren rankende Akanthusblätter in Hybriden und Phantasievögeln enden, sind im gängigen gotischen Stil gehalten. Ihre eigentliche Blüte erlebte die hebräische Buchmalerei ab dem letzten Viertel des 15. Jahrhunderts. Bibeln für den häuslichen Gebrauch, Gebetbücher, Kopien philosophischer Werke – darunter insbesondere der *Führer der Unschlüssigen* von Maimonides – wurden mit floralen Ornamenten und am Rand eingefügten Miniaturen dekoriert. Die Titelseiten eines Pentateuch aus dem Jahre 1473 (Paris, Nationalbibliothek, Ms. Hébreu 42) sind eingerahmt von einem Blumenmotiv auf filigranem Dekor im Ferrara-Stil; zu Beginn des Buches Numeri zeigt eine kleine Miniatur den Mose, das Gelobte Land betrachtend. Die hinter der Figur erscheinende Landschaft, die Darstellung des Gesichtes und der Faltenwurf verweisen deutlich auf die zeichnerische Präzision und die fein abgestimmte Farborchestrierung der Miniaturen, mit denen Franco dei Russi und Taddeo Crivelli die Ränder der Bibel Borso d'Estes illuminierten. Zwei in den Anfang des 16. Jahrhunderts datierende Gebetssammlungen sind das Werk des Illuminators Moses ben Hayim 'Aqrish, der sich in seinen Kolophonen als der *Vertriebene aus Spanien* bezeichnet. Seine im Duktus typisch spanische Schrift bestätigt seine Herkunft im übrigen. Herstellungsart, Pergament und Gestaltung des Buches verweisen jedoch auf in Italien übliche Handwerkspraktiken. Typisch für den Ferrara-Stil ist auch die im Text gestreute florale Ornamentik. In dem von Moses ben Hayim 'Aqrish im Jahre 1512 in Ferrara illuminierten Gebetbuch (*Siddur*) (Paris, Musée National du Moyen Âge, Thermes de Cluny, Ms. 13995) bezeugen die vegetabilen, entlang der Schriftspalten gezogenen Dekorbänder und die floralen Motive, mittels derer die Vignetten der Wortinitiale betont werden, eine bemerkenswerte Feinheit und einen ausgezeichneten Geschmack. Den reichsten Dekor der Titelseite des Buches zeigt ein Wappenemblem. Zweimal erscheinen zusammen mit einem als Medaillon grau auf schwarzem Grund gestalteten und in den floralen Dekor eingefügten Porträt die Initialen *MI* in römischen Versalien. Weder die Initialen noch

Abb. 438

Abb. 149, 152

die auf der Titelseite eingefügten Wappen konnten bis dato identifiziert werden. Zu einem anderen, von Moses ben Hayim 'Aqrish im Jahre 1520 in Ferrara illuminierten Gebetbuch (Paris, Nationalbibliothek, Stiftung Smith-Lesouëf, Ms. 250) gibt es weit mehr Hinweise. In einer als Motto vorangestellten Inschrift erklärt Dame Contsilla, die Gattin Isaac de Norcias, die Handschrift zum persönlichen Gebrauch für sich und ihre Nachkommen in Auftrag gegeben zu haben. In der Tat zeigt die Handschrift wiederholt das Wappen derer von Norcia. Isaac ben Emmanuel de Norcia (ca. 1485–1560) war Mitglied einer der größten jüdischen Bankiersfamilien in Italien und stand im Dienste der Herzöge d'Este. Er war ein kunstsinniger Sammler, und sein Besitzsiegel – ein Taler mit den Köpfen dreier Mauren – erscheint in zahlreichen Handschriften. Die von ihm begonnene Sammlung wurde von seinem Sohn Jacob ben Isaac de Norcia fortgeführt; auch er ließ das Familienwappen in die von ihm erworbenen Bücher eintragen. Die Illumination des Gebetbuches wurde im übrigen jedes Mal erneut aufgenommen, wenn das Buch durch Erbschaft den Besitzer wechselte. Diese wiederholte Aufnahme der Dekoration erstreckte sich über einen Zeitraum von nahezu fünfzig Jahren – die letzte datiert in das Jahr 1569 – und blieb selbst da unvollendet. Die verschiedenen Arbeitsetappen lassen sich dank der Stilvariationen der jeweiligen Künstler nachvollziehen. *Abb. 436* Die erste Illumination stammt noch von der Hand des Moses ben Hayim 'Aqrish und ist ebenso fein und zurückhaltend wie die der Handschrift von Cluny. In der Folge wird der florale Dekor *Abb. 150, 151* nachlässiger, die Farben weniger harmonisch; bei der dritten Auflage wurden Miniaturen mit Riten und biblischen Motiven in die Ränder eingefügt. Das Sujet und die allgemeine Ausrichtung dieser Illustrationen blieben im wesentlichen rituell und traditionell. Parallel dazu läßt sich jedoch eine ganz neue Freiheit in der Wahl der ornamentalen Motive und eine immer ausdrucksstärkere, stilistische Komposition erkennen. Diese Allianz eines tiefen Traditionsbewußtseins, gepaart mit dem Interesse für die Mondanitäten des zivilisatorischen Umfeldes, bietet einen genauen Spiegel der jüdischen Kultur in Italien.

La Guidecca, die den aus Deutschland eingewanderten Juden im 13. Jahrhundert zugewiesene venetianische Insel, wird im Jahre 1090 zum ersten Mal urkundlich erwähnt. Venedig öffnete den jüdischen Bankiers erst im Jahre 1366 seine Tore, und ab 1394 wurde das Tragen des Judenflecks obligatorisch. 1496 wurde der Fleck gegen zunächst einen gelben, später dann einen roten Hut ausgetauscht. Nichtsdestotrotz wuchs die Gemeinde vor allem nach 1492 – bedingt durch den Flüchtlingszustrom aus Spanien – weiter; ihre Freiheit wurde jedoch durch die Einrichtung des Ghettos im Jahre 1516 erheblich eingeschränkt. Gegen umfangreiche Finanzleistungen konnte ein erstes Ausweisungsdekret im Jahre 1527 abgewehrt werden; allerdings dauerte der Aufschub nicht allzu lange. Bereits im Jahre 1571 wurde das Dekret erneuert. Trotz dieser politischen Schicksalsschläge florierte das kulturelle Leben, wie die aus Venedig stammenden Handschriften und die Einrichtung der ersten hebräischen Druckereien vor Ort bezeugen. Die beeindruckenden Illuminationen der *Sha'arey Dura*, einer Sammlung, die das Werk Isaak von Dürens umfaßt sowie die im Jahre 1477 in Padua entstandenen Heiratsverträge (Hamburg, Staatsbibl., cod. Heb. 337) – Padua war damals Teil der Republik Venetien –, zeigen einmal mehr die *Abb. 148* komplexen Beziehungen zwischen der jüdischen und der nichtjüdischen Kultur. In der vorgenannten Illumination sind wunderbar in poliertem Gold ausgeführte Schriftzeichen verknüpft mit einer Verlobungsszene, in der die Protagonisten, in eleganten Samt gekleidet, die Zeremonie weit vom traditionellen Rahmen entfernt in einem ungewöhnlichen Landschaftsdekor durchführen. Auf dem Umhang des Verlobten befindet sich jedoch unmißverständlich der den Juden aufgezwungene Judenfleck. Dies ist allerdings der einzige Hinweis darauf, daß es sich um eine Szene aus dem jüdischen Alltag handelt.

Aus diesem reichen und mondänen Milieu kommt eine der schönsten hebräischen Handschriften der 1470er Jahre. Einst im Besitz der Familie Rothschild (Jerusalem, Israel Museum, Ms. 180/51), enthält diese Sammlung kleinformatiger Texte auf etwa neunhundert Seiten über siebzig Texte, die Seite für Seite mit floralen Ornamen- *Abb. 443, 446, 447* ten, *Putti*, Vögeln und nahezu zweihundert Illustrationen dekoriert sind. Die Illustrationen umfassen Motive des religiösen Lebens – Vorbereitungen zu Festen –, das Gebet in der Synagoge oder zuhause, die Eheschließung *Abb. 146, 147, 432* oder den Bestattungsritus; parallel dazu finden sich jedoch auch biblische Szenen – Abraham und die drei Engel, Jakobs Kampf mit dem Engel, David, die Harfe spielend, Motive aus der Esther-Rolle, Judith und Holofernes und andere mehr. Die Sammlung enthält zudem literarische Werke wie das *Mashal ha-Quadmoni (Fabeln und Legenden)* – eine hebräische Version der Äsop-Fabeln –, illustriert mit wunderschönen Tieren, sowie philosophische Texte und liturgische Dichtung. Die Kopie ist das Werk mehrerer – nach Malachi Beit Arie – deutscher Skriptoren. Im Gegensatz dazu scheinen die außergewöhnlich feinen Illuminationen bis auf wenige Ausnahmen am Ende des Buches von der Hand eines einzigen Illuminators zu stammen. In der Tat lassen sich in der gesamten Handschrift dieselben feinen Konturen finden: identische, goldbetonte Faltenwürfe, alte Männer mit ausdrucksstarken, von überwältigender Haarfülle umrahmten Gesichtern und weißen Bärten, Landschaften mit sanft gewellten Hügeln, durchzogen von in Serpentinen verlaufenden Pfaden, bewässerte Felder und Bäche, an denen sich Vögel und wohlproportioniertes Rotwild tummeln. Es wiederholen sich aber auch dieselben Fehler in der Perspektive, in der Präsentation des Mobiliars. Die reiche Farbpalette mit unzähligen Schattierungen von Rosatönen, verwischt mit Weiß, Grün und verschiedenen Blaustufen, um dem Himmel Weite zu geben, und die – gestützt auf eine fehlerlose Technik – große Vielfalt der Seitenaufteilung verraten die Hand eines Meisters, zu dessen Identifikation viele Namen genannt wurden. Die Fachwelt kam jedoch zu dem Schluß, daß es sich bei dem Künstler in aller Wahrscheinlichkeit um Leonardo Bellini handelt. Leonardo war Schüler von Jacopo Bellini, seinem Onkel mütterlicherseits, dessen Namen er nach dem Tod des natürlichen Vaters annahm. Gemeinsam mit seinen beiden berühmten Cousins Gentile und Giovanni Bellini arbeitete er relativ lange unter Jacopos Anleitung. Leonardo war eine der herausragenden Figuren der venetianischen Illuminationskunst, der inzwischen zirka fünfzehn Handschriften und handdekorierte Inkunabeln zugeschrieben werden. Die hebräische Handschrift mit ihren zweihundert Miniaturen und mehreren Hundert dekorierten Seiten scheint sein bedeutendstes Werk zu sein. Der Einfluß seines Meisters bleibt sichtbar in Leonardos Vorliebe für architekonische Dekore mit Freitreppen, deren Plattenbelag die Perspektive betont, und Räumen, die sich in die Tiefe einer in Licht getauchten Landschaft öffnen. Die Bordüren sind mit wunderbaren Tierzeichnungen durchzogen, und die florale Ornamentik des kleinen hebräischen Codex' zeigt Ähnlichkeiten mit den im Ferrara-Stil realisierten Illuminationen der Bibel von Borso d'Este (Modena, Bibl. Estense, Ms. V. G. 12), insbesondere mit jenen Arbeiten, die Franco dei Russi zugeschrieben werden. Als typisches Produkt der von der Bellini-Familie vertretenen venetianischen Schule steht die Handschrift gleichzeitig als wertvolles Zeugnis der zwischen jüdischen und berühmten nichtjüdischen Künstlern ihrer Umgebung gepflegten Kontakte. Die Illuminationen zu einer Abschrift der *Mishne Thora* des Maimonides stammen aus derselben Schule, wenn nicht gar vom selben Künstler. Die beiden Bücher werden heute in der Bibliothek des Vatikan (cod. Ross. 498) und in einer Privatsammlung aufbewahrt.

Ab dem ausgehenden 15. Jahrhundert nahm der sich rasant entwickelnde Buchdruck bald die Stelle der handgefertigten Bücher ein. Für die Mehrzahl der christlichen Künstler erschien die Staffelei als natürliche Fortsetzung der Illumination, wohingegen die jüdischen Künstler sich erneut Gebieten zuwandten, die sich aus den traditionellen Bedürfnissen der Gemeinde ergaben. Professionelle Strukturen – Skriptorien, die in der Folge durch Meisterwerkstätten ersetzt wurden, wie bei den christlichen Künstlern – waren nicht vorhanden, was teilweise für das Phänomen verantwortlich war. Das Fehlen solcher Strukturen an sich deutete jedoch bereits auf etwas anderes hin: Mehrere Jahrhunderte sollten noch vergehen, es sollte – mit Emanzipation und Gleichberechtigung – noch zu radikalen Veränderungen in der sozialen Situation der Juden kommen, bevor eine soziale Stabilität es jüdischen Künstlern ermöglichte, aus dem Rahmen der Gemeinde herauszutreten. In der Zwischenzeit waren jüdische Künstler weiter damit befaßt – und sind es noch heute –, ihren Gemeinden Objekte ihrer Kunst zu schenken, die traditionell von Hand zu fertigen sind und waren: Esther-Rollen, Heiratsverträge, Gebetbücher. Viele der im Laufe von drei Jahrhunderten Illuminationskunst entwickelten Ornamente wurden in den verschiedenen Kunsthandwerken wieder aufgenommen. Die Übertragung erfolgte mit Hilfe von Stichen und Radierungen, deren Ursprung dank einer der ersten Druckwerkstätten, die der Antwerpener Daniel Bomberg im Jahre 1511 in Venedig einrichtete, im 16. Jahrhundert – und dabei insbesondere in Venedig – liegt. Dieses neue Genus der Buchkunst, bei dessen Herstellung schöpferisches Gestalten, industrielle Vervielfältigung und kommerzielle Verbreitung untrennbar miteinander verknüpft sind, leitete eine neue Epoche ein, in der das handgeschriebene Buch nur noch eine Ausnahmeerscheinung darstellt und eher dem Luxus als der Notwendigkeit dient.

117–118 Pläne des Zeltheiligtums in der Wüste.
Pentateuch.
Palästina oder Ägypten, 929.
Schreiber: Shelomo ben Buya'a.
Pergament, Tusche, Mattgold.
47 × 40 cm.
Öffentliche Bibliothek St. Petersburg (ms. II, 17).

119 Teppich-Seite.
Bibel.
Burgos, 1260.
Schreiber: Menahem bar Abraham Ibn Malik.
Pergament, Tusche, Mikrographie, Gouache.
30,2 × 27 cm.
National- und Universitätsbibliothek Jerusalem (ms. Heb. 4° 790, fol. 114r).

120–121 Das Mobiliar des Heiligtums.
Bibel.
Perpignan, 1299.
Schreiber: Salomon ben Raphael.
Pergament, Tusche, Gouache, poliertes Gold.
32,5 × 24,5 cm.
Französische Nationalbibliothek, Paris (ms. Hébreu 7, fol. 12v–13r).

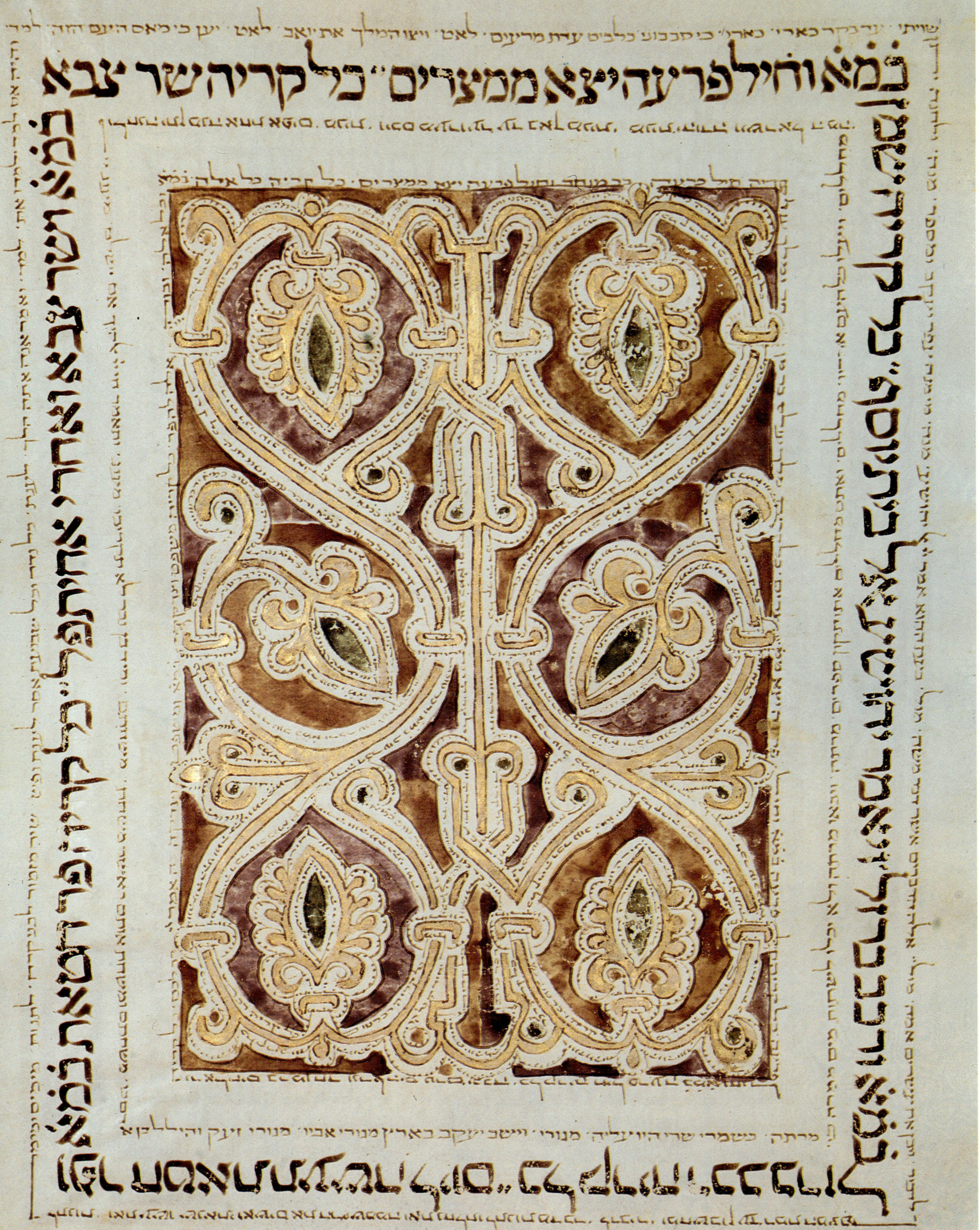

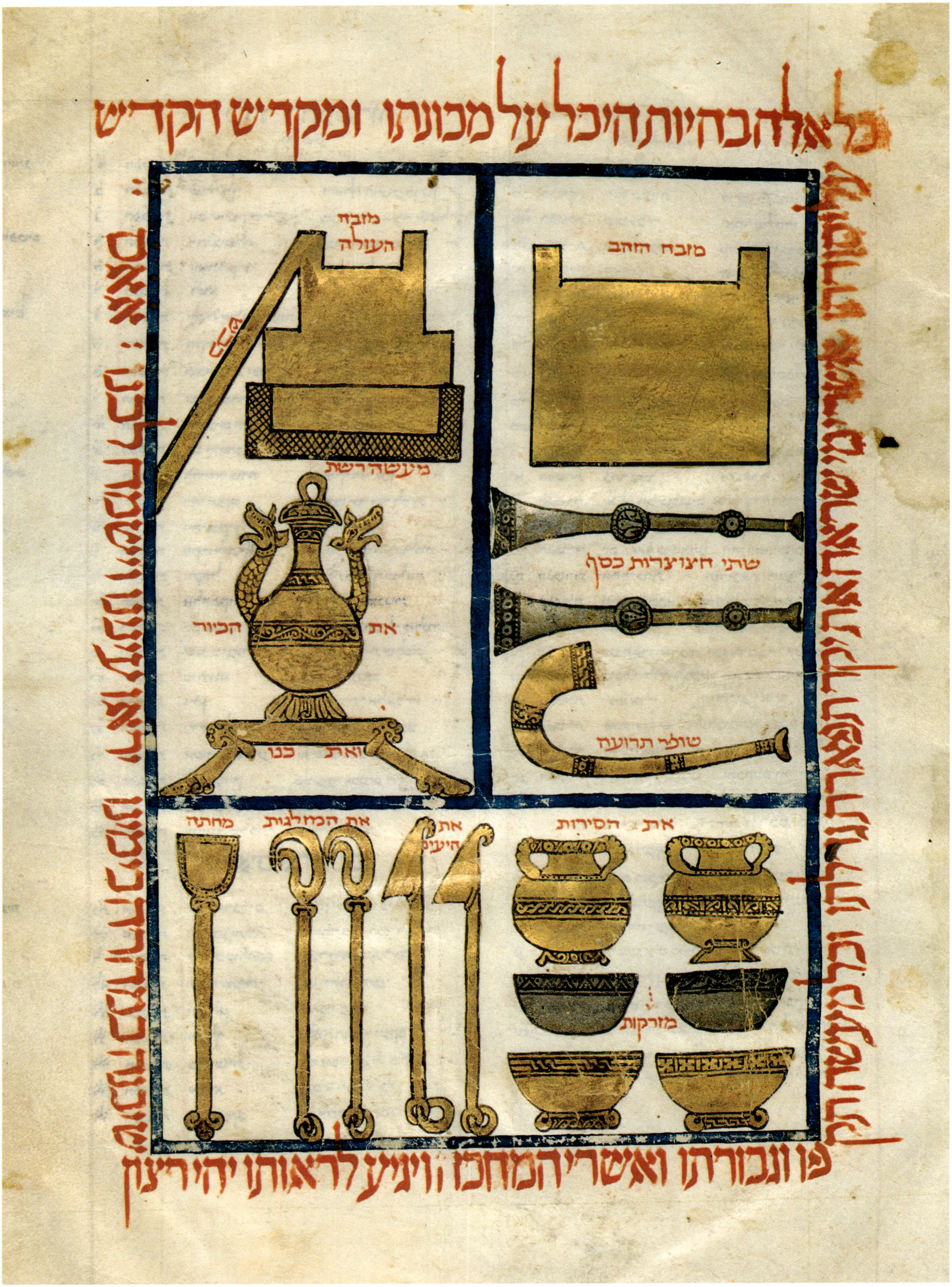
כל אלה כהיות היכל על מכונתו ומקדש הקדש
מזבח העולה
מזבח הזהב
מעשה רשת
שתי חצוצרות כסף
את הכיור
ואת כנו
שופר תרועה
מחתה
את המזלגות
את היעים
את הסירות
מזרקות

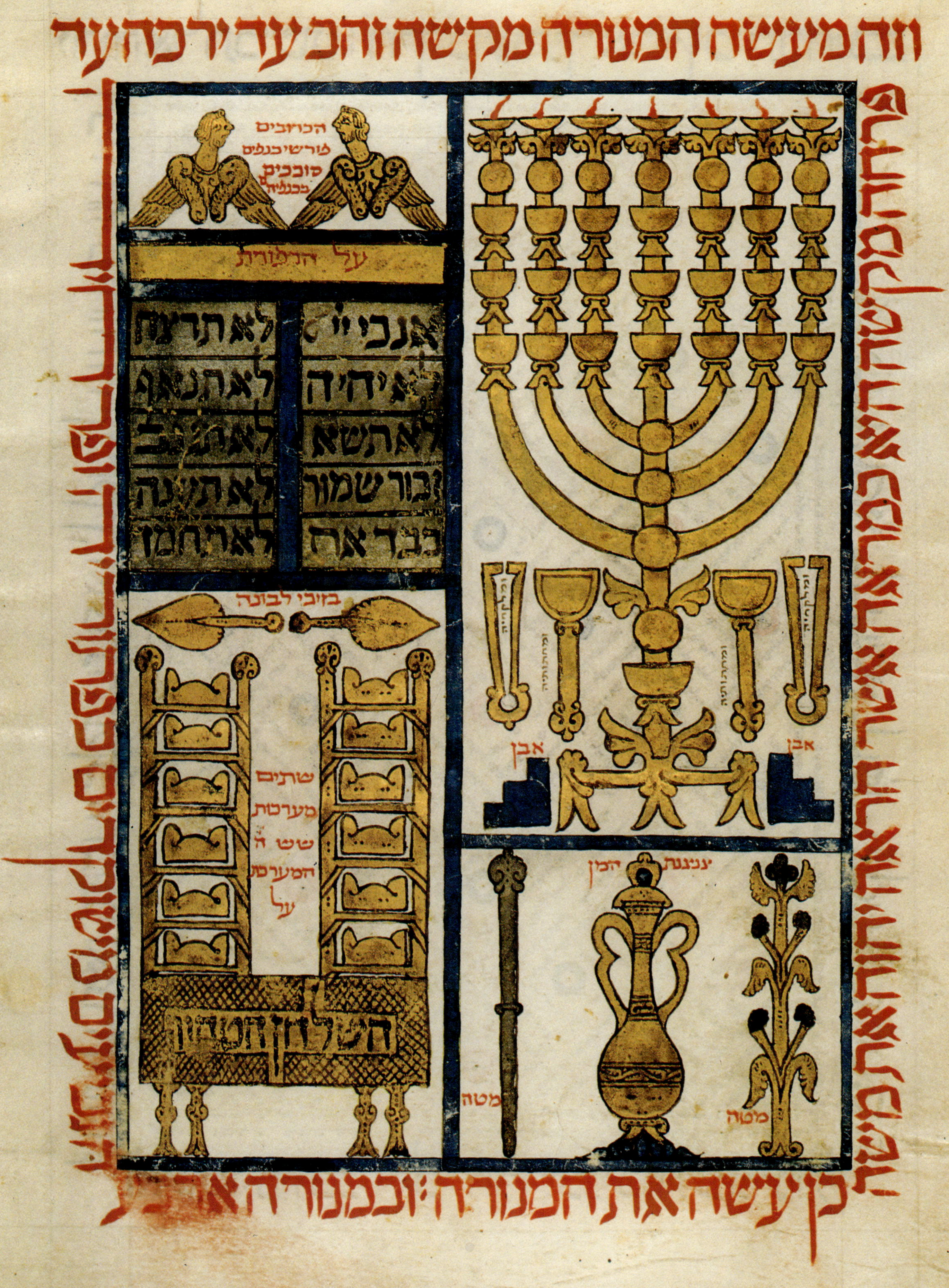
וזה מעשה המנרה מקשה זהב עד ירכה עד
על הכפורת
אנכי י״י
לא יהיה
לא תשא
זכור שמור
כבד את
לא תרצח
לא תנאף
לא תגנב
לא תענה
לא תחמד
אבן
אבן
מטה
מטה
כן עשה את המנורה׃ ובמנורה ארבעה

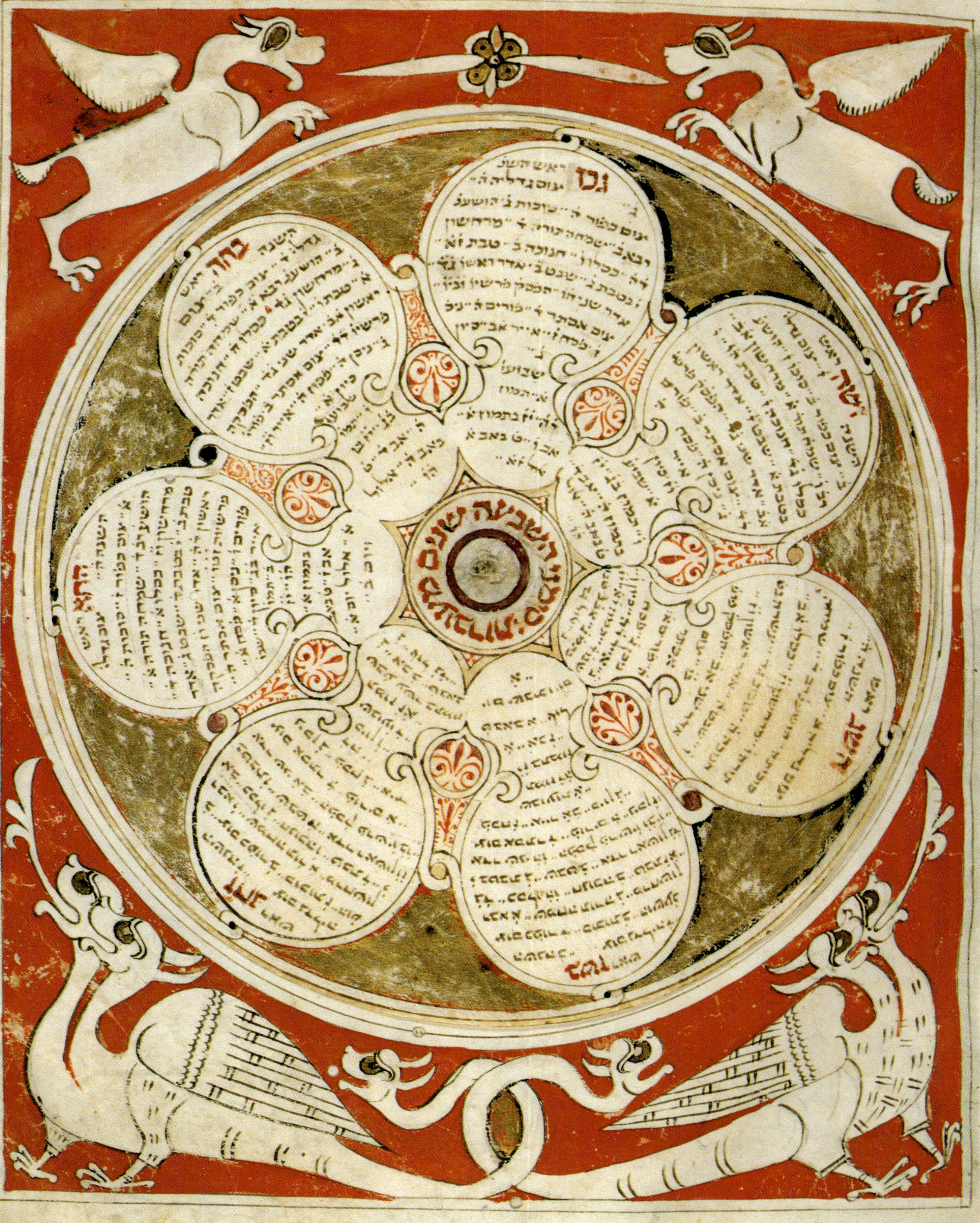

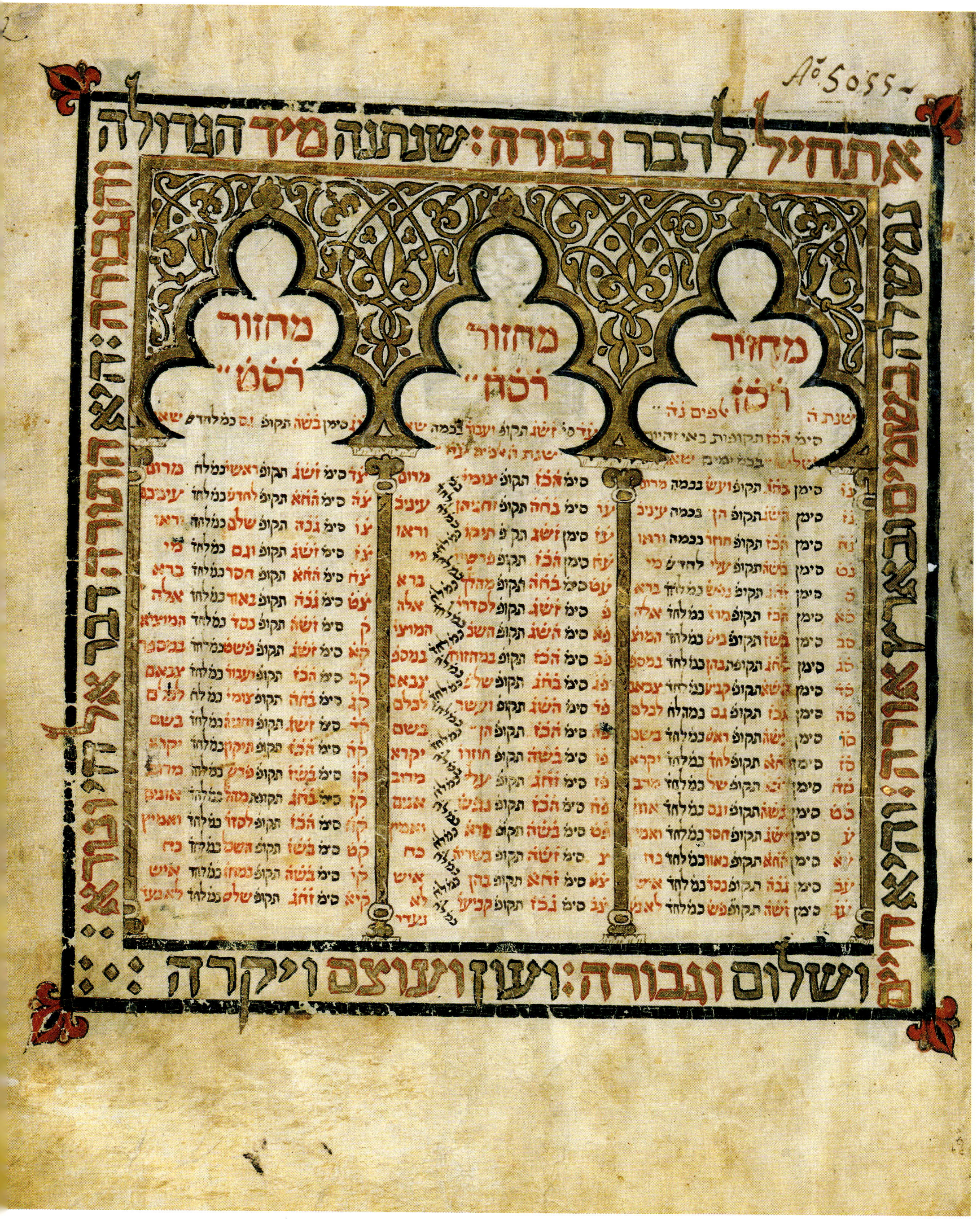
Aº 5055
אתחיל לדבר גבורה: שנתנה מיד הגדולה
מחזור רסט
מחזור רסח
מחזור רסז
ושלום וגבורה: ועוז ועצה ויקרה

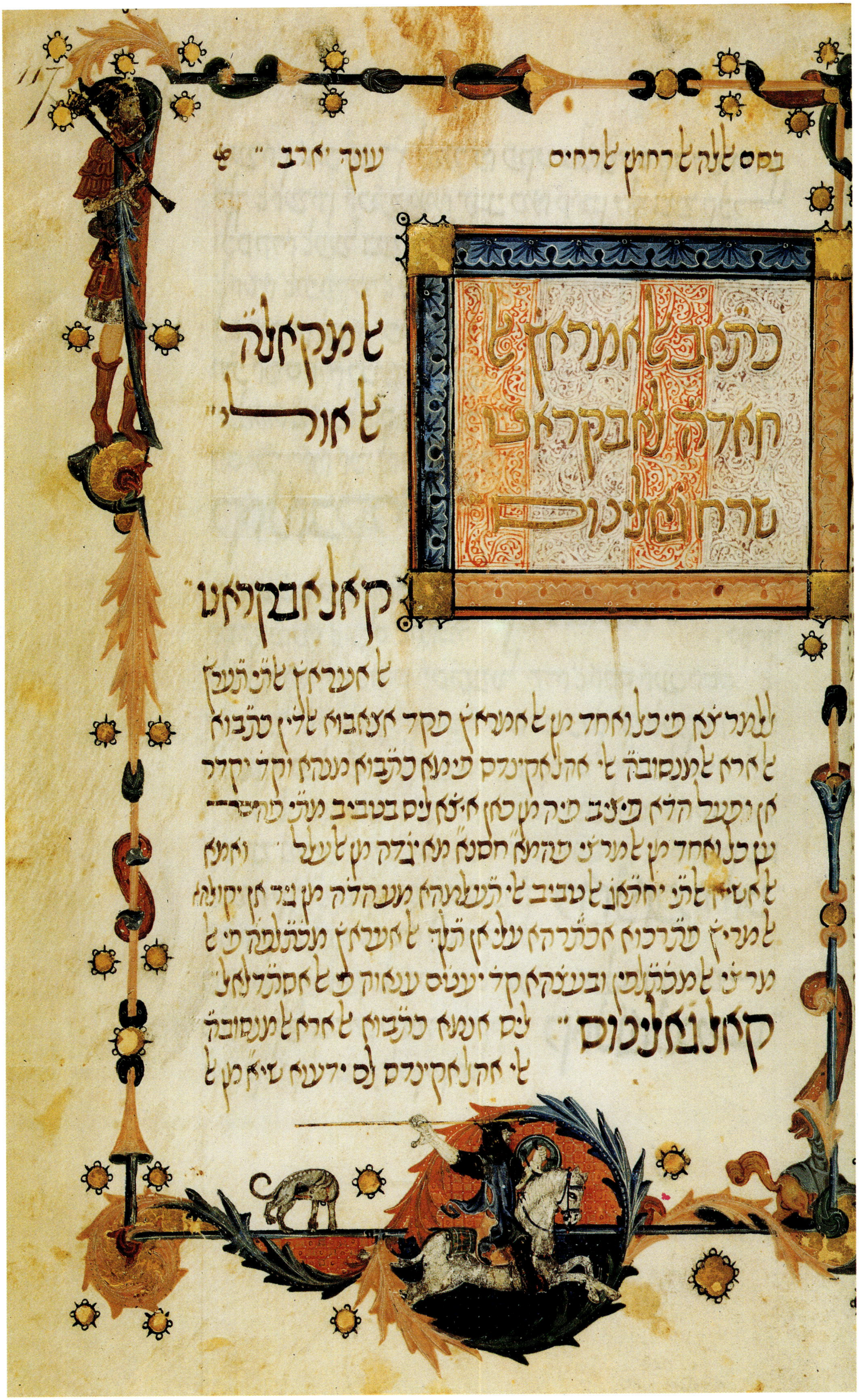

122 Kalender auf einer drehbaren Scheibe.
Bibel.
Tudela, 1300.
Schreiber/Künstler: Josua ben Abraham Ibn Gaon.
Pergament, Tusche, Gouache.
28 × 22 cm.
Französische Nationalbibliothek, Paris
(ms. Hébreu 20, fol. 8r).

123 In Spalten angeordneter Kalender.
Bibel.
Soria (?), um 1310.
Schreiber/Künstler: Josua ben Abraham Ibn Gaon.
Pergament, rote und schwarze Tusche, Mattgold.
28,5 × 22,5 cm.
Französische Nationalbibliothek, Paris
(ms. Hébreu 21, fol. 2r).

124 Medizinische Abhandlung.
Barcelona, 1330–1340.
Pergament, farbige Tusche, Gouache, lackiertes Gold.
25 × 16,5 cm.
Französische Nationalbibliothek, Paris
(ms. Hébreu 1203, fol. 117r).

125 Mose vor dem brennenden Dornbusch;
Mose verwandelt seinen Stab in eine Schlange.

Haggada.
Barcelona (?), um 1330.
Pergament, Gouache, Tusche.
28 × 23 cm.
John Rylands Library, Manchester (ms. 6, fol. 13v).

126 Episoden aus dem Leben Josephs.

Goldene Haggada.
Barcelona (?), um 1320.
Pergament, Gouache, poliertes, aufgehelltes Gold.
24,7 × 19,5 cm.
British Library, London (Add. ms. 27210, fol. 6v).

127 Der Tod der Erstgeborenen in Ägypten;
Der Auszug der Hebräer;
Die Soldaten des Pharao;
Mose läßt das Rote Meer wieder zurückfluten.

Goldene Haggada.
Barcelona (?), um 1320.
Pergament, Gouache, poliertes, aufgehelltes Gold.
24,7 × 19,5 cm.
British Library, London (Add. ms. 27210, fol. 14v).

128 Jakob begegnet Rachel;
Die Heirat von Jakob und Rachel.

Haggada.
Barcelona (?), um 1340.
Pergament, Gouache, Tusche.
23,5 × 19 cm.
British Library, London (Or. ms. 2884, fol. 5r).

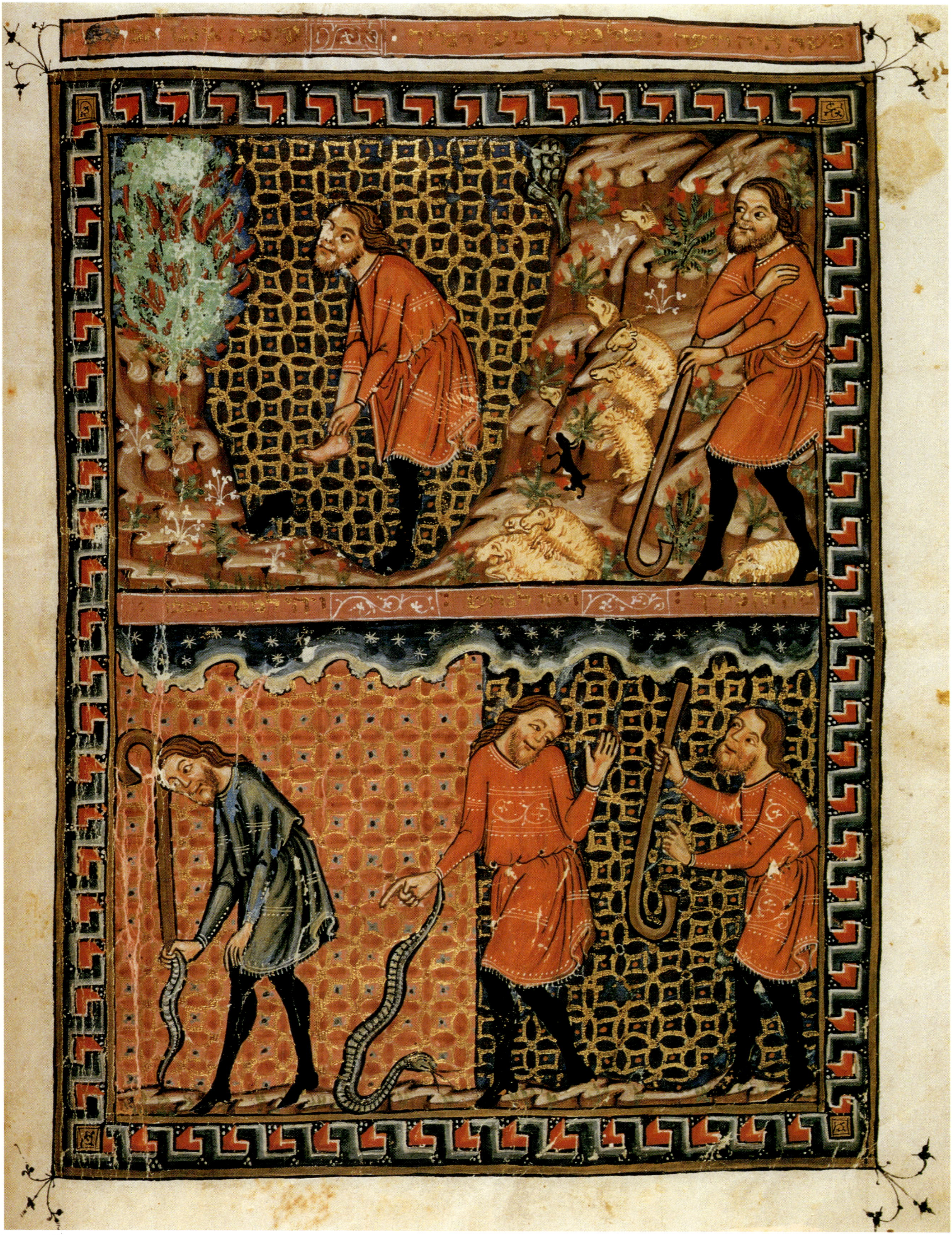

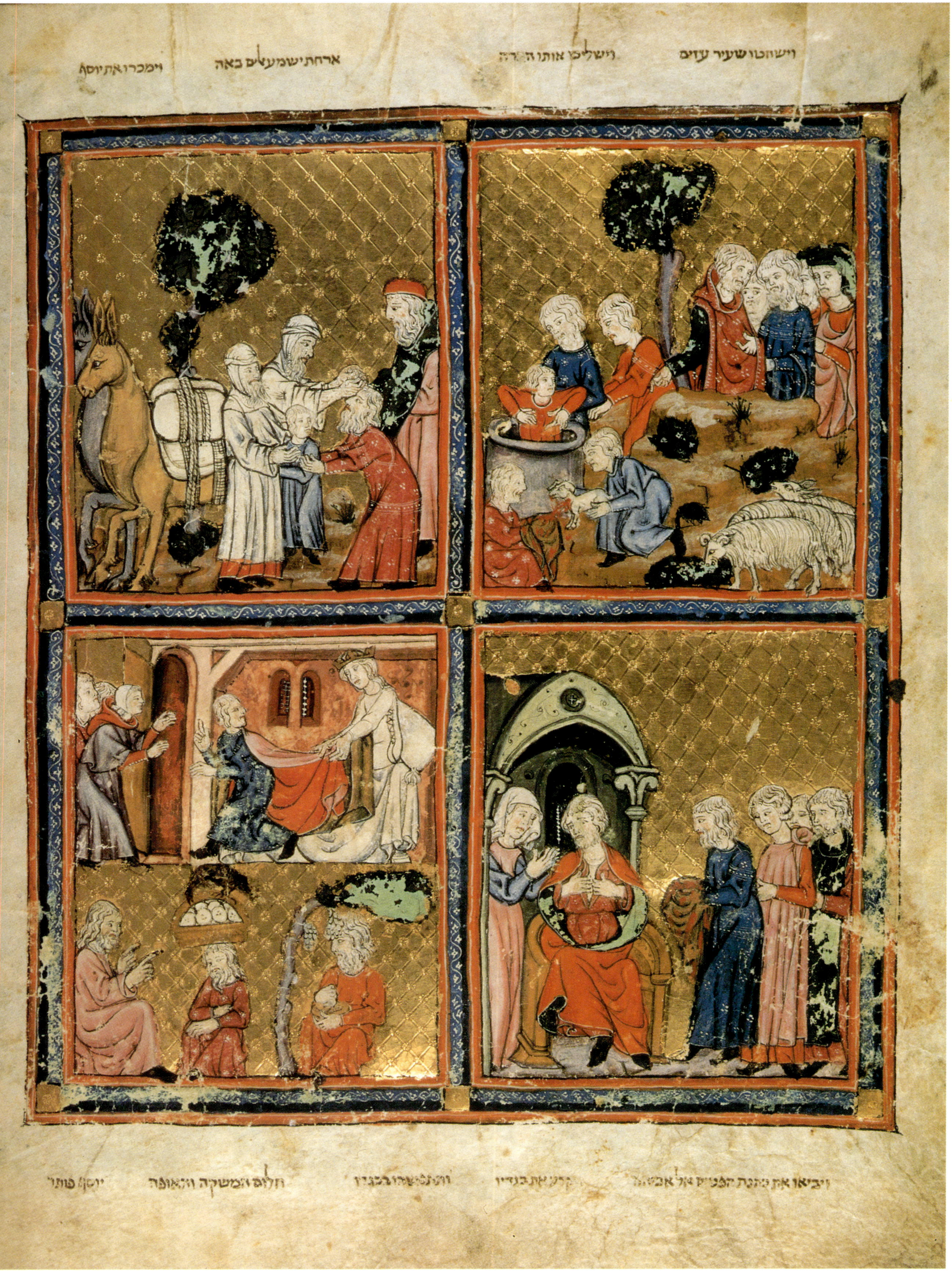

וישחטו שעיר עזים
ארחת ישמעאלים באה
וימכרו את יוסף
ויביאו את כתנת הפסים אל אביהם
קרע את בגדיו
ותתפשהו בבגדו
חלום המשקה והאופה
יוסף פותר

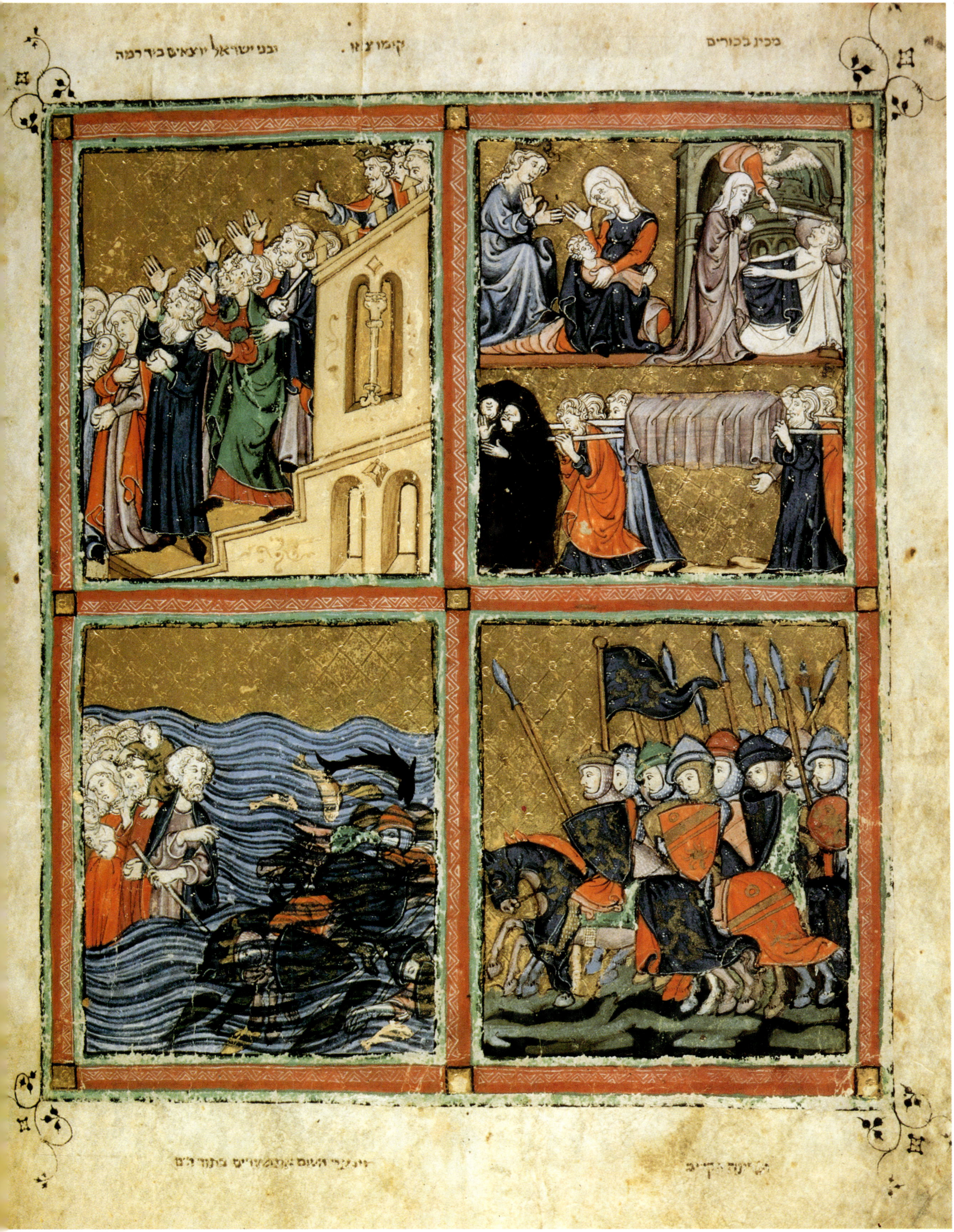

מכין בכורים
קומו צאו.
ובני ישראל יוצאים ביד רמה

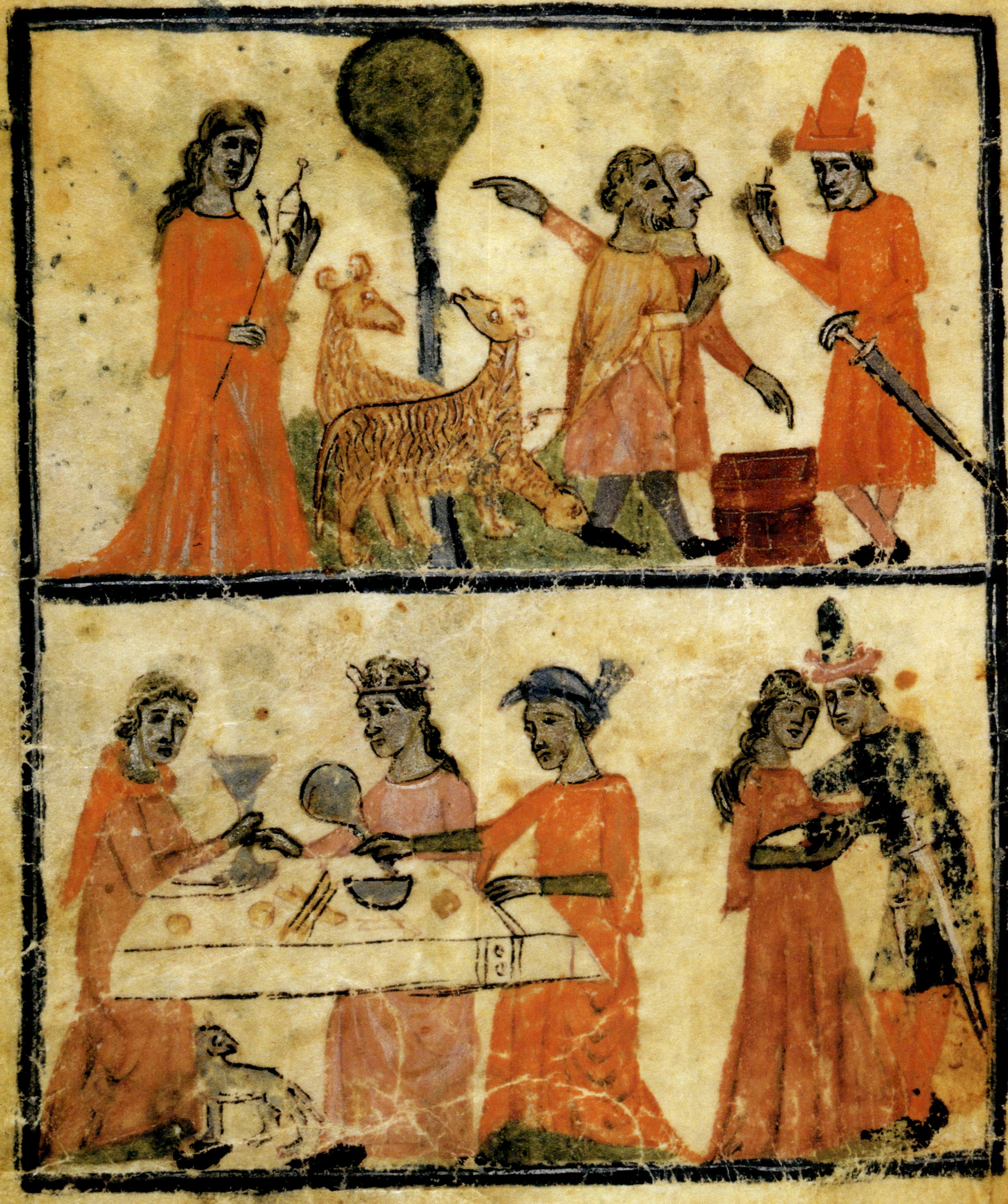

יעקב מנשק לרחל

יעקב שאוכל עם לבן ועם רחל

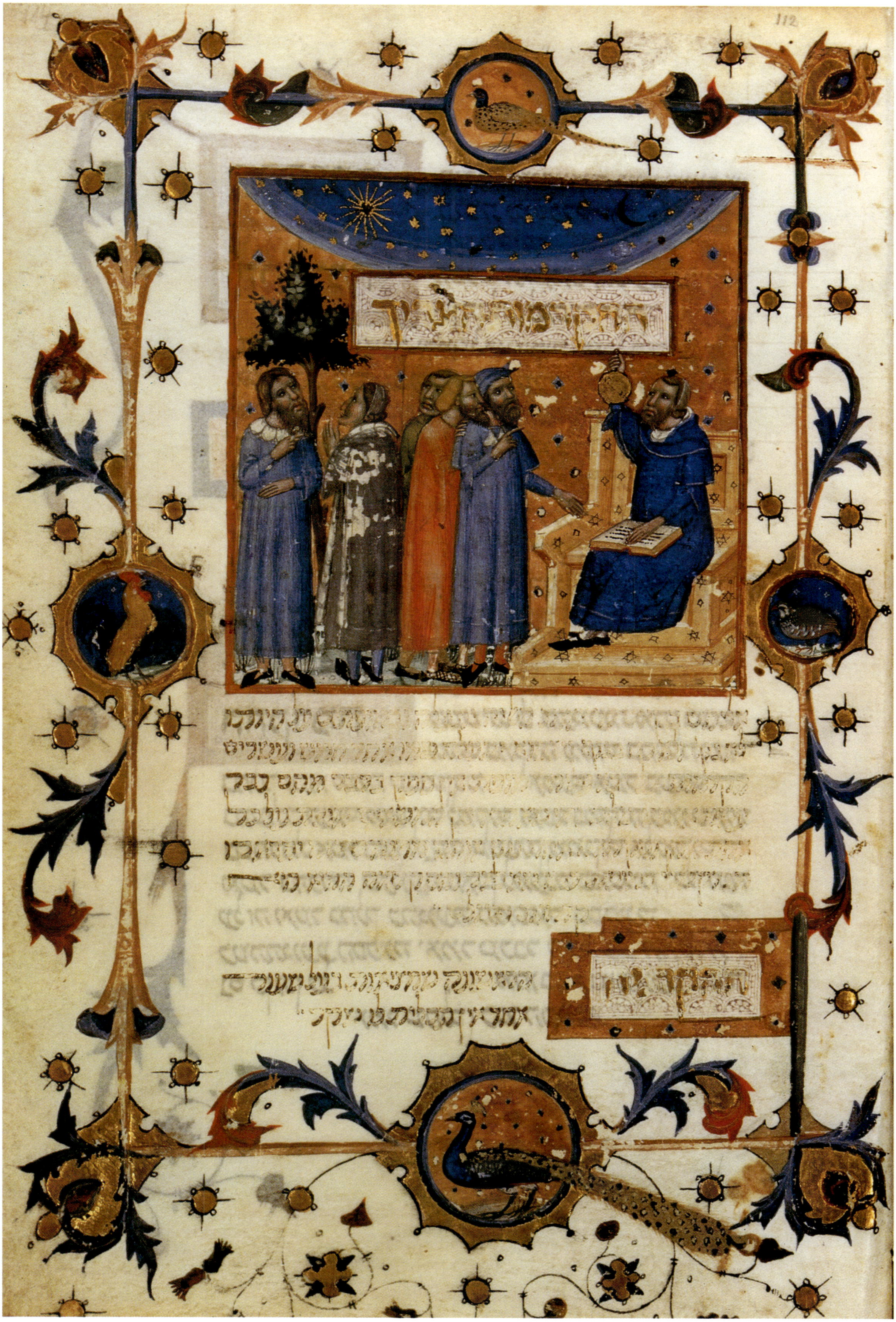

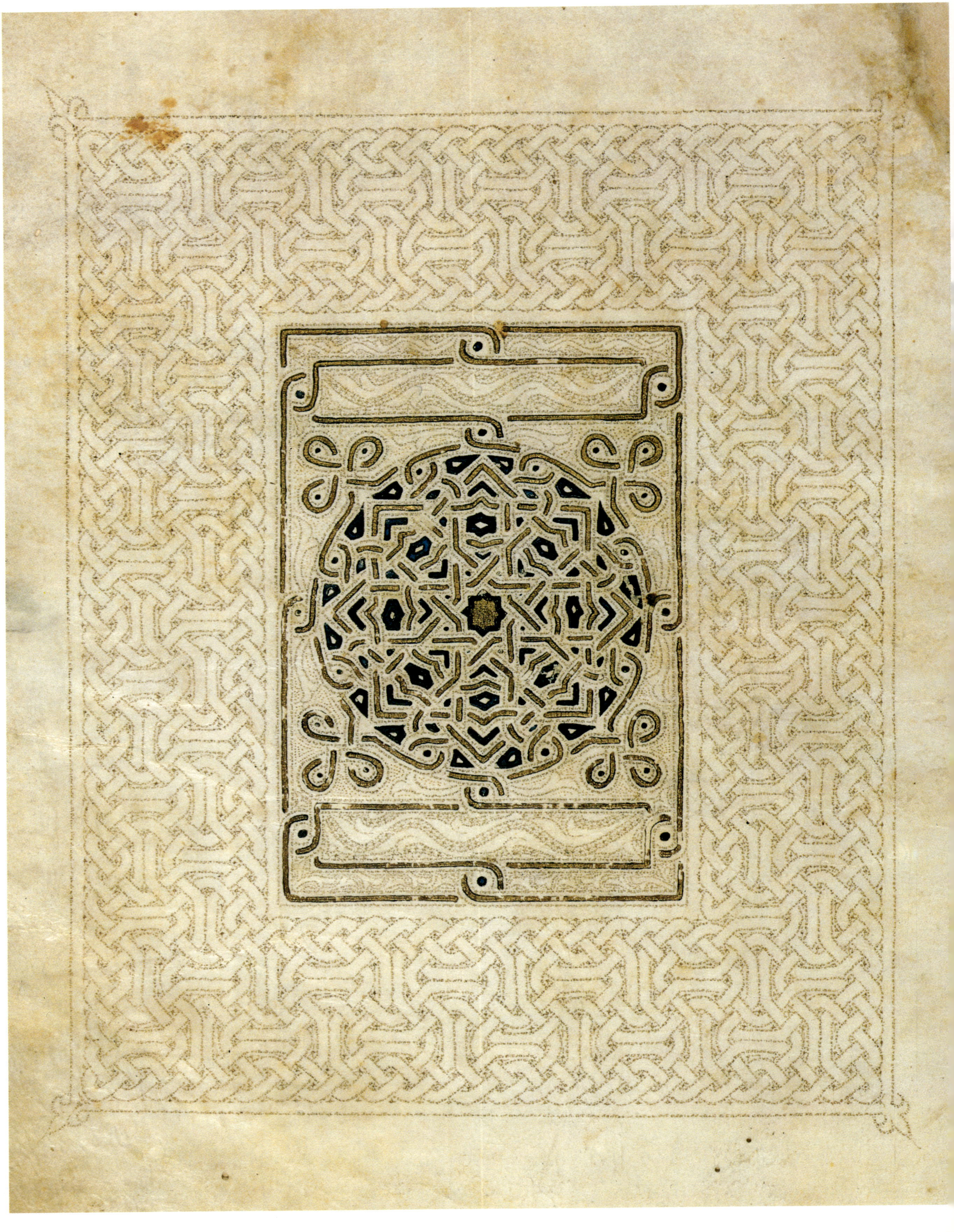

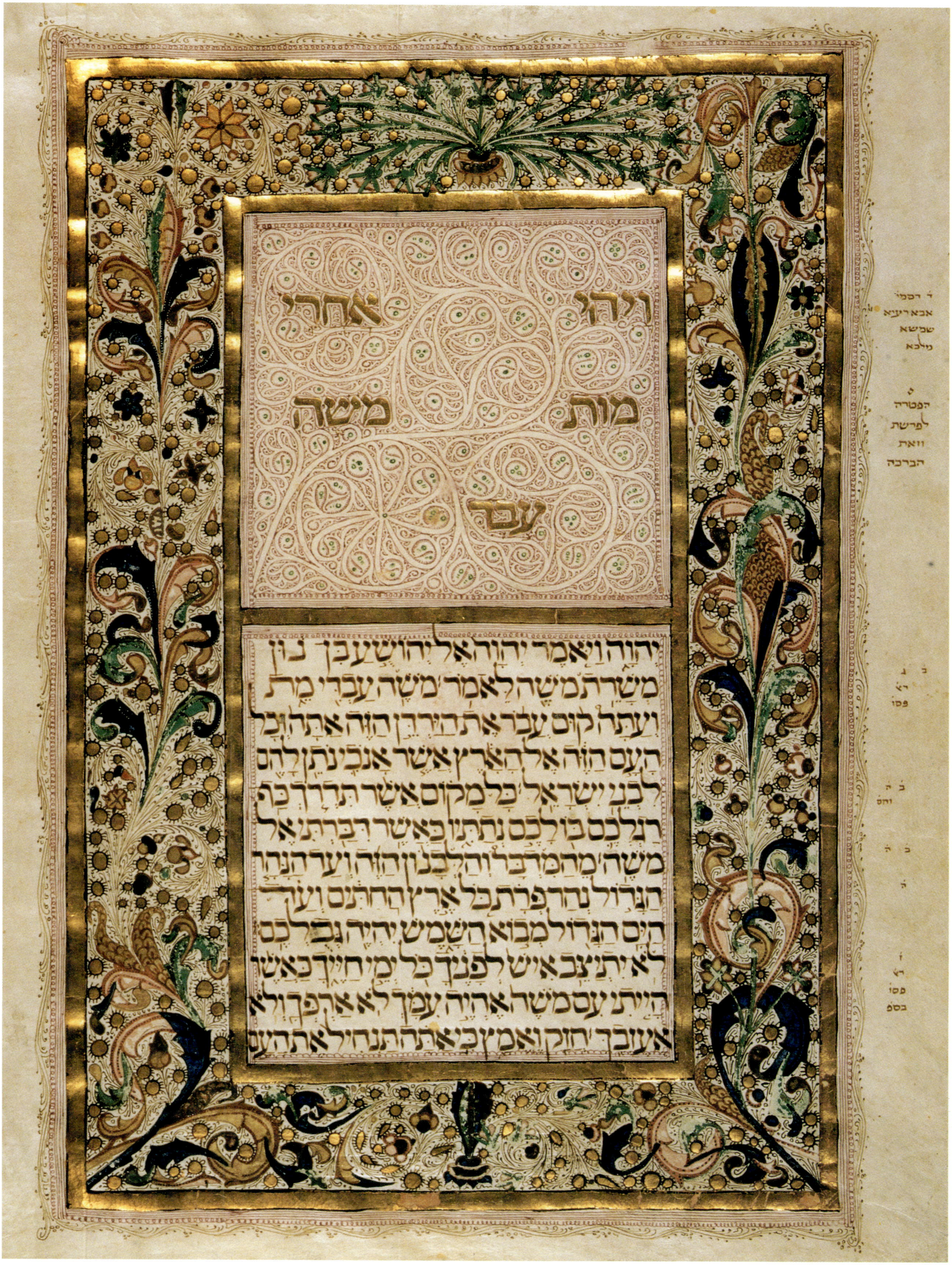
ויהי אחרי מות משה עבד
יהוה ויאמר יהוה אל יהושע בן נון
משרת משה לאמר משה עבדי מת
ועתה קום עבר את הירדן הזה אתה וכל
העם הזה אל הארץ אשר אנכי נתן להם
לבני ישראל כל מקום אשר תדרך כף
רגלכם בו לכם נתתיו כאשר דברתי אל
משה מהמדבר והלבנון הזה ועד הנהר
הגדול נהר פרת כל ארץ החתים ועד
הים הגדול מבוא השמש יהיה גבולכם
לא יתיצב איש לפניך כל ימי חייך כאשר
הייתי עם משה אהיה עמך לא ארפך ולא
אעזבך חזק ואמץ כי אתה תנחיל את העם
הפטרה לפרשת וזאת הברכה

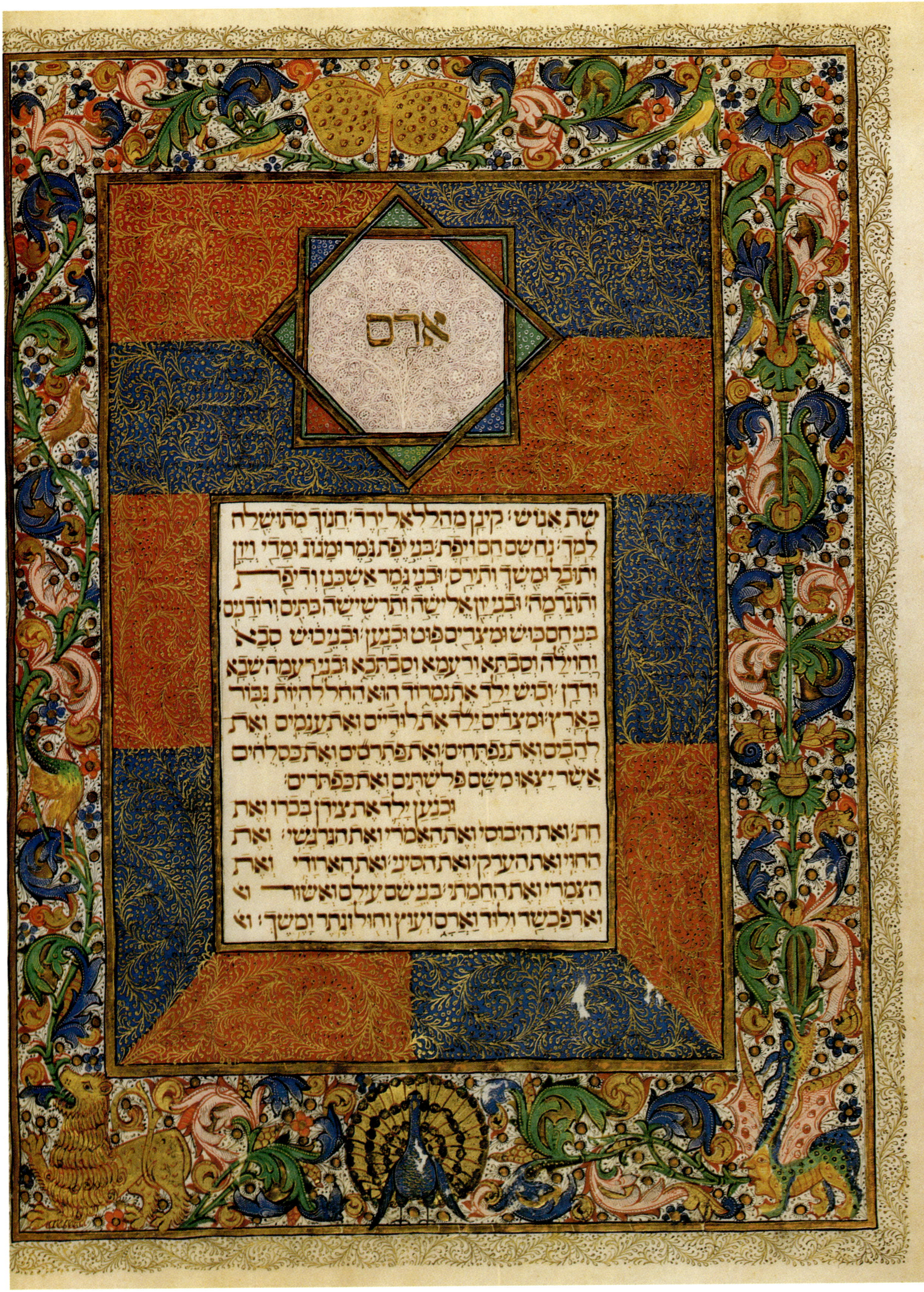
אדם
שת אנוש קינן מהללאל ירד חנוך מתושלח
למך נח שם חם ויפת בני יפת גמר ומגוג ומדי ויון
ותובל ומשך ותירס ובני גמר אשכנז ודיפת
ותוגרמה ובני יון אלישה ותרשישה כתים ורודנים
בני חם כוש ומצרים פוט וכנען ובני כוש סבא
וחוילה וסבתא ורעמא וסבתכא ובני רעמה שבא
ודדן וכוש ילד את נמרוד הוא החל להיות גבור
בארץ ומצרים ילד את לודיים ואת ענמים ואת
להבים ואת נפתחים ואת פתרסים ואת כסלחים
אשר יצאו משם פלשתים ואת כפתרים
וכנען ילד את צידון בכרו ואת
חת ואת היבוסי ואת האמרי ואת הגרגשי ואת
החוי ואת הערקי ואת הסיני ואת הארודי ואת
הצמרי ואת החמתי בני שם עילם ואשור וא
וארפכשד ולוד וארם ועוץ וחול וגתר ומשך וא

129 Unterricht in Astrologie.
Moses Maimonides: Führer der Unschlüssigen.
Barcelona, 1348.
Schreiber: Levi ben Isaac Hijo Caro von Salamanca.
Pergament, Tusche, Gouache, poliertes Gold.
19,5 × 13,5 cm.
Königliche Bibliothek Kopenhagen
(Cod. hebr. XXXVIII, fol. 114r).

130 Mikrographie-Teppich.
Bibel.
Kastilien, 1470–1480.
Pergament, Gouache, Tusche.
28,5 × 23 cm.
Französische Nationalbibliothek, Paris
(ms. Hébreu 1314, fol. 13v).

131 Titelblatt mit Blumenbordüre und Filigranverzierung.
Bibel.
Lissabon, 1482.
Pergament, Gouache, malvenfarbene und braune Tusche, poliertes Gold.
Schreiber: Samuel ben Samuel Ibn Musa.
30,5 × 24 cm.
British Library, London (Or. ms. 2627, fol. 1v).

132 Titelblatt mit Blumenbordüre und Filigranverzierung.
Bibel.
Lissabon, um 1495.
Pergament, Gouache, malvenfarbene und braune Tusche, poliertes Gold.
32 × 24,5 cm.
Französische Nationalbibliothek, Paris
(ms. Hébreu 15, fol. 374v).

133 Aaron entzündet die *Menorah*.

Textsammlung.
Nordfrankreich, um 1280.
Pergament, Gouache, Tusche.
Schreiber: Benjamin.
Velin, Gouache, poliertes Gold und Mattgold.
15,7 × 12 cm.
British Library, London (Add. ms. 11639, fol. 114r).

134 Aaron entzündet die *Menorah*.

Beim Schaft der Menorah: die Opferung Isaaks und das salomonische Urteil.
Pentateuch.
Franche-Comté, Poligny, um 1300.
Schreiber: Joseph ben Benjamin.
Pergament, farbige Tusche, Gouache, Mattgold und poliertes Gold.
51 × 35 cm.
Französische Nationalbibliothek, Paris (ms. Hébreu 36, fol. 283v).

135 Mose erhält auf dem Sinai die Gesetzestafeln.

Ritualbuch.
Württemberg (Esslingen?), um 1290.
Pergament, Tusche, Gouache, Mattgold.
53,5 × 38 cm.
Sächsische Landesbibliothek, Dresden (ms. A 46a, fol. 202v).

136 Das Mahl der Gerechten;
Leviathan und Behemot.

Bibel.
Süddeutschland (Ulm?), 1238.
Schreiber: Jakob ben Samuel.
Pergament, Tusche, Gouache.
45,3 × 35,3 cm.
Biblioteca Ambrosiana, Mailand (ms. B 32 INF., fol. 136r).

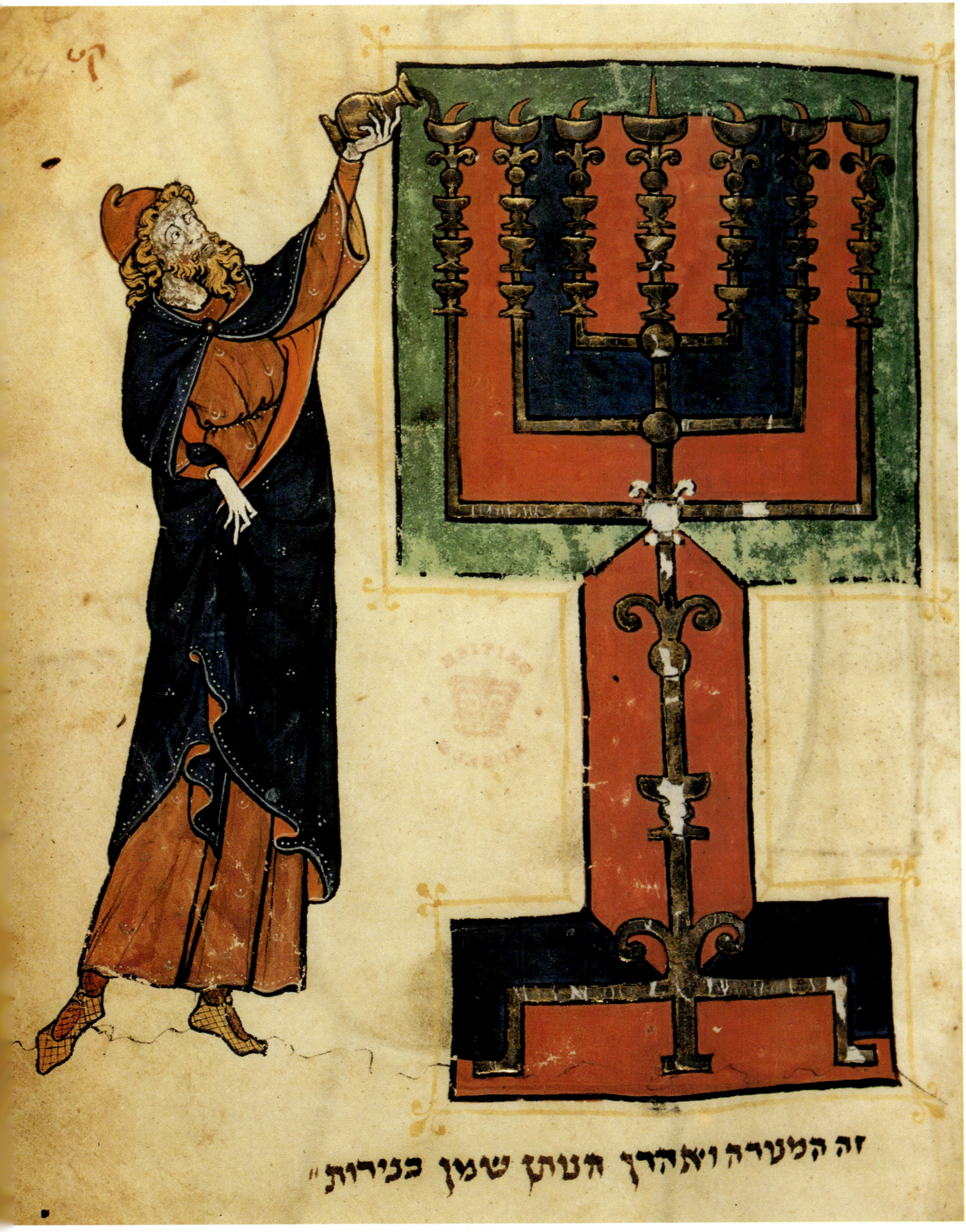
זה המנורה ואהרן הנותן שמן בנירות״

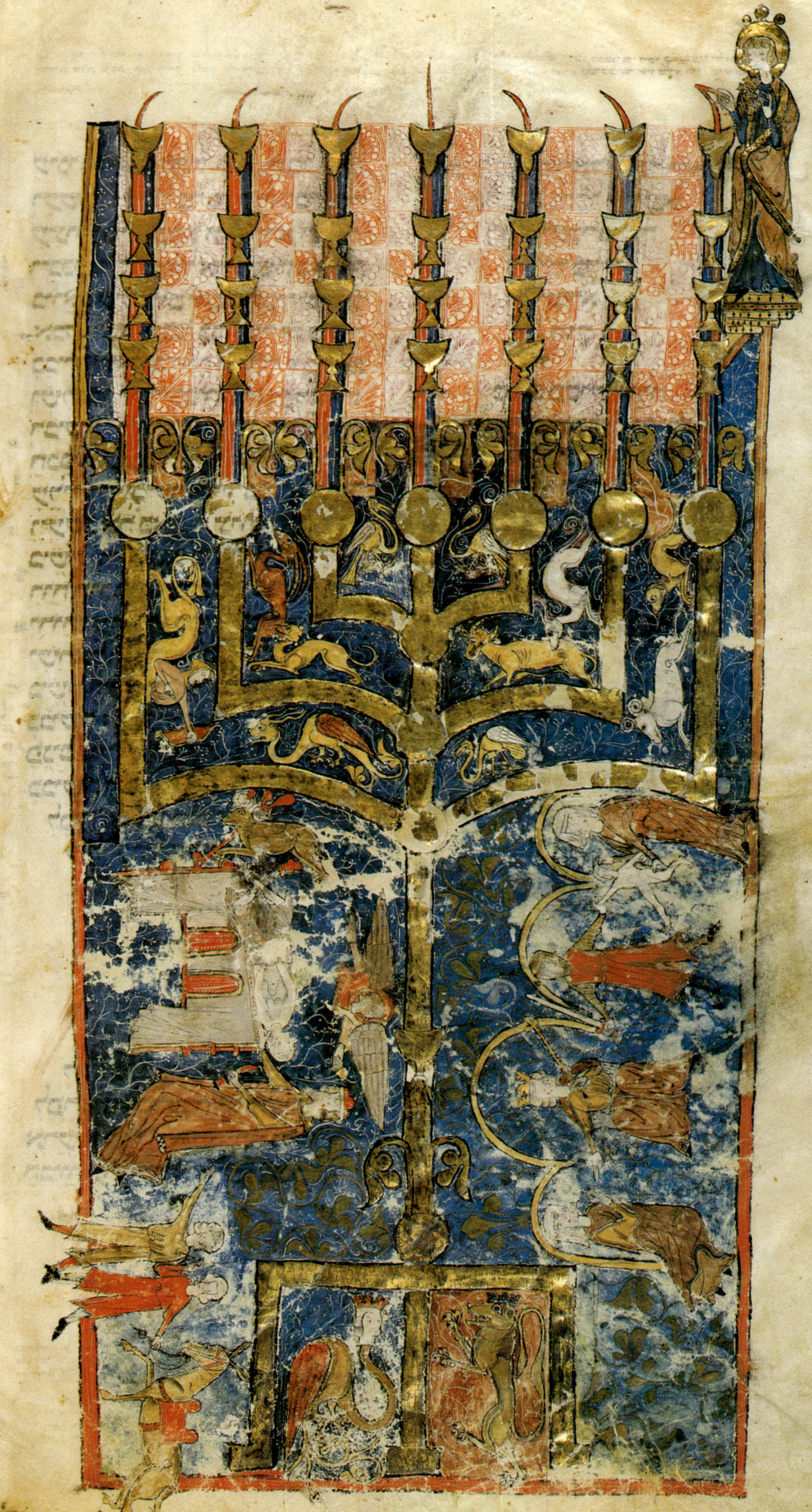

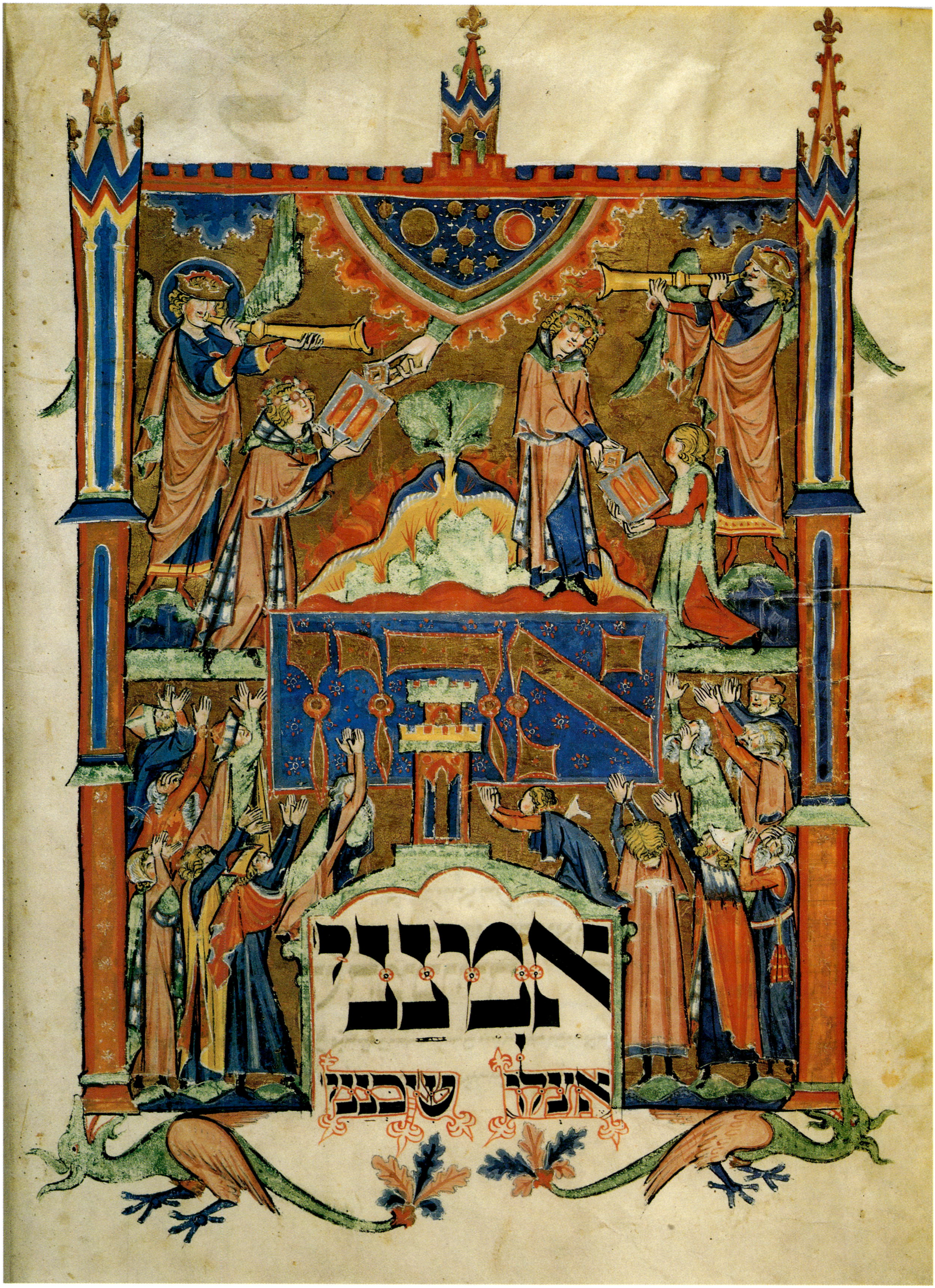

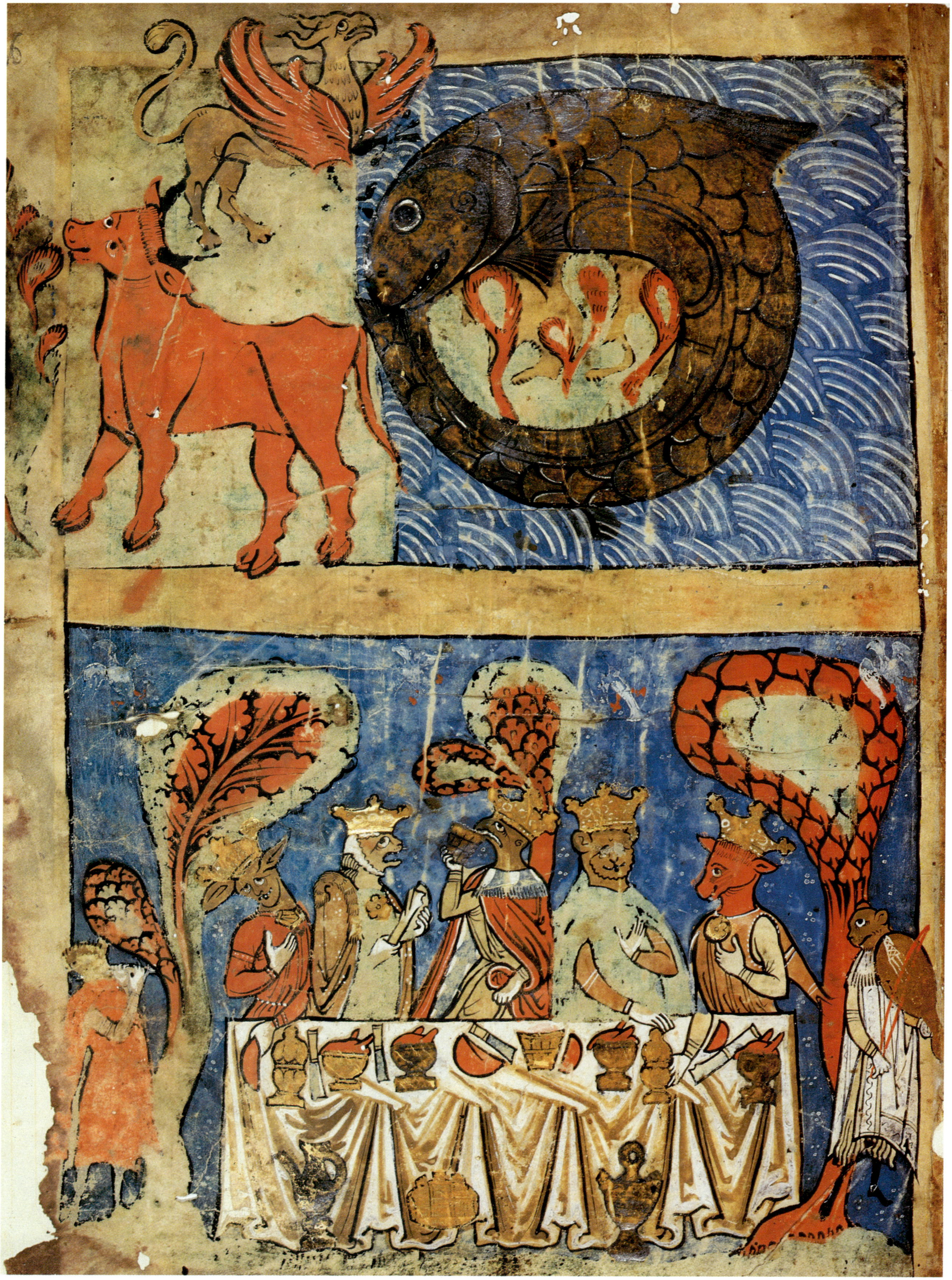

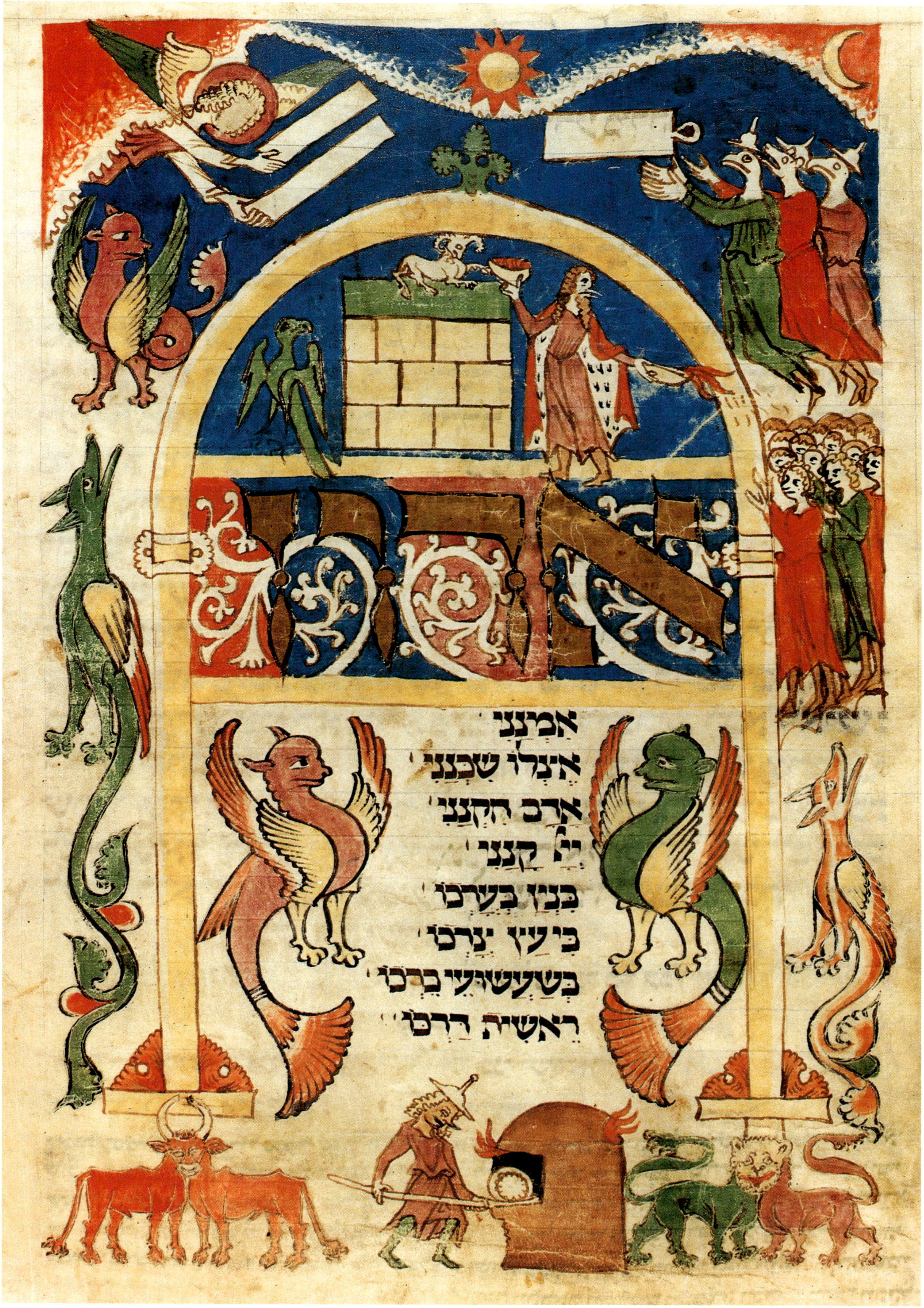
אצלו שכנני
יי קנני
ראשית דרכו

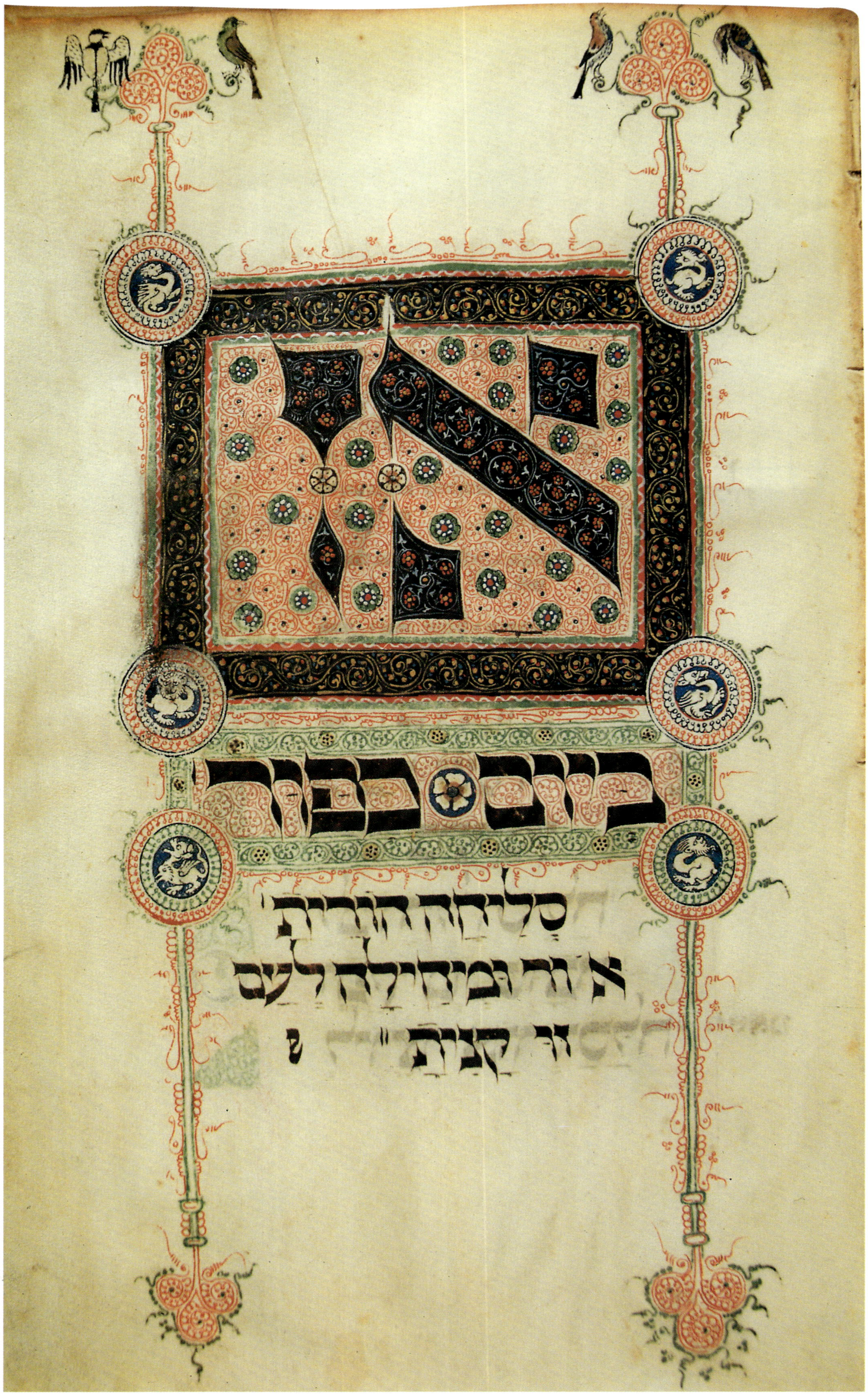

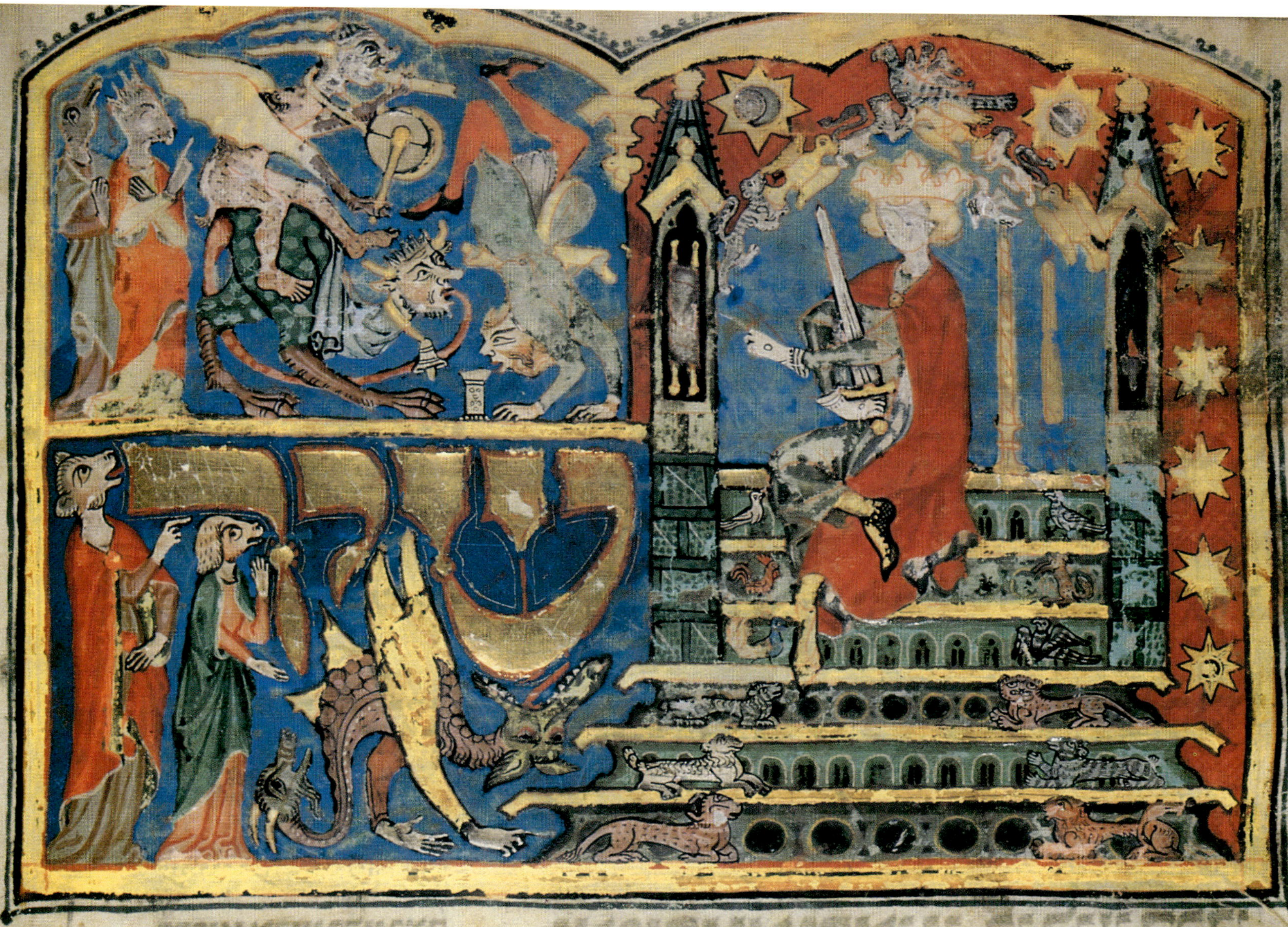

השירים אשר לשלמה
ישקני מנשיקות פיהו
כי טובים דדיך מיין
לריח שמניך טובים
שמן תורק שמך על כן
עלמות אהבוך משכני
אחריך נרוצה הביאני
המלך חדריו נגילה ונש
ונשמחה בך נזכירה דדיך
מיין מישרים אהבוך
שחורה אני ונאוה בנות
ירושלם כאהלי קדר
כיריעות שלמה אל

שיר השירים· עוד יעירים הרבין לו להבין לשון ומליצת ספר ומדר
ולספר את פשטו ומלתו כאשר יתכן על מטע לשונו כי אנו
אומר יען את החטיה ויל כי קדם כתב ספרו ותיקן שירו לפי דבריו
וחכמתו וישוכה ויאפלין מעט כעולם כבתולה הזויה על אוהבה שפירש
מימה והלך למרחקים והיין ויזכרת כאהבתו אותה אהבת עולם ומשו
ומשוררת ואומרת אוהבה שה כיות היותה לו ידידי במעדו עירי ומי
ומספרת ומודעת לחברותיה ונערותיה כן וכך אומ׳ לי ידידי וכך השיבותי׃
שיר השירים· שיר משובח מכל השירים· כמ׳ אלהי האלהים ואדוני הא
האדונים האל הגדול הגבור והנורא שבכל אלהות· ואדון הגדול של
כל האדונים׃ אשר לשלמה· שלמה המלך יסדו ברוח הקודש· כי ראה
שעתידין ישר׳ להתאונן בגלותם על הק׳ אשר נתרחק מהם כחתן אשר
נפרד מאהובתו והתחיל לשורר את שירו בניקום מספרת ישר׳ שהיו כלה
לפניו· אשר לשלמה· כמ׳ תפלה למשה תהלה לדוד׃ ישקני· מייתן ומ
והלואי שיביא דודי וישקני בנשיקות פיהו על פי רוב ידידותו כימי עולם׃
כי טובים ומעיבים ומתוקים עלי דמי חיבתו· יותר מכל משקים ומתיקה
פיהו· דודיך· פעמים שמשוררת הכלה כמילו היין מודעת עם אוהבה
ופעמי׳ שמספרת לריעותיה על שירו ואולם· מיין· מכל משקה ומתי׳
קדמין יין· ודמיון זה על התורה שמשוררה ליש׳ כמו פה אל פה ומפי הק׳
לריח שמניך טובים של משפ׳ מיין אשר נשפ׳ ריחם למרחוק כקניי הארץ
והרוקח מכל אל כל קדי שמך· רבותי׳ טוב שם משמן טוב על כן נרף
ריחך· עלמות אהבוך· נערות· דמיון על האומות אשר הפליא הק׳ וכנס
ישר׳ ממצרים ועל כן נרע׳ שמו וגבורתו בעמים כמו ושמע יתרו כהן מ

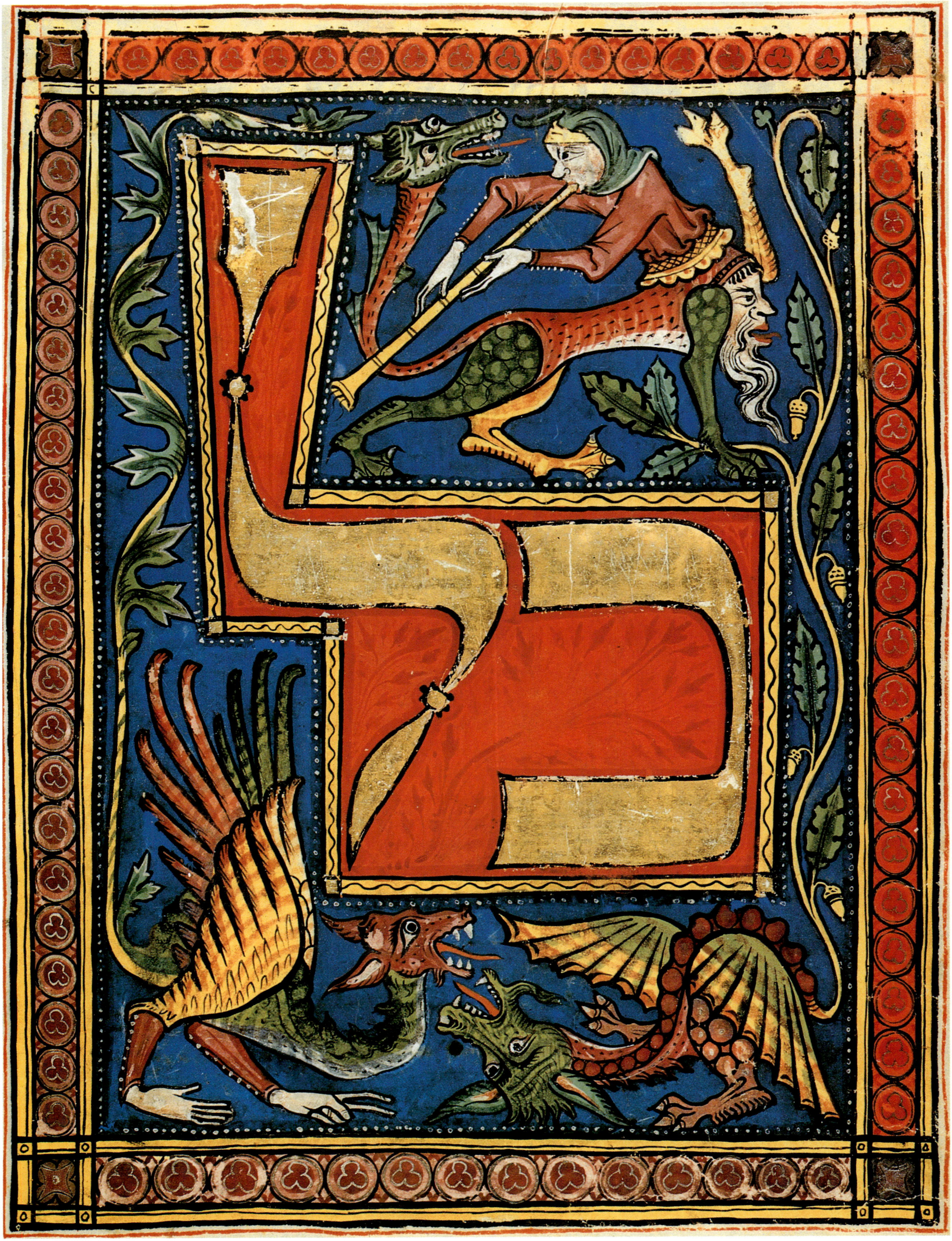

I

137 Die Übergabe des Gesetzes;
Mose besprengt die Israeliten mit Blut.
Ritualbuch.
Süddeutschland, um 1260.
Pergament, Tusche, Gouache, Mattgold.
45,7 × 34 cm.
Bodleian Library, Oxford
(ms. Laud. Or. 321, fol. 127v).

138 Titelblatt mit Filigranverzierung.
Ritualbuch für den Monat Tischri.
Oberrhein, um 1340.
Pergament, braune und farbige Tusche, Gouache.
23,3 × 15,2 cm.
National- und Universitätsbibliothek, Jerusalem
(ms. Heb. 8° 5214, fol. 84r).

139 Salomon auf seinem legendären Thron.
Ritualbuch.
Bodenseeraum, um 1320.
Pergament, Tusche, Gouache, Mattgold.
32 × 22 cm.
Bibliothek der Akademie der Wissenschaften,
Budapest (Sammlung Kaufmann;
ms. A 384, fol. 183v).

140 Titelblatt des Gebetes *Kol Nidre.*
Ritualbuch.
Bodenseeraum, um 1320.
Pergament, Tusche, Gouache, poliertes Gold und
Mattgold.
34,5 × 24,5 cm.
Bodleian Library, Oxford
(ms. Mich. 619, fol. 100v).

141 Gebetbuch.

Moses Maimonides: Wiederholung der Lehre.
Bologna (?), um 1400.
Pergament, Tusche, Gouache, Mattgold.
45 × 29,5 cm.
National- und Universitätsbibliothek Jerusalem (ms. Heb. 4° 1193, fol. 32r).

142 Gebet in der Synagoge.

Jakob ben Ascher: Die vier Stände (Arba'a Turim).
Mantua, 1435.
Schreiber: Isaac Sofer ben Obadia.
Pergament, Gouache, Tusche.
33,5 × 23,5 cm.
Apostolische Bibliothek, Vatikan (cod. Ross. 555, fol. 12v).

143 Schächtung.

Jakob ben Ascher: Die vier Stände (Arba'a Turim).
Mantua, 1435.
Schreiber: Isaac Sofer ben Obadia.
Pergament, Gouache, Tusche.
33,5 × 23,5 cm.
Apostolische Bibliothek, Vatikan (cod. Ross. 555, Blatt zwischen fol. 127 und fol. 128).

144 Innenraum einer Apotheke.

Medizinische Behandlungsweisen.
Avicenna: Kanon der Medizin.
Florenz (?), um 1440.
Pergament, Tusche, Gouache.
43 × 30 cm.
Universitätsbibliothek Bologna (ms. 2197, fol. 492r).

145 Hiob hat seine Reichtümer wiedergefunden.

Sammlung von verschiedenen Texten.
Venetien, um 1470.
Maler der Miniaturen: Leonardo Bellini.
Pergament, Tusche, Gouache, Mattgold und lakkiertes Gold.
21 × 16 cm.
Israel Museum, Jerusalem (ms. 180/51, fol. 64v).

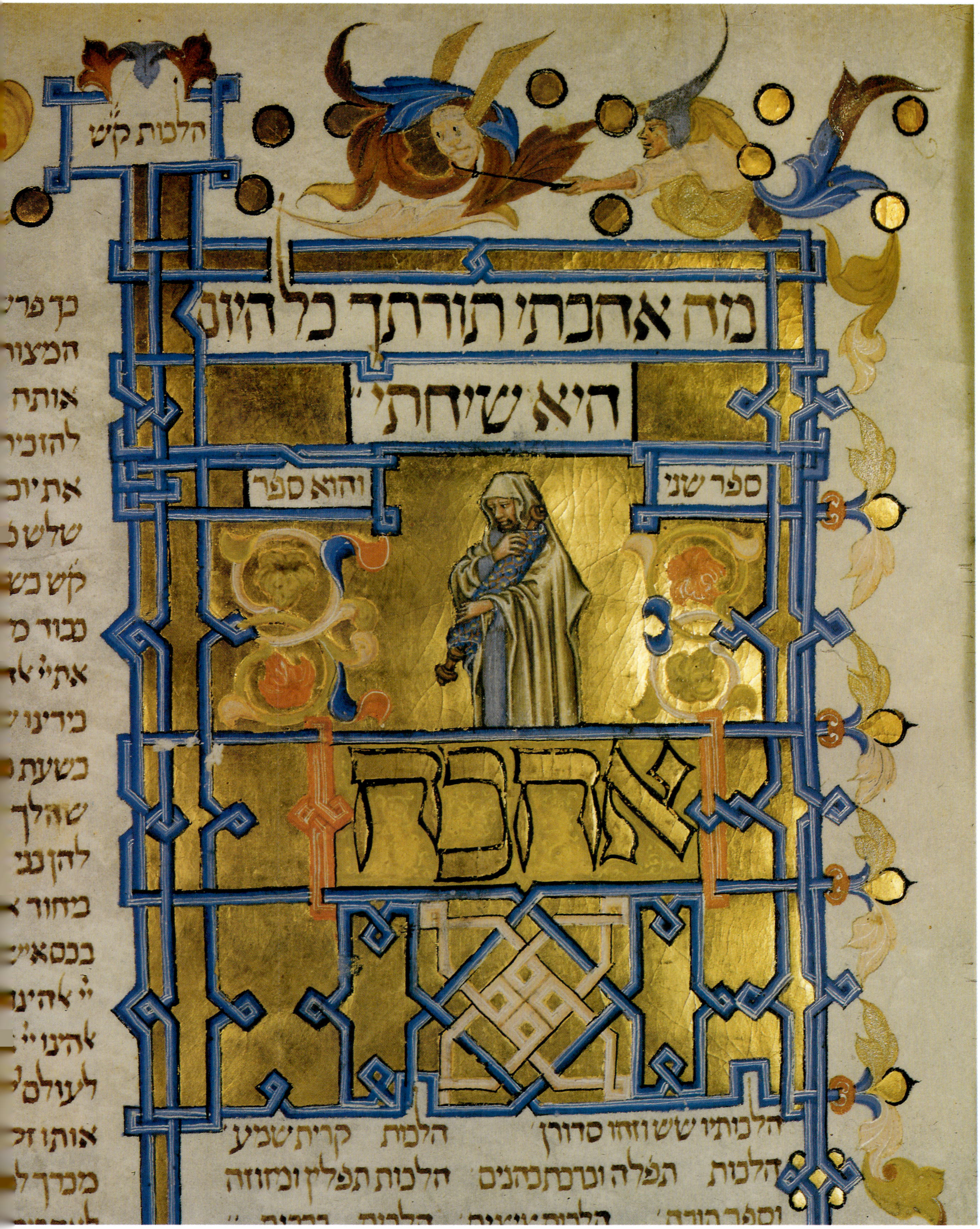
הלכות ק״ש
מה אהבתי תורתך כל היום
היא שיחתי
ספר שני
והוא ספר
אהבה
הלכותיו שש וזהו סדורן הלכות קרית שמע
הלכות תפלה וברכת כהנים הלכות תפלין ומזוזה

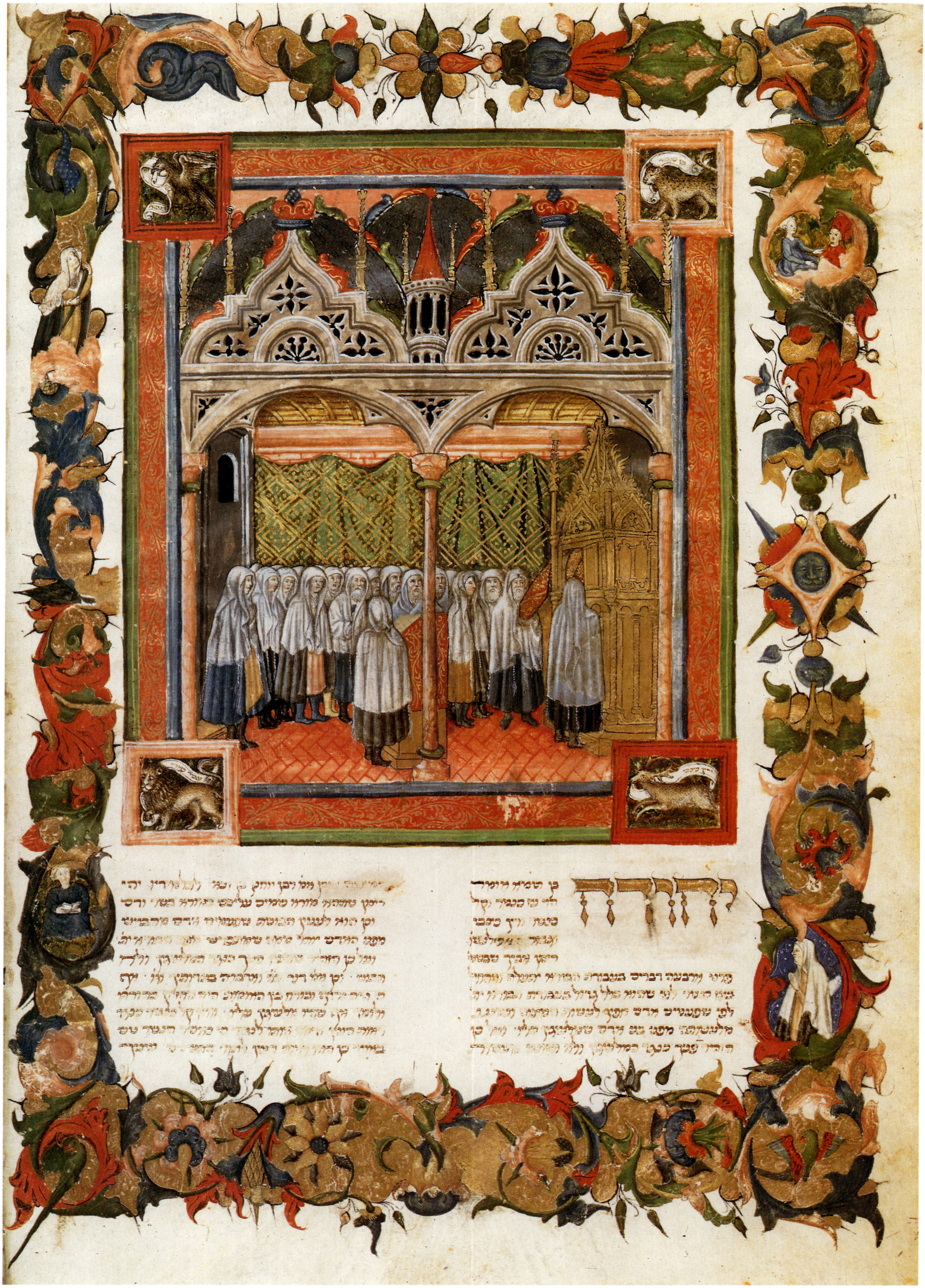
יהודה

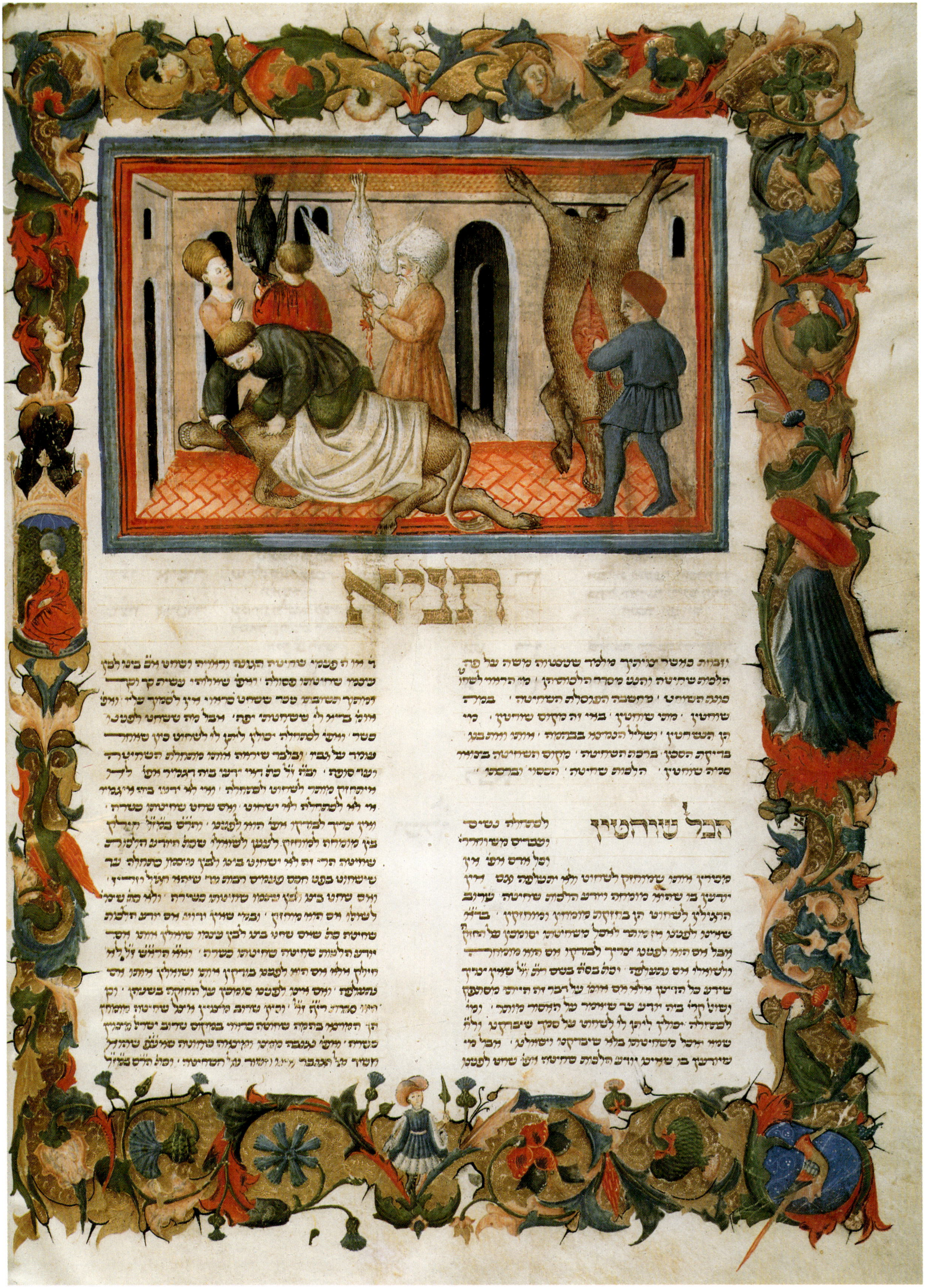

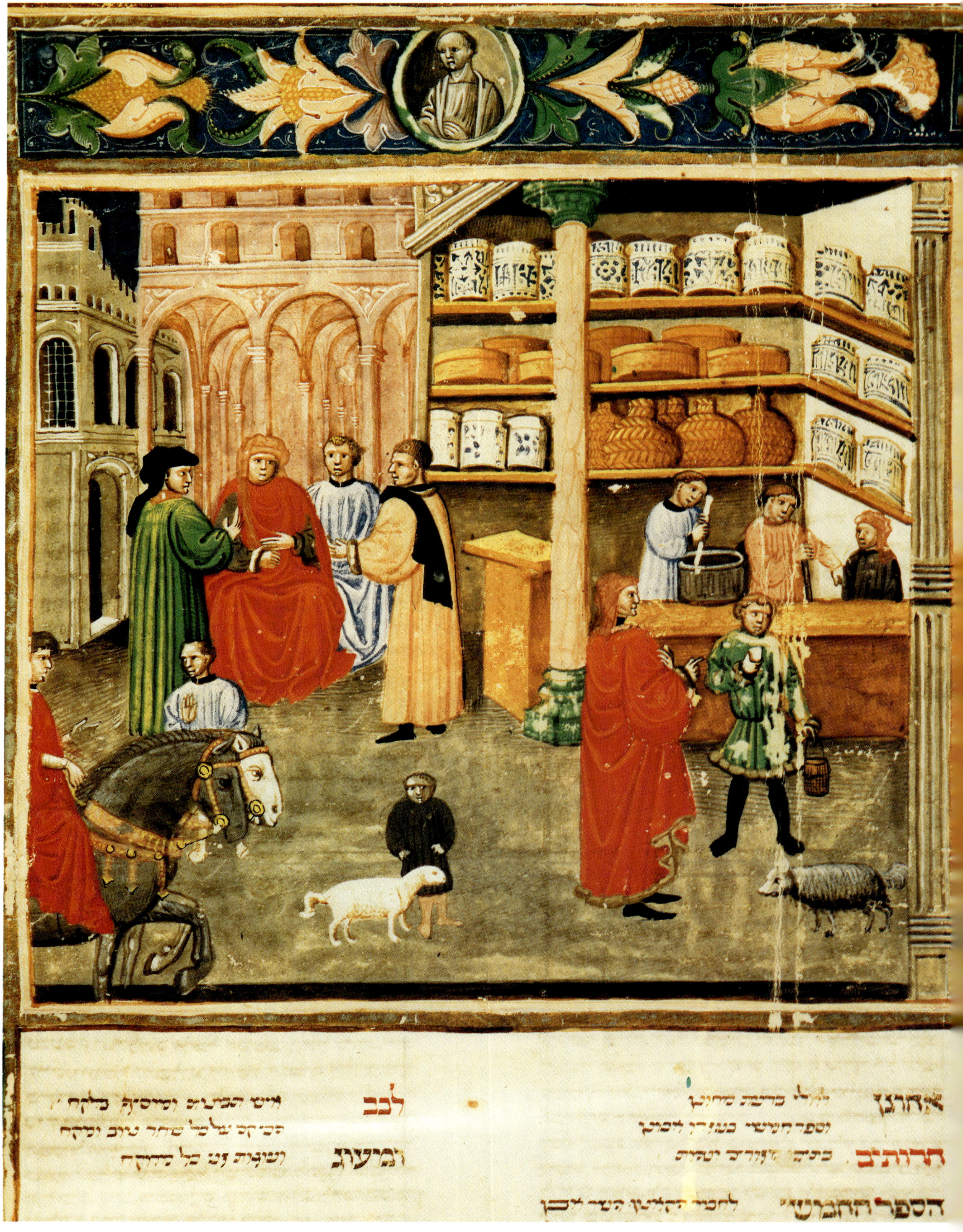
לבב
הספר החמישי

[illegible]

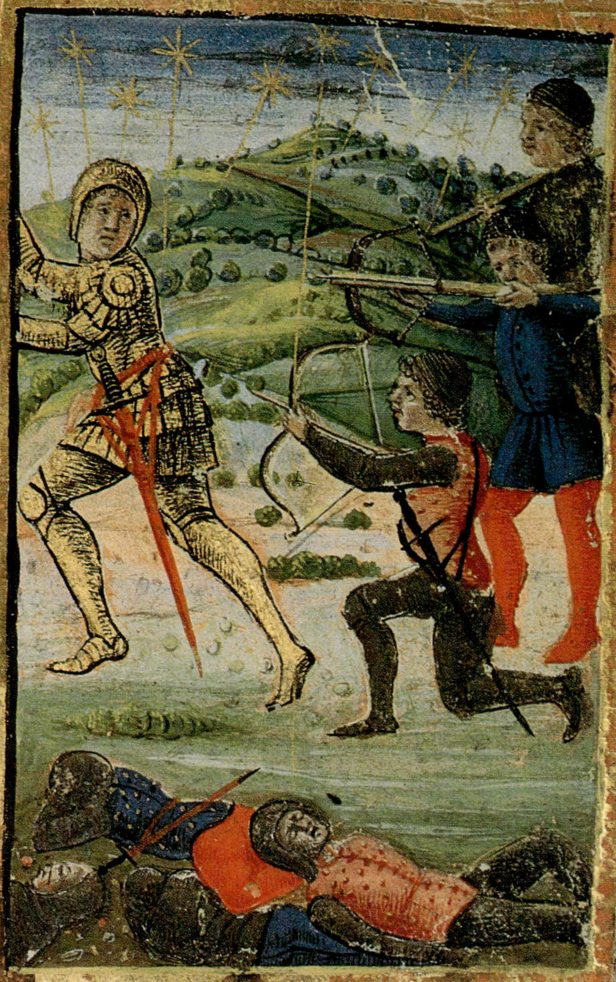

טיסת נגיד חרושת סלית בכוכבי לילה
ויהי בחצי הלילה

יעץ מחרף לנופף אווי הובשת פגריו בלילה
כרע בל ומצבו באישון לילה
לאיש חמודות נגלה רז חזות לילה
ויהי בחצי הלילה

משתכר בכלי קודש נהרג בו בלילה
נושע מבור אריות פותר בעתותי לילה
שנאה נטר אגגי וכתב ספרים בלילה
ויהי בחצי הלילה

עוררת נצחך עליו בנדד שנת לילה
פורה תדרוך לשומר מה מלילה
צרח כשומר ושח אתא בקר וגם לילה
ויהי בחצי הלילה

קרב יום אשר הוא לא יום ולא לילה
רם הודע כי לך יום ואף לך לילה
שומרים הפקד לעירך כל היום וכל הלילה
תאיר כאור יום חשכת לילה
ובכן כי לו נאה כי לו יאה וכו'

בליל שמיה [illegible] גם כן בכל הנוסח
[illegible]
וכו'

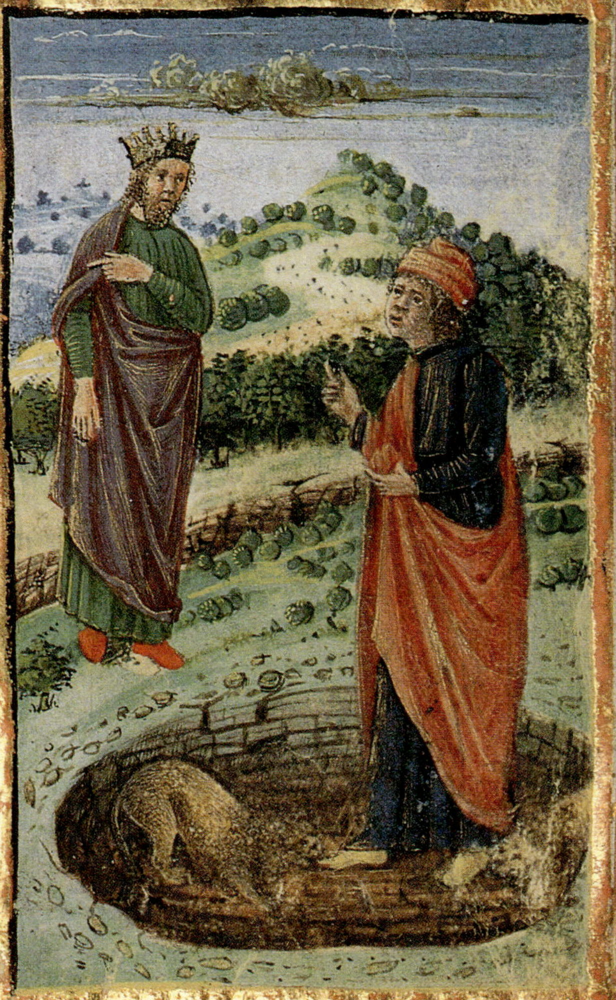

[illegible]

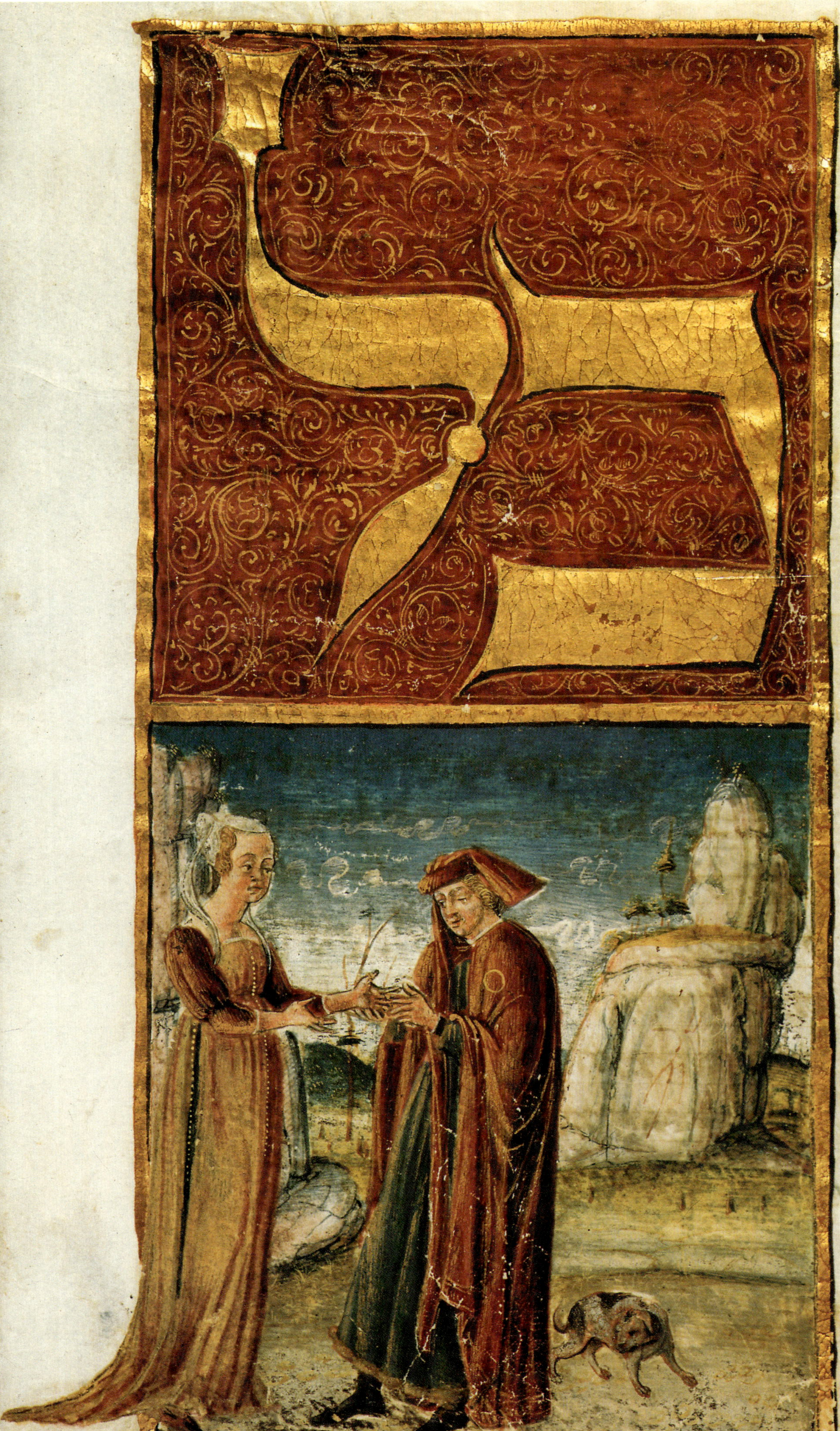

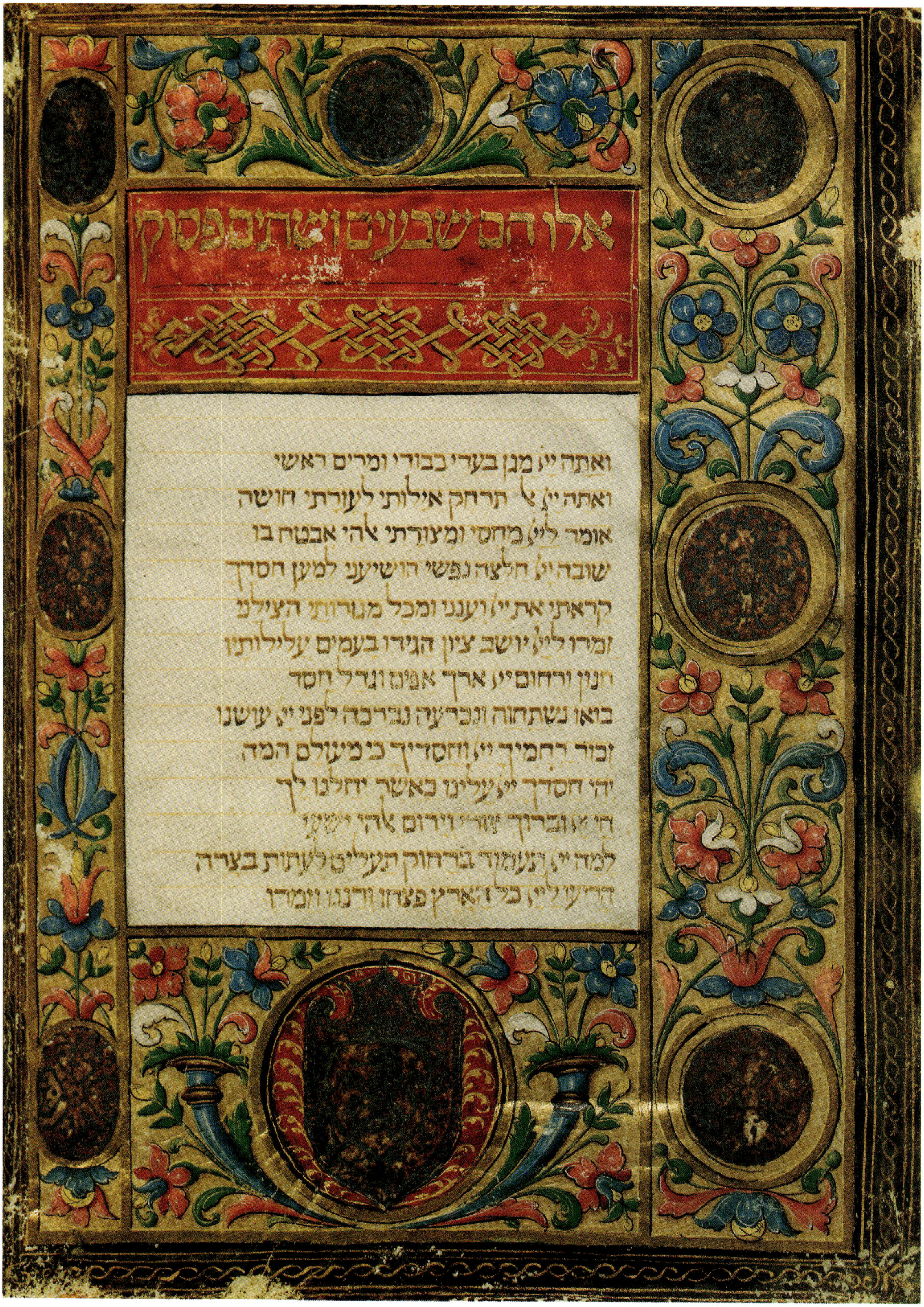
אלו הם שבעים ושתים פסוק

ואתה יי׳ מגן בעדי כבודי ומרים ראשי
ואתה יי׳ אל תרחק אילותי לעזרתי חושה
אומר ליי׳ מחסי ומצודתי אהי אבטח בו
שובה יי׳ חלצה נפשי הושיעני למען חסדך
קראתי את יי׳ ועונני ומכל מגורותי הצילני
זמרו ליי׳ יושב ציון הגידו בעמים עלילותיו
חנון ורחום יי׳ ארך אפים וגדל חסד
באו נשתחוה ונכרעה נברכה לפני יי׳ עושנו
זכור רחמיך יי׳ וחסדיך כי מעולם המה
יהי חסדך יי׳ עלינו כאשר יחלנו לך
חי יי׳ וברוך צורי וירום אהי ישעי
למה יי׳ תעמוד ברחוק תעלים לעתות בצרה
הריעו ליי׳ כל הארץ פצחו ורננו וזמרו

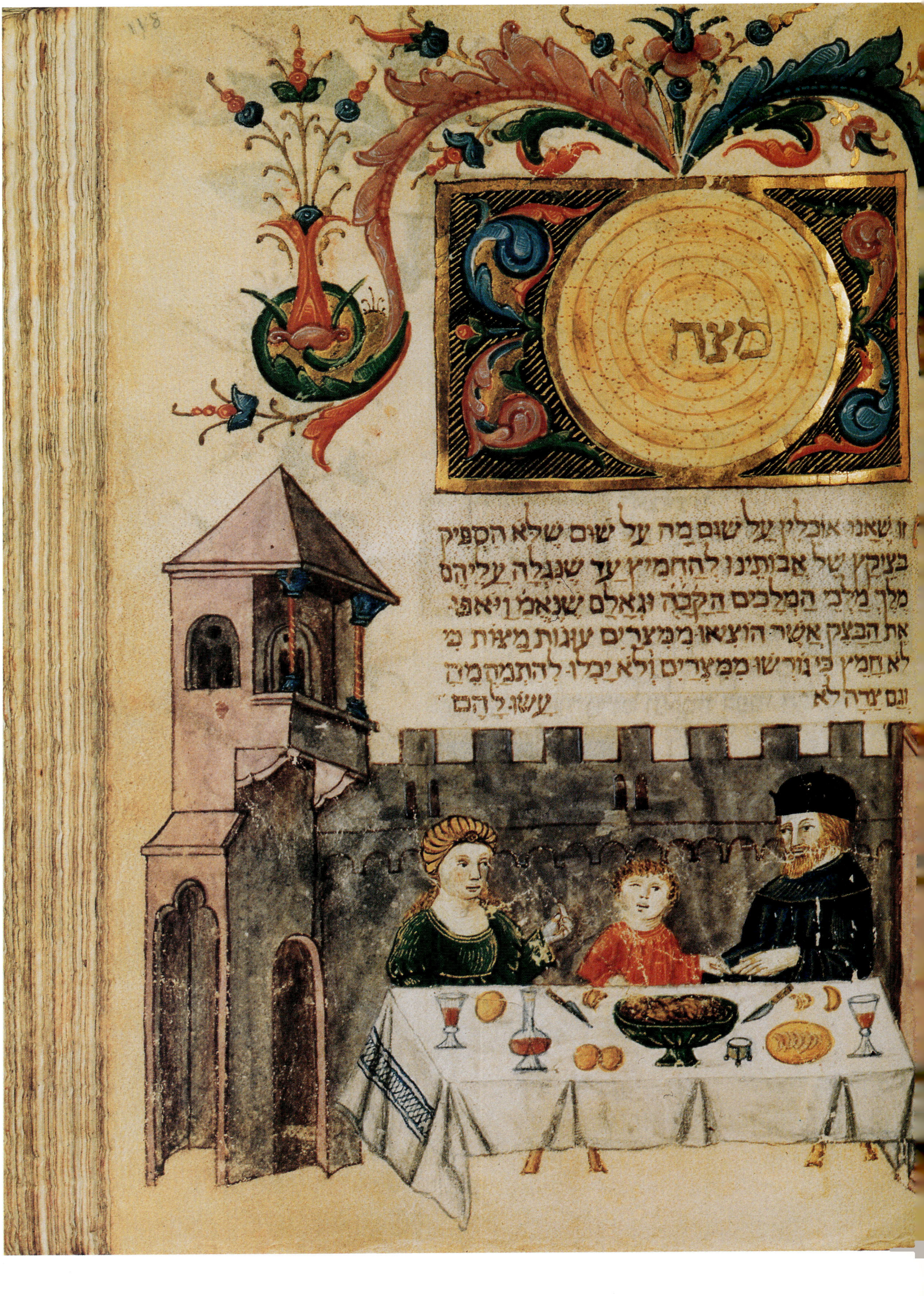
מצה
זו שאנו אוכלין על שום מה על שום שלא הספיק
בצקן של אבותינו להחמיץ עד שנגלה עליהם
מלך מלכי המלכים הקב״ה וגאלם שנאמ׳ ויאפו
את הבצק אשר הוציאו ממצרים עוגות מצות כי
לא חמץ כי גורשו ממצרים ולא יכלו להתמהמה
וגם צדה לא
עשו להם

א׳ בנה לנו את בית המקדש ולא
בנה לנו את בית הבחירה דיינו״

על אחת כמה וכמה טובה כפולה ומכופלת
למקום עלינו הוציאנו ממצרים עשה בהם
שפטים עשה דין באלהיהם הרג את
בכוריהם נתן לנו את ממונם קרע לנו את הים
העבירנו בתוכו בחרבה שיקע צרינו בתוכו ספק
צרכנו במדבר ארבעים שנה האכילנו את המן
נתן לנו את השבת קרבנו לפני הר סיני נתן לנו
את התורה הכניסנו לארץ ישר׳ בנה לנו את בית
המקדש בנה לנו את בית הבחירה לכפרה על כל
עונותינו״ רבן גמליאל היה אומר כל שלא
אמר שלשה דברים אלו בפסח לא יצא ידי חובתו
פסח מצה ומרור פסח שהיו אבותינו אוכלין בזמן
שבית המקדש קיים על שום מה על שום שפסח
המקום על בתי אבותינו במצרים שנא׳ ואמרתם
זבח פסח הוא ליי׳ אשר פסח על בתי בני ישראל
במצרים בנגפו את מצרים ואת בתינו הציל ויקד
העם וישתחוו״

ואוחז מצה בידו ואומר״

12

סלה יהי חסדך יי׳ עלינו כאשר יחלנו לך ״

ולאחר שמתקבצין י׳ או ז׳ בני אדם בבית הכנסת מתחילין
הזמירות בנועם משום שנא׳ ברב עם הדרת מלך ״

לעולם

יהא אדם ירא שמים בסתר ומודה על האמת ודובר
אמת בלבבו וישכים ויאמר ׃ רבון כל העולמים
לא על צדקותינו אנחנו מפילים תחנונינו לפניך כי
על רחמיך הרבים מה אנו מה חיינו מה חסדנו מה
כחנו מה גבורתנו מה נאמר לפניך יי׳ אלהינו ואלהי
אבותינו הלא כל הגבורים כאין נגדך ואנשי השם
כלא היו וחכמים כבלי מדע ונבונים כבלי השכל הלא
כל מעשינו תהו ובהו וימי חיינו הבל לפניך שכן כתוב
בדברי קדשך ומותר האדם מן הבהמה אין כי הכל

146 Die Schlacht gegen Sichon und Og; Jakob kämpft mit dem Engel.
Sammlung von verschiedenen Texten.
Venetien, um 1470.
Maler der Miniaturen: Leonardo Bellini.
Pergament, Tusche, Gouache, Mattgold und lakkiertes Gold.
21 × 16 cm.
Israel Museum, Jerusalem (ms. 180/51, fol. 164r).

147 Siseras Flucht; Daniel in der Löwengrube.
Sammlung von verschiedenen Texten.
Venetien, um 1470.
Maler der Miniaturen: Leonardo Bellini.
Pergament, Tusche, Gouache, Mattgold und lakkiertes Gold.
21 × 16 cm.
Israel Museum, Jerusalem (ms. 180/51, fol. 164v).

148 Verlobung.
Isaak von Düren, Sammlung rechtswissenschaftlicher Abhandlungen.
Padua, 1477.
Pergament, Tusche, Gouache, Mattgold.
15,2 × 11,5 cm.
Staats- und Universitätsbibliothek Hamburg (cod. Hebr. 337 [SCRIN 132], fol. 75v).

149 Titelblatt.
Siddur.
Ferrara, 1512.
Schreiber: Moses ben Hayim ʿAqrish.
Velin, Gouache, Mattgold, Tusche.
17,7 × 12,6 cm.
Musée national du Moyen Âge, Thermes de Cluny, Paris (ms. 13995, fol. 1v).

150–151 Die Seder-Mahlzeit; die Mazza.
Siddur.
Ferrara, 1520.
Schreiber: Moses ben Hayim ʿAqrish.
Velin, Gouache, Mattgold, Tusche.
17,5 × 13 cm.
Französische Nationalbibliothek, Stiftung Smith-Lesouef, Paris (ms. 250, fol. 117v–118r).

152 Blumenornament und Medaillon.
Siddur.
Ferrara, 1512.
Schreiber: Moses ben Hayim ʿAqrish.
Velin, Gouache, Mattgold, Tusche.
17,7 × 12,6 cm.
Musée national du Moyen Âge, Thermes de Cluny, Paris (ms. 13995, fol. 12r).

DIE GEMEINDE IN IHREN FESTEN: DIE RITUALGEGENSTÄNDE

DIE HEILIGEN ZEITEN

Als Feiern in Synagoge und Familie schufen die Feste ein machtvolles Bindeglied zwischen den weltweit zerstreut lebenden Juden und spielten eine vitale Rolle in der Bewahrung des Identitätsbewußtseins trotz der Diasporasituation. Die Erinnerung an die Geschichte der Hebräer füllte als einzige Gemeinsamkeit der im Exil Lebenden die Leere einer zersplitterten Gegenwartsgeschichte, die nicht mehr von ihnen bestimmt wurde. Hatte der Talmud als doktrinäres Bollwerk *(Soreg)* die physischen Grenzen einer geteilten Erde überwunden, so bildeten die Feste mit ihren Ritualgegenständen und ihrer Prachtentfaltung den Rahmen für dieses homogene, intellektuelle Universum, einen Rahmen, der überall denselben Regeln folgte und ein liturgisches Leben beinhaltete, dessen Pulsschlag allerorten identisch war.

Kostbare Gegenstände wurden seitens der Religionsführer gefördert; ja es wurde sogar zur Regel, *Hiddur Mizwa*, die „Gebote mit Schönheit zu umgeben". Dies galt als Ausdruck der freudvollen Erfüllung der von Gott auferlegten Gesetze. Zur Zeit des Tempels in Jerusalem wurden die großen Feste im Allerheiligsten gefeiert und waren die wertvollen Ritualgegenstände ausschließlich auf diesen heiligen Ort konzentriert. Nachdem der Tempel nicht mehr verfügbar war und Kultstätten an vielen anderen Orten entstanden, entwickelte sich ein Mobiliar, das sich im wesentlichen nach dem Vorbild des Tempels richtete. Die Kunst der in der Synagoge verwendeten Ritualgegenstände ist vor allem durch den Wunsch geprägt, das Allerheiligste der vergangenen Zeiten wiedererstehen zu lassen; dadurch ergibt sich – unabhängig von jeglichem Stilwandel, dem die Ornamentik im Laufe der Jahrhunderte unterworfen sein mochte – eine bemerkenswerte Konstanz in der Form. Ein gewisser Traditionalismus läßt sich auch bei den im privaten Heim verwendeten Ritualgegenständen beobachten. Da hier jedoch der Wille zu einer programmatischen Darstellung weniger zwingend war, entwickelten sich die Formen zum Teil in Abhängigkeit von der Verwendung bzw. den unterschiedlichen materiellen Voraussetzungen vor Ort.

Bei den Ritualgegenständen in der Synagoge ist die Vorstellung des Tempels omnipräsent. Im Gebetssaal erinnern die entlang der Mauern verlaufenden ornamentalen Inschriften an den Tempel Salomons. Der Schrein, in dem die Thorarollen aufbewahrt werden, trägt die Bezeichnung *Aron*, die auf die Bundeslade im Zeltheiligtum zurückgeht. Der vor dem Schrein aufgehängte Vorhang ist nach jenem Vorbild gefertigt, das den Eingang zum Allerheiligsten im Zeltheiligtum und im Tempel verhüllt hatte. Er trägt noch heute den Namen *Parokhet*. Einige der kostbaren, die Thorarolle schmückenden Objekte wie die „Granatäpfel" *(Rimmonim)*, die dem Schutz der Rollen dienen, auf die das Pergament gewickelt wird, sind sehr alten Ursprungs; andere kamen im Laufe der Zeit hinzu, etwa die mit den Namen der Feste bezeichneten Schilder auf der Rolle, die ihrerseits in eine aus kostbarem Stoff gefertigte Hülle gewickelt ist, oder die in der Form einer Hand gearbeiteten Thora-Zeigestöcke zur öffentlichen Lesung aus der Bibel.

Zu den für die Feier in der Familie verwendeten Ritualgegenständen zählen die Sabbatlichter – in Mitteleuropa wurden diese später durch Sabbatlampen, im Osten durch Sabbatleuchter ersetzt – und mehrarmige *Chanukka*-Leuchter, deren spätere Variante dem biblischen Modell nachempfunden ist. Ferner zählen dazu die Gewürzbehälter für den Sabbat-Ausgang, aus Silber oder Fayence gefertigte Teller für die Mahlzeiten, sowie Silber- bzw. Goldbecher für den Segen, der bei verschiedenen Anlässen zu sprechen war. Traditionelle Formen und eine oft verschwenderische Fülle an Ornamenten kennzeichnen auch das Zubehör, das die wichtigen Stationen im Familienleben begleitet: Geburt, Heirat, Tod. In den reichen italienischen Bankiersfamilien und den Familien der „Juden bei Hofe" in den deutschsprachigen Ländern trugen die Alltagsgegenstände, wie beispielsweise die Bucheinbände, das Wappen der Familie; Amulette und Hüllen für die Esther-Rolle wurden häufig von renommierten Gold- oder Silberschmieden gefertigt.

Der Zugang zu diesen Schätzen wird häufig erschwert durch die Tatsache, daß ihre Besitzer aufgrund der starken, oft erzwungenen Mobilität weit verstreut in allen Erdteilen leben. Noch mehr dem Zufall überlassen bleibt das Ganze, wenn man bedenkt, daß die Juden in vielen europäischen Ländern von bestimmten Handwerkspraktiken ausgeschlossen waren und kein Recht hatten, ihre Werke zu signieren. Fehlendes Archivmaterial und kaum erfolgte Veröffentlichungen tragen ebenfalls nur wenig zu mehr Sicherheit bei. So spärlich sie sind, lassen die vorhandenen Informationen allerdings auf eine große Vielfalt der von Juden praktizierten Handwerke schließen; Benjamin de Tudèle, der um 1170 Konstantinopel bereiste, bezeugt Weben, Gerben und die Herstellung von Seidentextilien im byzantinischen Reich und im Sizilien des 12. Jahrhunderts. Ferner hatten die Juden in den moslemischen Ländern das Monopol in der Edelmetallbearbeitung, da der Islam seinen Gläubigen den Umgang mit Metall untersagte. Jüdische Gold- und Silberschmiede arbeiteten sogar für Christen bzw. für die Kirche, bis eine im Jahre 1415 erlassene Bulle Papst Benedikts XIII. ihnen die Herstellung von Kreuzen und Gefäßen für den sakralen Gebrauch verbot. In Mitteleuropa und im Orient waren die Bedingungen sehr unterschiedlich, und die Informationen aus diesen Gebieten sind noch sehr bruchstückhaft. Die jüngste Entdeckung alter Archive und die großen Anstrengungen, die in dem Bemühen um eine Ergänzung bzw. Wiederherstellung der Schätze unternommen werden, beginnen jedoch bereits Früchte zu tragen. Zumindest läßt sich inzwischen eine – wenngleich noch unvollständige und vorläufige – Karte mit den bedeutenden Werkstätten skizzieren.

DIE IBERISCHE HALBINSEL

In Spanien wurde das bis ins 14. Jahrhundert florierende Handwerk in der Hauptsache von Juden und „Mudejaren" ausgeübt. In den Archiven fanden sich Tausende von Namen jüdischer Weber, Färber, Kurzwarenhersteller, Töpfer, Silber- und Goldschmiede. In Gilden zusammengeschlossen, waren sie häufig sehr wohlhabend; die Drechsler von Zaragoza hatten ihre eigene Synagoge, die Schneider von Perpignan ihr Krankenhaus und die Weber von Calatayud ihr eigenes Studierzentrum. Die Führer der Gemeinden sicherten den Gilden weitgehend Autonomie zu. Die Gilden regelten den Handel, den Wettbewerb und selbst die sozialen Pflichten ihrer Mitglieder. Die seltenen aus dem Mittelalter erhaltenen Objekte stammen aus Spanien. Sie bezeugen den Fortbestand der künstlerischen Tradition der Mudejaren und das langsame Eindringen gotischer Einflüsse. Die um die Wende vom 13. zum 14. Jahrhundert entstandenen Werke sind geprägt durch das Zusammentreffen dieser beiden Strömungen auf spanischem Boden; es kam zu Mutationen in bezug auf die Formgebung, die in der Folge von allen europäischen Zentren übernommen wurden.

Bis in die heutige Zeit wird in den jüdischen Gemeinden des Orients – insbesondere im Jemen – eine antike Form des *Chanukka*-Leuchters mit in einen rechteckigen Stein gehauenen Lichtquellen verwendet. Es scheint, als seien diese Leuchter bis ins 12. bzw. 13. Jahrhundert auch im Okzident in Gebrauch gewesen; beide noch erhaltenen Nachweise stammen aus Spanien. Das eine Exemplar ist in Marmor gearbeitet; die als Ölwännchen ausgebildeten Lichtquellen sind bogenförmig gestaltet und tragen eine Inschrift aus dem Buch der Sprichwörter (Spr 6,23); besagte Inschrift bezieht sich auf die Symbolik des Lichts und verläuft vertikal zur Rückplatte. Ein weiterer Leuchter dieser Art ist grober in der Ausführung, aber identisch in der Konzeption. Er wurde erst 1982 *Abb. 509*
nahe Gerona gefunden. In den westlichen Zentren ersetzte man diesen Leuchtertypus allerdings durch anders strukturierte Bronzeleuchter. Eine vertikale Rückplatte – ursprünglich dafür vorgesehen, den Leuchter an die *Abb. 510*
Wand zu hängen – wurde mit der Bank, auf der die Lichtquellen standen, verbunden. Später behielt man die Rückplatte bei, selbst als der Leuchter nicht mehr aufgehängt wurde. Sie wurde mit reichem Dekor auf vielfältigste Weise verziert. Es scheint, als sei diese Weiterentwicklung in Spanien entstanden. Die ältesten bekannten Exemplare dieser Art zeigen in der Tat eine Reihe von Dekorbögen, während an der Spitze der Rückplatte ein dreieckiger Giebel mit einer ausgestanzten gotischen Rosette thront. Diese Stilmischung gibt Anlaß, den Ort des Entstehens in Nordspanien zu suchen, selbst wenn es sich bei den bekannten Beispielen wahrscheinlich um in Frankreich hergestellte Kopien handelt. Eine Variante mit ineinander verschlungenen Bögen und einem Löwenmedaillon anstelle der Rosette läßt auf einen Entstehungsort in einem an Frankreich grenzenden, deutschsprachigen Land schließen. Die gotischen Bögen eines turmförmigen Gewürzbehälters in dubliertem Kupfer zeigen dieselben Stilmerkmale. Zweifelsohne ist auch dieses Objekt – das einzige, das uns aus dieser Epoche *Abb. 454*
erhalten ist – in seiner neuen Form im Spanien des 13. Jahrhunderts anzusiedeln; später wird eben diese Form typisch für die in den westlichen Zentren gefertigten Gewürzbehälter.

Ein weiterer seltener, ins Mittelalter zu datierender Ritualgegenstand für den sakralen Gebrauch in der Synagoge ist ein mit Edelsteinen besetzter und in Silber gearbeiteter „Granatapfel" aus dem sizilianischen Camerata. Die feine, im Mudejar-Stil ausgeführte Ornamentik ist als weiteres Beispiel für die Beliebtheit dieses Stils bis ins 15. Jahrhundert zu werten, eine Langlebigkeit, die sich auch noch lange nach der Reconquista an der Architektur nachvollziehen läßt. Die architektonische Struktur des Ritualgegenstandes ist möglicherweise auf den Einfluß spanischer Gold- und Silberschmiede zurückzuführen, eine Struktur, die später in ganz Italien und auch in den deutschsprachigen Ländern Verbreitung fand – nicht zuletzt auch dank der Einflußnahme von Flüchtlingen aus Spanien.

Weitere noch erhaltene Kunstgegenstände von der iberischen Halbinsel zählen zu den im Privathaushalt ver- *Abb. 492* wendeten Ritualgegenständen: ins 15. Jahrhundert zu datierende Fayenceteller mit Lüsterdekor für die Feier des Osterabends – die fehlerhafte hebräische Inschrift auf einem dieser wunderbar gearbeiteten Stücke stammt *Abb. 480* sicherlich von der Hand eines dieser Sprache nicht mächtigen Künstlers – sowie ein Opferstock aus leicht koloriertem Stein, dessen Inschrift – sie zeigt das Jahr 1319 – in spanisch gehaltenen Lettern ausgeführt ist. Von den in der Eile der Flucht im Jahre 1492 zerstreuten Schätzen blieben nur diese wenigen Gegenstände, die als Beweis einer über mehrere Jahrhunderte blühenden Handwerkskunst gewertet werden können.

ITALIEN

Der Kontrast zwischen den bescheidenen Fassaden italienischer Synagogen und ihrem verschwenderischen Interieur ist verblüffend, selbst wenn uns von letzterem nur noch einige – häufig vom ursprünglichen Umfeld getrennte – Beispiele erhalten geblieben sind. Ausgestattet im Stil luxuriöser Herrensitze, profitierten die italienischen Synagogen von der Freigebigkeit der großen Familien, deren Schenkungen den Stolz einer Gemeinde ausmachten und gleichzeitig das Renommee der Spender stärkten. Dank glücklicher Umstände blieben zahlreiche Gegenstände bzw. ganze Ensembles erhalten und befinden sich heute wieder vor Ort oder in Museen. Aus *Abb. 153* Italien stammt auch der einzige erhaltene Thora-Schrein mit Motiven aus der späten Gotik. Er steht heute im Musée national du Moyen Âge in Paris. Vormals Teil der Ausstattung der Synagoge zu Modena, zeigt sich der Schrank turmförmig, mit getrenntem Unter- und Oberteil, als Flachrelief gearbeitet und mit Intarsien verziert. Auf den Stirn- und Seitenteilen finden sich zweiunddreißig quadratische Fächer mit Flammendekor, während vier gedrehte Säulen einen am oberen Rand gezahnten Aufsatz tragen. Außer durch eine entlang dem Aufsatz und der mittleren Einfassung geführte hebräische Inschrift unterscheidet sich dieses Möbel nicht von einem privaten Stück. Die Inschrift besteht aus Bibelzitaten zur Lade, gibt Aufschluß über den Spender und zeigt – *Abb. 451* in verkürzter Form – das Datum: 1472. Ein Lesepult aus derselben Sammlung zeigt ein ähnliches Flammendekor. Zu dieser Gruppe gehört zudem ein Paar holzgeschnitzter „Granatäpfel“, verziert mit gotischen Spitzbögen, Rosetten im Flammenstil und relativ grob ausgeführten hebräischen Schriftzeichen, aus denen der Name des Spenders ersichtlich wird.

Die Vorliebe für architektonische Strukturen kennzeichnet auch ein in das Jahr 1533 datierender und aus Urbino stammender Thora-Schrein, dessen Komposition und Dekor die formelle Einfachheit der Renaissance zum Ausdruck bringen, die Symmetrie und Klarheit in der Anordnung, die elegante Linienführung und eine Ornamentik, die im Hinblick auf die Priorität der architektonischen Elemente auf alles Überflüssige verzichtet. Auch hier ist der einzige Hinweis, der Rückschlüsse auf die Bestimmung des Schreins zuläßt, in einer hebräischen Inschrift zu suchen, die wie ein Gedicht im wiederkehrenden Rhythmus das Wort *Aron,* „Lade“, enthält.

Eine Reihe von *Chanukka*-Leuchtern aus dem 17. Jahrhundert zeigt eine als Rechteck gearbeitete, relativ *Abb. 511, 512* niedrige Rückplatte, deren Dekor Anleihen bei der Mythologie macht – Medusenköpfe, Zentauren, Füllhörner. Der Dekor entstand in Anlehnung an profane Vorlagen und erinnert an die Renaissance. An anderer Stelle ersetzt eine Widmung alle sonstigen Dekorformen.

Die Vorliebe für architektonische Formen zeigt sich auch noch in der Komposition eines aus Mantua stammenden Thora-Schreins aus dem Jahre 1543. Allerdings kündet hier der Dekor bereits von barockem Überschwang. Die später über den Säulen angebrachten Gefäße brechen offenkundig mit der Harmonie einer Struktur, die eigentlich noch den Stempel eines abgeklärten Dekors aus der Renaissance trägt. Dieselbe Vorliebe für die Reinheit und Eleganz der Form läßt sich auch noch in der Dekoration von Ritualgegenständen des 17. Jahrhunderts finden, so beispielsweise bei einigen als Miniaturfassade eines Gebäudes gearbeiteten *Chanukka*-Leuchtern, deren harmonische Linienführung durch die glatte Oberfläche und das Fehlen jeglichen Dekors *Abb. 513* besonders hervorgehoben wird. Einer dieser Leuchter zeigt eine dreifache Fassade, rhythmisch unterbrochen von drei perfekt modellierten Säulen und ergänzt durch eine unterhalb der den Kerzen vorbehaltenen Öffnungen geführte Balustrade, um so den gewünschten architektonischen Gesamteindruck zu vervollkommnen.

Der Prunk des Barock, der verschwenderische Umgang mit Schnörkeln, Vergoldungen und einer immer üppigeren Ornamentik machte jedoch im 18. Jahrhundert nicht einmal mehr vor den Synagogen halt. Die Pracht *Abb. 88* eines solchen Gebetssaales wird deutlich an der im Israel Museum als Ensemble rekonstruierten Innenausstattung einer Synagoge von Vittorio Veneto und der im Museum der italienischen Synagoge in Jersualem installierten Ausstattung von Conegliano Veneto.

Die im 17. Jahrhundert im Aufschwung begriffene Produktion von Silberzeug stand ganz im Zeichen des triumphierenden Barock. Zwar wurden die „Granatäpfel" immer noch als Türme konzipiert, gleichzeitig zeigten sie nun jedoch komplexere, auf mehreren Ebenen angelegte Strukturen, in denen die Horizontalen rhythmisch durch Miniaturbalustraden und die Vertikalen durch Bögen und Nischen unterbrochen werden. Die sich daraus ergebende Infrastruktur ist voller Überfluß, mit gedrehten Säulen, Blumen und Girlanden, deren Überfülle die zugrundeliegende architektonische Struktur überlagert. Mittels Kettchen an den Miniaturbalustraden befestigte Glöckchen, überragt von einer blumengeschmückten Kuppel, vollenden diesen prunktvollen Dekor, der sich sowohl bei den in Mantua und Venedig als auch bei den in Genua hergestellten „Granatäpfeln" bewundern läßt. *Abb. 497, 536, 537* Bei letzteren wurden sogar noch spezifischere Ikonographien wie beispielsweise die *Menorah* und die Gesetzestafeln in kleinen Applikationen hinzugefügt. Die Punzen sind die der Stadt, in Verbindung mit den – häufig bekannten – Initialen der Gold- bzw. Silberschmiede, bei denen es sich nahezu immer um Christen handelt. Einige Ausnahmen von dieser Regel sind die Initialen von Kunsthandwerkern wie Samson Schiff aus Mannheim, einem zwischen 1852 und 1857 in Triest arbeitenden jüdischen Goldschmied und Juwelier. Seine Initialen erscheinen auf einem Paar „Granatäpfeln", auf einem Thoraschild und auf zwei Kronen. *Abb. 502, 503, 532* Daß der Meister aus Deutschland stammt, zeigt sich zum einen bereits an der Form der „Granatäpfel" – sie gleichen der Frucht, deren Namen sie tragen – und zum anderen am Dekor des Schildes, dessen kompositorische Anordnung mit den zwei eine erhabene Krone flankierenden Säulen jene populären Motive aufnimmt, die in den Werkstätten von Frankfurt und Augsburg thematisiert wurden. Der Einfluß der deutschen Goldschmiedekunst tritt im Dekor des ältesten bekannten Schildes aus Venedig noch deutlicher zutage; das Schild *(Tass)* datiert in *Abb. 531* das Jahr 1593. Sein Mittelstück ist rechtwinklig angelegt und besteht aus einer verschiebbaren Fensteröffnung, in die das Plättchen mit dem Namen des jeweiligen Festes eingeführt werden kann. Umrahmt wird diese Öffnung von zwei für die deutschen Vorlagen typischen Säulen. Die ober- und unterhalb des Rechtecks angebrachte Fülle der Obstgirlanden und Rocaillen, der Fluß der Linienführung und die Symmetrie der Komposition erinnern jedoch auch an venetianische Goldschmiedekunst; Venedig war im 18. Jahrhundert das größte Produktionszentrum an der adriatischen Küste. Die italienischen Schilder sind im übrigen häufig oval oder als Halbkreis angelegt, mit unregelmäßigen Konturen; der Blumen- und Rocaillen-Dekor wird in der Mitte unterbrochen, um Platz für ein jüdisches Symbol zu schaffen: die beiden Gesetzestafeln, umrahmt von zwei segnend ausgebreiteten Händen, oder eine Krone. Der exquisite Dekor eines um 1824 in Triest gefertigten Schildes be- *Abb. 533* steht aus einem Medaillon, auf dem ein Berg – der Morija – mit einem Altar dargestellt wird, umrahmt von den beiden Händen. In der floralen Ornamentik wiederholen sich in abstrahierter Form die geschwungenen Linien des zentralen Motivs. Eine Goldkrone dominiert die Komposition.

Der kosmopolitische Charakter der italienischen Gemeinden findet sich in den für ihren Gebrauch gefertigten Ritualgegenständen reflektiert. Ohne Zweifel war die aus bemaltem Holz nach einer vor allem im Orient verwendeten Vorlage gefertigte Kapsel für die Thorarolle für eine „levantinische" Gemeinde in Rom oder Venedig bestimmt. Die als zwölfseitiges Prisma ausgelegte Kapsel öffnet sich mit Hilfe von Scharnieren in zwei *Abb. 453* Hälften. Der geschnitzte Dekor umfaßt Medaillons, Ovale, in der Form gedämpft durch Vignetten zwischen fein modellierten Zierleisten. Die Kapsel trägt eine offene, aus Blättern, Ovalen und Blumen geschnitzte Krone. Darunter verläuft eine gemalte hebräische Inschrift zwischen zwei als Perlendekor gearbeiteten Linien; die Inschrift beschreibt Pracht und Herrlichkeit der Thora und gibt mit dem Jahr 1807 das Datum der Herstellung an.

Ein wesentlicher Bestandteil der in der Synagoge verwendeten Ritualgegenstände ist der vor dem Schrein angebrachte Vorhang. Oft wurde er von den Frauen der Gemeinde angefertigt. Ein fein mit Silber- und Goldfäden auf Seide gestickter Vorhang, der im Jahre 1680 für eine Synagoge in Venedig angefertigt wurde, ist das *Abb. 155* Werk einer gewissen „Simha, Ehefrau des Menahem Levi Meshullam". Die reich mit Weinranken bestickte Bordüre ist auf zahlreichen venetianischen Textilien jener Epoche zu finden; sie umgibt ein Mittelstück, in dem das Abbild Jerusalems zu sehen ist. Die Stadt liegt unter einem Berg – Psalm 68,17 identifiziert ihn als den Berg Morija. Darüber sind zwei aus den Wolken auftauchende Gesetzestafeln angebracht. Das Bild von Jerusalem mit dem Felsendom in seiner Mitte ist als textiles Dekor außergewöhnlich. Vivian B. Mann geht davon aus, daß die Künstlerin von Heiratsurkunden *(Ketubbot)* inspiriert wurde, von denen einige, insbesondere die in das 17. und 18. Jahrhundert datierenden und aus Livorno stammenden Urkunden, das Bild der Heiligen *Abb. 461* Stadt als zentrales Motiv führen. Mittelstück eines anderen Vorhangs ist ein großflächig angelegtes, florales Motiv, das überragt wird von zwei Gesetzestafeln – eine klare Anspielung auf den Lebensbaum und die Thora, sein weltliches Symbol. Die florale Bordüre hat hier die Form zweier gedrehter Säulen, um die sich Weinreben ranken und die an die zwei Säulen im Tempel Salomons erinnern. Ihre besondere Form entstand sicherlich in Anlehnung an die weit zurückreichende Vorlage der berühmten Säulen von Bernini. Portikus, gedrehte Säulen *Abb. 540* und – in diesem Fall als Pflanze dargestellter – Lebensbaum sind auch die wichtigsten Motive eines Vorhangs, den Isaac Guetta im Jahre 1826 einer Synagoge in Triest zukommen ließ; der Vorhang steht beispielhaft für die ausgefeilte Technik und den exquisiten Geschmack, der in den venetianischen Textilarbeiten des 19. Jahrhunderts zu finden ist.

Barocke Motive und Rocaillen waren bei der Ausschmückung der im Privathaushalt benutzten Ritualgegen-
Abb. 448 stände gerne verwendete Motive. So beispielsweise bei Hüllen für die beim *Purim* gebrauchten Esther-Rollen,
Abb. 474, 475 bei kleinen Amuletten mit dem göttlichen Namen *Shaddai* im zentralen Medaillon, bei Bucheinbänden, die durch das Wappen des Besitzers einen persönlichen Stempel trugen, und vor allem bei einer ganz besonderen
Abb. 478 Art von Eheringen, die in Gold, Silber und mit Edelsteinen versetzt so kostbar gearbeitet waren, daß sie von der Gemeinde verwahrt und der Braut nur für die Dauer der Zeremonie ausgehändigt wurden. Ebenfalls ausgeschmückt wurden die *Seder*-Teller, die teilweise mit gravierten Dekoren, teilweise als Fayencen mit gemaltem Dekor gearbeitet waren. Auf einer Reihe von Tellern, deren Herstellung von Vivian B. Mann in den Werkstätten
Abb. 494 von Savona und Albisola lokalisiert wird, finden sich auf den Rändern Miniaturen in Anlehnung an die im Jahre 1864 veröffentlichte *Haggada* von Triest.

DEUTSCHLAND

Bedingt durch die unaufhörlichen Verfolgungen, denen sich die Juden im Mittelalter in den deutschsprachigen Ländern ausgesetzt sahen, ist der Großteil der Kostbarkeiten, von denen uns nur wenige vor das 17. Jahrhundert zu datierende Zeugnisse erhalten geblieben sind, verschwunden. Ein in die Mitte des 16. Jahrhunderts datierender Gewürzbehälter für die Zeremonie des Sabbat-Ausgangs *(Hawdala)* ist wahrscheinlich die älteste der
Abb. 455 Goldschmiedewerkstatt von Frankfurt zuzurechnende Arbeit. Der Behälter ist als Turm in Etagen gearbeitet, mit Rosette und doppelfüßigen Lanzetten, geschmückt mit Balustrade und Türmchen. Das goldene Zeitalter dieses Kunsthandwerks begann jedoch erst im 18. Jahrhundert. Werkstätten in Frankfurt, Augsburg und Nürnberg arbeiteten damals für eine vollkommen von christlichen Herren abhängige jüdische Klientel, da die jüdischen Handwerker von den Zünften ausgeschlossen waren. Das Frankfurter *Probierbuch* aus den Jahren 1512 bis 1576 nennt zahlreiche als „jüdisch" eingestufte Gegenstände; dazu zählten u. a. Lampen, Gürtel, Gewürzbehälter, Teller und die mit neun Lichtern versehenen *Chanukka*-Leuchter. Die Auftraggeber waren „Juden bei Hofe", deren Aufgabe es war, die wohlhabende Oberschicht mit kostbaren Objekten zu bestücken; dabei schufen sie eigene Sammlungen und gaben Arbeiten in Auftrag, die sie später den Synagogen zukommen ließen. Nicht selten trugen „jüdische" Gegenstände den Stempel berühmter Gold- oder Silberschmiede. Diese Auftraggeber waren versiert im Erkennen außergewöhnlicher Qualität in der Ausführung und schöpferischer Kreativität beim Gestalten neuer Formen und herausragender Kompositionen.

Abb. 520 Eine ausgefallene, als Stern gearbeitete Leuchte trägt den Stempel Johann Valentin Schülers (1650–1720). Auf den seitlich ausstrebenden Zacken des Sterns sitzt ein zylindrischer, mit Masken dekorierter Schaft, der – in Anlehnung an einen Stadtbrunnen – mit Wasserspeiern ausgestattet ist und gleichzeitig als Podest für kleine Figurinen dient; letztere führen jeweils das Attribut eines jüdischen Festes mit sich – *Schofar*, *Chanukka*-Leuchter, Gesetzestafeln u. a. m. Das ganze Ensemble trägt eine mit kleinen, herabhängenden Glöckchen geschmückte Kuppel und wird gekrönt von einem aufgerichteten Löwen, dem landläufigen Emblem der damaligen Goldschmiedekunst (die von dem Löwen geschwungenen Standarten wurden im 19. Jahrhundert vom Spender hinzugefügt). Dem Stil Valentin Schülers sehr ähnlich sind die Arbeiten seines Bruders Johannes Mi-
Abb. 506 chael Schüler, dem erst in jüngster Vergangenheit eine Serie von sechs Thoraschildern zugeschrieben wurde; diese befinden sich heute in Privatsammlungen sowie Museen in Paris, New York und Jerusalem. Vivian B. Mann geht davon aus, daß die sechs Schilder derselben Gußform entstammen. Mit ihnen wurde in jedem Fall ein neues Modell eingeführt, dem dauerhafter Erfolg beschieden war. Das Schild ist rechtwinklig, ziseliert und trägt in der Schildmitte eine kleine Kassette mit Führungsschienen, auf denen die austauschbaren, mit den Namen der verschiedenen Feste versehenen Plättchen eingeführt werden konnten. Die Kassette ist zu beiden Seiten von je einer Säule umrahmt; über ihr befinden sich drei von Engeln gestützte Kronen, eine Anspielung auf das *Kapitel der Väter (Pirqé 'Avot)* IV,17; das Ensemble wird von einem fein gearbeiteten Rankenornament begrenzt. Ein aus Lilien gebildeter Fries, das Lieblingsmotiv der örtlichen Gold- und Silberschmiede, bildet den äußeren Rand der Kassette. Die Datierung der Schilder in das erste Jahrzehnt des 18. Jahrhunderts basiert auf einem teilweise von derselben Form ausgehenden, aus dem Jahre 1713 stammenden Einband. Jeremias Zobel
Abb. 163 (1670–1741) signierte ein Paar „Granatäpfel" von seltener Perfektion. Bögen durchbrechen die verschiedenen Ebenen und gewährleisten die Transparenz der architektonischen Struktur; die Strenge der Formen wird durch einen komplexen, aus hervorspringenden Grotesken und fein ziseliertem Blattwerk komponierten Dekor ge-

mildert. Das gesamte Ensemble trägt eine durchbrochene, in typisch deutscher Manier gestaltete Krone. Die Brüder Schüler schufen eine neue Form von *Chanukka*-Leuchtern, die im 18. Jahrhundert von den Frankfurter Gold- und Silberschmieden weiterverwendet wurde. Ein Exemplar stammt aus der Hand von Johann Adam Boller (1679–1732). Der Leuchter ist in Anlehnung an die Tempelleuchte konzipiert und übernimmt deren *Abb. 173* Komponenten nach den im Buch Exodus gemachten Vorgaben; im Gegensatz zum siebenarmigen Tempelleuchter verfügt er jedoch über acht Arme und ist mit seinen kleineren Abmessungen eher auf den häuslichen Gebrauch ausgerichtet. An seiner Spitze steht Judith, in der einen Hand das Schwert schwingend, in der anderen den Kopf des Holofernes, ganz in der alten, volkstümlichen Tradition, die den Kampf der Makkabäer gegen die Seleukiden, zu dessen Erinnerung *Chanukka* gefeiert wird, mit dem Sieg Judiths über Holofernes gleichsetzt. Boller gab seinem Werk noch eine besondere Note durch den aufgerichteten Löwen, der die Verbindung zwischen dem Mittelstück des Leuchters und dem mit kleinen Emaillearbeiten dekorierten Fuß darstellt; die Emaillearbeiten zeigen Ausschnitte aus dem Leben Jakobs. Ein anderes Exemplar desselben Typs steht auf einem quadratischen Fuß und wird an dessen vier Ecken von je einem aufgerichteten Löwen gestützt. Die kleine Plattform, auf der Judith steht, ist von einer mit Lilien geschmückten Balustrade umrahmt. Neben dem zu Anfang des Jahrhunderts benutzten Frankfurter Prägestempel ist der Leuchter noch mit den Initialen *IMS* – wahr- *Abb. 530* scheinlich Johann Michael Schüler – versehen. In der Frankfurter Werkstatt entstand auch ein neuer Typ von Gewürzbehältern, der gleichzeitig auch als Kerzenhalter diente, eine Kombination, die sich als sehr erfolgreich erweisen sollte. Die würfelförmige, mit einer kleinen Schublade ausgestattete Kassette und die von ihr aus- *Abb. 516* gehenden Halterungen zur Aufnahme der Kerzen werden von einer kleinen Figur getragen, die die Attribute des Festes – in der Regel ein Glas Wein und ein Gebetbuch – mit sich führt.

Frankfurt war jedoch nicht das einzige Zentrum, das für eine jüdische Klientel arbeitete. Eines der ältesten Thoraschilder war für die Gemeinde in Emden bestimmt, eine Gemeinde, die im 16. Jahrhundert von den aus Braunschweig vertriebenen Juden gegründet worden war. Das Schild gehörte zu den Ritualgegenständen der Synagoge, deren Existenz sich bis ins Jahr 1530 nachweisen läßt. Rechtwinklig, mit den noch relativ schlichten *Abb. 469* Blattranken eines gerade aufkeimenden Barock, trägt das Schild den städtischen Prägestempel der Jahre 1639/1640. Die klassizistische, mit ovalen Girlanden dekorierte Bordüre und die diamantengeschmückte Lesehand kamen erst im Jahre 1607 hinzu. Ebenfalls aus Emdener Produktion stammt ein weiteres, dem vorbeschriebenen ähnliches Thoraschild aus dem Jahre 1607, das von dem aus Emden gebürtigen namhaften Goldschmied Leendert Claes signiert ist.

Für die Gemeinde von Celle in der Lüneburger Heide entstand ein Paar kugelförmiger „Granatäpfel", deren *Abb. 498* in Rocaillen ausgeführte Blattranken jüdische Symbole umschließen. Ein aus Halle stammendes, unregelmäßig *Abb. 507* geformtes Schild zeigt einen beladenen Blumendekor und drei durchbrochen gearbeitete Kronen zwischen den Figuren Mose und Aaron. Die Komposition entstand in Anlehnung an die Titelblätter von Handschriften aus dem 18. Jahrhundert. Das Schild wird im Stadtregister unter dem Jahr 1716 geführt; Auftraggeber war der für seine Büchersammlung und die aktive Unterstützung, die er der hebräischen Druckerei seiner Stadt zukommen ließ, bekannte Assur Marx.

Das um 1715 von Zacharias Wagner (1680–1733) in Augsburg geschaffene Schild ist ein Meisterwerk der Treib- und Gravierkunst. Elegante, als Bogenstützen angelegte Säulen werden von naturalistisch dargestellten *Abb. 166* Weinblättern und Trauben umrankt und füllen einen Raum, der sich durch die gravierten Bodenplatten perspektivisch öffnet. Die ikonographischen Elemente – Muscheln, Tisch und Früchtekorb, in Falten geschwungener und mit Kordeln geknüpfter Vorhang, zwei Löwen, eine Wasserschale und einen Krug haltend – verweisen auf die Attribute einer von Leviten abstammenden Familie, ein Verweis, der vom Auftraggeber sicherlich beabsichtigt war. Möglicherweise stammte er aus Prag, da der Löwe mit dem gespaltenen Schwanz das Hoheitszeichen von Böhmen und dessen Hauptstadt war.

Eine weitere Besonderheit ist der von dem aus Horb am Neckar stammenden Carl Sichler geschaffene *Chanukka*-Leuchter in Muschelform. Der unregelmäßig gearbeitete Rand ist den Umrissen zweier aus einem Blatt- *Abb. 517* bündel auftauchender Engelchen angepaßt und wird von einer mit Blattwerk gefüllten Amphore gekrönt. Die Rückplatte ist glatt gearbeitet; einziger Dekor ist ein fein ziselierter Blattrautendekor.

Das einzige von den Juden selbst ausgeübte Handwerk war die Textilkunst. Hier sind uns mehrere jüdische Handwerkskünstler bekannt, davon zwei in Deutschland: der aus Fürth stammende Elkone Naumburg und Jakob Koppel Gans aus Höchstädt. Annette Weber konnte in den Fotoarchiven etwa zwanzig Vorhänge mit gleicher Ikonographie und vergleichbarer Arbeitsweise identifizieren. Die komplexe Technik und identische Anordnung der Ornamentik lassen darauf schließen, daß es sich um Arbeiten aus gut organisierten Webereien handelt, deren Existenz im übrigen in den archivierten Dokumenten nachgewiesen ist. Bei den großen Synagogenbränden im Jahre 1938 konnten mehrere Vorhänge gerettet werden, darunter ein ganz besonders kostbares, *Abb. 460* in das Jahr 1713 datierendes Stück, das heute im Museum Wolfson in Jersualem verwahrt wird. Dem Vorhang kommt – wie bereits im Namen *(Parokhet)* verdeutlicht – die Aufgabe zu, den Innenraum der Synagoge nach dem Vorbild des Tempels zu unterteilen. Dies zeigt sich in der im 17. Jahrhundert in Böhmen entstandenen und im 18. Jahrhundert in Deutschland weiterentwickelten Ikonographie der Textilie. In seiner Ornamentik wird der Eingang zum Allerheiligsten rekonstruiert: Zwei in Goldfäden auf roten Samt gestickte, massive, gedrehte Säulen – eine Reminiszenz an die Säulen von Bernini – mit einer über ihnen schwebenden Krone stehen symbolisch für die beiden Säulen, die den Eingang zum Tempel Salomons säumten. Das zentrale Motiv ist auf grünem Samt gearbeitet und zeigt eine andere Sticktechnik. Es steht symbolisch für den Schleier vor dem Allerheiligsten. Bei einigen Vorhängen desselben Typs wird der Gesamteindruck noch verstärkt durch das über die Bildkomposition gestickte Zitat aus Psalm 118 (Verse 19–20): „Das ist das Tor zum Herrn, nur Gerechte treten hier ein". Auf einem von Jakob Koppel Gans zwischen 1772 und 1773 geschaffenen Werk derselben Serie nimmt eine monumentale *Menorah* die Vorhangmitte ein, während die Ecken mit in Goldfäden gewirkten Ritualgegenständen geschmückt sind: Tisch mit Opferbroten, Altar, *Menorah*, Gesetzestafeln.

BÖHMEN, UNGARN, ÖSTERREICH

In den Prager Archiven des 16. Jahrhunderts finden sich zahlreiche Hinweise auf von Juden betriebenes Kunsthandwerk; dazu zählten die Gold- und Silberschmiedekunst, die Silberzeugherstellung, die Stickerei, die Herstellung von Zinngeschirr u. a. m. In den meisten Städten wurden die jüdischen Gilden von den jeweiligen Herrschern anerkannt, und ab dem 17. Jahrhundert war es ihnen auch gestattet, für Nichtjuden zu arbeiten. Qualitätsmäßig zeigte die Produktion in den verschiedenen Regionen des österreichisch-ungarischen Reiches jedoch große Unterschiede.

Böhmens renommiertestes Kunsthandwerk war die Stickerei und die Herstellung kostbarer Stoffe, die als Vorhänge in den Synagogen und als „Mäntel" für die Thorarollen verwendet wurden. Die aus zwei gedrehten, den Eingang zum Allerheiligsten öffnenden Säulen komponierte Ikonographie der Textilien erschien um 1590 *Abb. 156, 459* auf einem von Isaak Perlsticker gefertigten Vorhang. Dabei künden die sich um die Säulen schlingenden Reben, die über dem Motiv schwebende Krone und die Betonung des Mittelstückes durch eine anders geartete Stickerei bereits von einem kompositorischen Aufbau, der ein Jahrhundert später von den Kunsthandwerkern der deutschsprachigen Zentren populär gemacht werden sollte. Diese bildsprachliche Komposition wurde auch für die kleineren Dekore der zum Schutz von Thorarollen bestimmten Textilien verwendet. Die schönsten Spezimina dieses Kunsthandwerksgenus' stammen aus den Prager Werkstätten.

Ab dem 17. Jahrhundert war die Herstellung von Silberwaren ein blühender Handwerkszweig in Prag. Der Einfluß deutscher Werkstätten zeigte sich dominant, allerdings abgewandelt mit einer landestypischen Vorliebe für mehr Formenreinheit und Schlichtheit im Dekor, wobei letzterer häufig von größter Feinheit zeugte. Die *Abb. 484* Eleganz der Form und der delikate Dekor einer kleinen, in Gold und Silber gefertigten Phiole für die Beschneidungszeremonie mit passendem Messer – beide 1681 hergestellt – sowie eine im Jahre 1702 von dem Goldschmied *Abb. 486* Johann Georg Lux geschaffene Schüssel zur rituellen Waschung der Hände mit dazugehörigem Krug sind eindrucksvolle Zeugnisse der hohen Handwerkskunst der Prager Werkstätten.

Die für die jüdischen Gemeinden hergestellten Ritualgegenstände zeigen Einflüsse des populären Kunsthandwerks vor Ort. Typisches Beispiel dafür ist eine Serie von bemalten Gläsern für die mit den Bestattungen befaßten Wohltätigkeitsgesellschaften. Rabbi Eleazar Ashkenazy gründete im Jahre 1564 die erste dieser Gesellschaften in Prag. Es war üblich, aus Anlaß des Jahrestreffens der Mitglieder kleinere Objekte mit dem Emblem oder einer an die Aktivitäten der Gesellschaft erinnernden Dekoration fertigen zu lassen. Häufig waren dies *Abb. 481, 482* bemalte Gläser – ein Kunsthandwerk, das im Böhmen des 16. und 17. Jahrhundert großes Ansehen genoß –, Fayencen oder entsprechend dekorierte Silberbecher. Das älteste uns erhaltene Objekt ist ein im Jahre 1691 in Prag hergestelltes Glas, dessen Bemalung die Mitglieder der Gesellschaft – einen Sarg zu Grabe tragend – in der *Abb. 170, 483* Ausübung ihrer Pflichten darstellt. Ähnliche Motive dekorieren mehrere Fayencen. Zur populären Kunst zählten *Abb. 466, 470–472* ferner Holzschnitzarbeiten, Lesehände sowie kleine Kapseln *(Mesusot)*, die an den Pfosten der Hauseingänge und der in einen Raum führenden Türen angebracht und im 19. Jahrhundert in großer Zahl hergestellt wurden.

Die Aktivitäten der jüdischen Gold- und Silberschmiede in Ungarn – insbesondere jener in Obuda (heute ein Stadtteil von Budapest) – sind in den entsprechenden Registern bis ins 17. Jahrhundert belegt. Von dieser technisch *Abb. 485* oft nicht allzu aufwendigen Produktion bestechen einige für die wohltätigen Bruderschaften gefertigte Silberbecher durch die Eleganz der Linienführung und die harmonische Dekoration. Im 19. Jahrhundert weicht der dieses Kunsthandwerk bestimmende Traditionalismus einer Strömung, die neue Formen und einen neuen Stil begünstigt. Diese Neuorientierung wird sichtbar in einigen *Chanukka*-Leuchtern, deren Lichtquellen sich auf einem geometrischen, mit durchbrochenem Dekor verzierten Sockel angeordet finden oder in eine Art Kassette eingebettet sind. *Abb. 519, 526*

Die neue Strömung geht von Wien, der Hauptstadt des Kaiserreiches, aus. Unter dem Einfluß der im 18. Jahrhundert in den deutschsprachigen Ländern praktizierten Goldschmiedekunst veredeln die ortsansässigen Künstler die Komposition und erweitern sie um einen luxuriösen und kostbaren Dekor, dessen Reichtum sich in einer verschwenderischen Fülle von Edelsteinen niederschlägt. Der im Musée National du Moyen Âge in Paris erhaltene Thora-Schrein steht beispielhaft für diese Entwicklung. Teilvergoldete, in Silber ausgeführte Thora-Schilder nehmen die inzwischen zur Tradition gewordene Komposition eines zentralen, von zwei gedrehten Säulen eingerahmten Motivs auf, bereichert um zahlreiche symbolische Dekore wie beispielsweise eine ihre Eier schützende Henne, eine Palme mit symmetrisch angeordneten Zweigen, aufgerichtete, die Krone tragende Löwen. Diese Symbole sind integriert in den aufwendigen, mit Blattgirlanden und Tieren geschmückten Dekor. In den ersten Jahrzehnten des 19. Jahrhunderts kündigt sich in Wien jedoch gleichzeitig eine Strömung an, die die profanen Traditionen zugunsten neuer, weniger beladener Ausdrucksformen und überladene Dekore zugunsten einer eleganten Linienführung und Proportionierung in Frage stellt. Zu den ersten Vertretern dieser neuen Richtung zählen *Chanukka*-Leuchter, deren Lichtquellen – bei einem der Modelle – auf einer geschwungenen, in Silber gearbeiteten stabförmigen Halterung montiert sind, wobei besagte Halterung ihrerseits auf einem hohen, mit einer emporrankenden Rebe dekorierten Fuß sitzt, während die Lichtquellen bei einem anderen Modell auf einen durchbrochen gearbeiteten, rechtwinkligen Träger montiert sind. *Abb. 154* *Abb. 534* *Abb. 178* *Abb. 518*

FRANKREICH

Nachdem das Monopol der Zünfte und Gilden nach der Revolution abgeschafft wurde, waren die in Frankreich lebenden jüdischen Gold- und Silberschmiede frei in der Ausübung ihrer Kunst. Während sie zum einen die oberen Schichten der Gesellschaft belieferten, befriedigten sie parallel dazu auch die aus dem religiösen Leben erwachsenden Bedürfnisse ihrer jüdischen Klientel. Technisch außergewöhnlich hochwertige Stücke bezeugen die gelegentlich überraschende Integration exquisiter Empire-Dekore in traditionelle Formen der jüdischen Kunst. Dies gilt beispielsweise auch für einen nicht zugeschriebenen *Chanukka*-Leuchter, auf dessen geschwärzter Silberplatte sich phytomorphe Goldmotive symmetrisch zu beiden Seiten einer Flamme emporwinden. Als besonders ausgefallenes Stück ist die von Maurice Mayer – einem renommierten Goldschmied zur Zeit Napoleons III. – signierte Arbeit zu werten. Der reiche, als Blätter, Fruchtkörbe und Blattgirlanden in den Metalluntergrund getriebene, teilvergoldete und ziselierte Rokoko-Dekor ist auf einer Hülle angebracht, die in ihrer Form Anklänge an alte orientalische Traditionen wach werden läßt. Möglicherweise war die Thora-Hülle für eine im Südwesten Frankreichs angesiedelte Gemeinde von Nachkömmlingen von Flüchtlingen aus Spanien bestimmt. *Abb. 515* *Abb. 159*

POLEN

Die in Polen lebenden Juden genossen einen relativ privilegierten Status, hatten sie doch die Genehmigung zur Ausübung ihrer Gold- und Silberschmiedekunst bereits im 17. Jahrhundert erhalten. Sie arbeiteten innerhalb eigener Gilden, gelegentlich sogar von den christlichen Zünften akzeptiert, und trugen so zu einem außerordentlichen Aufschwung der traditionellen Silberware bei. Der Einfluß von Werkstätten deutschsprachiger Länder ist stark zu spüren. Die Kompositionen zeigen jedoch auch eine Vielfalt von Motiven, die der Volkskunst vor Ort und neuen Formen entnommen sind. Typisch für diese Werkstätten sind Thora-Kronen mit zwei bzw. drei von aufgerichteten Löwen gestützten Etagen. Diese Grundstruktur wird dekoriert mit verschiedenen Elementen aus dem gängigen Ornamentrepertoire – Bögen, Kassetteneinsätzen, Blattgirlanden – und regionalen Dekoren wie Medaillons mit Tierkreiszeichen, geflügelten Greifen und anderen populären Fabelwesen. Ebenfalls typisch für die Silberware im Polen des 18. Jahrhunderts sind neuartige, als Kerzenständer gearbeitete „Granatäpfel", an der Spitze mit einer Krone oder Blumen geschmückt. Auch die für den Privatgebrauch ge- *Abb. 157, 535* *Abb. 172, 457, 458* schaffenen Objekte zeigen neue Formen – so zum Beispiel ein außergewöhnlicher Gewürzbehälter, dessen immer noch architektonisch gestalteter Korpus mit reichem vegetabilem Dekor, über den sich eine aufblühende Blüte ausbreitet, geschmückt ist. Blumenförmige Behälter waren im 19. Jahrhundert außerordentlich beliebt in Polen, und dieser Dekor verbreitete sich auch in die angrenzenden Länder.

Die in Polen übliche Form des *Chanukka*-Leuchters besteht aus einer durchbrochenen Rückplatte, deren *Abb. 524* Dekor zusätzlich mit kämpfenden Hirschen oder Löwen bestückt ist; diese Zusatzelemente sind integriert in die Blattgirlanden und abstrakten Bögen des geschmiedeten Metalls. Eine andere, noch ausgefeiltere und ausgefallenere Arbeit zeigt als zentrales Motiv eine Miniatur-Bundeslade. Die architektonisch strukturierte Arbeit ist auf zwei Ebenen angelegt und besteht aus einer zweiflügeligen Tür mit Vorhang und Säulen mit schneckenför- *Abb. 176* migen Kapitellen; das Ensemble ist umgeben von einem Blattgirlandendekor, der in blumengeschmückte Vasen mündet. Über allem schwebt eine von Greifen gehaltene Krone. Die technische Vielfalt, die durch Teilvergoldung geschaffene Polychromie und die überwältigende Fülle der aus verschiedensten Quellen stammenden Ornamentik wirken in dieser relativ kleinen Arbeit zusammen zu einem wahren Meisterwerk der Goldschmiede- *Abb. 529* kunst. Zudem hielt die in der Ukraine und in Rußland seit langem gepflegte Filigrantechnik auch in Polen Einzug.

UKRAINE UND RUSSLAND

In der Ukraine und in Rußland erlebte das jüdische Kunsthandwerk vor allem im 19. Jahrhundert eine Blütezeit. Die wichtigsten Zentren befanden sich in Schitomir, Kiew, Odessa und Moskau. Gegen Ende des Jahrhunderts hatte sich Kiew zum wirtschaftlichen und kulturellen Mittelpunkt der Ukraine entwickelt, und die Handwerker der verschiedenen Zünfte und Gilden wurden nach ihrer Religion registriert. Aus diesen Registern geht hervor, daß es zwischen 1825 und 1826 zwölf jüdische und achtundzwanzig christliche Goldschmiedemeister gab. Gleichzeitig wurde den Juden in dieser Stadt jedoch nur Aufenthalt gewährt, wenn sie ein Handwerk ausübten. Nach Vorlage der im Laufe eines Jahres gefertigten Silber- bzw. Goldware wurde die Aufenthaltsgenehmigung für ein weiteres Jahr verlängert. Gab ein jüdischer Handwerker die Ausübung seines Berufs auf, so wurde er aus dem städtischen Register gestrichen, und die zuständigen Behörden ließen ihn von der Polizei in sein Herkunftsland zurückschicken.

Die Synode des Jahres 1882 untersagte allen Nichtchristen die Herstellung und den Vertrieb von Ritualgegenständen, die dem sakralen Gebrauch in der Kirche vorbehalten waren. Infolgedessen fertigten die jüdischen Meister Gegenstände für die Synagoge, gleichzeitig jedoch auch Schmuck, Geschirr und Bestecke für den privaten Gebrauch. Bei einer anläßlich des Besuches von Zar Nikolaus I. in Kiew organisierten Schmuckwarenausstellung fanden sich unter den Ausstellern auch die Namen zweier jüdischer Goldschmiede. Ab Mitte des 19. Jahrhunderts war die Hälfte der Werkstätten zur Schmuckwarenherstellung im Besitz jüdischer Meister. Die Werkstatt Sachoder in Berdytschiw tat sich zu wiederholten Malen hervor, insbesondere in Kiew und in St. Petersburg anläßlich der ersten internationalen Edelmetallausstellung im Jahre 1903. Die aus dieser Werkstatt stammenden Produkte waren auf den Jahrmärkten in Odessa, Warschau und Wilna stark gefragt. Die Werkstatt war bis zum Ersten Weltkrieg in Betrieb und exportierte ihre Produkte bis nach Österreich und in die Türkei. Eine andere berühmte Werkstätte, von Mjulbronner und Radbil gegründet, befand sich in Odessa. Im Jahre 1878 gründete Marschak in Kiew eine Werkstätte, die sich zum größten Schmuckwarenhersteller der Ukraine entwickelte. Neben der laufenden Produktion wurde das Unternehmen zudem mit der Ausführung von Geschenken für die Herrschenden und Mächtigen betraut, insbesondere jener, die Zar Nikolaus I. bei seinem Besuch in Kiew überreicht wurden. Die Kollektion des Hauses wurde auch im Ausland gezeigt, in Chicago (1893), Antwerpen (1894) und bei der Weltausstellung in Paris (1900), wo neben Fabergé, der die Goldmedaille erhielt, die Silbermedaille errungen wurde. Dieses blühende Handwerk florierte noch bis in die ersten zwei Jahrzehnte des 20. Jahrhunderts, kam dann jedoch durch den Ersten Weltkrieg zum Erliegen und verschwand in der Folge ganz.

Abb. 158 Die aus Polen stammende Tradition der stufenförmig konzipierten und von Löwen gestützten Kronen lebte in vielen Versionen weiter. Lokale Varianten diversifizierten die Produktion jedoch durch Hinzufügen jüdischer Symbole, volkstümlicher Motive oder dadurch, daß sie die Krone durch ein Blattbüschel ersetzten. Die „Granatäpfel" wurden nicht mehr architektonisch strukturiert. Man bevorzugte jetzt ausgefeilte, vegetabile Formen, die mit Tieren und symbolischen Motiven geschmückte Medaillons dekorierten. Die Spitze des Kunstwerks *Abb. 539* wurde auch hier aus einem über ihr schließenden Blattwerk gebildet; gelegentlich neigte sich ein kleiner Vogel über das äußerste Ende der so geformten Kuppel. Thora-Schilder in Form von Bundesladen, mit beweglichen, von Säulen gerahmten Türen, nahmen die polnischen Modellvorgaben bzw. die von polnischen Künstlern importieren Vorlagen auf. *Abb. 167*

Die Gewürzbehälter waren nicht mehr architektonisch strukturiert, sondern boten nun eine außerordentliche Vielfalt floraler Formen. Kräftige Stiele mit natürlich geformtem Blattwerk dienten als Stütze von Sonnenblumen, die zur Erfüllung der ihnen vorbestimmten Funktion mit entsprechenden Lochöffnungen versehen waren und deren realistische Darstellung sie wie in Metall geschmolzene, echte Blumen erscheinen ließ. Gelegentlich tauchte der Stiel aus einer das Motiv stabilisierenden Amphore auf und trug zusätzlich schwere Tannenzapfen an den Blättern. Behälter, bei denen der Stiel ersetzt war durch ein Tier, das die Blume in seinem Schnabel trug, bildeten eine weitere, extreme Variante dieser naturalistischen Darstellungsweise. *Abb. 171, 542*

Die gegen Ende des 19. Jahrhunderts allseits geschätzte Filigrantechnik erreichte einen hohen Grad an Raffinement. Eine kleine *Mesusa* trägt die Signatur des Moskauer Goldschmiedemeisters Afanasij Tichonow und den für die Jahre 1830 bis 1835 geltenden Prägestempel der Stadt. Sie entstand als feinste Filigranarbeit in Silber und ist mit Halbedelsteinen geschückt – ein Werk, das sowohl durch die Feinheit der Ausführung als auch durch die exquisite Wahl der Ornamente besticht. Mit Hilfe dieser Technik ließen sich – ganz im Trend des auslaufenden Jahrhunderts – wunderbar leichte Formen schaffen. Ein als Ei geformter Gewürzbehälter in filigraner Silberarbeit mit anmutig geschwungenem Fuß- und identischem Kopfteil, die dem Objekt ein Gefühl von Schwerelosigkeit verleihen, geht auf den Moskauer Goldschmied Alexander Fjedorowitsch Golowin zurück. Die Arbeit erinnert an die berühmten und erfinderischen „Eier" des offiziellen Goldschmieds bei Hofe, Peter Carl Fabergé, eines gebürtigen St. Petersburger Bürgers hugenottischer Abstammung; Fabergé schuf jedes Jahr eines dieser Eier im Auftrag von Zar Alexander III., der es dann seiner Gattin als Ostergeschenk überreichte. *Abb. 173*

DAS OSMANISCHE REICH UND DER ORIENT

Die Kunst der im osmanischen Reich und der in Persien und Indien verstreut lebenden jüdischen Gemeinden trägt in Form und Sprache den Stempel lokaler Einflüsse. In geographisch und kulturell weit von der westlichen Welt angesiedelten Gemeinden blieb die Formensprache der Antike oft über lange Jahrhunderte hinweg unverfälscht erhalten.

Im Orient schützte man die Thorarollen mit aus Holz gefertigten und mit Scharnieren versehenen Kapseln, die oft noch zusätzlich dekorierte Metallschilder als Schmuck trugen. Dies ist auch die Form einer im Jahre 1565 für eine Gemeinde in Damaskus gefertigten Kapsel, deren Metallschilder mit gravierten Arabesken dekoriert sind. Weit komplexer ist die Ausgestaltung einer aus dem osmanischen Reich stammenden Kapsel, deren zylindrischer Korpus von einer an die lokale Architektur angelehnten Kuppel gekrönt ist. Im Innern dieser Kuppel gibt eine gravierte Inschrift das Entstehungsdatum mit dem Jahr 1860 an. Zwei in der Kuppel angebrachte Stützen sind auf gleiche Weise kuppelförmig ausgestaltet; alle drei Formen sind mit Kettchen und daran befestigten Glöckchen geschmückt. *Abb. 452* *Abb. 160*

Die dem Schutz der Rollen dienenden „Granatäpfel" zeigen eine große Formenvielfalt. In Nordafrika dominieren – zweifellos unter dem Einfluß spanischer Emigranten – architektonisch strukturierte Formen, allerdings unterscheiden sich die Techniken je nach Region. In Marokko wurde häufig in Metall gearbeitet; der Dekor bestand aus gravierten oder filigran gearbeiteten Arabesken und polyloben Bögen, die dem Formenvokabular der regionalen Architektur entnommen waren. In Libyen wurden die „Granatäpfel" in goldfarben oder bunt bemaltem Holz gestaltet. Mehrstufig gearbeitete Türme werden von Bogenöffnungen durchdrungen und enden – als Zeugnis osmanischen Einflusses – in Kuppeln mit zwiebel- oder lotusförmigem Aufsatz. Obwohl relativ grob in der Ausführung, hinterlassen diese Objekte doch einen stark dekorativen Eindruck. In Afghanistan sind die in Metall gearbeiteten „Granatäpfel" häufig zweidimensional, einer Blütenknospe ähnelnd, mit einer Reihe von Inschriften auf der glatten Metallfläche als einzigem Ornament. Die in Persien entstandenen „Granatäpfel" wurden als Kugeln mit aufgesetzem Zwiebelkopf gestaltet; sie tragen einen filigranen Dekor und an Kettchen befestigte Glöckchen und Perlen in der Art einer festlichen Haartracht. Mehrere „Granatäpfel" in dubliertem Silber stammen aus dem indischen Cochin. Die jüdische Gemeinde etablierte sich dort noch vor Ende des 4. Jahrhunderts v. Chr. und bewahrte sich ihre Traditionen trotz einer gewissen Anpassung an bestimmte Aspekte der Kultur vor Ort bis zu ihrer Emigration nach Israel. Die Technik des Dublierens, bei der Goldblättchen in Treibarbeit mit floralen Mustern versehen, graviert oder durchbrochen wurden, war eine gängige Methode zur Dekoration von Gegenständen. Die Form des sich am Ende ausweitenden Blattbüschels *Abb. 499* *Abb. 164* *Abb. 500* *Abb. 165* ist der regionalen Dekorations- und Bildhauerkunst entnommen und erinnert teilweise an die Kronen hinduistischer Götterstatuen. Die Juden von Cochin hatten auch eine eigenständige Tradition im Zusammenhang mit den *Chanukka*-Leuchtern entwickelt. Häufig handelte es sich dabei nur um eine einfache, glatte, in Form eines Bogens gearbeitete Platte, die die Flammen im Widerschein heller leuchten ließ.

In Marokko standen die jüdischen Gemeinden fortwährend im Kontakt mit der westlichen Welt, das kulturelle Erbe der spanischen Juden war noch frisch, und die Dekorationskunst zeigte im 19. Jahrhundert eine außerordentliche Vitalität, die sich auch an den komplexen, unendlich vielfältigen Formen der *Chanukka*-
Abb. 177 Leuchter ablesen läßt. Der Themenreichtum wurde von der Architektur genährt – Bögen, arabeske Fensteröffnungen, miteinander verflochtene Blattgirlanden – und zeugt von unerschöpflicher Kreativität. Dieselbe
Abb. 527 Dekoration findet sich auch bei den Sabbatleuchtern, deren spezielle Formgebung – eine als Rechteck gestaltete Ölwanne mit durchbrochener Aufhängung – lokaler Tradition entspringt.

Der Überfluß der kunsthandwerklichen Produktion in Marokko steht in lebhaftem Kontrast zu dem im Jemen gepflegten Traditionalismus. Schmucklose, in groben Stein gehauene Leuchter mit in den Sockel eingelassenen Ölnäpfchen – vergleichbar den Leuchtern der Antike – waren bis in die jüngste Vergangenheit im alltäg-
Abb. 528 lichen Gebrauch. Auch die mit flachen Vertiefungen in Stein oder Marmor gearbeiteten Sabbatleuchter richteten sich nach antiken Vorbildern; in der Mitte waren sie mit einer ringförmigen Aufhängung versehen, während der gezahnte Rand zur Aufnahme der Kerzen ausgelegt war. Vergleichbare Leuchter finden sich auch in Persien.

DIE VEREINIGTEN STAATEN UND ISRAEL

Da die Verfassung der Vereinigten Staaten allen Bürgern politische und rechtliche Gleichstellung gewährte, waren die amerikanischen Juden frei in ihrer Berufswahl und befugt, Kunden ohne Rücksicht auf Religionszugehörigkeit zu beliefern. Myer Myers (1723–1795), einer der bekanntesten Goldschmiede der Vereinigten Staaten und Künstler von Weltruf, wurde im Jahre 1786 Präsident der Vereinigung der Gold- und Silberschmiede von New York und arbeitete sowohl für Kirchen als auch für Privatpersonen und für die jüdischen Gemeinden in Philadelphia, Newport und New York.

Im 20. Jahrhundert waren viele Künstler bestrebt, Interieurs zu schaffen, die harmonisch mit den neuen Formen der Architektur in Einklang standen. Unter Wahrung der funktionell notwendigen Formen und bestimmter traditioneller Motive gestalteten sie ein liturgisches Mobiliar, das den Normen der zeitgenössischen Ästhetik gerecht wurde. Diese Tendenz nahm in Europa – und da im besonderen in Deutschland – unter den Künstlern des Bauhauses ihren Anfang. Sie setzten die Prinzipien dieser Kunstrichtung bei den rituellen Gegenständen um, in dem Bestreben, den Dekor auf das rein Funktionelle zu beschränken und die Schönheit des Objekts durch die Eleganz der Linienführung, die Schlichtheit der Formen und die edle Qualität der Materialien zu unterstreichen. Ludwig Wolpert (1900–1981) arbeitete in den dreißiger Jahren in Frankfurt und schuf *Chanukka*-Leuchter, *Seder*-Teller und Segnungsbecher, die den Anforderungen dieser neuen Ästhetik entsprachen. Nach dem Zweiten Weltkrieg beauftragte Percival Goodman die drei Avantgarde-Künstler Adolph Gottlieb, Robert Motherwell und Herbert Ferber mit der Einrichtung der von ihm gebauten Synagoge in Millburn. Obwohl die Arbeiten ganz im Sinne der abstrakten Kunst ausgeführt wurden, fand sich Platz für die Integration tradtioneller Symbolik. Diese stilistische Mutation war für die Erneuerung der traditionellen Handwerkskunst unabdingbar.

In Israel erfolgte die Erneuerung durch die von dem aus Litauen stammenden Bildhauer Boris Schatz (1867–1932) gegründete Bezalel-Schule. Als Schüler Antokolskijs in Paris und offizieller Bildhauer am Hofe des Prinzen Ferdinand von Bulgarien (1895) schloß sich Schatz im Jahre 1903 den Zionisten an und ließ sich kurze Zeit später in Jerusalem nieder. Er gründete die Bezalel-Schule in der Absicht, einen nationalen jüdischen Stil ins Leben zu rufen, einen Stil, der westliche Techniken mit der künstlerischen Tradition des Orients in Verbindung brachte. In der Produktion dieser Schule nahmen die Ritualgegenstände einen wichtigen Platz ein. Die Schule wurde nach dem Tode ihres Gründers zunächst geschlossen, um dann im Jahre 1935 erneut zu öffnen. Im Jahre
Abb. 174 1969 wurde sie mit einem dank Malerei, Bildhauerei, Buchillustration, Metall-, Holz- und Elfenbeinbearbeitung beträchtlich erweiterten Aktionsradius zur nationalen Kunstakademie. Selbst dann war die Fertigung von Ritualgegenständen immer noch von vorrangiger Bedeutung; es galt, neu entstandene Synagogen mit Objekten einzurichten, die dem Stil der jeweiligen Bauwerke entsprachen. So spannt sich der Bogen von den Künstlern Israels, die unter ganz anderer Prämisse angetreten waren, hinüber zu ihren amerikanischen Kollegen – in der gemeinsamen Suche nach einer Erneuerung der traditionellen Ritualgegenstände. Diese Suche setzt sich immer

noch fort; das Kunsthandwerk im Dienste der Tradition bleibt ein lebendiges Element, bereit zu stilistischen Angleichungen, die im Hinblick auf die zeitgenössische Ästhetik vorgenommen werden müssen.

DAS HANDWERK DER KOLORISTEN

Die fulminante Verbreitung des Buchdrucks, der das handgeschriebene, illuminierte Buch verdrängte, brachte viele jüdische Künstler des 18. Jahrhunderts dazu, zur Staffelei überzugehen. Allerdings blieben im religiösen Leben Bereiche, in denen die Meister des Pinsels und die der Feder ein privilegiertes Feld fanden, um ihre Talente ins rechte Licht zu rücken. Dabei handelte es sich in erster Linie um diejenigen Dokumente, die auf jeden Fall von Hand geschrieben werden mußten: die Esther-Rollen für das *Purim*-Fest und die Eheverträge. *Abb. 449, 544* Für kurze Zeit erfuhr auch das illuminierte Buch wieder neuen Aufschwung; dies war auf eine Mode zurückzuführen, die im Milieu der „bei Hofe" eingeführten Juden entstanden war. Wie ihre Arbeitgeber, gefielen auch sie sich darin, Gebetbücher bei spezialisierten Skriptoren in Auftrag zu geben. Weitere Möglichkeiten boten sich bei der Ausgestaltung einer Holzsynagoge oder einer aus Anlaß des Hüttenfestes erbauten Hütte im Deutschland des 18. und 19. Jahrhunderts. Diese Kunst war weder sehr originell noch von besonders herausragender Qualität; es handelte sich dabei eigentlich eher um Kunsthandwerk. Allerdings rühren ihre Naivität und ihr unverdorbener Charme mehr als einmal die Gemüter.

Die sehr populären gestochenen *Haggadot* mit ihren aufeinanderfolgenden und weit verbreiteten Editionen von Konstantinopel (1505) – nur durch einige wenige Blätter bekannt –, Prag (1526), Mantua (1560), Venedig (1609) und Amsterdam (1695, 1712) wurden im 18. Jahrhundert erneut durch handillustrierte Ritualbücher abgelöst. Auftraggeber waren reiche Familien aus dem Umfeld der Herrscherfamilien. In der Regel aus Mähren stammend, arbeiteten diese Skriptoren / Maler dort, wohin sie von den jeweiligen Auftraggebern berufen wurden. Unter den Künstlern bestechen Namen wie Moses Loeb aus Trebitsch; Aaron ben Benjamin Wolf Herlingen aus Grewitsch, ein Virtuose der Kalligraphie, der offiziell als Kalligraph an die kaiserliche Bibliothek zu Wien bestellt worden war; und vor allem Joseph ben David Aaron aus Leipnik, der seine aufeinanderfolgenden *Haggadot* in Frankfurt (1731), Darmstadt (1733, 1734) und Altona (1738, 1740) anfertigte, dafür die Vorlage gestochener Ausgaben (Amsterdam, 1712) verwendete und die Arbeiten dem Geschmack seiner Auftraggeber anpaßte. Diese Künstler waren in kostbare Gewänder bzw. in den schillernden Farben des Rokoko gekleidet und verkehrten in der bürgerlichen Gesellschaft des 18. Jahrhunderts. Dieser sehr kurzlebigen, aber geschätzten Strömung verdanken wir einige kleine, dem privaten Gebrauch vorbehaltene und mit Miniaturen dekorierte Gebetbücher mit Segnungen, die zu den Mahlzeiten gesprochen wurden.

Die Sitte, einen Ehevertrag zu schließen und die Frau für den Fall einer Scheidung oder bei Ableben des Ehemannes durch entsprechend fixierte Abmachungen und Konditionen zu schützen, war bereits seit dem 6. Jahrhundert v. Chr. in Mesopotamien und Ägypten bekannt. Die ältesten Dokumente, die diese Tradition auch bei den Juden nachweisen *(Ketubbot)*, stammen aus der jüdischen Kolonie von Elefantine und datieren in das 5. Jahrhundert v. Chr.; weitere Nachweise wurden zudem in der Wüste von Judäa gefunden und datieren in die Zeit von Bar Kokhba. Sehr bald wurde die reich dekorierte Urkunde zum Prestigeobjekt, da der Vertrag während der Hochzeitszeremonie öffentlich verlesen wurde. Urkunden dieser Art lassen sich seit dem Mittelalter nachweisen – ein Dokument mit gotischem Dekor ist uns aus dem österreichischen Krems erhalten geblieben *Abb. 476, 477* und datiert in das Jahr 1392 –, seine wahre Blütezeit erlebte dieses Kunsthandwerk jedoch vom 17. bis zum 19. Jahrhundert in Italien. Ein überreiches bildsprachliches Repertoire zeigt Blumen, Blattgirlanden und architektonische Elemente, die dem Mobiliar, der Töpferkunst und den Bauwerken der Region entlehnt waren; dieses Repertoire wird durch traditionelle Motive personalisiert: Tempelsäulen, eine Ansicht von Jerusalem, das *Abb. 179* Emblem der Familie oder des Landes (vor allem in Persien), sonstige Sujets wie Tierkreiszeichen oder Szenen *Abb. 180, 479, 545* aus dem Eheleben. Dieses beliebte Kunsthandwerk, das vom Okzident bis in die entlegensten Regionen Asiens *Abb. 546, 547* Verbreitung fand, erlebt in unseren Tagen sowohl in Israel als auch in den Vereinigten Staaten erneut regen Zuspruch.

In den jüdischen Gemeinden in Deutschland, Österreich und Polen war es üblich, beim Hüttenfest in den Häusern oder Gärten Hütten zu errichten, deren Innenwände mit Blumen- oder Landschaftsbildern dekoriert *Abb. 181,* wurden, während die tragende Wand mit einer Ansicht Jerusalems, der Stadt aller Sehnsüchte, ausgestaltet war. *548, 549* Diese Malereien waren gelegentlich naiv, immer jedoch voller Charme, und zeigten die unzerstörbare Verbundenheit mit der Heiligen Stadt, deren Bildnis in sich wandelndem Kontext und in ständig neuer Form von Anbeginn Mittelpunkt allen jüdischen Kunstschaffens war.

153 Schrank-Lade für die Thorarollen.

Modena, 1472.
Holz; Schnitzereien und Intarsien.
Höhe: 265 cm; Länge: 130 cm; Tiefe: 78 cm.
Musée national du Moyen Âge, Thermes de Cluny, Paris.

154 Lade für die Thorarollen.

Wien, Anfang des 18. Jh.
Silber: getrieben, ziseliert und stellenweise vergoldet;
Einlegearbeit mit gefärbten Glasperlen.
Höhe: 56 cm; Breite: 21 cm; Tiefe: 14,5 cm.
Musée national du Moyen Âge, Thermes de Cluny (Sammlung Strauss), Paris.

155 Vorhang für die Schrank-Lade.

Venedig, 1680/81.
Seide mit Silberstickerei, Fransen aus Metallfäden.
216,1 × 140,1 cm.
The Jewish Museum, New York.

156 Vorhang für die Schrank-Lade.

Prag, 1697.
Spanische Synagoge, Prag.

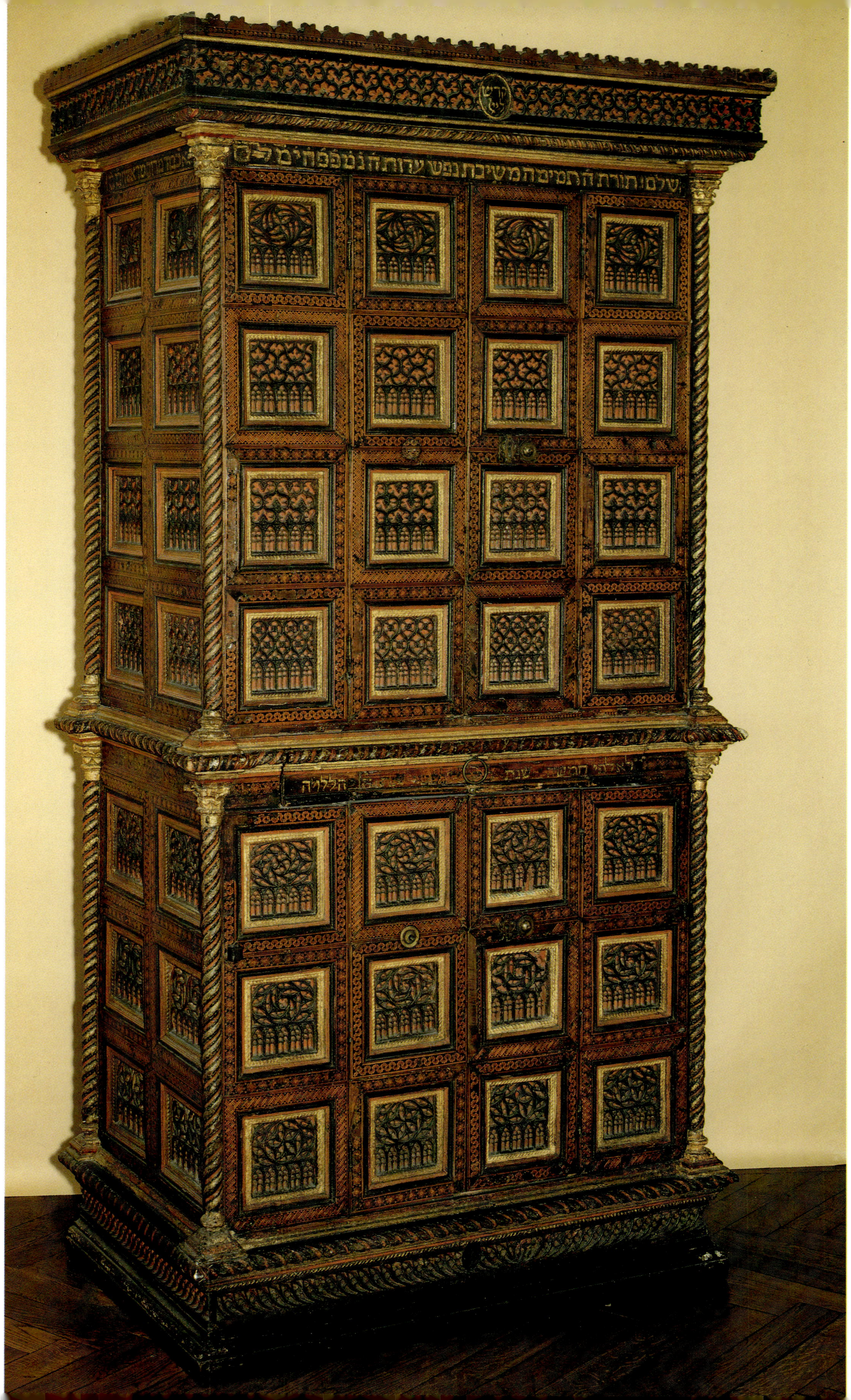

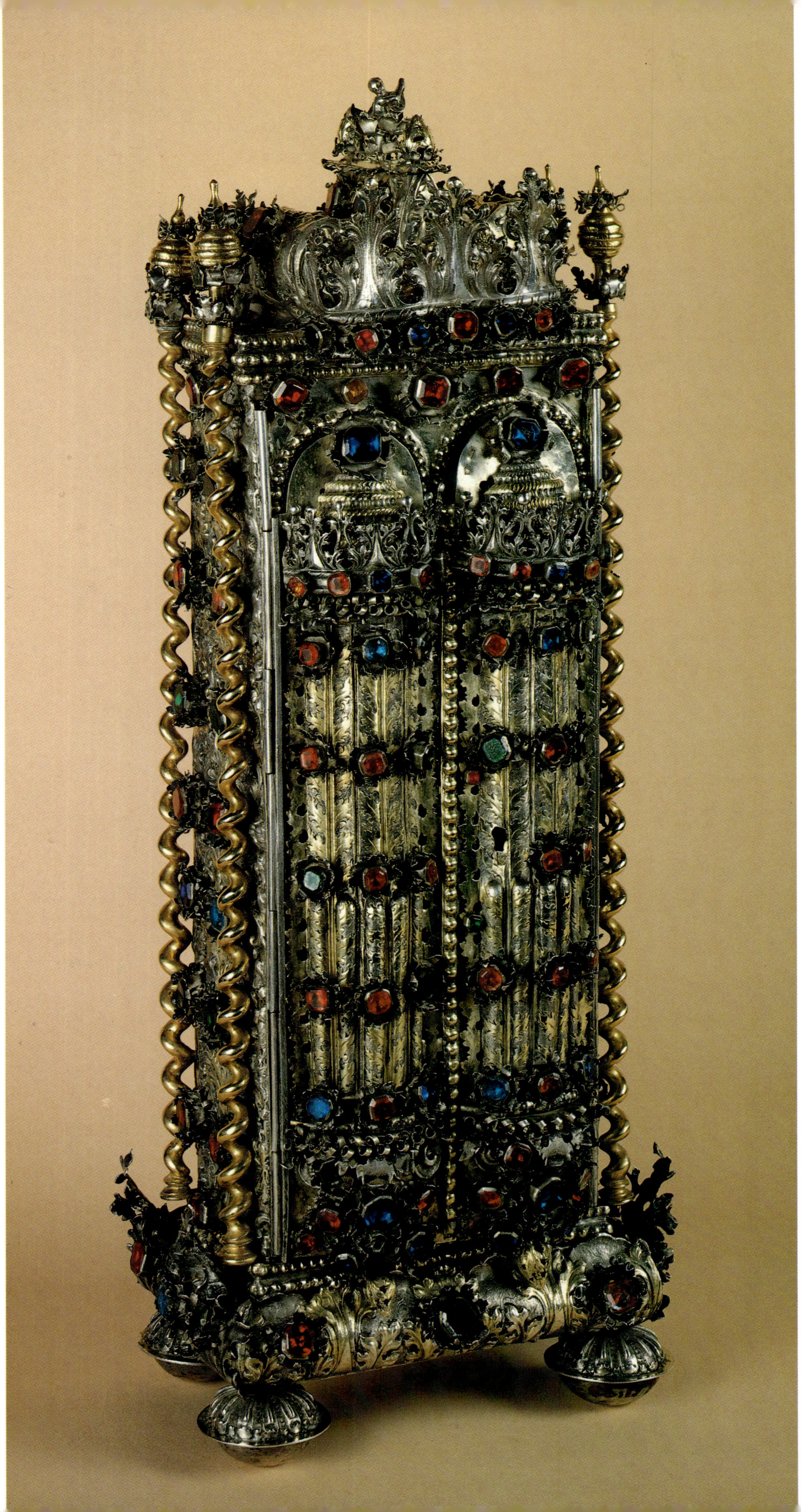

154
155

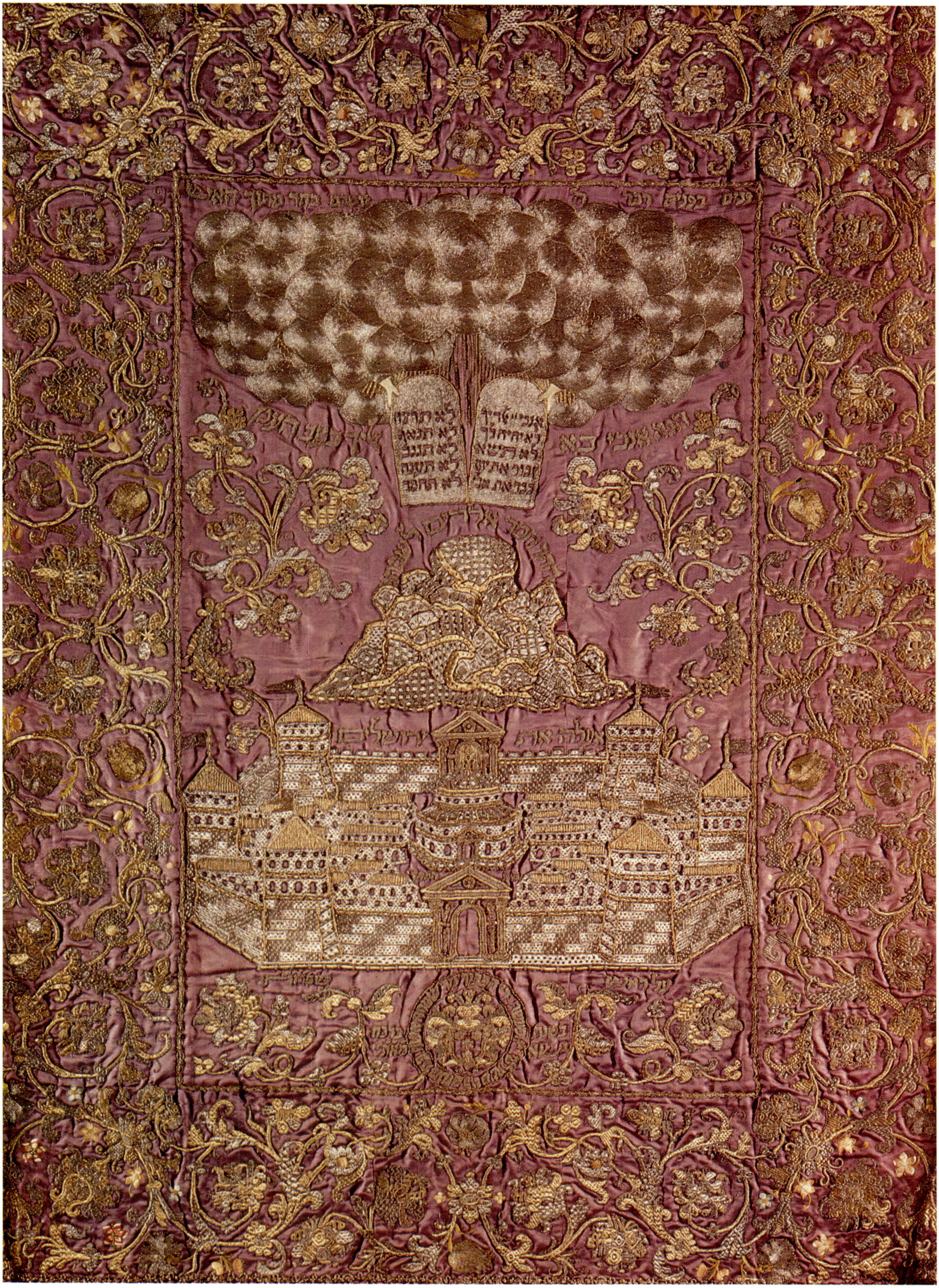

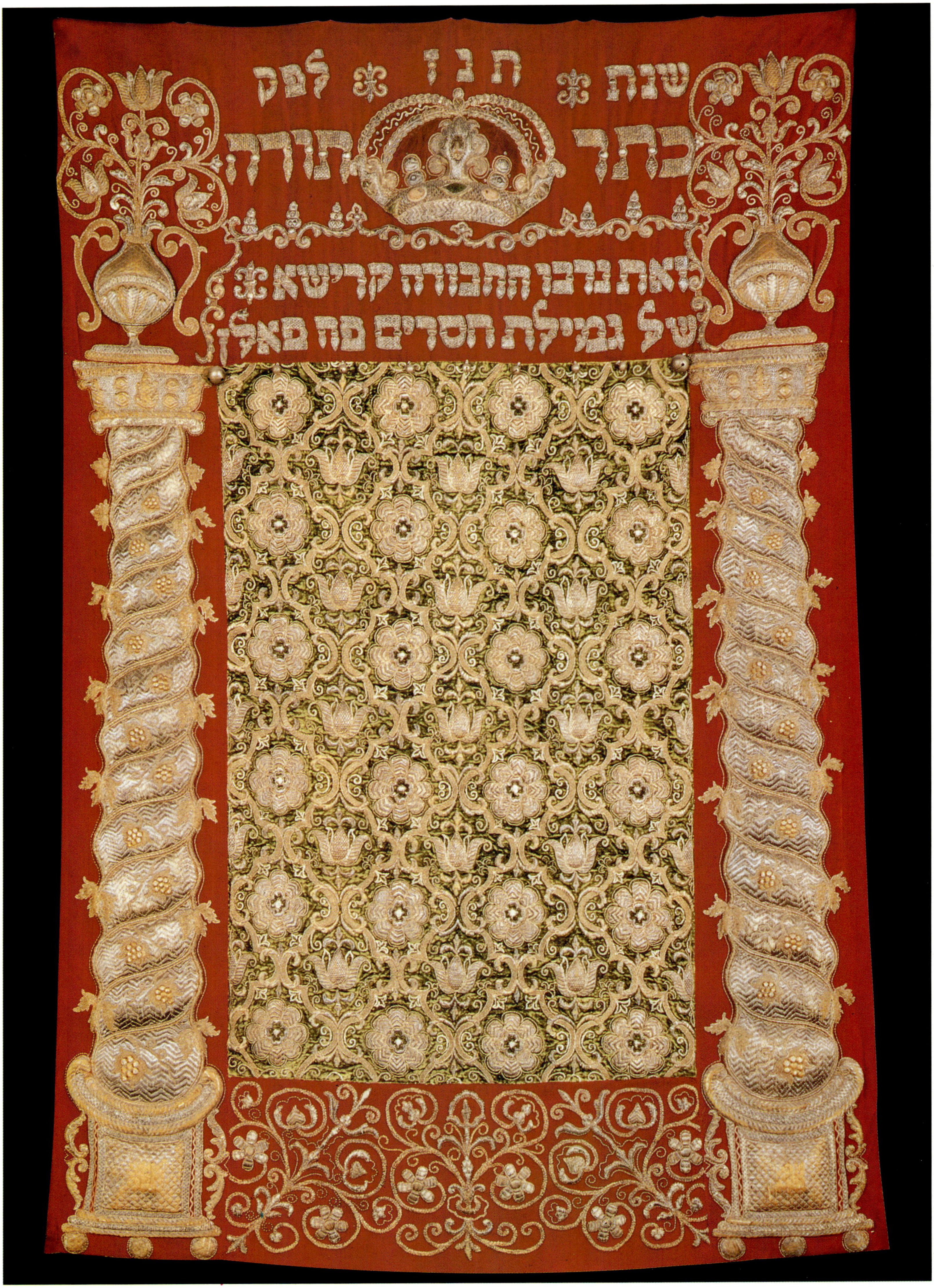

שנת תנ״ז לפק
כתר תורה
זאת נדבו החבורה קדישא
של גמילות חסדים פה פאלן

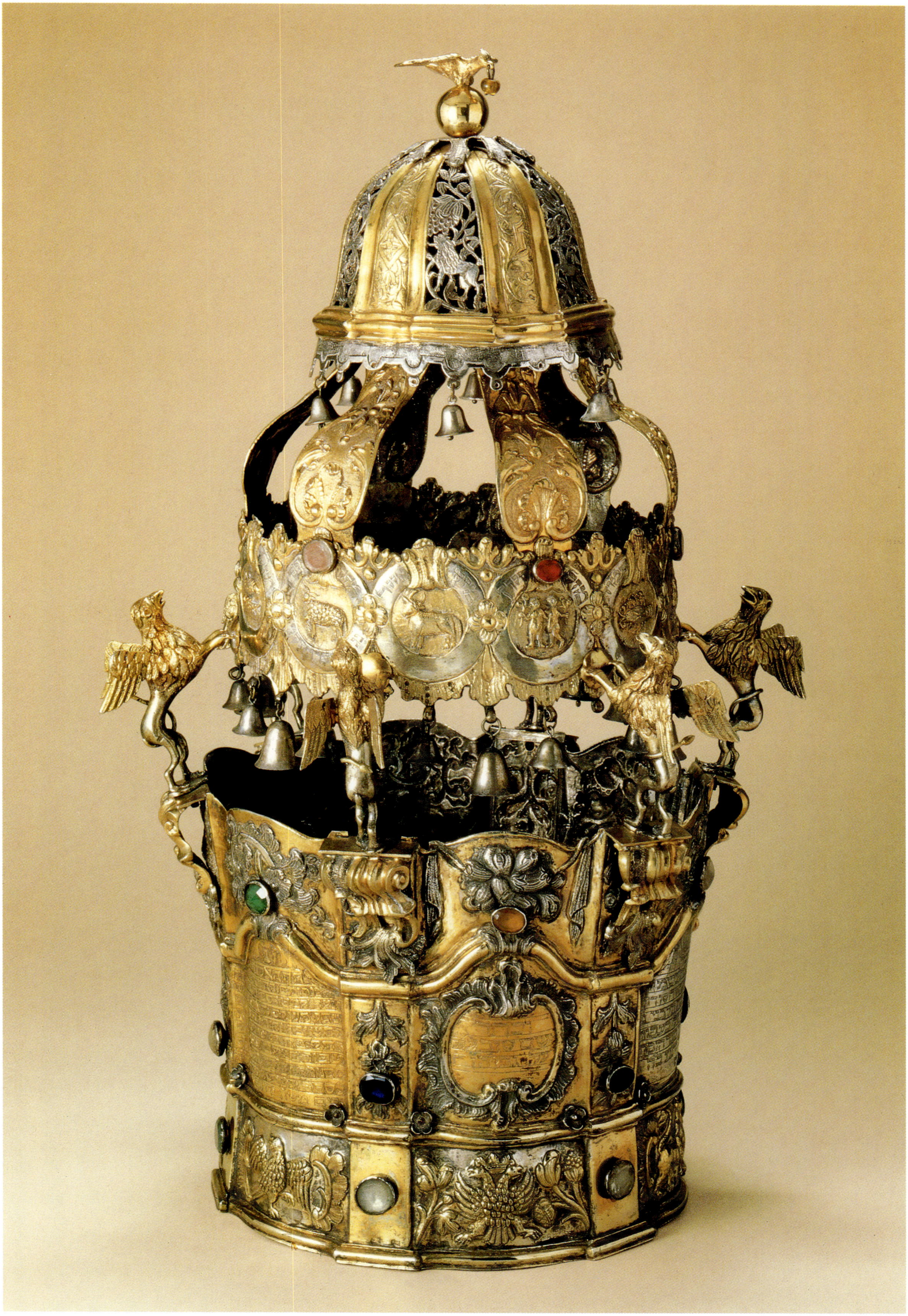

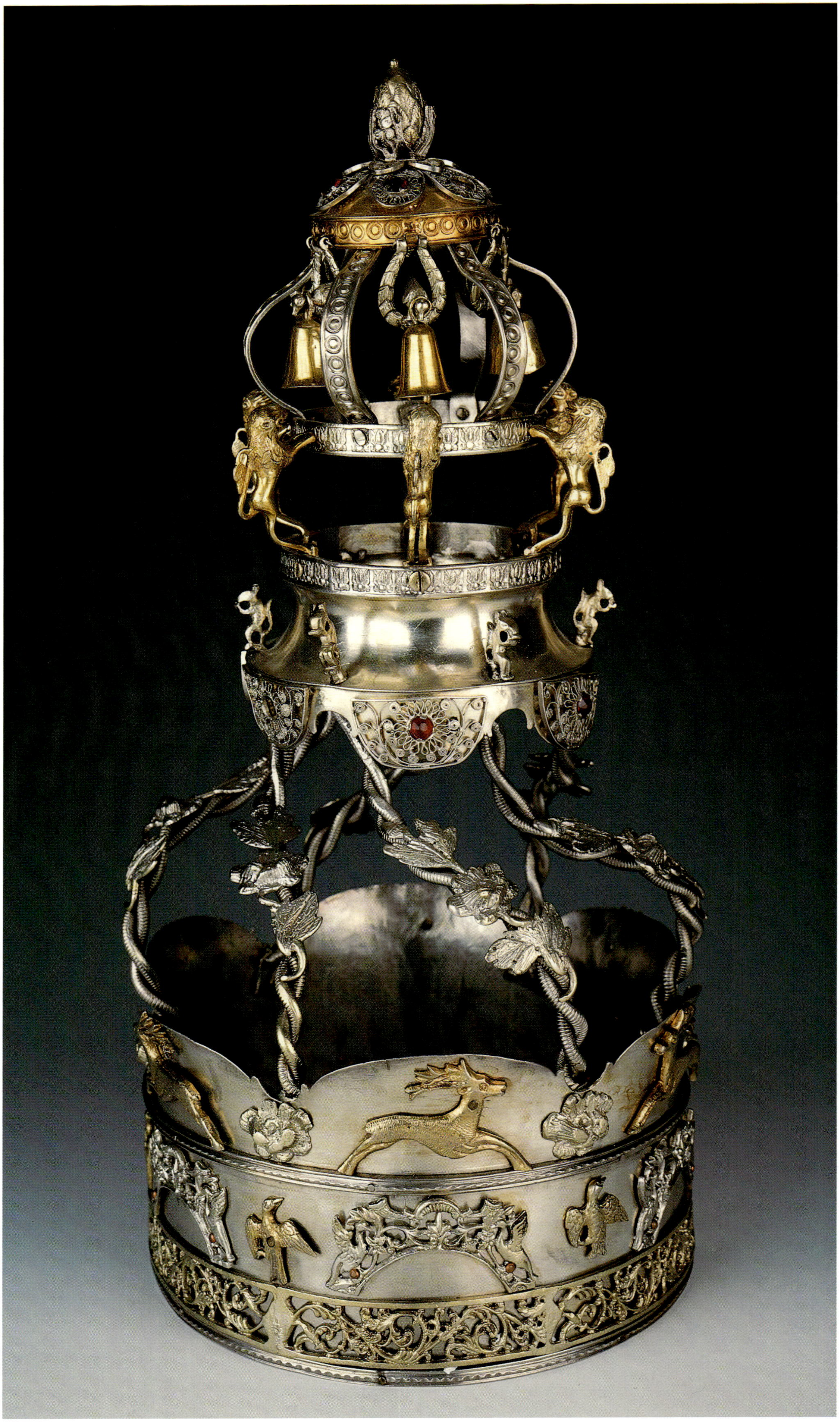

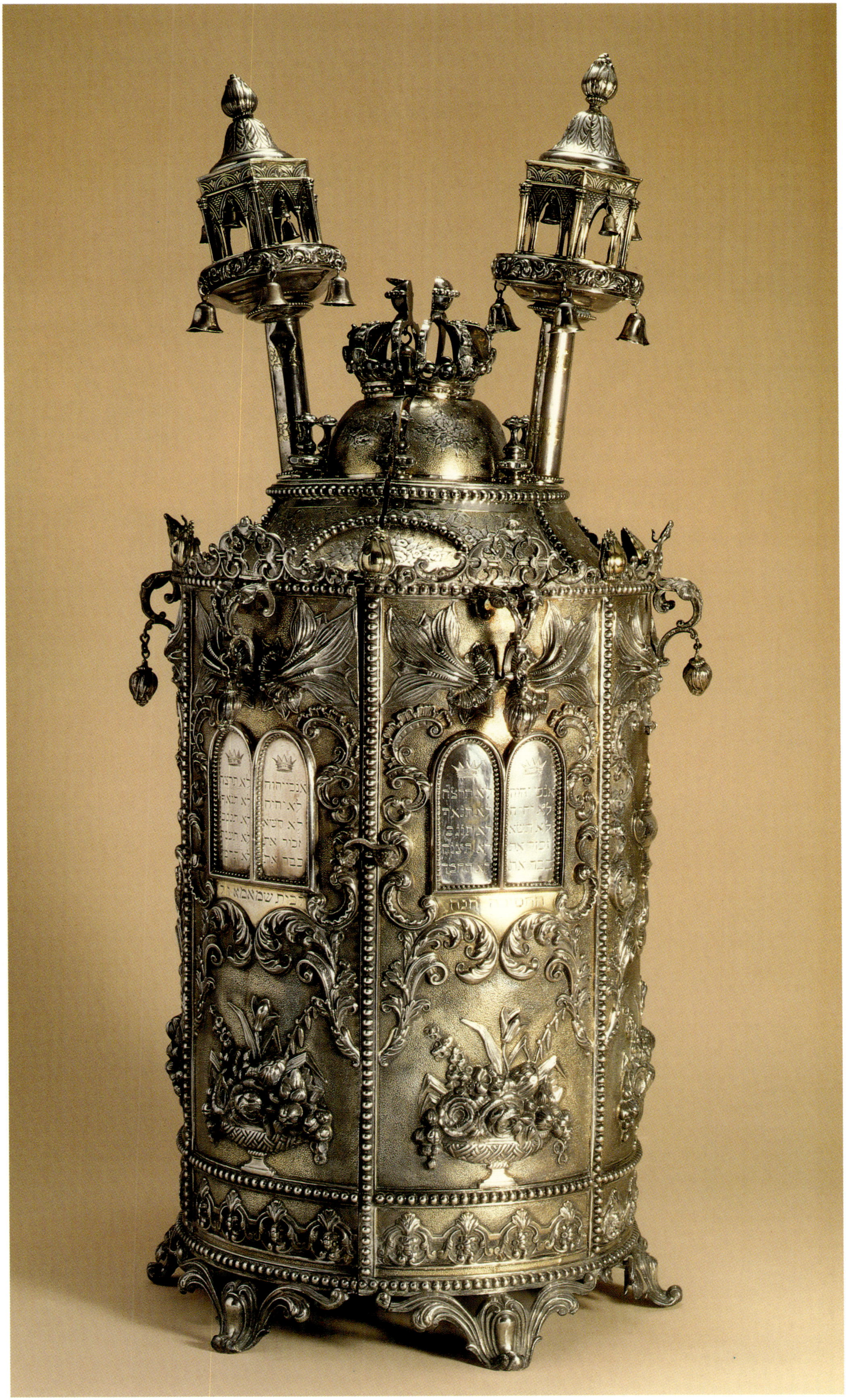

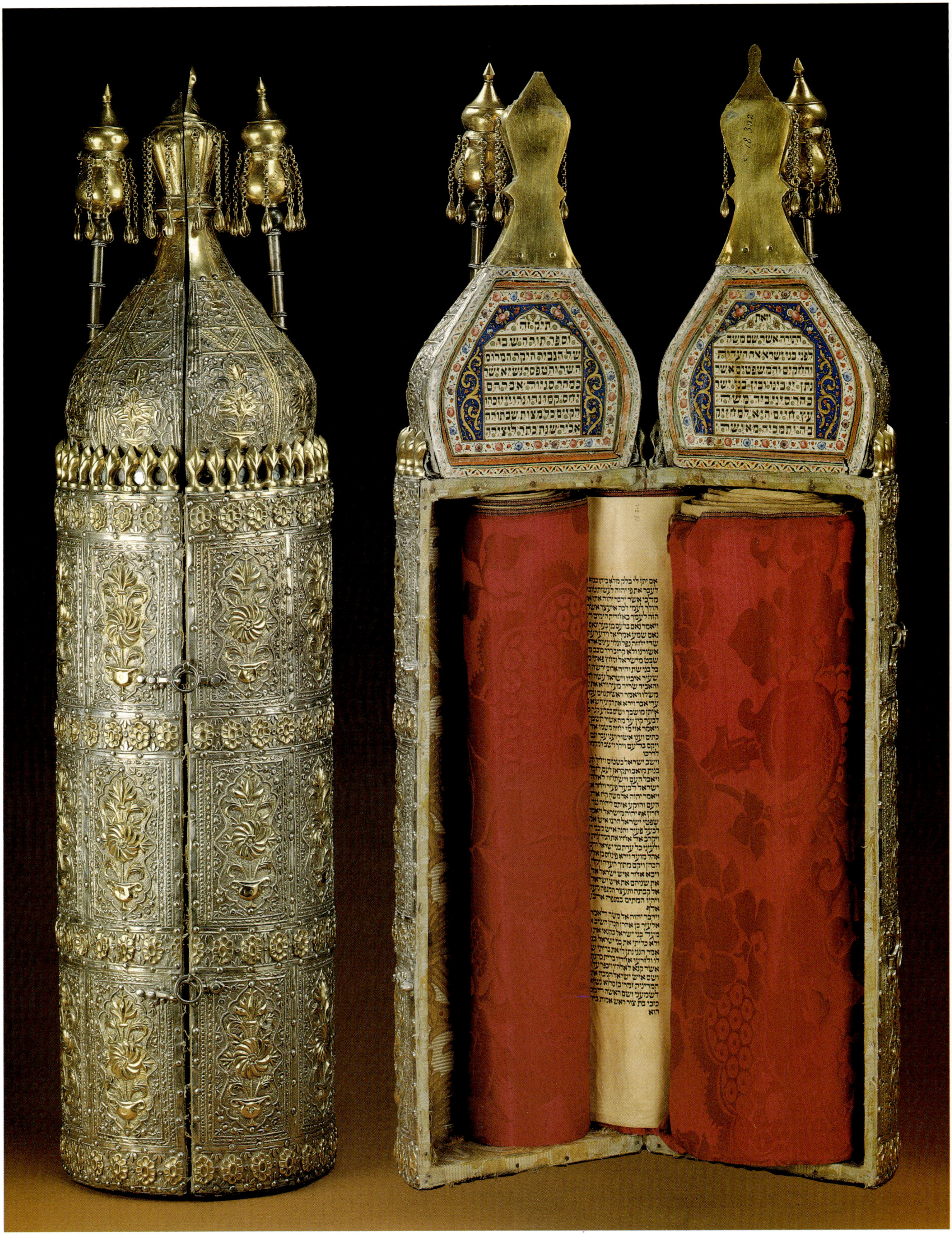

157 Krone.

Verzierung der Thorarolle.
Lemberg (Lvov), 1764/65.
Silber: getrieben, durchbrochen und stellenweise vergoldet;
Einlegearbeit mit Halbedelsteinen und Email.
Höhe: 49 cm; Durchmesser: 22 cm.
The Jewish Museum, New York.

158 Krone.

Verzierung der Thorarolle.
Ukraine oder Polen, erste Hälfte des 19. Jh.
Silber: getrieben und ziseliert.
Höhe: 41,5 cm; Durchmesser: 19,8 cm.
Historisches Museum der Schätze der Ukraine, Kiew.

159 Kapsel *(Tiq)* für die Thorarolle mit den „Granatäpfeln".

Paris, um 1860.
Goldschmied: Maurice Meyer.
Silber: getrieben und stellenweise vergoldet.
Höhe: 74,9 cm; Durchmesser: 92,7 cm.
The Jewish Museum, New York.

160 Kapsel *(Tiq)* für die Thorarolle.

Osmanisches Reich, 1860.
Kern: Holz; Platten: Silber (gehämmert, getrieben und stellenweise vergoldet).
Höhe: 86 cm; Durchmesser: 21 cm.
Musée national du Moyen Âge, Thermes de Cluny, Paris.

161 Lesehand *(Yad).*
Amsterdam, 1754.
Jaspis, Gold, Brillant, Rubin.
Länge: 20,5 cm.
Musée national du Moyen Âge, Thermes de Cluny, Paris.

162 Lesehand *(Yad).*
Triest, zwischen 1810 und 1817.
Silber: vergoldet, mit Gravierungen.
Länge: 35,7 cm.
Israelitische Gemeinde, Triest.

163 „Granatäpfel" *(Rimmonim).*
Verzierung der Thorarolle.
Frankfurt a. M., 1720.
Goldschmied: Jeremias Zobel (1670–1741).
Silber: gegossen, getrieben, graviert und vergoldet.
Höhe: 45,7 cm, Breite: 17,8 cm.
The Jewish Museum, New York.

164 „Granatäpfel" *(Rimmonim).*
Verzierung der Thorarolle.
Libyen, 19. Jh.
Holz: bemalt und mit Goldplättchen belegt.
Höhe: 41 cm; Durchmesser: 8,5 cm.
Sammlung W. Gross, Ramat Aviv, Israel.

165 „Granatäpfel" *(Rimmonim).*
Verzierung der Thorarolle.
Cochin (Indien), 19. Jh.
Gold: getrieben, graviert und durchbrochen.
Höhe: 21,8 cm, Durchmesser: 7,2 cm.
Sammlung W. Gross, Ramat Aviv, Israel.

166 Schild *(Tass).*
Verzierung der Thorarolle.
Augsburg, um 1715.
Goldschmied: Zacharias Wagner (ca. 1680–1733).
Silber: gegossen, ziseliert, graviert und stellenweise vergoldet.
Höhe: 42,2 cm; Breite: 30,3 cm.
The Jewish Museum, New York.

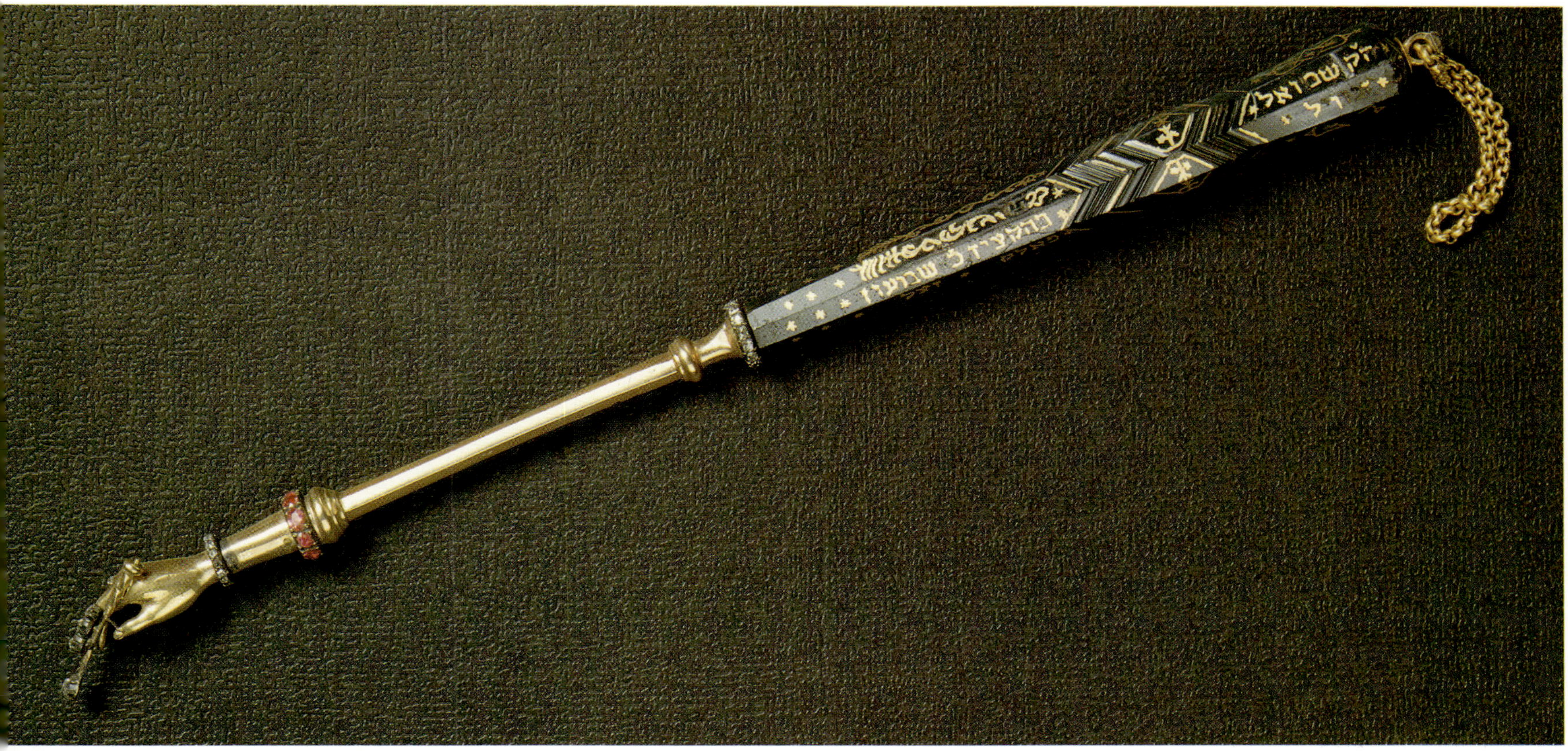

161

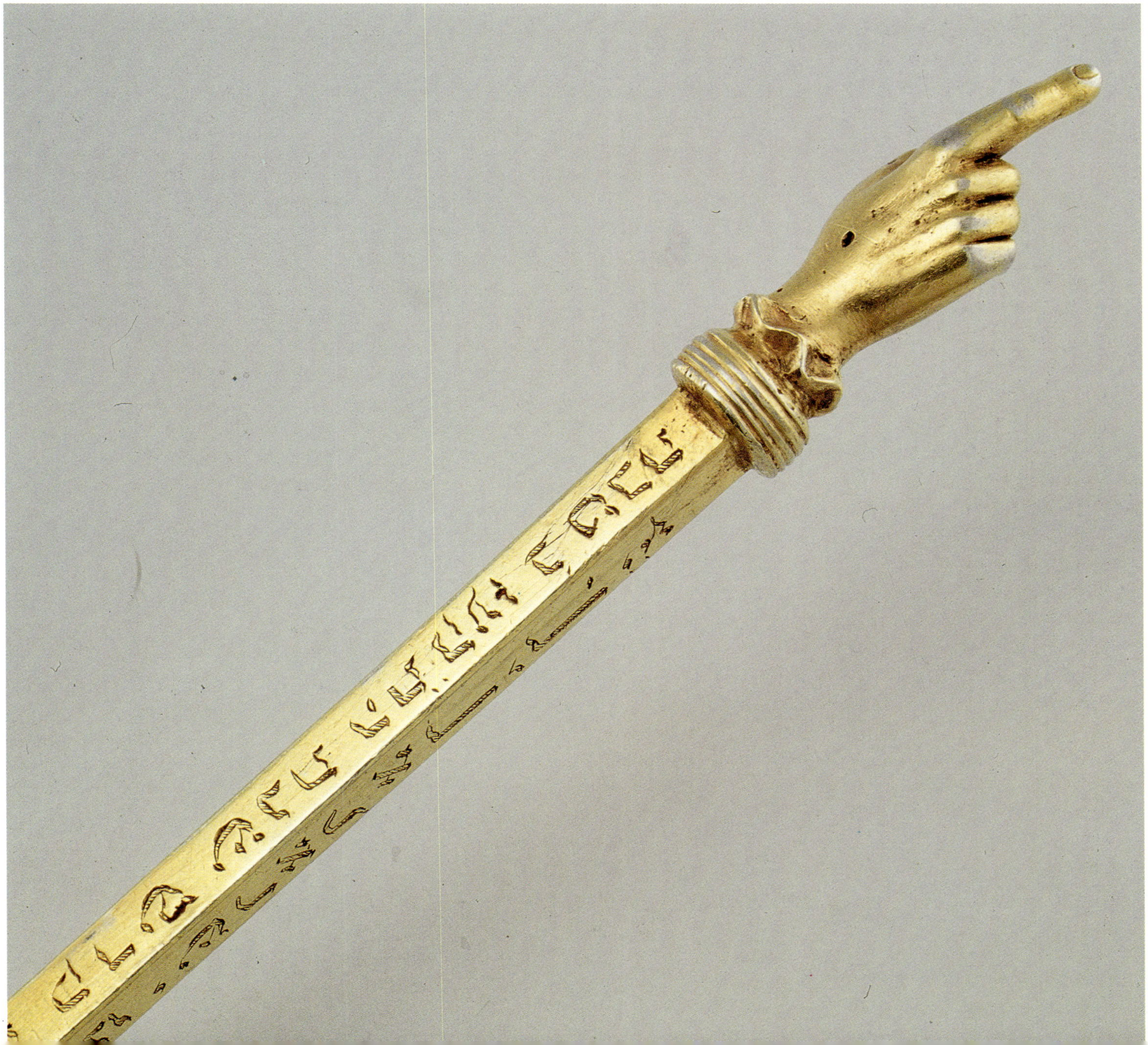

162

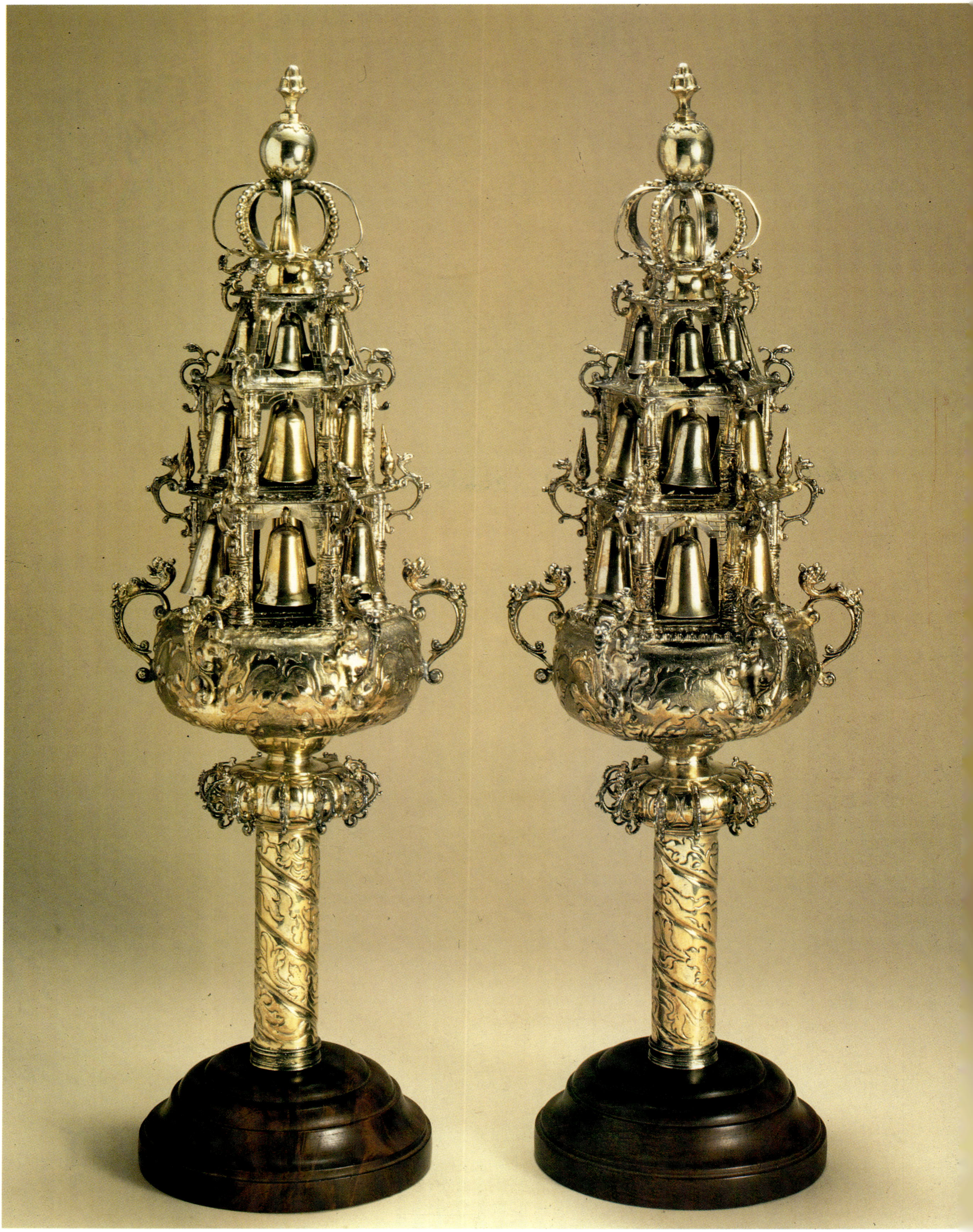

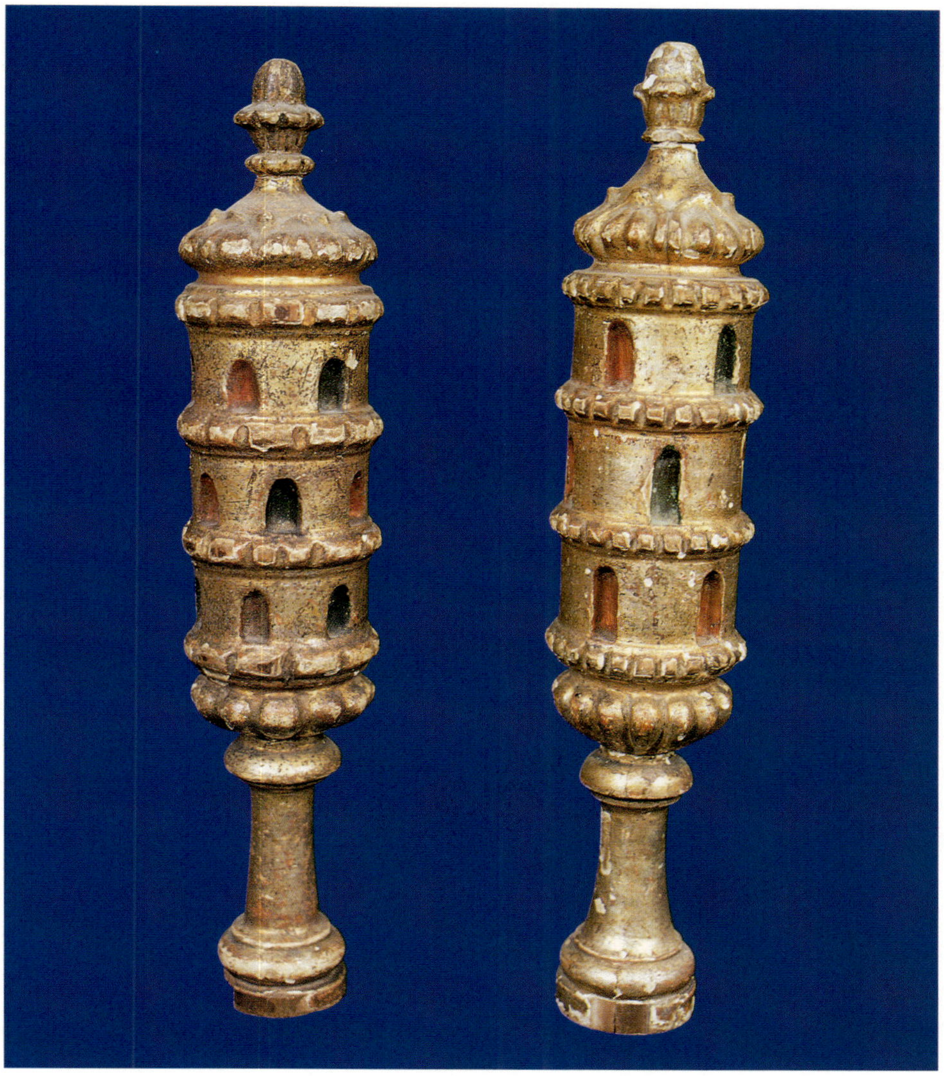

164

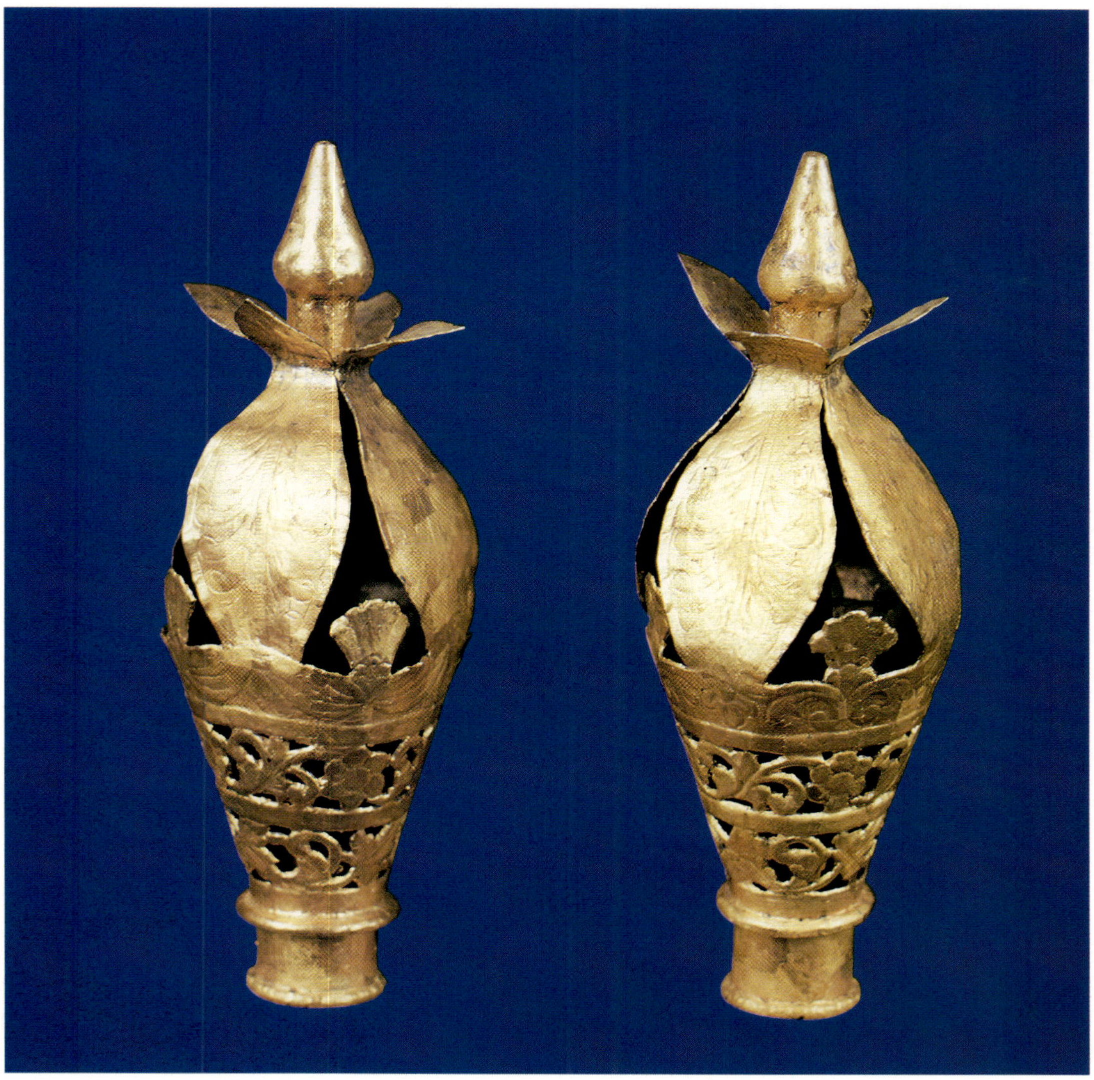

165

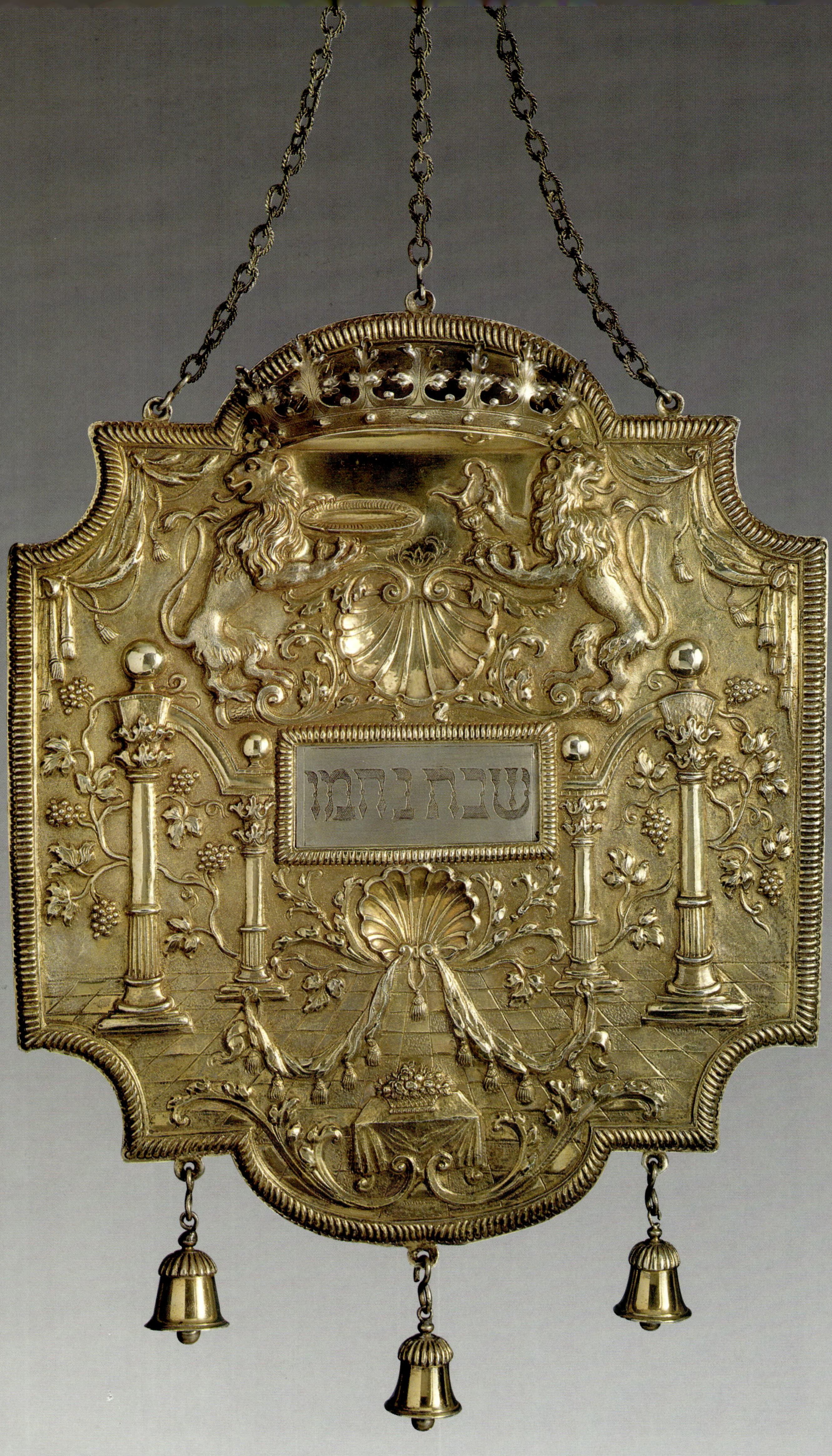
שבת נחמו

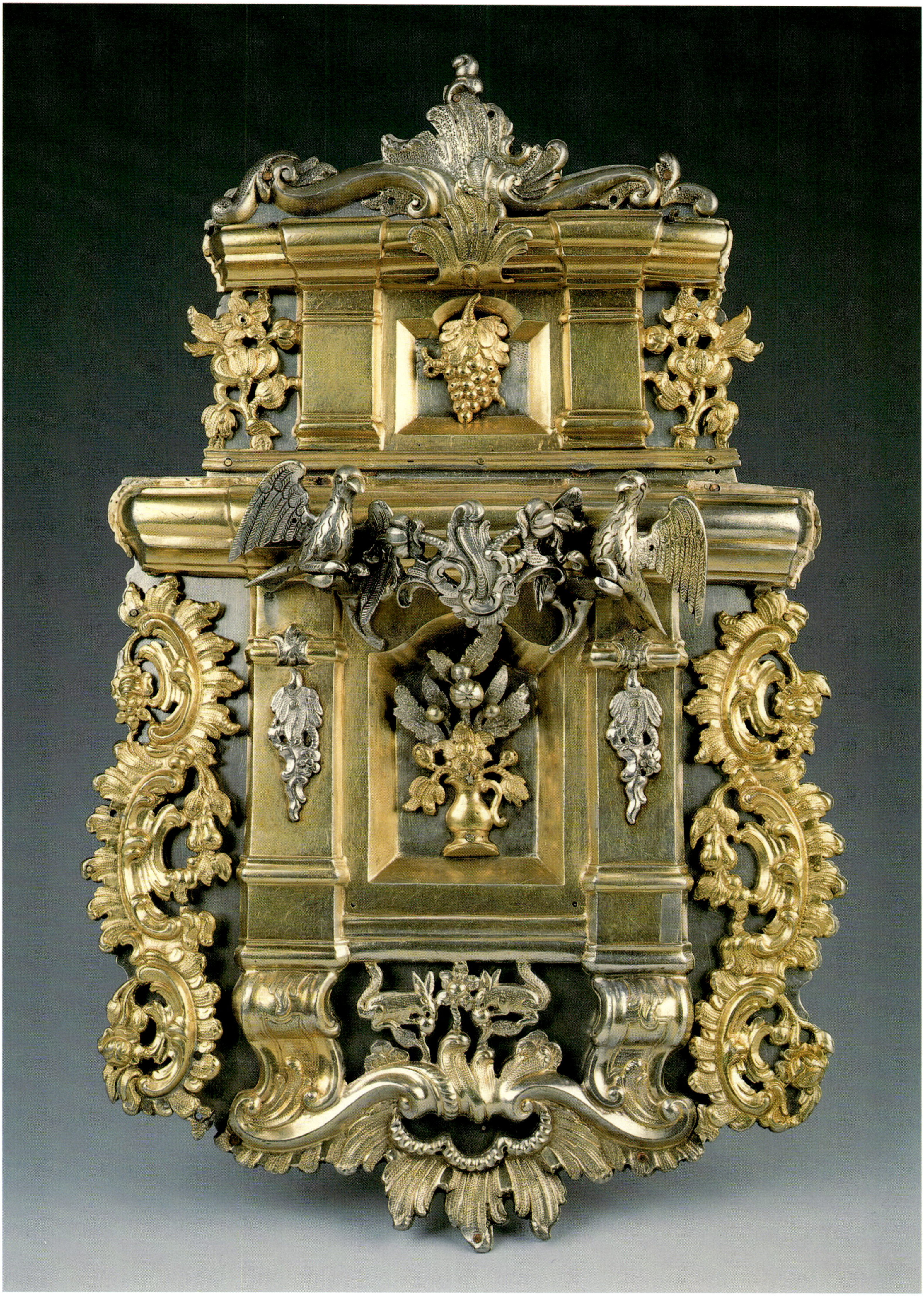

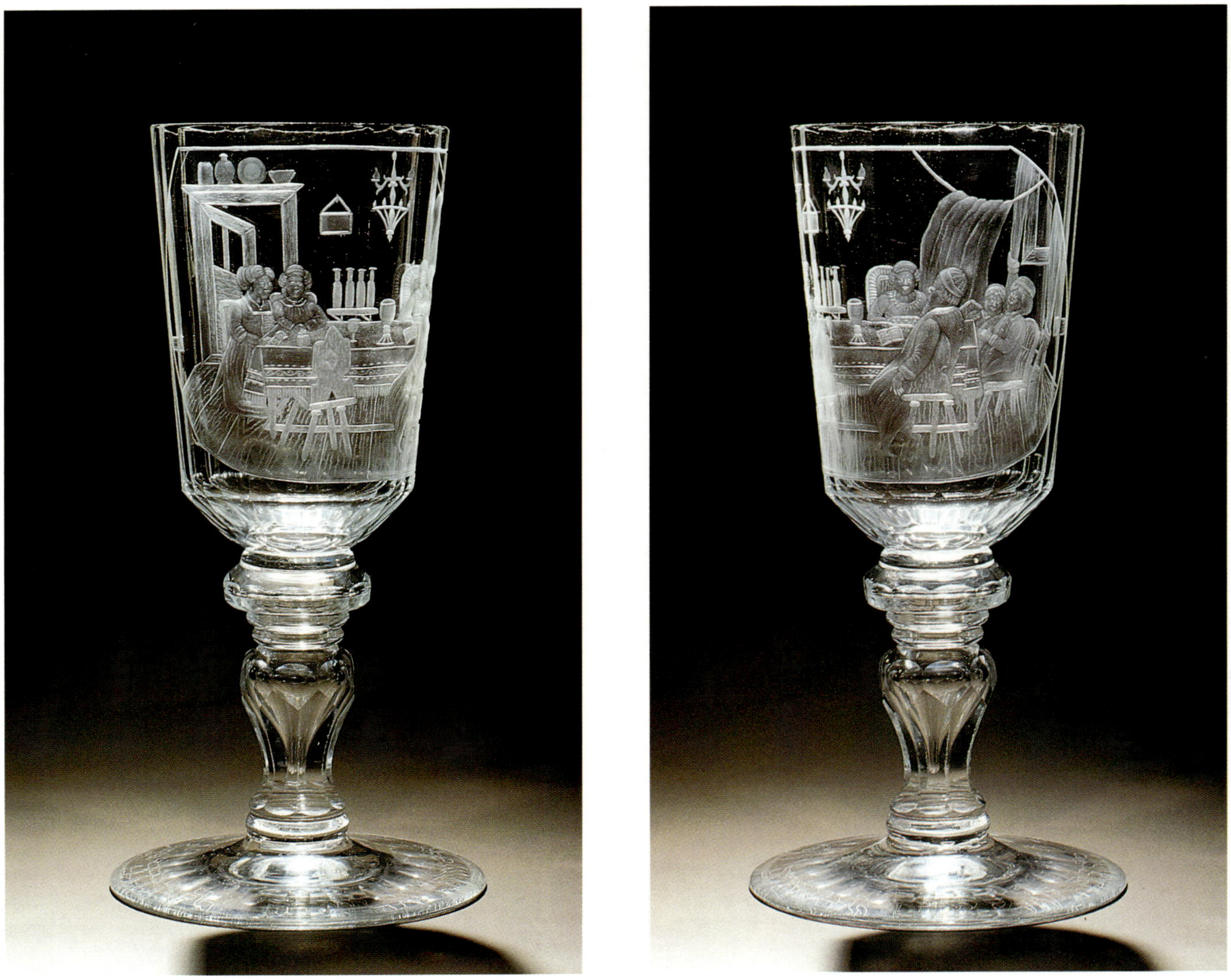

168

169

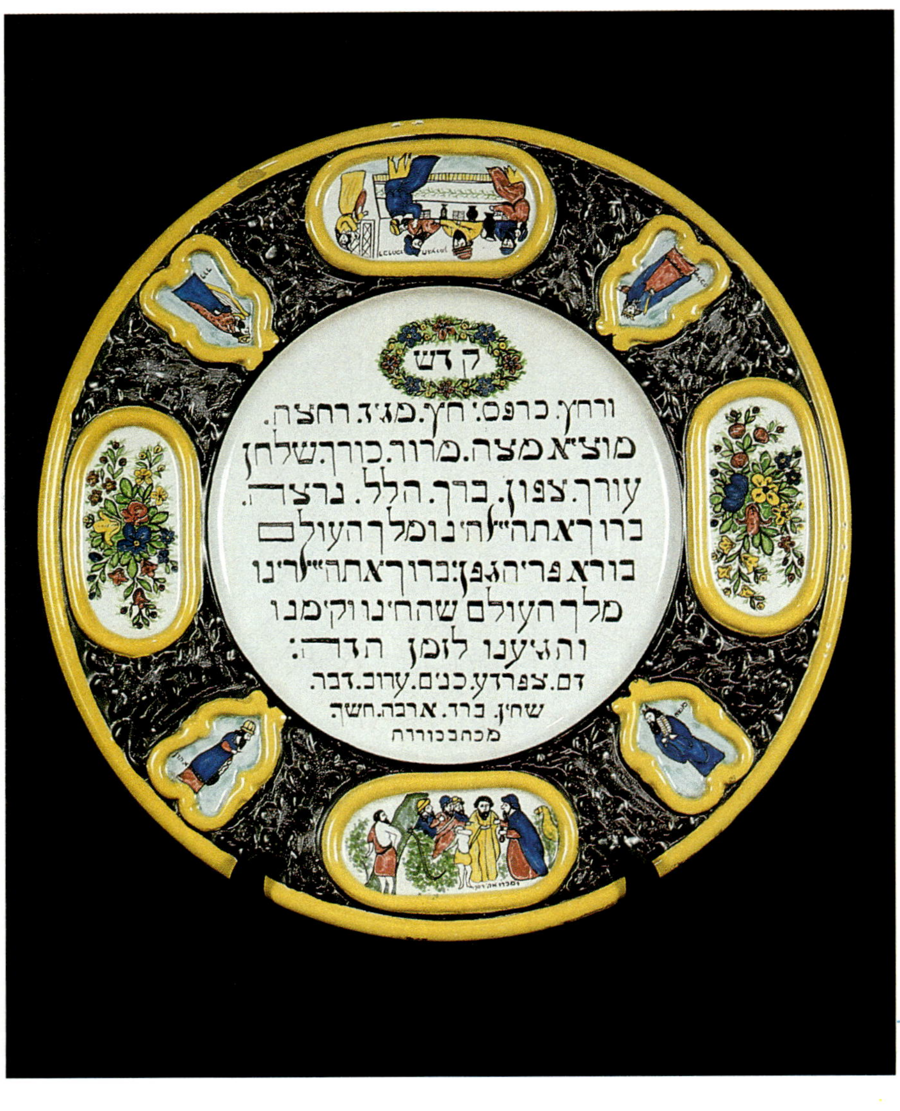

קדש
ורחץ. כרפס. יחץ. מגיד. רחצה.
מוצ"א מצה. מרור. כורך. שלחן
עורך. צפון. ברך. הלל. נרצה.
ברוך אתה ה' אלהינו מלך העולם
בורא פרי הגפן: ברוך אתה ה' אלהינו
מלך העולם שהחינו וקימנו
והגיענו לזמן הזה:
דם. צפרדע. כנים. ערוב. דבר.
שחין. ברד. ארבה. חשך
מכת בכורות

170

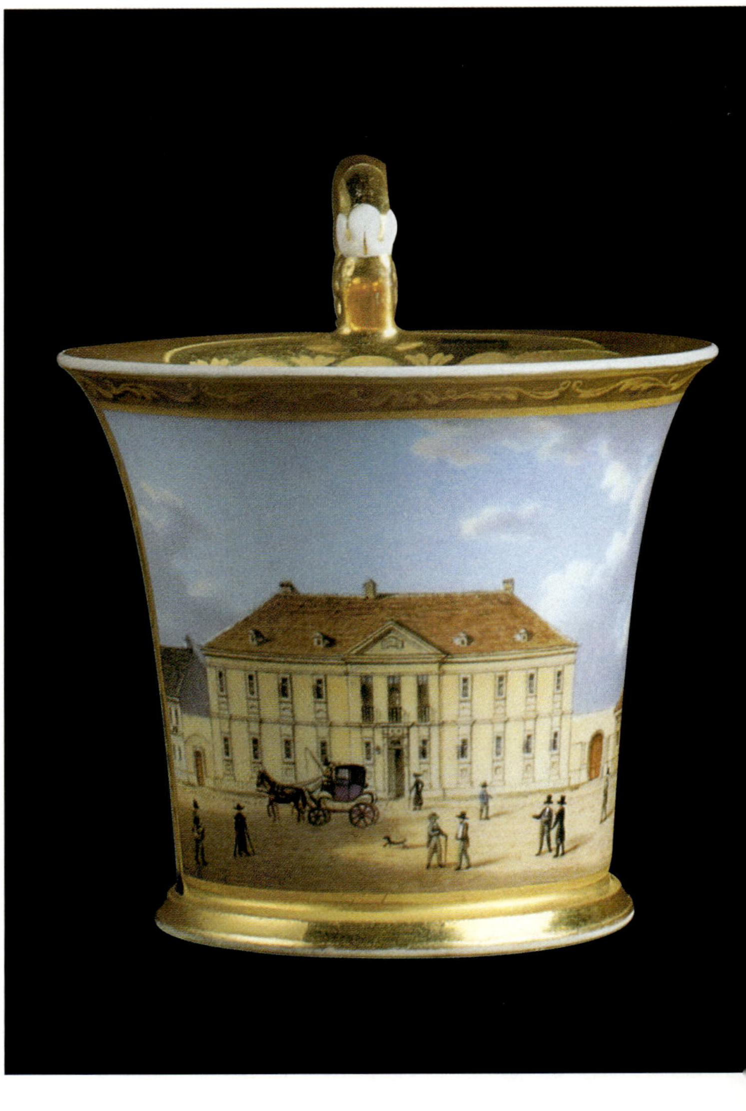

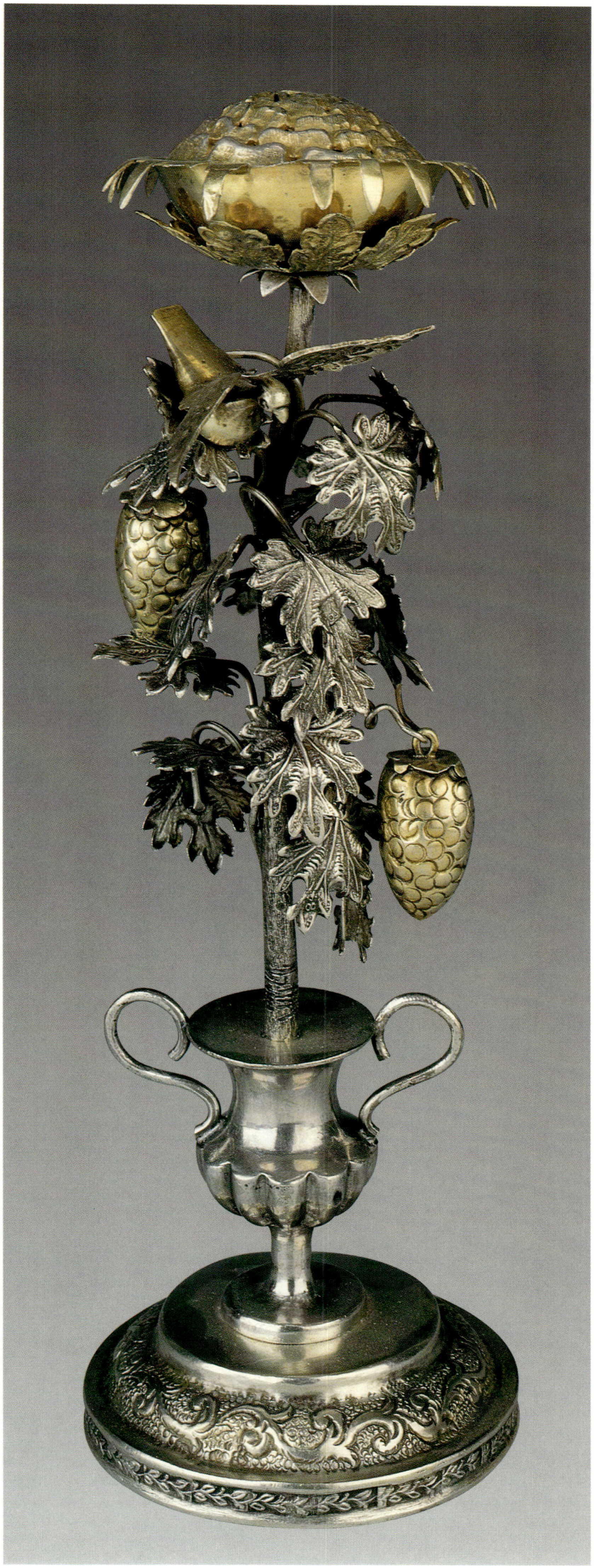

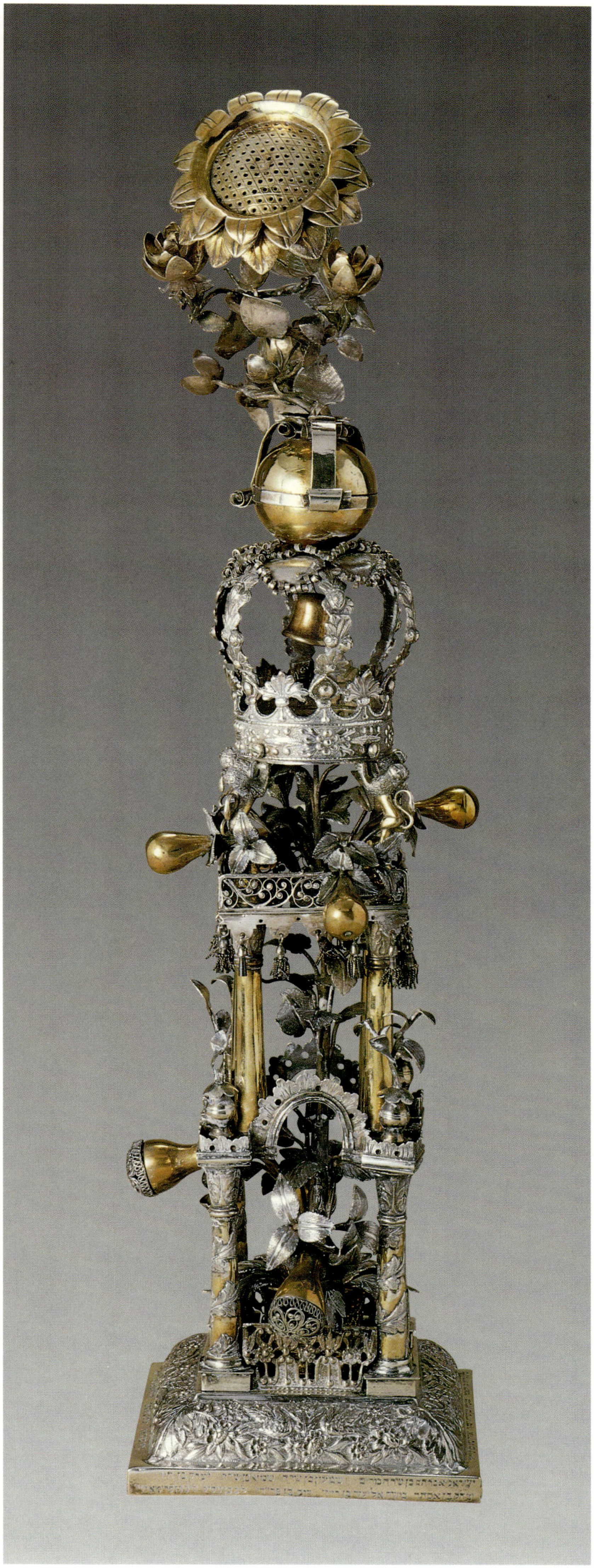

1
2

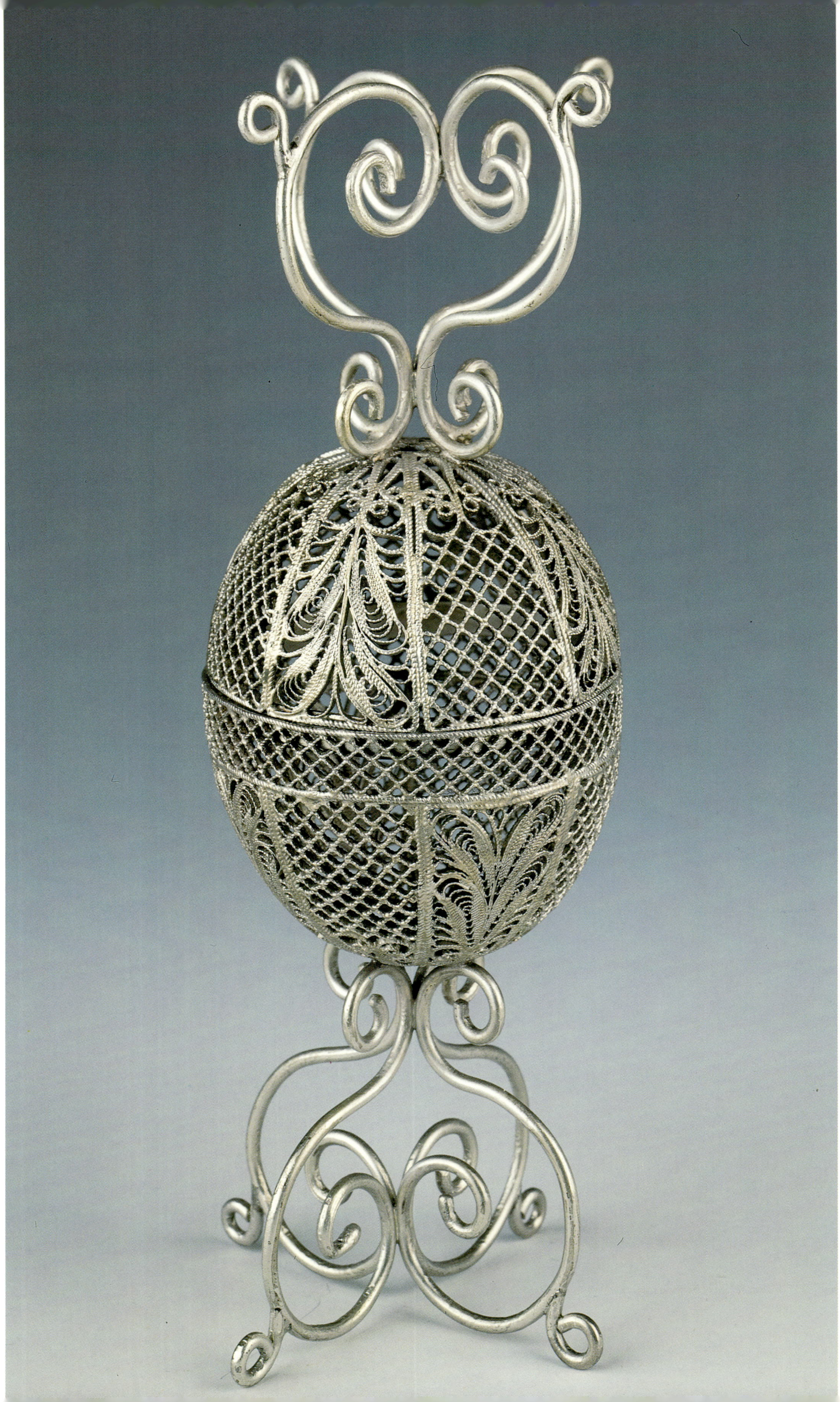

167 Schild *(Tass)* für die Thorarolle.
Ukraine, 19. Jh.
Silber: gegossen, getrieben, ziseliert und vergoldet.
Höhe: 27,3 cm; Breite 16,3 cm.
Historisches Museum der Schätze der Ukraine, Kiew.

168 Pessach-Becher.
Niederlande, Mitte des 18. Jh.
Glas, graviert.
Höhe: 21,5 cm; Durchmesser: 8,4 cm.
Sammlung Max Berger, Wien.

169 Fayence-Teller für das Pessach-Fest.
Savona oder Albisola, zwischen 1864 und 1900.
Durchmesser: 46,9 cm.
Sammlung W. Gross, Ramat Aviv, Israel.

170 Becher der Caritas-Vereinigung.
Porzellan, bemalt.
Manufaktur: Josef Poppel, Wien (1837).
Höhe: 8 cm; Durchmesser: 9 cm.
Sammlung Max Berger, Wien.

171 Gewürzbüchse für die Schlußzeremonie des Sabbats *(Hawdala)*.
Schitomir, 1867.
Silber: gegossen, getrieben, ziseliert und vergoldet.
Höhe: 19,5 cm; Durchmesser: 6,5 cm.
Historisches Museum der Schätze der Ukraine, Kiew.

172 Gewürzbüchse für die Schlußzeremonie des Sabbats *(Hawdala)*.
Polen, 1810–1820.
Silber: gegossen, getrieben, graviert, ziseliert und stellenweise vergoldet.
Höhe: 52 cm; Breite: 12,7 cm; Tiefe: 12,7 cm.
The Jewish Museum, New York.

173 Gewürzbüchse für die Schlußzeremonie des Sabbats *(Hawdala)*.
Moskau, um 1880.
Silber: gegossen, mit Filigranverzierungen.
Höhe: 15,3 cm; Durchmesser: 5 cm.
Historisches Museum der Schätze der Ukraine, Kiew.

174 Einband.

Bezalel-Schule, Jerusalem, um 1911–1914.
Entwurf: Erich Goldberg.
Elfenbeinarbeit: Gur-Aryeh.
Silber, Elfenbein, Filigran, Halbedelsteine.
Sammlung Selma und Stanley Batkin.

175 *Chanukka*-Leuchter.

Frankfurt a. M., 1706–1732.
Goldschmied: Johann Adam Boller (1679–1732).
Silber: gegossen, graviert, stellenweise vergoldet, Filigran.
Höhe: 42,5 cm; Breite 36,3 cm.
The Jewish Museum, New York.

176 *Chanukka*-Leuchter.

Brody, 1787.
Goldschmied: Initialen BZK.
Silber: getrieben und stellenweise vergoldet; durchbrochene und aufgesetzte Verzierungen.
Höhe: 69,8 cm; Breite: 44,1 cm.
The Jewish Museum, New York.

177 *Chanukka*-Leuchter.

Fès (Marokko), 18. Jh.
Bronze, gegossen und graviert.
Höhe: 48,5 cm; Breite: 23,5 cm.
Israel Museum (Sammlung Tycho), Jerusalem.

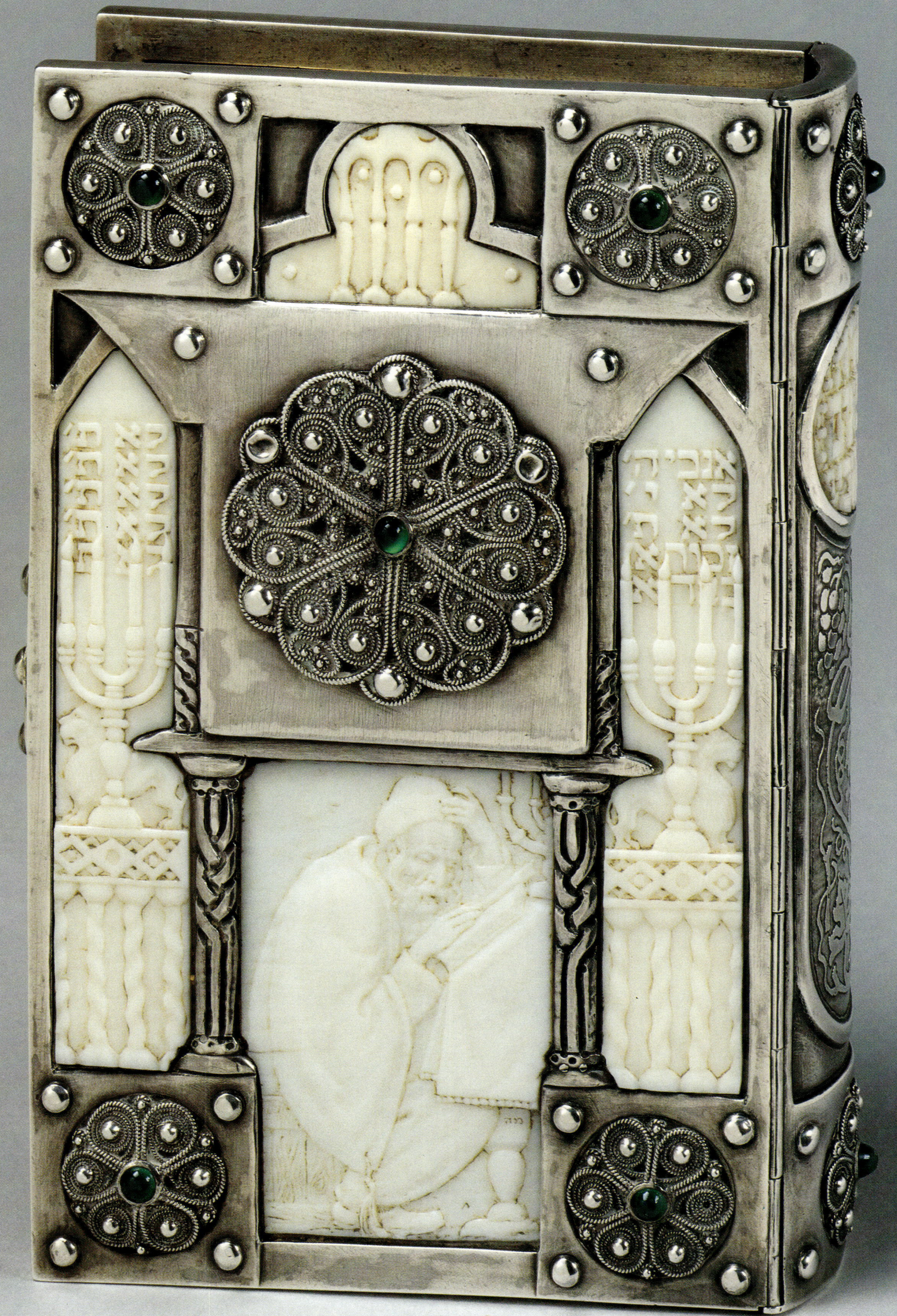

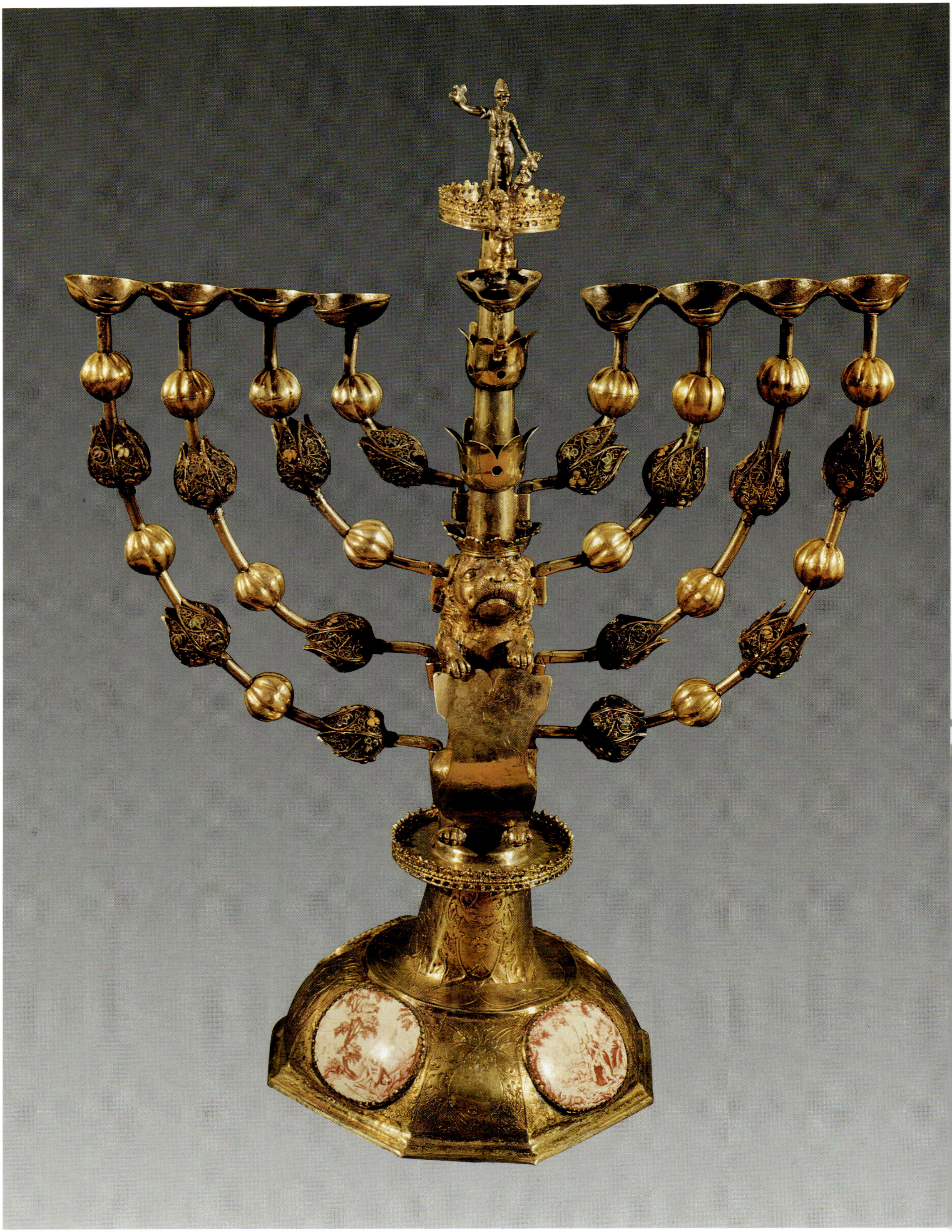

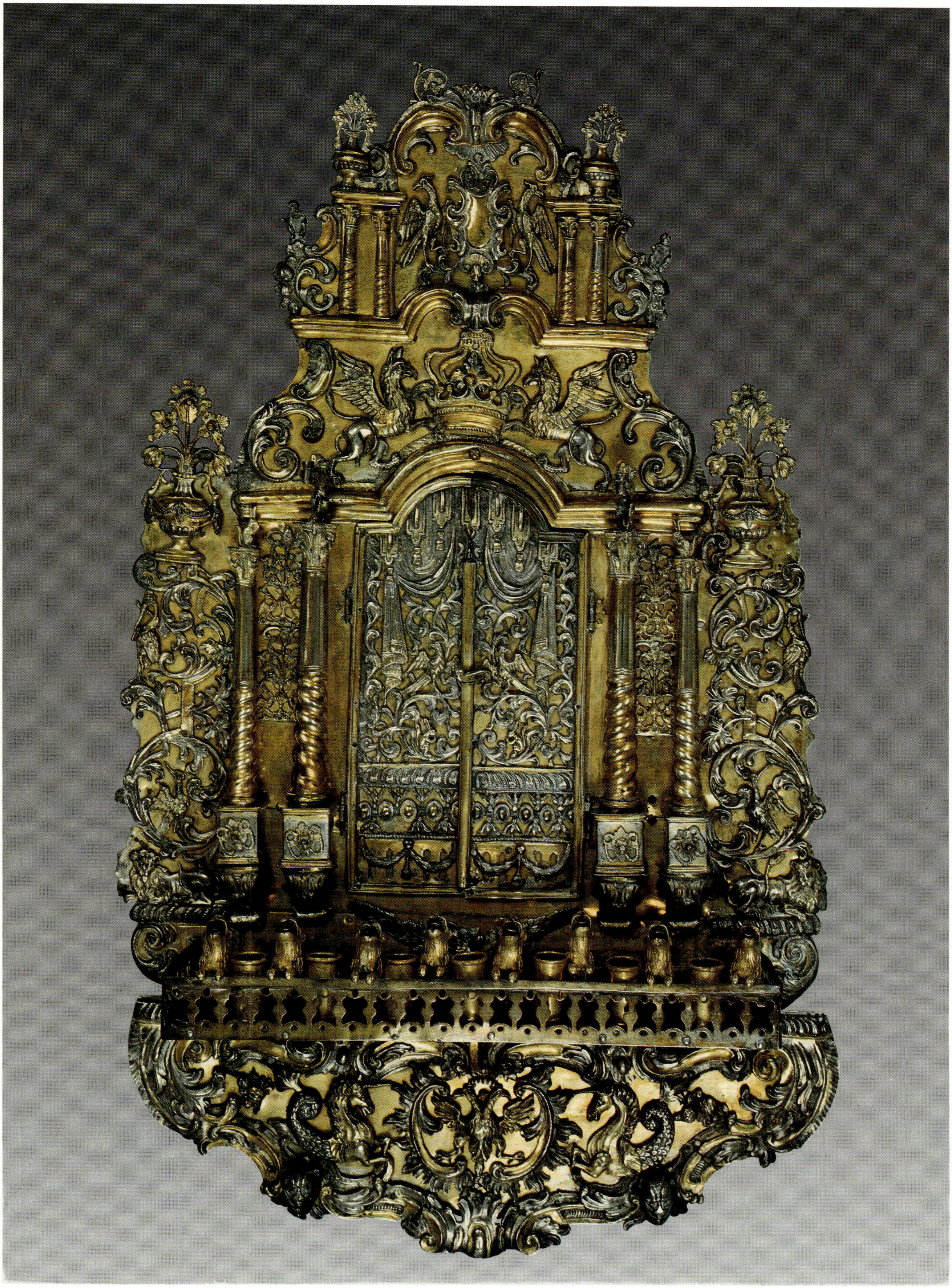

175
176

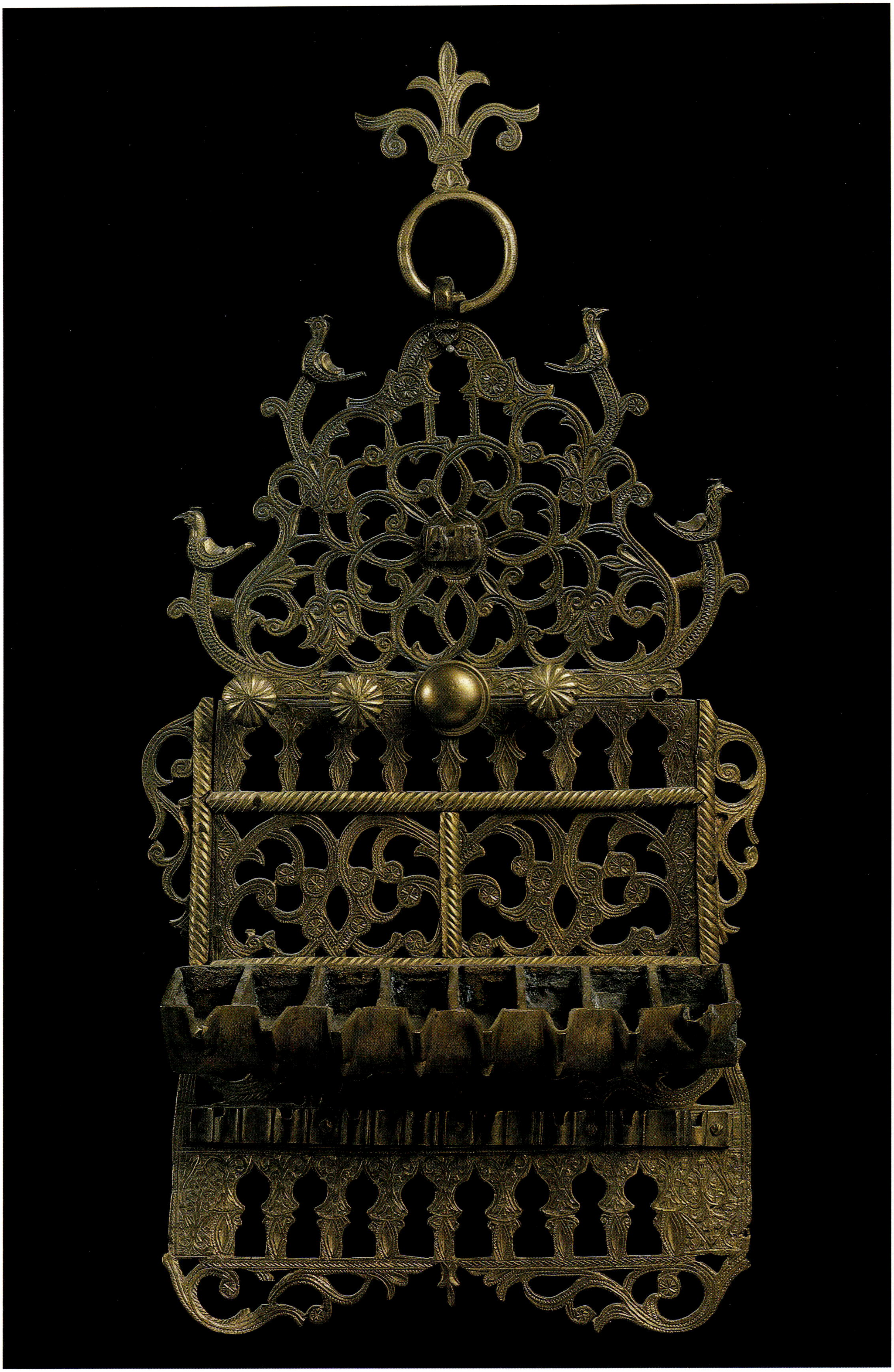

177
178

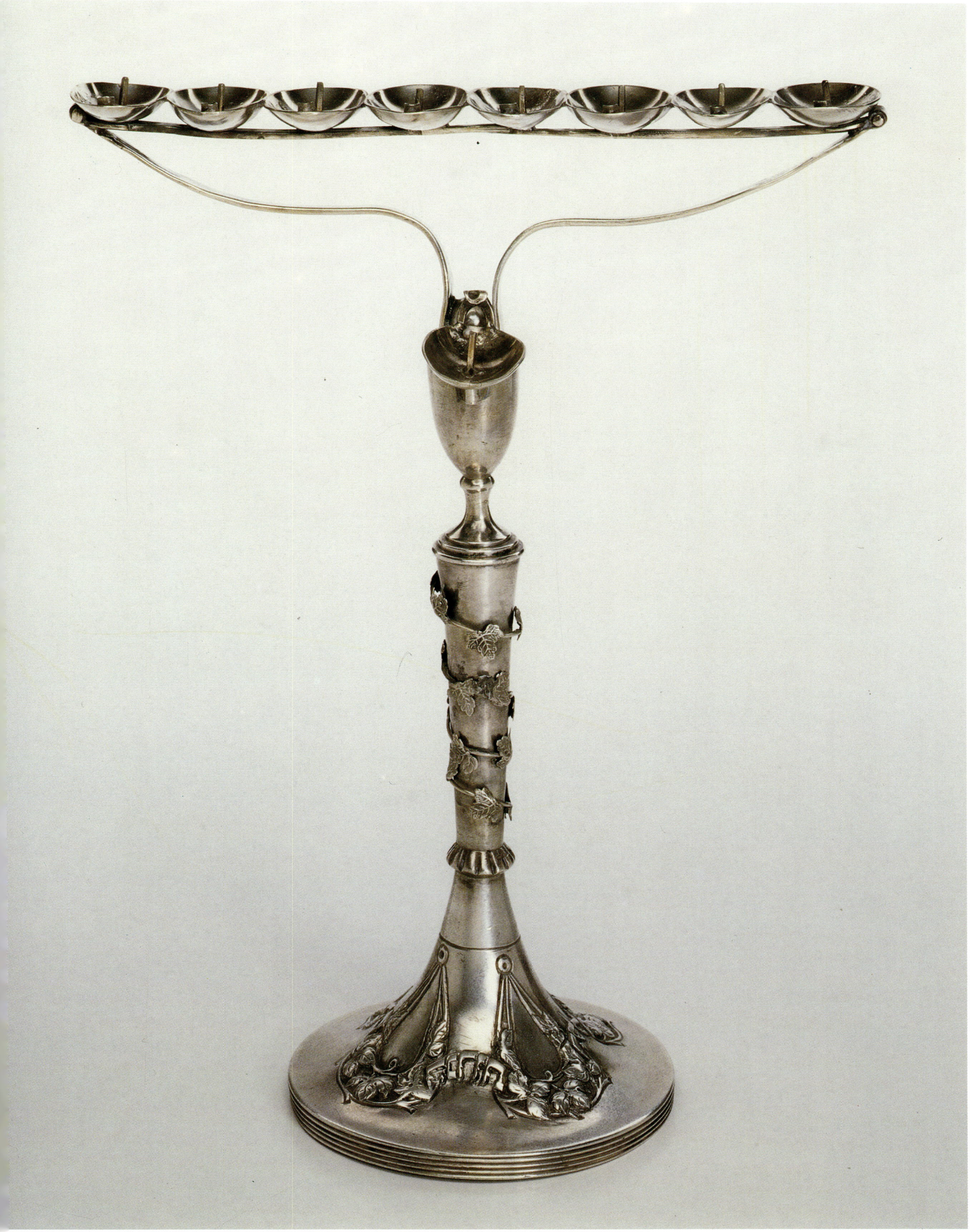

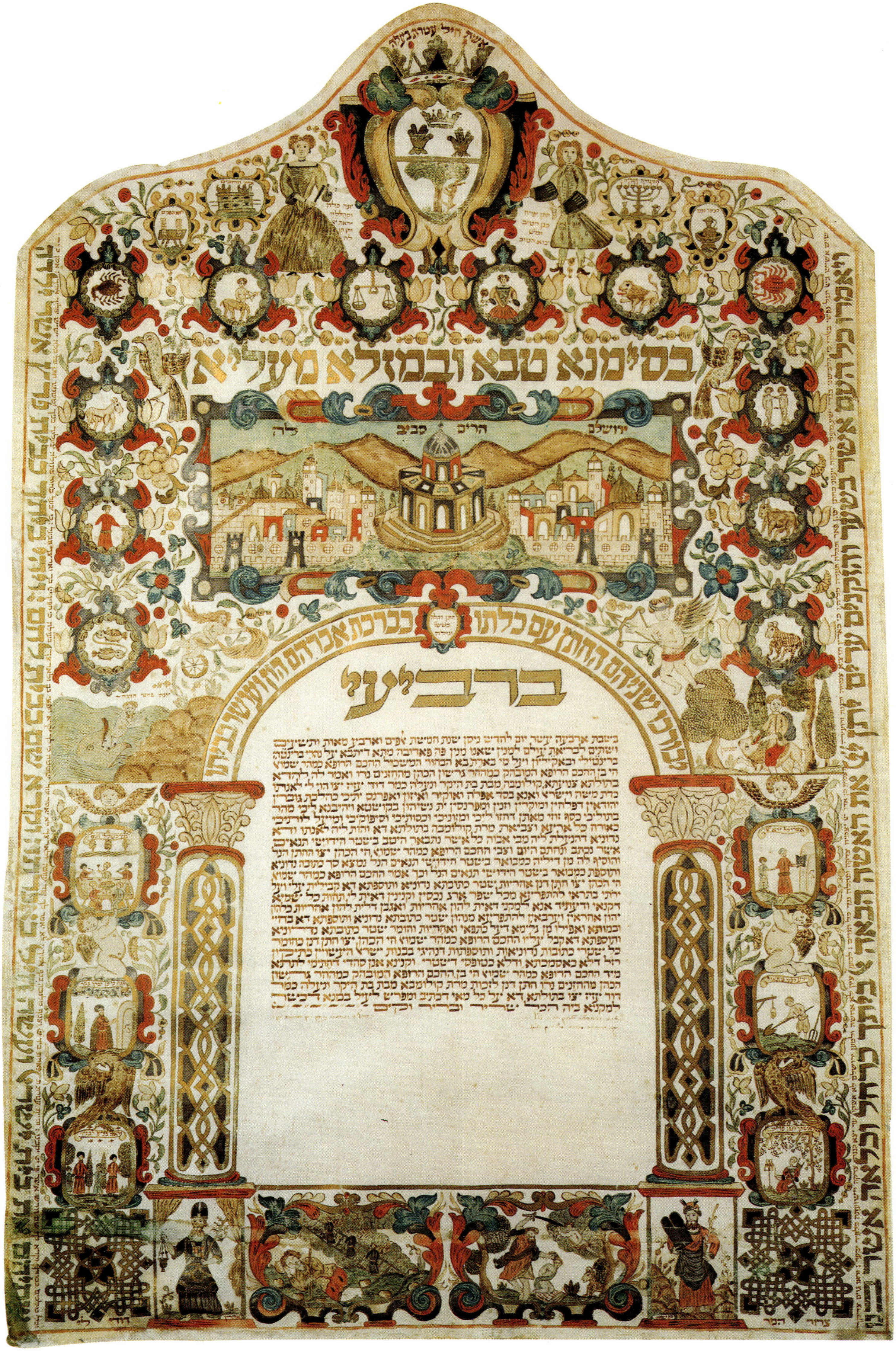

179
180

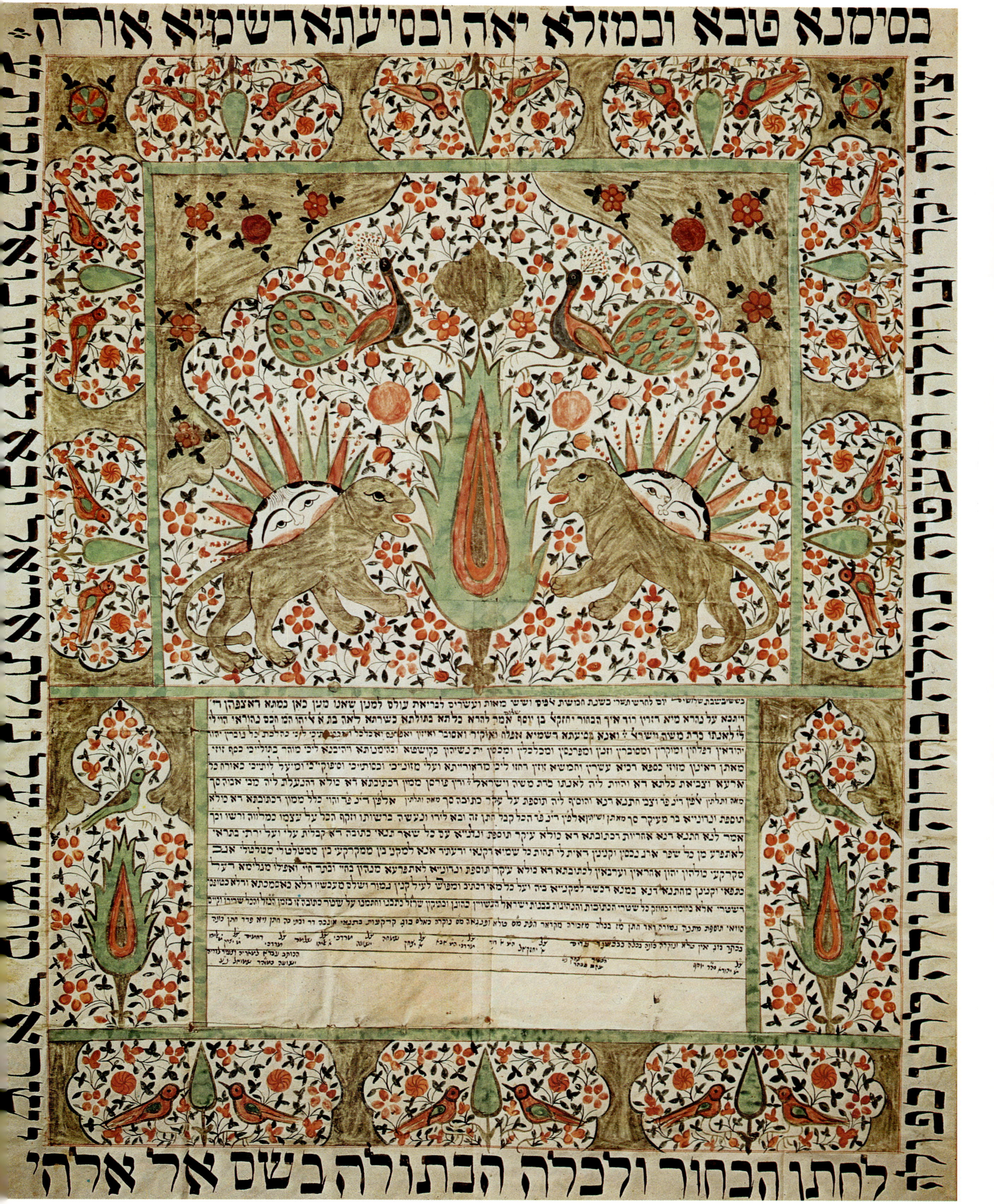
בסימנא טבא ובמזלא יאה ובסיעתא דשמיא אורח
לחתן הבחור ולכלה הבתולה בשם אל אלהי

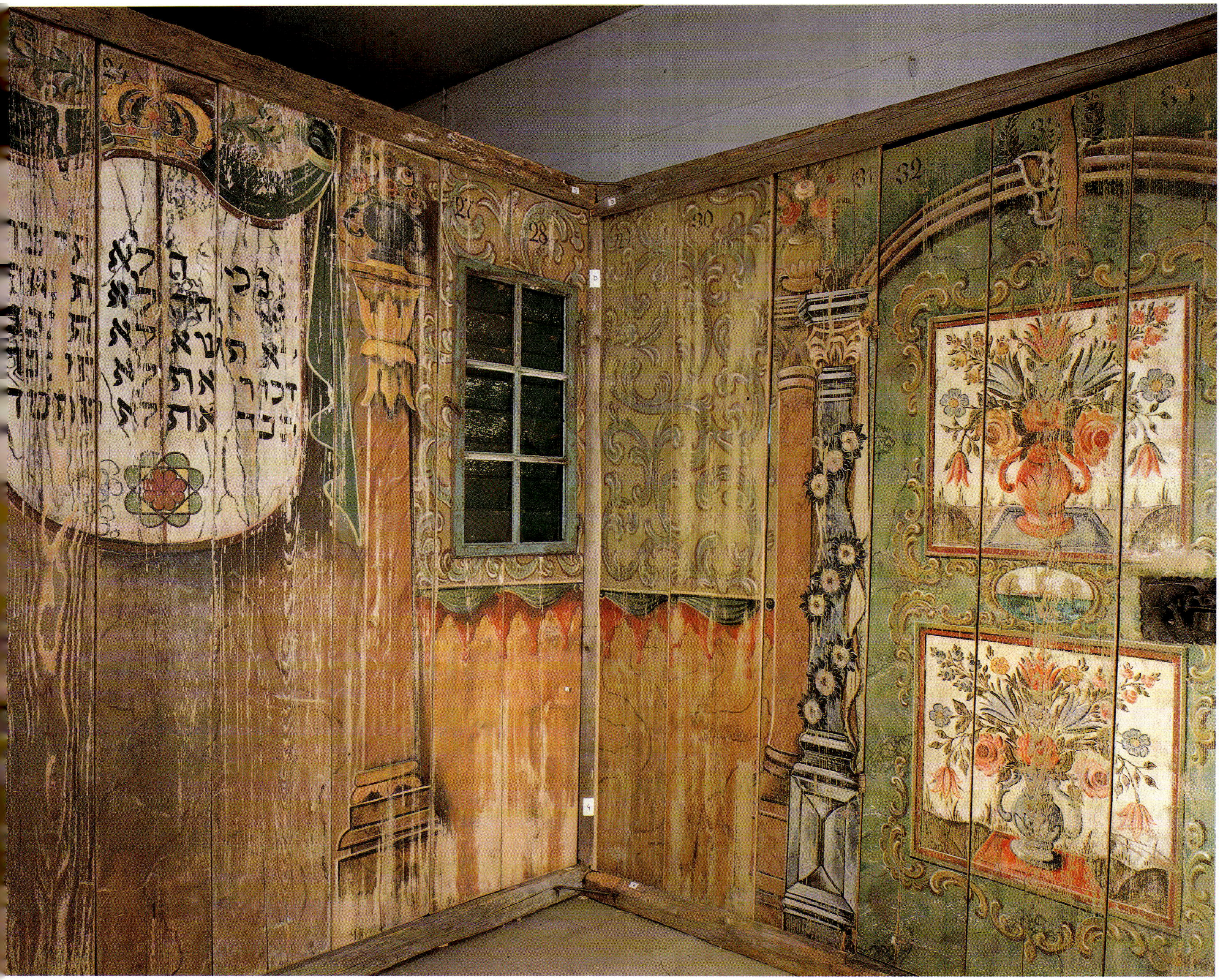

27
28
30
31
32

178 *Chanukka*-Leuchter.
Wien, 1814.
Silber: getrieben, graviert, gestanzt.
Höhe: 28,1 cm; Breite: 22,5 cm.
Israel Museum (Sammlung Stieglitz), Jerusalem.

179 Ehevertrag *(Ketubba).*
Padua, 1732.
Pergament, Gouache, Mattgold, Tusche.
Höhe: 88,7 cm, Breite: 59 cm.
Israel Museum, Jerusalem.

180 Ehevertrag *(Ketubba).*
Isfahan (Iran), 1860.
Papier, Aquarell, Tusche.
Höhe: 97,5 cm; Breite: 79,3 cm.
Israel Museum, Jerusalem.

181 Hütte *(Sukka)* für das Hüttenfest.
Süddeutschland oder Österreich, Ende 19. Jh.
Nadelbaumholz, Ölfarben.
Höhe: 203 cm; Breite jeder Wand: 285 cm.
Museum für jüdische Kunst und Geschichte, Paris.

DIE JÜDISCHEN KÜNSTLER

VOM ACHTZEHNTEN JAHRHUNDERT
BIS IN DIE GEGENWART

DIE EMANZIPATION: VON DER TRADITION IN DIE MODERNE

Die Definition jüdischer Kunst gestaltet sich in der Moderne weit komplexer als in früheren Zeitabschnitten. Dort wurde von jüdischer Kunst gesprochen, wenn die Werke – beispielsweise Ritualgegenstände, hebräische Manuskripte oder auch Synagogen – von Juden genutzt wurden bzw. in deren Gebrauch waren, unabhängig davon, ob der Künstler Jude war oder nicht. Natürlich gab es gelegentlich jüdische Künstler, die für nichtjüdische, moslemische oder christliche Auftraggeber arbeiteten, jüdische Porträtmaler oder christliche Künstler, deren Name an jüdische Ursprünge erinnerte; dies war jedoch eher die Ausnahme als die Regel. In der Moderne wurde jener Aspekt, der in der jüdischen Kunst zunächst nur marginalen Charakter hatte, zum dominierenden Element. Die großen jüdischen Künstler der Neuzeit haben sich einem weitgehend profanen künstlerischen Universum verschrieben. Hin und wieder passen sie christliche Sujets jüdischen Sitten und Gebräuchen an. Ihre Kunst ist jedoch im wesentlichen unabhängig von der jüdischen Gemeinde.

Die modernen jüdischen Künstler sehen sich in ihrem Streben in zwei gegensätzliche Richtungen gedrängt. Einserseits verstehen sie sich als integrierter Bestandteil einer universellen Kunst und Kultur, schließen sich unter dieser Prämisse häufig der jeweiligen Avantgarde an und leisten wichtige Beiträge zur modernen Kunst. Einige geben dem auf sie einwirkenden Druck nach und versuchen, sich ihrem Umfeld anzugleichen, oder konvertieren gar zum Christentum. Andererseits verspüren viele – häufig unter dem Einfluß äußerer Umstände – zu einem bestimmten Zeitpunkt ihrer künstlerischen Laufbahn das Bedürfnis, ihr Judentum auszudrücken; dies um so mehr, als die Interaktion zwischen den beiden Faktoren eine wesentliche Rolle in ihrer Kunst spielt und Urheber zahlreicher Probleme ist. Diese Situation warf unter Kunsthistorikern die strittige Frage auf, ob für die jüdische Kunst alle als Juden geborenen Künstler von kunsthistorischer Relevanz seien oder nur jene, die wesentliche Beiträge zu dieser Kunst geleistet haben, indem sie entweder Werke für die jüdische Gemeinde schufen oder ihrer jüdischen Identität auf andere Weise Rechnung trugen.

Zum besseren Verständnis dieser Problematik ist es erforderlich, den dornigen, mühsamen Weg der jüdischen Aufklärung und Emanzipation in Augenschein zu nehmen; beide Begriffe werden häufig synonym verwendet, stehen jedoch eigentlich für Ereignisse mit unterschiedlichem Verlauf. Moses Mendelssohn (1729–1786) gilt als Initiator der Aufklärungsbewegung Mitte des 18. Jahrhunderts, während die Emanzipation weniger als einzelnes Ereignis, sondern eher als langwieriger Prozeß zu werten ist. Ausgangs des 18. Jahrhunderts nahm sie in den Vereinigten Staaten und in Westeuropa ihren Anfang, während sie in Mitteleuropa erst in der zweiten Hälfte und in Osteuropa sogar erst Ende des 19. Jahrhunderts Fuß faßte. Der Emanzipationsprozeß verlief zudem recht uneinheitlich, da die einzelnen Staaten in ihrer Entscheidung, Juden die bürgerlichen Rechte zu bewilligen oder zu verweigern, oft hin und her pendelten, so daß die Künstler entweder in der Freude einer belebenden Befreiung schwelgten oder mit der Angst antisemitischer Verfolgung zu kämpfen hatten, wobei Letztere mit der Shoah ihren Höhepunkt erreichte. Zahlreiche emanzipierte Künstler setzten sich in ihrem Werk mit den Problemen auseinander, auf die sie nach Verlassen des Ghettos beim Eintritt in die moderne Welt stießen; sie versuchten ihre jüdische Identität zu wahren, während sie gleichzeitig erfolgreich in einem christlichen Umfeld arbeiteten. Aufgrund der uneinheitlichen Emanzipationschronologie ist jedoch festzustellen, daß eine „erste Generation" emanzipierter jüdischer Künstler bis in die erste Hälfte unseres Jahrhunderts in der Kunstszene auftauchte, Künstler, die ihre *Schtetl* in Osteuropa und Rußland verließen, um nach Paris, New York oder Berlin zu gehen und sich dort mit denselben Problemstellungen konfrontiert sahen wie ihre Vorgänger, die ersten modernen jüdischen Künstler des 19. Jahrhunderts. Außerdem entstand durch die Rückkehr der Juden nach Palästina und die Gründung des Staates Israel ein neuer Künstlertypus, dessen Identität eher israelisch als jüdisch geprägt war, was wiederum neue Probleme verursachte.

Bei den in der Folge betrachteten Künstlern handelt es sich nicht um eine enzyklopädische Auflistung der Vielzahl jüdischer Künstler, die in den vergangenen zwei Jahrhunderten von sich reden machten und von denen viele in den im Literaturverzeichnis aufgeführten Werken genannt sind; die hier getroffene Auswahl steht repräsentativ für jene Problemstellungen, mit denen sich die jüdischen Künstler der Moderne generell konfrontiert sehen.

DIE EMANZIPATION: DAS 18. UND DAS 19. JAHRHUNDERT

Da die Aufklärung der Emanzipation vorausging, sahen sich einige jüdische Künstler veranlaßt, zum Christentum zu konvertieren, um aktiv künstlerisch tätig sein und ihren künstlerischen Werdegang beschleunigen zu können. Dies galt insbesondere auch für Ismael Israel Mengs (1688–1764), der als Maler an den Hof zu Dresden berufen wurde. Mengs weihte seinen Sohn Anton Raphael Mengs (1728–1779) ganz der Kunst, benannte ihn nach berühmten Künstlern, bildete ihn aus, nahm ihn zum Kunststudium nach Italien und gab ihm zudem noch eine christliche Erziehung. Mengs' Sohn ging einen anderen Weg als sein Zeitgenosse Moses Mendelssohn. Anstatt das Beste aus beiden Kulturen, der jüdischen und der europäischen, zu bewahren, gab er die jüdische ganz auf und wurde schließlich der erste hervorragende Künstler jüdischer Herkunft, der es international zu Ruhm und Ansehen brachte. Als Direktor der Accademia di S. Luca in Rom war er gemeinsam mit Johann J. Winckelmann einer der Begründer des Klassizismus und spezialisierte sich auf klassische Themen aus Geschichte und Mythologie. Mengs' Stil und seine Sujets beeinflußten europaweit eine ganze Generation von Künstlern, enthielten jedoch keinerlei Hinweise auf seine jüdische Abstammung.

In Deutschland erlebten zum Christentum konvertierte Künstler mit, wie sich die Juden unter dem Einfluß Napoleons emanzipierten, um dann ihre neu erworbenen Rechte nach dem Niedergang des französischen Kaiserreichs im Jahre 1814 wieder zu verlieren und erst gegen 1870 vollständig zurückzuerlangen. Einige dieser Künstler setzten sich in ihrem Werk – bewußt oder unbewußt – mit der Konversion auseinander. Eine kleine Gruppe unter ihnen – dazu zählten Philipp Veit (1793–1877), Wilhelm Schadow (1788–1862) und Eduard Bendemann (1811–1889) – schloß sich den Nazarenern an, deren Ziel es war, eine deutsche Kunst christlicher Prägung wiederzubeleben. Die Konversion Veits, des Enkels von Moses Mendelssohn, war eine logische Konsequenz seiner Erziehung. Veit war sechs Jahre alt, als seine Eltern – Dorothea Mendelssohn und Simon Veit – sich trennten. Die Mutter konvertierte bei ihrer erneuten Heirat mit dem Philosophen Wilhelm von Schlegel. Als Philipp dreizehn wurde, erhob der Vater seinen Anspruch auf ihn und wollte ihn in der jüdischen Tradition erziehen. Philipp lehnte sich dagegen auf. Er trat in die Kunstakademie zu Dresden ein und konvertierte bei einem Besuch seiner Mutter im Jahre 1810. Er sah die Juden als zur Hölle Verdammte, wie aus einer Bemerkung zur Glaubenstreue seines Großvaters ersichtlich wird: „Wer weiß, welche Strafe er jetzt dafür erleiden muß!"

Nachdem er in der deutschen Armee gegen Napoleon gekämpft hatte, ging Philipp Veit im Jahre 1815 nach Rom und schloß sich dort dem Kreis der Nazarener an, denen er sich durch seinen deutschen Patriotismus und seinen Katholizismus verbunden fühlte. Kurz nach seiner Ankunft leitete er in die Wege, daß den Nazarenern die Ausgestaltung des großen Salons des neuen preußischen Konsuls Jacob Salomon Bartholdy übertragen wurde. Bartholdy war ein Verwandter und ebenfalls zum Christentum übergetreten. Zwar sahen die ursprünglichen Pläne eine in Arabesken ausgestaltete Ornamentik vor, die Nazarener votierten jedoch für einen Bildzyklus zur Darstellung der Geschichte Josephs. Von wem dieser Vorschlag kam, ist nicht belegt; es drängt sich jedoch der Gedanke auf, daß hier eine allegorische Anspielung auf die Situation Bartholdys beabsichtigt war: Wie Joseph war auch er ein Jude, der es zu hohen politischen Würden gebracht und Kleidung, Lebensstil und Religion eines nichtjüdischen Hofes angenommen hatte. Obwohl seine jüdischen „Brüder" sich schwer damit taten, es „anzuerkennen", unterstützte er Veit und Schadow, zwei weitere Konvertiten, mit tatkräftiger Hilfe, indem er diese Fresken bei ihnen in Auftrag gab. Veit, Schadow und die anderen Nazarener wiederum schwangen sich zu Bartholdys Verteidigung auf, indem sie darauf hinwiesen, daß seinem Verhalten bereits ein jüdischer Präzedenzfall zugrundelag.

Bendemann sah seine Konversion in einem anderen Licht. Als Sohn eines jüdischen Bankiers in Berlin war er durch den Einfluß Wilhelm Schadows, dessen Schwester er zur Frau nahm, mit dem Christentum in Berührung gekommen. Seine Konversion mag eher von beruflichem Ehrgeiz als von Überzeugung diktiert worden sein; nicht lange danach wurde er dann auch als Lehrer an die Kunstakademie zu Dresden berufen, und schließlich trat er die Nachfolge Schadows als Direktor der Düsseldorfer Akademie an. Kurz vor seinem Übertritt zum
Abb. 183 Christentum malte er *Die trauernden Juden in Babylon* (1832), ein Gemälde nach Psalm 137, auf dem man einen alten, am Handgelenk angeketteten Mann sieht, junge Frauen und eine Mutter mit Kind, am Flußufer sitzend, die Harfen achtlos beiseitegestellt, da sie im Exil das Lob Zions nicht singen wollen. Ihre zusammengesunkene, melancholische Haltung macht deutlich, daß sie nicht mehr an ihre Rettung glauben. Kurz nach seiner Konversion drückte Bendemann seine Verzweiflung noch in dem Werk *Jeremias auf den Ruinen von Jerusalem* (ca. 1834/35) aus: Der Prophet sitzt kummervoll zwischen Ruinen und Leichen. Möglicherweise will Bendemann

hier durch die Wahl seines Sujets zum Ausdruck bringen, daß er selbst die Hoffnung für eine Zukunft des Judentums aufgegeben hatte – ein Empfinden, das seiner Konversion zum Christentum zugrundelag.

DIE ERSTEN EMANZIPIERTEN JÜDISCHEN KÜNSTLER

Moritz Oppenheim (1800–1882), der erste jüdische Künstler der Moderne, galt als Ausnahmeerscheinung im Kreis der Nazarener. Obgleich Opfer antisemitischer Diskriminierung und Zeuge der Demütigungen, denen sich die Juden im Ghetto von Rom ausgesetzt sahen, widerstand er dem massiv auf ihn ausgeübten Druck zu konvertieren und blieb nicht nur dem Judentum verbunden, sondern stellte es in seinem Werk in einem sehr positiven Licht dar. Auf der Suche nach Mitteln zur Finanzierung seiner Malerei wandte er sich an die Familie Rothschild, die ihn in der Folge denn auch finanziell unterstützte. Oppenheim folgte der maßgebenden Entwicklung der akademischen Kunst im Deutschland des 19. Jahrhunderts: Zu Beginn übernahm er den Stil und die religös geprägte Ikonographie der Nazarener, um sich in der Folge dem naturalistischeren Biedermeier zuzuwenden, ausgeschmückt mit anekdotischen, humoristischen Details.

In vielen seiner frühen Werke manifestiert sich sein Judentum nur im Detail. So gibt er beispielsweise in seinem Werk *Mose übergibt Josua die Zehn Gebote* (1841) dem Propheten gleichzeitig die Gesetzestafeln und die Thorarolle in die Hand und bringt damit den Gedanken zum Ausdruck, Mose habe auf dem Sinai die vollständige Thora erhalten. Auch die Porträtbilder Oppenheims erscheinen auf den ersten Blick dem deutschen Stil zu folgen, und erst ein genaueres Hinsehen enthüllt ein viel komplexeres Bild. Auf einer ganzen Reihe solcher Porträts sind gläubige Juden dargestellt, die in der modernen Welt erfolgreich waren; dazu zählen beispielsweise Gabriel Riesser oder die Mitglieder der Familie Rothschild. Andere wiederum zeigen konvertierte Juden wie Heinrich Heine, Ludwig Börne, Dr. Salomon Stiebel, Ferdinand Hiller und Fanny Hensel-Mendelssohn. Die Oppenheimschen Porträts reflektieren die Wahl, die den Juden in Deutschland zur damaligen Zeit offenstand, und zeigen, wie sehr sich der Künstler jenen verbunden fühlte, die diese Wahl trafen.

Oppenheim war sich der Spannungen in der modernen jüdischen Gesellschaft bewußt; er greift diese Problematik auf und beschreibt sie in einer Reihe von Werken, die auf den ersten Blick wie einfache Genrebilder erscheinen. Das erste dieser Werke, *Heimkehr des jüdischen Freiwilligen aus dem Befreiungskrieg in seine nach altjüdischer Tradition lebende Familie* (1833–1834), feiert den deutschen Patriotismus von Juden in einem Krieg, dessen glücklicher Ausgang – so die Ironie des Schicksals – sie ihrer Rechte berauben wird. Oppenheim betont in diesem Werk den jüdischen Charakter des Heimes und der Familie des verletzten Soldaten und zeigt so, daß die Juden ihren Beitrag für Deutschland leisten konnten, ohne dabei ihren Glauben aufzugeben. Das Bild ist zum einen Bestätigung der Oppenheimschen Position, der sich als jüdischer deutscher Maler sieht, und zum anderen Protest gegen die nach dem Sturz des napoleonischen Kaiserreichs erfolgte widerrechtliche Abschaffung der zuvor gewährten Rechte. Diese zweite Botschaft wurde von den badischen Juden wohl verstanden, und sie schenkten das Bild Gabriel Riesser als Zeichen ihrer Dankbarkeit für seinen unermüdlichen Kampf um ihre bürgerlichen Rechte. *Abb. 182*

Die zweite Szene, *Lavater und Lessing besuchen Moses Mendelssohn* (1856), zeigt ein Treffen im Jahre 1763. *Abb. 550* Oppenheim benutzt diese Szene, um an die 1769 vom schweizerischen Pastor Johann Caspar Lavater veröffentlichte Aufforderung zu erinnern, im Rahmen derer Mendelssohn dazu aufgerufen wurde, das Christentum zu widerlegen, oder aber zu konvertieren. In seiner schriftlichen Antwort hatte der Philosoph sein Judentum bestätigt. Auf dem Gemälde steht Gotthold Ephraim Lessing sozusagen als Zeuge zwischen den beiden Männern; allerdings wird seine Position durch den Platz neben Mendelssohn reflektiert: Er ist der Freund Mendelssohns, sein Verteidiger in der Welt der Christen. Oppenheim vermittelt dem Betrachter einen Eindruck vom Hin und Her der Diskussion, indem er im Bildhintergrund eine gut bestückte Bibliothek zeigt und – zwischen den Protagonisten – ein Schachspiel, aus dessen Spielstand sich ersehen läßt, daß Mendelssohn den Sieg davontragen wird. Die über den Köpfen der dargestellten Personen gut sichtbare Sabbatlampe macht deutlich, daß Mendelssohn dem Judentum verbunden bleibt, und die in den Raum tretende, Tee servierende Frau gibt Anlaß zu der Vermutung, daß sich solche Diskussionen in einem freundschaftlichen Klima abspielen.

Nicht lange danach nimmt Oppenheim eine gegenteilige Haltung ein. Seine Skizze von der *Entführung des Kindes Montara* (1862) zeigt jenen Moment des Jahres 1858, als der sechsjährige, von seiner Amme heimlich getraufte Edgardo Montara von der Kirche beansprucht und gewaltsam seiner Familie entrissen wurde; Letztere hatte im Jahre 1860 vergeblich versucht, das Kind auf dem Rechtsweg zurückzugewinnen. Oppenheim reagiert empört und zeigt in seiner Skizze das von der Familie erlebte Trauma und die Notwendigkeit von Reformen auf.

Die Zeichnung bleibt jedoch eine Ausnahmeerscheinung im Gesamtwerk Oppenheims. In der Regel sah er die Beziehung zwischen Juden und Christen in der modernen Welt optimistisch. In seinem Werk *Die Jahreszeit* (1871) preist er die Tatsache, daß nicht lange zuvor die Gleichberechtigung auf alle Juden in Deutschland ausgedehnt worden war. Auf diesem Bild finden sich jüdische Soldaten während des Deutsch-Französischen Krieges im Haus eines französischen Bauern zu einem *Minyan* zusammen, damit einer von ihnen das *Kaddisch* (das Gebet zum Lobpreis Gottes) sprechen kann. Hinter ihnen ist eine kleine Büste Napoleons zu erkennen, der den deutschen Juden als erster die Bürgerrechte zuerkannt hatte. In diesem Werk geht Oppenheim viel weiter als in
Abb. 182 der vorbeschriebenen *Heimkehr des jüdischen Freiwilligen* ... Hier zeigt er, daß man gleichzeitig seiner Pflicht und seiner Religion gerecht werden kann.

Um die Wurzeln eines aufgeklärten und emanizipierten Judentums weiter zu stärken, schafft Oppenheim zwischen 1850 und 1860 zahlreiche Gemälde, die – ganz im Stil der berühmten Szenen aus dem christlich-bürgerlichen Leben des Biedermeier – das Familienleben und die Festtagsbräuche des jüdischen Bürgertums thematisieren. In diesen Bildern vermittelt der Künstler eine idealisierte Darstellung des Ghettolebens, indem er den Akzent auf die religiösen Feste und die von Wohlstand geprägte, *heimische* Atmosphäre legte, die zum Ende des 18. Jahrhunderts angeblich in jüdischen Heimen herrschte. Die Gemälde wurden als Stiche reproduziert, mit detaillierten Erläuterungen versehen und unter dem Titel *Bilder aus dem altjüdischen Familienleben* herausgegeben. Sie fanden sowohl bei Juden als auch bei Nichtjuden große Beachtung, allerdings aus unterschiedlichen Beweggründen. Die assimilierten Juden waren fasziniert von dieser nostalgischen Sicht der Lebensweise ihrer Vorväter, die sie aufgegeben hatten, während die Christen die religiösen Sitten und Gebräuche dieser exotischen Juden, die eine wachsende Rolle im öffentlichen Leben ihres Landes spielten, mit Neugier betrachteten. All diese Werke zeigen die Zielsetzung Oppenheims, eines jüdischen Künstlers in einem christlichen Umfeld. Oppenheim wollte nicht nur seinen Glauben und seine jüdische Identität beibehalten, er wollte vielmehr seine Malerei dazu nutzen, jene Problemstellungen offenzulegen, mit denen sich die moderne jüdische Gemeinschaft in Deutschland konfrontiert sah; so wollte er die Wurzeln der Juden kräftigen und den Deutschen beweisen, daß dieses Leben eine ihm eigene Schönheit und einen spezifischen Wert implizierte.

Im Gegensatz zu Oppenheims optimistischer Darstellung jüdischen Lebens reflektiert Mark Antokolskij (1843–1902), der erste große jüdische Künstler aus Osteuropa, der es zu internationalem Ansehen brachte, die schwierigen Lebensumstände der Juden im zaristischen Rußland. Antokolskij wurde in Wilna geboren und absolvierte sein Studium an der Petersburger Akademie der Künste. Dort schloß er Freundschaft mit IIja Repin, einem führenden Mitglied der eine realistisch-demokratische Kunst vertretenden „Wanderer". Antokolskij und Repin teilten dasselbe Interesse für die Darstellung der russischen Geschichte. Antokolskijs Porträt *Ivan der Schreckliche* zeugt von großem Einfühlungsvermögen und machte den jungen Bildhauer auf einen Schlag berühmt. Obwohl er sich kurz danach in Westeuropa niederließ, blieb er seinen russischen Sujets treu, stellte weiterhin in Rußland aus und reagierte auf die dortigen Ereignisse. Er gilt daher als einer der bedeutendsten russischen Bildhauer des 19. Jahrhunderts. Auch Antokolskij arbeitete mit jüdischen Themen: so z. B. in seinem Werk *Der Schneider* (1864), wo dieser sich mit ausgemergeltem, von Sorgen zerfurchtem Gesicht, in Lumpen gekleidet aus dem notdürftig reparierten Fenster beugt, um seine Nadel im Licht der letzten Sonnenstrahlen einzufädeln, die Augen schwer vor Müdigkeit und schielend in der Anstrengung, sich auf seine Aufgabe zu konzentrieren. Während Oppenheim auf seinem Feldzug für Toleranz und Gleichberechtigung die wohlhabende Schicht der Juden darstellte, zeichnet Antokolskij das Bild des elenden Lebens, das die Juden in Rußland führten – in der Hoffnung, Mitgefühl im Betrachter zu erwecken und dadurch Reformen in Gang zu bringen. Wie Oppenheim wandte sich auch Antokolskij vehement gegen den Antisemitismus. Er tat dies jedoch in allegorischen Anspielungen und anderen historischen Epochen zugeordneten Szenen, was angesichts des despotischen Zarenregimes weit weniger gefährlich war als der direkte Ansatz Oppenheims. Noch in seiner Studentenzeit entsteht das erste einer Serie von Reliefs zur spanischen *Inquisition* (1868); in diesem Werk zeigt er, wie heimliche Juden entsetzt die Flucht ergreifen, während der Herr des Hauses seinem Schicksal resigniert, aber gefaßt entgegensieht. Antokolskij bringt hier die permanente Angst der Juden in einem Rußland zum Ausdruck, in dem plötzliche Verhaftungen an der Tagesordnung waren, und seine Überzeugung, daß selbst eine vollständige Assimilation – wie im Fall der Marranen – nicht vor Verfolgung schützte.

Antokolskijs Antwort auf die Pogrome von Odessa im Jahre 1871 war sein Werk *Ecce Homo* (1873), in dem er das Judentum Jesu in seiner Haartracht, seinem Käppchen und seiner Kleidung zum Ausdruck bringt. Diese Aussage ist es dem Künstler wert, sowohl von christlicher als auch von jüdischer Seite angegriffen zu werden. Die Juden waren schockiert, daß Jesus als Jude dargestellt wurde, während die Christen sich darüber empörten. Aus Antokolskijs Korrespondenz geht eindeutig hervor, daß er mit seiner Statue den Christen in Erinnerung rufen wollte, daß Jesus Christus Jude war und sie daher mit der Verfolgung seiner Brüder seine Lehre entstellten. Der jüdische Christus wurde zu einem häufig verwendeten Symbol in der modernen jüdischen Kunst.

Antokolskijs Judentum bereitete auch ihm selbst Probleme, was er in seinem *Spinoza* (1877–1882), dem Bild des von der holländischen jüdischen Gemeinde ausgeschlossenen Philosophen, ausdrückte. Der selbst permanentem Leiden ausgesetzte Antokolskij gestaltete einen Spinoza am Ende seines Lebensweges, krank, abgekehrt, die Leere mit einem sanften, durch langes Leid geläuterten Blick messend. Der emanzipierte Künstler suggeriert hier eine Identifikation mit dem ausgestoßenen Philosophen: Auch er fühlt sich, da er zu den emanzipierten Künstlern zählt, von der jüdischen Gemeinde ausgeschlossen.

Ein Zeitgenosse Antokolskijs, Maurycy Gottlieb (1856–1879), stellte diese Problematik noch schärfer in den Vordergrund. Während seines kurzen Lebens brachte er sein inneres Hin- und Hergerissensein zwischen jüdischer und polnischer Identität in einer Reihe von Selbstporträts zum Ausdruck. Bereits in seiner Studienzeit in Krakau unterstrich er seinen polnischen Patriotismus, indem er sich in polnischer Nationaltracht darstellte (1874) und sich in Historienbildern im Stil seines Lehrers, des Polen Jan Matejko, mit der Geschichte Polens befaßte. Gleichzeitig wurde er jedoch aufgrund seines Judentums von den Mitschülern angegriffen. Später legte er diese Wunde in *Shylock und Jessica* (1876) offen. Im Gegensatz zur gängigen, antisemitischen Sicht Shylocks *Abb. 551* macht Gottlieb aus ihm einen gütigen alten Patriarchen, der seine Tochter liebevoll umarmt. Die Tochter hingegen wendet heimtückisch die Augen ab und greift mit lang manikürten Fingern nach dem Schlüssel der Truhe – es ist abzusehen, daß sie bald das väterliche Gold stehlen und sein Vertrauen verraten wird. Gottlieb zieht hier eine Parallele zum berühmten Monolog des Shylock „Hat der Jude keine Augen …" und versucht, die Sympathie des Betrachters für den verfolgten Juden zu erwecken.

Im selben Zeitraum manifestiert Gottlieb seine ihm immer bewußter werdende jüdische Identität, indem er sich als *Ahasverus*, als den Ewigen Juden (1876) darstellt. Auch in diesem Werk verändert er die Bildikonographie und bricht mit der Vorstellung des langbärtigen alten Mannes, der einen Sack auf dem Rücken schleppt – jener Figur des verfluchten Juden aus der christlichen Legende –, und tritt als gekrönter Prinz, als Nachkömmling der biblischen Juden Rembrandts in Erscheinung. So verkündet er stolz sein Judentum, während sein melancholischer Gesichtsausdruck vom Schmerz dessen erzählt, der sich in der christlichen Gesellschaft als Paria behandelt sieht. Parallel dazu zeigt sich Gottlieb aber auch gleichermaßen unzufrieden mit seiner Rolle als emanzipierter Künstler in der jüdischen Gesellschaft. Auf dem von einem Werk Karl Gutzkows inspirierten Selbstporträt *Uriel Acosta und Judith van Straaten* (1877), das ihn mit seiner Verlobten zeigt und starken Sym- *Abb. 552* bolcharakter hat, identifiziert er sich mit einem Juden, der sowohl gegen das Judentum als auch gegen das Christentum revoltiert, ein Gesetzloser, der – wie er selbst – seinen Platz weder in der christlichen noch in der jüdischen Welt findet.

Im gleichen Zeitraum entstehen zwei Serien, in denen Gottlieb sich mit seinen Problemen bezüglich seiner jüdischen Identität auseinandersetzt. Zunächst bestätigt er sein Judentum und zeichnet ein von Sympathie geprägtes Bild jüdischen Lebens in Polen; dies gilt auch für sein Selbstporträt *Jom Kippur* (1878), auf dem er sich *Abb. 184* als praktizierenden Juden darstellt, den gestreiften Gebetsschal umgehängt, melancholisch, aber vereint mit den ihn umgebenden Gläubigen. Wie bereits im Werk Oppenheims sind hier begüterte Juden in einer großen, beeindruckenden Synagoge zu sehen. Zwischen 1877 und 1879 malt Gottlieb einen jüdischen Jesus, der vor dem Sanhedrin erscheint, sowie *Jesus in der Synagoge zu Kapharnaum*, eine Variante seines Werks *Jom Kippur*. In diesen beiden großformatigen Gemälden ist Jesus jeweils in den Gebetsschal eingehüllt, als ob er die *Zizit* tragen würde. Wie bereits vor ihm Antokolskij, hatte sich auch Gottlieb zum Ziel gesetzt, eine Brücke zwischen den beiden Religionen zu schlagen, indem er betonte, daß Christus Jude war. Allerdings geben seine Selbstbildnisse die von ihm gehegten Zweifel darüber preis, welchen Platz er in diesem christlich-jüdischen Drama einzunehmen habe: Auf dem ersten Bild steht er hinter Christus, während im zweiten Haltung und Ohrring an den *Ahasverus* erinnern, jenen Juden, der Christus ablehnt. Gottliebs Identifikationsprobleme wurden durch Druck von innen und von außen verstärkt: Indem er Matejko zum Vorbild nahm und versuchte, sich der polnischen Gesellschaft anzupassen, entfernte er sich von den jüdischen Wurzeln. Allerdings brachte ihn der Antisemitismus dieser polnischen Gesellschaft dazu, sich erneut mit dem Judentum zu identifizieren, obwohl es ihm nicht möglich war, seinen Platz in der jüdischen Gemeinde zu finden. Gottlieb verstarb, bevor er diesen Konflikt, von dem seine Malerei so beredt erzählt, lösen konnte.

Bis auf wenige Ausnahmen findet der künstlerische Werdegang Gottliebs eine Analogie in Samuel Hirszenberg (1864–1908), einem der führenden Maler jüdischen Lebens im Polen des 19. Jahrhunderts. Auch Hirszenberg war Schüler Matejkos; er betrachtete sich als Nachfolger Gottliebs und ging darin so weit, daß er sogar dessen Symbolik gebrauchte. In einem symbolträchtigen Porträt, *Uriel Acosta und der junge Spinoza* (1889–1890), malt er Gottlieb / Acosta als Mentor von Spinoza / Hirszenberg und wiederholt damit seine Identifikation mit Spinoza. Kurze Zeit später verläßt er endgültig seine Heimatstadt Lodz, um zunächst nach Frankreich und im Anschluß daran nach Palästina zu gehen. Gegen 1905 malt er den aus der Religionsgemeinschaft ausgestoßenen Spinoza, ignoriert dabei aber, daß die Juden ihn verfemen, ihm ausweichen und sich an die Wand drükken, um den Kontakt mit ihm zu vermeiden.

Hirszenberg bezieht durch die Darstellung jüdischen Lebens stark Position, und wie Antokolskij sieht er dieses Leben elend und traurig. Gelegentliche humoristische Spitzen und eine stark ausgeprägte Spiritualität nehmen seinem Werk jedoch etwas von dessen Schwärze. *Exil*, eines seiner bekanntesten Bilder, entstand nach dem Pogrom von Kischinjow im Jahre 1903. Vor dem Hintergrund eines – durch die das *Schtetl* verschlingende Feuersbrunst (nicht auf dem Bild dargestellt) – flammend rot gefärbten Himmels flüchten Juden aller Altersstufen einmal mehr ins Exil. Mühsam bahnen sie sich ihren Weg durch den Schnee, beladen mit den wenigen Habseligkeiten, die sie retten konnten: eine Thorarolle als Symbol ihres Glaubens, einen Wasserkessel als Symbol des verlorenen Heimes und jenes Allernotwendigsten, das ihnen nicht mehr zur Verfügung steht. Gebeugt unter der Last des Schmerzes gehen sie einem unbekannten Schicksal entgegen. Dieses Werk dient im 20. Jahrhundert als Vorlage für die Darstellung jüdischer Flüchtlinge.

Die Identitätskonflikte, denen sich diese Künstler ausgesetzt sahen, brachten andere, die zwar dieselbe Geschichte hatten, sich jedoch außerstande sahen, einem solchen Druck standzuhalten – so beispielsweise Isidor Kaufmann (1853–1924), Mauricy Minkowski (1881–1930) oder Yehuda Pen (1854–1937) – dazu, einen anderen Lebensweg einzuschlagen. Nach Abschluß ihres Kunststudiums integrierten sie sich erneut in die jüdische Gemeinde und stellten Szenen aus dem altjüdischen Leben dar, wagten sich jedoch selten über diese Grenzen hinaus. So schützten sie sich nicht nur vor Druck von außen, sondern verliehen dem jüdischen Alltag und den jüdisch orthodoxen Riten zudem einen künstlerischen Ausdruck. Diese Künstler entwickelten eine osteuropäische und eine russische Schule, die auf der Basis der vorbeschriebenen Darstellungstypen eine gegensätzliche Interpretation des Lebens im *Schtetl* zum Ausdruck brachte: Zum einen zeichneten sie ein von rosaroter Nostalgie geprägtes Bild, und zum anderen verwiesen sie auf die grausame Armut, in der dieses Leben gefristet wurde. Gleichzeitig entwickelten sie eine Ikonographie des Pogroms – Pogrome häuften sich nach 1870 – und der darauffolgenden Emigrationen und ergänzten so das Hirszenbergsche *Exil*. Ihre Sicht der Emanzipation
Abb. 554 veränderte sich durch diese Ereignisse, wie das 1907 entstandene Werk *Nach dem Pogrom* von Moses Maimon
Abb. 182 (1860–1924), das offenkundig dieselben Vorgänge beschreibt wie die Oppenheimsche *Heimkehr des Freiwilligen …*, deutlich zum Ausdruck bringt. Anstatt in ein behagliches jüdisches Heim zurückzukehren, findet der verwundete Soldat sein Haus geplündert vor, auf dem Boden die Leichen von Frau und Kindern, als Opfer von Pogromen, die in der Folge des Russisch-Japanischen Krieges auftraten und – Ironie des Schicksals – gerade von jener Nation organisiert wurden, zu deren Verteidigung der Soldat ausgezogen war. Diese osteuropäische Schule blieb in vielen unterschiedlichen Aspektierungen bis in unsere Tage erhalten; sie überlebte sogar die durch Stalin in Rußland und die Shoah in Mittel- und Westeuropa bedingte endgültige Zerstörung des *Schtetl*, wenngleich die Reihen ihrer Vertreter heute dünn geworden sind.

ASSIMILATIONSVERSUCHE MITTE DES JAHRHUNDERTS

Während einige Künstler durch den Identitätskonflikt wieder ins *Schtetl* zurückgeführt wurden, sah die Lösung anderer, meist aus emanzipierten Familien stammender Künstler, die sich jedoch noch eine Bindung zur jüdischen Tradition erhalten hatten, ganz anders aus. Sie fühlten sich der vorherrschenden Kultur, in der sie groß geworden waren, zugehörig und versuchten, sich der Welt der modernen Kunst voll zu assimilieren. Oft stießen sie in ihren jeweiligen Ländern zur führenden Avantgarde. In der Regel trugen sie ihrem Judentum keinerlei Rechnung, lehnten es jedoch auch nicht ab. Dieses Phänomen nahm zunächst im Westen seinen Anfang, um sich in der Folge auch im Osten fortzusetzen.

In Frankreich findet es seinen Ausdruck in der Kunst Camille Pissarros (1830–1903); dieser betrachtete sich eher als Sozialist und Anarchist denn als Jude und widmete sich ganz der Entwicklung des Impressionismus und der Vermittlung impressionistischer Prinzipien. Seine wenigen Judendarstellungen setzen die antisemistischen Akzente eines volkstümlichen Sozialismus: in einer kurz vor der Dreyfus-Affaire entstandenen Zeichnung aus seinem Album *Soziale Schandtaten* (1890) malt er sie als Bankiers mit gebogener Nase, das Goldene Kalb tragend. In der Regel widmet sich Pissarro in seinem Werk jedoch den Jahreszeiten und dem bäuerlichen Leben in
Abb. 592 Frankreich, so beispielsweise in dem 1873 entstandenen Bild *Rauhreif*. In impressionistischer Manier setzt er seine schillernden Lichteffekte und malt – seiner sozialistischen Weltsicht entsprechend – die Arbeit der Bauern.

In der zweiten Hälfte des 19. Jahrhunderts gelang es noch anderen jüdischen Künstlern, sich durch innovative, avantgardistische Beiträge zur Landschafts- und Genremalerei problemlos der Kultur ihres künstlerischen Umfeldes zu assimilieren. Dennoch ließen einige unter ihnen gelegentlich Elemente ihrer jüdischen Identität in ihr Werk einfließen. So beispielsweise der in Rußland für seine Porträts und Genrebilder bekannte Leonid Pasternak (1862–1945), der sein Judentum auf einigen seiner Bilder durchscheinen ließ und sogar so weit ging, altjüdische Motive für die Titelseite seiner um 1912 entstandenen *Volkstümlichen jüdischen Melodien* zu benutzen. Isaac Levitan (1860–1900) war bekannt für seine Landschaften, in denen sich einfache Hütten friedlich in ein typisch russisches, realistisch im Stil des Pleinairismus gemaltes Ambiente einfügen. Wie unlängst entdeckt, hat er zumindest ein jüdisches Sujet thematisiert: den *Jüdischen Friedhof* (1881). Levitan schuf dieses Bild unter anderem als Reaktion auf die Pogrome, zu denen es in jenem Jahr in Rußland gekommen war. Das Friedhofsujet wurde in der Folge schnell von zahlreichen anderen jüdischen Künstlern übernommen, sogar, um die Shoah zu symbolisieren.

Der Holländer Jozef Israëls (1824–1911) wurde in ähnlicher Weise vor allem als führendes Mitglied der Haager Schule bekannt, wobei Letztere vorzugsweise holländische Landschaften und bäuerliches Alltagsleben thematisierte. In Werken wie *Die Wegfahrt* (1861) malte Israëls das rauhe Leben der Nordseefischer. Die Mutter *Abb. 553*
und zwei Kinder sitzen angespannt am Strand und sehen das Boot des Vaters auslaufen, ohne Gewißheit darüber, ob er zurückkommen oder von den entfesselten Fluten verschlungen werden wird. Diese Situation wiederholt sich von Generation zu Generation; wie zum Beweis hält der kleine Junge sein Spielzeugboot umklammert. Israëls entwickelte seinen jüdischen Sujetansatz auf drei verschiedene Weisen, alle drei stark von Rembrandt beeinflußt. Sein bekanntestes Porträt eines Juden – *Ein Sohn des alten Volkes* (um 1889) – zeigt *Abb. 187*
einen Trödler niedergeschlagen mit im Schoß verschränkten Händen auf der Schwelle seines Ladens sitzend, ganz im osteuropäischen Stil des „traurigen Juden“ bzw. nach dem Vorbild seiner holländischen Fischer. Das Bild zeigt Anklänge an einen Rembrandt, der damals als *Der alte Jude* (1654) bekannt war, und wollte wahrscheinlich den traurigen Abstieg der „Söhne eines alten Volkes“ (wie die Holländer die Juden nannten) beschreiben, der sich seit dem 17. Jahrhundert, in dem das Judentum in Holland einen leuchtenden Höhepunkt erreicht hatte, abzeichnete: Die Nachkommen des Rembrandtschen gelehrten Rabbiners waren zu armseligen Trödlern geworden. In der Skizze zu diesem Bild hatte Israëls dem Trödler ein kleines, zerlumptes Kind zur Seite gestellt, um – wie in der *Wegfahrt* – die Kontinuität der Generationen aufzuzeigen. In der endgültigen Version entschloß er sich dann, den Akzent auf die Einsamkeit des melancholischen Juden zu setzen. Israëls malte jedoch auch optimistische Motive, so wie in der *Judenhochzeit*, einer modernen Version von Rembrandts *jüdischer Verlobten*, ein Sujet, das er mehrfach benutzte. In den letzten Jahren seines Lebens kehrte er zu den biblischen Themen zurück und malte insbesondere mehrere Versionen zu *David vor Saulus spielend*, auch diese angeregt durch Rembrandt. In einem dieser Werke (1899) fügte er eine Landschaft des Heiligen Landes hinzu, nicht nur um der historischen Genauigkeit willen, sondern auch, weil er ein immer stärkeres Interesse für den aufkeimenden Zionismus entwickelte.

Max Liebermann (1847–1935), ein Freund Israëls, war wesentlich am Impressionismus deutscher Ausprägung beteiligt und eines der Gründungsmitglieder der Berliner Sezession, deren Präsidentschaft er lange Zeit auch innehatte. Zu Beginn seiner Karriere, in den sechziger Jahren des 19. Jahrhunderts, widmete er sich in naturalistischer Manier dem bäuerlichen Leben in Deutschland und Holland, wandte sich dann aber – schon immer an der Lichtmalerei interessiert – mehr und mehr einem impressionistischen Stil zu. In den neunzigern begann er, Motive aus dem bürgerlichen Berlin zu malen. Liebermann fühlte sich der deutschen Kultur zugehörig und erklärte dem hebräischen Dichter Chajim Nachman Bialik, als er dessen Porträt anfertigte, daß der Zionismus etwas für die unterdrückten Juden in anderen Ländern sei, er aber in Deutschland zu bleiben gedenke, wo er sich vollkommen frei fühle. Diese Position wurde erst mit dem Aufkommen des Nazismus und Liebermanns Ausschluß aus der Akademie im Jahre 1933 erschüttert; erst zu diesem Zeitpunkt revidierte er seinen Standpunkt sowohl in bezug auf das jüdische Leben in Deutschland als auch im Hinblick auf den Zionismus.

Die Kunst Liebermanns weist jedoch noch einen anderen, meist unbeachteten Aspekt auf. Von Anfang an widmete er sich in seinem Schaffen dem Motiv des religiösen Juden, oft in osteuropäischer Tracht dargestellt. Auf seinen Reisen ins Ausland besuchte und malte er Synagogen. Seinem zwischen 1878 und 1879 entstandenen Werk *Der zwölfjährige Jesus im Tempel* legte er diese Arbeiten zugrunde und gab dem ganzen Motiv eine *Abb. 185*
jüdische – wenn nicht sogar historische – Prägung, indem er es in einer europäischen Synagoge ansiedelte und typisch jüdische, teilweise aus Osteuropa stammende Charaktere sowie moderne, freie Juden darstellte. Unter dem Einfluß Liebermanns setzt Fritz von Uhde fünf Jahre später das Leben Jesu mitten in eine deutsche Landschaft des 19. Jahrhunderts. Während der protestantische Uhde dadurch Berühmtheit erlangte, wurde Liebermann angegriffen; seine Kritiker hielten es für unehrerbietig, daß ein Jude Christus auf diese Weise darstellte. Einige gingen sogar so weit zu behaupten, bei dem jungen Italiener, der für den Christus Modell

gestanden hatte, seien die typisch jüdischen Merkmale besonders ausgeprägt, und er sei von einer charakteristischen Häßlichkeit. Da Liebermann gehofft hatte, durch das Hervorheben des Judentums Christi den von ihm in München erfahrenen Antisemitismus bekämpfen zu können, war er schwer getroffen durch diese Reaktion und arbeitete in den nächsten nahezu zwanzig Jahren seines Lebens nicht mehr mit biblischen Motiven. Während dieser Periode seines künstlerischen Schaffens drückte er seine jüdische Identität in Bildern aus, auf denen er Märkte und deren aufgeregt gestikulierenden Bewohner im jüdischen Viertel von Amsterdam darstellte. Nur die Bildtitel geben noch Aufschluß über die Bedeutung der scheinbar neutralen Szenen urbanen Lebens. Als Liebermann sich 1902 erneut biblischen Themen zuwendet, trägt er dafür Sorge, daß die Sujets keinen Anstoß erregen.

Während des Ersten Weltkrieges fühlt sich Liebermann sicher genug, die jüdische Sache zu vertreten, zumal diese damals die Gunst der deutschen Öffentlichkeit auf ihrer Seite hat. Entsetzt über die Pogrome in Rußland, veröffentlicht er 1914 eine Zeichnung, auf der er eine Mutter darstellt, die schreiend mit ihren Kindern die Flucht ergreift, während die Soldaten den Vater niederschlagen. Dieser Zeichnung gibt er den sarkastischen Titel: *„Meinen geliebten Juden“ (der Zar)*. Nahezu zehn Jahre später kommentiert er den Aufstieg der nationalsozialistischen Partei mit einer Lithographie, auf der er an jene zehntausend jüdischen Soldaten erinnert, die im Ersten Weltkrieg ihr Leben für Deutschland gelassen hatten. Liebermann kehrt so ganz bewußt zur Oppenheimschen Definition des jüdischen Patriotismus (Militärdienst und Aufopferung für die deutsche Sache) zurück und unterstreicht diesen Patriotismus, um Toleranz und Gleichberechtigung einzufordern.

Gleichzeitig begannen auch noch andere deutsche Juden, die bis zu jener Zeit Verfechter der Assimilation gewesen waren, sich der zionistischen Bewegung zuzuwenden. Lesser Ury (1861–1931), in seinen Anfängen einem naturalistischen Stil verbunden, wechselte Ende der 1880er Jahre zum Impressionismus und malte Bilder des bürgerlichen Lebens in den Straßen und Cafés von Berlin. Ganz im akademischen Stil begann er um 1895 mit der Darstellung von allegorischen und biblischen Themen. Seine ersten Versuche auf diesem Gebiet waren von Bendemann beeinflußt und konzentrierten sich auf die Zerstörung Jerusalems; allerdings gab der erste Zionistenkongreß seinen Vorstellungen eine positivere Wendung. Urys *Jerusalem* (1896) verweist ebenfalls auf Psalm 137, wo die Flüchtlinge an den Flüssen zu Babel ihrem Heimweh nach Zion Ausdruck geben; während
Abb. 183 Bendemann daraus jedoch eine Szene der Verzweiflung schafft, läßt Ury einen ganz vorsichtigen Hoffnungsschimmer aufkeimen. Immer noch sitzen traurige Alte zusammengekauert im Bildvordergrund – ihnen bleibt nur das Gebet. In einer zweiten Bildebene sitzt, mit dem Rücken zum Betrachter, die junge Generation. Zwar sieht man die Frau noch weinen, der Mann und der Junge schauen jedoch über den Fluß, über den Horizont hinaus; sie träumen von Jerusalem. Ury drückt auf diese Weise die Veränderung aus – die Hoffnungslosigkeit der alten Generation weicht der neuen, durch die zionistische Bewegung genährten Hoffnung der Jungen. Im Jahre 1897 weist er erneut die von Bendemann in dessen *Jeremias* vertretene Sicht des Judentums zurück. Jeremias sitzt nicht länger mit gebeugtem Rücken und beweint die Zerstörung Jerusalems, er liegt vielmehr friedlich ausgestreckt in der Wüste und betrachtet verträumt den Sternenhimmel – der Prophet richtet eine hoffnungsvolle Botschaft an ihn, eine Ikonographie, die eigentlich eher für die Darstellung Abrahams als die Jeremias' zutreffend ist.

Der Stil, in dem diese Bilder gehalten sind, ist so weit von den impressionistischen Werken Urys entfernt, daß man meinen könnte, sie seien von zwei verschiedenen Malern geschaffen. Dabei handelt es sich nicht um eine stilistische Entwicklung. Ury hat beide Stile – je nach Sujet – ein Leben lang verwendet. Er war anscheinend davon überzeugt, nationalistische Ideen auf „ernsthaftere“ Weise darstellen zu müssen, während der impressionistische Stil ihm die Möglichkeit bot, die flüchtigen Momente des Alltagslebens zu greifen. Diese stilistische und ikonographische Dichotomie reflektiert gleichermaßen die Spaltung seiner Persönlichkeit. Der impressionistische Ury blieb ein der deutschen Lebensart und Kultur verbundener *Berliner*, während der akademische Ury über zionistische und alttestamentarische Themen seine jüdische Identität bekräftigte.

Ephraim Moses Lilien (1874–1925), einer der führenden deutschen Graphiker und Vertreter des Jugendstils, wurde zum offiziellen Künstler des Zionistenkongresses berufen. Lilien vertrat einen zweifachen Ansatz in bezug auf das deutsche Judentum: Zum einen versuchte er, ihm ein mit Werten der jüdischen Kultur bestücktes Gepräge zu geben – er entwarf das Deckblatt der monatlich erscheinenden Berliner Zeitschrift *Ost und West*, die sich der jüdischen Kunst und Kultur widmete, und war einer der Gründer des *Jüdischen Verlages*, eines jüdischen Verlagshauses in Berlin. Parallel dazu unterstützte er jedoch auch die Immigration nach Palästina, und wir verdanken ihm eine der klassischen Darstellungen der Sehnsucht nach der Rückkehr ins Gelobte Land.
Abb. 555 In dem 1902 entstandenen Werk *Der jüdische Mai* zeigt er einen alten, in einem Dornbusch gefangenen Juden, der sich mit Inbrunst dem Heiligen Land zuwendet. Dieses Bild gibt die in Deutschland weit verbreitete, antisemitische Figur des „Juden im Dornbusch“ wieder, die auch in einem Märchen der Gebrüder Grimm erscheint. Indem er diese Figur in einen zionistischen Kontext setzt, weckt Lilien die Vorstellung, daß das Mittel zum

Kampf gegen den Antisemitismus darin besteht, Deutschland zu verlassen und nach Palästina auszuwandern. Er selbst ging im Jahre 1909 nach Jerusalem, um bei der Gründung der Bezalel-Schule mitzuwirken.

Die Entwicklung der jüdischen Kunst im ersten Jahrhundert nach der Emanzipation weist einige grundlegende Merkmale auf. Erstens: die jüdischen Künstler traten nicht nur als kreative Individuen in der Kunstszene auf, sondern als führende Mitglieder bedeutendender Strömungen – und dies nicht nur in ihrem eigenen Land, sondern auch auf internationaler Ebene. All diese Künstler nahmen zunächst den jeweiligen Stil ihrer Zeit und ihres Landes an und tendierten in der zweiten Hälfte des Jahrhunderts verstärkt dazu, Traditionelles aufzugeben, um sich den Strömungen der Avantgarde anzuschließen; möglicherweise schien ihnen der künstlerische Liberalismus einherzugehen mit einem politischen und sozialen Liberalismus. Zweitens: sie entwickelten verschiedene Strategien, um in einer säkularen, aber grundsätzlich christlich geprägten Welt der Kunst überleben zu können. Sie konnten sich der vorherrschenden Kultur assimilieren, indem sie entweder geradewegs konvertierten, sich auf neutrale Sujets, wie beispielsweise Landschaften konzentrierten oder ihre Kunst in „neutrale" und jüdische Themen unterteileten. Drittens: während dieser Zeit drückte sich ihre Zugehörigkeit zur jüdischen Gemeinde durch eine Malerei aus, die sich der Darstellung altjüdischer Lebensart befleißigte. In diesem Rahmen entwikkelten sich große ikonographische Strömungen, deren eine nostalgisch auf Juden verweist, die ein begütertes Leben führen, während die andere Armut und beklagenswerte Schicksale darstellt. Diese Bilder – und seltener auch Darstellungen alttestamentarischer Sujets – zielten auf ein christliches und ein jüdisches Publikum und verbreiteten relativ präzise Informationen zum Judentum. Viertens: viele dieser Künstler stellten ihre schwierige Situation dar; sie fühlten sich zwischen der jüdischen und der christlichen Gemeinde hin- und hergerissen und gehörten zu keiner von beiden ganz. Diese Künstler identifizierten sich mit jenen, die – wie Acosta und Spinoza – von der Gemeinde verstoßen wurden, und unterstrichen das Judentum Christi, um so die Christen dazu zu veranlassen, ihren Antisemitismus aufzugeben.

Die jüdische Kunst des 20. Jahrhunderts führt diese Tendenzen fort, ist aber auch Resonanzkörper für neue, mit historischen Ereignissen verknüpfte Probleme. In dieser Zeit ist die Zahl bedeutender jüdischer Künstler stark angewachsen, ihre Aktivitäten reichen weit über Europa hinaus und erstrecken sich über die ganze Welt, mit wichtigen Schwerpunkten in den Vereinigten Staaten und im Heiligen Land. Zudem zeigen sich die Künstler in zunehmendem Maß mobil; an einem Ort geboren, absolvieren sie ihre Studien an einem anderen und ziehen danach von einem Land ins andere. Mehr noch als in der Zeit davor zeigen sie sich geneigt, unterschiedliche Tendenzen zu vereinen und diese im Laufe ihrer Entwicklung zu verändern. Um das Wesen der modernen jüdischen Kunst in Kürze erfassen zu können, scheint es daher eher angebracht, einen analytischen Blick auf die wichtigsten Probleme und Prozesse zu werfen und weniger auf die Entwicklung eines einzelnen Künstlers; gleichwohl wird im Rahmen eines solchen Gesamtbildes immer wieder auf einzelne Künstler zurückzugreifen sein.

AUF DER SUCHE NACH EINER NATIONALEN SCHULE JÜDISCHER KUNST

Die erste Anregung zur Gründung einer jüdischen Kunstschule mit einer ihr eigenen Ikonographie und eigenem Stil kam von dem russischen Kunstkritiker und Theoretiker Vladimir Stasov, einem Nichtjuden. Stasov war einer der großen Förderer der russischen „Wanderer" und vertrat die Ansicht, jede Nation müsse eine ihr eigene, spezifische Kunst haben. Um die nationale Kunst in seinem Land zu unterstützen, veröffentlichte er Abhandlungen zur russischen und slawischen Kunst und Ornamentik. In den Diskussionen, die er ab den 1870er Jahren mit Antokolskij zum Thema nationale jüdische Kunst führte, versuchte er, nicht nur die Einbindung jüdischer Sujets zu fördern – was in seinen Augen von vitaler Bedeutung war –, sondern auch die Entwicklung eines eigenständigen jüdischen Stils. Als im Jahre 1872 der Bau einer Synagoge in St. Petersburg anstand, schlug er in seiner Funktion als Ehrenmitglied der Gesellschaft zur Förderung der Kultur unter den in Rußland lebenden Juden vor, diese Synagoge in dem von den europäischen Orientalisten propagierten maurischen Stil zu erbauen, der – so Stasov – die „orientalischen und semitischen" Ursprünge der Juden zum Ausdruck brachte. 1879 schrieb Stasov eine in russischer Sprache verfaßte Abhandlung über die anläßlich der Weltausstellung in Paris gezeigten Judaika der Sammlung Strauss und unterstrich die Bedeutung, die der jüdischen Kunst auf internationaler Ebene beigemessen wurde. 1886 publizierte er schließlich gemeinsam mit Baron David Ginsburg ein Buch über die Miniaturmalerei in den hebräischen Manuskripten des 11. und 12. Jahrhunderts, die in der *Genisa* von Alt-Kairo gefunden worden waren: Stasov vertrat die Ansicht, daß sich das künstlerische *Abb. 392*

Genie der Juden vor allem in der Ornamentik zeige, und um es zu entdecken, müsse zu den orientalischen Wurzeln des Judentums zurückgekehrt werden. Zwar konnte er Antokolskij nicht so weit bringen, einen solchen Stil zu schaffen oder sich wirklich für die Gründung einer jüdischen Kunstschule zu engagieren, doch gelang es ihm, den Künstler dazu zu veranlassen, Projekte für eine solche Schule zu entwickeln, eine Schule, die sich ausschließlich der Förderung des Kunsthandwerks verpflichtet sehen sollte, der Holzschnitzerei, Stickerei oder Dekorationsmalerei – Handwerkskünste, die unter den russischen Juden bereits als Volkskunst weit verbreitet waren. Die Gründung einer solchen Schule würde zum einen die Juden für die Kunst sensibilisieren und ihnen einen Broterwerb an all jenen Orten ermöglichen, an die sie das Schicksal in Form der Verfolgungen treiben würde. Indem er die Unterweisung in diesen kunsthandwerklichen Fächern an einer Schule propagierte, verlieh Antokolskij der Volkskunst zudem eine gewisse Art von Noblesse und qualifizierte sie dadurch als nationales künstlerisches Ausdrucksmittel; dies würde auch tiefgreifende Auswirkungen auf die nachfolgende Künstlergeneration haben. Die von Antokolskij initiierten Projekte realisierten sich erst nach seinem Tod in seiner Heimatstadt Wilna; die wesentlichen Konsequenzen der von ihm und Stasov vertretenen Theorien fanden jedoch aufgrund zweier parallel auftretender, bedeutungsvoller Phänomene Eingang in die jüdische Kunst der Moderne. Zum einen veranlaßten diese Ideen Marc Chagall (1887–1985) und seine russischen Kollegen dazu, eine moderne jüdische Kunst auf der Basis dieser traditionellen Wurzeln ins Leben zu rufen. Zum anderen überzeugte Boris Schatz (1866–1932), ein Schüler Antokolskijs, den Zionistenkongreß, ihm bei der Gründung der Bezalel-Schule in Jerusalem zur Seite zu stehen. Diese beiden Strömungen reflektierten zwei verschiedene Konzepte von der Zukunft des Judentums und der jüdischen Kultur: die eine propagierte das Fortbestehen dieser Kultur in der Diaspora, so daß die emanzipierten Juden sich ihrer unmittelbaren Vergangenheit bewußt blieben oder bewußt wurden, sie ausdrückten und so zur Moderne beitrugen; die andere beschwor eine Renaissance jüdischen Lebens im Heiligen Land. Diese beiden Konzepte sollten alle künftigen Debatten über das Leben und die nationale jüdische Kunst beherrschen.

DIE ERNEUERUNG DER JÜDISCHEN KUNST IN RUSSLAND

Marc Chagall begann seine Malausbildung in Witebsk bei Yehuda Péna, einem renommierten Maler des *Schtetl.* Obwohl geprägt von dieser osteuropäischen Tradition, zeichnete sich seine Künstlerpersönlichkeit noch durch zwei weitere Elemente aus, die seine Art der Interpretation beeinflussen sollten. Einerseits fühlte er sich den traditionellen jüdischen Künstlern verbunden und berief sich auf Chaim ben Isaac Halevi Segal de Slutzk, jenen Maler, der die Synagoge von Mogilev ausgemalt hatte und den er als seinen Vorfahren und künstlerischen Ziehvater betrachtete, zum anderen wollte er – wie Antokolskij – weltweite Anerkennung erlangen, ohne dabei sein Judentum aufgeben zu müssen. Chagall studierte in St. Petersburg bei dem als Lev Rosenberg geborenen Léon Bakst (1866–1924), einem assimilierten jüdischen Künstler mit internationaler Anerkennung als Bühnenbildner und Kostümentwerfer, sowie bei dem Russen Mstislav Dobuzinskij, der sich für die „populäre" Kunst interessierte und – wie Chagall – einen ausgeprägten Sinn für Humor hatte.

Abb. 557 Die Früchte all dieser Einflüsse erscheinen in seinem ersten großen Werk *Der Tote* (1908). Chagall übersetzt hier die osteuropäische Darstellung des traurigen Juden, wie er sich beispielsweise im Thema Begräbnis findet, in eine moderne, volkstümliche Bildsprache, während Komposition und Figuren in naiver Form gehalten sind. Er hüllt das Ganze in eine Atmosphäre voller Geheimnisse und Humor, legt den Körper mit weißen, starr glänzenden Augen auf die Straße, wo er Gefahr läuft, vom Straßenkehrer weggefegt zu werden. Chagall bringt zudem eine visuelle Übersetzung jiddischer Redensarten in die Bildkomposition ein, eine geheime Botschaft, die jenen vorbehalten bleibt, die diese Sprache sprechen. Um den Eindruck einer verlassenen und einsamen Straße zu vermitteln, benutzt er geheimnisvolle Farbspiele und überträgt die entsprechende jiddische Redewendung *a toite Gas* (eine tote Straße) wörtlich in seine Bildkomposition, indem er einen Toten auf die Straße legt. Gleichzeitig setzt er einen Geiger auf das Dach neben dem Schild des Schusters, um den Betrachter darauf hinzuweisen, daß die Musik alles andere als harmonisch ist. Der jiddische Ausdruck „er spielt Geige wie ein Schuster" ist wohl kaum sehr schmeichelhaft. Möglicherweise war Chagall durch eine ab dem Jahre 1908 von S. An-Ski realisierte Vortragsreihe beeinflußt; An-Ski postulierte, die Juden verfügten über eine Volkskunst und demzufolge seien sie ein Volk und ihnen stünden die Bürgerrechte zu. Und – so An-Ski weiter – die emanzipierten Juden könnten sich auf diese Kultur stützen und eine neue, konfessionslose jüdische Identität daraus herleiten.

Im Jahre 1910 läßt sich Chagall in Paris nieder und zählt dort bald zu den hervorragendsten Emigrantenkünstlern der französischen Avantgarde. Dennoch ist nicht Paris Gegenstand seiner bildlichen Darstellung; er malt vielmehr seine Erinnerungen an Rußland. In dem *Selbstporträt mit sieben Fingern* (um 1912) bringt er seine Unfähigkeit zum Ausdruck, sich ganz mit einer bestimmten Gruppe identifizieren zu können, und gibt dem Gefühl Gestalt, eine Person mit verschiedenen Identitäten zu sein. In kubistischer Manier malt er sich vor einer Staffelei sitzend, auf der ein Gemälde in der ihm eigenen „populären Bildgestaltung" ausgeführt ist; dadurch unterstreicht er seine stilistische Dichotomie. Im linken Bildhintergrund öffnet sich ein Fenster zur Stadt Paris; Chagall wendet ihr jedoch den Rücken zu, um von Witebsk und seinen Kirchen zu träumen, die sich auf der rechten Bildseite aus einem Wolkengebilde herauskristallisieren. Um dieser Zweiteilung seine jüdische Identität beizufügen, beschriftet er diese Landschaften in Jiddisch und enthüllt so die Bedeutung der sieben Finger: ‚etwas mit sieben Partien seines Körpers tun' steht im Jiddischen für ‚sich einer Sache hingeben, sie ganz und gar tun'. Chagall zeigt sich uns so als jemand, der vollkommen in seiner Kunst aufgeht. Die von ihm realisierte Mischung aus Elementen der Volkskunst und der Moderne bildet die Grundlage einer nationalen, modernen jüdischen Kunst. Als er auf die Künstler trifft, die die Zeitschrift *Makhmadim* herausgeben, und diese endlos über das Wesen einer nationalen jüdischen Kunst debattieren, behandelt er sie ziemlich von oben herab: Sie sprechen nur von dieser Kunst, er macht sie. *Abb. 189*

Während Chagall in Paris immer mehr zu seinen Stil fand, setzte An-Ski seine ethnographische Erforschung des Judentums fort und untersuchte in den Jahren 1912 bis 1914 die Volkskunst der Juden in der jüdischen Siedlungszone. Er propagierte die Idee einer auf den Untersuchungsergebnissen gründenden nationalen Kultur. Überdies begeisterte der Feldzug zugunsten einer kulturellen Autonomie der Juden, die erst nach der Revolution realisierbar sein sollte, die Vorstellungskraft jüdischer Künstler und Intellektueller. Als Chagall im Jahre 1914 nach Witebsk zurückkehrte, schloß er sich enthusiastisch dieser jüdischen Erneuerungsbewegung an, stand sie doch ganz im Einklang mit der anläßlich seiner Heimkehr gemachten Entdeckung der eigenen jüdischen Wurzeln. So entstand zum einen eine relativ naturalistische Porträtreihe mit praktizierenden Juden. Der aus den Jahren 1914–1915 stammende *Jude in Rot* ist auf einem mit hebräischen Zitaten aus der Genesis bedeckten Hintergrund angelegt; diese Zitate unterstreichen das Fortbestehen des auserwählten Volkes seit biblischen Zeiten. Zum anderen schuf Chagall eine Reihe durch die „populäre" Kunst inspirierter Zeichnungen für die Wandmalerei einer jüdischen Schule in St. Petersburg. In den Wandmalereien für das nationale jüdische Kammertheater in Moskau (1920) kommt sein Engagement für diese Bewegung noch deutlicher zum Ausdruck; dort mischt er all seine Stile, verwendet jiddische Ausdrücke für ein Publikum, das diese Sprache spricht, und vermittelt seine Vorstellungen bezüglich all jener Elemente, die ein revolutionäres jiddisches Theater ausmachen sollten. *Abb. 188*

Viele Künstler nahmen gemeinsam mit Chagall an der jüdischen Erneuerungsbewegung in Rußland teil, die ihren Höhepunkt am Vorabend der russischen Revolution erreichte. Zu den wichtigsten Teilnehmern zählten u. a. Nathan Altman (1889–1970) und El Lissitzky (1890–1941). Im Gegensatz zu Chagall fühlten sie sich nicht eng mit der Volkskunst verbunden; sie unternahmen vielmehr impulssuchende Entdeckungsreisen in diese Welten und mischten – auf ihren Spuren wandelnd – diese Kunst mit modernen Stilrichtungen. Lissitzkys Illustrationen zum *Chad-Gadja*-Zyklus (1918–1919) vereint ganz im Stile Chagalls die Elemente einer populären Bildgestaltung mit dem Kubismus. Lissitzky schreibt die Textstellen in Jiddisch, läßt jedoch das zugrundeliegende aramäische Original durchscheinen und stilisiert die hebräischen Buchstaben auf kubistische Art. In dem in der Kopfzeile erscheinenden *Alef* bringt er schalkhaft das Lämmchen und die Katze unter, deren Konflikt in der folgenden Strophe der Geschichte dargestellt wird. *Abb. 559*

Nach einem kurzen Intermezzo in der Erneuerungsbewegung schlossen sich Lissitzky und Altman auf der Suche nach einer revolutionären, über religiöse Ideologien hinausgehenden Kunst den russischen Abstrakten an. Mit seinen *Prounen*, in denen die geometrischen Ebenen des Suprematismus in die Dreidimensionalität vorstoßen und scheinbar frei im Raum fließen, gleichzeitig jedoch ihre physische Realität bewahren, erreicht Lissitzky internationale Anerkennung. In diesen Werken finden sich praktisch keinerlei jüdische Elemente, ganz im Gegensatz zu den von den beiden Künstlern realisierten Buchillustrationen, wo das jüdische Element sehr wohl erkennbar bleibt. *Abb. 560*

Obwohl er Rußland 1922 verlassen hatte, bleibt Chagall der Erneuerungsbewegung treu; dies zeigt sich in der Wahl seiner Themen und der gelegentlichen Integration populärer Motive und ist auch in den für die Synagoge des Jerusalemer Hadassah-Krankenhauses in Ein Karem gefertigten Fenstern (1959–1961) klar zu erkennen. *Abb. 596*

Mitte der 1920er Jahre entwickelte sich die Sowjetkunst in Richtung eines akademischen Realismus und einer kommunistischen Ikonographie, die wenig Raum für die Kunst einer Avantgarde oder einer nationalen Minderheit ließ. Dies bedeutete jedoch nicht das Ende der Erneuerungsbewegung; sie legte einfach nur eine Ruhepause ein. Ab den Dreißigern besannen sich Künstler wie Altman und Anatolij Kaplan (1902–1980) wieder auf einen naturalistischen Realismus, um jüdische Themen aufzunehmen und die Berichte des Scholem Alejchem zu illustrieren. Kaplan integriert Motive der jüdischen Volkskunst in sein Werk, ohne sie jedoch mit einem modernen

Stil zu assoziieren. Dank dieser Künstler glüht der Funke jüdischer Volkskunst weiterhin verborgen unter der Asche.

In den Sechzigern, als die Künstler im Zuge des politischen Tauwetters eine gewisse Freiheit wiederfanden, ließ sich Michael Grobman (geb. 1939) von den populären Motiven eines Kaplan inspirieren und schuf eine von fremdartigen Geschöpfen bevölkerte Welt russischer und jüdischer Legenden im Stil einer von der Volkskunst geprägten Moderne. Nach seiner Emigration nach Israel im Jahre 1971 erhielten die modernen Elemente in *Abb. 204* Grobmans Werk einen erneuten Aufschwung. Er begann, lebhafte Farben zu verwenden, integrierte hebräische und russische Texte und kabbalistische Symbole. Der 1945 geborene und 1989 in die USA ausgewanderte Gri- *Abb. 205* scha Bruskin entwickelte diese Elemente in seiner Kunst noch weiter. Auf einem mit hebräischen Texten belegten Hintergrund pflegen seine in altjüdische Tracht gekleideten Juden Kontakte mit Engeln und seltsamen Ungeheuern; die Figuren wie auch deren Beziehung zueinander scheint durch die verschlüsselten, kabbalistischen Begriffe definiert. Bruskin nimmt mittelalterliche Manuskripte, Volkskunst (inklusive magischer Amulette) und Surrealismus und mischt alles im Stil der „naiven Malerei".

Vitalij Komar (geb. 1943) und Alexander Melamid (geb. 1945) hatten sich in den Jahren um 1965 zusammengetan; sie sind besser bekannt für ihre *Sots Art*, in der sie sich über die Helden und Ideale der Sowjetunion und der Vereinigten Staaten lustig machen. Während sie darauf warteten, nach Israel emigrieren zu können, schufen sie im Jahre 1976 den *Propheten Obadja*, sechs Fotografien der ersten Seite des hebräischen Textes aus dem Alten Testament, die sich von hell nach dunkel verändern und den Eindruck vermitteln, die Künstler identifizierten sich mit ihrem jüdischen Ursprung, sähen aber, wie er sich von etwas verständlich-Greifbarem zu etwas Unergründlichem wandelt. Möglicherweise setzten sie Rußland auch mit Esau gleich, dem eine Züchtigung für seine an Israel begangenen Verbrechen prophezeit worden war. Nach ihrer Einwanderung im Jahre 1977 bauten sie einen „Tempel" in Jerusalem und opferten Komars Koffer. Sie setzten diese Aktivitäten bildlich um im *Testament des Priesters und des Lehrers* (1978), einem „apokryphen Zusatz" zur Bibel. Komar und Melamid entnahmen ihre Motive jedoch nicht der jüdischen Volkskunst, sondern arbeiteten im Stil der russischen Ikonenmalerei; damit betonten sie ihre russischen Wurzeln innerhalb des jüdischen Staates. Es ist daher nicht weiter verwunderlich, daß sie Israel bald danach wieder verließen. Sie fühlten sich nirgendwo zuhause, sahen sich in Rußland als Juden, in Israel und den USA jedoch als Russen. Im Gegensatz dazu setzten Grobman und Bruskin die Volkskunst, die hebräische Schrift und die modernen Stile zwar anders ein, als dies Chagall, Lissitzky und Altman taten, teilten jedoch deren Konzept von einer nationalen jüdischen Kunst. Alle diese Künstler verwenden diese Stilkombination als natürliches Instrument zur Identifikation mit dem Judentum und zur Bekräftigung ihrer nationalen Identität.

DIE JÜDISCHE KUNST IN PALÄSTINA

Zeitgleich mit Chagall, der in Rußland eine jüdische Kunst zu entwickeln begann, versuchte Boris Schatz, den Grundstein für eine solche in Palästina zu legen. Er stützte sich dabei auf die Konzepte Stasovs und Antokolskijs. Schatz hatte bei Letzterem in Paris Bildhauerei studiert und dessen realistischen Stil für altjüdische Szenen und jüdische Genredarstellungen übernommen. In Anlehnung an Antokolskijs zwei Jahre zuvor entstandenen *Christus* schuf Schatz 1894 seinen *Mattathias*, bei dem er das christliche Motiv bewußt in ein jüdisches umwandelte, denn seine Botschaft richtete sich speziell an die Juden. Als Reaktion auf den Antisemitismus, den er in Frankreich im Zuge der Dreyfus-Affaire hatte wachsen sehen, läßt er seinen Mattathias das Volk aufrufen: „Alle Gläubigen mir nach!" Dieser Aufruf wurde zu einem Losungswort der zionistischen Bewegung. Schatz selbst leistete seiner Botschaft nicht unmittelbar Folge; anstatt zu emigrieren, wirkte er bei der Gründung einer Kunstakademie in Bulgarien mit und leistete seinen Beitrag zur Erneuerung von Kunst und Kunsthandwerk im Lande.

Im Jahre 1903 unterbreitete Schatz Herzl den Vorschlag, in Jerusalem eine nationale Schule jüdischer Kunst zu etablieren, die den Namen des alttestamentlichen Künstlers Bezalel tragen sollte. Gemäß den Vorstellungen Antokolskijs sollte diese Schule durch die Förderung des Kunsthandwerks und die Herstellung von rituellen Gegenständen, Souvenirs und Teppichen zur wirtschaftlichen Lebensfähigkeit der kleinen jüdischen Gemeinde in Palästina beitragen. Gleichzeitig war auch die Integration einer zur Unterstützung junger Talente bestimmten Kunstschule geplant. Bezalel wurde im Jahre 1906 von Schatz eröffnet; Lilien unterrichtete dort in den Bereichen Graphik und Teppichentwurf; kurz danach stieß auch Hirszenberg zu ihnen und deckte die Malerei ab. Lilien kehrte zwar nicht lange danach wieder nach Europa zurück, und Hirszenberg verstarb kurz nach seiner Ankunft; dennoch drückten diese Männer der Schule ihren Stempel auf. Liliens Einfluß wurde noch verstärkt durch seine Bibelillustrationen; diese waren von Zeichnungen und Fotos inspiriert, die während seines Aufenthaltes in Palästina entstanden waren und auf denen er jüdisch-orientalisch geprägte Personen des Alten Testaments in Beduinentracht darstellte. *Abb. 556*

Die von Schatz vertretene Vorstellung von einer nationalen jüdischen Kunst kam der Stasovs sehr nahe. Er wollte die realistische Tradition der jüdischen Kunst Osteuropas, in der die drei Begründer der Schule ihre Wurzeln hatten, verknüpft sehen mit den aus verschiedenen Ländern zusammengetragenen orientalischen Elementen, um so eine spezifisch jüdische, eigenständige Nahost-Kultur zu schaffen. Wie bereits Stasov und Lilien vor ihm, übernahm auch Schatz die von den europäischen Orientalisten vertretene Theorie, nach der Synagogen im maurischen Stil zu erbauen und die Juden des Alten Testaments wie die heute lebenden Beduinen zu kleiden waren. Schatz benutzte diesen Ansatz, um dem zionistischen Ideal – der Rückkehr der Juden in ihr Land – visuelle Form zu geben.

Die Künstler der Bezalel-Schule setzten die Ideen auf dreierlei Weise in ihren Werken um. Auf ikonographischer Ebene wählten sie jüdische Sujets für ihre Darstellungen und den häufig nach Art der Beduinen gekleideten orientalischen Juden (er galt als authentisch) für die Bibelmotive. Auf der stilistischen Ebene schufen sie neue hebräische Buchstaben und dekorative Elemente; dazu kombinierten sie der islamischen Kunst entliehene Arabesken mit Ornamenten aus dem europäischen Jugendstil. Sie schickten Lehrer nach Istanbul, Damaskus und Kairo, um dort jene Techniken zu erlernen, für die die Städte berühmt waren: Teppichherstellung, Damaszenerarbeiten, Emaillierarbeiten. Gleichzeitig wurde auch auf das Knowhow orientalischer Juden zurückgegriffen: Jüdische Frauen aus Persien, Kurdistan und der Türkei webten Teppiche mit modernem, von europäischen Studenten entworfenem Design, jemenitische Arbeiter schufen mit Hilfe einer durch europäische Unterstützung „optimierten" Filigrantechnik moderne Objekte in Metall. Die Ergebnisse dieser Aktivitäten waren hervorragend. So zeigt beispielsweise der von Erich Goldberg entworfene Bibeleinband mit seinen Elfenbeinarbeiten von Gur-Aryeh (um 1911–1914) eine auffallende Diskordanz zwischen den filigranen orientalischen Rosetten jemenitischer Prägung, den nach europäischer Art flach stilisierten Weintraubenblättern mit Traubenbüscheln, die den Buchrücken zieren, den Ornamentsäulen und den im akademischen Stil gearbeiteten Elfenbeinschnitzereien. Diese stilistische Heterogenität wird besonders deutlich im Porträt des alten, auf einem Stuhl sitzenden und die Bibel studierenden orientalischen Juden: Kleidung und Haltung sind orientalisch, im Stil sind jedoch Hirszenberg und Schatz zu erkennen.

In den zwanziger Jahren rebellierte die junge Künstlergeneration – viele von ihnen waren Bezalel-Abgänger – gegen das antimodernistische Diktat von Schatz und gründeten eine hebräische (im Gegensatz zu einer jüdischen) Künstlervereinigung, um ihre Unabhängigkeit gegenüber der in der Diaspora vertretenen Kunst und Ideologie zu bekräftigen. Allerdings hielt sich auch diese Gruppe weiterhin an zwei von Schatz vertretene, fundamentale Vorstellungen. Zum einen erweiterten sie seine orientalistische Sicht in der Wahl der Modelle für biblische Szenen bis hin zu einem regelrechten Kult des Arabischen und des orientalisch-Jüdischen, sahen sie doch darin das „Autochthone", jenen Teil, der sie die Integration im Nahen Osten lehren konnte, eine neue Perspektive, die sich auf die „Normalität" eines jahrelangen Zusammenlebens mit einer Gesellschaft in Nahost stützte. Zum anderen versuchten sie, auf der Basis einer integrierteren und moderneren Synergie von Orient und Okzident eine nationale jüdische Kunst zu schaffen. Sie stellten ihre Kunst in einen Nahost-Kontext und übernahmen bestimmte Darstellungselemente aus dem alten Ägypten und aus Assyrien. Diese mischten sie mit einem naiven „kindlichen" Stil, der ihnen für eine neu entstandene nationale Kunst angebracht schien; gleichzeitig holten sie sich ihre Impulse nicht – wie Chagall – aus der populären jüdischen Kunst, sondern bei dem naiven französischen Maler Henri Rousseau. Ihre Kunst mußte jedoch auch modern sein, und in den zwanziger Jahren hieß dies nicht Kubismus, sondern modern im Sinne der klassischen Moderne eines Pablo Picasso und Henri Matisse.

Diese Elemente sind besonders markant bei Reuven Rubin (1893–1974), der in der Darstellung chassidisch-orthodoxer Juden in seinen *Tänzern von Meron* (1926) einen naiv archaisierenden Stil benutzt. Ein Vergleich *Abb. 563*
mit dem Juden auf dem Einband macht deutlich, wie sehr Rubin sich damit von der eklektischen Darstellungsweise der Bezalel-Schule entfernt. Seine Figurengruppen und Pflanzen gestaltet er in Anlehnung an die Kirchenfresken im heimatlichen Rumänien – zum einen, da ihr byzantinischer Stil orientalisch geprägt ist, zum anderen, da diese Juden jene Lebensart pflegen, die ihm aus seiner Kindheit vertraut ist. Er gibt dem Ganzen sogar noch einen folkloristischen Anstrich: In der Bildmitte gruppieren sich neun Männer, während man von rechts den „für den *Minyan* erforderlichen Zehnten" (den zehnten Mann, der zum Erreichen der vorgegebenen Anzahl für den Gottesdienst notwendig ist) auf einem Esel heranreiten sieht. Gleichzeitig erinnern die in geneigter Ebene absteigende Perspektive und die einzeln gezeichneten Blätter und Zweige an naive Malerei, während das abgeflachte Kolorit eine äußerst moderne Sensibilität aufweist. Stilistisch bilden Rubins traditions-

gebundene Juden eine Einheit mit der sie umgebenden Landschaft; ihre Rückkehr ins *Altneuland* Herzls wird markant hervorgehoben durch das Zusammenspiel alter Riten und Stile mit dem kindlichen Charakter einer im Neubeginn begriffenen Nation. Auch die beiden die Tänzer umrahmenden Motive zeugen von einer harmonischen Einbindung in die Landschaft: Auf der linken Bildseite finden wir eine Ziege, das Euter prall gefüllt mit Milch, während auf der rechten Seite eine orthodoxe Frau ihr Kind stillt.

Noch deutlicher wird Rubins Vorstellung von der Rückkehr der Juden in ihr Land in seinem nach seiner
Abb. 561 Einwanderung nach Palästina entstandenen Triptychon *Die ersten Früchte* oder *Die ersten Siedler* (1923). Auf den beiden Bildflügeln sehen wir Araber: *Der Hirte* schaut zu, wie seine Schafen auf den kargen Hügeln weiden und spielt dabei melancholisch auf der Flöte; in der *heiteren Ruhe* des zweiten Flügels liegt der Araber schlafend im Wüstensand, hingestreckt zwischen Kamel und Kaktus. Die Araber sind schlank und feingliedrig, sie leben im Einklang mit der sie umhüllenden Natur, ihre Körper verschmelzen mit der sanft gewellten Landschaft. Eher passiv nehmen sie die Gaben der Natur entgegen, ohne sie sich untertan zu machen. Im Gegensatz dazu heben
Abb. 191 sich die Juden in den *Früchten des Landes* im Mittelteil des Bildes vertikal von den runden Hügeln ab; sie dominieren und füllen Bild und Landschaft. Im Hintergrund zeugt ein bepflanztes Feld von ihren Bemühungen um die Urbarmachung des kargen Landes. Diese Juden leben zwischen den Arabern, in gutem Einvernehmen mit ihnen. Sie bevölkern dieselbe Landschaft, halten jedoch Abstand zueinander und bleiben jeweils im eigenen Bildteil. Die jemenitische Familie auf der linken Bildseite ist – wie die Araber – von dunkler Hautfarbe; allerdings sind ihre Körper breitschultriger und robuster. Sie tragen orientalische Kleidung, doch die Kopfbedekkung und Haartracht des Mannes weisen sie als Juden aus. Ihre „erste Frucht" ist das kräftige Kind in den Armen der Frau; diese bietet ihrem Mann einen Granatapfel an, dessen zahlreiche Samen als Symbol für die Fruchtbarkeit stehen, als Vorzeichen dafür, daß sie viele solche Kinder haben werden. Das Paar geht auf die westlichen Pioniere zu, deren „Frucht" die der Erde ist. Der Mann ist so von der Sonne verbrannt, daß er eher einem Araber gleicht; er ist jedoch größer als die anderen Personen im Bild und trägt eine Melone auf den Schultern, so als ob er die Erde tragen würde. Über seiner Frau hält er ein Büschel phallisch geformter Bananen. Die Frau ist von heller Hautfarbe; sie opfert ihr Familienleben, um dem Land neues Leben zu schenken: Ihre entblößte Brust nährt kein Kind, sondern verweist auf die Ähnlichkeit mit den Orangen zu ihren Füßen und der Frucht in ihrer Hand, ihren „ersten Früchten".

Die Form des Triptychons und die hieratische Pose der Personen, um die sich sanfte Hügel aureolenförmig wellen, erinnern auch auf stilistischer Ebene an die byzantinische Kunst Rumäniens, während die Figuren mit ihren nach vorn gerichteten Schultern und den im Profil gezeigten Beinen Anklänge an die antike Kunst des Vorderen Orients wach werden lassen. Die Perspektiven, Konturen und selbst das Kolorit erinnern an einen Matisse der Jahre 1908–1909, wohingegen die floristischen Motive im Ansatz eher der naiven Malerei entlehnt sind. Als Ergebnis haben wir es mit einem sehr vereinfachten, modernen Stil zu tun, der von der Erinnerung an eine weit zurückliegende orientalische Vergangenheit geprägt scheint.

Abb. 190 Nahum Gutman (1898–1980) sieht den Araber aus einer völlig anderen Perspektive. Sein 1926 entstandener *Ziegenhirt* – das Werk trug ursprünglich den Titel *Vor dem Sturm* – ist eine kraftvolle, selbstsichere, die Welt mit weit ausholendem Schritt durchmessende Gestalt, deren kompositorischer Aufbau stark an die ägyptische Malerei erinnert: Kopf und Beine sind im Profil dargestellt, während Augen und Schultern frontal zu sehen sind. Die Figur des Ziegenhirten füllt das Bild aus; er schützt seine Schafe vor den entfesselten Fluten des Meeres und dem drohenden Sturm, der mit seinen schwarzen Wolken zwar die Strahlen der Sonne zu verdecken vermag, nicht aber die leuchtenden Farben des kräftigen *Fellachen*. Gutman greift auf den antiken Darstellungsstil des Vorderen Orients zurück, um seinen Personen eine archaische und gleichzeitig autochthone Perspektive zu verleihen; die Gestaltung des Körpers, die grobe Ausführung der Füße, das „kindliche" Dorf, die Sonne und das Meer im Bildhintergrund erinnern aber auch an den klassischen Monumentalstil eines Picasso der zwanziger Jahre und an die naive Malerei des Zöllners Rousseau.

Die zwischen Rubin und Gutman bestehenden Ähnlichkeiten kennzeichnen jenen besonderen Stil der zwanziger Jahre, der den Grundstein der israelischen Kunst bildete. In ihren Werken verknüpften die beiden Künstler Tradition und Moderne, in ihrer figürlichen Darstellung finden sich Orient und Okzident vereint, eine „naive" Wiedergabe der Landschaft und eine Ikonographie, die den Akzent auf eine harmonische Einbindung in das Land und ein friedliches Nebeneinander von Juden und Arabern setzte. Diese Malerei realisierte die Visionen von Schatz und Stasov und einte – mit Erfolg – verschiedene Ursprünge in einem nationalen Stil der Erneuerung für eine wiedererstandene Nation. Trotz des Bestrebens, sich von der Diaspora zu lösen, zeigte diese nationale „hebräische" Malerei Gemeinsamkeiten mit ihrem „jüdischen" Pendant in Rußland: Beide benutzten einen naiven Ansatz in Kombination mit Tradition und Moderne.

Einige Künstler wiesen diesen nationalen hebräischen Stil in den dreißiger Jahren zurück. In die Diaspora zurückgekehrt, wurden sie vom Expressionismus der jüdischen Maler der École de Paris beeinflußt und sahen darin ein nationales Ausdrucksmittel, das dem jüdischen Charakter weit eher gerecht wurde. Das Bedürfnis, sich mit einer spezifisch *jüdischen* Malerei zu identifizieren, wurde aus den politischen Ereignissen geboren: Im Jahre 1929 nahmen die von Arabern an Juden begangenen Massaker ihren Anfang und setzten sich über die gesamten dreißiger Jahre fort; in dieser Zeit wurde in Großbritannien ein Weißbuch veröffentlicht, das die jüdische Einwanderung nach Palästina genau zu jenem Zeitpunkt beschränkte, als sie – bedingt durch das immer stärker an die Macht drängende Nazitum in Europa, das die Juden zu vernichten drohte – für das Überleben notwendig war. Allerdings war – wie noch zu sehen sein wird – die Malerei, zu der jene Künstler fanden, durch eine Ironie des Schicksals nicht jüdisch aufgrund von Stil oder Inhalt, sondern durch die Herkunft derer, die sie schufen.

Die Landschaft war ein sehr beliebtes Motiv der zwanziger Jahre, das auch im folgenden Jahrzehnt noch oft dargestellt wurde. So fertigte Anna Ticho (1894–1980) beispielsweise Zeichnungen von Jerusalem und den Hügeln von Judäa, in denen die Nacktheit und Trostlosigkeit der Hügel und die Baufälligkeit der Häuser der Altstadt *Abb. 562* mit Hilfe einer zarten, delikaten Linienführung und einer überwältigenden Fülle von Details zum Ausdruck gebracht wird. Die Künstlerin gibt dem zionistischen Streben nach Wiederaufbau keinen Raum, sondern kultiviert vielmehr eine eher osteuropäische Sicht der Dinge, indem sie die Schönheit dieser traurigen Einsamkeit hervorhebt. Dieser Ansatz war durch die Ankunft jüdischer Flüchtlinge aus Deutschland erweitert worden; so überlagert Jacob Steinhardt (1887–1968) seine Darstellungen jüdisch orthodoxer Wohnquartiere in Jerusalem mit dem traurigen, osteuropäischen Bild des Lebens im *Schtetl.* *Abb. 567*

Ende der dreißiger und im Verlauf der vierziger Jahre gewannen die zionistischen Tendenzen erneut die Oberhand in der Malerei, dieses Mal angeregt durch das Bedürfnis, sich einem arabischen Nationalismus und den Engländern widersetzen und den jüdischen Anspruch auf das Land bekräftigen zu müssen; parallel dazu war ein weiterer Grund der durch die Shoah angeregte Wunsch, mit Europa und der Diaspora brechen zu wollen. Die Gründung des Staates Israel im Jahre 1948 und der darauffolgende Unabhängigkeitskrieg trugen noch zu einer Verstärkung dieses Ansatzes bei. In ihrem Bestreben nach einer nationalen, landestypischen Kunst, die dem „neuen" Juden, der sich verteidigen und sein Land wieder in Besitz nehmen konnte, gerecht wurde, suchten die Künstler ihre Inspiration einmal mehr im Vorderen Orient der Antike. Allerdings mit einem grundlegenden Unterschied im Vergleich zu den zwanziger Jahren: der Araber wurde nicht mehr idealisiert; die Künstler wandten sich der Bibel zu und verknüpften das Tagesgeschehen mit der biblischen Vergangenheit. Unterstützung fanden sie dabei durch die archäologischen Funde jener Zeit, die zahllose jüdische Wurzeln in Palästina nachwiesen.

Initiator dieser Bewegung war Yitzhak Danziger (1916–1977); seine Skulptur *Nimrod* steht verbindend zwischen *Abb. 571* dem nationalen Stil der zwanziger und dem der vierziger Jahre. *Nimrod* geht von jener nahöstlich geprägten Kunst aus, die bereits Rubin und Gutman inspiriert hatte. Die Gestaltung des Körpers und der auf der Schulter sitzende Falke lassen sich aus der ägyptischen Malerei ableiten, während die Gesichtszüge und insbesondere die vorstehenden Augen, die kräftige Nase und der breite Mund an alte syrische Vorlagen erinnern; sie geben der Skulptur einen urtümlichen, leicht negroiden Charakter. Zwar schöpft sie aus denselben Quellen wie die Werke der zwanziger Jahre, in der Bedeutung besteht jedoch ein erheblicher Unterschied. *Nimrod* ist weder Araber noch Jude, er ist Jäger und nichtjüdischer Held, unbeschnitten und – nach der Bibel – aus dem Kusch stammend (daher auch seine negroiden Züge). Zu seinem Herrschaftsgebiet zählten weite Gebiete im Norden Palästinas (was die nordsyrischen Ursprünge erklärt). Selbst der Stein, aus dem er gearbeitet wurde – nubischer Buntsandstein aus Petra, der ehemaligen Hauptstadt der Nabatäer –, verbindet ihn mit dem Land und dessen vormaligen Bewohnern. Bis zu den Schenkeln in dieser Erde verwurzelt, ist er bereit zur Tat: die Waffe im Rükken haltend, scheint er das zu verkörpern, was sein hebräischer Name verrät, nämlich „wir revoltieren". Vor dem Hintergrund des Jahres 1939 verkündet diese Figur eine klare politische Botschaft. Der Künstler, dessen Eltern aus Deutschland gekommen waren, fühlte sich zutiefst betroffen vom Ausbruch des Zweiten Weltkrieges und von den britischen Einwanderungsbeschränkungen. Der alttestamentliche, nichtjüdische Jäger symbolisierte die Auflehnung des „neuen palästinischen Juden" gegen seine Unterdrücker. Nach Fertigstellung dieser Skulptur schloß sich Danziger der *Palmah* an, um für einen unabhängigen jüdischen Staat zu kämpfen.

Die Malerei Moshe Castels (1909–1991), dessen Vorfahren sich nach ihrer Vertreibung aus Spanien im Jahre 1492 in Hebron niedergelassen hatten, reflektiert die Kunstauffassung mehrerer Künstlergenerationen. Nach seinem Studium an der Bezalel-Schule in den zwanziger Jahren ließ er sich in Paris nieder und entwickelte dort seine eigene Mischung aus orientalischen, naiven und modernen Elementen (parallel, aber verschieden zu der von Rubin und Gutman), um das Leben der sefardischen Juden in Palästina zu beschreiben. In seinem 1930 entstandenen *Frühstück im Grünen* verknüpft er den poetischen Charakter eines Maurice Utrillo mit den ornamentalen und raumgebenden Elementen persischer Manuskripte und schafft so eine naive Malerei von intensivem und düsterem Kolorit. Nach Ausbruch des Zweiten Weltkrieges kehrte Castel nach Palästina zurück, um sich dort gegen 1945 unter dem Einfluß der naiven Figuren des aus dem 6. Jahrhundert stammenden Bodenmosaiks von Bet Alpha einer stilisierteren Darstellung zuzuwenden; die Mosaiken zeigen die *Opferung Isaaks*, ein Sujet, das Castel mehrfach bearbeitete. Er verknüpfte so die moderne Malerei Palästinas mit jener Kunst, die von den jüdischen Vorvätern auf diesem Boden bereits geschaffen worden war. Inspiriert durch die von Paul Klee entwickelten Variationen zur arabischen Kalligraphie wurde Castels figürliche Darstellung zunehmend abstrakter. Unter Einbindung der verschiedenen Stile malte er biblische Motive und jüdische Feste, fügte hebräische und arabische Inschriften hinzu, so daß seine Werke an Fragmente alter Manuskripte erinnern. In den 1950er Jahren wurde das Alphabet zu seinem vorrangigen Motiv. Dabei verwendete er die hebräischen Buchstaben nicht in ihrer gewohnten Form, sondern kehrte zu keilschriftartigen Zeichen und zum Alphabet biblischer Zeiten zurück, um in der Folge noch Figuren hinzuzufügen, die an die Siegelzylinder der ersten mesopotamischen Dynastien erinnerten. Schriftzeichen und Figuren setzte er auf Flachreliefs und schuf so – in Anlehnung an die Technik Antoni Tàpies' – „alte jüdische Stele" aus farbigem Basalt in moderner Form. Castel wartete nicht, bis die Archäologen den Beweis für eine jüdische Präsenz in diesem Lande erbrachten, er schuf seine eigenen „Dokumente".

Abb. 316

Der als Max Bronstein geborene Mordechai Ardon (1896–1922) kam auf einem völlig anderen Weg zu diesem Ansatz. Geprägt durch das Bauhaus und beeinflußt von Paul Klee, interessierte sich Ardon für die sumerische Kultur, da Abraham (und infolgedessen auch das jüdische Volk) aus diesem Gebiet stammte. In den fünfziger Jahren begann er, die langgezogenen Augenformen der sumerischen Malerei und sumerische Texte zu verwenden; in seinem *O Vater Nanna* (1955) verarbeitet er ein Gedicht über die Zerstörung Urs und setzt diese symbolisch der Zerstörung des europäischen Judentums während der Shoah gleich, während er in den 1953 entstandenen *Steppen des Negev* das Goldene Kalb und die Bronzeschlange als Ikonen der israelitischen Vergangenheit in eine düstere Landschaft stellt. In seiner *Venus von Beerscheba* (1962) dienen ihm eine kanaanäische Fruchtbarkeitsgöttin und Vögel – Funde aus der Gegend von Beerscheba – zur geheimnisvollen, leicht erotisierten Darstellung jener vitalen Kräfte der frühen Israeliten, an die er eine moderne israelische Kultur angeknüpft sehen wollte.

Parallel dazu kehrte Ardon jedoch auch zu den traditionellen jüdischen Wurzeln zurück. In seinem 1953 entstandenen Werk *Türen zum Licht* stehen von der *Haggada mit Vogelköpfen* inspirierte Vögel symbolhaft für Juden, die geheimnisvolle kabbalistische Zeichen am Himmel betrachten und diskutieren. Auf der rechten Bildseite sind die Seinsstufen der Sefirot zu sehen, das Paradigma der göttlichen Emanationen, von Ardon umgesetzt als mystische, vom Himmel zur Erde führende Leiter. Auf der linken Bildseite befinden sich die Zeichen, die den „Bruch der Gefäße" darstellen: nach kabbalistischer Lehre waren die Sefirot so stark dem göttlichen Licht ausgesetzt, daß die unteren Gefäße dadurch zu Bruch gingen. Aus den verstreuten Bruchstücken erwuchs in der Folge das Böse. Die Aufgabe des Kabbalisten besteht darin, die Gefäße wieder zusammenzufügen und ihren ursprünglichen Zustand (*Tikkun*) herzustellen, um so die Welt zu erretten. Ardon betitelt sein Bild in Anlehnung an ein kabbalistisches Werk des 18. Jahrhunderts, das eine detaillierte Interpretation der Sefirot gibt. Er verweist in diesen Werken auf zweierlei Arten von Wurzeln. Zum einen bietet der von den frühen Israeliten gepflegte historische Bezug zu heidnischen Elementen sowohl düstere Bilder der Zerstörung als auch mysteriöse, gleichzeitig aber äußerst mächtige Lebenskräfte. Zum anderen sind diese Kräfte nur lebensfähig innerhalb des Kontextes einer traditionellen jüdischen Mystik, die einerseits zwar die Bilder des Göttlichen und der Entstehung des Bösen trägt, andererseits aber auch Hoffnung auf Erlösung in sich birgt. Um zu überleben, muß – so Ardon – eine neue israelische Kultur diese beiden Facetten jüdischer Geschichte enthalten.

Mit der Environment- und Concept Art ging dieser gedankliche Ansatz in den 1960er und 70er Jahren noch in eine andere Richtung: Die Künstler drückten ihre tiefe Verbundenheit mit dem Land aus und stellten es in verschiedene Darstellungskontexte, von der Bibel bis zu den Beduinen, mit denen Israel in Frieden lebte. Pionier dieser Strömung war einmal mehr Danziger, der in einer ab den 1950er Jahren realisierten Bildserie Schafe und Schafsweide mit beduinischen Zeltformen und Hügelstrukturen der Wüste Negev assoziierte; inspiriert von den Aquädukten und *bustans* arabischer Dörfer schuf er 1956 für das Israel Museum eine aquatische Skulptur. Seine Vorstellungen und Ideen entwickelten sich in zwei Richtungen. Im Jahre 1970 initiierten Joshua Neustein (geb. 1940), Gerhard Marx (geb. 1940) und Georgette Batle (geb. 1942) das Projekt *Fluß von Jerusalem;* dazu stellten sie drei Tonbandgeräte und fünfundfünfzig Lautsprecher auf einer zwei Kilometer langen Strecke im *wadi* auf, um so die von Trockenheit gezeichnete Umgebung Jerusalems mit dem Murmeln fließenden Wassers zu beleben. Diese Idee brachte nicht nur den zionistischen Wunsch nach der Urbarmachung des Landes zum Ausdruck, sondern gründete darüberhinaus in volkstümlichen jüdischen Legenden und einer biblischen Prophezeiung. Nach Sacharja (14,8) werden „an jenem Tag lebendige Wasser von Jerusalem ausfließen", wenn Israel bei der Ankunft des Messias befreit wird. Mit dieser Rückkehr zu Tradition und Bibel erweckten die Künstler den Eindruck, als hätte sich die Prophezeiung erfüllt.

Die Lehmskulpturen Igael Tumarkins (geb. 1933) drücken Danzigers Darstellungskonzepte noch auf andere Weise aus. In dem 1978 entstandenen *Taubenschlag* läßt sich Tumarkin von arabischen Taubenschlägen anregen *Abb. 581* und verleiht damit gleichzeitig seinem Wunsch nach einer friedlichen Koexistenz Ausdruck. Wie die Künstler der 1920er Jahre ist auch er davon überzeugt, daß die Araber in stärkerem Einklang mit der Erde leben als die Israelis. Er schuf Skulpturen heiliger Stätten (*maqams*) und umgab seine Figuren mit buntbedruckten Stoffen, die er nach arabischer Sitte anbrachte. Tumarkins Kunst und Zielsetzung unterscheiden sich jedoch in zwei wesentlichen Punkten von den zwanziger Jahren. Zum einen stützt er sich auf die zeitgenössischen amerikanischen *Earthworks*. Er will von den Arabern übrigens nicht nur lernen, wie man in diesem Lande lebt, er sieht dieses Land gleichzeitig auch als etwas Heiliges an, als etwas, für das Blut vergossen wurde. In einer Zeit permanenter Spannungen zwischen Israel und der arabischen Welt bringt er so die tiefe Verbundenheit beider Seiten mit dieser Erde zum Ausdruck und reicht – über das Medium Skulptur – eine Hand zur Versöhnung.

Bereits ab dem Zeitpunkt ihres Entstehens, noch vor der Gründung des israelischen Staates, weist die nationale israelische Kunst infolgedessen vier prägende Wesensmerkmale auf: gestützt auf die zeitgenössische Kunst des Westens, nimmt sie orientalische Einflüsse auf, um in gewisser Weise „eingeboren“ zu werden, bevorzugt biblische Themen, die mit Ereignissen der Gegenwartsgeschichte verknüpft sind und die jüdischen Wurzeln im Lande hervorheben, deren Bedeutung sowohl in den Landschaften als auch in den *Earthworks* betont wird. Die Evolution dieser nationalen Kunst erstreckte sich über einen längeren Zeitraum und gestaltete sich komplexer als die der in Rußland geborenen jüdischen Kunst; beide teilen sie jedoch das Streben nach einer Verbindung von Tradition und Moderne. Selbst wenn die einzelnen Komponenten von Kritikern und jüdischen Künstlern weltweit diskutiert wurden, entstand eine wirkliche jüdische Kunst nur in Rußland – wo der Wunsch nach kultureller Autonomie bestand – und in Israel, wo das Verlangen nach politischer Unabhängigkeit Realität wurde. Allerdings sind nicht alle jüdischen Künstler dieser Länder Teil der nationalen Bewegungen. Wie ihre europäischen und amerikanischen Kollegen suchten die anderen vor allem den Weg der Assimilation. Sie strebten ganz einfach nur nach Integration in die moderne Kunst.

DIE KÜNSTLERISCHE ASSIMILATION: JUDEN IN DER MODERNEN KUNST

Während der ersten vier Jahrzehnte des 20. Jahrhunderts suchten viele jüdische Künstler aus Osteuropa im Westen einen sicheren Hafen vor den Verfolgungen, denen sie in ihren Ländern ausgesetzt waren. Säkular in ihrer Gedanken- und Vorstellungswelt, nahmen sie die nicht weniger säkularen Kulturen des Westens freudig auf und zogen es vor, ihre jüdischen Wurzeln im Dunkeln zu belassen. Sie wollten ausschließlich Künstler sein – nicht jüdische Künstler – und träumten davon, der Avantgarde ihren persönlichen Stempel aufzudrücken. Sie hatten teil an den wichtigsten Avantgarde-Strömungen und waren – wenn man den Anteil der Juden an der Gesamtbevölkerung berücksichtigt – über alle Erwartungen hinaus erfolgreich. In der zweiten Hälfte des Jahrhunderts wurde diese Haltung auch von einer jüngeren Generation vertreten. In ihrer Mehrzahl waren sie Kinder oder Enkel von Einwanderern, seit frühester Jugend vertraut mit einer freien und konfessionslosen Welt. Kunst bedeutete für sie ein internationales Sprachmittel, und nur selten verwiesen sie auf ihren jüdischen Ursprung. Diese Haltung findet sich auch bei den Fotografen – wie sich am Beispiel von Alfred Stieglitz (1864–1946) zeigen läßt –, bei den Galeristen, wie im Fall des als Georg Lewin geborenen Herwarth Walden (1878–ca. 1942), den Sammlern wie Joseph H. Hirshhorn (geb. 1899) und den Kunstkritikern wie Clement Greenberg (1909–1994). Keiner der Vorgenannten befaßte sich mit jüdischer Kunst im besonderen, sondern vielmehr mit Avantgarde-Kunst im allgemeinen.

Dennoch ist diese assimilatorische Haltung im Gesamtkontext der jüdischen Kunst zu betrachten, sei es auch nur aufgrund der Tatsache, daß so viele jüdische Künstler sie vertreten haben. Sie ist nicht nur im Rahmen der individuellen künstlerischen Entwicklung der betroffenen Personen zu sehen, sondern vielmehr in einen größeren Zusammenhang zu stellen: die Haltung der verschiedenen Gesellschaften gegenüber den Juden, die Vorstellung, die letztere von ihrer jeweiligen Position in eben diesen Gesellschaften hatten. Bis zu einem gewissen Grad kehrten viele dieser Künstler überdies wieder zu ihren Wurzeln zurück oder ließen sie, zumindest versteckt – „ohne Risiko“ – in ihren Werken anklingen.

DER FORMALISTISCHE ANSATZ: DER KUBISMUS UND SEINE AUSLÄUFER

Zwar war der eigentliche Kern der Kubisten nichtjüdisch, jedoch schlossen sich dieser Gruppe bald jüdische Bildhauer der ersten Stunde an, wie beispielsweise der 1909 aus Litauen emigrierte Jacques Lipchitz (1891–1973). Lipchitz befreundete sich schnell mit Juan Gris und Picasso und stieß im Jahre 1914 – fasziniert vom Reichtum des Formvokabulars – zu den Kubisten. Ausgehend von den konzeptuellen Methoden des synthetischen Kubismus, benutzte er zweidimensionale, sich überschneidende Ebenen, um die großen Achsen einer Figur nachzuzeichnen: die Vertikale für Kopf, Hals, Arme, Körper und Beine, die Horizontalen für Becken und Schultern. Gleichzeitig arbeitete er an Skulpturen, die den analytischen und den synthetischen Kubismus in einer ihm eigenen, individuellen Sprache vereinten, und gelangte dadurch mehr und mehr von der kubistischen Konfiguration zur vollständigen Abstraktion. Seine Sujets waren weltlicher Natur, wie die der anderen Kubisten auch. Desinteressiert an seinen jüdischen Wurzeln, stellte er Badende dar, Musiker, Köpfe und Stilleben. Die einzige Person, mit der er sich in jener Periode auseinandersetzte, war die des Pierrot, möglicherweise, weil Picasso sich mit dem Harlekin identifizierte.

Lipchitz verfolgte diesen kubistischen Ausdruck zwar noch bis Anfang der dreißiger Jahre, begann jedoch bereits Mitte der zwanziger, sich in seinem abstrakten Gestaltungsrepertoire eingeengt zu fühlen, und suchte nach Mitteln und Wegen, um persönliche Probleme zu verarbeiten, insbesondere nachdem er seinen kranken Vater in Litauen besucht hatte. In 1925 schuf er einen Hahn – die traditionelle Opfergabe vor der großen Absolution – als eine Art Gebet für seinen Vater. Danach läßt er seine Bitterkeit und seinen Schmerz nach dem Tod des Vaters und der Schwester in mehreren *Mutter mit Kind*-Versionen (1929–1931) durchscheinen. Besonders
Abb. 595 deutlich wird dieser veränderte Ansatz in seiner Kunst in dem Werk *Pierrot bricht aus*, in dem auch sein persönliches Ausbrechen aus dem Kubismus zum Ausdruck gebracht wird. Unbewußt gibt er diesem Pierrot Ähnlichkeit mit einem Davidsstern. Solange Lipchitz mit der Erforschung der Formensprache befaßt ist, bewegt er sich in der konfessionslosen Vorstellungswelt des Kubismus; kaum fühlt er jedoch das Bedürfnis nach individuell persönlicher Darstellung, drängt das jüdische Element in ihm an die Oberfläche.

Abb. 580 Auch die Brüder Naum Gabo (geb. Pevsner, 1890–1978) und Antoine (Natan) Pevsner (1886–1969) fühlten sich durch ihre Faszination für formalistische Sachlichkeit vom Kubismus angezogen. In Gabos erster Konstruktion von Köpfen und Figuren (1915–1917) wird Volumen – wie im zeitgleichen Werk Lipchitz' – durch feine Ebenen begrenzt. Zurück in Rußland, wendet sich Gabo 1917 unter dem Einfluß von Suprematismus und Konstruktivismus, die bald auch Altman und Lissitzky begeistern sollten, der Abstraktion zu. Gabos Werk bewahrt jedoch eine spezifische Eigenart, die seine naturwissenschaftliche Ausbildung widerspiegelt. Er verwendet Glas und Plastik und schafft damit ein ätherisches Raumvolumen, in dem das Licht frei spielen kann. Seine 1923 entstandene *Säule* ist eine luftiges Gebilde, dessen Achsen sich durch zwei transparente Ebenen mit vertikaler Schnittstelle definieren, während Rundung und Stabilität mittels lichtundurchlässiger Elemente vorgegeben werden: durch den abgestuften Sockel, die schräg gestellte Kreisfläche, die gebogenen Horizontalen. Gabo war zudem Pionier der kinetischen Kunst. Seine 1920 entstandene *Kinetische Konstruktion* ist eine Metallstange, die – mit Hilfe eines Motors in schnelle Rotation versetzt – ein plastisches Volumen erzeugt.

In ihrem 1920 in Moskau veröffentlichten *Realistischen Manifest* vertraten Gabo und Pevsner die These, daß die rein abstrakten Elemente ihrer Plastiken eine neue, auf Raum und Zeit gründende Realität schufen, eine Realität, vollkommen unabhängig von jeglichen „-ismen". Dieses Postulat brachte sie auf Konfrontationskurs mit den russischen Konstruktivisten, die ihre Kunst in den Dienst der Revolution gestellt wissen wollten. In einem solchen Rahmen war offenkundig kein Platz für ihre jüdische Identität. Die beiden Brüder verließen Rußland zwischen 1922 und 1923 und brachten die Grundlagen des Konstruktivismus mit in den Westen. Zeit ihres Lebens hielten sie sich an ihre Definition von der Kunst als einem von äußeren Kräften völlig unbeeinflußten Absolutum.

Andere jüdische Künstler wie Sonia Terk Delaunay (geb. Stern, 1885–1979), Sophie Taeuber-Arp (1889–1943) und Anni Albers (geb. Anneliese Fleischmann, 1899–1981) wurden ebenfalls vom Kubismus und seinen geometrischen Ausläufern geprägt. Der Fall Sonia Delaunay macht die Probleme deutlich, denen sie sich ausgesetzt sahen. Sie war zum Kunststudium nach Paris gekommen. Von der Familie gedrängt, nach Rußland zurückzukehren und ein Heim zu schaffen, ging sie eine Vernunftehe mit dem deutschen Galeristen Wilhelm Uhde ein, von dem sie sich im Jahre 1910 aber wieder scheiden ließ, um Robert Delaunay zu heiraten. Sonia Delaunay blieb freiwillig im Schatten ihres Mannes, mit dem sie gemeinsam den Boden für den Orphismus bereitete und dem modernen Leben durch Form und Farbe Ausdruck zu verleihen suchte. Ginge es nach den Feministen, so wäre die von ihr im Jahre 1911 für ihr Baby gefertigte Decke in diesem Licht zu sehen. Dadurch wurde ihr Mann in den Jahren 1912/13 angeregt, einen Streifzug in die abstrakte Kunst zu unternehmen. Wie dem auch sei, Sonia Delaunays angeborener Sinn für Farbe und Rhythmus zeigt echte, eigenständige Qualitäten. *Abb. 594* Wie Sophie Taeuber-Arp und Anni Albers wendet auch sie sich Mitte der 1920er Jahren ganz der rein geometrischen Kunst zu.

Auch diese Künstlerinnen interessierten sich – wie Naum Gabo – ausschließlich für die formalistischen Aspekte der Kunst; allerdings hatten sie noch eine zusätzliche Bürde zu tragen: Als Frauen mußten sie sich in einer von Männern geprägten Welt behaupten. Hinzu kamen – wie bei Sonia Delaunay – Probleme, die durch ihre jüdische Erziehung bedingt waren. Selbst wenn in der Vergangenheit ein paar jüdische Frauen eine (allerdings nicht allzu bedeutende) künstlerische Laufbahn eingeschlagen hatten und Zeitgenossinnen wie Anna Ticho und Ziona Tagger in Palästina frei ihre Karriere verfolgen konnten, erwies sich ein solches Unterfangen in der Diaspora weiterhin als problematisch. Es ist kein Zufall, daß diese Frauen berühmte nichtjüdische Künstler heirateten und in deren Schatten standen, indem sie sich nicht nur auf die Malerei, sondern auch auf die Gestaltung von Mode und textilen Materialien konzentrierten. Es überrascht auch nicht weiter, daß eben diese Frauen sich für ein abstraktes Formvokabular entschieden und ihre jüdische Identität nicht zum Ausdruck brachten. Während ihre nichtjüdische Zeitgenossin Natalia Gontcharova Sujets wie *Die jüdische Familie* (1912) aufgreifen konnte, hätte eine solche Themenwahl die Unabhängigkeit dieser jüdischen Frauen gefährdet.

Der rein formalistische Ansatz stellte für die vom Kubismus beeinflußten Künstler allerdings nicht die einzige Lösung dar. Bewußt gingen sie andere Wege als Chagall, der zur selben Zeit Kubismus mit Volkskunst und *Abb. 189* einer individuellen Ikonographie verknüpfte, oder als Lipchitz kurze Zeit später. Auch Max Weber (1881–1961) fand ein Mittel, um Kubismus und Judentum miteinander zu verbinden. Weber verließ das heimatliche Białystok im Jahre 1891 und emigrierte in die Vereinigten Staaten. Zwischen 1905 und 1908 lebte er in Paris und wurde dort vom Fauvismus und dem gerade entstehenden Kubismus beeinflußt. Nach seiner Rückkehr nach New York blieb er dem Kubismus verbunden und wurde einer der wichtigsten Künstler der amerikanischen Avantgarde. In dieser Zeit wählte er seine Sujets nach kubistischer Vorgabe: Aktdarstellungen, Stadtlandschaften, Stilleben und im Jahre 1915 eine Reihe futuristischer Abstraktionen zur dynamischen Rhythmik der Stadt New York. Nur selten griff er biblische Themen auf wie in dem 1916 entstandenen Werk *Adam und Eva*, in dem er ein unbekleidetes Paar in einer Landschaft darstellt. Angesichts zunehmend antisemitischer Tendenzen in den USA und geschockt durch den Tod des Vaters, begann Weber im Jahre 1917 mit der Bearbeitung jüdischer Themen, behielt dabei jedoch seinen kubistischen Stil bei. In dem 1917 entstandenen Werk *Der Besuch* (*Ein* *Abb. 192* *Familientreffen*) sitzt die Familie dicht gedrängt und empfängt die Besucherin auf der Bildrechten in relativ defensiver Haltung. Düstere Farben verstärken den durch die Haltung der Personen erweckten Eindruck, daß es sich wohl eher um einen Kondolenzbesuch bei der Trauerfamilie Weber handelt, als um ein fröhliches Treffen unter Freunden. Dieses Gefühl wird noch intensiviert durch die Juxtaposition der stilisierten, vollständig ausgeführten Figur der Besucherin und der mit Frakturen durchzogenen, kubistischen Formen, mittels derer die Familie in äußerst expressiver Weise verzerrt und entstellt wird, so daß die einzelnen Identitäten nur in Anklängen durch ein Käppchen, eine Halskette oder ein bedrucktes Tuch zum Vorschein kommen. Die depressive Stimmung des Bildes reflektiert die Gefühle Webers, birgt jedoch auch Erinnerungen an die osteuropäische jüdische Kunst der Kindertage. Möglicherweise wurde Weber klar, wie schwierig es ist, diese Sujets in kubistische Formen umzusetzen, denn bald darauf wandte er sich einer naturalistischeren Darstellung zu, allerdings – zu Beginn – noch auf einer geometrischen Basis. Durch diesen neuen Stil erhalten seine jüdischen Themen mehr Lesbarkeit, und der künstlerische Ansatz wird spiritueller.

Auch die jüdischen Dadaisten unterlagen kubistischen Strömungen. Einige von ihnen benutzten ihre Kunst, um die jüdische Identität zu verhüllen. Der als Emanuel Radnitsky geborene Man Ray (1890–1976) war zwar für seine dadaistischen Konstruktionen und fotografischen Innovationen bekannt; Heyd zeigte jedoch auf, daß viele seiner Arbeiten insgeheim seiner negativen Haltung darüber Ausdruck verliehen, daß der Vater – ein Einwanderer – unter schwierigen Umständen als Konfektionsschneider in einem *Sweatshop* seinen Lebensunterhalt verdiente. Das 1921 entstandene *Geschenk* ist ein Eisen, dessen spitze Nägel jegliches Kleidungsstück, das damit in Berührung käme, zerreißen würden, während in dem *Geheimnis des Isidore Ducasse* eine Näh- *Abb. 570* maschine und ein Regenschirm wie von *de Lautréamont* vorgegeben auf einem Operationstisch juxtaponiert wurden. Die Gegenstände sind unter einer Decke verborgen und maskieren die jüdische Identität Man Rays ebenso wirkungsvoll wie sein Name. Es ist bezeichnend, daß der Künstler diese Objekte im Jahre 1933, nach der Machtergreifung Hitlers, in einem Foto und einer Zeichnung enthüllt, sie ihrer Hülle beraubt, so wie Hitler die Juden ihrer schützenden Assimilation berauben wird.

Auch die jüdischen Mitglieder der Zürcher Dadaistengruppe – der Dichter Tristan Tzara (geb. als Sami Rosenstock, 1896–1963) sowie die Künstler Marcel Janco (1895–1984) und Hans Richter (1888–1976) – erlaubten es sich nicht, ihr Judentum anzunehmen. Janco benutzte den Kubismus und den Futurismus, um die Atmo-

Abb. 193 sphäre eines Cabaret Voltaire zu schaffen. Einige seiner herausragendsten Werke, wie beispielsweise *Tzaras Maske* (1919), waren Bestandteil der Dada-Auftritte der Gruppe, wo man Masken trug, um simultan Gedichte vorzutragen, eine Art unter vielen, seine Identität zu verbergen. Janco scheint seine jüdische Identität erst nach Ausbruch des Zweiten Weltkrieges und seiner Flucht nach Palästina gelüftet zu haben. Richter hatte sich sogar noch weiter von seinen jüdischen Wurzeln entfernt. Nachdem er Porträts in kubistischer Manier gemalt und expressionistische Antikriegszeichnungen angefertigt hatte, wandte er sich in den 1920er Jahren im Zusammenhang mit seinen Kunstfilmen einem geometrischen Stil zu. Selbst als diese Filme – wie in dem dadaistischen Werk *Phantome vor dem Frühstück* (1927–1928) und dem surrealistisch geprägten Werk *Träume, die man mit Geld kaufen kann* (1947) – immer figürlicher in ihrer Darstellung wurden, enthielten sie keinerlei offenkundige jüdische Elemente. Seine beiden Collagen, mit denen er die Niederlage der Nazis feiert, stellen den *Sieg im Osten (Stalingrad)* (1943/44) und *Die Befreiung von Paris* (1944/45) dar, nicht aber die Befreiung aus den Konzentrationslagern.

DER EXPRESSIONISMUS IN BERLIN UND DIE JÜDISCHEN KÜNSTLER DER ÉCOLE DE PARIS

Die Faszination der dem Kubismus verbundenen Künstler für die formsprachliche Qualität dieser Stilrichtung und die von ihnen empfundene Abneigung, ihrer jüdischen Identität Ausdruck zu verleihen, lassen sich bis zu einem gewissen Grad durch die kubismusspezifischen Parameter erklären. Dies trifft jedoch nicht zu für jene, die sich dem Expressionismus zuwandten, einem Stil, der sich durch Introspektion auszeichnet. Nichtsdestotrotz zogen es viele jüdische Expressionisten im ersten Drittel dieses Jahrhunderts vor, ihre Wurzeln im Dunkeln zu belassen und sich in die jeweilige Kunstszene zu integrieren. Eine genauere Betrachtung der Gegebenheiten in Berlin und Paris – Städte, die eine starke Zuwanderung jüdischer Künstler zu verzeichnen hatten – mag Aufschluß darüber geben, wie es zu der individuellen Entscheidungsfindung kam.

Wie bereits erläutert, umfaßte die jüdische Kunst in Deutschland zwei große Traditionen. Zum einen gab es eine starke Betonung des Judentums, wie man sie bei Oppenheim und den zionistischen Künstlern findet, und zum anderen die Assimilationstendenzen eines Eduard Bendemann und Max Liebermann. Diese Traditionen reflektieren die divergierenden Strömungen des jüdischen Lebens in Berlin. In den zwanziger Jahren war Berlin Zentrum jüdischer Kultur; viele Juden deklarierten sich jedoch als „Deutsche mosaischer Konfession" oder „Deutsche, keine Juden". Gleichzeitig bestand auch eine kulturelle Kluft zwischen den in Deutschland geborenen Juden und den aus Osteuropa eingewanderten *Ostjuden*, die von oben herab betrachtet wurden. Ludwig Meidner (1884–1966) und Jacob Steinhardt (1887–1968), führende Mitglieder der Berliner *Pathetiker*, stehen beispielhaft für die Optionen, die den expressionistischen Künstlern hinsichtlich dieser Ambivalenz offenstanden.

Sowohl Meidner als auch Steinhardt wuchsen in kleinen Ortschaften im Osten Deutschlands in traditionsbewußten, jüdischen Haushalten auf. Beide kamen bereits in jungen Jahren nach Berlin. Angeregt von der expressionistischen Malerei und Literatur, gründeten sie die Gruppe der *Pathetiker*, die im November 1912 in Herwarth Waldens Galerie Sturm ausstellte. Beide Künstler zeigten Bilder einer apokalyptischen Zerstörung;
Abb. 194 dennoch traten ihre Unterschiede bereits deutlich zutage. Bei Meidner findet die Katastrophe in der Neuzeit statt, und seine Arbeiten tragen den prophetischen Akzent deutscher, expressionistischer Poesie. Steinhardt schöpft aus anderen literarischen Quellen des deutschen Expressionismus und übermittelt dieselbe Vorstellung über eine biblische Bildsprache; er setzt seinen *Jeremias* (1912/13) nicht nur in ein zerstörtes Jerusalem, sondern mitten in die Ruinen der Welt. Diese Sicht hatte zur Folge, daß er von dem für *Die Aktion* schreibenden jüdischen Kritiker Kurt Hiller angegriffen wurde mit dem Vorwurf, seine Werke seien zionistisch gefärbt. Dennoch liegen Steinhardts *Jeremias* und sein *An den Ufern der Flüsse Babylons* (1911/12) näher an der Bendemannschen Interpretation als an der Urys; Steinhardts „zionistischstes" Bild war die zwischen 1911 und 1912 entstandene *Überquerung des Roten Meeres*, bei der der Akzent auf jene gesetzt worden war, die den riesigen Wellen entkamen und jene, die dieses Ziel nicht erreichten. In seinem Artikel unterschied Hiller zwei Typen von deutschen Juden: die assimilierten – wie Meidner – waren akzeptabel, während jene, die sich zu ihrem Judentum bekannten – wie Steinhardt –, als Zionisten stigmatisiert wurden.

Unter dem Einfluß der Kritik Hillers versuchte Steinhardt, eine allgemeinere Ikonographie zu entwickeln.
Abb. 563 Sein *Prophet* aus dem Jahre 1913 trägt eine klassische Tunika und erscheint eher als Kombination aus einem dem modernen Ninive predigenden Jona und dem Zarathustra Nietzsches. Müde hebt er den Arm und ist sich des-

sen bewußt, daß die von ihm prophezeite Zerstörung die moderne Stadt bereits getroffen hat; die Einwohner dieser Stadt hatten zu spät bereut. Im Anschluß an den im Jahre 1913 in Rußland geführten Beilis-Prozeß – es handelte sich dabei um eine Anklage wegen Ritualmordes – kehrte Steinhardt zu unbestreitbar jüdischen Themen zurück und malte betende Juden und Pogrome in expressionistischer Manier. Im Ersten Weltkrieg hatte er in den litauischen *Schtetln* als Soldat gedient, und nun war es in der Hauptsache diese Art jüdischen Lebens, auf *Abb. 566* die er sich erfolgreich konzentrierte. In der Darstellung grausamer Armut übertraf er damit sogar häufig die osteuropäischen Maler. Im Zusammenhang mit dem Aufschwung der jüdischen Kunst im Berlin der beginnenden zwanziger Jahre spielten die von Steinhardt dargestellten *Schtetl*-Motive eine wichtige Rolle. Gegen Mitte des Jahrzehnts versuchte er sich zwar erneut in Landschaften und abstrakten Porträts, reagierte dann jedoch auf das an die Macht strebende Nazitum, bekannte sich zu seinem Judentum und wanderte im Jahre 1933 nach Palästina aus.

Meidner selbst blieb Anhänger der Assimilation, selbst als er – nach 1915 – erneut auf die zur damaligen Zeit populären biblischen Propheten Steinhardts zurückgriff. Mit gleichem Eifer richtete er sein Interesse auf den heiligen Paulus, auf Mose und auf den Rebellen Korach. Nach dem Ersten Weltkrieg blieb Meidner der deutschen Avantgarde verbunden und unterzeichnete alle von dieser verfaßten Manifeste. Während des Zweiten Weltkrieges fand er Zuflucht in England, kehrte in der Folge aber nach Deutschland zurück, um seinen Platz unter den deutschen Expressionisten wieder einzunehmen und seinen Beitrag zu der überwiegenden Mehrheit der von diesen veranstalteten Ausstellungen zu leisten. Steinhardt hatte sich aus der deutschen Kunstszene zurückgezogen, um eine wichtige Rolle in der jüdischen und israelischen Kunst zu übernehmen; er ging einen vollkommen anderen Weg: Auch er hatte seinen legitimen Platz unter den deutschen Expressionisten, sah sich jedoch über einen langen Zeitraum, in dem seine Bilder nur selten ausgestellt wurden, ignoriert. Die Auswirkungen der von diesen beiden Männern getroffenen Wahl haben eine große Aussagekraft in bezug auf die Situation, in der sich die jüdischen Künstler befanden, und nur sehr wenige unter ihnen waren überzeugt genug, um ihre Position in der internationalen Kunstszene durch ein Bekenntnis zum Judentum aufs Spiel zu setzen.

Jankel Adler (1895–1949) profitierte zunächst von den Vorteilen beider Welten. In Lodz geboren, wanderte Adler in seiner Jugend nach Deutschland aus und schloß sich dort der Gruppe „Junges Rheinland“ an, die Künstler der Düsseldorfer Kunstszene förderte. Anläßlich eines zwischen 1918 und 1920 unternommenen Aufenthaltes in Lodz beteiligte er sich an der Gründung einer jungen Literaten- und Malergruppe mit dem Namen „Junge Jiddische“. Wieder zurück in Düsseldorf, wird er ein wichtiger Vertreter der „neuen Objektivität“. Er thematisiert die Mann-/Frau-Beziehung, den Arbeiter und die Bedürftigen, indem er mit eigenartigen Perspektiven geheimnisvolle Impressionen zaubert und gelegentlich den Hintergrund mit hebräischen Texten bedeckt. Wie Steinhardt malt er parallel dazu die *Ostjuden*. Mit dem Aufkommen des Nazitums folgt er den Spuren von Oppenheim und Liebermann und stellt jüdische Soldaten, deren *Tefillin* ihre Treue zum Judentum bezeugen, im Gebet dar (1928). Sein Schicksal war dem Steinhardts vergleichbar. Trotz seines Bekanntheitsgrades in den 1920er Jahren wird Adler ignoriert zugunsten von Künstlern der „neuen Objektivität“, die als rein deutsch betrachtet werden.

Im Paris jener Zeit bedeutete die Entscheidung zugunsten eines Bekenntnisses zum Judentum für viele osteuropäische Künstler einen noch schwerwiegenderen Schritt. Die erst im Jahre 1906 abgeschlossene Dreyfus-Affaire bewirkte bei der französischen Gesellschaft über Jahre hinaus ein ambivalentes Verhältnis zu den Juden. Trotz der immensen Freiheit, die jüdische Künstler genossen, gab es auch Spannungsmomente: Während des Ersten Weltkrieges begegnete man Ausländern mit Mißtrauen; in der Wirtschaftskrise erwachten Ausländerfeindlichkeit und Antisemitismus. Die jüdischen Aspekte der École de Paris mußten dem wenig schmeichelhaften Vergleich mit Qualitäten des „einer von uns“ standhalten, Qualitäten, die den französischstämmigen Malern ja sowieso naturbedingt zu eigen waren.

In einem solchen Klima besaßen nur wenige Künstler wie Chagall und Mané-Katz (1894–1962) die Stärke, ihre Identität offen kundzutun. Beide hatten sie während des Ersten Weltkrieges in Rußland gelebt und waren so der unfreundlichen Atmosphäre entgangen. Während seines ersten Aufenthaltes in Paris brachte Chagall auf versteckten Wegen seine „Polyidentität“ zum Ausdruck. Seine bildhafte Umsetzung jiddischer Redensarten *Abb. 189* wurde von den Franzosen nicht verstanden; diese lasen seine Bilder als poetische Phantasien. Nur ein kleiner Teil seiner Sujets war eindeutig jüdischer Natur; seine Ikonographie und die Verwendung von Volkskunst wurden eher als russisch angesehen. Nachdem er in Rußland an der jüdischen Erneuerungsbewegung teilgenommen hatte, versuchte Chagall nach seiner Rückkehr nach Paris im Jahre 1923 sowohl im Stil – der naturalistischer wurde – als auch durch seine Bildinhalte eine Integration in die französische Kunstszene. Er begann mit einer Illustration Gogols und stieß so zu der Gruppe der in Paris lebenden russischen Emigranten. In der Folge wandte er sich La Fontaine zu, dem französischsten aller Dichter. In dieser Zeit bearbeitete er nur wenige neue jüdische Sujets und schien sich mit Kirchen, Liebenden und Blumen zu begnügen. Erst in den Jahren 1930/31 beschloß er, als Antwort auf den wachsenden Antisemitismus durch eine Bibelillustration und eine Reise nach Palästina seiner jüdischen Identität erneut Ausdruck zu verleihen.

Die anderen jüdischen Maler der École de Paris entschieden sich für die Assmimilation, wählten neutrale Bildinhalte und glichen gelegentlich sogar ihre Namen der französischen Sprache an, wie Julius Mordecai Pincas (1885–1930), der sich in der Folge Jules Pascin nannte. Amadeo Modigliani (1884–1920) erlangte Berühmtheit durch seine Porträts und Aktdarstellungen. Obwohl er in etwas provokanter Geste seine erste in Paris *Abb. 573* ausgestellte Leinwand (ein Frauenporträt) mit dem Titel *Die Jüdin* versah, war er weniger durch sein Judentum als durch seine italienische Schule beeinflußt. Letztere wirkte sich in starkem Maße auf seinen Stil aus. Viele seiner Porträts zeigen jedoch jüdische Künstler und Intellektuelle, und als er die Bildhauerin Chana Orloff (1888–1968) zeichnete, fügte er einen hebräischen Text hinzu, der besagte, daß sie die Tochter Raphaels sei. In diesen Porträts verleiht Modigliani den Wesensmerkmalen seiner Modelle durch eine individuell geprägte *Abb. 195* Kurzcharakteristik des jeweiligen Gesichts Ausdruck. So wird beispielsweise Max Jacob – von Modigliani im Jahre 1916, kurz nach seiner Konversion zum Katholizismus, gemalt – als Pariser Bonvivant dargestellt, den scharfen Geist und den Zynismus im leicht schräg verzogenem Mund angedeutet und die Herkunft – nicht ohne bissigen Spott – in einer weit „jüdischer" ausgeprägten Nase, als Jacob sie in Wirklichkeit hatte, sichtbar gemacht. Modiglianis Aktbilder zeugen von einem umfassenden Einfühlungsvermögen und Verständnis des Künstlers für das Modell. Sie zeigen sinnliche Frauen, die den Betrachter entweder mit Blicken locken oder ihre Augen schließen bzw. abwenden, um so ihre Gedanken zu verbergen, während sie gleichzeitig ihre Körper zur Schau stellen. Diese Arbeiten entstammen einem eher französischen als jüdischen Hintergrund und mögen zunächst zwar schockierend auf das Pariser Publikum gewirkt haben, wurden aber doch in der Folge bald besonders geschätzt.

Chaim Soutine (1893–1943) fand eine andere Lösung für seine Identitätsprobleme. Während seiner Kindheit in einem litauischen Schtetl hatte man versucht, den jungen Chaim mit Schlägen von seinen künstlerischen Neigungen abzubringen. Infolgedessen reagierte er mit heftiger Ablehnung auf die jüdische Welt, weigerte sich, jiddisch zu sprechen, und versuchte in seinen Anfang der zwanziger Jahre in leidenschaftlich expressionistischer Manier entstandenen Landschaften, in denen die Figuren in der Erde verwurzelt schienen, sich im wahrsten Sinn des Wortes an Frankreich festzuhalten. Später zeugen die Darstellung der Kathedrale von Chartres und der Chorkinder von seiner Faszination für das Christentum und seiner diesbezüglichen Gefühlsambivalenz. Zwar war er in den Dreißigern als hervorragender Künstler in Frankreich gut aufgenommen worden, hatte sich aber dennoch nie ganz in die französische Gesellschaft integrieren können. Die Ablehnung der jüdischen Ver-*Abb. 196* gangenheit spiegelt sich im Wesen vieler seiner Werke. Seine blutigen Schlachtviehstücke und sein aus den 1925er Jahren stammender *Hund mit Gabeln* sind nicht nur als Hommage an Rembrandt oder als Ausdruck von Sadismus zu werten, sondern vielmehr als bewußte Verletzung jüdischer Speisevorschriften. Sein aufgehängtes Geflügel – die Darstellungen mögen von dem Hahn inspiriert sein, der als Sühneopfer vor dem Jom Kippur dargebracht wird – diskutiert und revoltiert gegen sein Schicksal. Soutine greift das Judentum nicht nur an, er zeigt auch einen regelrechten Selbsthaß, wie in den in seinem *Selbstporträt* (um 1922/23) vorgenommenen Verstümmelungen deutlich wird. Brutal entstellt er sein Gesicht (das sicherlich mit dicken Lippen und einer kräftigen Nase nicht das schönste, aber dennoch nicht so häßlich ist, wie in diesem Werk dargestellt), nimmt bei einer Änderung einen der Arme weg und benutzt den Bildrand, um die den Pinsel führende Hand zu durchtrennen.

JÜDISCHE KÜNSTLER IM SCHMELZTIEGEL USA

Für die in Amerika angesiedelten jüdischen Künstler europäischer Provenienz stellte sich eine vollkommen andere Situation dar als für ihre Landsleute in Europa. Die Vereinigten Staaten waren vor allem ein Land von Einwanderern, von denen jeder versuchte, so schnell wie möglich die amerikanische Staatsbürgerschaft zu erlangen, ohne dabei jedoch auf das eigene nationale Bewußtsein verzichten zu müssen. Für die Juden bedeutete dies, nach innen, privatim, Jude zu bleiben und sich dabei nach außen den amerikanischen Gegebenheiten anzupassen. Zudem war – im Gegensatz zu den nach Westeuropa geströmten Künstlern – die Mehrzahl der amerikanischen jüdischen Künstler sehr jung mit den Eltern gekommen oder bereits in den den Vereinigten Staaten geboren und hatte demzufolge eine assimilationsfördernde Ausbildung erhalten. Wie alle Kinder von Einwandererfamilien blieben sie ihren Wurzeln verbunden, selbst wenn sie sich dagegen auflehnten und die Immigrantenghettos, wie beispielsweise die New Yorker Lower East Side, verließen. Diese zunehmende Abwanderung wurde noch um ein weiteres angeregt durch das Kunststudium an Einrichtungen wie der Educational Alliance, durch Konferenzen und Ausstellungen im Ferrer Center und der People's Art Guild, wo die jungen Leute einen Einblick in amerikanische Lebensart bekamen und mit linkem politischen Gedankengut in Berührung gerieten. Zahlreiche jüdische Künstler schlossen sich linken Bewegungen an und identifizierten sich mit Arbeitern und Minderheiten; für sie entsprach ein solcher Schritt den humanistischen Lehren, mit dem das Judentum das amerikanische Leben bereicherte.

Viele dieser Künstler pflegten ihre Verbindung zum Judentum. Jacob Epstein (1880–1959) begann beispielsweise, das Leben in der Lower East Side zu skizzieren. Er wurde einer der herausragenden Vertreter des angelsächsischen Vortizismus, kehrte später jedoch zu biblischen Themen zurück, die er in einem sehr individuellen, „primitivisierenden“ Stil umsetzte. Analog dazu stellte Weber – alternierend mit neutralen Sujets – das jüdische Leben in verschiedenen Perioden seiner künstlerischen Laufbahn dar. Die Brüder Soyer (geb. Schoer), Isaac (1907–1981), Moses (1899–1974) und Raphael (1899–1987), waren im Jahre 1912 nach New York gekommen und fingen in ihren Arbeiten die Evolution der Sitten und Gebräuche in jüdischen Gemeinden ein. Ihr Vater, Lehrer für Hebräisch und hebräischer Schriftsteller, hatte in Rußland zu einem verfolgten, intellektuellen Zirkel gehört; er änderte den Namen der Familie, um so seiner Amerikanisierung Ausdruck zu verleihen. Die 1926 entstandene *Tanzstunde* von Raphael Soyer bezeugt die Veränderungen, die dieser Prozeß im Leben seiner Familie bewirkt hatte. Die Eltern sitzen im Hintergrund und schauen den jungen Tänzern im Vordergrund teils skeptisch, teils bekümmert zu. Die orthodoxe Mutter trägt den Kopf bedeckt und liest – einen guten Eindruck des Milieus vermittelnd – eine Zeitung in jiddischer Sprache. An der Wand hängt ein Foto der russischen Großeltern. Der lange Bart des Großvaters kontrastiert mit dem kurzgeschnittenen des Vaters, ein Zeichen, daß Letzterer bereits begonnen hat, sich zu assimilieren. Das nach den harmonischen Klängen des Akkordeonspielers tanzende junge Paar versucht die Integration in das amerikanische Leben. Wie in Urys *Jerusalem*, wo ebenfalls ein Veränderungsprozeß in den Sitten und Gebräuchen dargestellt wird, bleiben die Alten abseits, während die Jungen auf die neuen Möglichkeiten reagieren. Für Soyer liegt die Zukunft jedoch nicht im Zionismus, ja sie trägt nicht einmal besonders jüdische Züge; die Zukunft liegt vielmehr in der Assimilation an ein nicht konfessionsgeprägtes Milieu.

Abb. 572

In den dreißiger Jahren gehörten die Brüder Soyer der Schule des sozialen Realismus an, die den amerikanischen Alltag aus kritischer Sicht darstellte. Auch sie thematisierten die Folgen der Wirtschaftskrise, die Schutzlosen, die Schlangen von Arbeitssuchenden, die Arbeiterklasse. In der Folge befaßten sie sich mit den Afro-Amerikanern und den amerikanischen Minderheiten, mit denen sie sich als Juden identifizierten. Zwar waren sie Mitglied der jiddischen Volksfront YKUF, hielten es aber nicht für erforderlich, jüdische Themen darzustellen, da die jüdische Gemeinde – sozialwirtschaftlich gesehen – besser gestellt war als andere minoritäre Gruppen, deren Leben sie zu verbessern suchten.

Auch Ben Shahn (1898–1969), dessen Familie 1906 aus Litauen eingewandert war, stellte jüdische Themen an den Anfang seiner Karriere. Im Jahre 1930 schuf er eine Bildserie zur Dreyfus-Affaire, und 1931 begann er mit der Illustration der Haggada. Bald darauf änderte er sowohl Lebensart als auch Kunstrichtung und integrierte sich in ein liberales Amerika. Er nahm sich des „berühmten Falles“ von Sacco und Vanzetti an, jener anarchistischen italienischen Einwanderer, die im Jahre 1927 hingerichtet wurden. Shahn zeigt die beiden als Märtyrer der amerikanischen Ungerechtigkeit (1931–1932). Während der Wirtschaftskrise durchquerte er die Vereinigten Staaten als Fotograf und Maler und widmete sich thematisch den amerikanischen Kleinstädten, minoritären Gruppen, den Arbeitslosen und den kärglich lebenden Landwirten. Zwischen 1937 und 1938 entstand ein Wandgemälde für ein Bauprojekt der internationalen Textilarbeitervereinigung, einer linken Organisation, deren Mitglieder in der Mehrheit Juden waren. Auf diesem Gemälde stellt Shahn die Geschichte der Bewohner der Stadt dar. Auf der linken Bildseite ist die Flucht dieser Menschen vor den Verfolgungen in Europa dargestellt; in engen Reihen kommen sie über die Brücke, die sie nach New York führt. Zuvor hatten sie in Ellis Island auf die Einwanderungserlaubnis gewartet. In New York erwartet sie jedoch ein hartes Leben in Armut. Sie nähen und bügeln in den *Sweatshops* und zuhause. Das Erscheinen des Gewerkschaftsbosses im Zentrum der Freske stellt den Wendepunkt dar. Auf seinen Rat hin lernen sie Englisch, stecken sie den Plan ihrer Stadt ab, bauen und arbeiten sie jetzt in der neuen, arbeiterfreundlichen Fabrik der Kooperative auf der rechten Bildseite. Hinweise auf den jüdischen Ursprung gibt es nicht, obwohl die Anwesenheit Einsteins unter den Einwanderern deutlich macht, daß einige von ihnen Juden sind. Shahn stellt aber auch noch andere Minderheiten dar. Vor Nazitransparenten, die zum Boykott der Juden aufrufen, steigen Sacco und Vanzetti am äußersten linken Bildrand aus ihren Särgen auf; unter den Arbeitern befinden sich Afro-Amerikaner. Die Wahl der dargestellten Minderheiten erweist sich insofern als besonders interessant, als Shahn in den Vorstudien zu diesem Werk das jüdische Element betont hatte. Auf der rechten Brückenseite war ein österliches *Seder* dargestellt, und man sah Juden an der Klagemauer beten. Außerdem war das Transparent neben dem Gewerkschaftsboss ursprünglich auf Jiddisch.

Abb. 198

Im Gesamtaspekt reflektiert die Freske den starken Wunsch der jüdischen Gemeinde und des Künstlers nach Assimilation in den amerikanischen Lebensalltag.

Das Bedürfnis nach Assimilation ließ während des Zweiten Weltkriegs etwas nach, wurde in der Folge jedoch wieder stärker. Die abstrakten Expressionisten und Minimalisten jüdischer Herkunft versuchten, das Trauma der Shoah zu überwinden, indem sie sich – wie bereits die Kubisten vor ihnen – auf die formellen Aspekte der Kunst konzentrierten. Der als Markus Rothkowitz geborene Mark Rothko (1903–1970) beschloß im Jahre 1945, daß er die reale Objektwelt nicht länger wie bisher „verstümmeln" könne, und wandte sich der Abstraktion zu. Dennoch ging er davon aus, daß seine Werke auch weiterhin Dramen darstellten, und versuchte, dem Betrachter tiefreichende Emotionen zu vermitteln. Seine offenkundig schlichten Bildkompositionen mit übereinander fließenden Rechtecken zeigten ein vibrierendes Innenleben. Mit bewußt kaum definierten Konturen scheinen sie sich auf der Bildoberfläche zu bewegen, aus dem Bild herauszutreten, um schwebend wieder hineinzugleiten. Wenn Rothko intensive Rot-, Orange- oder Gelbtöne einsetzt, strömt das Werk glühende Hitze aus. Wäre es, wie vom Künstler beabsichtigt, dazu gekommen, daß sein 1957–1958 entstandenes Werk *Seagram Murals*, in dem Rot als dominierende Farbe eingesetzt war, auf der gesamten Ausstellungsfläche eines Raumes installiert worden wäre, so hätte der Betrachter in der Tat den Eindruck vermittelt bekommen, in einem glühenden Ofen zu verbrennen. Es ist daher kein Zufall, daß der Künstler sich bezüglich dieser Wandmalereien gegenüber Werner Haftmann dahingehend äußerte, daß er zwar nicht bereit sei, in Deutschland auszustellen, jedoch einwilligen würde, das Werk in einer Kapelle zu installieren, um damit die Opfer der Shoah zu ehren.

In seinem 1951 entstandenen Frühwerk *Verbrannte Zeitungen* reagiert der unter dem Familiennamen Bernstein geborene Morris Louis (1912–1962) auf die von den Nazis angestrengten Bücherverbrennungen; sein in der Folge entstandenes abstraktes Werk – zu dem auch die 1954 entstandene *Schleier*-Serie gehört – ist frei von solchen Assoziationen; die Titel sind der Natur entnommen. Viele seiner späteren *Schleier*-Bilder, wie beispielsweise das zwischen 1959 und 1960 realisierte *Kaf*, in dem er transparente Farbschichten übereinanderlegt und so die darunterliegenden Schichten durchscheinen läßt, tragen Buchstaben des hebräischen Alphabets als Titel. Diese Arbeiten unterscheiden sich sehr von den *Entfaltungen* (1960–1961), wo sich stark individualisierte Farben erst am Rande brechen und die Bildtitel dem griechischen Alphabet entnommen sind. Im Jahre 1934 hatte Louis im Zusammenhang mit einer Wandmalerei Untersuchungen zur Geschichte der Buchstaben angestellt; in diesem Gemälde erscheinen die zehn Gebote und ein die Thorarolle tragender Jude hinter einem Mann mit einer griechischen Inschrift. Vor diesem Hintergrund ist die Wahl des Alphabets vielleicht mit einer besonderen Aussagekraft behaftet. Der Unterschied zwischen den beiden Bildserien reflektiert möglicherweise die Vorstellung, daß die jüdische Identität vielschichtig ist, eine Schicht verborgen unter der anderen, während die westlichen Nichtjuden sich offen zu der ihren bekennen.

Barnett Newman (1905–1970) wurde bekannt für seine „zips", Bildtafeln, in denen sich meist ein oder mehrere Farbräume auf einem Grundton aufbauen. Newman bezeichnet seine Bilder nicht mit Zahlen oder Buchstaben wie Rothko oder Louis; er gibt ihnen vielmehr Titel, deren Bedeutung sich nicht auf den ersten Blick erschließt. So betitelt er eine 1949 entstandene Leinwand mit *Der Name*. Dies erscheint zunächst wie ein bloßes Wortspiel. Ins Hebräische übersetzt, entfaltet sich jedoch die Sinnhaftigkeit, da die Juden den Ausdruck *Haschem* (Der Name) verwenden, um von Gott zu sprechen; der im Tetragramm enthüllte Name darf nicht mißbraucht werden. Newman hatte in seiner Kindheit Hebräisch gelernt, und sein Werk *Der Name* ist in der Tat als Abstraktion des Tetragramms zu sehen. Er benutzt darin die jeweilige Breite von vier roten Farbräumen, um die verschiedenen Schriftzeichen anklingen zu lassen. In gleicher Weise verfährt er in dem 1946 entstandenen *Gebot*, wo ein weißer Farbraum dunkelbraune, hellrote und gelbe Räume, die dann insgesamt die Worte *Jehi or* (Es werde Licht) entstehen lassen, voneinander trennt. In seinen Werken *Es sei* geht der Künstler analog vor, wobei diesem Titel der hebräische Befehl *Jehi* entspricht. Die Bedeutungen dieser Bildtitel sind ebenso verschlüsselt wie Chagalls jiddische Bildtexte. Sie erschließen sich nur jenen, die hebräisch denken. Die Tatsache, daß es Newman in New York nicht wagte, seine jüdische Identität freier zum Ausdruck bringen als Chagall in Paris oder Rußland, wirft die Frage auf, inwieweit sich die amerikanischen Juden nach der Shoah überhaupt sicher fühlten. Newman scheint sich mit dieser Überzeugung Clement Greenberg, einem Kritiker des Formalismus, anzuschließen, wenn dieser bezüglich jüdischen Verhaltens nach Auschwitz die Meinung vertritt, daß „Judentum in einer von Ungläubigen dominierten Welt eher nach innen als nach außen getragen und gelebt werden sollte".

Zwischen der jüdischen Kunst in den Vereinigten Staaten und der in Europa läßt sich im Vergleich der Situation der Frau in der Kunst eine weitere Parallele ziehen.

Helen Frankenthaler (geb. 1928), Lee Krasner (1908–1984), Louise Nevelson (1900–1988), Audrey Flack (geb. 1931), Eva Hesse (1936–1970) und Judy Chicago (geb. Gerowitz, 1939) waren zu sehr damit befaßt, sich in den von Männern dominierten Bewegungen einen Namen zu machen, als daß sie noch Zeit und Muße gefunden hätten, in ihrer Kunst eine jüdische Identität auszudrücken. Diese Identität tauchte in der Regel nur auf in Werken, die sich mit der Shoah auseinandersetzen. Einige der Künstlerinnen, wie Lee Krasner, Helen Frankenthaler und Eva Hesse, heirateten nichtjüdische Künstler, während sich Louise Nevelson von ihrem jüdischen Ehemann scheiden ließ, um ganz ihrer künstlerischen Berufung zu leben. Wenn man dieses Phänomen als relevant für eine Tendenz zur – bei den amerikanischen Juden verbreiteten – Gemischtehe werten darf, so scheint die Parallele mit Europa doch aufzuzeigen, daß in Amerika noch ein anderer Faktor ins Spiel kam.

Wie ihre nichtjüdischen Kollegen lehnten sich die jüdischen Vertreter der Pop Art gegen die abstrakte Kunst auf. Ihr Bestreben war im wesentlichen auf die Interpretation des amerikanischen Alltags und amerikanischer Lebenskultur ausgerichtet. Der 1923 geborene Roy Lichtenstein ließ sich in bezug auf Bildgestaltung und Stil für sein Werk *Ohne Hoffnung* von den amerikanischen Comics inspirieren; damit wollte er die Neigung der Amerikaner, tiefe Emotionen in melodramatische Stereotype zu verwandeln, stigmatisieren. Seine Sujets – Krieg, Gewalt, Liebe und Kunst – beschreiben eher die allgemein menschliche als eine speziell jüdische Situation. Auch der 1923 als Jitzroch Grossberg geborene Larry Rivers fokussiert seine Arbeit auf die amerikanische Kultur und wagt sich in Werken wie *Washington, den Delaware überquerend* sogar an amerikanische „heilige Ikonen"; ersteres gilt auch für George Segal (geb. 1924), dessen Skulpturen das urbane Leben zum Inhalt haben. Anders als Lichtenstein, reagierten diese Künstler jedoch auch auf ihre jüdische Identität. *Abb. 578*

Rivers baut sein 1961 entstandenes *Bild eines Barmizwa-Fotos* auf einem typisch jüdischen Familienfoto auf. Das über den oberen Bildrand gezogene Wort „abgelehnt" erinnert an den Stempel, mit dem der Fotograf die vom Kunden aussortierten Negative kennzeichnet. Gleichzeitig läßt es sich aber auch noch dahingehend interpretieren, daß der Künstler die Pflege der jüdischen Praktiken, die dem Barmizwa-Jungen nach seiner Einführung obliegen, aufgegeben hat, oder daß der Künstler von der Gesellschaft, von jenen, die sich die jüdische Lebensart bewahrt haben, abgelehnt wird. In seinem Werk *Die Opferung Isaaks* (1973) gibt Segal der jüdischen Bildsprache eine neue Richtung. Für eine Auftragsarbeit der Stadt Tel Aviv rekonstruiert er die biblische Szene und verwandelt – wie bereits andere israelische Künstler vor ihm – die biblischen Figuren in moderne Juden. So knüpft er eine Verbindung zwischen der biblischen Vergangenheit und der israelischen Gegenwart. Er bringt das Vertrauen des Sohnes in den Vater zum Ausdruck – in einen Vater, dem es widerstrebt, dem Sohn Schmerz zuzufügen –, und er erklärt: „Abraham war der erste, der mit dem Sohnesopfer brach. Seine Vorgänger ... hatten eine Vielzahl von Gründen dafür gefunden, dieses Ritual weiter zu praktizieren. Abraham entschied sich jedoch dagegen, indem er dem Leben den Vorrang gab." Als die Kent State University im Jahre 1978 eine Skulptur zum Gedenken an die von der Nationalgarde bei einer friedlichen Demonstration getöteten Studenten in Auftrag gab, erweiterte Segal dieses Thema noch um eine politische Note, indem er Abraham die von seinen „Vorgängern" vertretene Position einnehmen läßt. Der Patriarch ist bereit, seinen Sohn zu töten, und stellt damit seine abstrakten Prinzipien, seine Vorstellung von Patriotismus über die Liebe zum Kind, das ihm zu Füßen kniet und um Mitleid fleht. Segal setzt sich in solchen Arbeiten mit biblischen Themen auseinander und findet dort eine Symbolsprache, die es ihm ermöglicht, allgemeine Gedanken und Vorstellungen zum modernen Leben auszudrücken, die mit Hilfe der sonst von ihm eingesetzten Bildsprache nicht berücksichtigt werden könnten. *Abb. 597* *Abb. 579*

DIE TENDENZ ZUM INTERNATIONALISMUS IN DER KUNST ISRAELS

Die in einer säkular-christlich geprägten Welt lebenden jüdischen Künstler waren nicht die einzigen, die ihrem Judentum nur begrenzt Ausdruck verliehen. Auch zahlreiche Israelis zogen internationale Gestaltungsformen und neutrale Sujets einem nationalen Stil vor. Diese Dichotomie läßt sich durch die unterschiedlichen Zielsetzungen des Zionismus erklären. Zum einen galt es, eine nationale jüdische Heimstatt mit eigener Kunst und Kultur zu schaffen, zum anderen bestand der Wunsch nach Normalität, danach, „wie die anderen ein Staat unter Staaten zu sein", was dazu führte, daß die Künstler den Versuch unternahmen, sich in eine internationale Kunstwelt einzubinden.

Joseph Zaritskij (1891–1985) war einer der ersten, der es auf diesem Gebiet zur Meisterschaft brachte. Im Jahre 1923 aus Rußland eingewandert, spezialisierte er sich auf Landschaften und malte im Stil von Mikhail Vroubel und Paul Cézanne. Er zählte 1948 zu den Gründungsmitgliedern der Gruppe „Neue Horizonte", die die zeitgenössische abstrakte Kunst in Israel einführte. Seine Werke wie das *Bild: Jechiam* (1952) sind im abstrakten Expressionismus gehalten, bleiben jedoch in ihrer blassen Farborchestrierung, die wie von der blen- *Abb. 200* denden Sonne verblaßt scheint, und in ihren Bildformen, die – wie der Titel bereits andeutet – von der Landschaft um den Kibbuz Jechiam inspiriert sind, in Israel verwurzelt.

Die Tendenz, Universalismus mit lokaler Verwurzelung zu verschmelzen, findet sich auch in den abstrakten, von Sonnen und leuchtenden Farben geprägten Landschaften Ardons und in der Landschaftsmalerei des 1920 *Abb. 602* geborenen Michael Gross, dessen *Dach und Fenster* (1966–1967) an die Bildkompositionen eines Mark Rothko oder der Minimalisten erinnert: Klar umrissene, einfarbige Rechtecke heben sich von einem zweidimensionalen Untergrund ab. Wie der Titel bereits verrät, will Gross in dieser Arbeit die israelische Landschaft definiert sehen. Er gibt an, auf welche Weise das flirrende Sonnenlicht die Formen verwischt und verflacht und dabei gleichzeitig ausgeprägte Licht- / Schatteneffekte zaubert.

So, wie die Juden ihre Ghettos verließen, verließen auch einige israelische Künstler Israel, um international zu arbeiten und ihren Beitrag zur internationalen Kunstszene zu leisten. Der 1928 geborene Jaacov Agam ging im Jahre 1951 nach Paris und wurde dort einer der führenden Vertreter der Op Art und der Kinetik. Seine Installationen laden den Betrachter ein, aktiv am Gestaltungsprozeß teilzuhaben. Er muß um die in polyphone Akkordeonfalten gelegten Bildtafeln herumgehen, um die verschiedenen Bilder, aus denen sie komponiert sind, zu entdecken; er muß die Elemente dieser kinetischen Skulpturen bewegen, um variable Formen entstehen zu *Abb. 598–601* lassen. Seine zwischen 1968 und 1969 entstandenen *Transparenten Rhythmen II* erscheinen – von rechts gesehen – wie schwarze, horizontale Bänder auf drei vertikalen, regenbogenfarbigen, alternierend um ein weißes Zentrum angeordneten Bändern. Die beiden Seitenansichten bilden eine Art wechselseitiges Echo und führen den Blick dabei von der horizontalen zur vertikalen Achse, während die zentrale Ansicht ständig im Wandel begriffen scheint, ohne daß eine Relation zu der einen oder anderen Seitenansicht definiert wäre. Der Rabbinersohn Agam postuliert, daß diese Arbeiten die jüdische Zeitvorstellung reflektieren, eine Vorstellung, in der Gegenwart und Zukunft Teil des irreversiblen Erfahrungsstromes sind.

Nachdem Agam einen gewissen Bekanntheitsgrad erreicht hat, tritt diese jüdische Dimension seiner Kunst noch deutlicher zutage. Anstelle neutraler Formenbezeichnungen wählt er Titel wie *Die Jakobsleiter* (1964) und bedient sich in *Der vierdimensionale Davidsstern* (1970) eindeutig jüdischer Symbole. Einige Titel werden erst *Abb. 582* durch die Übersetzung ins Hebräische verständlich. So besteht die 1972 entstandene Installation *Einhundert Türen* aus neun in Türform auf einem Sockel angeordneten Röhren, die sich schwenken lassen und damit eine unendliche Zahl von Mustern bilden. *Mea Sche'arim* (‚hundert Türen' auf Hebräisch) ist der Name eines ultraorthodoxen Viertels in Jerusalem. Der Künstler erweitert hier ein scheinbar reines Formenspiel um eine jüdische Bedeutungsebene. Wie Newman nutzt auch Agam gelegentlich die hebräische Sprache, um jenen seine jüdischen Wurzeln auszudrücken, die seine Sprache verstehen. In einer formalistischen Universalsprache richtet er sich jedoch parallel dazu auch an alle anderen.

Allerdings können auch Werke, bei denen der Künstler nicht bewußt eine jüdische Bedeutung unterlegt, beim Betrachter entsprechende Assoziationen wecken. So beispielsweise das plastische Environment *Gelbes Dreieck* (1979) des 1932 geborenen Buky Schwartz, in dem der Künstler Spiegel und ein Videogerät einsetzt, um optische Illusion und Bewegung zu erforschen. Auf drei Mauern und den Boden des Ausstellungsraumes malt der Künstler zwei große gelbe Dreiecke. Beim Durchqueren des Raumes nimmt der Betrachter diese Dreiecke als unterschiedliche Formen seiner Umgebung wahr, um dann festzustellen, daß der jeweilige Ort, an dem er sich befindet, von einem Videogerät genau da wiedergegeben wird, wo die optische Illusion die Dreiecke vor einem weißen Hintergrund zu einem einzigen gelben Dreieck mit nach unten ragender Spitze verschmelzen läßt. Der Betrachter erhält den Eindruck, einen zweidimensionalen Raum zu durchmessen, während er sich doch gleichzeitig in der Dreidimensionalität bewegt. Dadurch wird er gezwungen, sich mit dem Problem Kunst und Illusion auseinanderzusetzen. Der jüdische Betrachter kann dem plastischen Environment jedoch noch eine weitere Bedeutung entnehmen. Das gelbe, mit der Spitze nach unten weisende Dreieck war Kennzeichen der Juden in den Konzentrationslagern. Die im Dreieck festgehaltene Figur kann daher auch für die im Lager festgehaltenen Juden stehen. Es erhebt sich jedoch die Frage, ob Schwartz dabei wirklich diesen Gedanken im Kopf hatte. Zwar schuf er 1963 eine abstrakte Installation für Yad Vashem (das Denkmal in Jerusalem für die jüdischen Opfer des Naziregimes); dies kann jedoch nicht unbedingt als Antwort auf die Frage gewertet werden.

Abschließend bleibt festzustellen, daß die jüdischen Künstler sich zwar – je nach nationalem Umfeld – aus unterschiedlichen Gründen in die vorherrschende Kultur integriert haben mögen; ihre assimilatorische Position weist jedoch nichtsdestotrotz gewisse Gemeinsamkeiten auf. Zunächst einmal konnten sie nur im Rahmen einer universellen zeitgenössischen Kunst zu Ruhm und Ehren gelangen. Daher definierten sich selbst Künstler wie Chagall, die kein Hehl aus ihrem Judentum machten, in erster Linie auf internationaler und erst in zweiter Instanz auf jüdischer, d. h. „zur Gemeinde gehörigen" Ebene. Zudem wurde die Landschafts- und Genremalerei im 20. Jahrhundert durch den für jüdische Maler weit ungefährlicheren Formalismus des Kubismus und der abstrakten Kunst abgelöst. Lipchitz, Weber, Newman und Agam brachten ihre jüdische Identität zum Ausdruck, ohne dabei überhaupt die Grenzen von Kubismus und Abstraktion zu überschreiten. Zum dritten hatten speziell jüdische Künstlerinnen in der Diaspora beim Kampf um die Selbstbestätigung mit besonderen Problemen zu kämpfen und waren infolgedessen nur wenig damit befaßt, ihrem Judentum Ausdruck zu verleihen. Und schließlich wurzelte das Bedürfnis nach Assimilation zum Teil auch in der Angst vor dem nichtjüdischen Umfeld. Dies führte zu einer Kunst, deren Bedeutung im Auge des internationalen Betrachters neutral blieb, während sie insgeheim über einen jüdischen Bedeutungsinhalt verfügte, der sich all jenen erschloß, die Jiddisch (Chagall) oder Hebräisch (Newman und Agam) verstanden.

AUSWIRKUNGEN DER GESCHICHTE

Im 19. Jahrhundert wirkten sich Emanzipation, Pogrome und ein beginnender Zionismus erheblich auf all jene jüdischen Künstler aus, die ihre Identität zum Ausdruck brachten, und ebenso auf jene, die den Weg der Assimilation wählten. Im 20. Jahrhundert wurde einerseits der Shoah durch vermehrte Pogrome und Anschuldigungen wegen Ritualmordes der Boden bereitet, andererseits führte das zionistische Projekt in Palästina zum Entstehen des Staates Israel, gefolgt von den Kriegen zwischen Arabern und Juden. Einmal mehr machte sich der Einfluß der Ereignisse auf die Künstler bemerkbar, sowohl auf die Anhänger einer unverhüllten jüdischen Identität als auch auf die Befürworter der Assimilation. Letztere mußten zu ihrem Entsetzen feststellen, daß das Naziregime vor niemandem Halt machte und sowohl die praktizierenden als auch die assimilierten oder konvertierten Juden verfolgte und dabei der „Vergiftung" durch jüdisches Blut sogar bis in die dritte Generation nachging. Lassen sich die Reaktionen auf die historischen Ereignisse im 19. Jahrhundert noch relativ leicht nachvollziehen, so gestalten sie sich im 20. Jahrhundert weit komplexer und bedürfen der gesamtkontextuellen Interpretation, die den Lebensalltag, den Stil und die individuelle Symbolik des Künstlers mit einschließt. Um den Einfluß der historischen Ereignisse auf die jüdische Kunst ermessen zu können, sind in der Folge zwei wesentliche Themen näher zu untersuchen: die Shoah und der Staat Israel.

DIE SHOAH UND IHRE AUSWIRKUNGEN

Bereits vor Hitlers Machtantritt im Jahre 1933 hatten die jüdischen Künstler in Deutschland begonnen, auf das immer stärker werdende Nazitum zu reagieren. In der 1930 von Steinhardt geschaffenen *Sonntagspredigt*, einer Variation seines *Propheten* aus dem Jahre 1913, wurden die Deutschen dazu aufgerufen, Reue zu zeigen, *Abb. 565*
bevor es zu spät war. 1933 nur knapp den Fängen der Gestapo entgangen, floh Steinhardt nach Palästina und malte dort wiederholt die jüdisch-orthodoxen Stadtviertel Jerusalems, die ihn an jene Viertel erinnerten, die er *Abb. 567*
in Litauen gekannt hatte. Damit wollte er deutlich machen, daß die altjüdische Lebensart, die – davon ging er aus – in Europa der Vernichtung anheimfallen würde, in Palästina ein Überleben fände.

Auch Meidner wandte sich angesichts des drohenden Aufstiegs des Nazitums einem traditionellen Judentum zu; allerdings war dies für ihn ein Mittel, seiner jüdischen Identität nach einer langen Zeit der Assimilation erneut Ausdruck zu verleihen. Ende der zwanziger Jahre praktizierte er sein Judentum mehr und mehr, signierte und datierte seine Werke in hebräischer Sprache und maß den alttestamentlichen Motiven und der Darstellung religiöser Juden immer deutlicher thematische Bedeutung bei. Auch nachdem er 1939 nach England ins Exil gegangen war, bewegte er sich weiter in dieser Richtung und blieb ihr treu bis ins Jahr 1952, als er wieder nach Deutschland zurückkehrte und dort seinen Platz in der expressionistischen Bewegung einnahm. Die Daten, die den Zeitraum seiner orthodoxen Ausrichtung und deren Niederschlag in seinem Werk bestimmen, machen deutlich, daß es sich dabei um eine Reaktion auf die Verfolgung handelte. Die Nazis hatten, indem sie ihn als „Juden" abstempelten, sowohl seine Identität als Individuum als auch die des Mitglieds einer religiösen Gemeinschaft gestärkt.

Auch in anderen europäischen Ländern reagierten die Juden sofort auf die Machtergreifung Hitlers. In seinem Werk *David und Goliath* (1933) verleiht Lipchitz der Hoffnung Ausdruck, ein jüdischer David könne den *Abb. 569*
hakenkreuztragenden Nazi-Goliath besiegen. Dieses Bild war das erste einer Serie antifaschistischer Werke, die Lipchitz zwischen 1930 und dem Anfang der vierziger Jahre realisierte. In seinen anderen Arbeiten wandte er sich mythologischen Sujets zu, damit die Botschaft nicht allzu jüdisch klang. Während des Krieges betete Lip-

chitz durch sein Skulpturenwerk für die quer durch Europa gehetzten Juden. In dem 1943 entstandenen *Gebet* wird das vor dem Jom Kippur zu erbringende Sühneopfer von einem in den *Tallith* gekleideten Juden mit ausgemergeltem und gepeinigtem Körper, dessen Gebetbuch in den Flammen aufgeht, durchgeführt. Seine einzige Hoffnung besteht darin, daß das im Mutterleib zusammengekauerte Lämmchen durch das Opfer geschützt

Abb. 579 wird. Analog dazu hebt die Mutter in der zwischen 1941 und 1942 entstandenen Arbeit *Mutter mit Kind* die Arme im Stile des traditionellen Oranten und erfleht zumindest die Rettung des an sie geklammerten Kindes.

In seinem Versuch, die Bedeutung der Shoah zu verstehen, fand Lipchitz nach dem Krieg Trost in der Entstehung des Staates Israel, die er in der zwischen 1947 und 1948 entstandenen Serie *Wunder* symbolisiert. Die Auferstehung jüdischen Lebens wird dargestellt durch einen in den Gebetsschal gewickelten Juden, der eine mit den Gesetzestafeln kombinierte *Menorah* an sich preßt. Zeitgleich dazu schuf Lipchitz eine Jungfrau Maria für die Kirche in Assy (1947–1953) und versah sie hinten mit der Aufschrift: „Jacob Lipchitz, Jude getreu der Religion seiner Vorväter, schuf diese Jungfrau Maria zum guten Einvernehmen zwischen den Menschen auf der Welt, damit der Geist regiere". Dieser „Geist" wohnt im durchbrochenen Gewand der Jungfrau, von der nur die Hände sichtbar sind. Kurze Zeit später begann Lipchitz mit der Arbeit an einer ähnlichen Darstellung der Prinzipien des Judentums in seinem Werk *Unser Lebensbaum* (1947–1973), das er der Stadt Jerusalem als Schenkung vermachte. Am unteren Bildrand assoziiert die Opferung Isaaks die dem jüdischen Volk zu wiederholten Malen auferlegten Opfer und sein Beharren im Glauben. Darüber sieht man Mose sich wundersam in die Lüfte erheben, um die Zehn Gebote entgegenzunehmen. Neben den hier zum Ausdruck gebrachten religiösen Grundlagen des Judentums versetzt Lipchitz die biblische Vergangenheit in die Gegenwart und verbindet die Shoah mit dem Entstehen des Staates Israel.

Auch Chagall reagierte 1933 auf die Machtergreifung Hitlers und zeigte sich von düsteren Vorahnungen durchdrungen, was das Schicksal der Juden anbelangte. In seinem Werk *Einsamkeit* sitzt ein trauernder Jude auf der Erde und hält die Thora umklammert. Deutschland und Rußland haben ihn verstoßen, und sein Schutzengel hat ihn verlassen. Es bleibt ihm nur seine Kuh, die ihm zum Trost ein Lied aufspielt. Wie Lipchitz begriff

Abb. 574 auch Chagall sehr schnell, daß er mit jüdischen Sujets beim Publikum aneckte. In der *Weißen Kreuzigung* (1938) trägt Jesus einen Gebetsschal als Lendenschurz und bekräftigt so seine jüdische Identität. Die kleinen Motive im Bildhintergrund zeigen Pogrome, deren Opfer die Juden zu jener Zeit waren, während die brennende Bundeslade an die „Kristallnacht" erinnert. Wie bereits im 19. Jahrhundert, symbolisiert der Maler auch hier die jüdischen Opfer über Jesus als bildsprachliches Mittel und fleht die christliche Welt an, die Brüder nicht länger ans Kreuz zu schlagen. In der ursprünglichen Fassung war der Bezug zu den Ereignissen der Gegenwart vollkommen klar: Auf dem Kopf stehende Hakenkreuze dekorierten die Armbinde des Hitlersoldaten vor der Bundeslande und der darüberhängenden Fahne. Parallel dazu trug der auf der linken Bildseite flüchtende Jude die Aufschrift: *ich bin Jude*.

Das Trauma der Shoah drückte der Kunst Chagalls auch nach dem Krieg weiterhin seinen Stempel auf. Dies fand Ausdruck in flammenden *Schtetl*-Darstellungen und symbolhaften Darstellungen des Gekreuzigten. Als Chagall 1949 aus den Vereinigten Staaten nach Frankreich zurückkehrt, unternimmt er einen erneuten Versuch, sich an die französische Gesellschaft zu assimilieren. Er übernimmt Auftragsarbeiten für die Kirche – Arbeiten, die Zeugnis ablegen über die Mission, der er sich heimlich verschrieben hat. Er möchte ein Brücke schlagen zwischen Christen und Juden. In seinem in den Jahren 1956 bis 1957 entstandenen Werk *Botschaft der Bibel*, das er dem französischen Staat als Schenkung vermachte, verknüpft er das Alte und das Neue Testament so, daß

Abb. 202 das eine als die natürliche Fortsetzung des anderen erscheint. Auf ähnliche Weise verfährt er in dem Werk *Die Schöpfung*, wo eine große Sonne, aus der die Zukunft leuchtet, sowohl die Kreuzigung Christi als auch Mose bei der Übergabe der Zehn Gebote überstrahlt. Die aus dieser Periode Chagalls datierenden Werke für Jerusalem vermitteln jedoch ein erneutes Interesse für die jüdischen Wurzeln. Bei der Gestaltung der Glasfenster für die

Abb. 596 Synagoge des Hadassah-Krankenhauses in Ein Karem sucht er einmal mehr seine Impulse in der jüdischen Volkskunst, während die Wandteppiche in der Knesset eher Assoziationen an die Bibel und die jüdische Geschichte wachrufen: die biblische Vergangenheit und die Shoah, die Gegenwart des sich in Israel sammelnden jüdischen Volkes und – für die Zukunft – die messianische Hoffnung auf Frieden. Zwischen Chagall und Lipchitz läßt sich so eine Parallele ziehen; beide unternahmen den Versuch, die Verständigung zwischen Judentum und Christentum zu fördern, beide unterstrichen jedoch auch ihre eigene jüdische Identität und ihre Vision vom Staat Israel als Antwort auf die Shoah.

Mehrere amerikanische Künstler, Säulen des sozialen Realismus, die sich eigentlich als weltlich orientierte Humanisten linker Prägung definiert sahen, reagierten auf die Shoah (wie vor ihnen Meidner und Lipchitz) mit einer Rückkehr zu den Wurzeln und mit bildlichen Darstellungen von Juden im Gebet. Die Reaktion Ben Shahns war komplexer. Einerseits thematisierte er Motive von Konzentrationslagern, gleichzeitig begann er jedoch auch, seine Assimilation an die amerikanische Gesellschaft und seine jüdische Identität neu zu überdenken. In seinem *Selbstporträt, als ich jung war* (1943) analysiert er, wie sehr er sich als Kind dem amerikanischen Leben fremd gefühlt hatte. Er malt sich als kleinen Jungen, der, etwas abseits stehend, die im Bildvordergrund dominierenden Fanfaren der amerikanischen Kultur betrachtet. Er möchte teilhaben, bleibt jedoch der Zuschauer aus der Ferne. Nach der Shoah verbindet sich diese Schüchternheit mit dem tiefen Wunsch, seiner jüdischen Identität Ausdruck zu verleihen. In der 1948 entstandenen *Allegorie*, die er vier in ihren Elendsquartieren verbrannten afro-amerikanischen Kindern widmete, ruft er die Erinnerung an diese Kinder wach, indem er sie auf einem Foto mit Opfern der Shoah darstellt. In dem zeitgleich entstandenen Werk *Rascheln in den Maulbeerbäumen* reagiert Shahn auf die Proklamation des Staates Israel, indem er jene biblische Textstelle in sein Werk einfügt, in der Gott den Israeliten, die gerade ihren König und einen Großteil ihrer Armee verloren haben, den Sieg über die Philister verspricht. Die Textstelle wird jedoch nur auf Hebräisch wiedergegeben. Der Titel vermittelt nur einige unverfänglich-unbedeutende Worte des Bibeltextes. Shahn benutzt die hebräische Sprache, um seinem Bild – ganz im Stile Newmans und Agams – eine geheime Bedeutung zu vermitteln. Ähnlich zurückhaltend verhält er sich in seinem Werk *Widderhorn und Menorah* (1958). Auch hier enthüllt der Bildtitel nichts vom Inhalt der hebräischen Inschrift, dem Spruch des biblischen Propheten Maleachi: „Haben wir nicht alle *einen* Vater? Hat uns nicht *ein* Gott erschaffen? Warum sind wir denn so treulos, einer gegen den anderen, und entweihen den Bund unserer Väter?" Shahn setzt hier zwei eindeutig jüdische Symbole ein; der das *Schofar* blasende und einen Gebetsschal tragende Mann auf der einen und die *Menorah* auf der anderen Seite; die zwei Symbole bilden einen Rahmen für die beiden zentralen Bilder: die aus den Flammen ragende Hand Gottes und eine Gruppe von Menschenprofilen unterschiedlicher Farbe und Rasse. Shahn interpretiert die Worte des Propheten als Aufruf zum Frieden zwischen den Rassen; gleichzeitig postuliert er die Vorstellung von einem Gott, der die Gleichberechtigung anordnet, eine Anordnung, die vom Judentum befürwortet wird. Dieses für eine Synagoge in Nashville (Tennessee), einer Grenzstadt zwischen dem amerikanischen Norden und dem Süden, geschaffene Werk verdeutlicht zudem die Unterstützung, die die Juden der Integration des Südens entgegenbrachten – zu einer Zeit, als der Kampf gegen die Segregation in vollem Gange war. Shahn richtet diese Botschaft an seine Gemeinde, tut dies aber auf Hebräisch, um sie vor den nichtjüdischen Nachbarn zu verbergen und so die Juden vor deren Zorn zu schützen. Zwar wurde sich Shahn durch die Shoah in verstärkten Maße seines Judentums bewußt, gleichzeitig weckte sie aber auch die Furcht in ihm, daß sich eine solche Katastrophe in den USA wiederholen könnte, und er fühlte sich gedrängt, seine „gefährlichen", humanistisch geprägten jüdischen Vorstellungen vor den Ungläubigen verborgen zu halten.

Abb. 576 *Abb. 577* *Abb. 201*

Andere zur amerikanischen Avantgarde zählende Künstler folgten ebenfalls der Empfehlung Greenbergs und behielten ihre Reaktionen auf die Shoah einem privaten Kreis vor. Sie drückten diese Reaktion über das Medium abstrakte Kunst aus – wie Morris Louis in seinen *Verbrannten Zeitungen* (1951). Auch Mark Rothkos Abstecher in die Abstraktion und sein *Seagram Murals* stehen mit der Shoah in Verbindung. Wenn ein Barnett Newman sich weigerte, während des Krieges zu malen, so war dies als seine Antwort auf die Geschehnisse in Europa zu werten, und wenn er in der Folge biblische Motive der Schöpfungsgeschichte thematisierte, so darf dies im Zusammenhang mit der Geburt des Staates Israel gesehen werden. Häufig sind solche Reaktionen – beabsichtigterweise – nur schwer zu entziffern, selbst wenn, wie im Falle von *Hommage an sechs Millionen* (1964), dem großen, schwarzen Relief von Louise Nevelson, der Titel explizit ist. Erschüttert durch die Shoah, wollte die Künstlerin ihr Mitgefühl zum Ausdruck bringen; dabei folgen die visuellen Bildelemente dem für abstrakte Plastiken üblichen Muster. Auf diese Weise kommt es zu einer Aufarbeitung der Gefühle, die sich in zeitgenössischer Kunst ausdrücken und vom gesellschaftlichen Umfeld akzeptiert werden.

Bei dem 1933 aus Deutschland nach Palästina geflohenen Mordechai Ardon bewirkte die Shoah eine ganz andere Reaktion. Zunächst befaßte er sich – wie die Mehrzahl seiner jüdischen Künstlerkollegen in Palästina – nur selten mit dem Thema. Während des Krieges malte er den Untergang der *Struma*, eines mit Flüchtlingen voll beladenen Schiffes, und reagierte auf Nachrichten aus Europa, indem er den Ölberg, den wichtigsten jüdischen Friedhof in Jerusalem, darstellte. In seinem 1947 entstandenen Werk *Sarah* symbolisiert er die Opfer der Shoah, indem er Isaak tot auf dem Altar ausgestreckt darstellt, die Mutter gegen die Ungerechtigkeit Gottes protestierend an seiner Seite. Diese Anklage findet sich in dem Triptychon *Missa Dura* (1958–1960), einer Allegorie der Shoah von ihren Anfängen in Deutschland (linker Bildflügel) bis hin zum Ende in den Konzentrationslagern (rechter Bildflügel). Im Mittelteil des Bildes ordnet Ardon die Verantwortlichkeiten zu. In der Bildmitte liegen Karten mit den Initialen Hitlers, seinem Schnurrbart, seinem schreienden Mund in direkter Konfrontation mit den gelb (d.h. in der „jüdischen" Farbe) markierten Bowling-Kegeln, die kurz davorstehen, in einen Abgrund zu stürzen. Ardon umgibt die Symbole von Angreifer und Opfer mit Elementen, die den Bildinhalt seines Werkes ausweiten. Auf der linken Bildseite erscheint das Gesicht Adams aus der *Erschaffung des Menschen* von Michelangelo in seinem Doppel, symbolhaft für die beiden Seiten des Menschen, die gute und die schlechte. All diese Elemente sind mit Hilfe von Marionettenfäden, die sich in den Händen Gottes und

Abb. 203

Adams befinden, miteinander verknüpft; gleichzeitig sind aber auch die Hände selbst hoffnungslos im Gewirr der Fäden gefangen, wie gelenkt von einer unbekannten, über die Leinwand hinaus wirkenden Macht. Auf der rechten Bildseite ist auf einer zerrissenen Thorarolle der dramatische Hilferuf von Psalm 69 zu lesen; die Hilfe Gottes wurde jedoch vergeblich angerufen. Die Rolle ist von sechs Schüssen durchlöchert, eine Evokation der sechs Millionen Toten. In diesem Werk klagt Ardon an: das Naziregime, die doppelte Natur des Menschen und den unerforschlichen, ungerührten Gott.

Die Reaktion der Überlebenden der Shoah war anders. In der unmittelbaren Nachkriegszeit fanden sie ihre Katharsis, indem sie sich ihr Erleben der Konzentrationslager von der Seele malten. Dann glaubten viele, ihre Traumata überwunden zu haben, und wandten sich der abstrakten Kunst und neutralen Bildinhalten zu. Während des Eichmann-Prozesses in den Jahren 1960 bis 1962 rollte sich jedoch die Vergangenheit mit ihrer ganzen Gewalt wieder auf, und viele begannen erneut, sich in ihrem Werk mit der Shoah auseinanderzusetzen. Der als Fritz Stowasser im Jahre 1928 geborene Friedensreich Hundertwasser stand unter dem Schock seiner Kindheit im besetzten Wien. Seine Mutter und er waren die einzigen Überlebenden der jüdischen Familienhälfte. Über lange Jahre hinweg symbolisierte er die aus dieser Zeit erwachsenen Ängste durch ein Labyrinth, in dem er gleichzeitig gefangen war und sich versteckt hielt, sowie durch einen Dampfer, der ihm die Flucht ermöglichte. *Abb. 589* Unter dem Eindruck des Eichmann-Prozesses begann er, sein Trauma offener auszudrücken. Im *Jüdischen Haus in Österreich* (1961/62) vermitteln die hell erleuchteten Fenster den Eindruck von freundlicher Wärme, und die Silhouette einer *Menorah* läßt Rückschlüsse auf die Religionszugehörigkeit der Bewohner zu. Außen jedoch umgibt ein Bretterzaun das blutgefüllte Gartenlabyrinth, in das immer mehr Blut aus dem Haus nachzuströmen scheint. Der Künstler gibt zu verstehen, daß die in diesem Haus wohnenden Juden niemals entkommen können, ohne im Garten zu ertrinken, um so mehr, als sich die *Menorah* auch als Gefängnisgitter interpretieren läßt. Übrig bleiben wird nur ein gelber „Hinweis“ als Markierung jenes Ortes, an dem sie dann vom Blutmeer verschlungen werden.

Avigdor Arikha (geb. 1929) hat – so scheint es – seine Vergangenheit besser bewältigt. Vom Roten Kreuz aus einem palästinischen Flüchtlingslager zurückgeführt, setzte er seine Lagererfahrungen und – kurze Zeit darauf – seine Erlebnisse aus dem Unabhängigkeitskrieg sofort um. In der Folge ließ er sich in Frankreich nieder und wandte sich zur Überwindung seiner Traumata dem abstrakten Expressionismus zu. In dem Bewußtsein, daß seine abstrakte Kunst von der Vergangenheit infiltriert war, unternahm er gegen Mitte der sechziger Jahre den Versuch einer Neutralisierung und beschränkte sich mit Bedacht auf die Abbildung der ihn umgebenden Realität. Viele der von ihm gewählten Motive erinnern jedoch an seine ersten Arbeiten zur Shoah, und von ihm selbst *Abb. 603* stammt die Aussage, daß die 1989 entstandenen *Mauerrisse* – theoretisch handelt es sich dabei um einen simplen Blick auf eine Mauer seines Studios – ein Stück Erinnerung an das Konzentrationslager reflektieren. So enthüllt diese Leinwand gleichzeitig, wie viele Risse die Fassade der „gegenwärtigen Realität“ aufweist, hinter der er versucht hatte, seine Vergangenheit einzumauern.

Erich Brauer (geb. 1929) war in einem Arbeitslager in Wien interniert. Auch er greift auf persönliche Symbole zurück, um seine Erinnerungen in Kunst umzusetzen. Nach kathartischen Werken zur Shoah versenkt er sich in die Wiener Schule des phantastischen Realismus, an deren Gründung er beteiligt war. Gelegentlich schleicht *Abb. 591* sich jedoch auch hier die Vergangenheit in seine Kunst. In dem 1965 entstandenen *Blick zurück* stellt er sich dar als jemand, der seine Vergangenheit hinter sich läßt; aber seine erhobene Hand hält einen Spiegel, damit er die mit rotem Gas gefüllte Kammer, der er gerade entkommen ist, nicht aus den Augen verliert. Er kommentiert: „Wohin soll ich meine Blicke wenden, wenn sich hinter mir eine Gaskammer auftürmt? Wie lebt man ein Leben, das man als Geschenk neu empfangen hat?“ Der Künstler malt dieses neue Leben in surrealistischer „Verkleidung“, hinter der er sich verbirgt. Nur seine Extremitäten bleiben sichtbar. Der Jom Kippur-Krieg veranlaßt Brauer, der einen Teil des Jahres in Israel verbringt, dazu, einen weiteren Blick auf seine Vergangenheit zu werfen. Beginnend bei den Pyramiden und kulminierend in einer surrealistischen Gaskammer, interpretiert er die Geschichte des jüdischen Volkes als *Verfolgung des jüdischen Volkes* (1973/74) und sieht in der *Belagerung Israels* die zeitgenössische jüdische Malerei in Gefahr. In der zerstörerischen Bedrohung Israels sieht Brauer eine Fortsetzung der Shoah.

Der 1933 geborene und im Ghetto von Wilna knapp einer Deportation von Kindern entkommene Samuel Bak setzte in den Jahren nach seiner Ankunft in Israel seine Erinnerungen zeichnerisch um. Ende der fünfziger Jahre kehrte er nach Europa zurück und widmete sich der abstrakten Malerei, nur um letztlich – wie Arikha und Hundertwasser – zu erkennen, daß er seiner Vergangenheit nicht entkommen konnte. Gegen 1967 zurück in Israel, wandte er sich erneut der figürlichen Darstellung zu und brachte das Leiden der Menschen zum Ausdruck, indem er sie zu Knebeln werden ließ und die Todeslager zu einem rauchenden Kamin. Wie Brauer, erschienen auch ihm die israelisch-arabischen Kriege von 1967 und 1973 als Fortsetzung der Shoah, und er fügte seiner Symbolwelt Gesichter von verstümmelten Soldaten hinzu. Schließlich war er nicht länger fähig, die wiederholten Traumata noch weiter zu ertragen und emigrierte. Er begann darüber nachzudenken, welche Auswirkungen die Shoah nicht nur auf die Juden, sondern das Judentum insgesamt zeitigte. Die Antwort ist pessimistisch: Die zerbrochenen Gesetzestafeln sind nur unzulänglich mit nicht aufeinanderpassenden Bruchstücken zusammengeflickt, mit Gewalt wieder zusammengeschweißt, was den Eindruck vermittelt, das Judentum könne nach der Shoah niemals wieder das alte sein. Seine künstlerische Auffassung wird beeinflußt durch die persönliche Entwicklung; er erklärt, Atheist geworden zu sein, da es ihm nicht möglich sei, zu verstehen, warum von der ganzen Familie nur er und seine Mutter überlebt haben.

In den vergangenen Jahrzehnten begannen jüngere Künstler, die während oder nach der Shoah aufwuchsen, mit der Suche nach ihren Wurzeln. In einigen Fällen geschah dies aus einer inneren Notwendigkeit heraus, oft aber auch bedingt durch die Phänomene, die das sie umgebende soziale Umfeld beeinflußten: beispielsweise die von der Gesellschaft angestrengte Suche nach den Wurzeln oder das erneute Auftauchen des Antisemitismus. Die jüngere Generation zeichnet sich durch eine nahezu vollständige Assmimilation aus. Für sie ist die Shoah eine originär jüdische Erfahrung.

R. B. Kitaj (geb. 1932) zeigte sich zunächst so zurückhaltend in bezug auf sein Judentum, daß selbst seine engsten Freunde in der Kunstwelt nichts davon wußten. Seine ersten Werke thematisierten die Nicht-Zugehörigkeit und reflektierten linke Ideologien; allerdings wurde ihm in der jüngsten Vergangenheit bewußt, daß die Wahl *jüdischer* Kommunisten – Rosa Luxemburg (1960) und Isaak Babel (1962) – für seine Porträts eine unbewußte Bedeutung hatte. Er begann, sich mit seiner jüdischen Identität auseinanderzusetzen, da es ihm immer bewußter wurde, daß die Shoah auch assimilierte Juden nicht verschont hatte. Er fürchtete eine Wiederholung. Dieser Furcht verlieh er in dem 1985 entstandenen Werk *Germania* (*Der Tunnel*) Ausdruck, indem er sich mit einem Bein im Kamin eines Krematoriums gefangen darstellt. Humpelnd folgt er seinem jungen, vor ihm laufenden Sohn, kümmert sich weder um die Flammen hinter ihm, noch um das, was der von ihm anvisierte Tunnel – in dem gerade eine Mutter mit ihrem Kind im ausströmenden Gas verschwindet – ahnen läßt. Im Bildhintergrund symbolisiert der *Flur in Saint-Rémy* von Van Gogh (1989) die Irrenanstalt Nazi-Deutschland, deren Bedrohlichkeit immer noch auf Künstler und Kind wirkt. Parallel dazu versucht Kitaj, seiner Vision von einer säkularen jüdischen Welt Ausdruck zu verleihen, indem er zwei wesentliche Elemente der jüdischen Identität untersucht. Seine Thematisierung der Shoah führt ihn zu der Vorstellung, daß die Juden als Rasse gefährdet sind; in seinem *Ersten diasporistischen Manifest* (1989) hingegen beschreibt er sie als die ewig „Anderen". Dieses Merkmal – so Kitaj in seinem Buch – charakterisiert jedoch auch alle anderen Minderheiten, und daher schließt er sich in den 1920er Jahren dem fortschrittlichen Gedankengut amerikanischer jüdischer Künstler wie Shahn und die Brüder Soyer an. Wie Kitaj, kommt auch Judy Chicago aus einem linksorientierten, assimilierten Milieu und identifiziert auf der einen Seite das Judentum mit der Shoah, auf der anderen die Juden mit sonstigen Minderheiten. In ihrem Werk *Projekt Holocaust: Von der Dunkelheit ins Licht* (1985–1992) betrachtet sie die Shoah aus einer feministischen Perspektive und verbindet den vom Naziregime gegen die Juden geführten Krieg mit dem Kampf der Geschlechter. Im Triptychon *Treblinka / Völkermord* wird das Unspezifische zum Hauptthema: Die jüdischen Symbole erscheinen nur auf den seitlichen Flügeln zu der zentralen, dem Völkermord an Armeniern, Zigeunern, Indianern, Afrikanern und australischen Ureinwohnern gewidmeten Fläche.

Dieselbe Angst wie bei Kitaj findet sich auch in den Werken von Jon Borofsky (geb. 1942), der nicht mit seinem Namen, sondern nur mit einer Zahl signiert. Sein persönliches Symbol, der ständig auf der Flucht befindliche *Rennende Mann*, mischt sich in *Hitlers Traum* (1984) mit Evokationen der Shoah. Borofsky wird in *Abb. 587*
diesem Werk von einem hitlerähnlichen Soldaten am „Rollschuhlaufen" gehindert, also daran, sich zu amüsieren oder auch einfach wegzugehen, denn der Rollschuhläufer ähnelt dem *Rennenden Mann*. Der Bildtext gibt an, daß der Künstler hier einen Traum darstellt, in welchem er den Tod Hitlers beschloß, aber man ihm mitgeteilt hatte, daß dieser bereits tot sei. Der Humor verdeckt an dieser Stelle eine tiefliegende Angst: Hitler mag zwar tot sein, aber dennoch sind „die Hitler" immer noch am Werk.

Parallel zu diesen Entwicklungen wurden auch die Kinder der Überlebenden mit der Shoah konfrontiert; sie versetzten sich an die Stelle der Eltern und fragten sich, wie sie sich verhalten hätten. Die 1947 geborene Yocheved Weinfeld fotografierte sich 1979 mit kahlgeschorenem Kopf, im Hemd auf einem Abfallhaufen sitzend. Sie fragt sich, ob sie den Hungertod gestorben wäre oder ob sie einen Nazi verführt hätte und für das *Abb. 588*
Überleben zur Kapo geworden wäre. Nach der Geburt ihrer Tochter projiziert die Künstlerin die Fortsetzung des Shoah-Traumas auf die nachfolgende Generation. In einem Polyptychon juxtaponiert sie 1988 das Bild eines wilden Wolfes, Fotos von sich selbst als deportiertes und vergewaltigtes Mädchen sowie die Kinderzeichnung eines Hauses, das auf einer Häftlingsuniform steht. Diese Bilder erschrecken das Jesuskind in einer Kopie der Madonna mit Kind aus der Renaissance, die im Zentrum der Komposition steht. Ängstlich streckt es die Ärmchen zur Mutter hin; diese beruhigt das Kind mit den tröstenden, aber wenig überzeugenden Worten: *Es ist doch nur ein Märchen.*

DER UNABHÄNGIGKEITSKRIEG UND DER ARABISCH-ISRAELISCHE KONFLIKT IN DER KUNST ISRAELS

Einer der Gründe, warum israelische Künstler nicht unmittelbar auf die Shoah reagierten, lag darin, daß sie sich in relativer zeitlicher Nähe zu Ereignissen abgespielt hatte, an denen sie ebenfalls beteiligt waren: der Gründung des Staates Israel und dem Unabhängigkeitskrieg. Viele Künstler haben diesen Krieg thematisiert. Einige von ihnen – wie Arikha –, indem sie sich selbst engagierten, andere – wie Janco –, indem sie ihn in Symbolen ausdrückten. Janco beschrieb auch das harte Leben vieler nach 1948 nach Israel emigrierter Einwanderer aus Europa und Nahost. Sie lebten in den übervölkerten *ma'abarot* – jenen provisorischen Flüchtlingslagern, die
Abb. 197 Jahre Bestand hatten – in einem Zelt oder in Baracken (1949).

Der arabisch-israelische Konflikt wurde ebenfalls thematisiert, jedoch eher auf symbolhafter Ebene. Im Jahre 1950 wandte sich Steinhardt erneut der Bibel zu, um den Unabhängigkeitskrieg aus allen Blickwinkeln zu beleuchten. *Kain und Abel* stehen symbolhaft für den Bruderkrieg. Die Umarmung von *Jakob und Esau* drückt den Wunsch nach Frieden aus. *Mose, betend während der Schlacht* steht für den Wunsch, daß Gott den Juden in ihrem ungleichen Kampf zu Hilfe kommen möge, während *Hagar* wiederholt als in die Wüste vertriebene, arabische Flüchtlingsfrau dargestellt wird, deren Sohn Ismael jedoch eine große Zukunft verheißen ist. Die Verwendung einer biblischen Bildsprache zur Darstellung der Geschichte des modernen Israel ist Steinhardts Kunst inhärent; gleiches gilt auch für Mordechai Ardon und Yitzhak Danziger, die sich bei dem Versuch, eine nationale Kunst zu schaffen, auf diese Affinität beriefen. Der voll Sympathie auf die arabischen Flüchtlinge gerichtete Blick Steinhardts erinnert gleichzeitig an die positive Haltung jüdischer Künstler gegenüber den Palästinensern, die sie in den Jahren zwischen 1907 und 1929 als Modell genommen hatten. Allerdings benutzten auch viele die Ikonographie der Shoah, um den arabisch-israelischen Konflikt darzustellen, sahen sie doch in diesen wiederholten Kriegen die Fortsetzung des Vernichtungsplanes – ein die Sicht Israels kennzeichnender Standpunkt, den die Künstler damit übernahmen. Ab Ende der siebziger Jahre benutzten einige Künstler die Symbolik der Shoah jedoch auch, um dem Leiden der Araber Ausdruck zu geben. Die Werke Igael Tumarkins lassen sich als eines der markantesten Beispiele dieser Entwicklung anführen. In Deutschland geboren und von seiner Mutter als Kleinkind nach Palästina gebracht, kehrte er nach Deutschland zurück, um die Bekanntschaft seines deutschen Vaters zu machen. Nach dieser Reise begann Tumarkin eine abstrakte Bildreihe zur Shoah,
Abb. 584 darunter das 1961 entstandene *Triptychon*, wo die Anordnung von Holzbalken und Drahtstücken durch das Foto eines mit Juden beladenen Viehwaggons beeinflußt wird. Zerstückelte Formen und ein in gequälter Linienführung geformter Kreis, der an eine Sonne oder ein von einer Art Hakenkreuz gekröntes Haupt denken läßt, vermitteln Schmerz und Leid. Nachdem er seine in dieser Richtung orientierten Werke mißverstanden sah – in der Hoffnung, es zu verkaufen, hatte ein Händler das Bild sogar mit *Hiroshima* betitelt – begann Tumarkin, Gipsabdrücke seines Kopfes in die Collagen zu integrieren, um in der Folge ganz zum Figurativen überzugehen. Die Integration seines eigenen Gesichtes in diese Werke macht deutlich, daß er sich mit den Opfern der Shoah identifiziert.

Nach dem Sechstagekrieg setzte Tumarkin dieselbe Symbolik im Zusammenhang mit den Israelkriegen ein. In seinem *Sinai-Triptychon* (1967) umgab er die Körper der anonymen Soldaten mit Draht. Ab der zweiten Hälfte der siebziger Jahre benutzte er die Symbolik auch für Erdskulpturen und politische Aktionen gegen die Besiedelung im Westjordanland, dessen Bewohner – so der Künstler – sich zu ihrem Schutz mit Drahtverhauen umgeben und sich damit in selbstgeschaffene Ghettos einschließen. Nach seiner Ansicht wären die Juden besser beraten, wenn sie von den Arabern lernen würden, wie man im Einklang mit dem Land lebt, als es mit Gewalt besitzen zu wollen. Zeitgleich arbeitete er auch weiter daran, der Shoah selbst Ausdruck zu verleihen. In einer
Abb. 586 zwischen 1989 und 1994 entstandenen Objektreihe setzt er seine Objekte in ein Kontinuum jüdischer Zeitgeschichte und plaziert die Überreste aus Verbrennungsöfen gegenüber von Pyramiden, dem Symbol jüdischer Versklavung in Ägypten. Dazwischen ist ein Mann – erneut ein Selbstporträt – auf einem mit einer Plattform versehenen Wagen festgebunden, der auf Eisenbahnschienen läuft und an die Viehwaggons mit den Deportierten erinnert. Tumarkin zeigt uns so eine dichotome Einstellung zur Shoah: Zum einen sieht er sie als wichtigen Bestandteil der jüdischen Geschichte, und zum anderen setzt er seine Bildsprache ein, um seine israelischen Mitbürger darauf hinzuweisen, daß sie die Araber nicht so behandeln sollen, wie sie selbst behandelt wurden.

Jüngere israelische Künstler drücken ihre Unsicherheit häufig nicht über die Shoah aus, sondern durch ihre Empörung im Hinblick auf die Grenzen, die ihr kleines Land einerseits einschließen, andererseits aber auch
Abb. 604 schützen, und die sich zudem ständig wandeln. Der 1940 geborene Michael Druks schuf sein *Schnittmuster Israel* auf der Grundlage eines einer Modezeitschrift entnommenen Schnittmusters mit seinen kreuz und quer

verlaufenden Linien. Die Grenzen von 1949 und 1967 sind eingetragen, erscheinen aber einfach nur als eine Möglichkeit unter unendlich vielen anderen. Seine Arbeiten zum Thema *Uganda – Brasilien* (1979) basieren auf den vom ersten Zionistenkongreß geführten Diskussionen, in deren Verlauf die Gründung einer nationalen jüdischen Heimstatt in Uganda oder Brasilien anstelle Palästinas ins Auge gefaßt wurde. Druks überträgt die Konturen des Staates Israel in verschiedene geographische Rahmen und stellt sich dabei die Frage, ob es irgendwo sonst auf der Welt gesichertere Bedingungen geben könnte. Sein 1975 entstandenes Selbstporträt *Druksland* macht deutlich, wie sehr er von der Grenzproblematik besessen ist: Zur Darstellung seines physischen und sozialen Ich unterteilt er seinen Kopf in geologische Schichten und zieht geographische Grenzen mit einer linken und einer rechten Seite und einem besetzten Gebiet.

Die durch die ständig wiederkehrenden Kriege bedingte Angst nahm nach dem Jom Kippur-Krieg (1973) und dem Libanon-Krieg (1982) neue Formen an. Künstler wie Aviva Uri (1927–1989) fühlten sich wie aus den Fugen geraten und verloren das Vertrauen in den Weg, den das Land ging. Dies wird deutlich im Titel der 1982 entstandenen Reihe: *Wer sind die Sieger und wer die Besiegten.* Antwort der Künstlerin: „Wir verlieren unser Liebstes – unsere Söhne. Sie verlieren ihr Liebstes – ihre Söhne."

Dieses Gefühl von Erosion und Verlust führte in der Literatur der siebziger Jahre zur Verwendung des *Opferung des Isaak*-Symbols im Zusammenhang mit Kritik an der israelischen Regierung, den „Vätern", die ihre „Söhne" wieder und wieder in den Krieg führten, um sie dort sterben zu lassen. Da diese Interpretation der allgemeinen Öffentlichkeit vertraut war, kam es anläßlich der Ausstellung einer Skulptur Segals in Tel Aviv *Abb. 579*
zum Skandal. Man glaubte – fälschlicherweise –, darin diesen Gedanken erkennen zu können. Menashe Kadishman (geb. 1932) hatte mit seinem Sohn für die Skulptur Segals Modell gestanden; 1982 begann er – angeregt durch den Libanon-Krieg und die Tatsache, daß sein Sohn eingezogen worden war –, mit eigenen Versionen *Abb. 583*
dieses Themas. Kadishman war überwältigt von Schuldgefühlen, da er das Gefühl hatte, den Sohn an seiner Stelle in den Krieg geschickt zu haben. Seine Skulpturen zeigen mehrere, verschieden kombinierte Protagonisten: Isaak fällt oder liegt tot am Boden, die verzweifelten Eltern stehen Seite an Seite, mit ausdrucklosen Gesichtern; der anstelle des Sohnes zu opfernde Widder beherrscht Isaak als heidnischer Götze, dem der Sohn geopfert wird; und schließlich ein Geier – bereit, sich seine Beute zu holen –, der den Platz des rettenden Schutzengels einnimmt. Wie Ardon protestiert Kadishman gegen das Vergießen unschuldigen Blutes. Anstatt sich dafür jedoch gegen Gott zu wenden, klagt er die „Väter" an, die ihre „Söhne" in den Kampf schicken.

Der 1936 geborene Maler Moshe Gershuni bringt ab den achtziger Jahren ähnliche Vorstellungen zum Ausdruck und verwendet die Anspielung auf die *Opferung Isaaks* häufig in seinem Werk. Um tiefere Gefühle auszudrücken, verwendet Gershuni einen neoexpressionistischen Stil und setzt eine bestimmte Fingertechnik ein. Seine Sujets sind sehr emotionsgeladen. Viele seiner Bilder tragen Inschriften als Titel, wie *Ich bin ein unbekannter Soldat, ohne Uniform, und in meinem Herzen wohnt die Angst vor dem Tod* (1980). In dem Werk *Hier das Feuer und das Feuerholz* (1980) – ein Titel, der die Frage Isaaks nach dem nicht vorhandenen Opfertier aufnimmt – plaziert Gershuni sein Lamm auf einen Altar und schreibt darunter „Für alle Soldaten", was zum Ausdruck bringt, daß auch sie geopfert werden. Nach 1982 werden seine Werke noch zerrissener; in dem 1983 entstandenen *Wo ist mein Soldat?* scheint sich das Blut des gefallenen Soldaten über das ganze Bild zu ergießen. Neben dem Blut liegen ein Davidsstern, eine schwarze Flagge (oder ein Grabstock) und Fahnen um ein schwarzes Loch, das sich spiralförmig im Vergessen verliert. Auf der linken Bildseite hebt sich eine große, rote Libanonzeder aus der vom Blut getränkten Erde empor. Selbst die Inschrift scheint im Blut geschrieben, wie eine letzte Botschaft eines Verwundeten. Die Botschaft dieser Bilder ist Trauer und Hoffnungslosigkeit. In einigen findet sich sogar des Künstlers Wut gegen Gott, der ein solches Töten zuläßt, ausgedrückt.

Die hier dargestellten Werke machen deutlich, daß die Israelis gegenwärtig weniger mit der Schaffung eines nationalen Stiles befaßt sind, als mit dem Ausdruck eines politischen Kontextes. Während die zugrundeliegende biblische Färbung der Themen die jüdischen Wurzeln unterstreicht, sieht sich die israelische Kunst heute einer parallel zur Situation der modernen jüdischen Kunst verlaufenden Entwicklung gegenüber: sie bedient sich der vorherrschenden internationalen Stilrichtungen, um spezifisch israelische Inhalte auszudrücken.

Die moderne jüdische Kunst sieht sich geprägt durch die Interaktion individueller und historischer Faktoren. Dabei ist die vom Künstler getroffene Wahl abhängig von seiner Herkunft, seiner Einstellung zur Welt und der Einstellung der Welt zu ihm. In der Regel war er bestrebt, in einer christlich geprägten Welt Anerkennung zu finden, ohne dabei seine jüdische Identität aufgeben zu müssen. Im Hinblick auf dieses Ziel drückte er seine Identität häufig nur verdeckt aus. Gelegentlich agierte er als Außenseiter, oder diese Rolle wurde ihm durch antisemitische Diskriminierung oder durch den Eindruck, daß seine ursprüngliche Gemeinde ihn zurückweise, aufgedrängt. Zu anderen Zeiten wiederum versuchte er, seine Kunst als Brücke zwischen zwei Welten zu nutzen; hierfür verwendete er die christliche Ikonographie oder sozial bedeutungsvolle Sujets. Die Entstehung einer israelischen Kunst fügte dieser Konfiguration noch eine weitere Komponente hinzu, ohne sie dadurch zu verändern; zudem hat besagte israelische Kunst sogar noch einige Wesensmerkmale der modernen jüdischen Kunst übernommen. Trotz ihrer Sehnsucht, Teil des internationalen, säkularen Universums der modernen Kunst zu sein, in dem der Künstler – nur der Kunst verpflichtet – frei und ungezwungen von Land zu Land und von Kultur zu Kultur wandern kann, haben viele jüdische und israelische Künstler zum gegebenen Zeitpunkt zu ihren Wurzeln zurückgefunden und ihre jüdische Identität in der Kunst zum Ausdruck gebracht.

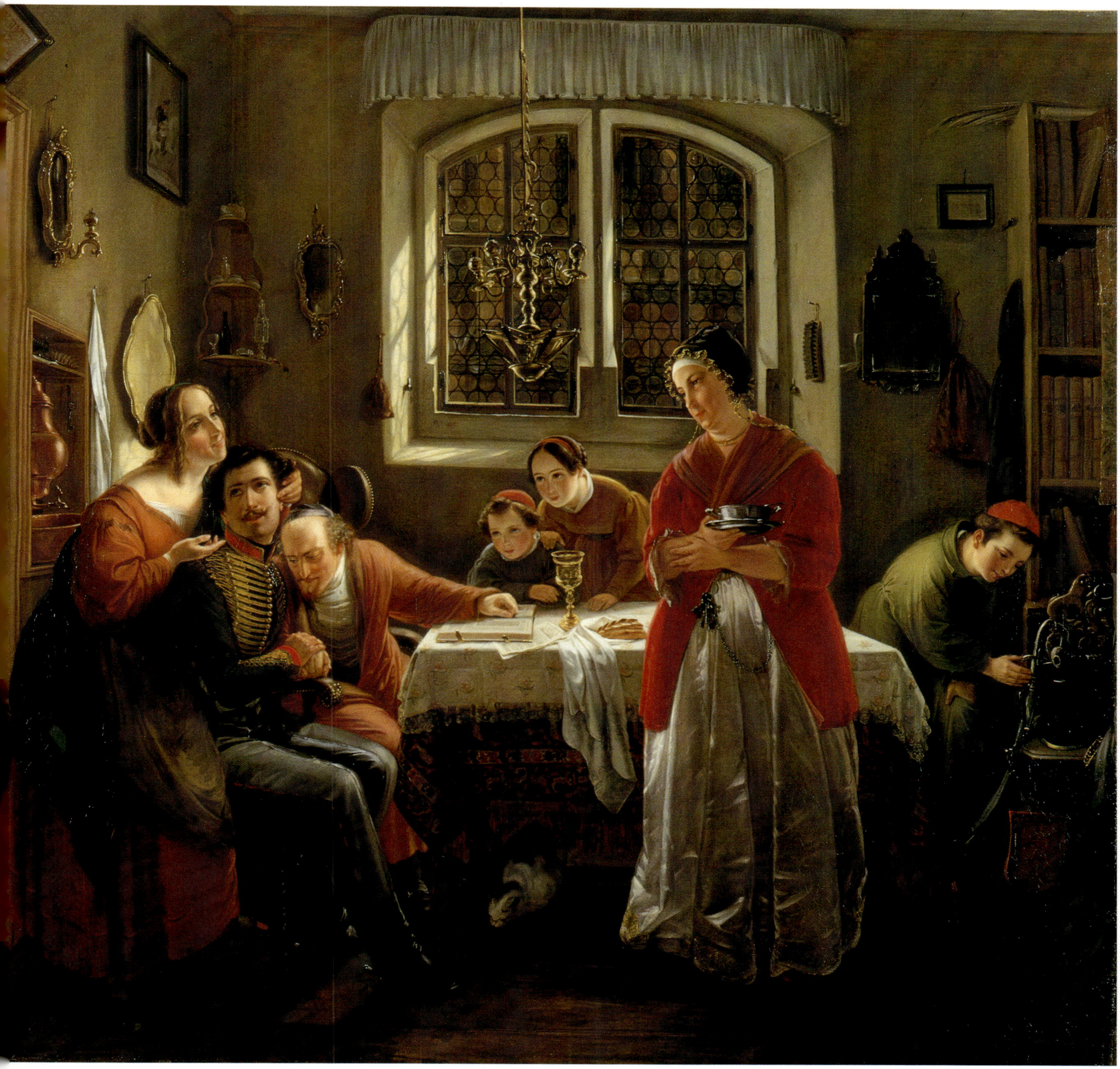

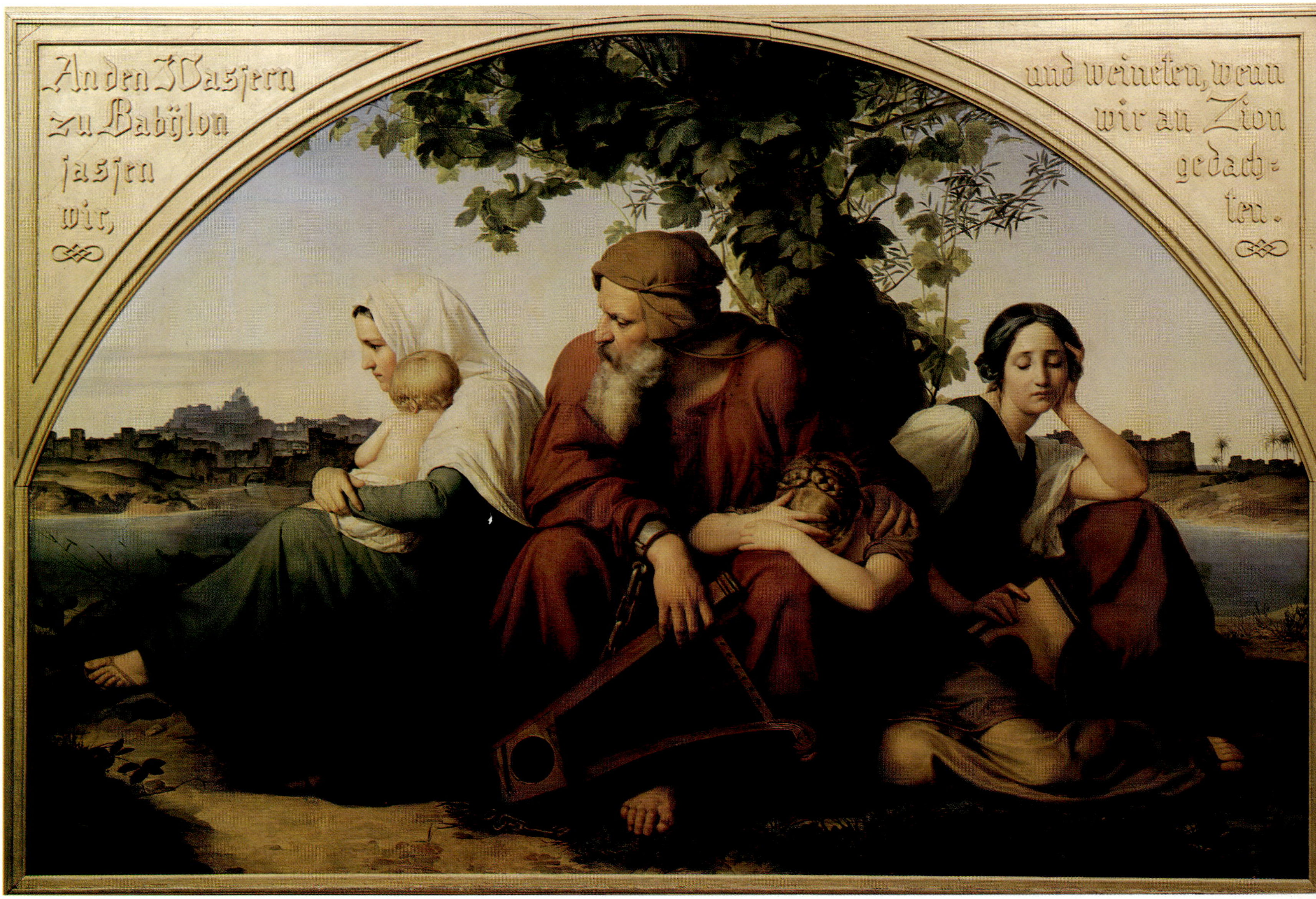
An den Wassern
zu Babylon
sassen
wir,
und weineten, wenn
wir an Zion
gedach-
ten.

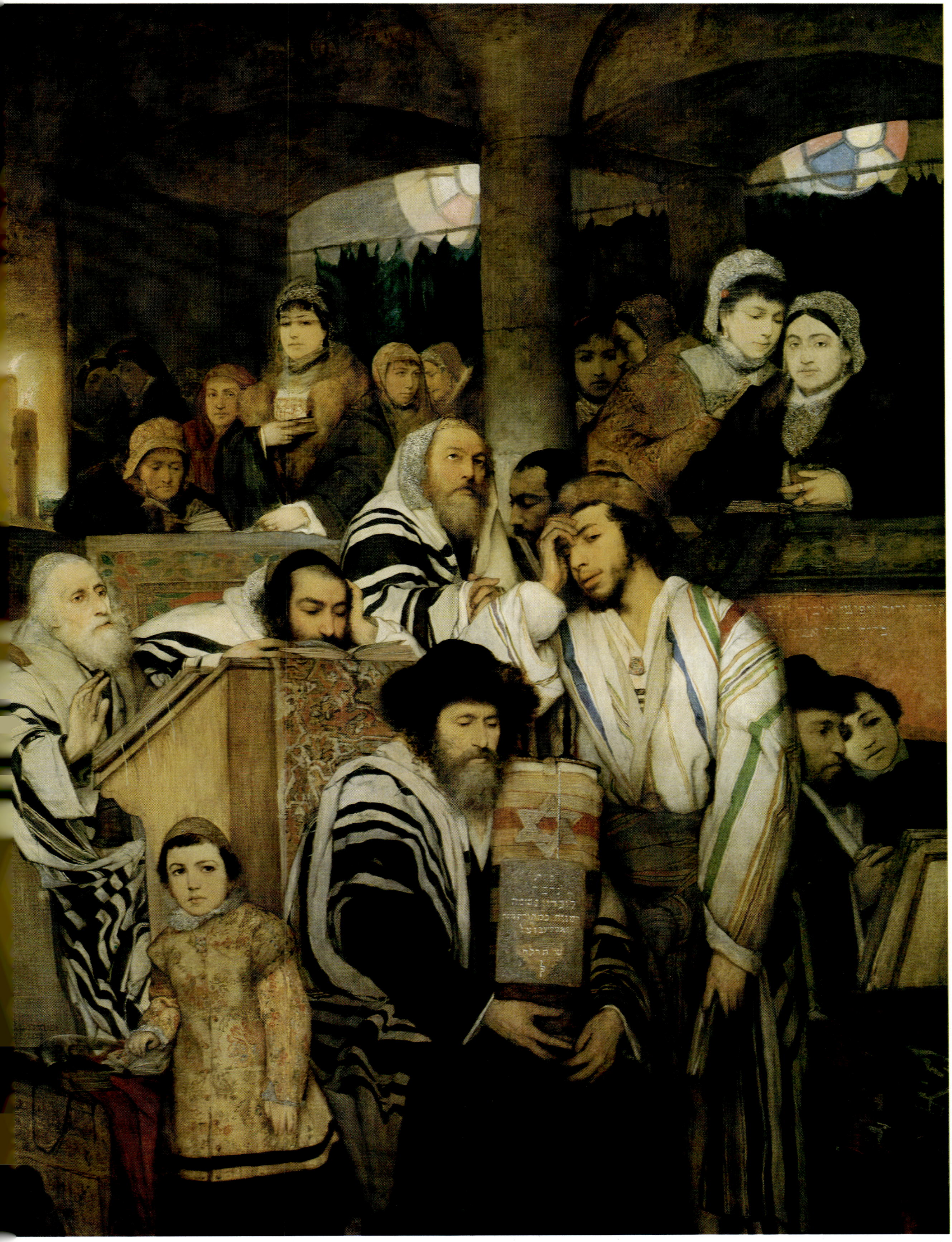

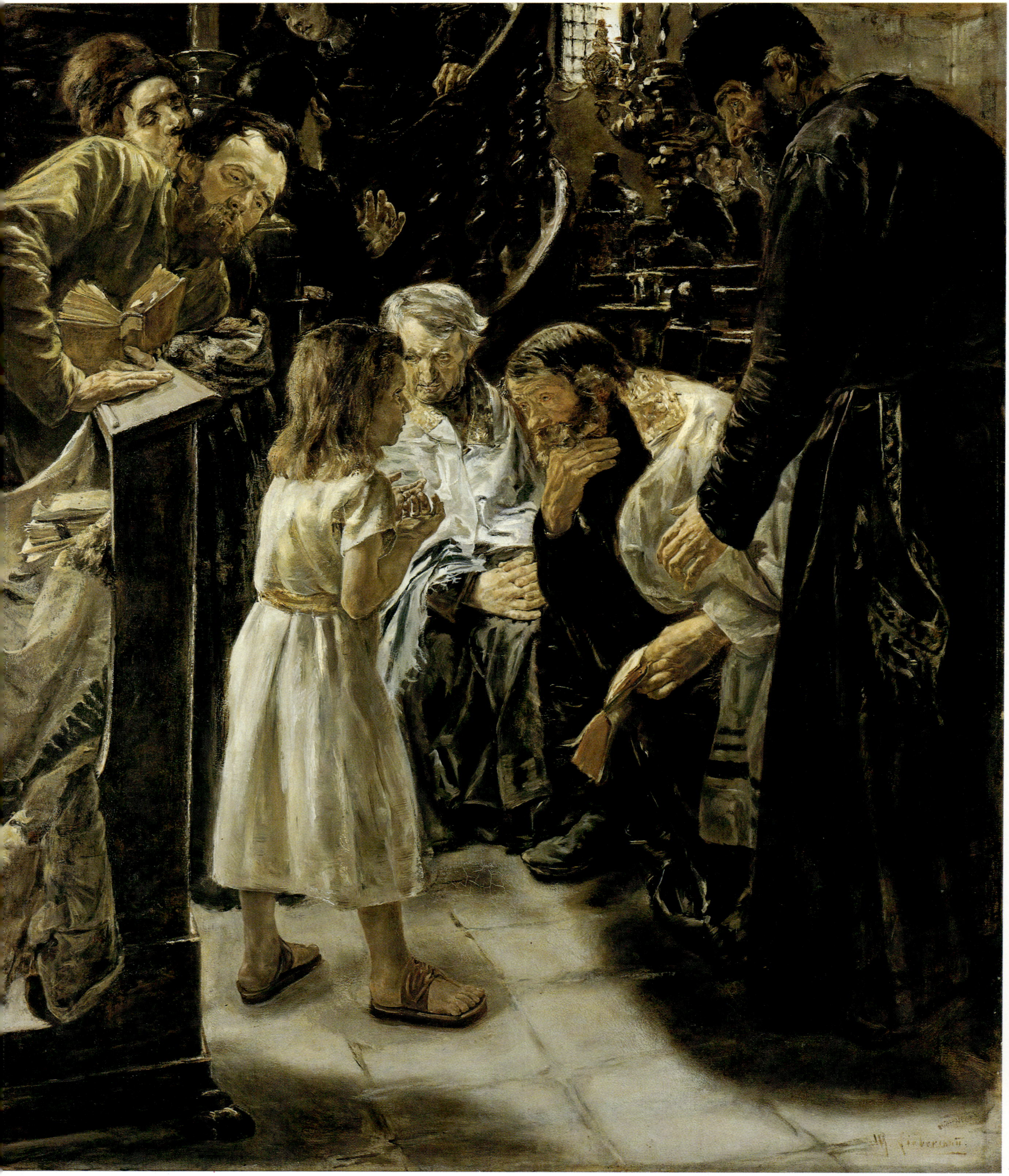

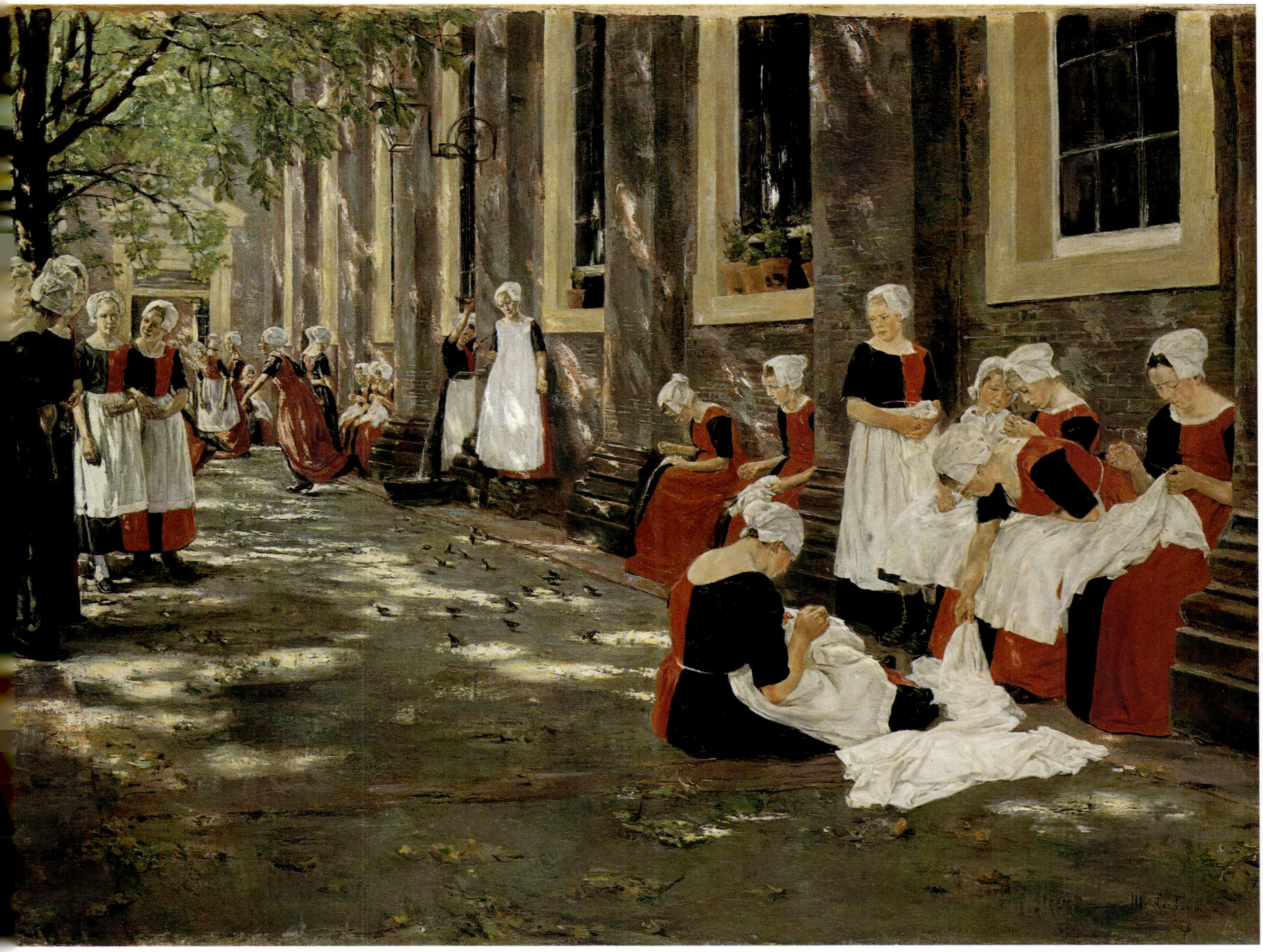

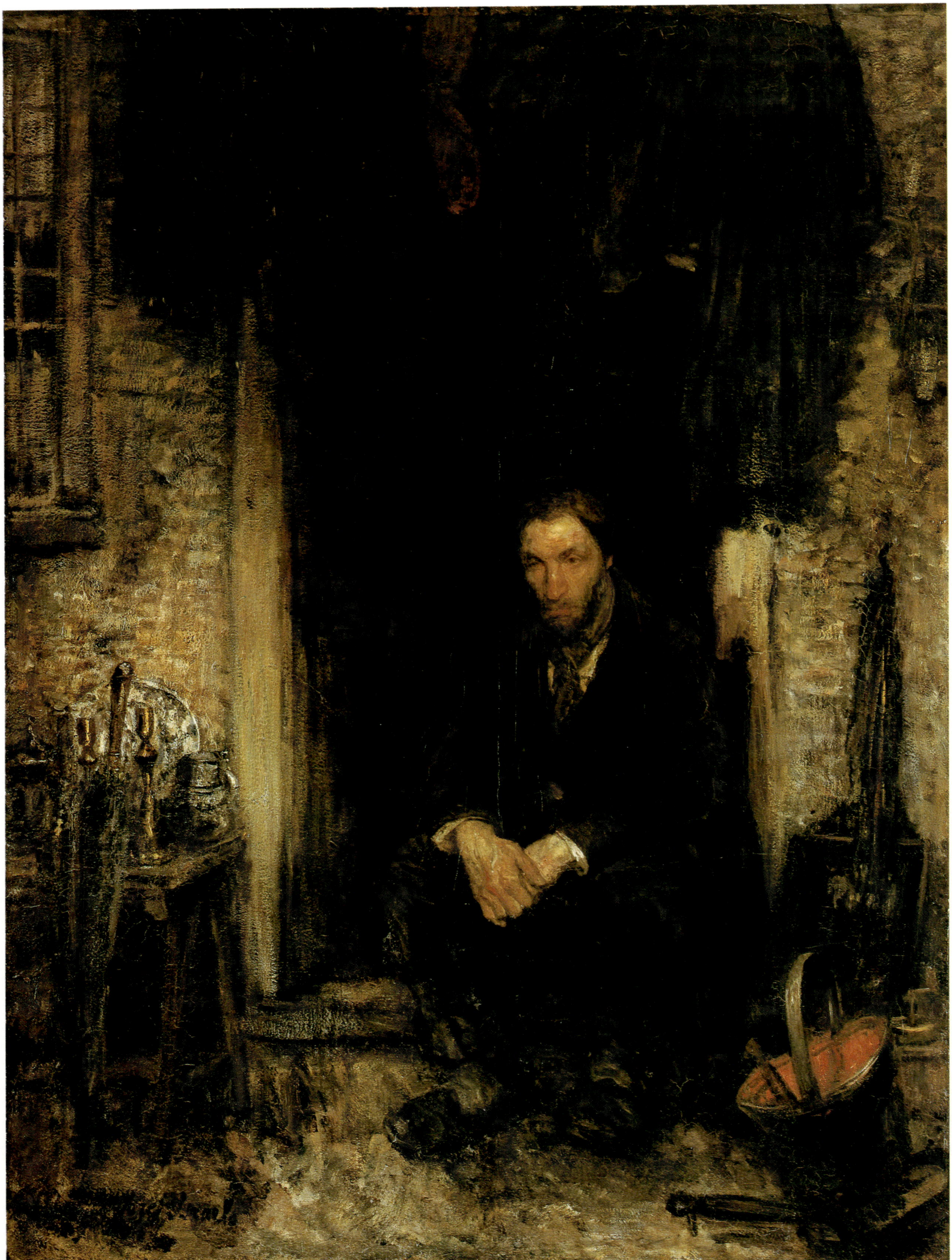

187
188

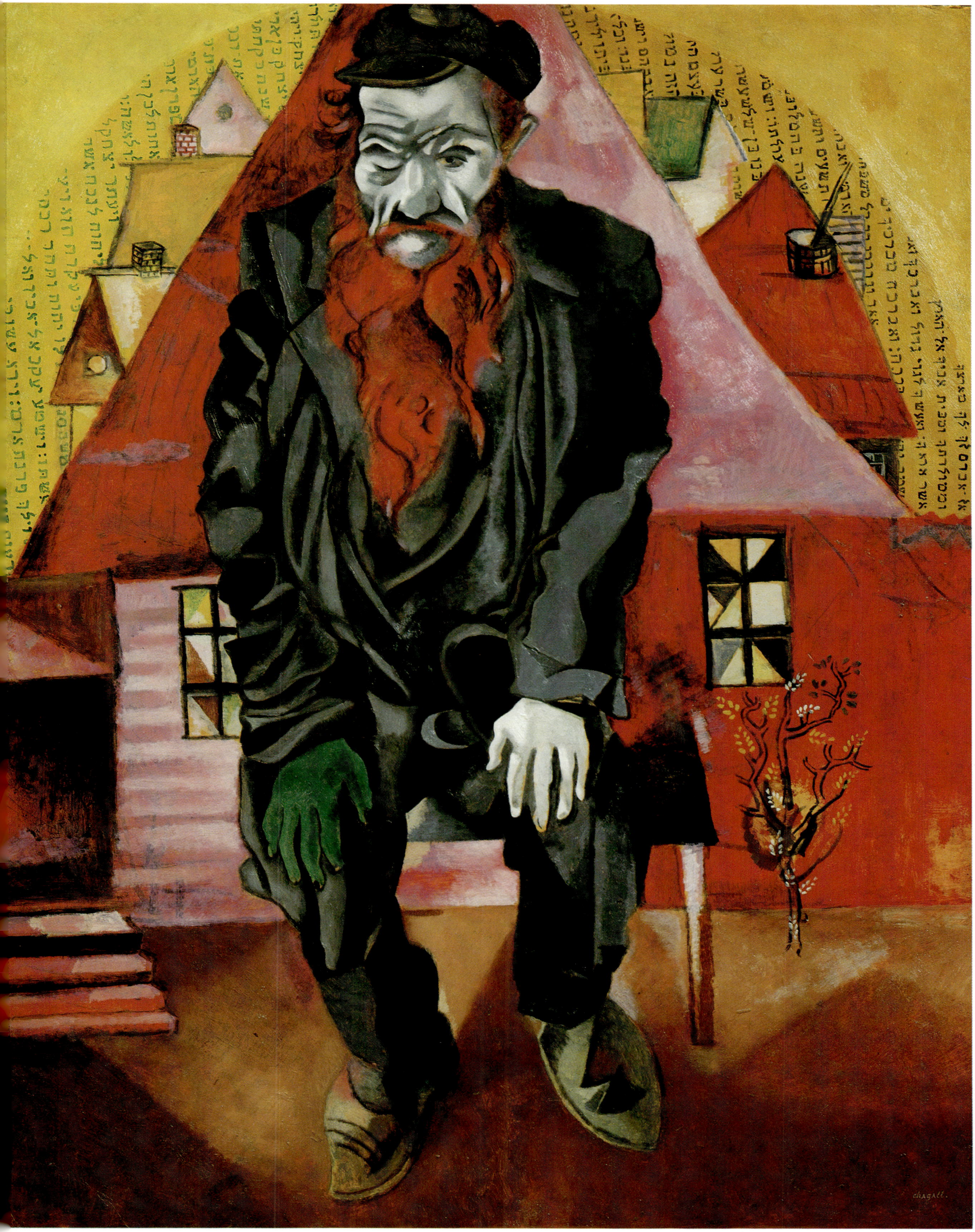

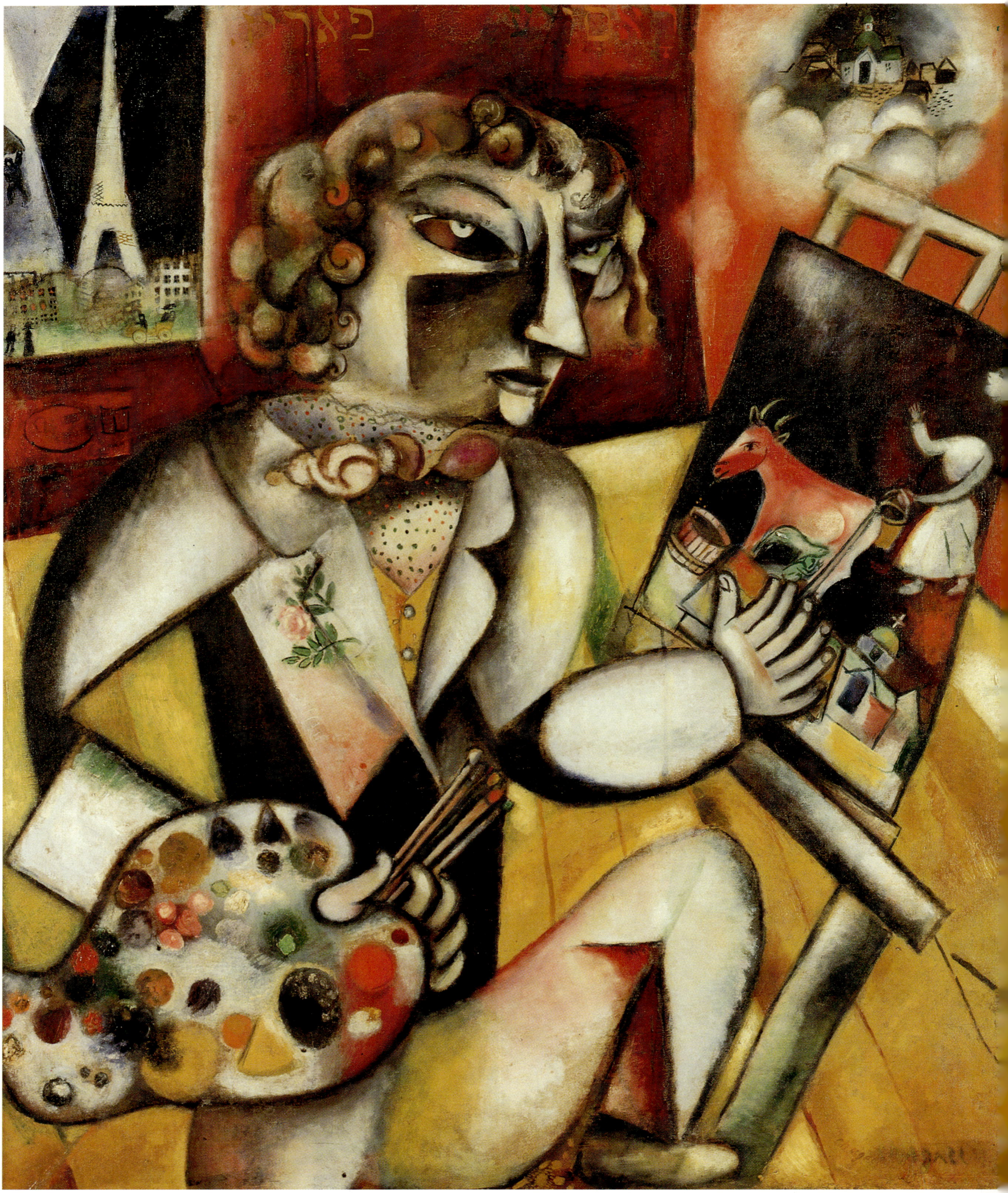

182 Moritz Oppenheim: *Heimkehr des jüdischen Freiwilligen aus dem Befreiungskrieg in seine nach altjüdischer Tradition lebende Familie.*
1833–1834.
Öl auf Leinwand.
86,4 × 91,4 cm.
The Jewish Museum, New York.

183 Eduard Bendemann: *Die trauernden Juden in Babylon.*
1832.
Öl auf Leinwand.
183 × 280 cm.
Wallraf-Richartz-Museum, Köln.

184 Maurycy Gottlieb: *Jom Kippur.*
1878.
Öl auf Leinwand.
245 × 192 cm.
Museum of Art, Tel Aviv.

185 Max Liebermann: *Der zwölfjährige Jesus im Tempel.*
1878–1879.
Öl auf Leinwand.
151 × 131 cm.
Kunsthalle Hamburg.

186 Max Liebermann: *Freizeit im Waisenhaus in Amsterdam.*
1881–1882.
Öl auf Leinwand.
78,5 × 107,5 cm.
Städelsches Kunstinstitut, Frankfurt a. M.

187 Jozef Israëls: *Ein Sohn des alten Volkes.*
Um 1889.
Öl auf Leinwand.
180 × 137 cm.
Stedelijk Museum, Amsterdam.

188 Marc Chagall: *Der Jude in Rot.*
1914–1915.
Öl auf Leinwand.
100 × 80,5 cm.
Russisches Museum, St Petersburg. © A.D.A.G.P.

189 Marc Chagall: *Selbstporträt mit sieben Fingern.*
Um 1912.
Öl auf Leinwand.
126 × 107 cm.
Stedelijk Museum, Amsterdam. © A.D.A.G.P.

190 Nahum Gutman: *Ziegenhirt (Vor dem Sturm).*
1926.
Öl auf Leinwand.
72,5 × 54 cm.
Israel Museum, Jerusalem.

191 Reuven Rubin: *Früchte des Landes.*
1923.
Öl auf Leinwand.
Zentralbild: 188 × 202 cm.
Rubin House, Tel Aviv.

192 Max Weber: *Der Besuch (Ein Familientreffen).*
1917.
Öl auf Leinwand.
92,08 × 76,20 cm.
Corcoran Museum of Art, Washington, D.C.

193 Marcel Janco: *Tzaras Maske.*
1919.
Papier, Karton, Jute, Gouache und Tusche.
55 × 25 cm.
Janco-Dada Museum, Ein Hod.

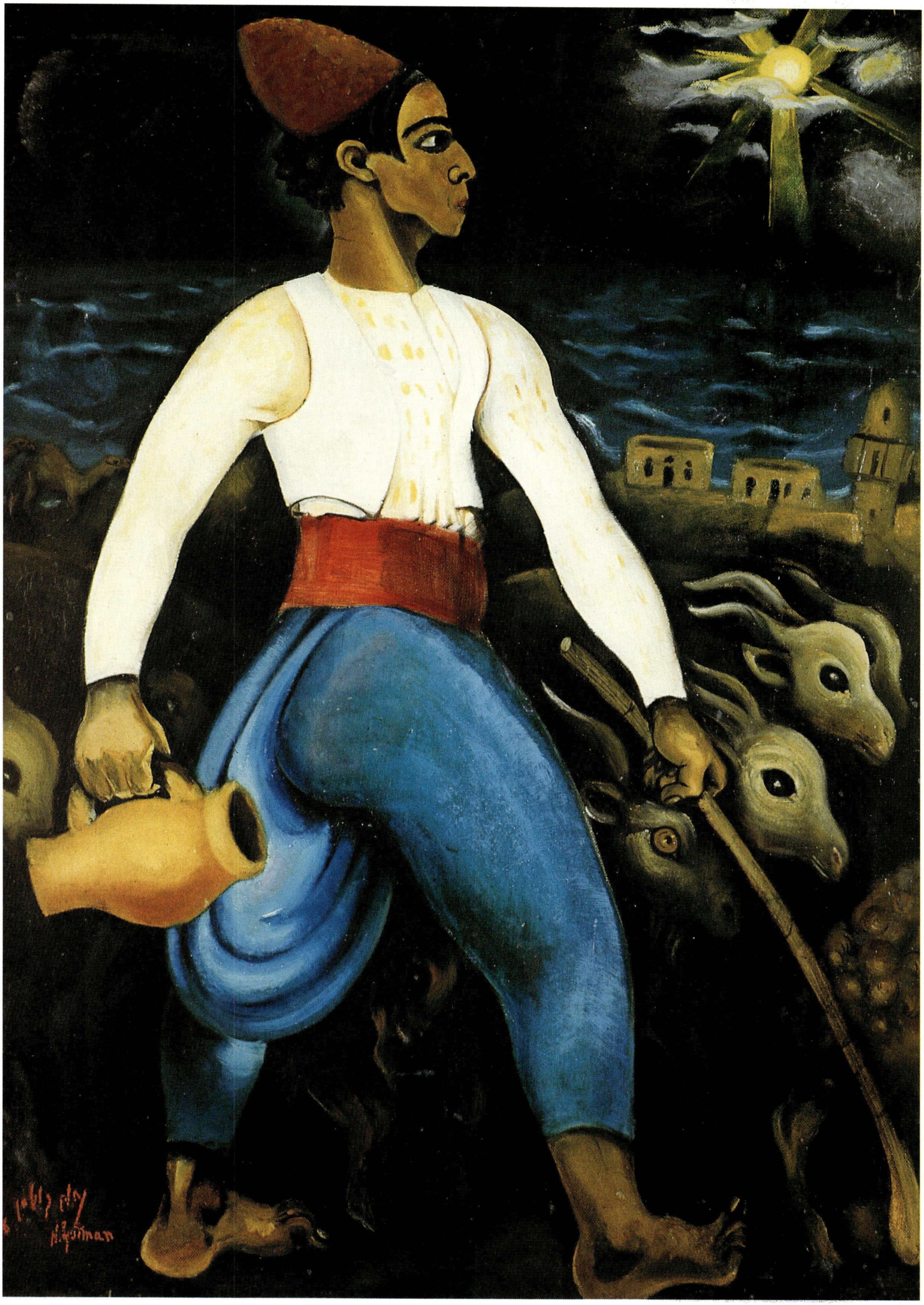

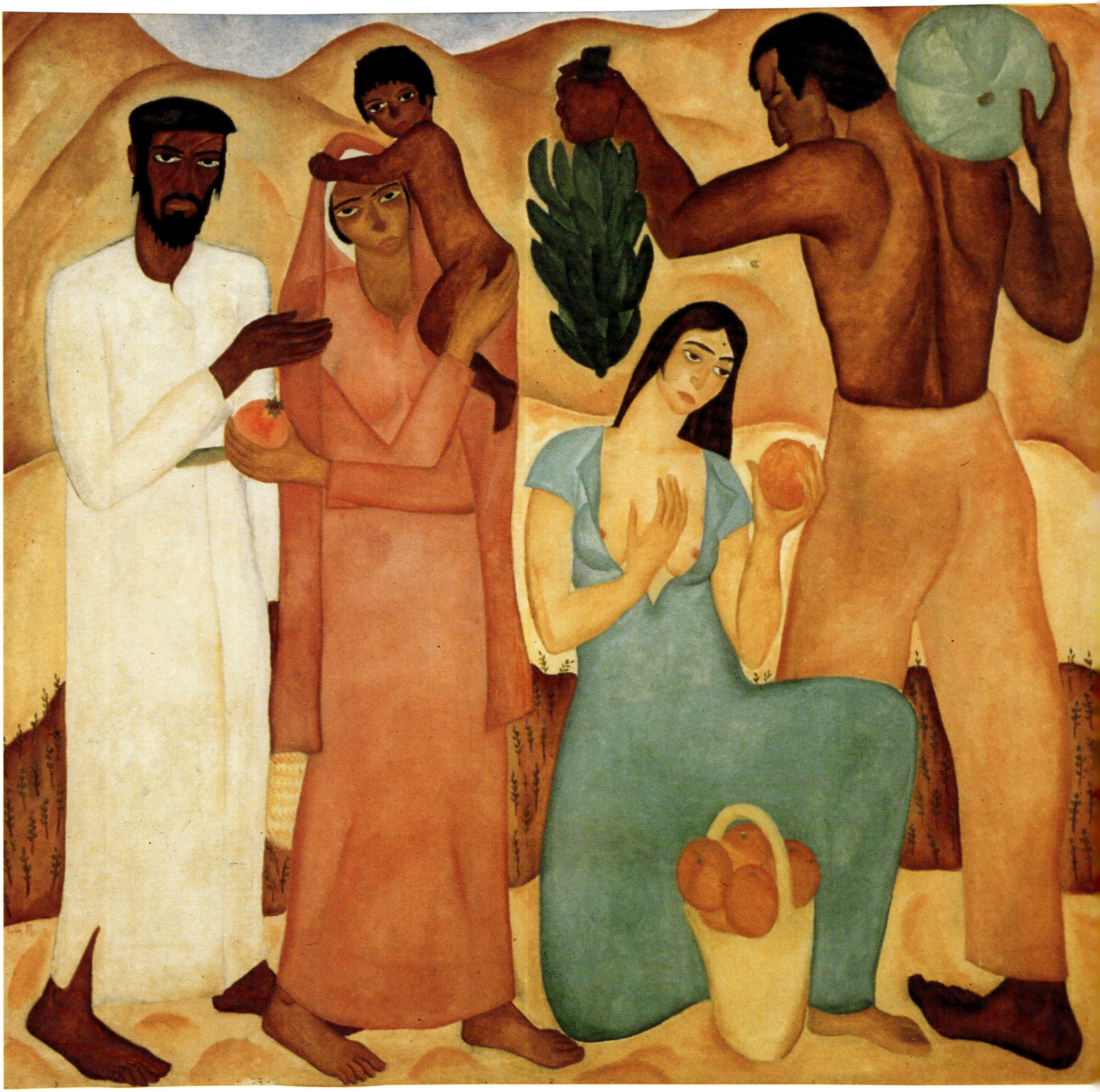

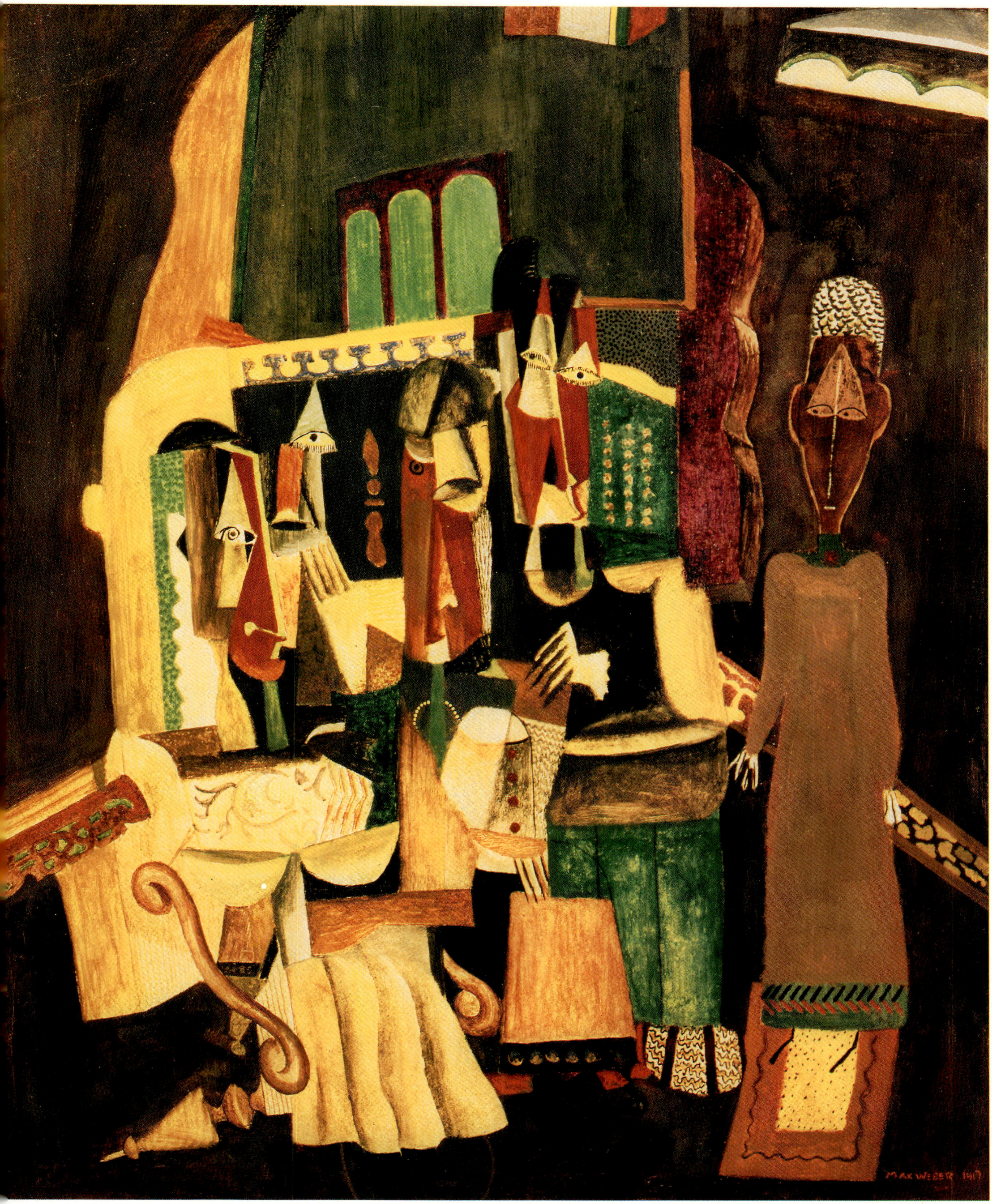
MAX WEBER 1917

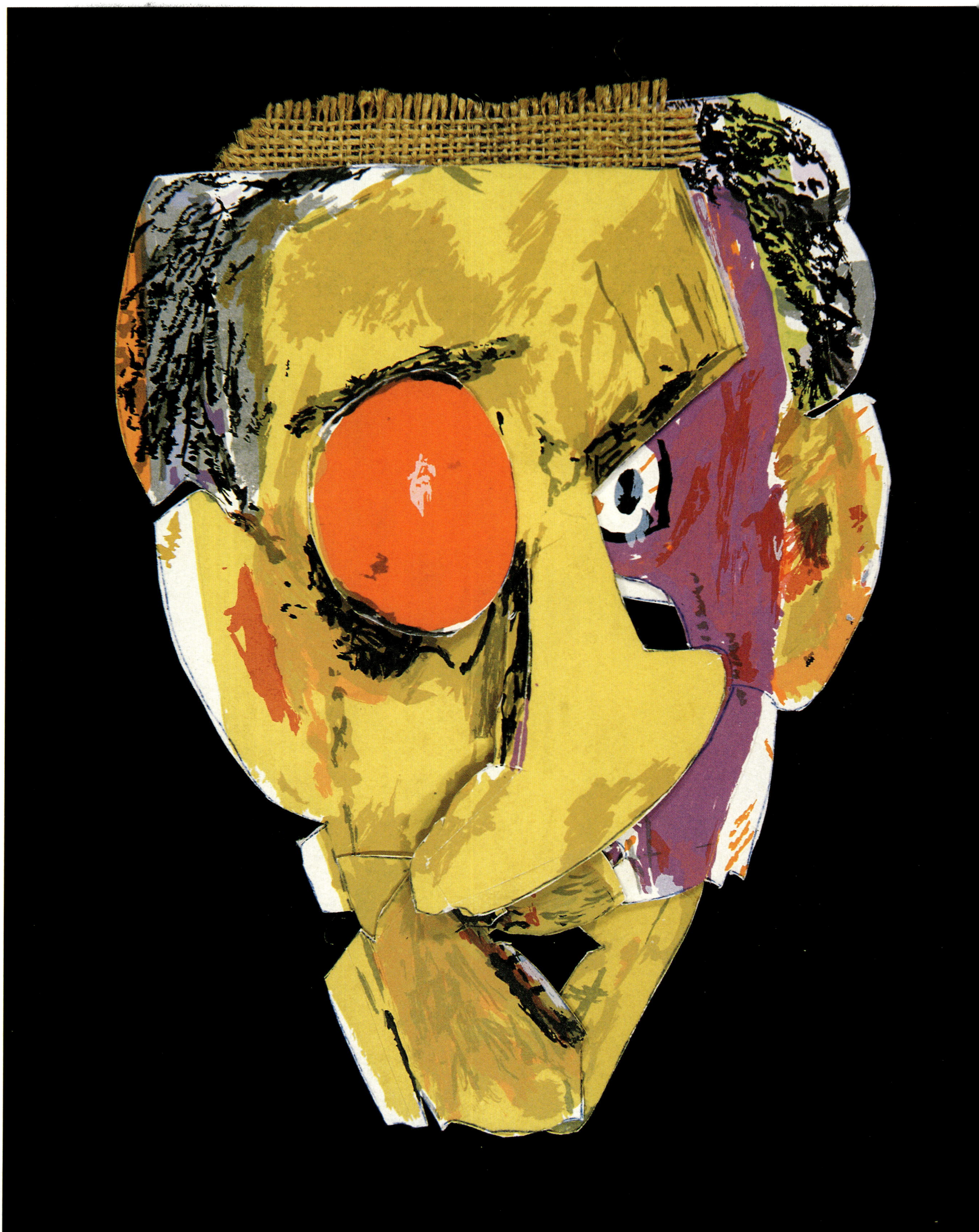

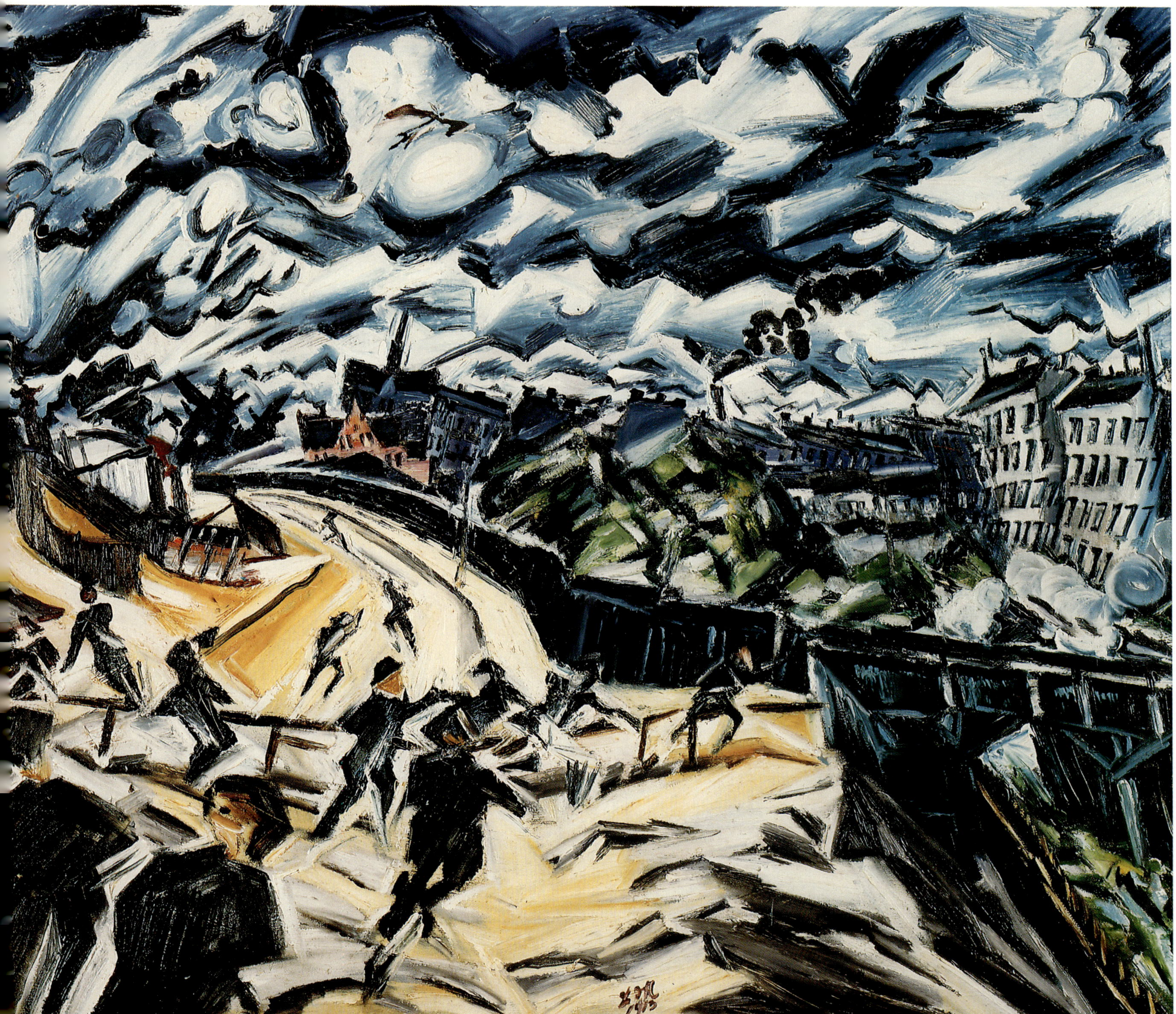

193
194

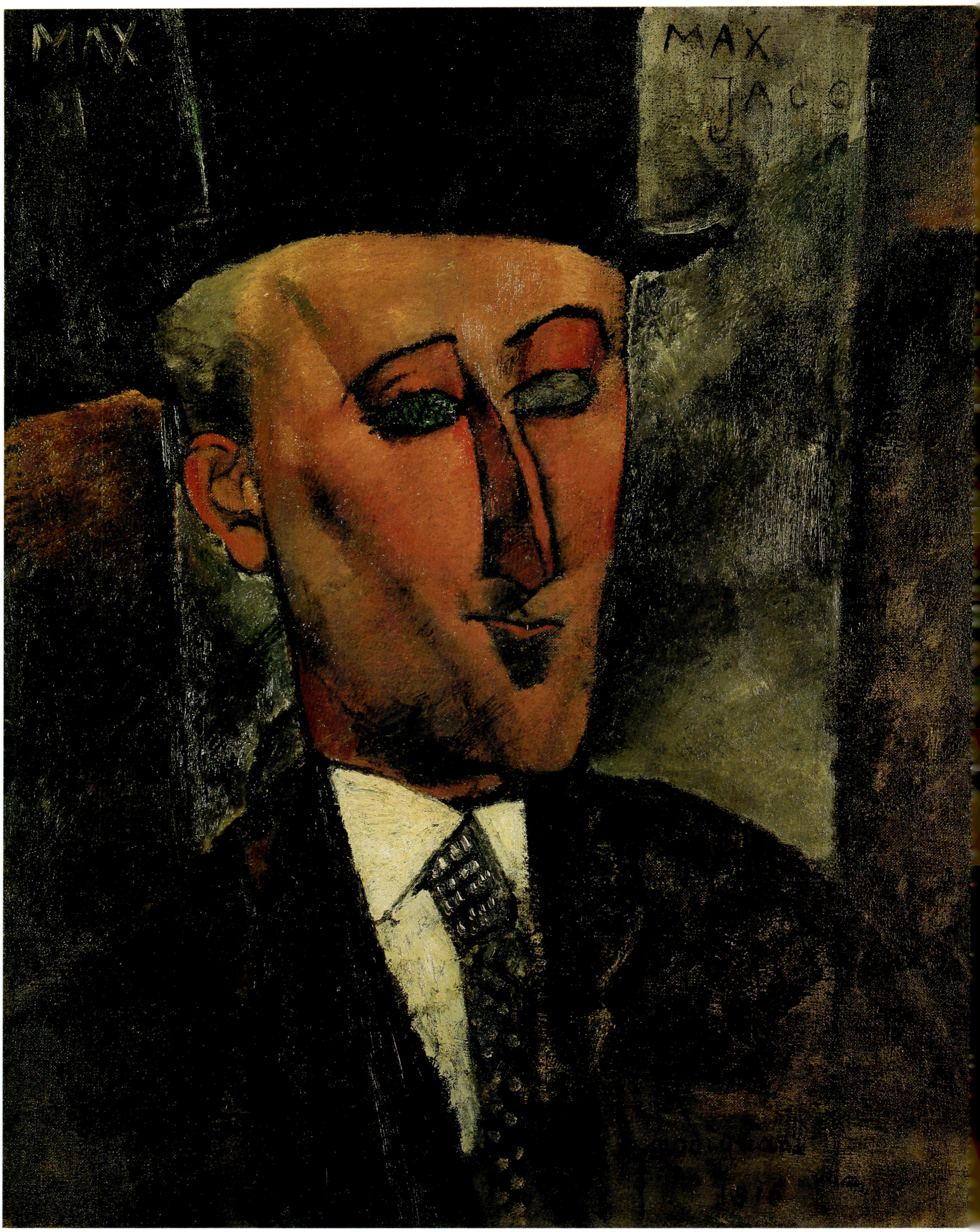
MAX
MAX
JACOB

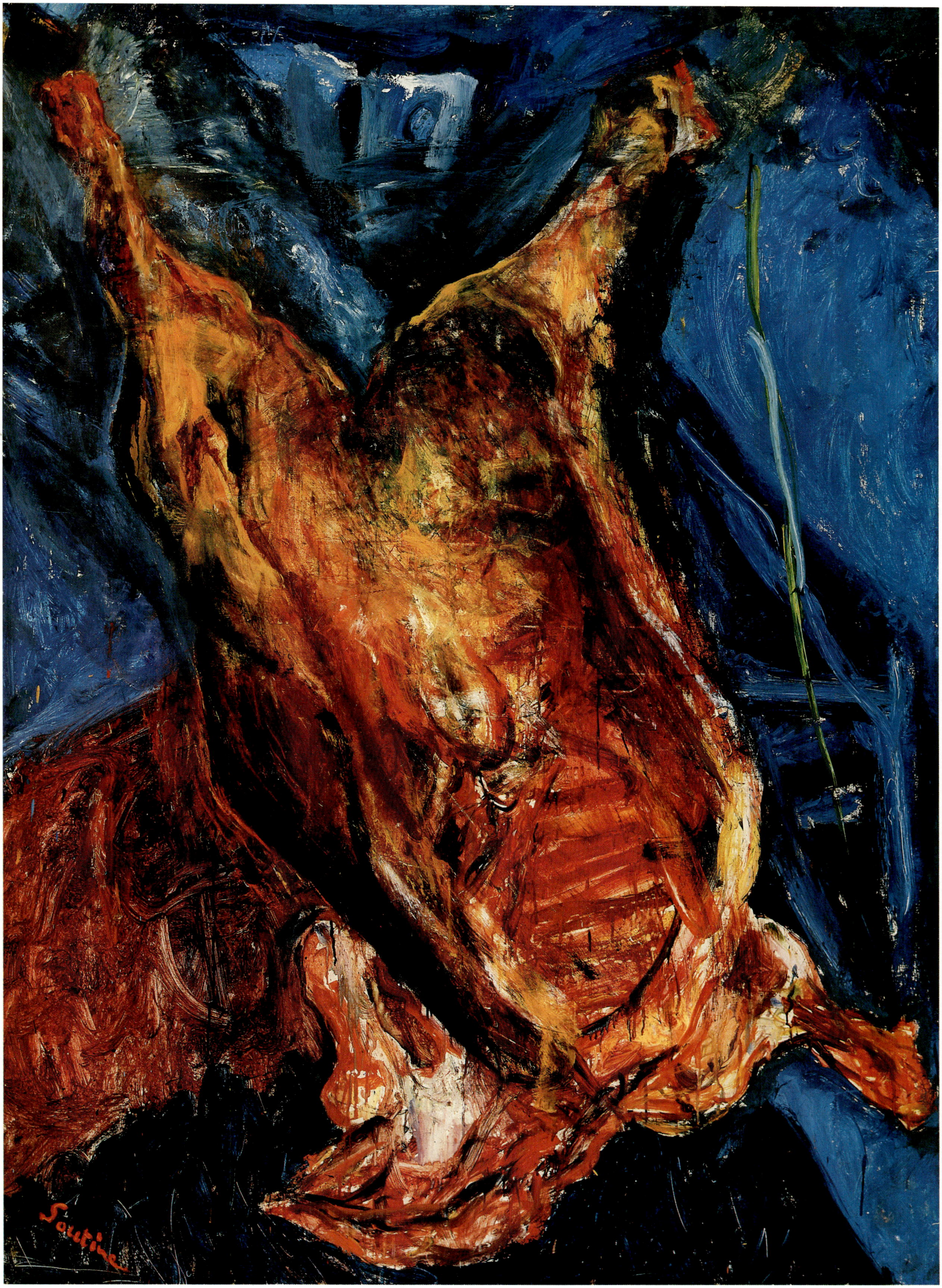
Soutine

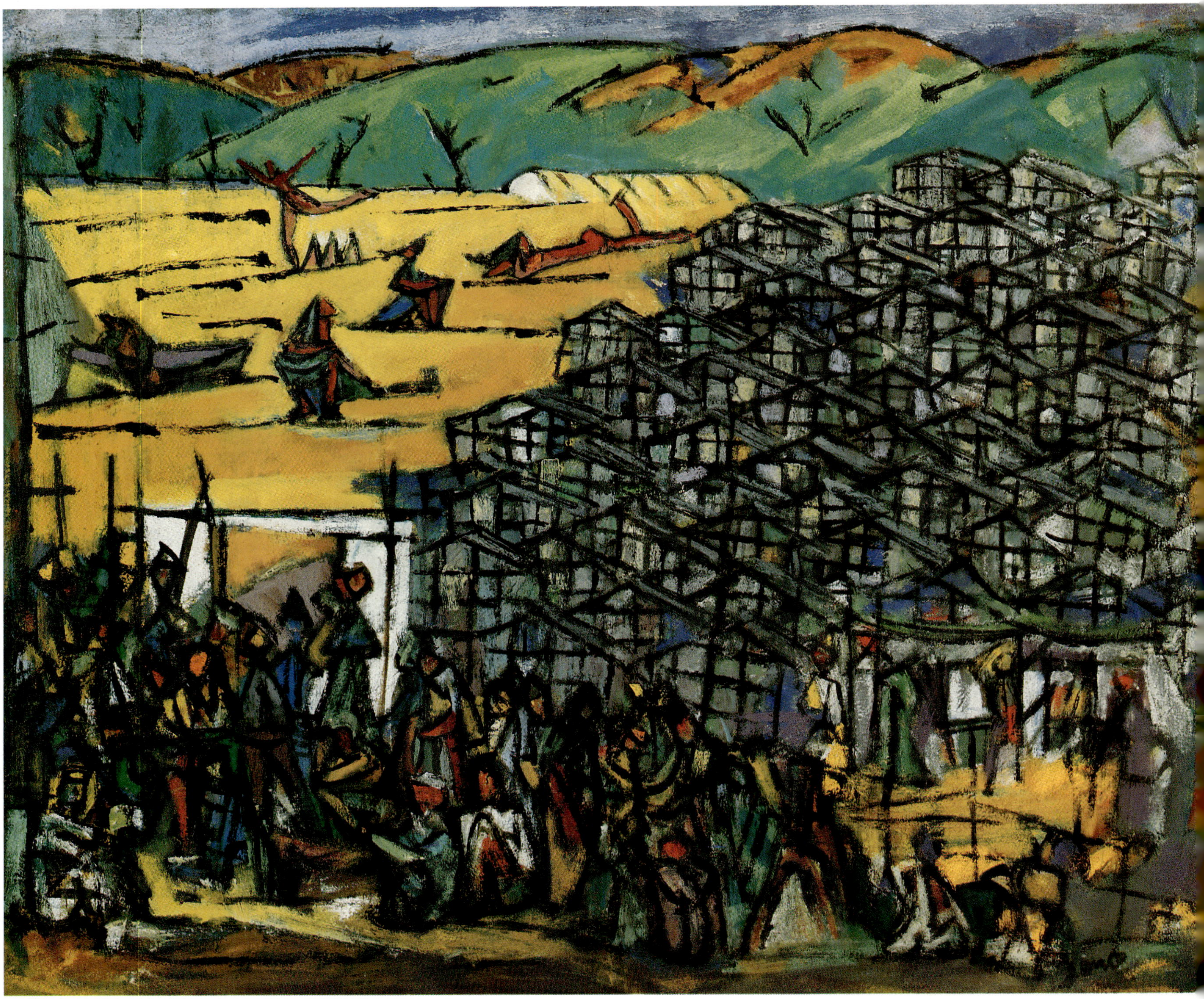

194 Ludwig Meidner: *Apokalyptische Landschaft.*
1912.
Öl auf Leinwand.
181 × 96 cm.
County Museum of Art, Los Angeles.

195 Amadeo Modigliani: *Max Jacob.*
1916.
Öl auf Leinwand.
73 × 60 cm.
Kunstsammlung Nordrhein-Westfalen, Düsseldorf.

196 Chaim Soutine: *Geschlachteter Ochse.*
1925.
Öl auf Leinwand.
140 × 107 cm.
Albright Art Gallery, Buffalo. © SPADEM.

197 Marcel Janco: *Maʿabara.*
1949.
Öl auf Leinwand.
100 × 81 cm.
Museum of Art, Tel Aviv.

198 Ben Shahn: Mauerbild für ein Gebäude der internationalen Vereinigung der Damenkonfektionsarbeiter.
1937–1938.
Fresko (Ausschnitt: linke Hälfte).
Roosevelt, New Jersey.

199 Mark Rothko: *Nr. 12.*
1948.
Öl auf Leinwand.
141 × 81 cm.
Sammlung Christopher Rothko und Kate Rothko Prizel. © A.D.A.G.P.

200 Joseph Zaritsky: *Bild: Yechiam.*
1952.
Öl auf Leinwand.
208 × 228 cm.
Museum of Art, Tel Aviv.

201 Ben Shahn: *Allegorie Nr. 3.*
1955.
Öl auf Leinwand.
Sammlung moderner religiöser Kunst, Vatikan.
© A.D.A.G.P.

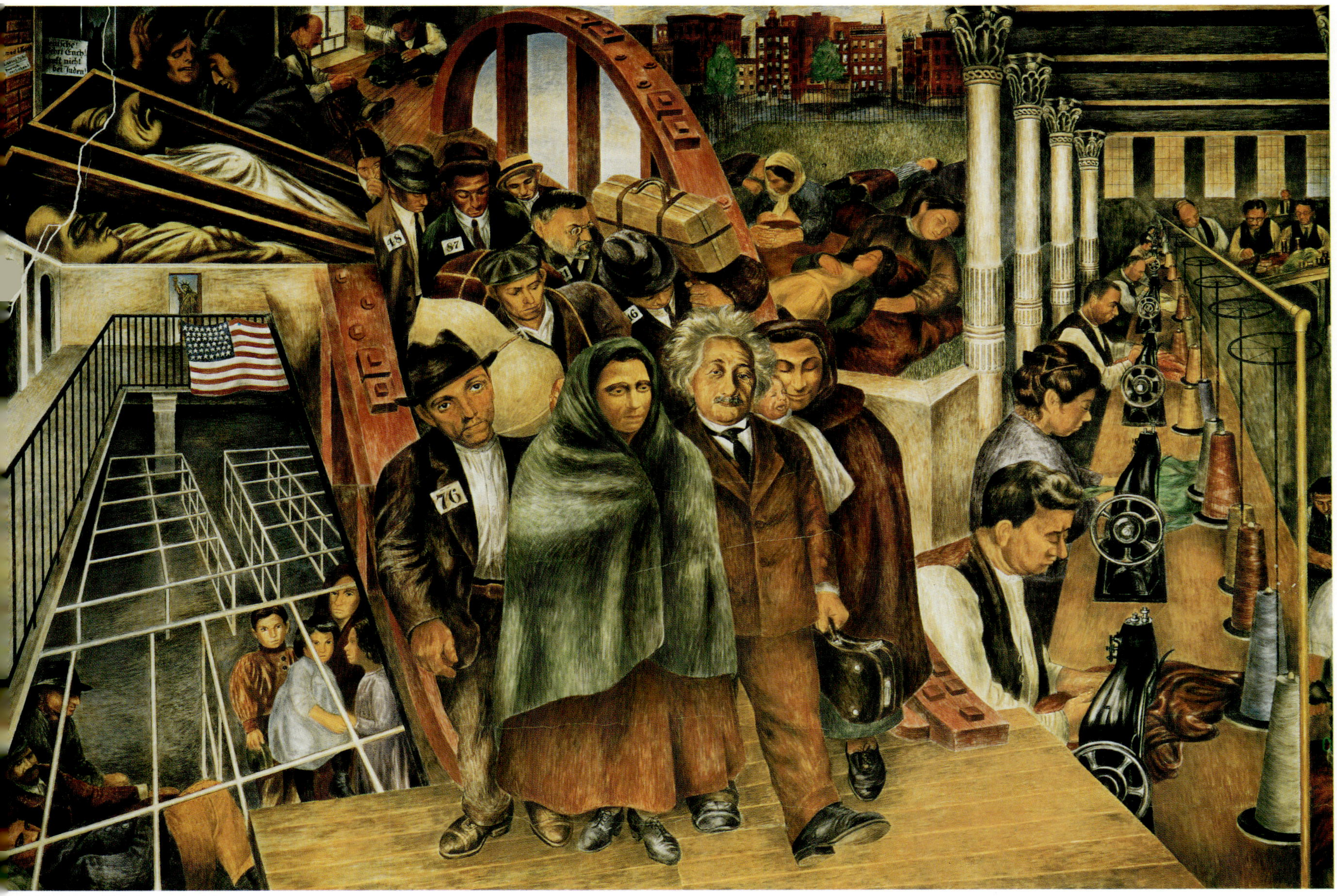
bei Juden!
48
87
76

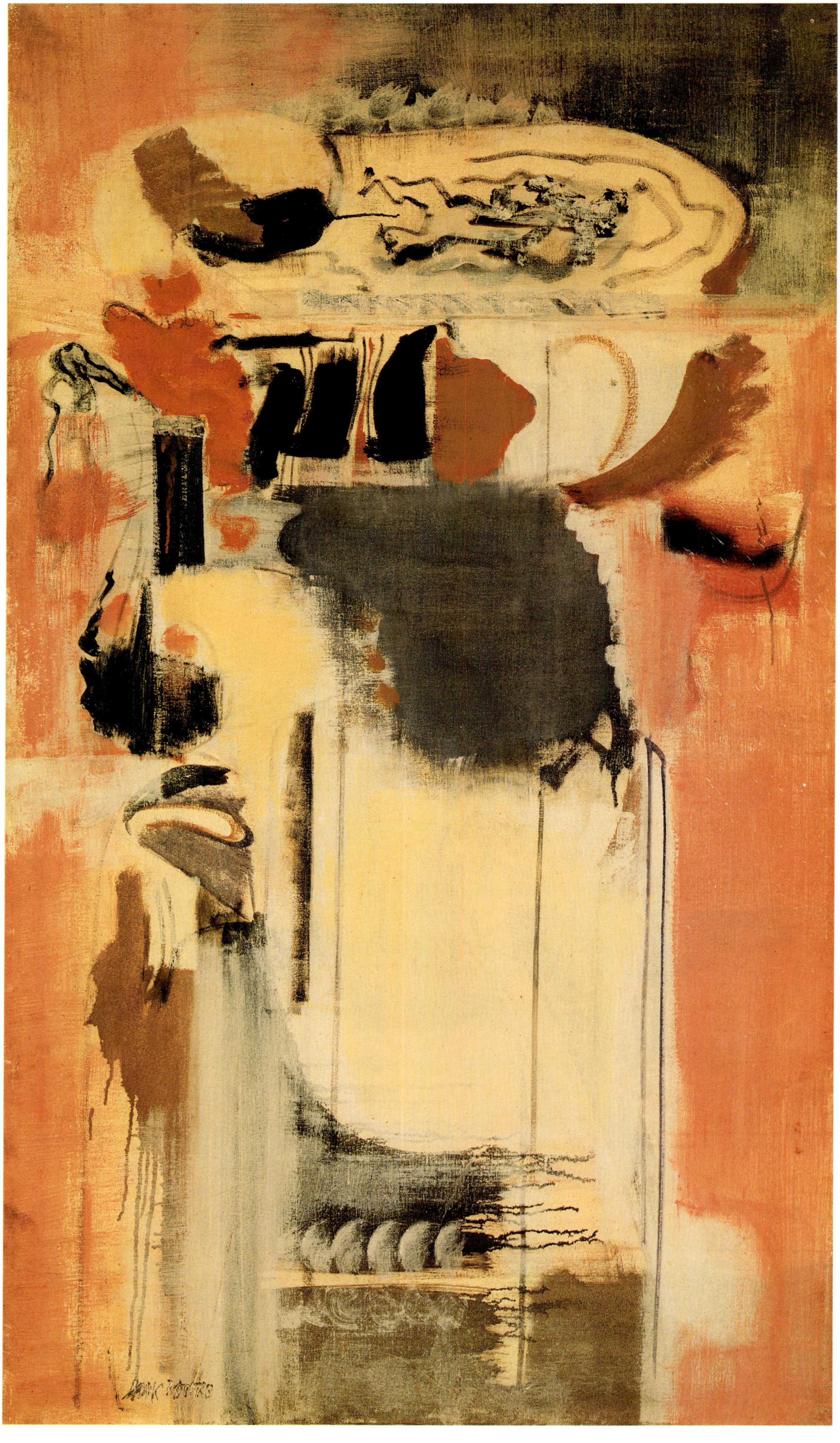

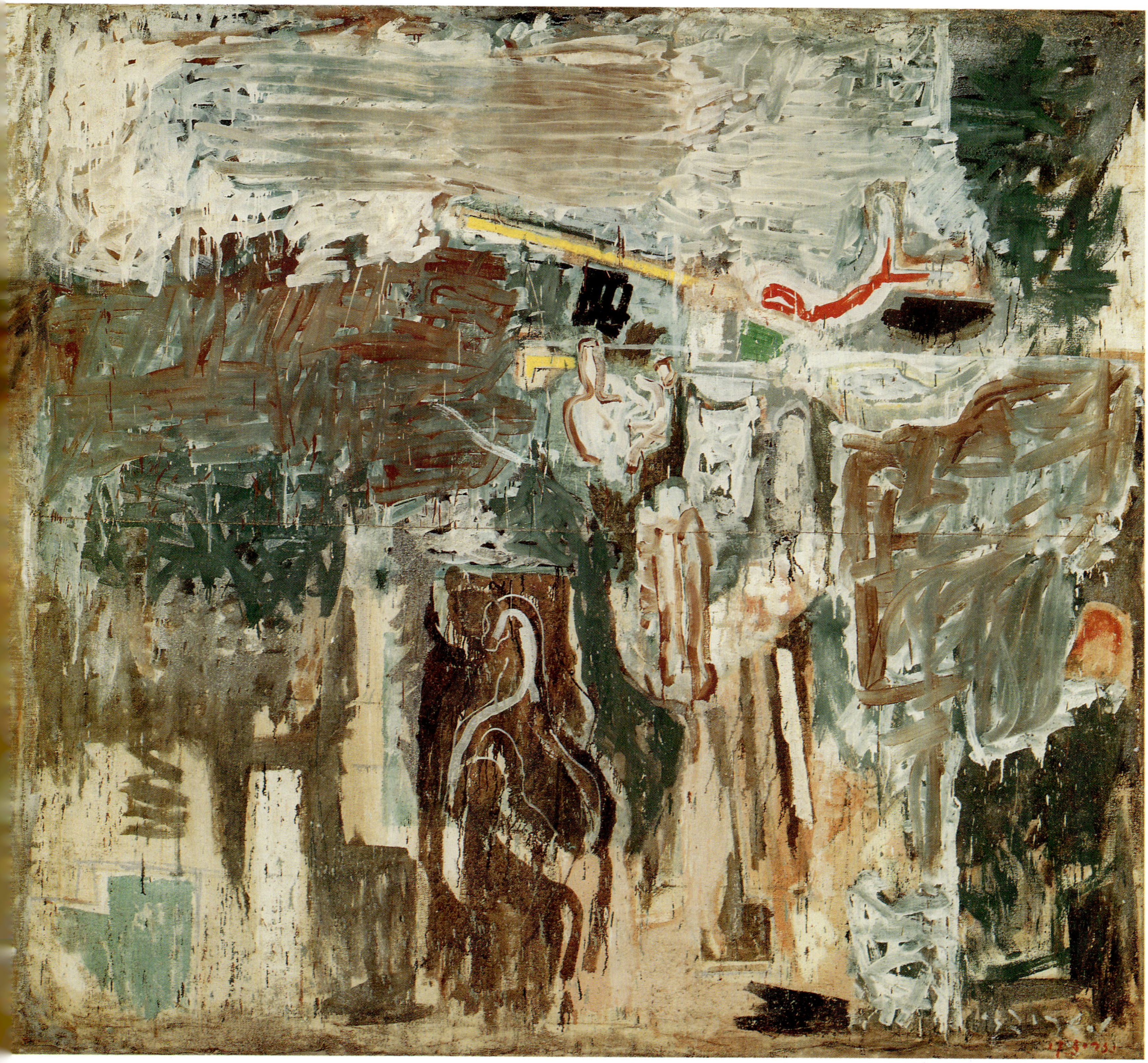

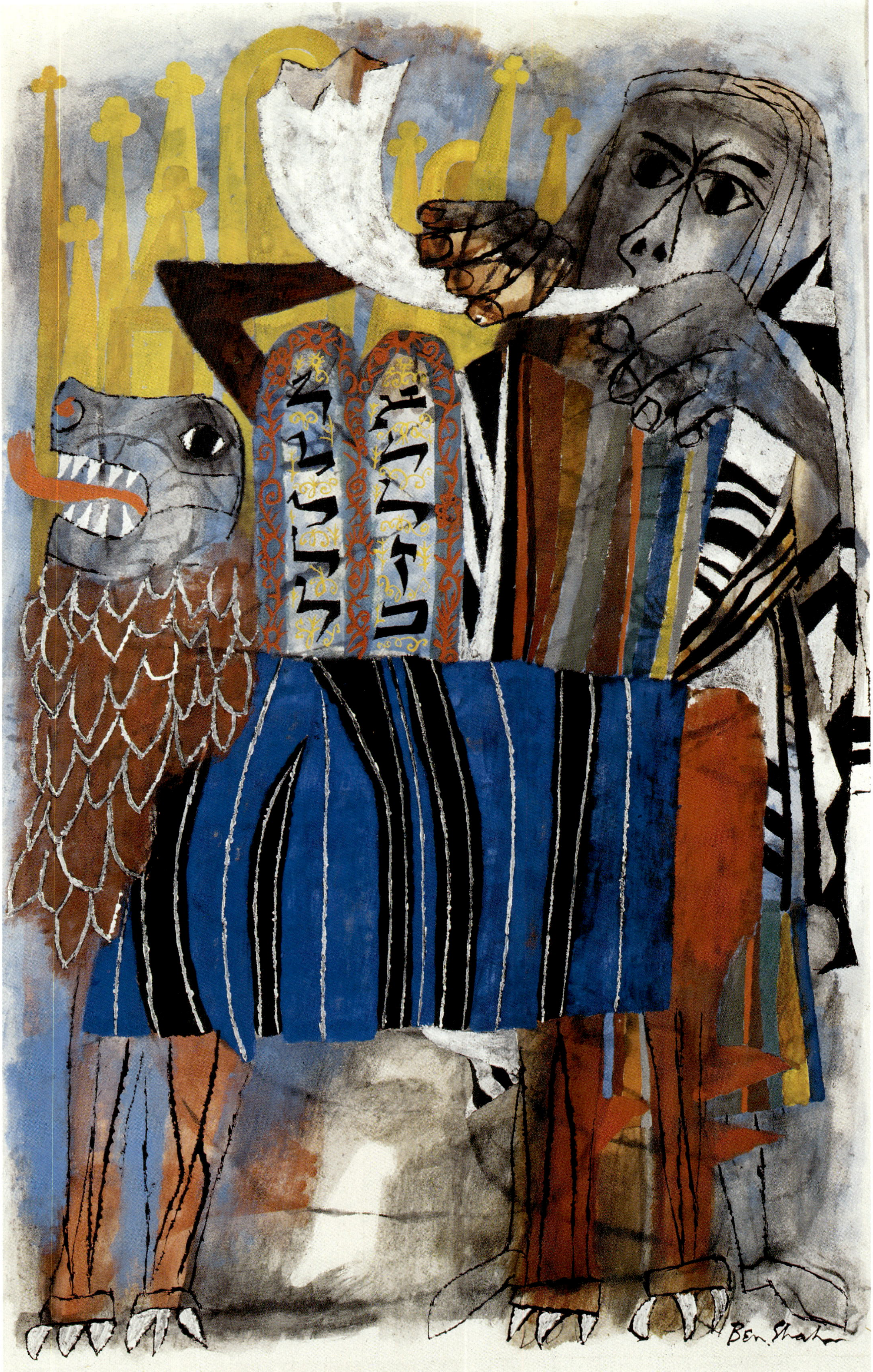

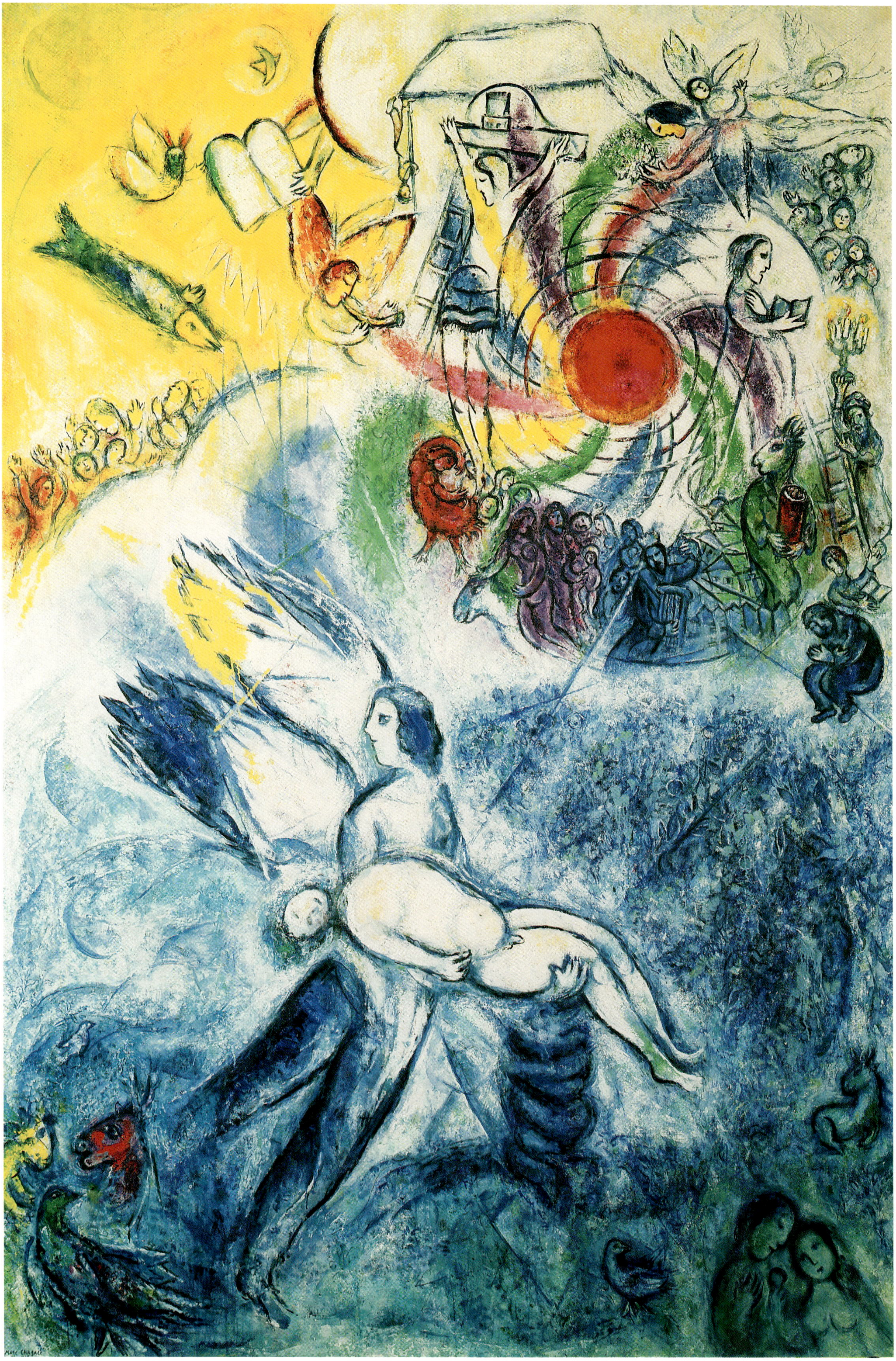

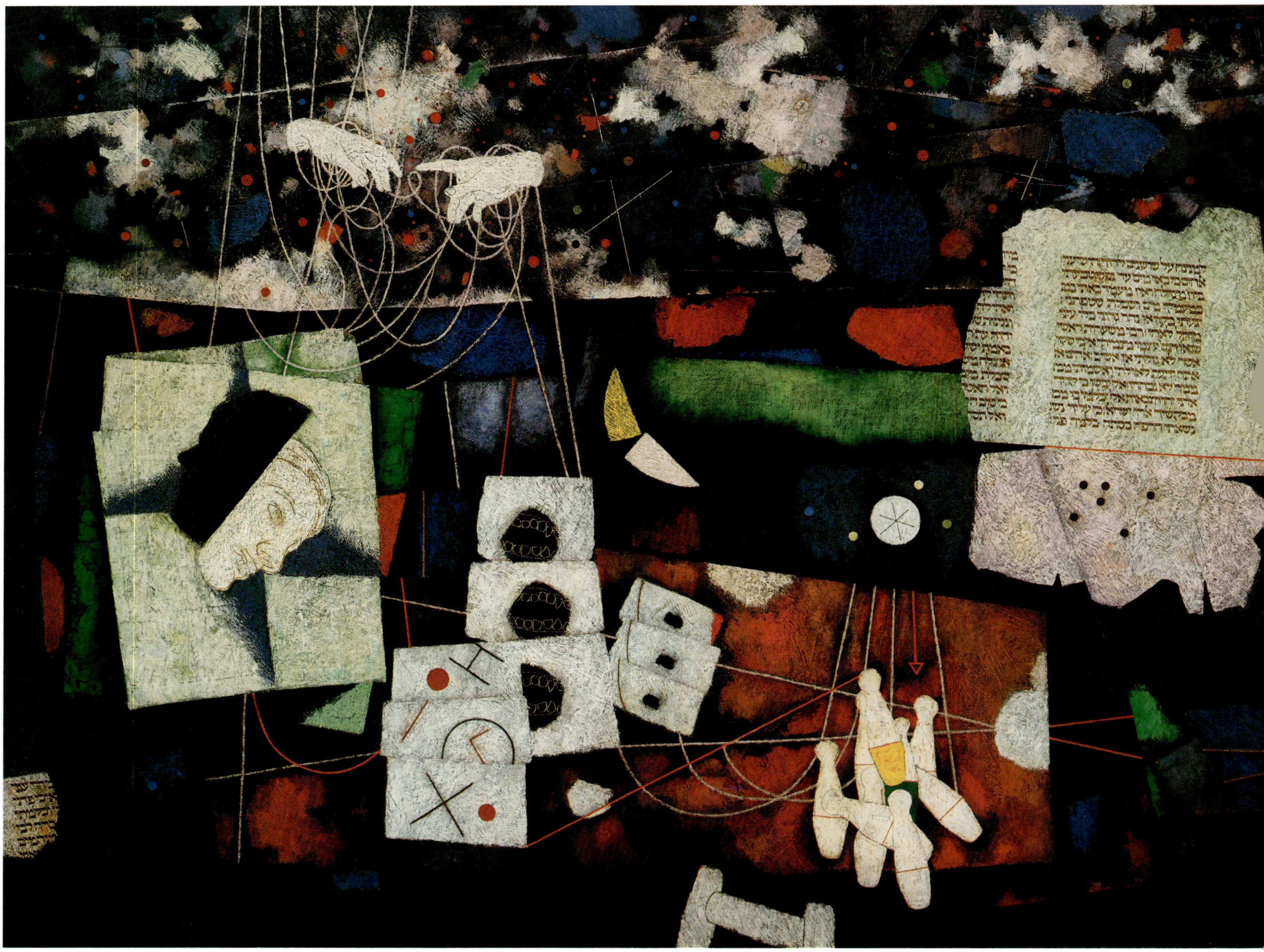

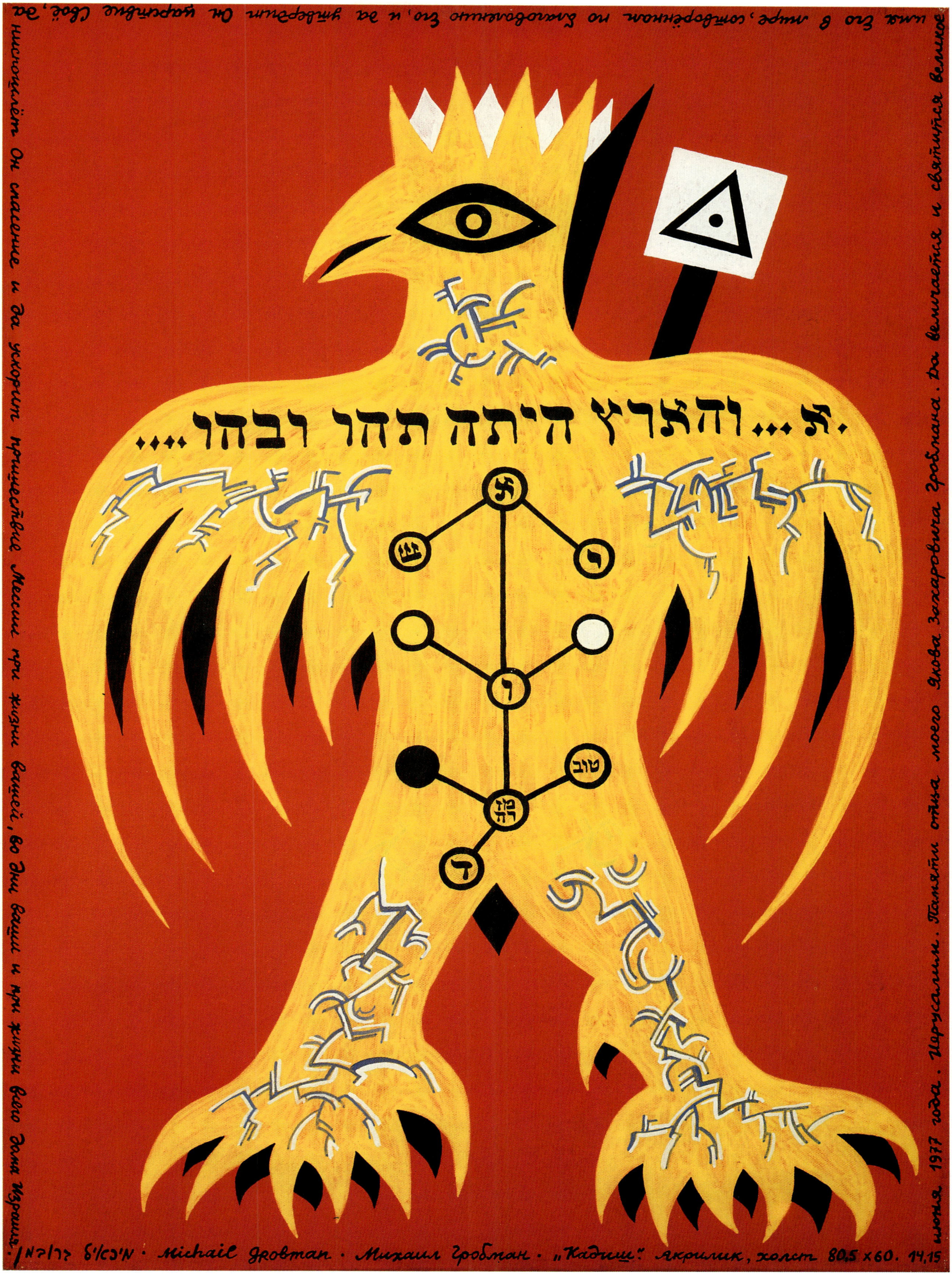

א. ...והארץ היתה תהו ובהו....
מיכא'ל גרובמן. Michail Grobman · Михаил Гробман · „Кадиш". акрилик, холст 80,5 x 60. 14.15
июня 1977 года. Иерусалим. Памяти отца моего Якова Захаровича Гробмана. Да величается и святится великое
имя его в мире, сотворённом по благоволению его, и да утвердит он царствие своё, да
ниспошлёт он спасение и да ускорит пришествие Мессии при жизни вашей, во дни ваши и при жизни всего дома Израиля.

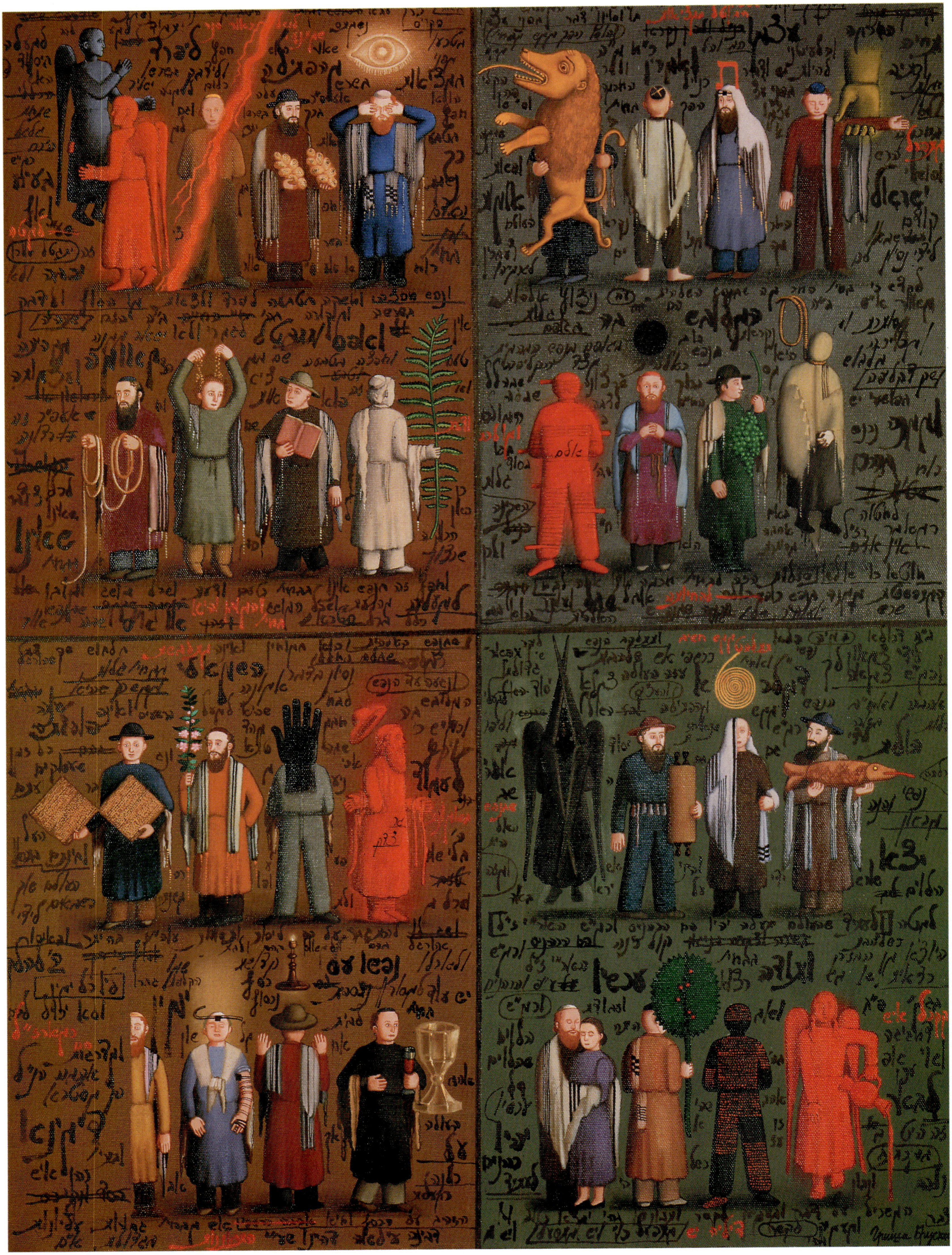

202 Marc Chagall: *Die Erschaffung des Menschen.*
1956–1958.
Öl auf Leinwand.
300 × 200 cm.
Musée Chagall, Nizza. © A.D.A.G.P.

203 Mordechai Ardon: *Missa Dura.*
1958–1960.
Öl auf Leinwand.
Zentralbild: 192 × 225 cm.
Tate Gallery, London.

204 Michael Grobman: *Kaddish.*
1977.
Acrylfarben auf Leinwand.
80,5 × 60 cm.
Privatsammlung, Tel Aviv.

205 Grisha Bruskin: *Alefbet Nr. 2.*
1988.
Öl auf Leinwand.
116 × 88 cm.
Kunsthalle Emden. © SPADEM.

DOKUMENTATION

DER ORIENT:
DIE WIEGE DER JÜDISCHEN KUNST

HEILIGE RÄUME

Von der Mitte des zweiten Jahrtausends v. Chr.
bis zum dritten Jahrhundert n. Chr.

DIE SYNAGOGEN DES ALTERTUMS
ARCHITEKTUR, WANDBILDER, MOSAIKEN

Vom dritten bis zum zehnten Jahrhundert

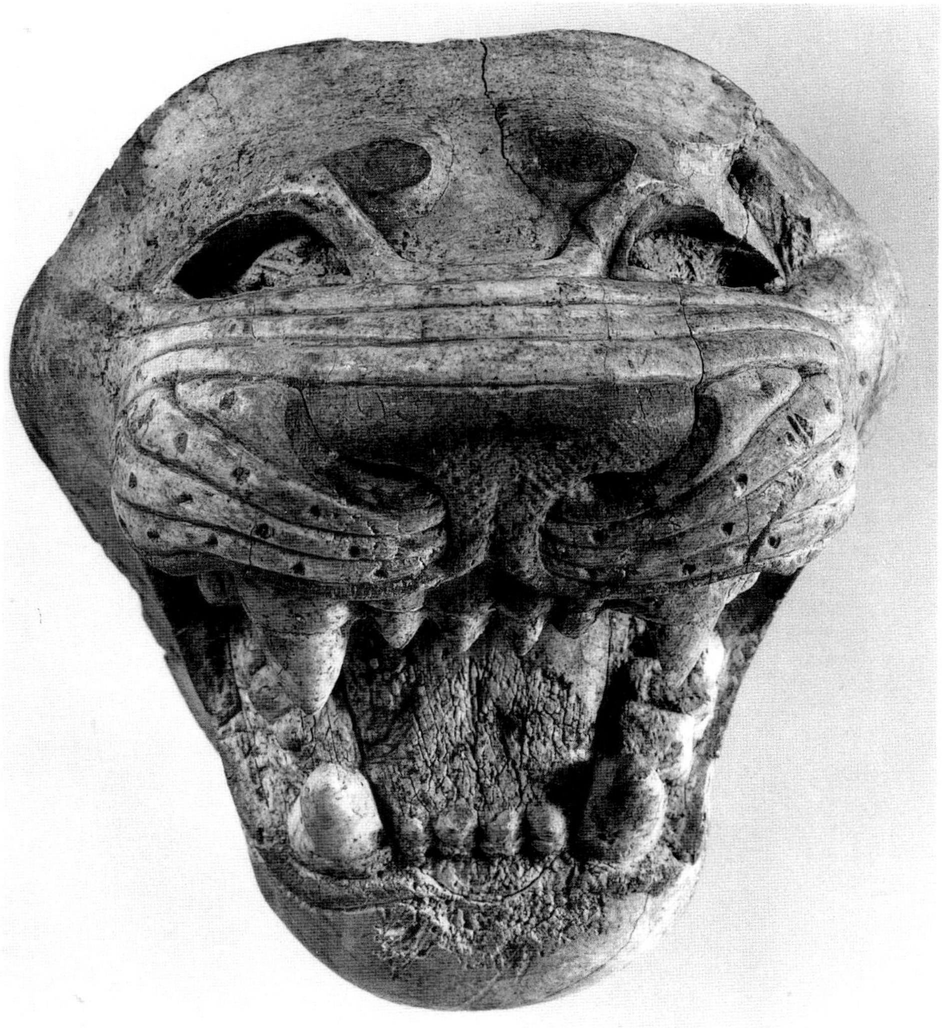

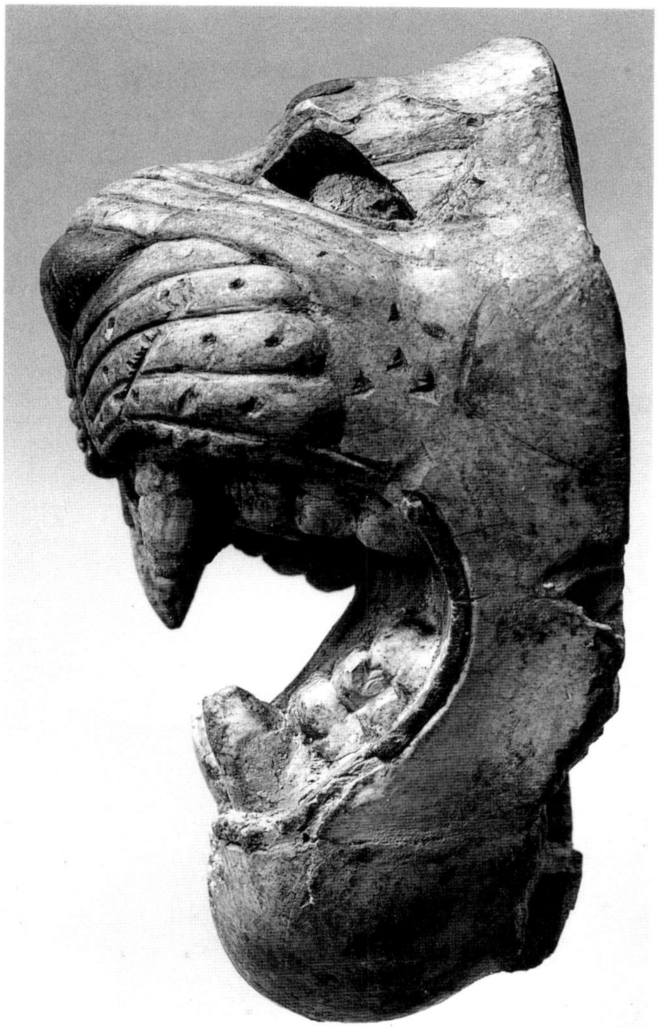

206–207 Löwenkopf, von vorn und im Profil. Arslan-Tasch. 8. Jh. v. Chr., Elfenbein.

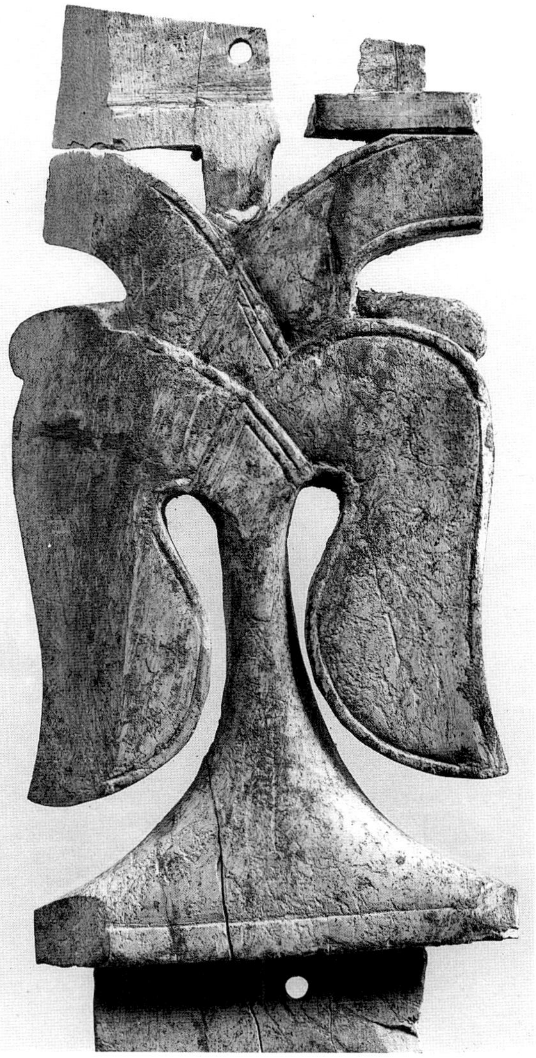

208 Heiliger Baum. Fragment.
Arslan-Tasch. 8. Jh. v. Chr., Elfenbein.

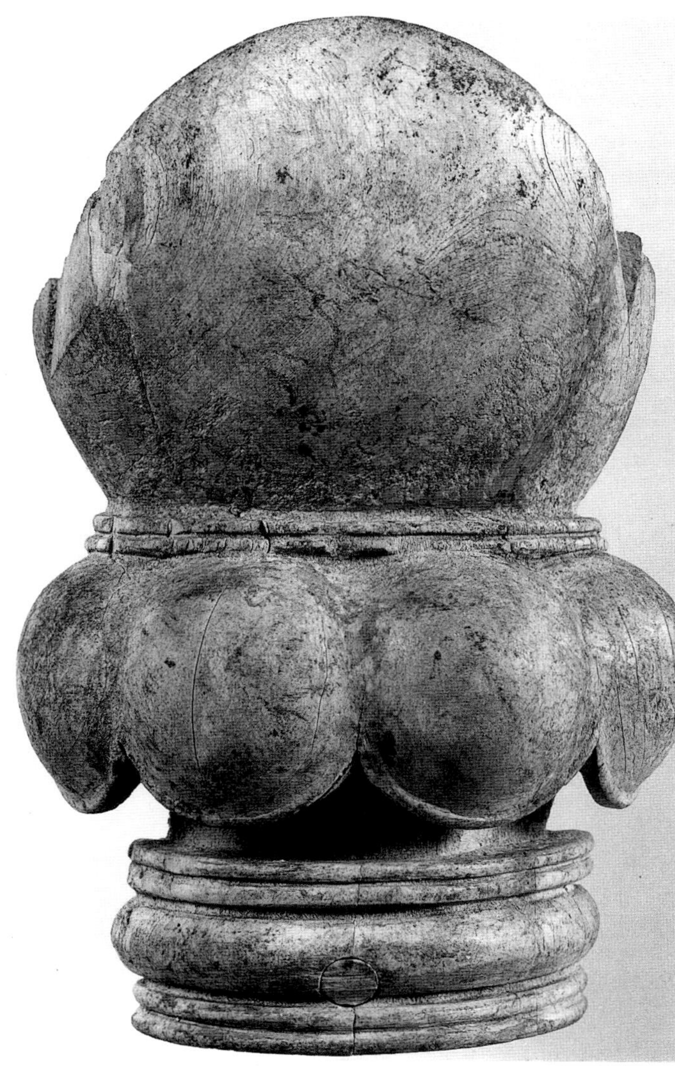

209 Teil einer Brüstung. Arslan-Tasch. 8. Jh. v. Chr., Elfenbein.

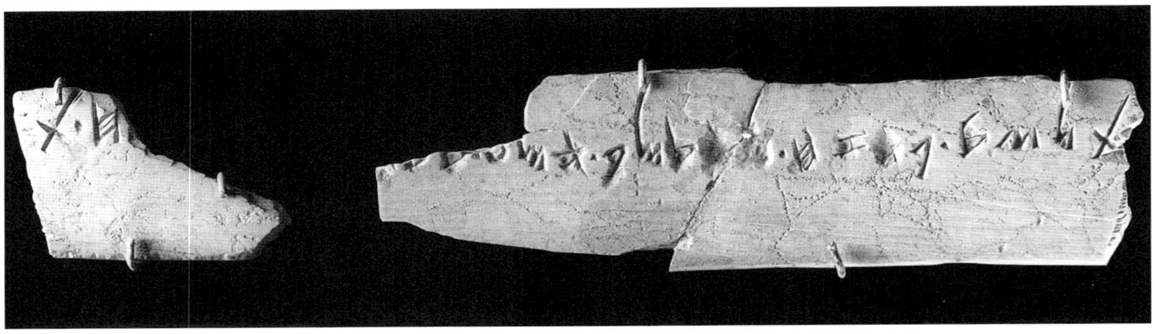

210 Fragment einer Elfenbeintafel. Inschrift im Namen Hasaels, des Königs von Damaskus. Arslan-Tasch. 9. Jh. v. Chr.

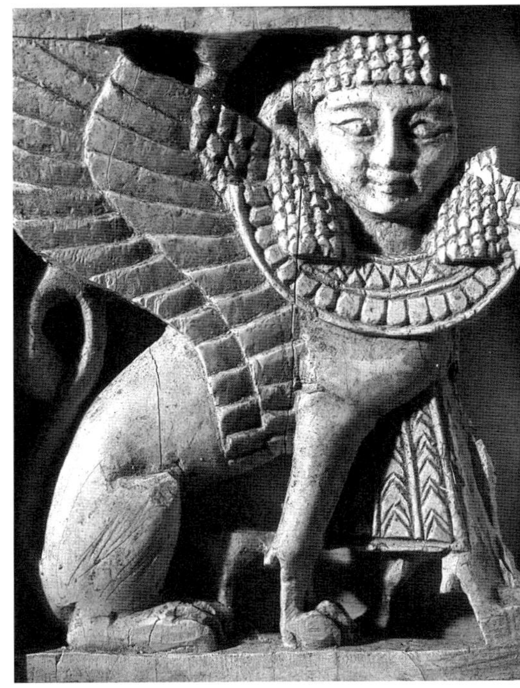

211 Geflügelte Sphinx. Arslan-Tasch. 8. Jh. v. Chr., Elfenbein.

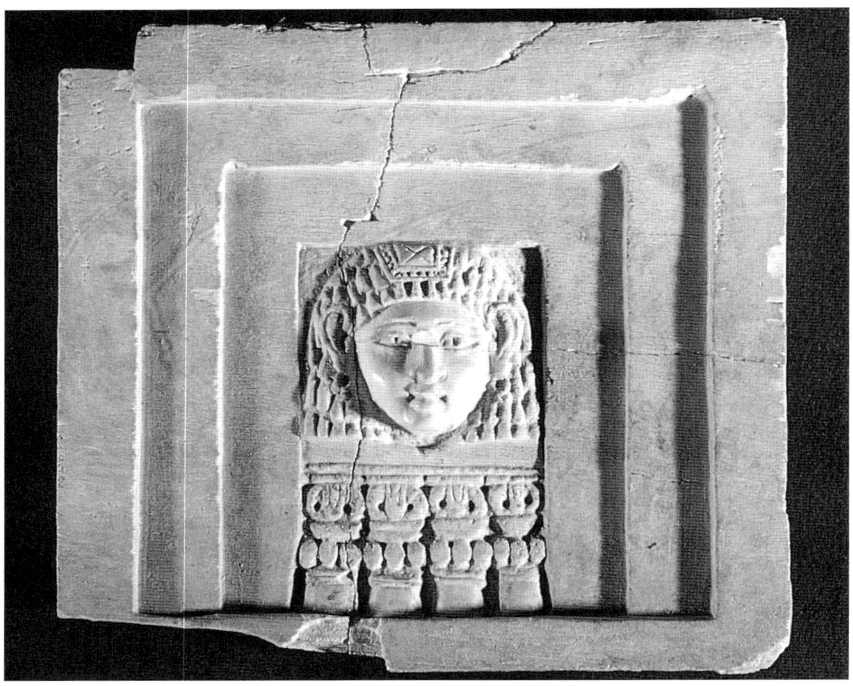

212 „Frau am Fenster“. Arslan-Tasch. 8. Jh. v. Chr., Elfenbein.

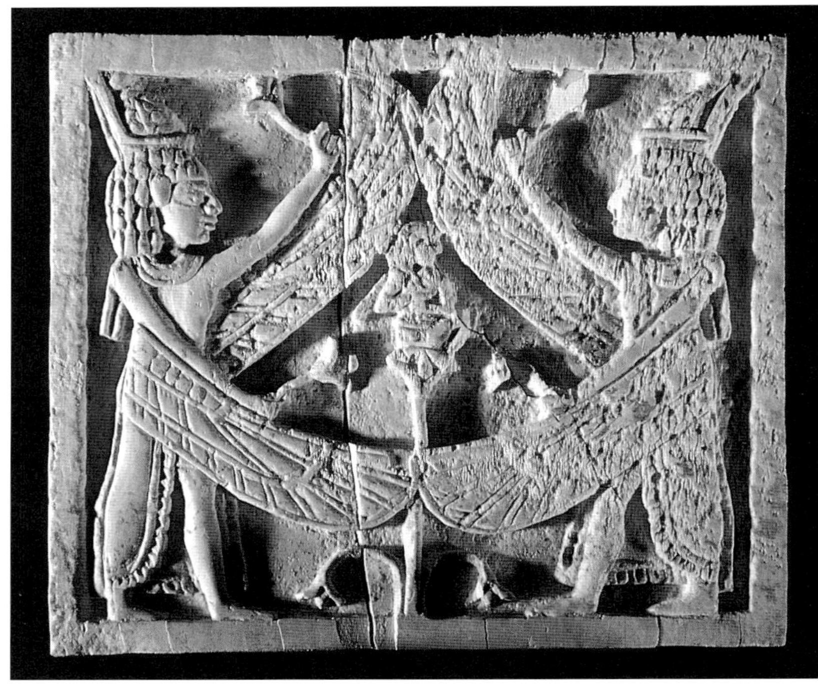

213 Horus als Kind auf einer Lotusblume zwischen Isis und Nephtys. Arslan-Tasch. 8. Jh. v. Chr., Elfenbein.

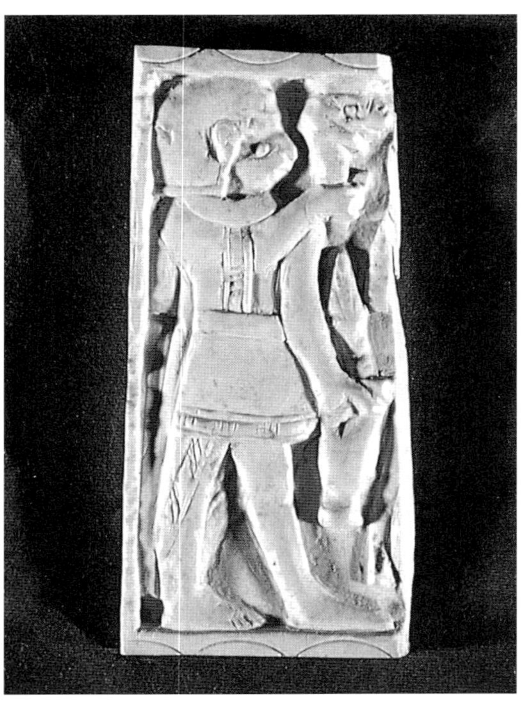

214 Widderköpfiger Dämon. Fragment. Arslan-Tasch. 8. Jh. v. Chr., Elfenbein.

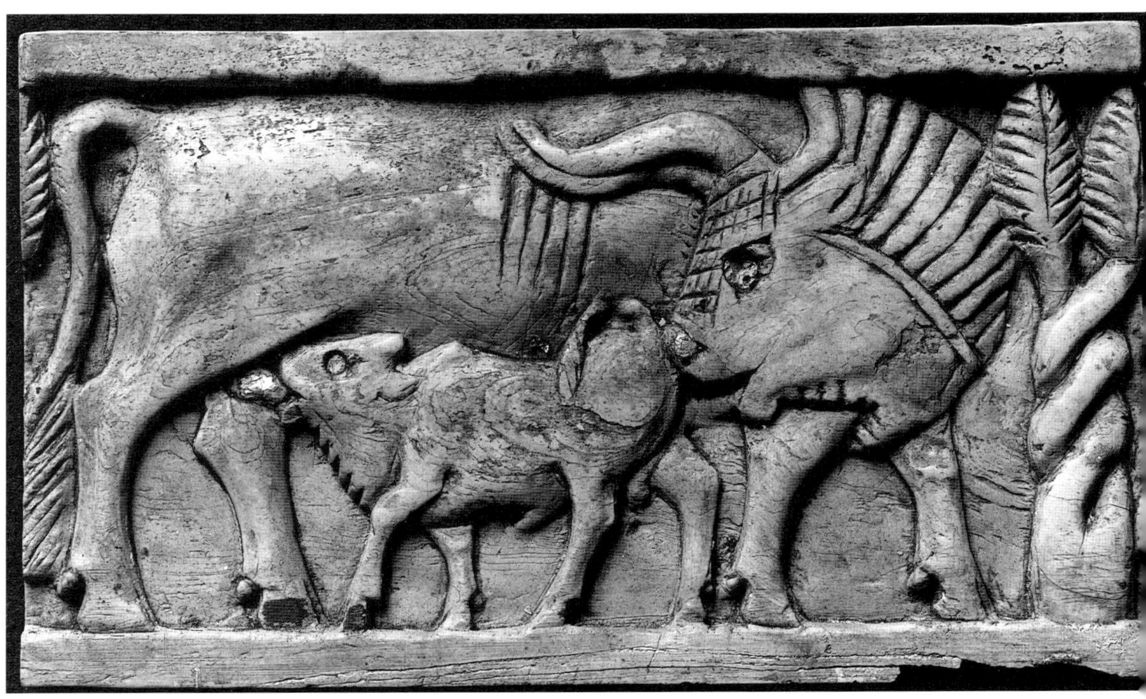

215 Eine Kuh säugt ihr Kälbchen. Arslan-Tasch. 8. Jh. v. Chr., Elfenbein.

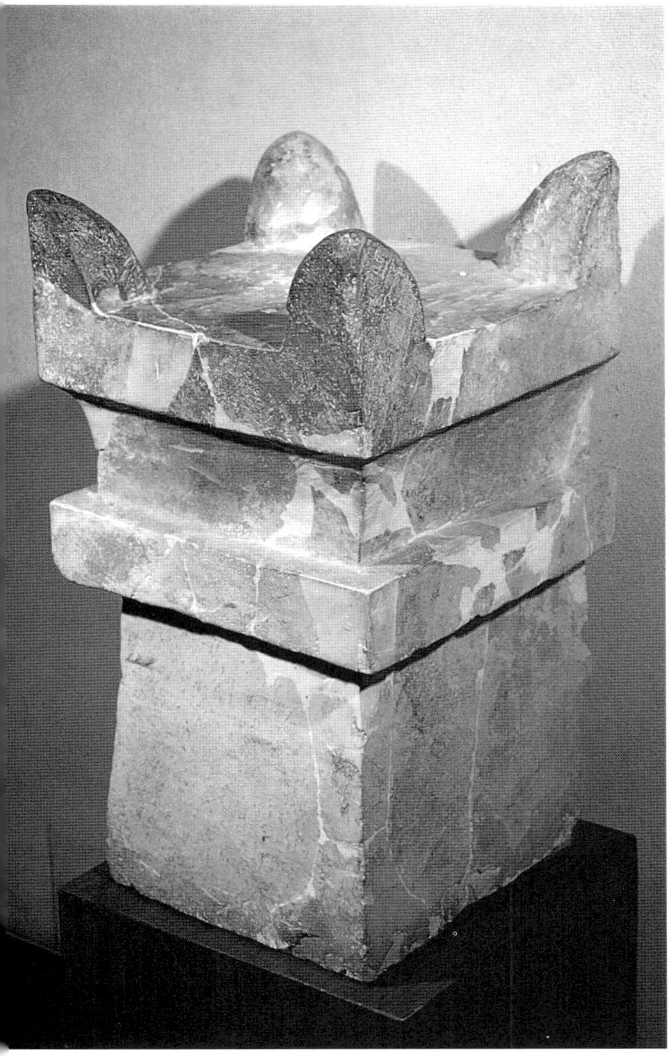

216 Altar mit Hörnern. Megiddo. Um 1000 v. Chr.

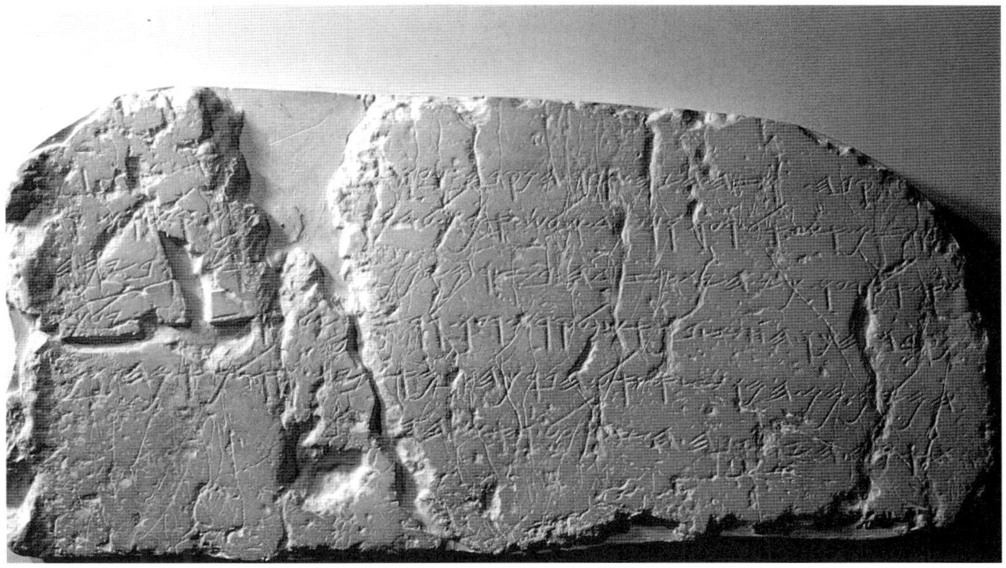

217 Inschrift im Siloachtunnel zur Erinnerung an den Bau des Aquädukts durch König Hiskija. Jerusalem. Ende des 8. Jh. v. Chr.

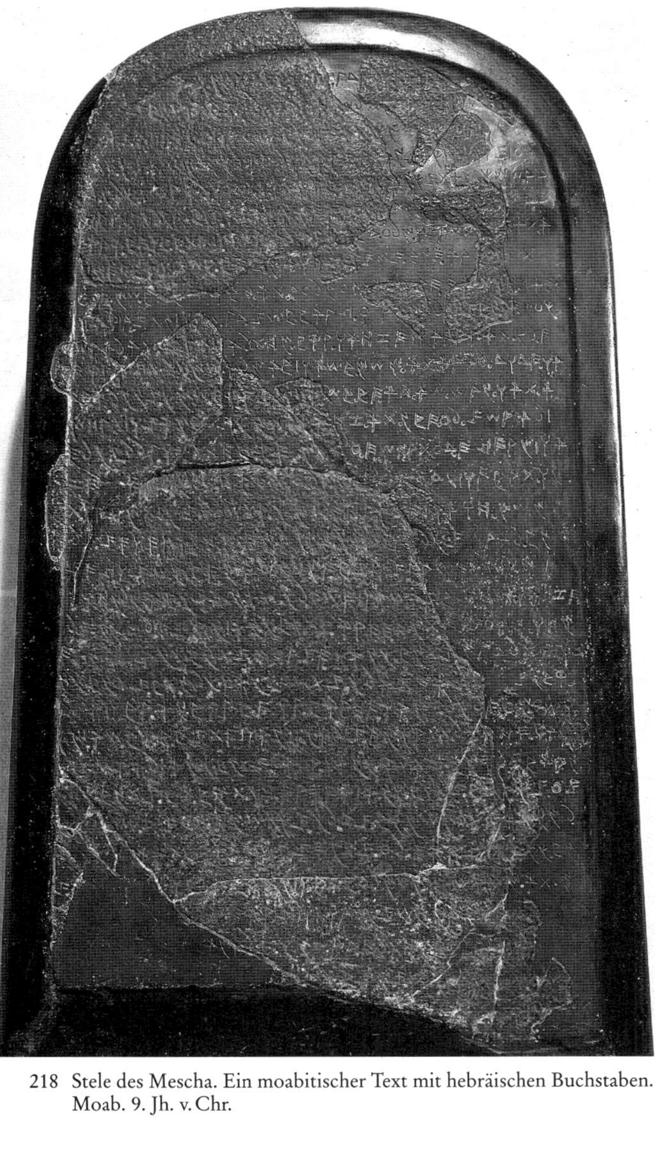

218 Stele des Mescha. Ein moabitischer Text mit hebräischen Buchstaben. Moab. 9. Jh. v. Chr.

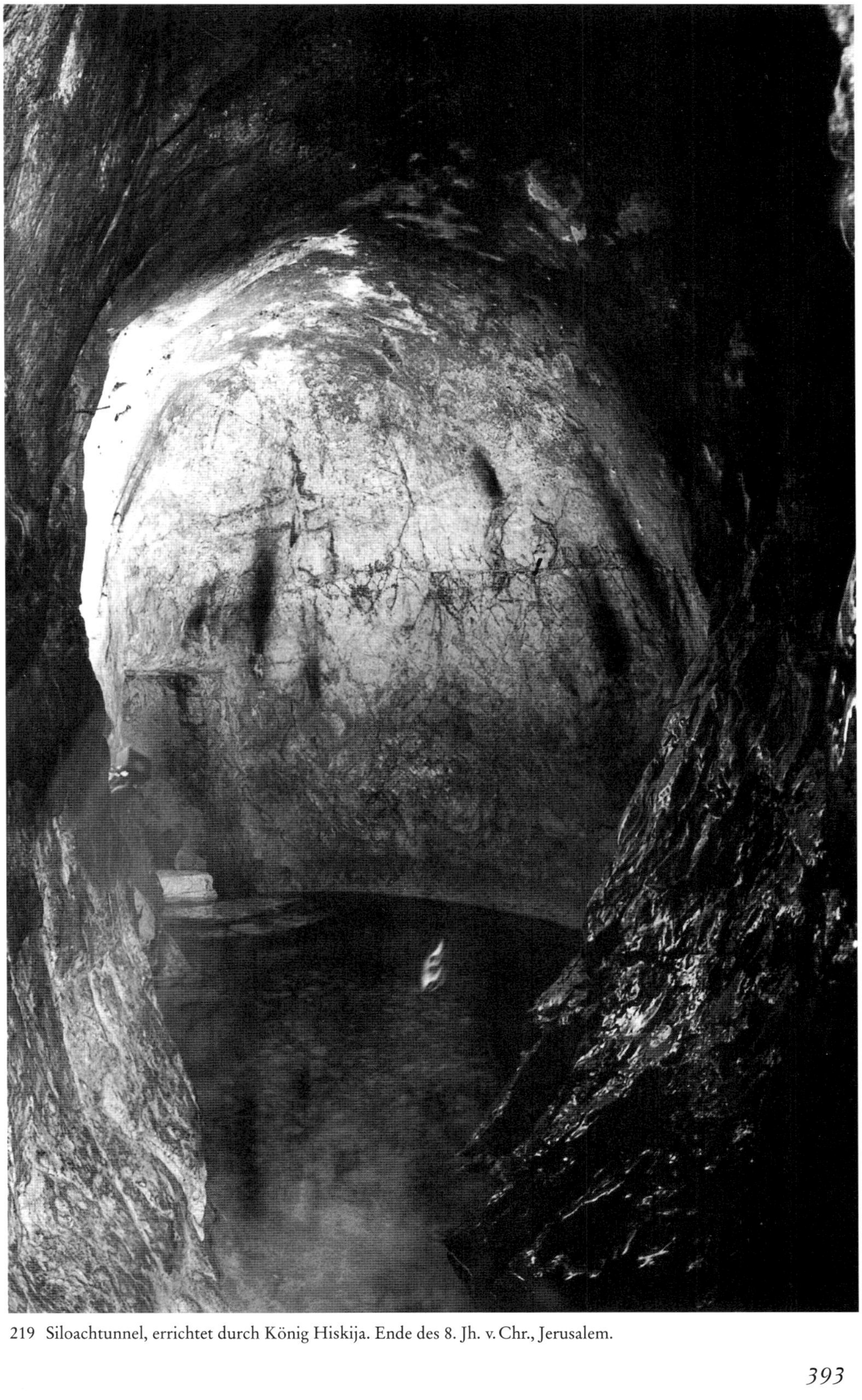

219 Siloachtunnel, errichtet durch König Hiskija. Ende des 8. Jh. v. Chr., Jerusalem.

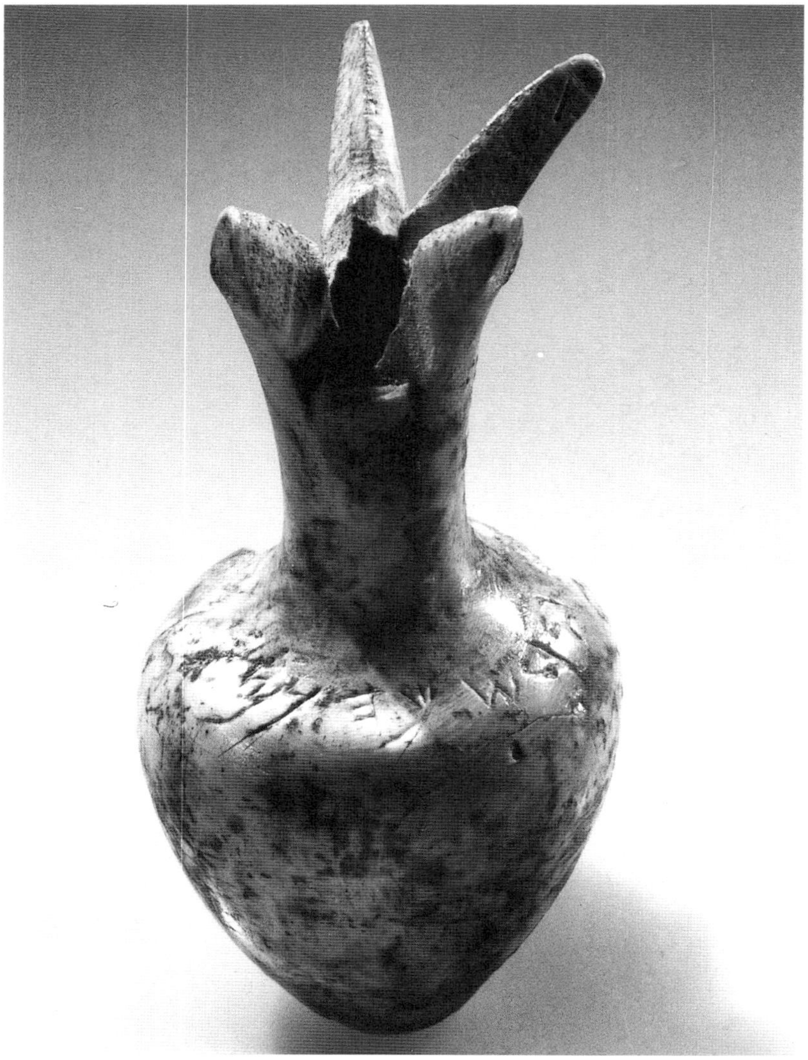

220 Granatapfel aus Elfenbein mit der paläohebräischen Inschrift: „Für [den Tempel YHWH?] ein heiliger Gegenstand für die Priester."

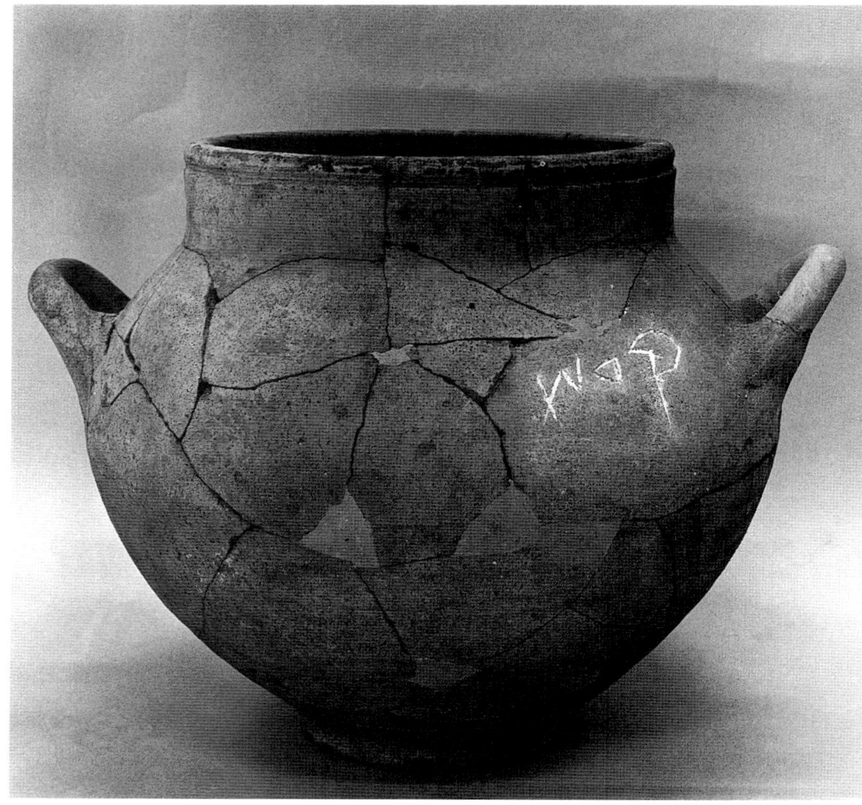

221 Krug aus gebranntem Ton mit der Inschrift: „Qodesh". Beerscheba. 8. Jh. v. Chr.

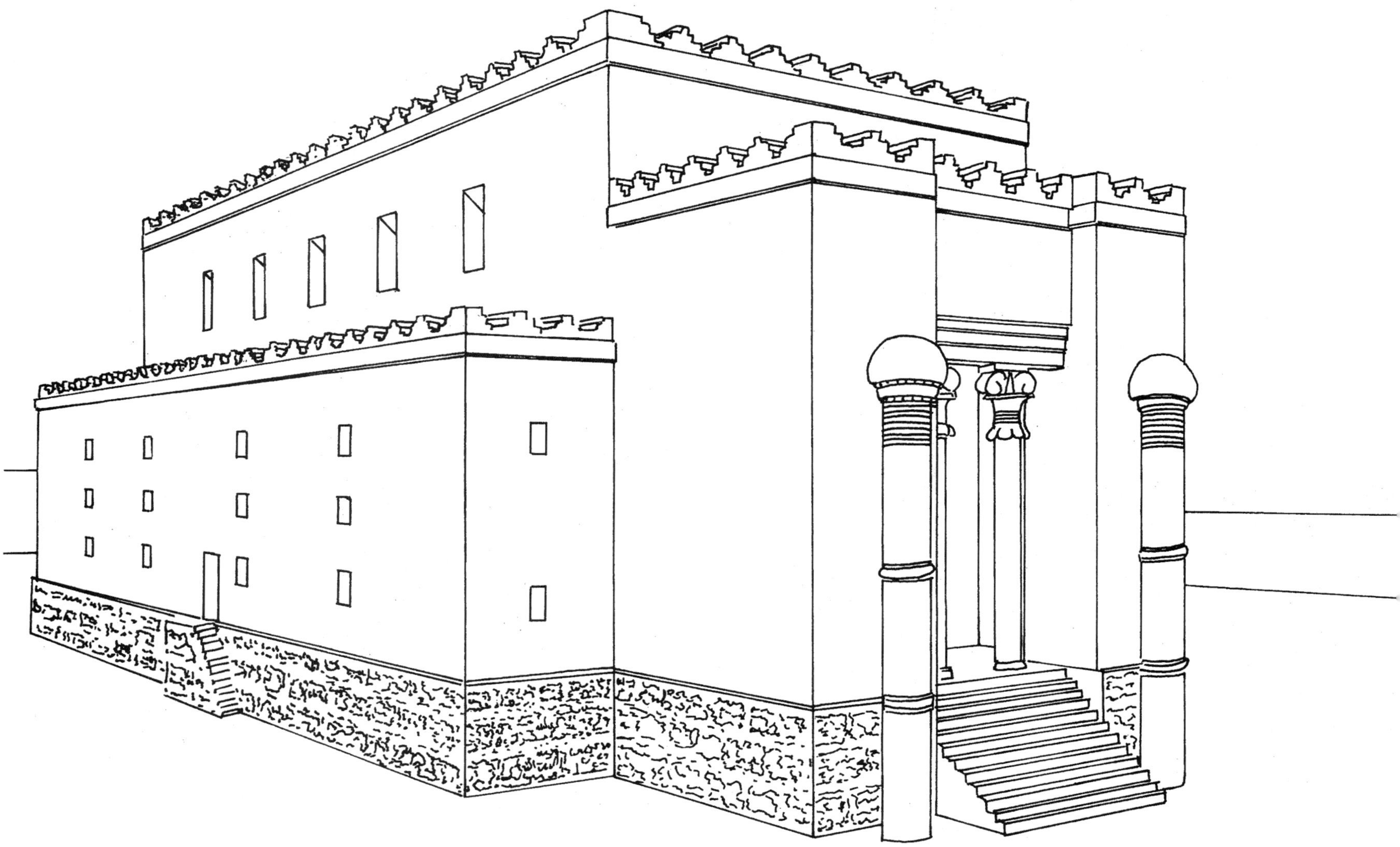

222 Der Tempel Salomos. Rekonstruktion des Aufrisses (Zeichnung von Pierre Hamon nach Angaben von T. A. Busink).

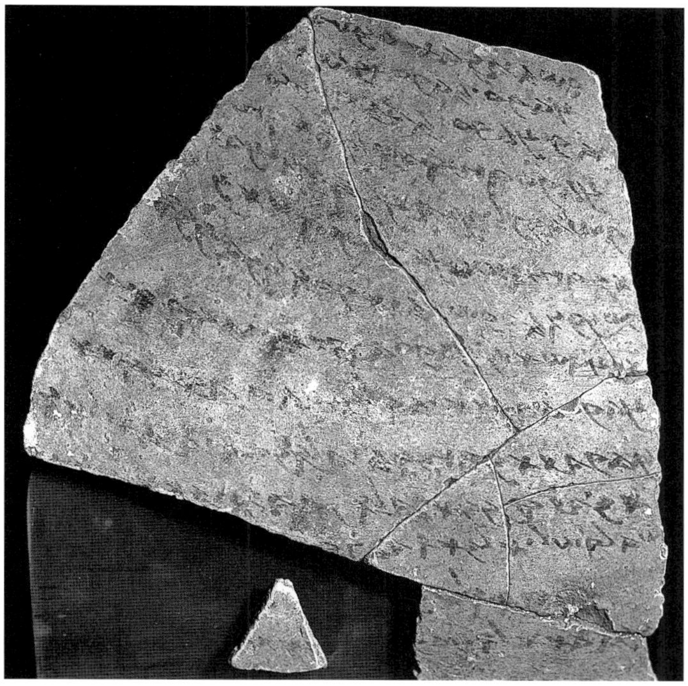

223 Ostrakon mit paläohebräischer Inschrift.
Mezad Hashauyahu, in der Nähe von Yam. Ende des 7. Jh. v. Chr.

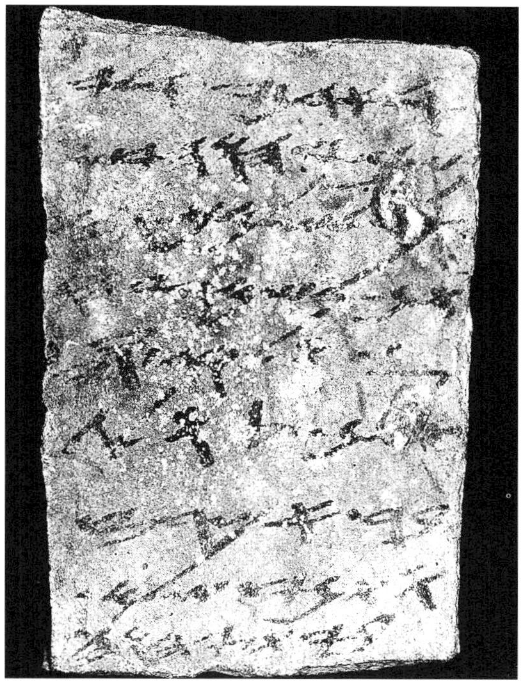

224 Ostrakon. Arad. 6. Jh. v. Chr., gebrannter Ton.

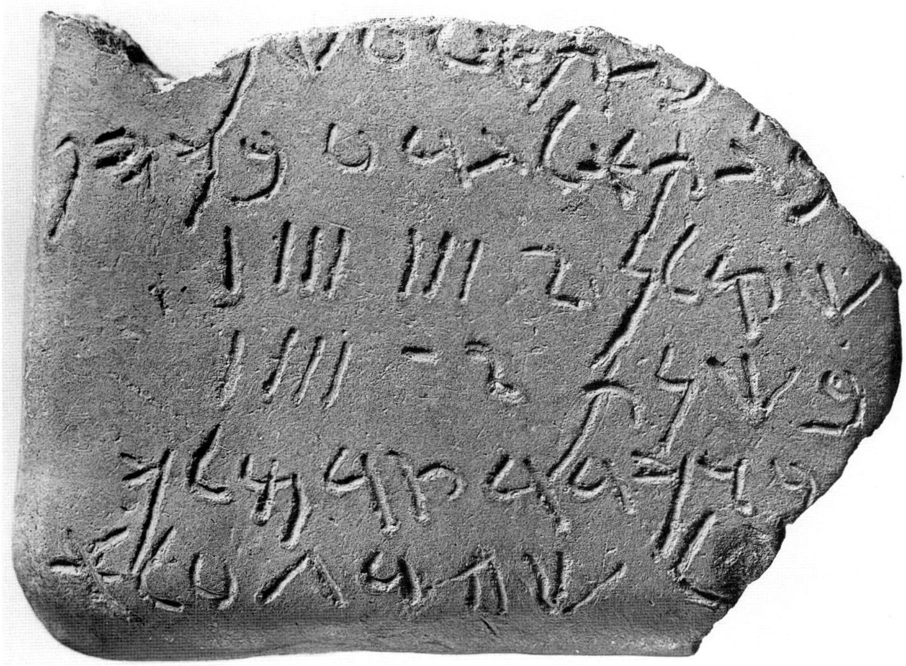

225 Kaufurkunde in Aramäisch aus dem „Jahr 34 des Nebukadnezar, des Königs von Babel".
571–570 v. Chr.

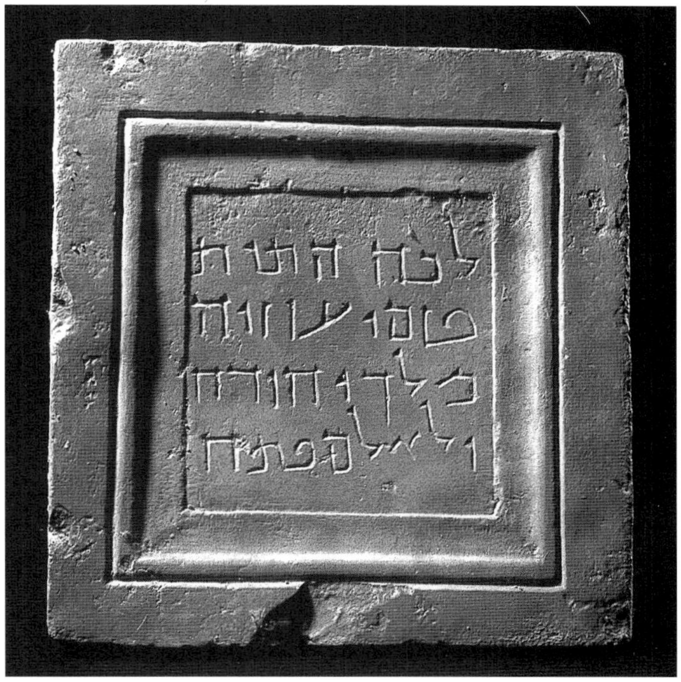

226 Gedenktafel an die zweite Bestattung des „Usija, König von Juda".
1. Jh. v. Chr., Stein.

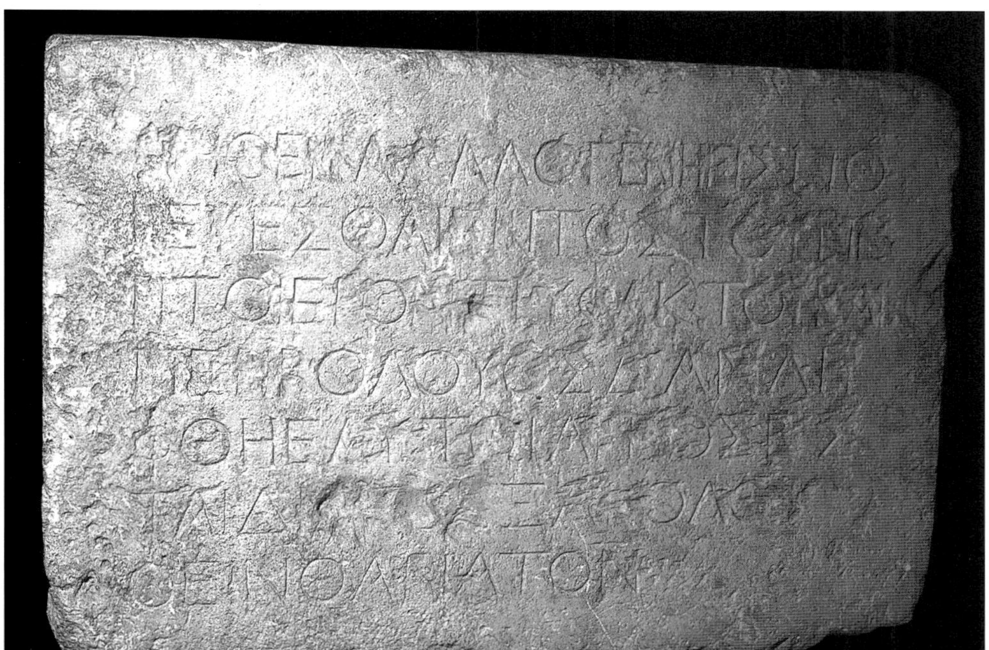

227 Stele aus dem Tempel von Jerusalem. Die griechische Inschrift verbietet den Fremden den Zutritt.
Kalkstein, eingravierte Buchstaben, rote Farbspuren.

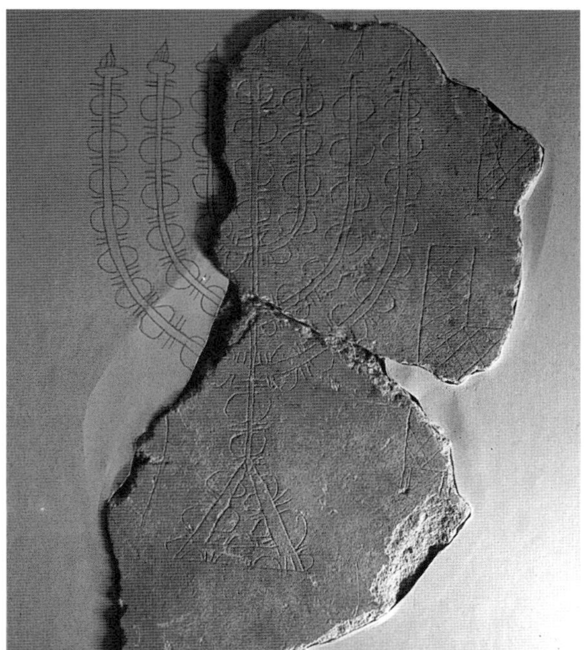

228 Graffito mit der eingravierten *Menorah*. Stein. Fragment aus der Zeit des Herodes. Jerusalem. 1. Jh.

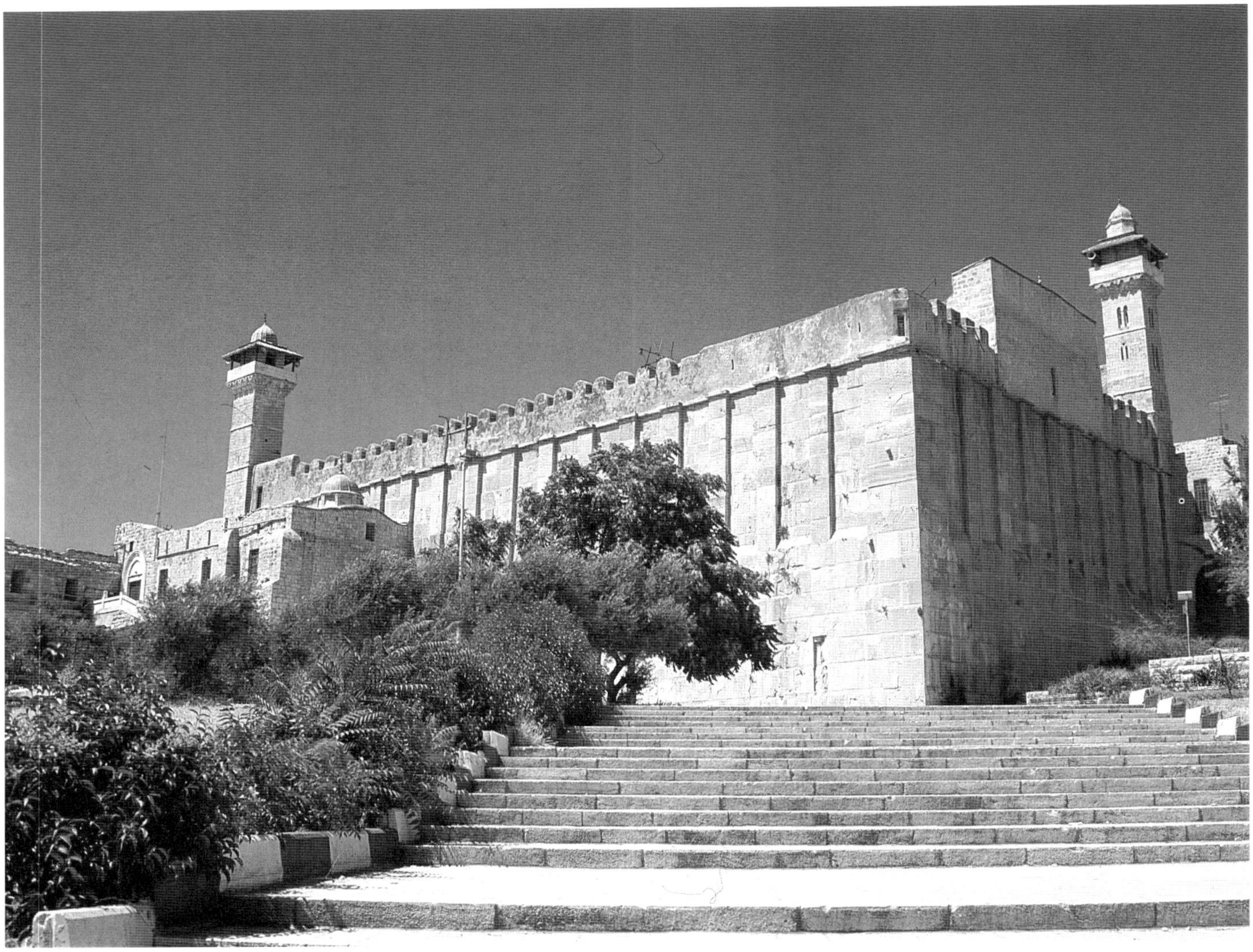

229 Hebron. Grab der Patriarchen, errichtet durch Herodes d. Gr. (37–4 v. Chr.).

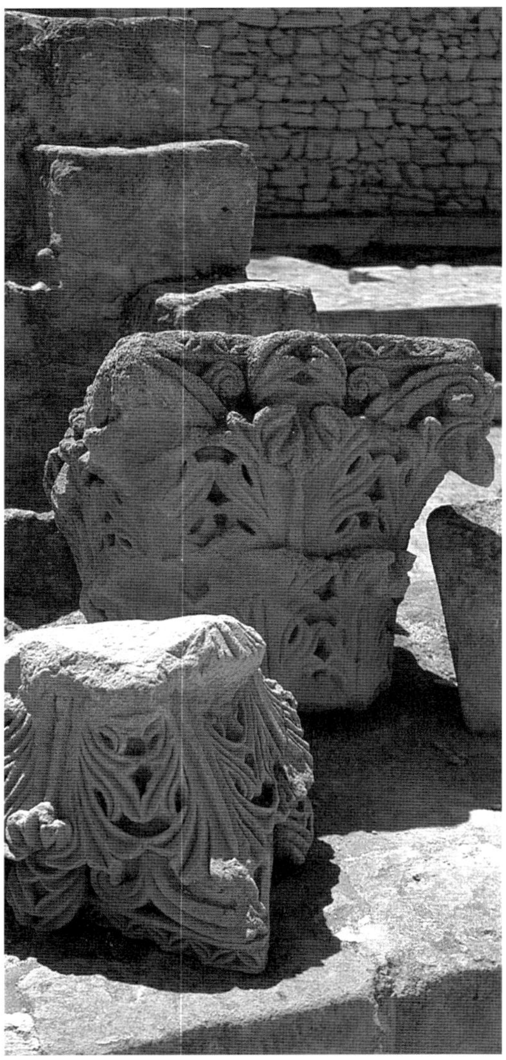

230 Herodion. Teile von korinthischen Kapitellen. Zwischen 24 und 15 v. Chr.

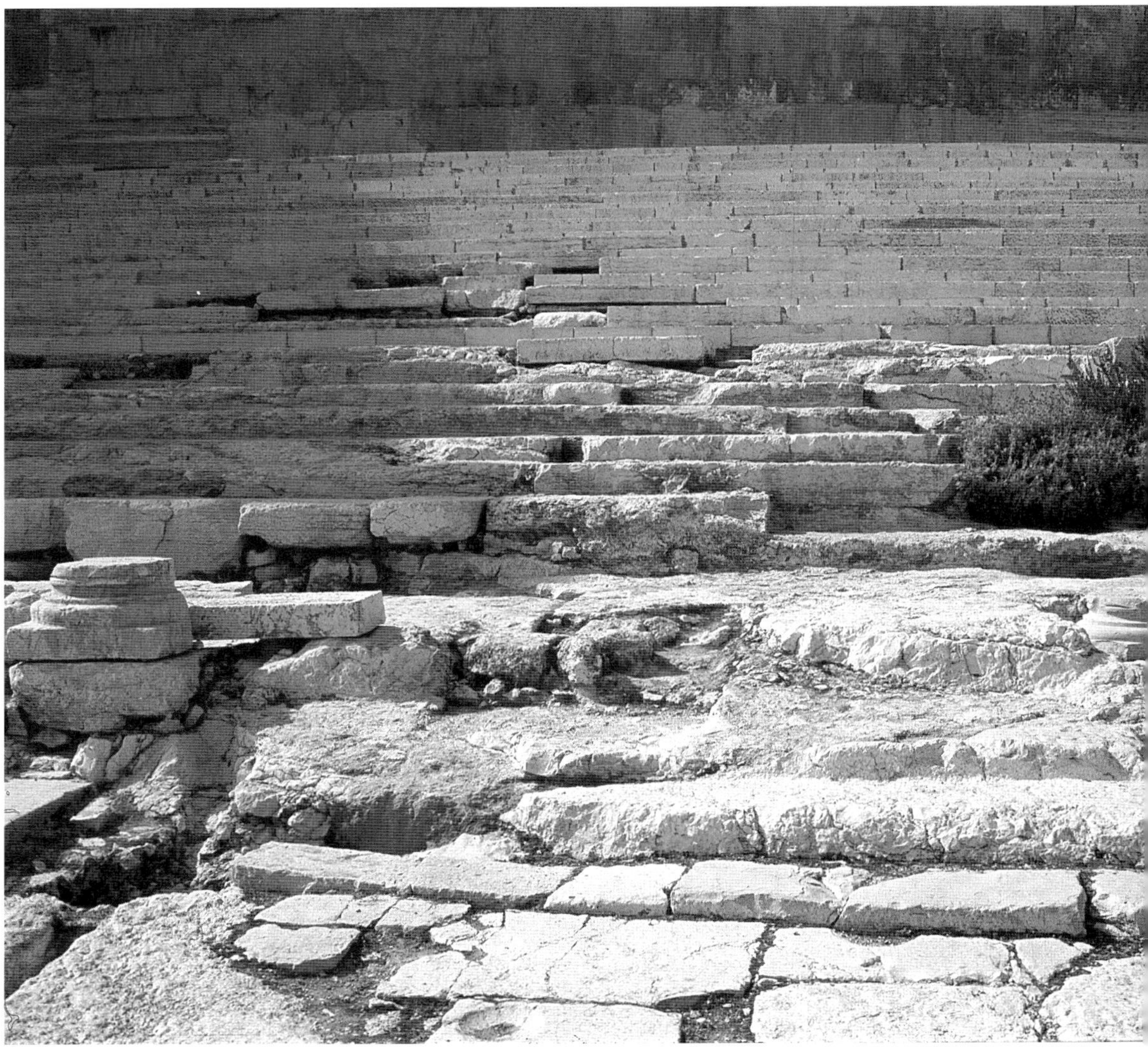

231 Der zweite Tempel. Treppe zur königlichen Basilika. Um 20–19 v. Chr., Jerusalem.

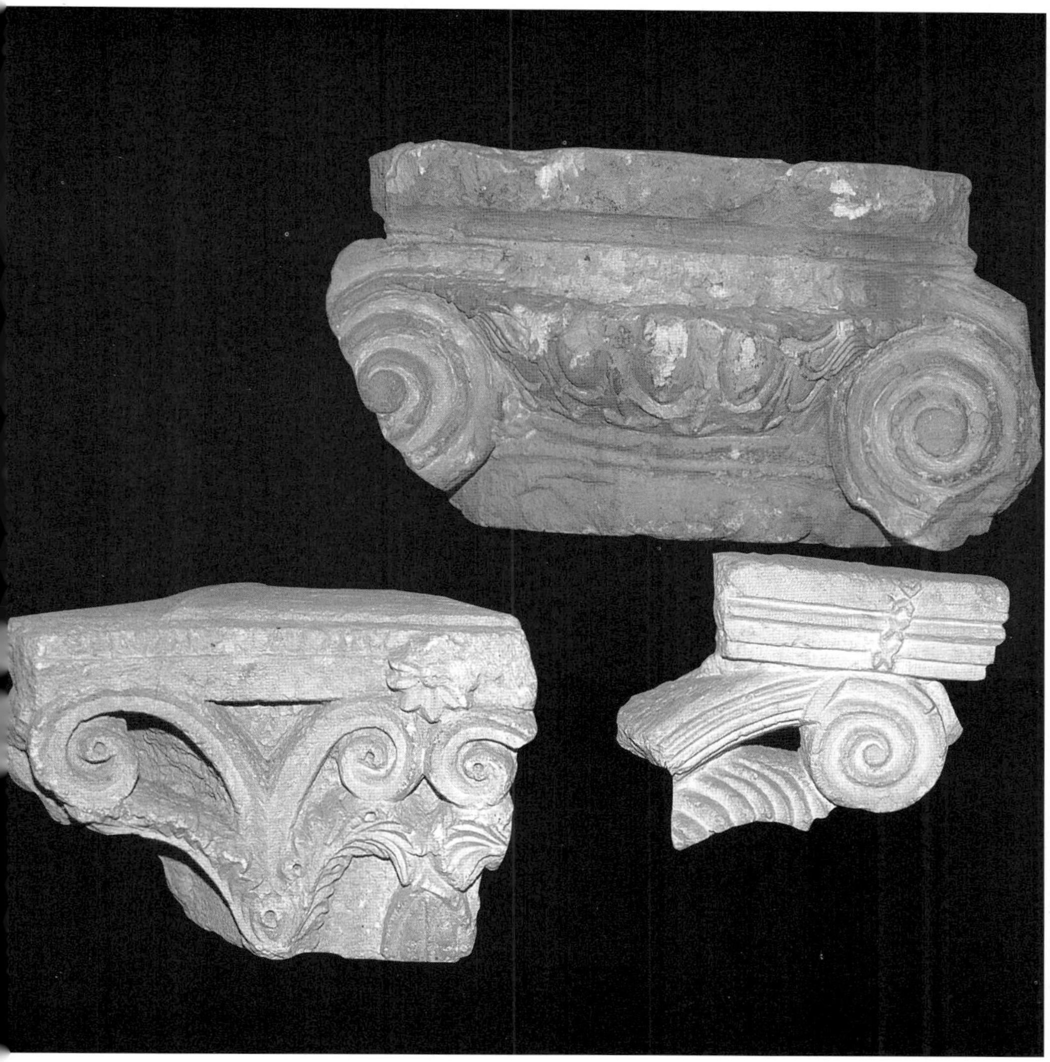

232 Teile von Kapitellen aus dem jüdischen Viertel in Jerusalem. 1. Jh.

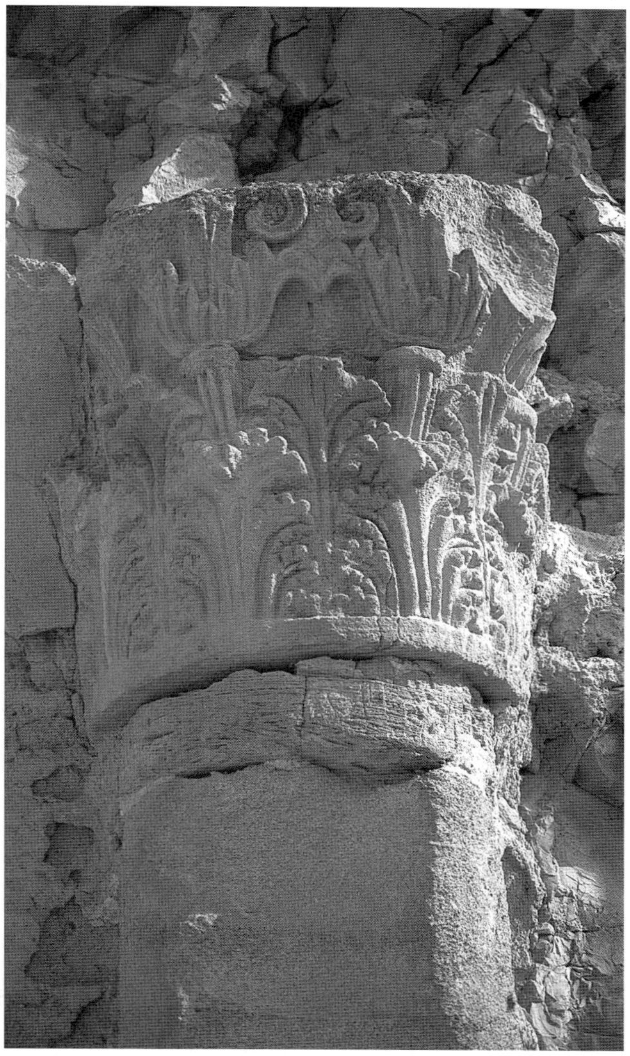

233 Massada. Korinthisches Kapitell. 36–30 v. Chr.

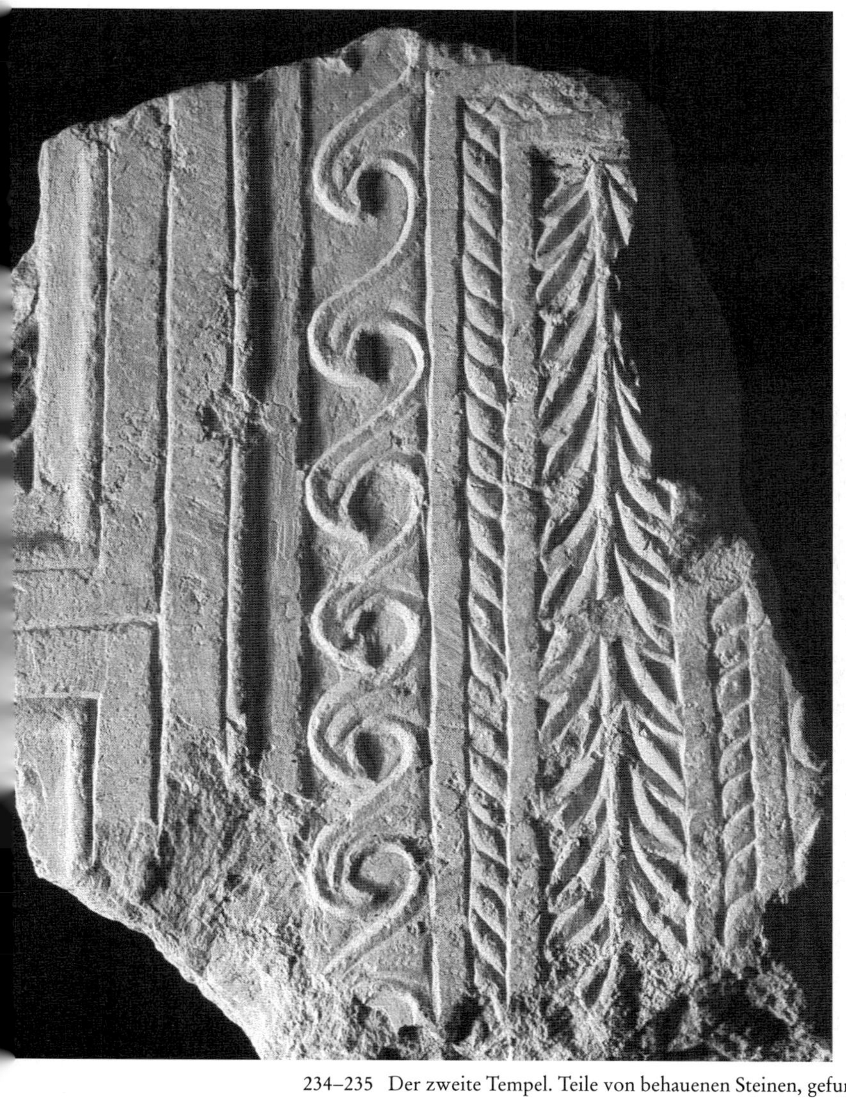

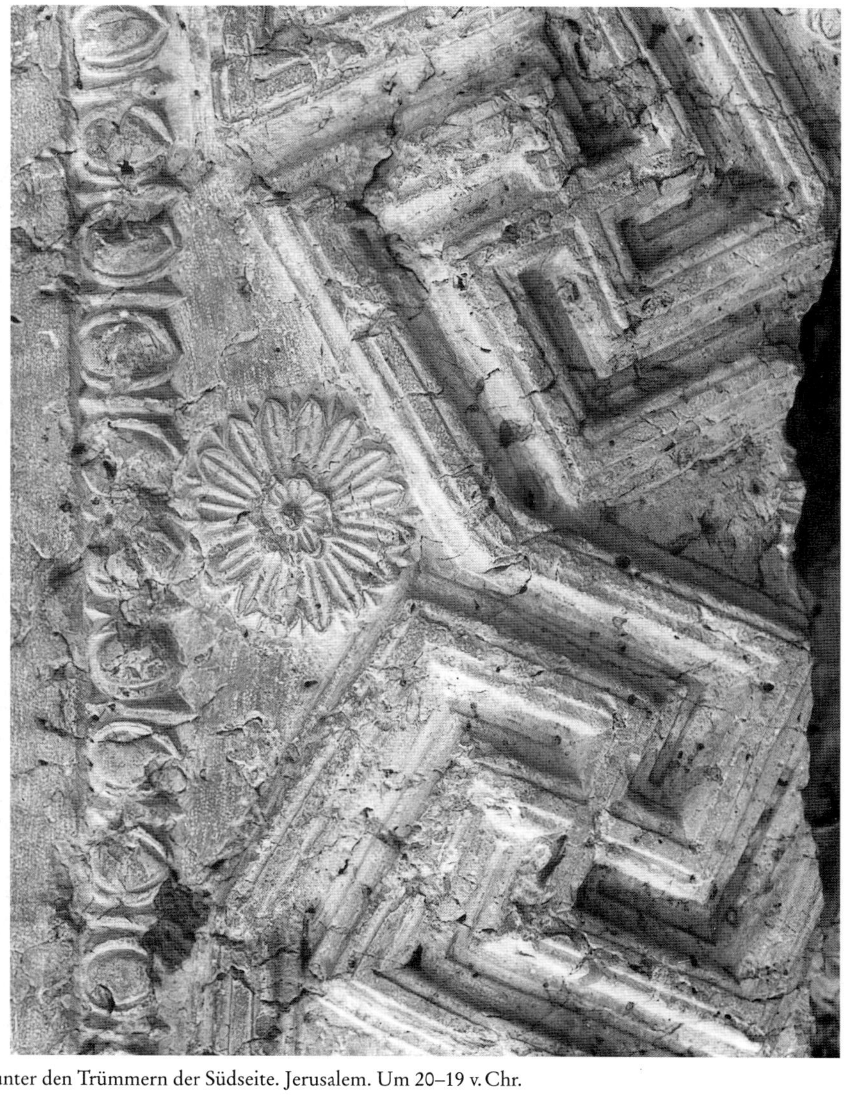

234–235 Der zweite Tempel. Teile von behauenen Steinen, gefunden unter den Trümmern der Südseite. Jerusalem. Um 20–19 v. Chr.

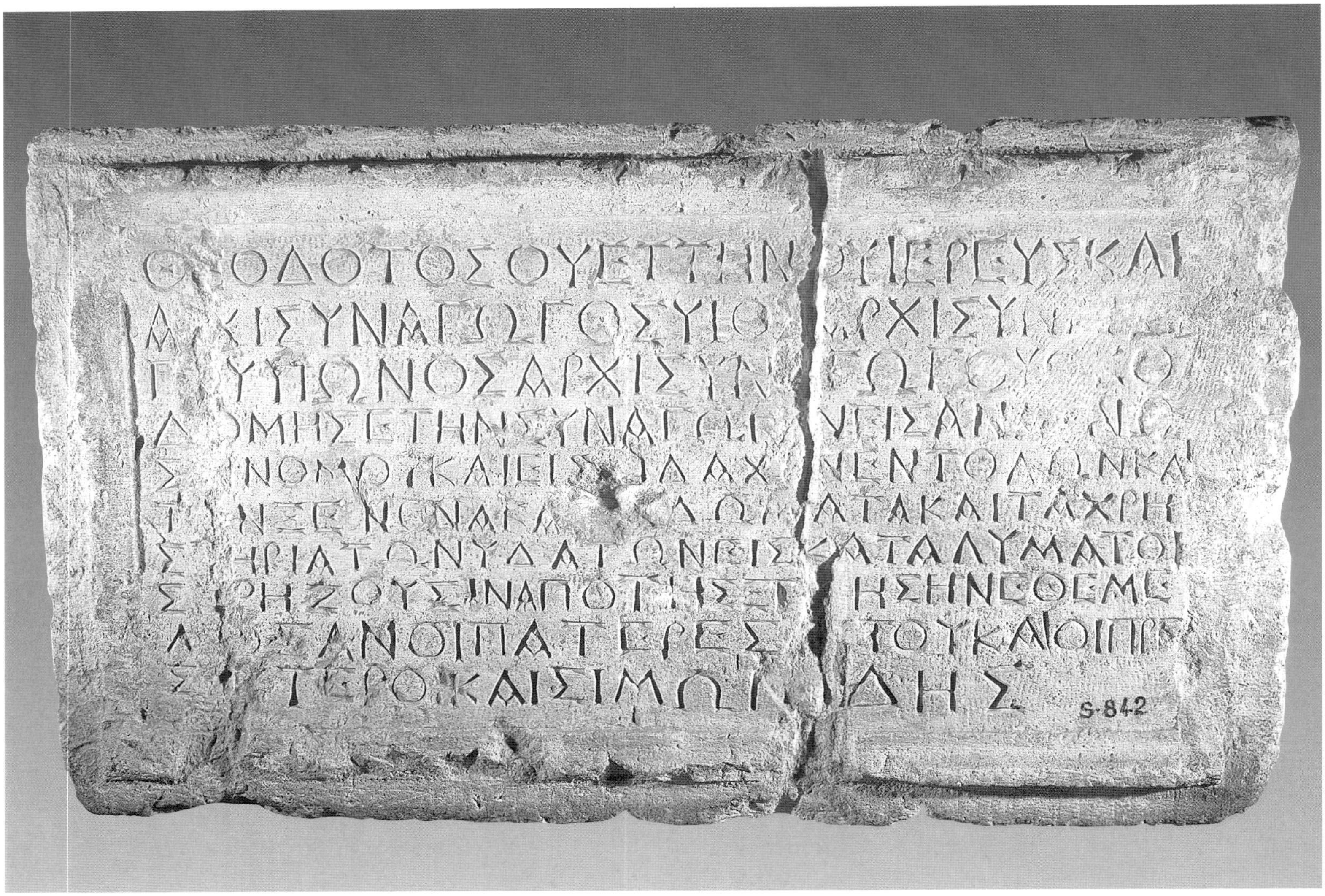

236 Die griechische Inschrift bezeugt den Bau einer Synagoge durch Theodotos, den Sohn des Priesters und Archisynagogen Vettenos. Jerusalem. 1. Jh.

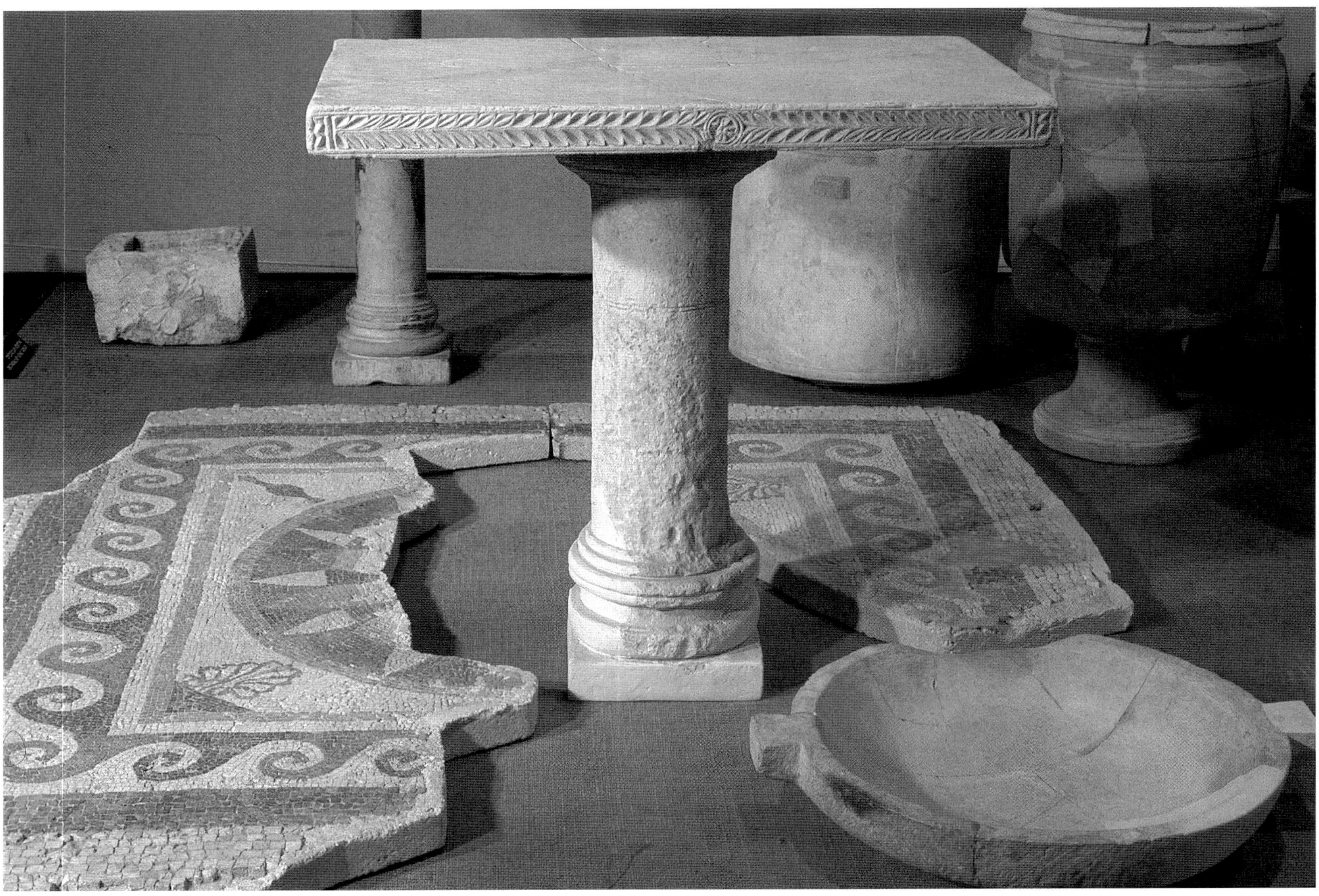

237 Steintisch aus dem jüdischen Viertel. Jerusalem. 1. Jh.

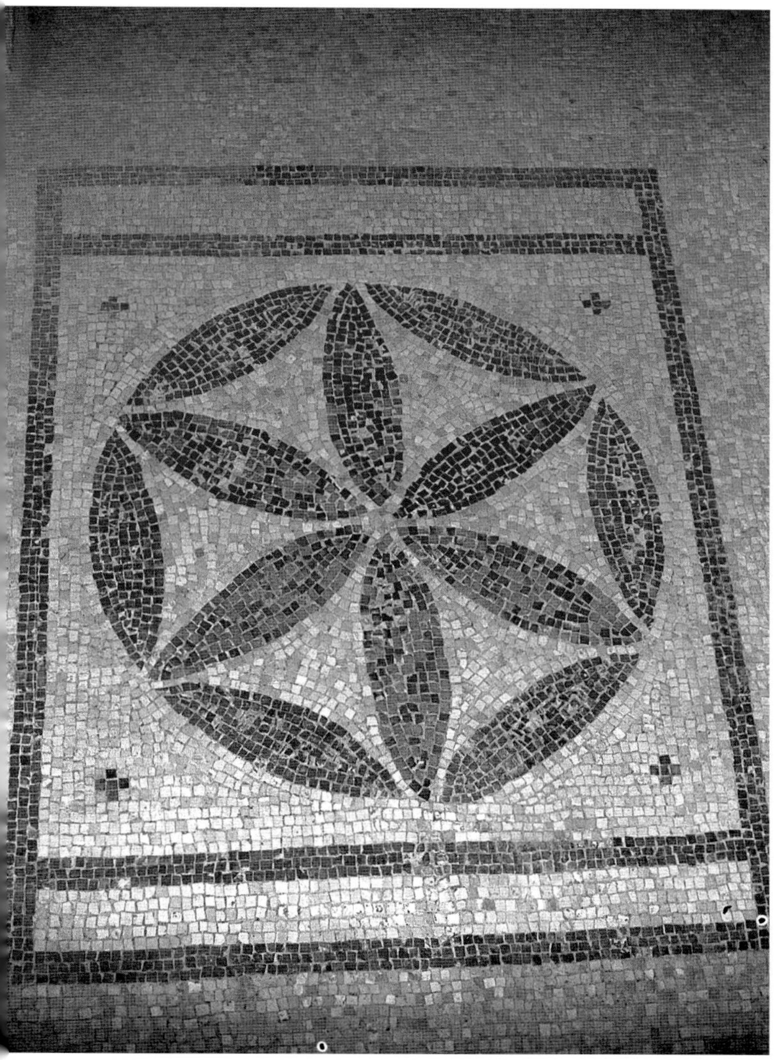

238 Bodenmosaik aus dem jüdischen Viertel. Jerusalem. 1. Jh.

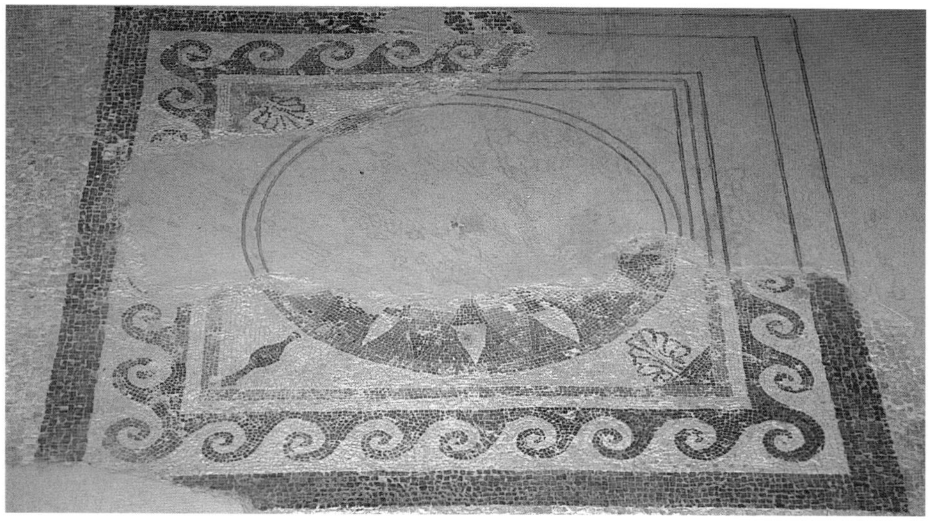

239 Bodenmosaik aus dem jüdischen Viertel. Jerusalem. 1. Jh.

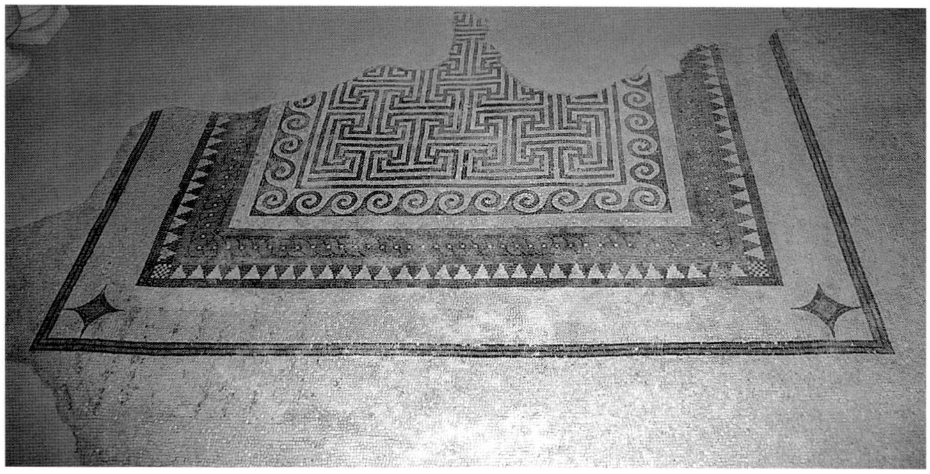

240 Bodenmosaik aus dem jüdischen Viertel. Jerusalem. 1. Jh.

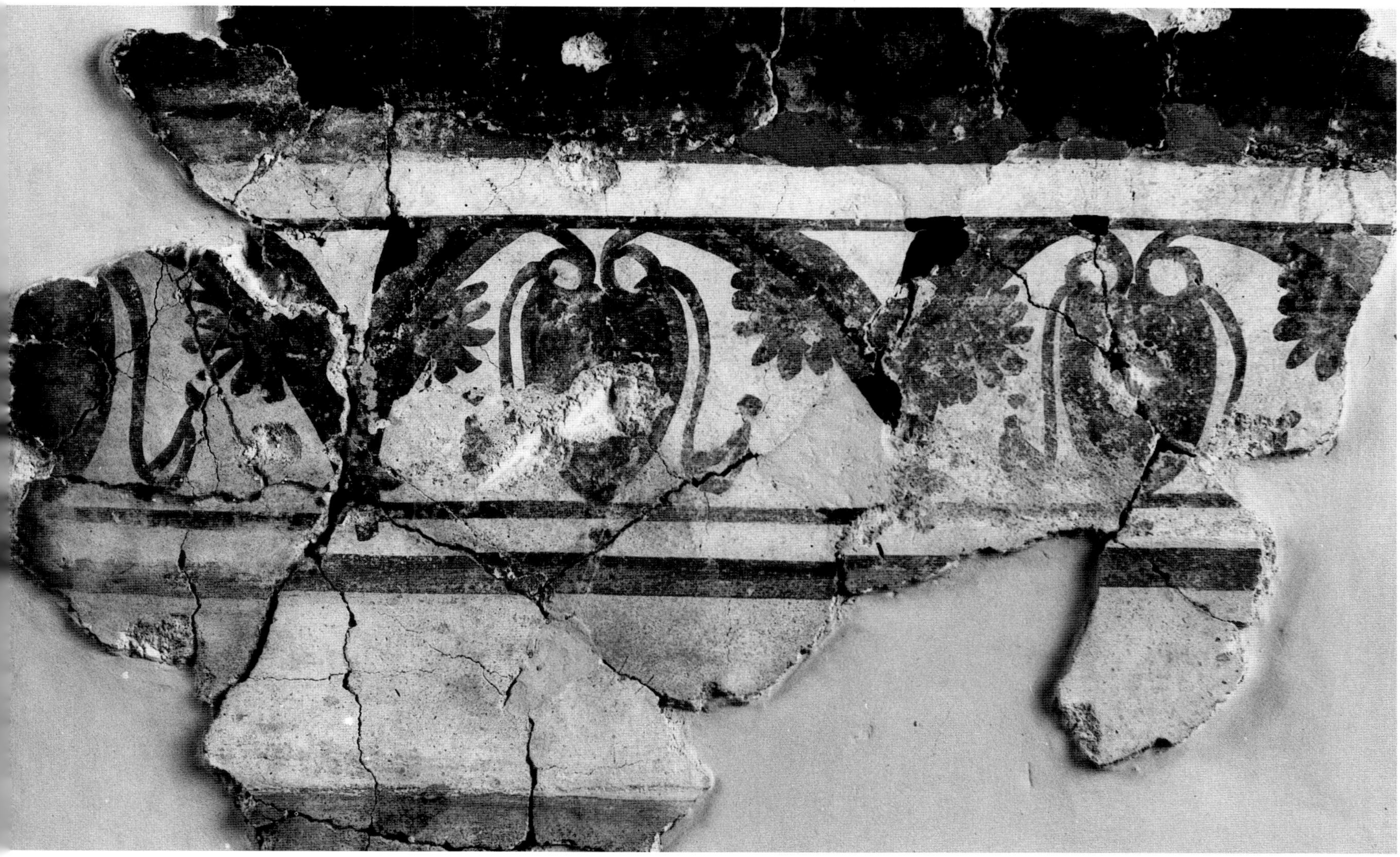

241 Fragment eines Freskos aus dem jüdischen Viertel. Jerusalem. 1. Jh.

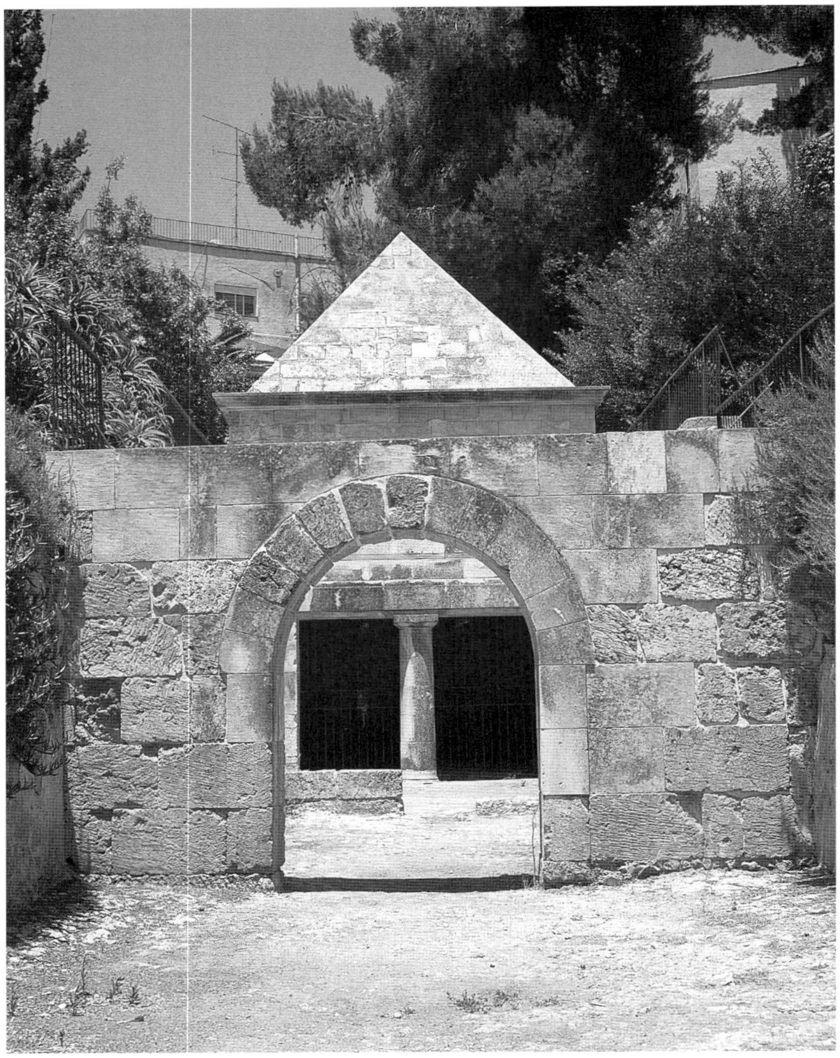

242 Grab des Jason. Kidrontal bei Jerusalem. 1. Jh. v. Chr.

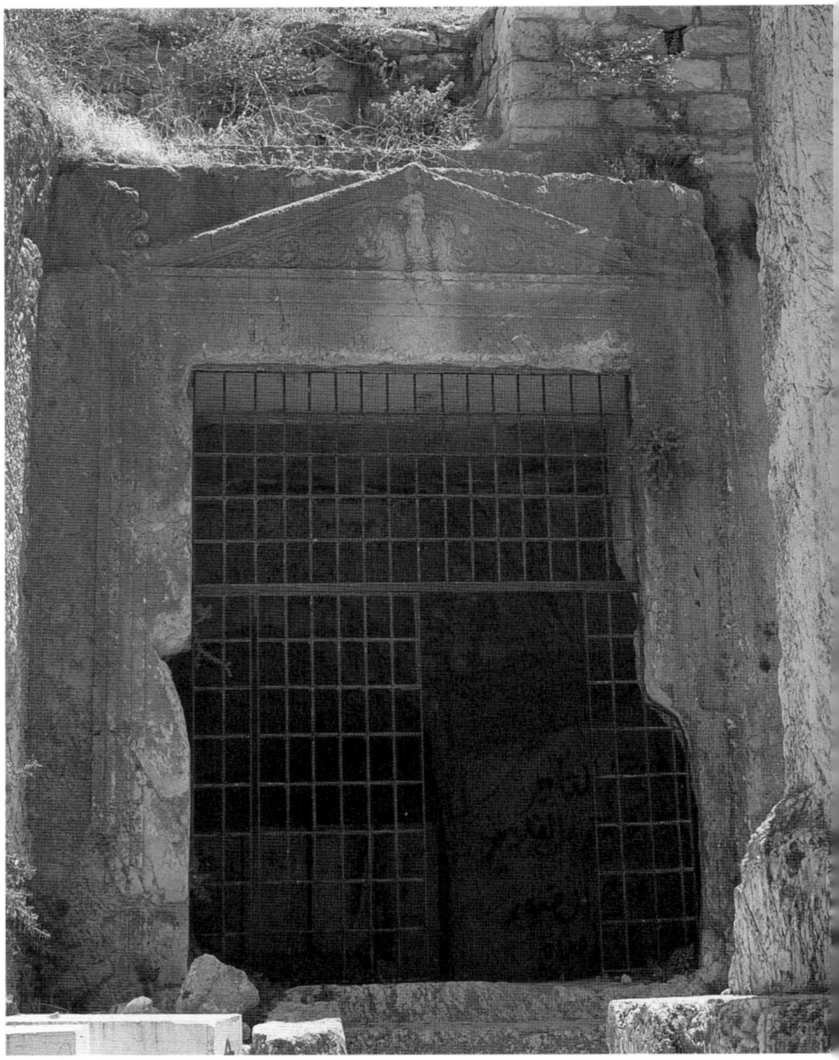

243 Mit Skulpturen verziertes Tympanon des „Grabes des Josaphat". Kidrontal bei Jerusalem. 1. Jh. v. Chr.

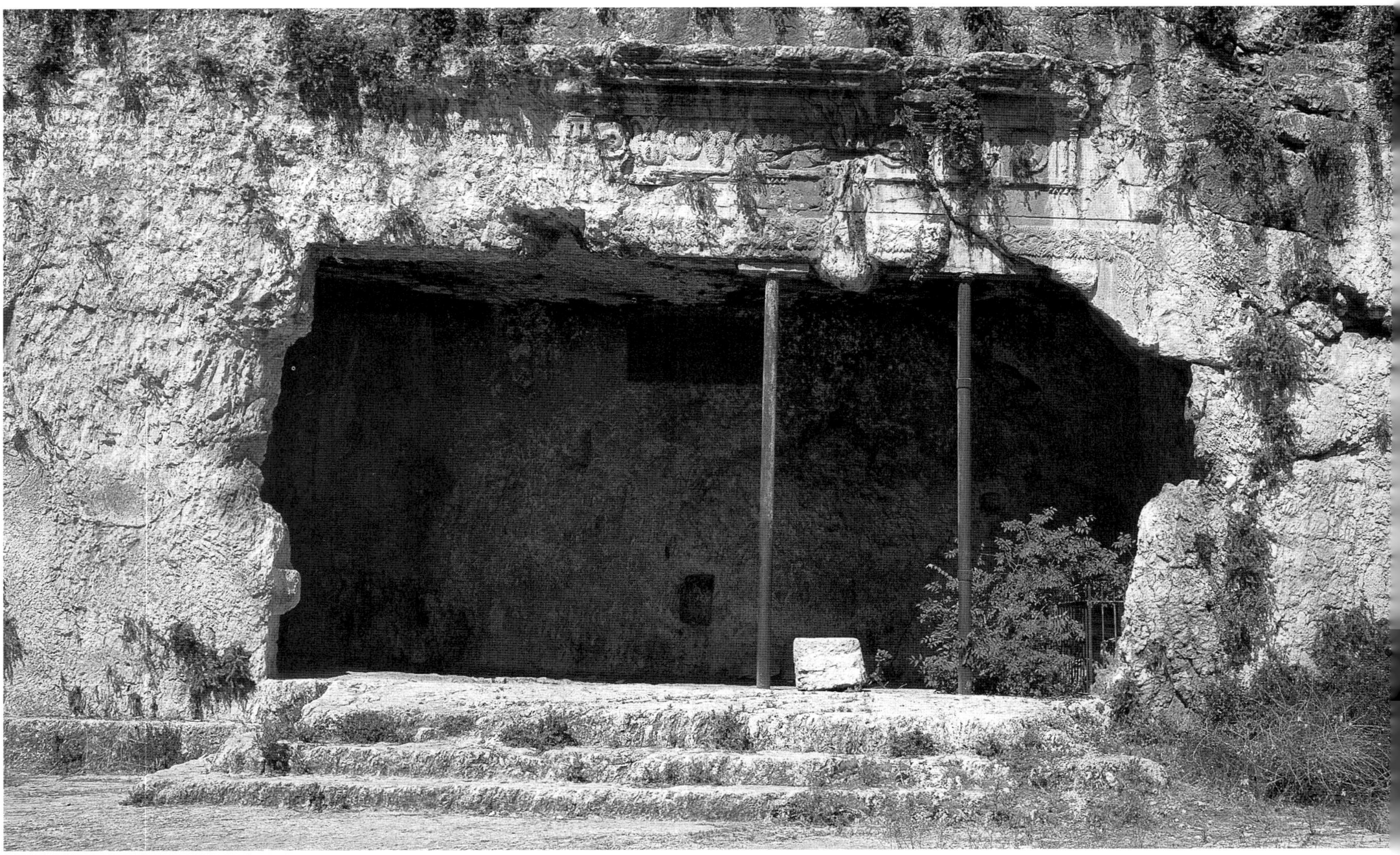

244 Fassade des Grabes der Königin Helene von Adiabene. Kidrontal bei Jerusalem. Um 66–67 n. Chr.

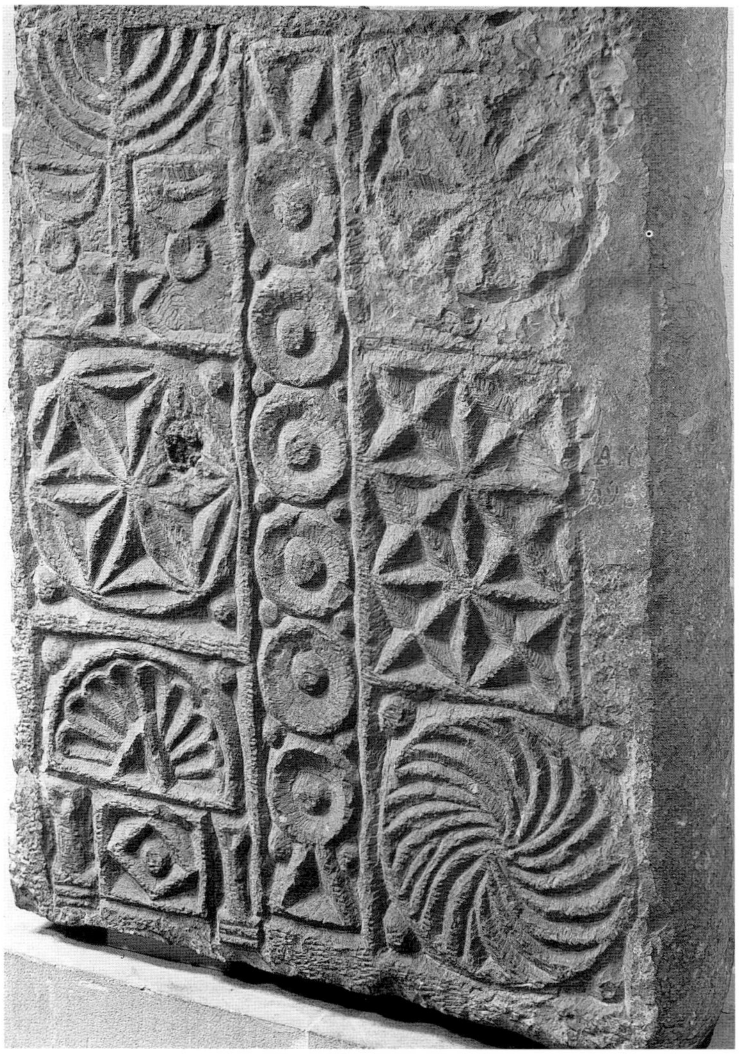

245 Steinerne Grabplatte. Verzierungen: Rosetten, Opferschalen, *Menorah,* Fassade eines Portals mit zwei Säulen. Kfar Yassif. 1. Jh.

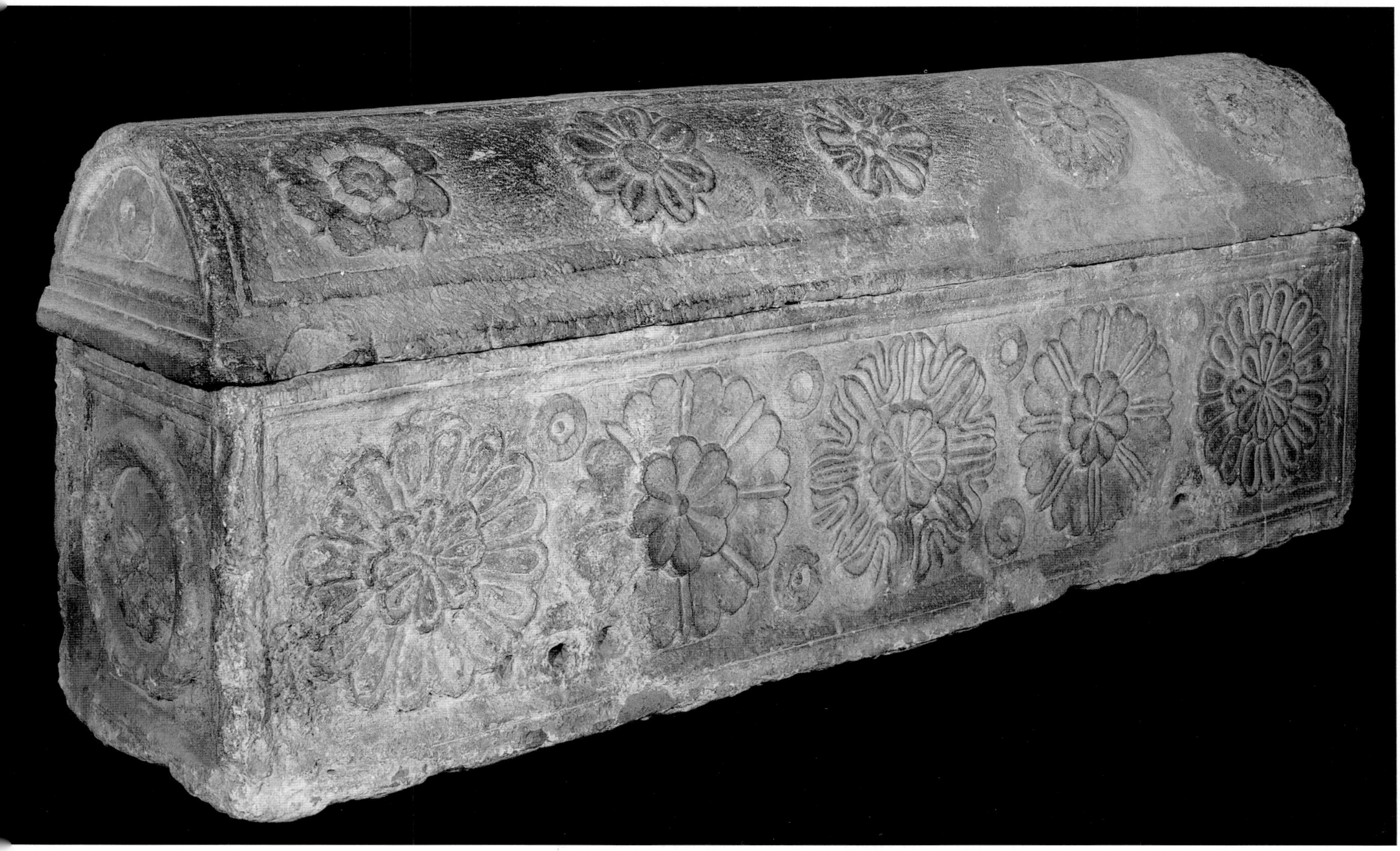

246 Sarkophag aus dem Grab der Königin Helene von Adiabene. Jerusalem. Um 65 n. Chr., Stein.

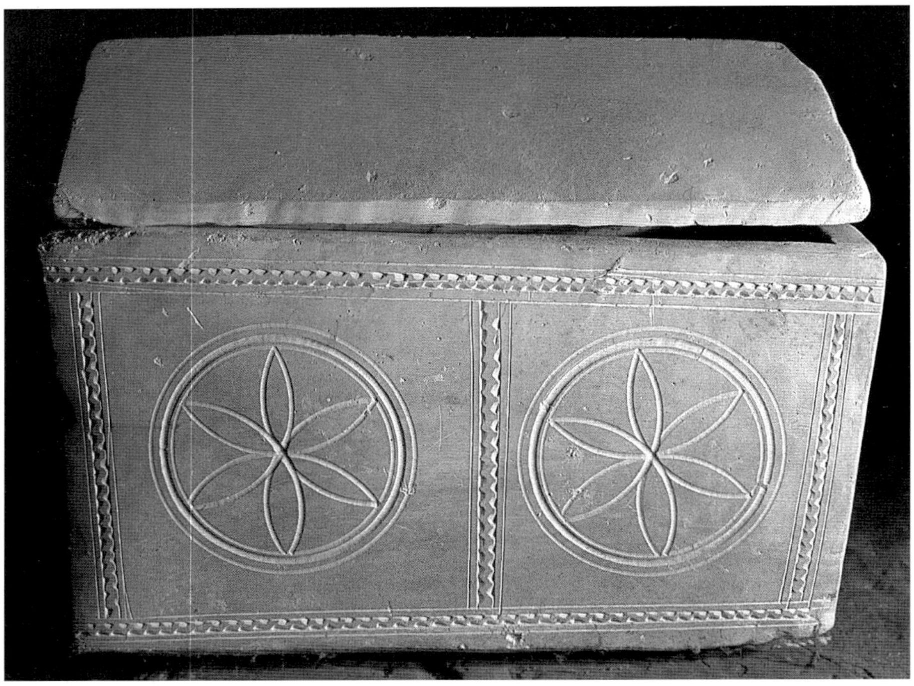

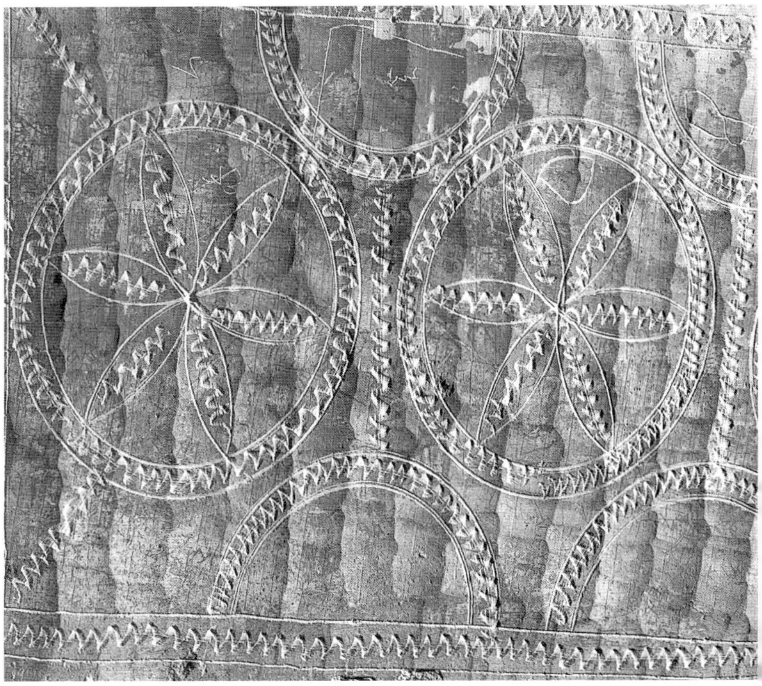

OSSUARIEN. JERUSALEM ODER JUDÄA. 1. JH. V. CHR.–1. JH. N. CHR.
247 Verzierung mit zwei symmetrischen Rosetten in einem Rahmen aus Diamantmustern.

248 Verzierung mit Rosetten und Kreissegmenten. Ausschnitt.

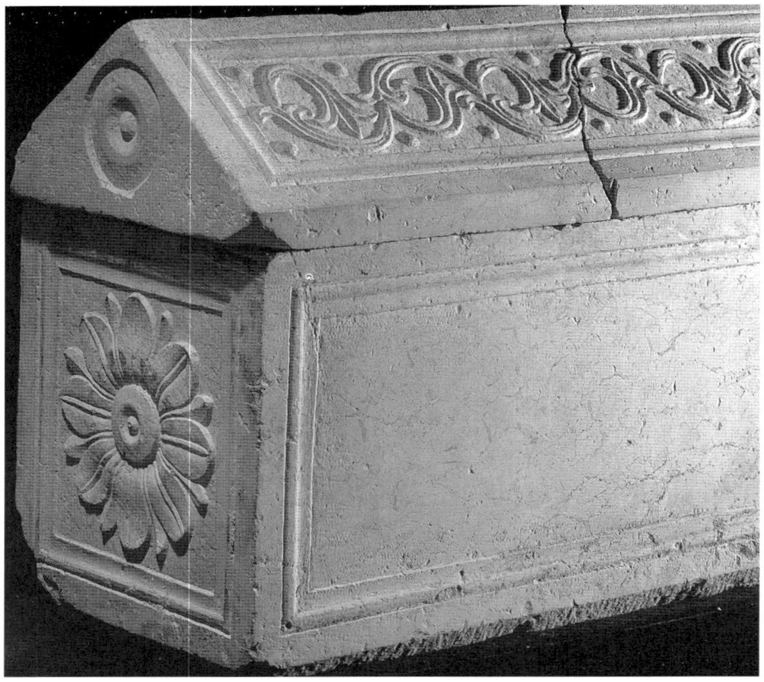

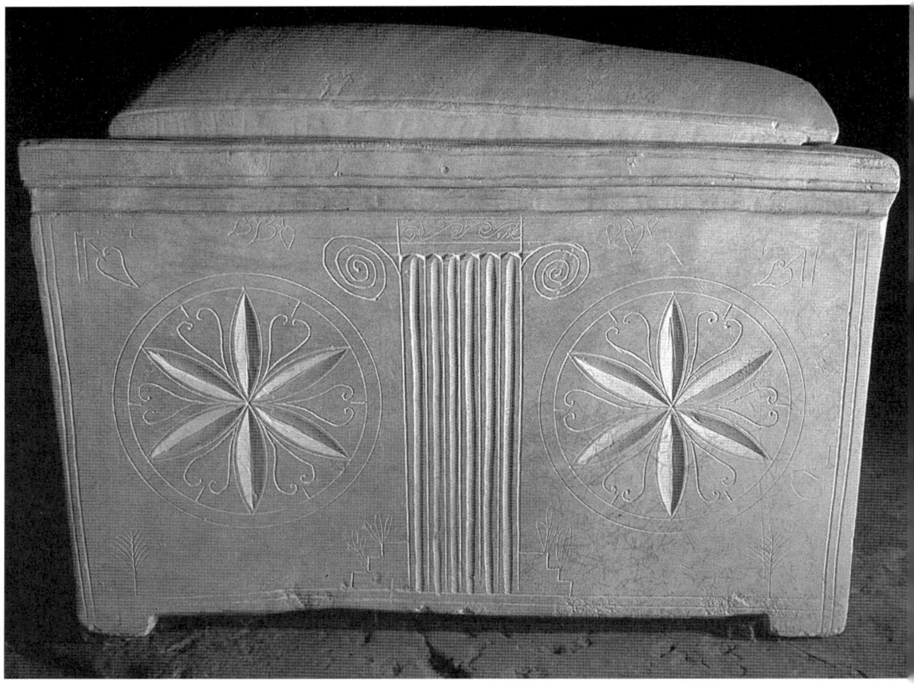

249 Verzierung auf der Schmalseite: eine Relief-Rosette; Verzierung auf der Längsseite: ein versenktes Relief samt Kehlung.

250 Verzierung mit zwei symmetrischen Rosetten und einem kannelierten Pilaster.

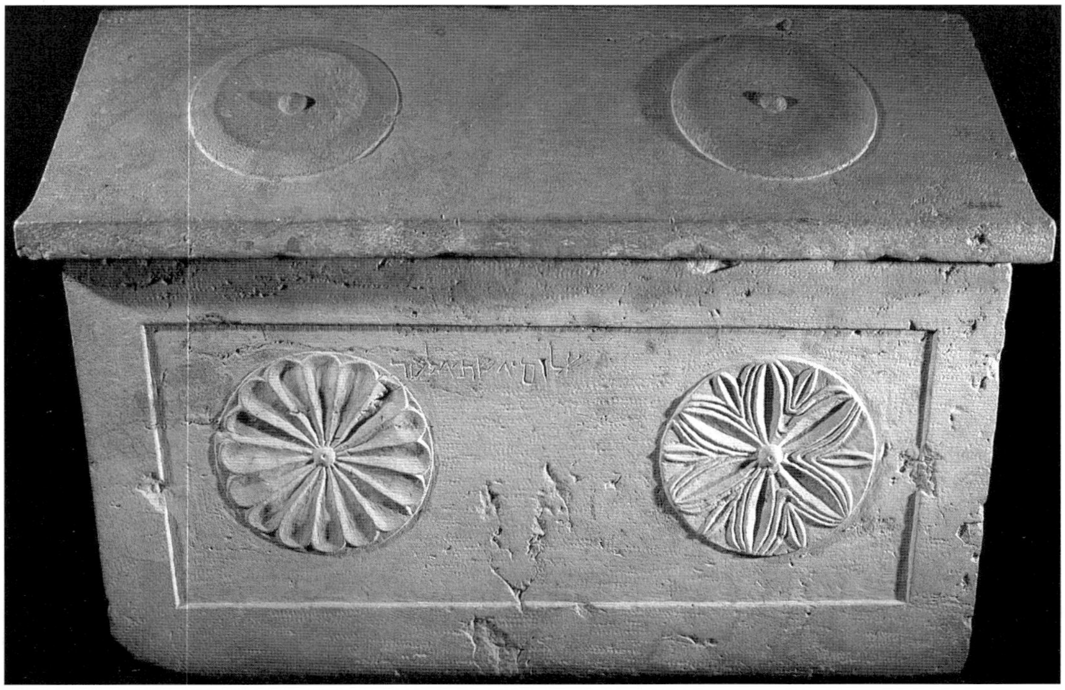

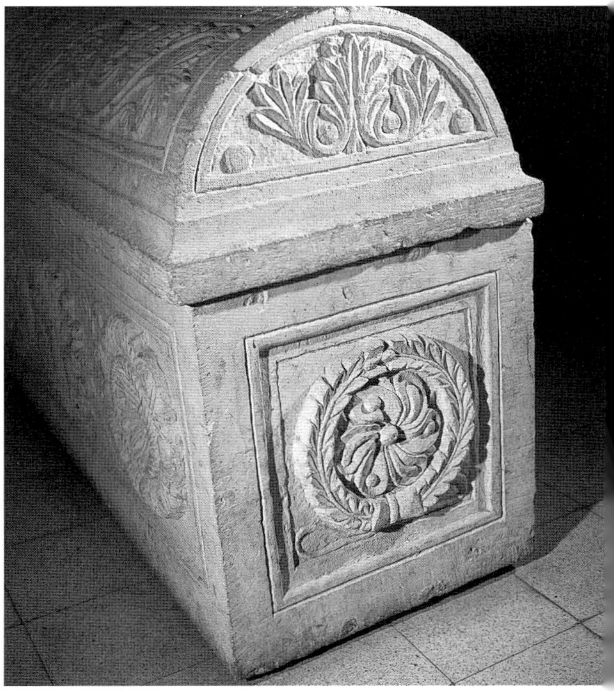

251 Verzierung mit zwei Relief-Rosetten.

252 Verzierung auf der Schmalseite: sich drehende Rosette in einem Blätterkranz.

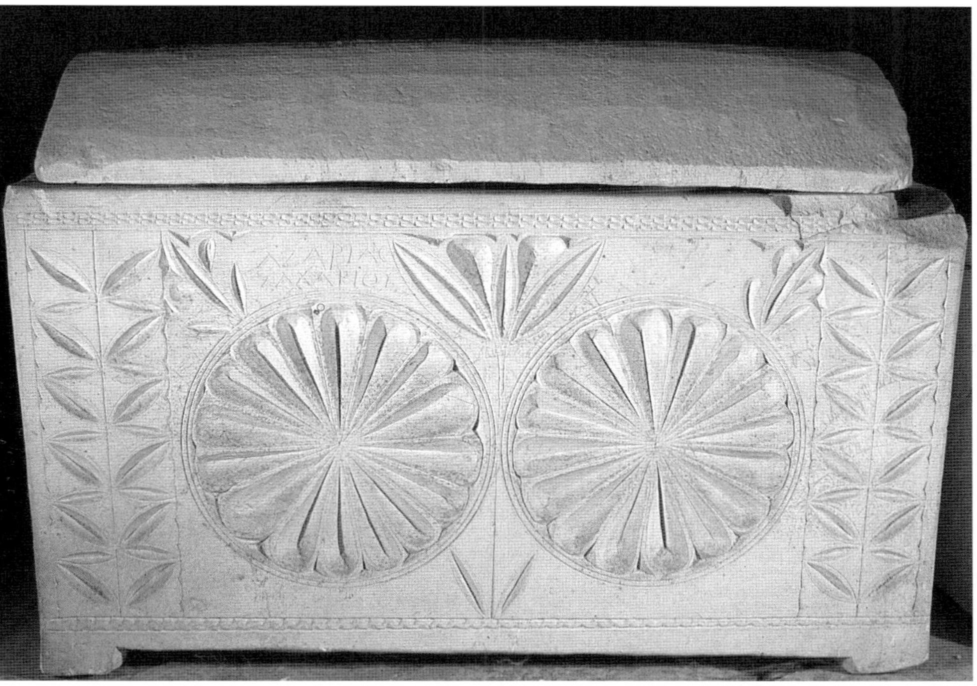

253 Verzierung mit zwei symmetrischen Rosetten und einem stilisierten Baum.

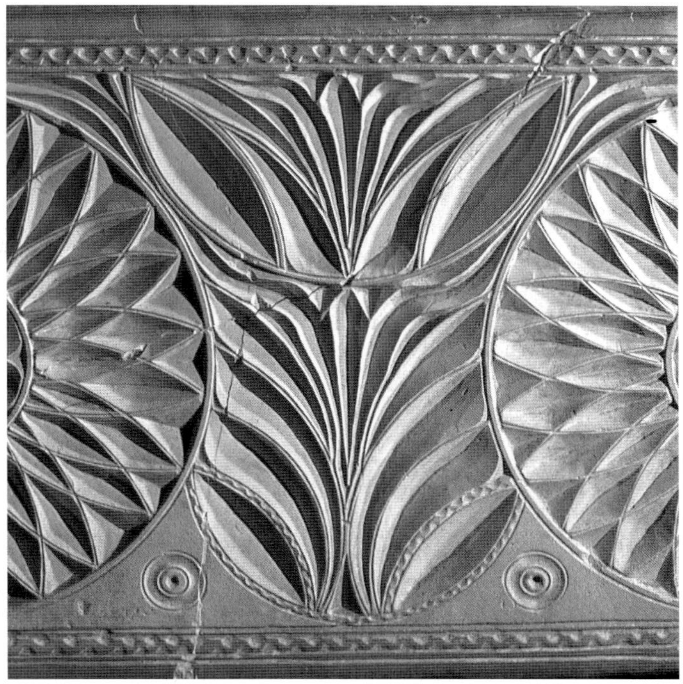

254 Verzierung mit einem stilisierten Baum zwischen zwei Rosetten. Ausschnitt.

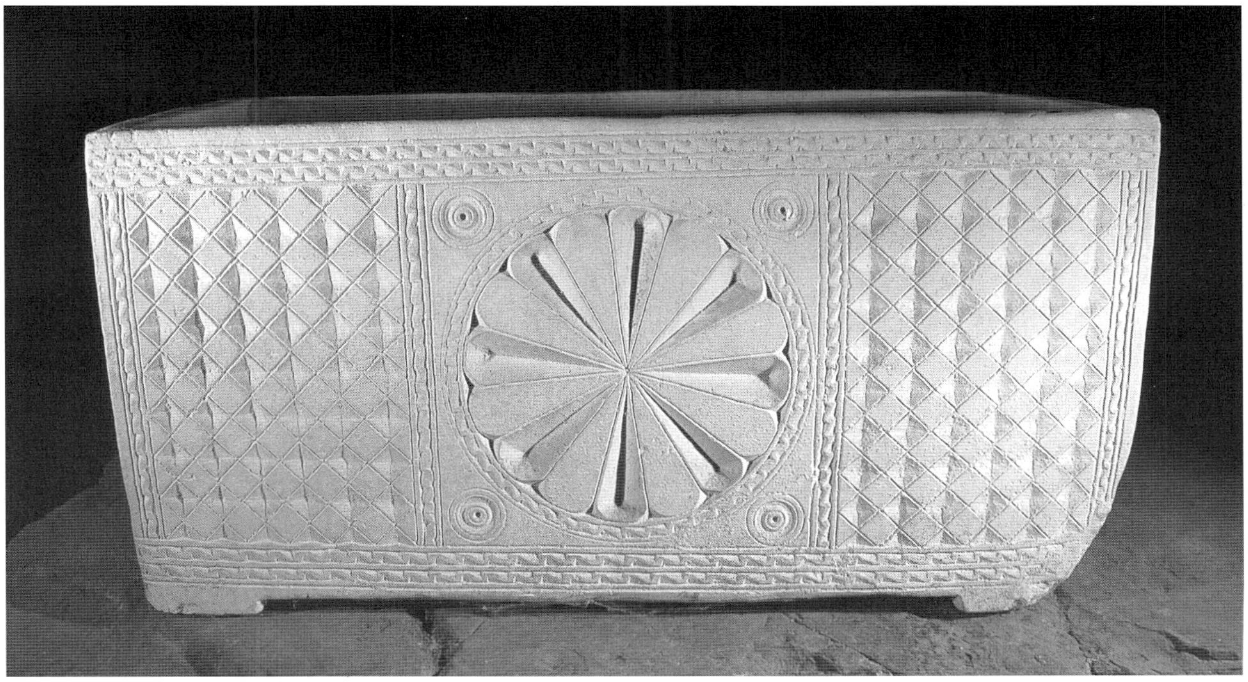

255 Verzierung mit einer Rosette in der Mitte und mit zwei Feldern aus Diamantmustern.

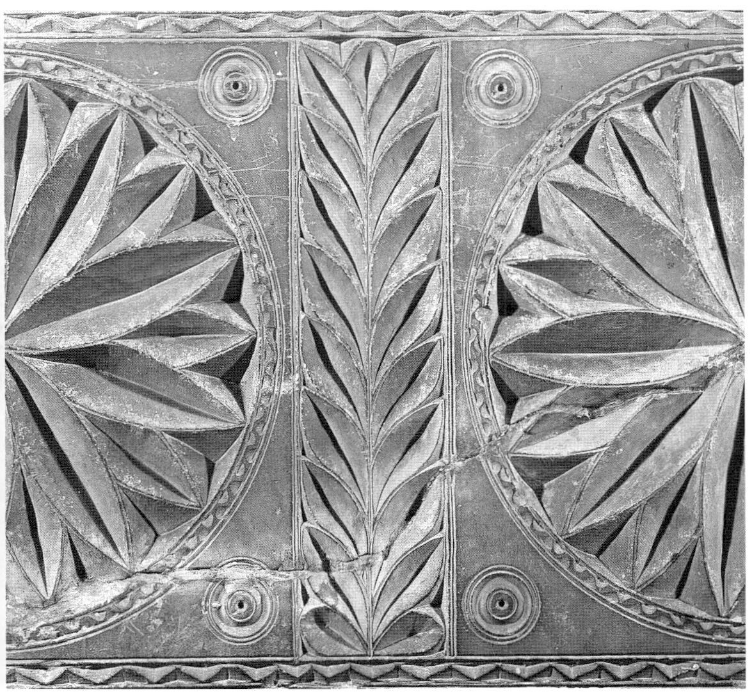

256 Verzierung mit mit einem Palmenzweig zwischen zwei Rosetten.

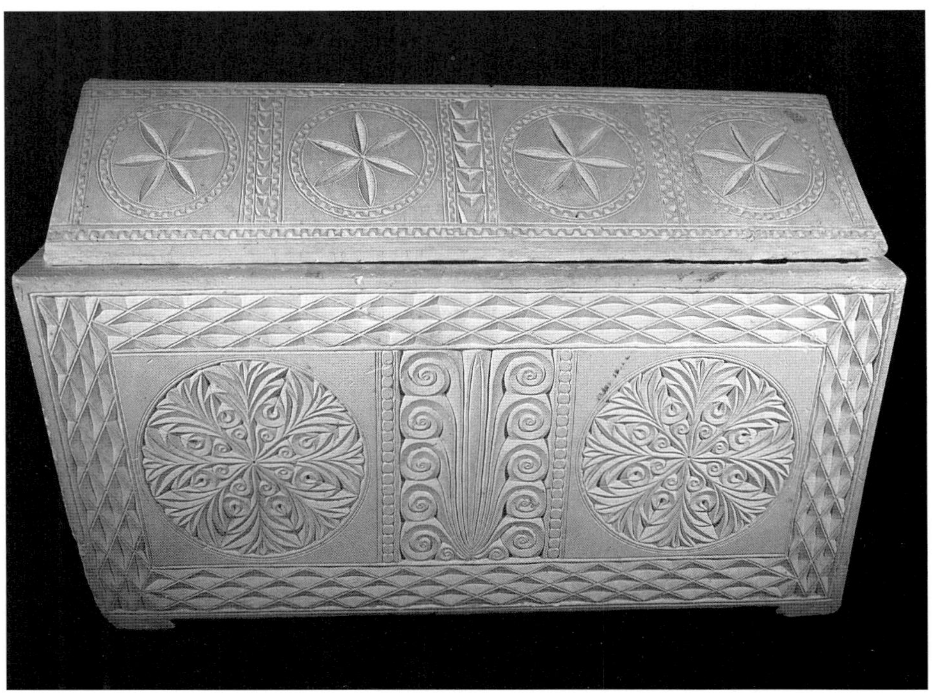

257 Verzierung mit einer Palme mit eingerollten Blättern zwischen zwei Rosetten.

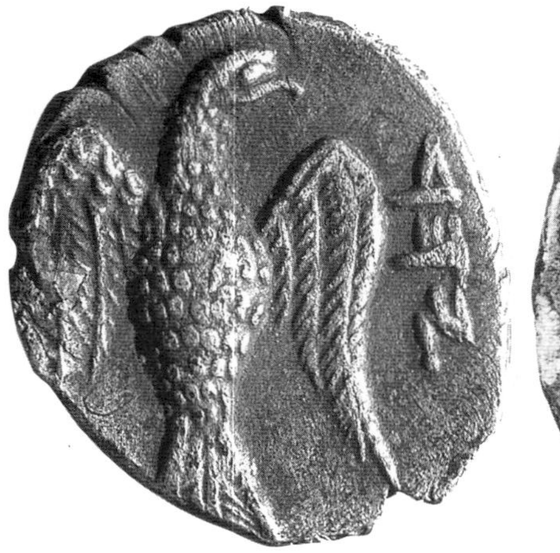

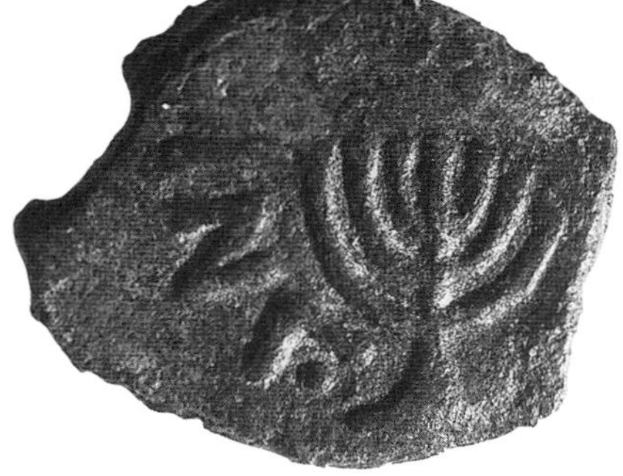

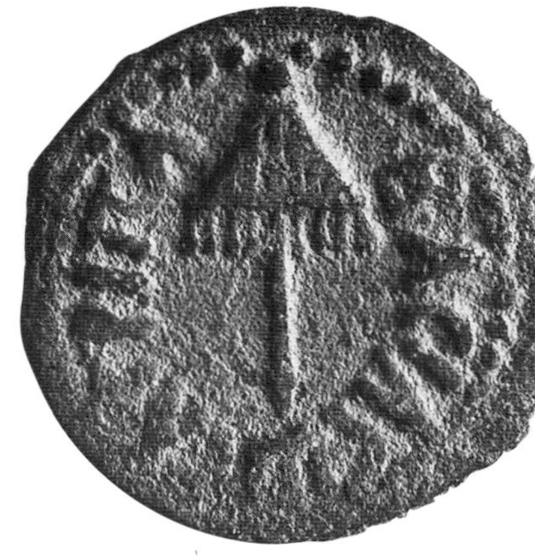

MÜNZE, geprägt in Judäa unter persischer Verwaltung (360–331).
258–259 Adler, Lilie.

260 Geprägt unter Antigonus Mattathias (40–37). *Menorah.*

261 Geprägt unter Herodes Agrippa I. (37–44). Schirm.

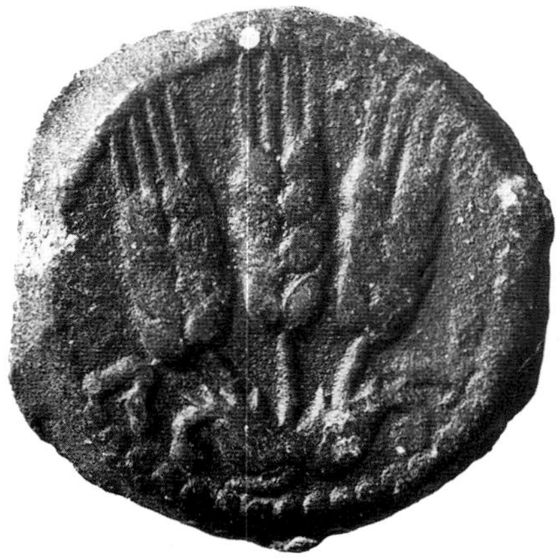

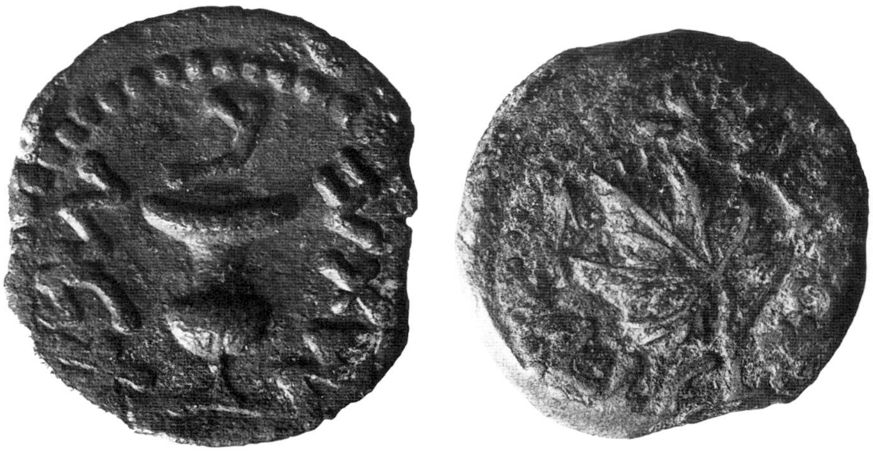

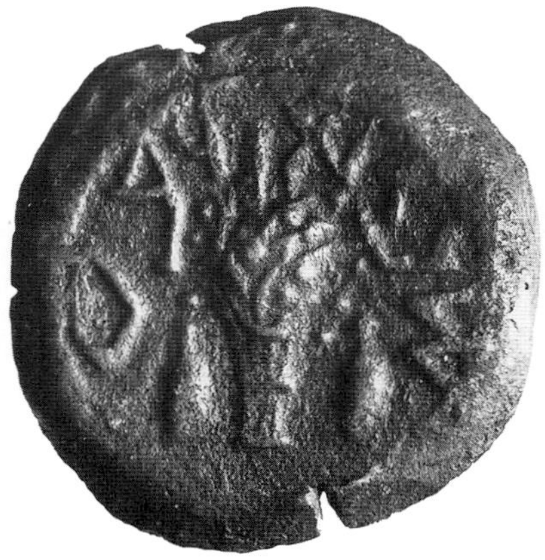

262 Geprägt unter Herodes Agrippa I. (37–44). Drei Ähren.

263–264 Geprägt während des Jüdischen Krieges. 68–69. Amphore, Weinblatt.

265 Geprägt während des Jüdischen Krieges. 69–70. *Lulaw* zwischen zwei *Etrogim*.

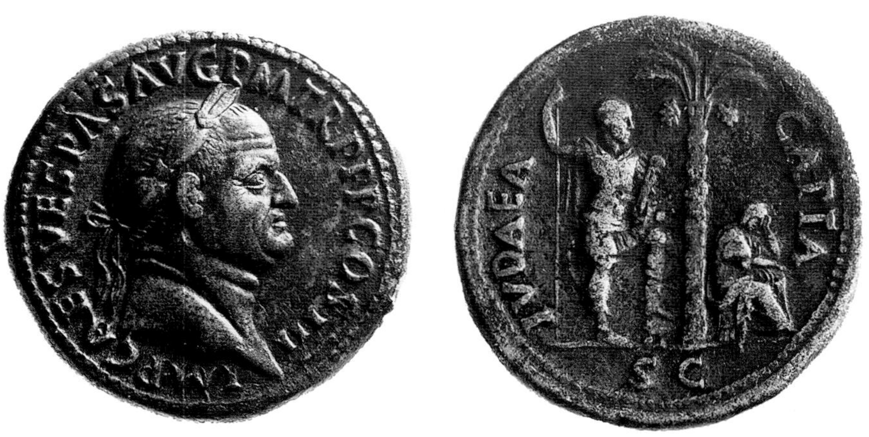

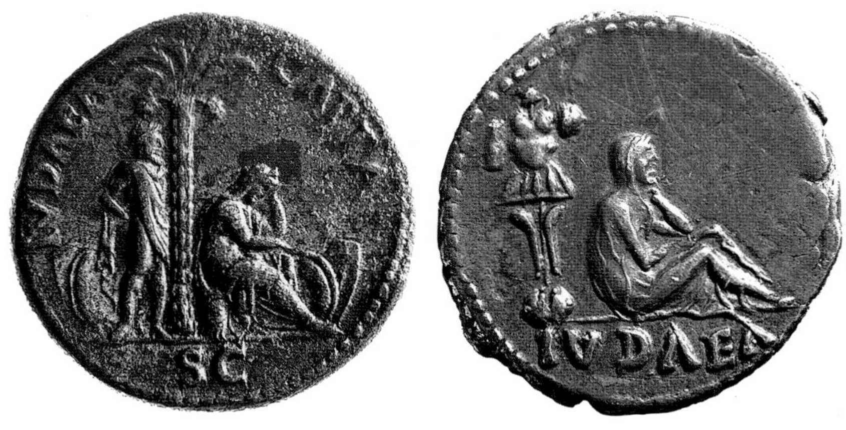

266–267 Sesterz, geprägt am Ende des Jüdischen Krieges. 71. Vespasian. Judäa sitzt gefangen unter einer Palme, bewacht von Titus in militärischem Gewand.

268–269 Sesterz, geprägt am Ende des Jüdischen Krieges. 71. Eine Palme; ein Jude, die Hände auf den Rücken gebunden; Judäa sitzend, vor ihr Schilde.
Judäa sitzt auf dem Boden, hinter ihr ein Harnisch.

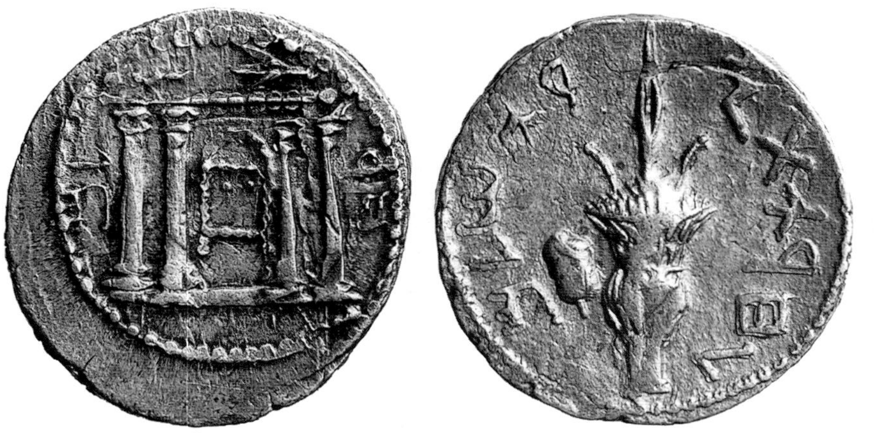

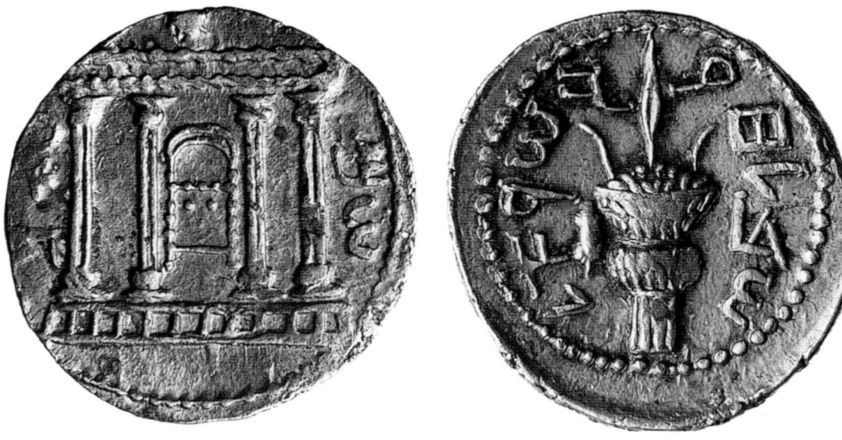

270–271 Tetradrachme, geprägt während des Aufstands von Bar Kokhba. 132–133. Die Fassade des Tempels. *Lulaw* und *Etrog.*

272–273 Silberne Tetradrachme. 133–134. Die Fassade des Tempels, darüber eine Rosette. *Lulaw* und *Etrog.*

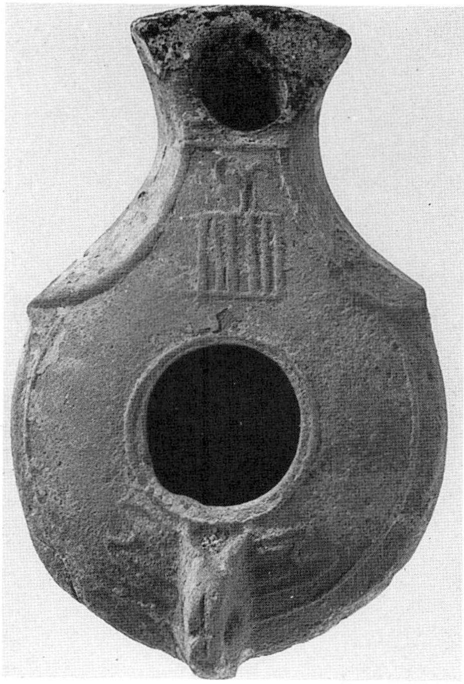

274 Öllampe. Verzierung: Vogelkäfig. Judäa oder Jerusalem. 1. Jh. n. Chr.

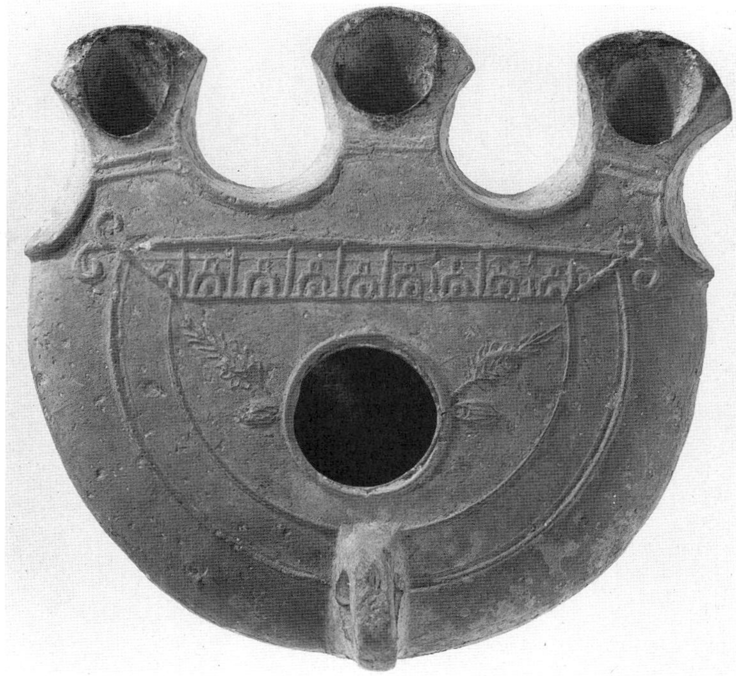

275 Öllampe mit drei Brennern. Verzierung: *Lulaw* und *Etrog*. Judäa oder Jerusalem. 1. Jh. n. Chr., gebrannter Ton.

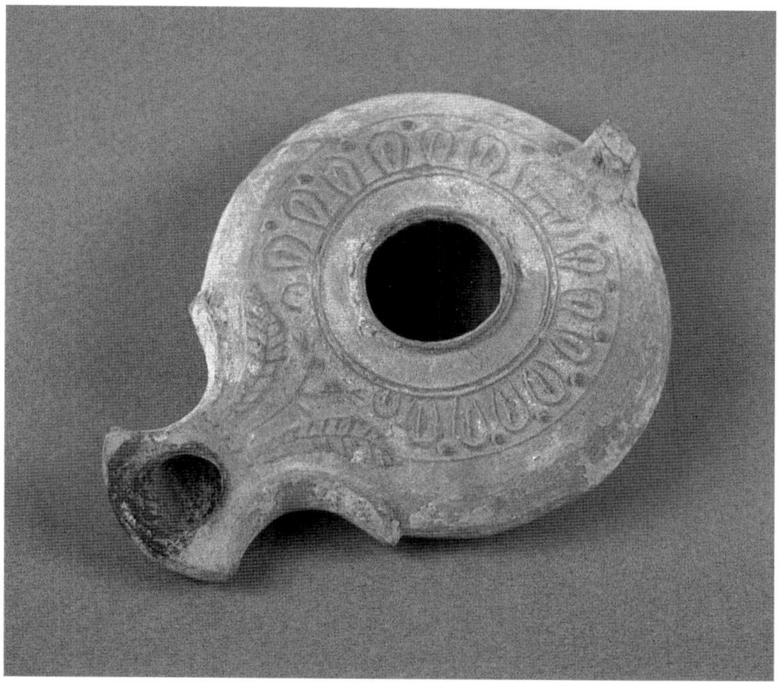

276 Öllampe. Verzierung: Blätterkranz mit zwei Palmzweigen. Jerusalem oder Judäa. 1. Jh. n. Chr., gebrannter Ton.

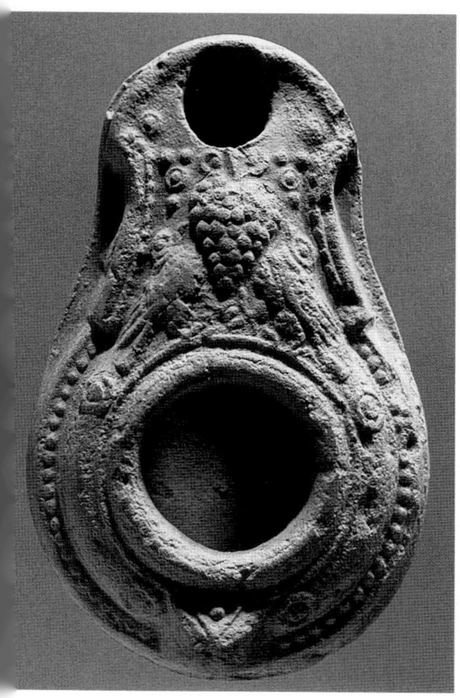

277 Öllampe. Verzierung: Traube, flankiert von zwei Vögeln.

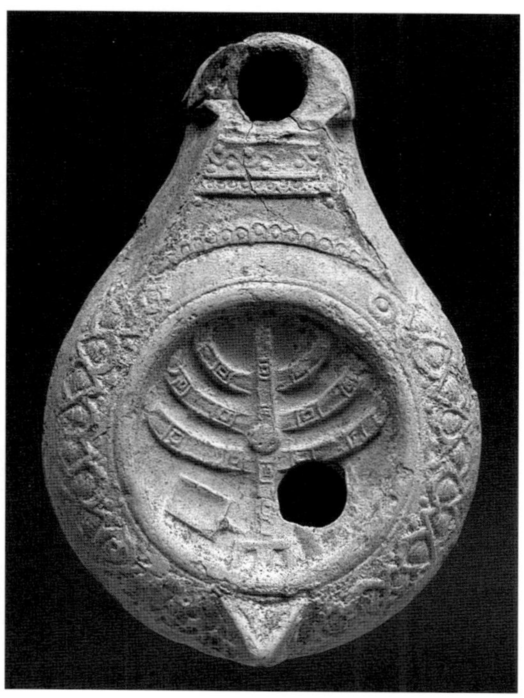

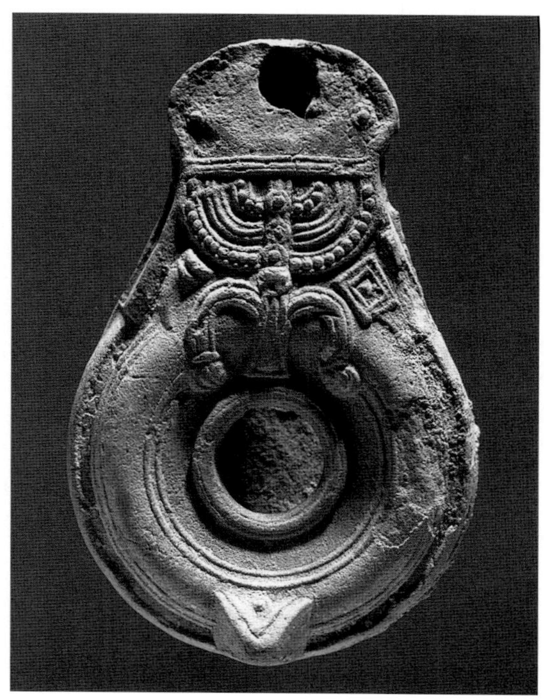

278–279 Öllampen. Verzierung: *Menorah*. Palästina. 3.–4. Jh., gebrannter Ton.

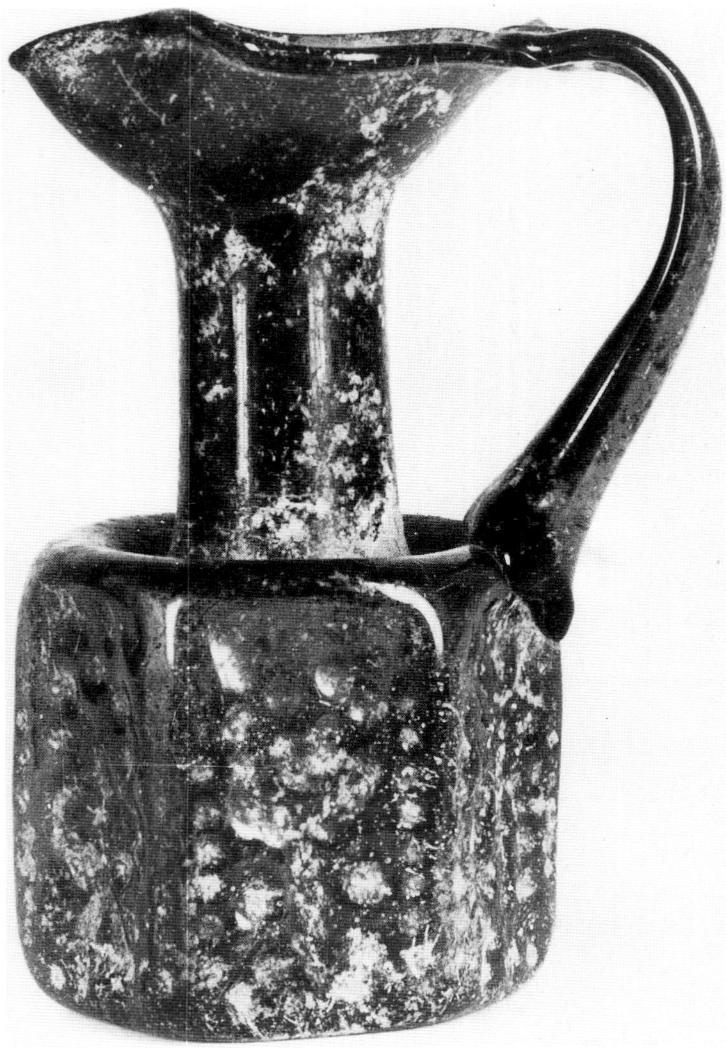

280 Sechseckiger Wasserkrug, auf jeder Seite mit einem Relief-Symbol verziert. Jerusalem. 5.–6. Jh., gegossenes Glas.

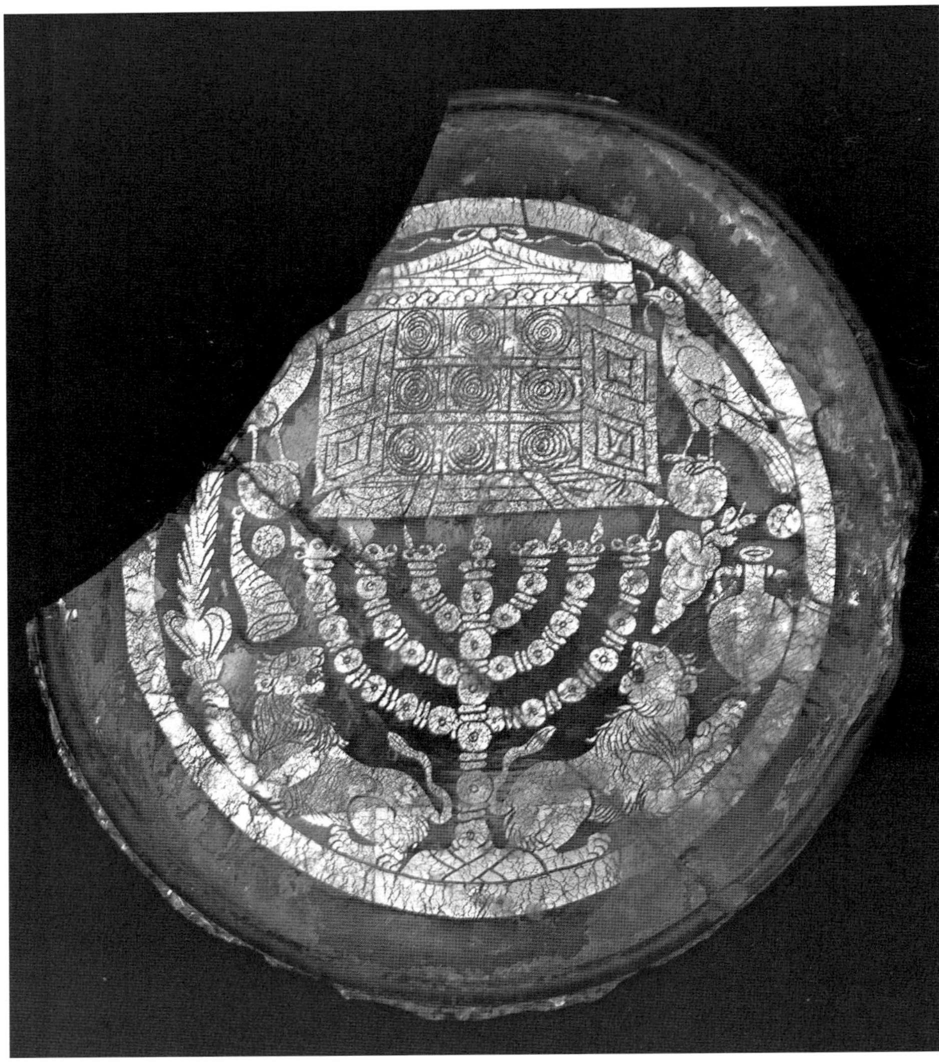

281 Mit Goldblättchen verzierter Boden eines Glases. Schrank-Lade, flankiert von zwei Vögeln. *Menorah,* flankiert von zwei Löwen und Kultgegenständen. Rom. 4. Jh. n. Chr.

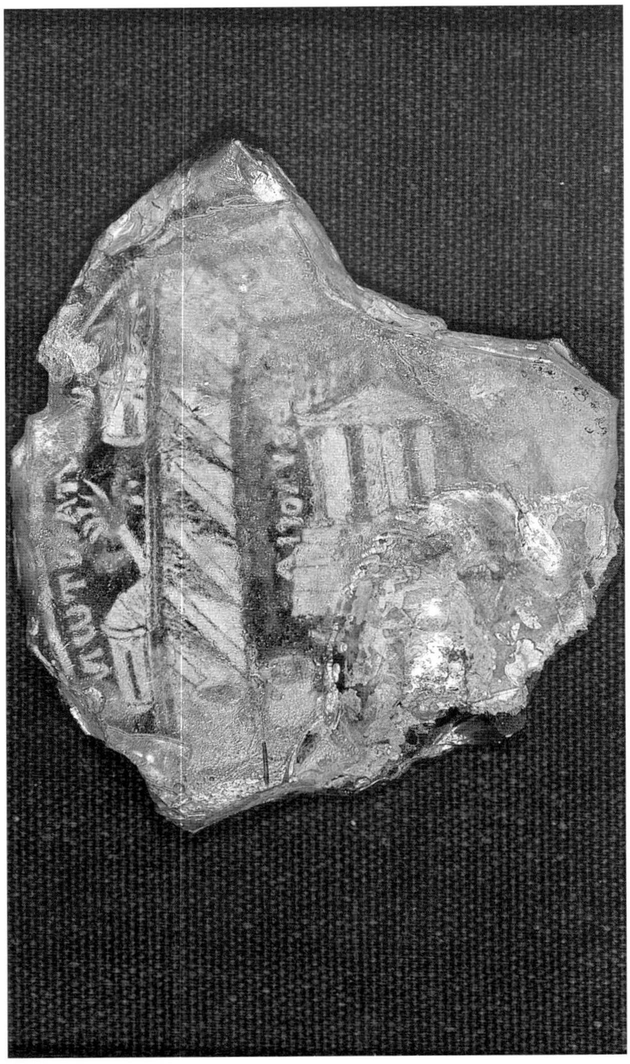

282 Mit Goldblättchen verzierter Boden eines Glases. Ein Gebäude mit vier Säulen, umgeben von Säulenhallen. Rom. 4. Jh. n. Chr.

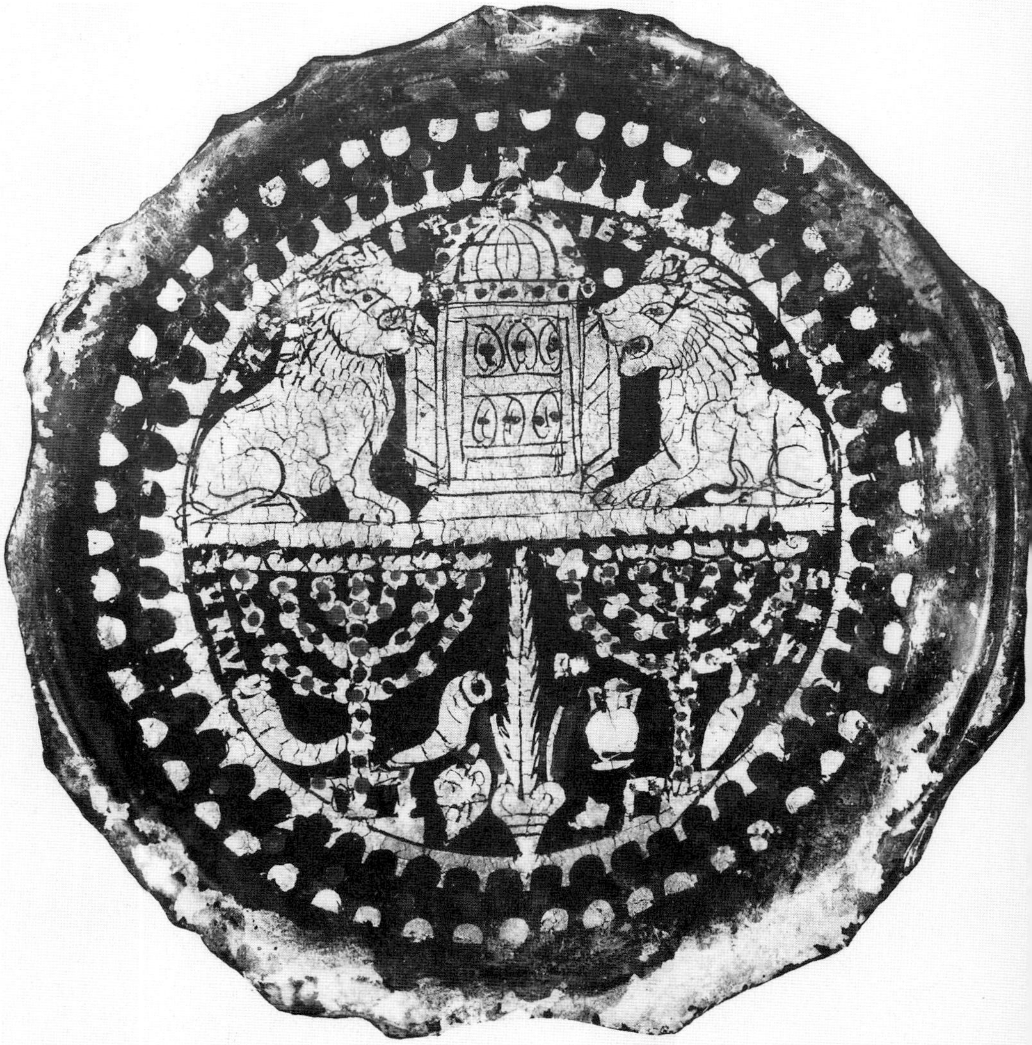

283 Mit Goldblättchen verzierter Boden eines Glases. Schrank-Lade, flankiert von zwei Löwen. Strauß des Hüttenfestes flankiert von einer *Menorah,* die ihrerseits von Kultgegenständen umgeben ist. Rom. 4. Jh. n. Chr.

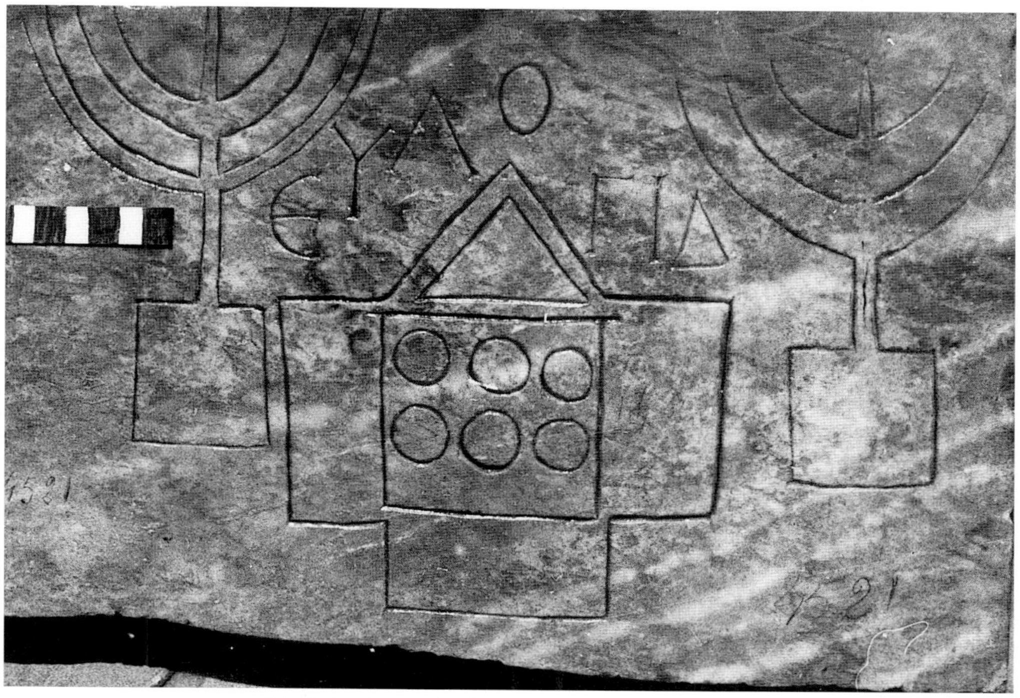
ΕΥΛΟΓΙΑ

284 Grabstein. Katakombe von Monteverde, Rom. 3.–4. Jh.

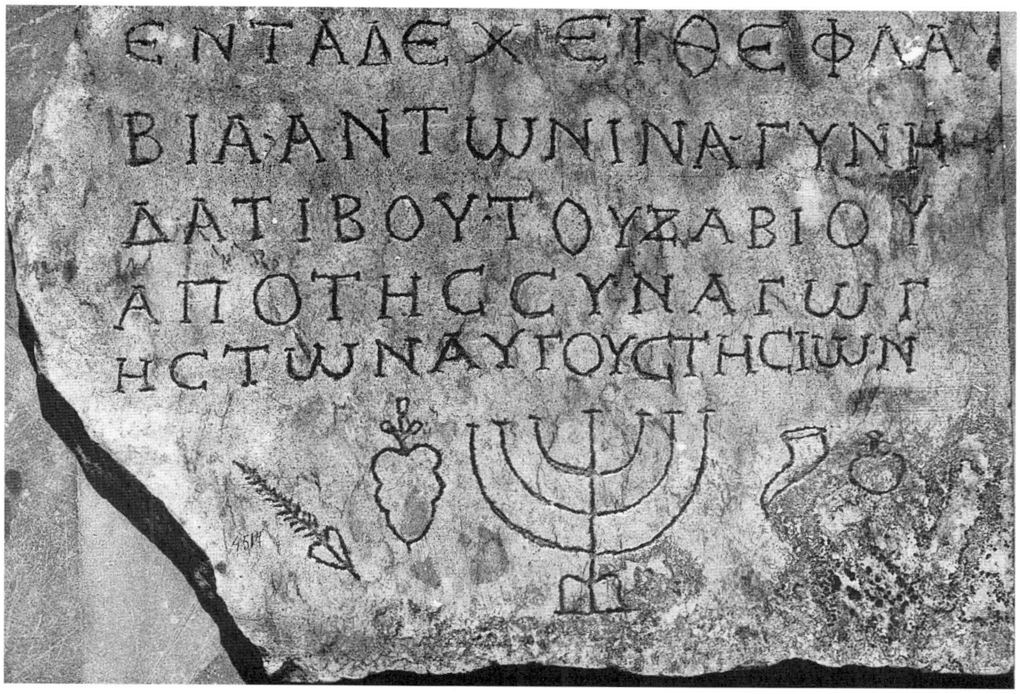
ΕΝΤΑΔΕΧΕΙΘΕΦΛΑ
ΒΙΑ·ΑΝΤΩΝΙΝΑ·ΓΥΝΗ
ΔΑΤΙΒΟΥΤΟΥΖΑΒΙΟΥ
ΑΠΟΤΗϹϹΥΝΑΓΩΓ
ΗϹΤΩΝΑΥΓΟΥϹΤΗϹΙΩΝ

285 Grabstein. Katakombe von Monteverde, Rom. 3.–4. Jh.

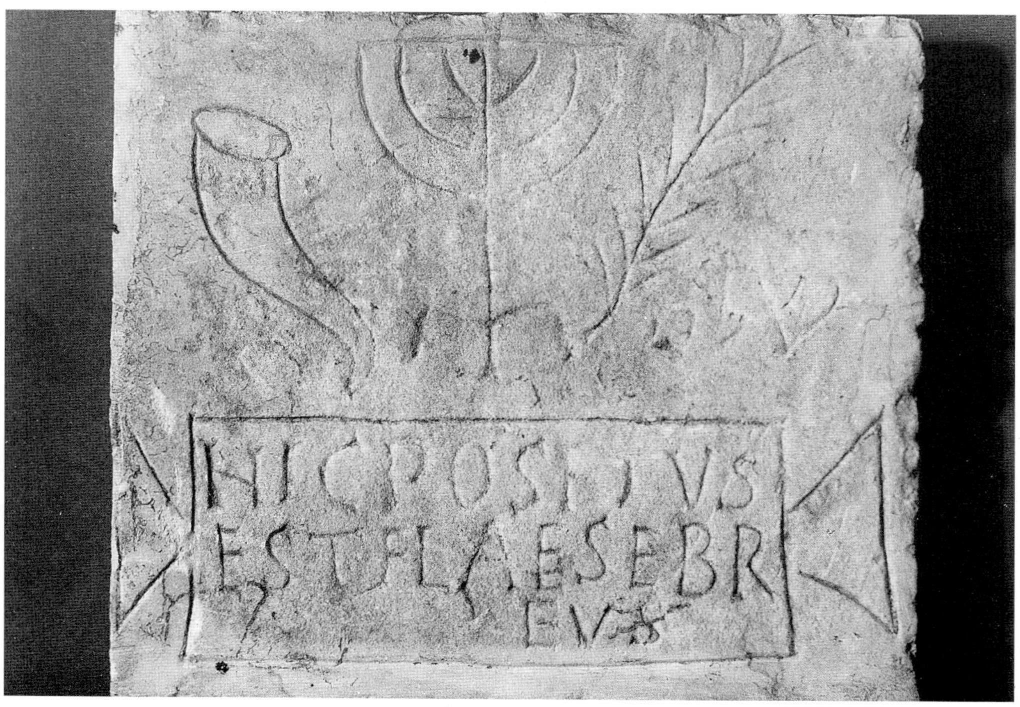
HICPOSITVS
ESTFLAESEBR
EVS

286 Grabstein. Marmor. Venosa, Italien. 4.–5. Jh.

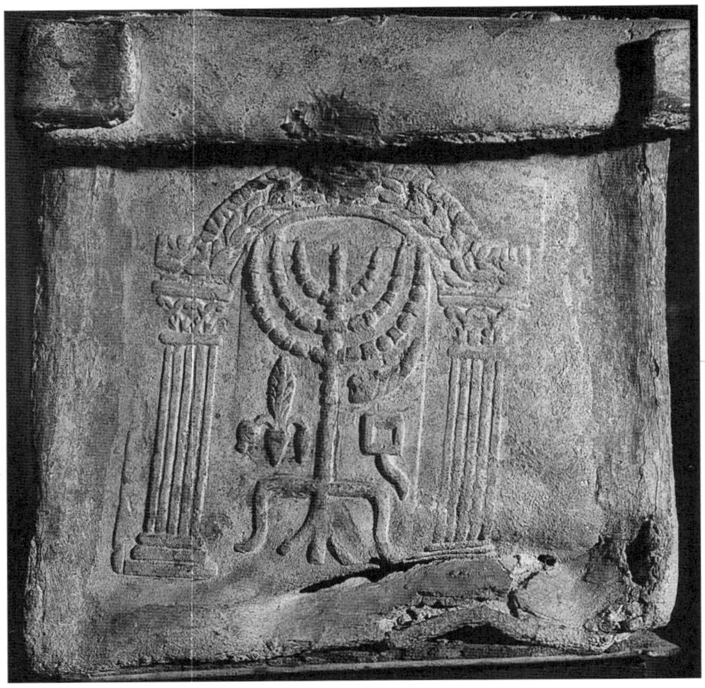

287 Bleisarkophag. Sidon (?). 3.–4. Jh. n. Chr.

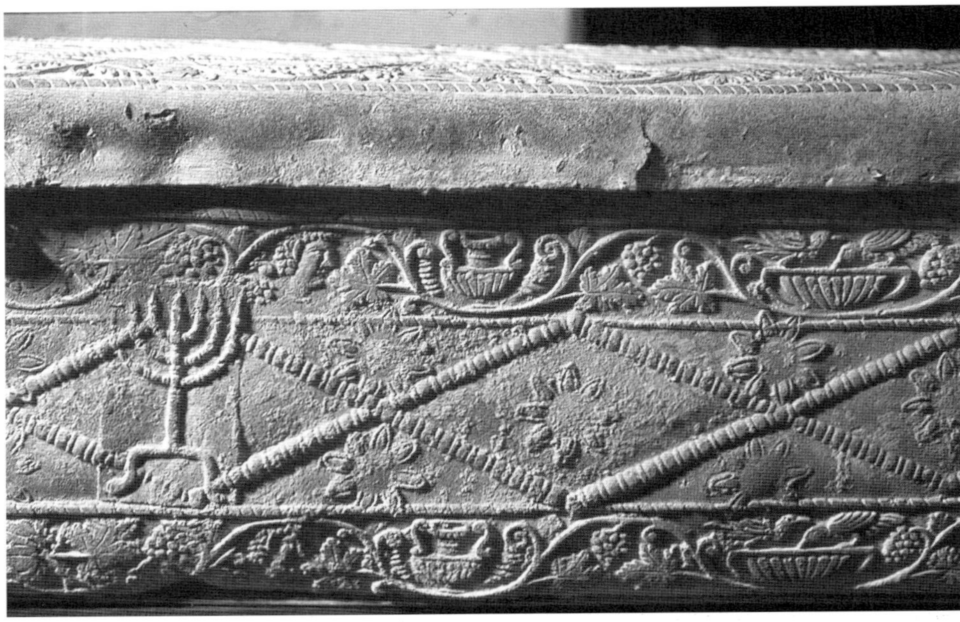

288 Bleisarkophag. Sidon (?). 3.–4. Jh. n. Chr., Bet Schearim.

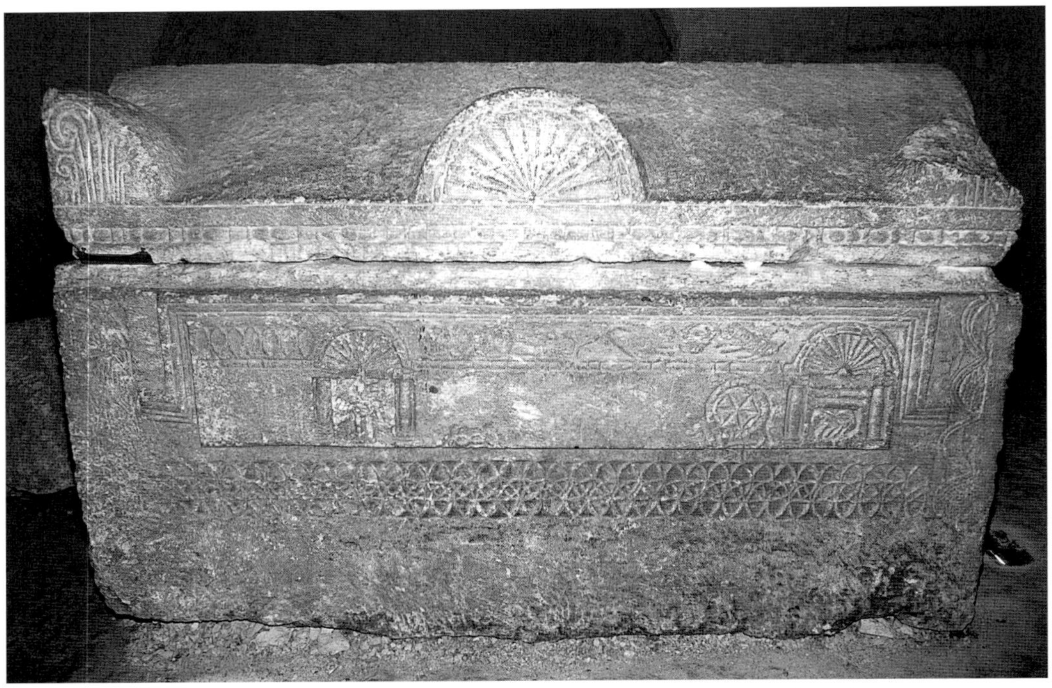

289 Steinsarkophag. Verzierung: Bögen mit Muscheln, Schmuckfries, kämpfende Löwen, Adler und eine Rosette. 2.–3. Jh.

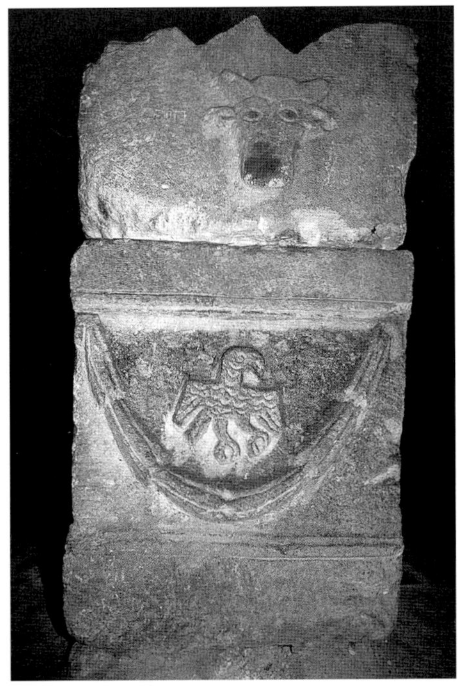

290 Seitenansicht eines Steinsarkophags. Verzierung: Adler, umgeben von einem Laubornament.

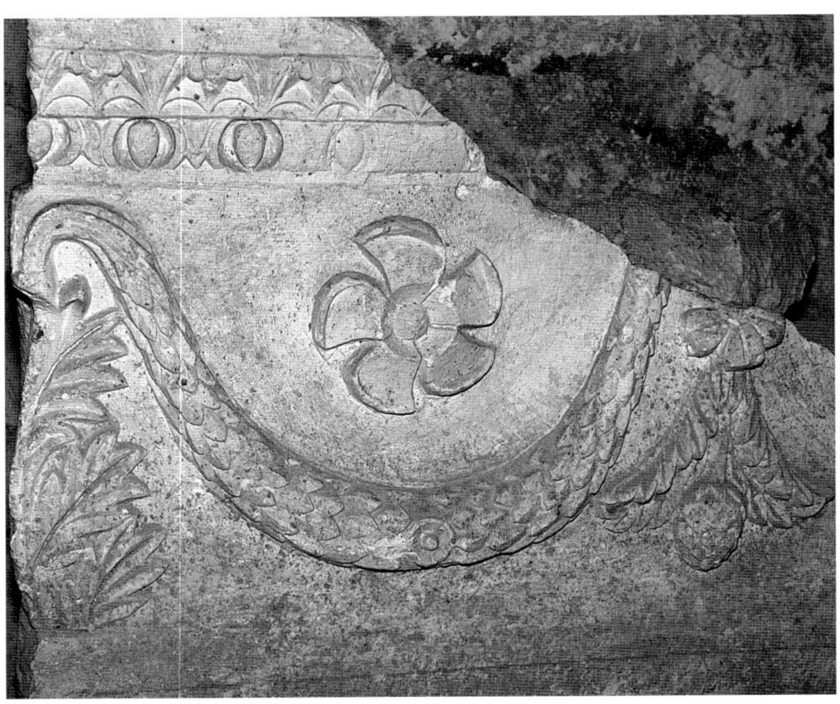

291 Sarkophag. Verzierung: Girlande mit Rosette in ihrer Mitte. Bet Schearim. 4. Jh.

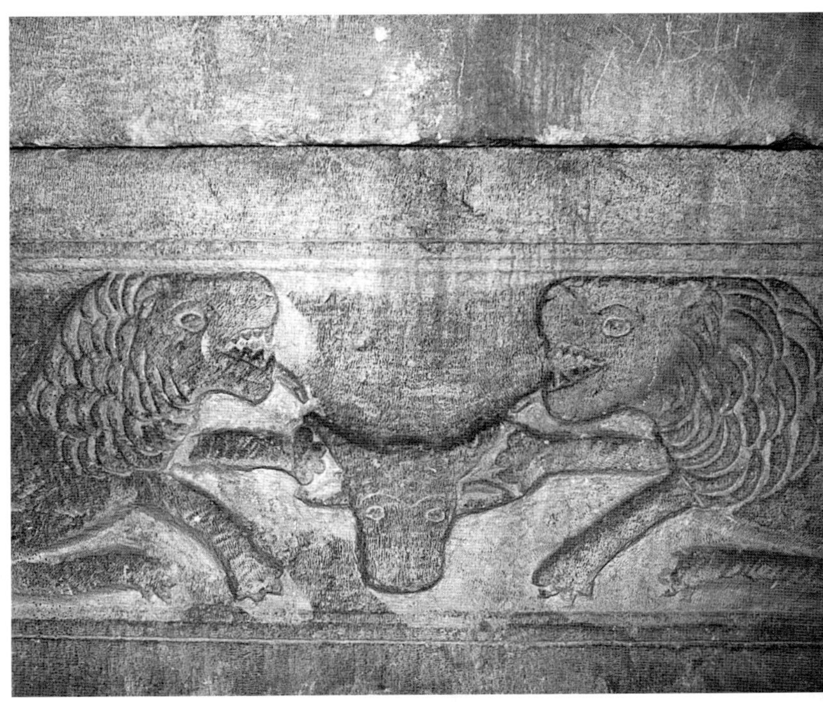

292 Längsseite eines Steinsarkophags. Verzierung: Kämpfende Löwen, zwischen ihnen der Kopf eines Stiers. Ausschnitt. Bet Schearim. 2.–3. Jh.

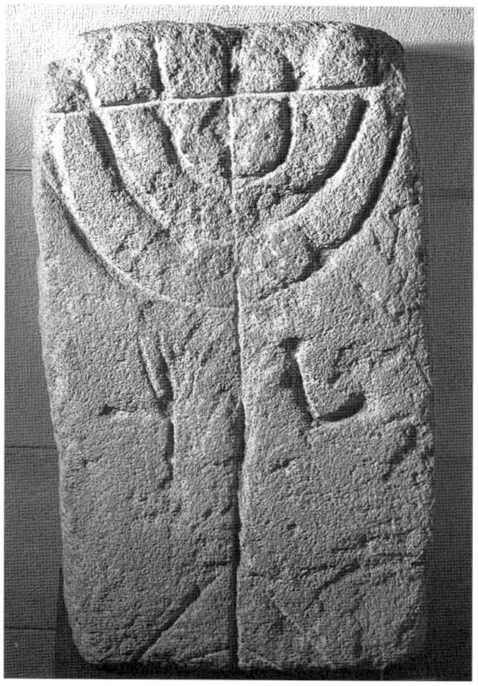

293 Stein. Eingraviert: *Menorah, Shofar* und *Lulaw.* Jericho.

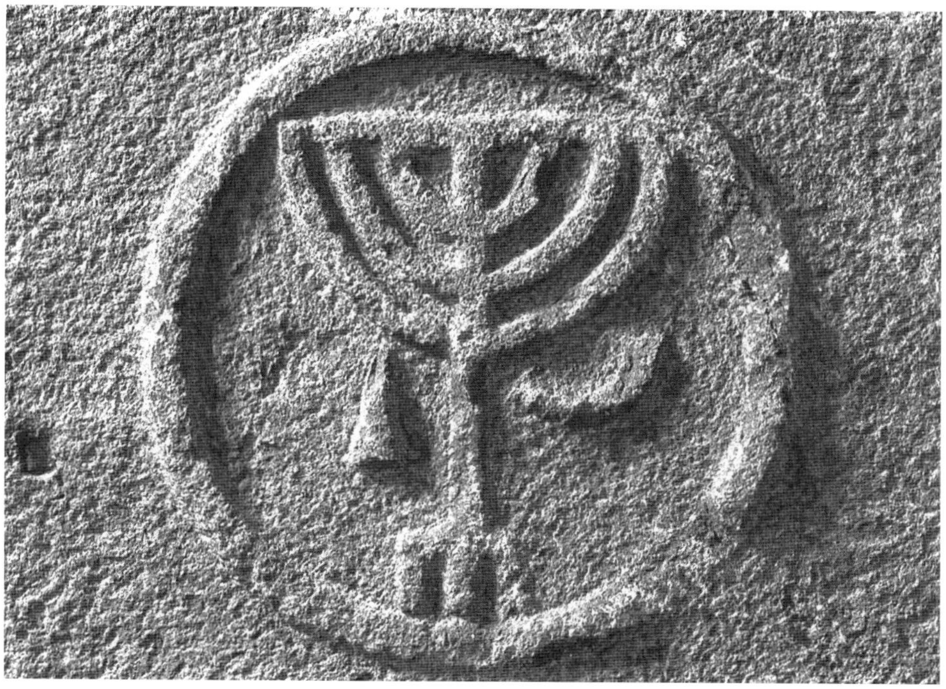

294 Türsturz. Verzierung: *Menorah,* flankiert von einem *Shofar* und einem Weihrauchgefäß, in einem Medaillon. Golan.

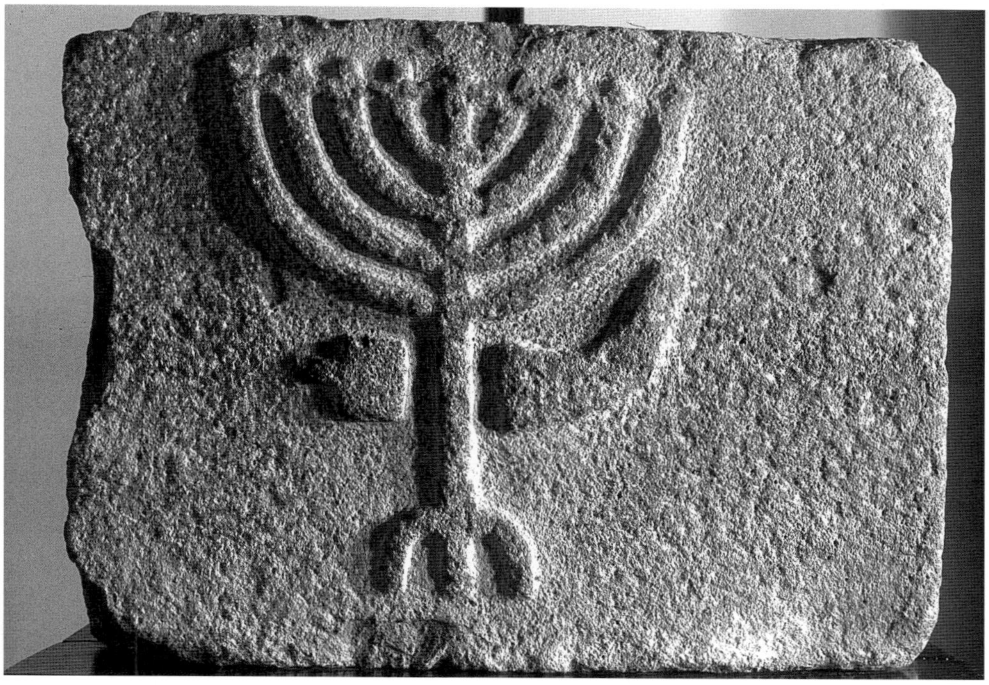

295 Teil eines Türsturzes. Verzierung: *Menorah,* flankiert von einem *Shofar* und einer Ascheschaufel. Golan.

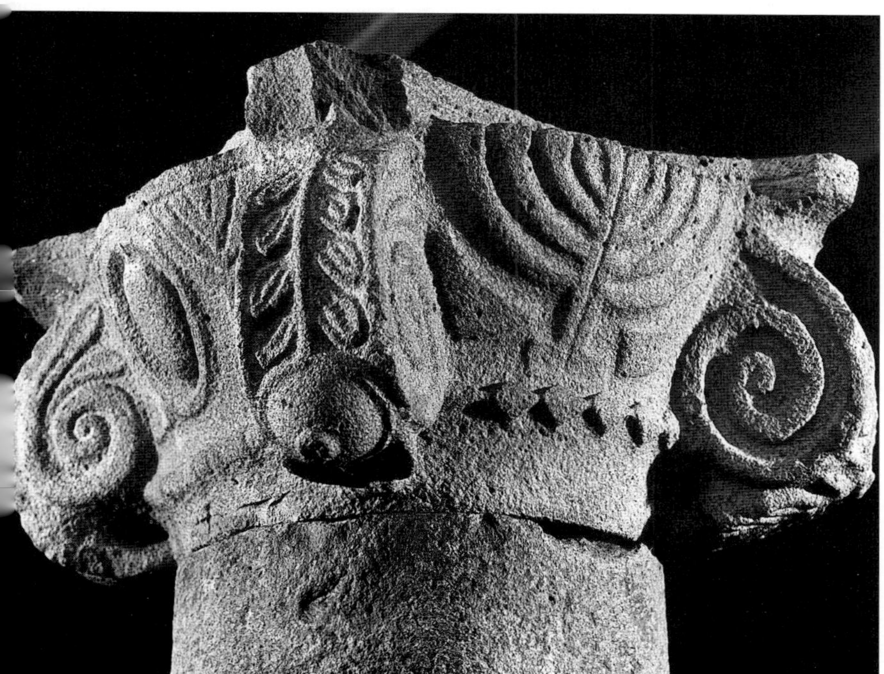

296 Kapitell. Verzierung: *Menorah.* Synagoge in 'En Nashut. 5.–6. Jh.

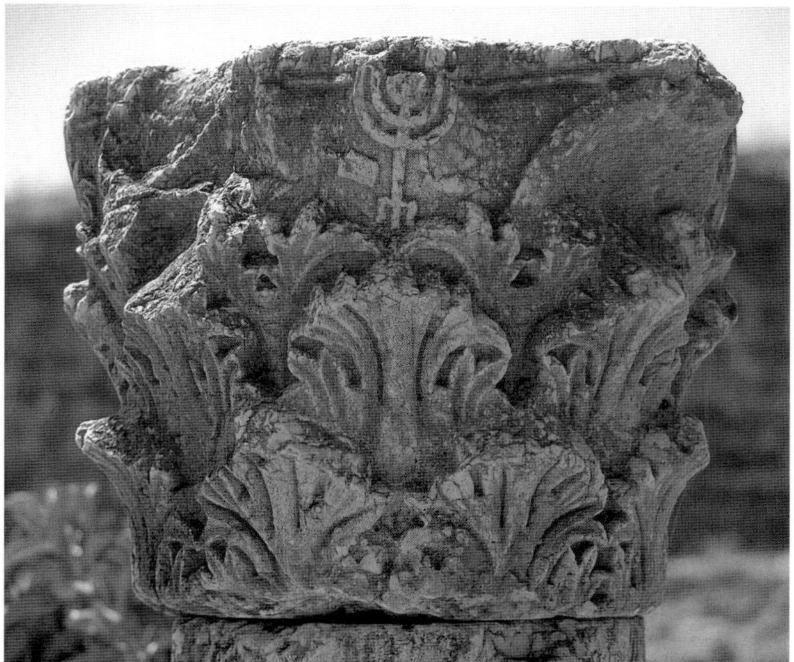

297 Korinthisches Kapitell. Verzierung: *Menorah.* Synagoge in Kapharnaum. 3.–4. Jh.

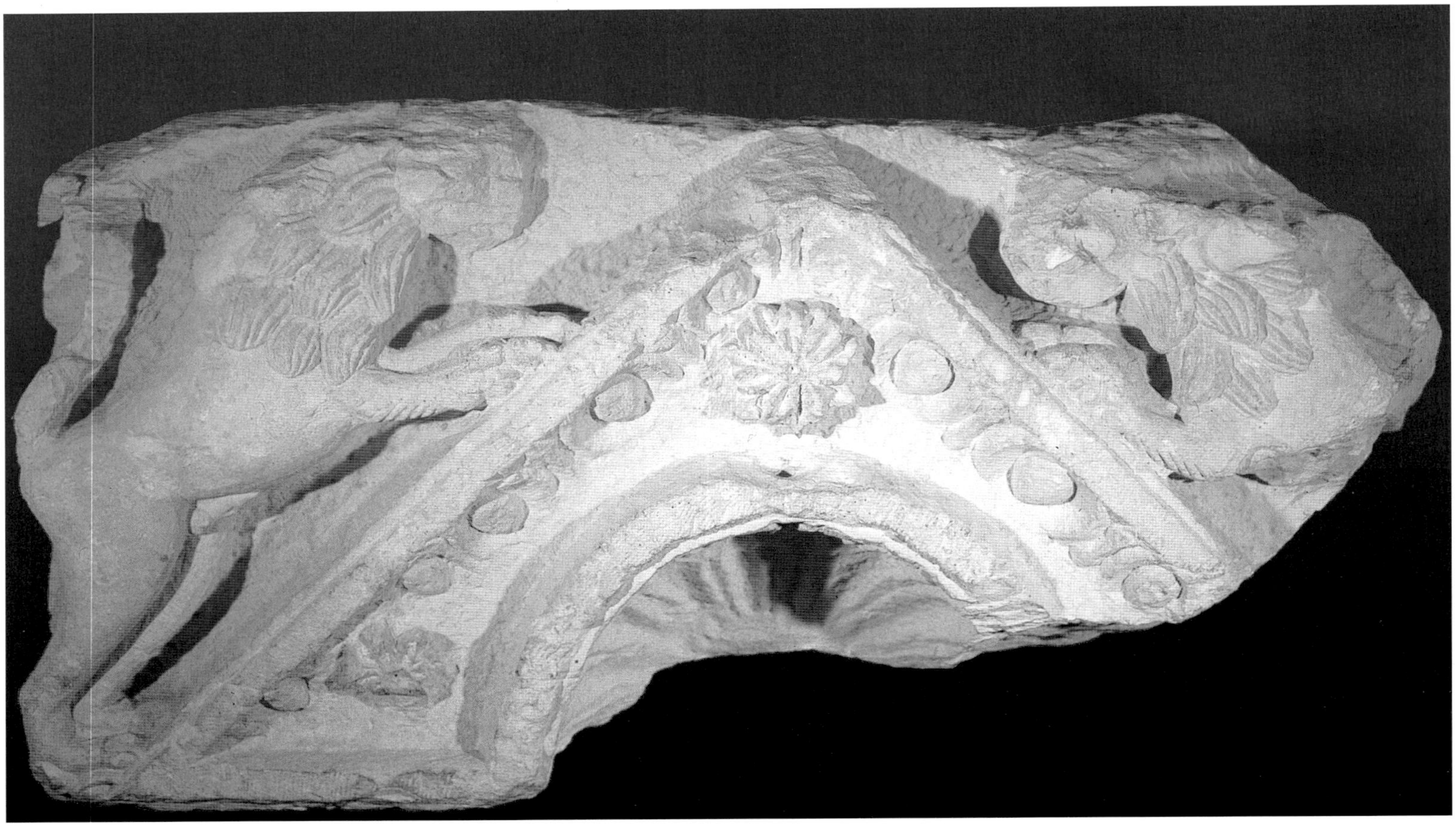

298 Türsturz. Verzierung: Muschelornament, die eine Nische bildet, flankiert von zwei Löwen. Synagoge in Nabratein. 3. Jh.

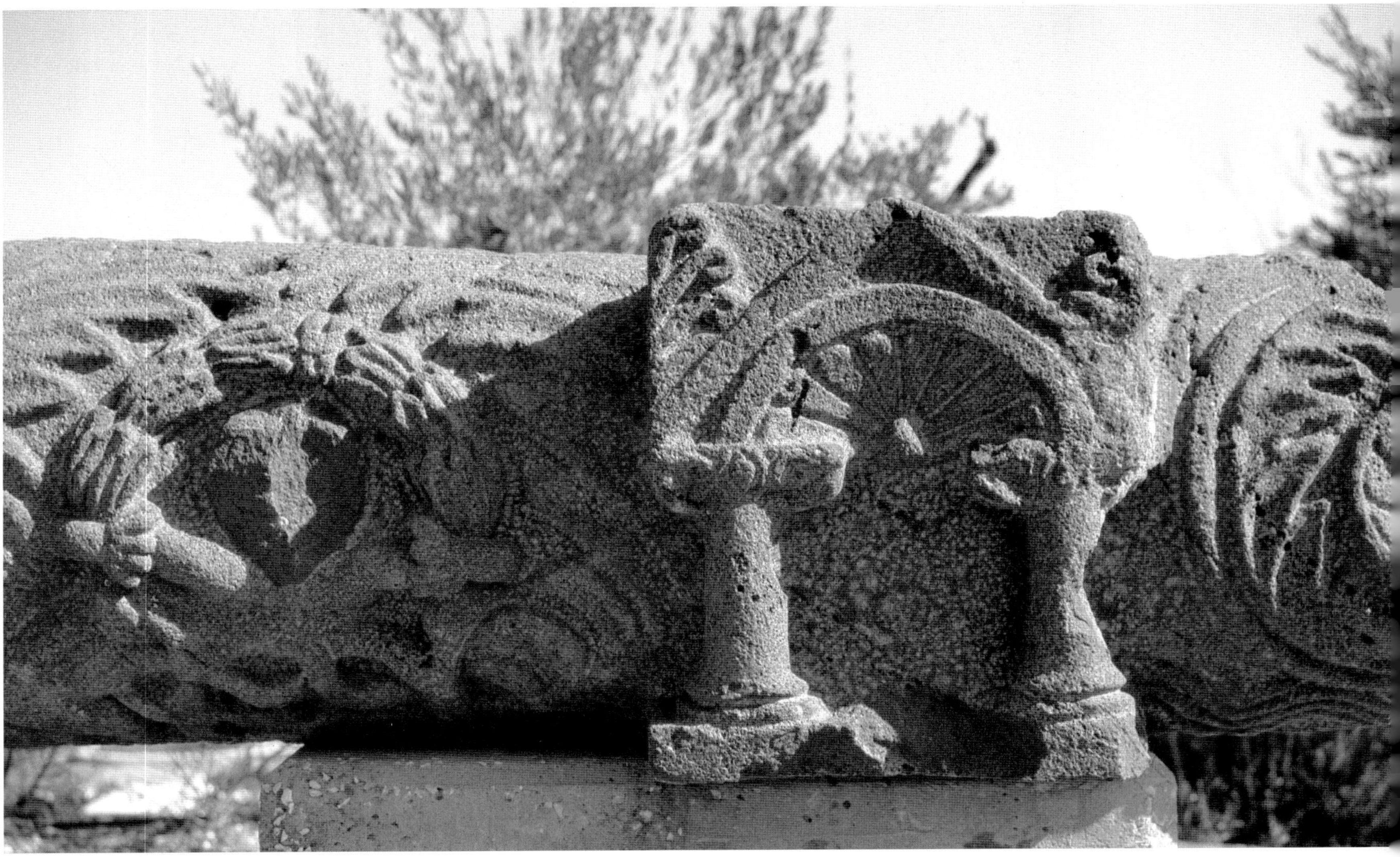

299 Türsturz. Verzierung: Bogen mit einem Muschelornament. Synagoge in Chorazin. 3.–4. Jh.

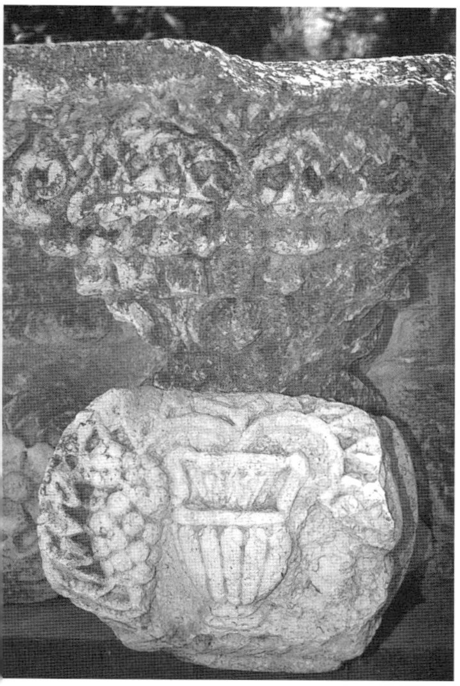

SYNAGOGE IN KAPHARNAUM. 3.–4. JH.
300 Teil eines verzierten Türsturzes.

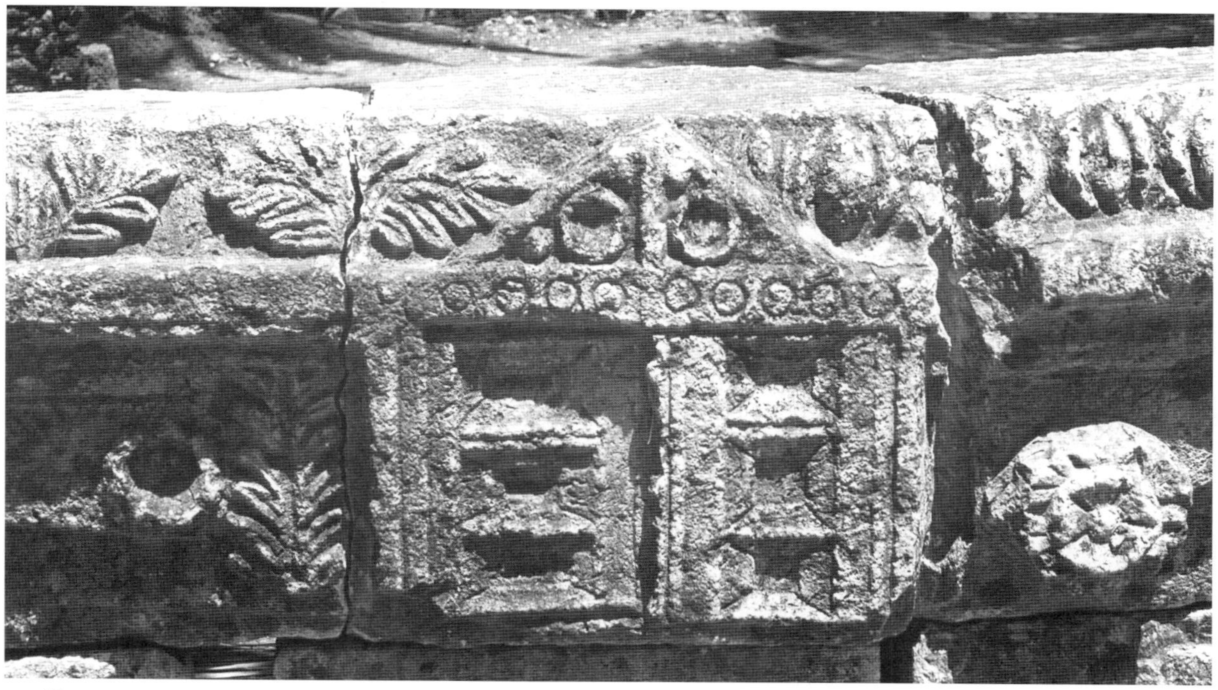

301 Türsturz. Verzierung: Bundeslade.

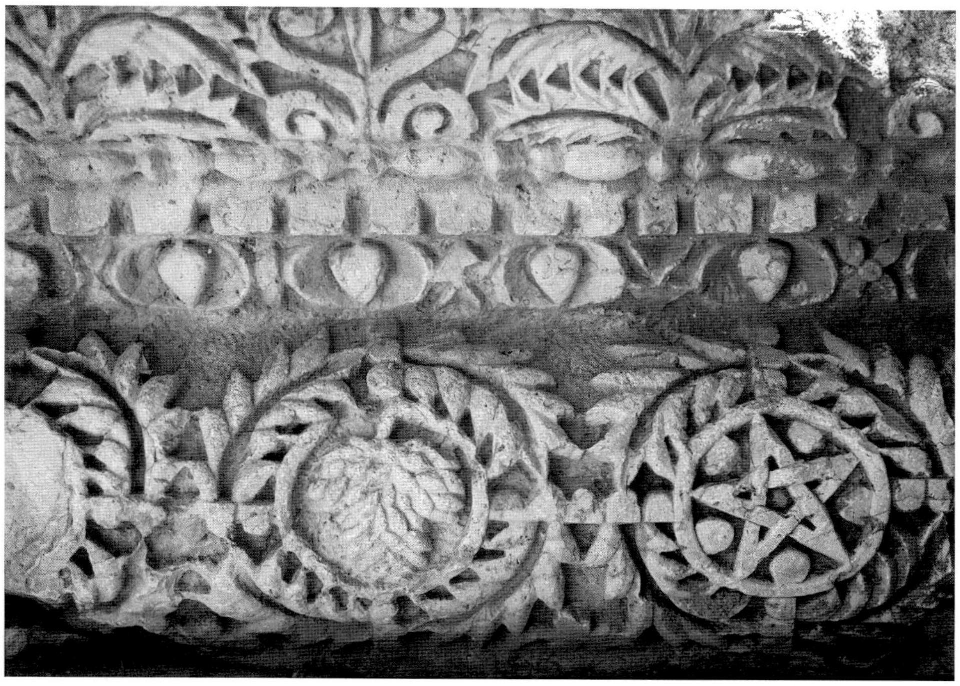

302 Türsturz. Verzierung: Fries aus Blätterkränzen, die wiederum mit Trauben und Sternen ausgestattet sind.

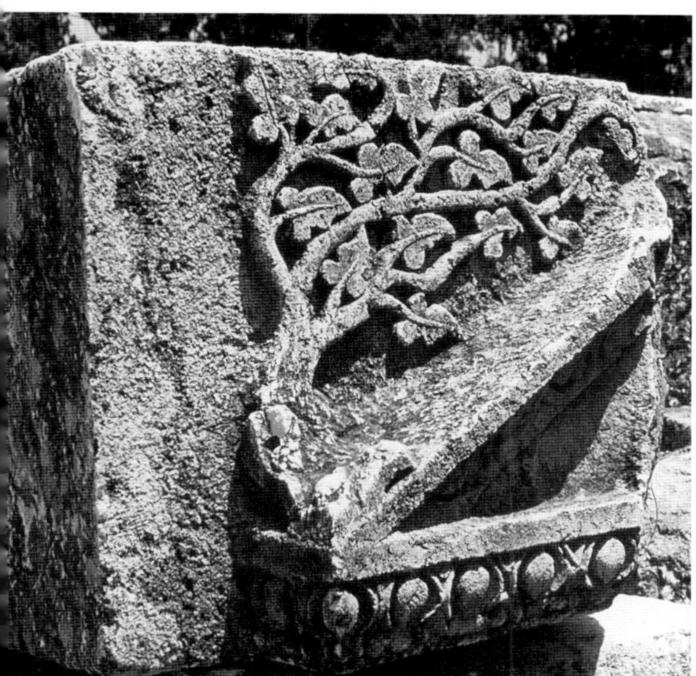

303 Eckstein. Verzierung: Relief-Rebe.

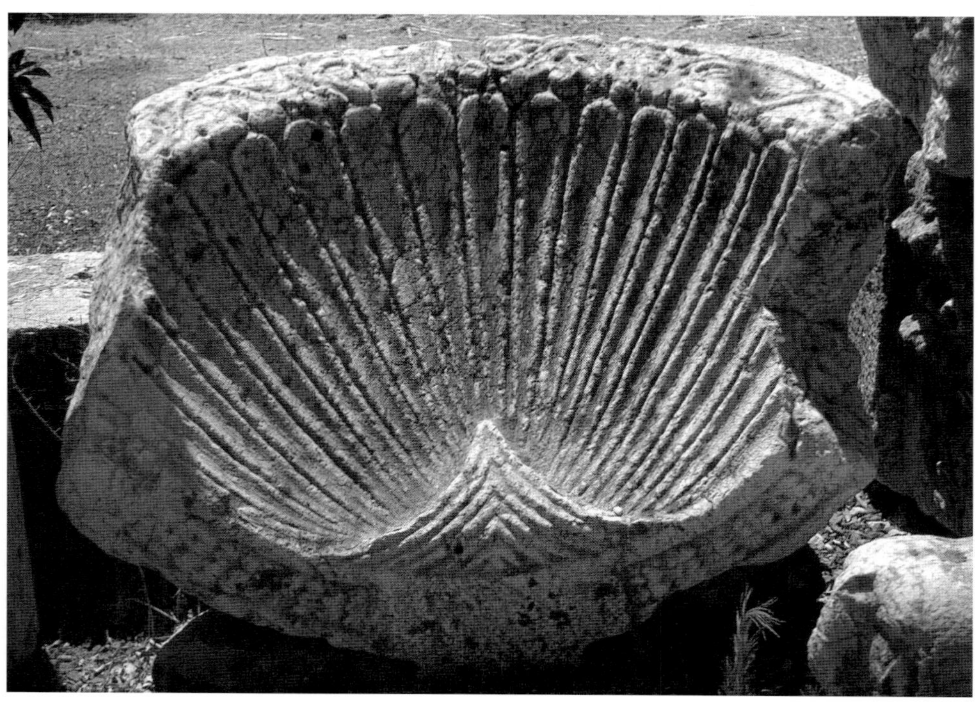

304 Teil eines Türsturzes (?). Verzierung: Muschel.

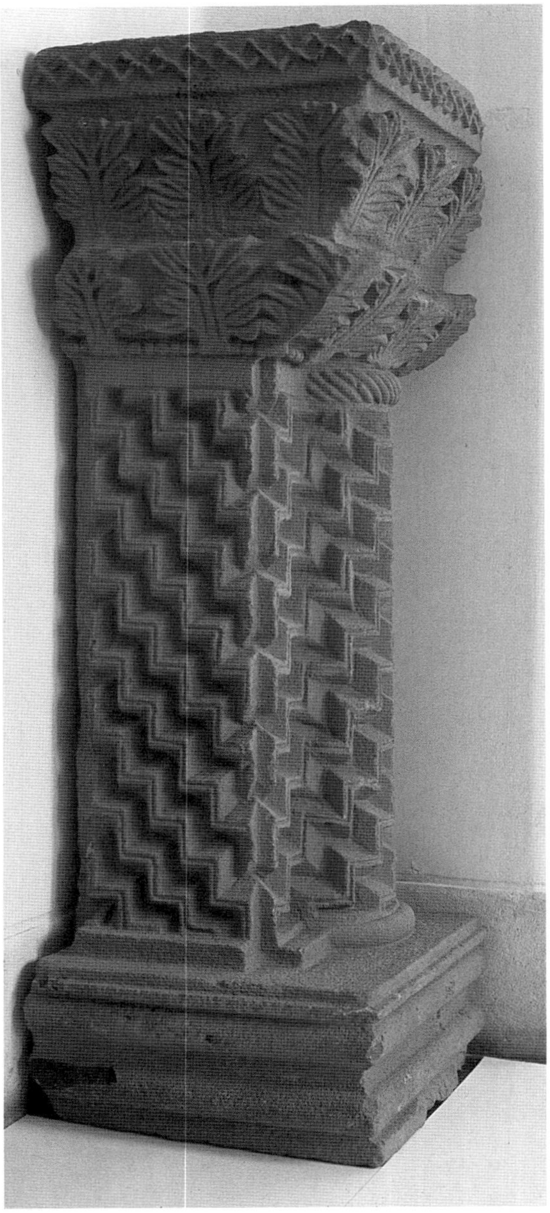

305 Teil eines Pilasters mit einem korinthischen Kapitell. Chorazin. 3.–4. Jh.

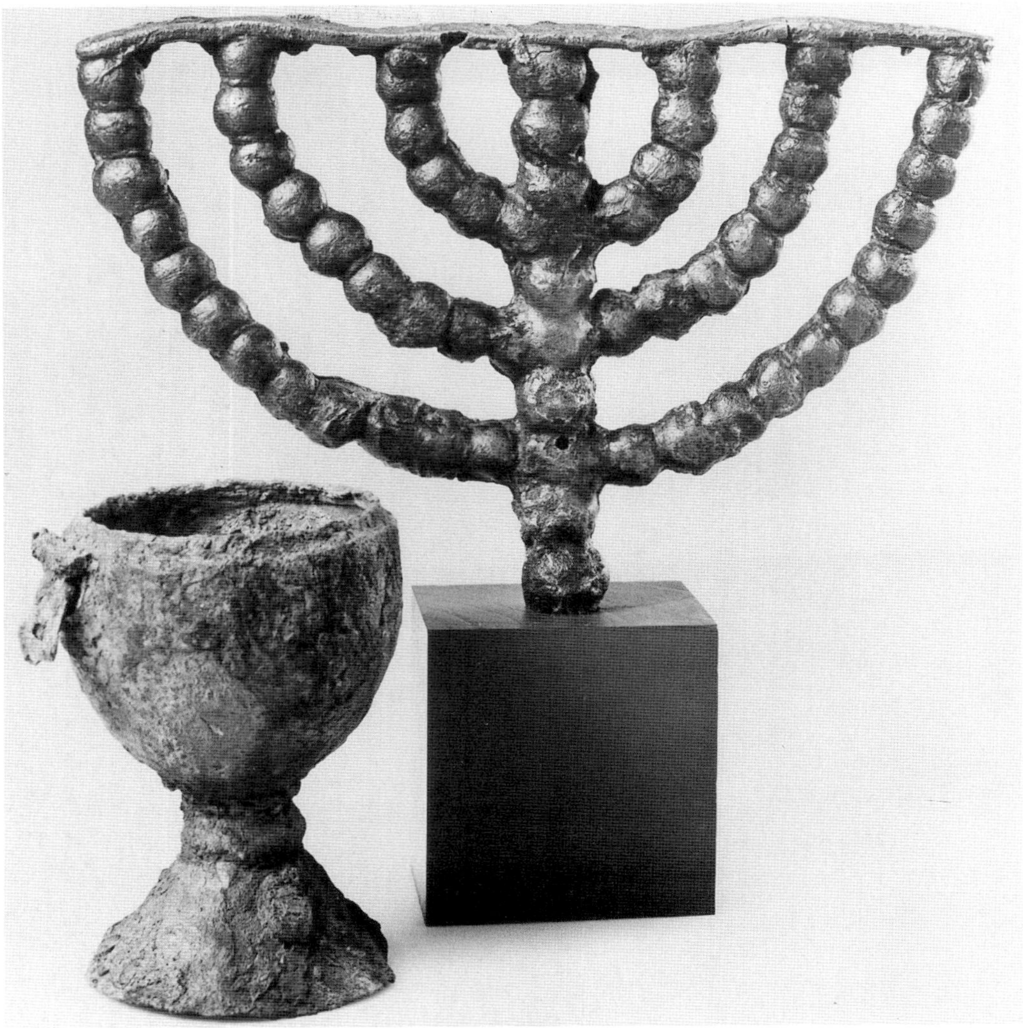

306 *Menorah* aus Bronze und Becher aus der Synagoge in ʿEngeddi. 6. Jh.

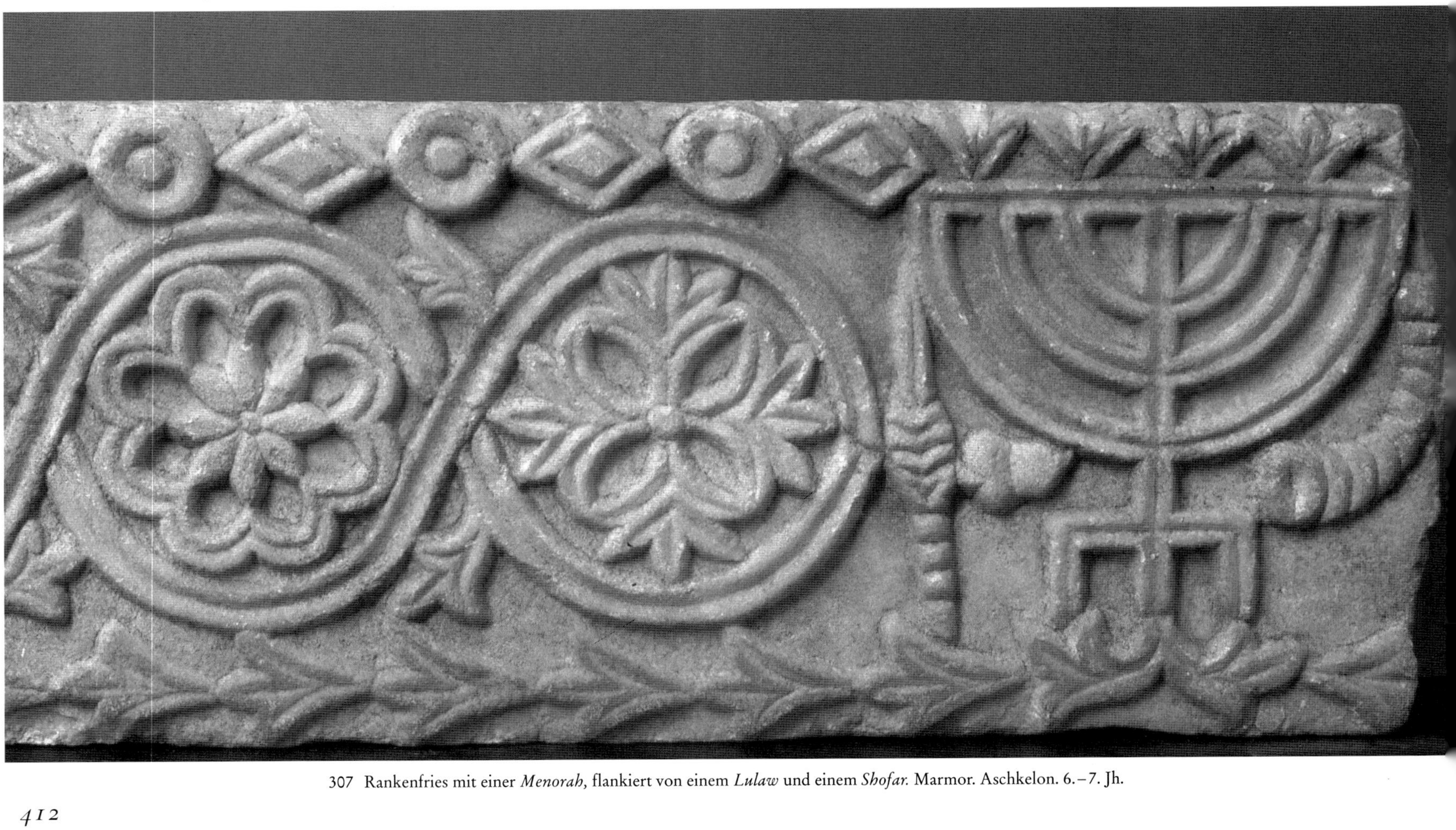

307 Rankenfries mit einer *Menorah,* flankiert von einem *Lulaw* und einem *Shofar.* Marmor. Aschkelon. 6.–7. Jh.

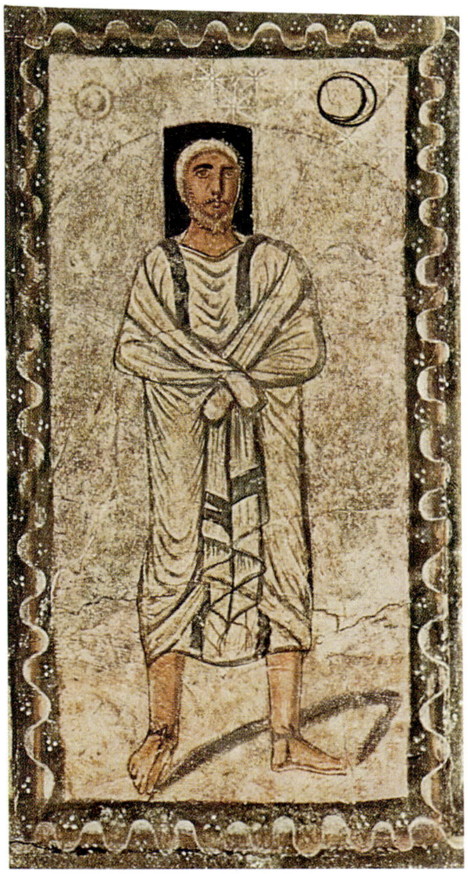

DURA-EUROPOS. UM 244–245.
308 Der Prophet Jesaja.

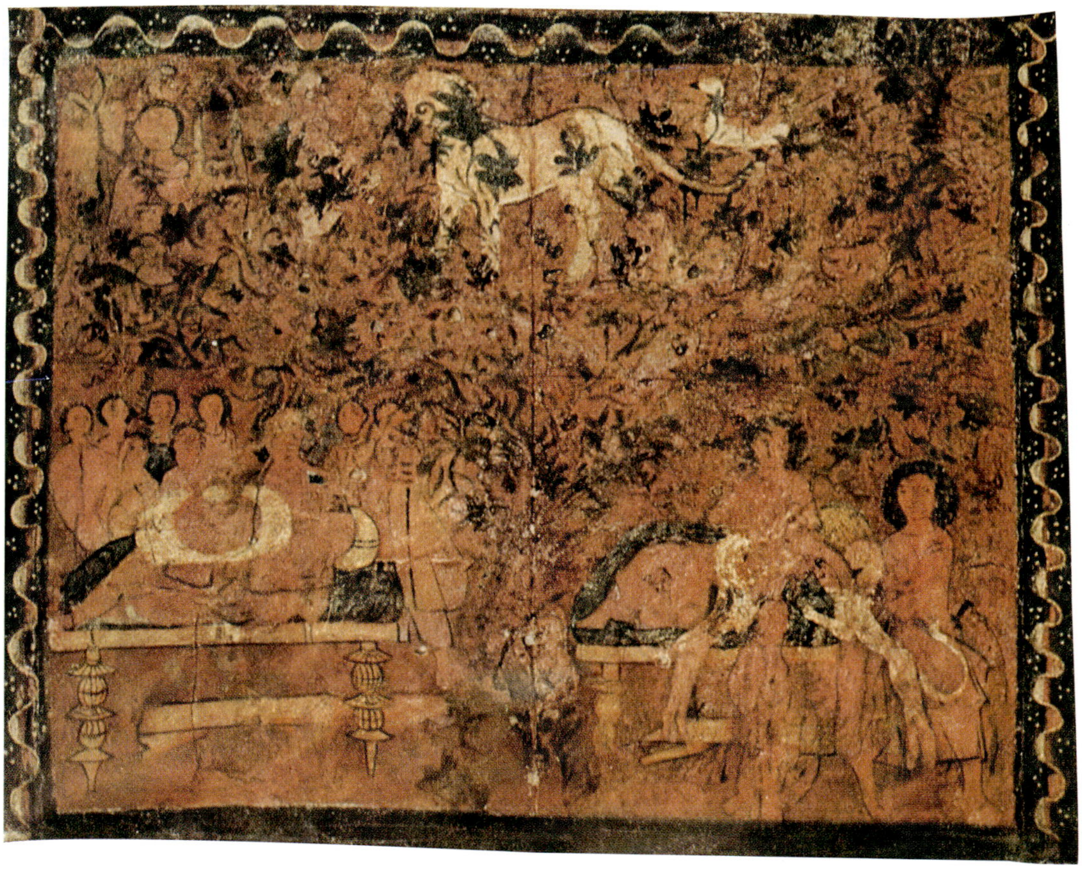

309 David spielt auf der Harfe. Der Löwe Juda. Jakob segnet seine Söhne. Jakob segnet die Söhne Josephs.

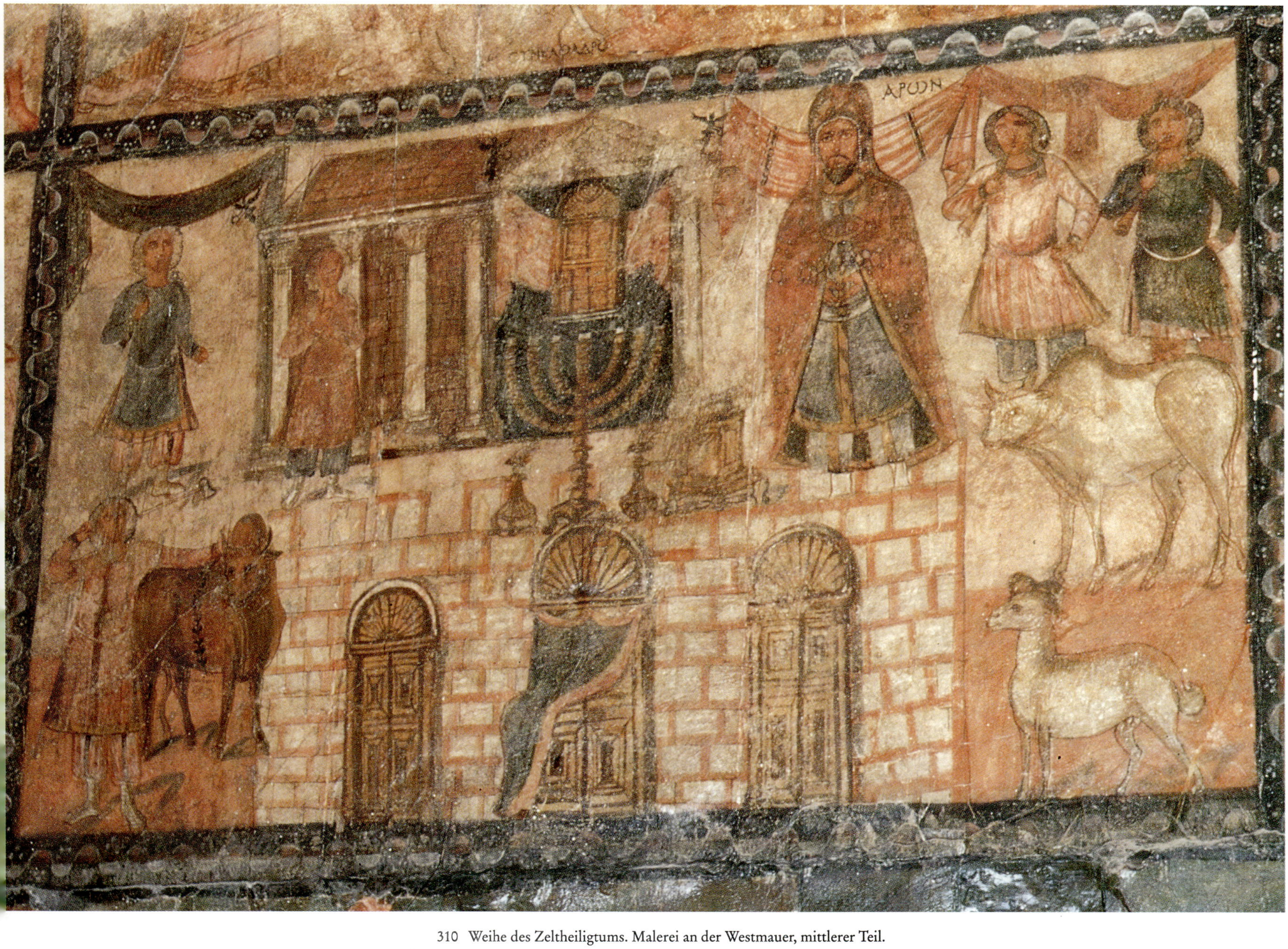

310 Weihe des Zeltheiligtums. Malerei an der Westmauer, mittlerer Teil.

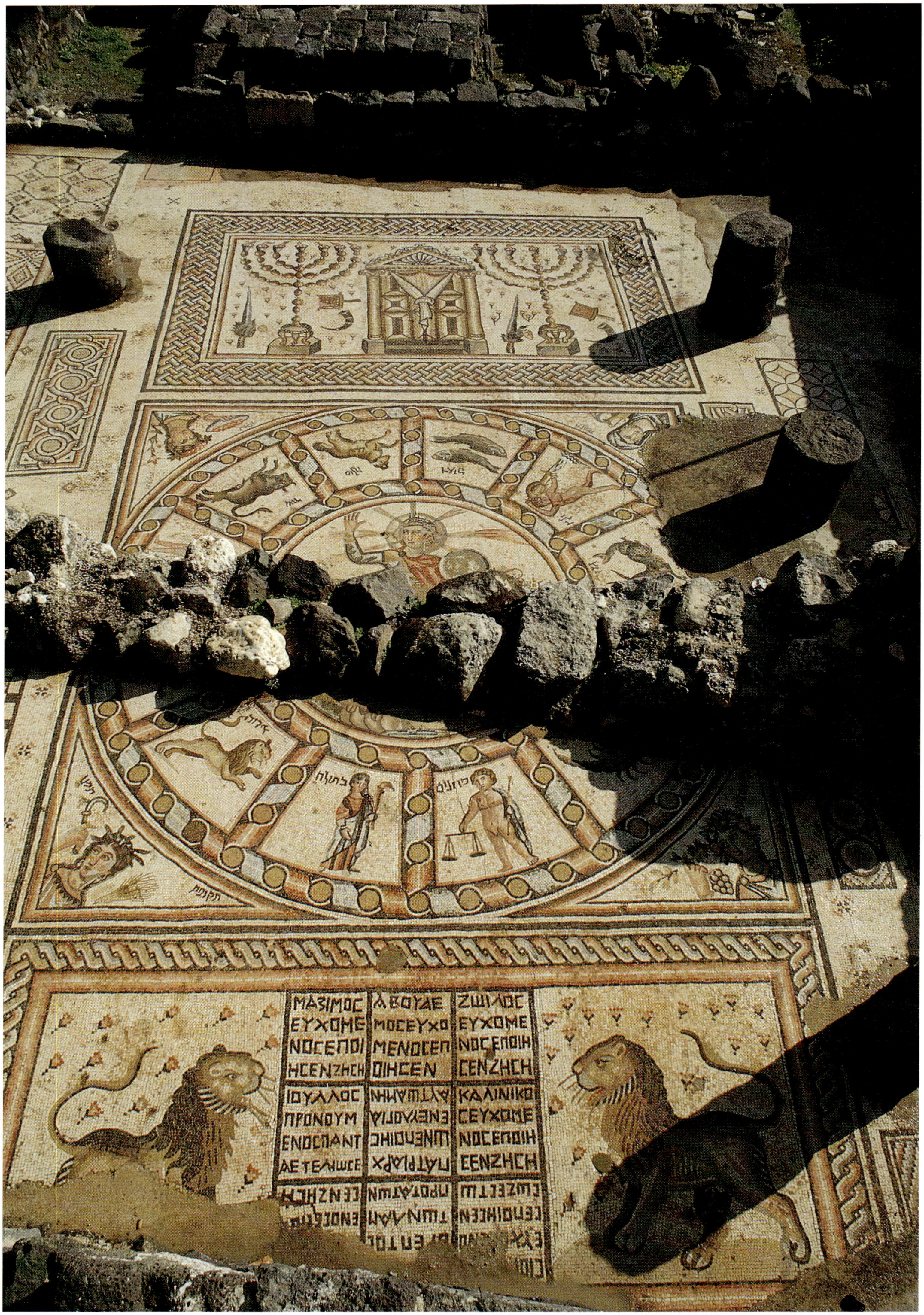

BODENMOSAIK. HAMMATH BEI TIBERIAS. 4. JH.
311 Schrank-Lade, flankiert von zwei *Menorot,* die ihrerseits von Kultgegenständen umgeben sind. Helios, umgeben vom Tierkreis.

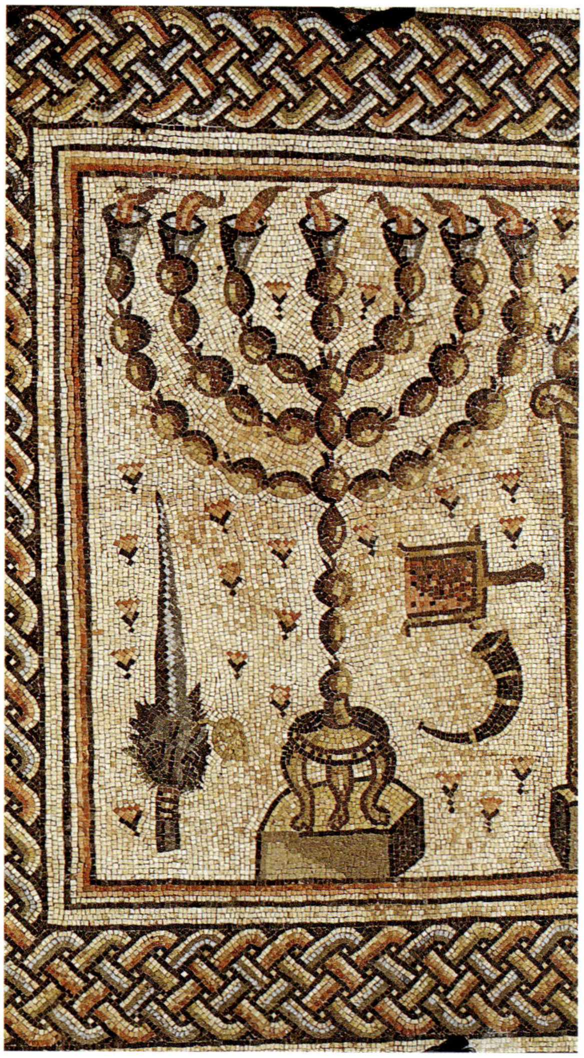

312 *Menorah*, umgeben von einem *Lulaw*, einem *Shofar* und einer Ascheschaufel.

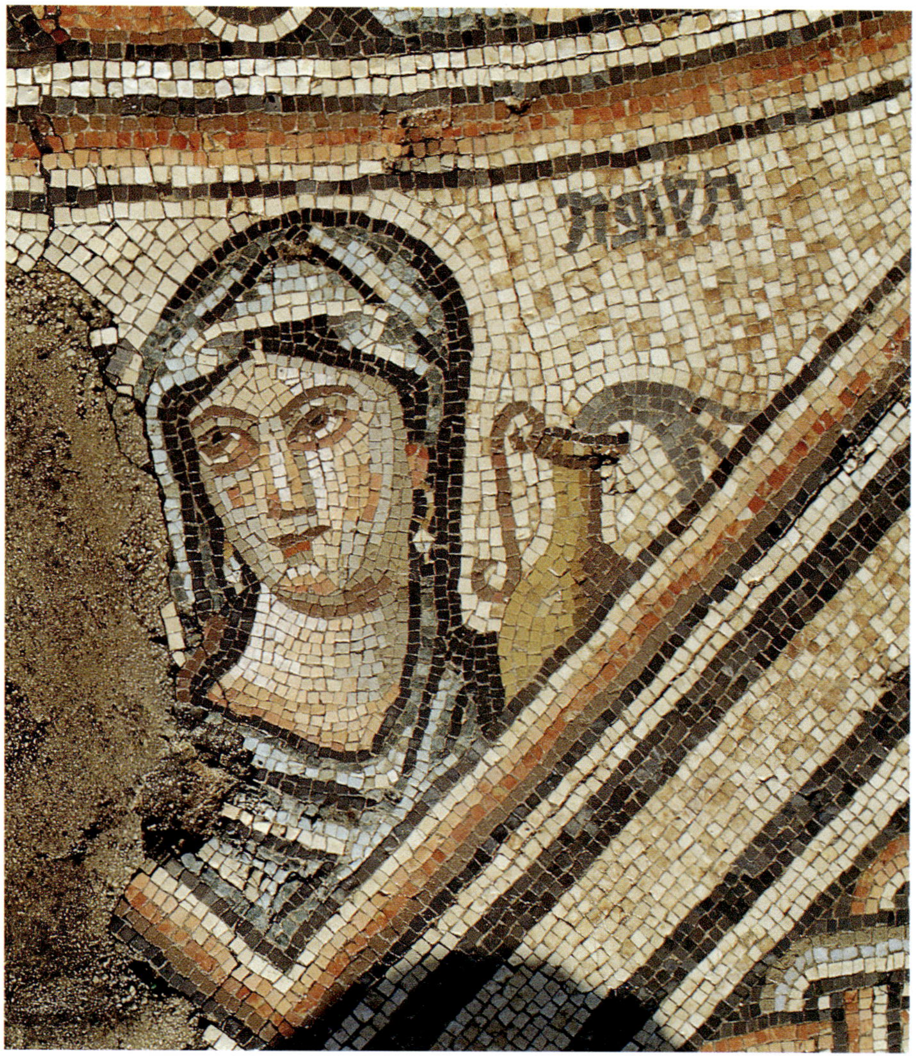

313 Winter. Eine der vier Jahreszeiten, die in den Ecken um den Tierkreis angesiedelt sind. Ausschnitt.

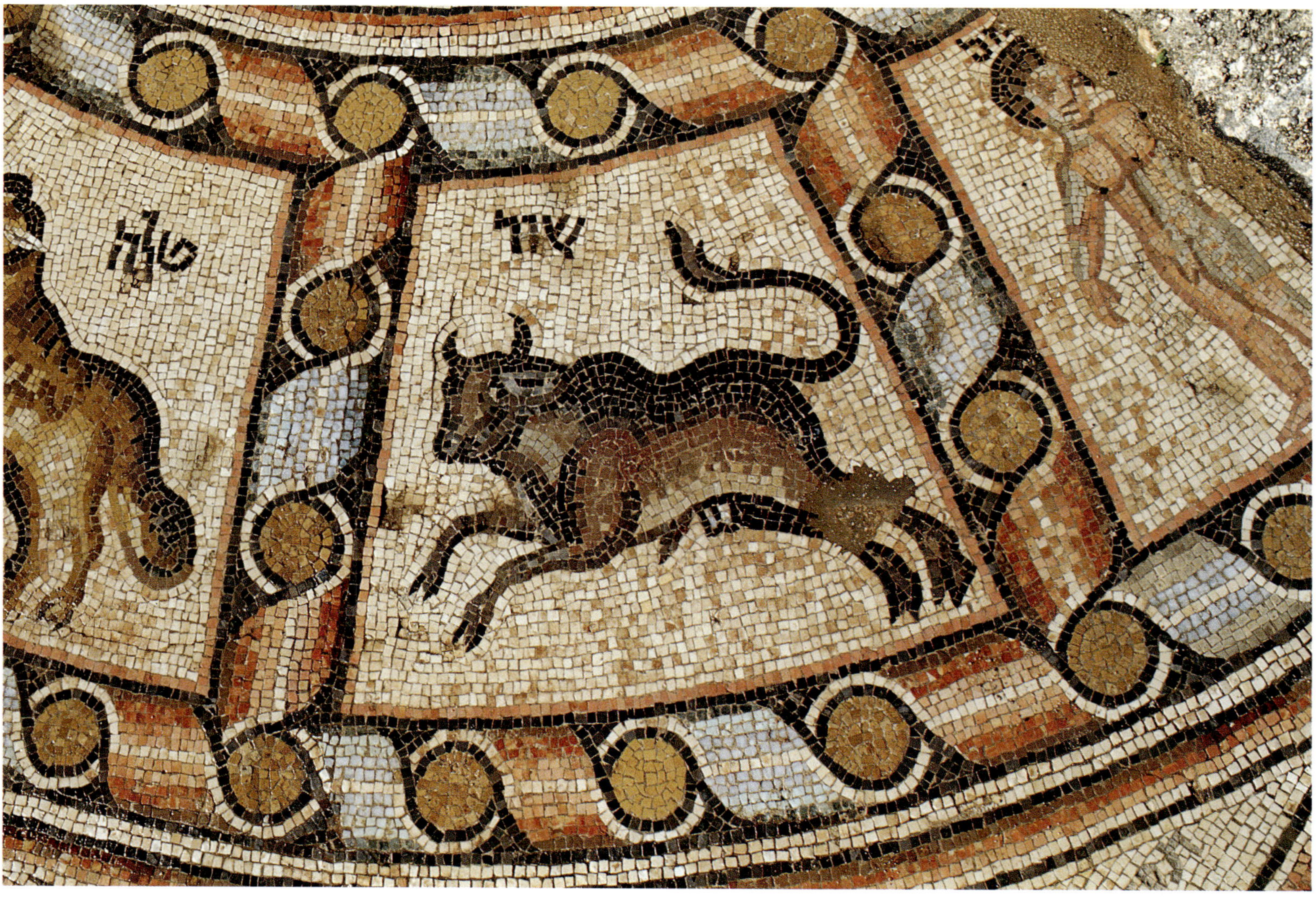

314 Tierkreiszeichen: Widder und Stier.

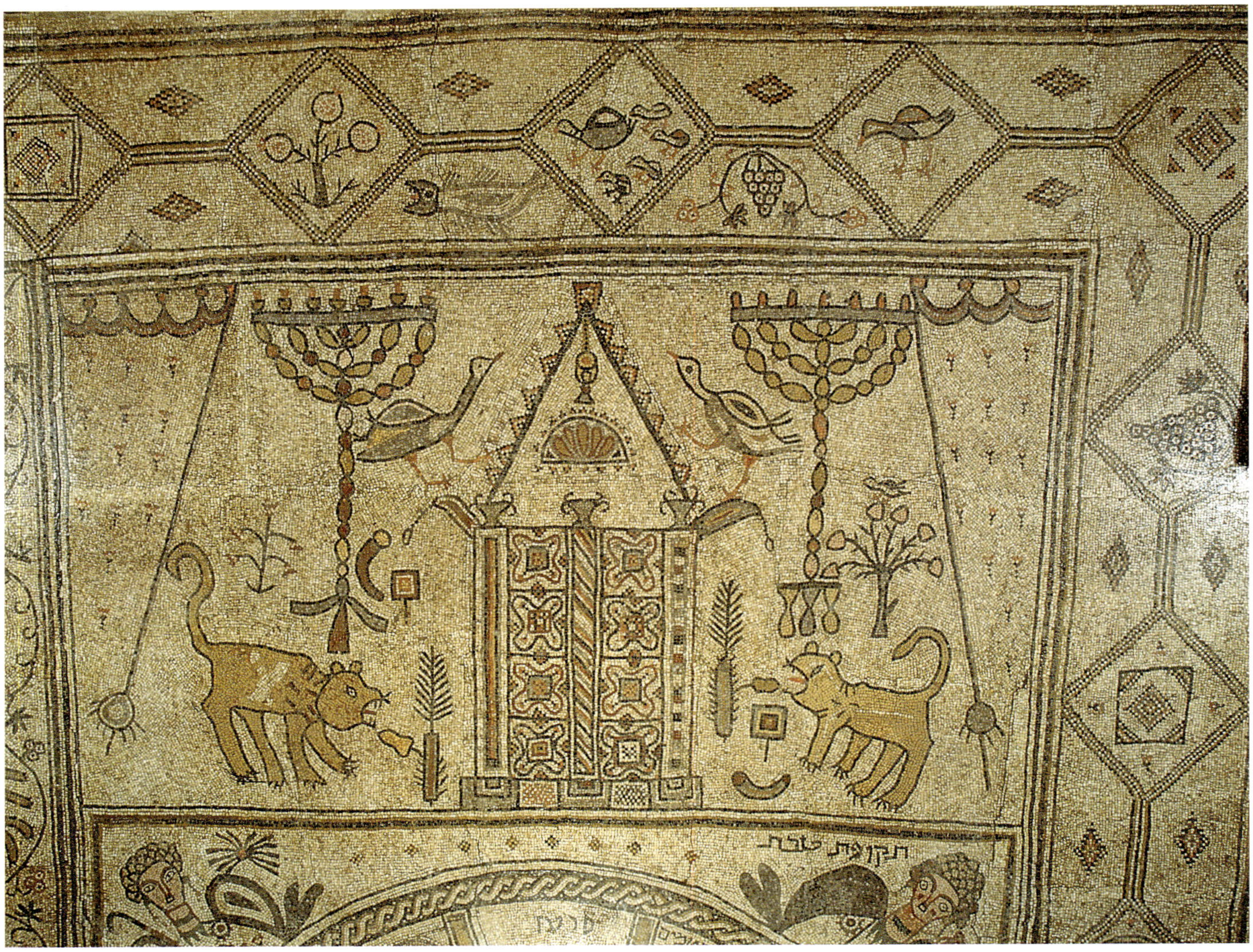

315 Schrank-Lade mit geschnitzten Türen. Auf beiden Seiten der Schrank-Lade: ein Löwe, eine *Menorah,* Kultgegenstände und ein Vogel. Ausschnitt aus dem Bodenmosaik der Synagoge in Bet Alpha. 6. Jh.

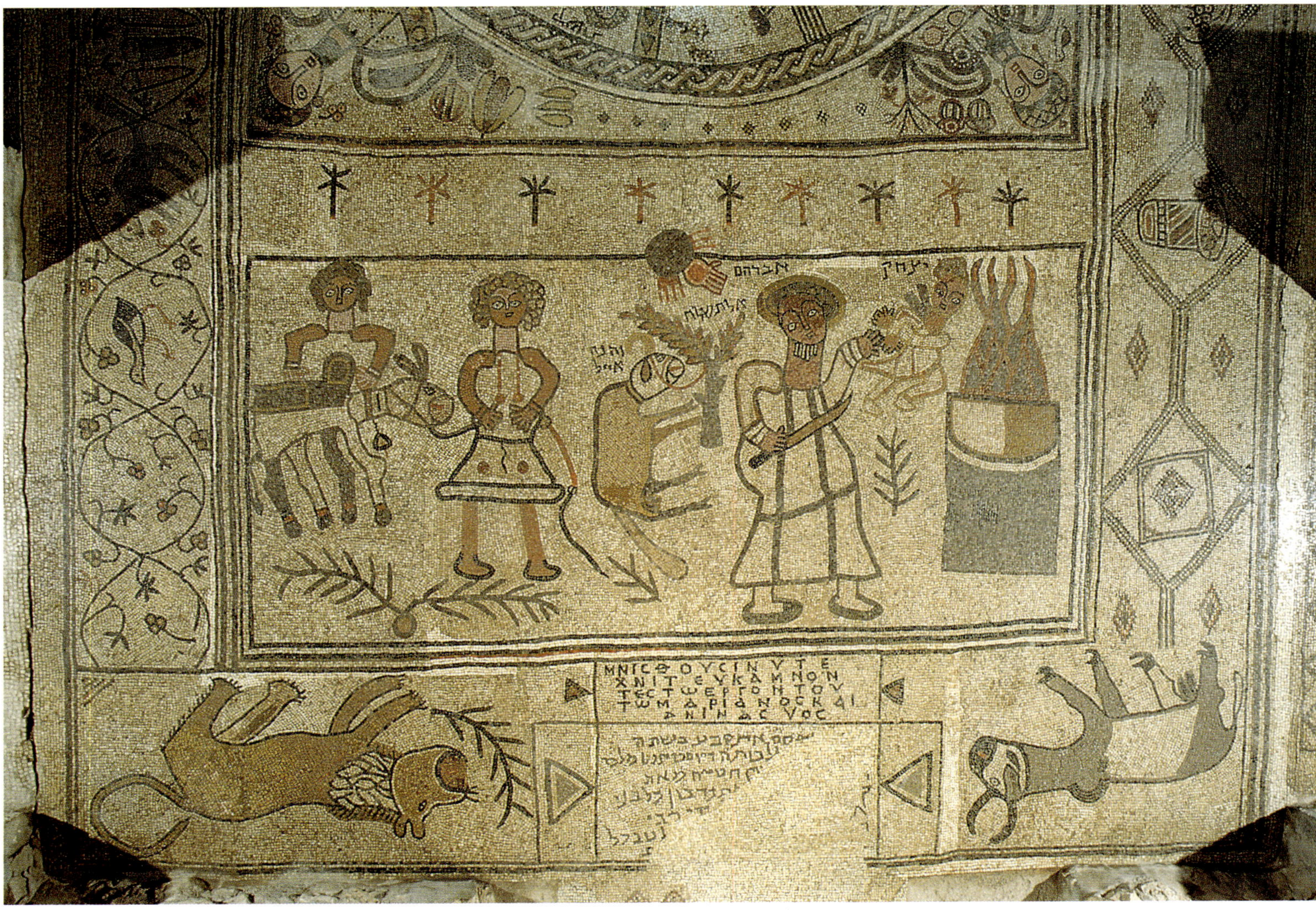

316 Die Opferung Isaaks *(Aqeda).* Ausschnitt aus dem Bodenmosaik der Synagoge in Bet Alpha. 6. Jh.

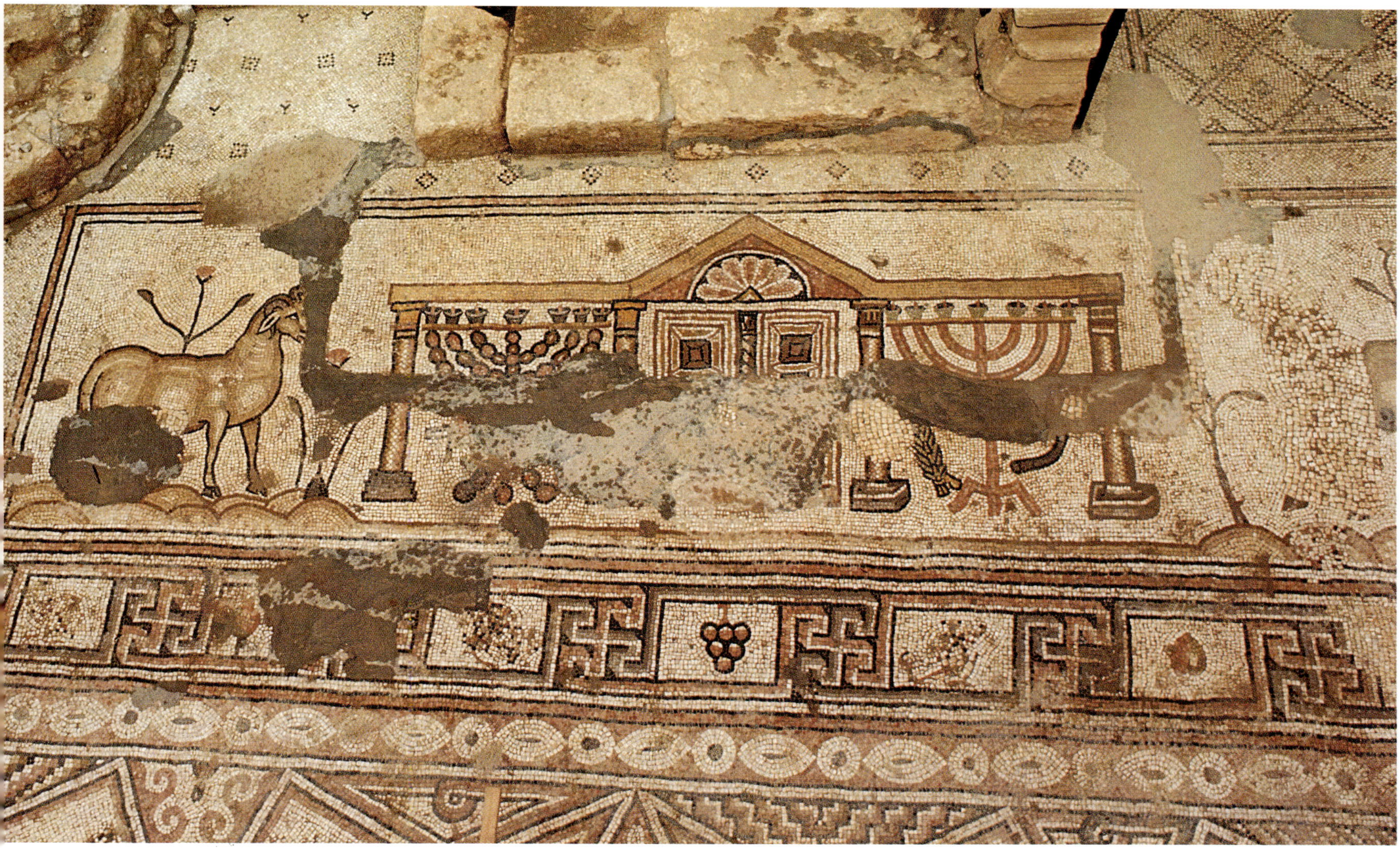

317 Schrank-Lade, flankiert von zwei *Menorot.* Ausschnitt aus dem Bodenmosaik der Synagoge in Khirbet Susiya. 4. Jh.

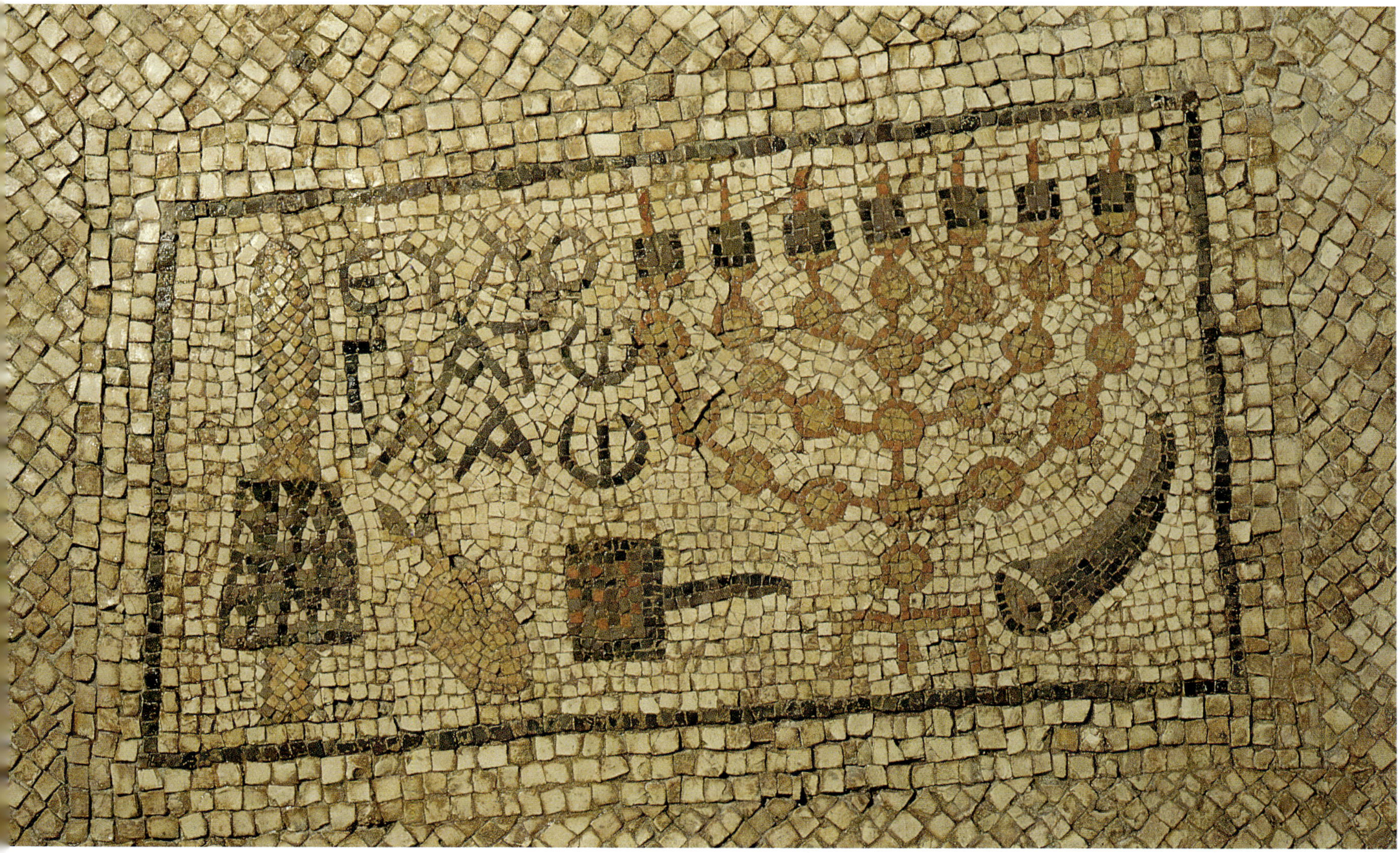

318 *Menorah,* umgeben von einem *Lulaw,* einem *Etrog,* einer Schaufel und einem *Shofar.* Ausschnitt aus dem Bodenmosaik der Synagoge in Hulda. 5.–6. Jh. (?)

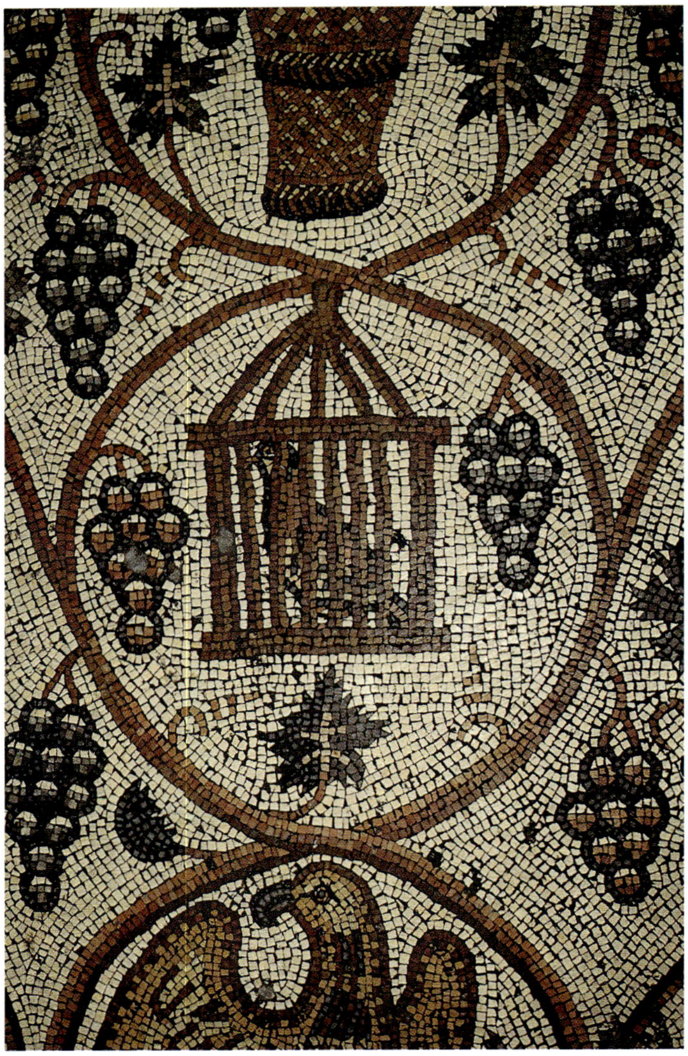

319 Vogel im Käfig. Ausschnitt aus einem Bodenmosaik. Armenisches Patriarchat, Jerusalem. 6. Jh.

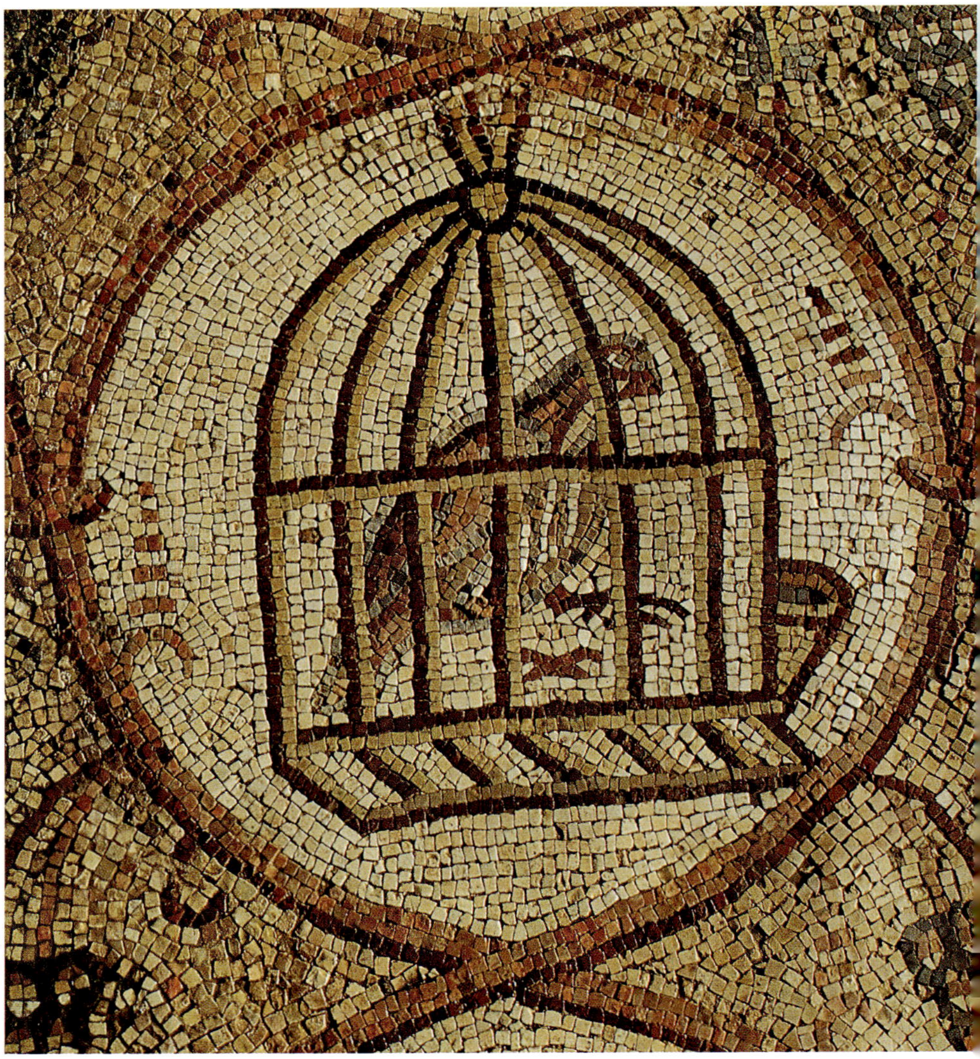

320 Vogel im Käfig. Ausschnitt aus einem Bodenmosaik. Ma'on. 6. Jh.

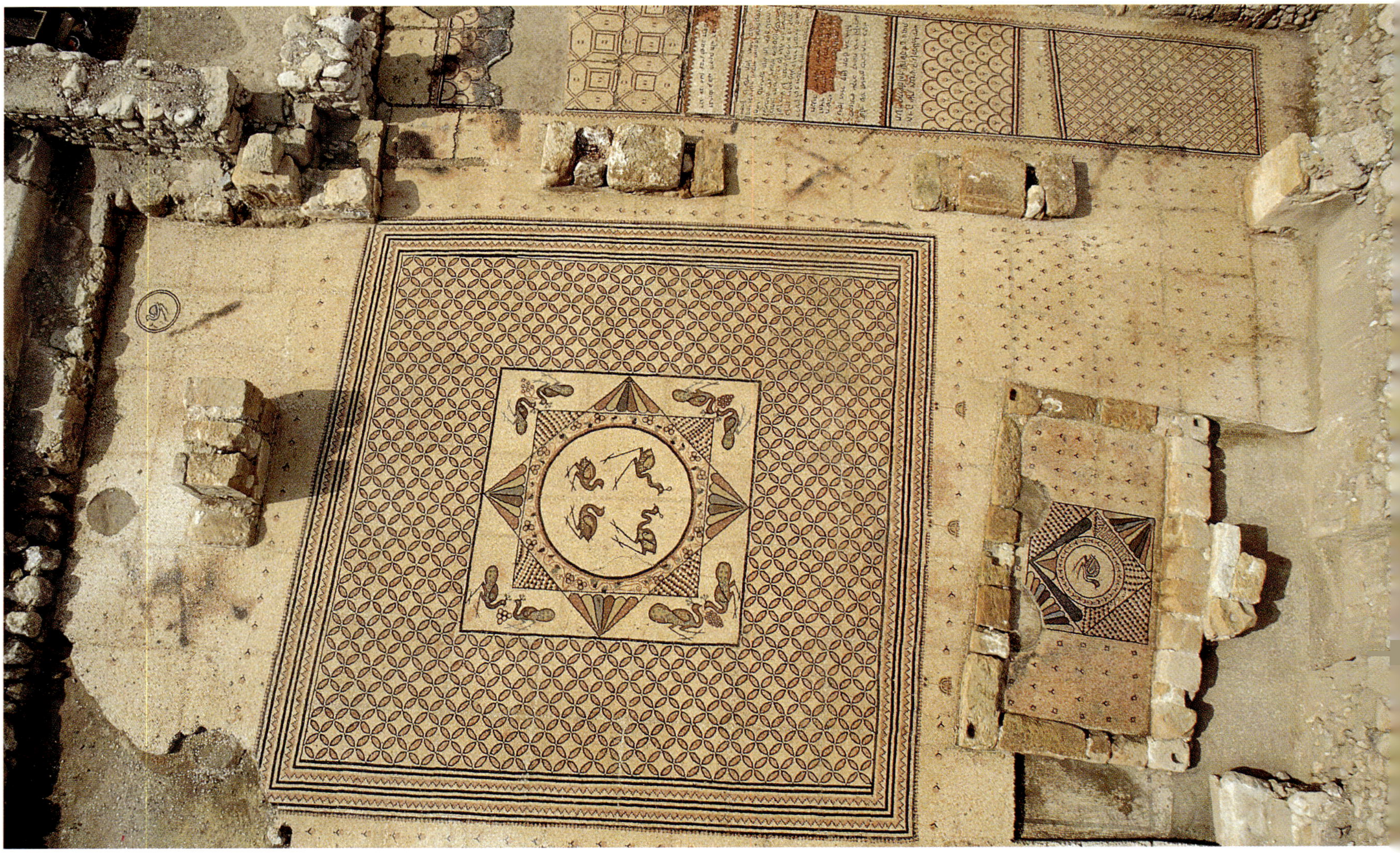

321 Teppich aus geometrischen Mustern, Pfauen und rosa Flamingos. Ausschnitt aus dem Bodenmosaik der Synagoge in 'Engeddi. 6. Jh.

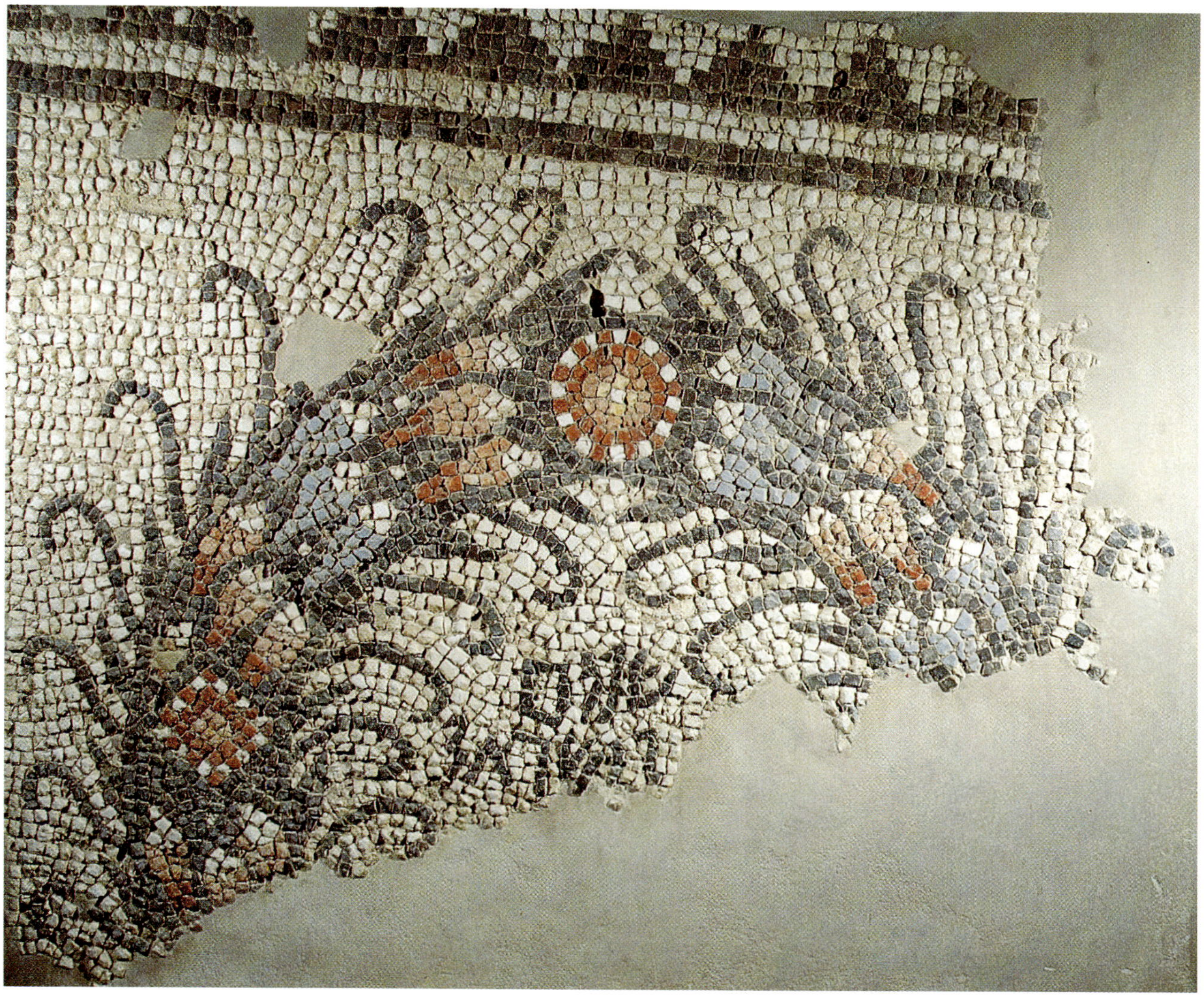

322 Inschrift und Girlande. Reste des Bodenmosaiks der Synagoge in Huseifa. 6. Jh.

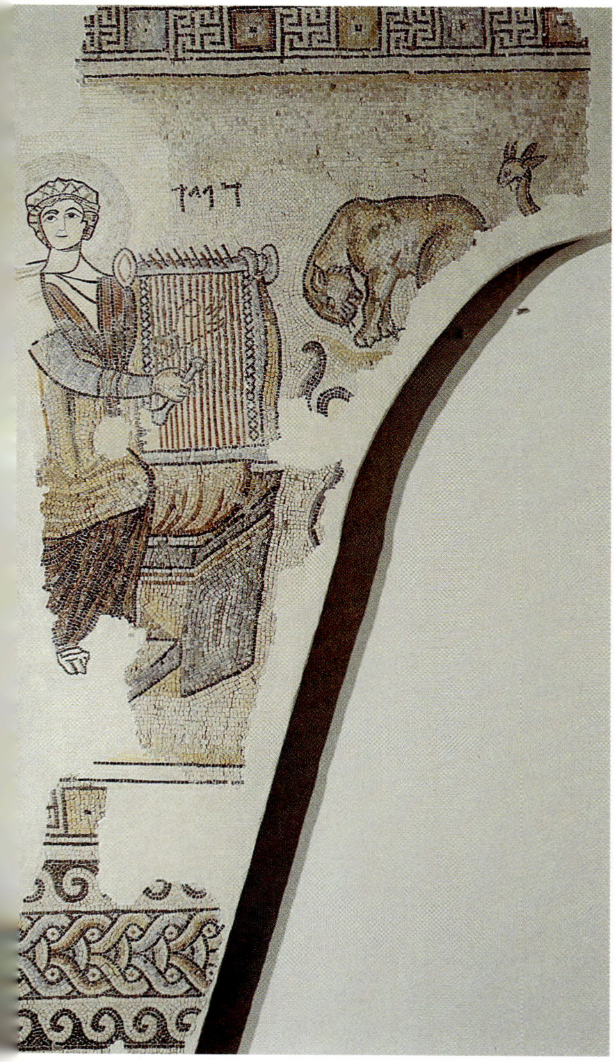

323 David spielt auf der Harfe und besänftigt die Tiere. Ausschnitt aus dem Bodenmosaik der Synagoge in Gaza. 6. Jh.

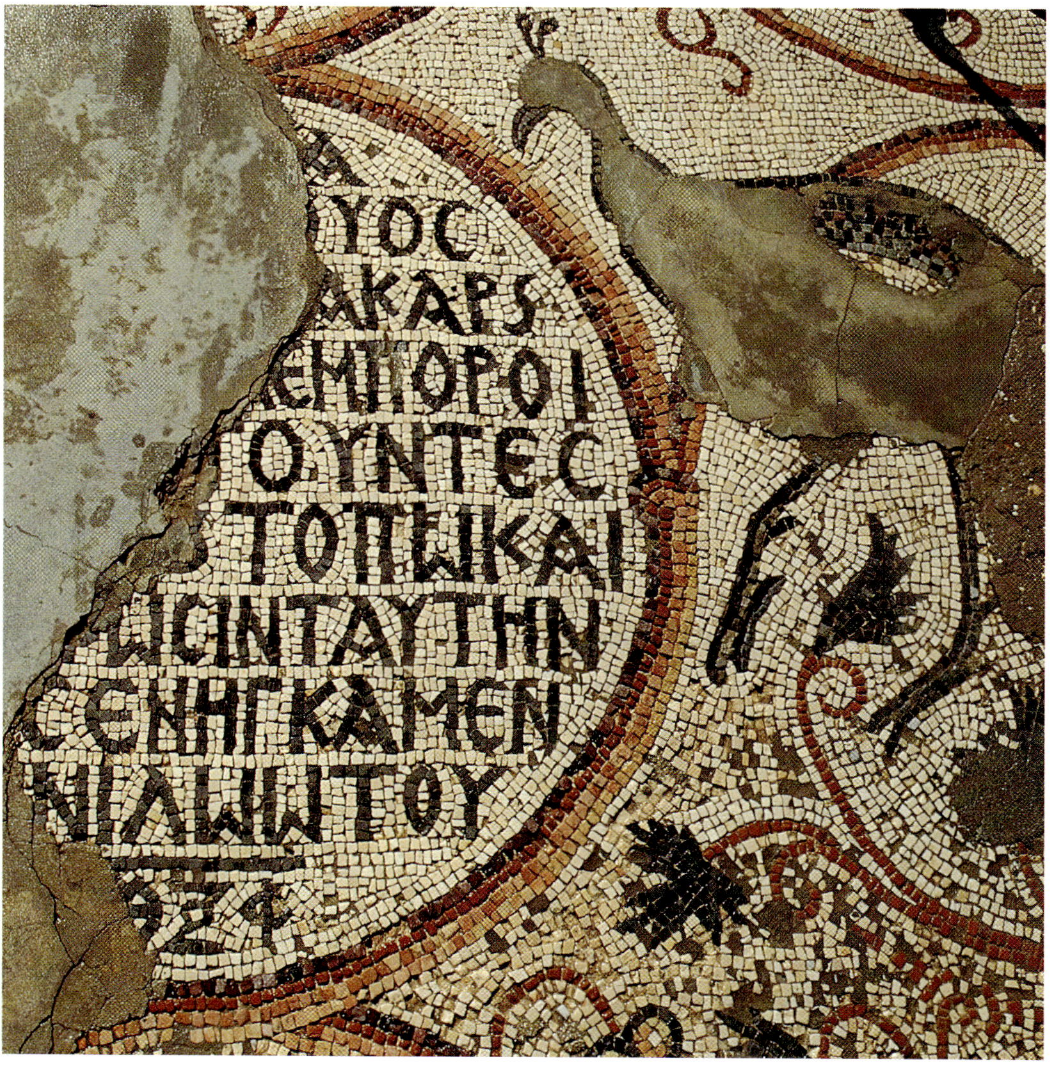

324 Pfau und Inschrift. Ausschnitt aus dem Bodenmosaik der Synagoge in Gaza. 6. Jh.

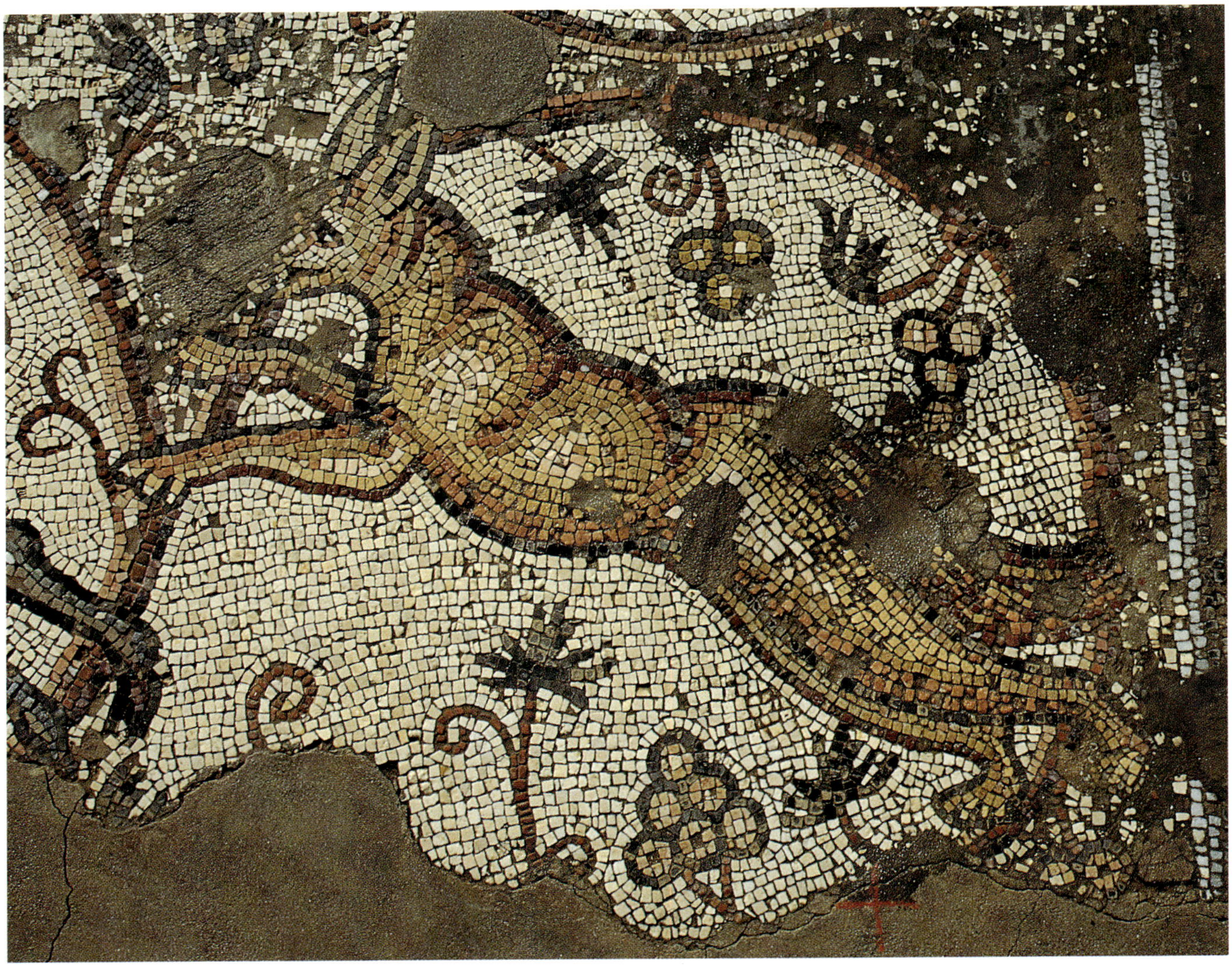

325 Fuchs. Ausschnitt aus dem Bodenmosaik der Synagoge in Gaza. 6. Jh.

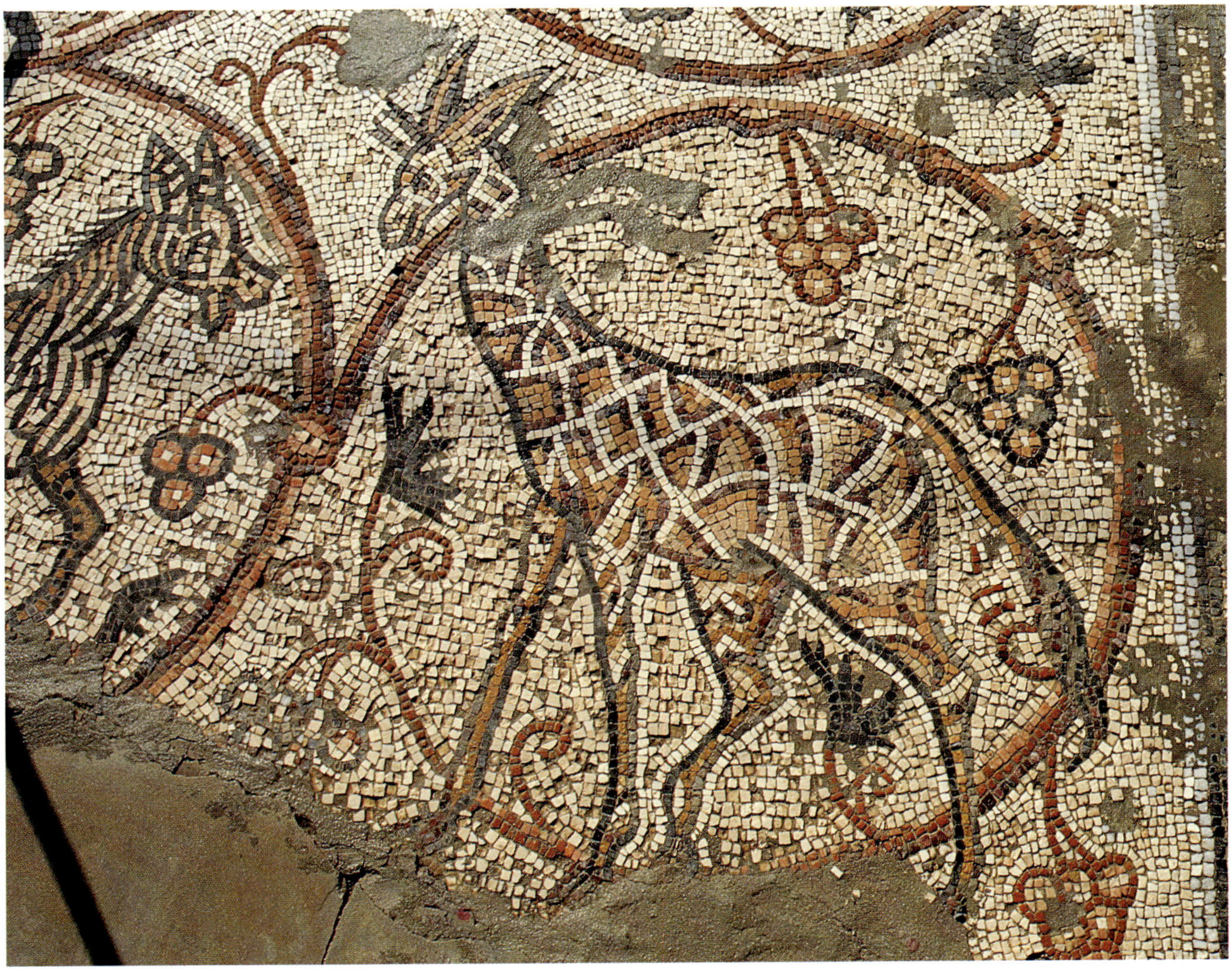

326 Giraffe und Zebra. Ausschnitt aus dem Bodenmosaik der Synagoge in Gaza. 6. Jh.

DIE JÜDISCHE KUNST IM ABENDLAND
ARCHITEKTUR, MINIATUREN, RITUALGEGENSTÄNDE
Vom zwölften bis zum zwanzigsten Jahrhundert

DIE SYNAGOGEN:
DIE GEMEINDE VERSAMMELT SICH

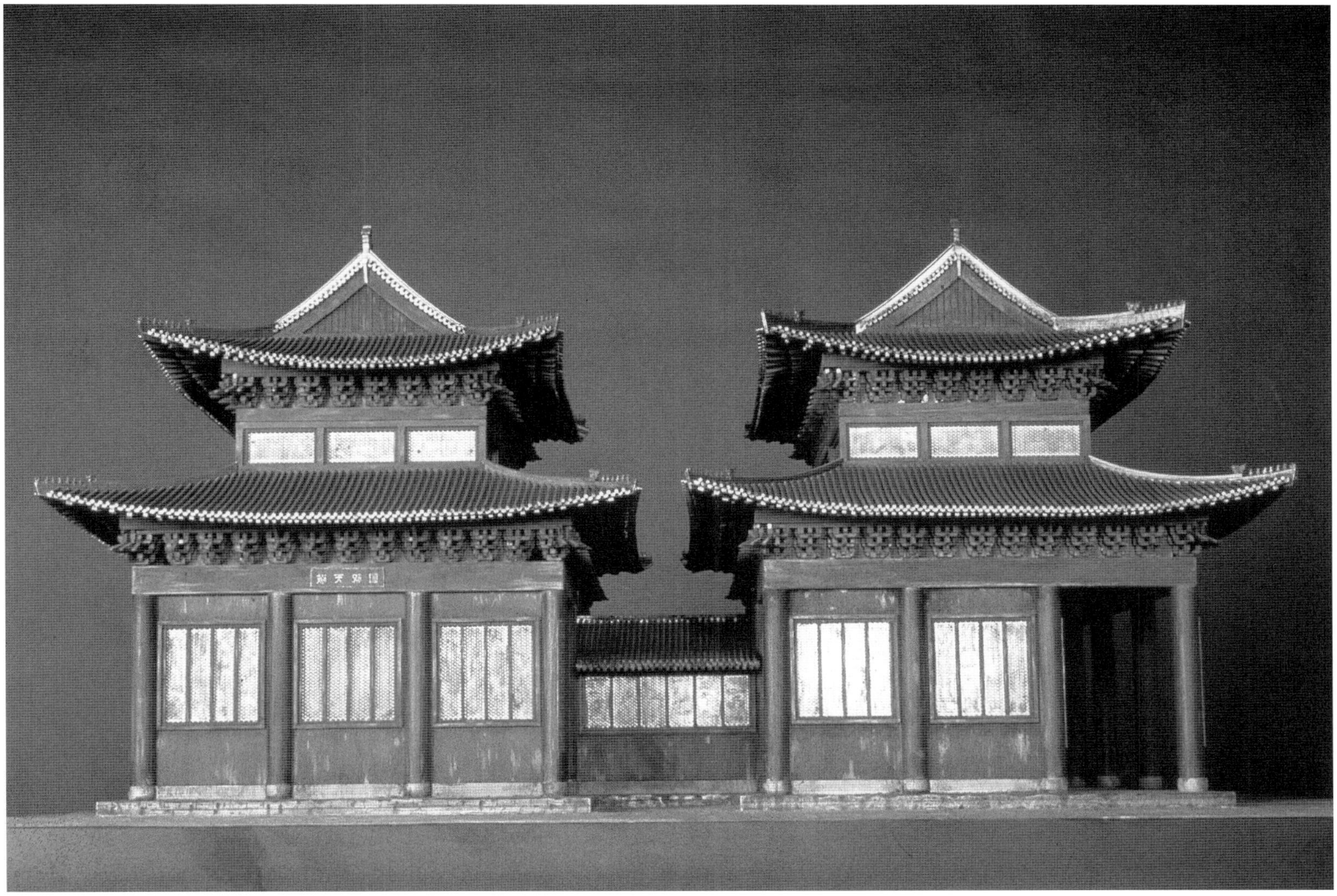

327 Modell der Synagoge in Kaifeng (China). 1163 gebaut, 1653 wiedererrichtet, im 18. Jh. verschwunden.

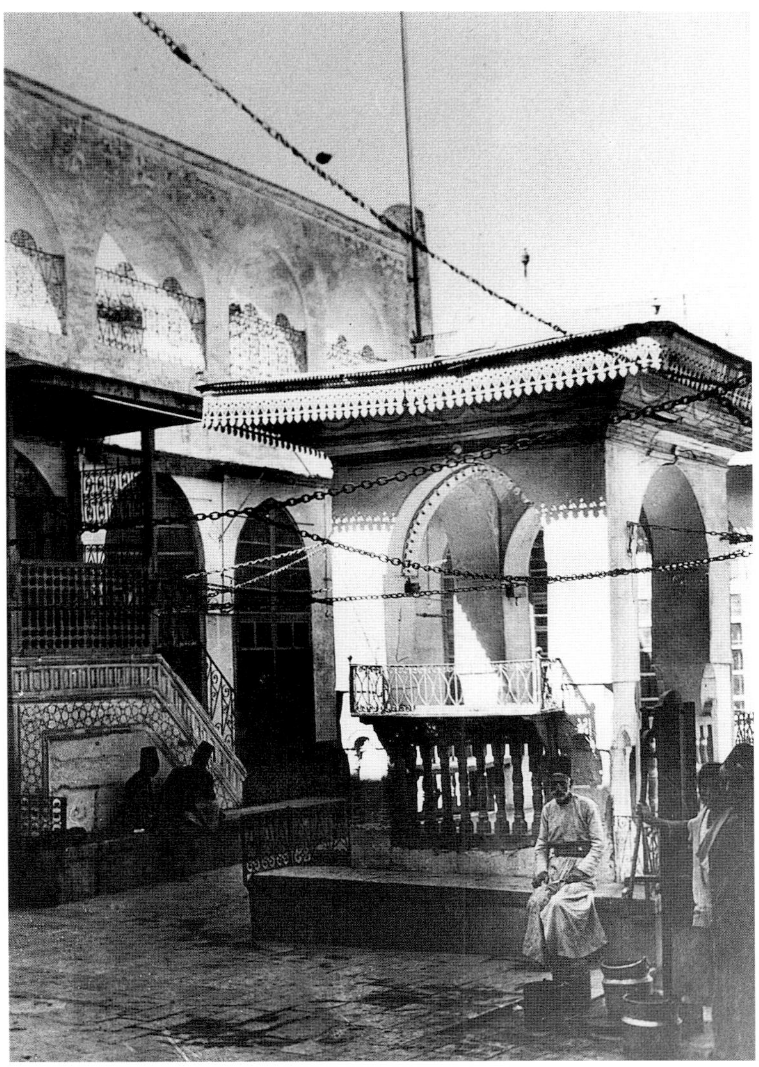

328 Große Synagoge in Aleppo (Syrien). 9. Jh. Zerstört.

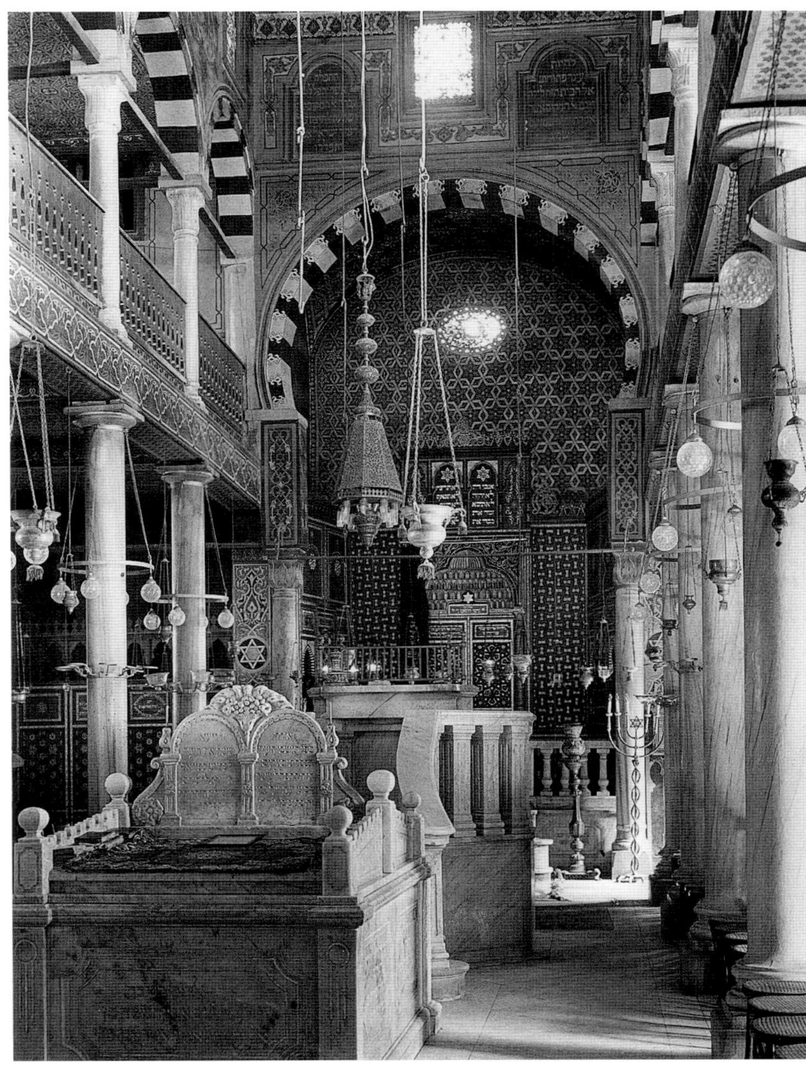

329 Synagoge Ben Esra in Kairo. 882 gegründet.

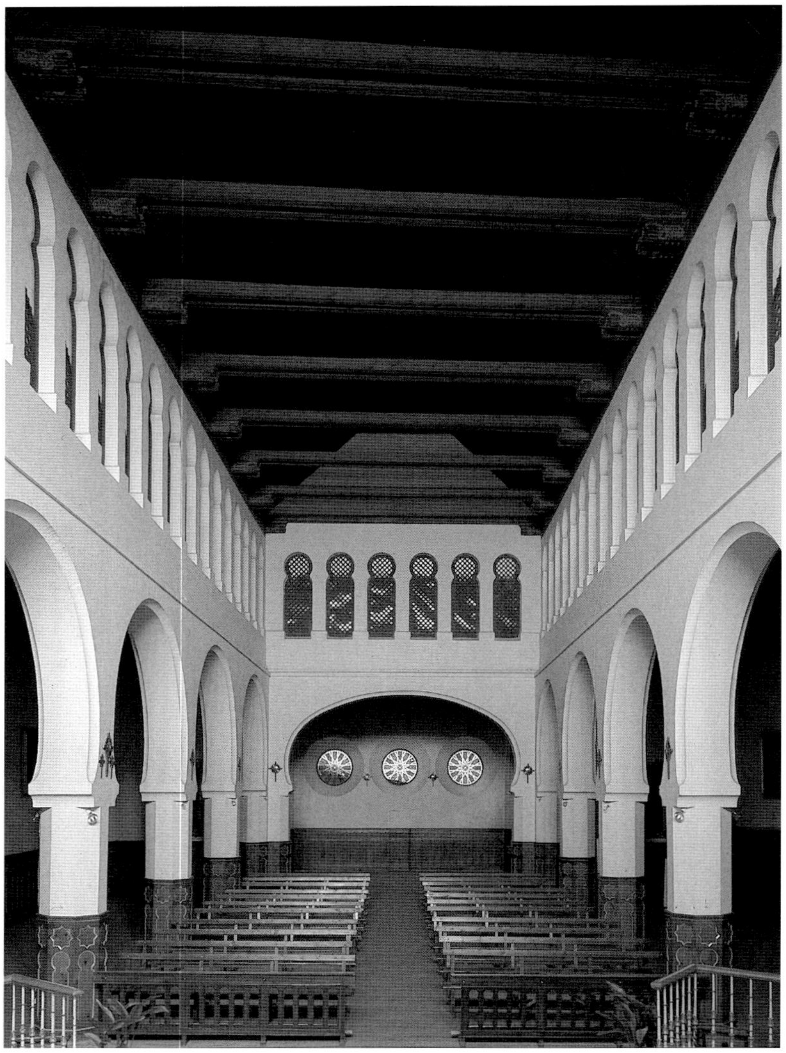

330 Synagoge in Segovia. 13. Jh. In eine Kirche umgewandelt.

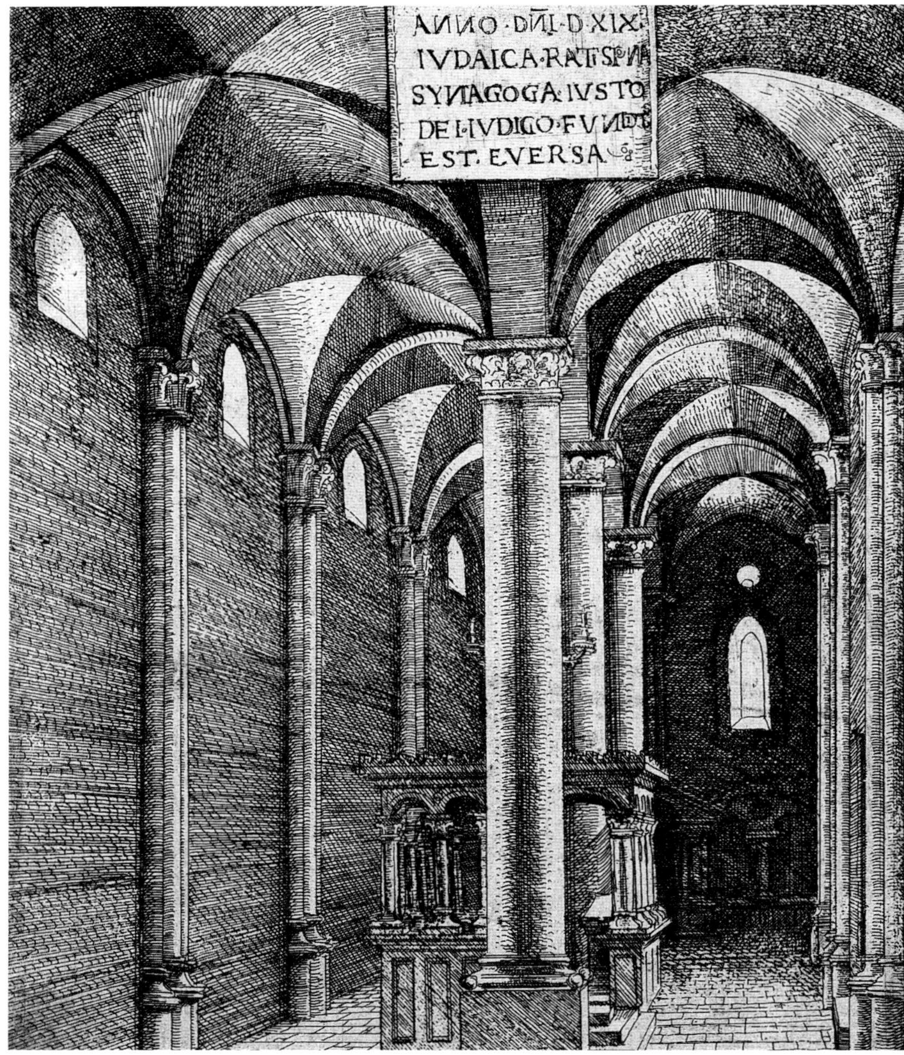
ANNO·DNI·D·XIX·
IVDAICA·RATISPNA
SYNAGOGA·IVSTO
DEI·IVDICO·FVNDIT
EST·EVERSA

331 Das Innere der Synagoge in Regensburg. Anfang des 13. Jh., 1519 zerstört. Stich von Albrecht Altdorfer

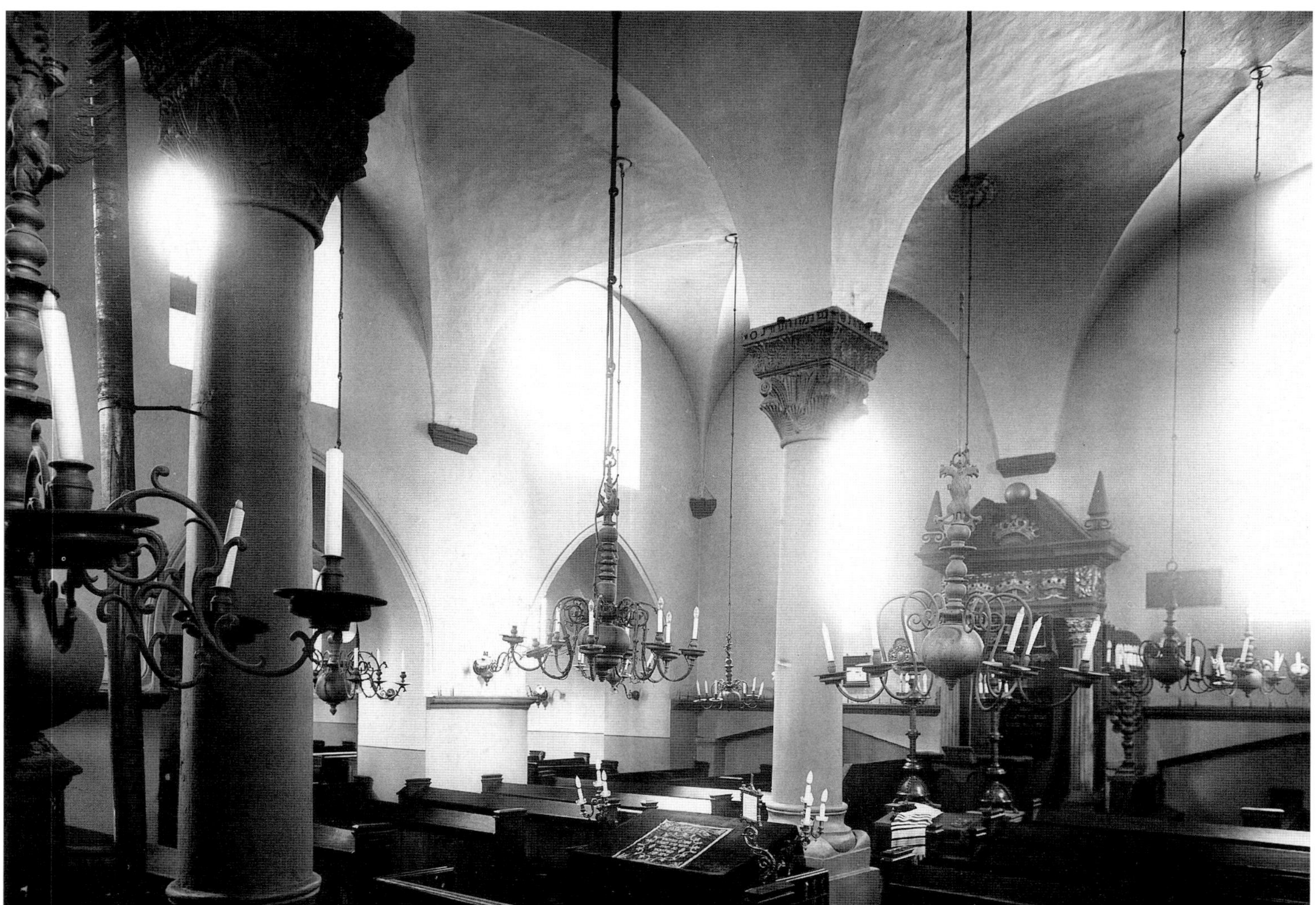

332 Synagoge in Worms. 1174–1175. Nach 1945 wiedererrichtet.

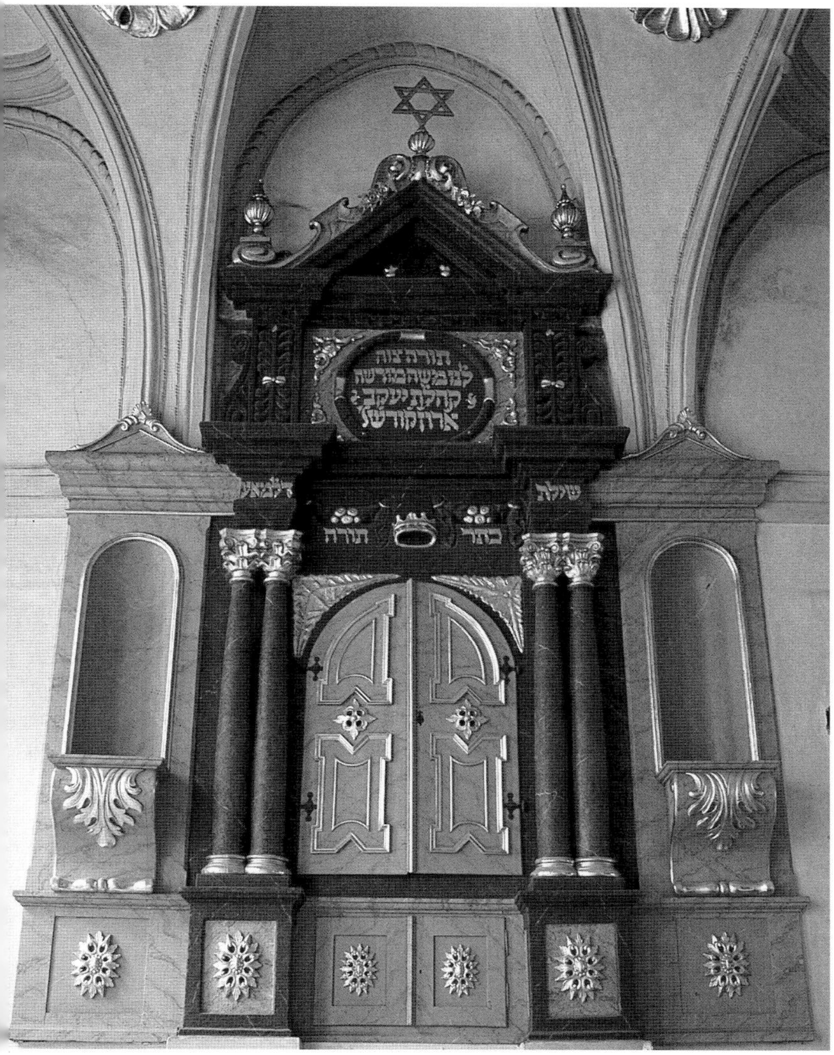

333 Synagoge Visoká in Prag. 1568. Sicht auf die heilige Lade von 1691.

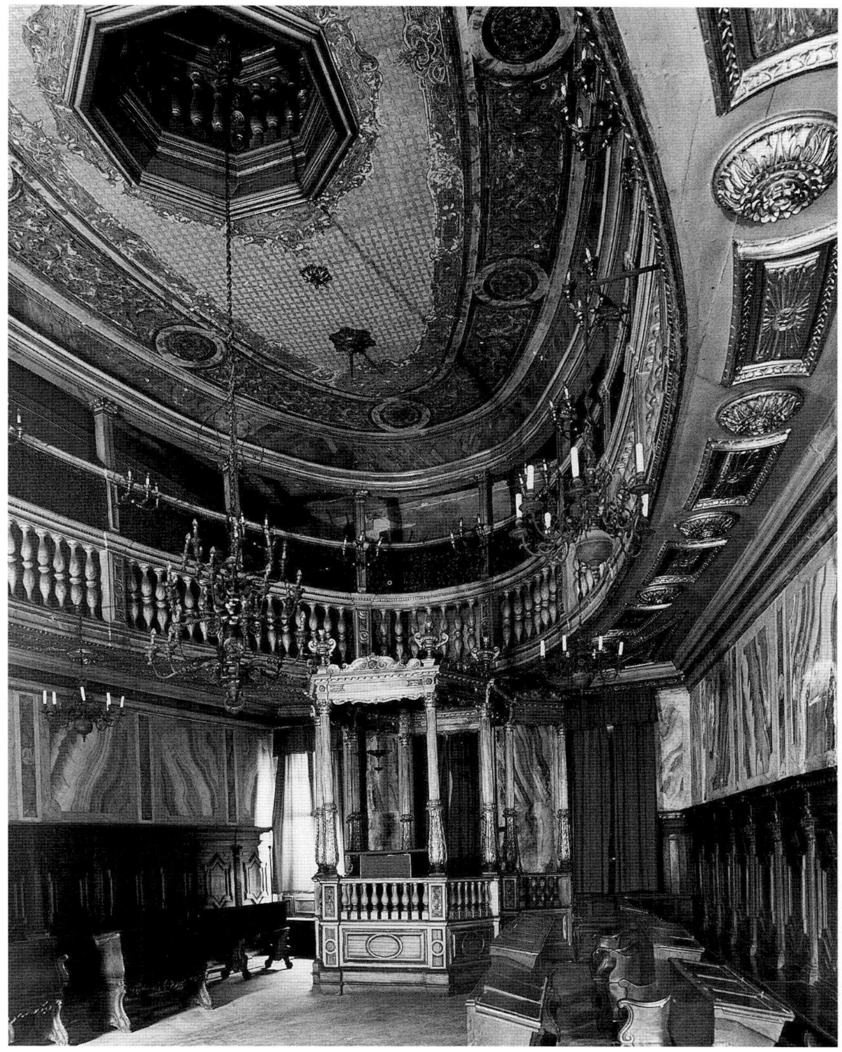

334 Scuola Grande Tedesca in Venedig. Sicht auf die Bima. 1528–1529. Umgestaltungen 1666 und 1733.

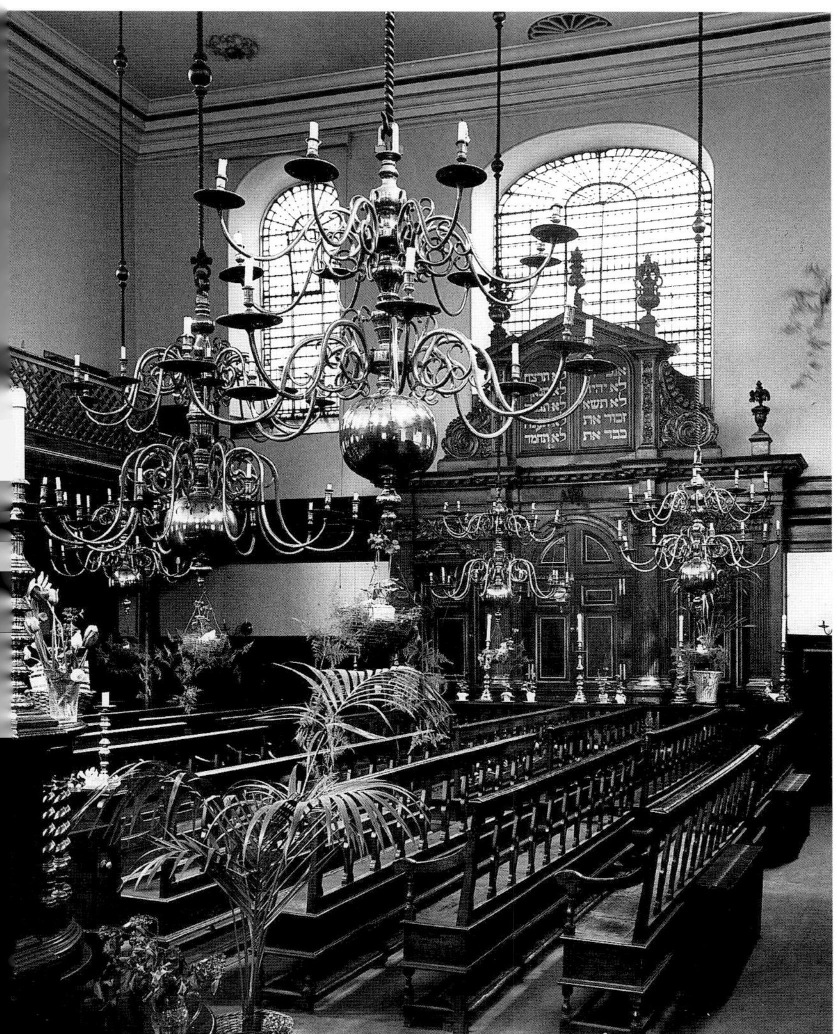

335 Synagoge von Bevis Marks in London. Innenraum. 1699–1701.

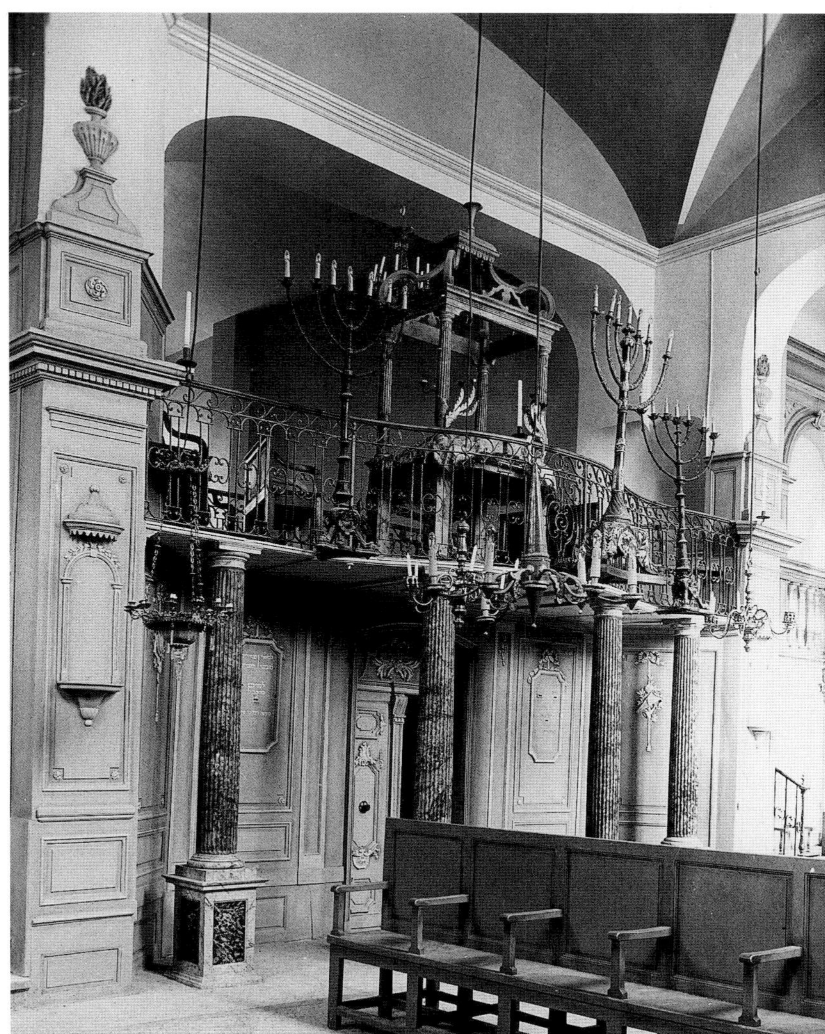

336 Synagoge in Carpentras. Innenraum mit Sicht auf die Tribüne des Offizianten. 1743–1776.

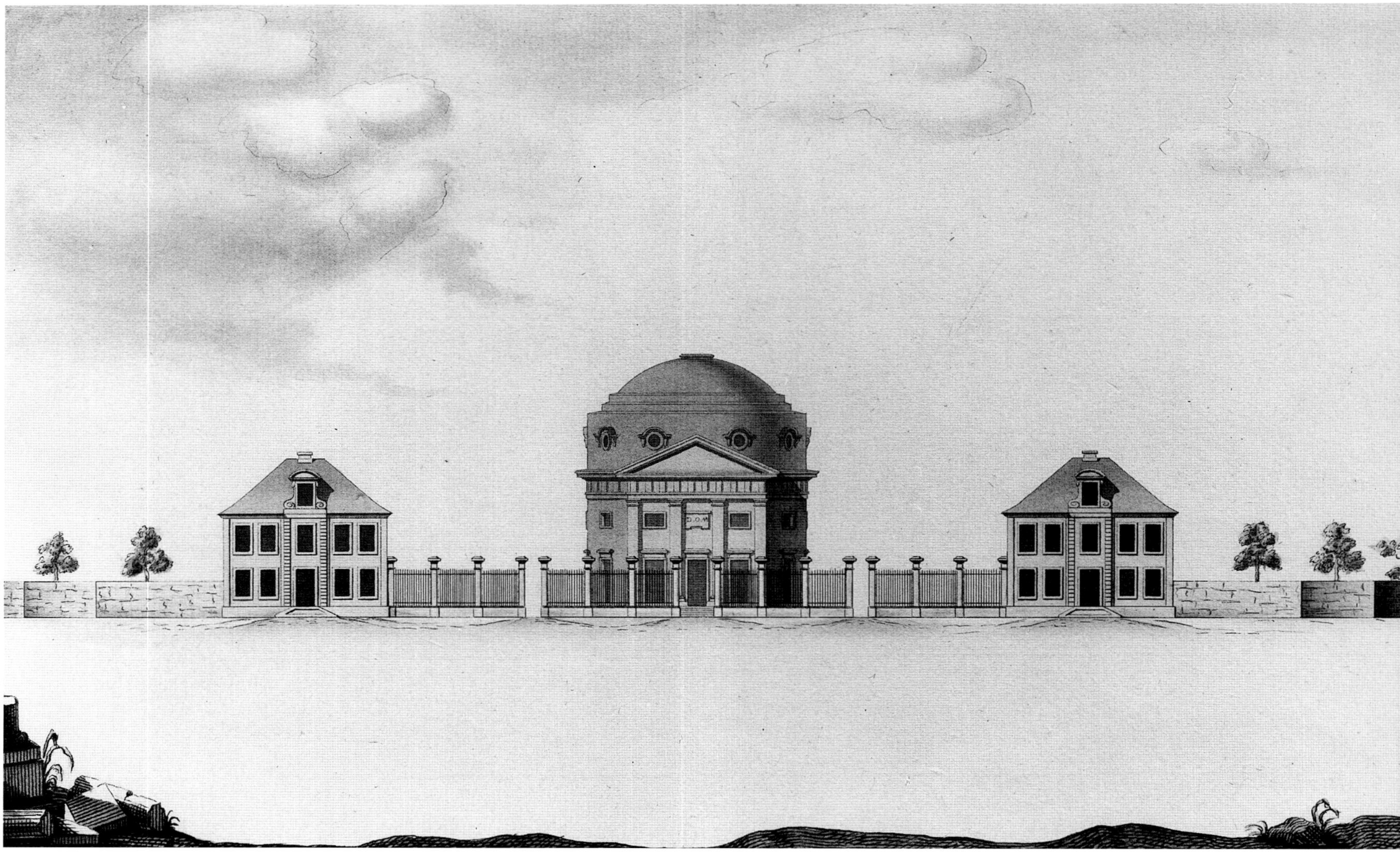

337 Heinrich Christoph Jussow, Plan für die Synagoge in Kassel. 1781. Aquarellierte Zeichnung des Architekten.

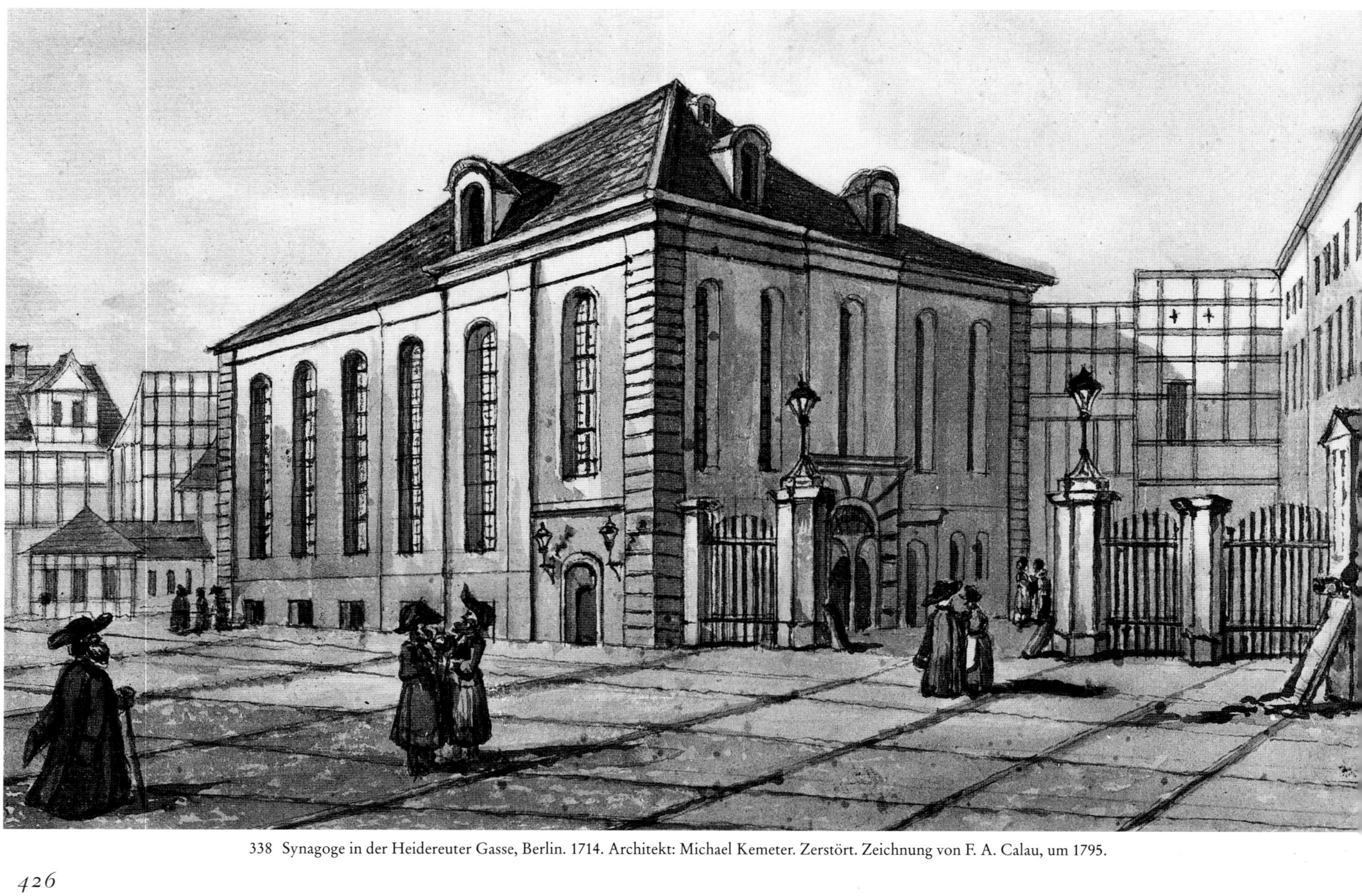

338 Synagoge in der Heidereuter Gasse, Berlin. 1714. Architekt: Michael Kemeter. Zerstört. Zeichnung von F. A. Calau, um 1795.

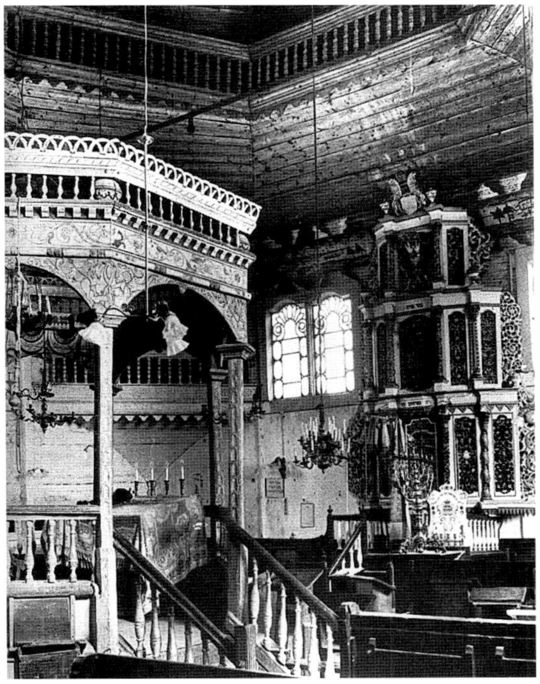

339 Synagoge in Grodno (Weißrußland). Innenraum mit Sicht auf die heilige Lade. 2. Hälfte des 18. Jh. Zerstört.

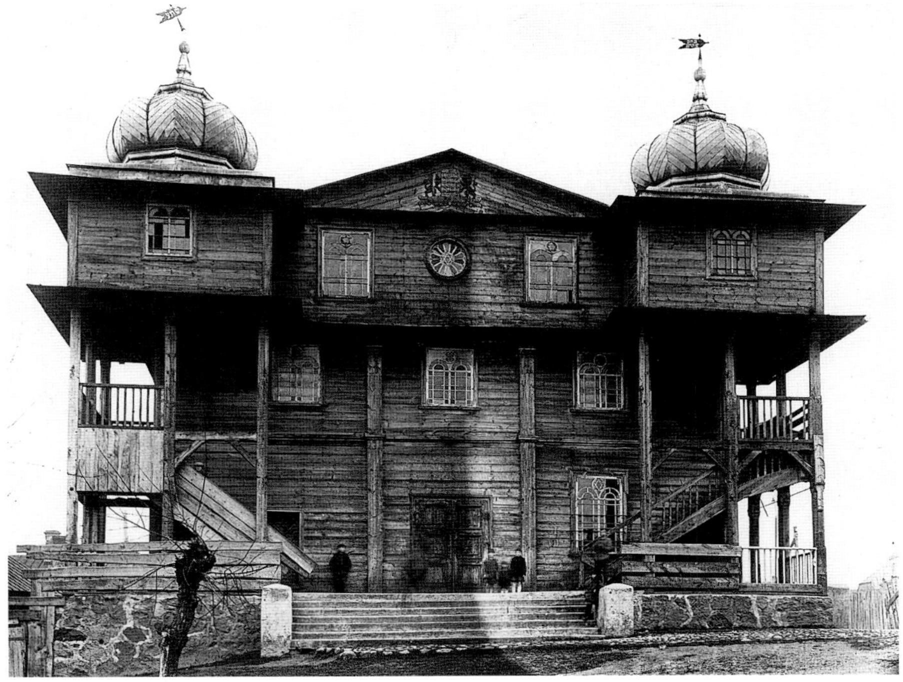

340 Synagoge in Gombin (Polen). 18. Jh. Zerstört.

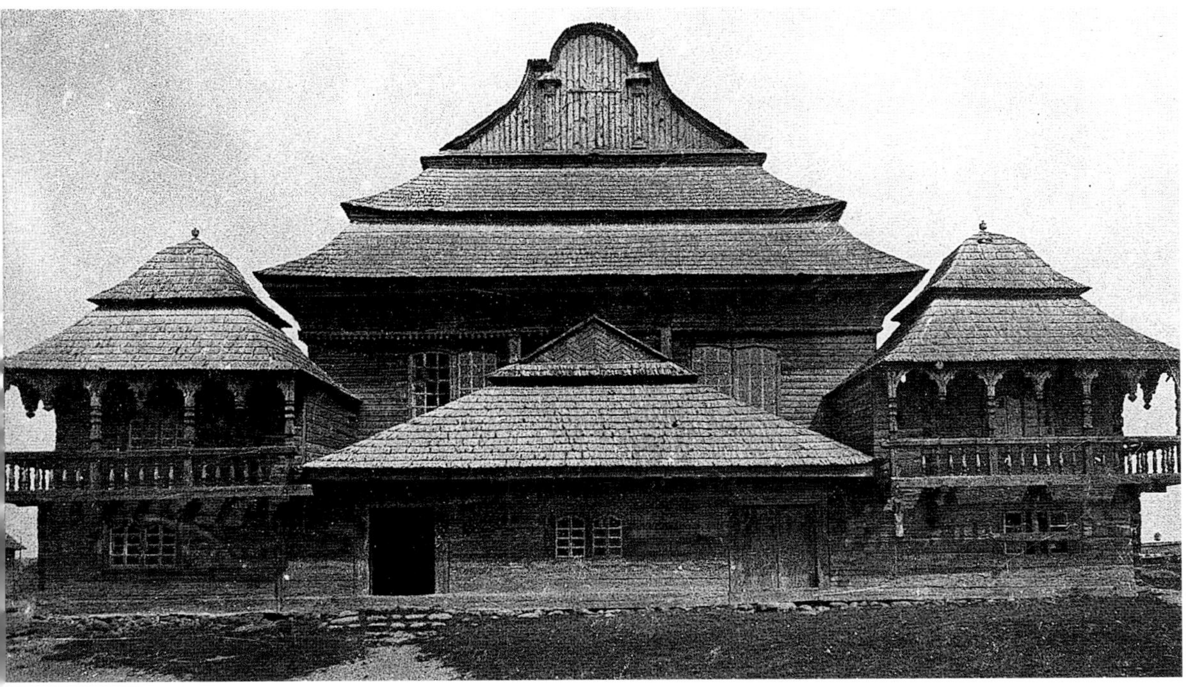

341 Synagoge in Wolpa (Weißrußland). 1. Hälfte des 18. Jh. Zerstört.

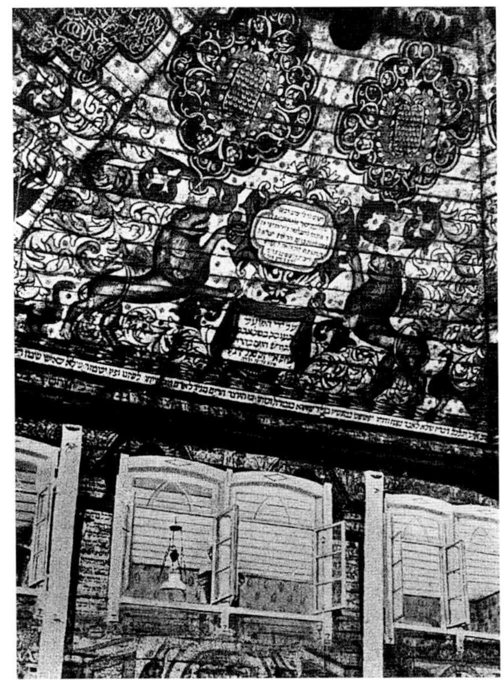

342 Synagoge in Mogilev (Weißrußland). Innenansicht. Beginn des 18. Jh.

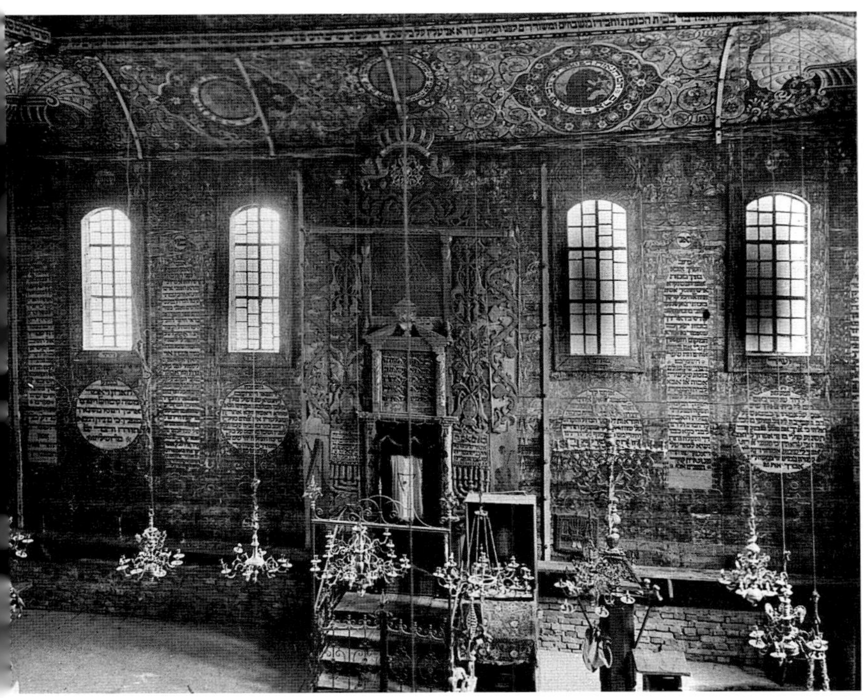

343 Synagoge in Chodorov (Ukraine). Innenraum mit Sicht auf die heilige Lade. 1642. Umgestaltet zu Beginn des 20. Jh. Zerstört. Malereien von Israel Lisnicki, 1714.

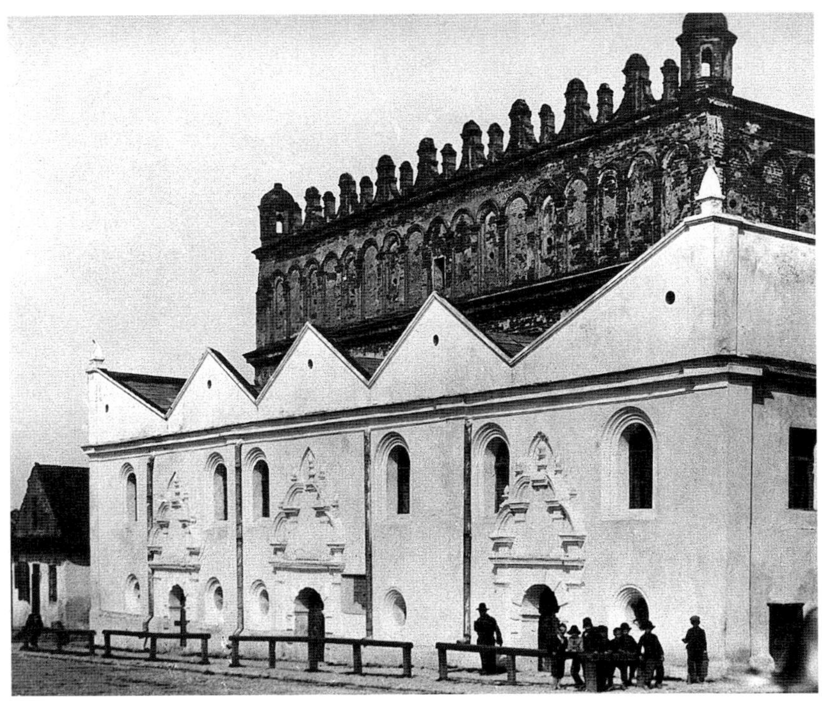

344 Synagoge in Zolkiew (Polen). 1692. Zerstört.

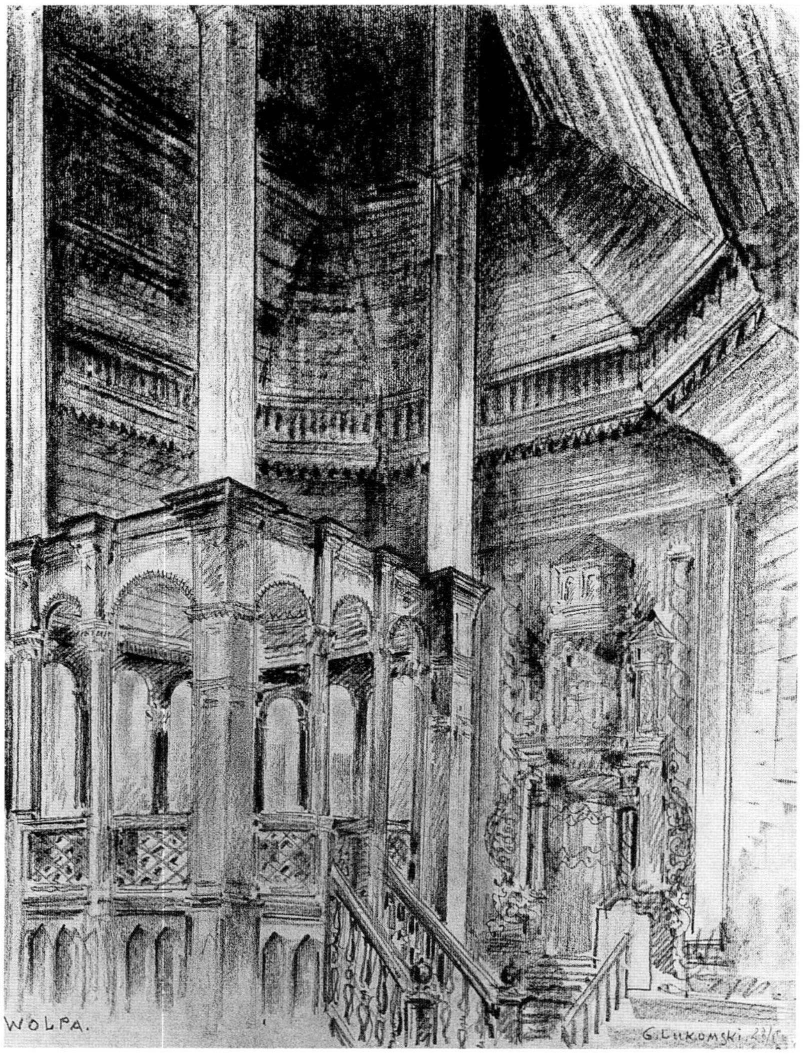

345 Synagoge in Wolpa (Weißrußland). Innenraum. 1. Hälfte des 18. Jh. Zerstört. Zeichnung von Georg Lukomski, um 1935.

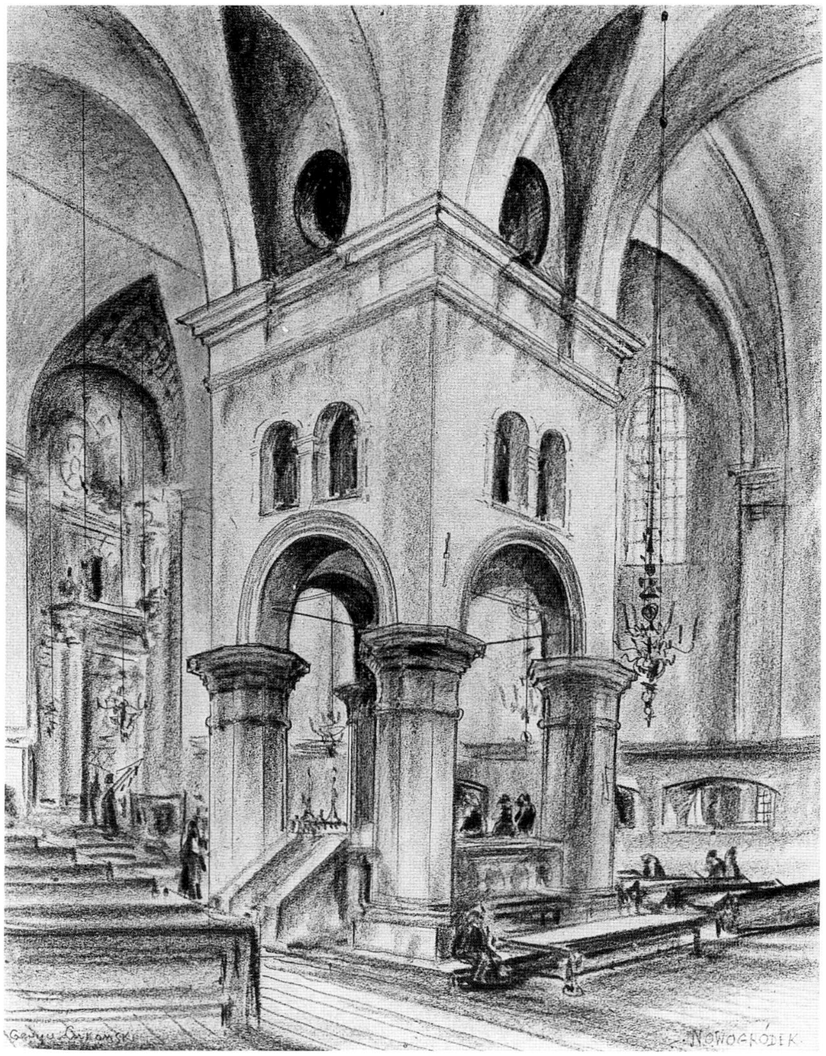

346 Synagoge in Nowogróbdek (Weißrußland). Innenraum. 1648. Zerstört. Zeichnung von Georg Lukomski, um 1935.

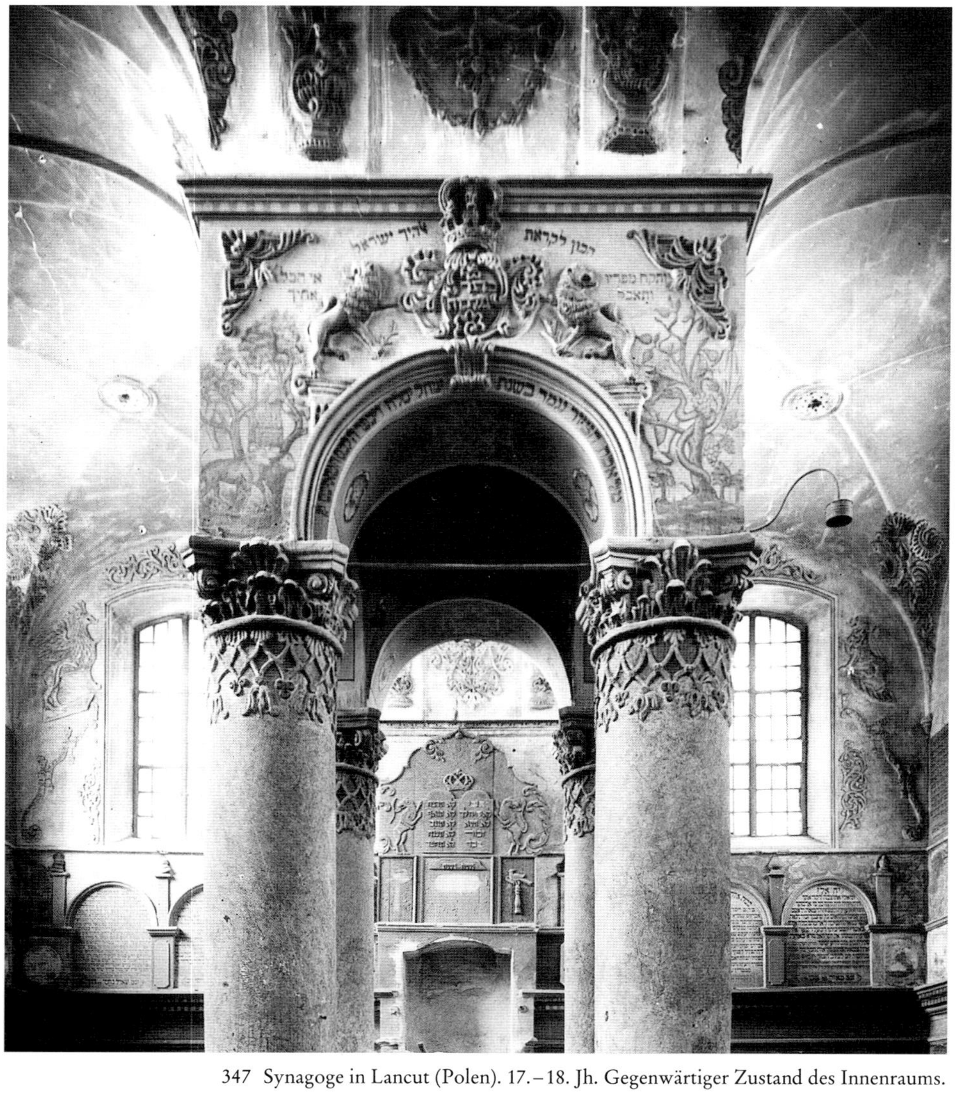

347 Synagoge in Lancut (Polen). 17.–18. Jh. Gegenwärtiger Zustand des Innenraums.

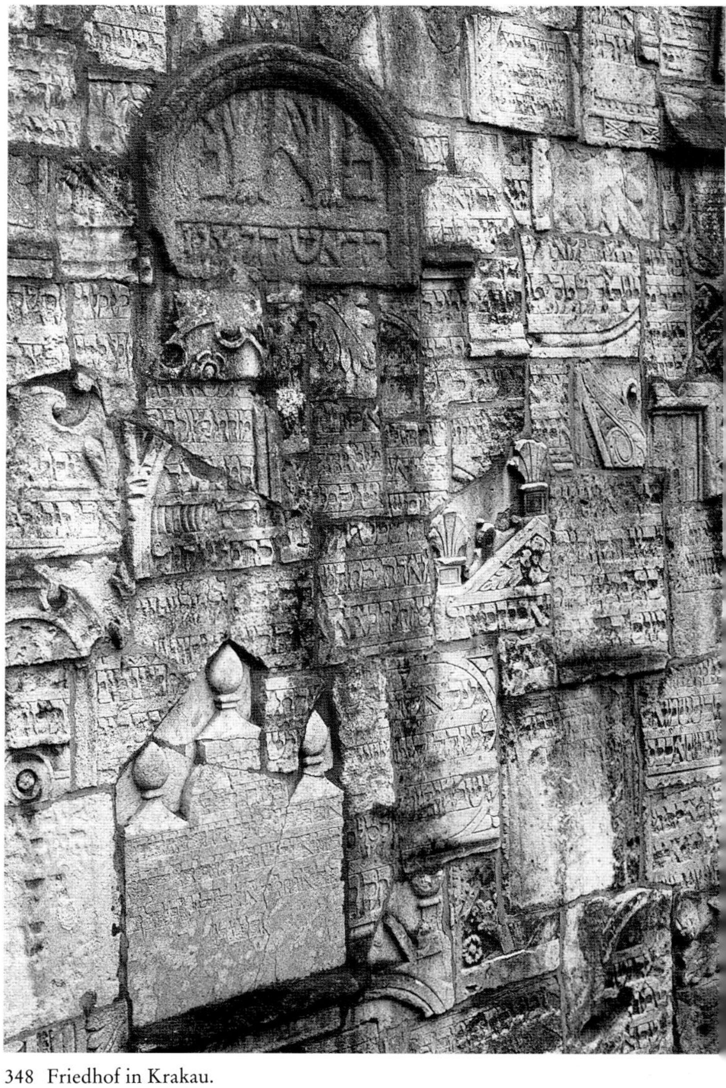

348 Friedhof in Krakau.

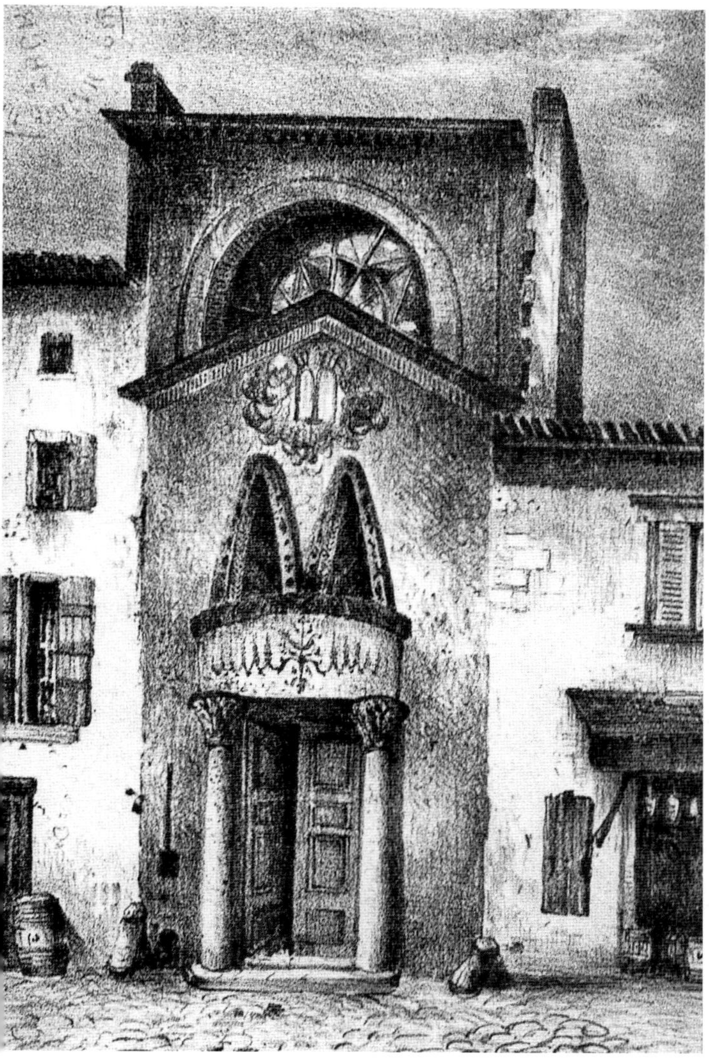

349 Synagoge in Bordeaux. Außenansicht. 1810–1812. Zerstört.
Zeichnung von Willy, Lithographie von Constant, 1829.

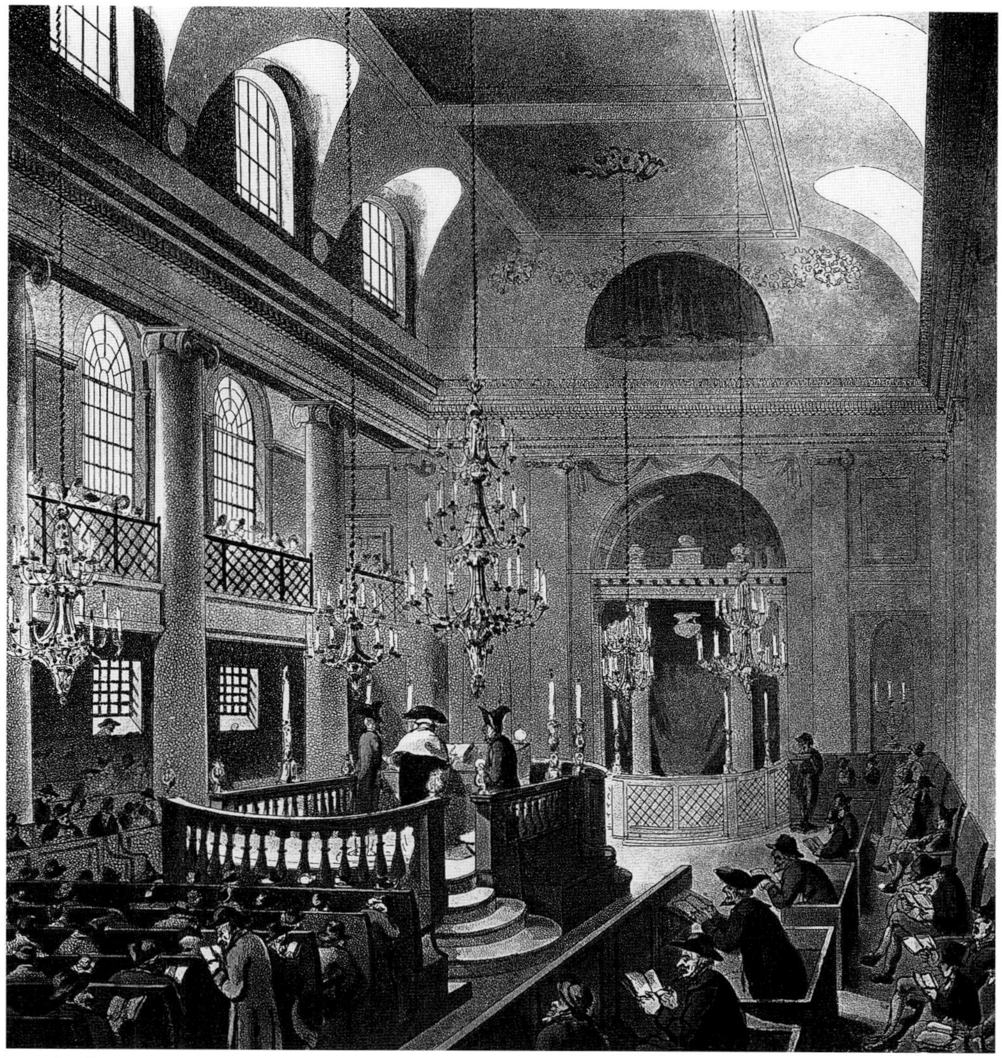

350 Große Synagoge in London. Innenraum. 1790–1791. Architekt: James Spiller. Zerstört.
Aquatinta von Pugin und Rowlandson, um 1819.

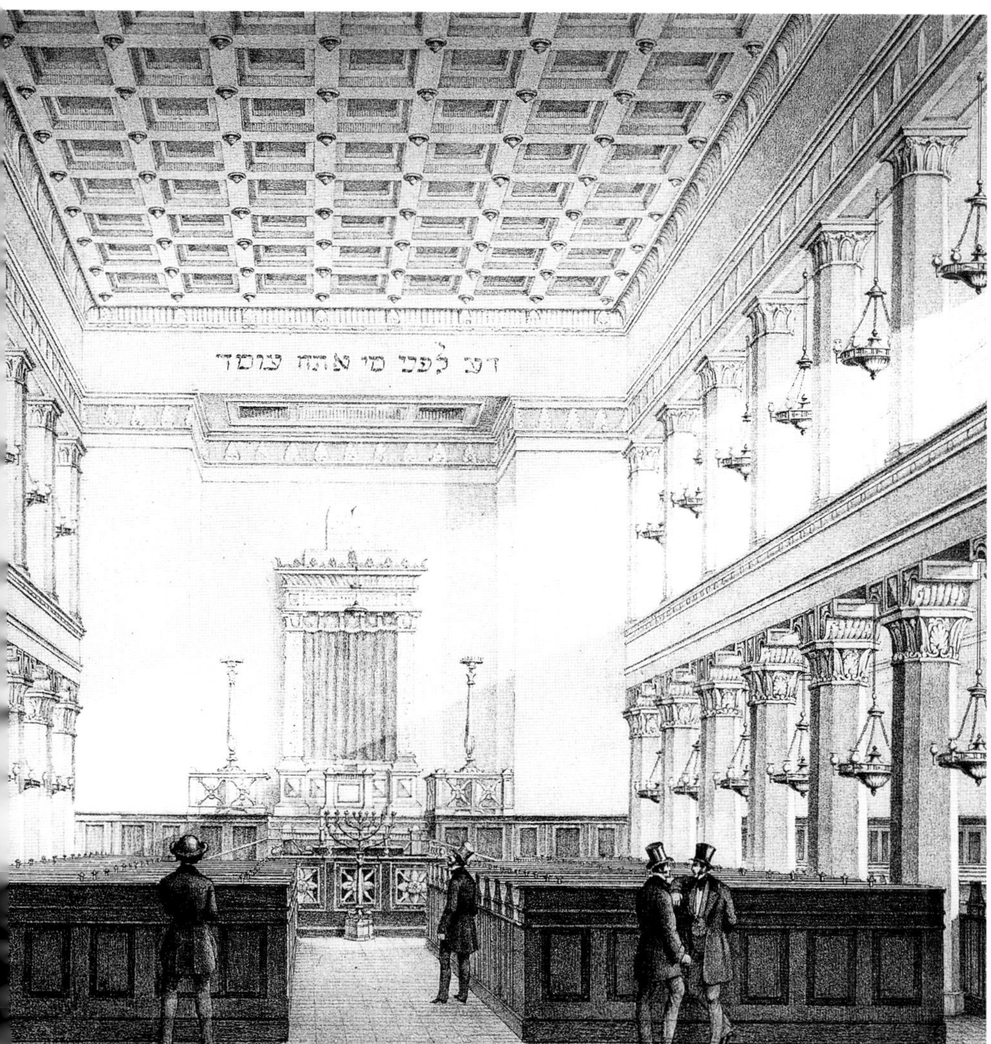

351 Synagoge in Kopenhagen. Innenraum. 1831–1833.
Zeichnung des Architekten G. Fr. Hetsch.

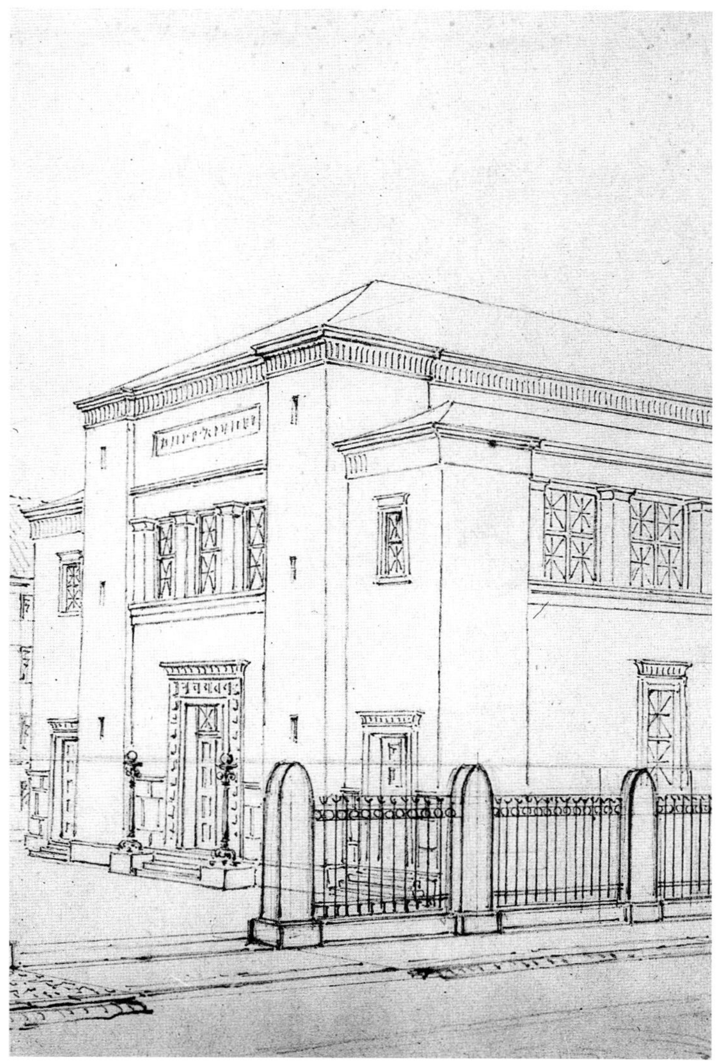

352 Synagoge in Kopenhagen. Fassade. 1831–1833.
Zeichnung des Architekten G. Fr. Hetsch.

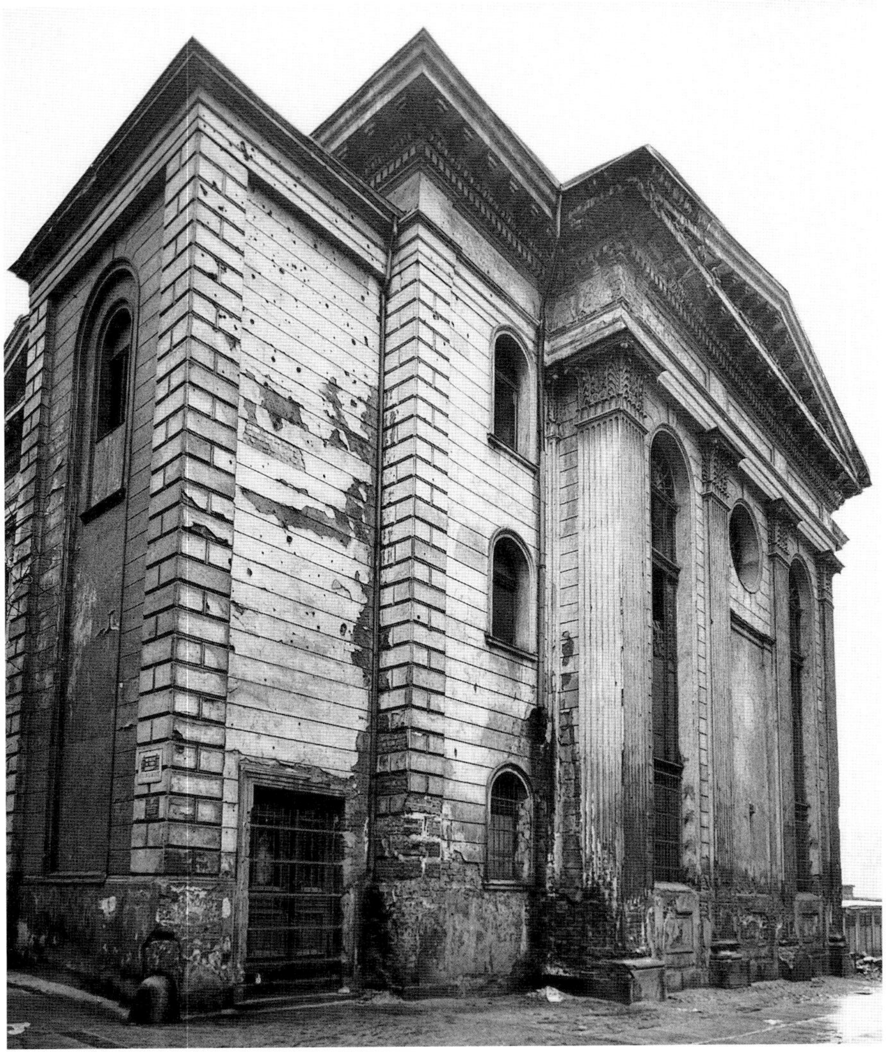

353 Storch-Synagoge in Breslau. 1820–1829. Architekt: Karl Langhans.

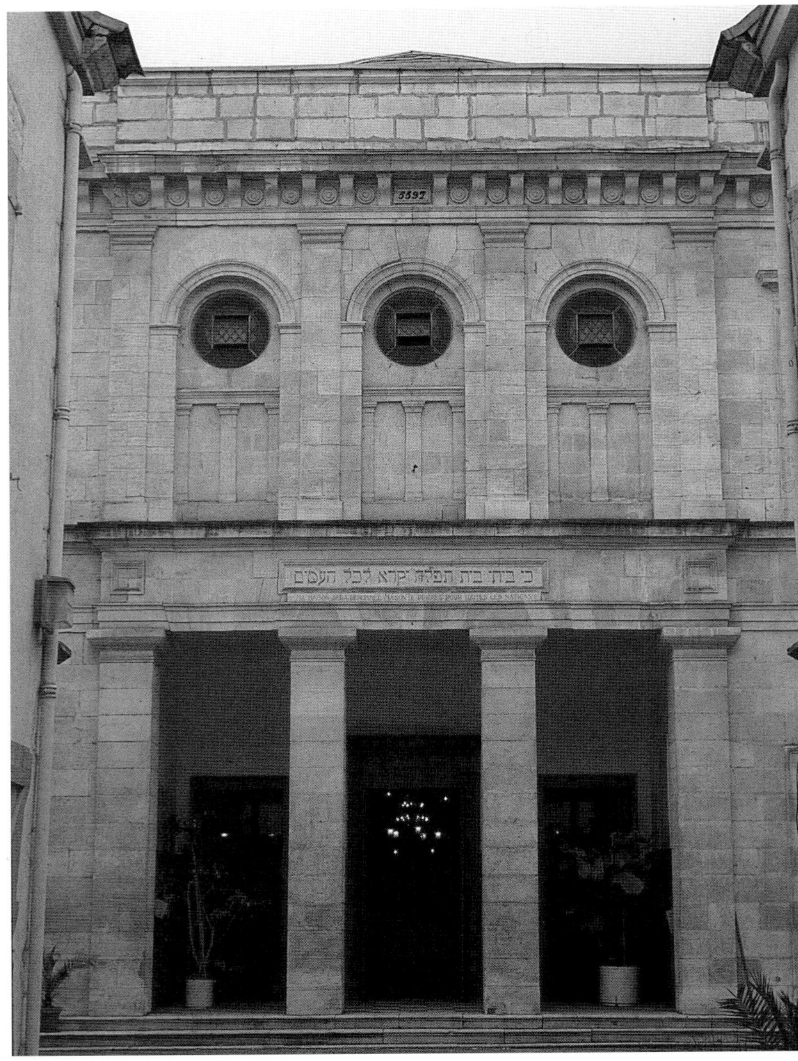

354 Synagoge in Bayonne. 1837. Architekt: Capdeville.

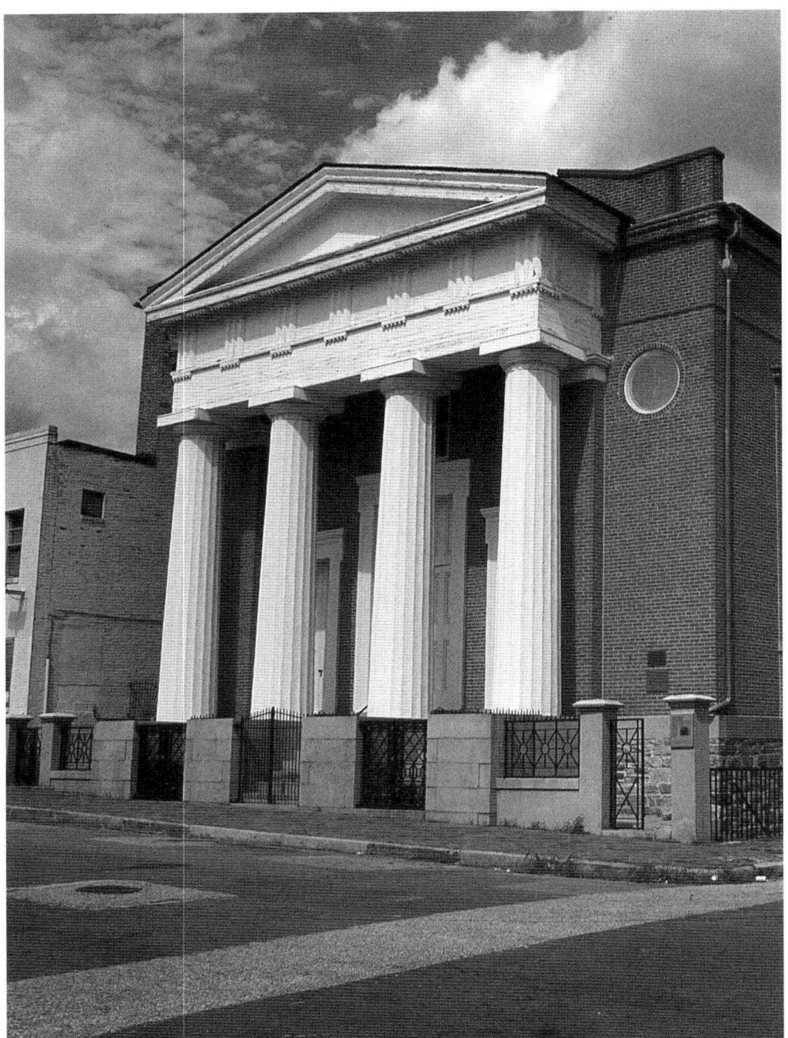

355 Synagoge in der Llyod Street, Baltimore. 1845. Architekt: R. C. Long.

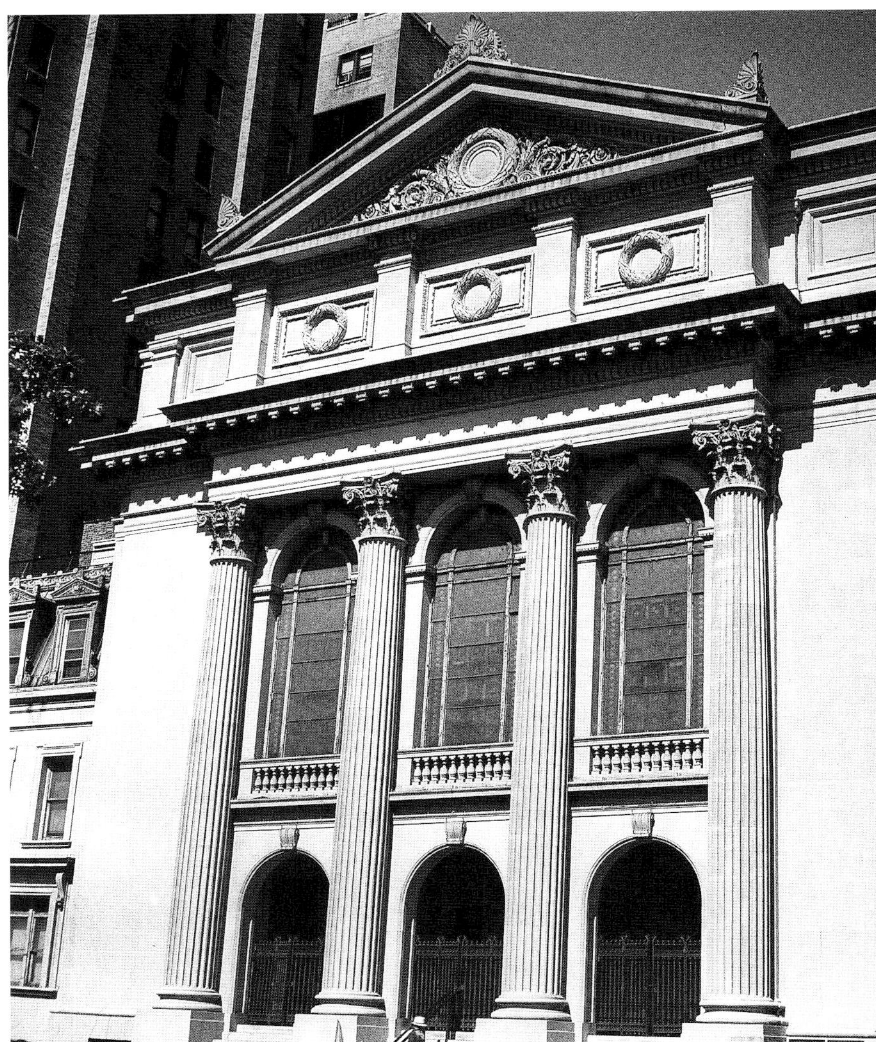

356 Synagoge Shearith Israel in New York. 1897. Architekt: Arnold Brunner.

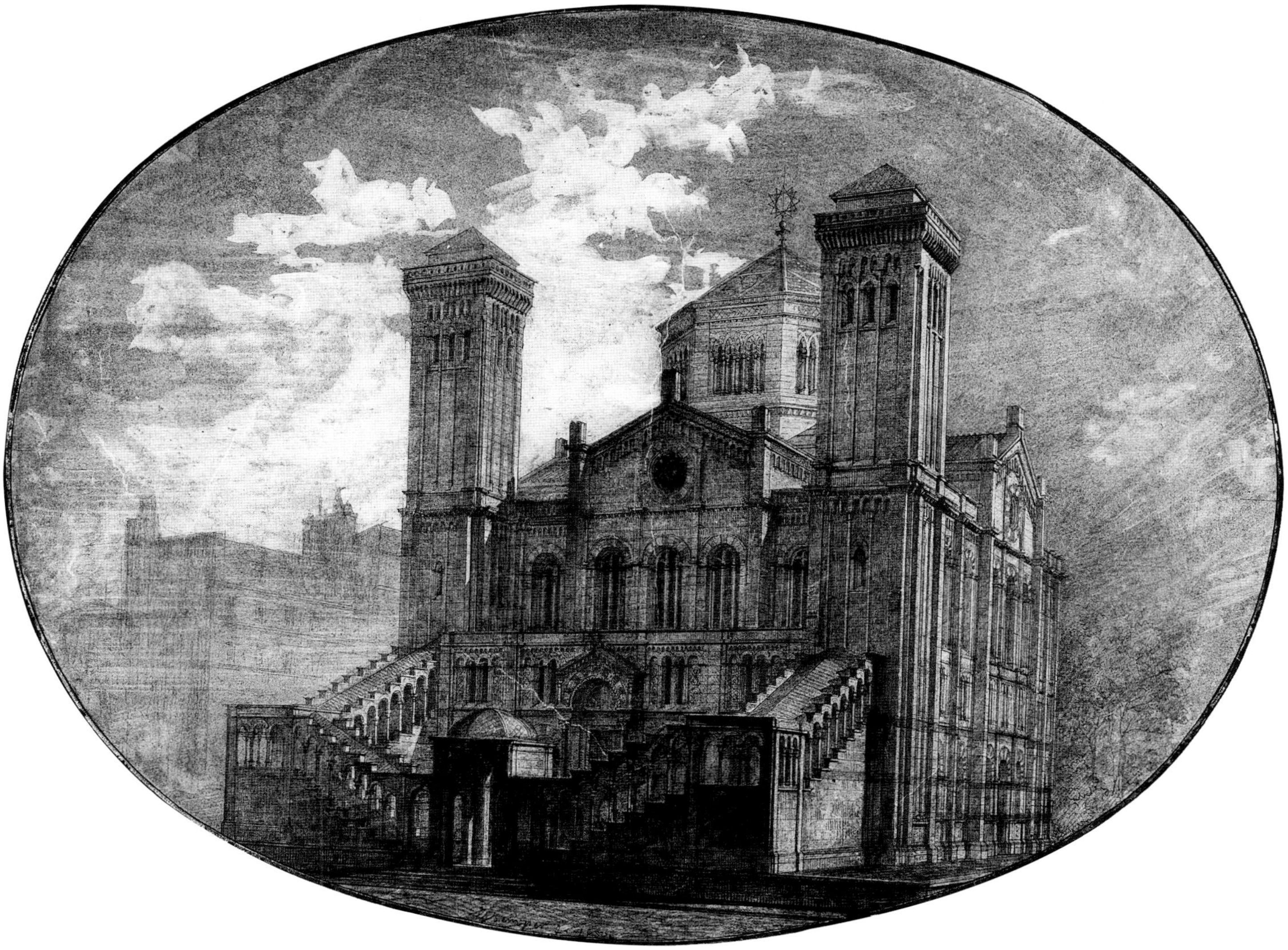

357 Paris. Entwurf für eine Synagoge von Gottfried Semper. 1850. Zeichnung des Architekten.

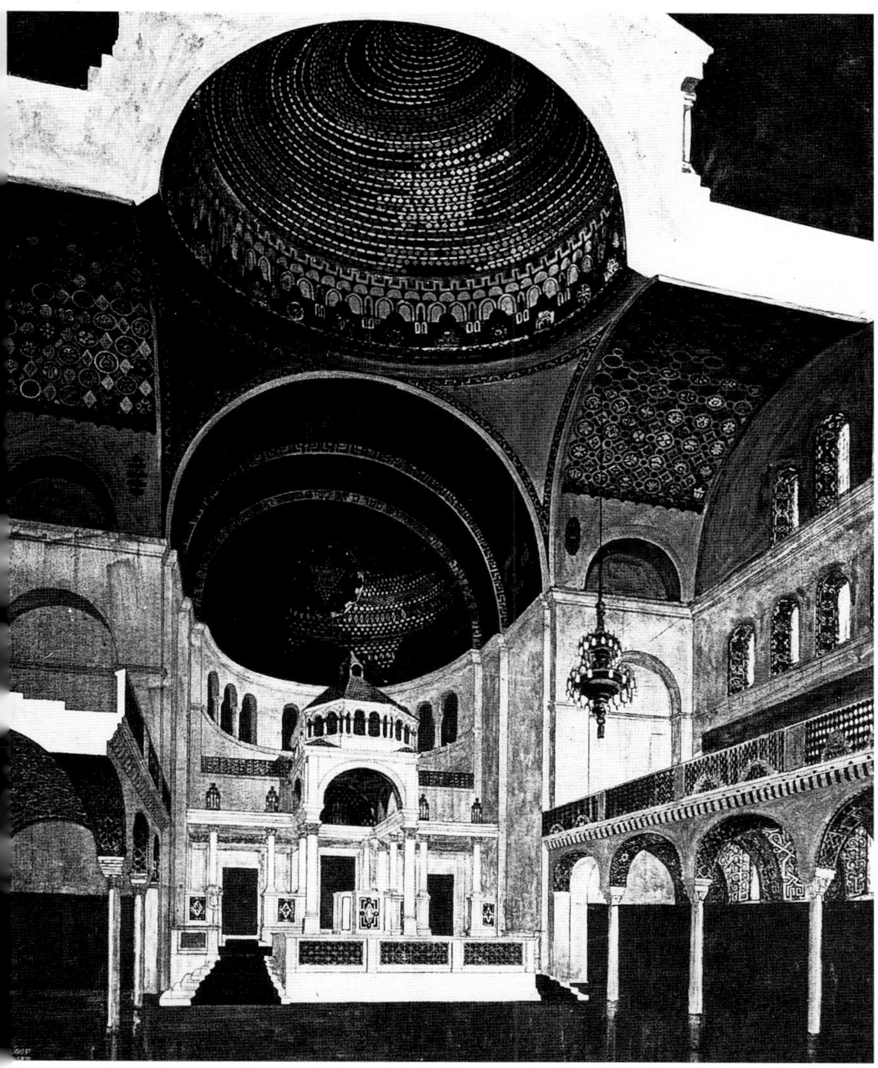

358 Synagoge in der Fasanenstraße, Berlin. Innenraum. 1907–1912. Architekt: E. Hessel.

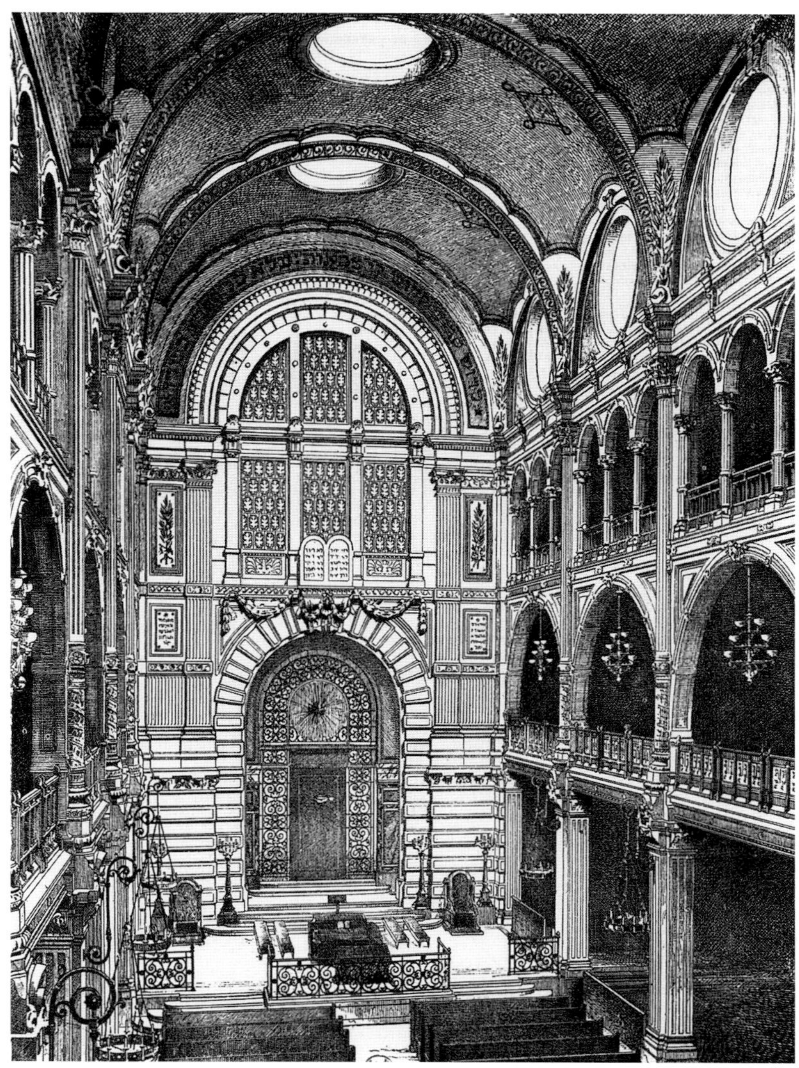

359 Synagoge in der Rue des Tournelles, Paris. Innenraum. 1865–1871. Stich.

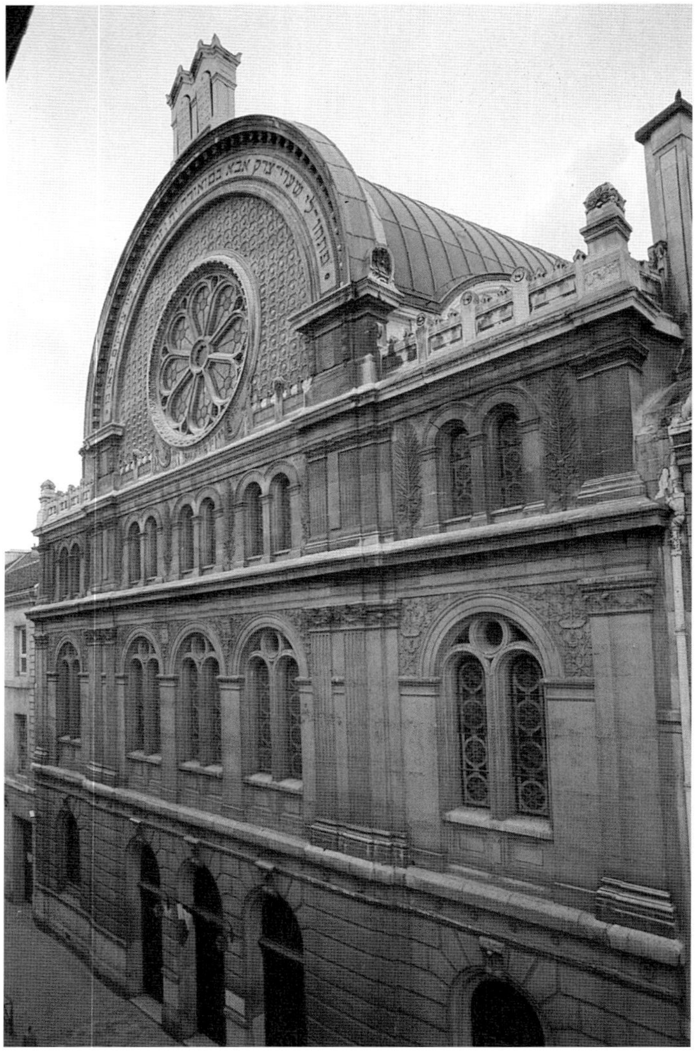

360 Synagoge in der Rue des Tournelles, Paris. Fassade. 1865–1871. Architekt: Marcelin Varcollier.

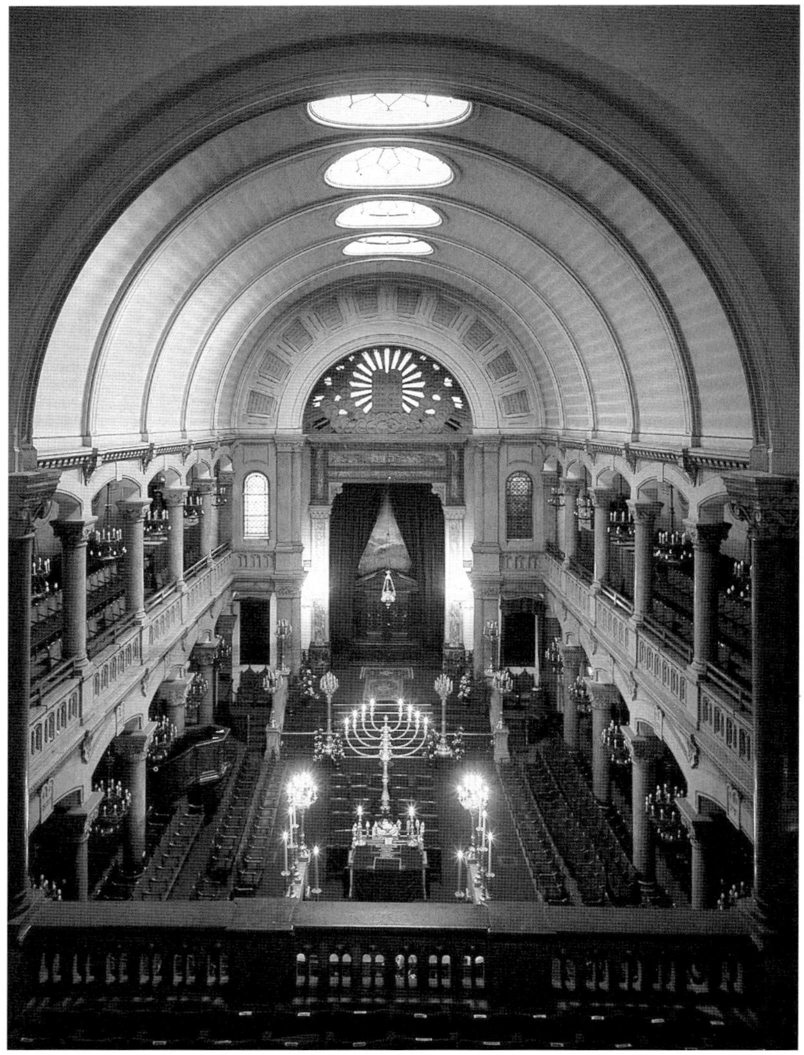

361 Synagoge des *sefardischen* Ritus in der Rue Buffault, Paris. Innenraum. 1877. Architekt: Stanislas Ferrand.

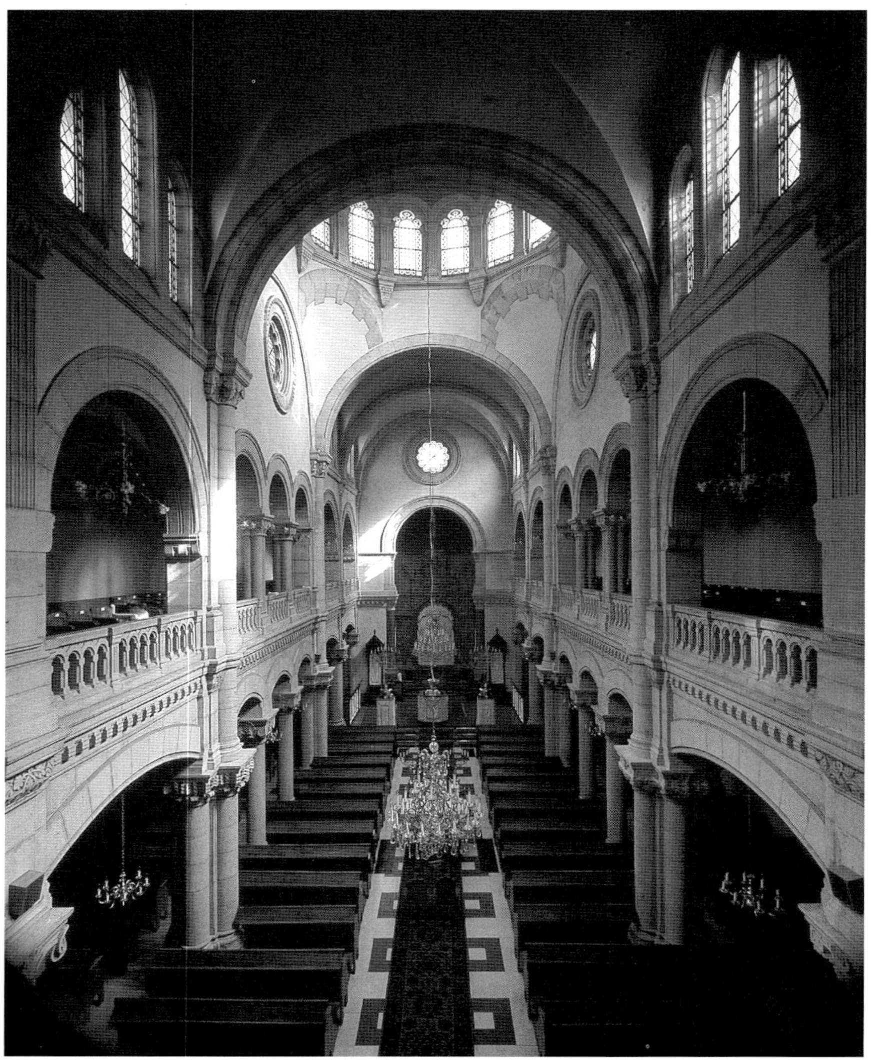

362 Synagoge am Quai de Tilsitt in Lyon. Innenraum. 1864. Architekt: Abraham Hirsch.

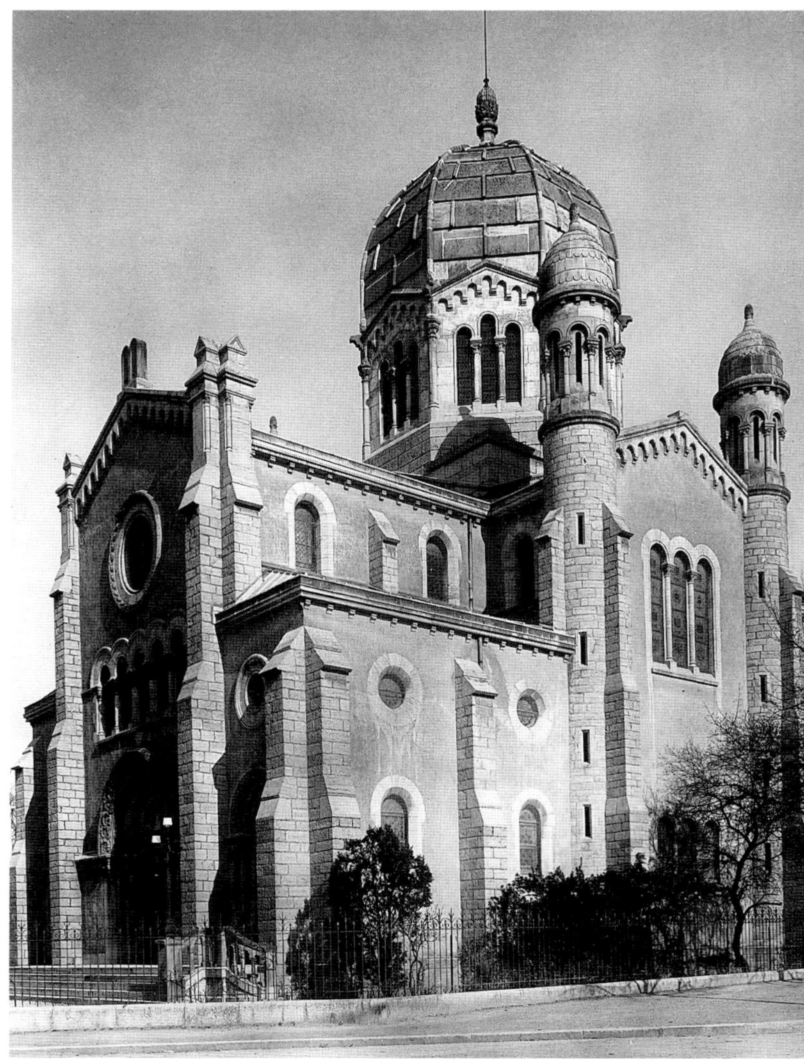

363 Synagoge in Dijon. 1879. Architekt: Alfred Sirodot.

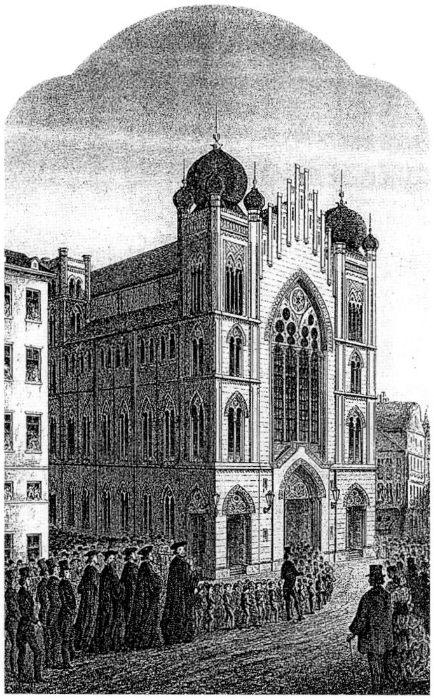

364 Frankfurt a. M., Einweihung der Großen Synagoge in der Judengasse (1854–1860) am 23. März 1860.

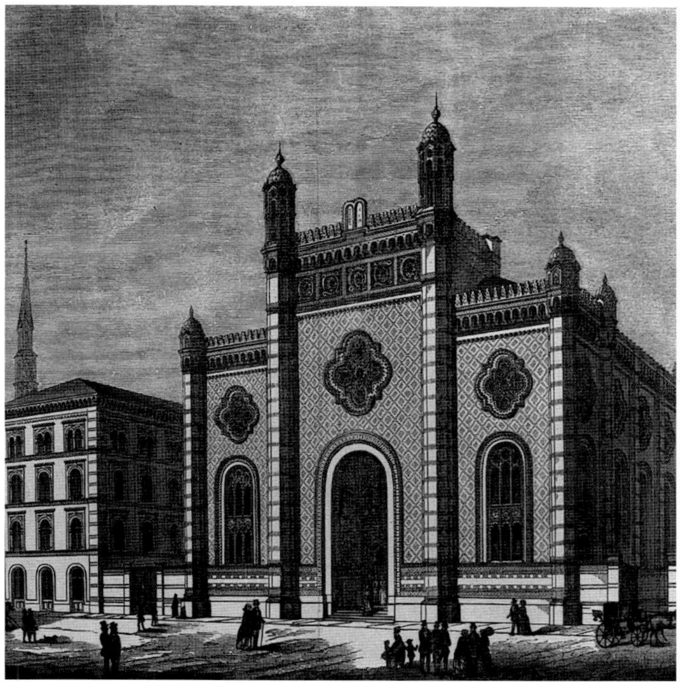

365 Synagoge in der Tempelgasse, Wien. 1856–1858. Architekt: Ludwig Förster. Stich.

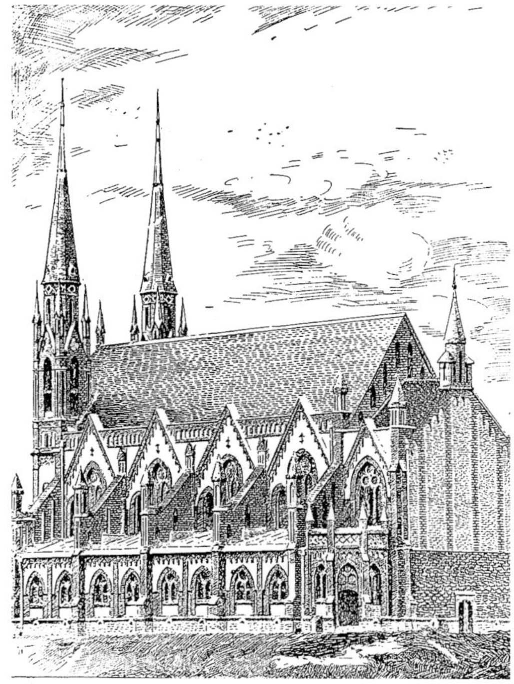

366 Synagoge in Budweis (Tschech. Rep.). 1888. Architekt: Max Fleischer. Zerstört. Stich.

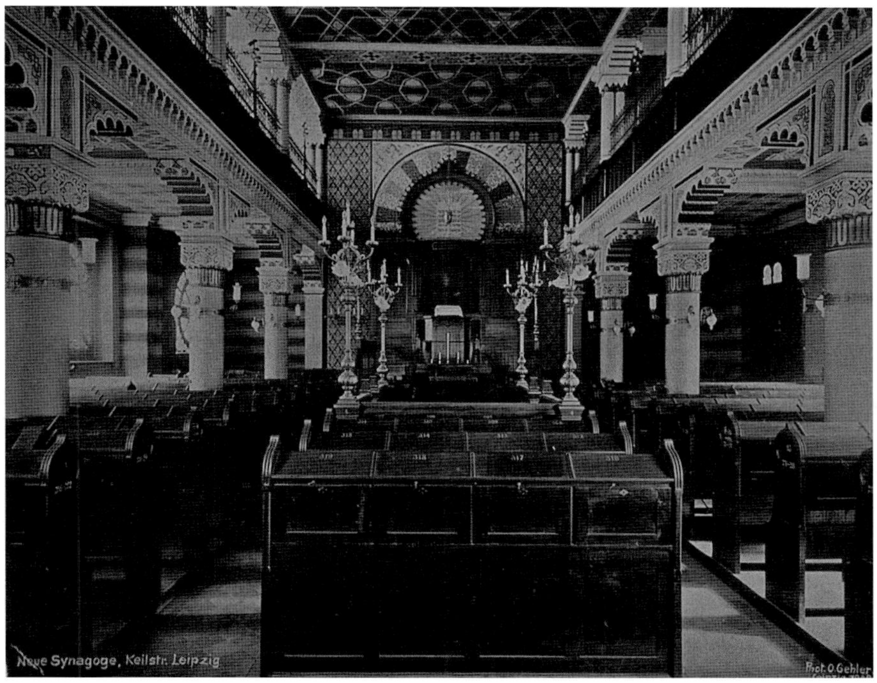

367 Synagoge in Leipzig. Innenraum. 1855. Architekt: Otto Simonson. Zerstört. Postkarte.

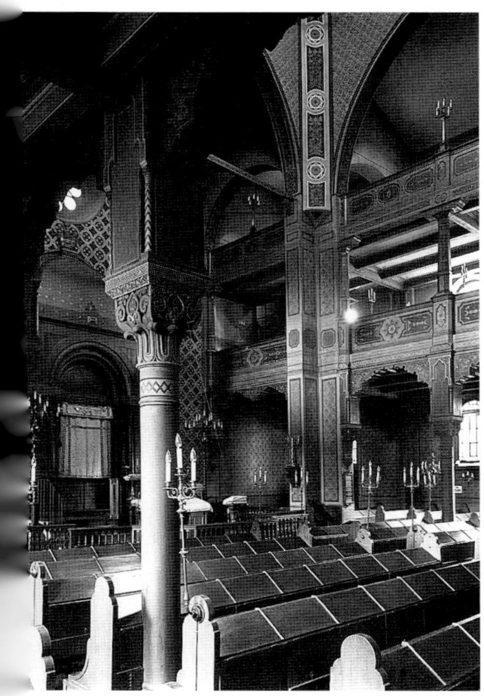

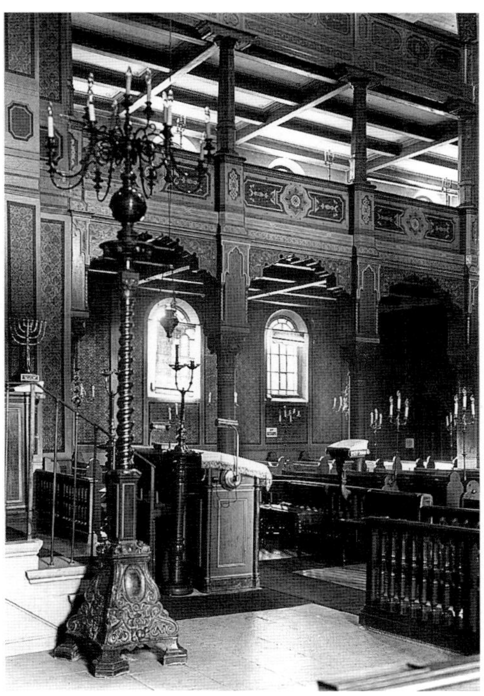

Synagoge in Dresden. Innenraum. 1838–1840. Architekt: Gottfried Semper. Zerstört.
368 Sicht auf die heilige Lade. 369 Sicht ins Seitenschiff.

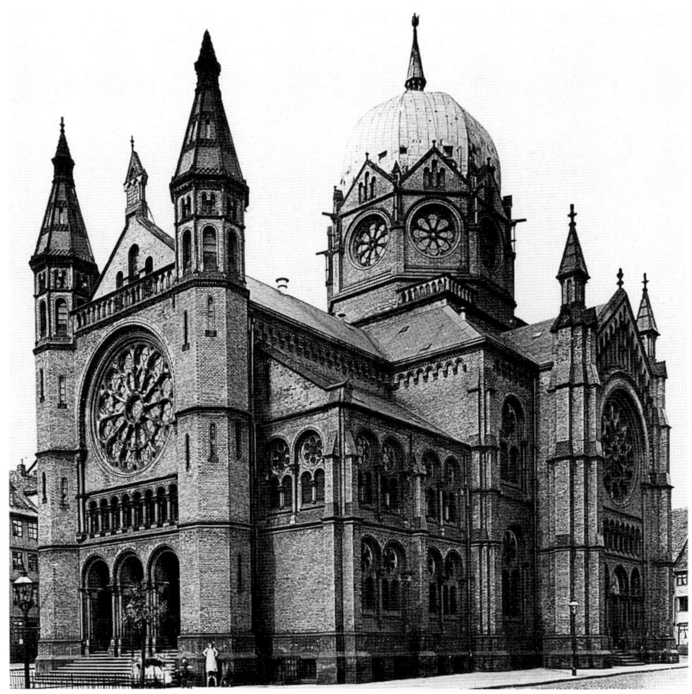

370 Synagoge in Hannover. 1863–1870. Architekt: Edwin Oppler. Zerstört.

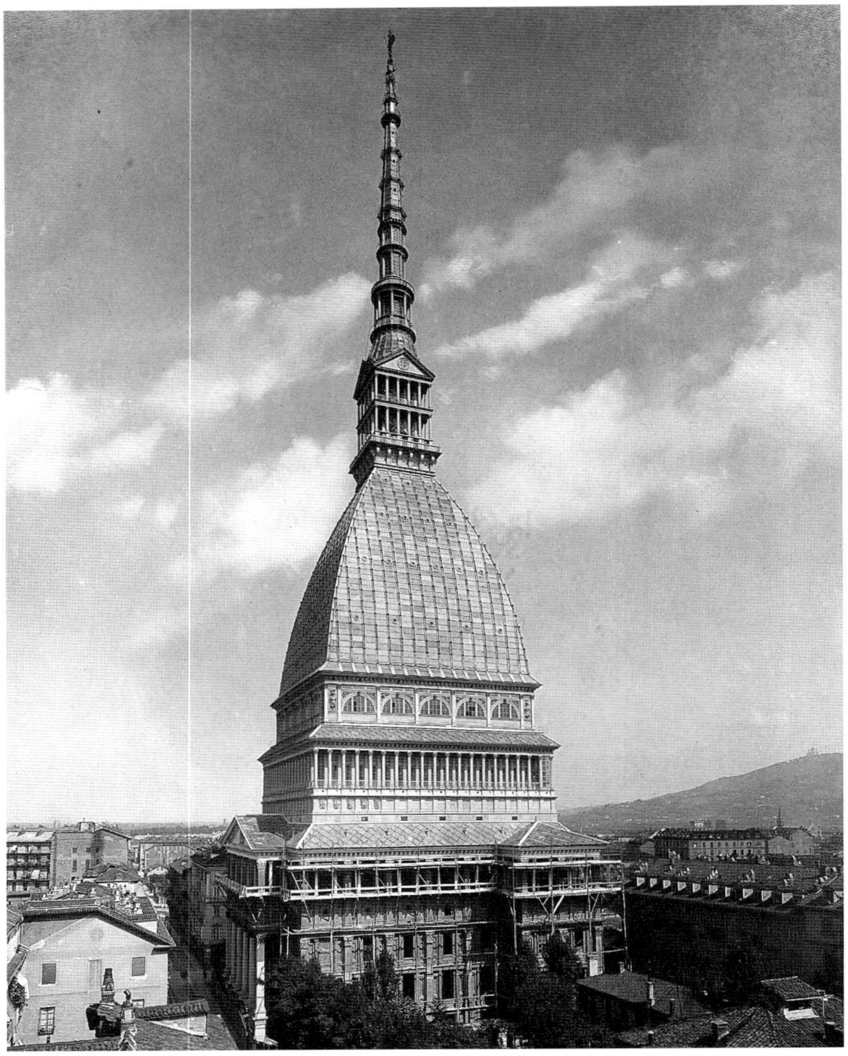

371 Mole Antonelliana in Turin. 1865–1889. Ursprünglich als Synagogenbau begonnen.
Architekt: Alessandro Antonelli.

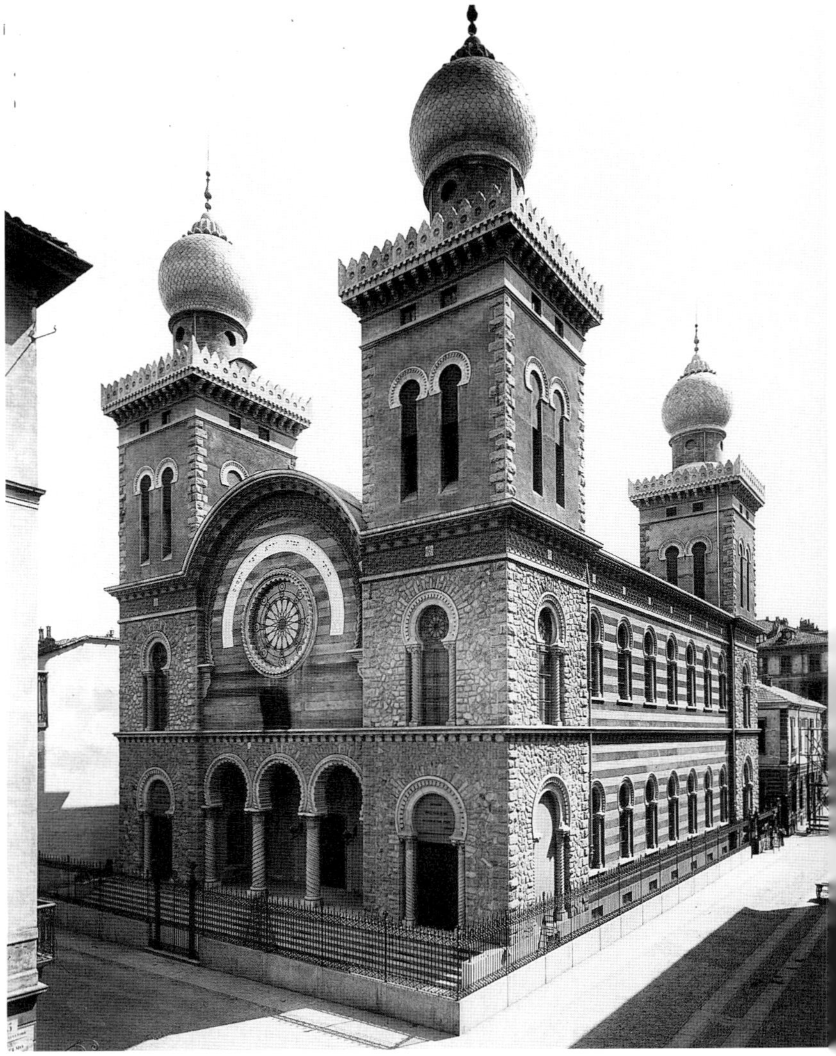

372 Synagoge in Turin. 1880–1884.
Architekt: Enrico Petiti.

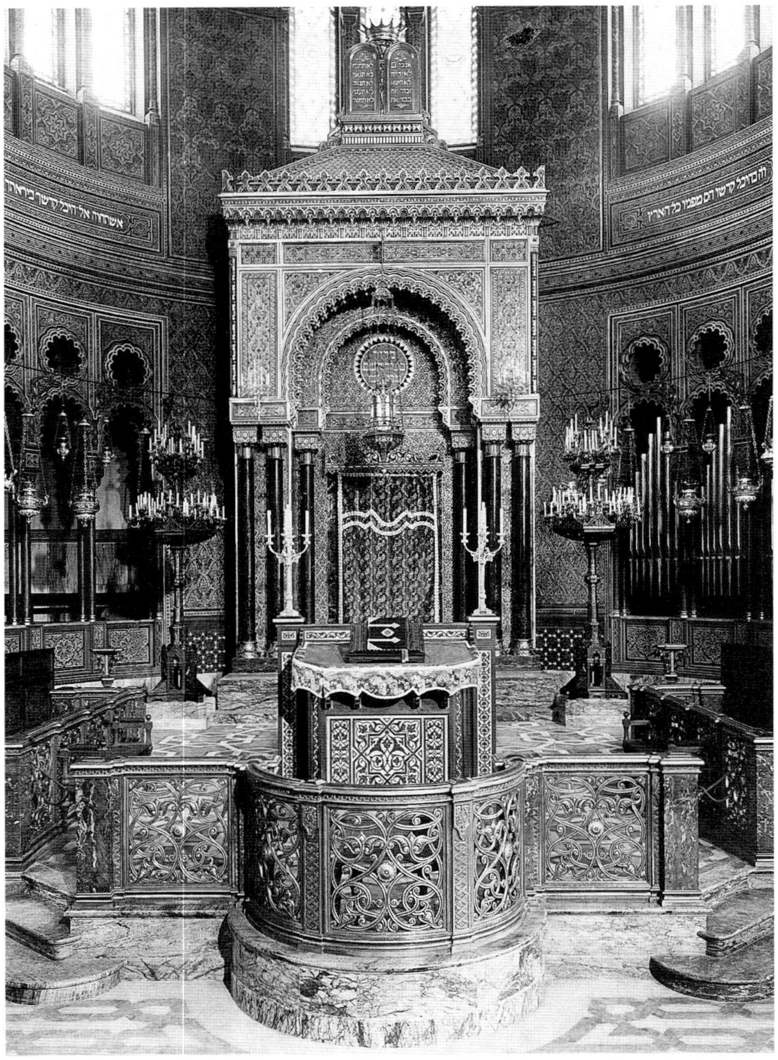

373 Synagoge in Florenz. Innenraum. 1874–1882.
Architekten: Mariano Falcini, Vicente Micheli und Marco Treves.

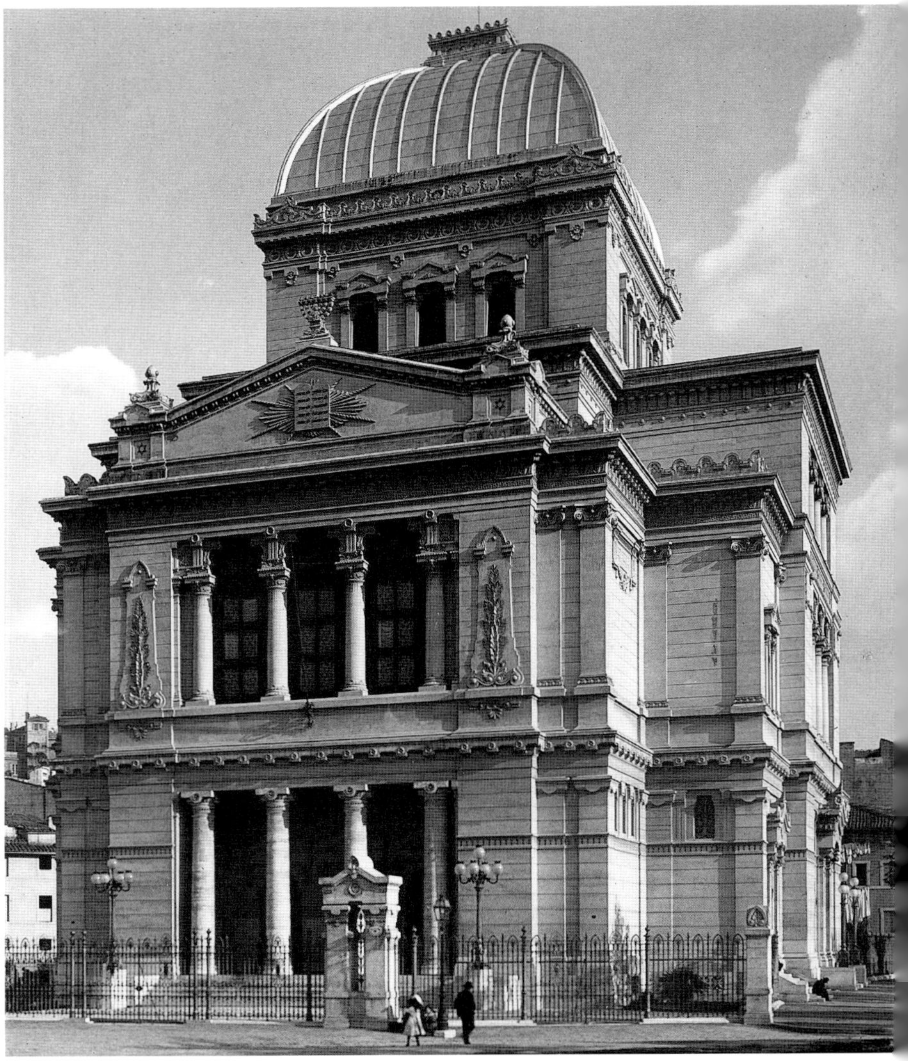

374 Jerusalemer Tempel in Rom. 1904.
Architekten: O. Armanni und V. Costa.

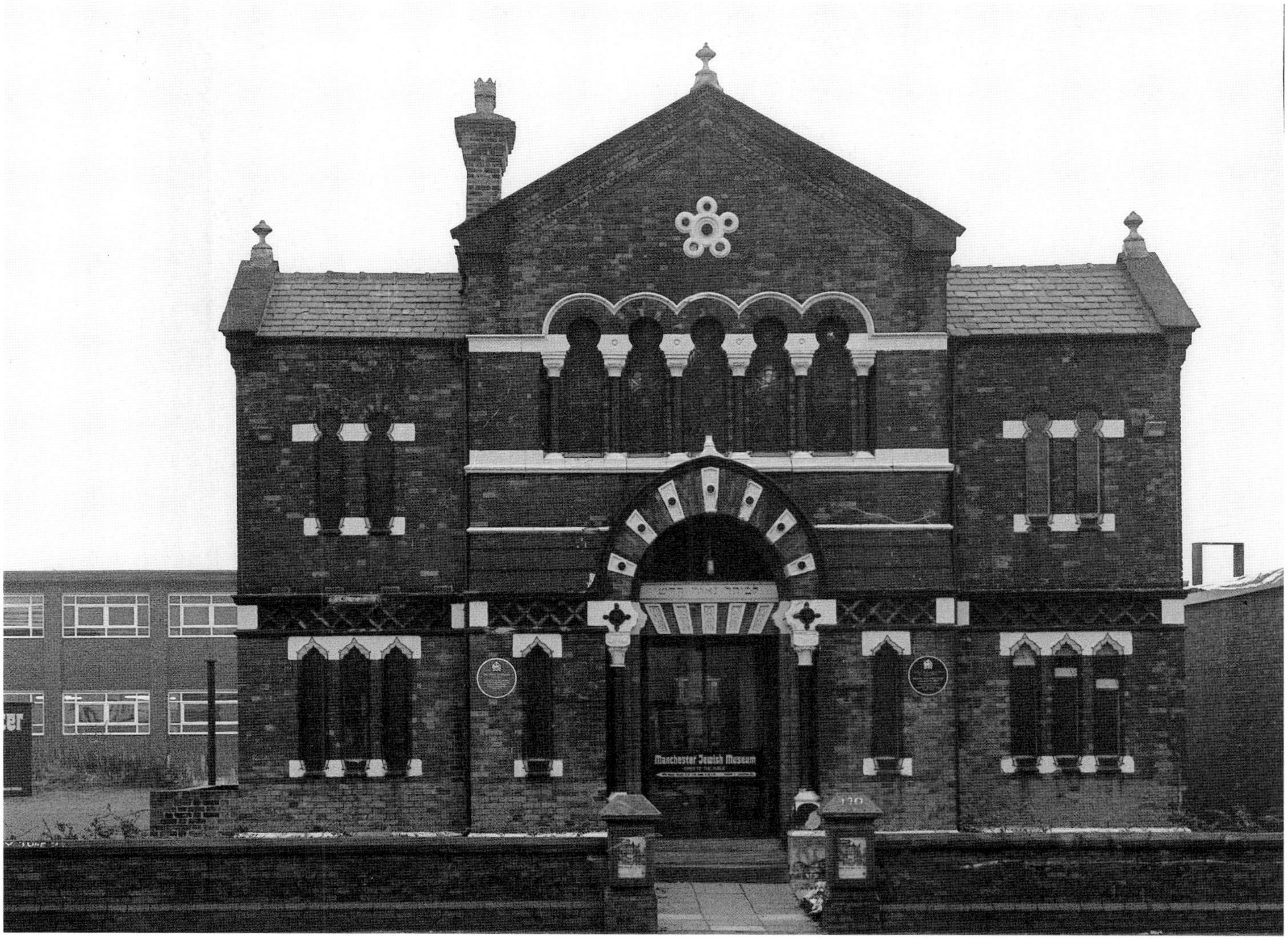
Manchester Jewish Museum

375 Synagoge in Manchester. 1872–1874. Architekt: Edward Salomons.

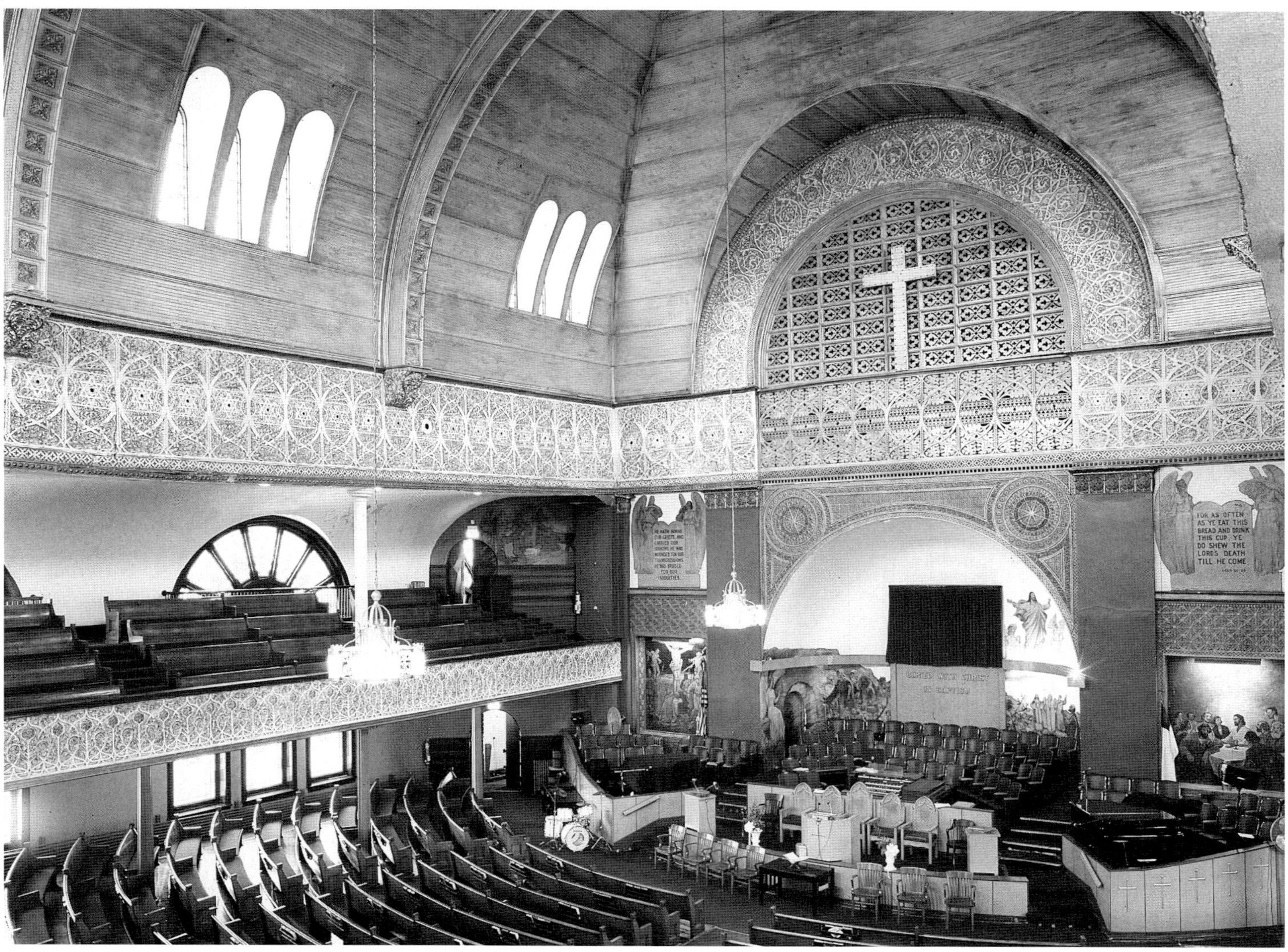
FOR AS OFTEN AS YE EAT THIS BREAD AND DRINK THIS CUP YE DO SHEW THE LORDS DEATH TILL HE COME

376 Synagoge Anshe Maariv in Chicago. 1891. Architekten: Dankmar Adler und Louis Sullivan. In eine Kirche umgewandelt.

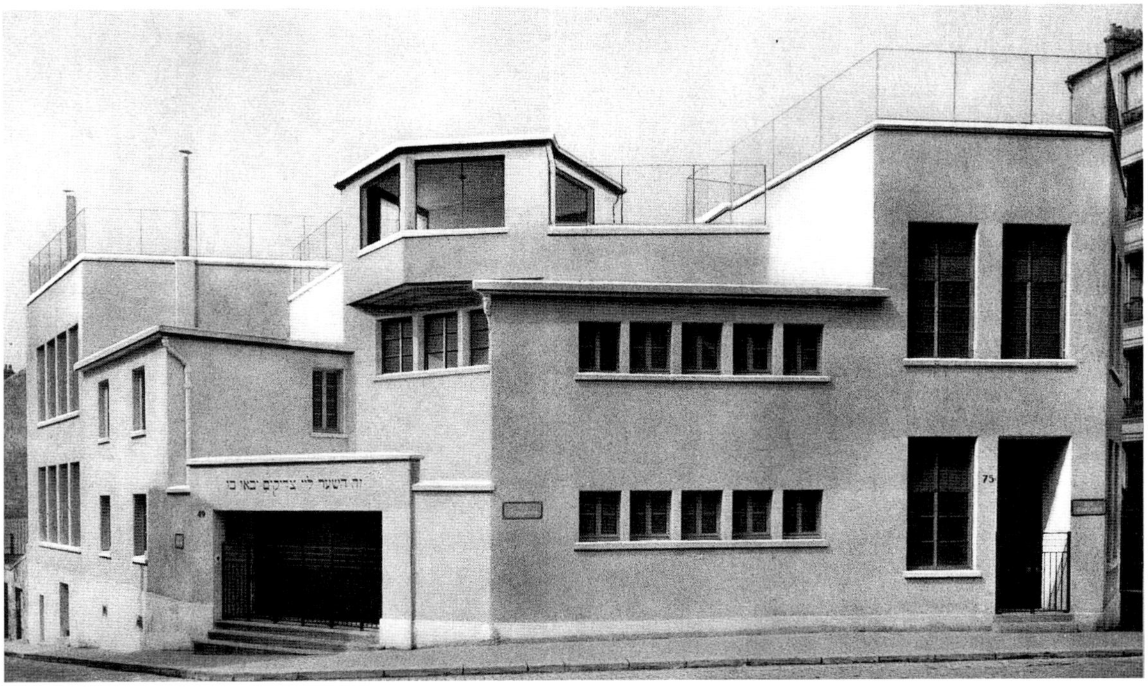

377 Synagoge von Belleville in Paris. 1930. Architekt: Germain Debré.

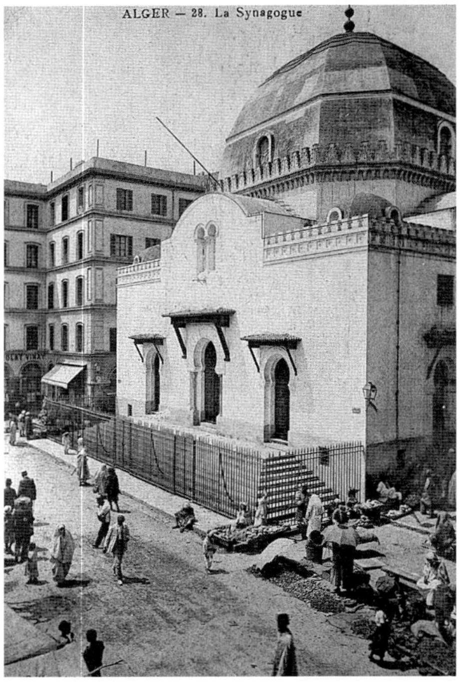

378 Synagoge an der Place Randon, Algier. 1850–1865. Architekt: Viala du Sorbier.

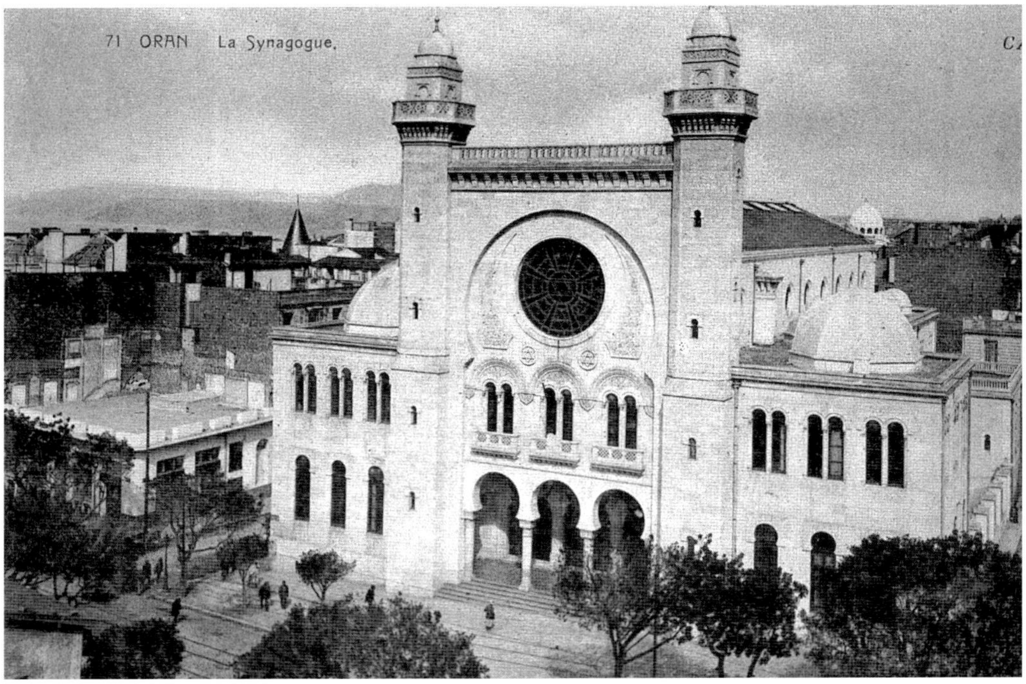

379 Große Synagoge in Oran (Algerien). 1880–1918. Postkarte.

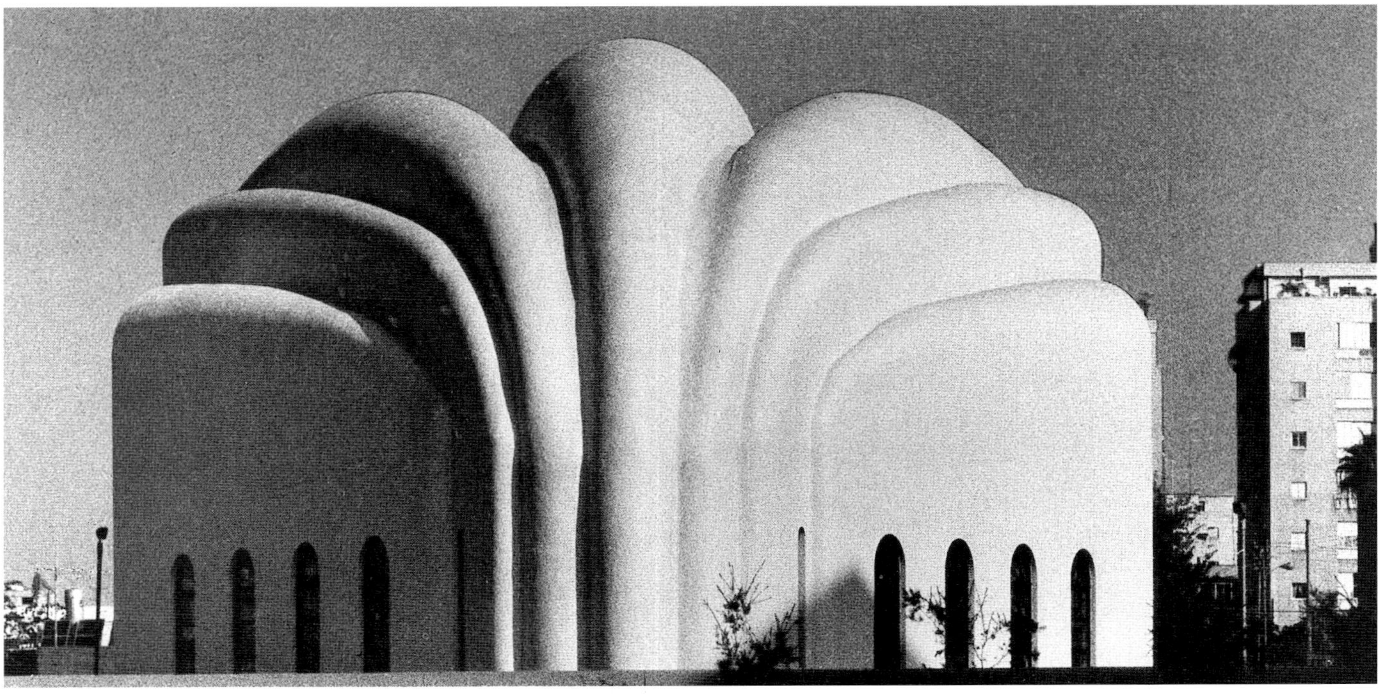

380 Synagoge Hechal Jehuda in Tel-Aviv. 1980.

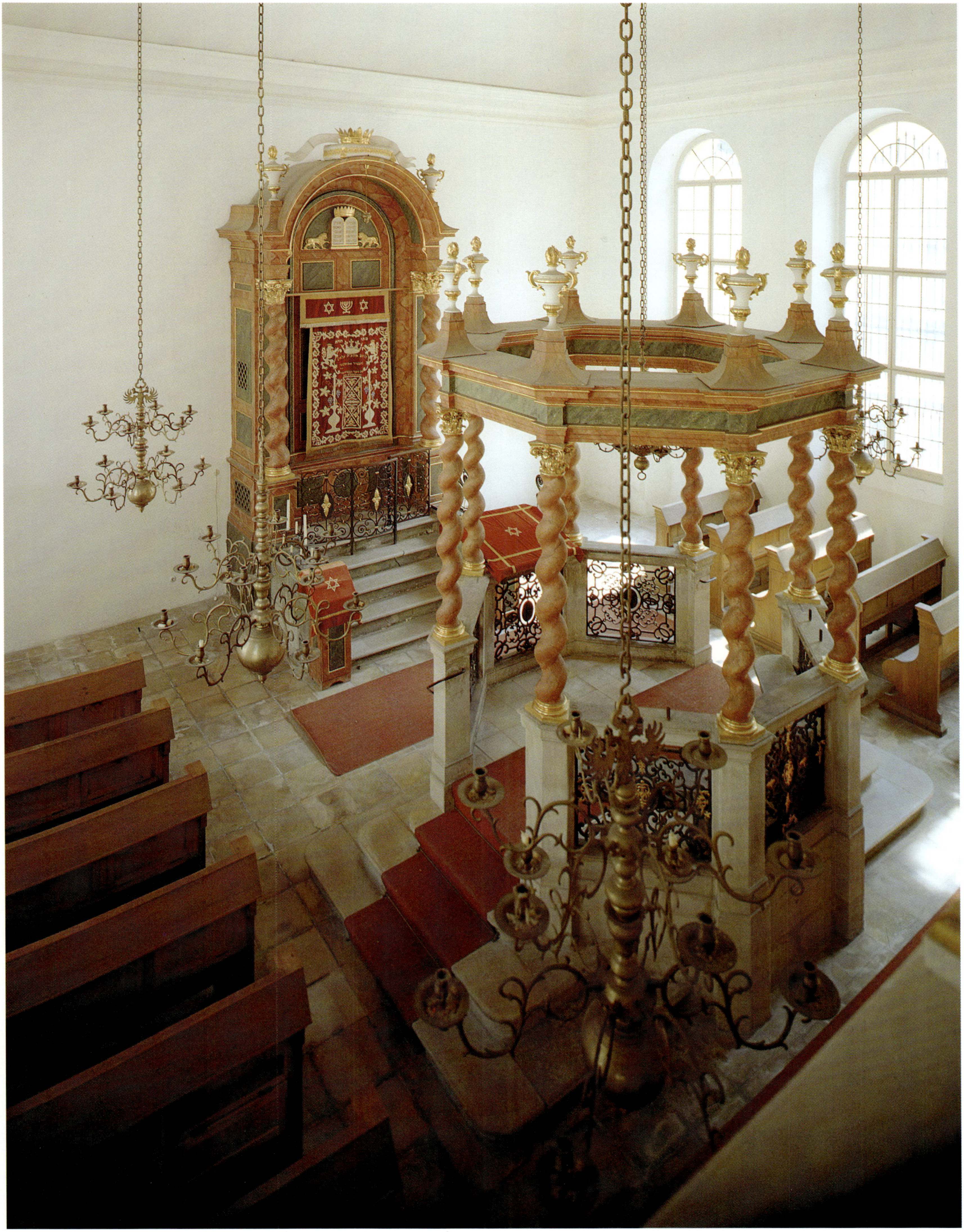

381 Synagoge in Ansbach. Innenansicht. 1744–1745. Architekt: Leopold Retti.

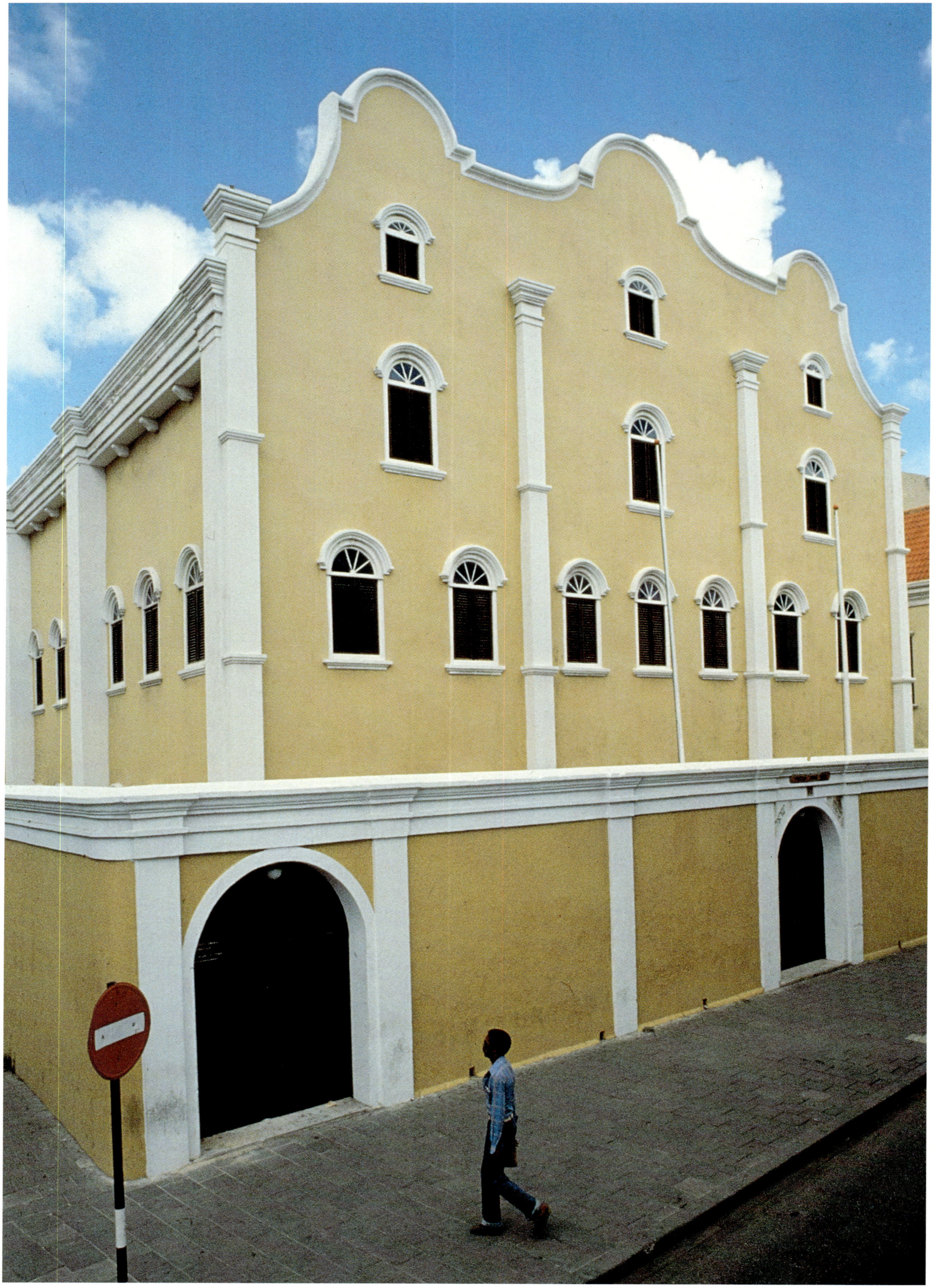

382 Synagoge Mikve-Israël in Curaçao (Niederländische Antillen). 1732.

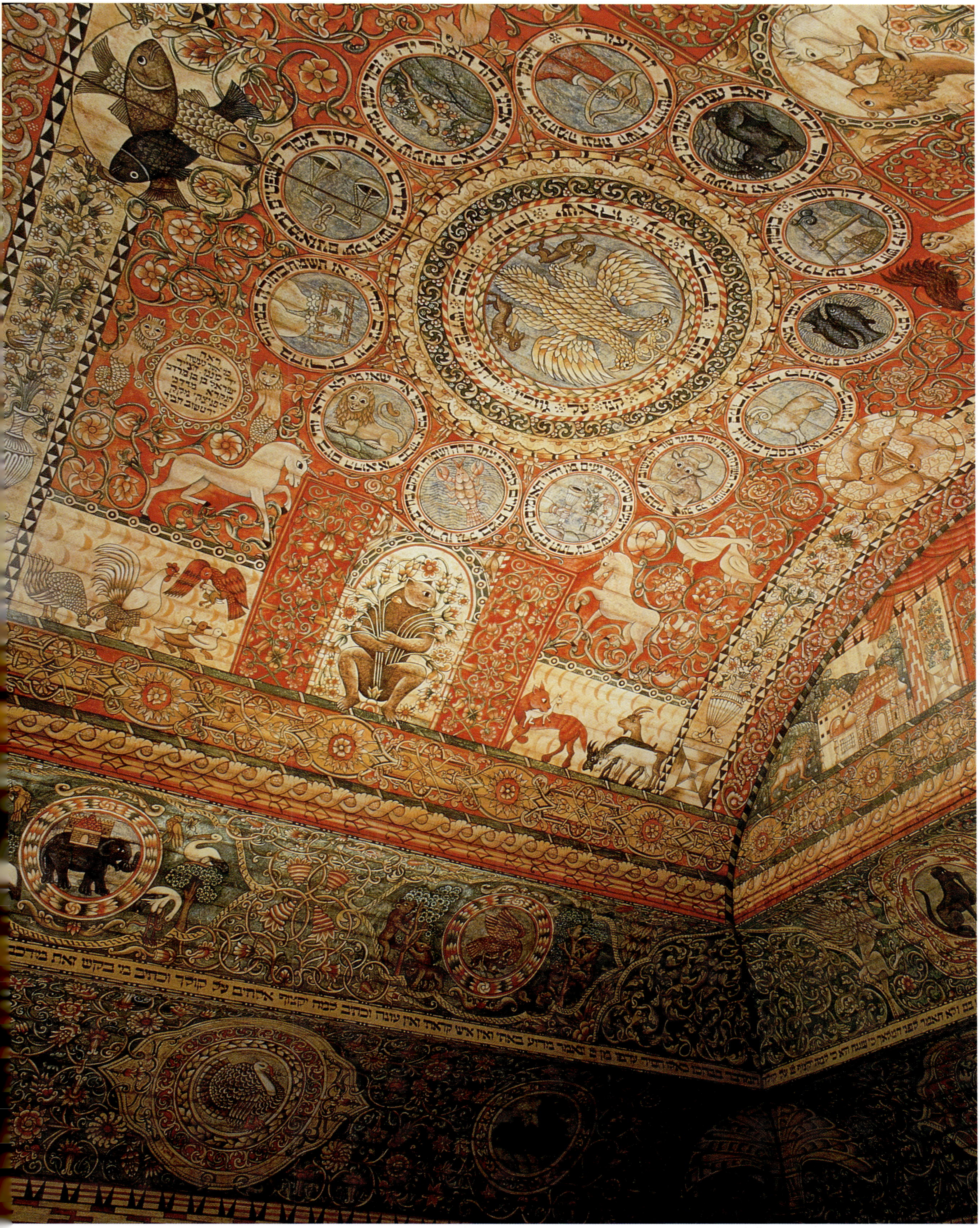

383 Synagoge in Chodorov (Ukraine). Deckengemälde von Israel Lisnicki. 1714. Rekonstruktion im Bet Hatefutsoth.

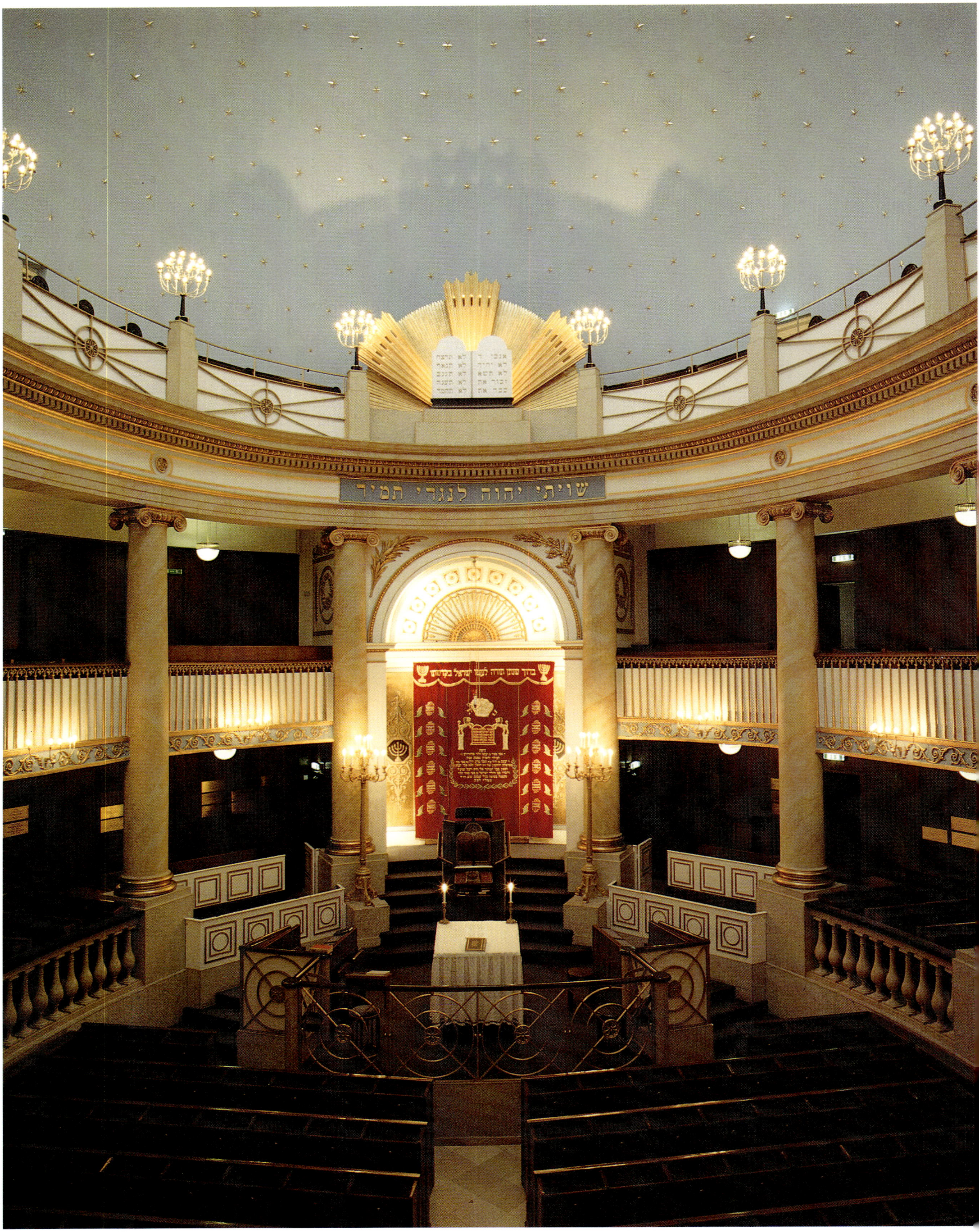

384 Synagoge in der Seitenstettengasse, Wien. 1826. Architekt: Josef Kornhäusel.

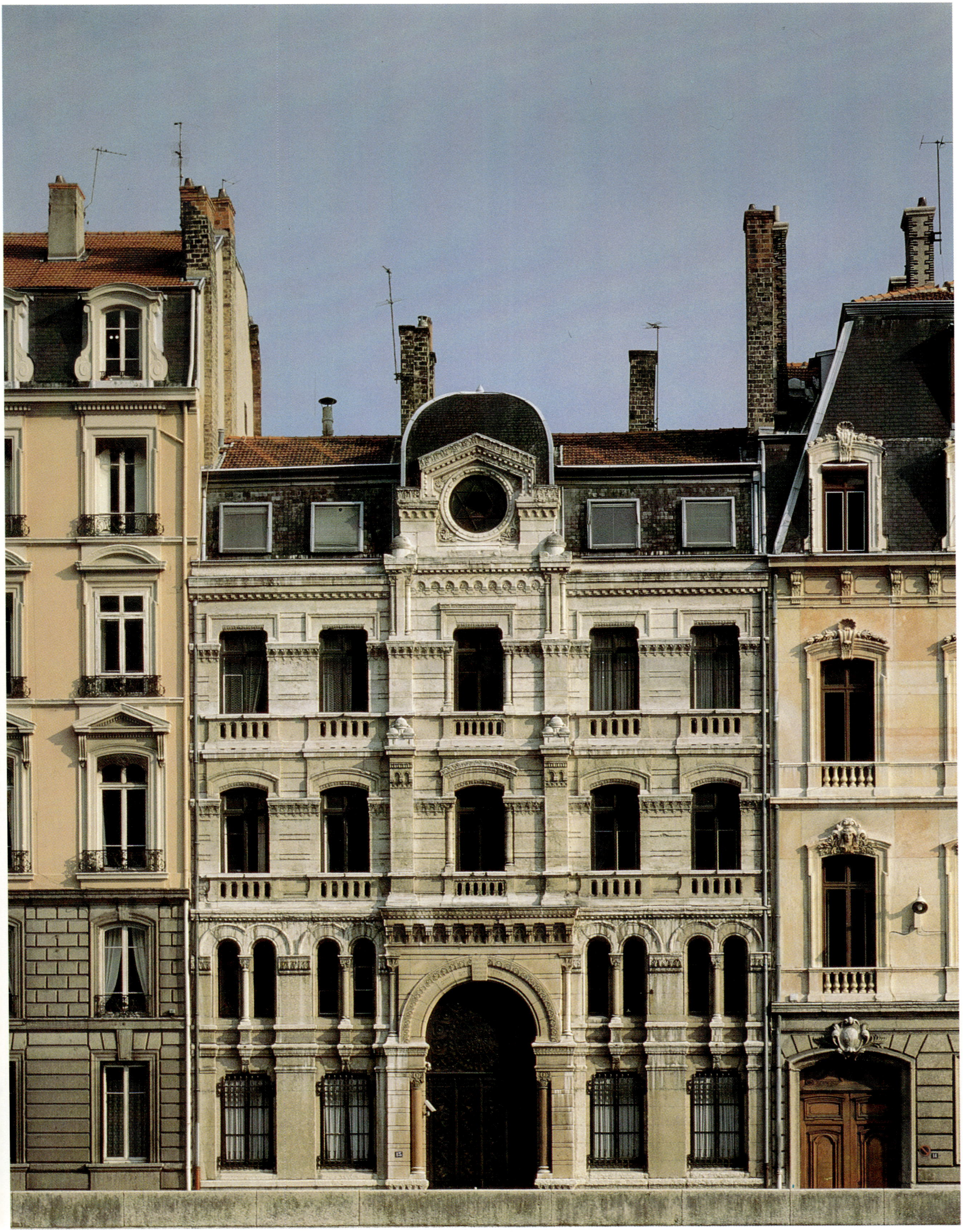

385 Lyon. Versammlungshaus vor der Synagoge am Quai de Tilsitt. 1864. Architekt: Abraham Hirsch.

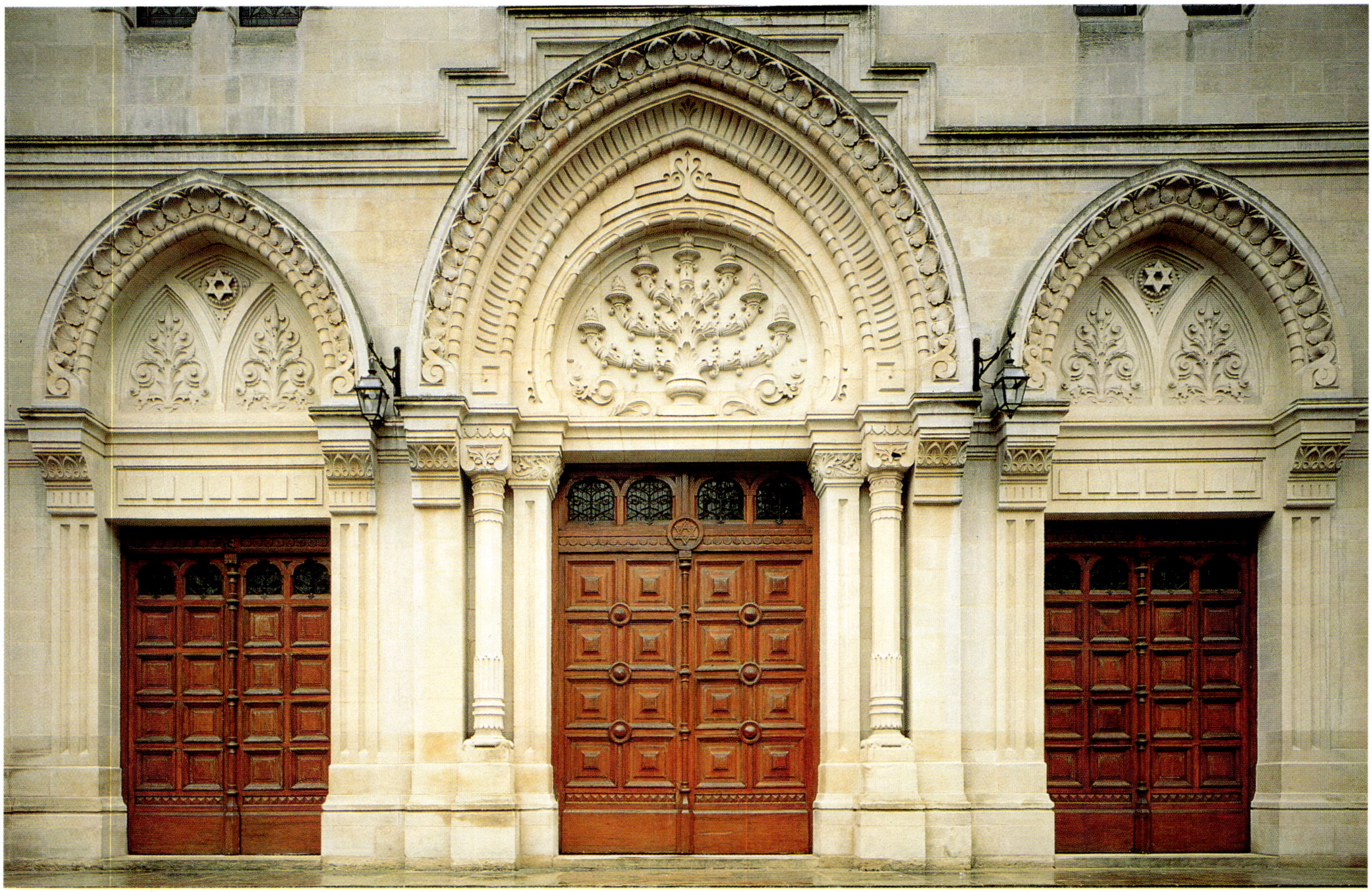

386 Synagoge in Bordeaux. Portal. 1882. Architekt: Charles Durand.

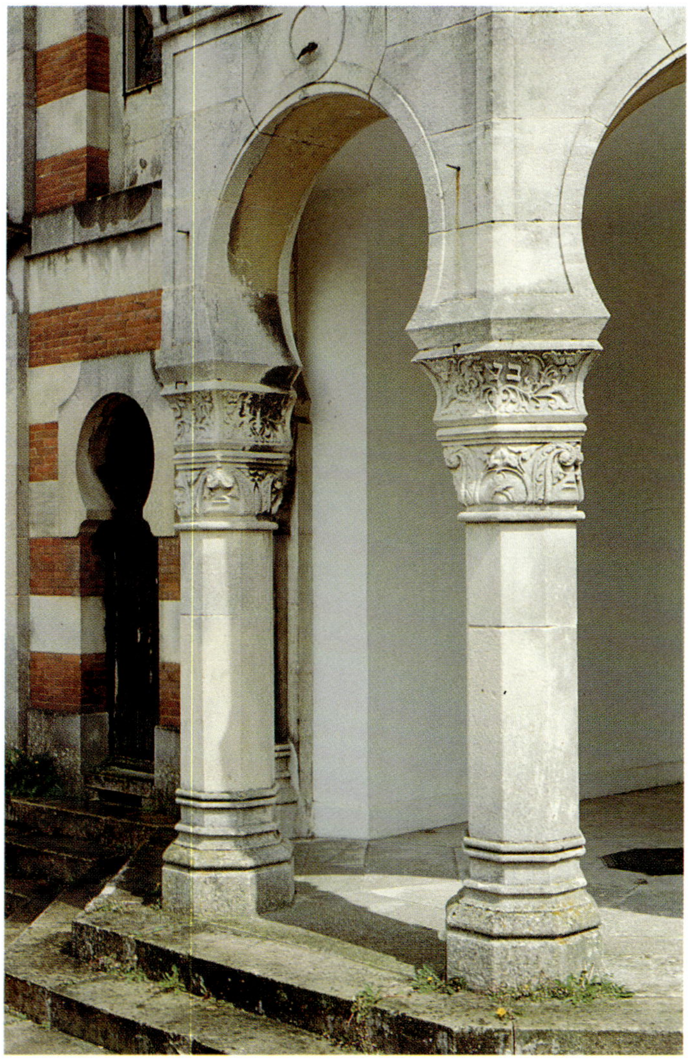

387 Synagoge in Verdun. Vorbau. 1875. Architekt: H. Mazilier.

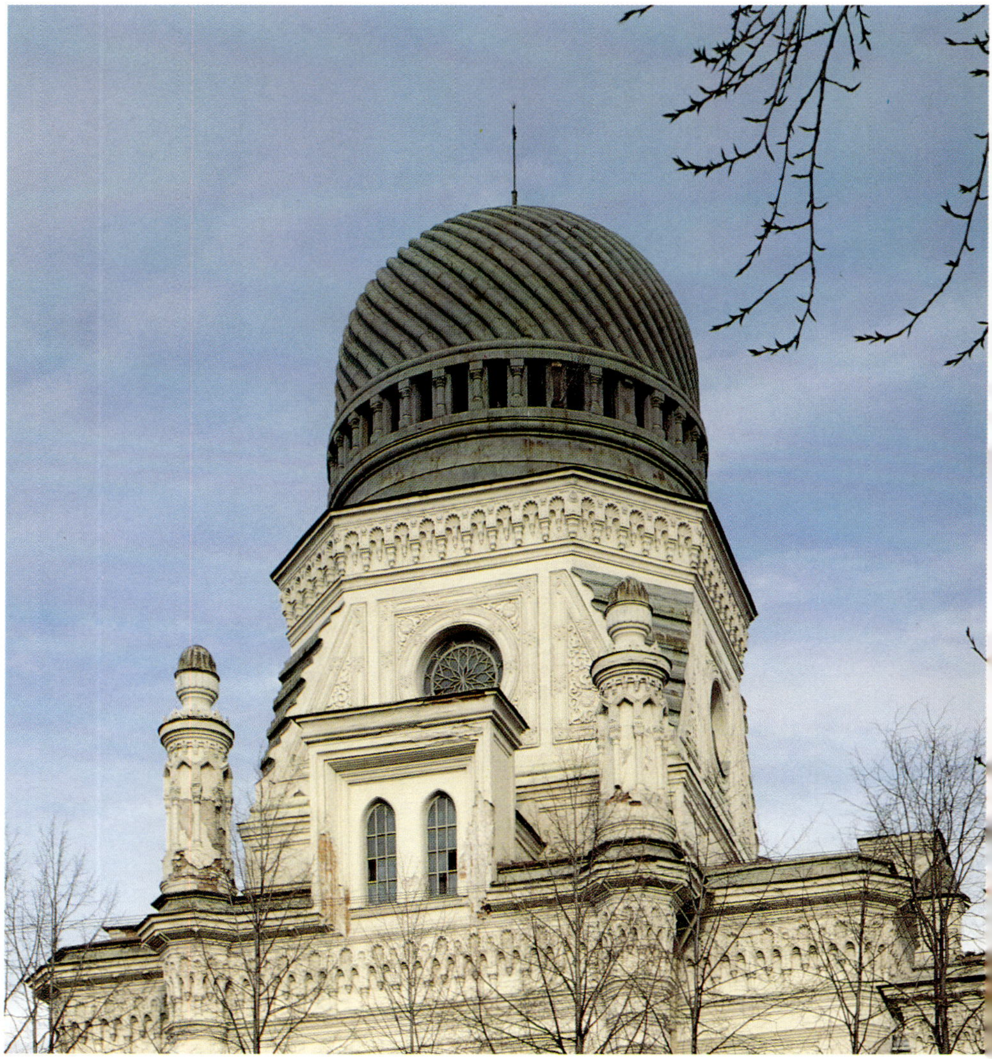

388 Synagoge in St. Petersburg. Kuppel. 1879–1893. Architekten: Chapochnikov und L. Bachman.

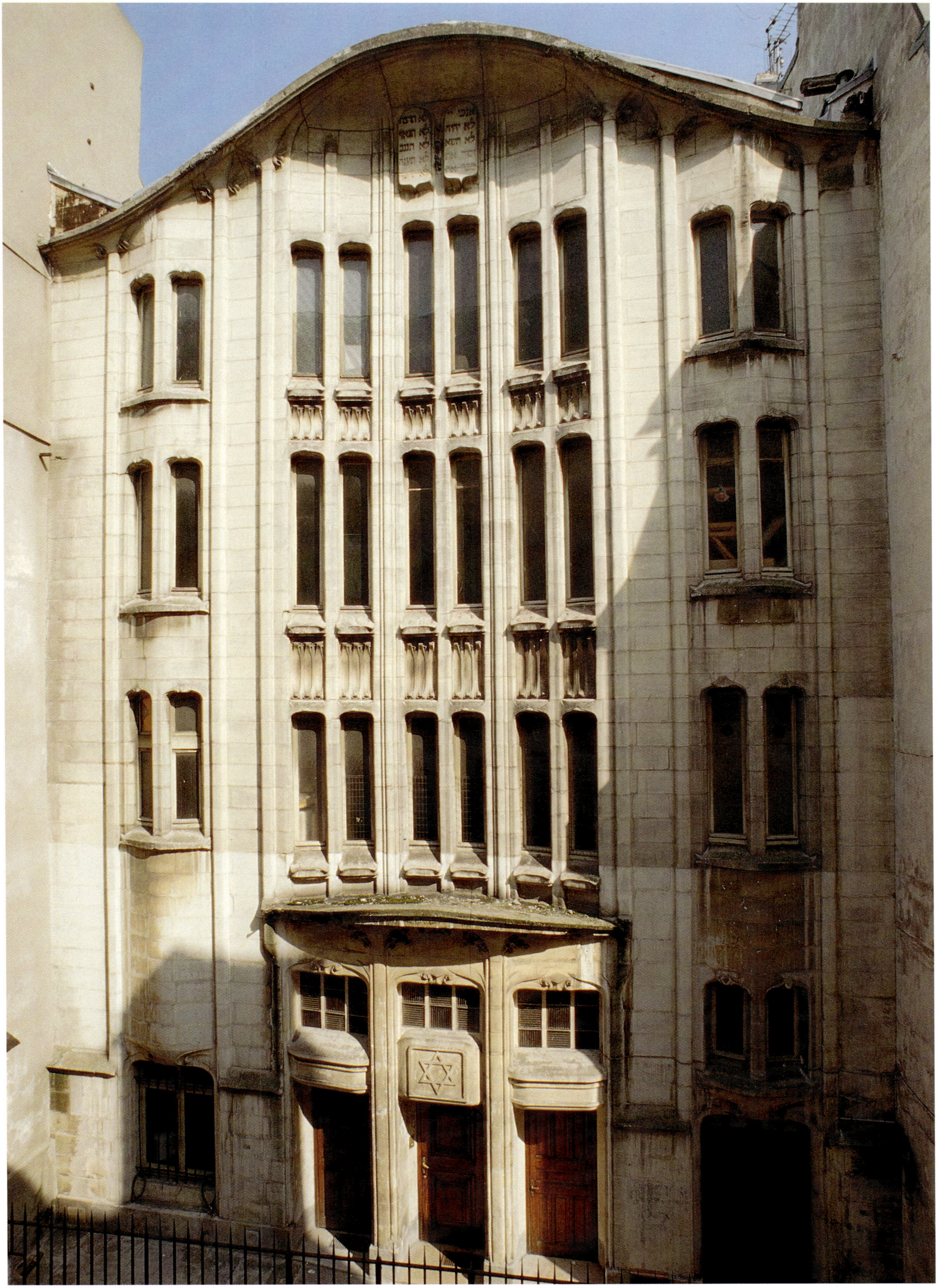

389 Orthodoxe Synagoge in der Rue Pavée, Paris. 1912–1914. Architekt: Hector Guimard.

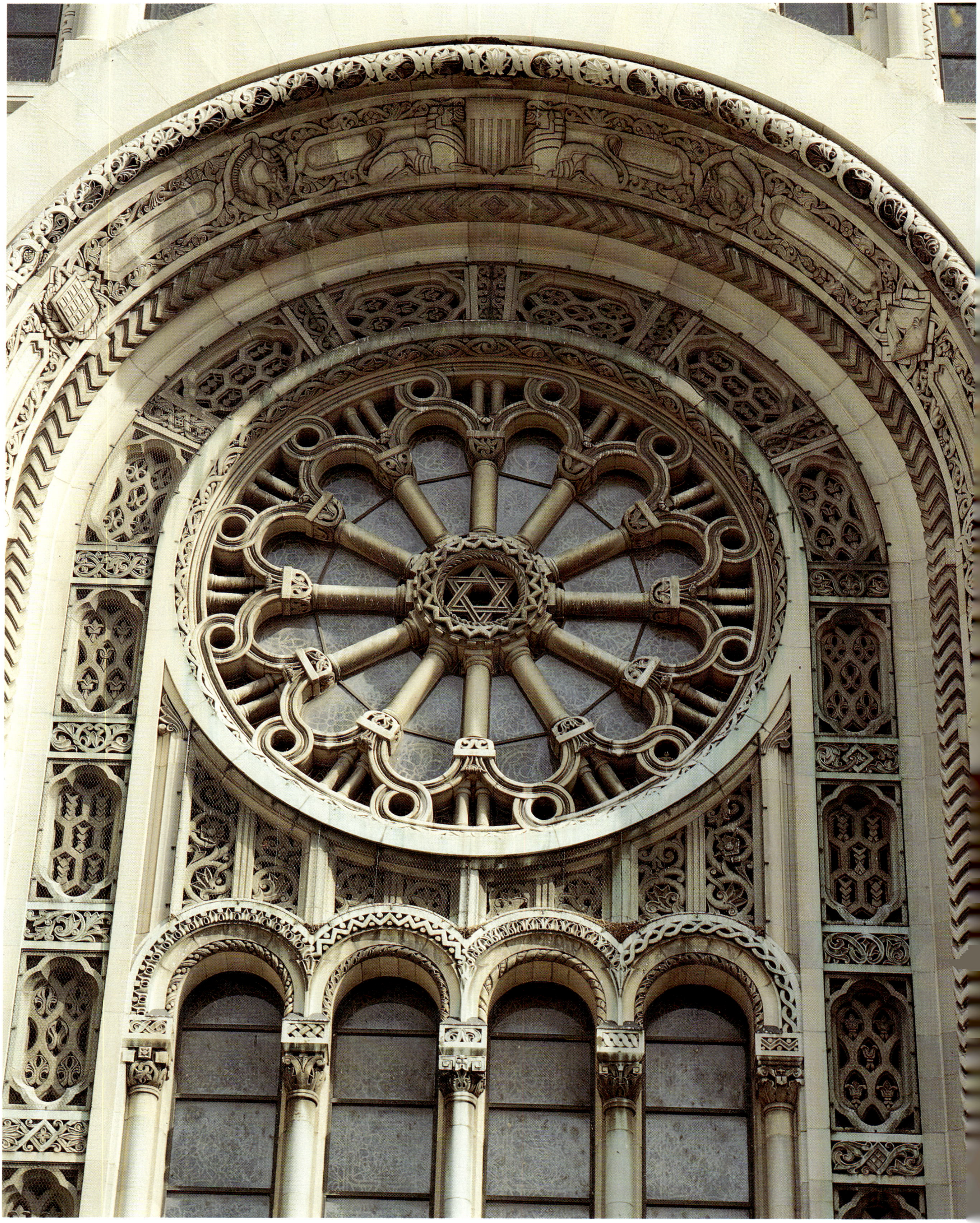

390 Emanu-El-Tempel in New York. 1929. Architekten: R. D. Kohn, C. Butler und C. Stein.

DIE BÜCHER:
DIE GEMEINDE ERZÄHLT SICH

DIE RITUALGEGENSTÄNDE:
DIE GEMEINDE FEIERT

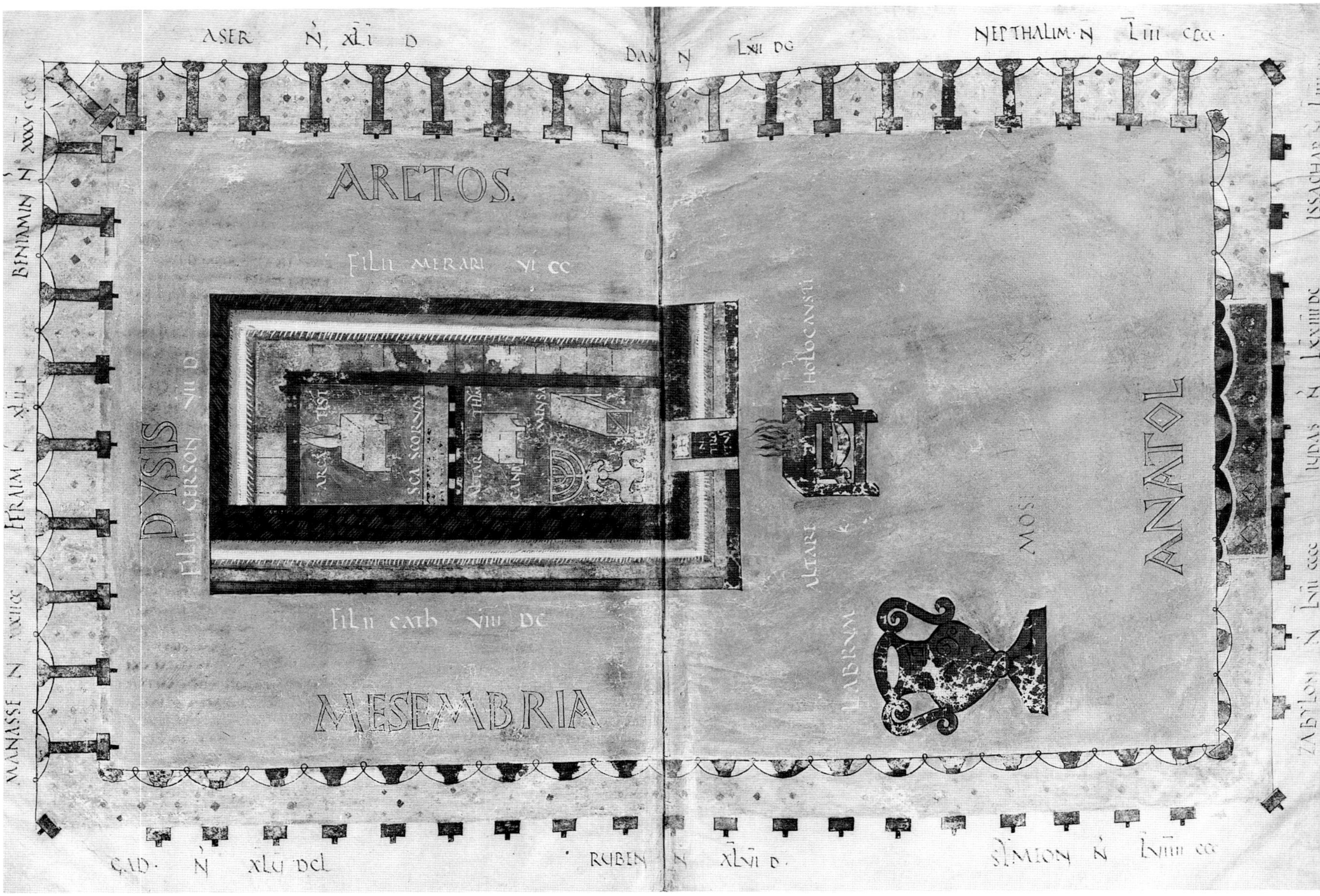

391 Plan des Zeltheiligtums. Bibel. Northumbrien. 7. Jh.

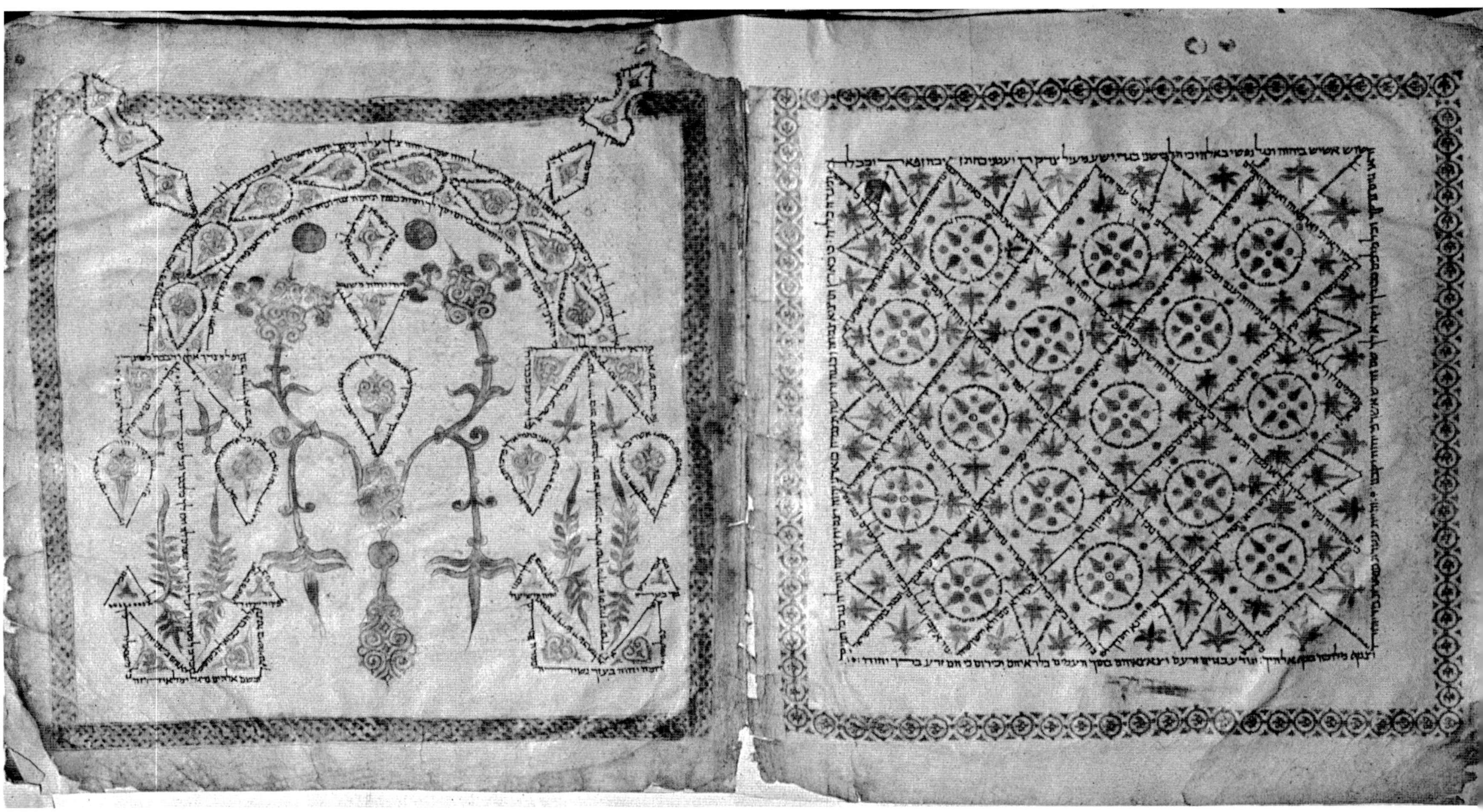

392 Teppich-Seite mit geometrischen Mustern und Textlinien in Mikrographie. Pentateuch. Ägypten, um 1010. Schreiber: Samuel ben Jacob.

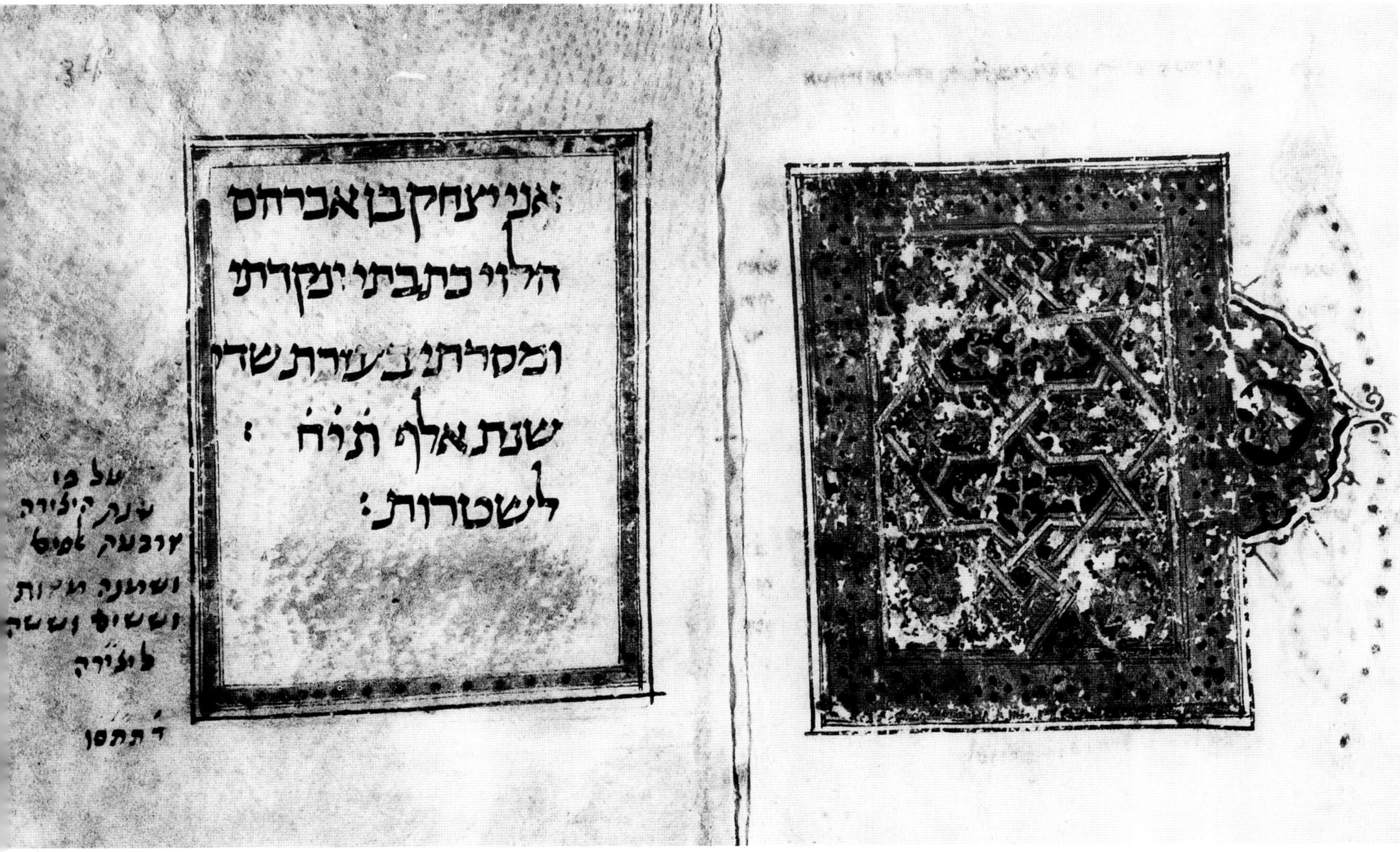

393 Teppich-Seite und Kolophon des Schreibers. Handschrift einer Perikope aus dem Pentateuch. Ägypten. Schreiber: Isaak B. Abraham Ha-Levi. Pergament, Tinte, Gouache, Mattgold.

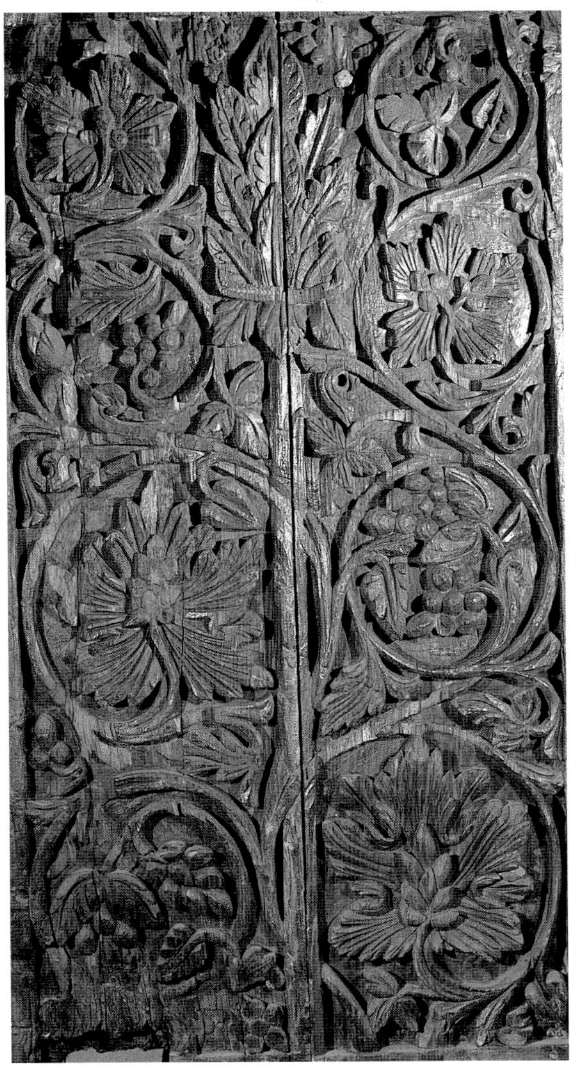

394 Holztäfelung, geschnitzt. El-Aqsa-Moschee, Jerusalem. Um 705–715.

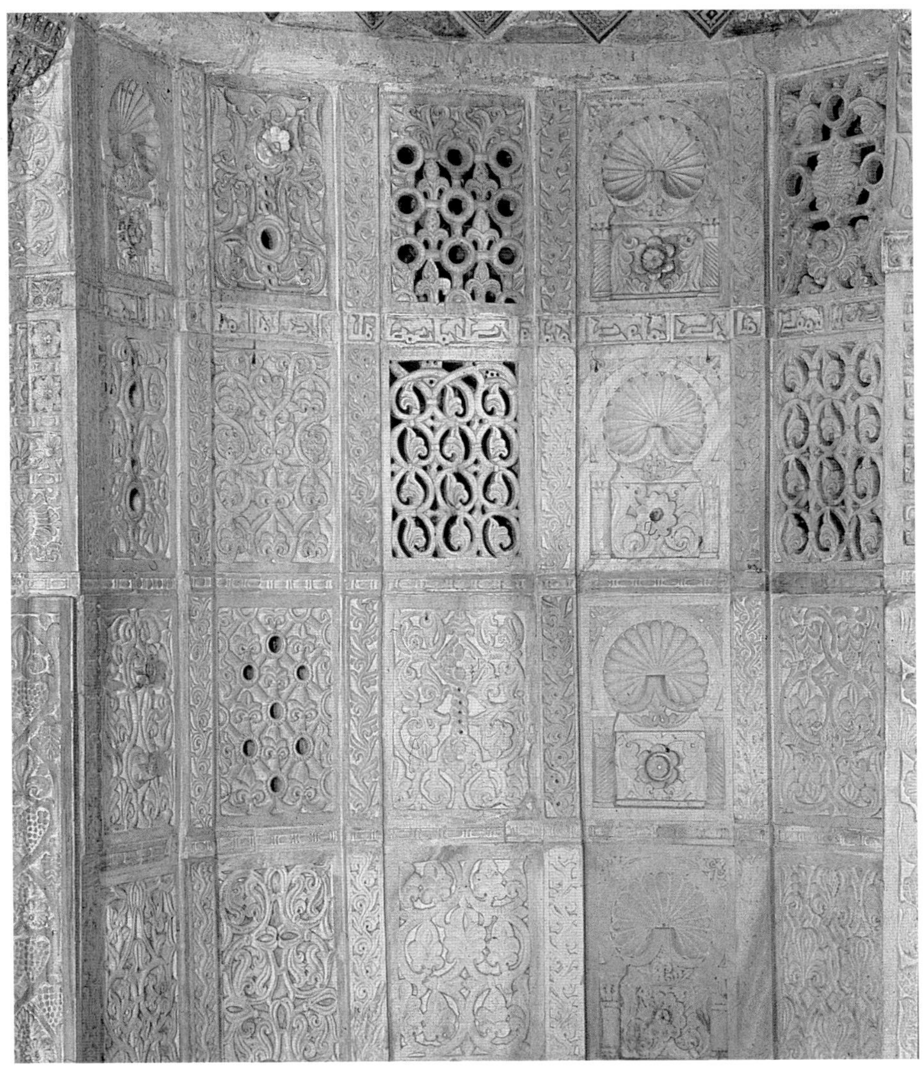

395 Marmorwand. *Mihrab,* Teilansicht. Große Moschee in Kairuan (Tunesien). Um 862–863.

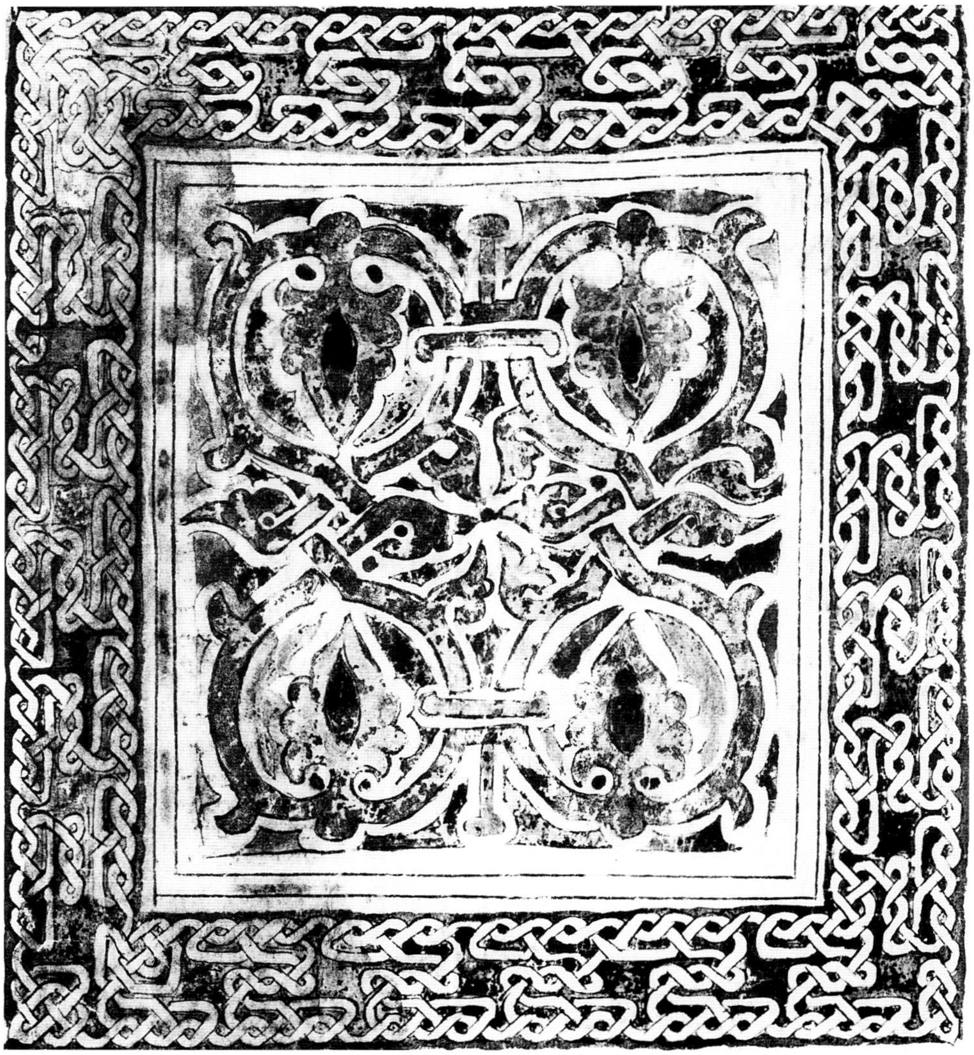

396 Teppich-Seite. Pentateuch. Toledo. Illustrationen: um 1250. Pergament, Tinte, Gouache, Mattgold.

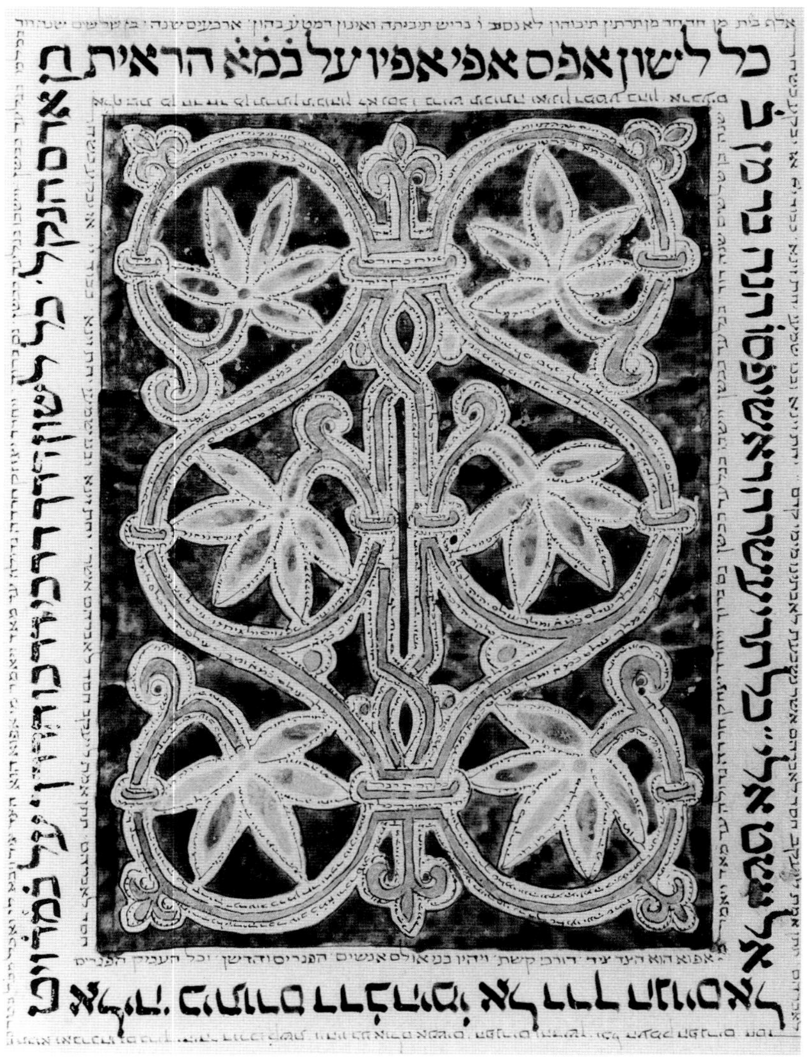

397 Teppich-Seite. Bibel. Burgos. 1260. Schreiber: Menahem bar Abraham Ibn Malik. Pergament, Tinte, Gouache.

398 Teppich-Seite. Bibel. Toledo. Um 1250. Schreiber: Isaac ben Israel. Pergament, Mikrographie, Gouache.

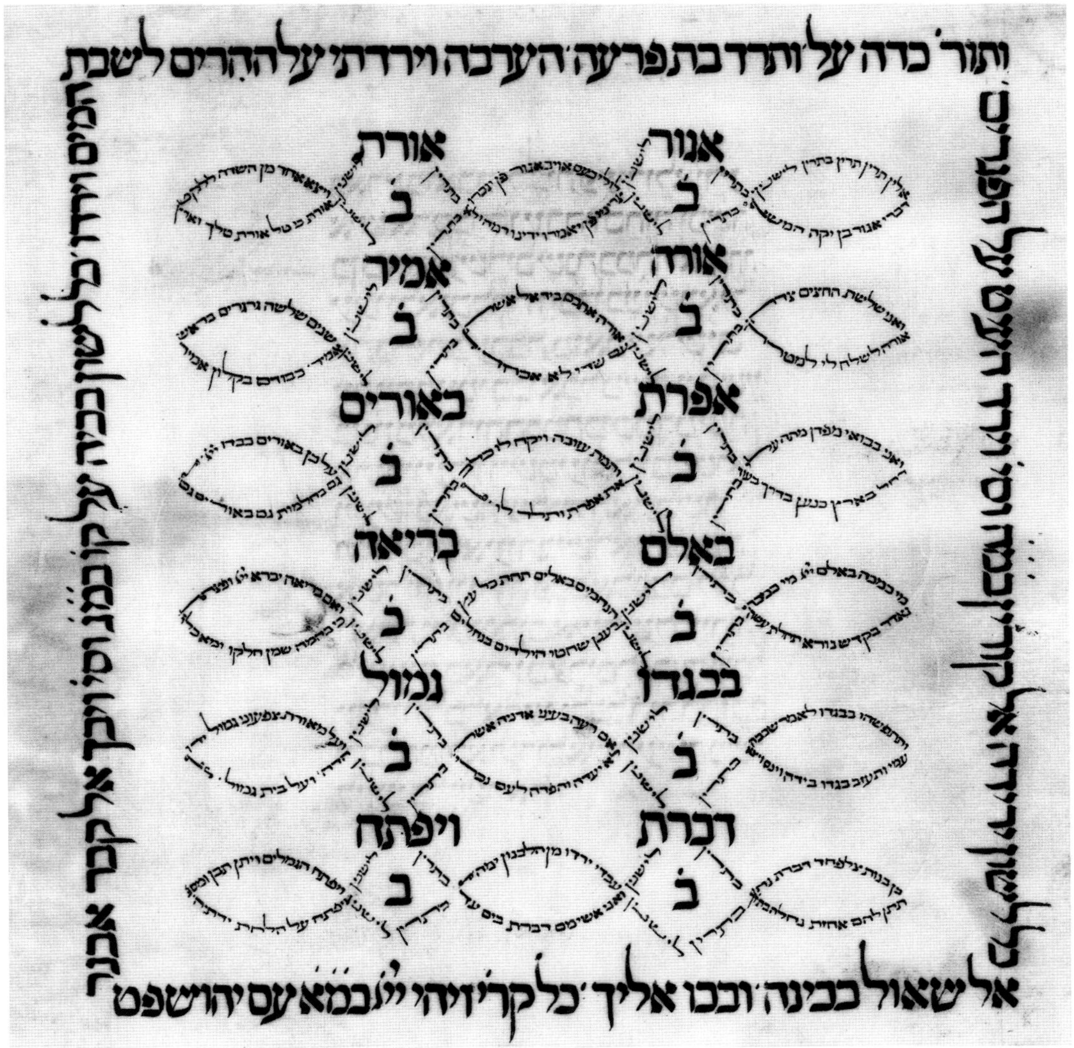

399 Teppich-Seite mit Mikrographie. Kastilien (Toledo oder Burgos). Um 1300. Pergament, Tinte.

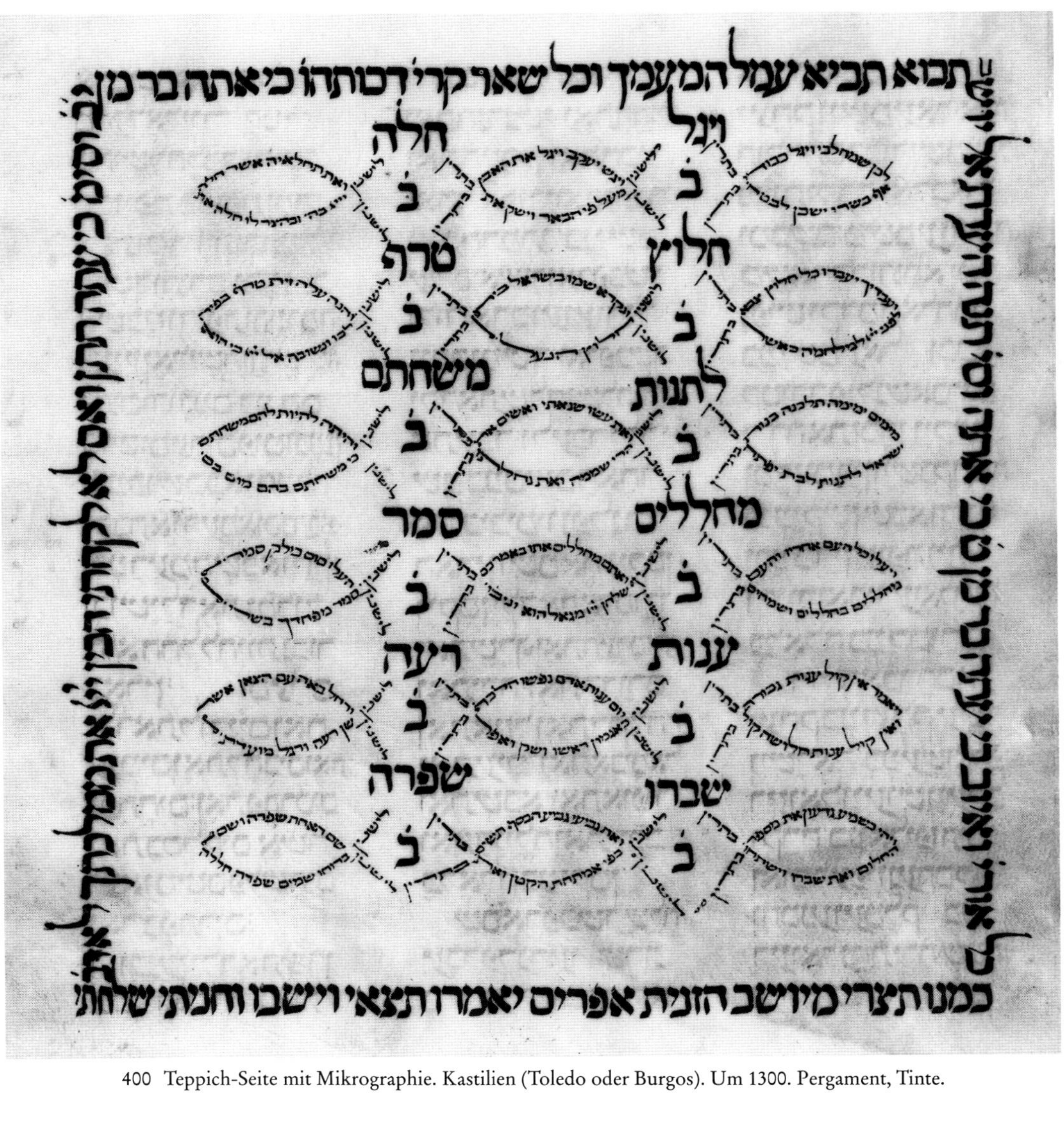

400 Teppich-Seite mit Mikrographie. Kastilien (Toledo oder Burgos). Um 1300. Pergament, Tinte.

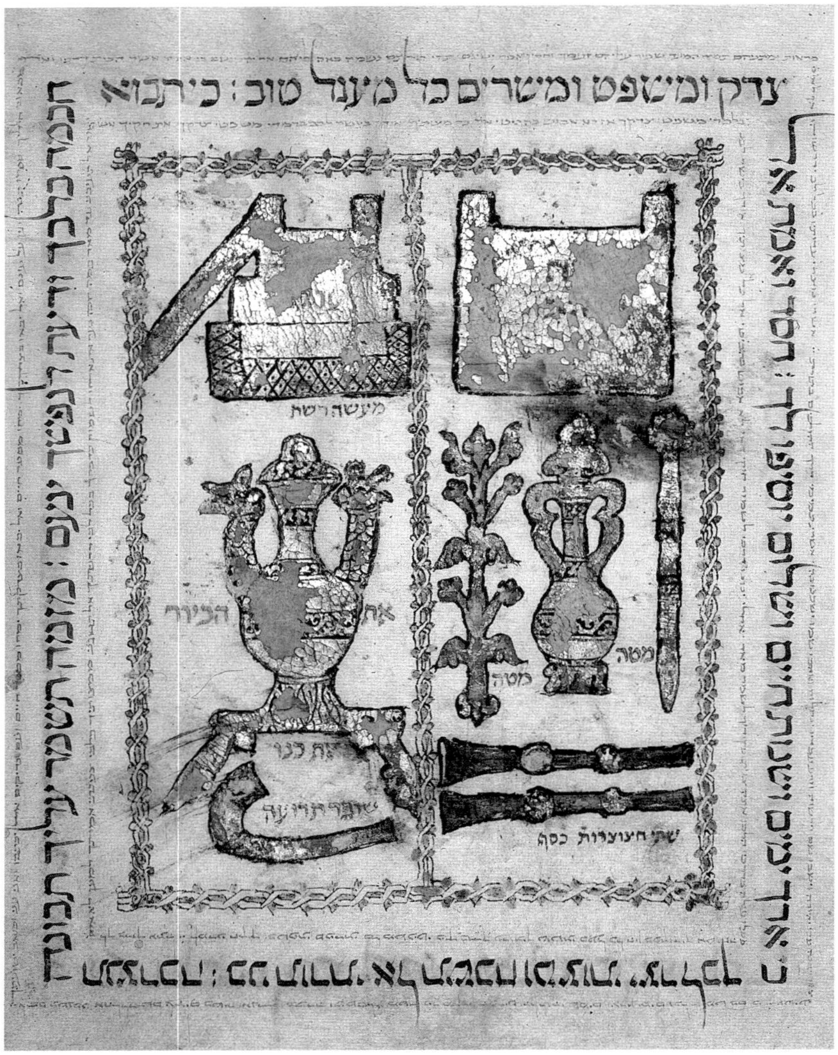

401 Die Ausstattung des Heiligtums. Bibel. Toledo, 1277. Schreiber: Hayyim ben Israel. Pergament, Tinte, Gouache, lackiertes Gold.

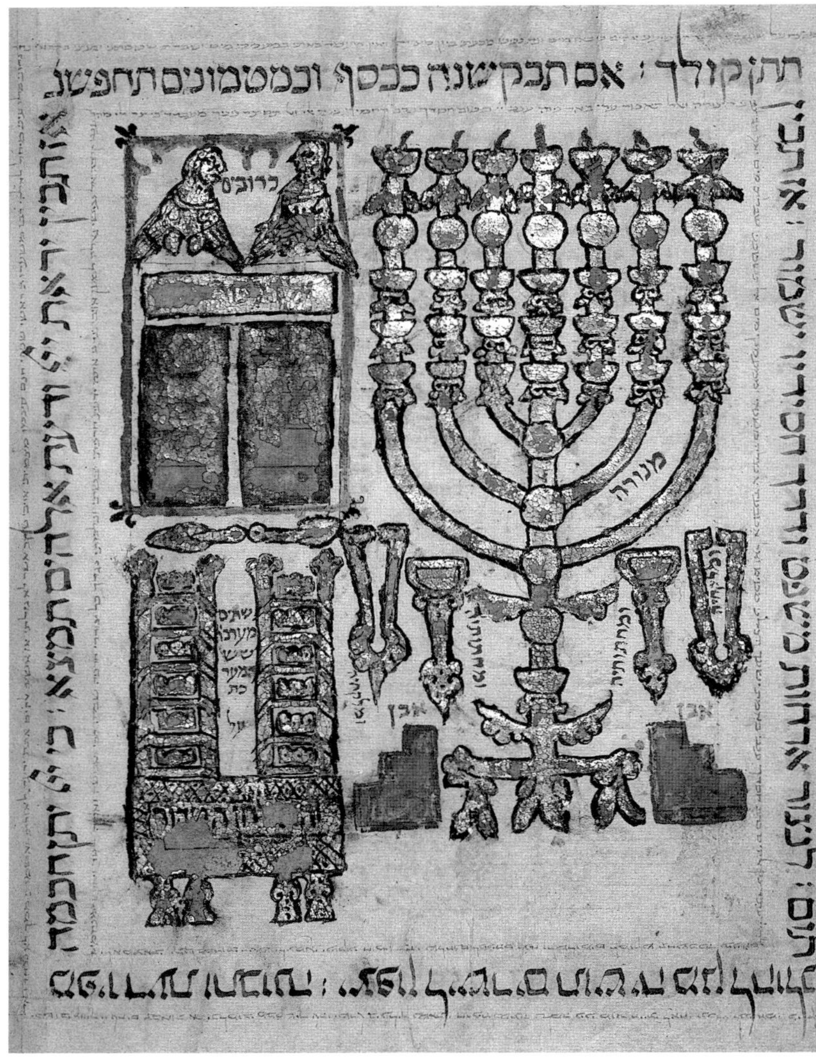

402 Die Ausstattung des Heiligtums. Bibel. Toledo, 1277. Schreiber: Hayyim ben Israel. Pergament, Tinte, Gouache, lackiertes Gold.

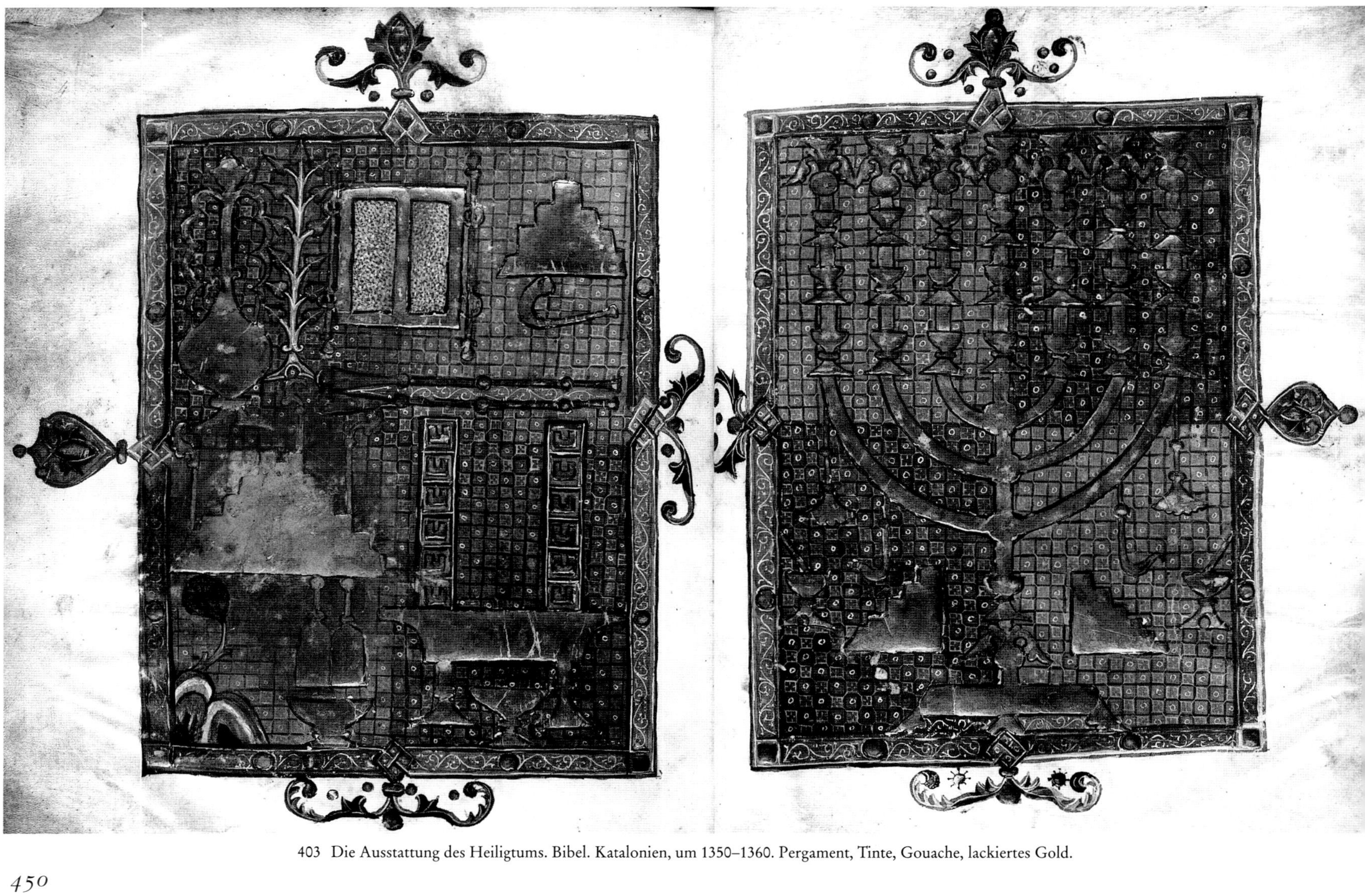

403 Die Ausstattung des Heiligtums. Bibel. Katalonien, um 1350–1360. Pergament, Tinte, Gouache, lackiertes Gold.

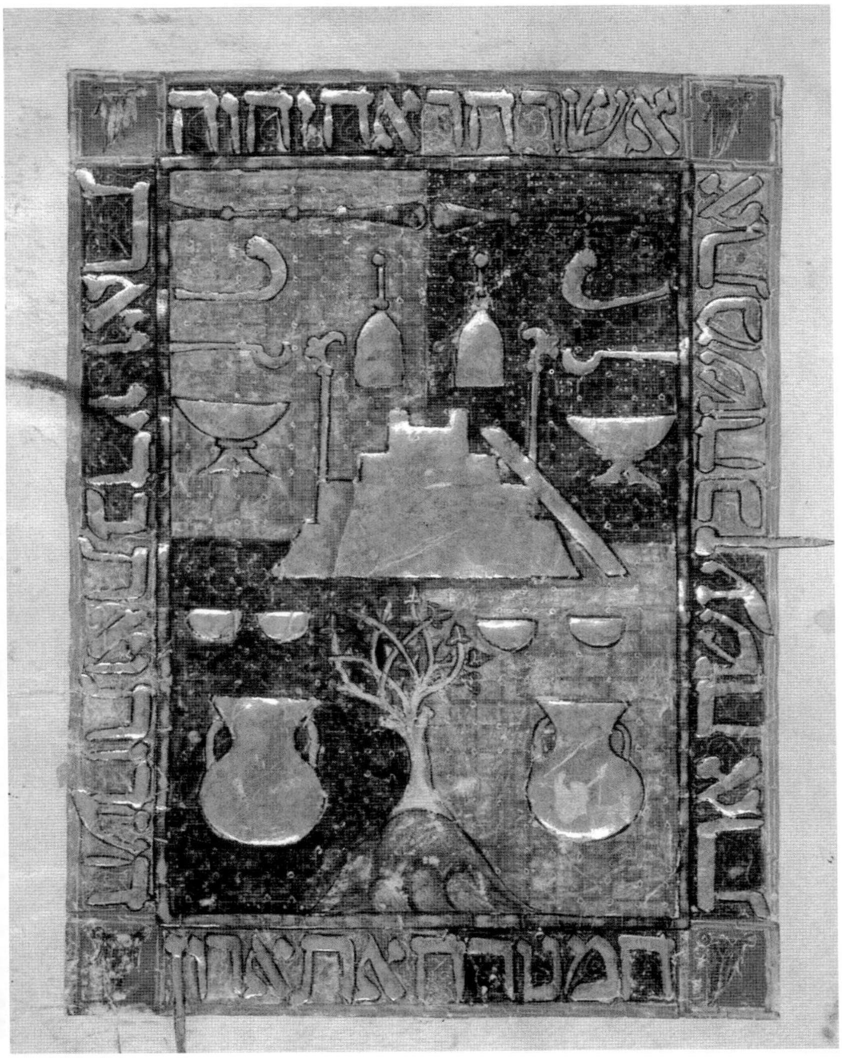

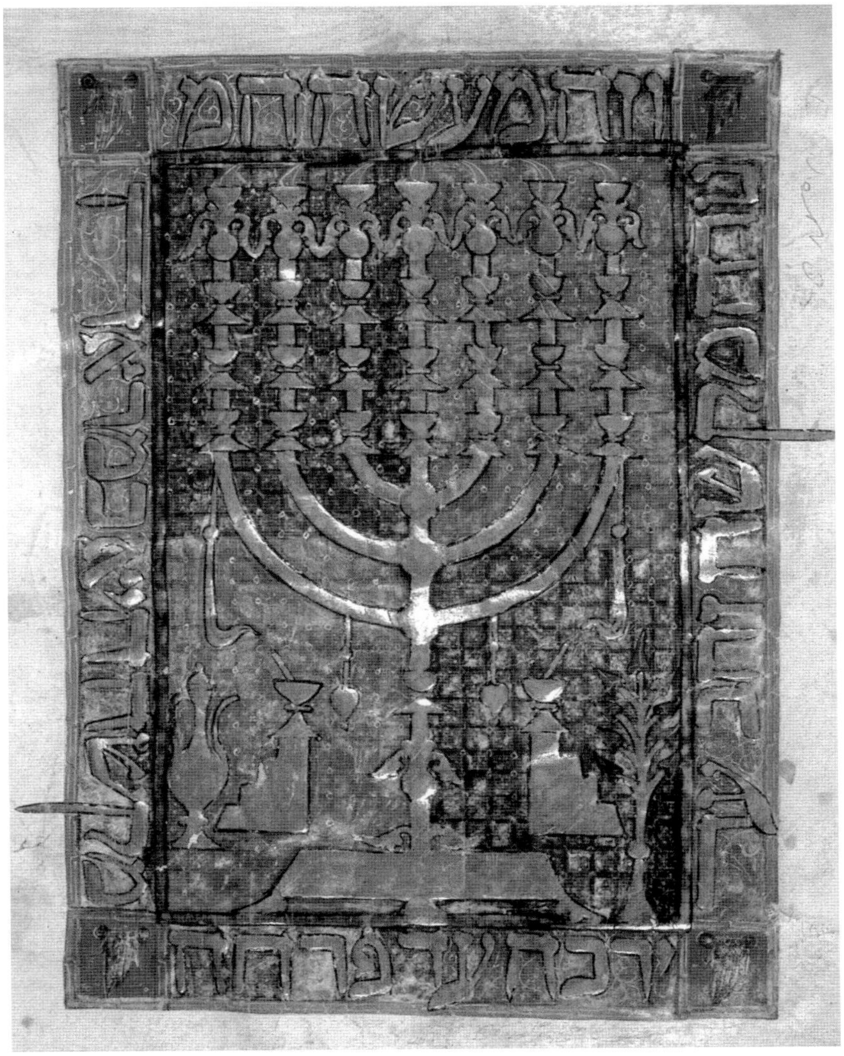

404–405 Die Ausstattung des Heiligtums. Bibel. Barcelona (?). Um 1360–1380. Pergament, Gouache, poliertes Gold.

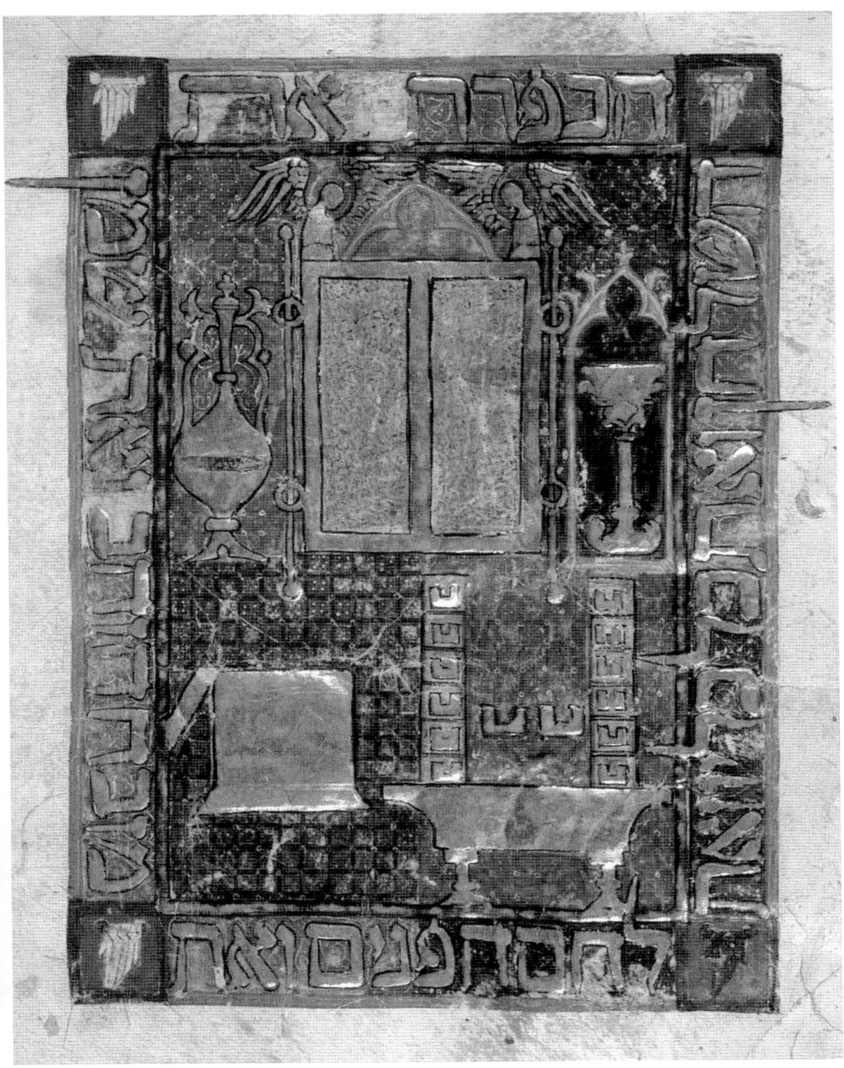

406 Die Ausstattung des Heiligtums. Bibel.. Barcelona (?). Um 1360–1380. Pergament, Gouache, poliertes Gold.

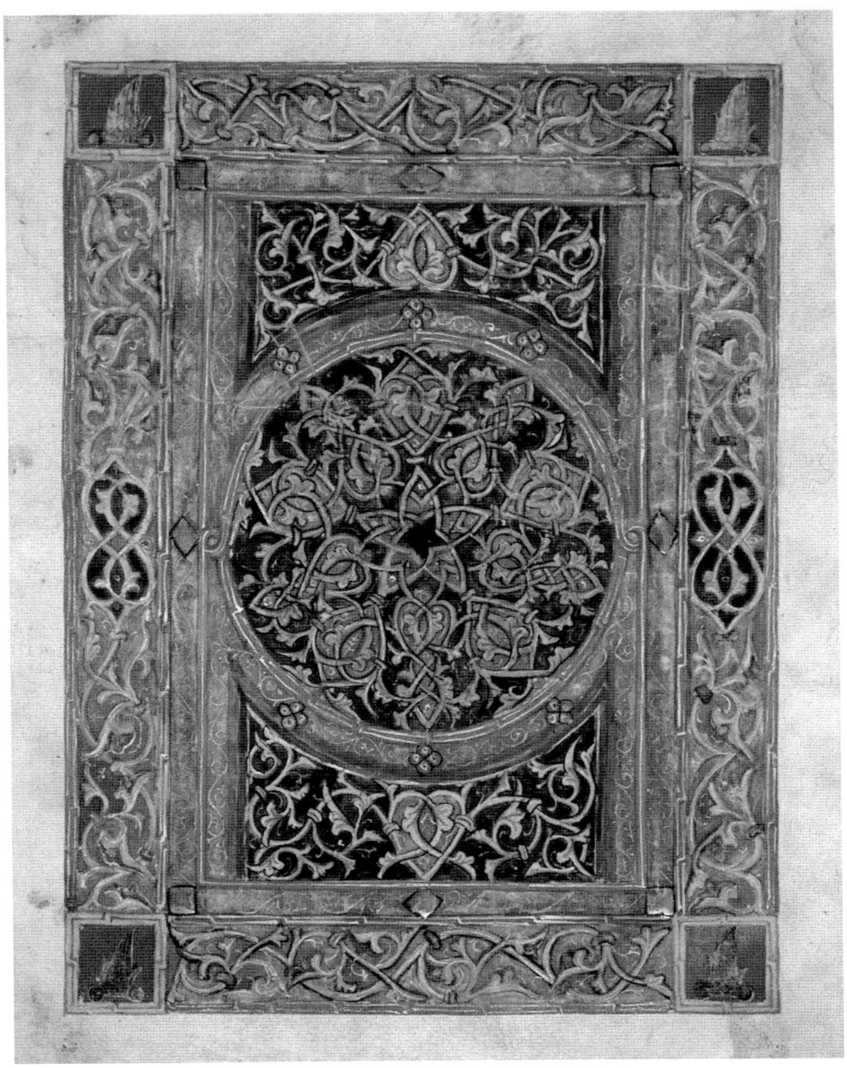

407 Teppich-Seite. Bibel. Barcelona (?). Um 1360–1380. Pergament, Gouache, poliertes Gold.

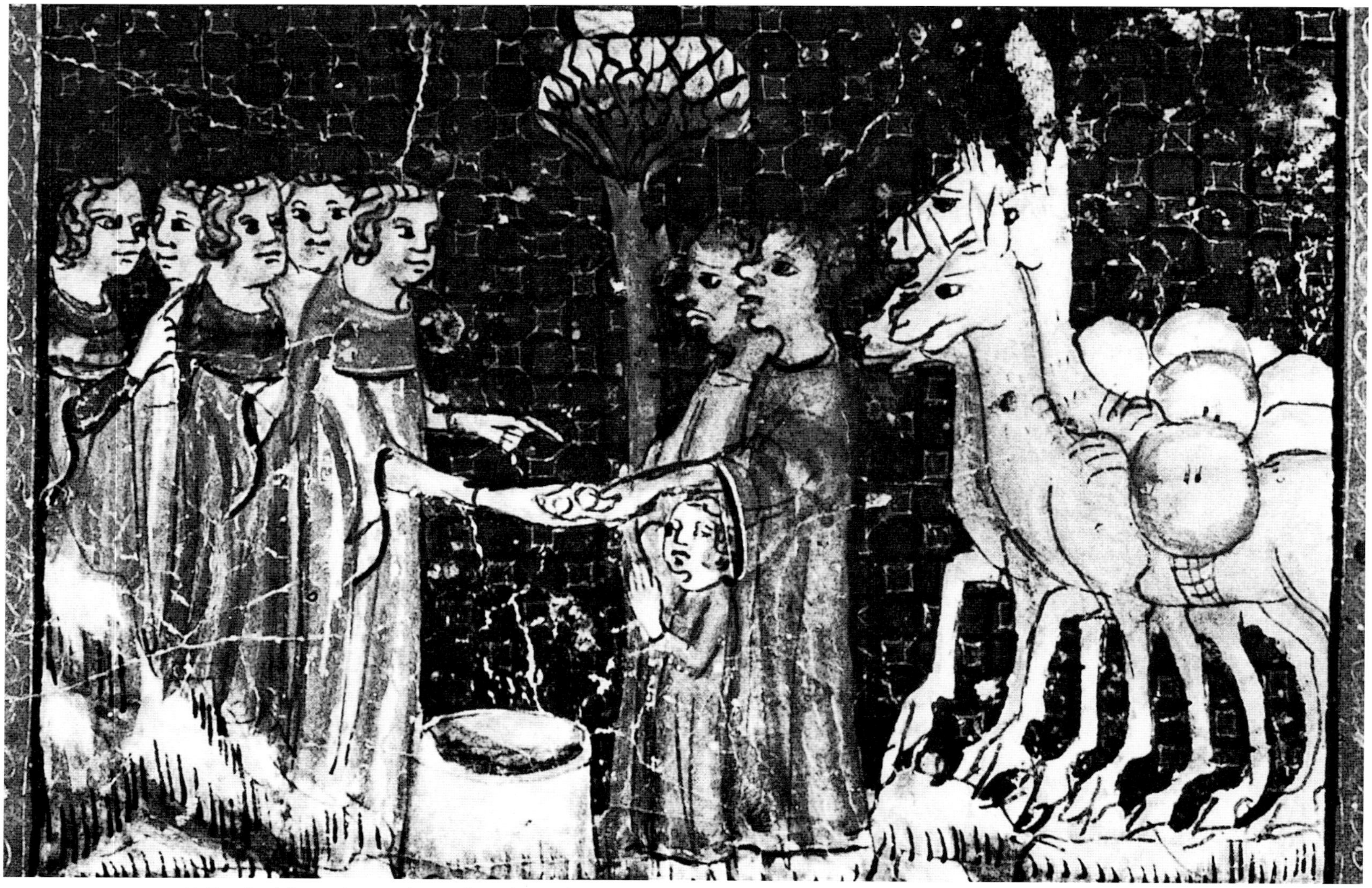

408 Joseph wird von seinen Brüdern an die midianitischen Händler verkauft. *Haggada.* Katalonien. Um 1350–1360. Pergament, Tinte, Gouache.

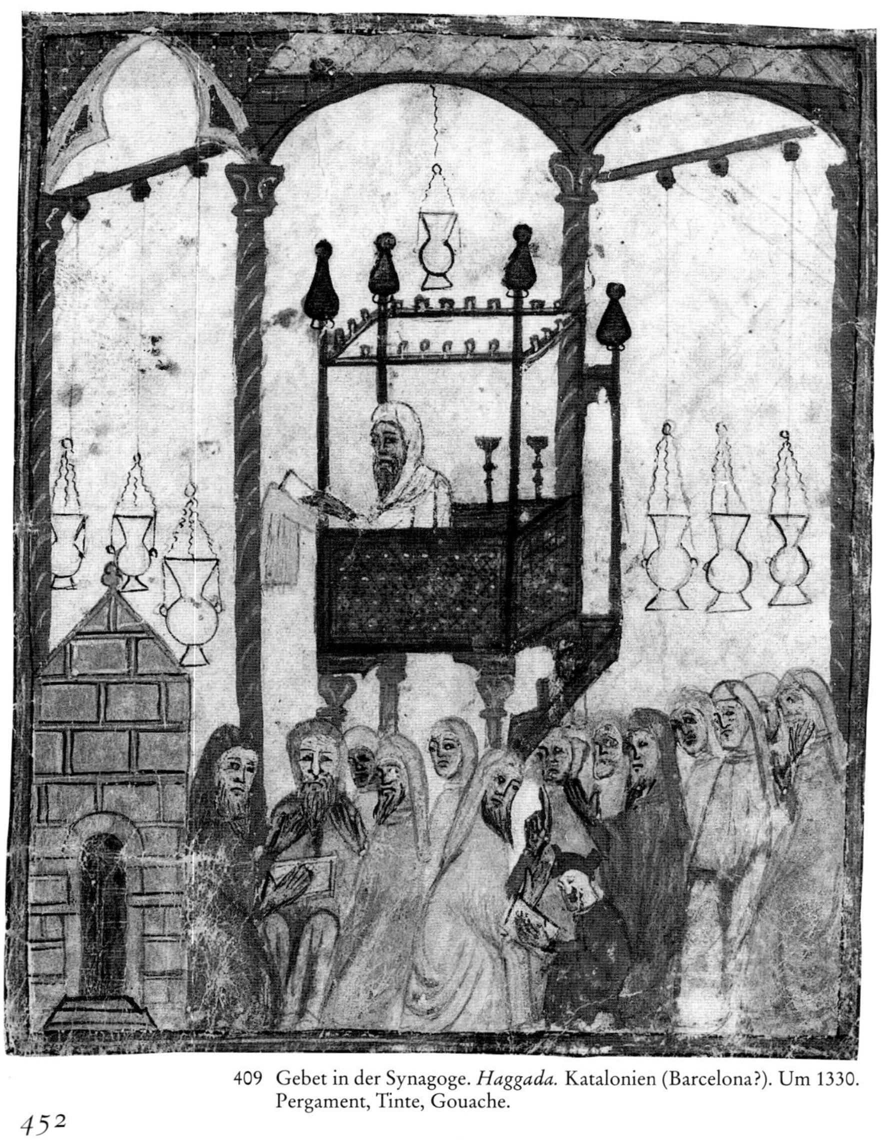

409 Gebet in der Synagoge. *Haggada.* Katalonien (Barcelona?). Um 1330. Pergament, Tinte, Gouache.

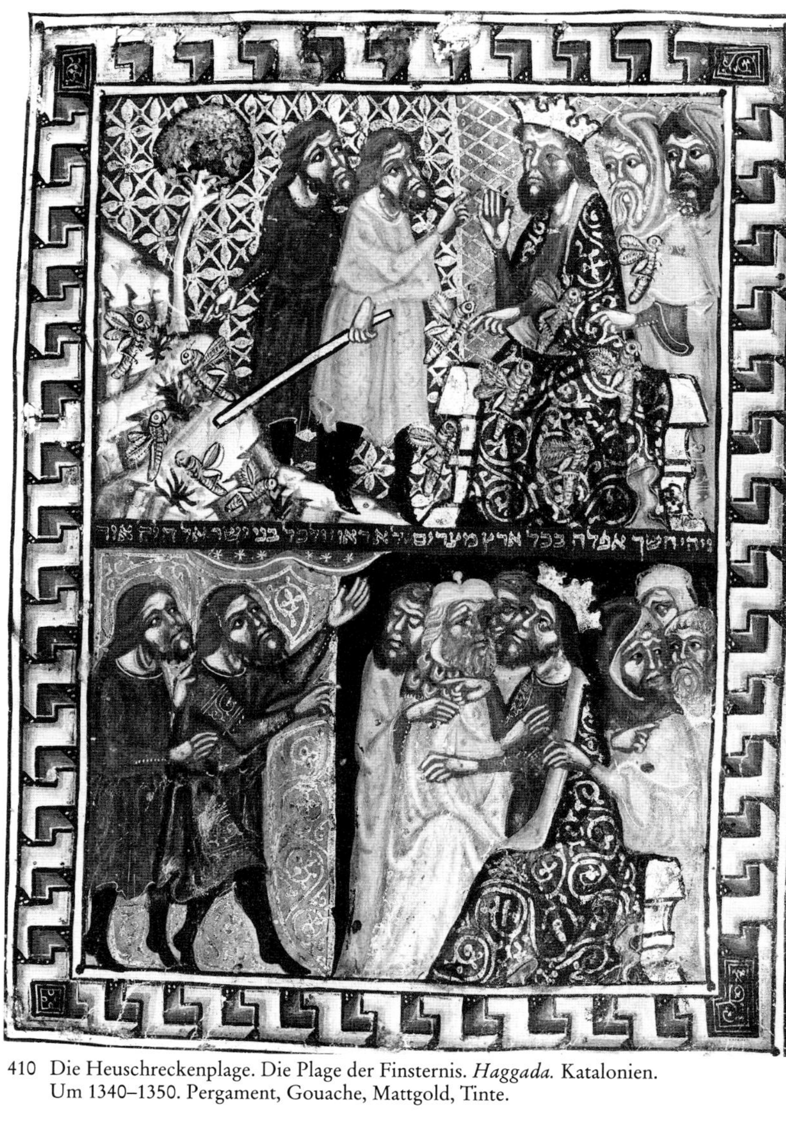

410 Die Heuschreckenplage. Die Plage der Finsternis. *Haggada.* Katalonien. Um 1340–1350. Pergament, Gouache, Mattgold, Tinte.

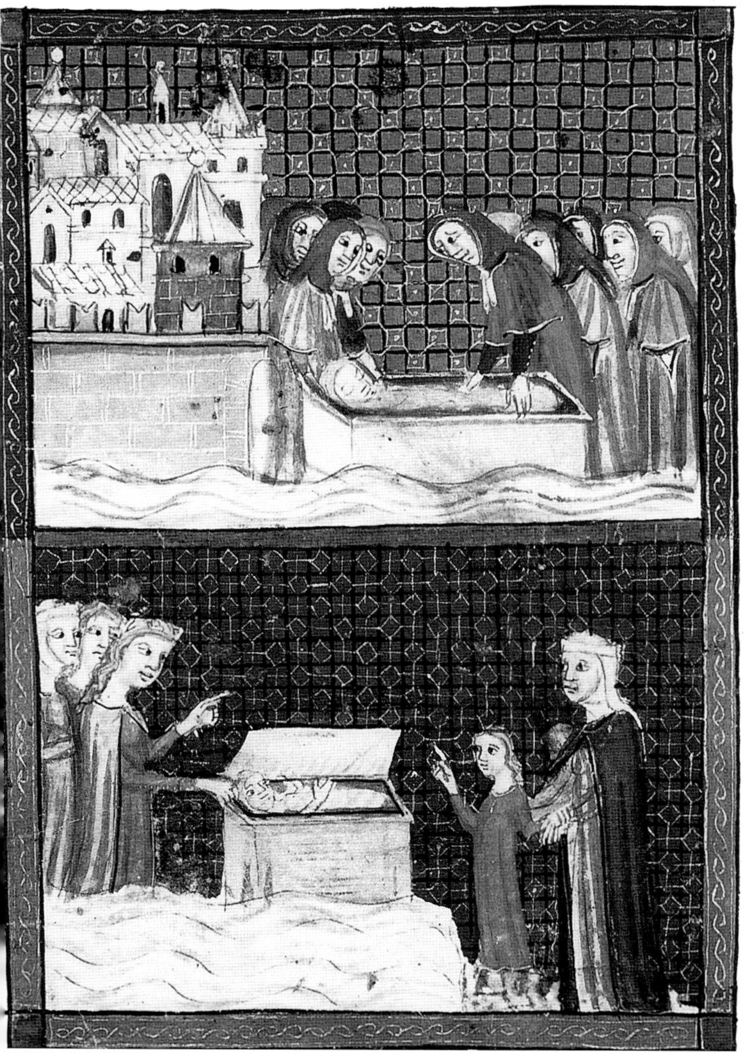

411 Der Sarkophag Josephs wird in den Nil gelegt. Die Tochter des Pharao findet das Kind Mose in einem Korb auf dem Fluß. *Haggada.* Katalonien.

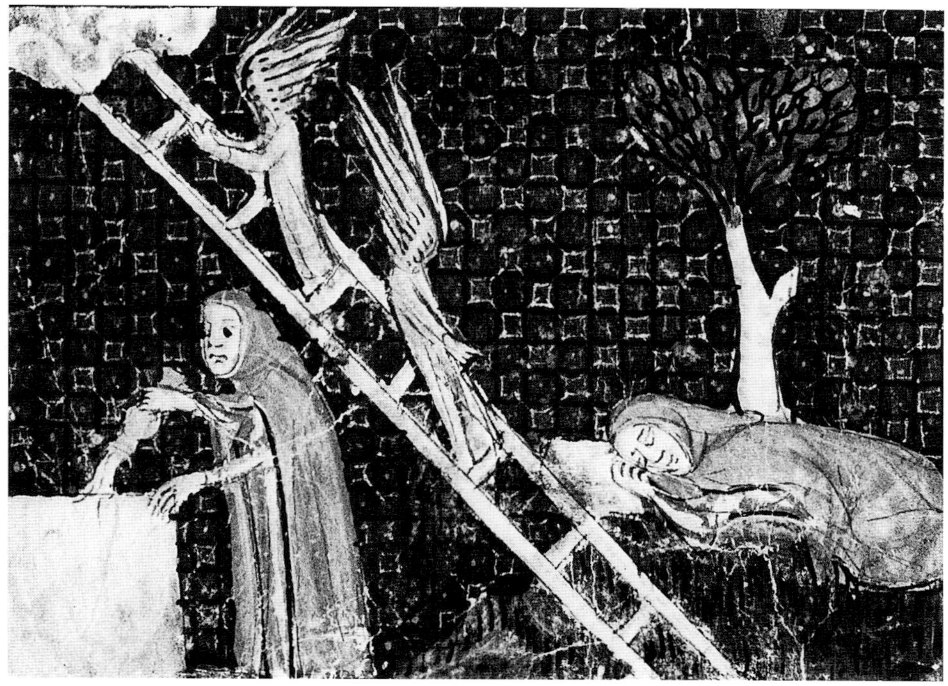

412 Jakobs Traum in Bet-El. Jakob errichtet einen Altar. *Haggada.* Katalonien. Um 1350–1360. Pergament, Tinte, Gouache.

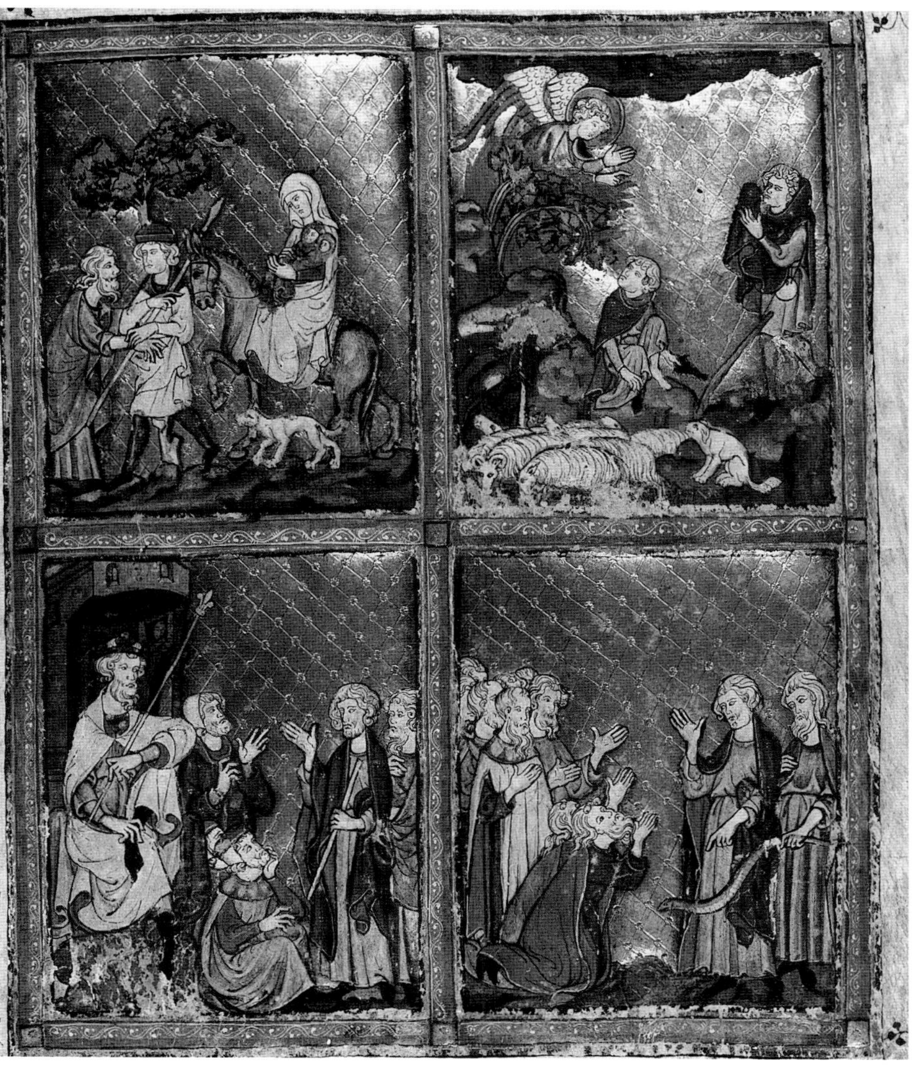

413 Szenen aus Moses Leben. Goldene *Haggada.* Katalonien (Barcelona?). Um 1320. Pergament, farbige Tinte, Gouache, poliertes und aufgehelltes Gold.

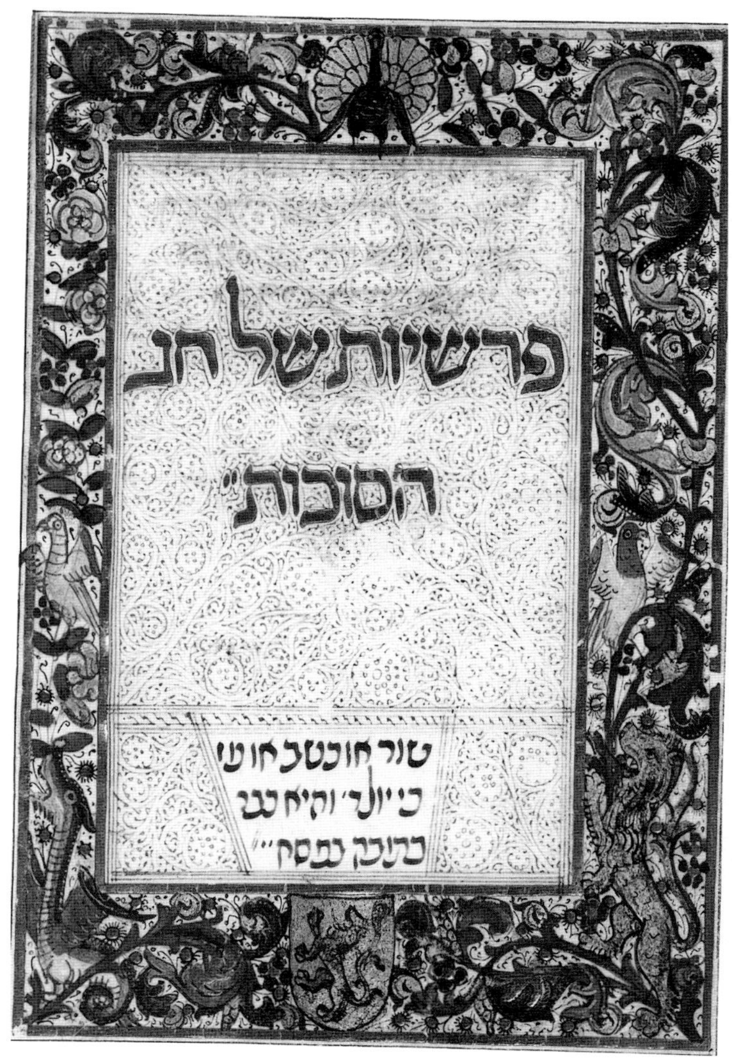

414 Titelblatt. *Siddur.* Lissabon, 1484. Schreiber: Eleazar ben Moïse Gagos. Pergament, Gouache, poliertes Gold, Tinte.

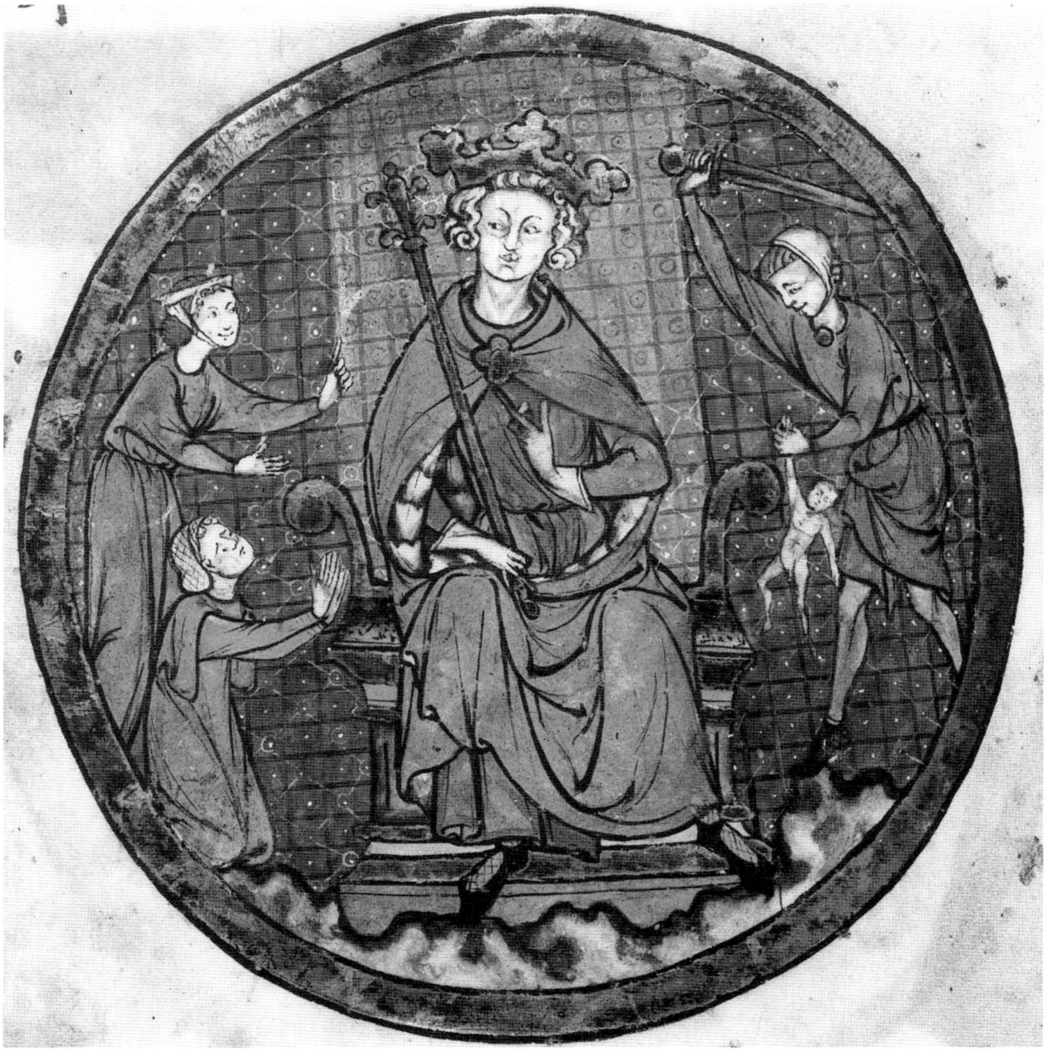

415 Salomos Urteil. Textsammlung aus Nordfrankreich. Um 1280. Schreiber: Benjamin. Pergament, Gouache, Mattgold, Tinte.

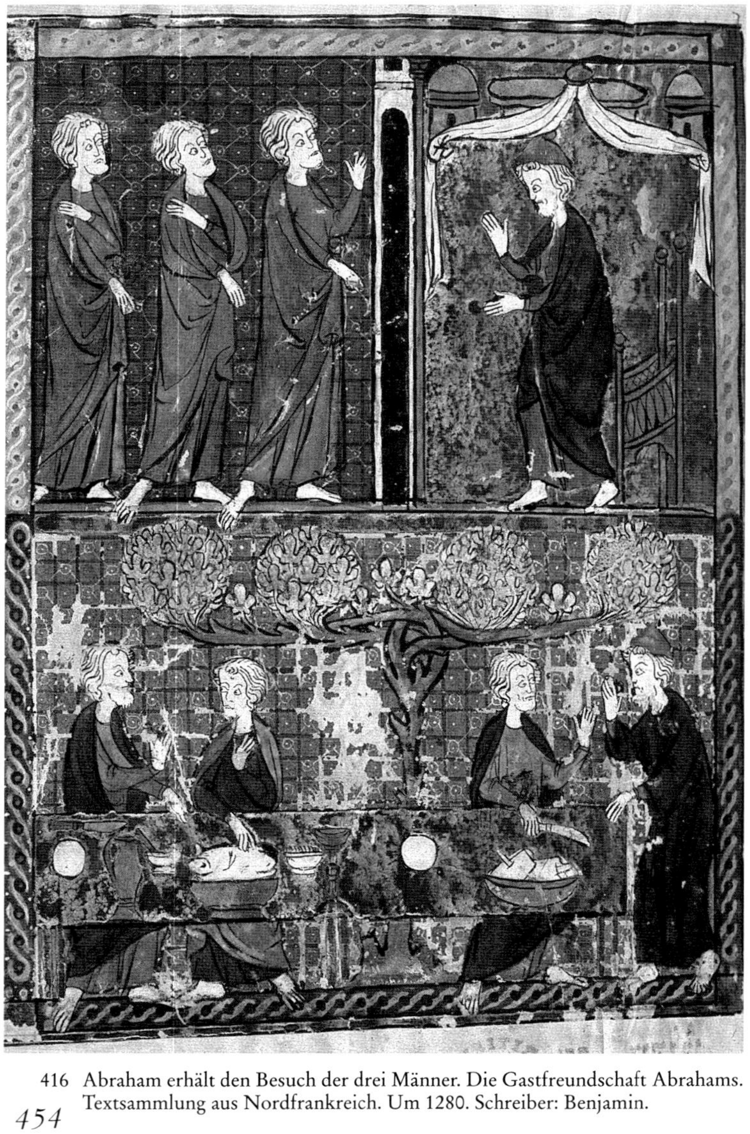

416 Abraham erhält den Besuch der drei Männer. Die Gastfreundschaft Abrahams. Textsammlung aus Nordfrankreich. Um 1280. Schreiber: Benjamin.

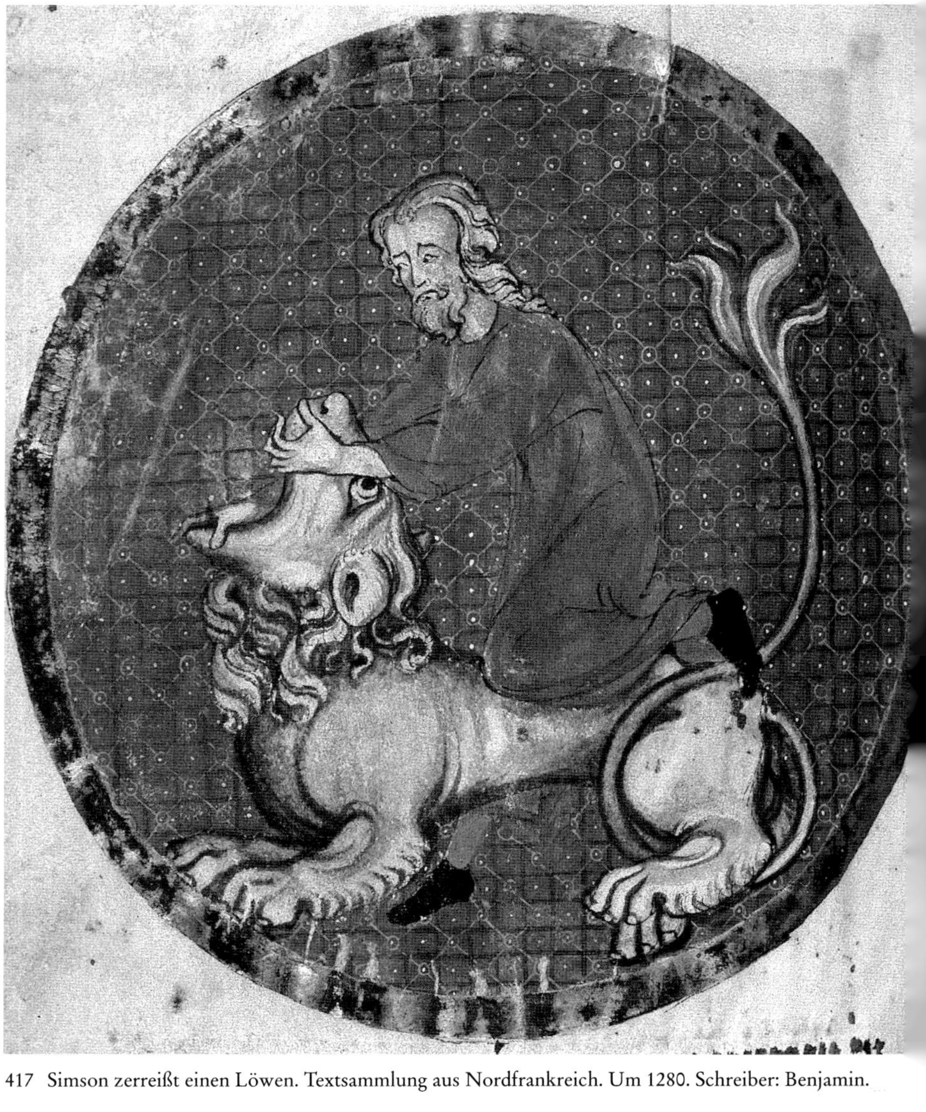

417 Simson zerreißt einen Löwen. Textsammlung aus Nordfrankreich. Um 1280. Schreiber: Benjamin.

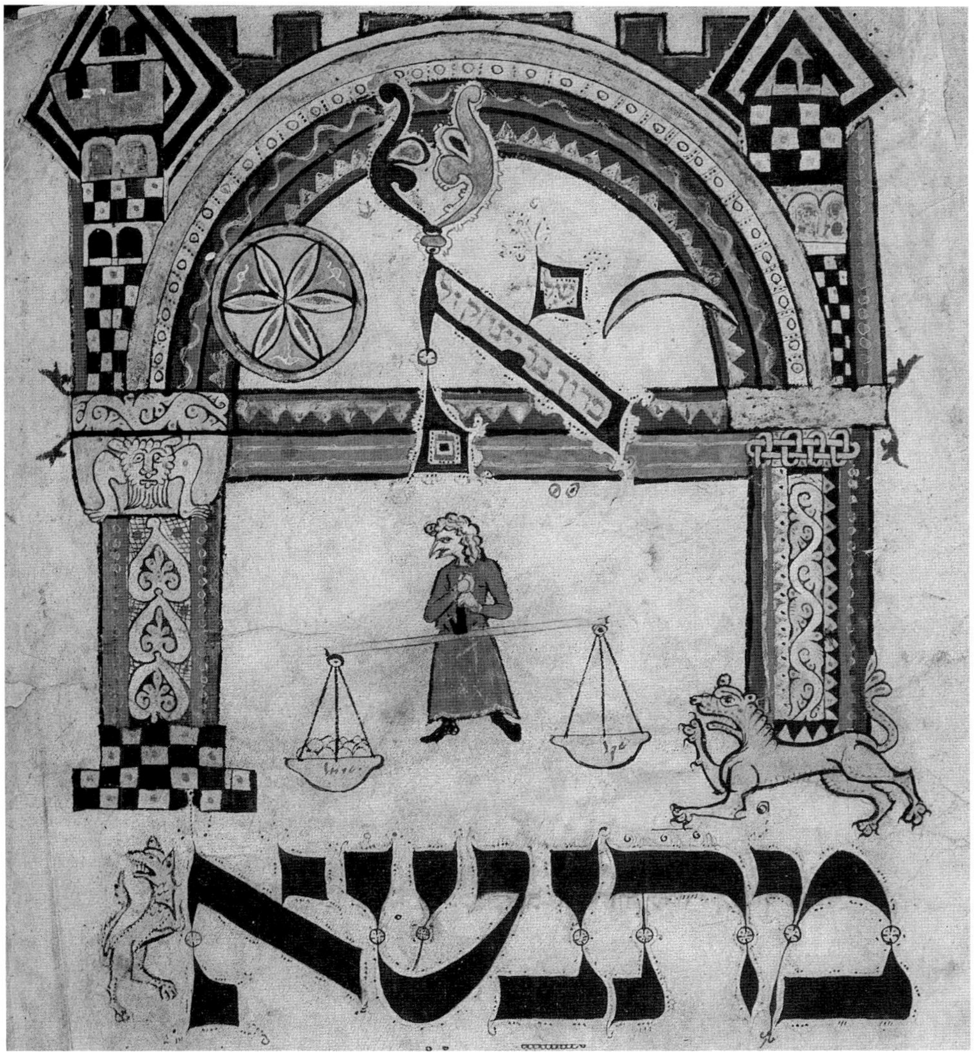

418 Titelblatt: Der Schuldwieger im Tempel. Das sog. Wormser Ritualbuch *(Mahzor)*. Würzburg, 1272. Schreiber: Simha bar Juda. Maler: Shemaya „der Franzose“. Pergament, Gouache, Mattgold, Tinte.

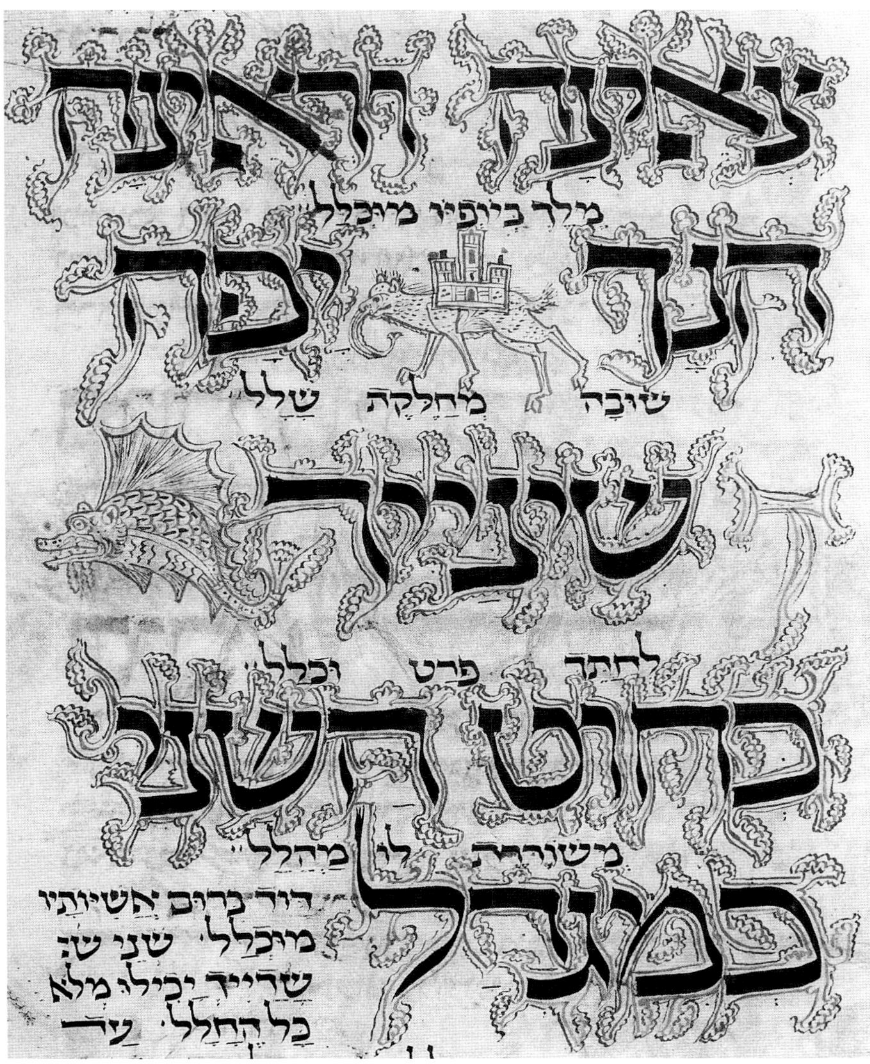

419 Ornamentale Schrift. *Mahzor* von Amsterdam. Deutschland (Köln?), um 1250. Pergament, braune und farbige Tinte, Mattgold.

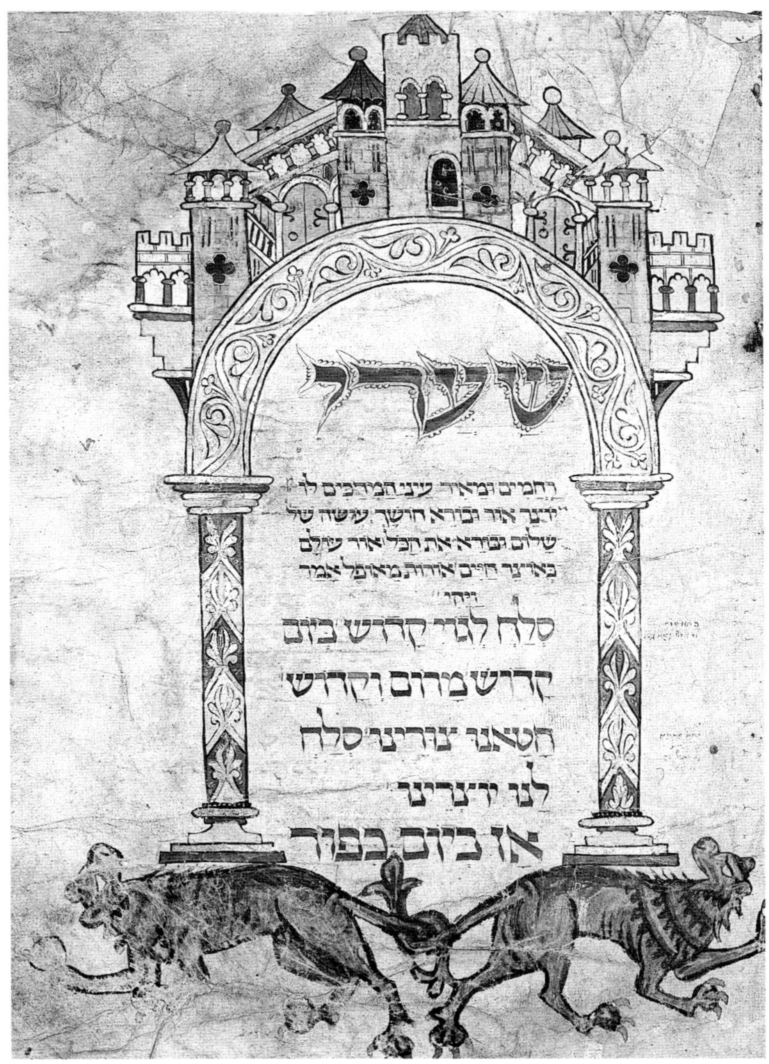

420 „Die Pforten der Barmherzigkeit“. Das sog. Wormser Ritualbuch *(Mahzor)*. Würzburg, 1272. Schreiber: Simha bar Juda. Maler: Shemaya „der Franzose“.

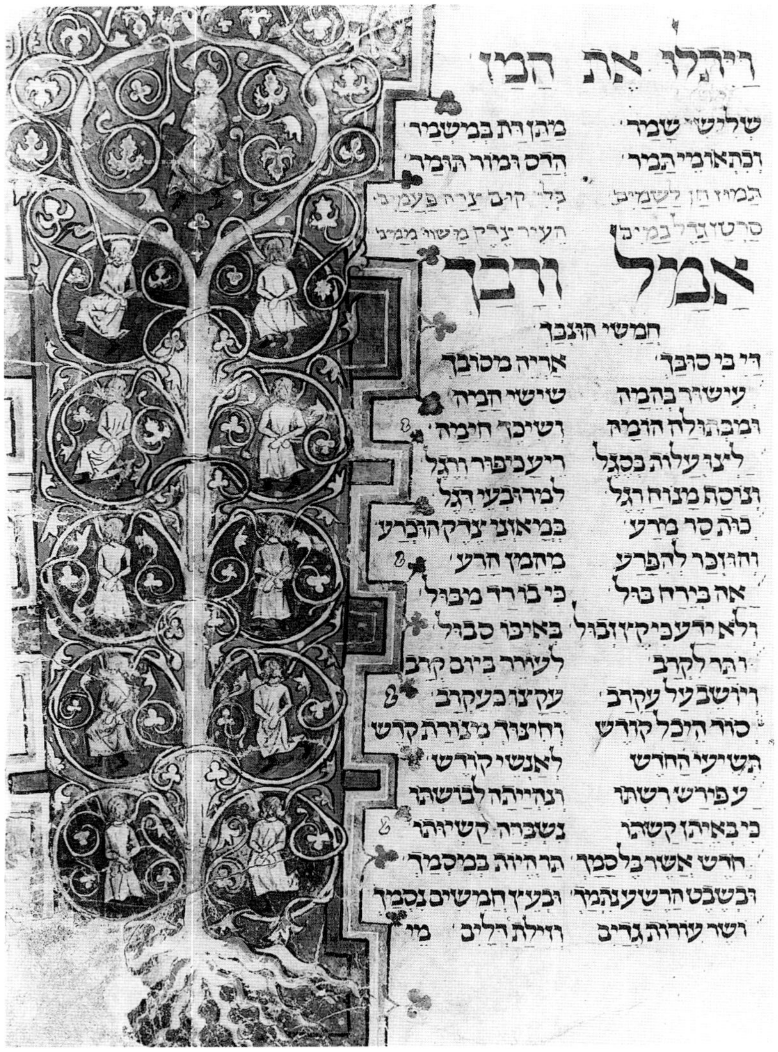

421 Aman und seine Söhne werden gehängt. Das sog. Wormser Ritualbuch *(Mahzor)*. Würzburg, 1272. Schreiber: Simha bar Juda. Maler: Shemaya „der Franzose“.

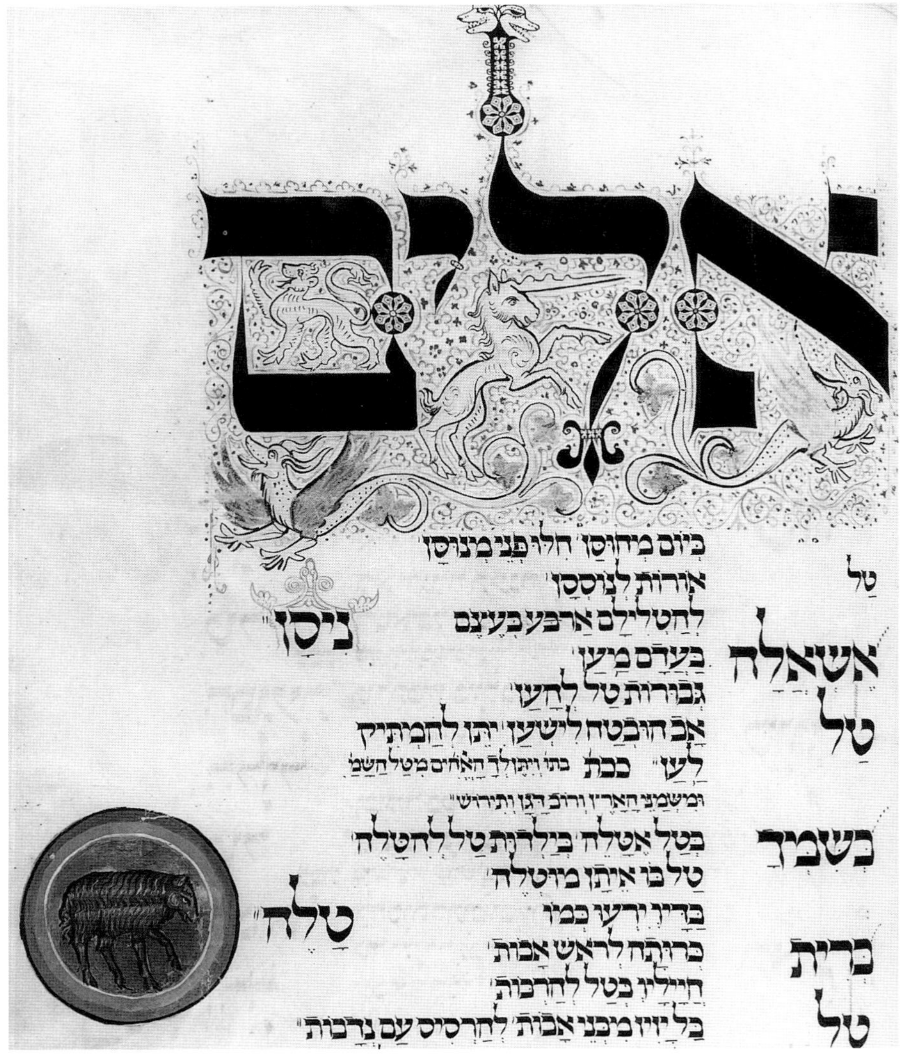

422 Tierkreiszeichen, die das Bittgebet des Elazar Kiliri um Tau begleiten. Ritualbuch *(Mahzor)*. Württemberg (Esslingen?), um 1290.

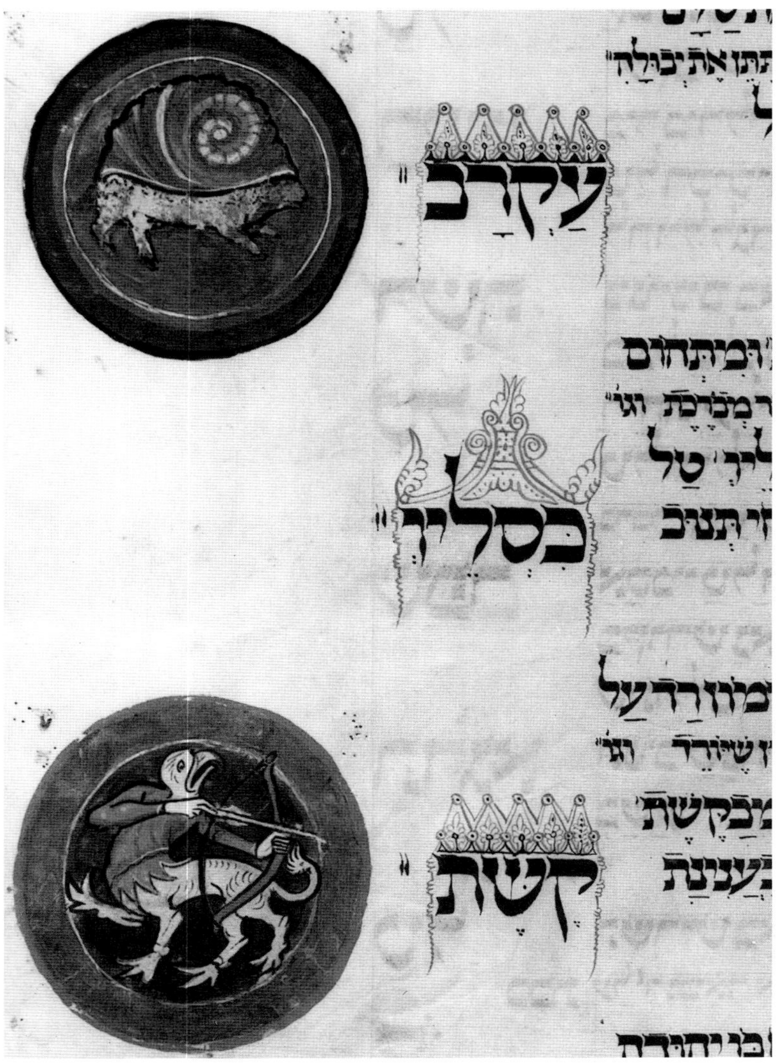

423 Tierkreiszeichen, die das Bittgebet des Elazar Kiliri um Tau begleiten. Ritualbuch *(Mahzor)*. Württemberg (Esslingen?), um 1290.

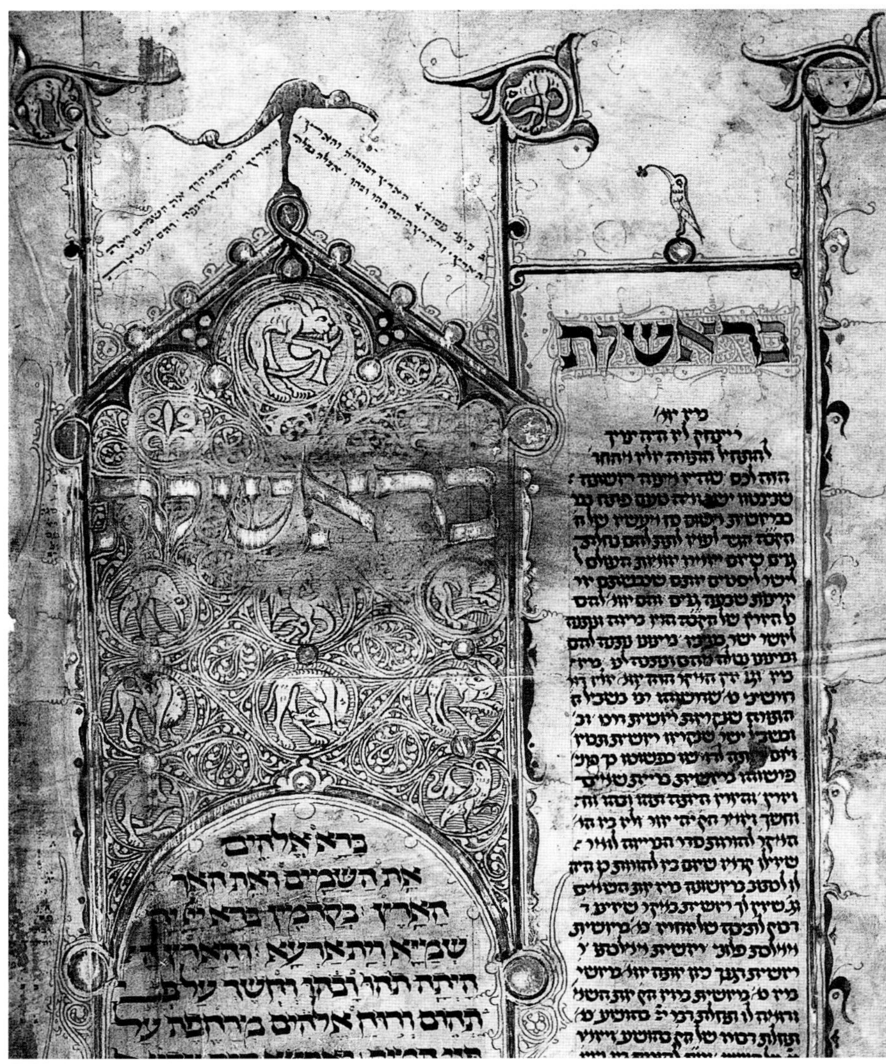

424 Titelblatt mit Filigranverzierung. Bibel. Oberrhein, um 1320. Pergament, Gouache, Mattgold, Tinte.

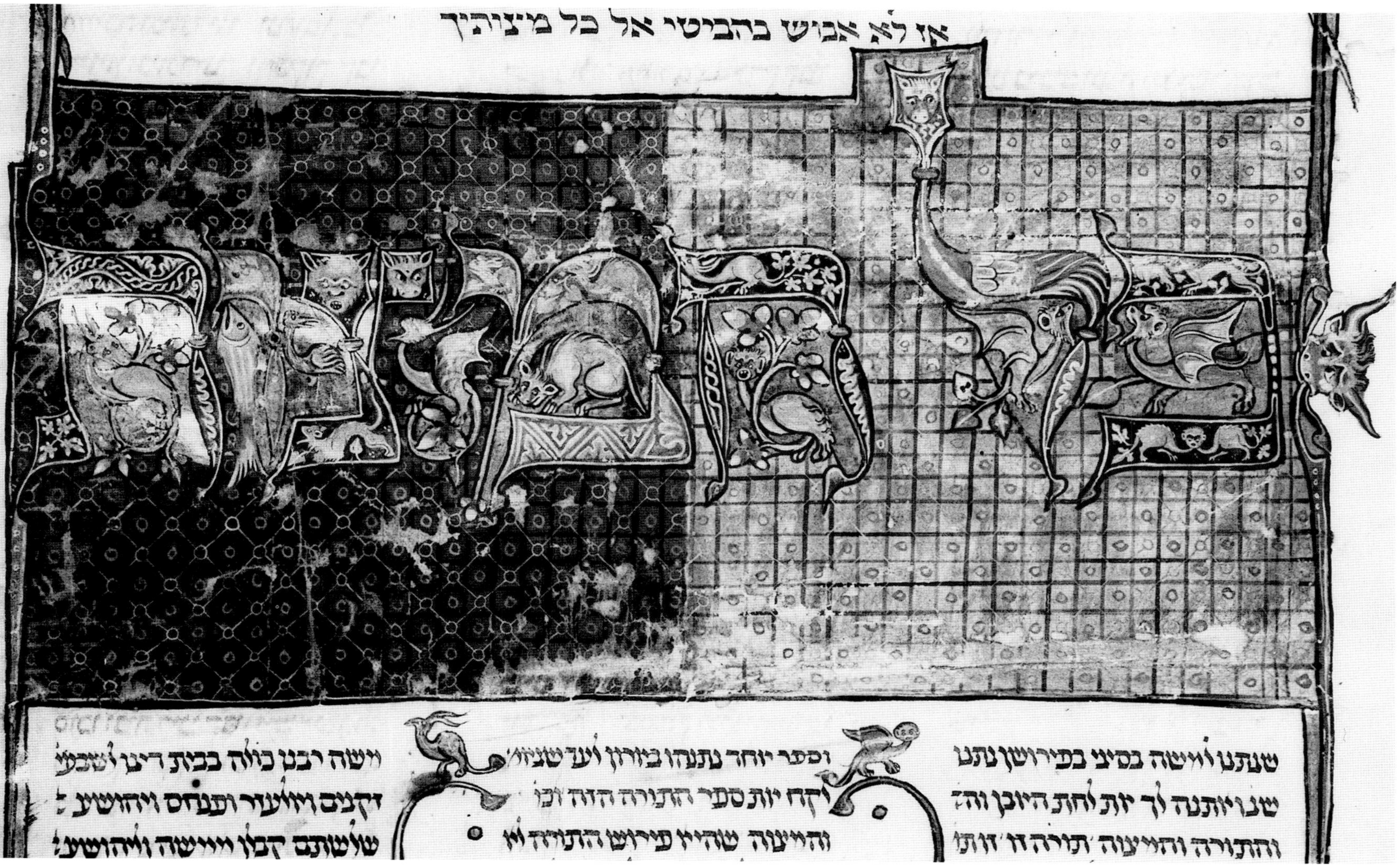

425 Titelblatt mit ornamentaler Schrift. Moses Maimonides: *Wiederholung der Lehre.* Lothringen, 1296. Schreiber: Nathan bar Simeon Ha-Levi. Pergament, Gouache, poliertes Gold, Tinte.

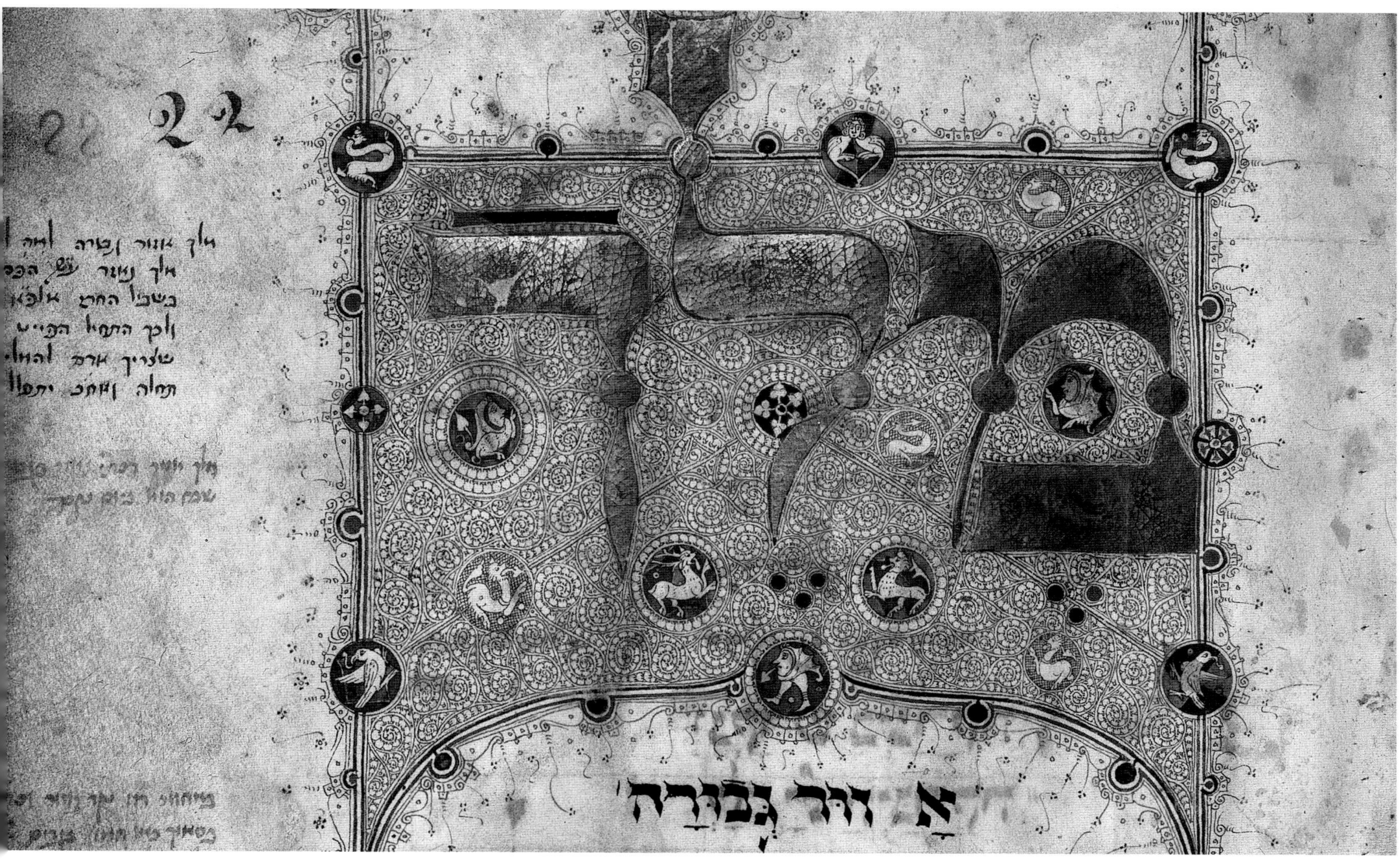

426 Titelblatt mit Fligranverzierung und ornamentaler Schrift. Ritualbuch. Text: Lothringen, um 1290. Verzierungen: Oberrhein, um 1320. Pergament, Tinte, poliertes Gold.

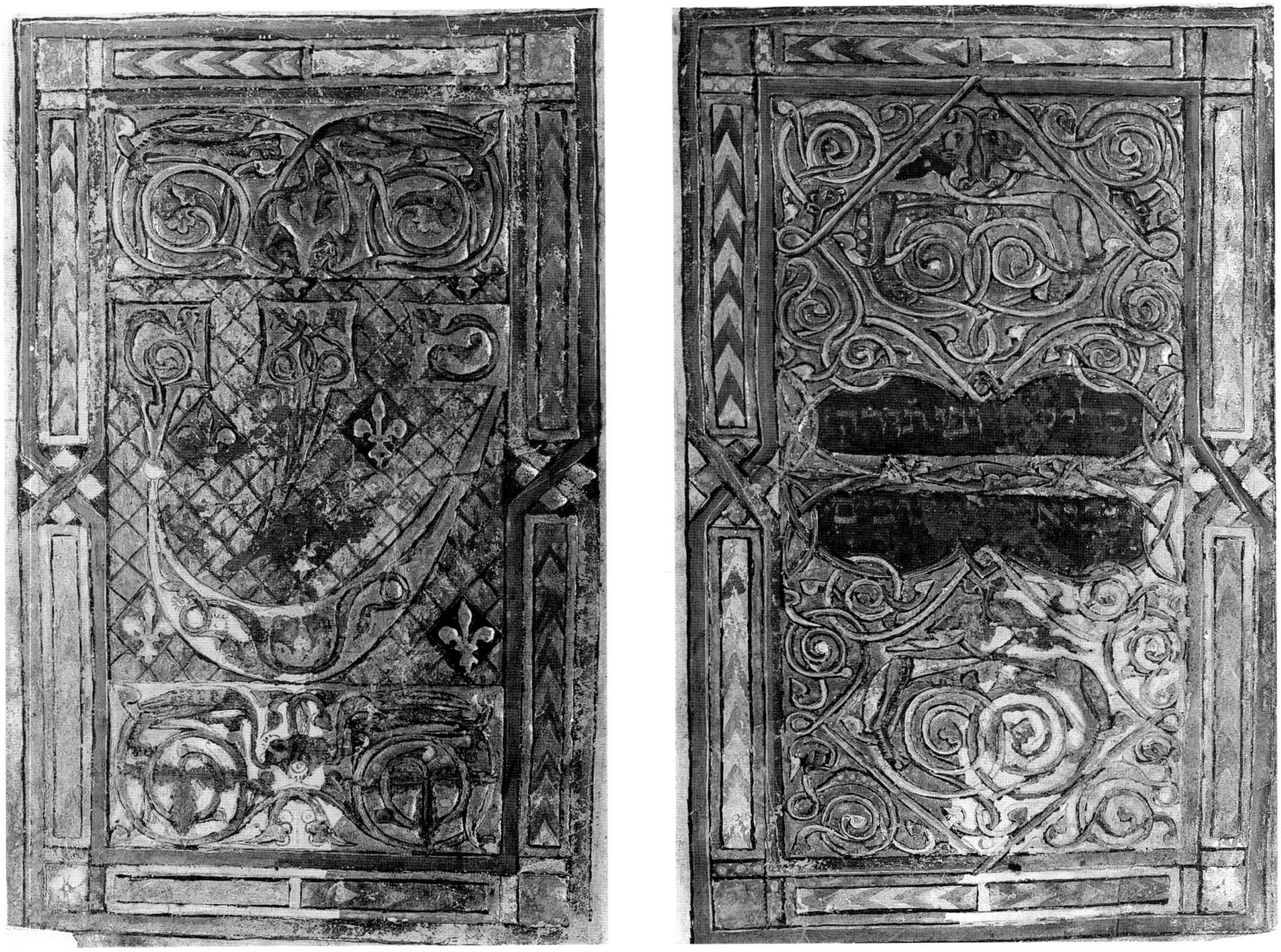

427–428 Titelblatt (Doppelseite). Bibel. Rom, 1284. Schreiber: Abraham ben Yon Tov Ha-Coen. Pergament, Gouache, Mattgold.

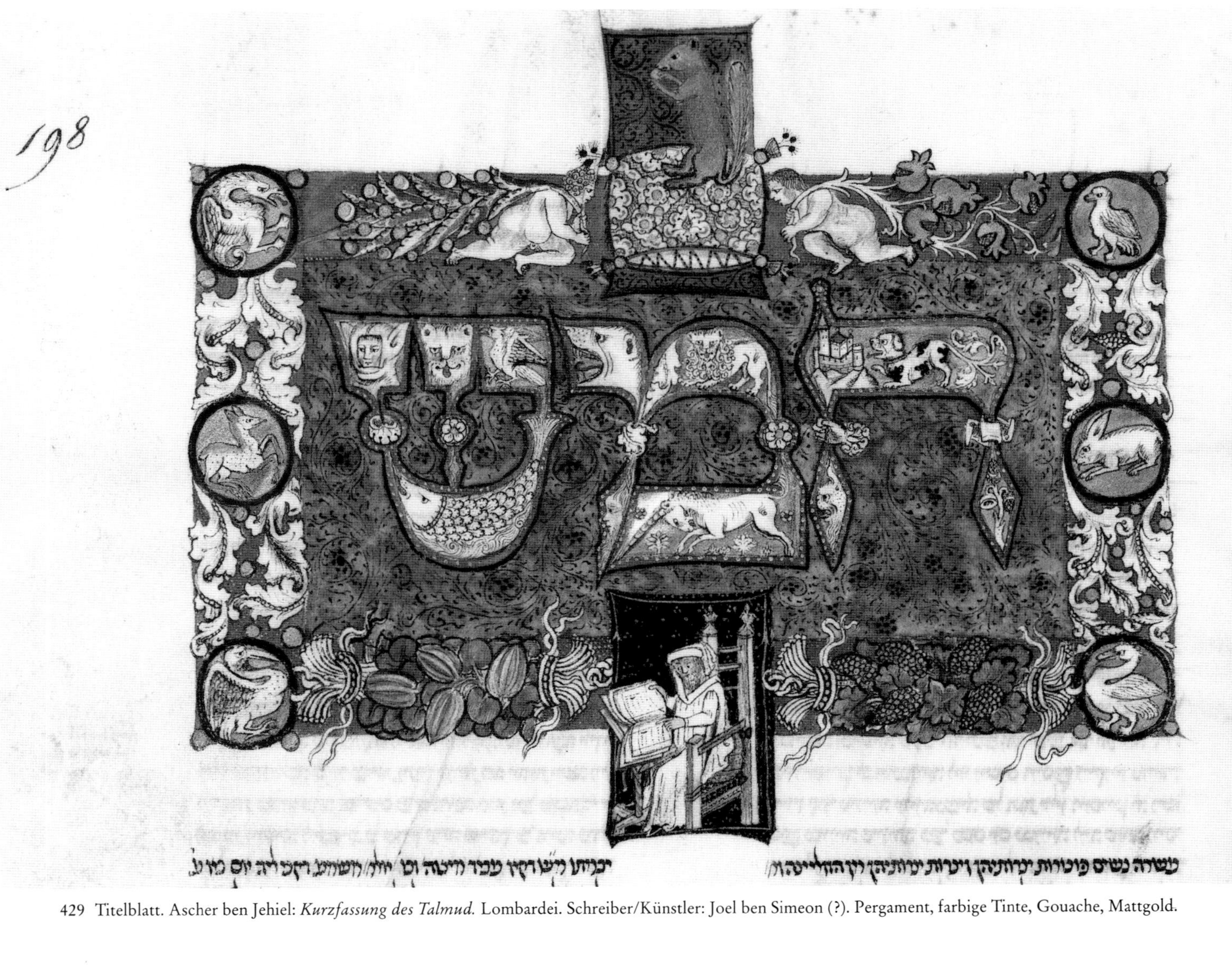

429 Titelblatt. Ascher ben Jehiel: *Kurzfassung des Talmud.* Lombardei. Schreiber/Künstler: Joel ben Simeon (?). Pergament, farbige Tinte, Gouache, Mattgold.

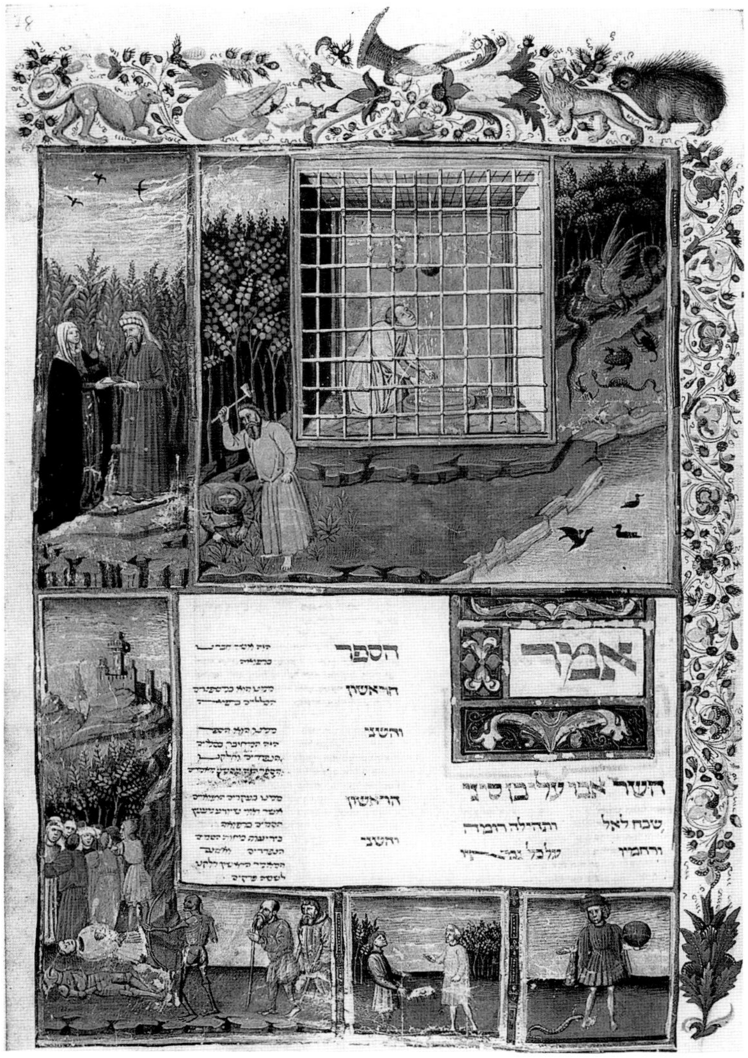

430 Das Sammeln der Heilkräuter. Avicenna: *Kanon der Medizin.* Florenz (?). Um 1440. Pergament, Tinte, Gouache.

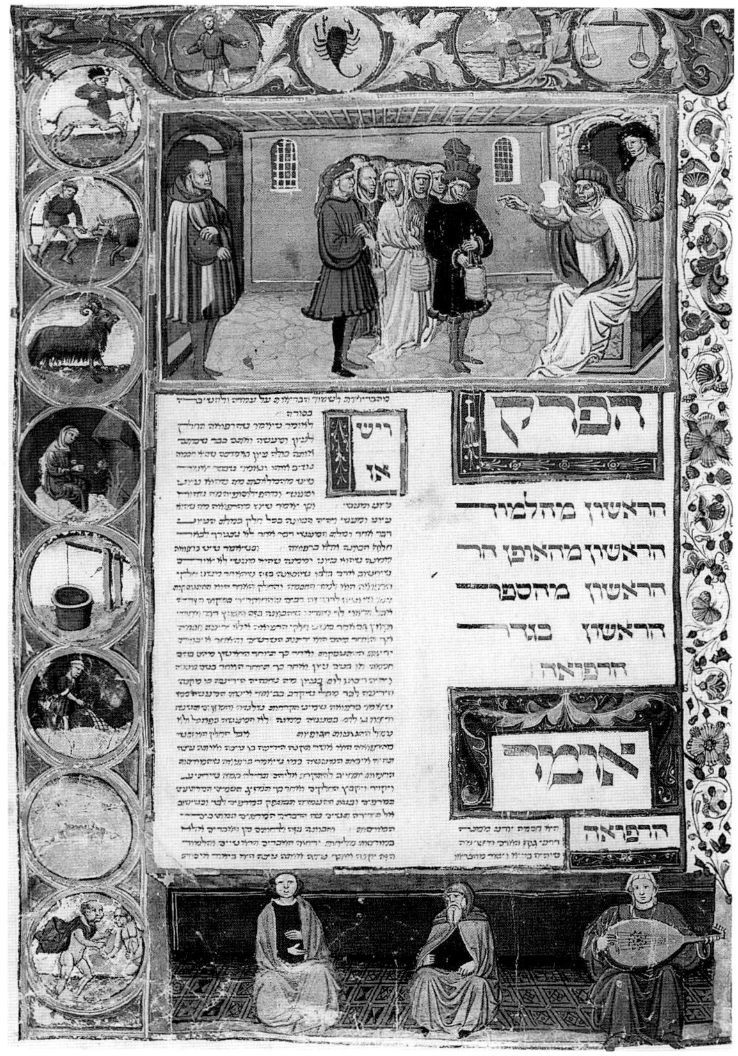

431 Prüfung des Urins. Tierkreiszeichen. Die freien Künste. Avicenna: *Kanon der Medizin.* Florenz (?). Um 1440. Pergament, Tinte, Gouache.

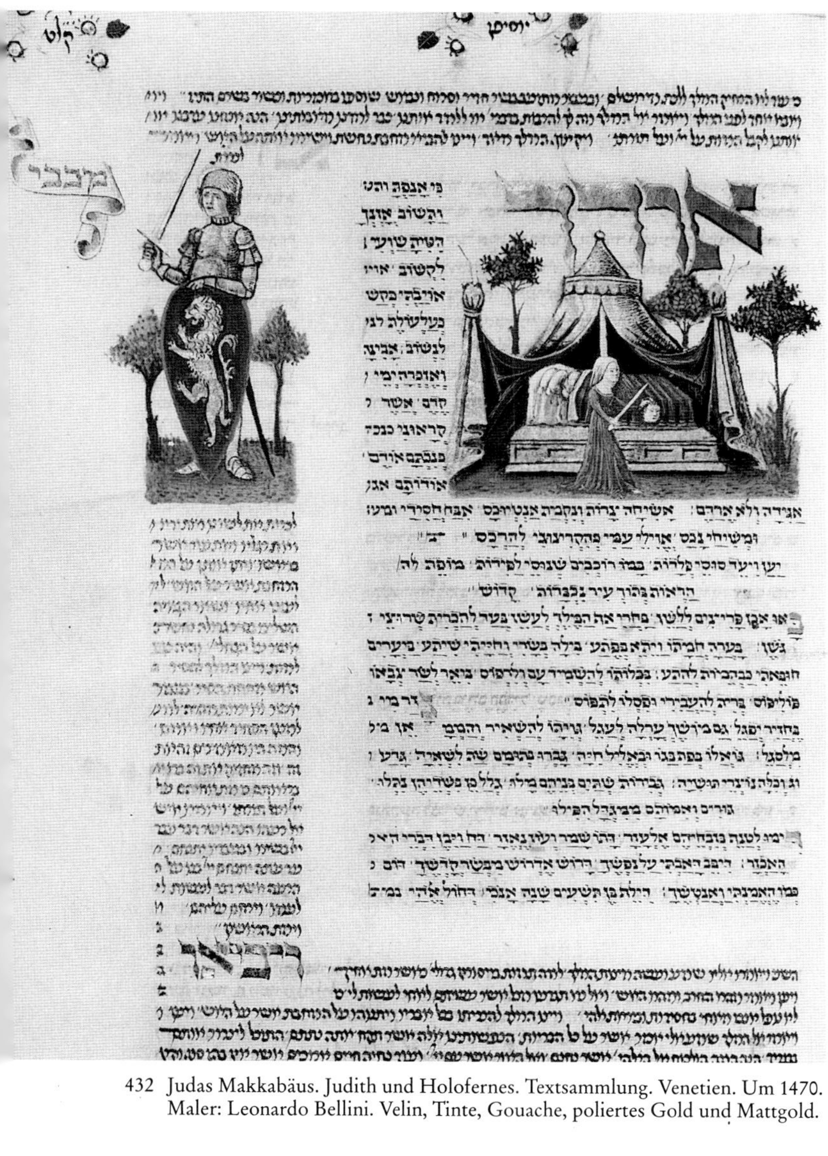

432 Judas Makkabäus. Judith und Holofernes. Textsammlung. Venetien. Um 1470. Maler: Leonardo Bellini. Velin, Tinte, Gouache, poliertes Gold und Mattgold.

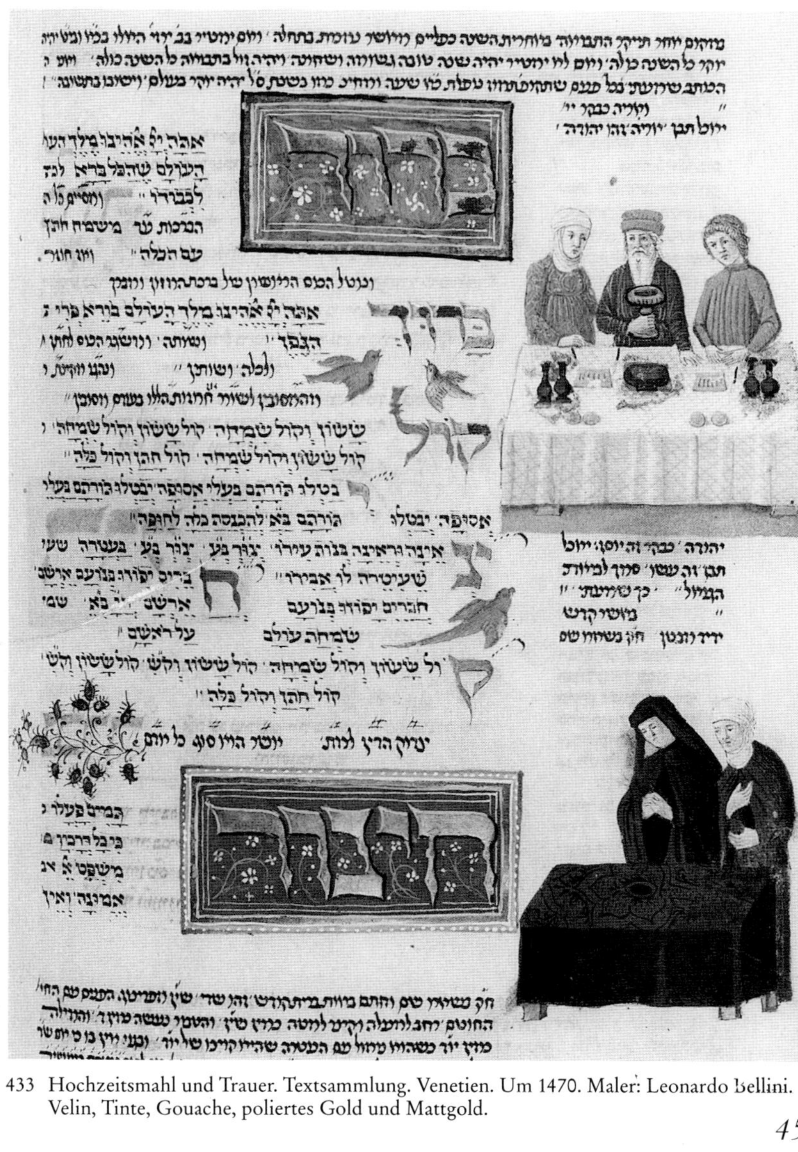

433 Hochzeitsmahl und Trauer. Textsammlung. Venetien. Um 1470. Maler: Leonardo Bellini. Velin, Tinte, Gouache, poliertes Gold und Mattgold.

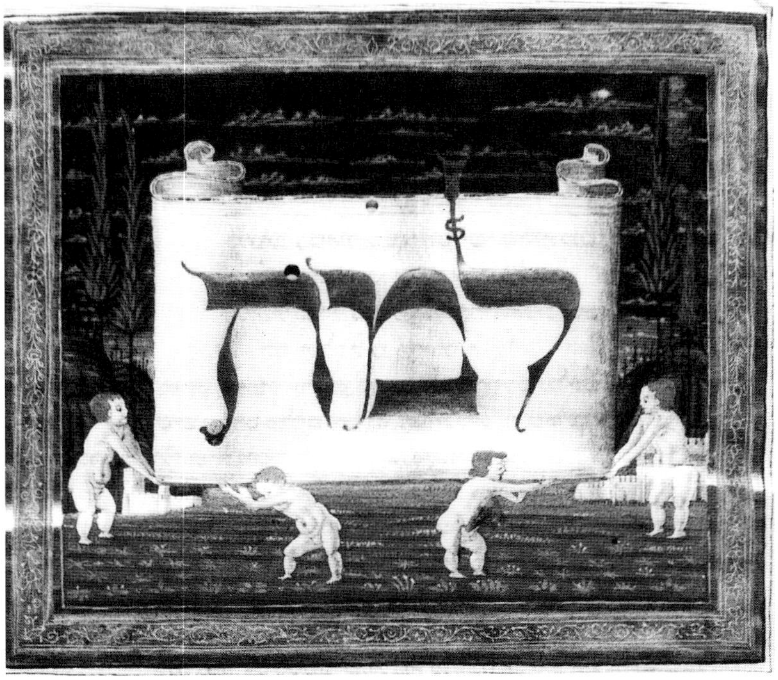

434 Titelblatt. Ausschnitt. Joseph Albo: *Sefer Ha-Ikarim*. Florenz (?). Um 1460–1470. Maler: Francesco D'Antonio del Cherico (?). Velin, Gouache, Mattgold, Tinte.

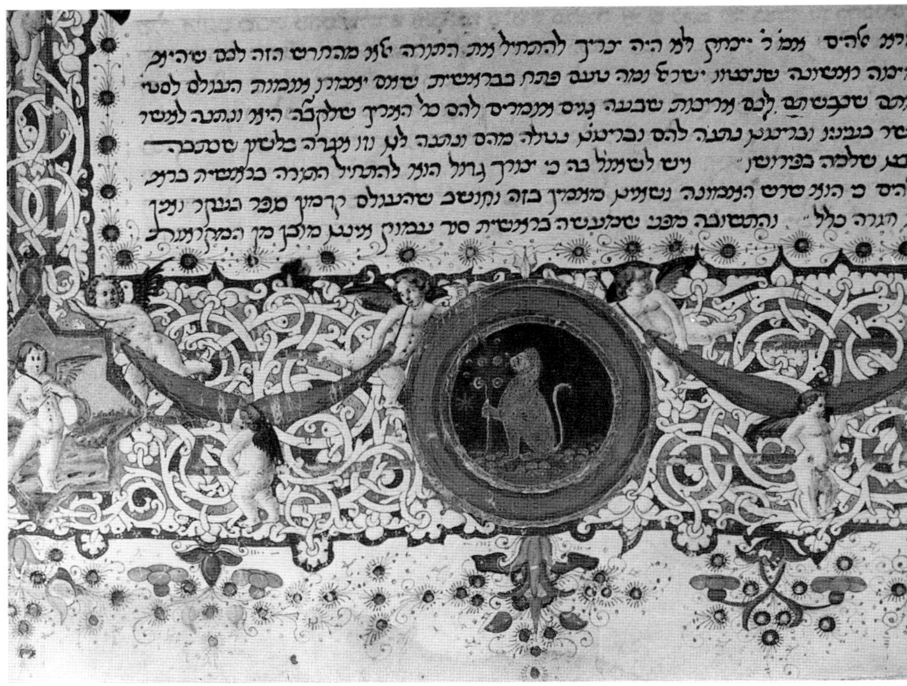

435 Titelblatt. Ausschnitt. Mose ben Nachman: *Kommentar zum Pentateuch*. Florenz, um 1460–1470. Maler: Francesco D'Antonio del Cherico (?). Verlin, Gouache, Tinte.

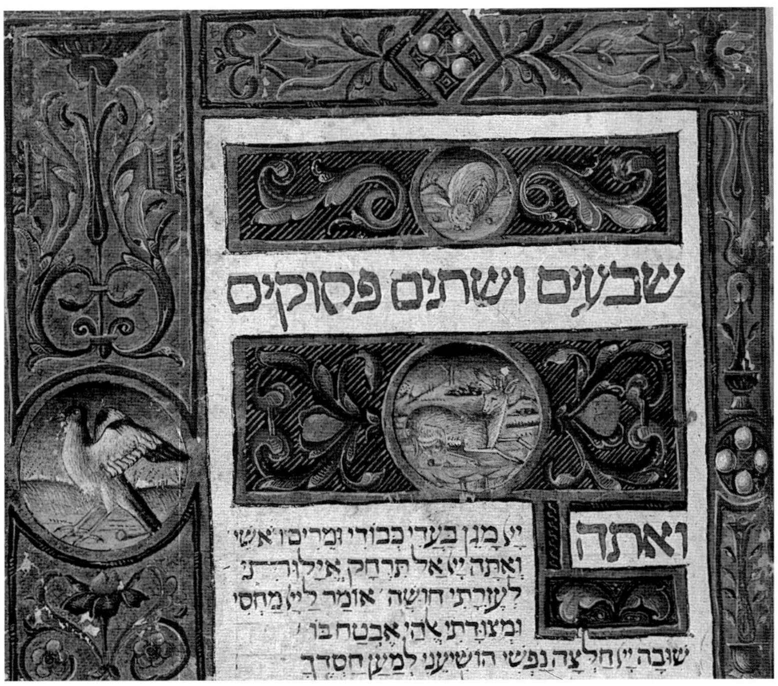

436 Titelblatt. Ausschnitt. *Siddur*. Ferrara, 1520. Schreiber: Mose ben Hayim'Aqrish. Velin, Gouache, Mattgold, Silber.

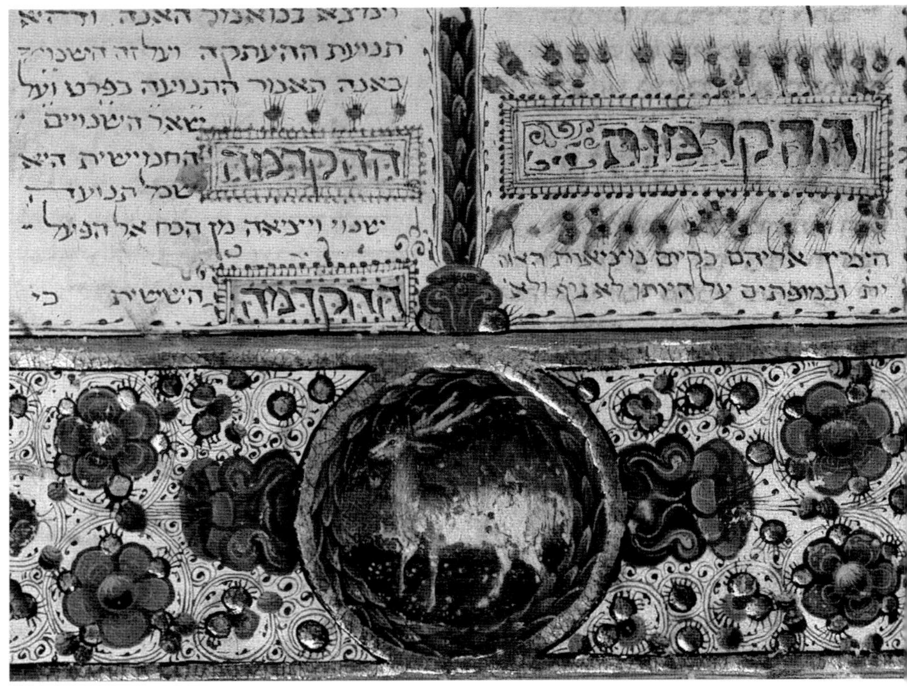

437 Titelblatt mit Blumenornamenten. Ausschnitt. Moses Maimonides: *Führer der Unschlüssigen*. Ferrara, vor 1475. Pergament, Gouache, Mattgold, Tinte.

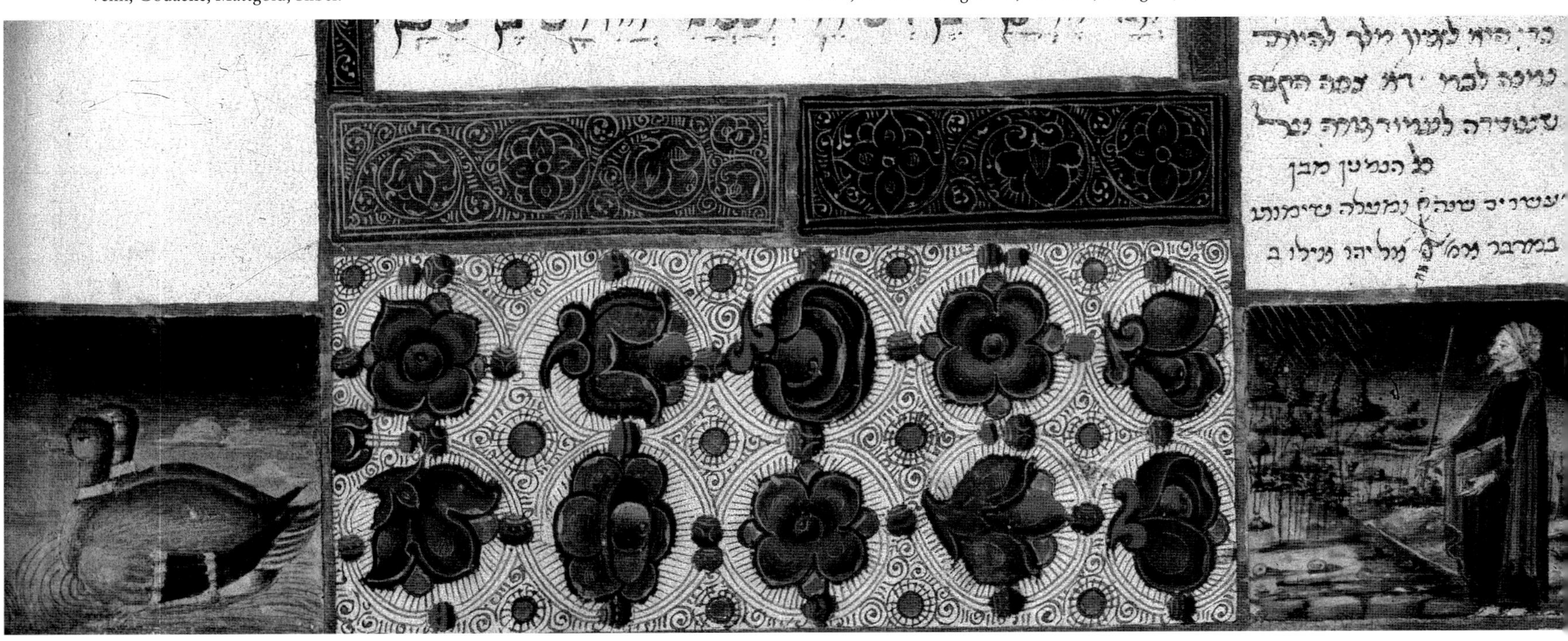

438 Titelblatt des *Buches Numeri*. Ausschnitt. Pentateuch, Ferrara, 1473. Pergament, Tinte, Gouache.

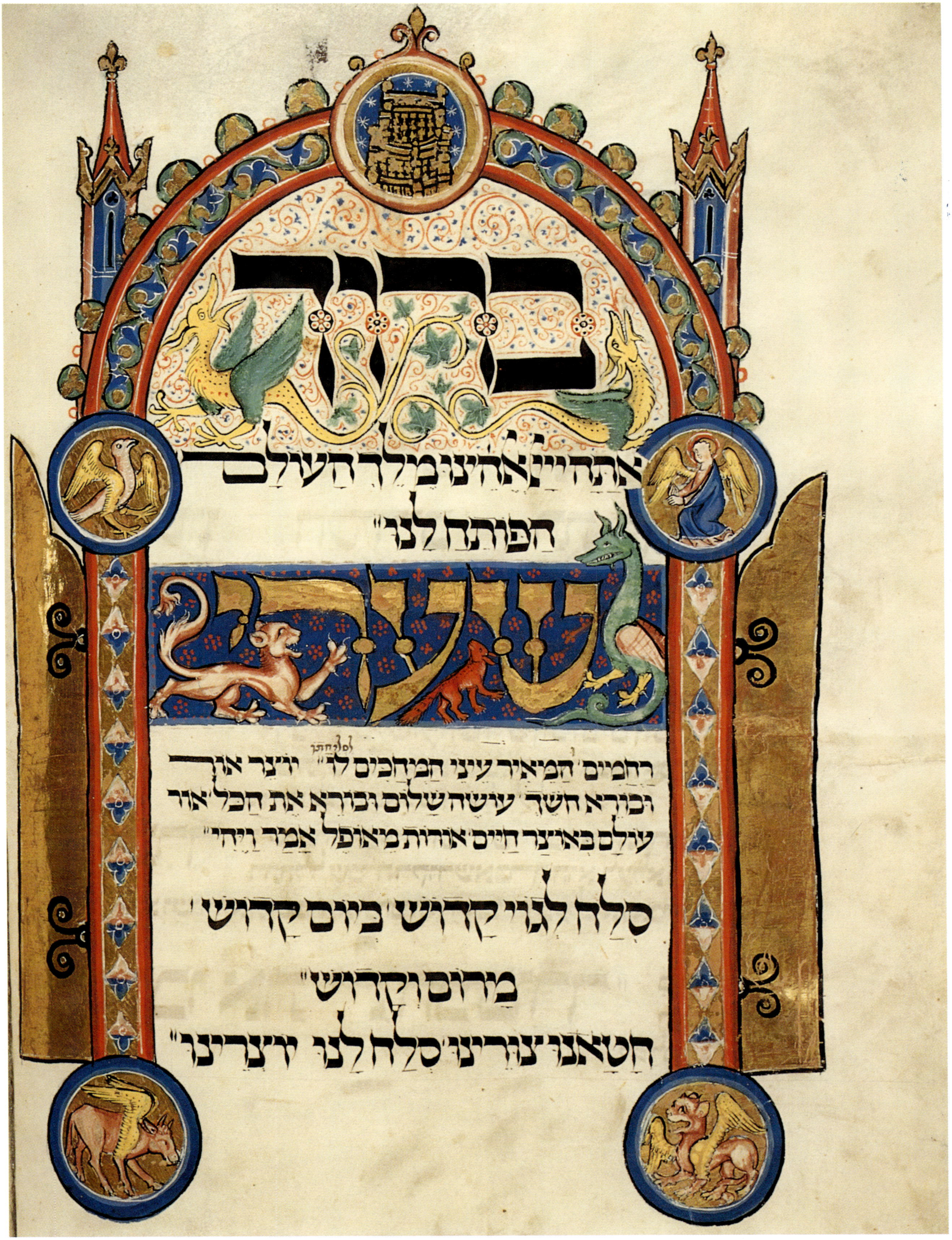

ברוך
אתה ייי אלהינו מלך העולם
הפותח לנו
שערי
רחמים המאיר עיני המחכים לך יוצר אור
ובורא חשך עשה שלום ובורא את הכל אור
עולם באוצר חיים אורות מאופל אמר ויהי
סלח לגוי קדוש ביום קדוש
מרום וקדוש
חטאנו צורינו סלח לנו יוצרינו

439 „Die Pforten der Barmherzigkeit“. Ritualbuch. Württemberg (Esslingen?). Um 1290. Pergament, Tinte, Gouache. Mattgold und lackiertes Gold.

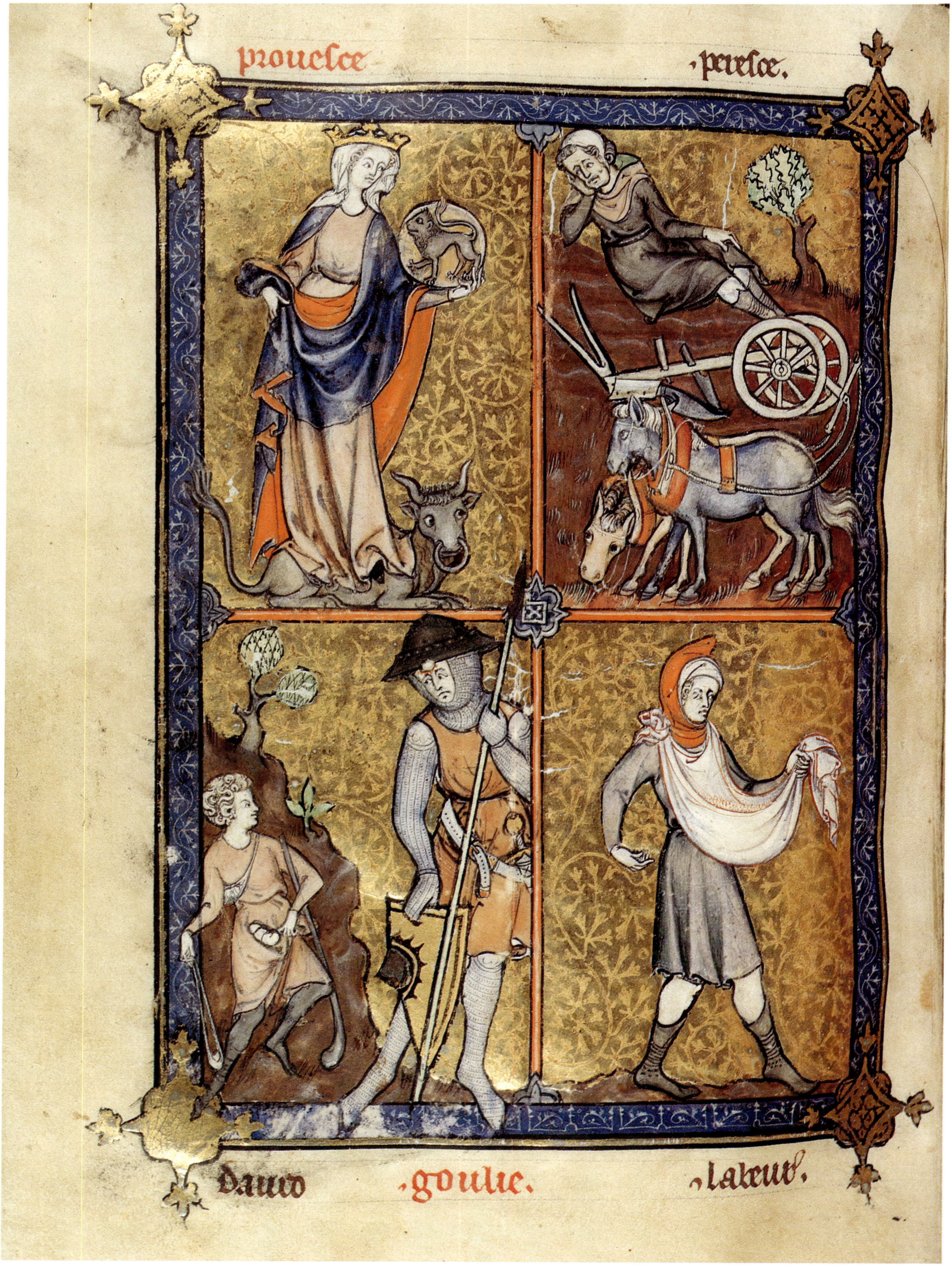

440 David kämpft gegen Goliath. *La Somme le Roy.* Paris. Um 1290. Künstler: Meister Honoré. Velin, Gouache, poliertes und aufgehelltes Gold.

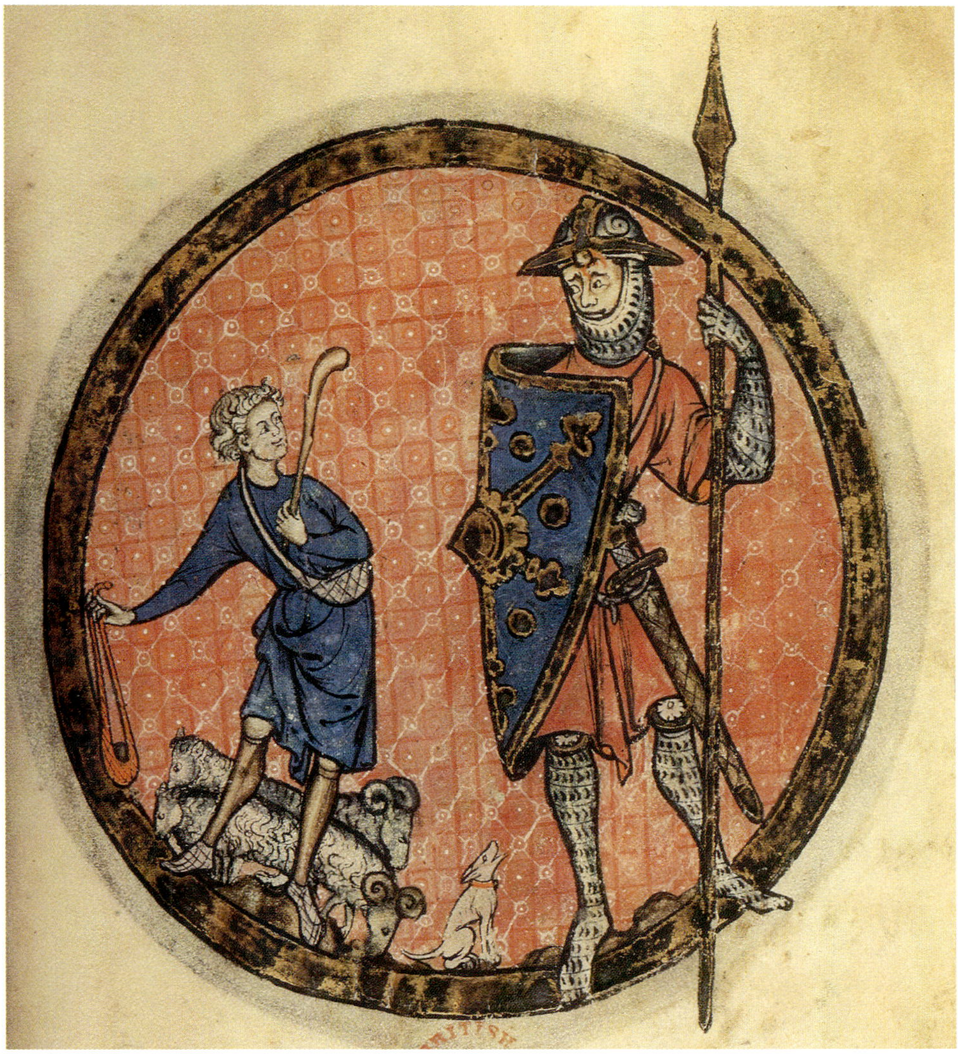

441 David kämpft gegen Goliath. Sammlung von verschiedenen Texten. Nordfrankreich. Um 1280. Schreiber: Benjamin. Pergament, Gouache, Mattgold.

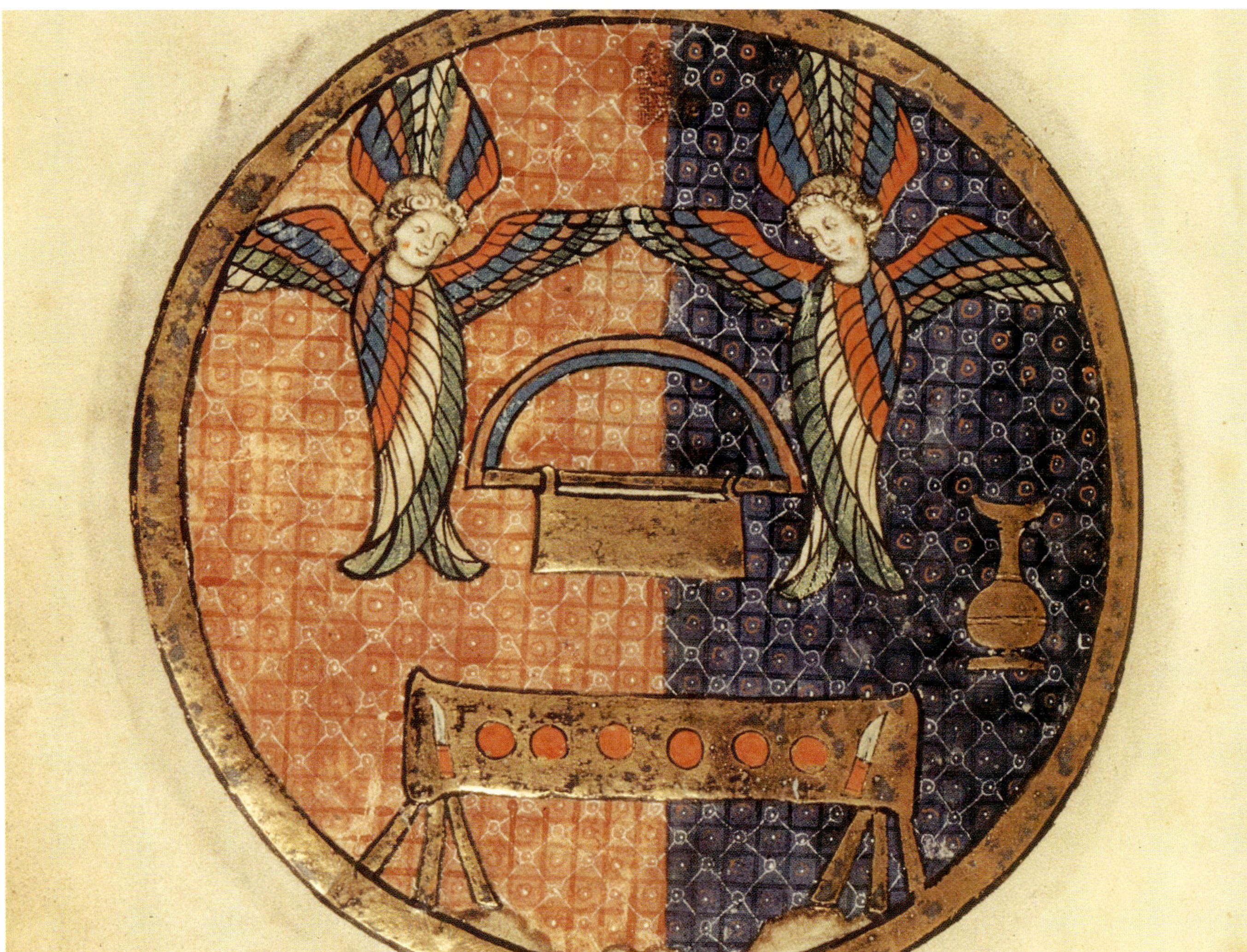

442 Bundeslade, die Cherubim und der Schaubrottisch. Sammlung von verschiedenen Texten. Nordfrankreich. Um 1280. Schreiber: Benjamin. Pergament, Gouache, Mattgold.

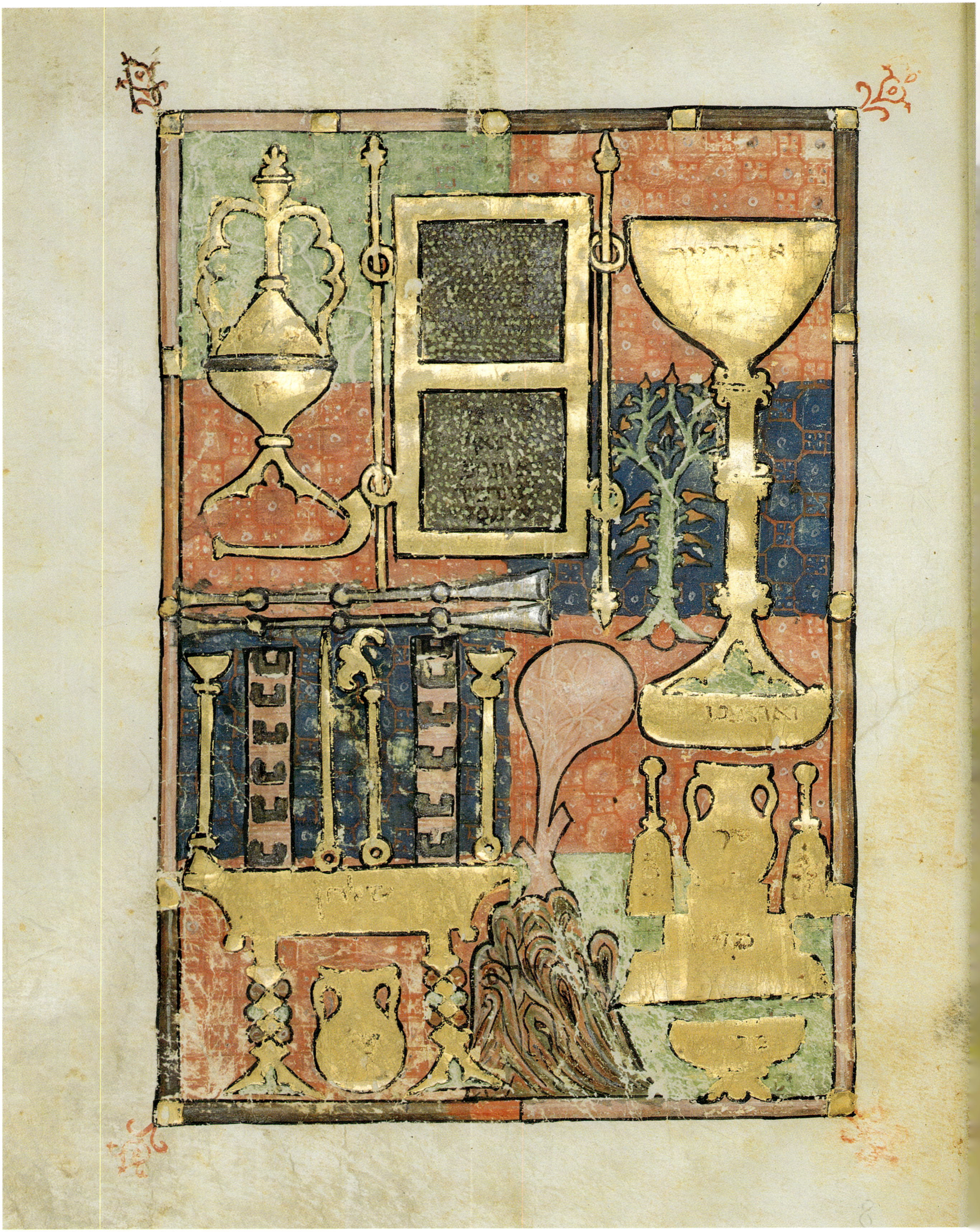

443 Die Ausstattung des Heiligtums. Bibel. Katalonien. Um 1340–1350. Pergament, Tinte, Gouache, lackiertes Gold.

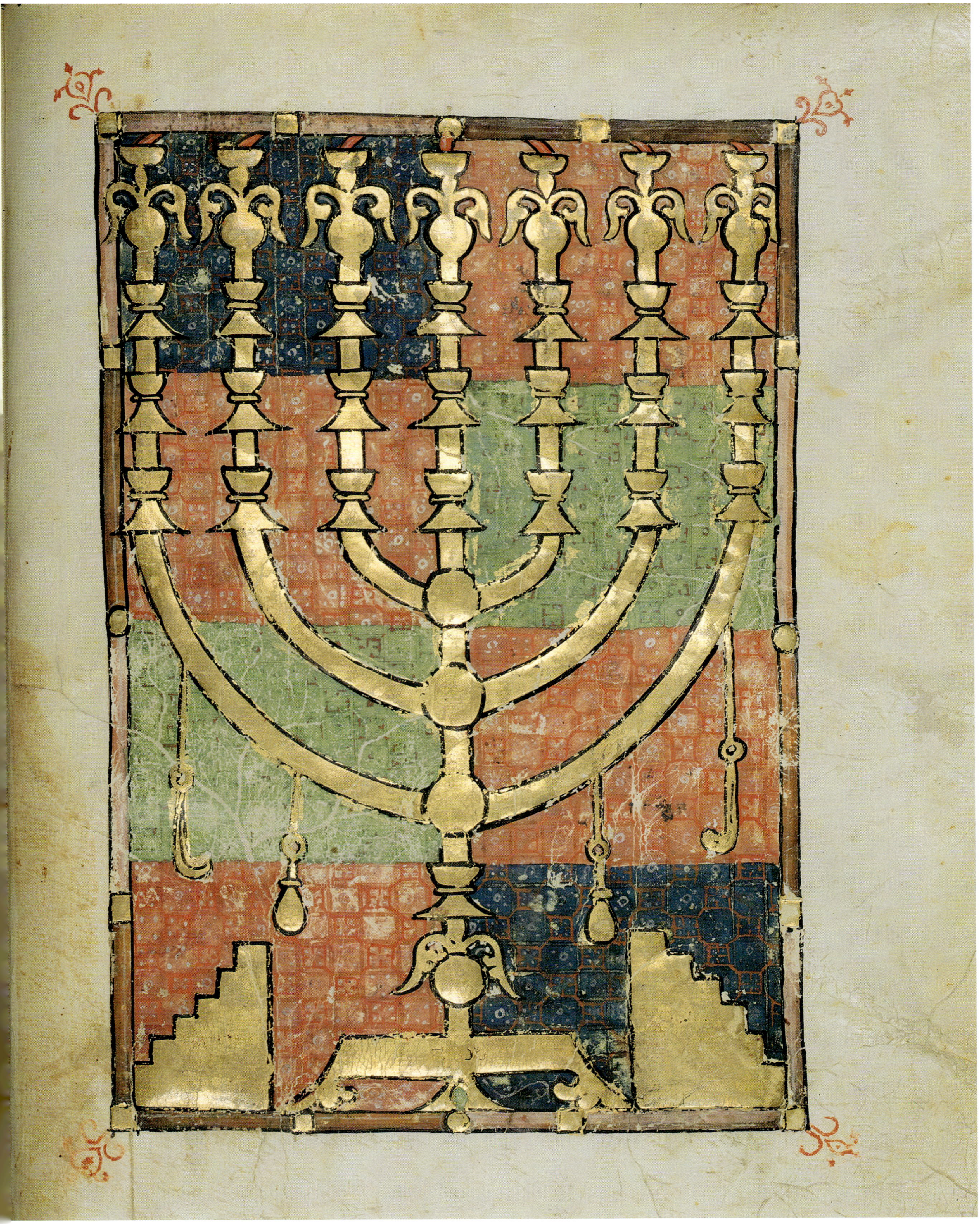

444 Die Ausstattung des Heiligtums. Bibel. Katalonien. Um 1340–1350. Pergament, Tinte, Gouache, lackiertes Gold.

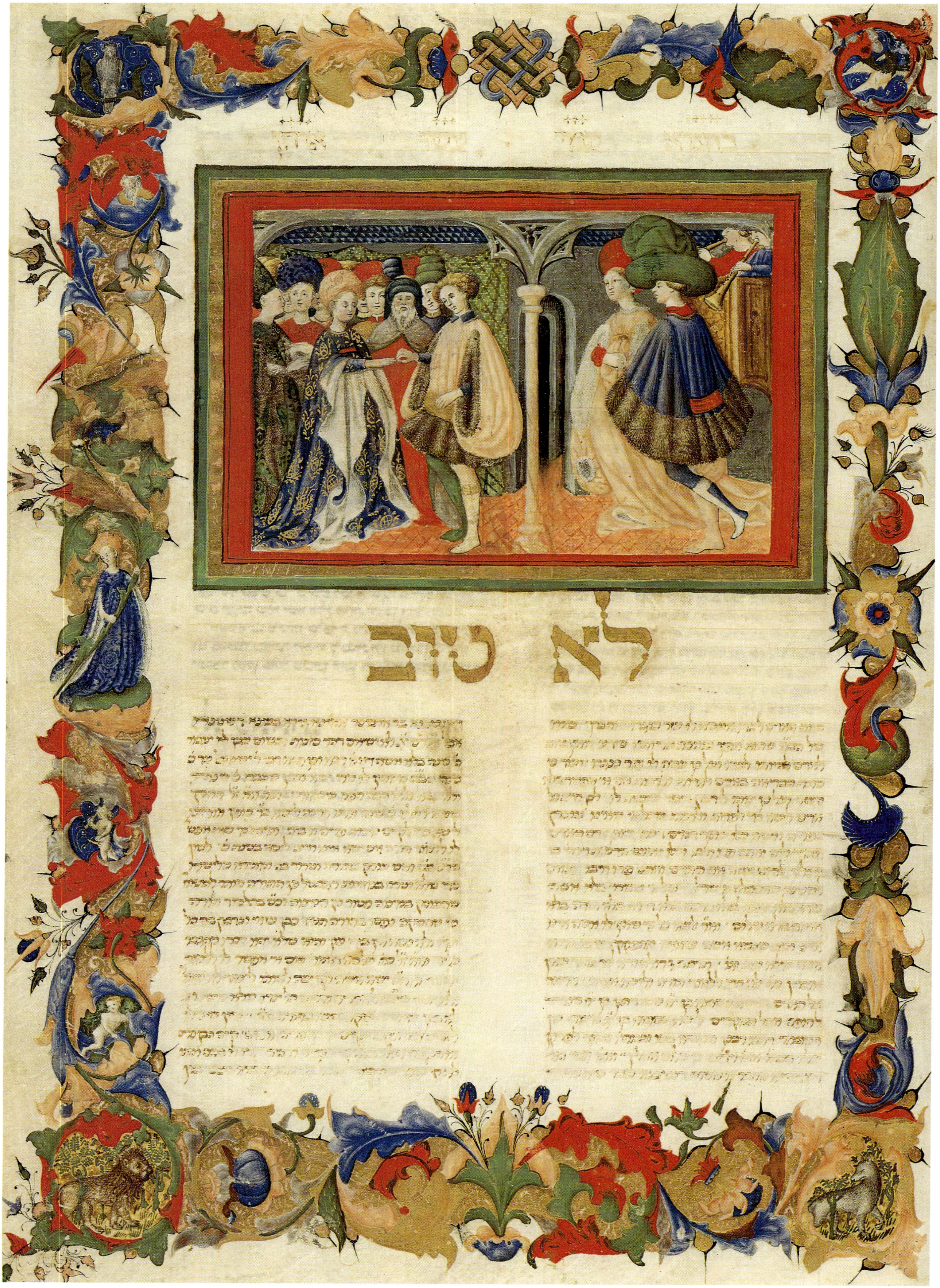

445 Hochzeit. Jakob ben Ascher: *Die vier Stände (Arba a Turim)*, 3. Teil. Mantua, 1435. Schreiber: Isaac Sofer ben Obadia. Pergament, farbige Tinte, Gouache, Mattgold.

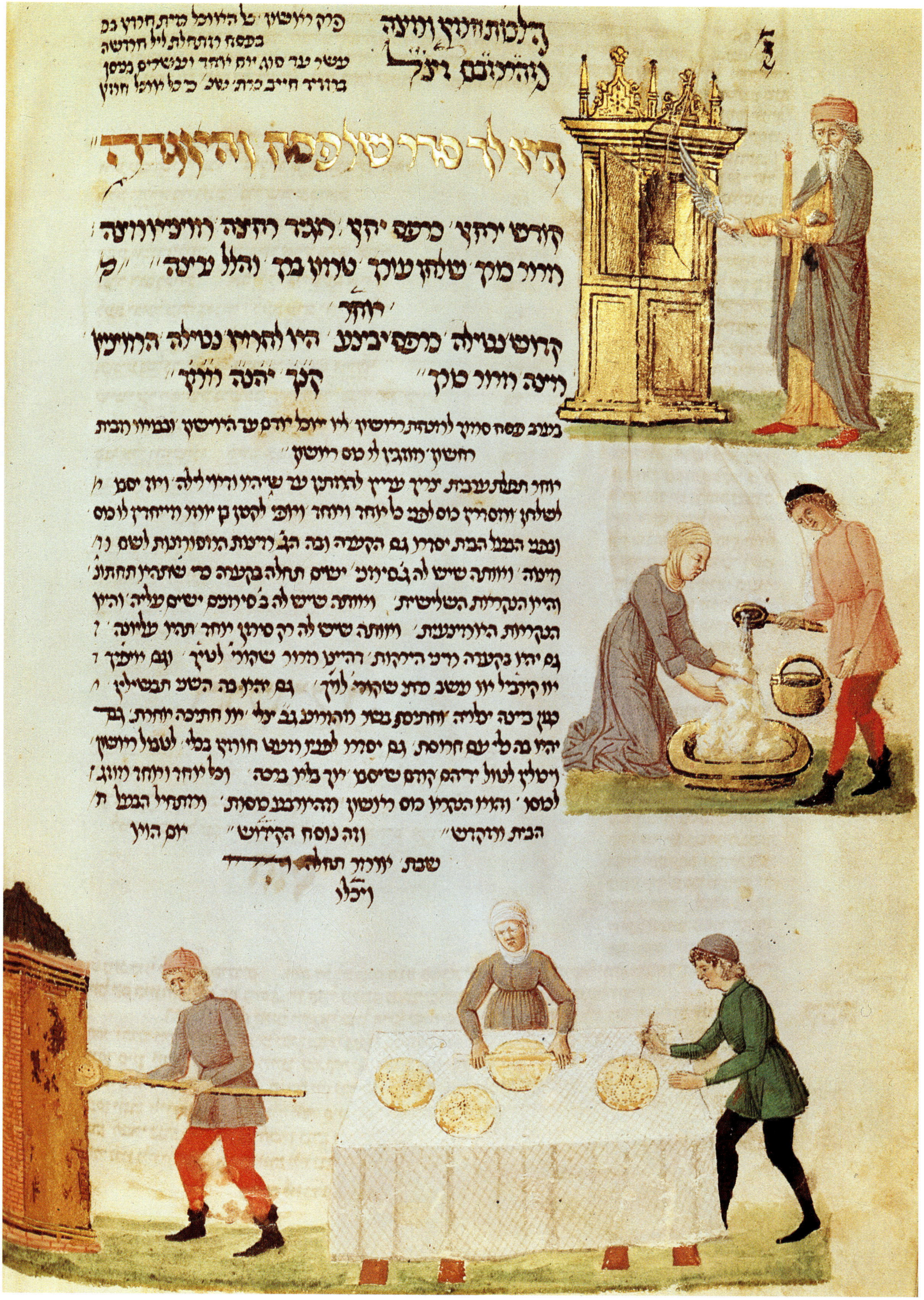

446 Vorbereitungen für das Pessach-Fest. Sammlung von verschiedenen Texten. Venetien, um 1470. Maler: Leonardo Bellini. Pergament, Tinte, Gouache, poliertes Gold und Mattgold.

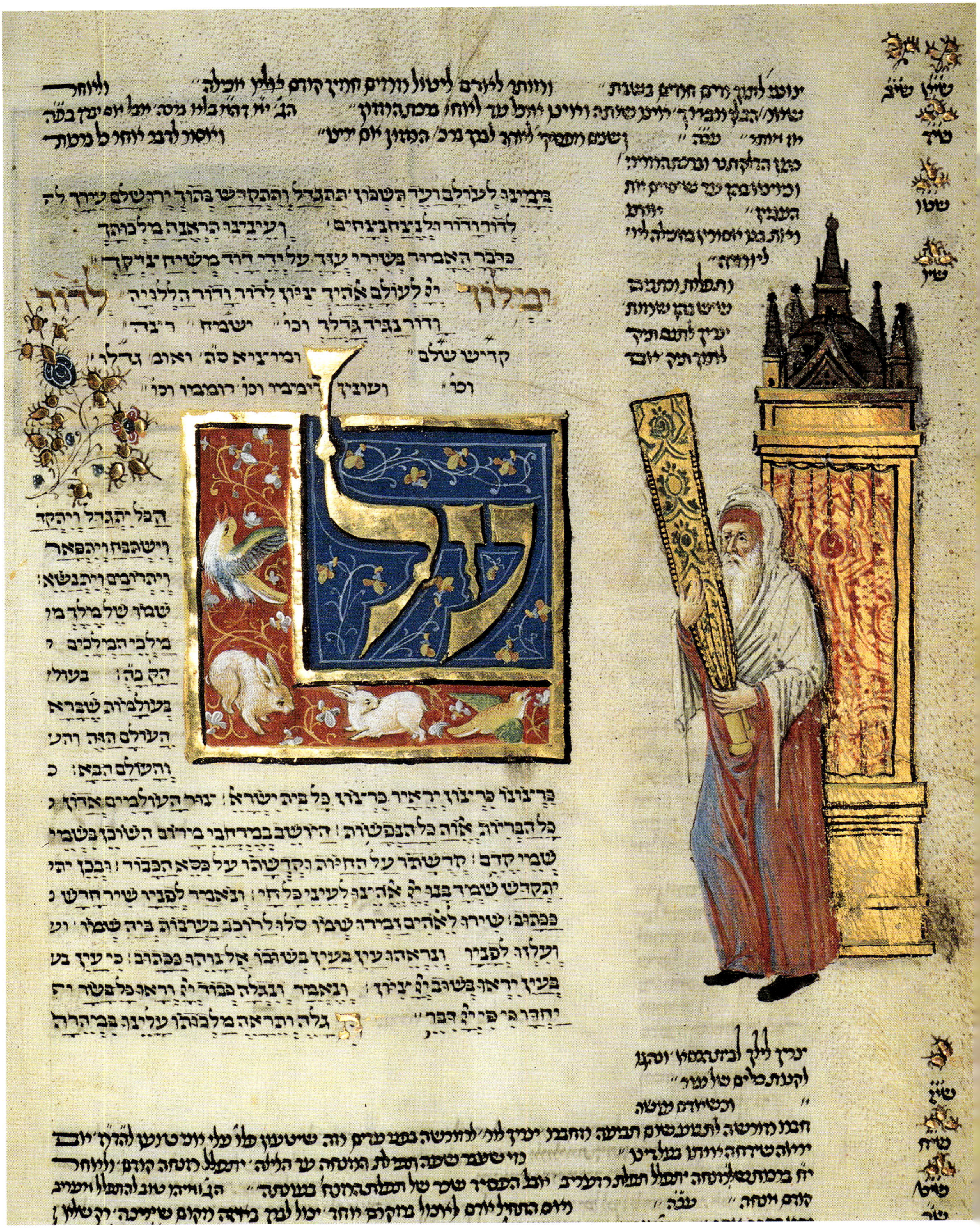

447 Offiziant mit der geschmückten Thorarolle. Sammlung von verschiedenen Texten. Venetien, um 1470. Maler: Leonardo Bellini. Pergament, Tinte, Gouache, poliertes Gold und Mattgold

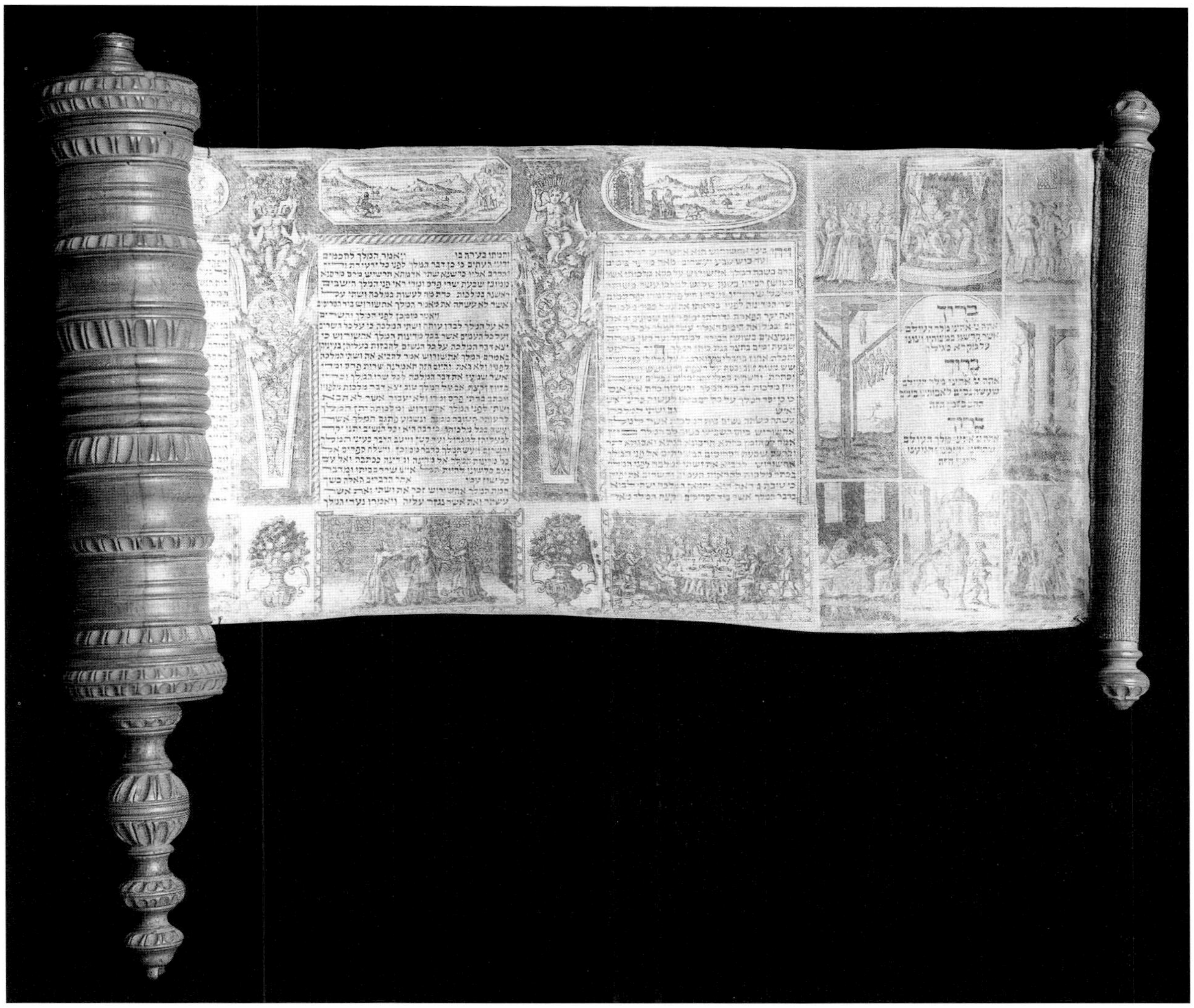

448 Esther-Rolle (Italien, um 1700). Pergament, Kupferverzierungen. Kapsel aus geschnitztem Holz (Italien, 18. Jh.).

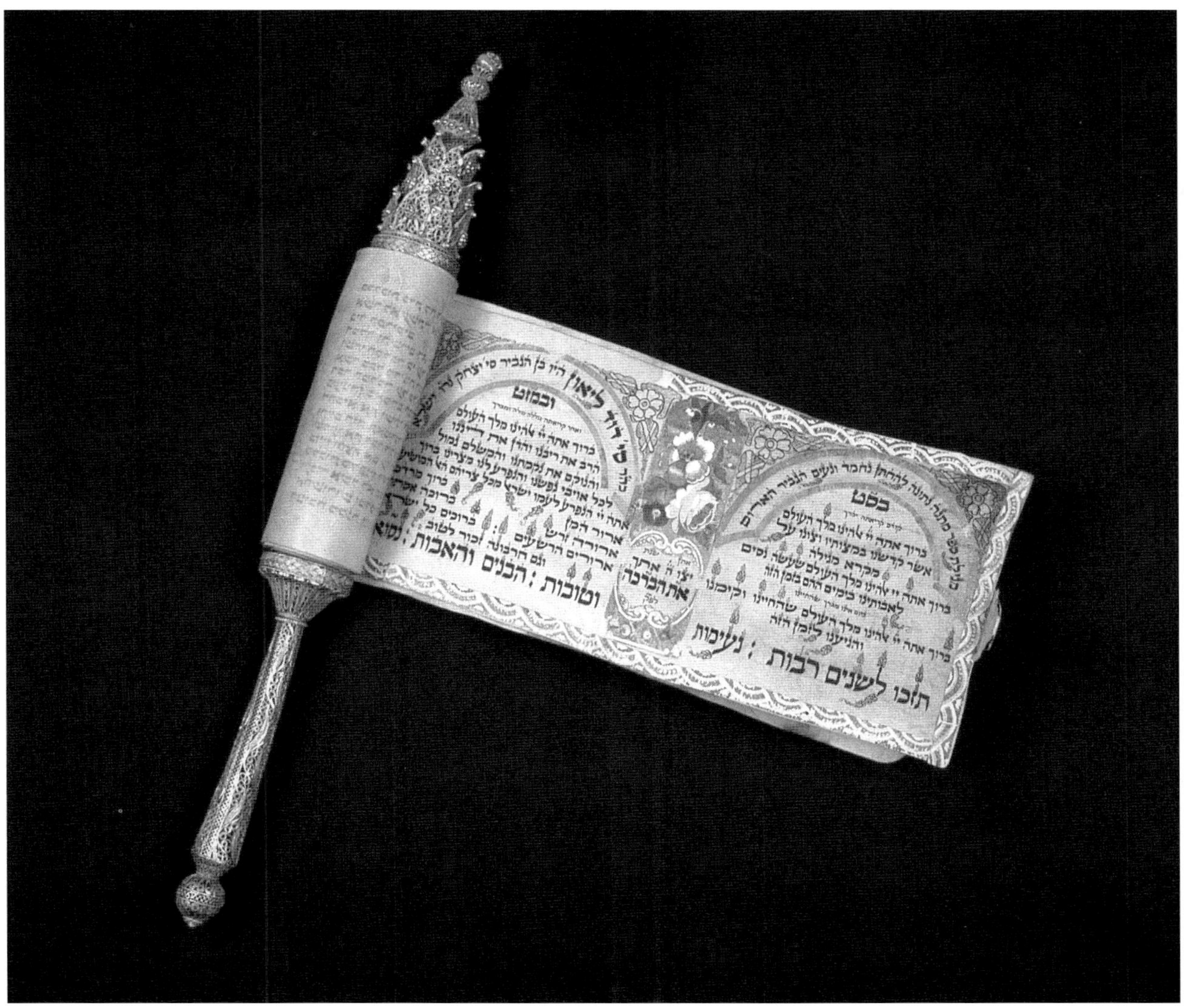

449 Esther-Rolle. Türkei. Um 1873. Pergament, Papier, Tinte, Aquarell.

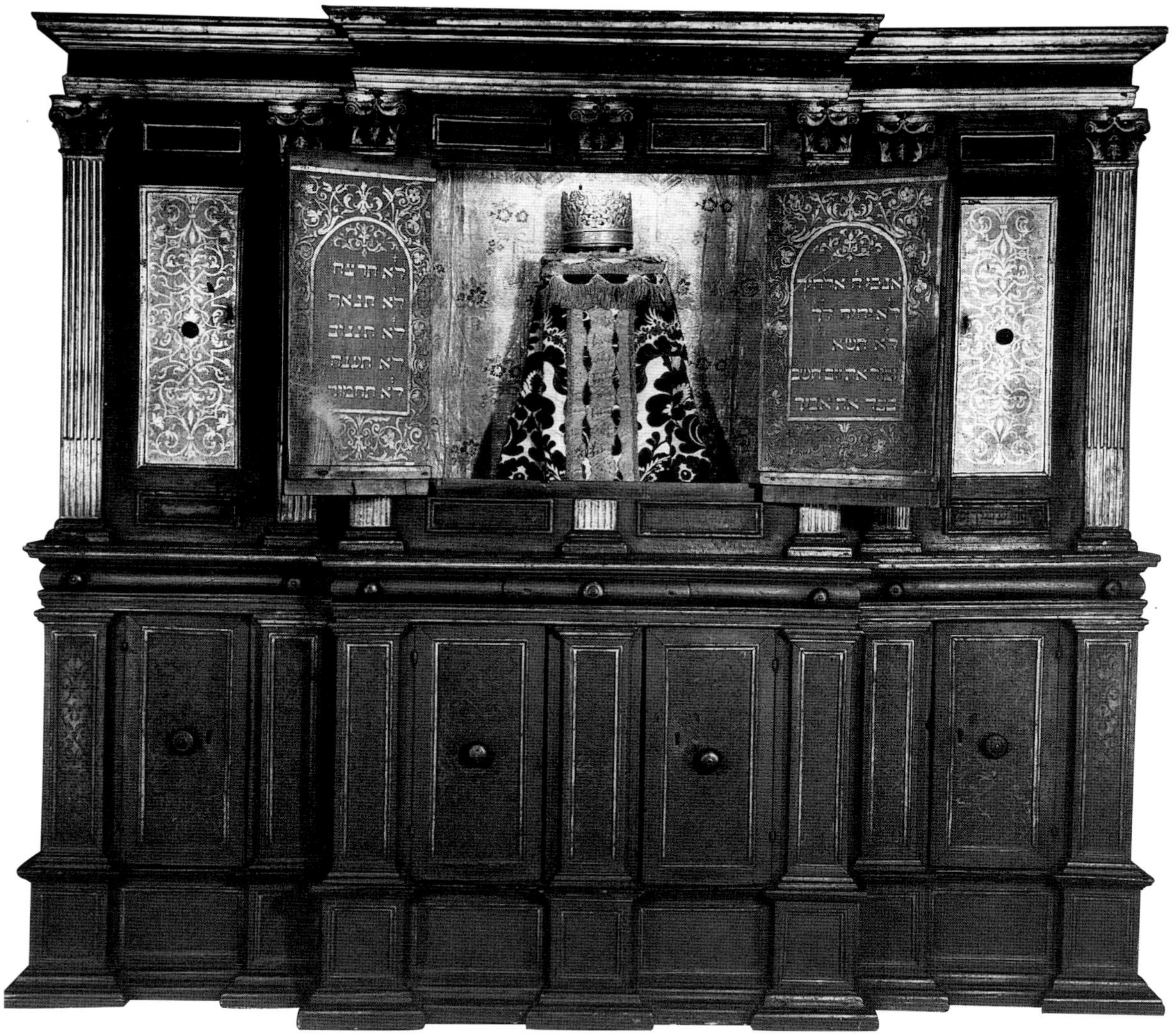

450 Schrank-Lade. Urbino (Italien). Um 1533. Holz: bemalt, geschnitzt.

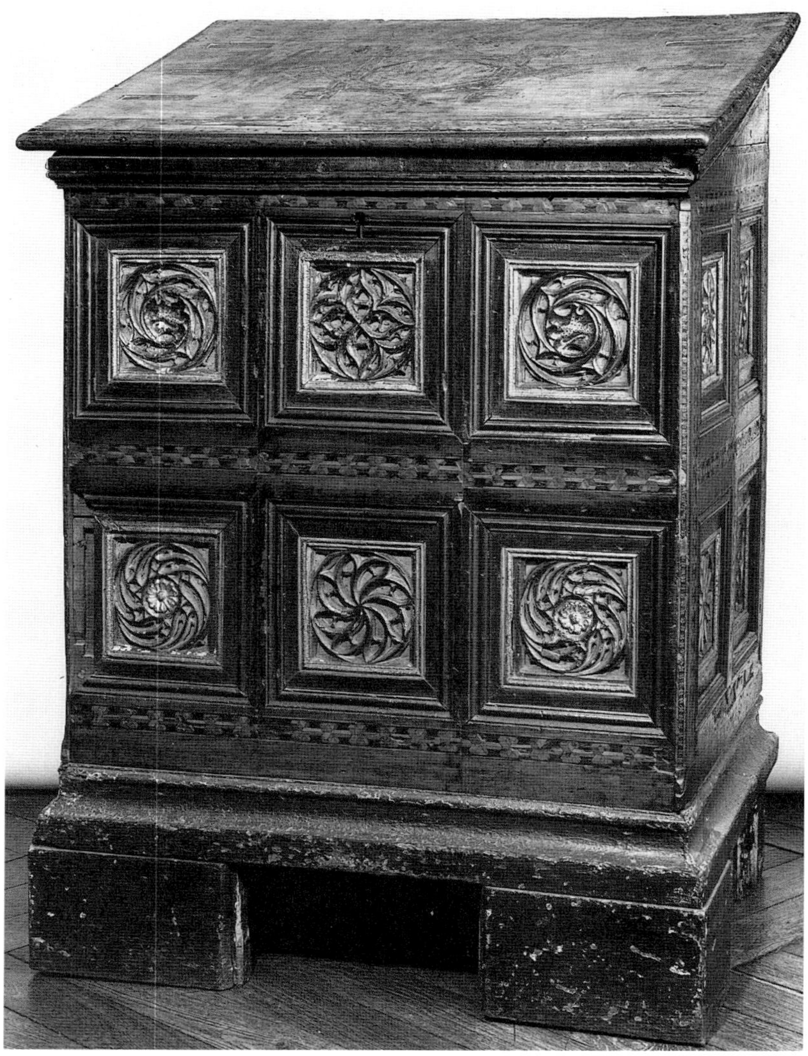

451 Lesepult. Italien.
2. Hälfte des 15. Jh.; Holz, Schnitzereien, Intarsien.

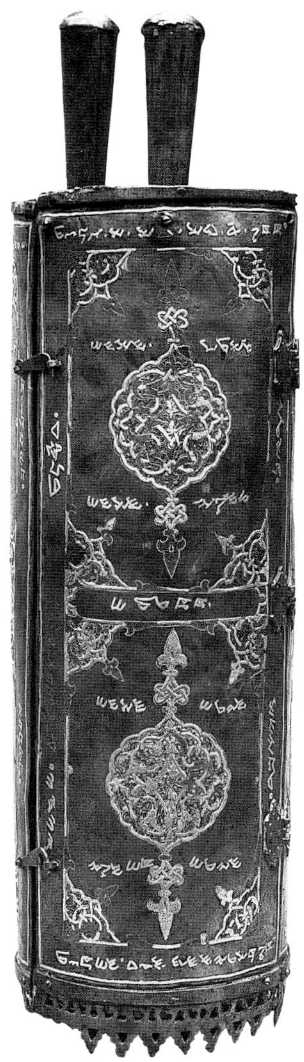

452 Kapsel *(Tiq)* für die Thorarolle. Damaskus. 1565.

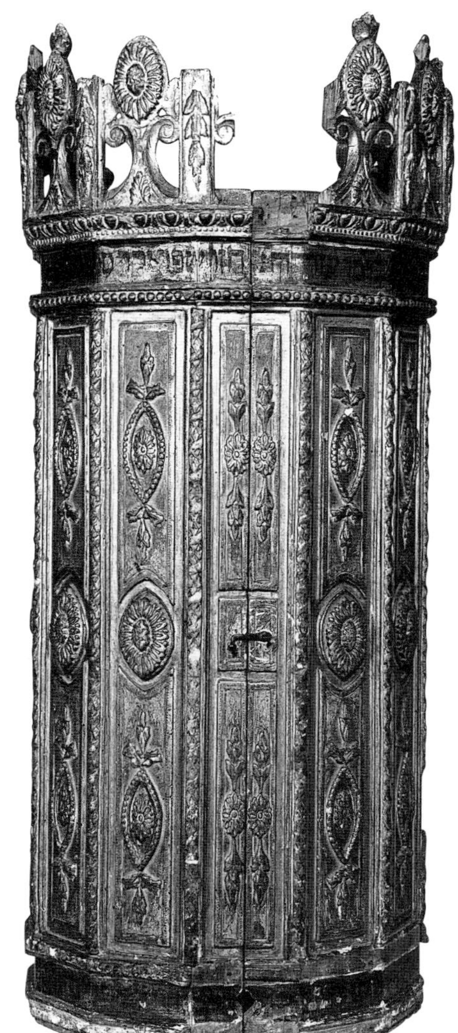

453 Kapsel *(Tiq)* für die Thorarolle. Italien. 1807.
Holz: mit Stukkaturen verziert, bemalt.

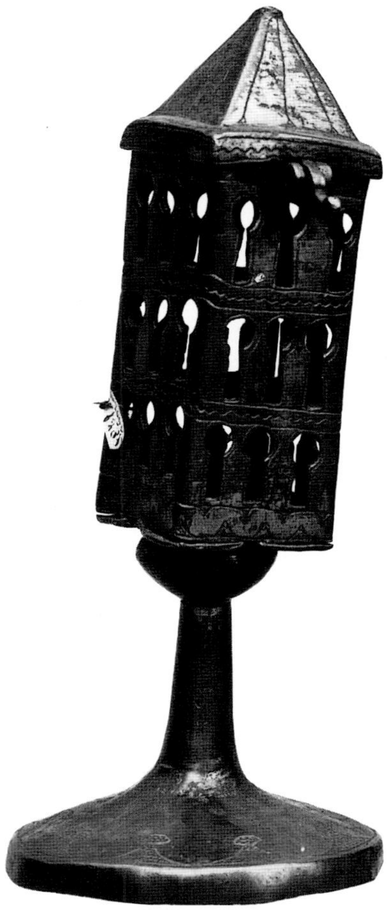

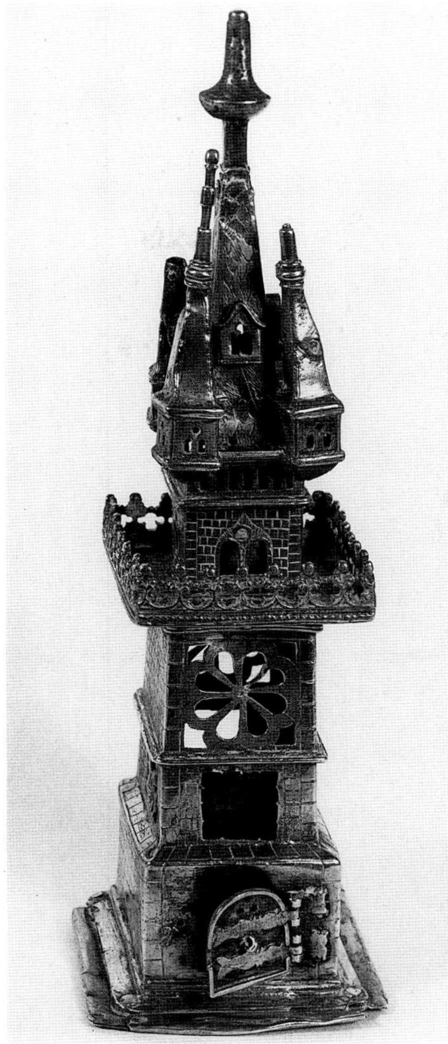

GEWÜRZBÜCHSEN FÜR DIE SCHLUSSZEREMONIE DES SABBATS *(HAWDALA).* 454 Spanien. 13. Jh.

455 Deutschland (Frankfurt a. M.?), um 1550. Ergänzungen: 1651.

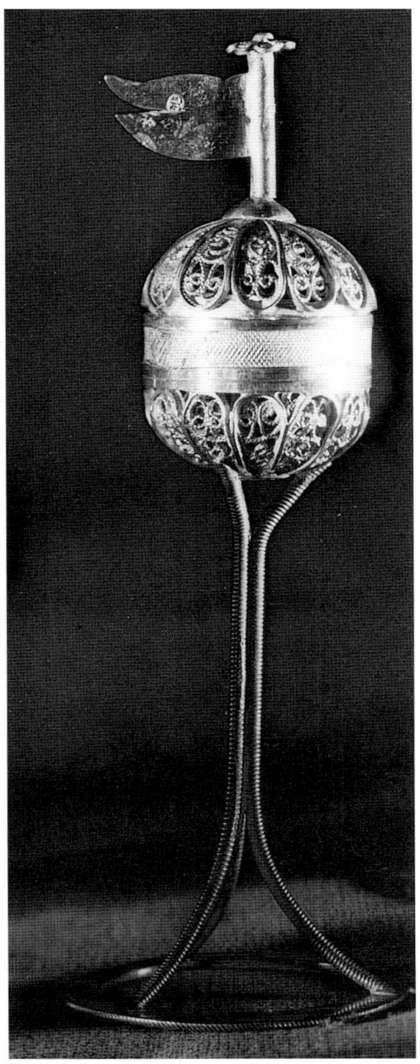

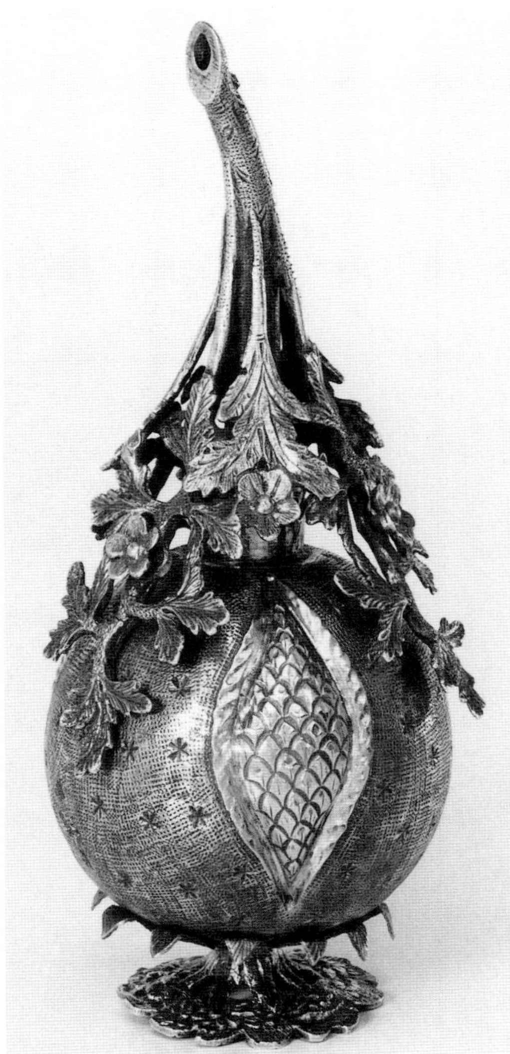

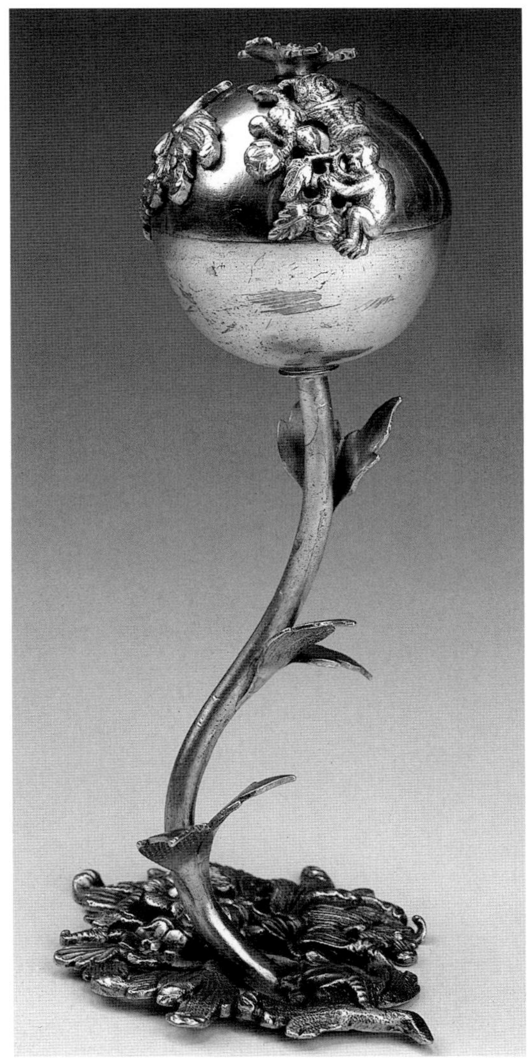

456 Donaumonarchie Österreich-Ungarn. Um 1800. Silber, Filigran.

457 Danzig. Ende des 17. Jh.; Silber: gegossen, graviert und stellenweise vergoldet.

458 Polen. 19. Jh.; Silber: gegossen, getrieben, vergoldet.

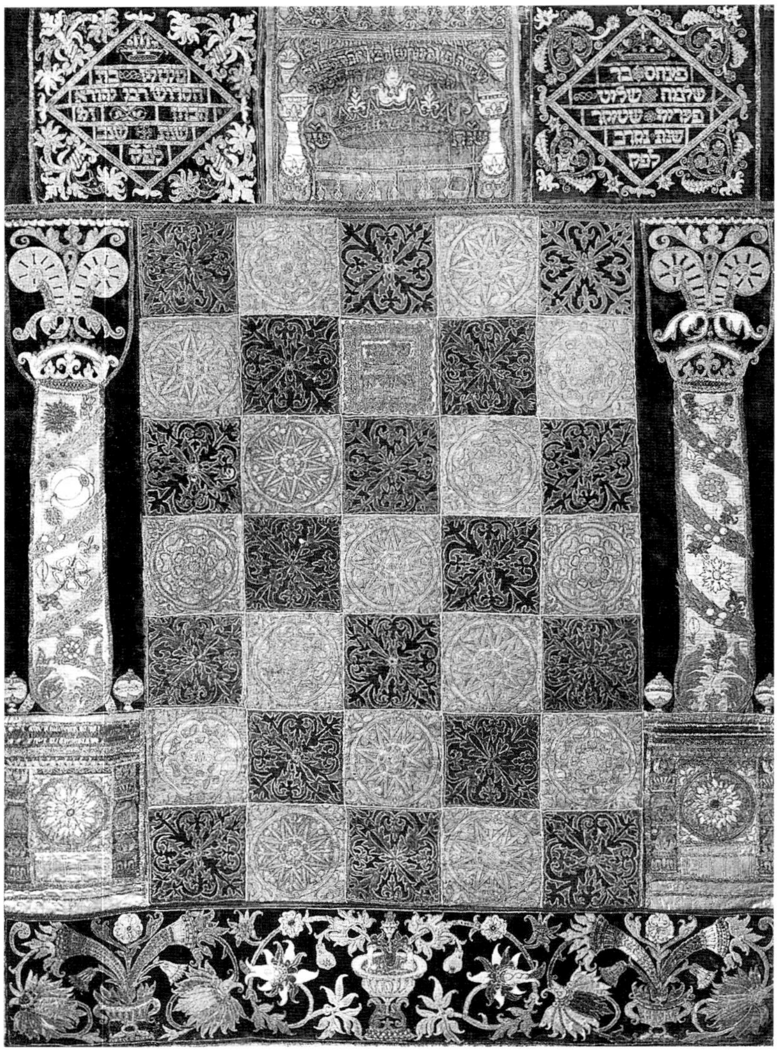

459 Vorhang *(Parokhet).* Prag, 1590–1592. Sticker: Isaac Perlsticker. Samt, Seiden- und Metallfäden.

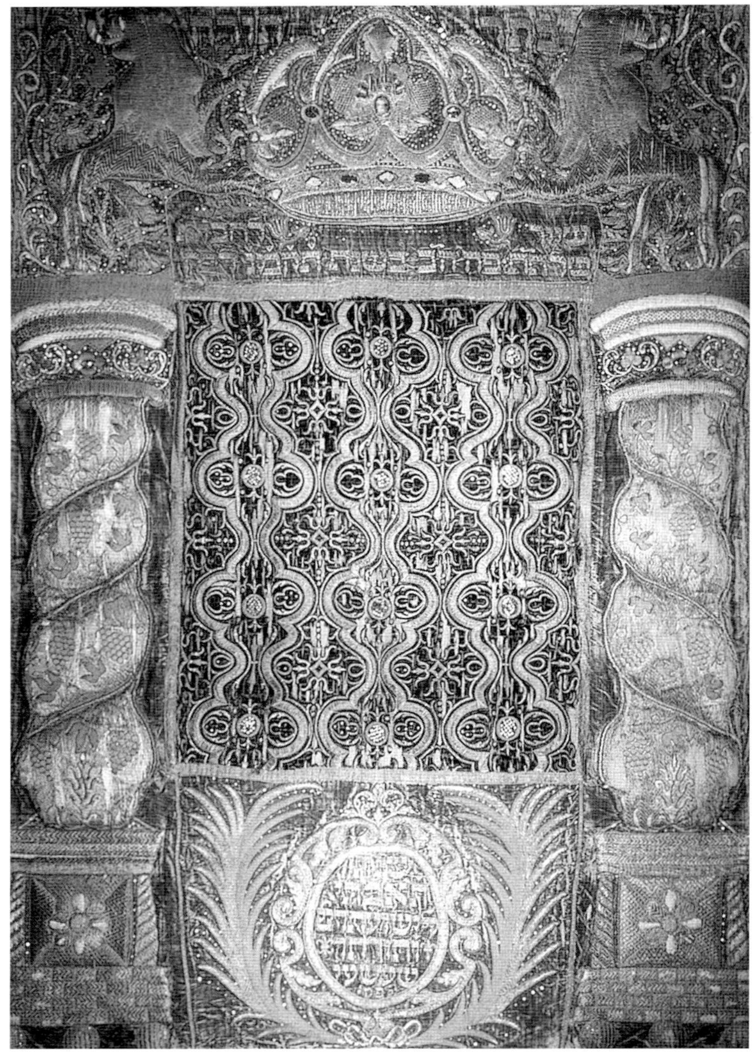

460 Vorhang *(Parokhet).* Deutschland (Höchberg?), 1713. Samt, Gold- und Silberfäden.

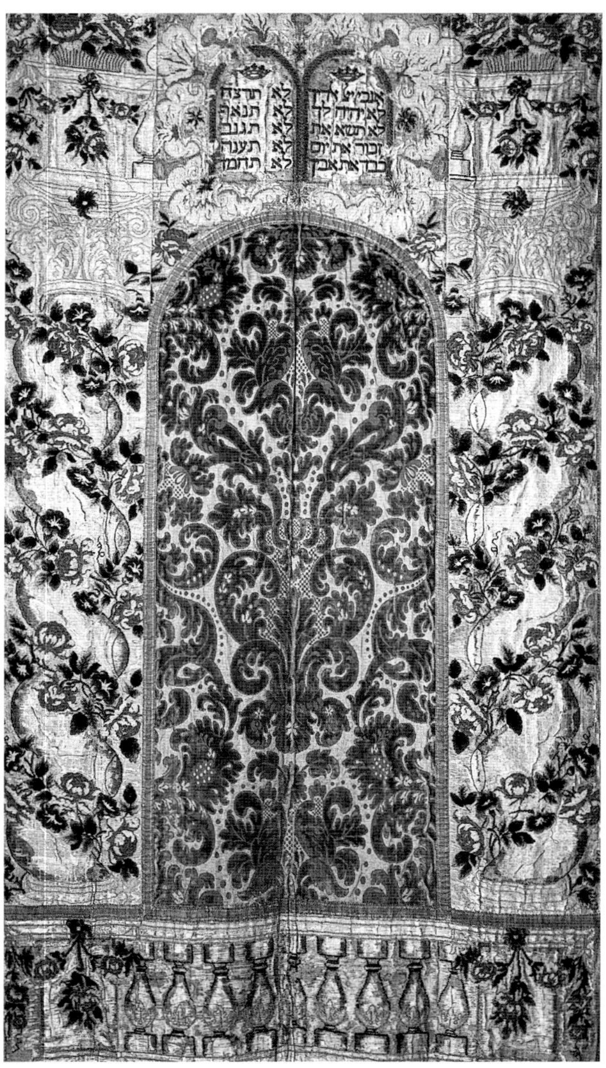

461 Vorhang *(Parokhet).* Italien, 18. Jh.; Samt, Gold- und Seidenfäden.

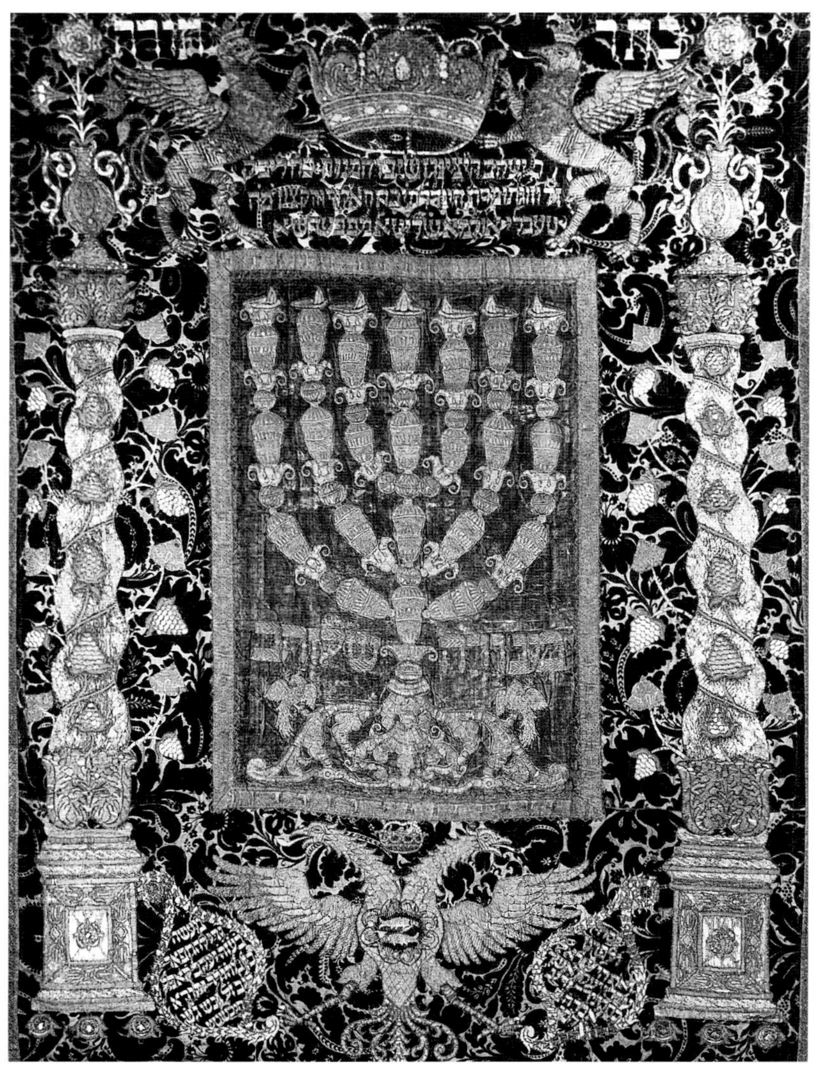

462 Vorhang *(Parokhet).* Bayern, 1772–1773. Sticker: Jacob Koppel Gans. Samt, Seiden- und Metallfäden.

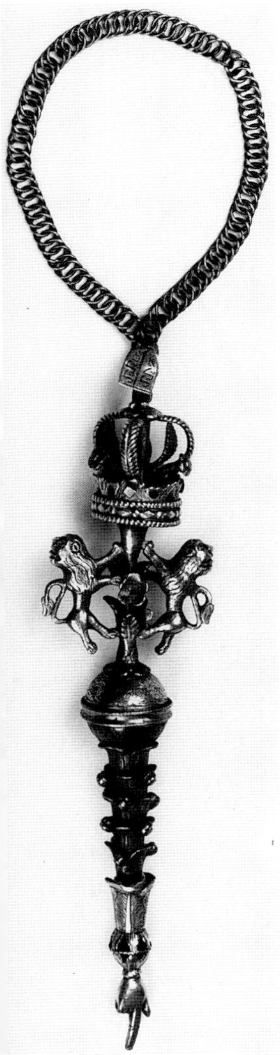

463 Lesehand *(Yad).*
Galizien. Um 1800.

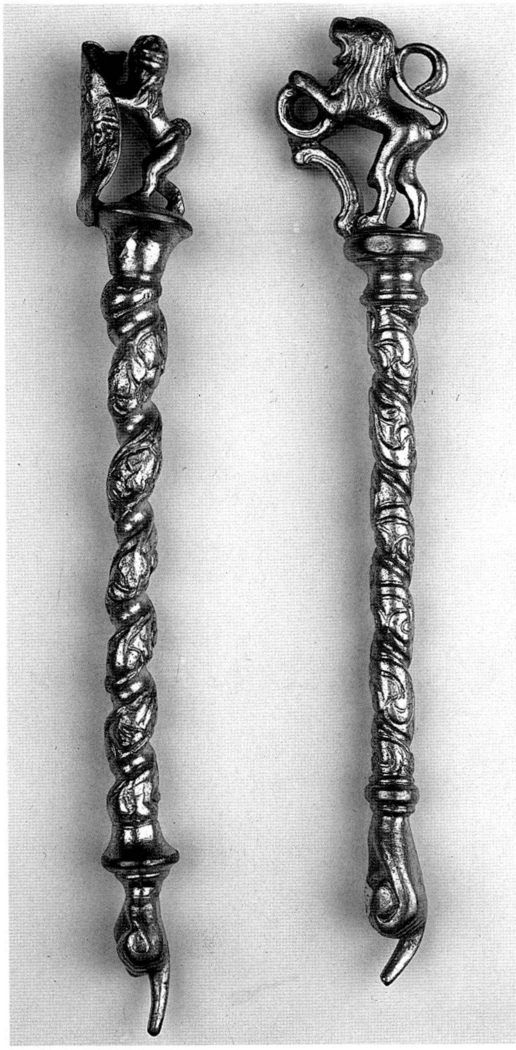

464 Lesehände *(Yad).* Polen. 19. Jh. (?).
Silber: gegossen, vergoldet.

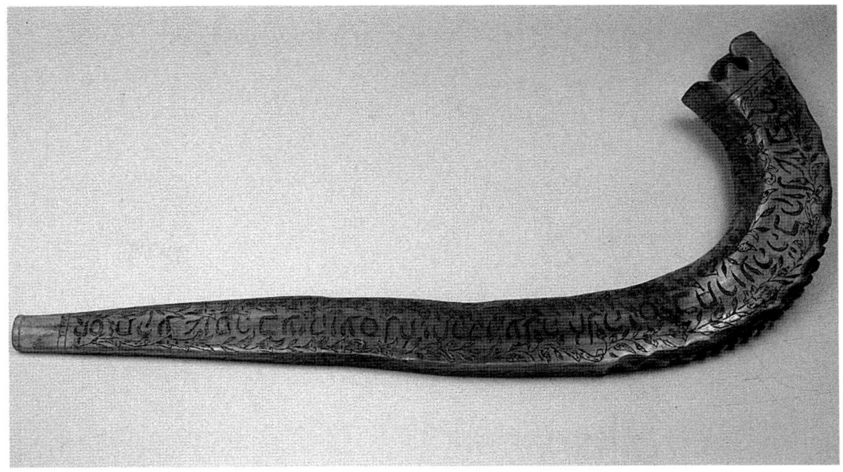

465 *Shofar,* Widderhorn.

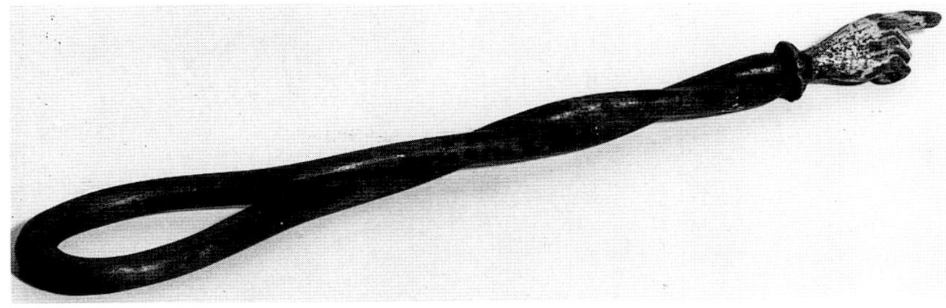

466 Lesehand *(Yad).* Prag. 19. Jh.; Holz: geschnitzt, lackiert, bemalt.

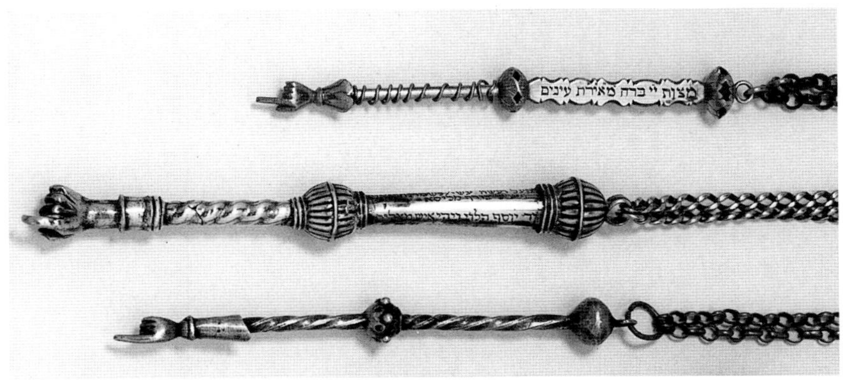

467 Lesehände *(Yad).* Polen. 18.–19. Jh.; Silber: gegossen, getrieben, stellenweise vergoldet.

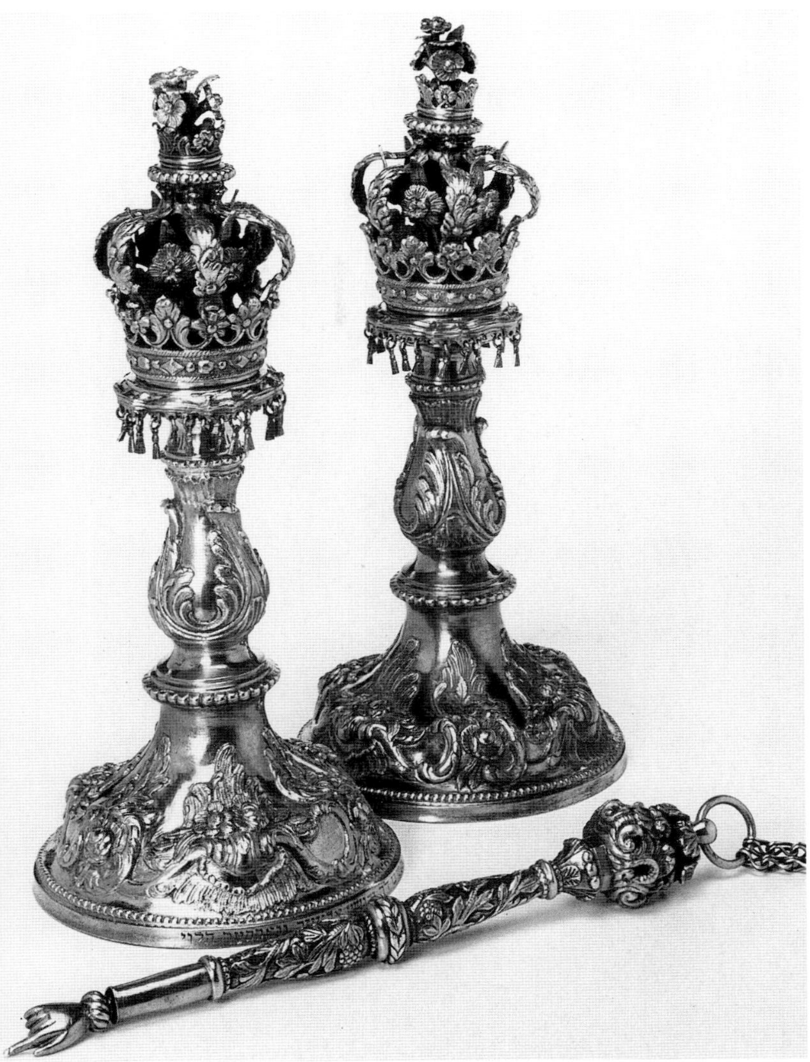

468 „Granatäpfel“ *(Rimmonim),* Verzierungen für die Thorarolle, und *Yad.* Warschau, 18. Jh.
Silber: gegossen, getrieben, stellenweise vergoldet.

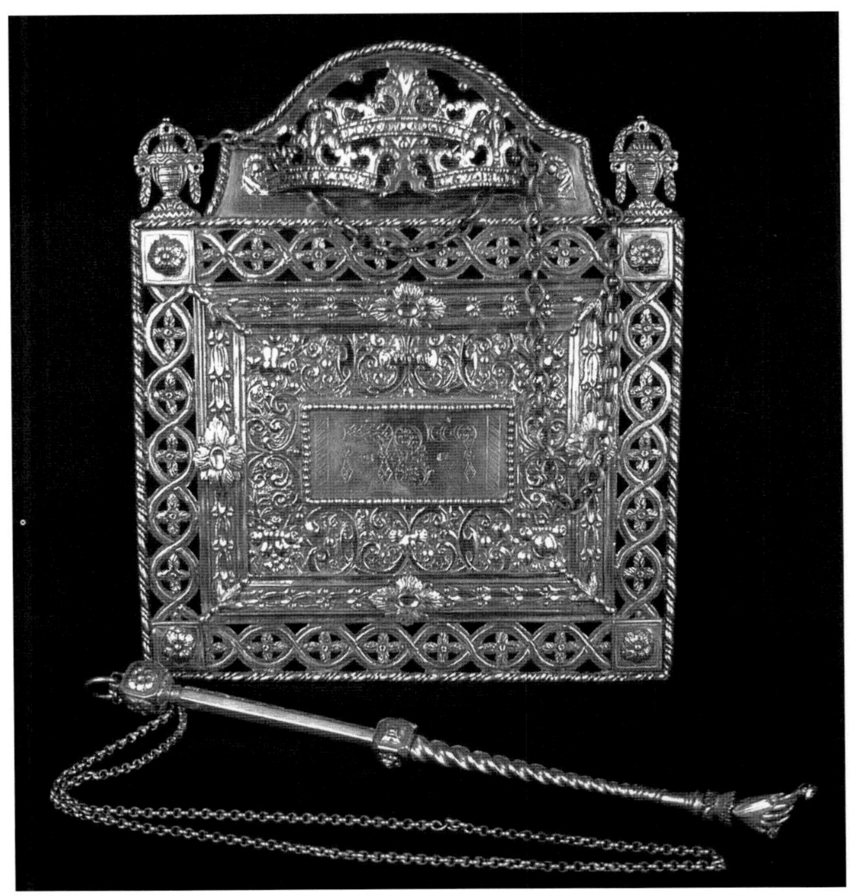

469 Schild *(Tass)* für die Thorarolle und Lesehand *(Yad).* Emden, 17. und 18. Jh.
Silber: vergoldet, mit eingelegten Diamanten.

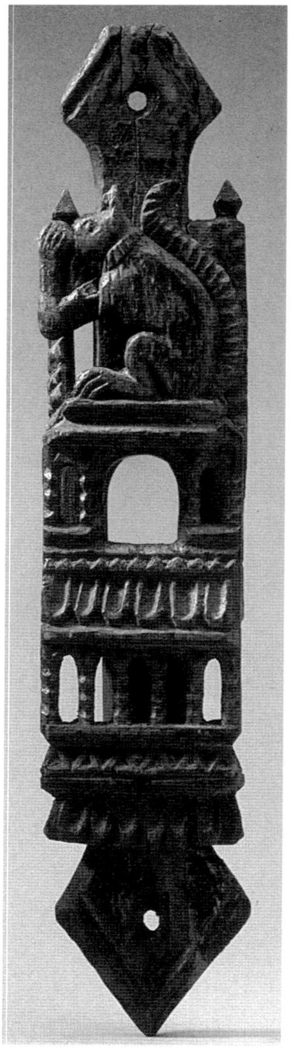

KAPSELN FÜR DIE *MESUSA*
470 Deutschland. 18. Jh.

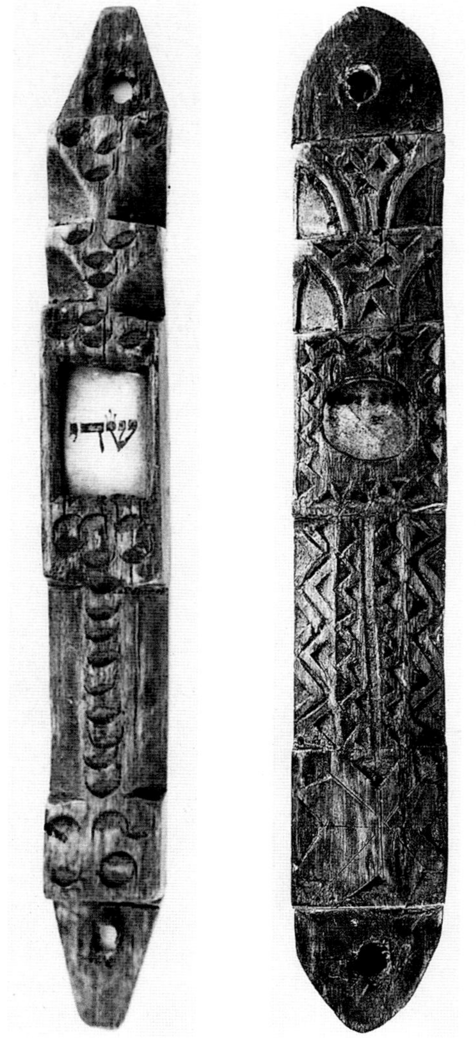

471–472 Böhmen und Mähren. 19. Jh.; Holz: geschnitzt.

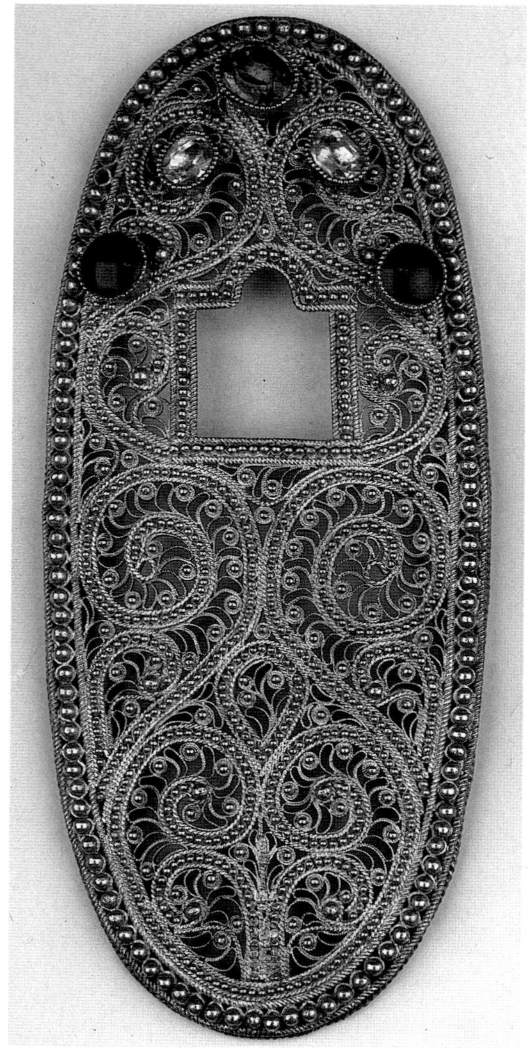

473 Moskau. 1835. Silber, Filigran, Steine.

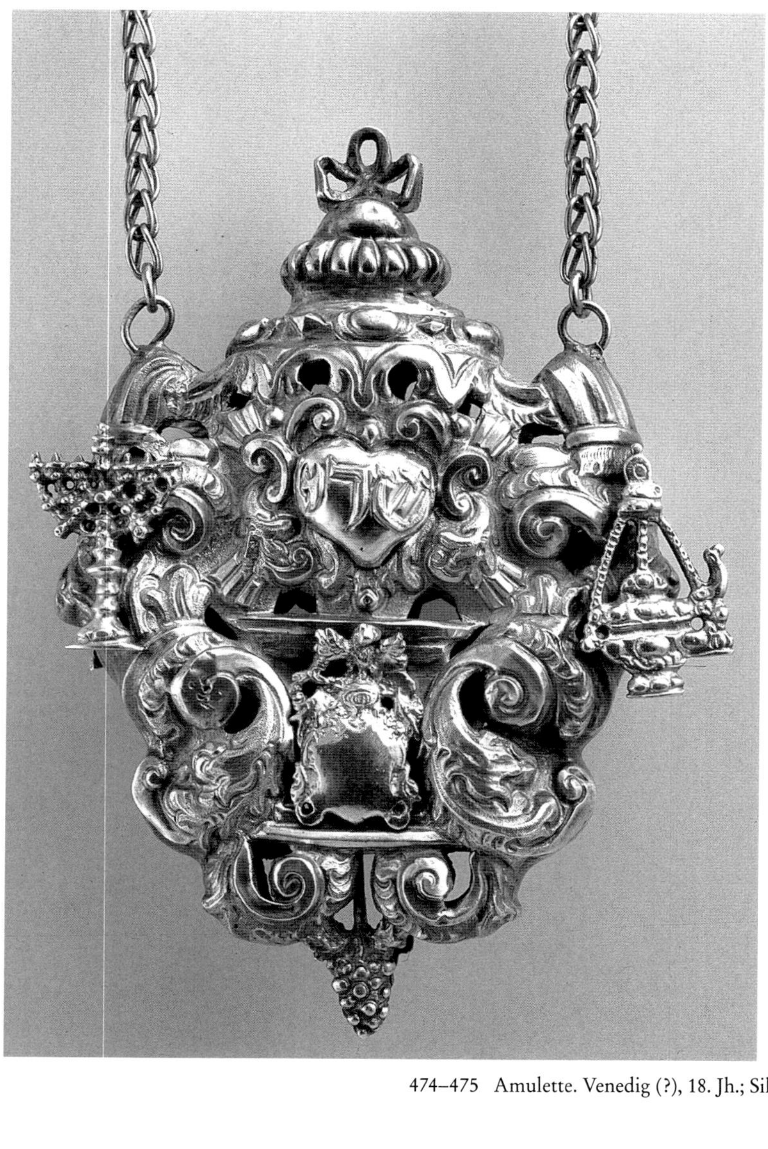

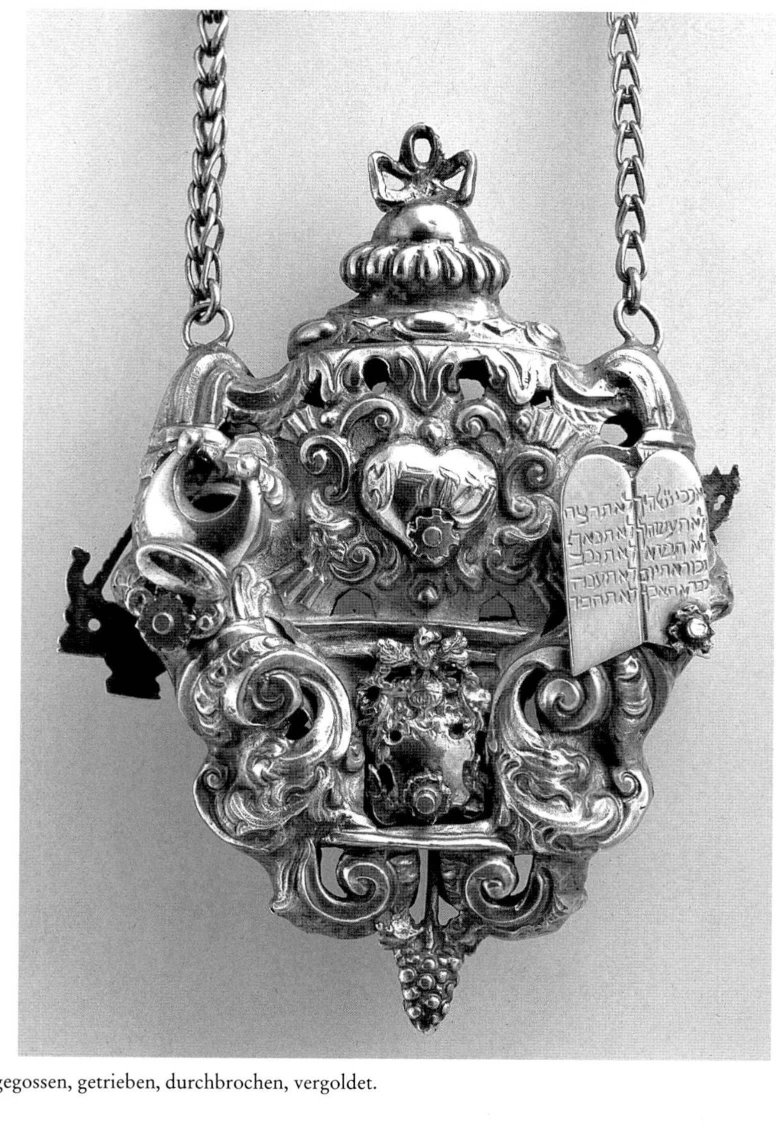

474–475 Amulette. Venedig (?), 18. Jh.; Silber: gegossen, getrieben, durchbrochen, vergoldet.

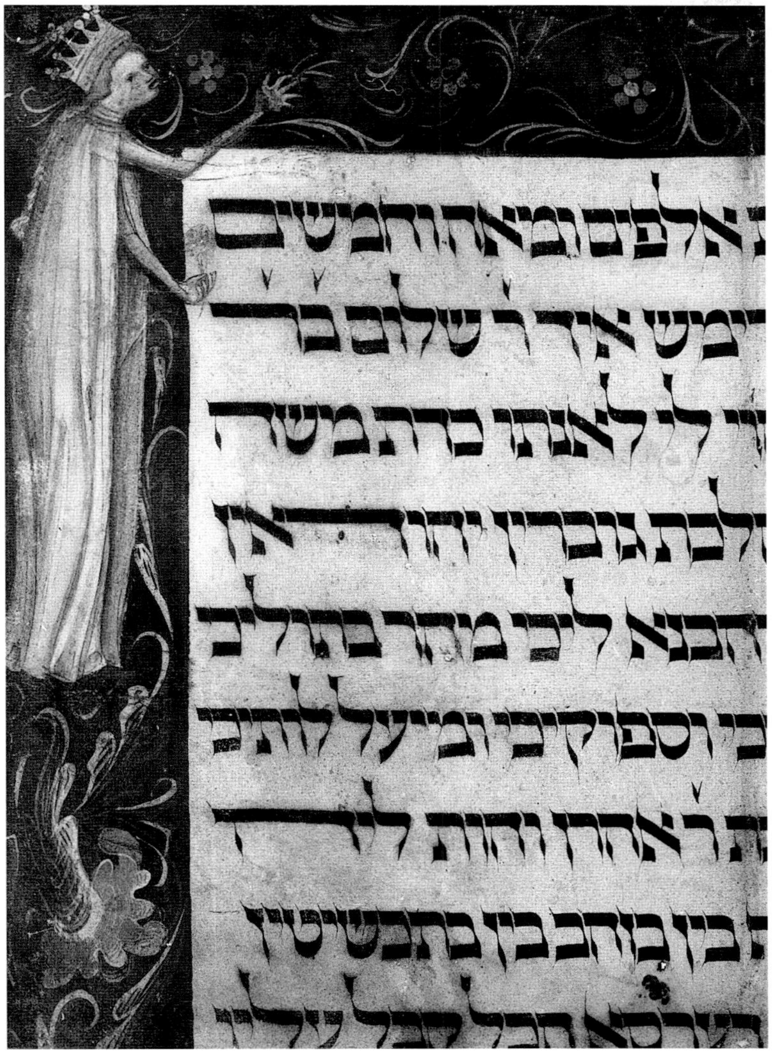

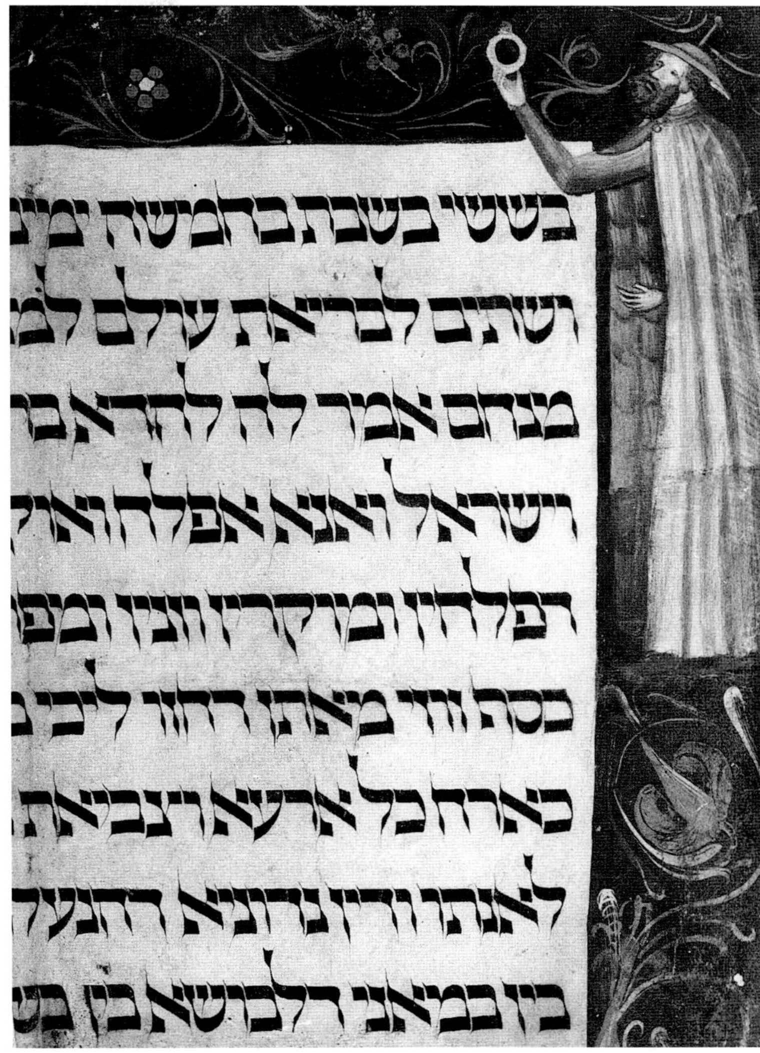

476–477 Ehevertrag *(Ketubba)*. Krems 1392. Pergament, Gouache, Tinte.

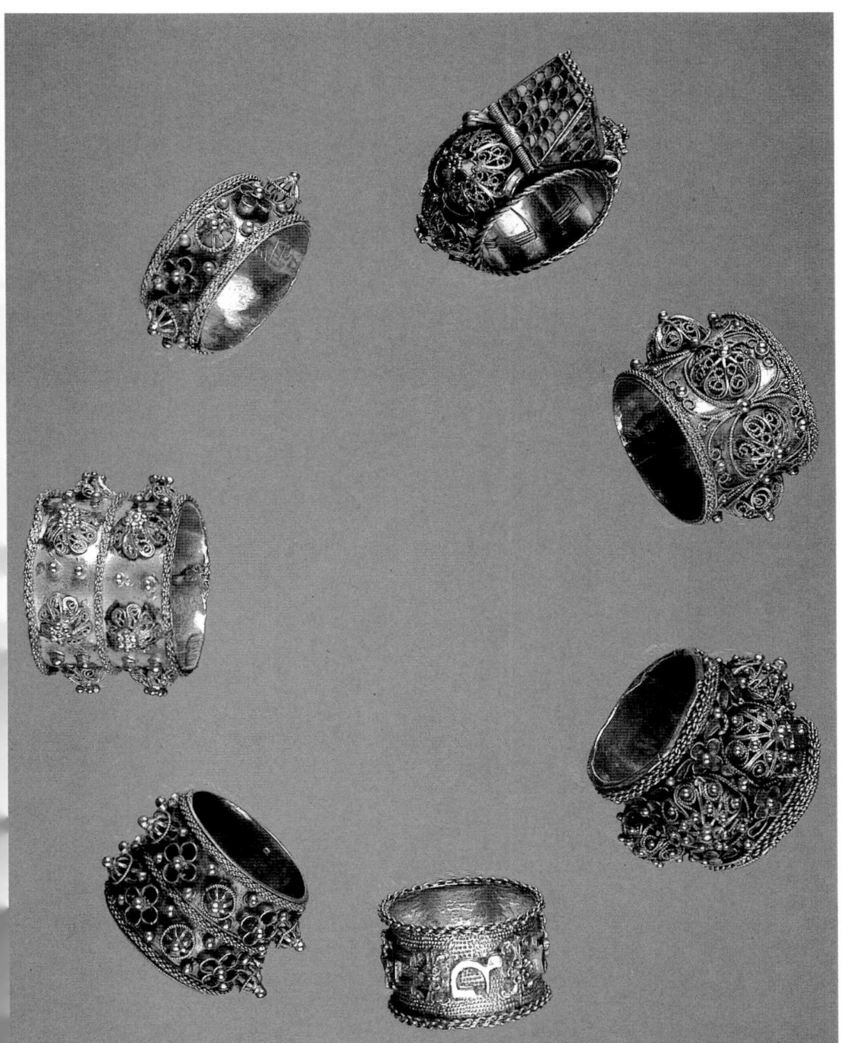

478 Eheringe. Italien. 16.–17. Jh.; Gold und Email.

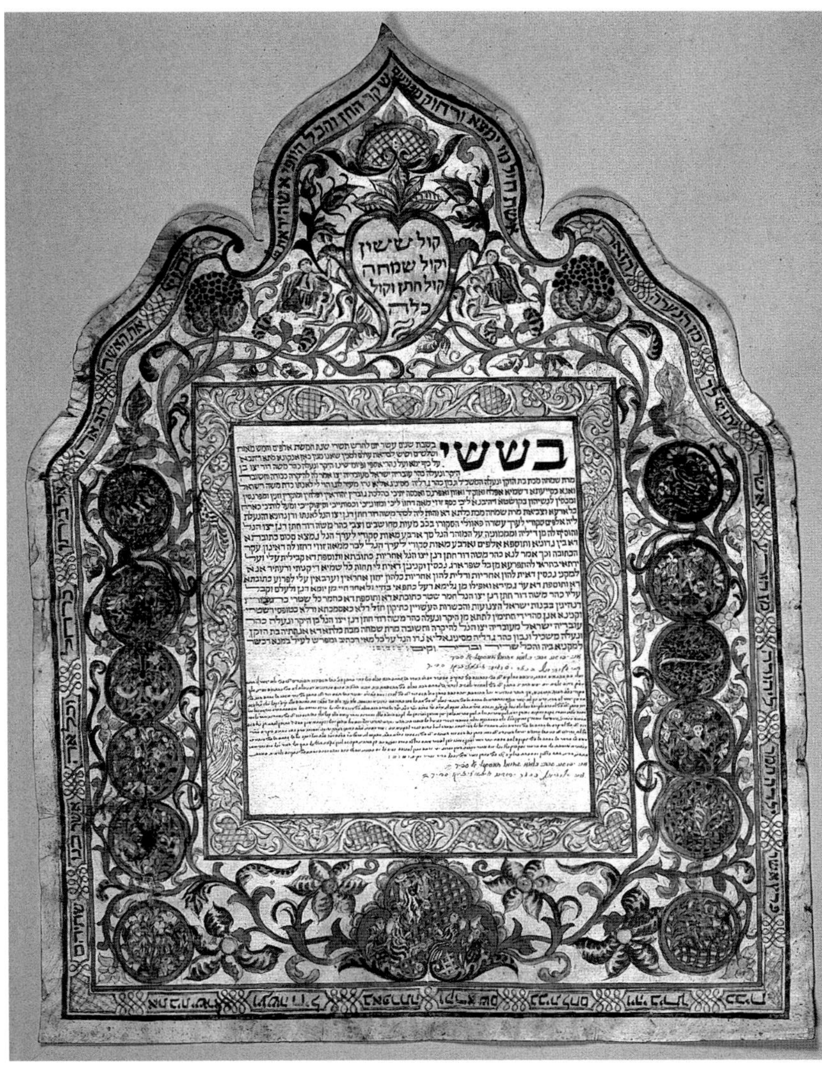

479 Ehevertrag *(Ketubba)*. Ancona. 1775. Pergament, Gouache, Tinte.

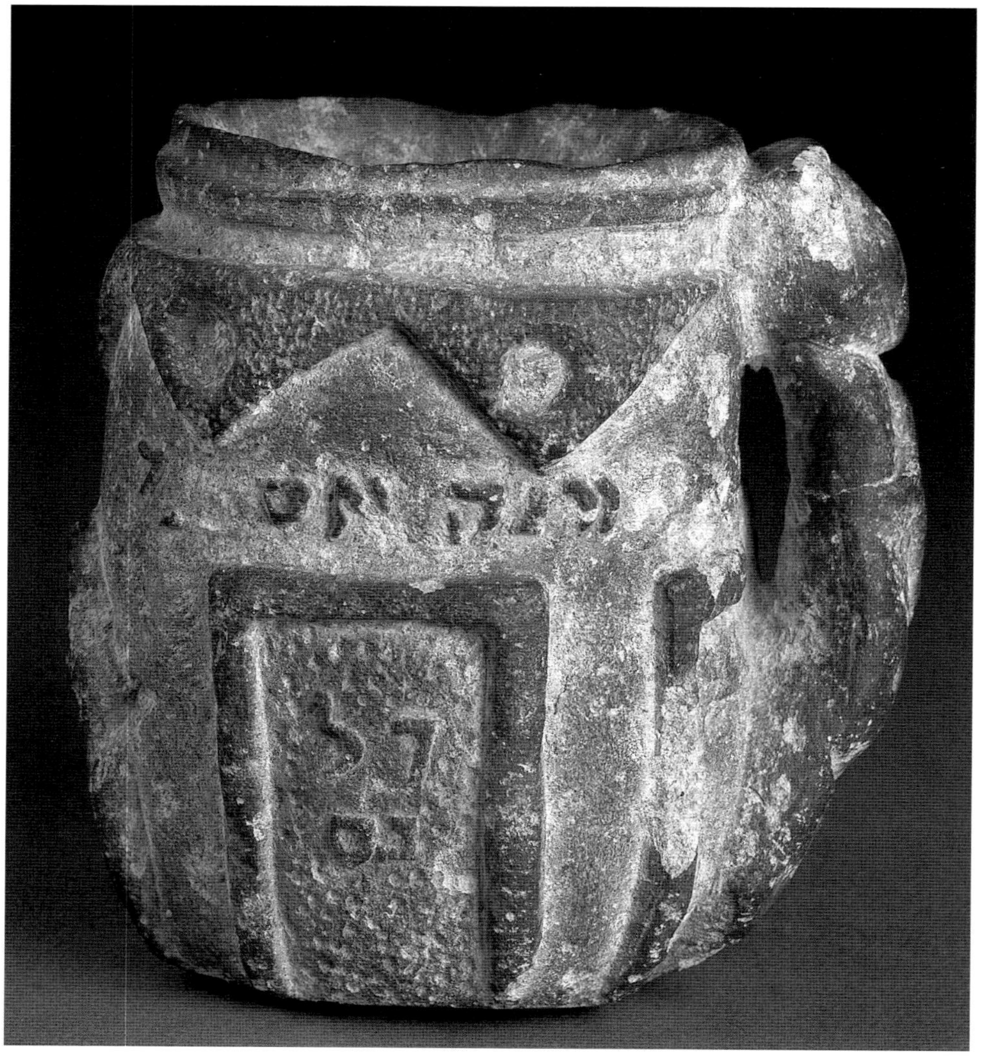

480 Opferstock für Almosen (?). Spanien. 1319. Stein: behauen, bemalt.

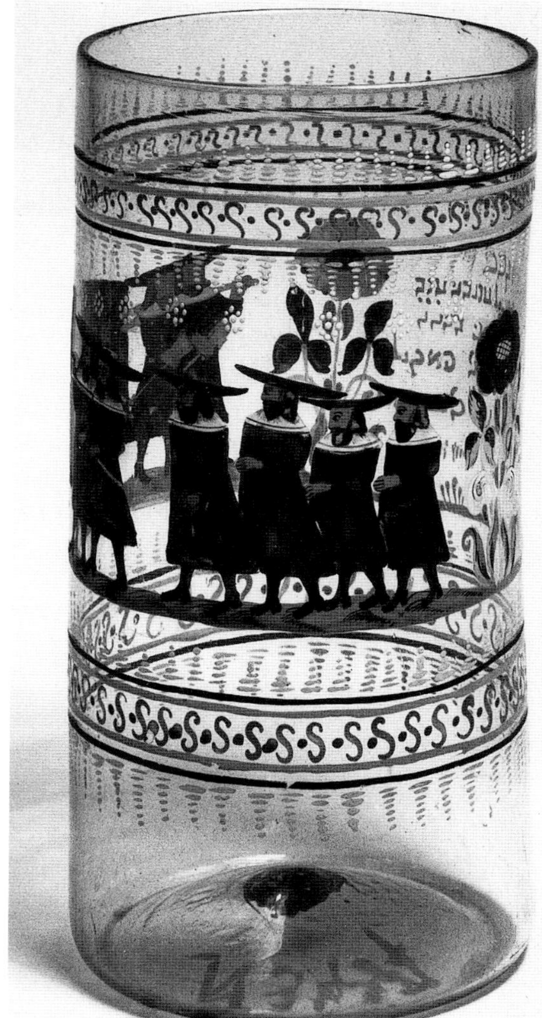

481 Glas der Caritas-Gesellschaft. Böhmen. 1691. Glas: emailliert.

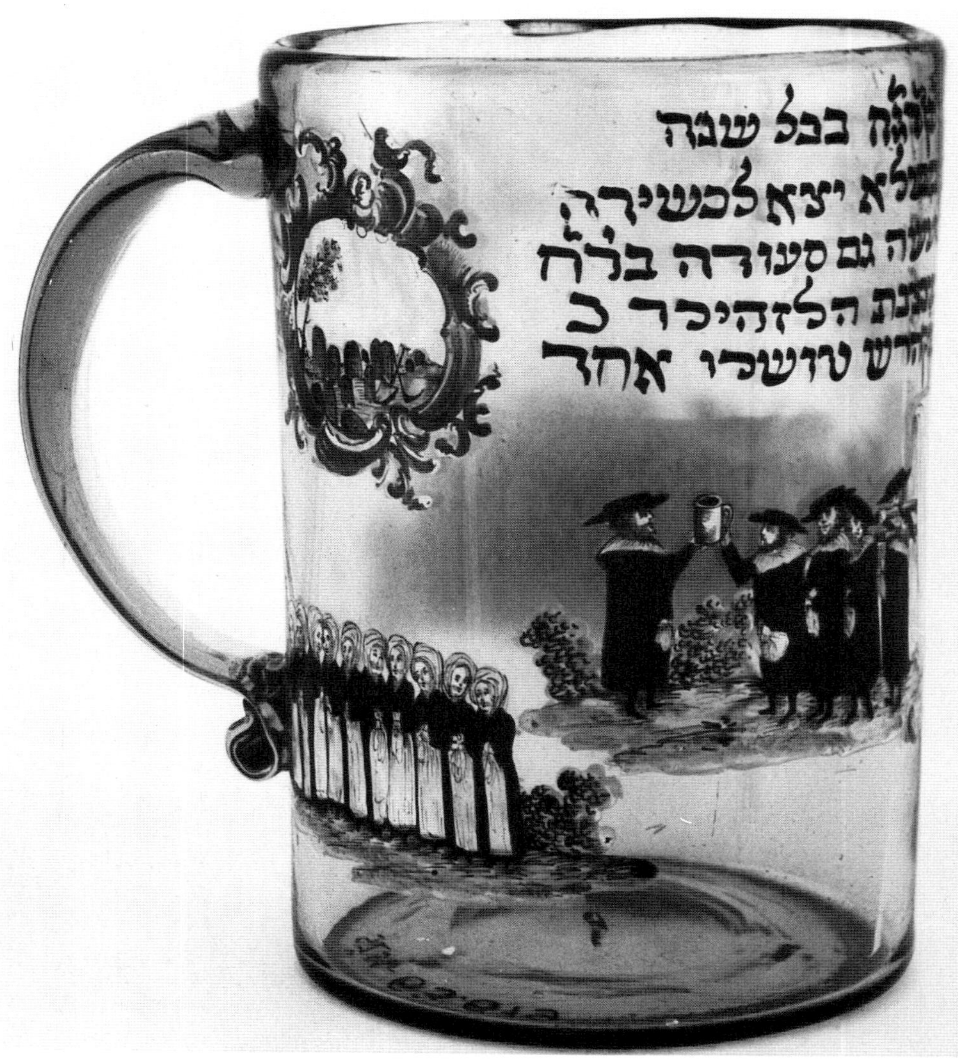

482 Glas der Caritas-Gesellschaft. Prag. 1783–1784. Glas: emailliert.

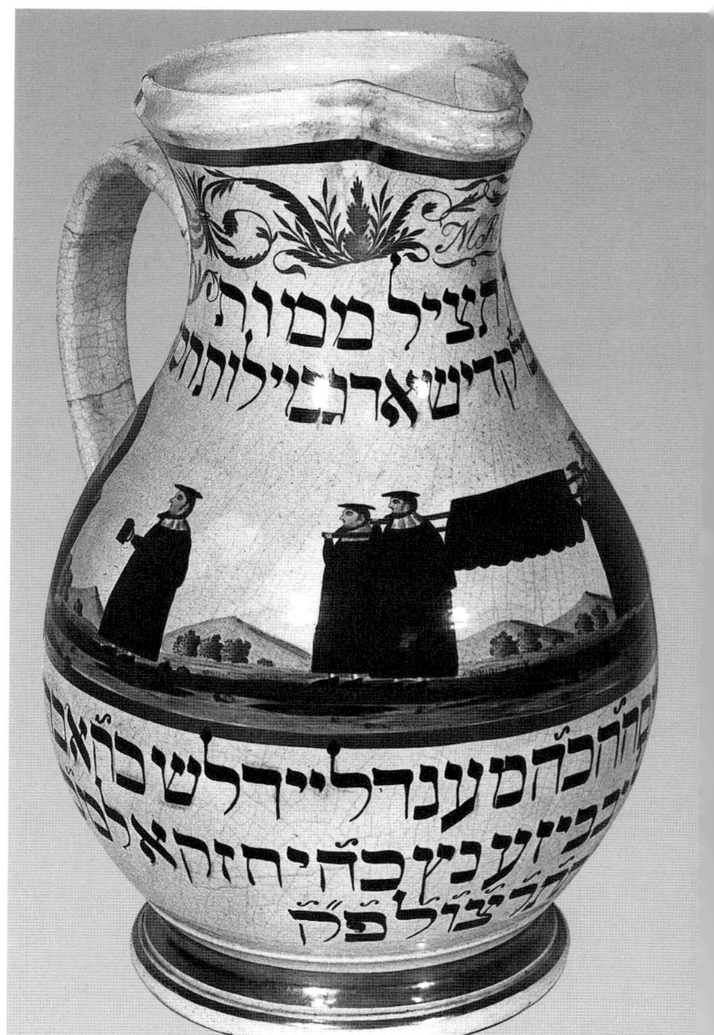

483 Krug der Caritas-Gesellschaft. Mikulov, Mähren. 1836. Gebrannter Ton, bemalt und vergoldet.

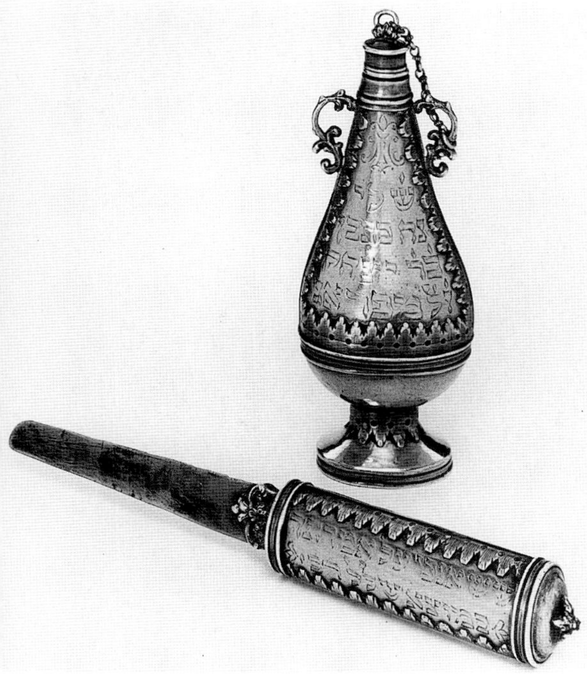

484 Phiole und Beschneidungsmesser. Prag. 1681. Gold, Silber.

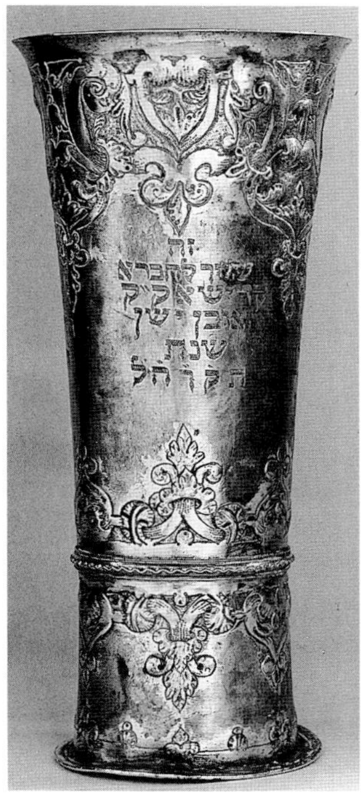

485 Becher der Caritas-Gesellschaft. Óbuda, Ungarn.

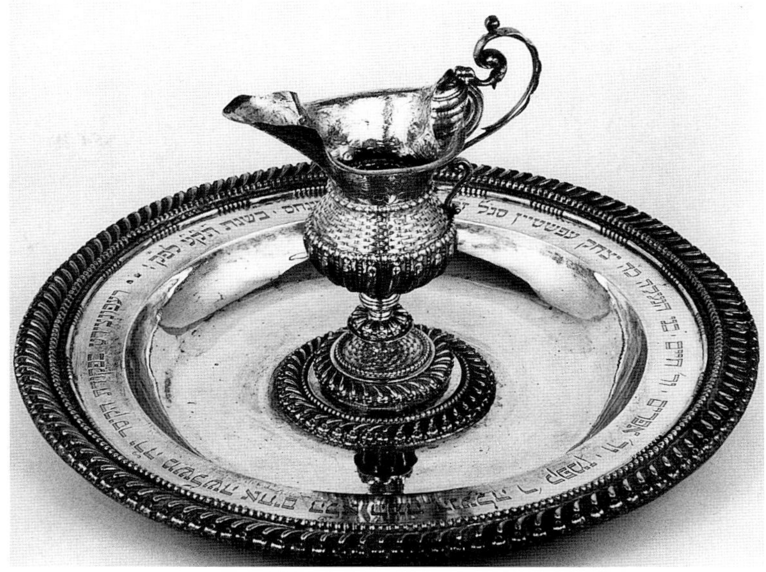

486 Kanne und Becken. Prag, Mala Strana. 1702. Goldschmied: Johann Georg Lux (1664–1724). Silber: getrieben, ziseliert und graviert.

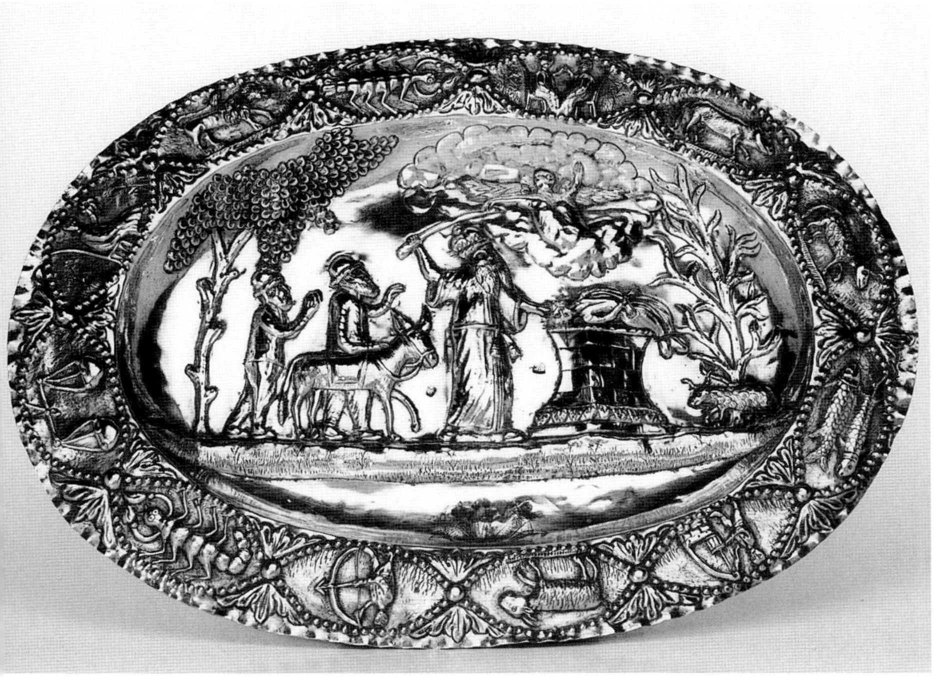

487 Platte für die Beschneidung. Polnisch. Lemberg (Lvov), 1838. Silber: getrieben, graviert.

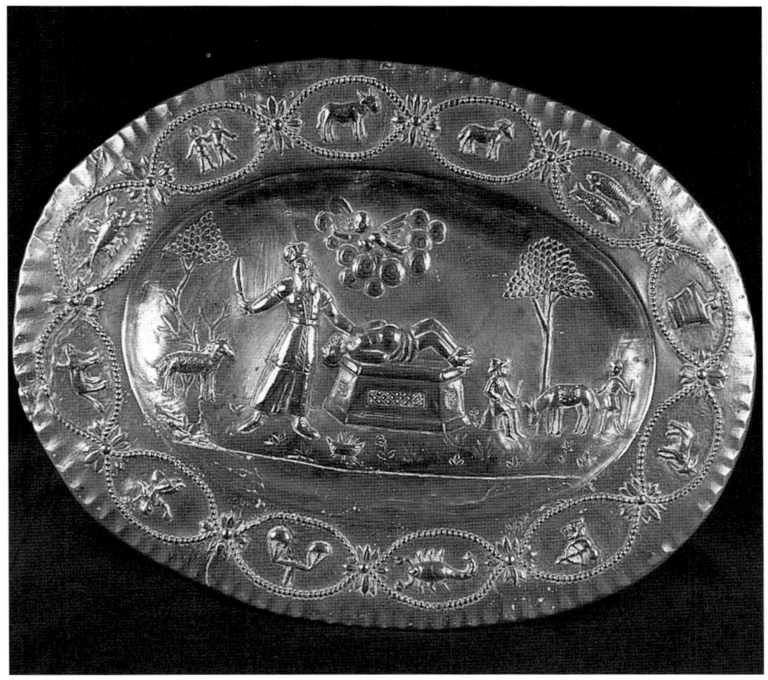

488 Platte für die Beschneidung. Polen. 19. Jh.; Bronze.

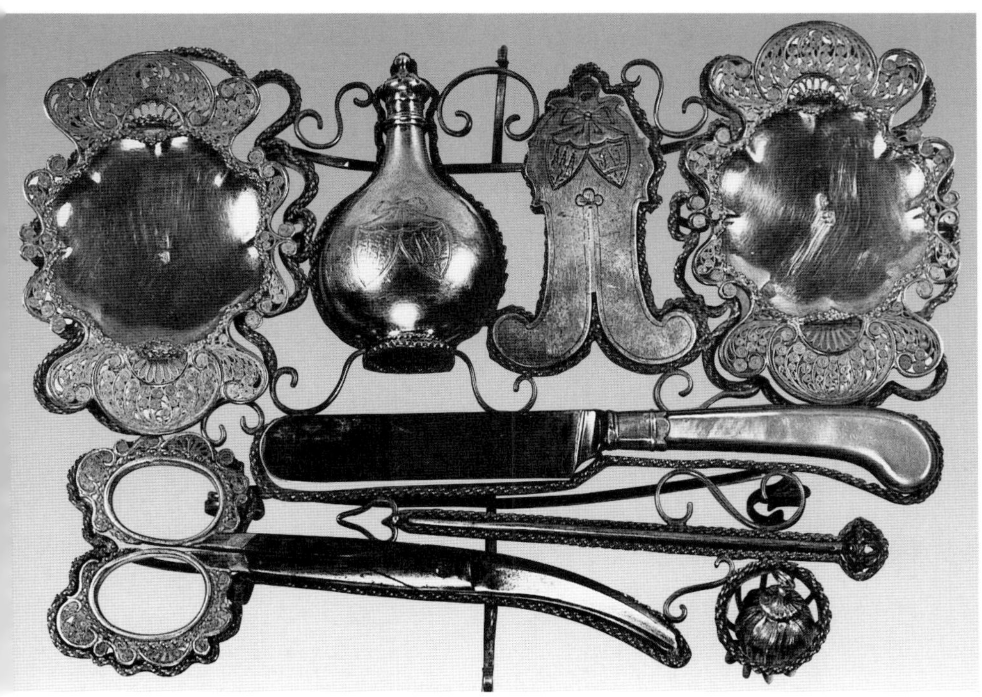

489 Beschneidungsbesteck. Niederlande, 1827. Silber: getrieben, graviert, Filigran, Perlmutter.

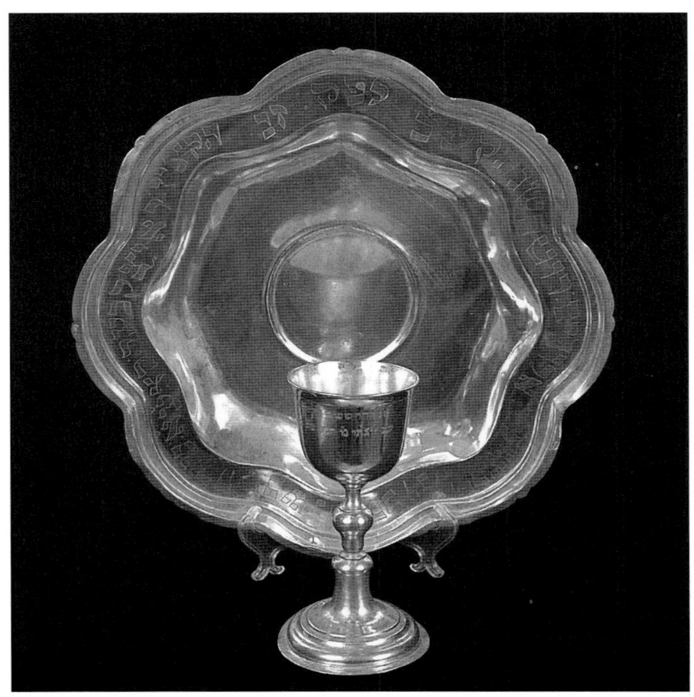

490 Segensplatte und Segensbecher. Polen. 1802 und 1812. Silber: getrieben und graviert.

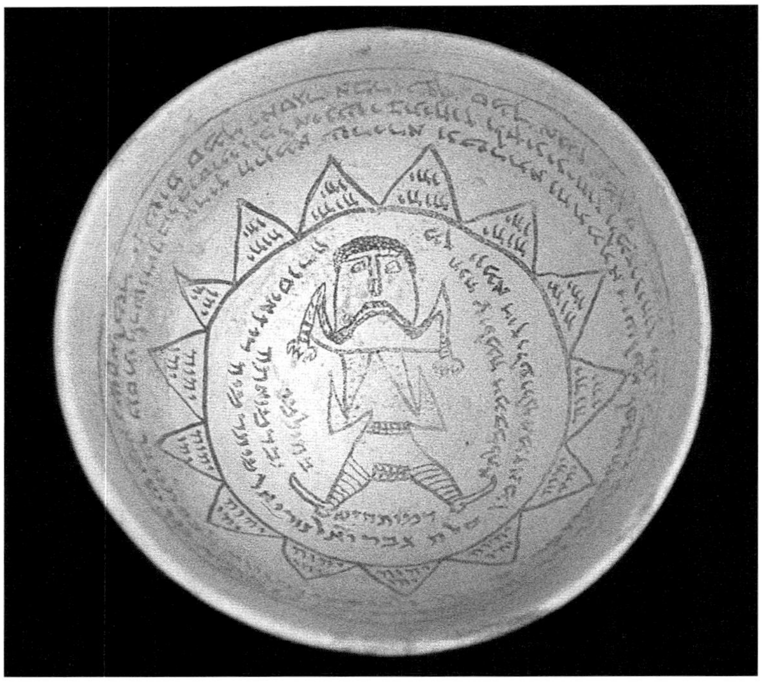

491 Schale mit magischen Formeln in aramäischer Sprache. Babylon. 7. Jh. Gebrannter Ton, Tinte.

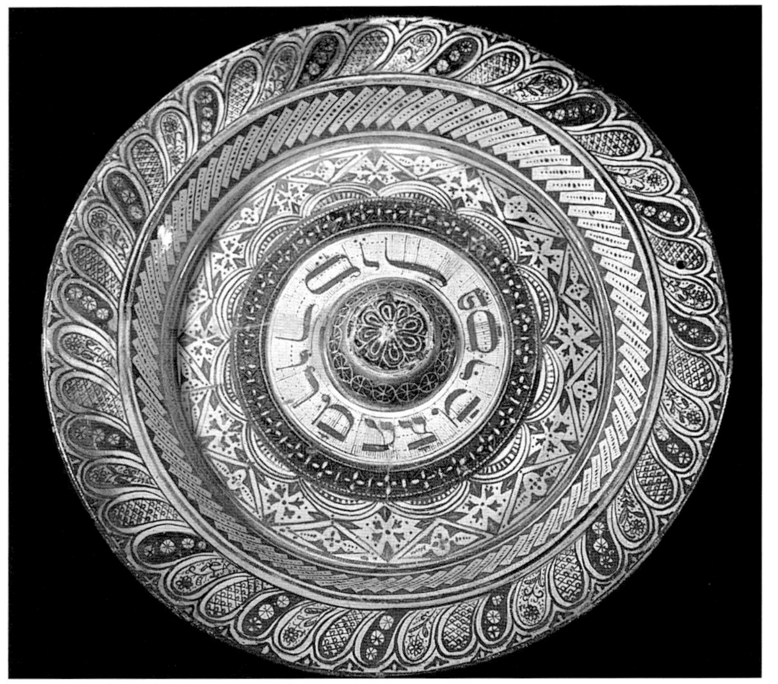

492 Teller für die *Seder*-Feier. Spanien. Um 1450. Keramik, Lüsterdekor.

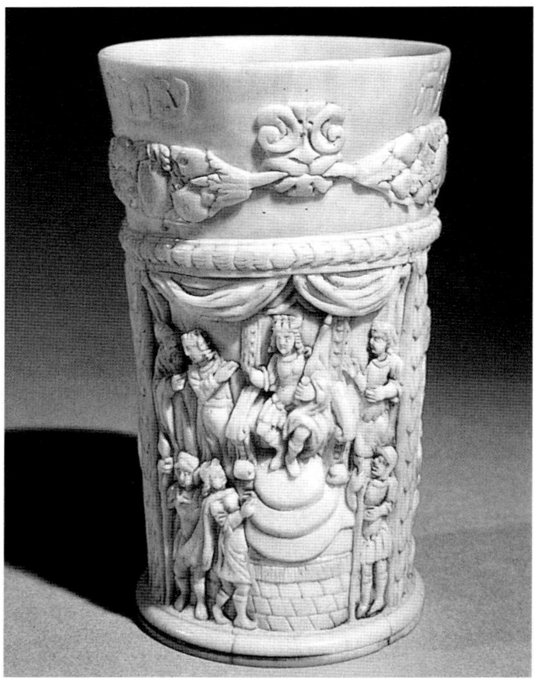

493 Becher für die *Seder*-Feier. Deutschland. 18. Jh. Elfenbein: geschnitzt.

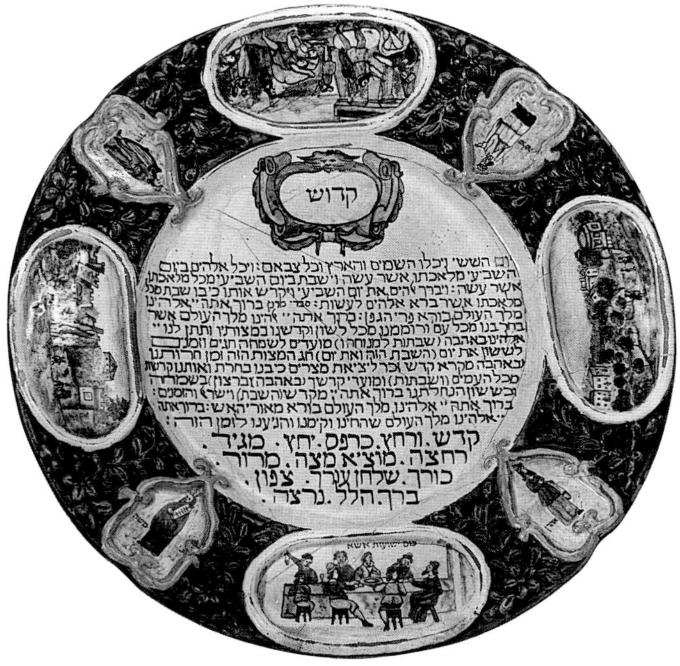
קדוש
קדש. ורחץ. כרפס. יחץ. מגיד
רחצה. מוציא מצה. מרור
כורך. שלחן עורך. צפון
ברך. הלל. נרצה.

494 Fayence-Teller für die *Pessah*-Feier. Savona oder Albisola, Italien. Zwischen 1864 und 1900.

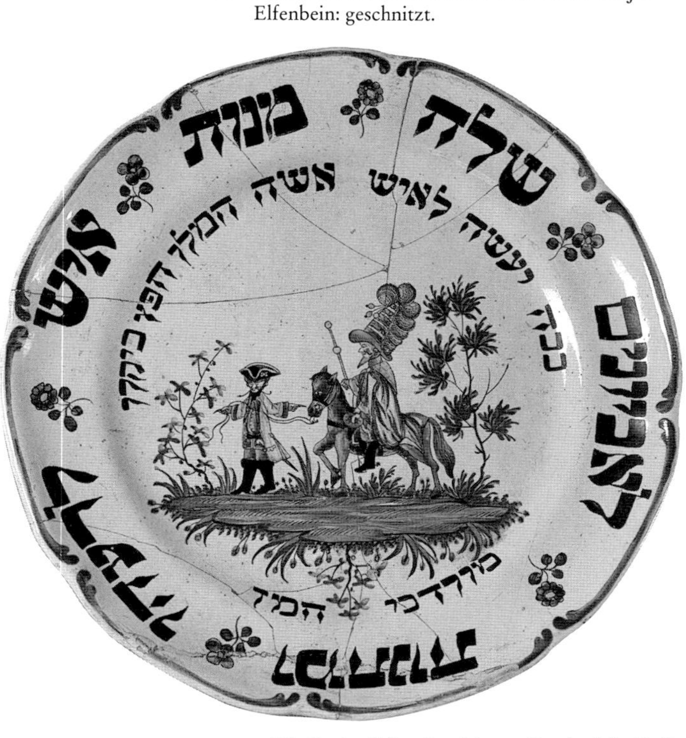

495 *Purim*-Teller. Les Islettes, Frankreich. 18. Jh. Fayence, mehrfarbige Verzierungen.

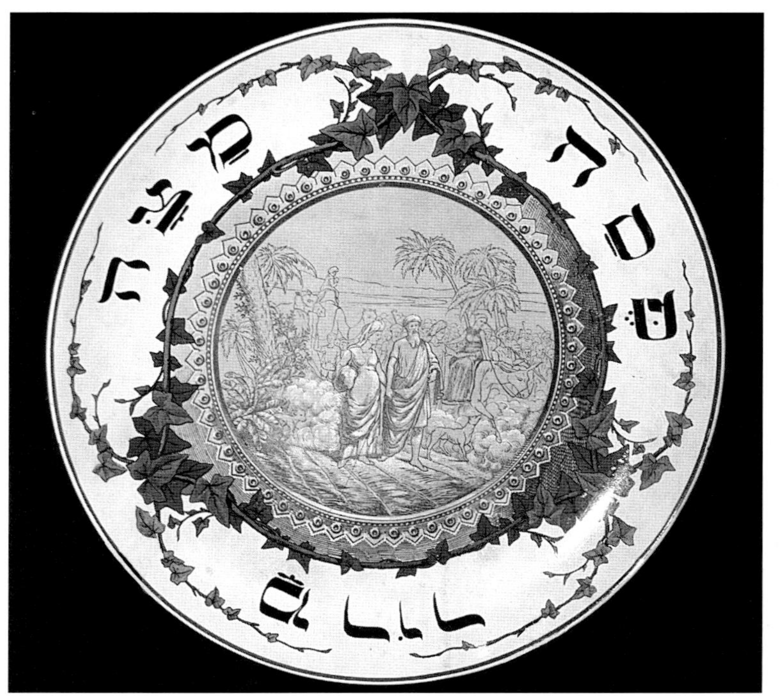

496 Teller für die *Seder*-Feier. Elsaß. 19.–20. Jh.; Fayence, mehrfarbige Verzierungen.

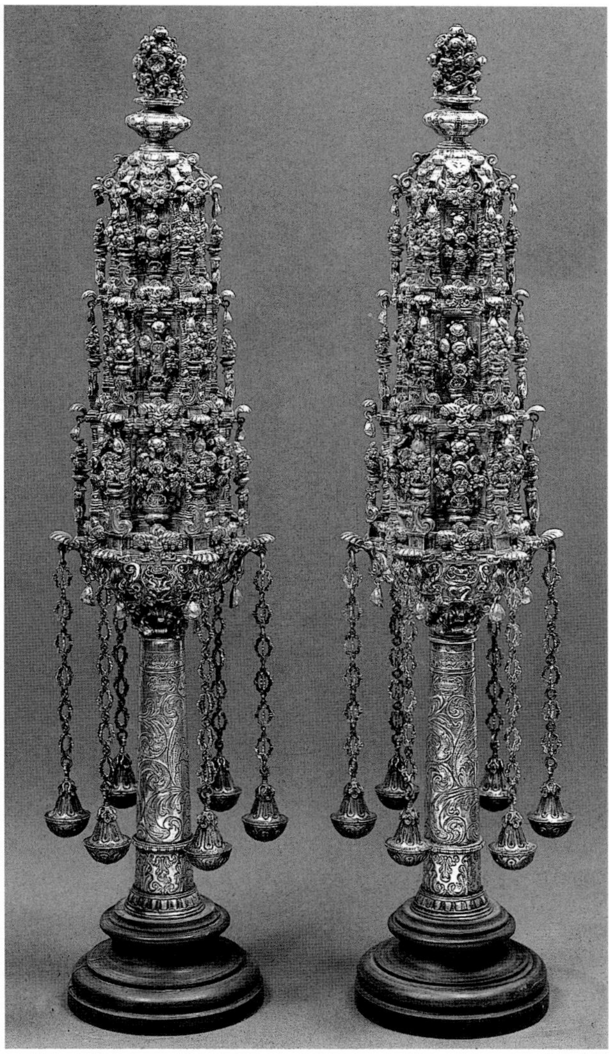

„GRANATÄPFEL" *(RIMMONIM)*, VERZIERUNGEN FÜR DIE THORAROLLE. 497 Mantua. 16.–17. Jh.

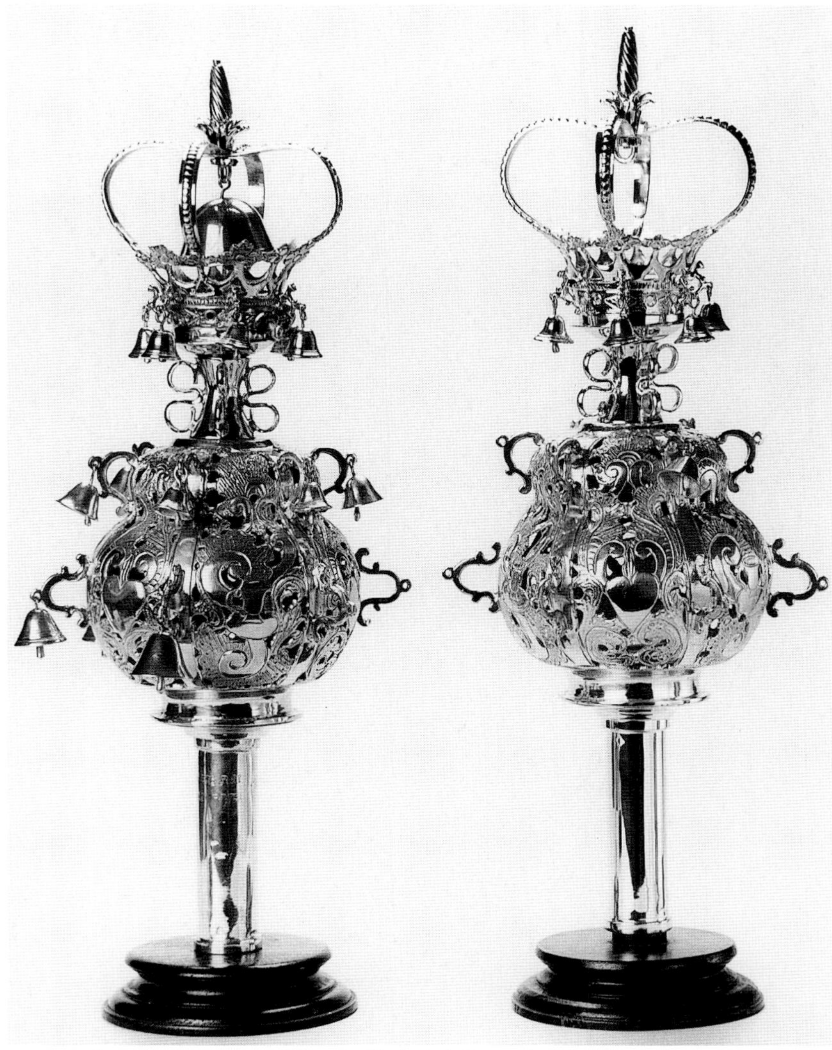

498 Hamburg. 1740 und 1767. Silber. Goldschmied: Hans Hinrich Krumstroh.

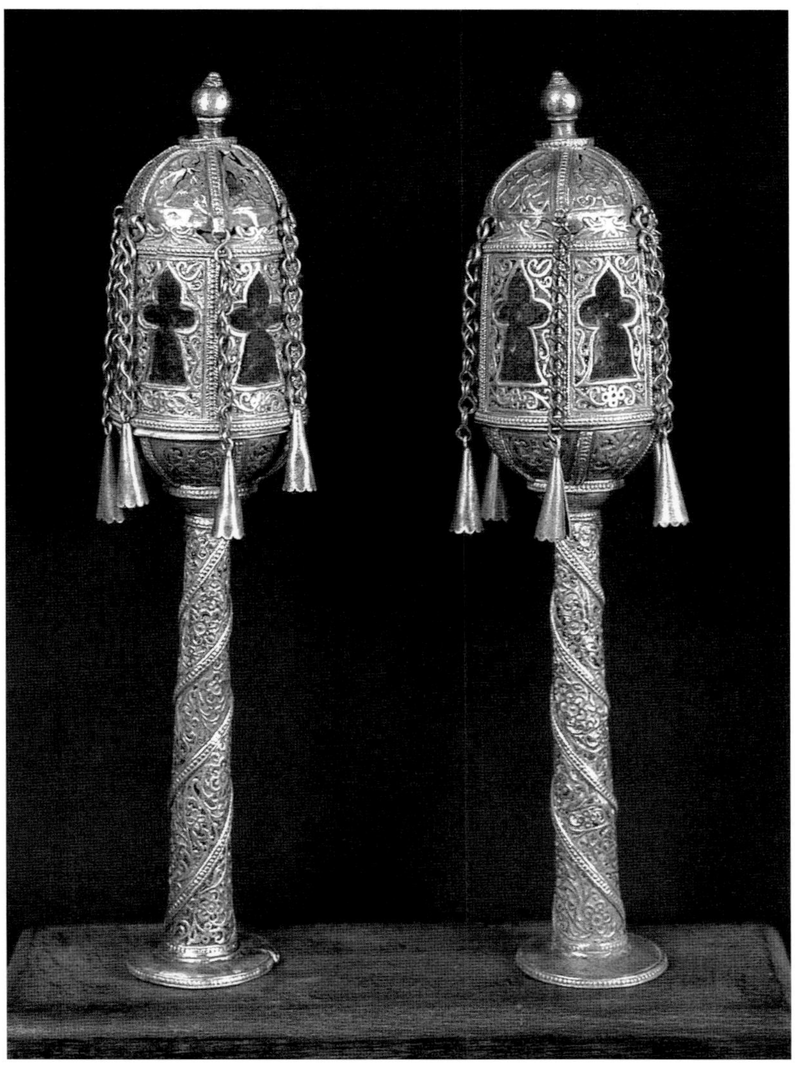

499 Fès oder Meknès, Marokko. Ende des 19. Jh.; Silber, Filigran, Email.

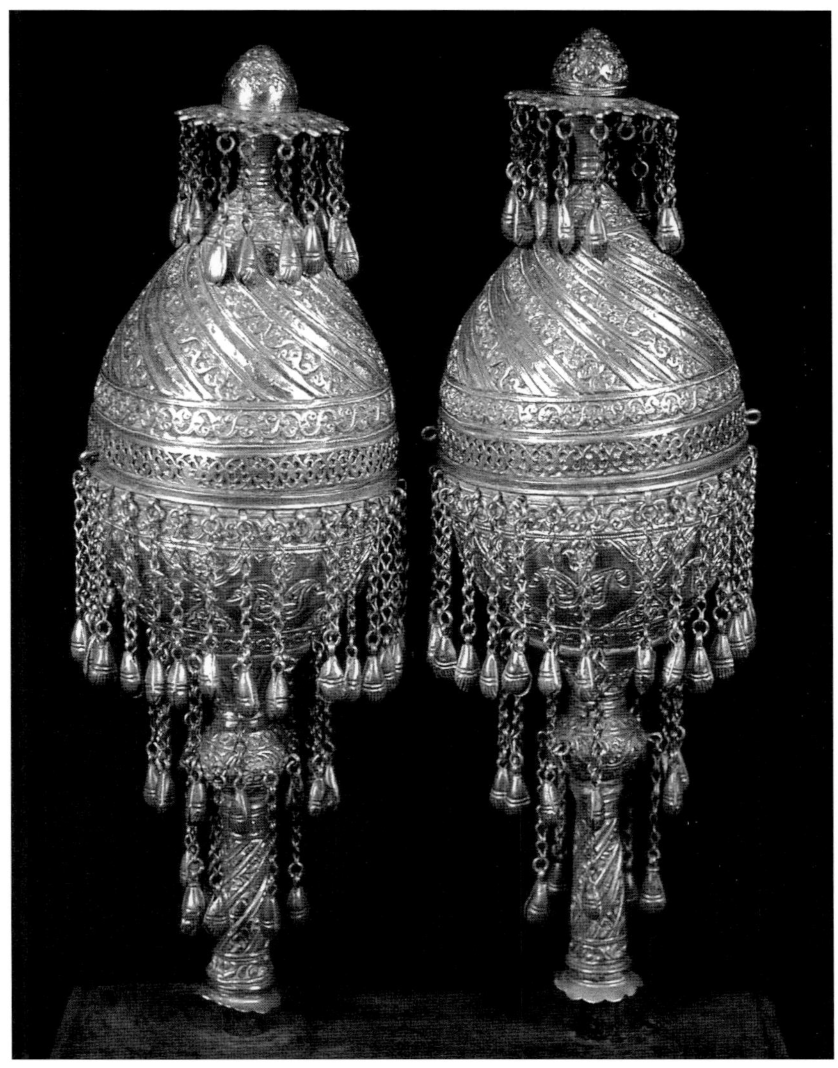

500 Persien. Ende des 19. Jh.; Silber, Türkis.

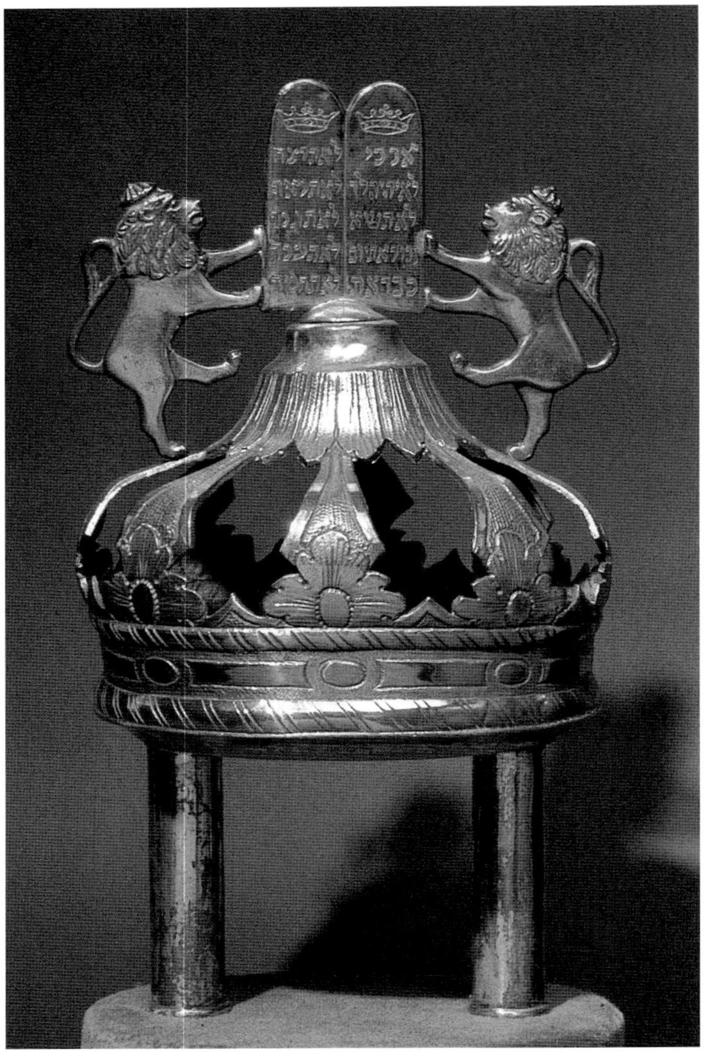

KRONE *('ATARAH)* ZUR VERZIERUNG DER THORAROLLE.
501 Berlin. 1780. Silber: getrieben, graviert.

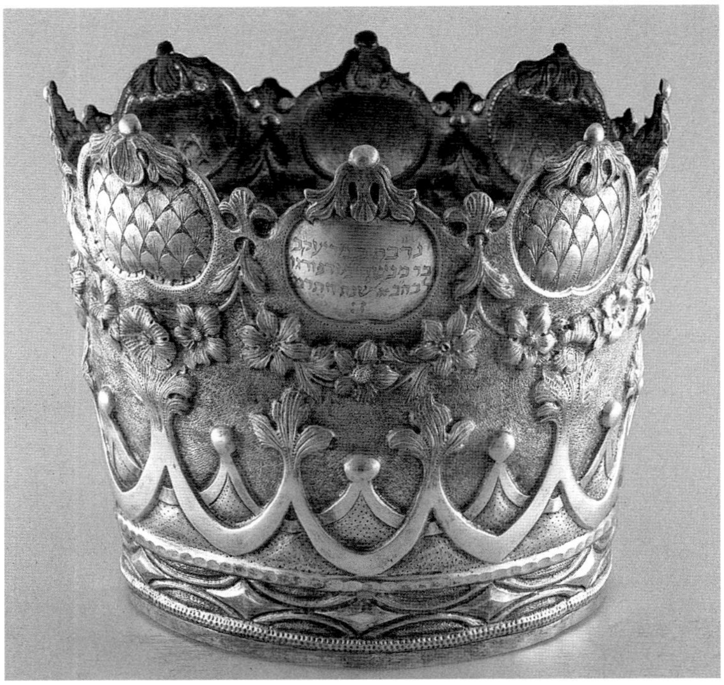

502 Triest. 1856. Goldschmied: Samson Schiff von Mannheim. Silber.

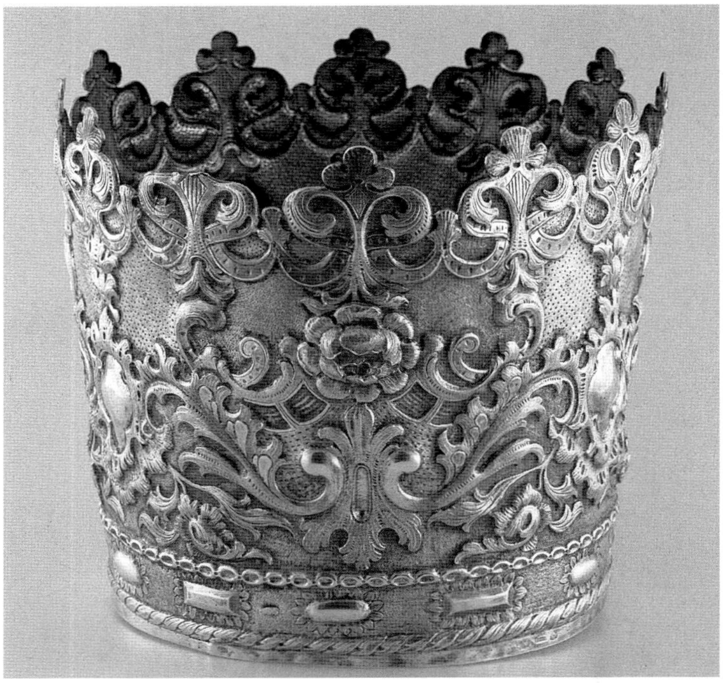

503 Triest. 1856. Goldschmied: Samson Schiff von Mannheim. Silber.

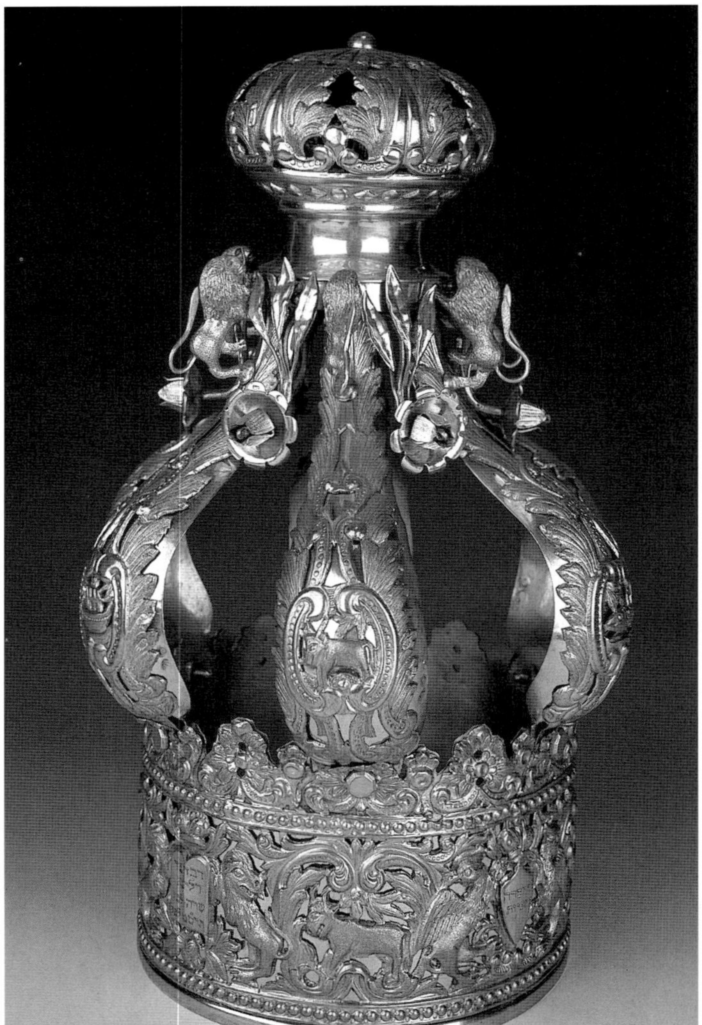

504 Ukraine. Ende des 19. Jh.; Silber: gegossen, getrieben, graviert und vergoldet.

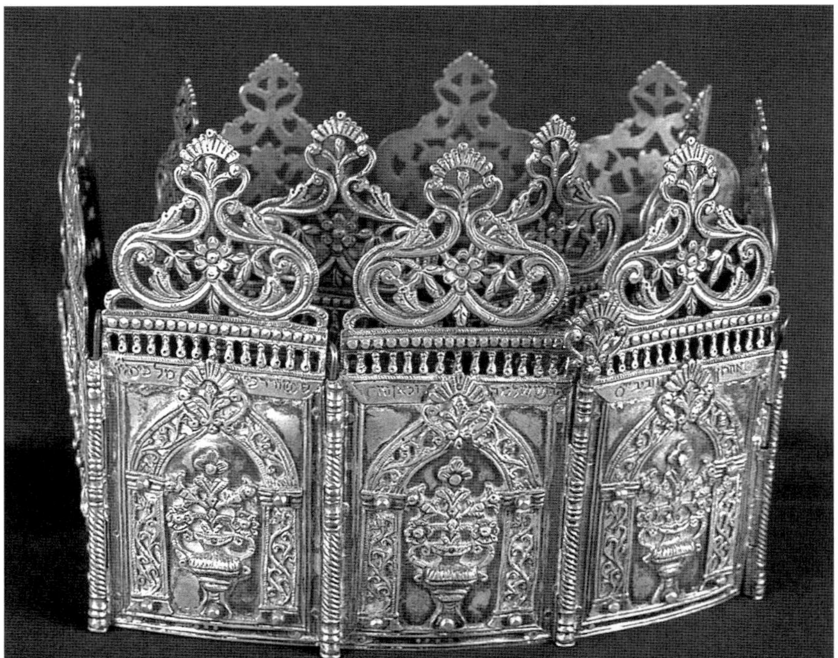

505 Constantine, Algerien. 1886. Silber: getrieben, durchbrochen.

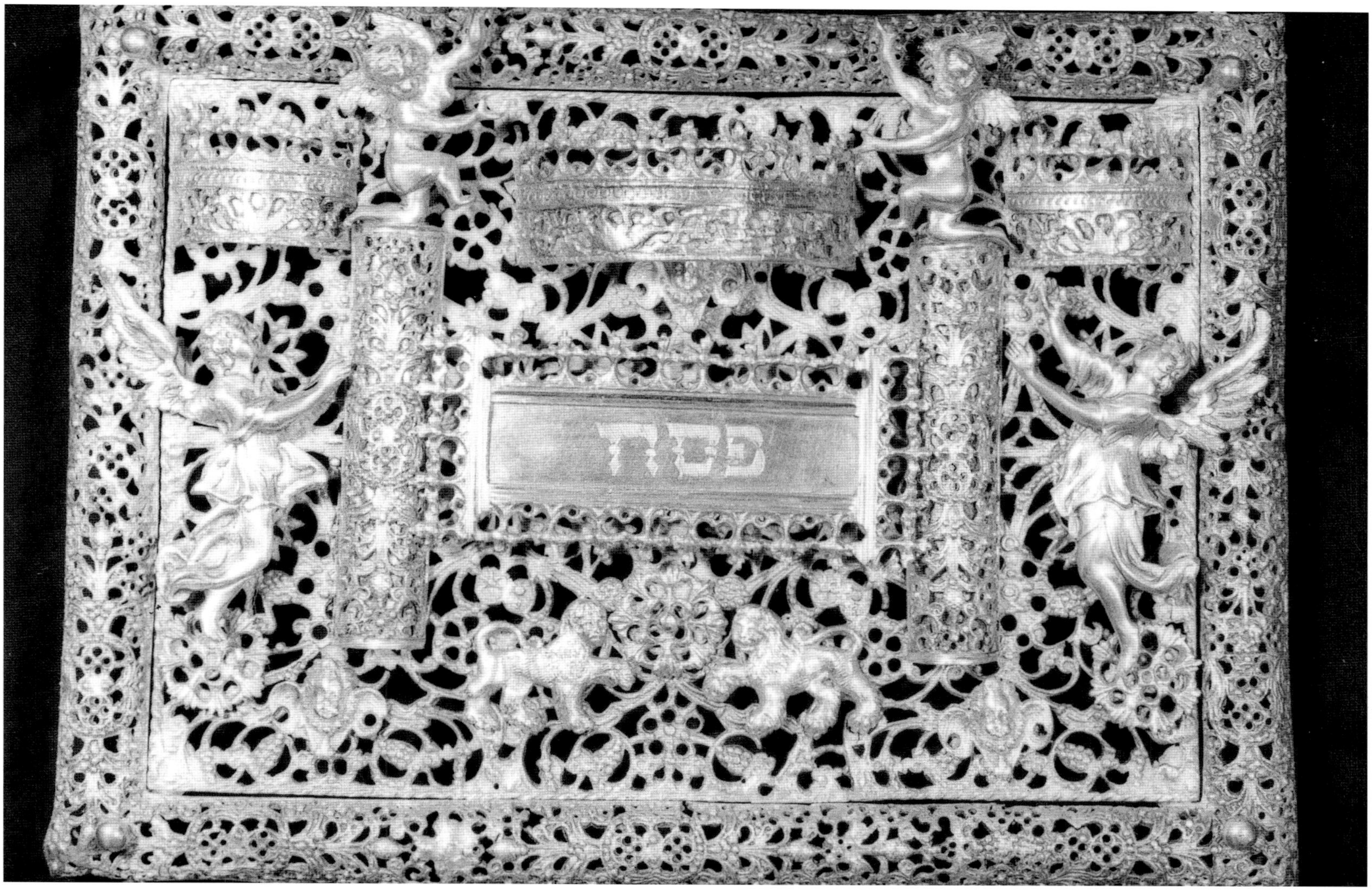

SCHILD *(TASS)* ZUR VERZIERUNG DER THORAROLLE. 506 Frankfurt a. M., Anfang des 18. Jh.; Silber: gegossen, ziseliert, graviert, stellenweise vergoldet.

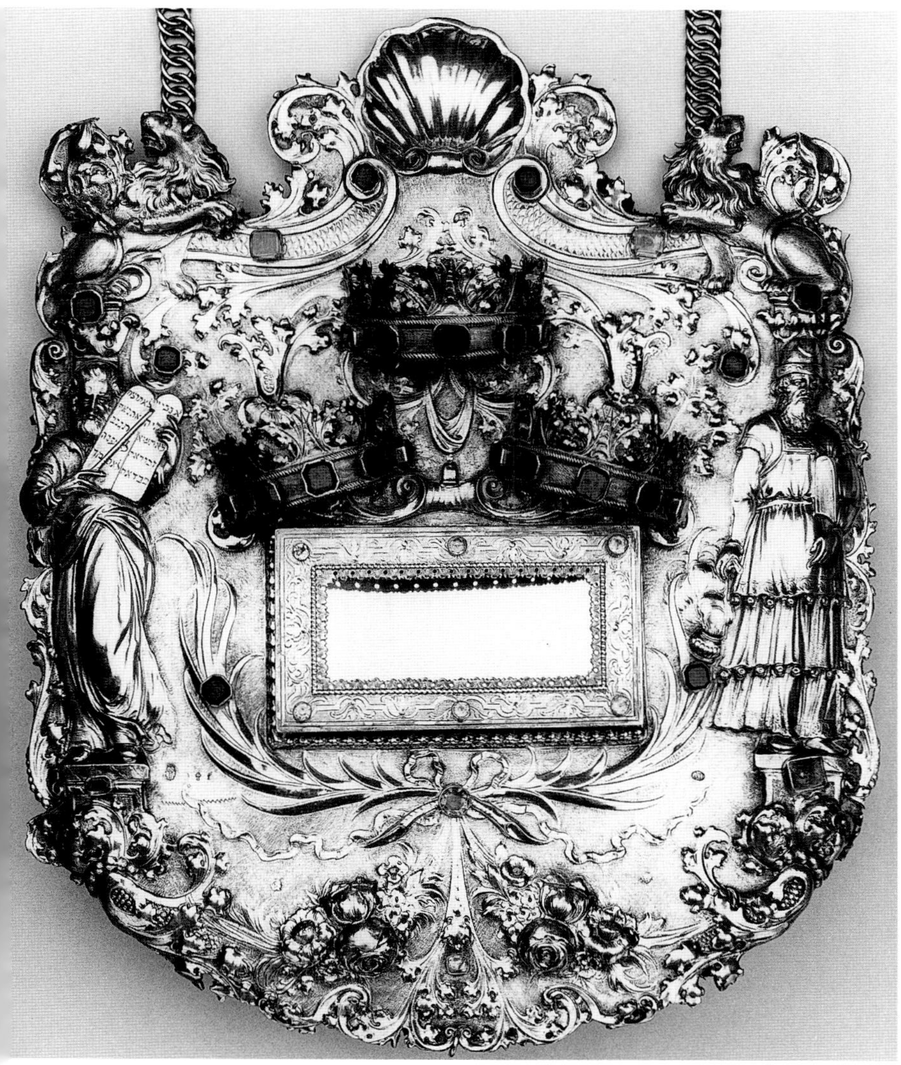

507 Halle. 1716. Silber: gegossen, getrieben, graviert.

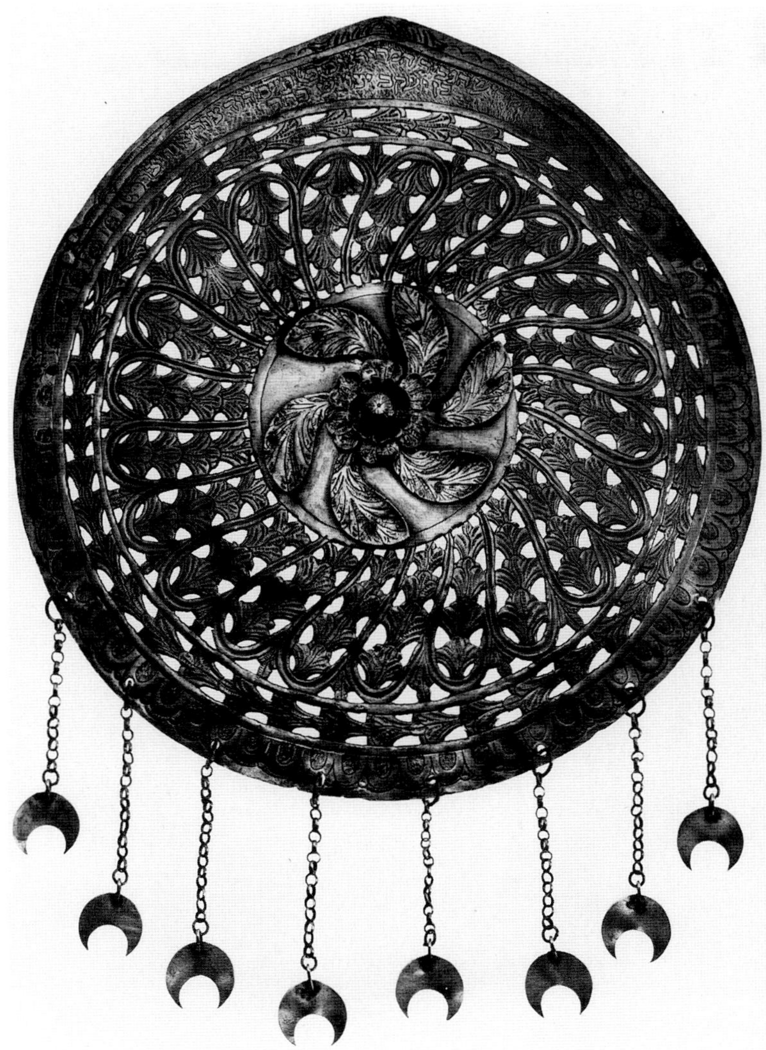

508 Rhodos (?). 1859–1860. Silber, graviert, durchbrochen.

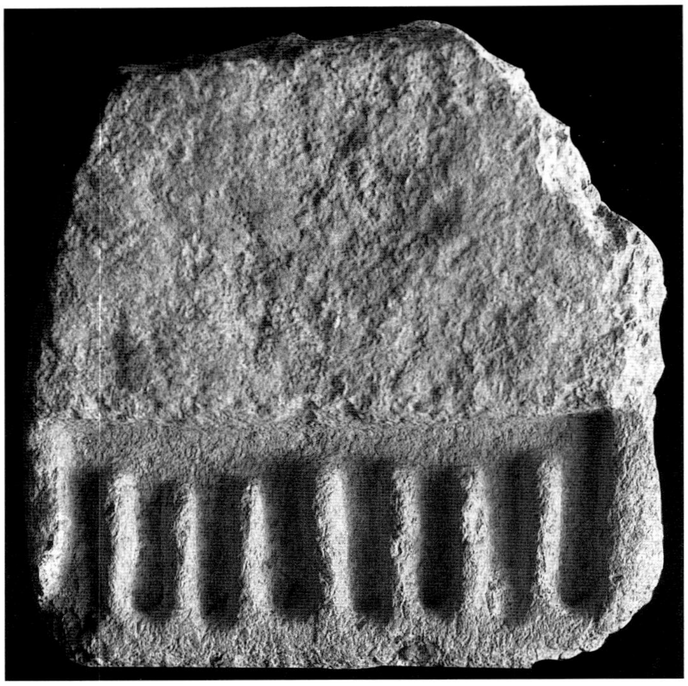

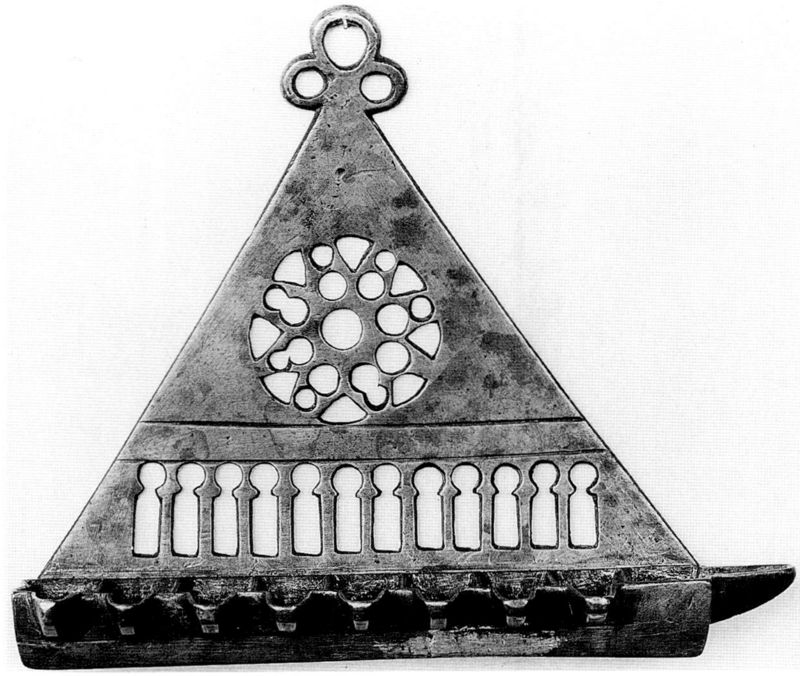

CHANUKKA-LEUCHTER 509 Gerona, Spanien. 12.–13. Jh.; Stein.

510 Frankreich oder deutschsprachiges Gebiet. 14. Jh.; Bronze: gegossen, durchbrochen.

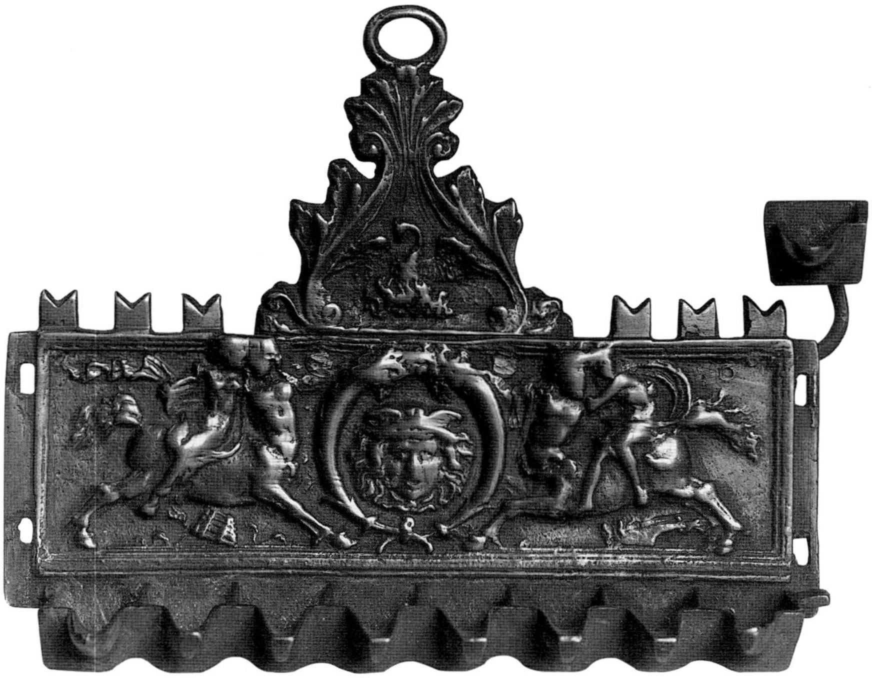

511 Italien. 16. Jh.; Bronze: gegossen.

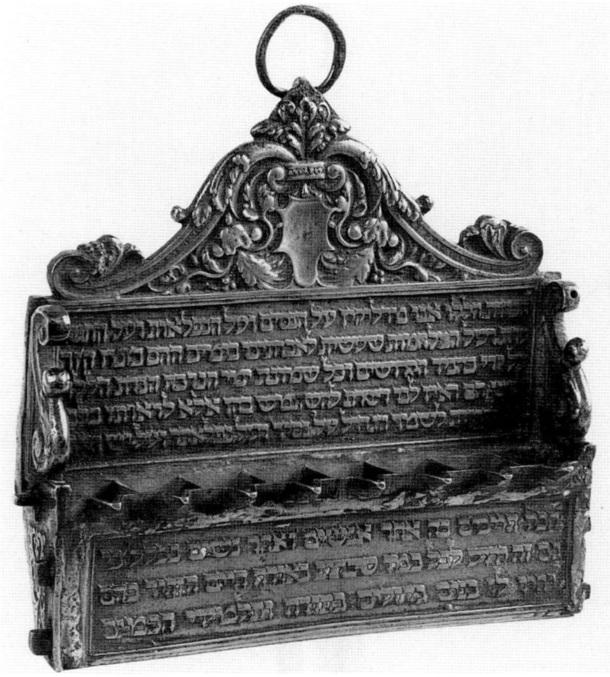

512 Italien. 16. Jh.; Bronze: gegossen.

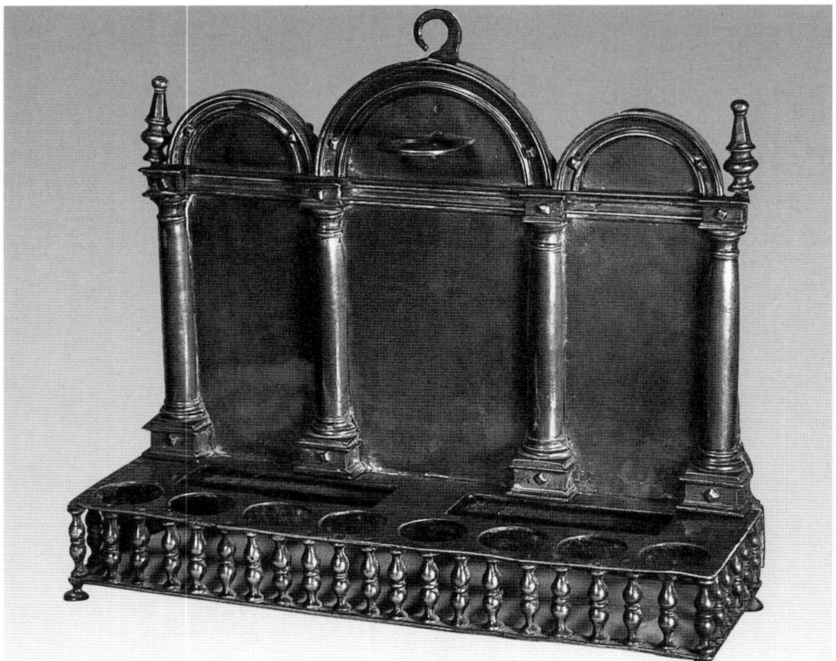

513 Italien. 17. Jh.; Bronze: gegossen.

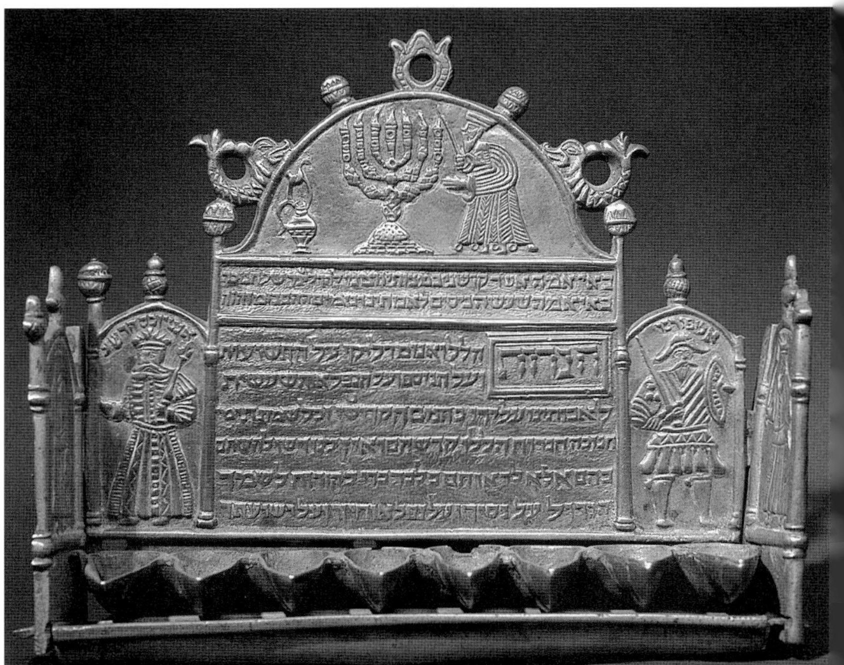

514 Venedig. Um 1650. Bronze.

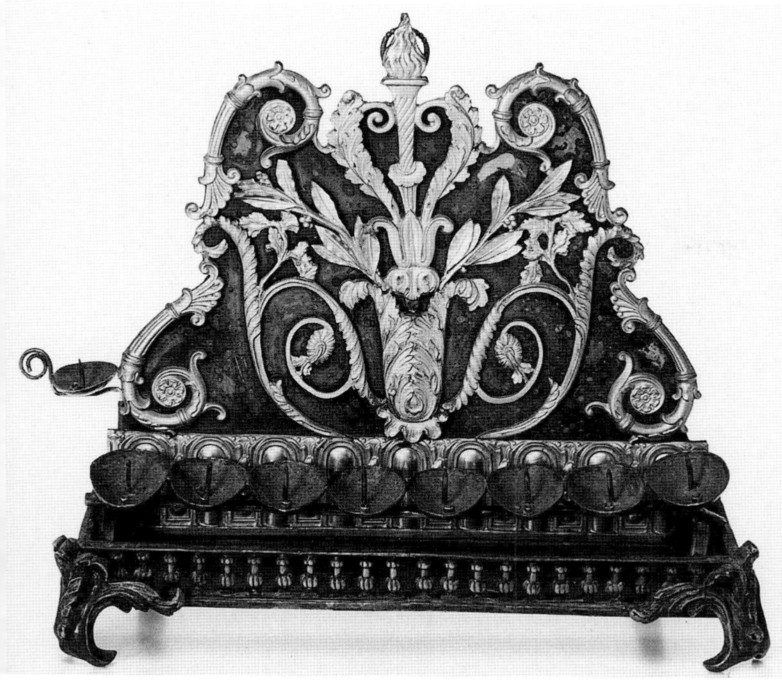

515 *Chanukka*-Leuchter.
Frankreich. 18. Jh.; Silber: gegossen, getrieben.

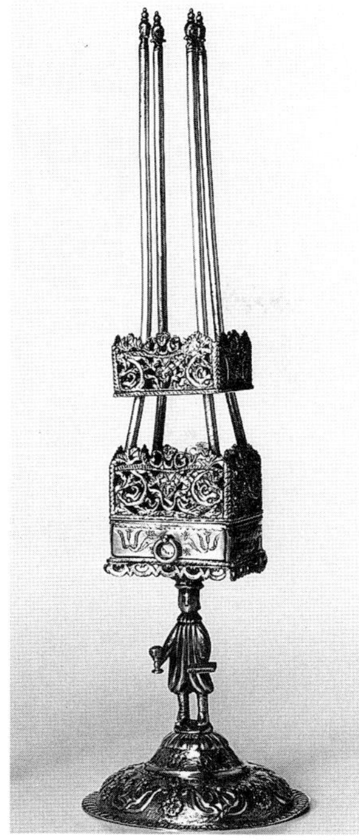

516 Kerzenhalter für die Schluß-
zeremonie des Sabbats.

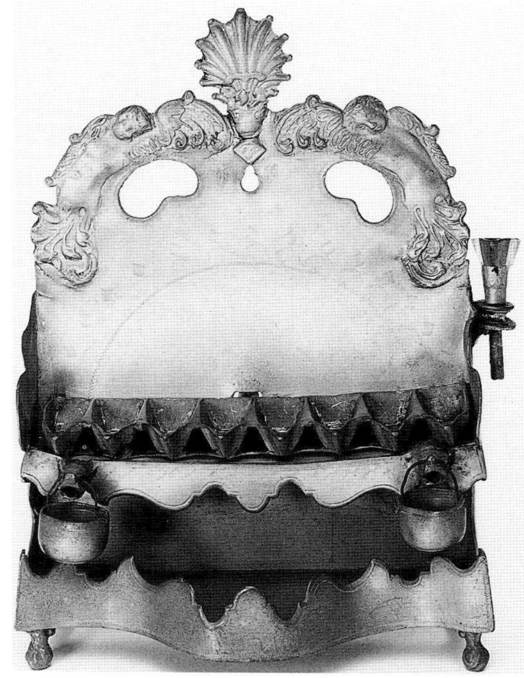

517 *Chanukka*-Leuchter. Horb am Neckar.
18. Jh.; Zinn: gegossen, graviert.

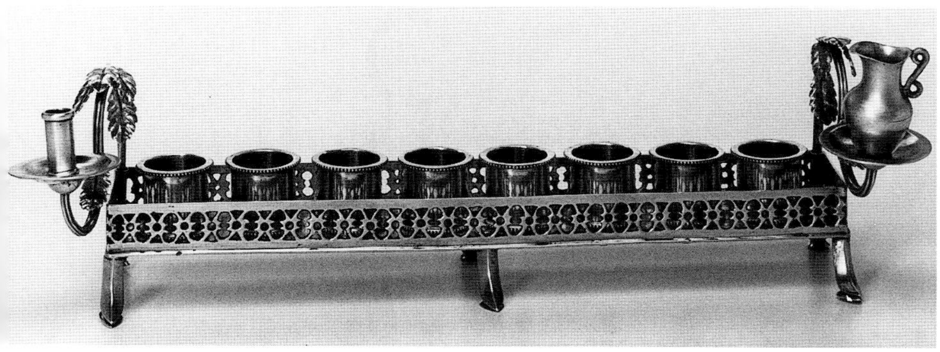

518 *Chanukka*-Leuchter. Wien.
18. Jh.; Silber: gegossen, durchbrochen, graviert.

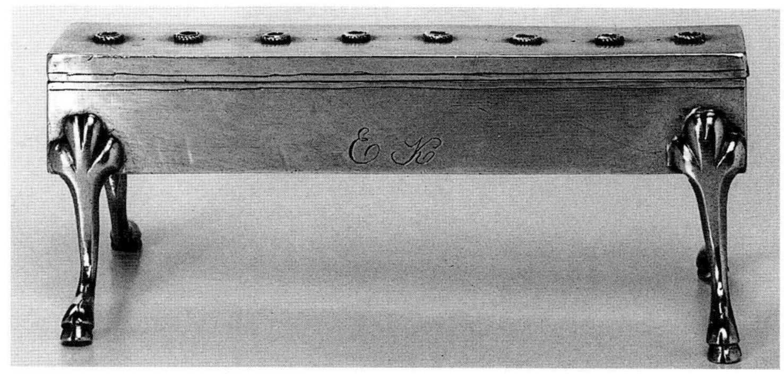

519 *Chanukka*-Leuchter. Ungarisch. Novi-Sad.
19. Jh.; Silber: gegossen, graviert.

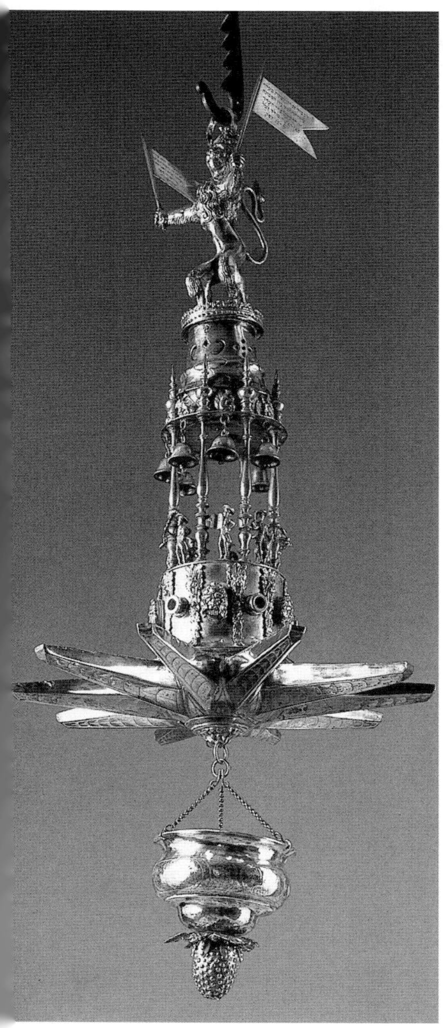

520 Sabbat-Lampe in Form eines Sterns.
Frankfurt a. M. 1680–1720.

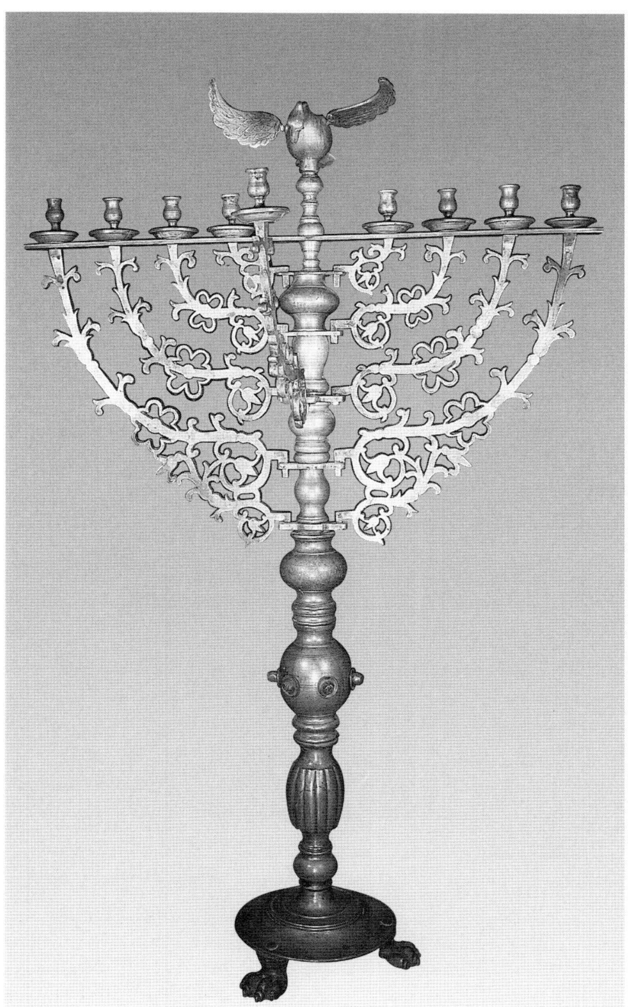

521 *Chanukka*-Leuchter. Polen.
1. Hälfte des 18. Jh.; Bronze: gegossen.

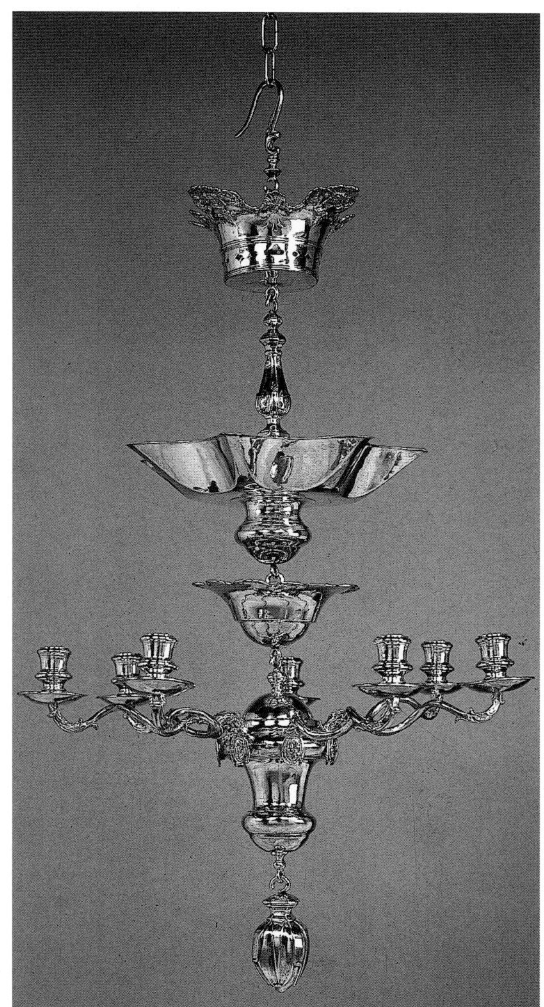

522 Sabbat-Lampe. Niederlande. 1783. Silber.

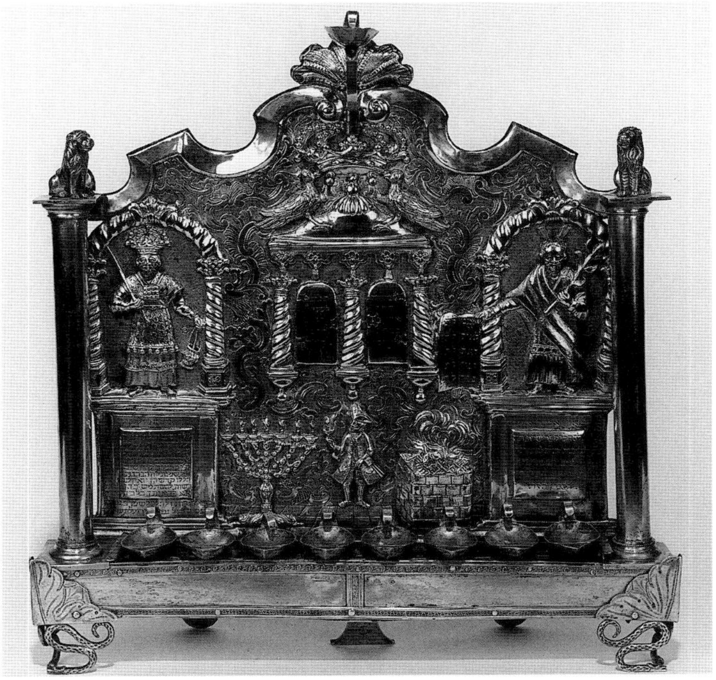

523 *Chanukka*-Leuchter. Breslau. 18. Jh.; Silber: stellenweise vergoldet.

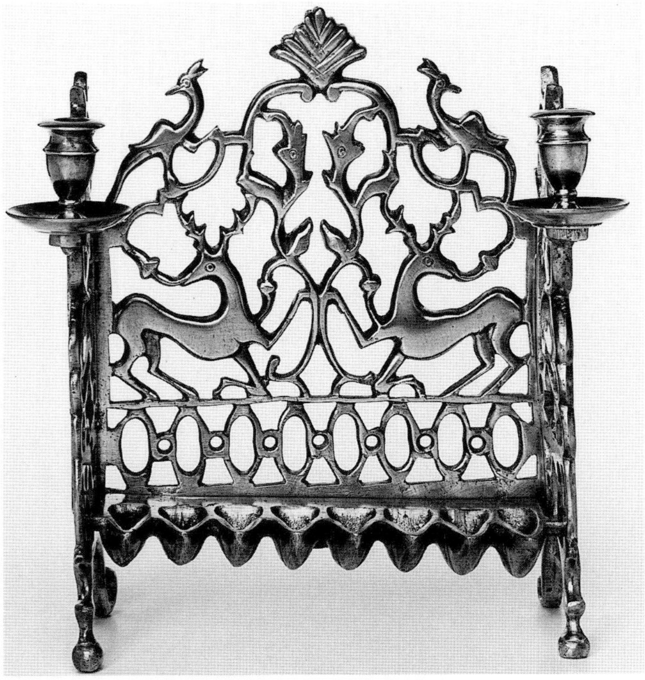

524 *Chanukka*-Leuchter. Polen. 18. Jh.; Bronze: gegossen.

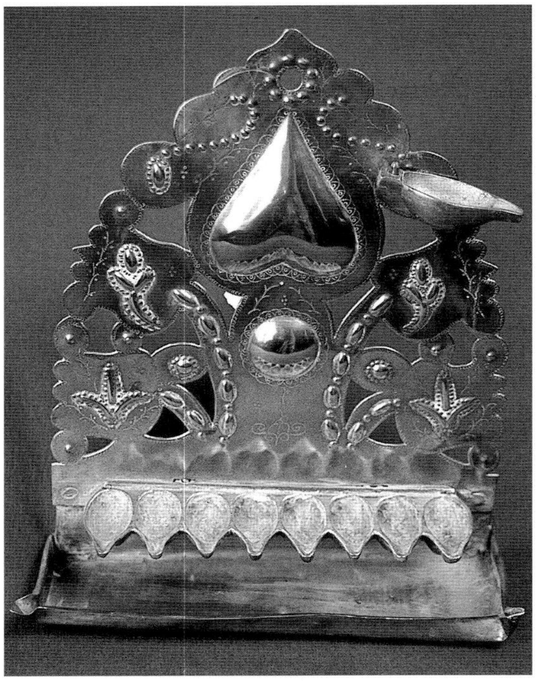

525 *Chanukka*-Leuchter. Niederlande. 19. Jh.; Kupfer.

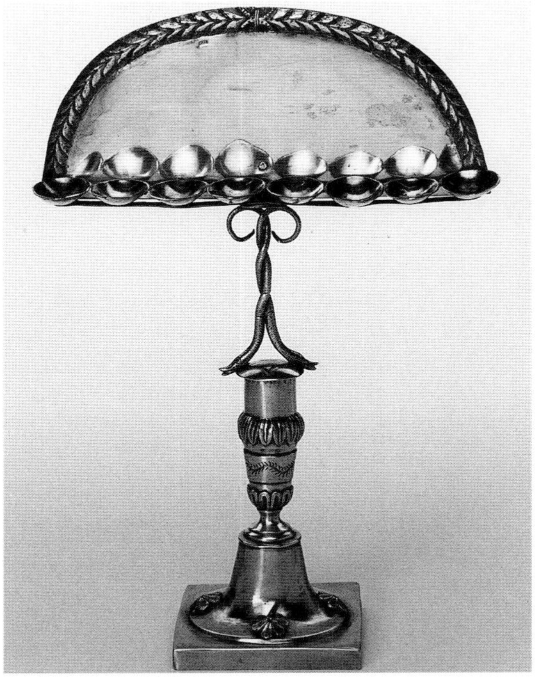

526 *Chanukka*-Leuchter. Brünn (Brno), Donaumonarchie Österreich-Ungarn. 1807. Silber.

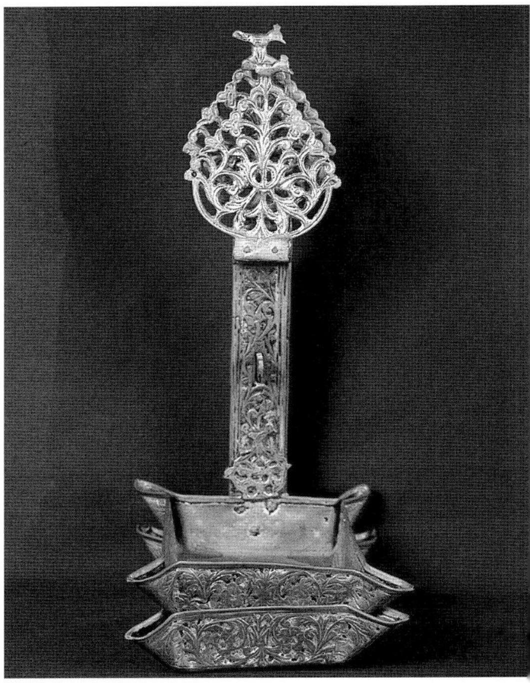

527 Sabbat-Lampe. Marokko. Um 1900. Bronze: gegossen, durchbrochen.

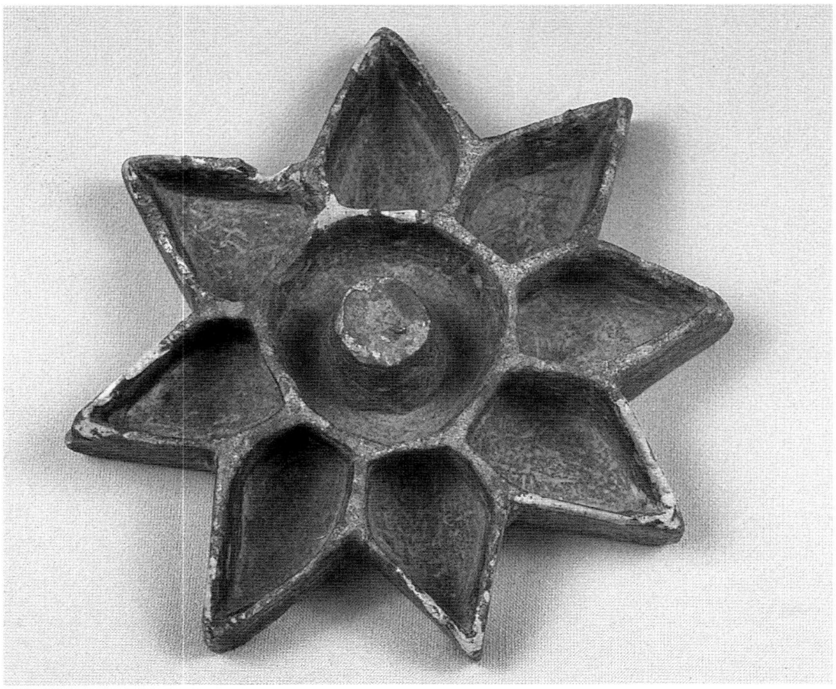

528 Sabbat-Lampe. Persien. 19. Jh.; Stein.

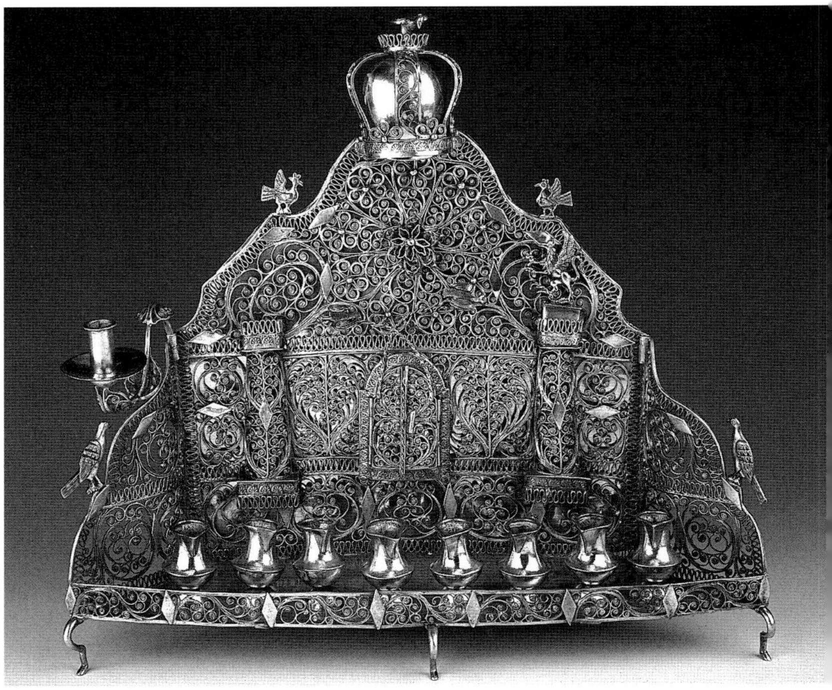

529 *Chanukka*-Leuchter. Polen. 1. Hälfte des 19. Jh.; Silber, Kupfer: gegossen, getrieben, Filigran

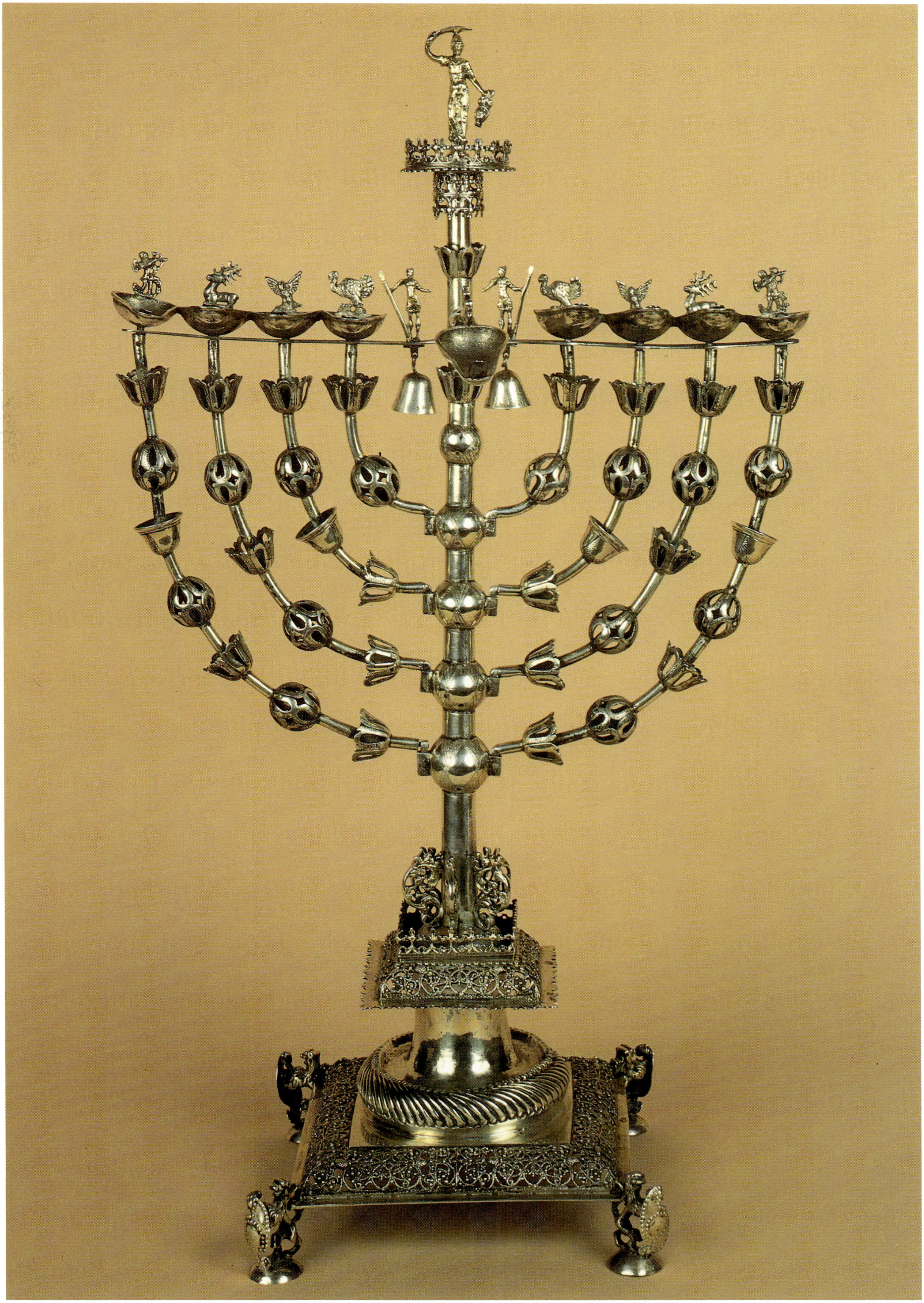

530 *Chanukka*-Leuchter. Frankfurt a. M. (?). 1. Hälfte des 18. Jh.; Silber: getrieben, ziseliert, teilweise gegossen.

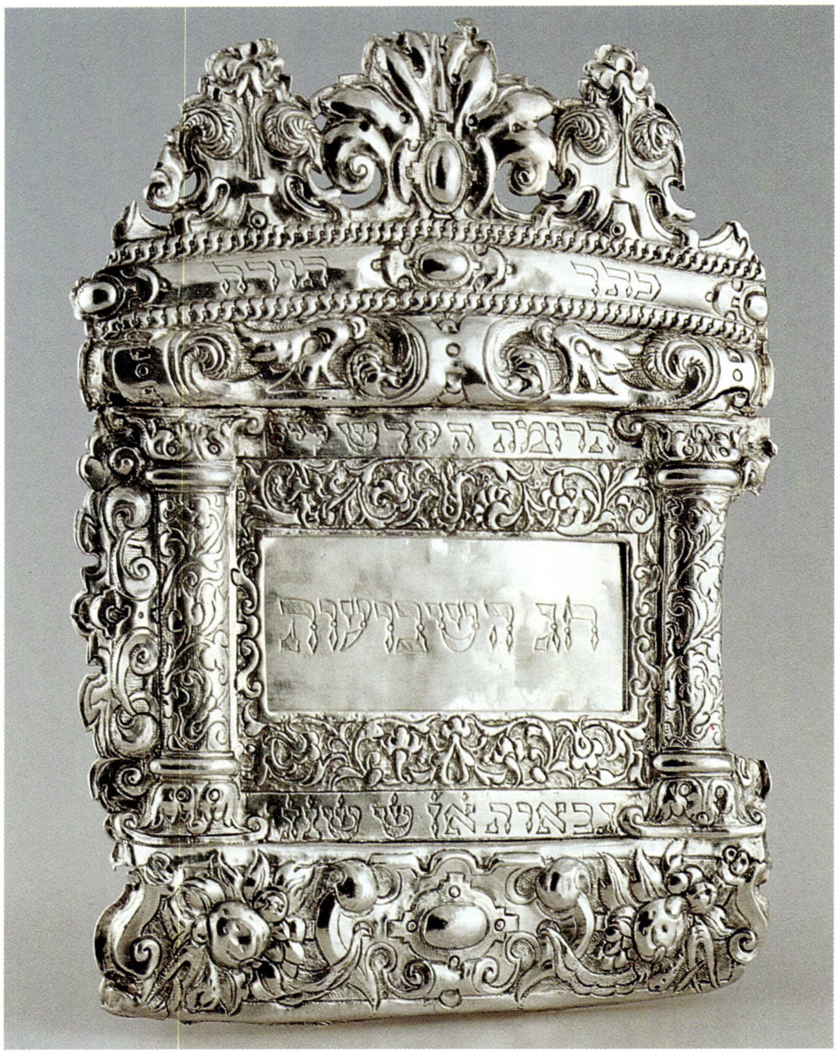

531 Schild *(Tass),* Verzierung für die Thorarolle. Venedig (?). 1593. Silber: gegossen, ziseliert.

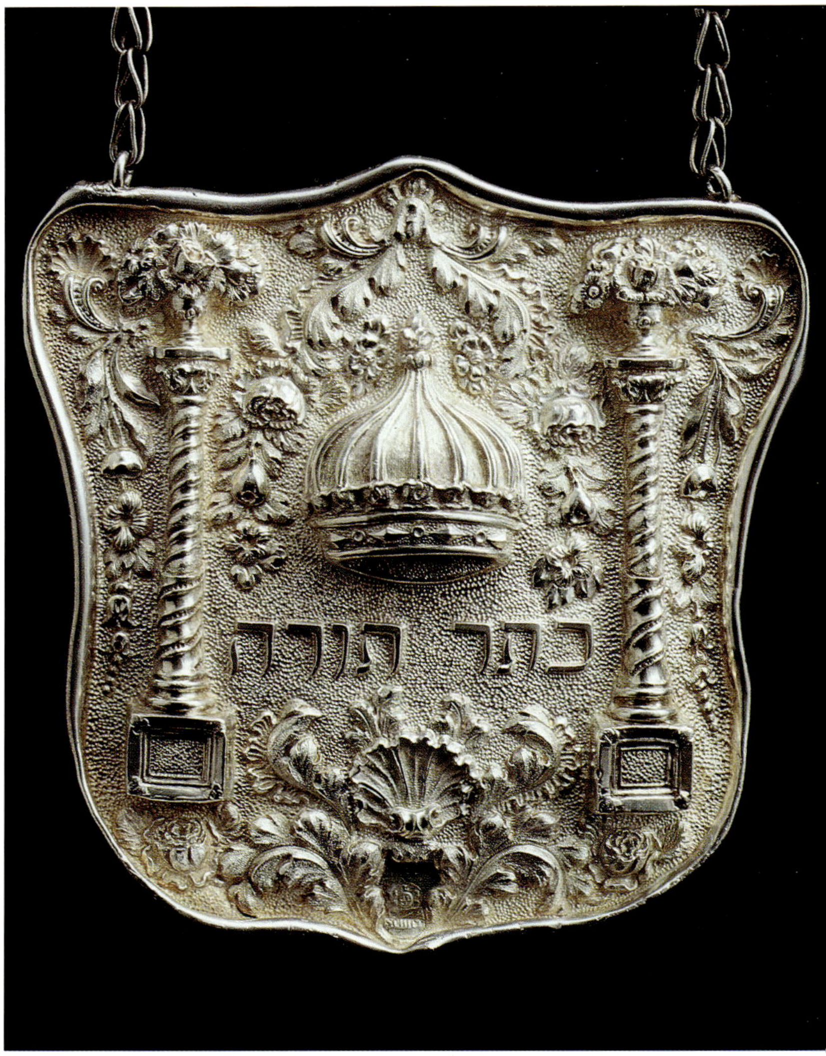

532 Schild *(Tass),* Verzierung für die Thorarolle. Triest. 1852. Goldschmied: Samson Schiff von Mannheim. Silber.

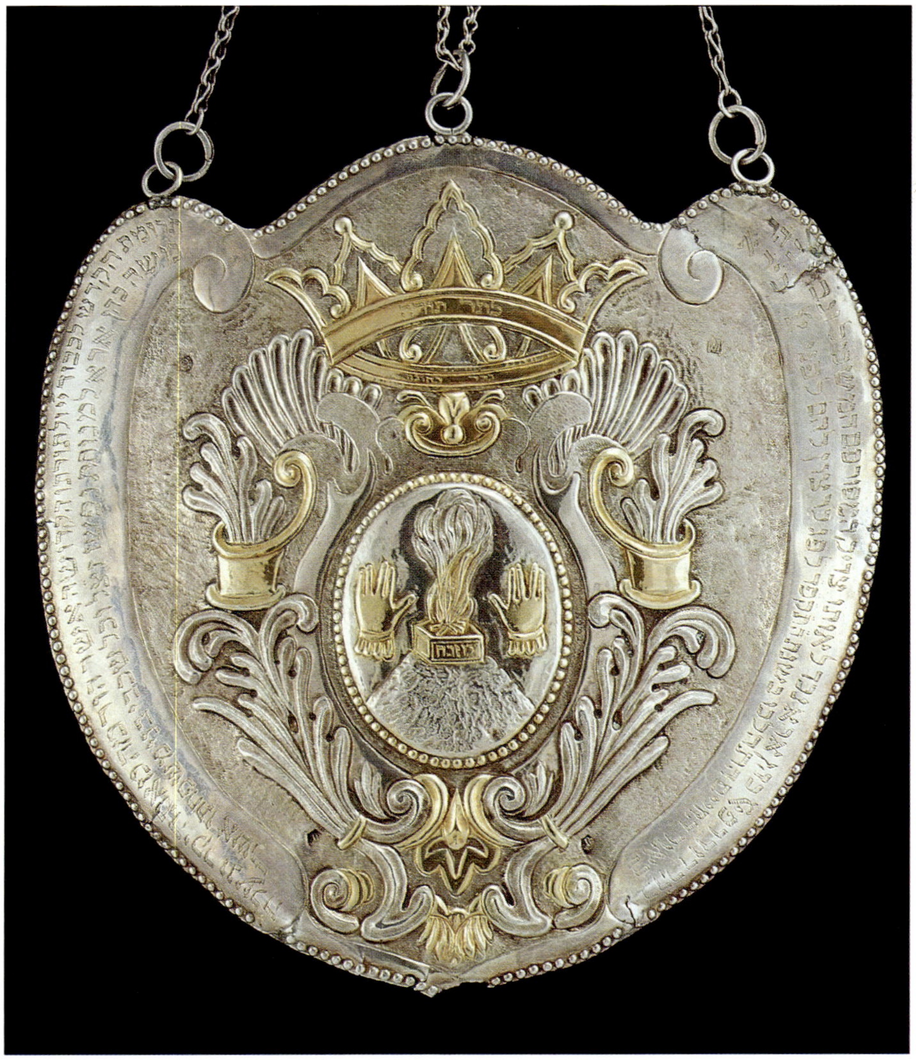

533 Schild *(Tass),* Verzierung für die Thorarolle. Triest. 1824. Silber: gegossen, ziseliert, stellenweise vergoldet.

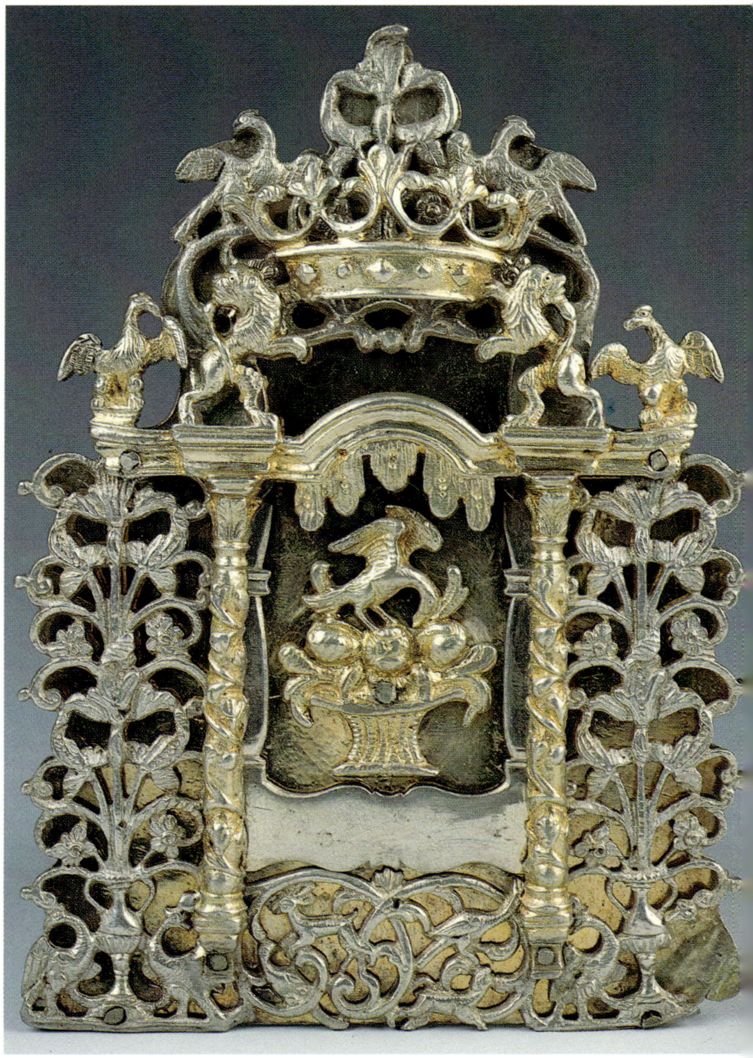

534 Schild *(Tass),* Verzierung für die Thorarolle. Wien. 18. Jh. Silber: gegossen, getrieben, vergoldet.

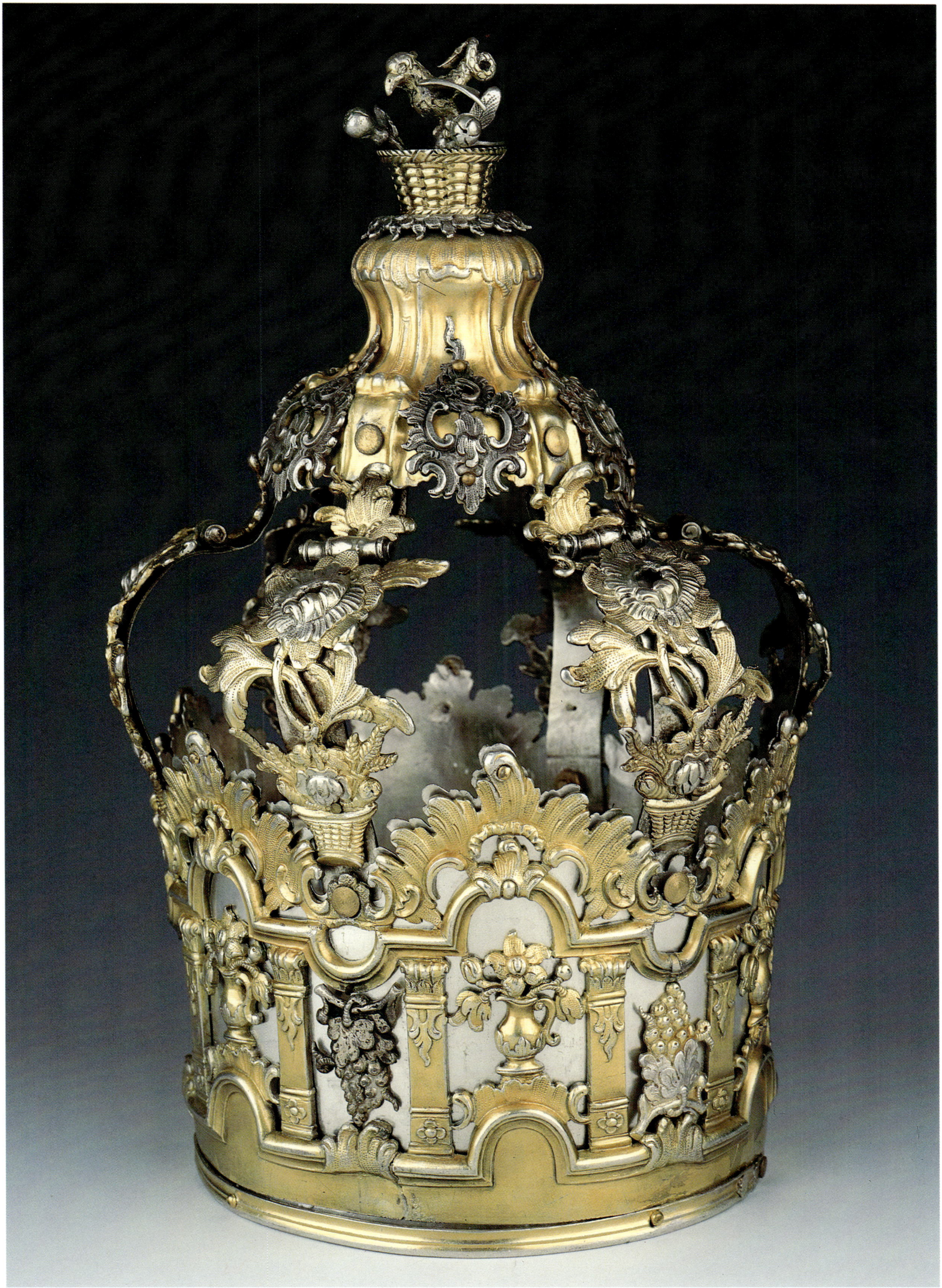

535 Krone *('Atarah)*, Verzierung für die Thorarolle. Polen. 18. Jh.; Silber: gegossen, getrieben, graviert, vergoldet.

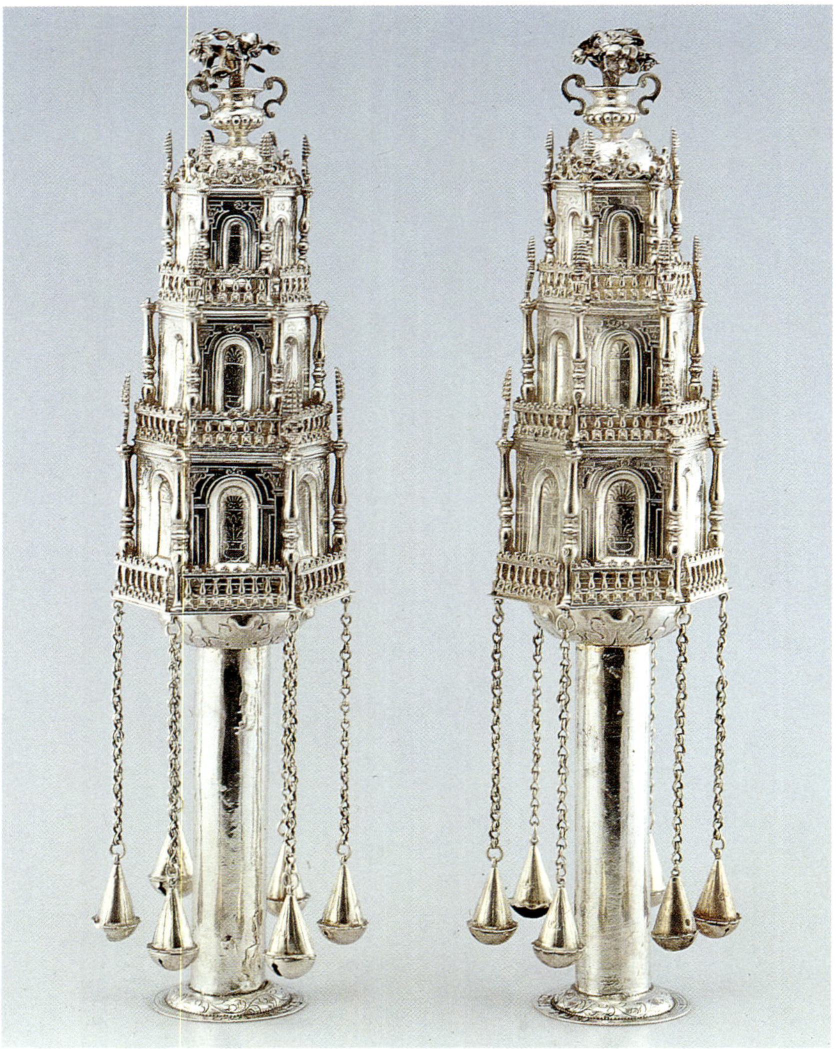

536 „Granatäpfel“ *(Rimmonim)*, Verzierungen für die Thorarolle. Venezianische Goldschmiedekunst. Anfang des 18. Jh.; Silber, stellenweise vergoldet.

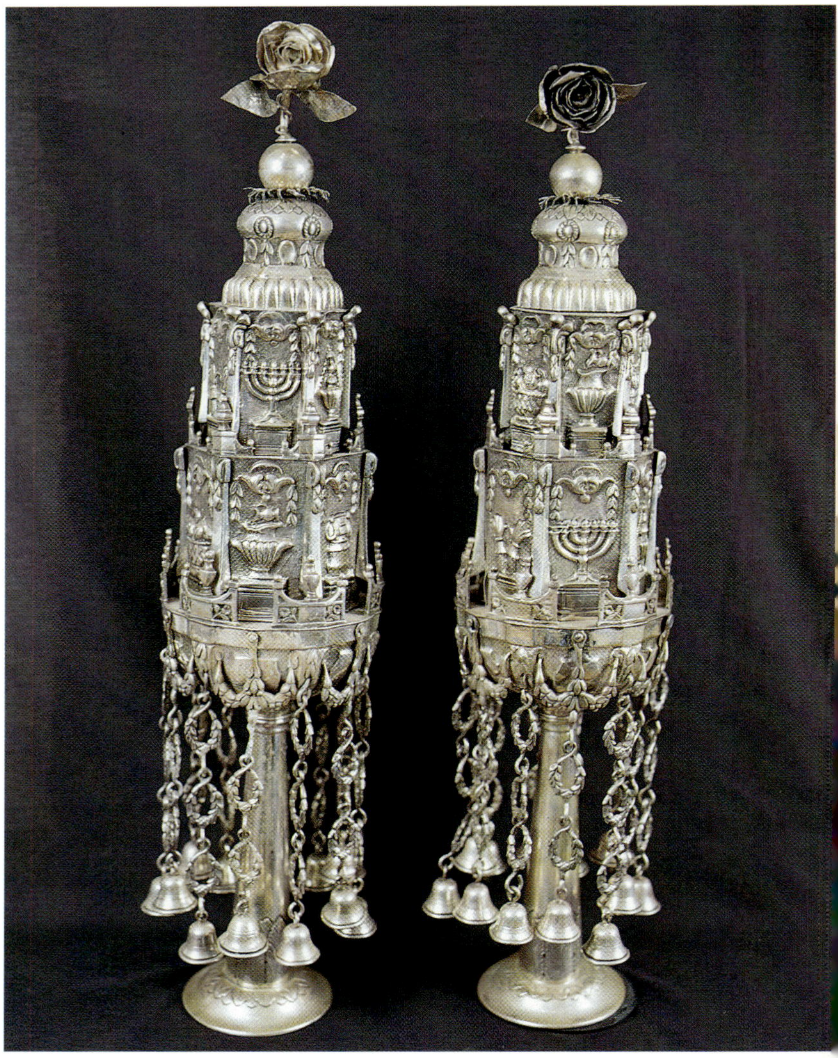

537 „Granatäpfel“ *(Rimmonim)*, Verzierungen für die Thorarolle. Genua. 2. Hälfte des 18. Jh. Silber: gegossen, ziseliert, graviert.

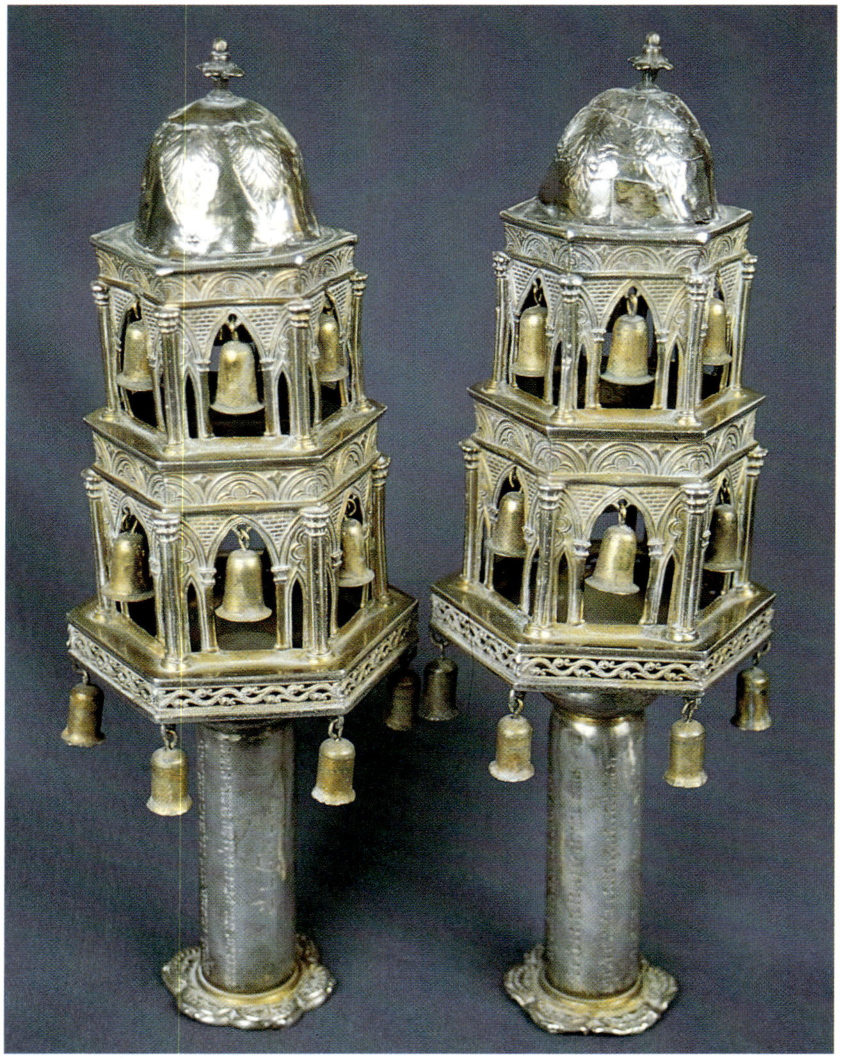

538 „Granatäpfel“ *(Rimmonim)*, Verzierungen für die Thorarolle. Frankreich. 1881. Silber: gegossen, getrieben, stellenweise vergoldet.

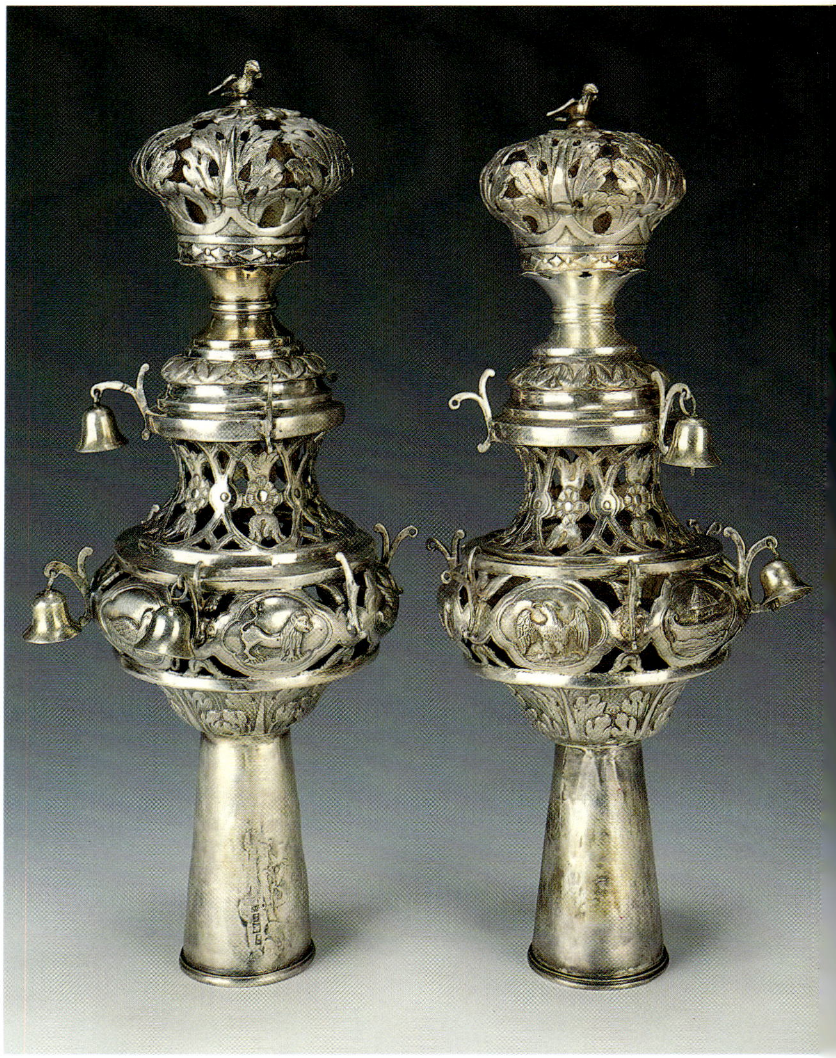

539 „Granatäpfel“ *(Rimmonim)*, Verzierungen für die Thorarolle. Odessa, Ukraine. 1873. Silber: gegossen, ziseliert, vergoldet.

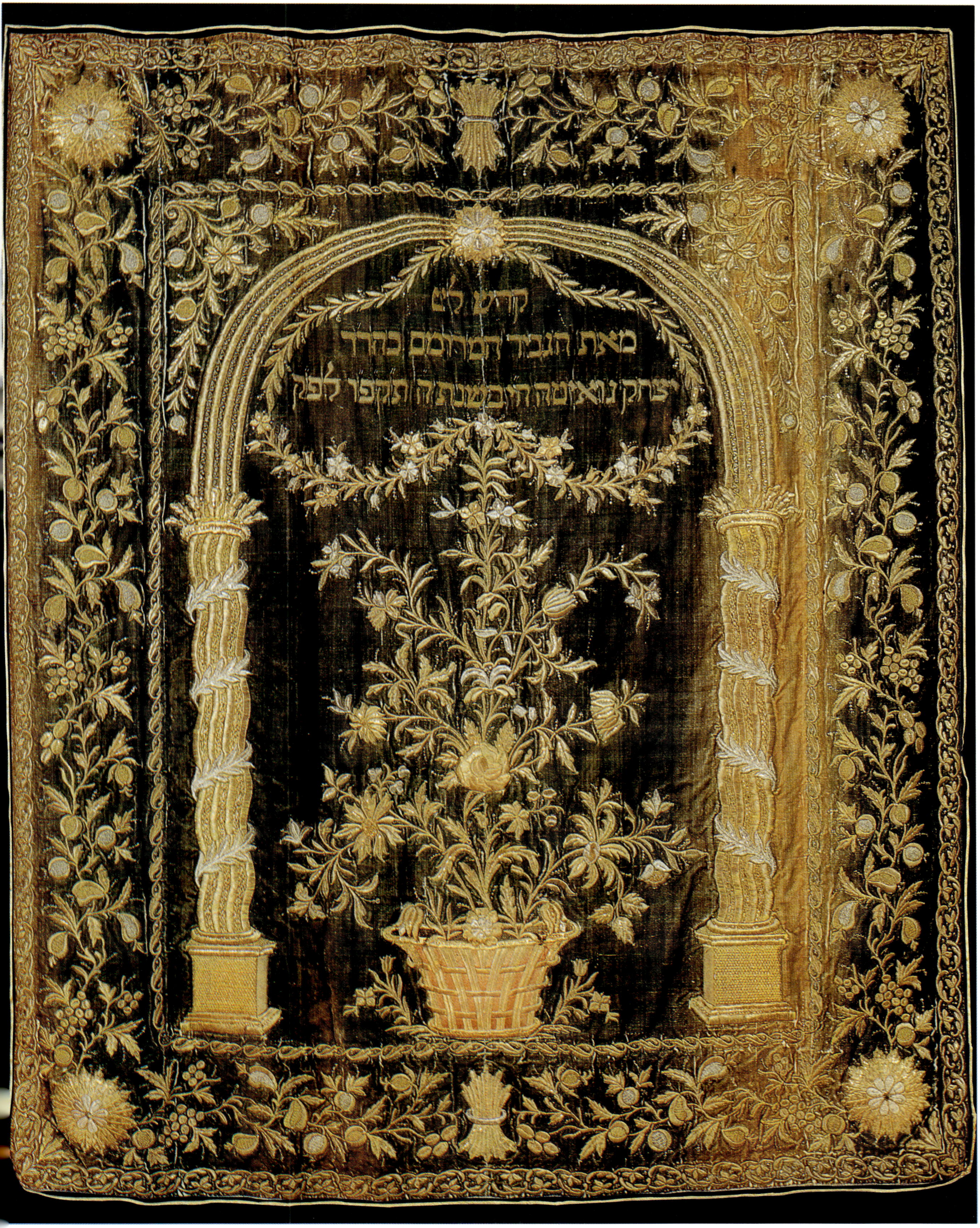

540 Vorhang *(Parokhet)*. Triest. 1826. Samt, Gold- und Seidenfäden.

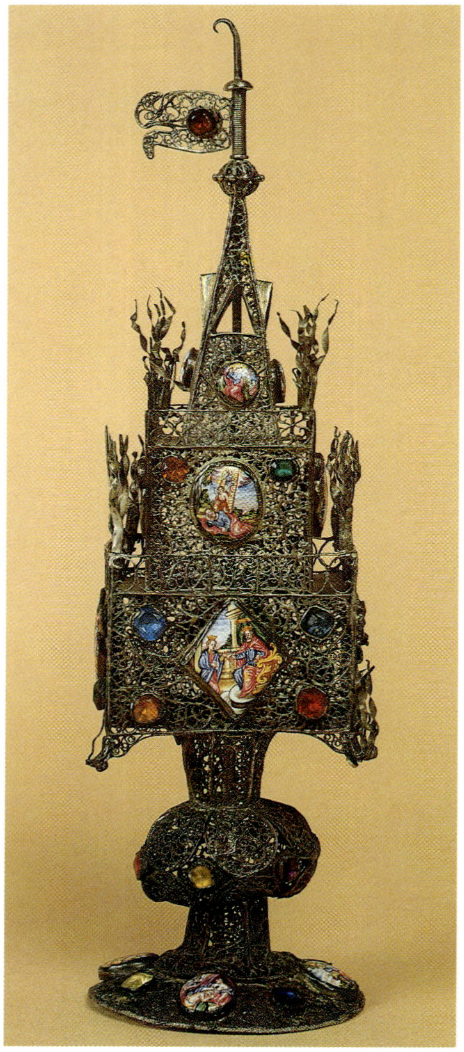

541 Gewürzbüchse für die Schlußzeremonie des Sabbats *(Hawdala)*. Österreich. 18. Jh.

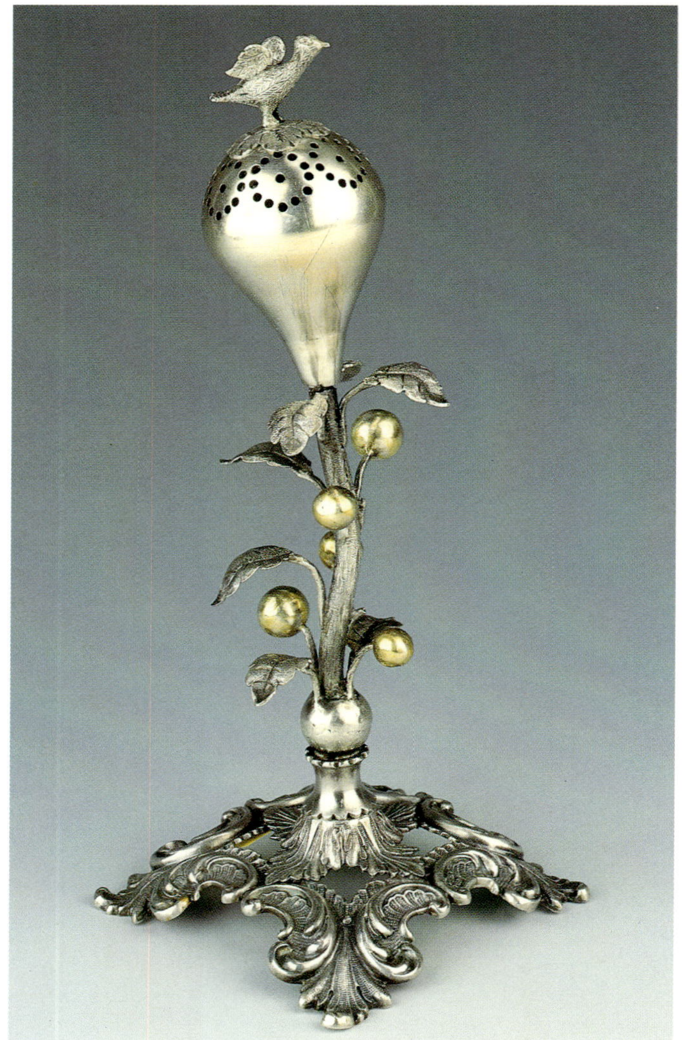

542 Gewürzbüchse für die Schlußzeremonie des Sabbats *(Hawdala)*. St. Petersburg. 1844. Silber: gegossen, getrieben, ziseliert, vergoldet.

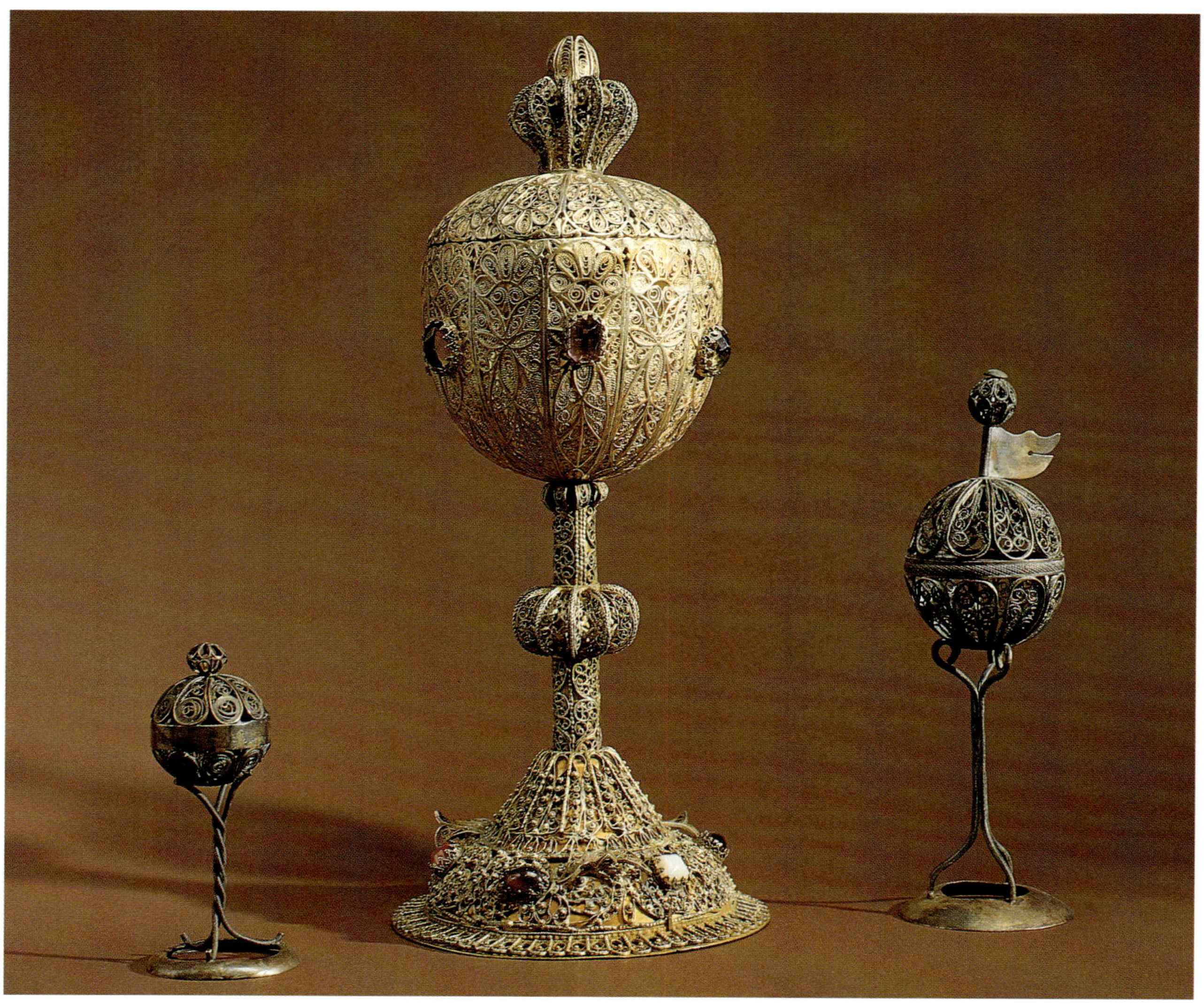

543 Gewürzbüchsen für die Schlußzeremonie des Sabbats *(Hawdala)*. Donaumonarchie Österreich-Ungarn. 19. Jh. Silber: Filigran, stellenweise vergoldet, eingelegte Steine.

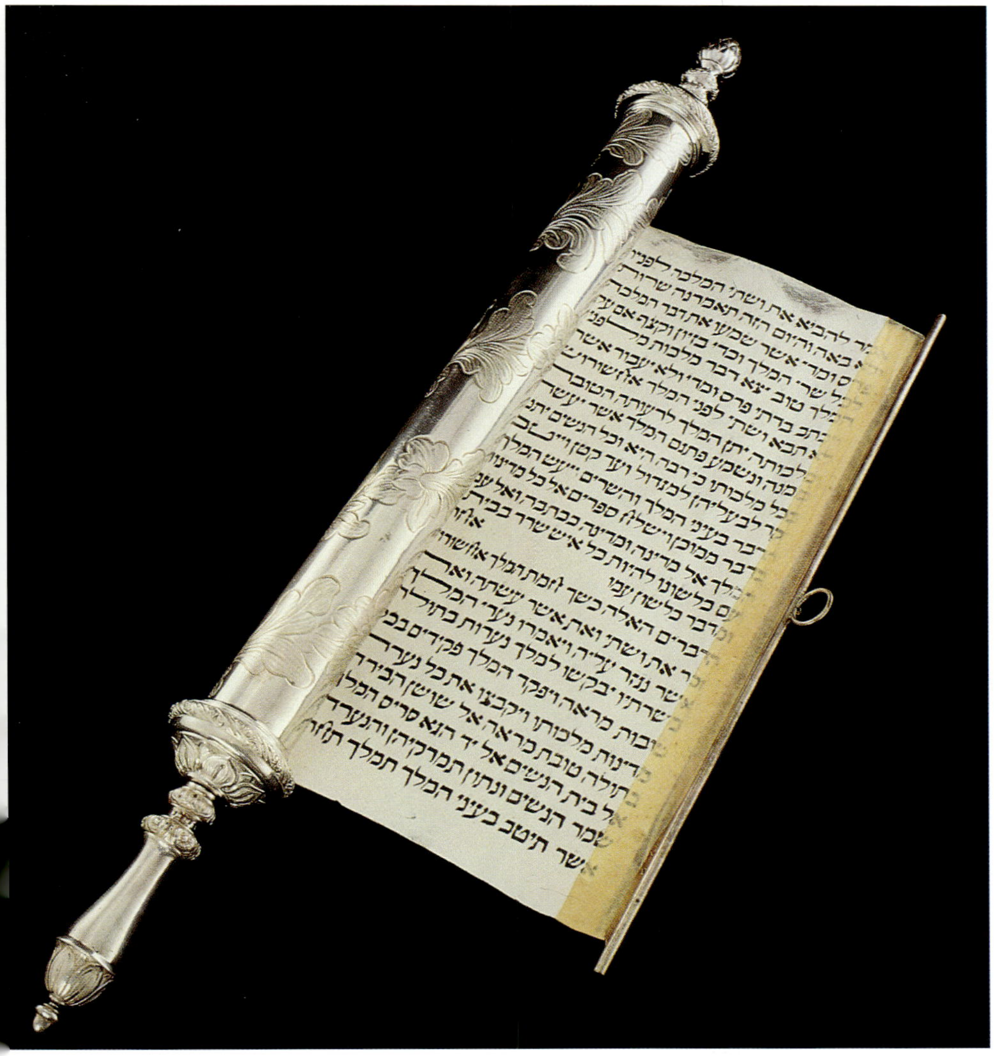

544 Kapsel für die Esther-Rolle. Triest. 1861. Silber: gegossen, ziseliert.

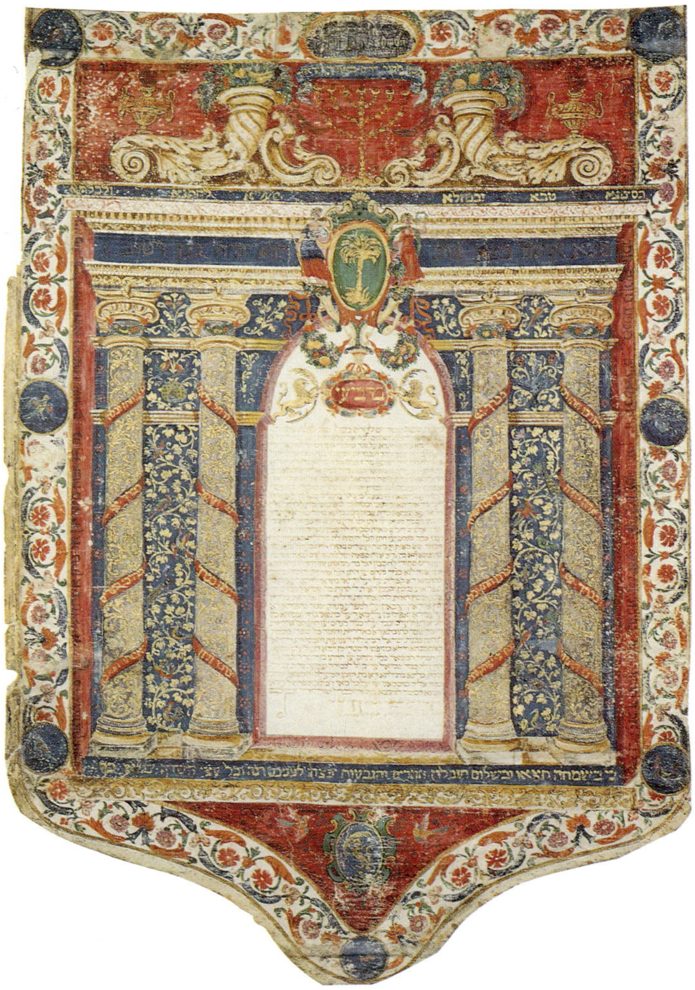

545 Ehevertrag *(Ketubba).* Rom. 1627. Pergament, Gouache, Mattgold, Tinte.

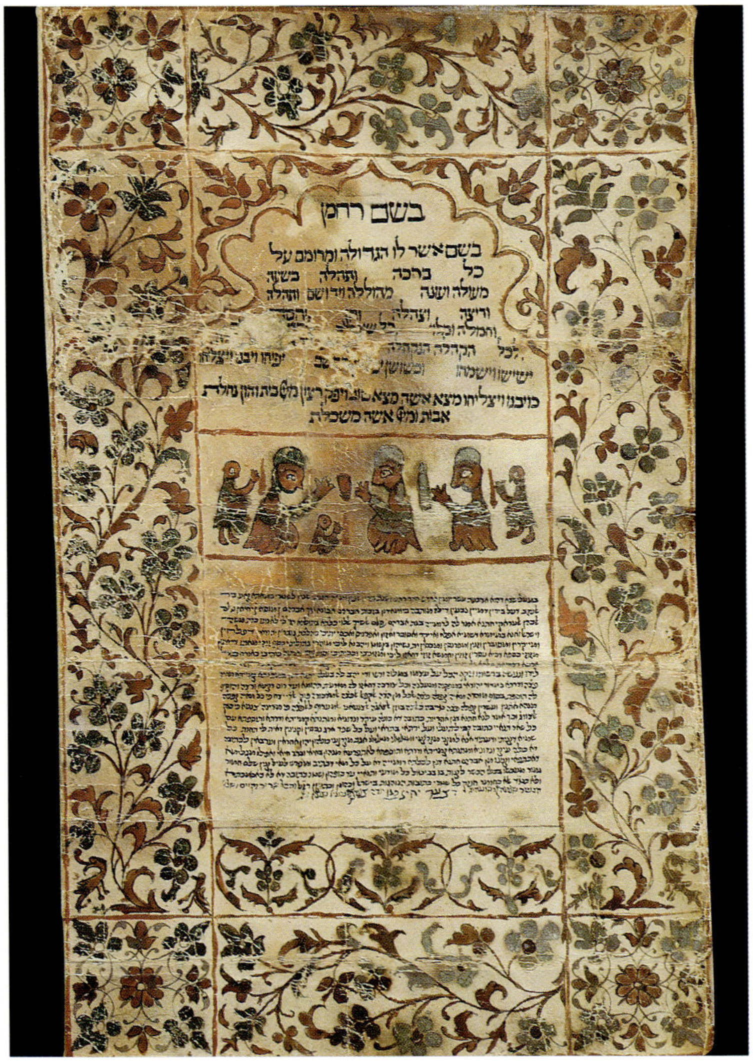

546 Ehevertrag *(Ketubba).* San‘a, Jemen. 1794. Pergament, Gouache, Tinte.

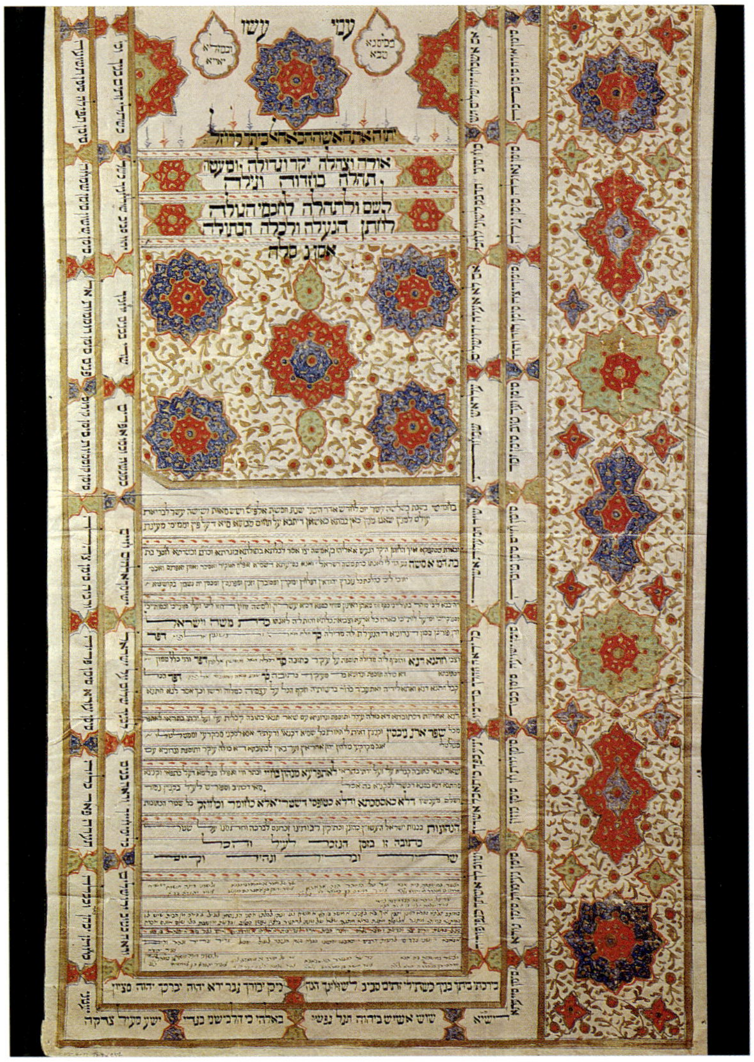

547 Ehevertrag *(Ketubba).* Kaschan, Iran. 1856. Pergament, Gouache, Tinte.

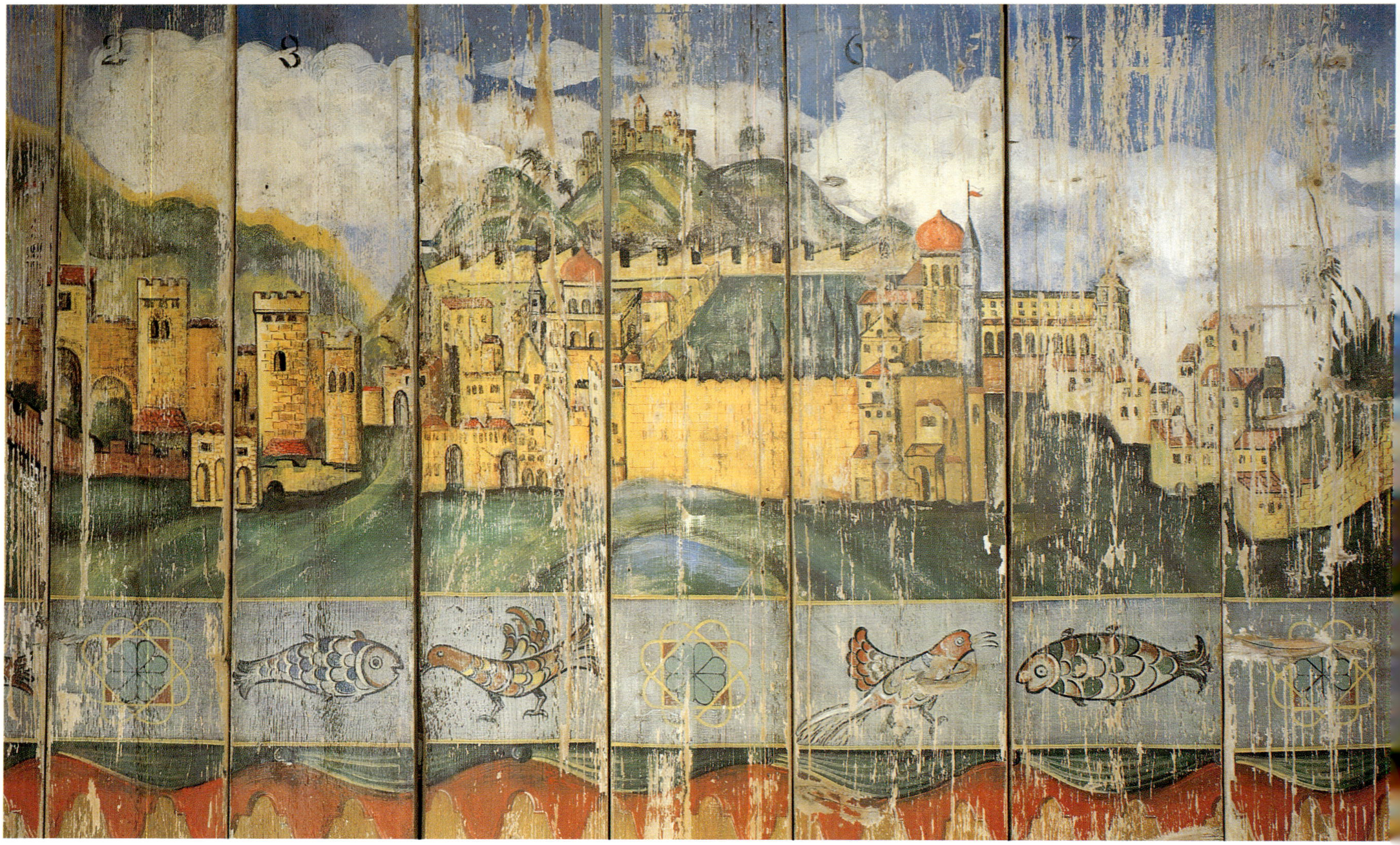

548 Jerusalem. Hüttenwand für das Hüttenfest *(Sukka)*. Süddeutschland oder Österreich. Ende des 19. Jh.; Nadelbaumholz, Ölfarben.

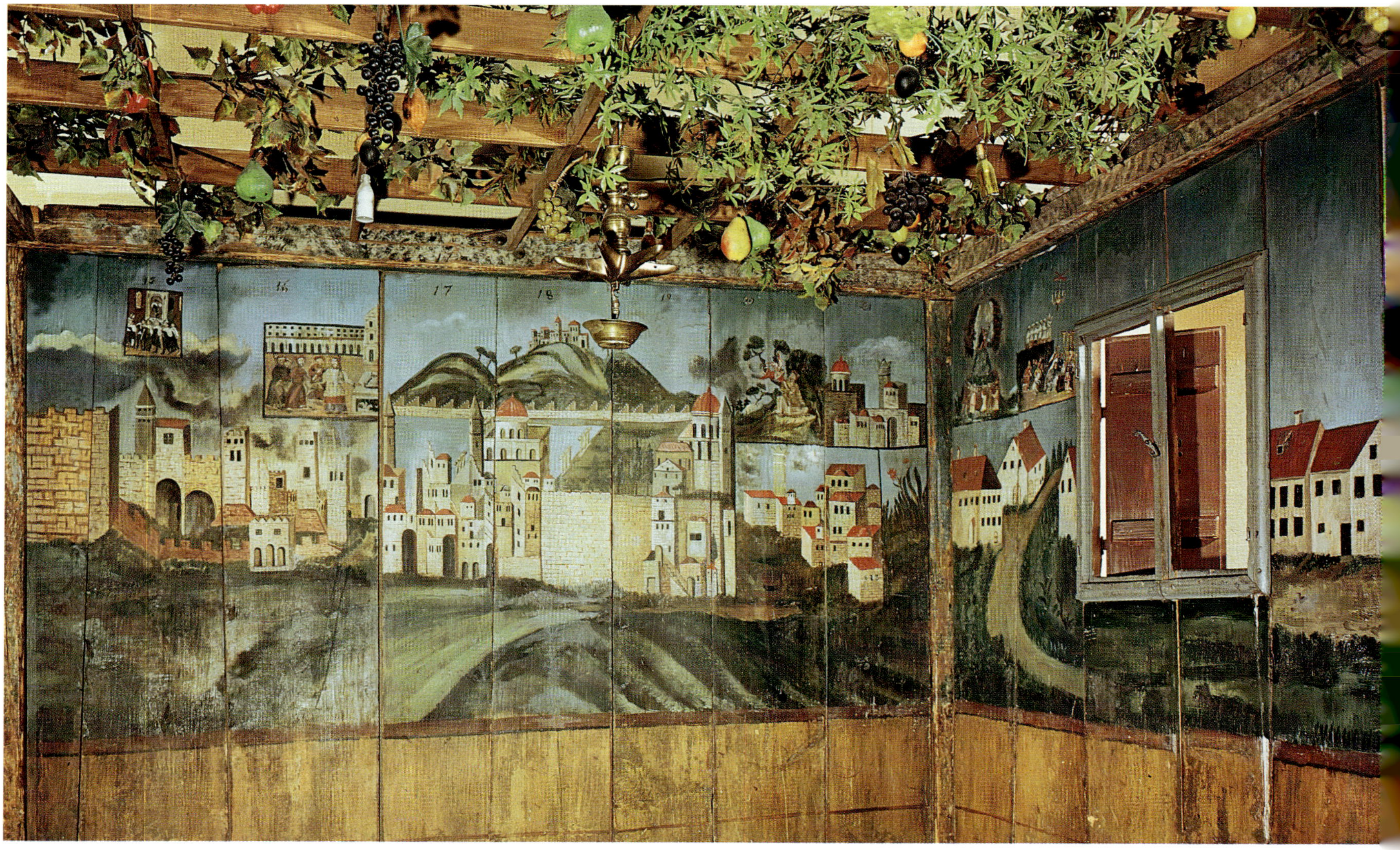

549 Jerusalem und die heiligen Stätten. Hüttenwände für das Hüttenfest *(Sukka)*. Fischach, Deutschland. Nach 1836. Holz, Ölfarben.

DIE JÜDISCHEN KÜNSTLER

Vom achtzehnten Jahrhundert bis heute

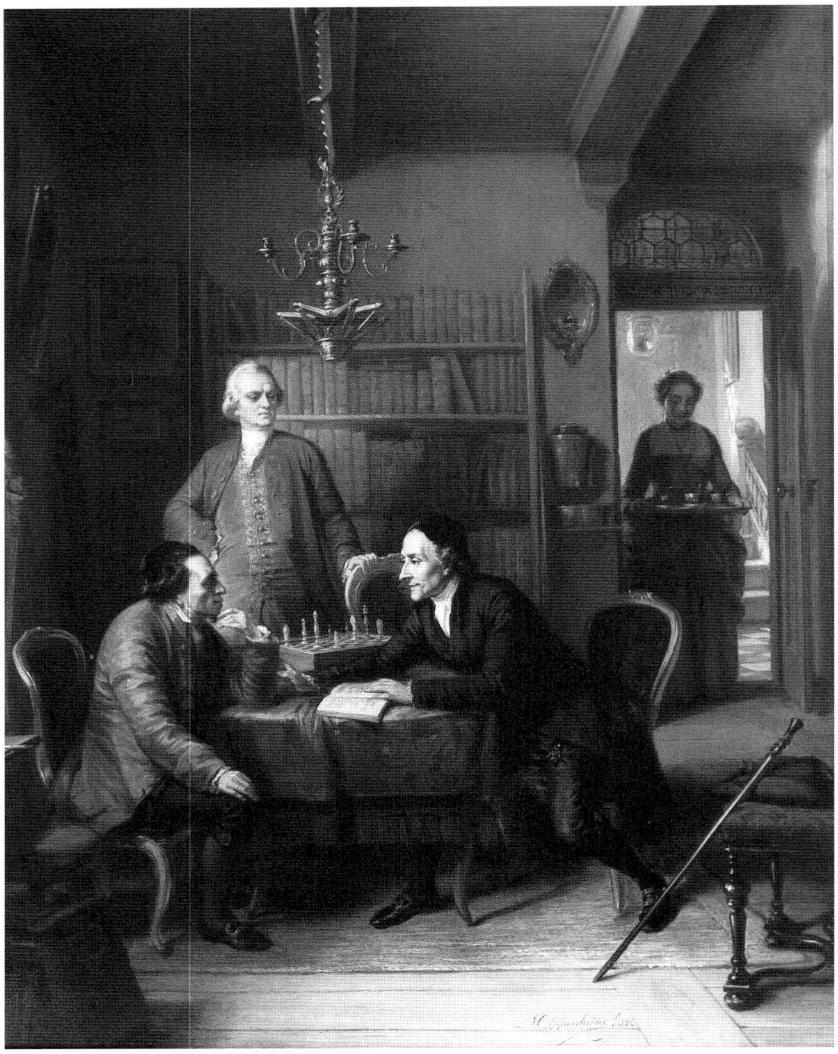

550 Moritz Oppenheim: *Lavater und Lessing besuchen Moses Mendelsohn.* 1856. Öl auf Leinwand.

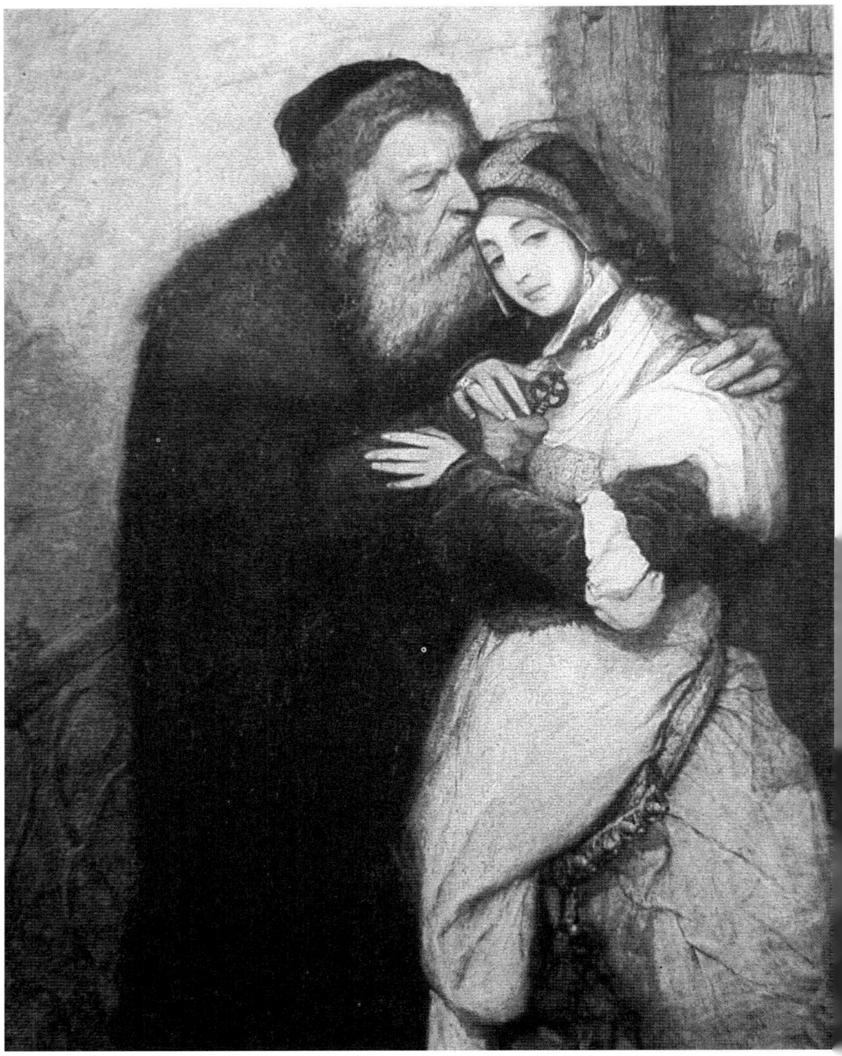

551 Maurycy Gottlieb: *Shylock und Jessica.* 1876. Öl auf Leinwand.

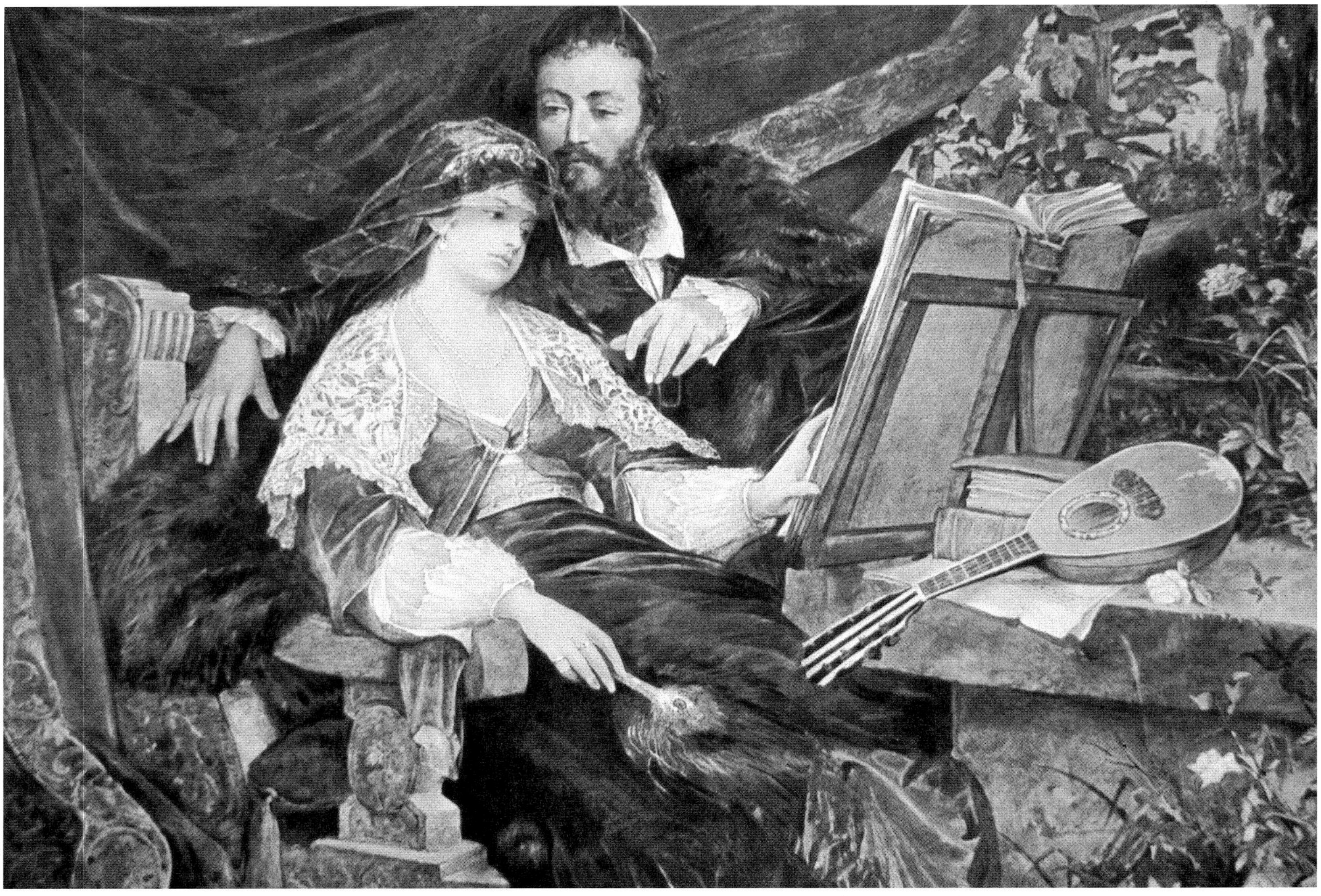

552 Maurycy Gottlieb: *Uriel Acosta und Judith van Straaten.* 1877. Öl auf Leinwand.

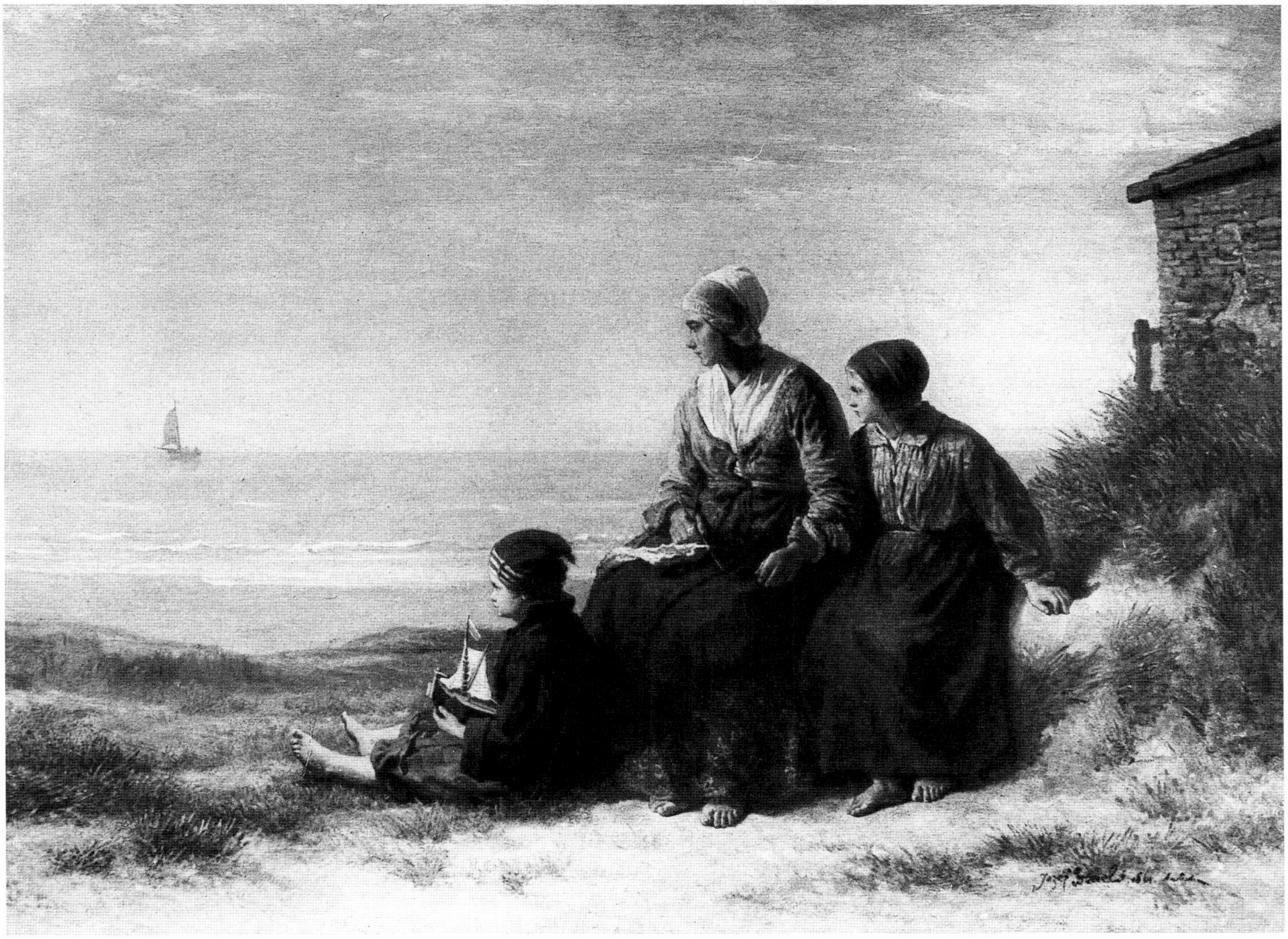

553 Jozef Israels: *Die Wegfahrt.* Öl auf Leinwand.

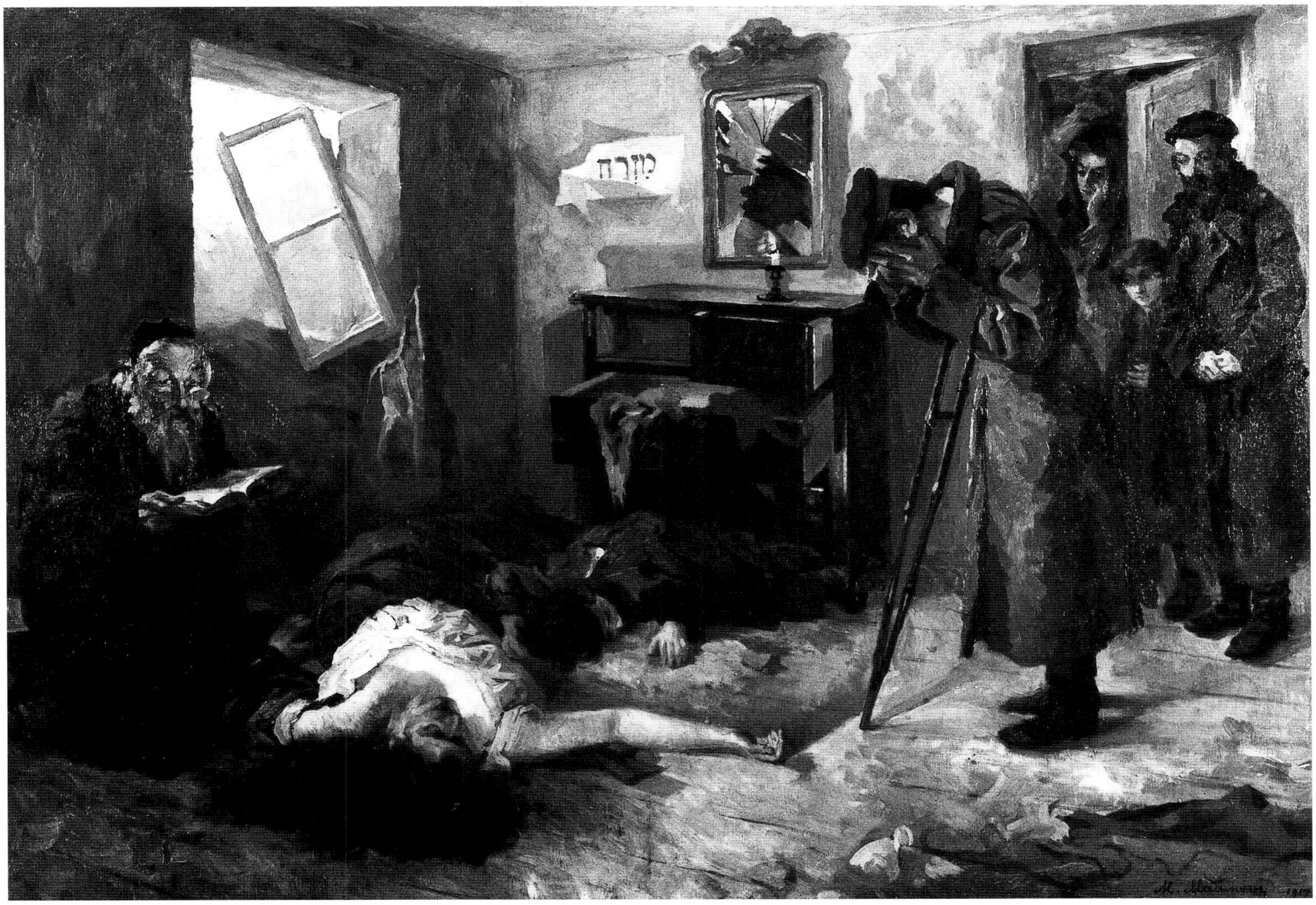

554 Moses Maimon: *Nach dem Pogrom.* 1907. Öl auf Leinwand.

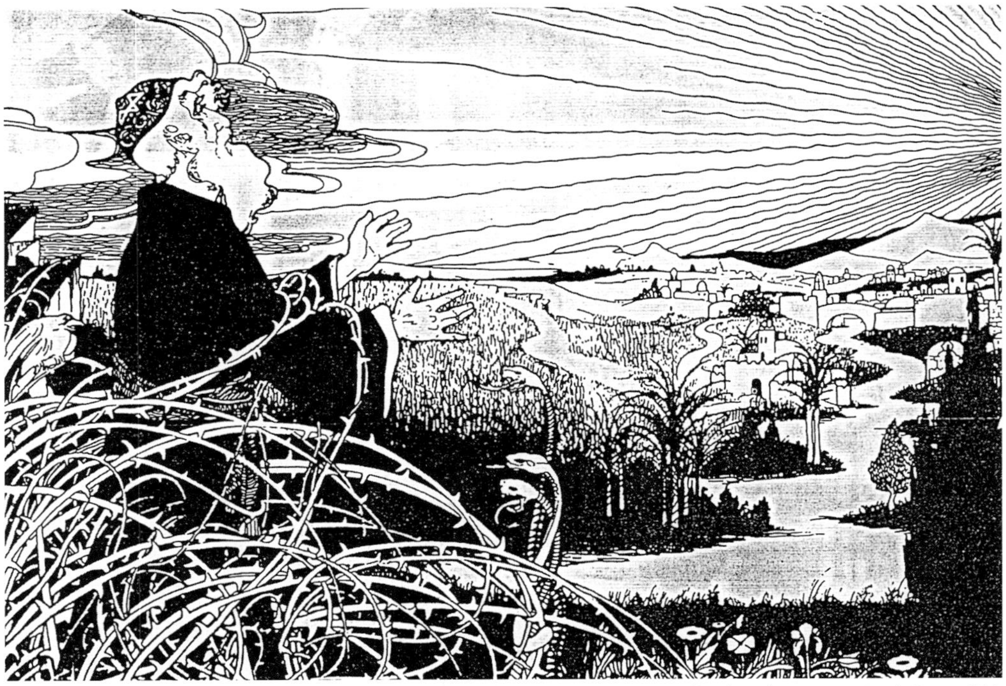

555 Ephraim Moses Lilien: *Der jüdische Mai.* Aus: *Die Lieder des Ghetto* von Morris Rosenfeld.

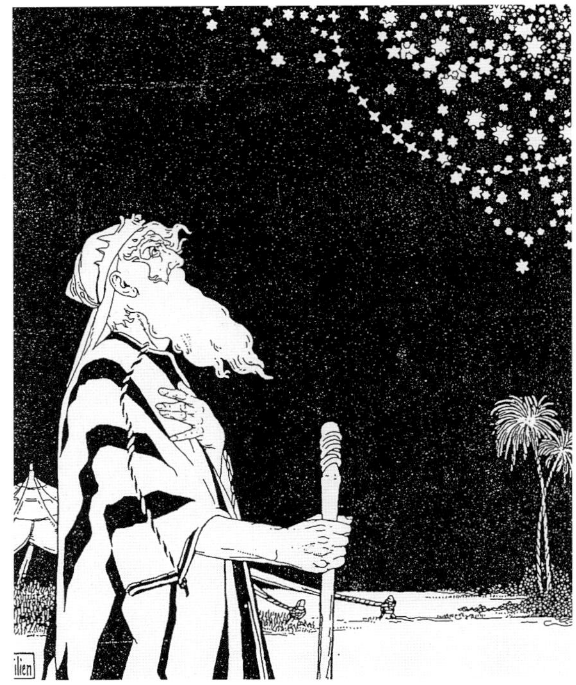

556 Ephraim Moses Lilien: *Abraham.* Aus: *Die Bücher der Bibel*, Berlin 1908.

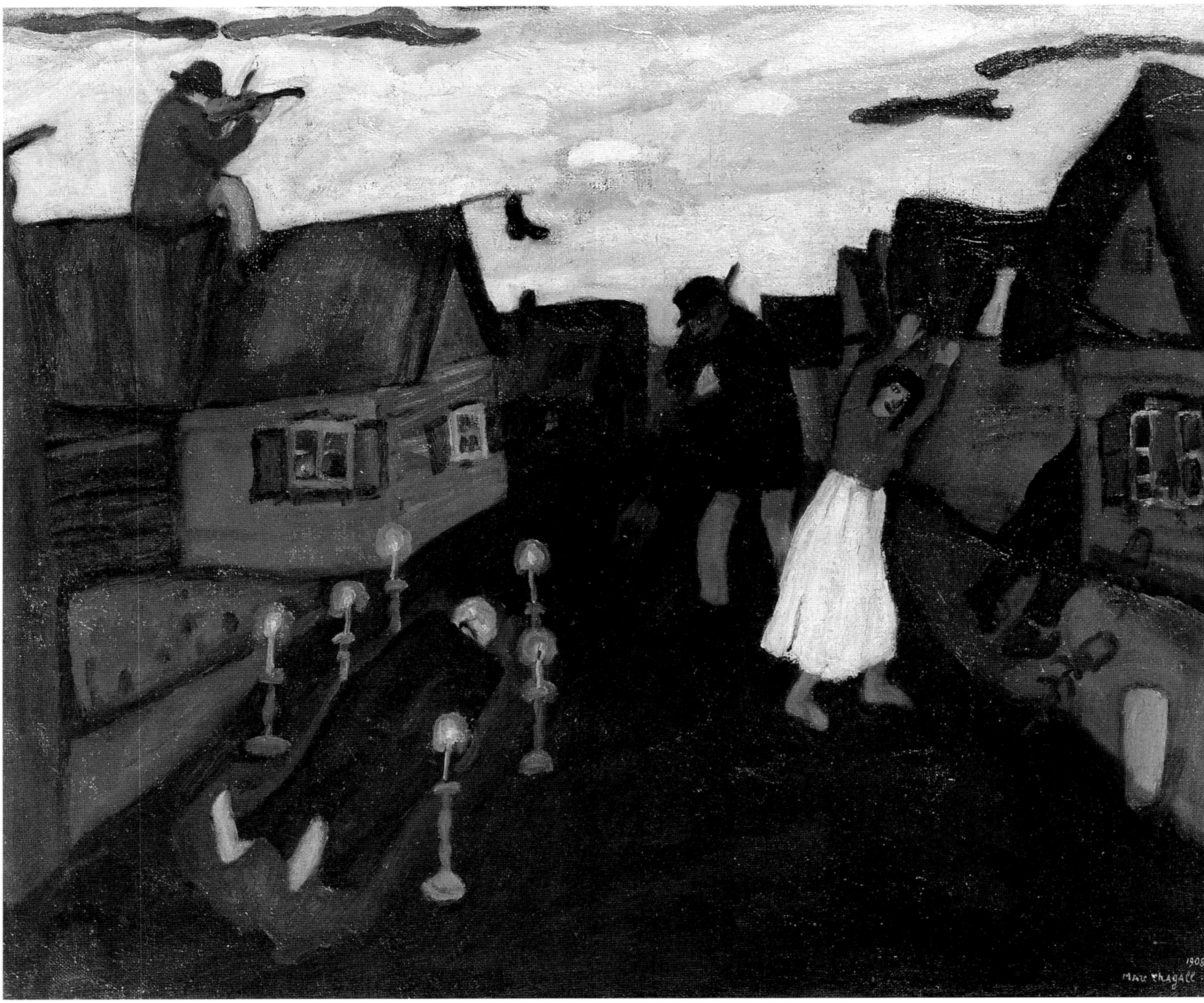

557 Marc Chagall: *Der tote Mann.* 1908. Öl auf flächserner Leinwand.

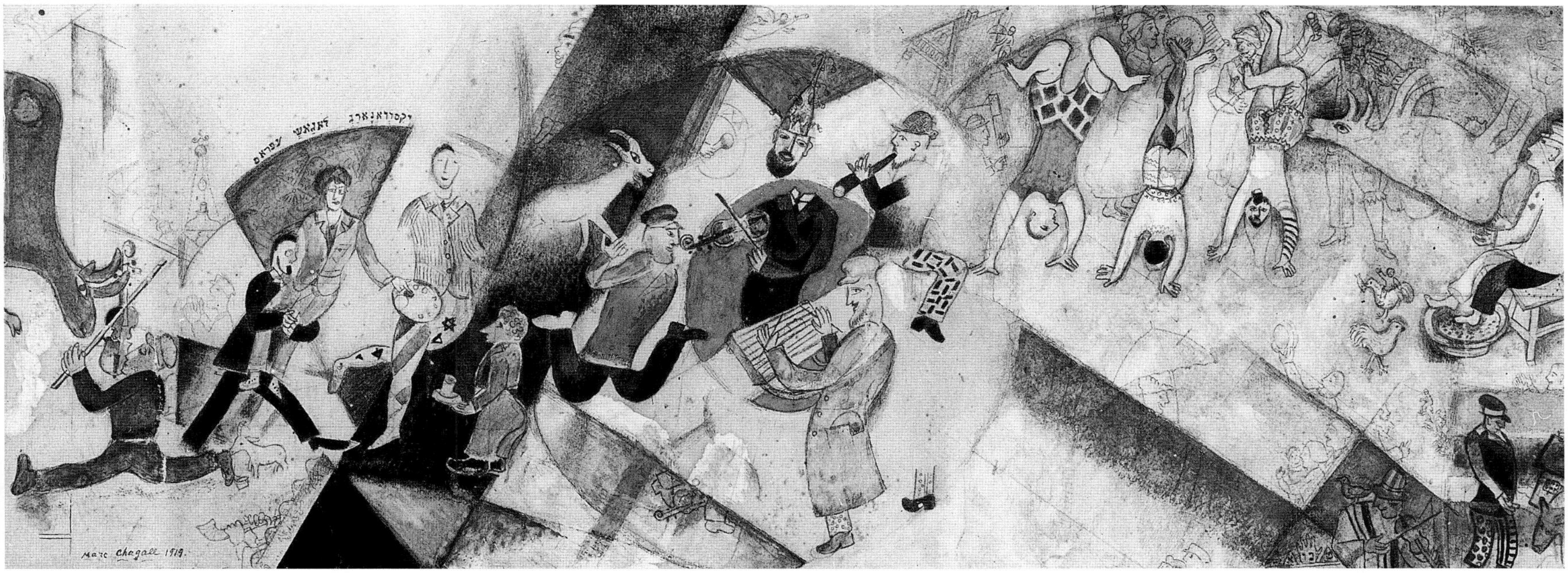

558 Marc Chagall: Studie für die *Einführung ins jüdische Theater.* 1919/1920. Bleistift, Tinte, Gouache, Aquarell auf Papier, dem grünes Papier unterlegt ist.

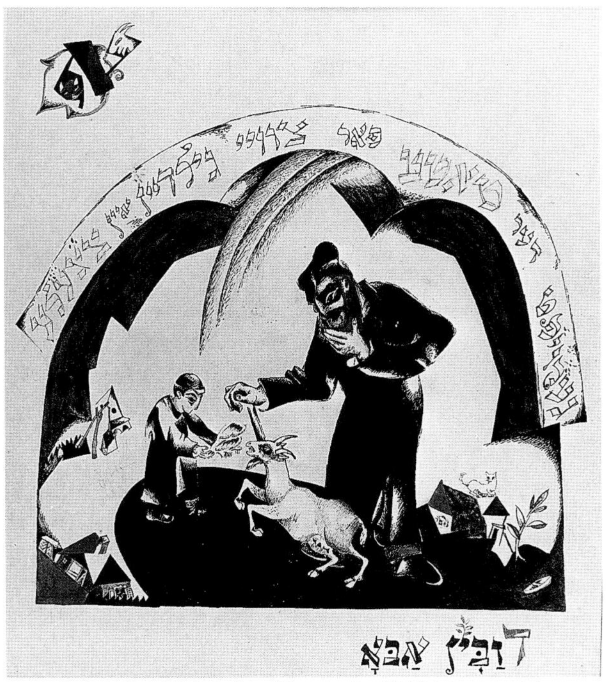

559 El Lissitzky: *Had Gadya (Das einzige Zicklein).* Erste Seite.
1918–1919. Gouache, Bleistift und Tinte auf Papier.

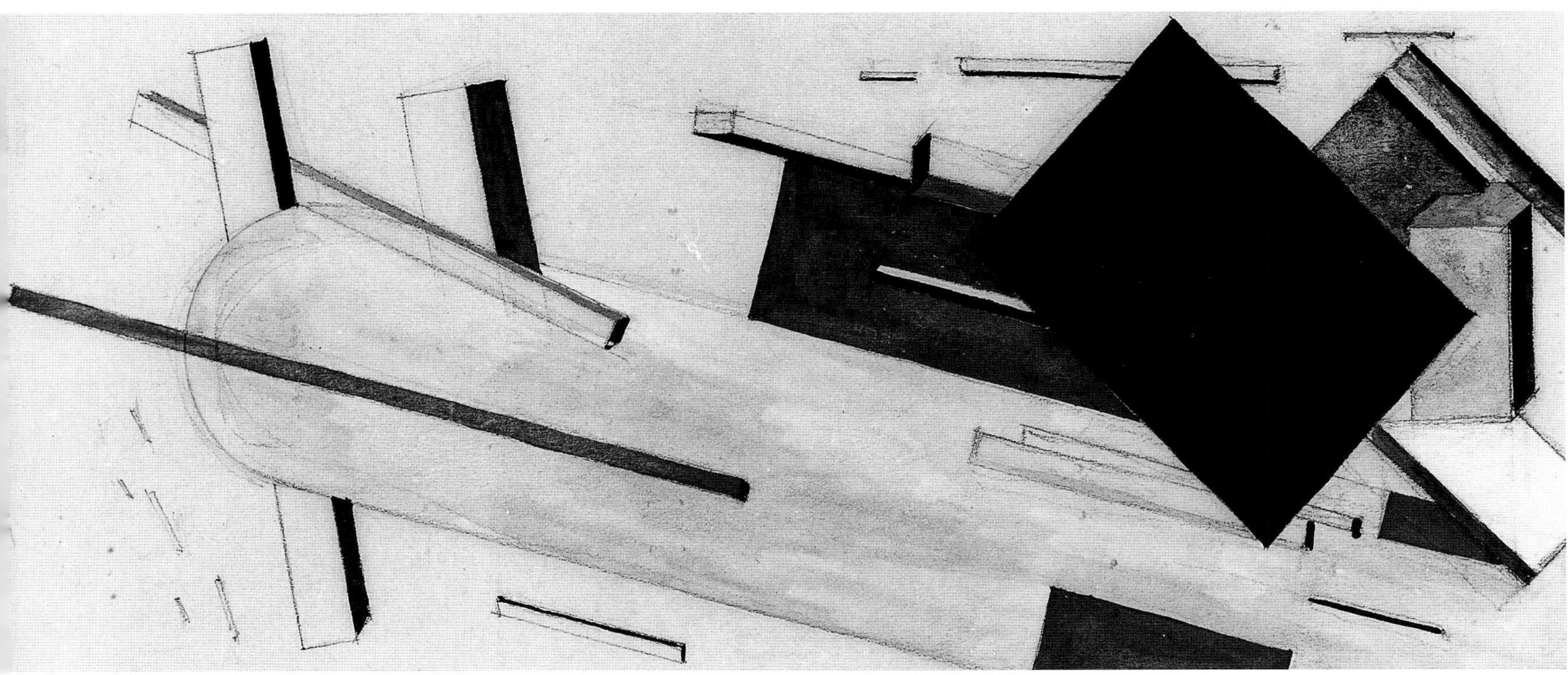

560 El Lissitzky: Studie für eine seiner Kompositionen *(Prouns).* 1920. Bleimine und Gouache.

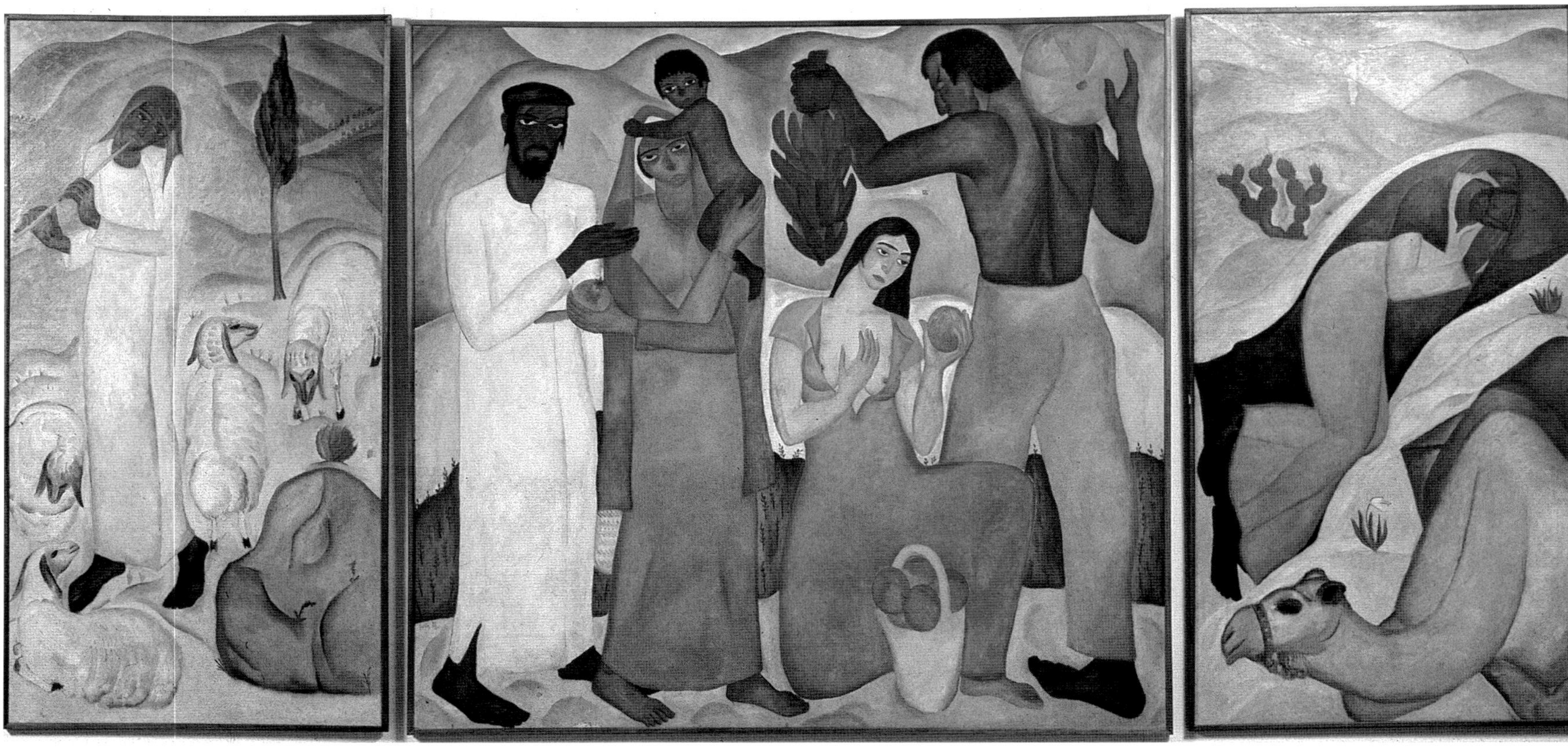

561 Reuven Rubin: *Die ersten Früchte* (oder: *Die ersten Siedler*). 1923. Öl auf Leinwand.

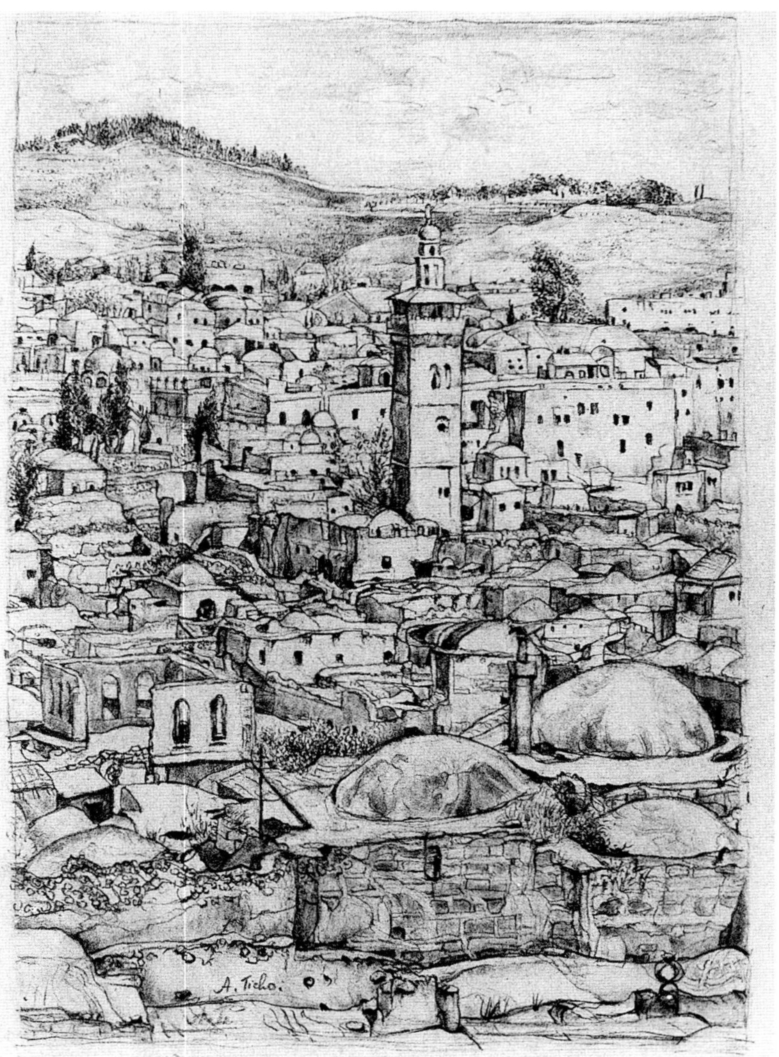

562 Anna Ticho: *Jerusalem.* 1934. Bleistift.

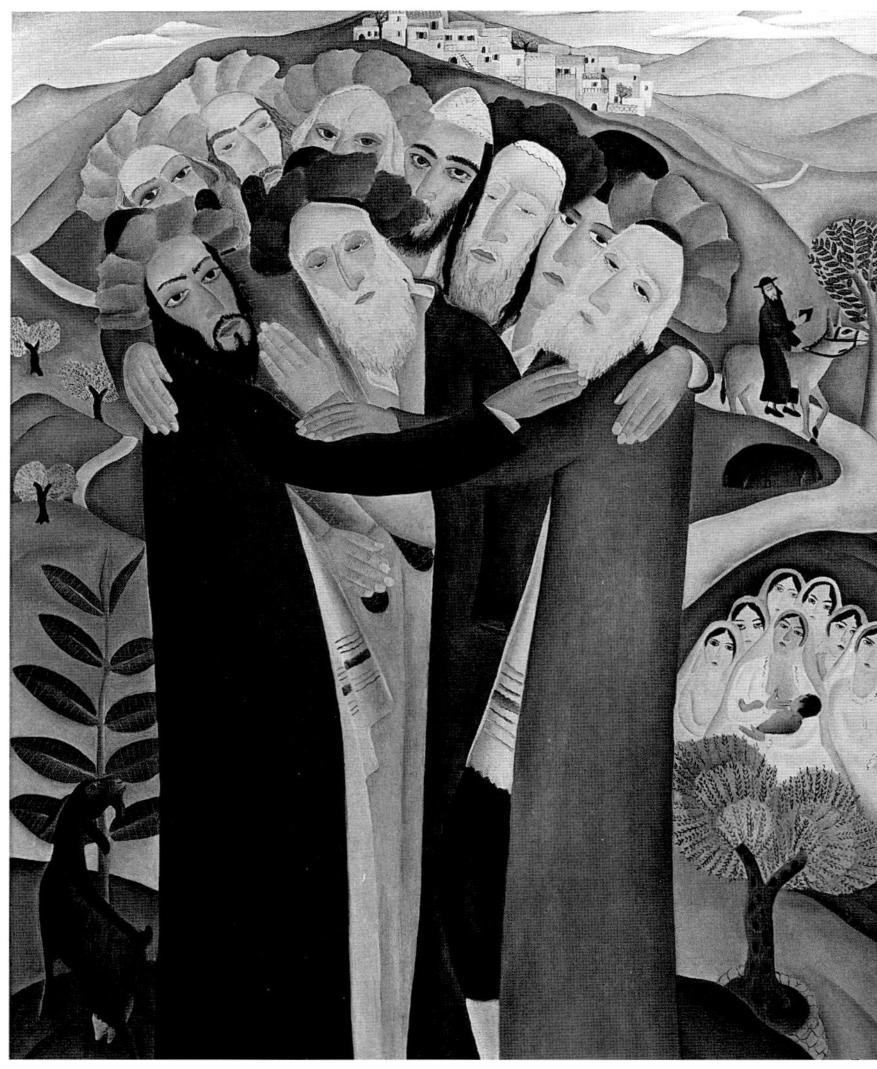

563 Reuven Rubin: *Die Tänzer von Meron.* 1926. Öl auf Leinwand.

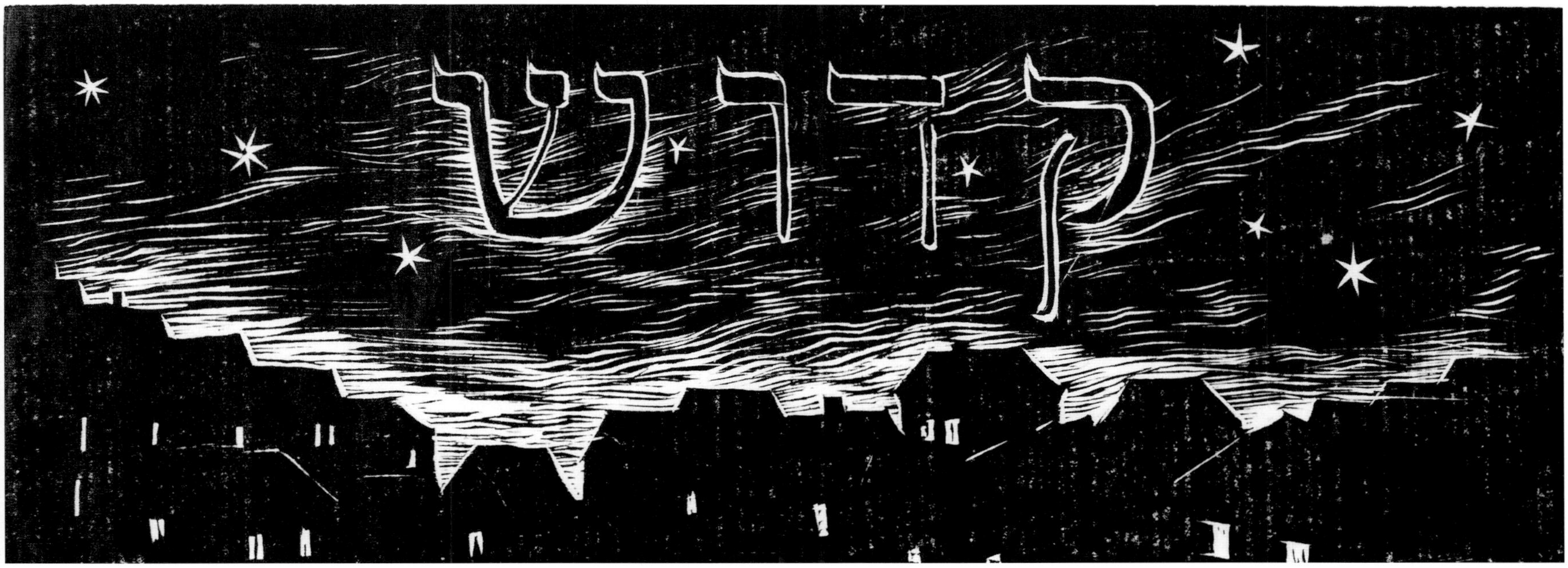

564 Jacob Steinhardt: *Haggada.* Ausschnitt. 1922. Holzschnitt.

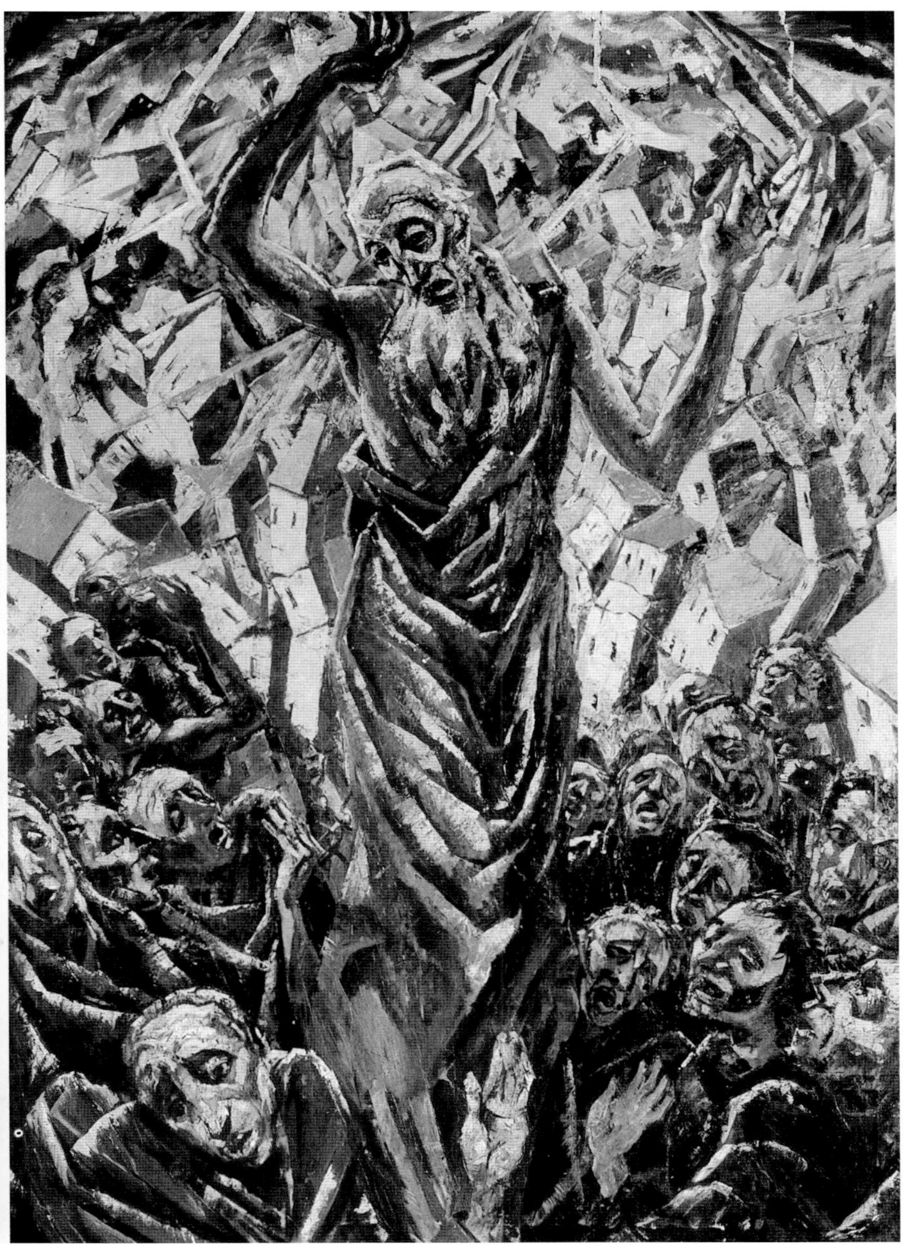

565 Jacob Steinhardt: *Der Prophet.* 1913. Öl auf Leinwand.

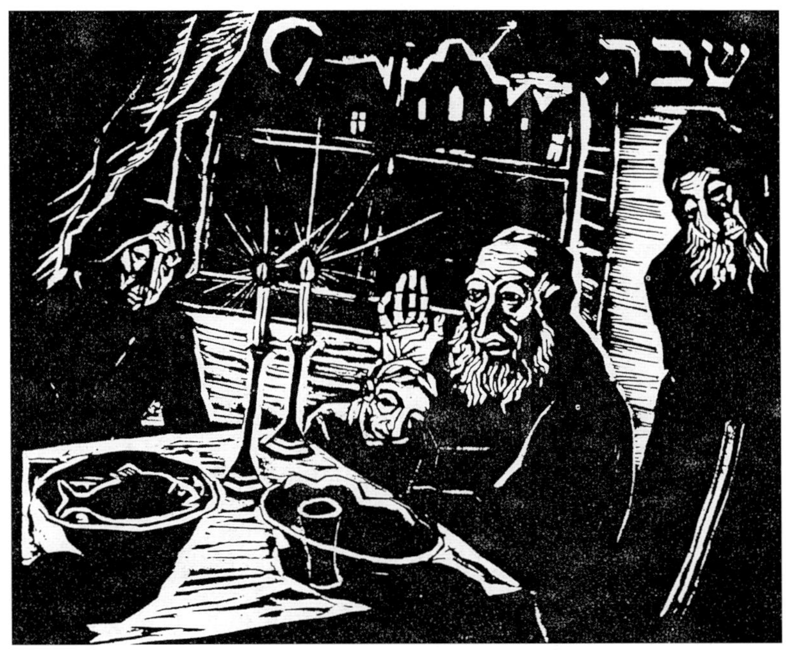

566 Jacob Steinhardt: *Am Vorabend des Sabbat.* 1919. Holzschnitt.

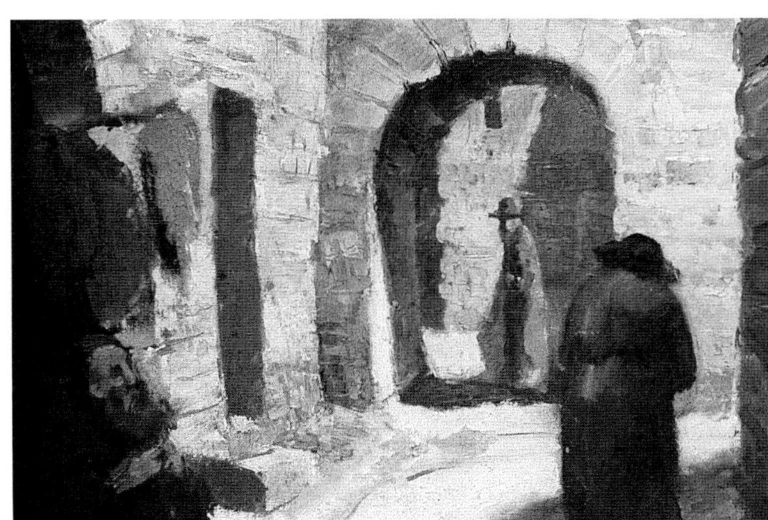

567 Jacob Steinhardt: *Straße in Jerusalem.* Um 1934. Öl auf Leinwand.

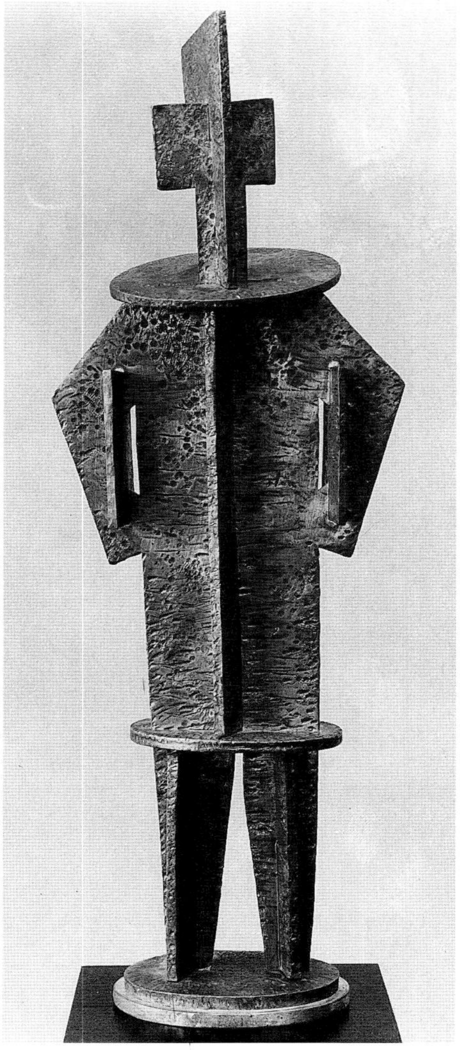

568 Jacques Lipchitz: *Demontierbare Person.* 1915. Bronze.

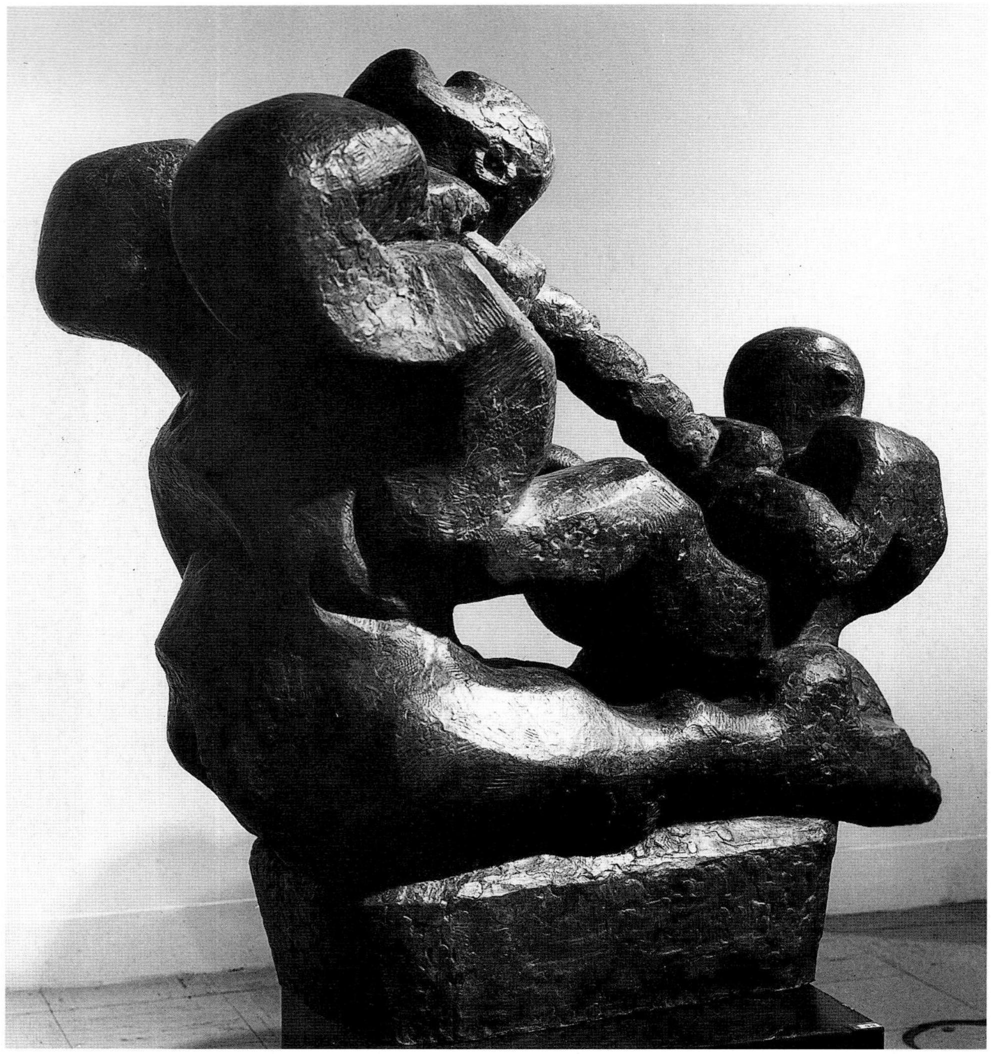

569 Jacques Lipchitz: *David und Goliath.* 1933. Bronze.

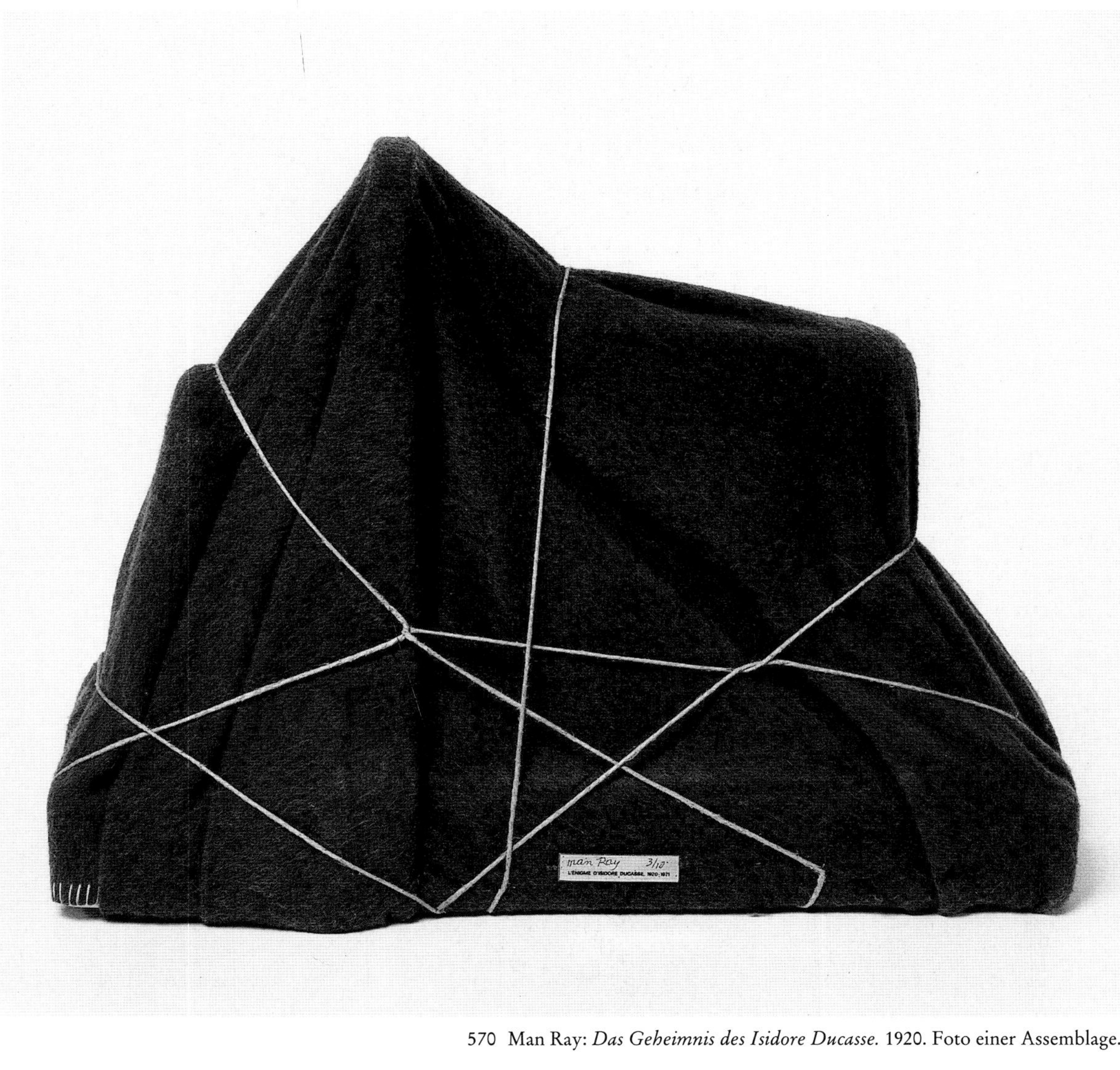

570 Man Ray: *Das Geheimnis des Isidore Ducasse.* 1920. Foto einer Assemblage.

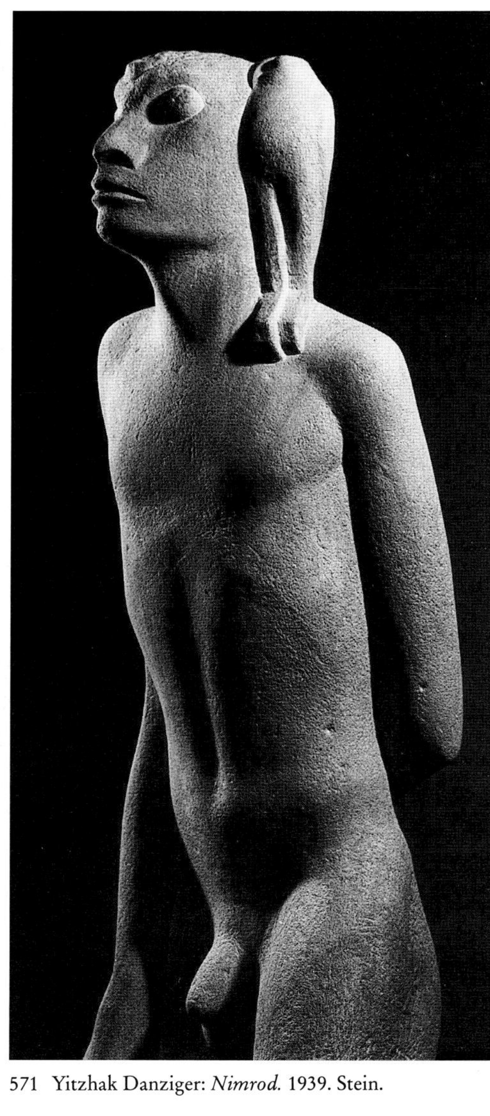

571 Yitzhak Danziger: *Nimrod.* 1939. Stein.

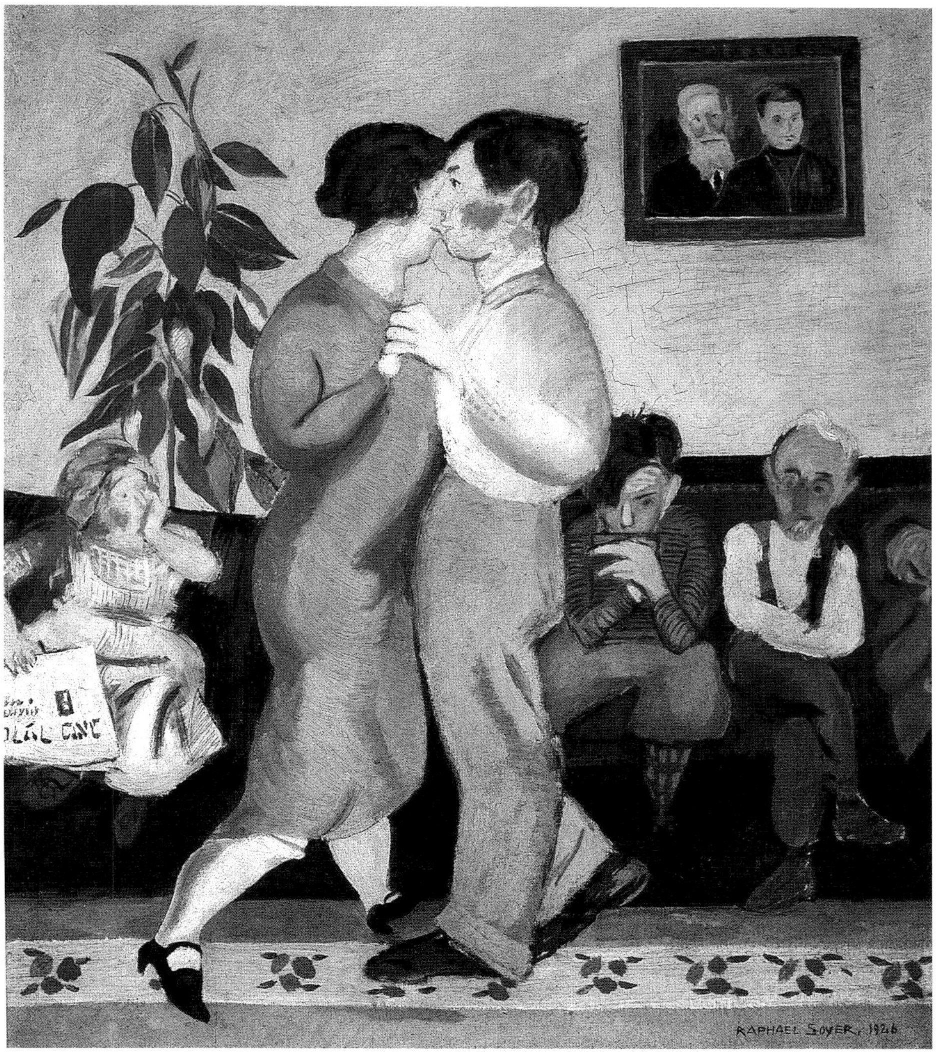

572 Raphael Soyer: *Die Tanzstunde.* 1926. Öl auf Leinwand.

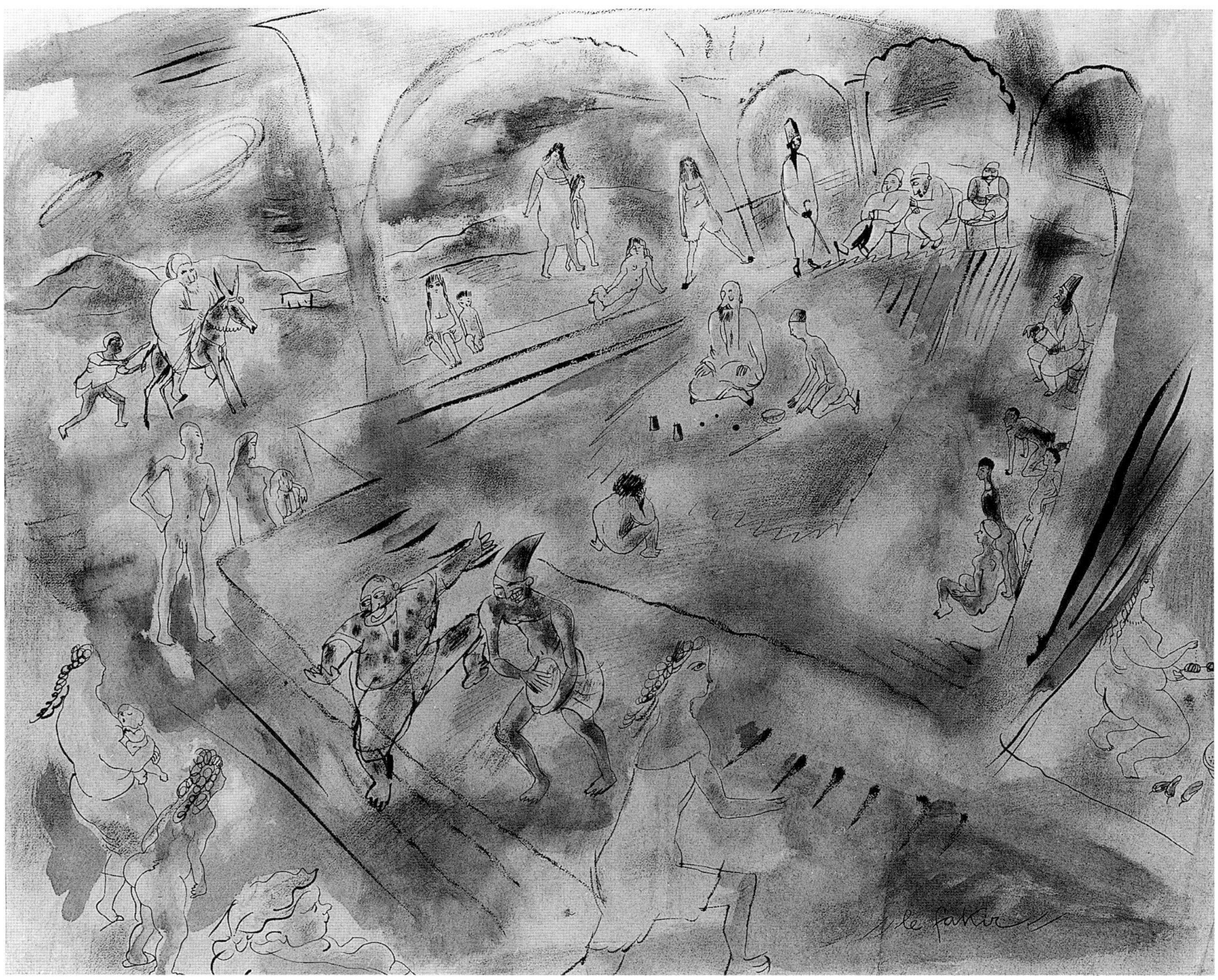

573 Jules Pascin: *Der Fakir.* 1929. Tinte und Aquarell.

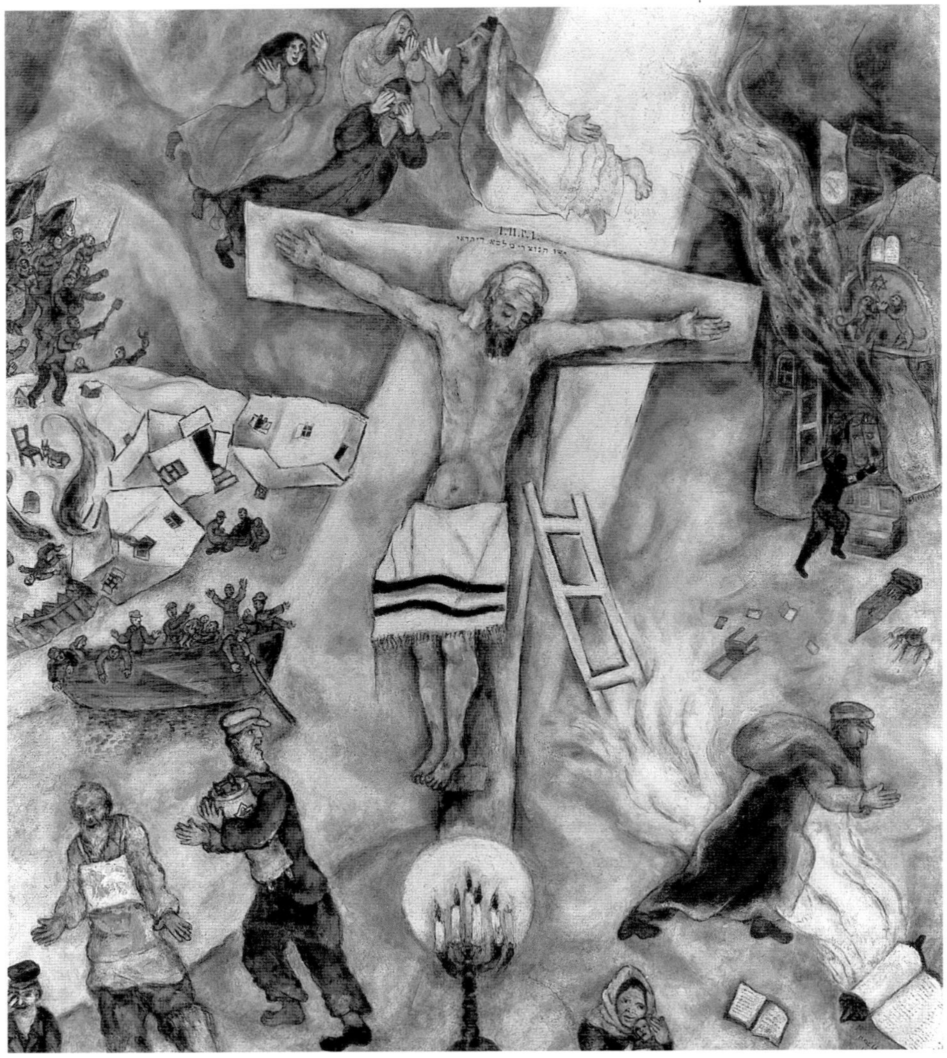

574 Marc Chagall: *Die weiße Kreuzigung.* 1938. Öl auf Leinwand.

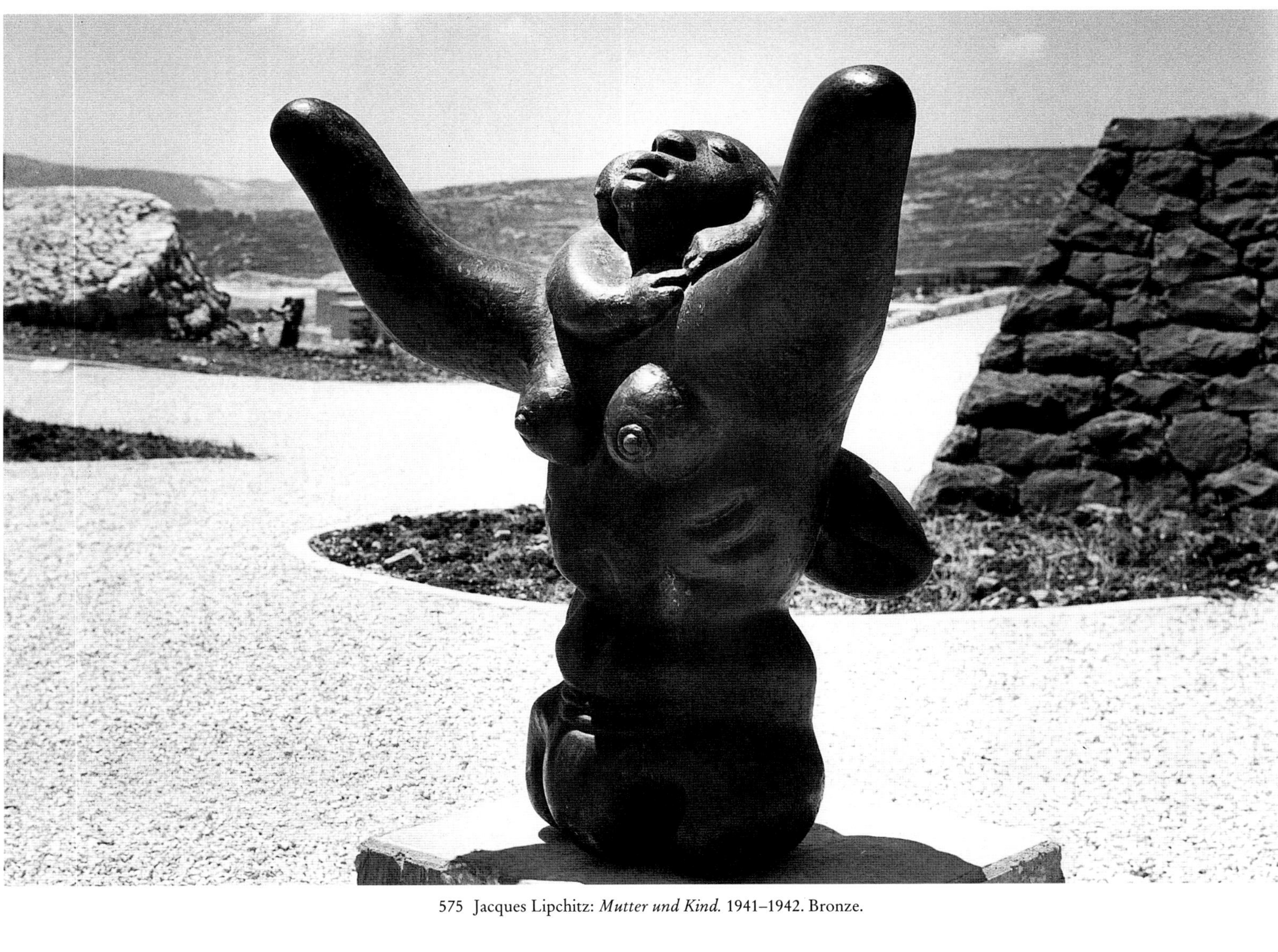

575 Jacques Lipchitz: *Mutter und Kind.* 1941–1942. Bronze.

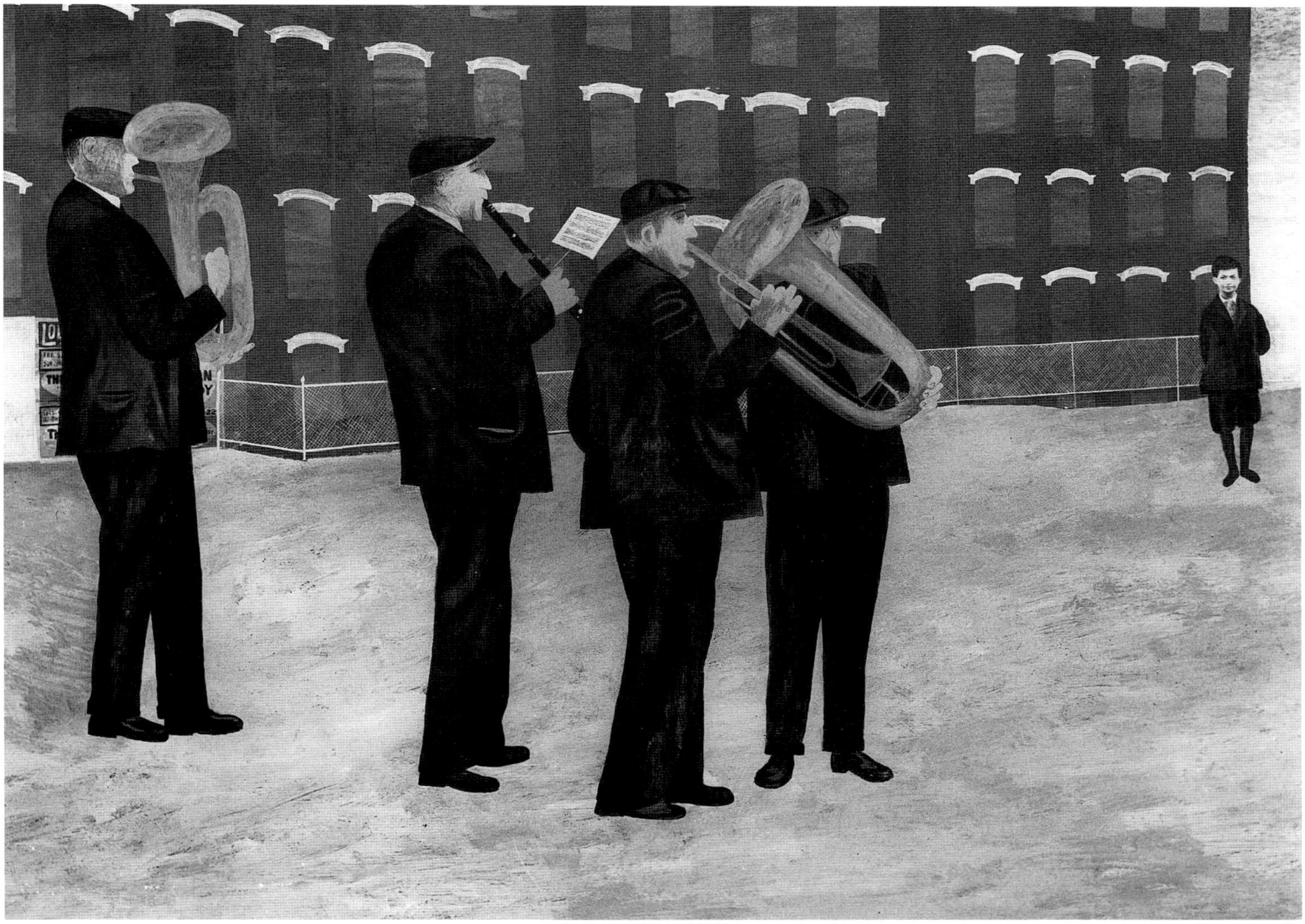

576 Ben Shahn: *Selbstporträt, als ich jung war.* 1943. Tempera auf Karton.

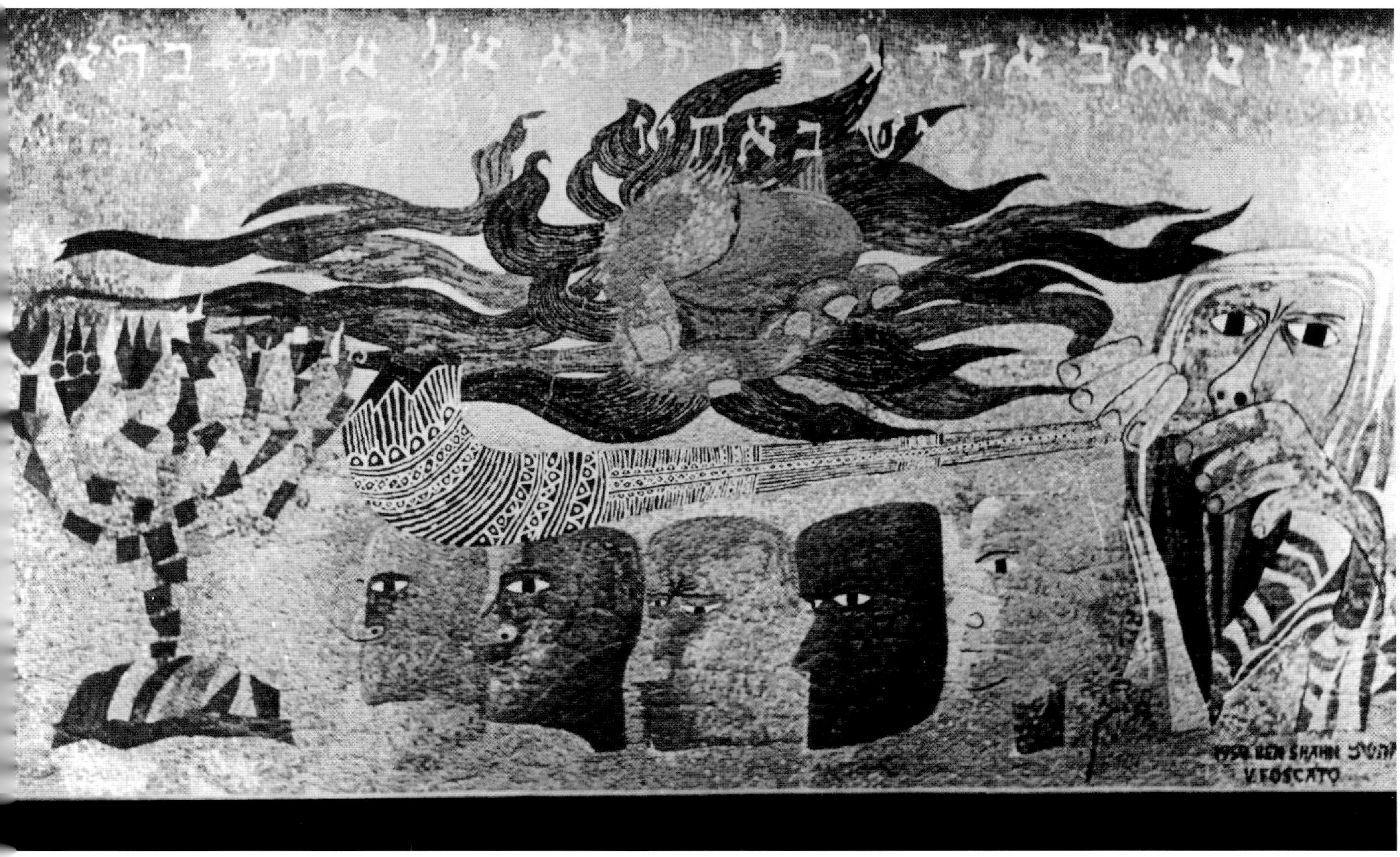

577 Ben Shahn: *Widderhorn und Menorah.* 1958. Mosaik im Vorraum des Versammlungshauses Ohabai Sholom, Nashville.

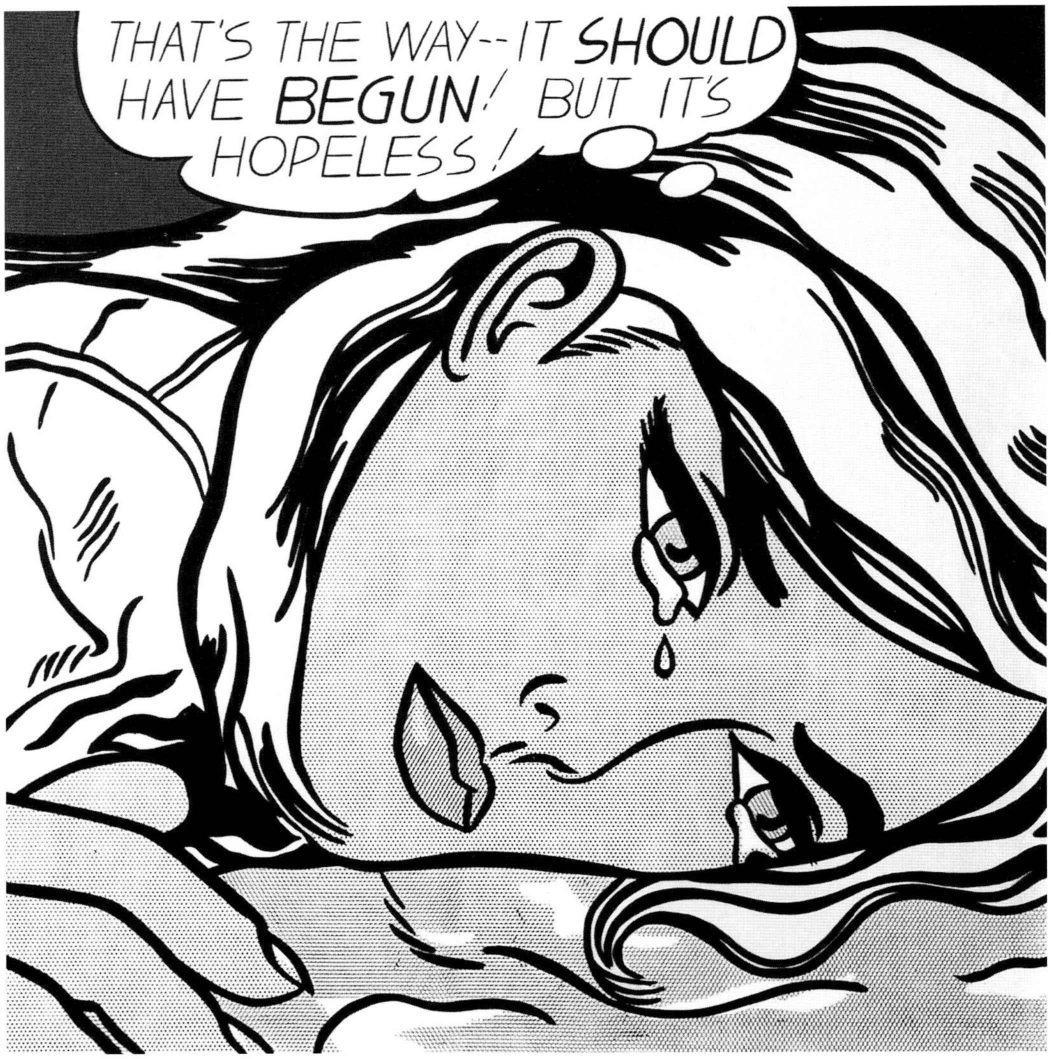
THAT'S THE WAY--IT SHOULD HAVE BEGUN! BUT IT'S HOPELESS!

578 Roy Lichtenstein: *Ohne Hoffnung.* 1963. Acryl auf Leinwand.

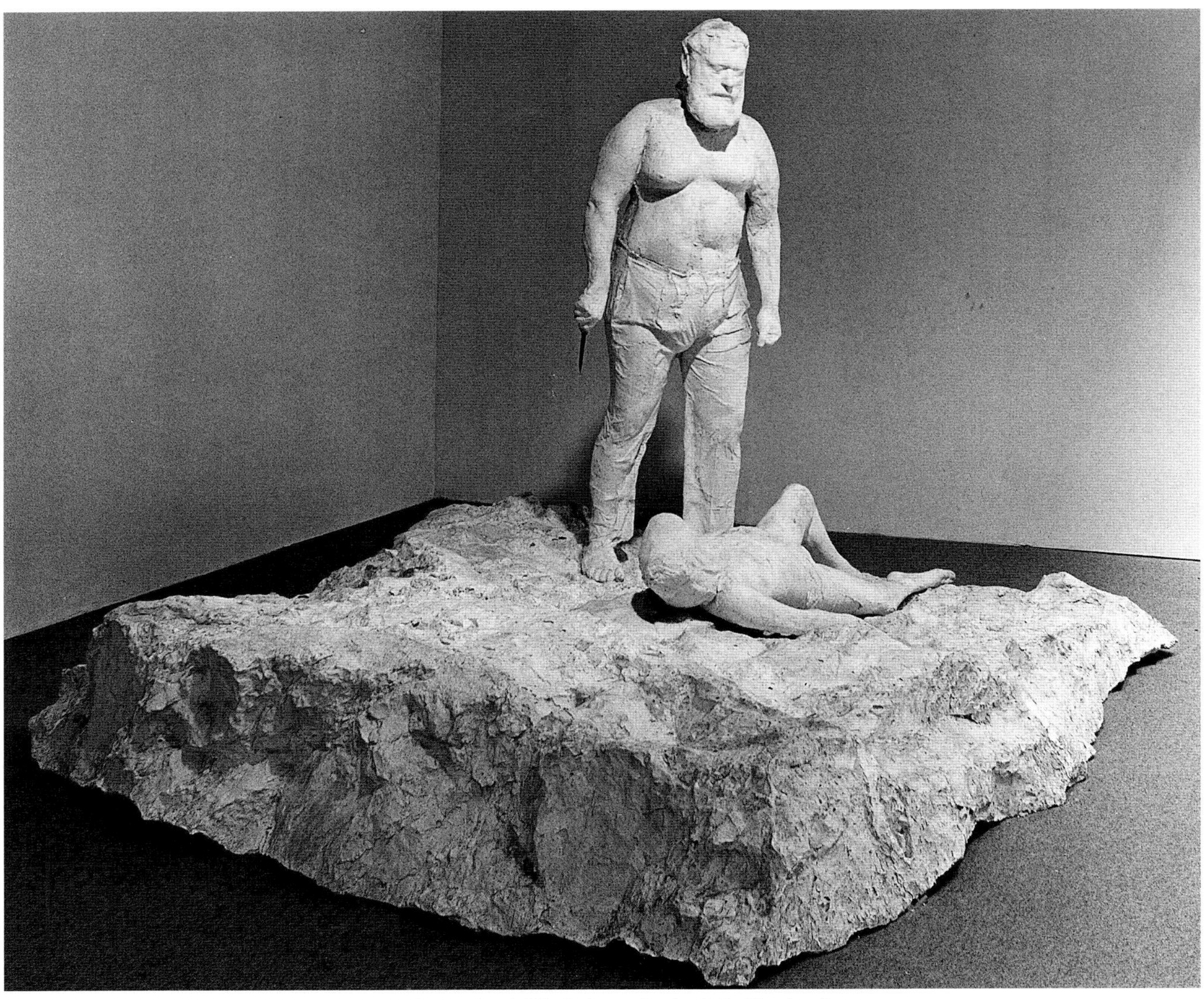

579 George Segal: *Die Opferung Isaaks.* 1973. Gipsabguß.

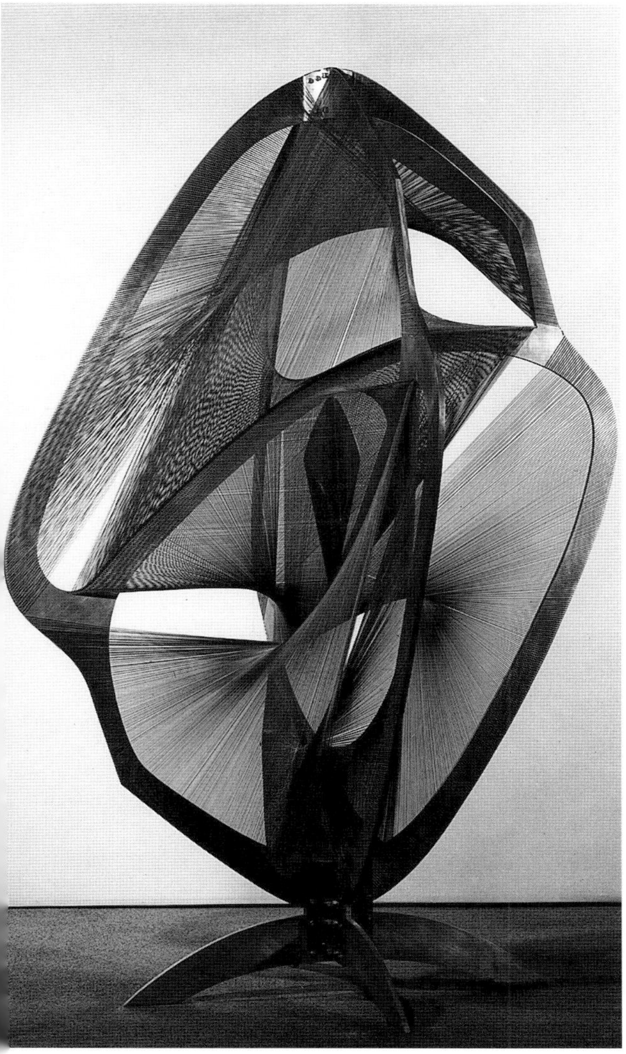

580 Naum Gabo: *Lineare Konstruktion.* 1955. Aluminium und Chromstahl.

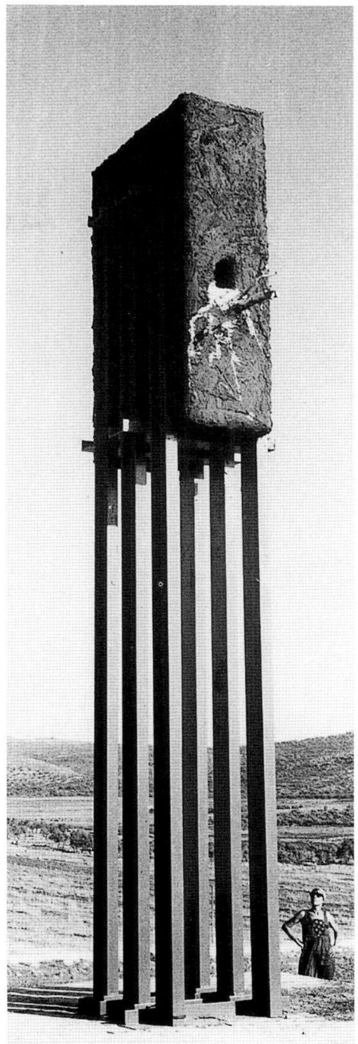

581 Igael Tumarkin: *Taubenschlag, Shiloh.* 1978. Erde, Stahl, Ast.

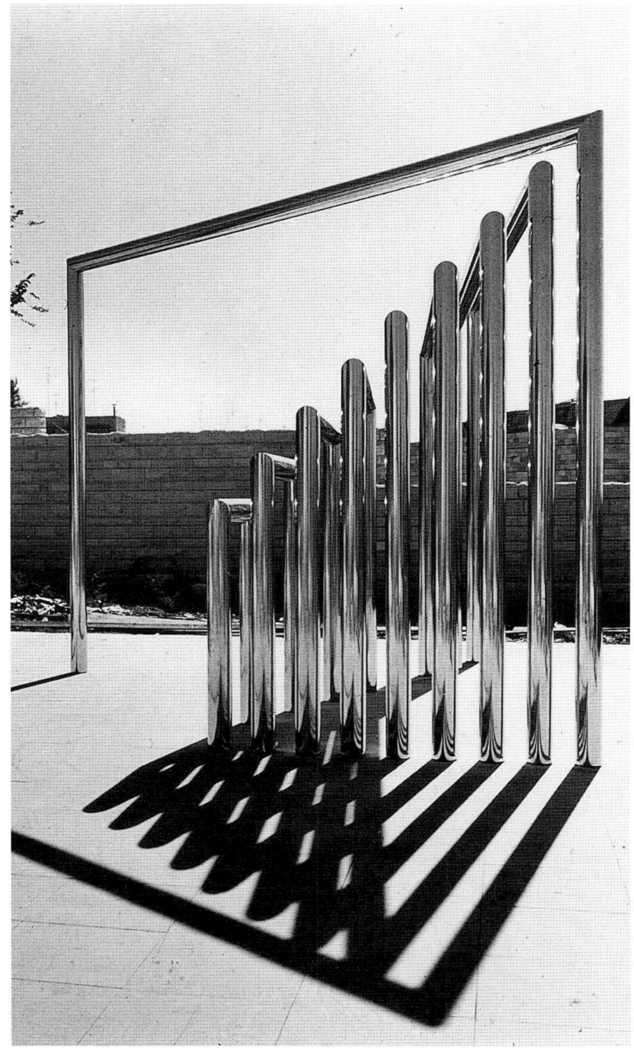

582 Yaacov Agam: *Die hundert Tore.* 1972. Chromstahl.

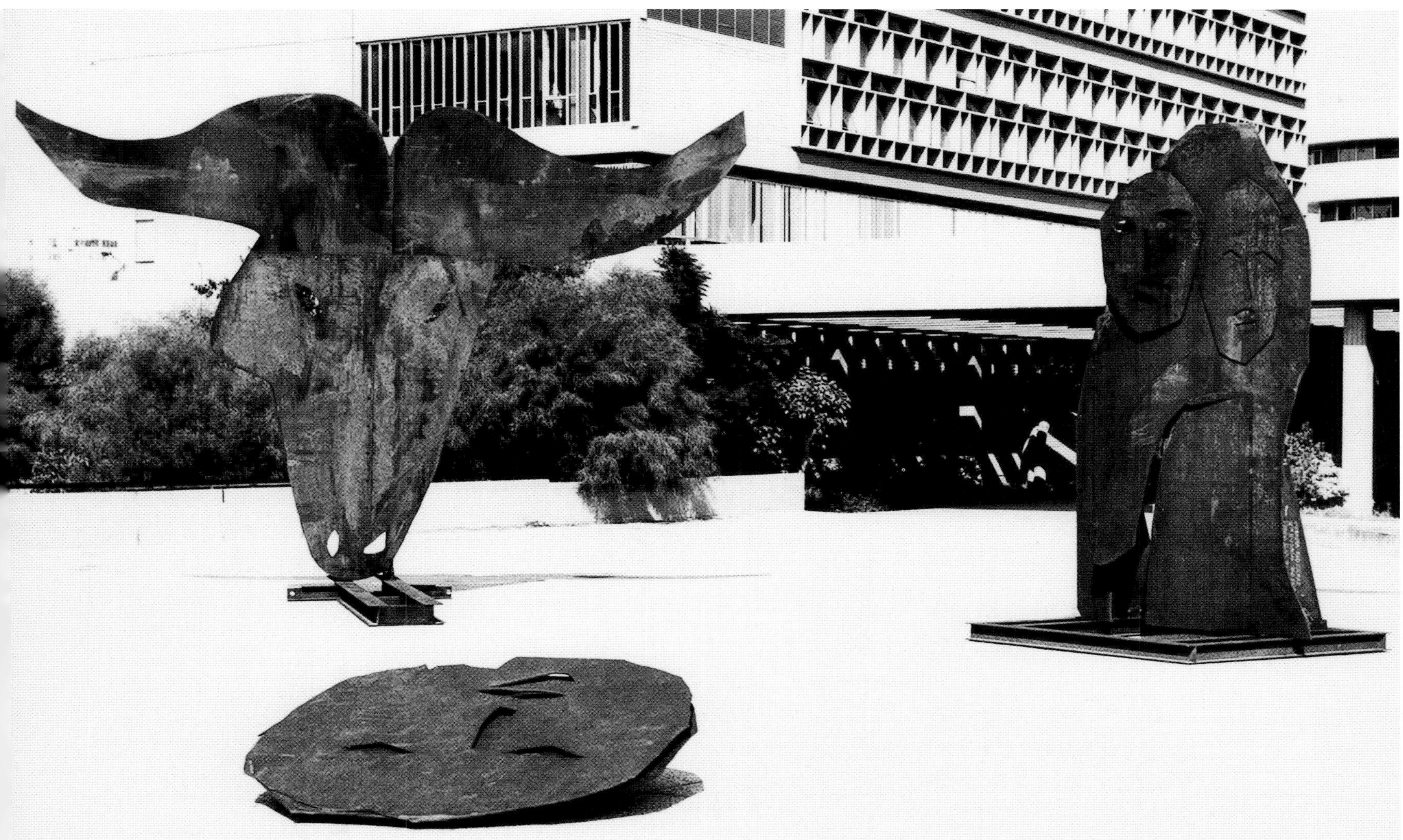

583 Menashe Kadishman: *Die Opferung Isaaks.* 1982–1985. Stahl.

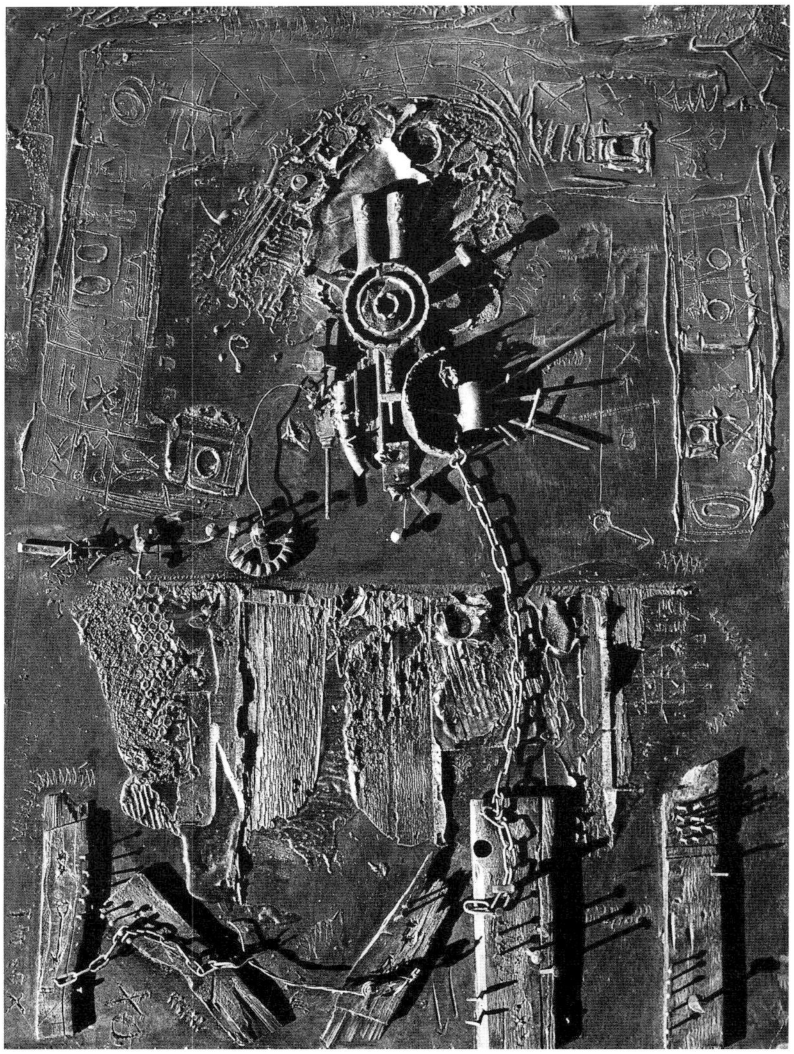

584 Igael Tumarkin: *Verwandlung einer Folterkammer.* 1960. Polyester und Alteisen auf Holz.

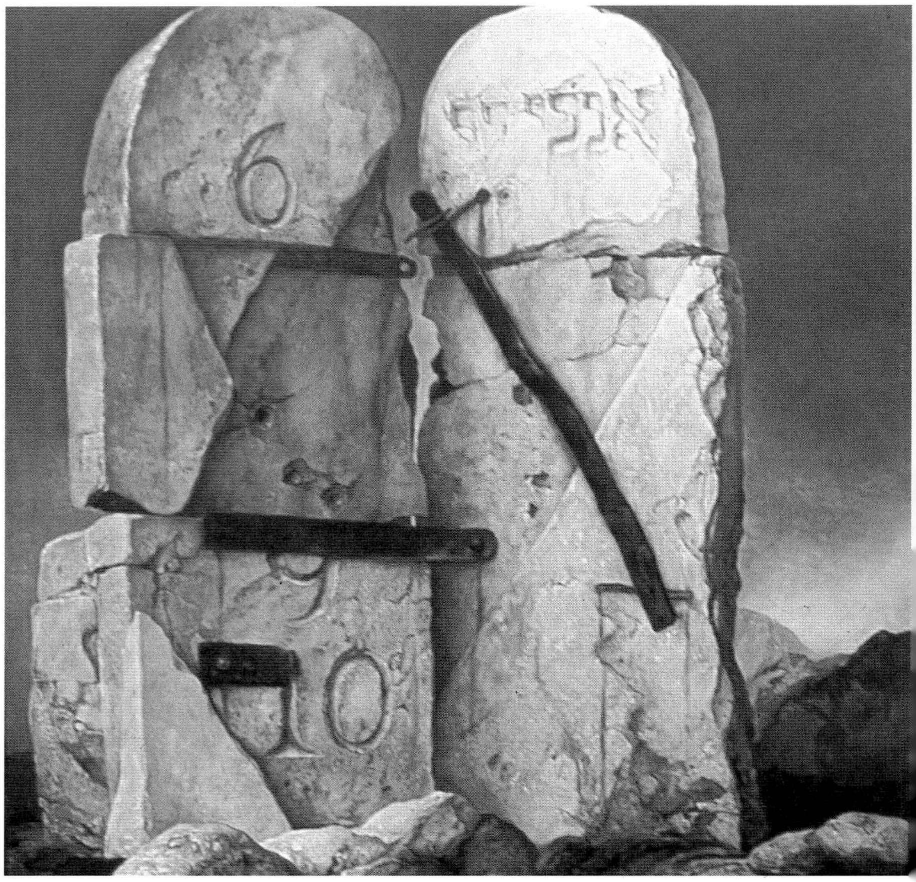

585 Samuel Bak: *Projekt für ein Denkmal.* 1977. Öl auf Leinwand.

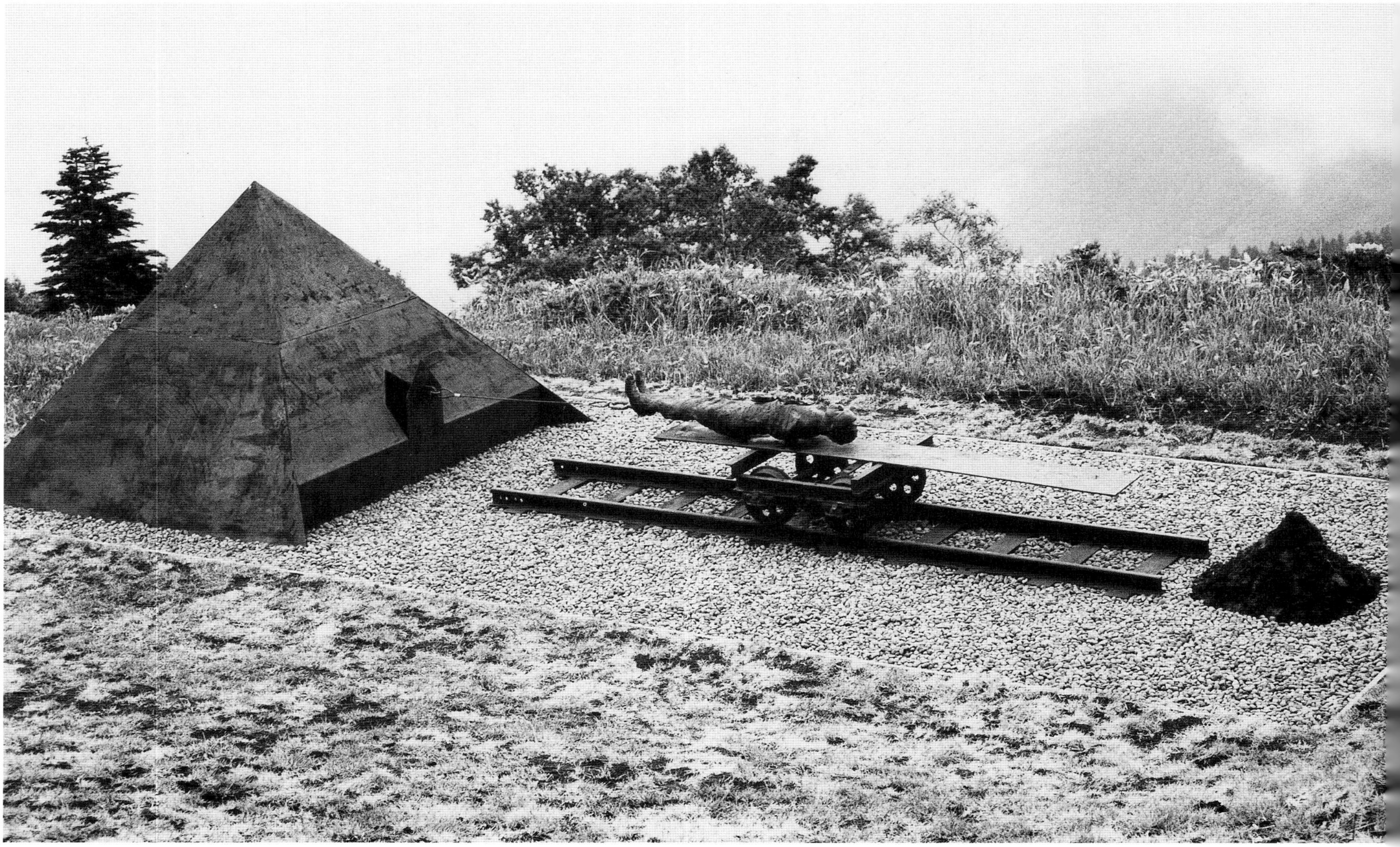

586 Igael Tumarkin: *Macht Arbeit frei?* 1989–1991. Bronze.

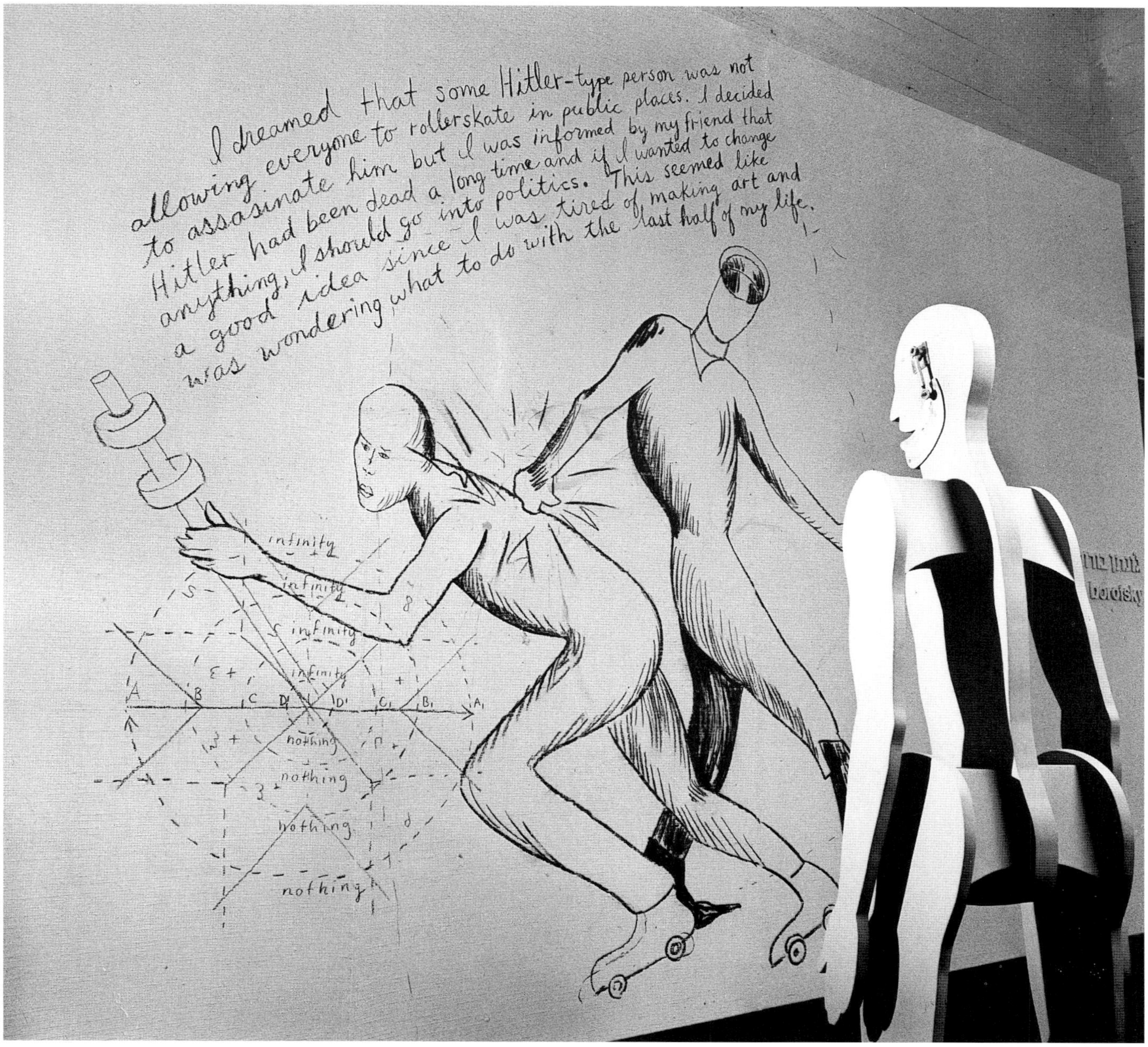

587 Jon Borofsky: *Hitlers Traum.* 1984.

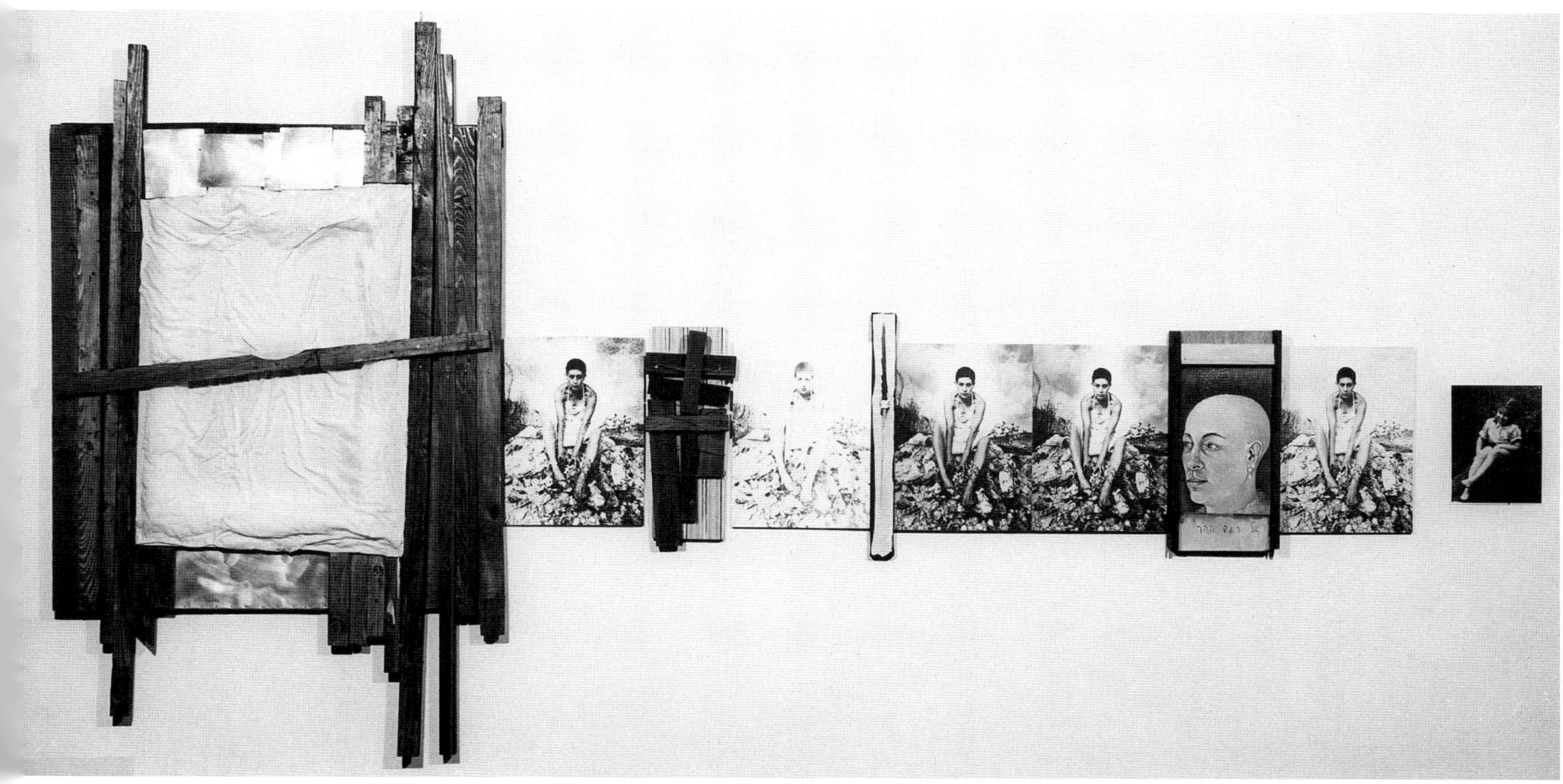

588 Yocheved Weinfeld: *Im Konzentrationslager.* 1979.

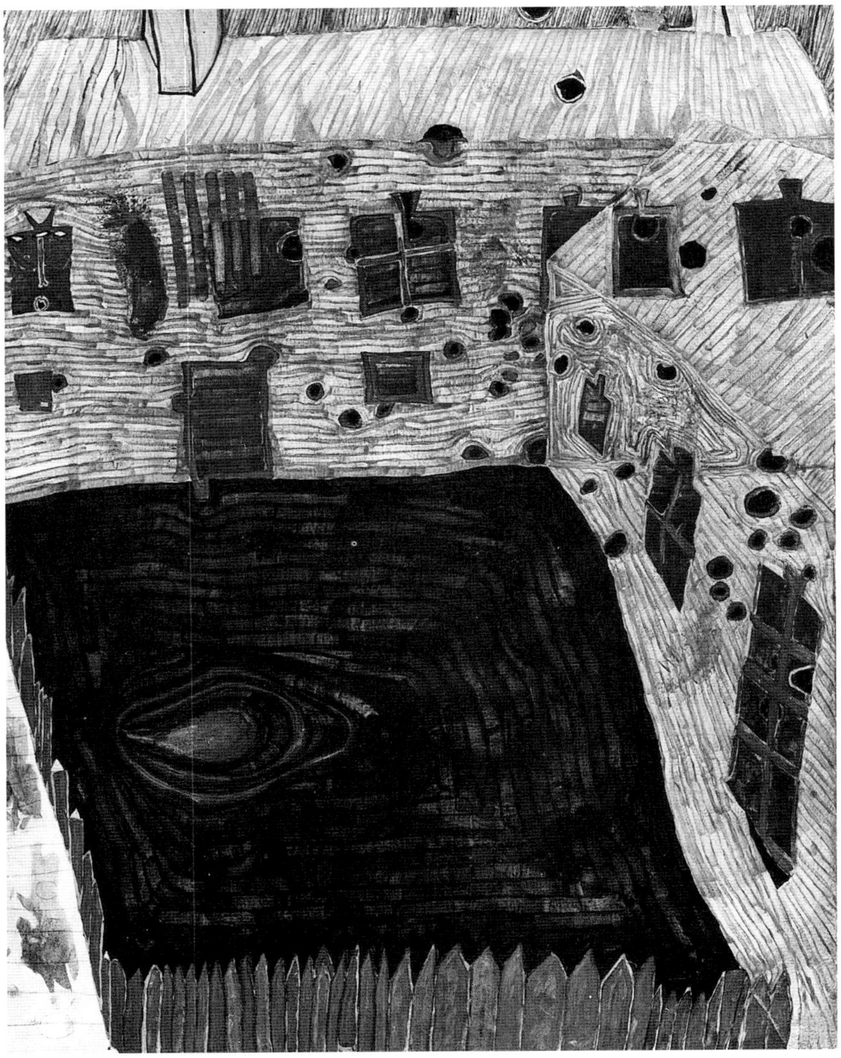

589 Friedensreich Hundertwasser: *Jüdisches Haus in Österreich.* 1961–1962. Öl, Ei, Kreide auf Papier. Sammlung Joram Harel Management, Wien.

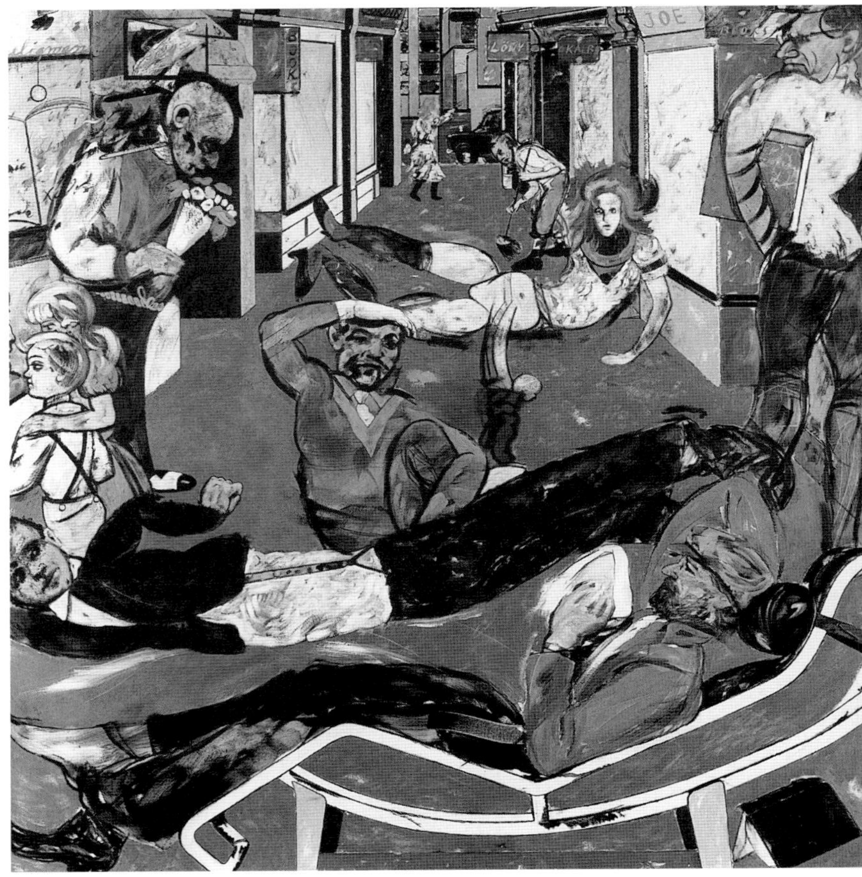

590 R. B. Kitaj: *Cecil Court, Lodon WC2 (Die Flüchtlinge).* 1983–1984. Öl auf Leinwand.

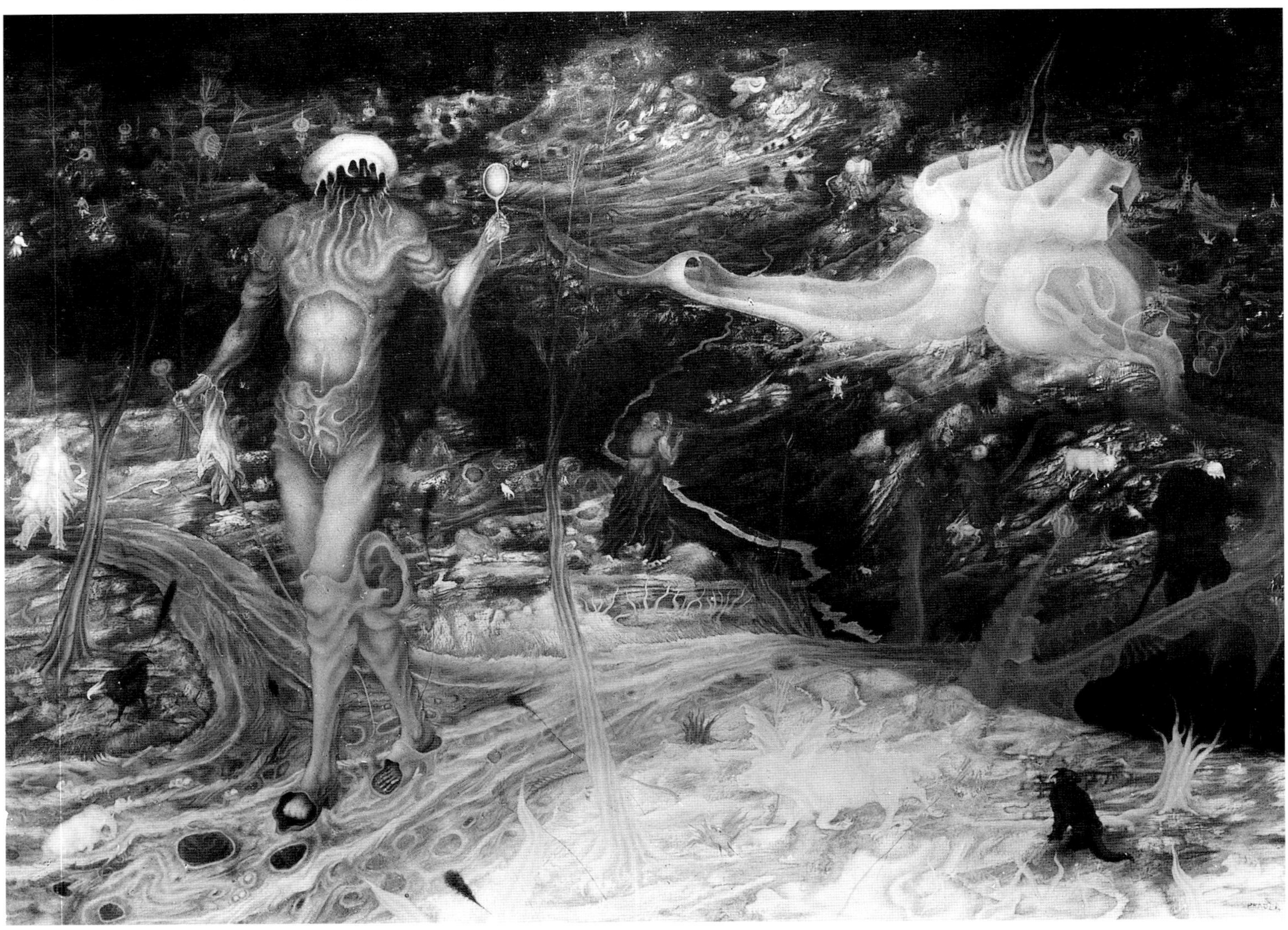

591 Erich Brauer: *Blicke zurück.* 1965. Öl auf Leinwand.

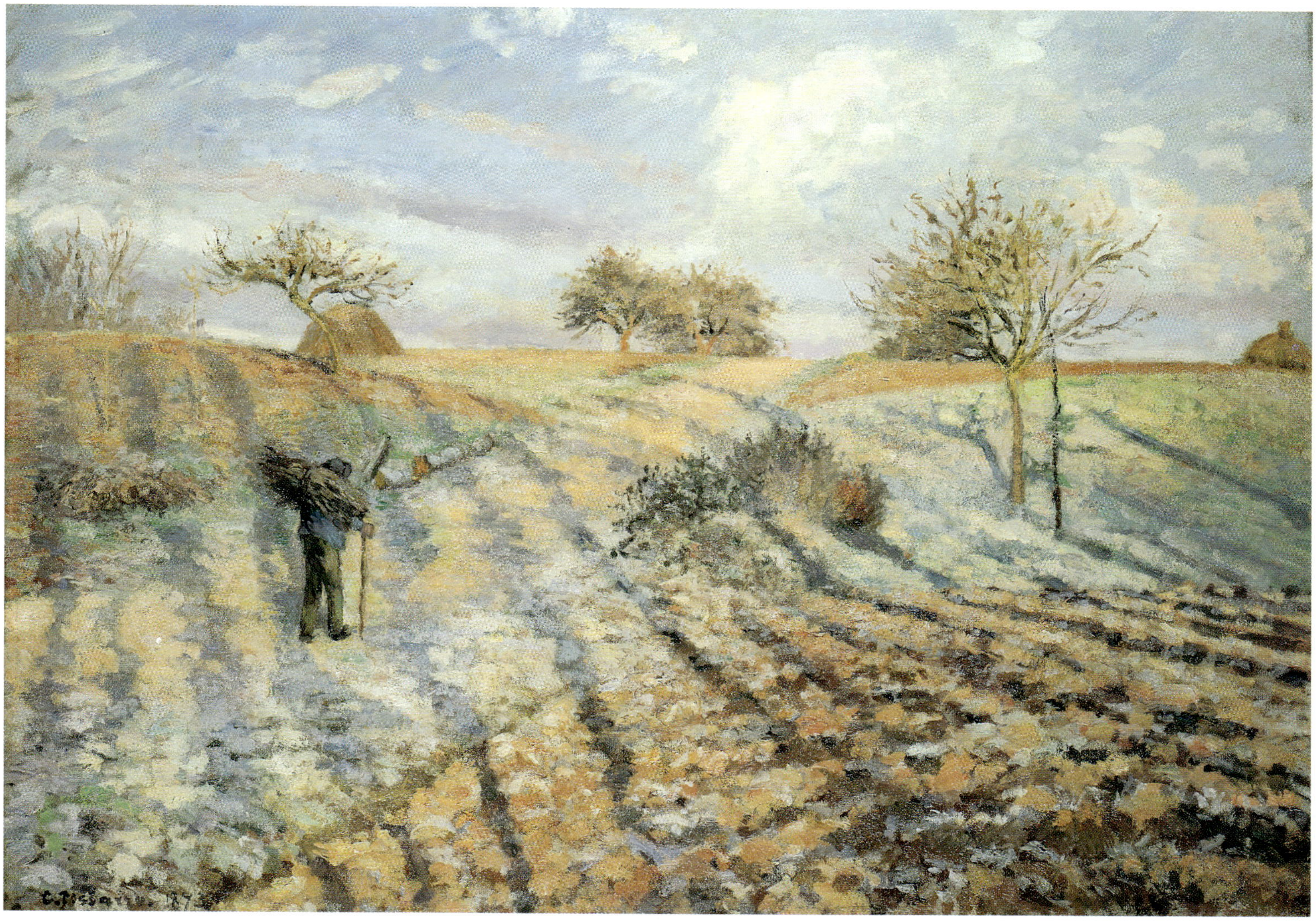

592 Camille Pissarro: *Rauhreif.* 1873. Öl auf Leinwand.

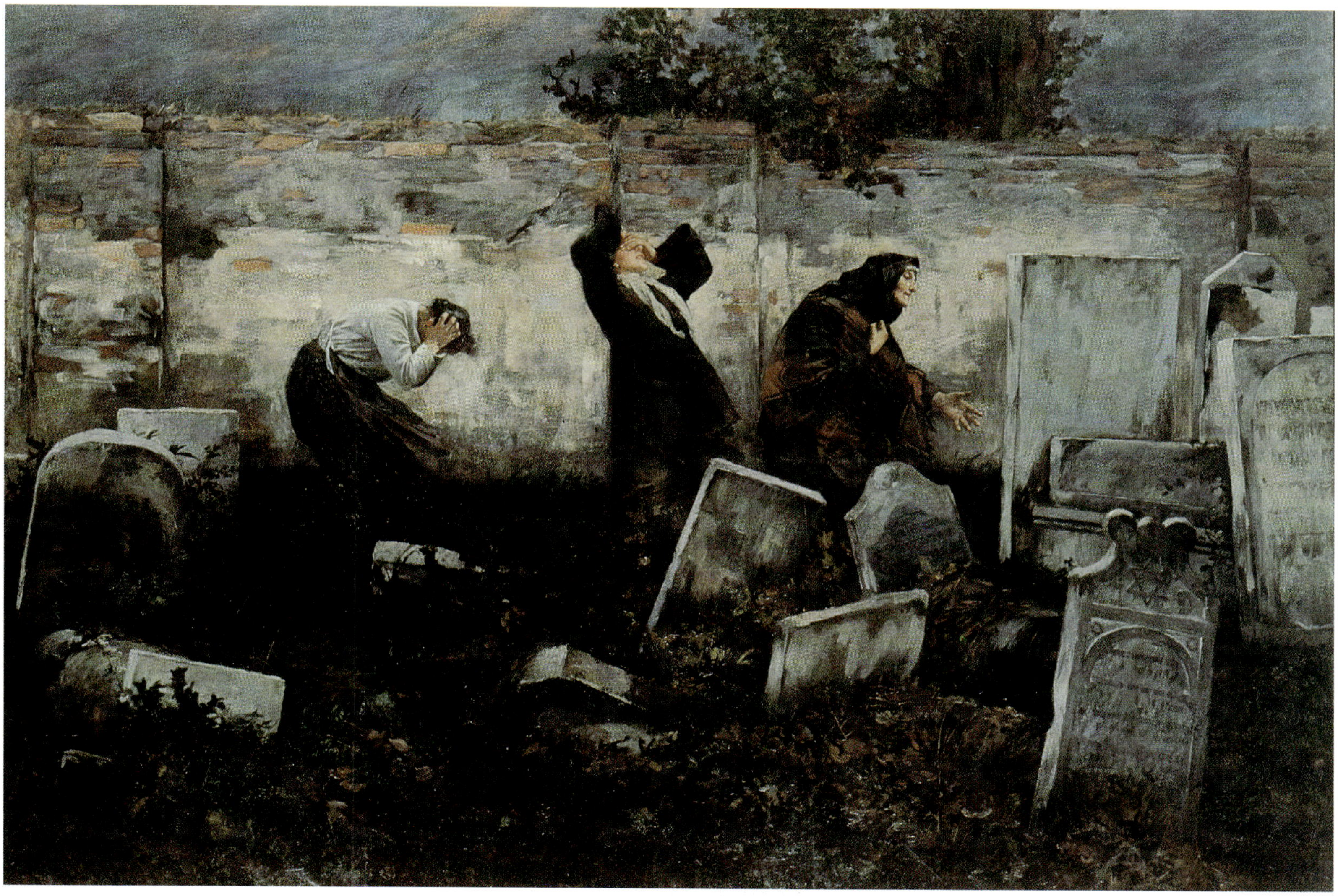

593 Samuel Hirszenberg: *Jüdischer Friedhof.* 1890. Öl auf Leinwand.

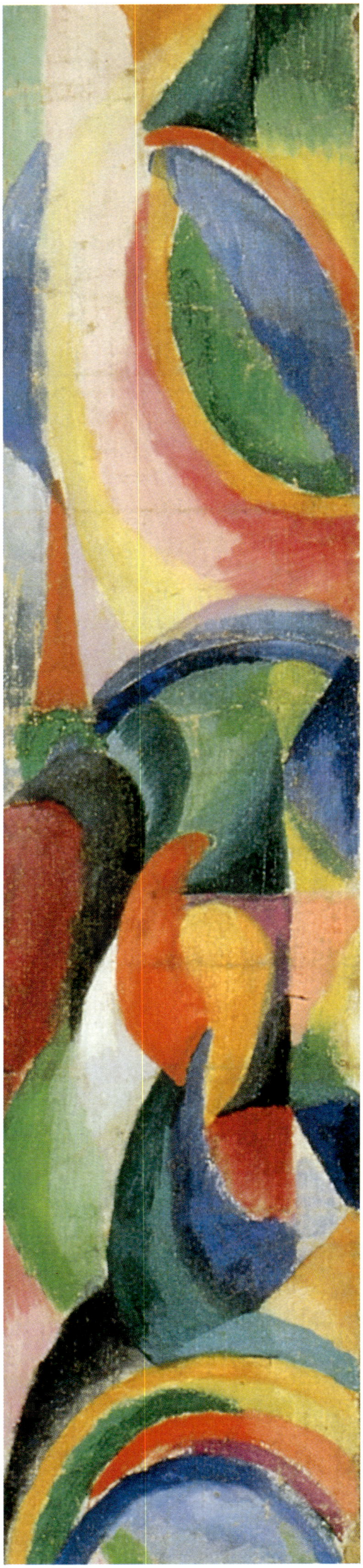

594 Sonia Terk-Delaunay: *Die Prosa der transsibirischen Eisenbahn und der kleinen Jehanne von Frankreich.*

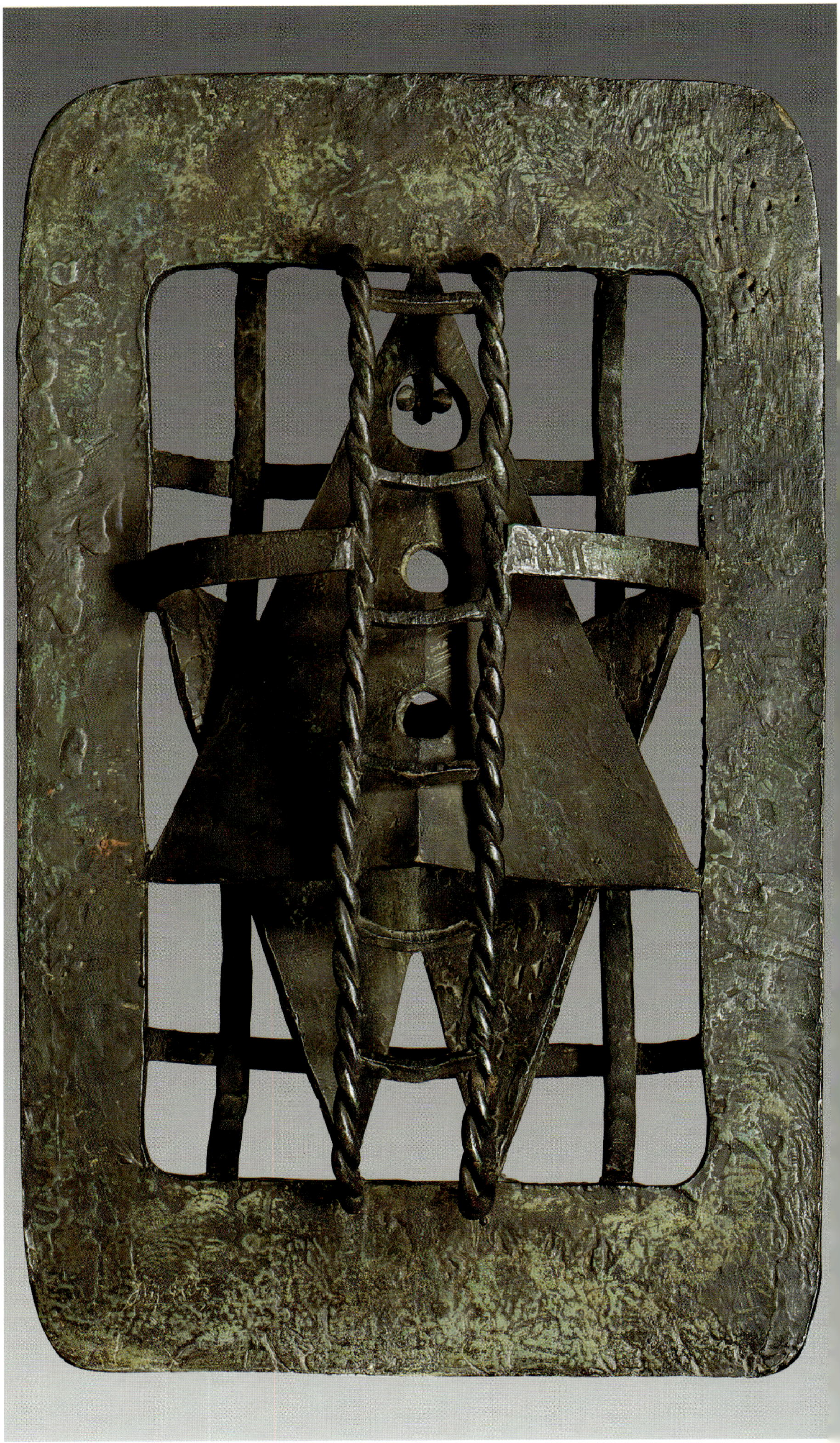

595 Jacques Lipchitz: *Pierrot bricht aus.* 1927. Bronze.

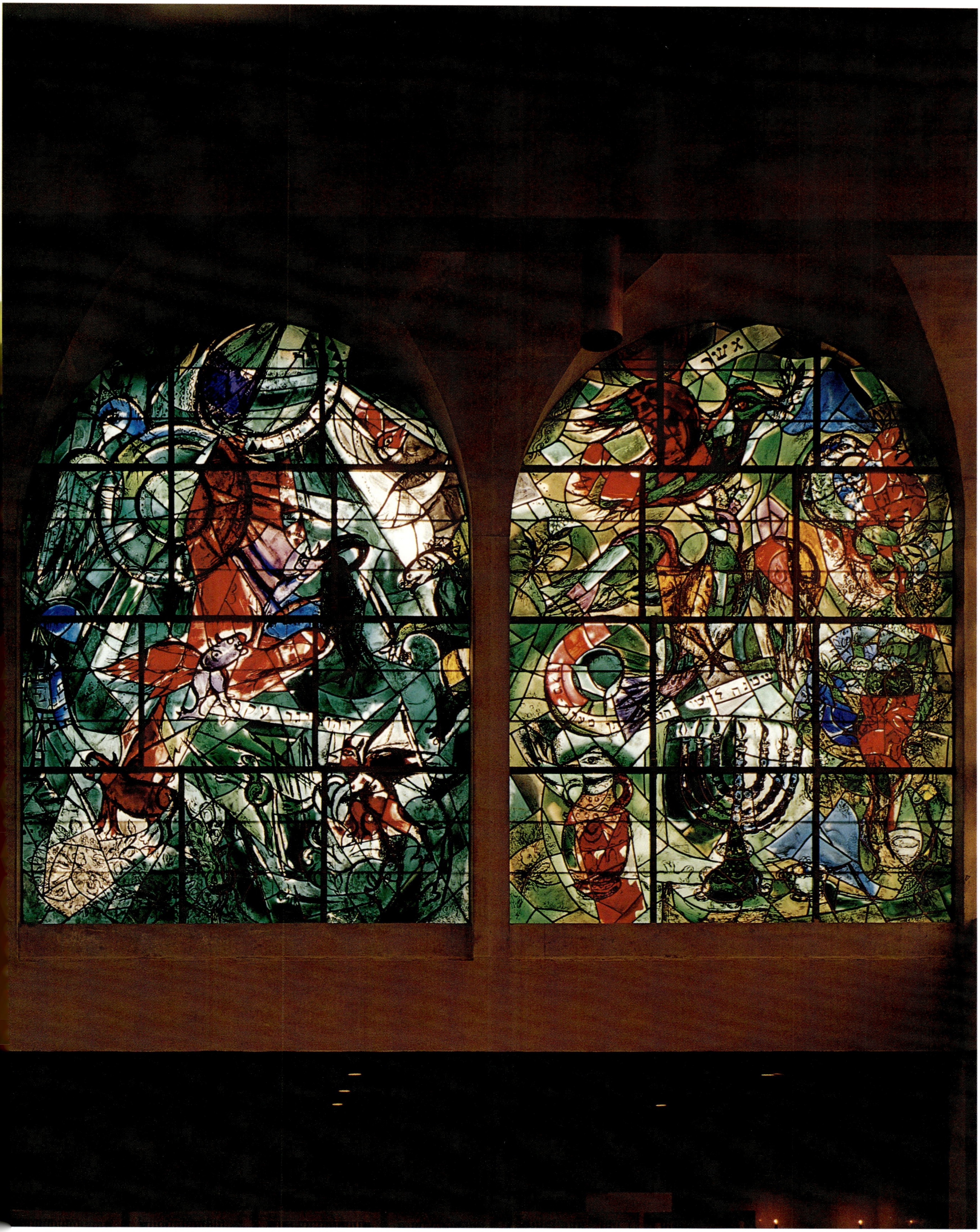

596 Marc Chagall: *Gad* und *Ascher.* Fenster der Synagoge des Krankenhauses Hadassah Ein Karem, Jerusalem. 1961.

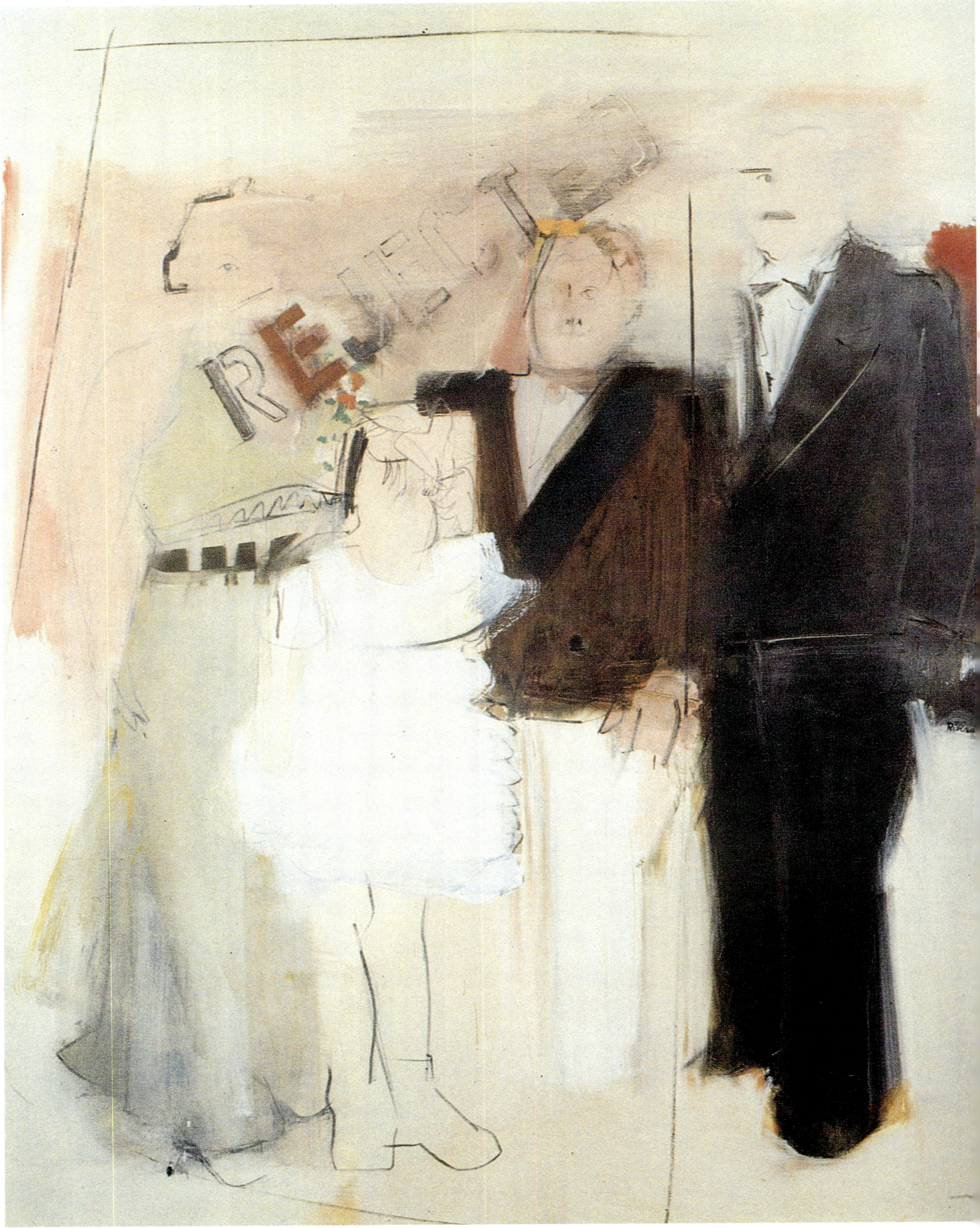

597 Larry Rivers: *Bild eines Barmizwa-Fotos.* 1961. Öl auf Leinwand.

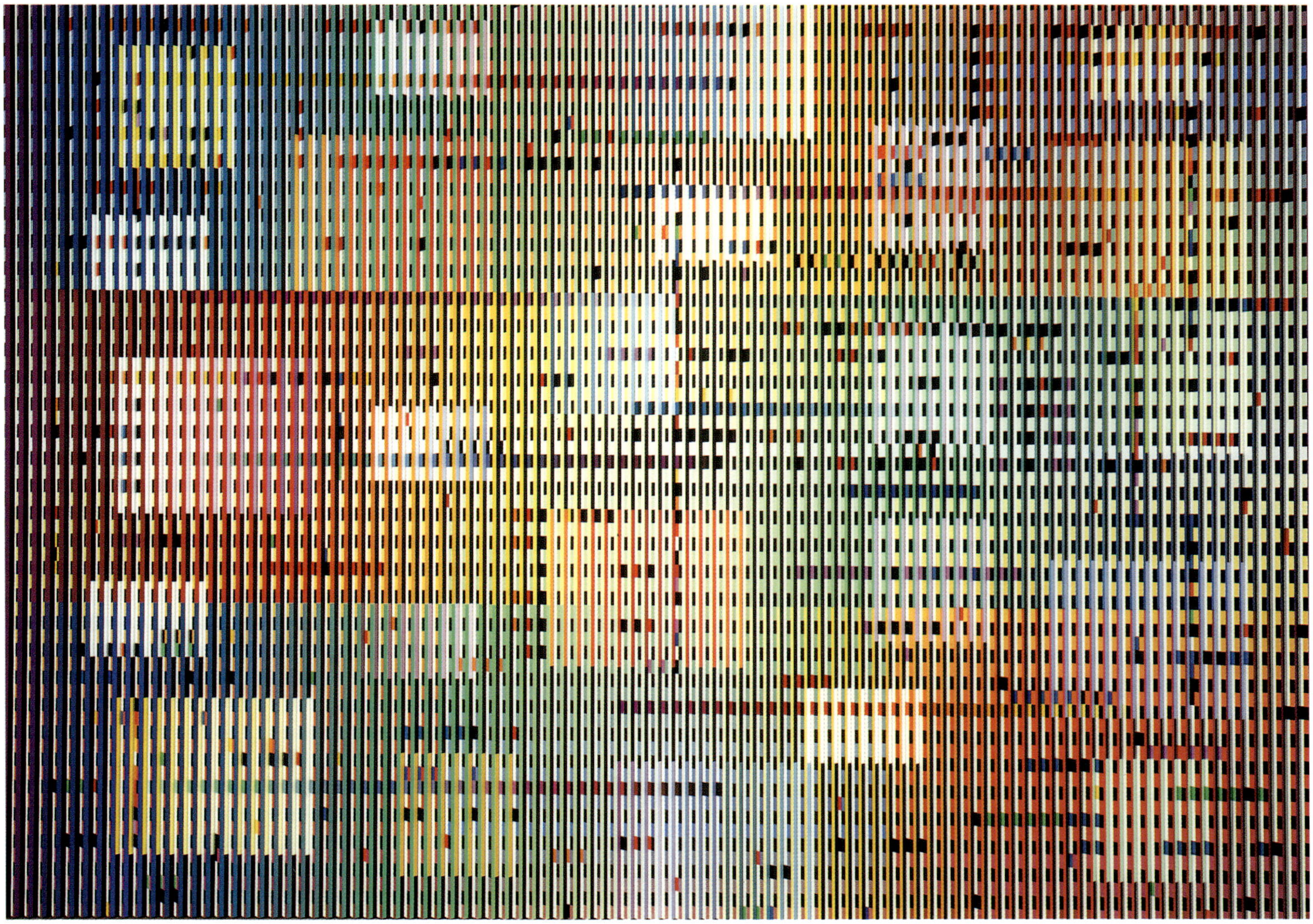

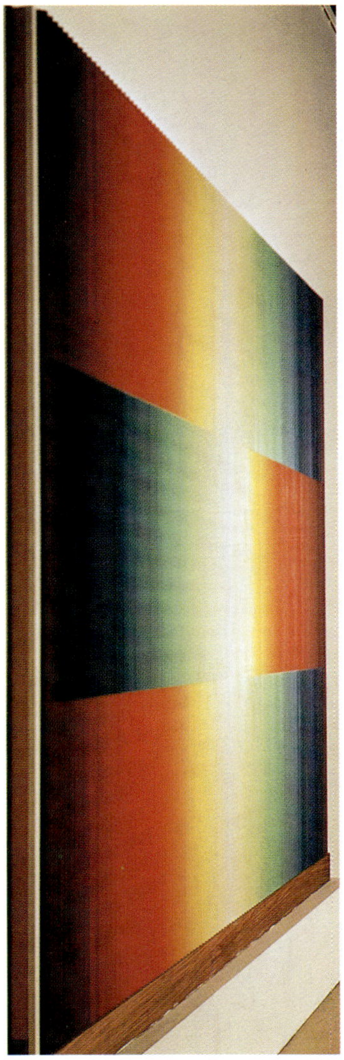

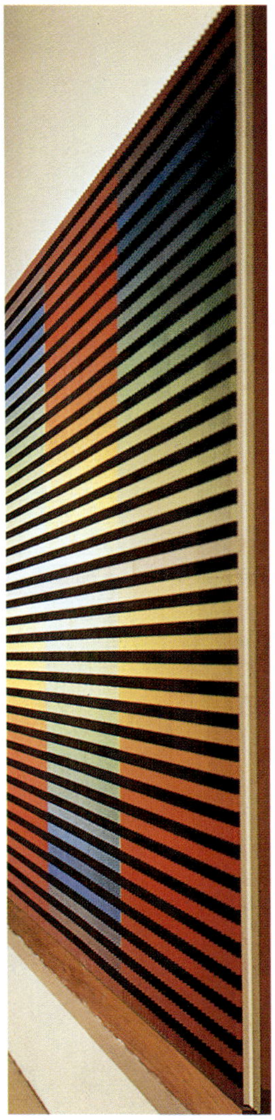

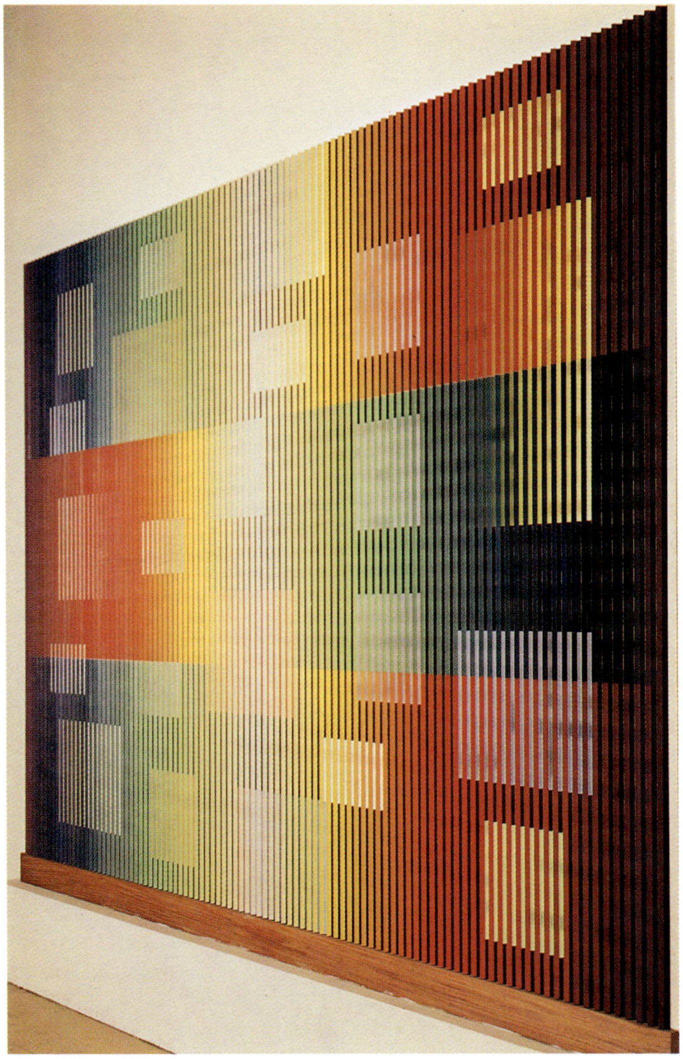

598–601 Yaacov Agam: *Transparente Rhythmen II.* 1968–1969. Öl auf Aluminium.

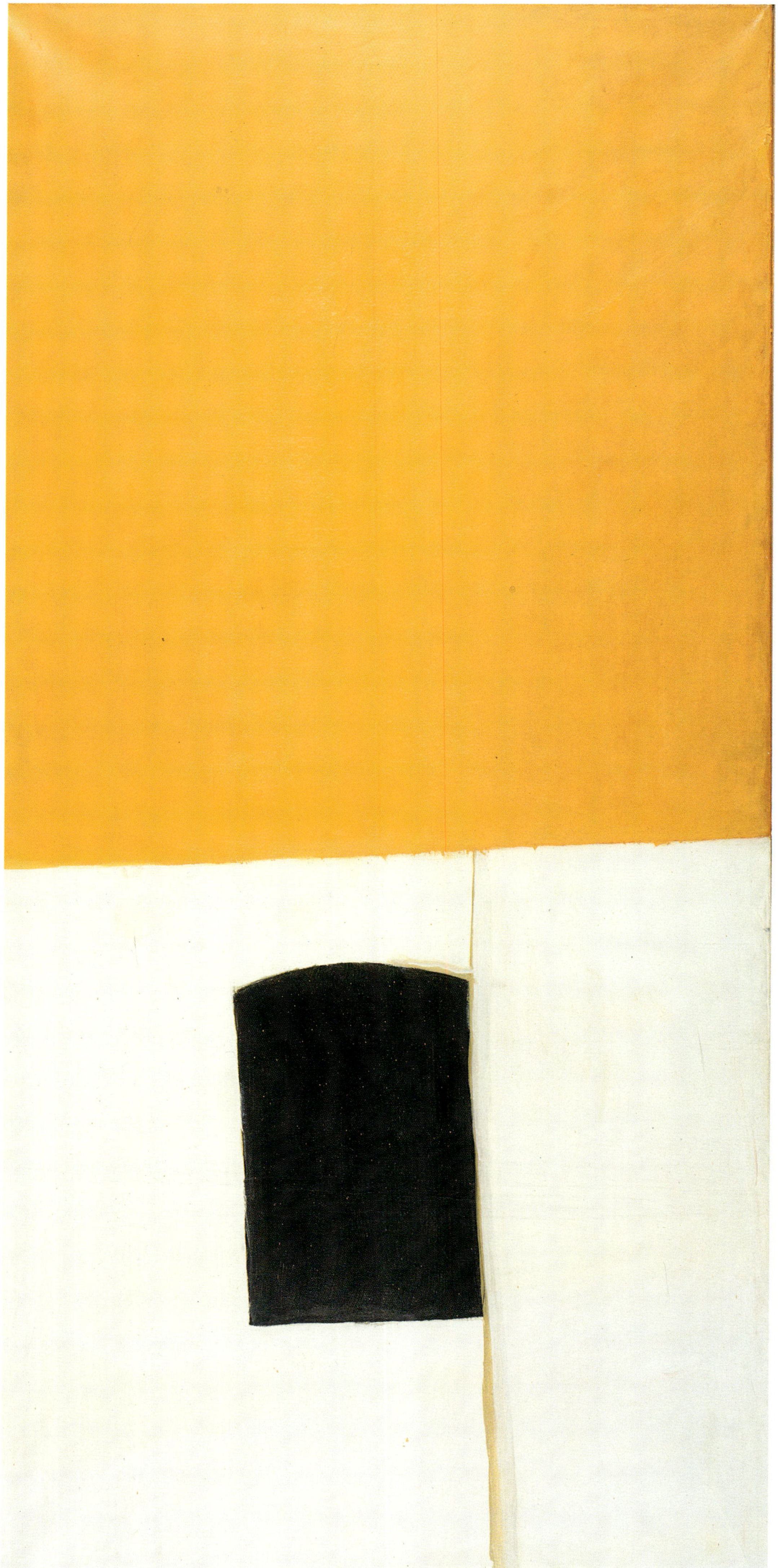

602 Michael Gross: *Dach und Fenster.* 1966–1967. Öl auf Leinwand.

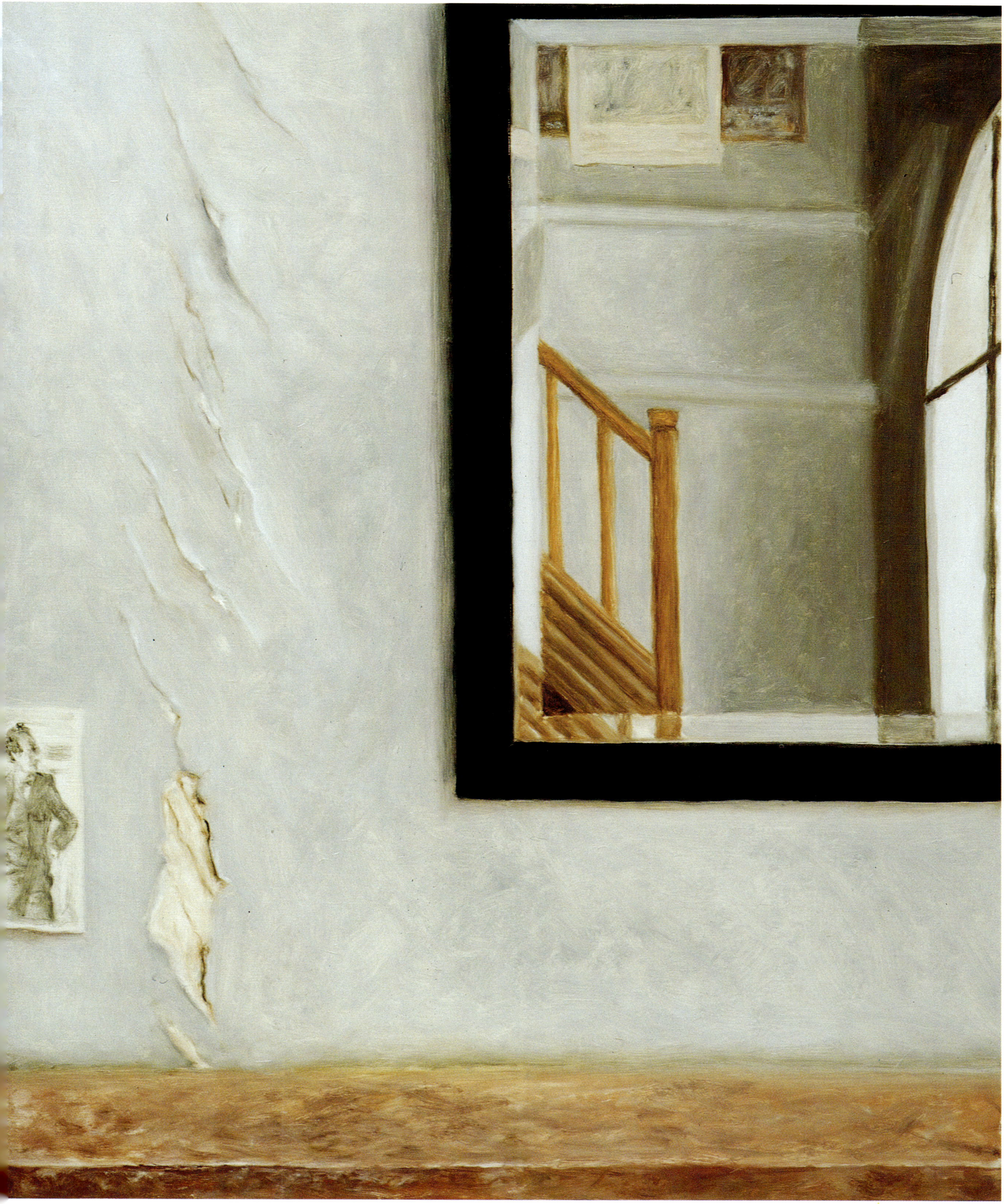

603 Avigdor Arikha: *Mauerrisse.* 1989. Öl auf Leinwand.

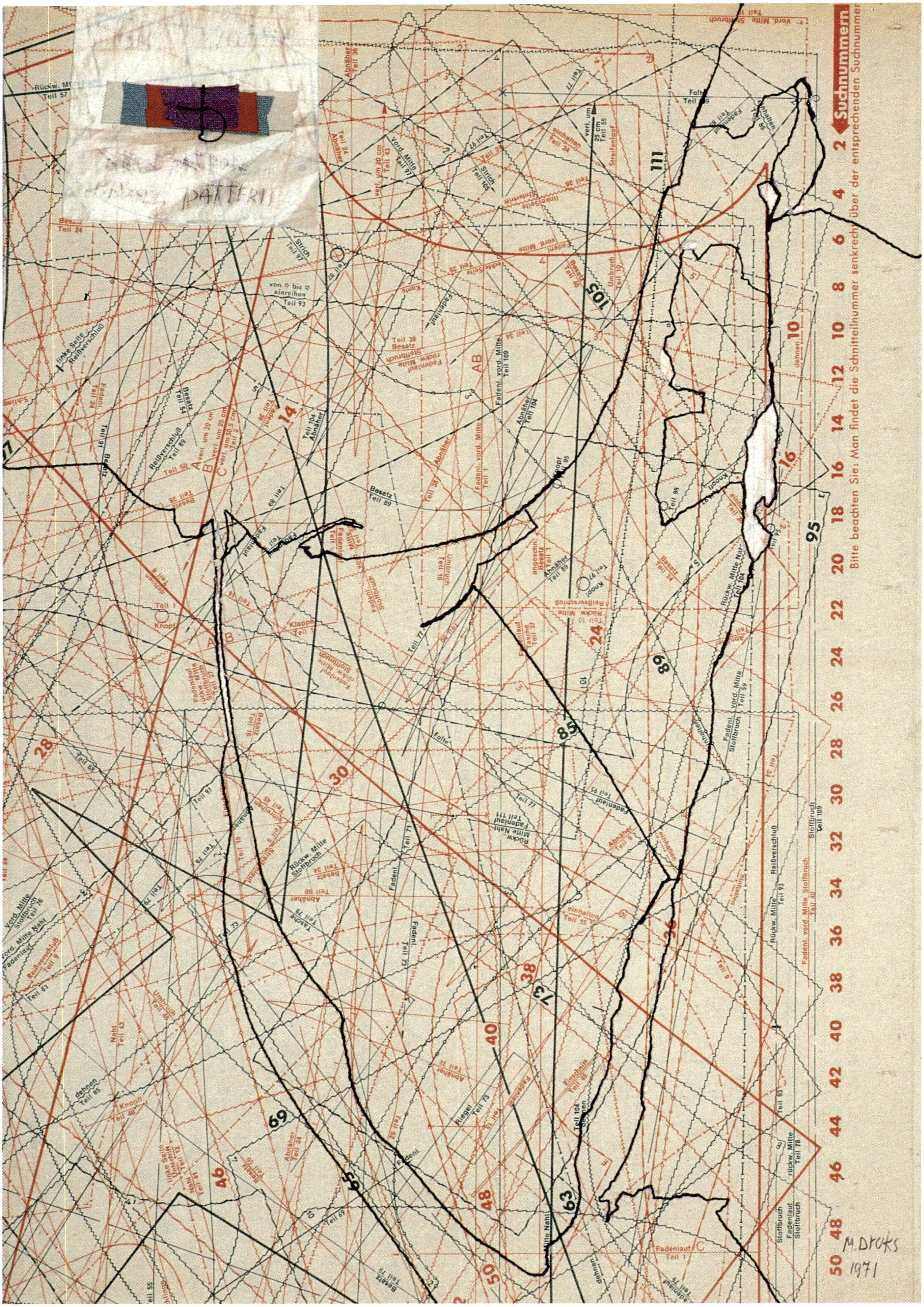

604 Michael Druks: *Schnittmuster Israel.* 1971. Zeichnung auf einem Schnittmuster aus einer Modezeitschrift.

BILDLEGENDEN

206–207 Löwenkopf. Von vorne und im Profil. Arslan-Tasch. 8. Jh. v. Chr. Elfenbein. Louvre, Paris.
(Fotos: R. M. N.)

208 Heiliger Baum. Fragment. Arslan-Tasch. 8. Jh. v. Chr. Elfenbein. Louvre, Paris.
(Foto: R. M. N.)

209 Teil einer Brüstung. Arslan-Tasch. 8. Jh. v. Chr. Elfenbein. Louvre, Paris.
(Foto: R. M. N.)

210 Fragment einer Elfenbeintafel. Inschrift im Namen Hasaels, des Königs von Damaskus. Arslan-Tasch. 9. Jh. v. Chr. Louvre, Paris.
(Foto: R. M. N.)

211 Geflügelte Sphinx. Arslan-Tasch. 8. Jh. v. Chr. Elfenbein. Archäologisches Museum, Aleppo.
(Foto: G. Dagli Orti.)

212 „Frau am Fenster". Arslan-Tasch. 8. Jh. v. Chr. Elfenbein. École biblique et archéologique française, Jerusalem.
(Foto: Alain Mahuzier.)

213 Horus als Kind auf einer Lotusblume zwischen Isis und Nephtys. Arslan-Tasch. 8. Jh. v. Chr. Elfenbein. École biblique et archéologique française, Jerusalem.
(Foto: Alain Mahuzier.)

214 Widderköpfiger Dämon. Fragment. Arslan-Tasch. 8. Jh. v. Chr. Elfenbein. École biblique et archéologique française, Jerusalem.
(Foto: Alain Mahuzier.)

215 Eine Kuh säugt ihr Kälbchen. Arslan-Tasch. 8. Jh. v. Chr Elfenbein. Louvre, Paris
(Foto: R. M. N.)

216 Altar mit Hörnern. Megiddo. Um 1000 v. Chr. Israel-Museum, Abteilung Altertum, Jerusalem. Ausgestellt im Rockefeller Museum.
(Foto: Alain Mahuzier.)

217 Inschrift im Siloachtunnel zur Erinnerung an den Bau des Aquädukts durch König Hiskija. Jerusalem. Ende des 8. Jh. v. Chr. Archäologisches Museum, Istanbul.
(Foto: Zev Radovan.)

218 Stele des Mescha. Ein moabitischer Text mit hebräischen Buchstaben. Moab. 9. Jh. v. Chr. Louvre, Paris.
(Foto: R. M. N.)

219 Siloachtunnel, errichtet durch König Hiskija. Ende des 8. Jh. v. Chr. Jerusalem. *In situ.*
(Foto: David Harris.)

220 Granatapfel aus Elfenbein mit der paläohebräischen Inschrift: „Für [den Tempel YHWH?], ein heiliger Gegenstand für die Priester." Herkunft unbekannt. Ende des 2. Jahrtsds. v. Chr. Inschrift aus dem 8. Jh. v. Chr. (?) Elfenbein vom Flußpferd. Höhe: 4,3 cm; Durchmesser: 2,1 cm. Israel-Museum, Jerusalem.
(Foto: Museum.)

221 Krug aus gebranntem Ton mit der Inschrift: „Qodesh". Beerscheba. 8. Jh. v. Chr. Israel-Museum, Jerusalem.
(Foto: Museum.)

222 Der Tempel Salomos. Rekonstruktion des Aufrisses. (Zeichnung von Pierre Hamon nach Angaben von T. A. Busink.)

223 Ostrakon mit paläohebräischer Inschrift. Mezad Hashauyahu, in der Nähe von Yam. Ende des 7. Jh. v. Chr. Israel-Museum, Jerusalem.
(Foto: David Harris.)

224 Ostrakon. Arad. 6. Jh. v. Chr. Gebrannter Ton. 6,2 × 4,3 cm. Israel-Museum, Jerusalem.
(Foto: The Museum of Fine Arts, Houston.)

225 Kaufurkunde in Aramäisch aus dem „Jahr 34 des Nebukadnezar, des Königs von Babel". 571–570 v. Chr. Gebrannter Ton. 7 × 5 cm. Louvre, Paris.
(Foto: R. M. N.)

226 Gedenktafel an die zweite Bestattung des „Usija, des Königs von Juda". 1. Jh. v. Chr. Stein. 35 × 34 × 6 cm. Israel-Museum, Jerusalem.
(Foto: Zev Radovan.)

227 Stele aus dem Tempel von Jerusalem. Die griechische Inschrift verbietet den Fremden den Zutritt. Kalkstein, eingravierte Buchstaben, rote Farbspuren. 61 × 89 × 20 cm. Archäologisches Museum, Istanbul.
(Foto: Zev Radovan.)

228 Graffito mit der eingravierten *Menorah*. Stein. Fragment aus der Zeit des Herodes. Jerusalem. 1. Jh. Israel-Museum, Abteilung Altertum, Jerusalem.
(Foto: Zev Radovan.)

229 Hebron. Grab der Patriarchen, errichtet durch Herodes den Großen (37–4 v. Chr.). *In situ.*
(Foto: Alain Mahuzier.)

230 Herodion. Teile von korinthischen Kapitellen. Zwischen 24 und 15 v. Chr. *In situ.*
(Foto: Alain Mahuzier.)

231 Der zweite Tempel. Treppe zur königlichen Basilika. Um 20–19 v. Chr. Jerusalem. *In situ.*
(Foto: Alain Mahuzier.)

232 Teile von Kapitellen aus dem jüdischen Viertel in Jerusalem. 1. Jh. n. Chr. Museum des jüdischen Quartiers, Jerusalem.
(Foto: Alain Mahuzier.)

233 Massada. Korinthisches Kapitell. 36–30 v. Chr. *In situ.*
(Foto: Alain Mahuzier.)

234–235 Der zweite Tempel. Teile von behauenen Steinen, gefunden unter den Trümmern der Südseite. Jerusalem. Um 20–19 v. Chr. Museum des jüdischen Quartiers, Jerusalem.
(Fotos: Zev Radovan und Israel-Museum.)

236 Die griechische Inschrift bezeugt den Bau einer Synagoge durch Theodotos, den Sohn des Priesters und Archisynagogen Vettenos. Jerusalem. 1. Jh. (?) Israel-Museum, Abteilung Altertum, Jerusalem. Ausgestellt im Rockefeller Museum.
(Foto: Alain Mahuzier.)

237 Steintisch aus dem jüdischen Viertel. Jerusalem. 1. Jh. n. Chr. Israel-Museum, Abteilung Altertum, Jerusalem.
(Foto: Zev Radovan.)

238–240 Bodenmosaik aus dem jüdischen Viertel. Jerusalem. 1. Jh. n. Chr. Museum des jüdischen Quartiers, Jerusalem.
(Fotos: Alain Mahuzier.)

241 Fragment eines Freskos aus dem jüdischen Viertel. Jerusalem. 1. Jh. n. Chr. Museum des jüdischen Quartiers, Jerusalem.
(Foto: Israel-Museum.)

242 Grab des Jason. Kidrontal bei Jerusalem. 1. Jh. v. Chr. *In situ.*
(Foto: Alain Mahuzier.)

243 Mit Skulpturen verziertes Tympanon des „Grabes des Josaphat". Kidrontal bei Jerusalem. 1. Jh. v. Chr. *In situ.*
(Foto: Alain Mahuzier.)

244 Fassade des Grabes der Königin Helene von Adiabene. Kidrontal bei Jerusalem. Um 66–67. *In situ.*
(Foto: Alain Mahuzier.)

245 Steinerne Grabplatte. Verzierungen: Rosetten, Opferschalen, *Menorah,* Fassade eines Portals mit zwei Säulen. Kfar Yassif. 1. Jh. Stein. 78 × 62 cm. Louvre, Paris.
(Foto: R. M. N.)

246 Sarkophag aus dem Grab der Königin Helene von Adiabene. Jerusalem. Um 65. Stein. 50 × 200 × 47 cm. Louvre, Paris.
(Foto: R. M. N.)

247 Ossuarium, verziert mit zwei symmetrischen Rosetten in einem Rahmen aus Diamantmustern. Jerusalem oder Judäa. 1. Jh. v. Chr. – 1. Jh. n. Chr. Kalkstein. 26 × 49 × 22 cm. Studium Biblicum Franciscanum, Jerusalem.
(Foto: Alain Mahuzier.)

248 Ossuarium, verziert mit Rosetten und Kreissegmenten. Ausschnitt. Jerusalem oder Judäa. 1. Jh. v. Chr. – 1. Jh. n. Chr. Kalkstein, Boden: rot bemalt. École biblique et archéologique française, Jerusalem.
(Foto: Dominique Genet.)

249 Ossuarium. Verzierung auf der Schmalseite: eine Relief-Rosette; Verzierung auf der Längsseite: ein versenktes Relief samt Kehlung. Die beiden Flächen des Deckels tragen ein Fries aus Relief-Ranken. Jerusalem oder Judäa. 1. Jh. v. Chr. – 1. Jh. n. Chr. Kalkstein. 42 × 108 × 39 cm. Studium Biblicum Franciscanum, Jerusalem.
(Foto: Dominique Genet.)

250 Ossuarium, verziert mit zwei symmetrischen Rosetten und einem kannelierten Pilaster. Jerusalem oder Judäa. 1. Jh. v. Chr. – 1. Jh. n. Chr. Kalkstein. 33 × 52,5 × 28 cm. Studium Biblicum Franciscanum, Jerusalem.
(Foto: Alain Mahuzier.)

251 Ossuarium, verziert mit zwei Relief-Rosetten. Auf dem Deckel zwei Opferschalen. Jerusalem oder Judäa. 1. Jh. v. Chr. – 1. Jh. n. Chr. Israel-Museum, Abteilung Altertum, Jerusalem. Ausgestellt im Rockefeller Museum.
(Foto: Alain Mahuzier.)

252 Ossuarium. Verzierung auf der Schmalseite: sich drehende Rosette in einem Blätterkranz. Verzierung auf der Schmalseite des Deckels: dreifaches Akanthusblatt. Jerusalem oder Judäa. 1. Jh. v. Chr. – 1. Jh. n. Chr. Kalkstein. Wanne: 47 × 116 × 45 cm. Deckel: 25 × 119 × 47 cm. Studium Biblicum Franciscanum, Jerusalem.
(Foto: Alain Mahuzier.)

253 Ossuarium, verziert mit zwei symmetrischen Rosetten und einem stilisierten Baum. Jerusalem oder Judäa. 1. Jh. v. Chr. – 1. Jh. n. Chr. Kalkstein. 38 × 64 × 23,5 cm. Studium Biblicum Franciscanum, Jerusalem.
(Foto: Alain Mahuzier.)

254 Ossuarium, verziert mit einem stilisierten Baum zwischen zwei Rosetten. Ausschnitt. Jerusalem oder Judäa. 1. Jh. v. Chr. – 1. Jh. n. Chr. Israel-Museum, Abteilung Altertum, Jerusalem. Ausgestellt im Rockefeller Museum.
(Foto: Alain Mahuzier.)

255 Ossuarium, verziert mit einer Rosette in der Mitte und mit zwei Feldern aus Diamantmustern. Jerusalem oder Judäa. 1. Jh. v. Chr. – 1. Jh. n. Chr. Kalkstein. 36 × 72 × 31 cm. Studium Biblicum Franciscanum, Jerusalem.
(Foto: Alain Mahuzier.)

256 Ossuarium, verziert mit mit einem Palmenzweig zwischen zwei Rosetten. Ausschnitt. 1. Jh. n. Chr. Louvre, Paris.
(Foto: R. M. N.)

257 Ossuarium, verziert mit einer Palme mit eingerollten Blättern zwischen zwei Rosetten. Jerusalem oder Judäa. 1. Jh. v. Chr. – 1. Jh. n. Chr. Kalkstein. 54 × 86 × 29 cm. Studium Biblicum Franciscanum, Jerusalem.
(Foto: Alain Mahuzier.)

258–259 Silbermünze. Geprägt in Judäa während der persischen Verwaltung. Vorderseite: Adler mit ausgebreiteten Flügeln; Inschrift: *YHD* (Jehud). Rückseite: Lilie. Judäa (Jericho?). 360–331 v. Chr. Israel-Museum, Abteilung Altertum, Jerusalem.
(Foto: Zev Radovan und David Harris.)

260 Bronzemünze, geprägt unter Antigonus Mattathias (40–37 v. Chr.). Vorderseite: *Menorah.* Rückseite: Schaubrottisch. Israel-Museum, Abteilung Altertum, Jerusalem.
(Foto: Museum.)

261–262 Bronzemünze, geprägt unter Herodes Agrippa I. (37–44 n. Chr.). Vorderseite: Schirm; Inschrift: „König Agrippa". Rückseite: drei Ähren. Aufgeprägtes Datum: LS = „das Jahr 6" (42–43 n. Chr.). Israel-Museum, Abteilung Altertum, Jerusalem.
(Foto: Museum.)

263–264 Bronzemünzen, geprägt während des Jüdischen Krieges. Vorderseite: Amphore; Inschrift: „das Jahr 3" (68–69 n. Chr.). Rückseite: Weinblatt; Inschrift: „Für die Befreiung Sions". Israel-Museum, Abteilung Altertum, Jerusalem.
(Foto: Museum.)

265 Bronzemünze, geprägt während des Jüdischen Krieges. Rückseite: *Lulaw* zwischen zwei *Etrogim;* Inschrift: „das Jahr 4" (69–70 n. Chr.). Israel-Museum, Abteilung Altertum, Jerusalem.
(Foto: Museum.)

266–267 Bronzesesterz, geprägt am Ende des Jüdischen Krieges. Vorderseite: Vespasian; Inschrift: IMP(erator) CAES(ar) VESPA(sianus) AUG(ustus) P(ontifex) M(aximus) TR(ibuniciae) P(otestas) P(ater) CO(nsul) III. Rückseite: Judäa sitzt gefangen unter einer Palme, bewacht von Titus in militärischem Gewand; Inschrift: IUDAEA CAPTA. In der Mitte: s(enatus) c(onsulto). 71 n. Chr. Israel-Museum, Jerusalem.
(Foto: Museum.)

268 Bronzestesterz, geprägt am Ende des Jüdischen Krieges. Vorderseite: Vespasian; Inschrift wie bei Nr. 266. Rückseite: in der Mitte eine Palme, links ein Jude, die Hände auf den Rücken gebunden, rechts Judäa, die auf dem Boden sitzt, vor ihr die Schilde. Inschrift: IUDAEA CAPTA. In der Mitte: s(enatus) c(onsulto). 71 n. Chr. Israel-Museum, Jerusalem.
(Foto: Museum.)

269 Bronzesesterz, geprägt am Ende des Jüdischen Krieges. Vorderseite: Vespasian. Inschrift: IMP. CAESAR VESPASIANUS AUG. – Rückseite: Judäa sitzt auf dem Boden, hinter ihr ein Harnisch; Inschrift: IUDAEA. 71 n. Chr. Israel-Museum, Jerusalem.
(Foto: Zev Radovan.)

270–271 Silbertetradrachme, geprägt während des Aufstands von Bar Kokhba. Vorderseite: die Fassade des Tempels; Inschrift: „Jerusalem". Rückseite: *Lulaw* und *Etrog;* Inschrift: „Für die Freiheit Jerusalems". 132–133 n. Chr. Israel-Museum, Jerusalem.
(Foto: Museum.)

272–273 Silbertetradrachme. Vorderseite: die Fassade des Tempels, darüber eine Rosette; Inschrift: „Shimon". Rückseite: *Lulaw* und *Etrog;* Inschrift: „Jahr 2 der Befreiung Israels". 133–134 n. Chr. Israel-Museum, Jerusalem.
(Foto: Museum.)

274 Öllampe. Verzierung: Vogelkäfig. Judäa oder Jerusalem. 1. Jh. n. Chr. Gebrannter Ton. 10,7 × 7 cm. Israel-Museum, Abteilung Altertum, Jerusalem.
(Foto: Museum.)

275 Öllampe mit drei Brennern. Verzierung: auf den beiden Seiten der Hauptöffnung je *Lulag* und *Etrog.* Judäa oder Jerusalem. 1. Jh. n. Chr. Gebrannter Ton. 14 × 14,2 cm. Israel-Museum, Abteilung Altertum, Jerusalem.
(Foto: Museum.)

276 Öllampe. Verzierung: Blätterkranz mit zwei Palmzweigen. Jerusalem oder Judäa. 1. Jh. n. Chr. Gebrannter Ton. Hekhal Shlomo, Museum Wolfson, Jerusalem.
(Foto: Alain Mahuzier.)

277 Öllampe. Verzierung: Traube, flankiert von zwei Vögeln. Judäa oder Jerusalem. 1. Jh. Gebrannter Ton. Israel-Museum, Jerusalem.
(Foto: Zev Radovan.)

278–279 Öllampen. Verzierung: *Menorah.* Palästina. 3.–4. Jh. Gebrannter Ton. Israel-Museum, Sammlung Reifenberg, Jerusalem.
(Fotos: Zev Radovan.)

280 Sechseckiger Wasserkrug. Auf jeder Seite mit einem Relief-Symbol verziert. Jerusalem. 5.–6. Jh. Gegossenes Glas. Eretz Israel-Museum, Tel-Aviv.
(Foto: Museum.)

281 Mit Goldblättchen verzierter Boden eines Glases. Oberer Bereich: Schrank-Lade, flankiert von zwei Vögeln; unterer Bereich: *Menorah,* flankiert von zwei Löwen und Kultgegenständen. Rom. 4. Jh. Israel-Museum, Jerusalem.
(Foto: David Harris.)

282 Mit Goldblättchen verzierter Boden eines Glases. In der Mitte ein Gebäude mit vier Säulen, umgeben von Säulenhallen; vor dem Gebäude: zwei Säulen, zwei Amphoren, eine *Menorah* und der Strauß des Hüttenfestes. Außerhalb der Säulenhallen: zwei Hütten und Palmen. Inschriften: links „Haus des Friedens", rechts „Empfange Segen mit all den Deinen." Rom. 4. Jh. n. Chr. Museo Sacro della Biblioteca vaticana, Vatikan.
(Foto: Bibliothek.)

283 Mit Goldblättchen verzierter Boden eines Glases. Oberer Bereich: Schrank-Lade, flankiert von zwei Löwen; unterer Bereich: Strauß des Hüttenfestes, flankiert von einer *Menorah,* die ihrerseits von Kultgegenständen umgeben ist. Rom. 4. Jh. n. Chr. Museo Sacro della Biblioteca Vaticana, Vatikan.
(Foto: Bibliothek.)

284–285 Grabsteine. Katakombe von Monteverde, Rom. 3.–4. Jh. Nationalmuseum, Neapel.
(Fotos: Soprintendenza Archaeologica della Provincia di Napoli.)

286 Grabstein. Marmor. 24,1 × 28,2 cm. Venosa, Italien. 4.–5. Jh. The Jewish Museum, New York.
(Foto: Museum.)

287 Bleisarkophag. Verzierung der Schmalseite: *Menorah* unter einem Bogen, der von zwei Pilastern getragen wird. Sidon (?). 3.–4. Jh. n. Chr. Katakombe Nr. 1, Bet Schearim. Israel-Museum, Abteilung Altertum, Jerusalem.
(Foto: Museum.)

288 Bleisarkophag. Verzierungen (aus Guß) auf der Längsseite der Wanne und auf dem Deckel: Ranken, Blumen, Trauben, Amphoren und, zusätzlich, die *Menorah.* Sidon (?). 3.–4. Jh. n. Chr. Katakombe Nr. 1, Bet Schearim. 35 × 196 × 33 cm. Israel-Museum, Abteilung Altertum, Jerusalem.
(Foto: Zev Radovan.)

289 Steinsarkophag. Verzierung: Bögen mit Muscheln, Schmuckfries, kämpfende Löwen, Adler und eine Rosette. Katakombe Nr. 20, Bet Schearim. 2.–3. Jh. 100 × 233 × 92 cm. *In situ.*
(Foto: Alain Mahuzier.)

290 Seitenansicht eines Steinsarkophags. Verzierung: Adler, umgeben von einem Laubornament. Katakombe Nr. 20, Bet Schearim. 2.–3. Jh. *In situ.*
(Foto: Alain Mahuzier.)

291 Sarkophag. Verzierung: Girlande mit Rosette in ihrer Mitte. Bet Schearim. 4. Jh. *In situ.*
(Foto: Alain Mahuzier.)

292 Längsseite eines Steinsarkophags. Verzierung: Kämpfende Löwen, zwischen ihnen der Kopf eines Stiers. Ausschnitt. Katakombe Nr. 20, Bet Schearim. 2.–3. Jh. 105 × 260 × 88 cm. *In situ.*
(Foto: Alain Mahuzier.)

293 Stein. Eingraviert: *Menorah, Shofar* und *Lulaw.* Jericho. Israel-Museum, Abteilung Altertum, Jerusalem. Ausgestellt im Rockefeller Museum.
(Foto: Alain Mahuzier.)

294 Türsturz. Verzierung: *Menorah,* flankiert von einem Shofar und einem Weihrauchgefäß, in einem Medaillon. Golan. 4.–5. Jh.
(Foto: Zev Radovan.)

295 Teil eines Türsturzes. Verzierung: *Menorah,* flankiert von einem *Shofar* und einer Ascheschaufel. Golan. 4.–5. Jh.
(Foto: Zev Radovan.)

296 Kapitell. Verzierung: *Menorah.* Synagoge in 'En Nashut. 5.–6. Jh. Israel-Museum, Abteilung Altertum, Jerusalem.
(Foto: Israel Antiquities Authority.)

297 Korinthisches Kapitell. Synagoge in Kapharnaum. Verzierung: *Menorah.* 3.–4. Jh. *In situ.*
(Foto: Alain Mahuzier.)

298 Türsturz. Verzierung: Muschelornament, die eine Nische bildet, flankiert von zwei Löwen. Synagoge in Nabratein. 3. Jh. Israel-Museum, Abteilung Altertum, Jerusalem. Ausgestellt im Rockefeller Museum.
(Foto: Alain Mahuzier.)

299 Türsturz. Verzierung: Bogen mit einem Muschelornament. Synagoge in Chorazin. 3.–4. Jh. *In situ.*
(Foto: Zev Radovan.)

300 Teil eines Türsturzes. Verzierung: Amphore, Trauben und Blätter. Synagoge in Kapharnaum. 3.–4. Jh. *In situ.*
(Foto: Alain Mahuzier.)

301 Türsturz. Verzierung: Bundeslade. Synagoge in Kapharnaum. 3.–4. Jh. *In situ.*
(Foto: Zev Radovan.)

302 Türsturz. Verzierung: Fries aus Blätterkränzen, die wiederum mit Trauben und Sternen ausgestattet sind. Synagoge in Kapharnaum. 3.–4. Jh. *In situ.*
(Foto: Alain Mahuzier.)

303 Eckstein. Verzierung: Relief-Rebe. Synagoge in Kapharnaum. 3.–4. Jh. *In situ.*
(Foto: Zev Radovan.)

304 Teil eines Türsturzes (?). Verzierung: Muschel. Synagoge in Kapharnaum. 3.–4. Jh. *In situ.*
(Foto: Alain Mahuzier.)

305 Teil eines Pilasters mit einem korinthischen Kapitell. Synagoge in Chorazin. 3.–4. Jh. Israel-Museum, Abteilung Altertum, Jerusalem.
(Foto: Zev Radovan.)

306 *Menorah* aus Bronze und Becher. Synagoge in 'Engeddi. 6. Jh. Israel-Museum, Abteilung Altertum, Jerusalem.
(Foto: The Museum of Fine Arts, Houston.)

307 Rankenfries mit einer *Menorah,* flankiert von einem *Lulaw* und einem *Shofar.* Marmor. Aschkelon. 6.–7. Jh. Israel-Museum, Abteilung Altertum, Jerusalem.
(Foto: Zev Radovan.)

308 Der Prophet Jesaja. Wandbild, Westwand. Synagoge in Dura-Europos. Um 244–245. Nationalmuseum, Damaskus.
(Foto: Yeshiva University Museum, New York.)

309 David spielt auf der Harfe. Der Löwe Juda. Jakob segnet seine Söhne. Jakob segnet die Söhne Josephs. Unterer Teil der Hauptwand. Wandbild. Synagoge in Dura-Europos. Um 244–245. Nationalmuseum, Damaskus.
(Foto: Yeshiva University Museum, New York.)

310 Weihe des Zeltheiligtums. Malerei an der Westmauer, mittlerer Teil. Synagoge in Dura-Europos. Um 244–245. Nationalmuseum, Damaskus.
(Foto: Philippe Bercheron, Artephot.)

311 Schrank-Lade, flankiert von zwei *Menorot,* die ihrerseits von Kultgegenständen umgeben sind. Helios, umgeben vom Tierkreis. Widmungsinschrift zwischen zwei Löwen. Bodenmosaik. Synagoge in Hammath bei Tiberias. 4. Jh. *In situ.*
(Foto: Zev Radovan.)

312 *Menorah,* umgeben von einem *Lulaw,* einem *Shofar* und einer Ascheschaufel. Bodenmosaik. Ausschnitt. Synagoge in Hammath bei Tiberias. 4. Jh. *In situ.*
(Foto: Zev Radovan.)

313 Winter. Eine der vier Jahreszeiten, die in den Ecken um den Tierkreis angesiedelt sind. Bodenmosaik. Ausschnitt. Synagoge in Hammath bei Tiberias. 4. Jh. *In situ.*
(Foto: Zev Radovan.)

314 Tierkreiszeichen: Widder und Stier. Bodenmosaik. Ausschnitt. Synagoge in Hammath bei Tiberias. 4. Jh. *In situ.*
(Foto: Zev Radovan.)

315 Schrank-Lade mit geschnitzten Türen. Auf beiden Seiten der Schrank-Lade: ein Löwe, eine *Menorah,* Kultgegenstände und ein Vogel. Bodenmosaik. Ausschnitt. Synagoge in Bet Alpha. 6. Jh. *In situ.*
(Foto: Zev Radovan.)

316 Die Opferung Isaaks *(Aqeda).* Synagoge in Bet Alpha. Bodenmosaik. Ausschnitt. Synagoge in Bet Alpha. 6. Jh. *In situ.*
(Foto: Zev Radovan.)

317 Schrank-Lade, flankiert von zwei *Menorot.* Bodenmosaik. Ausschnitt. Synagoge in Khirbet Susiya. 4. Jh. *In situ.*
(Foto: Zev Radovan.)

318 *Menorah,* umgeben von einem *Lulaw,* einem *Etrog,* einer Schaufel und einem *Shofar.* Bodenmosaik. Ausschnitt. Synagoge in Hulda. 5.–6. Jh. (?)*In situ.*
(Foto: Zev Radovan.)

319 Vogel im Käfig. Bodenmosaik. Ausschnitt. Armenisches Patriarchat, Jerusalem. 6. Jh. (Foto: Ferrante Ferranti.)

320 Vogel im Käfig. Bodenmosaik. Ausschnitt. Synagoge in Ma'on. 6. Jh. Israel-Museum, Abteilung Altertum, Jerusalem. (Foto: Zev Radovan.)

321 Teppich aus geometrischen Mustern, Pfauen und rosa Flamingos. Bodenmosaik. Ausschnitt. Synagoge in 'Engeddi. 6. Jh. *In situ.* (Foto: Zev Radovan.)

322 Inschrift und Girlande. Reste des Bodenmosaiks. Synagoge in Huseifa. 6. Jh. Israel-Museum, Abteilung Altertum, Jerusalem. Ausgestellt im Rockefeller Museum. (Foto: Alain Mahuzier.)

323 David spielt auf der Harfe und besänftigt die Tiere. Bodenmosaik. Ausschnitt. Synagoge in Gaza. 6. Jh. Israel-Museum, Jerusalem. (Foto: Zev Radovan.)

324 Pfau und Inschrift. Bodenmosaik. Ausschnitt. Synagoge in Gaza. 6. Jh. Israel-Museum, Jerusalem. (Foto: Zev Radovan.)

325 Fuchs. Bodenmosaik. Ausschnitt. Synagoge in Gaza. 6. Jh. Israel-Museum, Jerusalem. (Foto: Zev Radovan.)

326 Giraffe und Zebra. Bodenmosaik. Ausschnitt. Synagoge in Gaza. 6. Jh. Israel-Museum, Jerusalem. (Foto: Zev Radovan.)

327 Modell der Synagoge in Kaifeng (China). 1163 gebaut, 1653 wiedererrichtet, im 18. Jh. verschwunden. Bet Hatefutsoth, Diaspora-Museum, Tel-Aviv. (Foto: Museum.)

328 Große Synagoge in Aleppo (Syrien). 9. Jh. Zerstört. Sammlung des Israel-Museums, Jerusalem. (Foto: Museum.)

329 Synagoge Ben Esra in Kairo. 882 gegründet. (Foto: A. F. Kersting.)

330 Synagoge in Segovia. 13. Jh. In eine Kirche umgewandelt. (Foto: Artephot/Oronoz.)

331 Das Innere der Synagoge in Regensburg. Anfang des 13. Jh. 1519 zerstört. Stich von Albrecht Altdorfer, 1519. Preußischer Kulturbesitz, Kupferstichkabinett, Staatliche Museen, Berlin. (Foto: Jörg Anders.)

332 Synagoge in Worms. 1174–1175. Nach 1945 wiedererrichtet. (Foto: Bildarchiv Foto Marburg.)

333 Synagoge Visoká in Prag. 1568. Sicht auf die heilige Lade von 1691. (Foto: Rudolf Klein.)

334 Scuola Grande Tedesca in Venedig. Sicht auf die Bima. 1528–1529. Umgestaltungen in den Jahren 1666 und 1733. (Foto: A. F. Kersting.)

335 Synagoge von Bevis Marks in London. Innenraum. 1699–1701; Architekt: Joseph Avis. (Foto: A. F. Kersting.)

336 Synagoge in Carpentras. Innenraum mit Sicht auf die Tribüne des Offizianten. 1743–1776. (Foto: Roger-Viollet.)

337 Heinrich Christoph Jussow, Plan für die Synagoge in Kassel. 1781. Aquarellierte Zeichnung des Architekten. Staatliche Sammlungen, Kassel. (Foto: Ute Brunzel/Staatliche Museen.)

338 Synagoge in der Heidereuter Gasse, Berlin. 1714. Architekt: Michael Kemeter. Zerstört. Zeichnung von F. A. Calau, um 1795. Preußischer Kulturbesitz, Kupferstichkabinett, Staatliche Museen, Berlin. (Foto: Jörg Anders.)

339 Synagoge in Grodno (Weißrußland). Innenraum mit Sicht auf die heilige Lade. 2. Hälfte des 18. Jh. Zerstört. Polska Akademia, Nauk Instytut Sztuki, Warschau. (Foto: Pracownie Fotograficzna.)

340 Synagoge in Gombin (Polen). 18. Jh. Zerstört. Polska Akademia, Nauk Instytut Sztuki, Warschau. (Foto: Pracownie Fotograficzna.)

341 Synagoge in Wolpa (Weißrußland). 1. Hälfte des 18. Jh. Zerstört. Polska Akademia, Nauk Instytut Sztuki, Warschau. (Foto: Pracownie Fotograficzna.)

342 Synagoge in Mogilev (Weißrußland). Innenansicht. Beginn des 18. Jh. Mehrere Male verändert; zerstört. Malereien: Haim, Sohn des Yitzhak Segal von Slutzk, 1710. Polska Akademia, Nauk Instytut Sztuki, Warschau. (Foto: Pracownie Fotograficzna.)

343 Synagoge in Chodorov (Ukraine). Innenraum mit Sicht auf die heilige Lade. 1642. Umgestaltet zu Beginn des 20. Jh. Zerstört. Malereien von Israel Lisnicki, 1714. Polska Akademia, Nauk Instytut Sztuki, Warschau. (Foto: Pracownie Fotograficzna.)

344 Synagoge in Zolkiew (Polen). 1692. Zerstört. Polska Akademia, Nauk Instytut Sztuki, Warschau. (Foto: Pracownie Fotograficzna.)

345 Synagoge in Wolpa (Weißrußland). Innenraum. 1. Hälfte des 18. Jh. Zerstört. Zeichnung von Georg Lukomski, um 1935. (Foto: Roger-Viollet.)

346 Synagoge in Nowogróbdek (Weißrußland). Innenraum. 1648. Zerstört. Zeichnung von Georg Lukomski, um 1935. (Foto: Roger-Viollet.)

347 Synagoge in Lancut (Polen). 17.–18. Jh. Gegenwärtiger Zustand des Innenraums. Polska Akademia, Nauk Instytut Sztuki, Warschau. (Foto: Pracownie Fotograficzna.)

348 Friedhof in Krakau (Polen). (Foto: Ferrante Ferranti.)

349 Synagoge in Bordeaux. Außenansicht. 1810–1812. Zerstört. Zeichnung von Willy, Lithographie von Constant, 1829. Städtische Archive, Bordeaux. (Foto: Dominique Jarassé.)

350 Große Synagoge in London. Innenraum. 1790–1791. Architekt: James Spiller. Zerstört. Aquatinta von Pugin und Rowlandson, um 1819. Französische Nationalbibliothek, Paris. (Foto: Bibliothek.)

351 Synagoge in Kopenhagen. Innenraum. 1831–1833. Zeichnung des Architekten G. Fr. Hetsch. Königliche Bibliothek, Kopenhagen. (Foto: Bibliothek.)

352 Synagoge in Kopenhagen. Fassade. 1831–1833. Zeichnung des Architekten G. Fr. Hetsch. Königliche Bibliothek, Kopenhagen. (Foto: Bibliothek.)

353 Storch-Synagoge in Breslau. 1820–1829. Architekt: Karl Langhans. (Foto: Werner Neumeister.)

354 Synagoge in Bayonne. 1837. Architekt: Capdeville. (Foto: Dominique Jarassé.)

355 Synagoge in der Llyod Street, Baltimore. 1845. Architekt: R. C. Long. (Foto: Dominique Jarassé.)

356 Synagoge Shearith Israel in New York. 1897. Architekt: Arnold Brunner. (Foto: Roger-Viollet.)

357 Paris. Entwurf für eine Synagoge durch Gottfried Semper. 1850. Zeichnung des Architekten. Landesamt für Denkmalpflege, Sächsische Landesbibliothek, Dresden. (Foto: F. Ludwig/Abt. Deutsche Fotothek, Dresden.)

358 Synagoge in der Fasanenstraße, Berlin. Innenraum. 1907–1912. Architekt: E. Hessel. Landesarchiv, Berlin. (Foto: Bildarchiv Preußischer Kulturbesitz.)

359 Synagoge in der Rue des Tournelles, Paris. Innenraum. 1865–1871. Stich von Toussaint, veröffentlicht in *La Semaine des constructeurs,* 1876. Französische Nationalbibliothek, Paris. (Foto: Bibliothek.)

360 Synagoge in der Rue des Tournelles, Paris. Fassade. 1865–1871. Architekt: Marcelin Varcollier. (Foto: Dominique Genet.)

361 Synagoge des *sefardischen* Ritus in der Rue Buffault, Paris. Innenraum. 1877. Architekt: Stanislas Ferrand. (Foto: Michel Denancé, Archipress.)

362 Synagoge am Quai de Tilsitt in Lyon. Innenraum. 1864. Architekt: Abraham Hirsch. (Foto: Michel Denancé, Archipress.)

363 Synagoge in Dijon. 1879. Architekt: Alfred Sirodot. (Foto: N. D. Viollet/Roger-Viollet.)

364 Frankfurt a.M., Einweihung der Großen Synagoge an der Judengasse (1854–1860) am 23. März 1860. Architekt: J. G. Kayser; zerstört. Stich. Jüdisches Museum, Frankfurt. (Fotorechte vorbehalten.)

365 Synagoge in der Tempelgasse, Wien. 1856–1858. Architekt: Ludwig Förster. Stich. Museen der Stadt Wien. (Foto: Museum.)

366 Synagoge in Budweis (Tschech. Rep.). 1888. Architekt: Max Fleischer. Zerstört. Stich. (Fotorechte vorbehalten.)

367 Synagoge in Leipzig. Innenraum. 1855. Architekt: Otto Simonson. Zerstört. Postkarte. Museum für jüdische Kunst und Geschichte, Paris. (Foto: Nicolas Feuillie.)

368 Synagoge in Dresden. Innenraum. Sicht auf die heilige Lade. 1838–1840. Architekt: Gottfried Semper. Zerstört. (Foto: Bildarchiv Foto Marburg.)

369 Synagoge in Dresden. Innenraum. Sicht ins Seitenschiff. 1838–1840. Architekt: Gottfried Semper. Zerstört. (Foto: Bildarchiv Foto Marburg.)

370 Synagoge in Hannover. 1863–1870. Architekt: Edwin Oppler. Zerstört. (Foto: Bildarchiv Foto Marburg.)

371 Mole Antonelliana in Turin. 1865–1889. Ursprünglich als Synagogenbau begonnen. Architekt: Alessandro Antonelli. (Foto: Alinari-Brogi-Giraudon.)

372 Synagoge in Turin. 1880–1884. Architekt: Enrico Petiti. (Foto: Alinari-Brogi-Giraudon.)

373 Synagoge in Florenz. Innenraum. 1874–1882. Architekten: Mariano Falcini, Vicente Micheli und Marco Treves. (Foto: Alinari-Giraudon.)

374 Jerusalemer Tempel in Rom. 1904. Architekten: O. Armanni und V. Costa. (Foto: Alinari-Brogi-Giraudon.)

375 Synagoge in Manchester. 1872–1874. Architekt: Edward Salomons. (Foto: Jüdisches Museum, Manchester.)

376 Synagoge Anshe Maariv in Chicago. 1891. Architekten: Dankmar Adler und Louis Sullivan. In eine Kirche umgewandelt. (Foto: Benoît Roland.)

377 Synagoge von Belleville in Paris. 1930. Architekt: Germain Debré. (Foto: *L'Architecte,* 1931.)

378 Synagoge an der Place Randon, Algier. 1850–1865. Architekt: Viala du Sorbier. Postkarte. Museum für jüdische Kunst und Geschichte, Paris. (Foto: Nicolas Feuillie.)

379 Große Synagoge in Oran (Algerien). 1880–1918. Postkarte. Museum für jüdische Kunst und Geschichte, Paris. (Foto: Nicolas Feuillie.)

380 Synagoge Hechal Jehuda in Tel-Aviv. 1980. Bet Hatefutsoth, Diaspora-Museum, Tel-Aviv. (Foto: Amiram Harlap.)

381 Synagoge in Ansbach. Innenraum. 1744–1745. Architekt: Leopold Retti. (Foto: Waltraud Krase.)

382 Synagoge Mikve-Israël in Curaçao (Niederländische Antillen). 1732. (Foto: Micha Bar-Am/Bet Hatefutsoth Archiv; Vermittlung: Mordechai Arbell.)

383 Synagoge in Chodorov (Ukraine). Deckengemälde von Israel Lisnicki. 1714. Rekonstruktion im Bet Hatefutsoth, Diaspora-Museum, Tel-Aviv. (Foto: Museum.)

384 Synagoge an der Seitenstettengasse, Wien. 1826. Architekt: Josef Kornhäusel. (Foto: Werner Neumeister.)

385 Lyon. Versammlungshaus vor der Synagoge am Quai de Tilsitt. 1864. Architekt: Abraham Hirsch. (Foto: Michel Denancé, Archipress.)

386 Synagoge in Bordeaux. Portal. 1882. Architekt: Charles Durand. (Foto: Michel Denancé, Archipress.)

387 Synagoge in Verdun. Vorbau. 1875. Architekt: H. Mazilier. (Foto: Dominique Jarassé.)

388 Synagoge in St. Petersburg. Kuppel. 1879–1893. Architekten: Chapochnikov und L. Bachman. (Foto: Vladimir Térébénine.)

389 Orthodoxe Synagoge in der Rue Pavée, Paris. 1912–1914. Architekt: Hector Guimard. (Foto: Dominique Genet.)

390 Emanu-El-Tempel in New York. 1929. Architekten: R. D. Kohn, C. Butler und C. Stein. (Foto: Benoît Roland.)

391 Plan des Zeltheiligtums. Bibel. Northumbrien. 7. Jh. Biblioteca Laurenziana *(Codex Amiatinus* I, fol. 2v–3), Florenz. (Foto: Bibliothek.)

392 Teppich-Seite mit geometrischen Mustern und Textlinien in Mikrographie. Pentateuch. Ägypten. Um 1010. Schreiber: Samuel ben Jacob. 27 × 28 cm. Karaïtische Synagoge, Kairo. (Foto: Gabrielle Sed-Rajna.)

393 Teppich-Seite und Kolophon des Schreibers. Handschrift einer Perikope aus dem Pentateuch. Ägypten. Schreiber: Isaak B. Abraham Ha-Levi. Pergament. Tinte. Gouache. Mattgold. 12,5 × 10 cm. Jüdische National- und Universitätsbibliothek Jerusalem (ms. heb. 8° 2238, fol. 33v–34). (Foto: Bibliothek.)

394 Holztäfelung, geschnitzt. El-Aqsa-Moschee, Jerusalem. Um 705–715. Israel-Museum, Abteilung Archäologie. Ausgestellt im Rockefeller Museum. (Foto: Alain Mahuzier.)

395 Marmorwand. *Mihrab*, Teilansicht. Große Moschee in Kairuan (Tunesien). Um 862–863. *In situ.* (Foto: Jean Mazenod.)

396 Teppich-Seite. Pentateuch. Toledo. Illustrationen: um 1250. Pergament, Tinte, Gouache, Mattgold. 28 × 23,5 cm. Stadtbibliothek Marseille (ms. 1626/I., fol. 1v). (Foto: Gabrielle Sed-Rajna.)

397 Teppich-Seite. Bibel. Burgos. 1260. Schreiber: Menahem bar Abraham Ibn Malik. Pergament, Tinte, Gouache. 30 × 27 cm. Jüdische National- und Universitätsbibliothek Jerusalem (ms. Heb. 4° 790, fol. 310r). (Foto: Bibliothek.)

398 Teppich-Seite. Bibel. Toledo. Um 1250. Schreiber: Isaac ben Israel. Pergament, Mikrographie, Gouache. 28 × 23,5 cm. Stadtbibliothek Marseille (ms. 1626/II., fol. 233v). (Foto: Gabrielle Sed-Rajna.)

399–400 Teppich-Seite mit Mikrographie. Kastilien (Toledo oder Burgos). Um 1300. Pergament, Tinte. 36,5 × 36 cm. Französische Nationalbibliothek Paris (ms. Hébreu 13, fol. 158v und 159r). (Fotos: Bibliothek.)

401–402 Die Ausstattung des Heiligtums. Bibel. Toledo. 1277. Schreiber: Hayyim ben Israel. Pergament, Tinte, Gouache, lackiertes Gold. 22,8 × 20,5 cm. Palatinische Bibliothek, Parma (ms. parm. 2668, fol. 7v–8r.). (Foto: Vivi Papi.)

403 Die Ausstattung des Heiligtums. Bibel. Katalonien. Um 1350–1360. Pergament, Tinte, Gouache, lackiertes Gold. 35,7 × 28,5 cm. British Library London (Add. ms. 15250, fol. 3v–4r). (Foto: Bibliothek.)

404–406 Die Ausstattung des Heiligtums. Bibel. Barcelona (?). Um 1360–1380. Pergament, Gouache, poliertes Gold. 35,5 × 26,5 cm. Bibliothèque de la Compagnie des Prêtres de Saint Sulpice, Paris (ms. 1933, fol. 5v, 6, 7v). (Foto: Gabrielle Sed-Rajna.)

407 Teppich-Seite. Bibel. Barcelona (?). Um 1330–1380. Pergament, Gouache, poliertes Gold. 33,5 × 26,5 cm. Bibliothèque de la Compagnie des Prêtres de Saint Sulpice, Paris (ms. 1933, fol. 7r). (Foto: Gabrielle Sed-Rajna.)

408 Joseph wird von seinen Brüdern an die midianitischen Händler verkauft. *Haggada.* Katalonien. Um 1350–1360. Pergament, Tinte, Gouache. 22 × 16 cm. Nationalmuseum Sarajevo (fol. 12r). (Foto: Miodrag Radovanic.)

409 Gebet in der Synagoge. *Haggada.* Katalonien (Barcelona?). Um 1330. Pergament, Tinte, Gouache. 23 × 19 cm. British Library, London (Or. ms. 2884, fol. 17v.). (Foto: Bibliothek.)

410 Die Heuschreckenplage. Die Plage der Finsternis. *Haggada.* Katalonien. Um 1340–1350. Pergament, Gouache, Mattgold, Tinte. 27,5 × 23 cm. British Library, London (Or. ms. 1404, fol. 5v). (Foto: Bibliothek.)

411 Der Sarkophag Josephs wird in den Nil gelegt. Die Tochter des Pharao findet das Kind Mose in einem Korb auf dem Fluß. *Haggada.* Katalonien. Um 1350–1360. Pergament, Tinte, Gouache. 22 × 16 cm. Nationalmuseum Sarajevo (fol. 20r).
(Foto: Miodrag Radovanic.)

412 Jakobs Traum in Bet-El. Jakob errichtet einen Altar. *Haggada.* Katalonien. Um 1350–1360. Pergament, Tinte, Gouache. 22 × 16 cm. Nationalmuseum Sarajevo (fol. 10r).
(Foto: Miodrag Radovanic.)

413 Szenen aus Moses Leben. Goldene *Haggada.* Katalonien (Barcelona?). Um 1320. Pergament, farbige Tinte, Gouache, poliertes und aufgehelltes Gold. 24,7 × 19,5 cm. British Library, London (Add. ms. 27210, fol. 10v).
(Foto: Bibliothek.)

414 Titelblatt. *Siddur.* Lissabon. 1484. Schreiber: Eleazar ben Moses Gagos. Pergament, Gouache, poliertes Gold, Tinte. 13,4 × 9 cm. Französische Nationalbibliothek, Paris (ms. Hébreu 592, fol. 413v).
(Foto: Bibliothek.)

415 Salomos Urteil. Textsammlung aus Nordfrankreich. Um 1280. Schreiber: Benjamin. Pergament, Gouache, Mattgold, Tinte. 15,7 × 12 cm. British Library, London (Add. ms. 11639, fol. 518r).
(Foto: Bibliothek.)

416 Abraham erhält den Besuch der drei Männer. Die Gastfreundschaft Abrahams. Textsammlung aus Nordfrankreich. Um 1280. Schreiber: Benjamin. Pergament, Gouache, Mattgold, Tinte. 15,7 × 12 cm. British Library, London (Add. ms. 11639, fol. 118r).
(Foto: Bibliothek.)

417 Simson zerreißt einen Löwen. Textsammlung aus Nordfrankreich. Um 1280. Schreiber: Benjamin. Pergament, Gouache, Mattgold, Tinte. 15,7 × 12 cm. British Library, London (Add. ms. 11639, fol. 520r).
(Foto: Bibliothek.)

418 Titelblatt: Der Schuldwieger im Tempel. Das sogenannte Wormser Ritualbuch *(Mahzor).* Würzburg. 1272. Schreiber: Simha bar Juda. Maler: Shemaya „der Franzose". Pergament, Gouache, Mattgold, Tinte. 39 × 31 cm. Jüdische National- und Universitätsbibliothek Jerusalem (ms. 4° 781/I., fol. 39v).
(Foto: David Harris.)

419 Ornamentale Schrift. *Mahzor* von Amsterdam. Deutschland (Köln?). Um 1250. Pergament, braune und farbige Tinte, Mattgold. 47,5 × 34 cm. Museum der jüdischen Geschichte, Amsterdam (fol. 52r).
(Foto: Museum.)

420 „Die Pforten der Barmherzigkeit". Das sogenannte Wormser Ritualbuch *(Mahzor).* Würzburg. 1272. Schreiber: Simha bar Juda. Maler: Shemaya „der Franzose". Pergament, Gouache, Mattgold, Tinte. 39 × 31 cm. Jüdische National- und Universitätsbibliothek Jerusalem (ms. 4° 781/II., fol. 73r).
(Foto: David Harris.)

421 Aman und seine Söhne werden gehängt. Das sogenannte Wormser Ritualbuch *(Mahzor).* Würzburg. 1272. Schreiber: Simha bar Juda. Maler: Shemaya „der Franzose". Pergament, Gouache, Mattgold, Tinte. 39 × 31 cm. Jüdische National- und Universitätsbibliothek Jerusalem (ms. 4° 781/I., fol. 57r).
(Foto: Bibliothek.)

422–423 Tierkreiszeichen, die das Bittgebet des Elazar Kiliri um Tau begleiten. Ritualbuch *(Mahzor).* Württemberg (Esslingen?). Um 1290. Pergament, Tinte, Gouache. 53,5 × 38 cm. Sächsische Landesbibliothek Dresden (ms. A 46 a, fol. 132r, 133v).
(Foto: Bibliothek.)

424 Titelblatt mit Filigranverzierung. Bibel. Oberrhein. Um 1320. Pergament, Gouache, Mattgold, Tinte. 23,4 × 16,1 cm. Staatsbibliothek Berlin (ms. Or. quart. 1, fol. 1v).
(Foto: Bildarchiv Preußischer Kulturbesitz, Berlin.)

425 Titelblatt mit ornamentaler Schrift. Moses Maimonides: *Wiederholung der Lehre.* Lothringen. 1296. Schreiber: Nathan bar Simeon Ha-Levi. Pergament, Gouache, poliertes Gold, Tinte. 50 × 30 cm. Bibliothek der Akademie der Wissenschaften, Sammlung Kaufmann, Budapest (ms. A 77/I, fol. 2).
(Foto: Bibliothek.)

426 Titelblatt mit Fligranverzierung und ornamentaler Schrift. Ritualbuch. Text: Lothringen, um 1290. Verzierungen: Oberrhein, um 1320. Pergament, Tinte, poliertes Gold. 29,5 × 22 cm. Privatsammlung, Paris.
(Foto: Privatsammlung.)

427–428 Titelblatt (Doppelseite). Bibel. Rom. 1284. Schreiber: Abraham ben Yon Tov Ha-Coen. Pergament, Gouache, Mattgold. 33,6 × 24,5 cm. Emmanuel College, Cambridge (ms. I, I, 5–7, fol. 1v–2r).
(Foto: College.)

429 Titelblatt. Ascher ben Jehiel: *Kurzfassung des Talmud.* Lombardei. 1460–1480. Schreiber/Künstler: Joel ben Simeon (?). Pergament, farbige Tinte. Gouache. Mattgold. 32,8 × 24,6 cm. Französische Nationalbibliothek, Paris (ms. Hébreu 418, fol. 198r).
(Foto: Bibliothek.)

430 Das Sammeln der Heilkräter. Avicenna: *Kanon der Medizin.* Florenz (?). Um 1440. Pergament, Tinte, Gouache. 48 × 30 cm. Universitätsbibliothek Bologna (ms. 2197, fol. 78r).
(Foto: Roncaglia.)

431 Prüfung des Urins. Tierkreiszeichen. Die freien Künste. Avicenna: *Kanon der Medizin.* Florenz (?). Um 1440. Pergament, Tinte, Gouache. 48 × 30 cm. Universitätsbibliothek Bologna (ms. 2197, fol. 7r).
(Foto: Roncaglia.)

432 Judas Makkabäus. Judith und Holofernes. Textsammlung. Venetien. Um 1470. Maler: Leonardo Bellini. Velin, Tinte, Gouache, poliertes Gold und Mattgold. 21 × 16 cm. Israel-Museum, Jerusalem (ms. 180/51, fol. 217r).
(Foto: Museum.)

433 Hochzeitsmahl und Trauer. Textsammlung. Venetien. Um 1470. Maler: Leonardo Bellini. Velin, Tinte, Gouache, poliertes Gold und Mattgold. 21 × 16 cm. Israel-Museum, Jerusalem (ms. 180/51, fol. 121v).
(Foto: Museum.)

434 Titelblatt. Ausschnitt. Joseph Albo: *Sefer Ha-Ikarim.* Florenz (?). Um 1460–1470. Maler: Francesco D'Antonio del Cherico (?). Velin, Gouache, Mattgold, Tinte. 36 × 25 cm. Biblioteca dell'Academia dei Concordi, Rovigo (ms. Silvestriana 220).
(Foto: Bibliothek.)

435 Titelblatt. Ausschnitt. Mose ben Nachman: *Kommentar zum Pentateuch.* Florenz. Um 1460–1470. Maler: Francesco D'Antonio del Cherico (?). Verlin, Gouache, Tinte. John Rylands Library, Manchester (ms. 8, fol. 2v).
(Foto: Bibliothek.)

436 Titelblatt. Ausschnitt. *Siddur.* Ferrara. 1520. Schreiber: Mose ben Hayim 'Aqrish. Velin, Gouache, Mattgold, Silber. 17,5 × 13 cm. Französische Nationalbibliothek, Sammlung Smith-Lesouef, Paris (ms. 250, fol. 5r).
(Foto: Bibliothek.)

437 Titelblatt mit Blumenornamenten. Ausschnitt. Moses Maimonides: *Führer der Unschlüssigen.* Ferrara. Vor 1475. Pergament, Gouache, Mattgold, Tinte. 24 × 17 cm. Französische Nationalbibliothek, Paris (ms. Hébreu 685, fol. 58r.)
(Foto: Bibliothek.)

438 Titelblatt des *Buches Numeri.* Ausschnitt. Pentateuch. Ferrara. 1473. Pergament, Tinte, Gouache. 27 × 19,7 cm. Französische Nationalbibliothek, Paris (ms. Hébreu 42, fol. 193v).
(Foto: Bibliothek.)

439 „Die Pforten der Barmherzigkeit". Ritualbuch. Württemberg (Esslingen?). Um 1290. Pergament, Tinte, Gouache. Mattgold und lackiertes Gold. 53,5 × 38 cm. Universitätsbibliothek Breslau (ms. Or I/1, fol. 89v).
(Foto: Bibliothek.)

440 David kämpft gegen Goliath. *La Somme le Roy.* Paris. Um 1290. Künstler: Meister Honoré. Velin, Gouache, poliertes und aufgehelltes Gold, Tinte. British Library, London (Add. ms. 54180, fol. 121v).
(Foto: Bibliothek.)

441 David kämpft gegen Goliath. Sammlung von verschiedenen Texten. Nordfrankreich. Um 1280. Schreiber: Benjamin. Pergament, Gouache, Mattgold. 15,7 × 12 cm. British Library, London (Add. ms. 11639, fol. 523v).
(Foto: Bibliothek.)

442 Bundeslade, die Cherubim und der Schaubrottisch. Sammlung von verschiedenen Texten. Nordfrankreich. Um 1280. Schreiber: Benjamin. Pergament, Gouache, Mattgold. 15,7 × 12 cm. British Library, London (Add. ms. 11639, fol. 522r).
(Foto: Bibliothek.)

443–444 Die Ausstattung des Heiligtums. Bibel. Katalonien. Um 1340–1350. Pergament, Tinte, Gouache, lackiertes Gold. 22,8 × 20,5 cm. Palatinische Bibliothek, Parma (ms. parm. 2810, fol. 7v–8r).
(Foto: Vivi Papi.)

445 Hochzeit. Jakob ben Ascher: *Die vier Stände (Arba'a Turim),* 3. Teil. Mantua. 1435. Schreiber: Isaac Sofer ben Obadia. Pergament, farbige Tinte, Gouache, Mattgold. 33,5 × 23,5 cm. Apostolische Bibliothek, Vatikan (Cod. Rossiana 555, fol. 220r). (Foto: Bibliothek.)

446 Vorbereitungen für das *Pessach*-Fest. Sammlung von verschiedenen Texten. Venetien. Um 1470. Maler: Leonardo Bellini. Pergament, Tinte, Gouache, poliertes Gold und Mattgold. 21 × 16 cm. Israel-Museum, Jerusalem (ms. 180/51, fol. 155v). (Foto: David Harris.)

447 Offiziant mit der geschmückten Thorarolle. Sammlung von verschiedenen Texten. Venetien. Um 1470. Maler: Leonardo Bellini. Pergament, Tinte, Gouache, poliertes Gold und Mattgold. 21 × 16 cm. Israel-Museum, Jerusalem (ms. 180/51, fol. 105v). (Foto: David Harris.)

448 Esther-Rolle. Italien. Um 1700. Pergament, Kupferverzierungen. Höhe: 16,5 cm; Breite: 16,5 cm. Kapsel aus geschnitztem Holz. Italien. 18. Jh. Musée nationale du Moyen-Âge, Thermes de Cluny, Sammlung Strauss, Schenkung Rothschild, Paris. (Foto: R. M. N.)

449 Esther-Rolle. Türkei. Um 1873. Pergament, Papier, Tinte, Aquarell. Sammlung W. Gross, Ramat-Aviv. (Foto: Alain Mahuzier.)

450 Schrank-Lade. Holz: bemalt, geschnitzt. Urbino (Italien). Um 1533. 239 × 279 × 86,4 cm. The Jewish Museum, New York. (Foto: Museum.)

451 Lesepult. Italien. 2. Hälfte des 15. Jh. Holz, Schnitzereien, Intarsien. 105 × 85 cm. Musée nationale du Moyen-Âge, Thermes de Cluny, Sammlung Strauss, Schenkung Rothschild, Paris. (Foto: R. M. N.)

452 Kapsel *(Tiq)* für die Thorarolle. Damaskus. 1565. Künstler: „Joseph, Sohn des Abaspoh aus dem Stamm Patar". Kupfer mit eingelegtem Silber. Samaritanische Inschrift. Höhe: 81 cm; Durchmesser: 18 cm. The Jewish Museum, New York. (Foto: Museum.)

453 Kapsel *(Tiq)* für die Thorarolle. Italien. 1807. Holz: mit Stukkaturen verziert, bemalt. Höhe: 90 cm; Durchmesser: 37 cm. Musée nationale du Moyen-Âge, Thermes de Cluny, Sammlung Strauss, Schenkung Rothschild, Paris. (Foto: R. M. N.)

454 Gewürzbüchse für die Schlußzeremonie des Sabbats *(Hawdala).* Spanien. 13. Jh. Kupfer: vergoldet, gegossen, durchbrochen. Höhe: 15 cm; Durchmesser des Fußes: 5,6 cm. Victoria and Albert Museum, London. (Foto: Museum.)

455 Gewürzbüchse für die Schlußzeremonie des Sabbats *(Hawdala).* Deutschland (Frankfurt a. M.?) Um 1550. Ergänzungen: 1651. Silber: gegossen, graviert, vergoldet. 23,6 × 7,5 × 7,3 cm. The Jewish Museum, New York. (Foto: Museum.)

456 Gewürzbüchse für die Schlußzeremonie des Sabbats *(Hawdala).* Donaumonarchie Österreich-Ungarn. Um 1800. Silber, Filigran. Höhe: 16 cm. Sammlung Max Berger, Wien. (Foto: Sammlung.)

457 Gewürzbüchse für die Schlußzeremonie des Sabbats *(Hawdala).* Danzig. Ende des 17. Jh. Silber: gegossen, graviert und stellenweise vergoldet. Höhe: 16 cm; Durchmesser: 5,4 cm. Israel-Museum, Sammlung Stieglitz, Jerusalem. (Foto: Museum.)

458 Gewürzbüchse für die Schlußzeremonie des Sabbats *(Hawdala).* Polen. 19. Jh. Silber: gegossen, getrieben, vergoldet. Höhe: 13,5 cm. Historisches Museum der Schätze der Ukraine, Kiew. (Foto: Mikhail Andreev.)

459 Vorhang *(Parokhet).* Prag. 1590–1592. Stikker: Isaac Perlsticker. Samt, Seiden- und Metallfäden. 230 × 163 cm. Jüdisches Museum, Prag. (Foto: Museum.)

460 Vorhang *(Parokhet).* Deutschland (Höchberg?). 1713. Samt, Gold- und Silberfäden. Hekhal Shlomo, Museum Wolfson, Jerusalem. (Foto: Alain Mahuzier.)

461 Vorhang *(Parokhet).* Italien. 18. Jh. Samt, Gold- und Seidenfäden. 184 × 104 cm. The Jewish Museum, New York. (Foto: Museum.)

462 Vorhang *(Parokhet).* Bayern. 1772–1773. Sticker: Jakob Koppel Gans. Samt, Seiden- und Metallfäden. 213,4 × 163,8 cm. The Jewish Museum, New York. (Foto: Museum.)

463 Lesehand *(Yad).* Galizien. Um 1800. Silber: stellenweise vergoldet. Länge: 21 cm. Musée nationale du Moyen-Âge, Thermes de Cluny, Sammlung Strauss, Schenkung Rothschild, Paris. (Foto: R. M. N.)

464 Lesehände *(Yad).* Polen. 19. Jh. Silber: gegossen, vergoldet. Länge: 14,4 und 13 cm. Historisches Museum der Schätze der Ukraine, Kiew. (Foto: Mikhail Andreev.)

465 *Shofar,* Widderhorn. Hekhal Shlomo, Museum Wolfson, Jerusalem. (Foto: Alain Mahuzier.)

466 Lesehand *(Yad).* Prag. 19. Jh. Holz: geschnitzt, lackiert, bemalt. Länge: 26,5 cm. Jüdisches Museum, Prag. (Foto: Museum.)

467 Lesehände *(Yad).* Polen. 18.–19. Jh. Silber: gegossen, getrieben, stellenweise vergoldet. Länge: 14, 17,5 und 15 cm. Israel-Museum, Sammlung Stieglitz, Jerusalem. (Foto: Museum.)

468 „Granatäpfel" *(Rimmonim),* Verzierungen für die Thorarolle, und *Yad.* Warschau. 18. Jh. Silber: gegossen, getrieben, stellenweise vergoldet. Höhe: 23,3 cm; Durchmesser 10,3 cm. Israel-Museum, Sammlung Stieglitz, Jerusalem. (Foto: Museum.)

469 Schild *(Tass)* für die Thorarolle und Lesehand *(Yad).* Schild: Emden, 1639, mit Ergänzungen aus dem Jahr 1795. Silber: getrieben, graviert, gegossen. 27 × 23 cm. – Lesehand: Emden, um 1790. Silber: vergoldet, mit eingelegten Diamanten. Länge: 29 cm. Sammlung W. Gross, Ramat-Aviv. (Foto: Alain Mahuzier.)

470 Kapsel für die *Mesusa.* Deutschland. 18. Jh. Holz: geschnitzt. Länge: 23,5 cm. Museum für jüdische Kunst und Geschichte, Paris. (Foto: Jacques L'Hoir.)

471–472 Kapseln für die *Mesusa.* Böhmen und Mähren. 19. Jh. Holz: geschnitzt. Längen: 15 und 18 cm. Jüdisches Museum, Prag. (Fotos: Museum.)

473 Kapsel für die *Mesusa.* Moskau. 1835. Silber, Filigran, Halbedelsteine. 16,7 × 8,7 cm. Historisches Museum der Schätze der Ukraine, Kiew. (Foto: Mikhail Andreev.)

474–475 Amulette. Venedig (?). 18. Jh. Silber: gegossen, getrieben, durchbrochen, vergoldet. 13,7 × 9 cm. Israelitische Gemeinde, Triest. (Foto: Eredi Michelotto.)

476–477 Ehevertrag *(Ketubba).* Krems 1392. Pergament, Gouache, Tinte. Österreichische Nationalbibliothek, Wien (cod. hebr. 218). (Foto: Bibliothek.)

478 Eheringe. Italien. 16.–17. Jh. Gold und Email. Musée nationale du Moyen-Âge, Thermes de Cluny, Sammlung Strauss, Schenkung Rothschild, Paris. (Foto: R. M. N.)

479 Ehevertrag *(Ketubba).* Ancona. 1775. Pergament, Gouache, Tinte. Höhe: 72 cm; Breite: 56 cm. Musée nationale du Moyen-Âge, Thermes de Cluny, Sammlung Strauss, Schenkung Rothschild, Paris. (Foto: R. M. N.)

480 Opferstock für Almosen (?). Spanien. 1319. Stein: behauen, bemalt. Höhe: 13,2 cm; Durchmesser: 12,5 cm. Musée nationale du Moyen-Âge, Thermes de Cluny, Paris. (Foto: H. Lewandowski/R. M. N.)

481 Glas der Caritas-Gesellschaft. Böhmen. 1691. Glas: emailliert. Höhe: 24,4 cm; Durchmesser: 13,1 cm. The Jewish Museum, New York. (Foto: Museum.)

482 Glas der Caritas-Gesellschaft. Prag. 1783–1784. Glas: emailliert. Höhe: 19 cm; Durchmesser 14 cm. Jüdisches Museum, Prag. (Foto: Museum.)

483 Krug der Caritas-Gesellschaft. Mikulov, Mähren. 1836. Gebrannter Ton, bemalt und vergoldet. Höhe: 39 cm; Durchmesser: 26 cm. Jüdisches Museum, Prag. (Foto: Museum.)

484 Phiole und Beschneidungsmesser. Prag. 1681. Gold: getrieben, graviert; Silber: gegossen, graviert und durchbrochen. Phiole: Höhe: 12,7 cm. Messer: Länge: 17,5 cm. Israel-Museum, Sammlung Stieglitz, Jerusalem. (Foto: Museum.)

485 Becher der Caritas-Gesellschaft von Óbuda, Ungarn. Hermannstadt (Siebenbürgen). Um 1626. Goldschmied: Georgius Renner (?). Silber: getrieben, geschliffen, graviert, vergoldet. Höhe: 22,6 cm; Durchmesser: 10,9 cm. The Jewish Museum, New York. (Foto: Museum.)

486 Kanne und Becken. Mala Strana, Prag. 1702. Goldschmied: Johann Georg Lux (1664–1724). Silber: getrieben, ziseliert und graviert. Kanne: Höhe: 25,5 cm. Becken: Durchmesser: 46 cm. Aus der Pinchas-Synagoge. Jüdisches Museum, Prag. (Foto: Museum.)

487 Platte für die Beschneidung. Polnisch. Lemberg (Lvov). 1838. Silber: getrieben, graviert. Höhe: 26,2 cm; Breite: 37 cm. Israel-Museum, Sammlung Stieglitz, Jerusalem. (Foto: Museum.)

488 Platte für die Beschneidung. Polen. 19. Jh. Bronze: getrieben, graviert. Hekhal Shlomo, Museum Wolfson, Jerusalem. (Foto: Alain Mahuzier.)

489 Beschneidungsbesteck. Niederlande. 1827. Silber: getrieben, graviert, Filigran, Perlmutter. The Jewish Museum, New York. (Foto: Museum.)

490 Segensplatte und Segensbecher. Polen. 1802 und 1812. Silber: getrieben und graviert. Sammlung W. Gross, Ramat-Aviv. (Foto: Alain Mahuzier.)

491 Schale mit magischen Formeln in aramäischer Sprache. Babylon. 7. Jh. Gebrannter Ton, Tinte. Durchmesser: 17 cm. Sammlung W. Gross, Ramat-Aviv. (Foto: Alain Mahuzier.)

492 Teller für die *Seder*-Feier. Spanien. Um 1450. Keramik, Lüsterdekor. Durchmesser: 45 cm. Israel-Museum, Jerusalem. (Foto: David Harris.)

493 Becher für die *Seder*-Feier. Deutschland. 18. Jh. Elfenbein: geschnitzt. Hekhal Shlomo, Museum Wolfson, Jerusalem. (Foto: Gabrielle Sed-Rajna.)

494 Fayence-Teller für die *Pessah*-Feier. Savona oder Albisola, Italien. Zwischen 1864 und 1900. Israel-Museum, Jerusalem. (Foto: Museum.)

495 *Purim*-Teller. Les Islettes, Frankreich. 18. Jh. Fayence, mehrfarbige Verzierungen. Durchmesser: 22,5 cm. Musée nationale du Moyen-Âge, Thermes de Cluny, Paris. (Foto: R. M. N.)

496 Teller für die *Seder*-Feier. Elsaß. 19.–20. Jh. Fayence, mehrfarbige Verzierungen. Sammlung W. Gross, Ramat-Aviv. (Foto: Alain Mahuzier.)

497 „Granatäpfel" *(Rimmonim)*, Verzierung der Thorarolle. Mantua. 16.–17. Jh. Markierung: SIC. Silber: getrieben, graviert. 61 × 12,5 cm. The Jewish Museum, New York. (Foto: Museum.)

498 „Granatäpfel" *(Rimmonim)*, Verzierung der Thorarolle. Hamburg. 1740 und 1767. Silber: getrieben, durchbrochen, graviert. Höhe: 41 cm. Goldschmied: Hans Hinrich Krumstroh. Museum der jüdischen Geschichte, Amsterdam. (Foto: Museum.)

499 „Granatäpfel" *(Rimmonim)*, Verzierung der Thorarolle. Fès oder Meknès, Marokko. Ende des 19. Jh. Silber, Filigran, Email. Höhe: 26,7 cm; Durchmesser 5,5 cm. Sammlung W. Gross, Ramat-Aviv. (Foto: Alain Mahuzier.)

500 „Granatäpfel" *(Rimmonim)*, Verzierung der Thorarolle. Persien. Ende des 19. Jh. Silber, Türkis. 29,7 cm; Durchmesser 11 cm. Sammlung W. Gross, Ramat-Aviv. (Foto: Alain Mahuzier.)

501 Krone *('Atarah)*, Verzierung der Thorarolle. Berlin. 1780. Silber: getrieben, graviert. Höhe: 17,5 cm. Sammlung Trude Berger, Wien. (Foto: Werner Neumeister.)

502 Krone *('Atarah)*, Verzierung der Thorarolle. Triest. 1856. Goldschmied: Samson Schiff von Mannheim. Silber. Höhe: 21 cm; Durchmesser 19 cm. Israelitische Gemeinde, Triest. (Foto: Eredi Michelotto.)

503 Krone *('Atarah)*, Verzierung der Thorarolle. Triest. 1856. Goldschmied: Samson Schiff von Mannheim. Silber. Höhe: 23,2 cm; Durchmesser 20,5 cm. Israelitische Gemeinde, Triest. (Foto: Eredi Michelotto.)

504 Krone *('Atarah)*, Verzierung der Thorarolle. Ukraine. Ende des 19. Jh. Silber: gegossen, getrieben, graviert und vergoldet. Höhe: 40 cm. Historisches Museum der Schätze der Ukraine, Kiew. (Foto: Mikhail Andreev.)

505 Krone *('Atarah)*, Verzierung der Thorarolle. Constantine, Algerien. 1886. Silber: getrieben, durchbrochen. 56 × 19,6 cm. Hekhal Shlomo, Museum Wolfson, Jerusalem. (Foto: Alain Mahuzier.)

506 Schild *(Tass)*, Verzierung der Thorarolle. Frankfurt a. M. Anfang des 18. Jh. Silber: gegossen, ziseliert, graviert, stellenweise vergoldet. 18 × 24,8 cm. Musée nationale du Moyen-Âge, Thermes de Cluny, Sammlung Strauss, Schenkung Rothschild, Paris. (Foto: R. M. N.)

507 Schild *(Tass)*, Verzierung der Thorarolle. Halle. 1716. Silber: gegossen, getrieben, graviert. 39 × 34 cm. Museum der jüdischen Geschichte, Amsterdam. (Foto: Museum.)

508 Schild *(Tass)*, Verzierung der Thorarolle. Rhodos (?). 1859–1860. Silber, graviert, durchbrochen. Durchmesser: 92,2 cm. The Jewish Museum, New York. (Foto: Museum.)

509 *Chanukka*-Leuchter. Gerona, Spanien. 12.–13. Jh. Stein. Höhe: 8–10 cm; Breite: 27 cm. Sammlung Josep Tarrès i Fontan, Gerona. (Foto: Center for Jewish Art, Jerusalem.)

510 *Chanukka*-Leuchter. Frankreich oder deutschsprachiges Gebiet. 14. Jh. Bronze: Guß, durchbrochen. 15,5 × 19 cm. Victoria and Albert Museum, London. (Foto: Museum.)

511 *Chanukka*-Leuchter. Italien. 16. Jh. Bronze: Guß. 15,4 × 21 cm. Musée nationale du Moyen-Âge, Thermes de Cluny, Sammlung Strauss, Schenkung Rothschild, Paris. (Foto: R. M. N.)

512 *Chanukka*-Leuchter. Italien. 16. Jh. Bronze: Guß. 25 × 27 cm. Musée nationale du Moyen-Âge, Thermes de Cluny, Paris. (Foto: R. M. N.)

513 *Chanukka*-Leuchter. Italien. 17. Jh. Bronze: gegossen. 32,4 × 39,3 cm. The Jewish Museum, New York. (Foto: Museum.)

514 *Chanukka*-Leuchter. Venedig. Um 1650. Bronze. Sammlung Trude Berger, Wien. (Foto: Werner Neumeister.)

515 *Chanukka*-Leuchter. Frankreich. 18. Jh. Silber: gegossen, getrieben, stellenweise geschwärzt, stellenweise vergoldet. 24,3 × 27 × 7 cm. Israel-Museum, Sammlung Stieglitz, Jerusalem. (Foto: Museum.)

516 Kerzenhalter für die Schlußzeremonie des Sabbats *(Hawdala)*. Deutschland (Plön?). 1754. Silber: getrieben, durchbrochen, graviert, gegossen. 34 × 9,7 cm. Israel-Museum, Sammlung Stieglitz, Jerusalem. (Foto: Museum.)

517 *Chanukka*-Leuchter. Horb am Neckar. 18. Jh. Zinn: gegossen, graviert. 27,5 × 22 cm. Israel-Museum, Sammlung Stieglitz, Jerusalem. (Foto: Museum.)

518 *Chanukka*-Leuchter. Wien. 18. Jh. Silber: gegossen, durchbrochen, graviert. 8,8 × 23,3 × 6,9 cm. Israel-Museum, Sammlung Stieglitz, Jerusalem. (Foto: Museum.)

519 *Chanukka*-Leuchter. Ungarisch. Novi-Sad. 19. Jh. Silber: gegossen, graviert. 6,4 × 16,2 cm. Israel-Museum, Sammlung Stieglitz, Jerusalem. (Foto: Museum.)

520 Sabbat-Lampe in Form eines Sterns. Frankfurt a. M. 1680–1720. Goldschmied: Johann Valentin Schüler (1650–1720). Silber: gegossen, getrieben, graviert. Höhe: 56,5 cm. The Jewish Museum, New York. (Foto: Museum.)

521 *Chanukka*-Leuchter. Polen. 1. Hälfte des 18. Jh. Bronze: gegossen. Hekhal Shlomo, Museum Wolfson, Jerusalem. (Foto: Alain Mahuzier.)

522 Sabbat-Lampe. Niederlande. 1783. Silber. 80 × 45 cm. Berlin Museum, Abteilung: Jüdisches Museum, Berlin. (Foto: Hans-Joachim Bartsch.)

523 *Chanukka*-Leuchter. Breslau. 18. Jh. Silber: stellenweise vergoldet. 38 × 37,5 cm. Musée nationale du Moyen-Âge, Thermes de Cluny, Paris.
(Foto: R. M. N.)

524 *Chanukka*-Leuchter. Polen. 18. Jh. Bronze: gegossen. 31,1 × 28,9 cm. Israel-Museum, Sammlung Stieglitz, Jerusalem.
(Foto: Museum.)

525 *Chanukka*-Leuchter. Niederlande. 19. Jh. Kupfer. Hekhal Shlomo, Museum Wolfson, Jerusalem.
(Foto: Alain Mahuzier.)

526 *Chanukka*-Leuchter. Brünn (Brno), Donaumonarchie Österreich-Ungarn. 1807. Silber: gegossen, getrieben, graviert. 28,5 × 20,3 cm. Israel-Museum, Sammlung Stieglitz, Jerusalem.
(Foto: Museum.)

527 Sabbat-Lampe. Marokko. Um 1900. Bronze: gegossen, durchbrochen. 64 × 16,5 cm. Sammlung W. Gross, Ramat-Aviv.
(Foto: Alain Mahuzier.)

528 Sabbat-Lampe. Persien. 19. Jh. Stein. Hekhal Shlomo, Museum Wolfson, Jerusalem.
(Foto: Alain Mahuzier.)

529 *Chanukka*-Leuchter. Polen. 1. Hälfte des 19. Jh. Silber, Kupfer: gegossen, getrieben, Filigran. 29,5 × 34,2 cm. Historisches Museum der Schätze der Ukraine, Kiew.
(Foto: Mikhail Andreev.)

530 *Chanukka*-Leuchter. Frankfurt a. M. (?). 1. Hälfte des 18. Jh. Silber: getrieben, ziseliert, stellenweise gegossen. 57 × 34 cm. Musée nationale du Moyen-Âge, Thermes de Cluny, Sammlung Strauss, Schenkung Rothschild, Paris.
(Foto: R. M. N.)

531 Schild *(Tass)*, Verzierung für die Thorarolle. Venedig (?). 1593. Silber: gegossen, ziseliert. 20 × 15 cm. Israelitische Gemeinde, Triest.
(Foto: Eredi Michelotto.)

532 Schild *(Tass)*, Verzierung für die Thorarolle. Triest. 1852. Goldschmied: Samson Schiff von Mannheim. Silber. 13 × 12,8 cm. Israelitische Gemeinde, Triest.
(Foto: Eredi Michelotto.)

533 Schild *(Tass)*, Verzierung für die Thorarolle. Triest. 1824. Silber: gegossen, ziseliert, stellenweise vergoldet. 24,5 × 25 cm. Israelitische Gemeinde, Triest.
(Foto: Eredi Michelotto.)

534 Schild *(Tass)*, Verzierung für die Thorarolle. Wien. 18. Jh. Silber: gegossen, getrieben, vergoldet. 14,4 × 10,6 cm. Historisches Museum der Schätze der Ukraine, Kiew.
(Foto: Mikhail Andreev.)

535 Krone *(ʿAtarah)*, Verzierung für die Thorarolle. Polen. 18. Jh. Silber: gegossen, getrieben, graviert, vergoldet. Höhe: 23,4 cm; Durchmesser: 16,5 cm. Historisches Museum der Schätze der Ukraine, Kiew.
(Foto: Mikhail Andreev.)

536 „Granatäpfel" *(Rimmonim)*, Verzierung für die Thorarolle. Venezianische Goldschmiedekunst. Anfang des 18. Jh. Markierung: die Initialen BP. Silber: gegossen, ziseliert, graviert, stellenweise vergoldet. 45 × 10 cm; Durchmesser des Fußes: 7,1 cm. Israelitische Gemeinde, Triest.
(Foto: Eredi Michelotto.)

537 „Granatäpfel" *(Rimmonim)*, Verzierung für die Thorarolle. Genua. 2. Hälfte des 18. Jh. Silber: gegossen, ziseliert, graviert. Höhe: 50 cm; Durchmesser: 11,5 cm. Sammlung W. Gross, Ramat-Aviv.
(Foto: Alain Mahuzier.)

538 „Granatäpfel" *(Rimmonim)*, Verzierung für die Thorarolle. Frankreich. 1881. Silber: gegossen, getrieben, stellenweise vergoldet. Hekhal Shlomo, Museum Wolfson, Jerusalem.
(Foto: Alain Mahuzier.)

539 „Granatäpfel" *(Rimmonim)*, Verzierung für die Thorarolle. Odessa, Ukraine. 1873. Silber: gegossen, ziseliert, vergoldet. Höhe: 35 cm; Durchmesser: 5,5 cm. Historisches Museum der Schätze der Ukraine, Kiew.
(Foto: Mikhail Andreev.)

540 Vorhang *(Parokhet)*. Triest. 1826. Samt, Gold- und Seidenfäden. 220 × 185 cm. Israelitische Gemeinde, Triest.
(Foto: Eredi Michelotto.)

541 Gewürzbüchse für die Schlußzeremonie des Sabbats *(Hawdala)*. Österreich. 18. Jh. Silber: Filigran, eingelegte Steine und Emailtäfelchen. Höhe: 30 cm. Musée nationale du Moyen-Âge, Thermes de Cluny, Sammlung Strauss, Schenkung Rothschild, Paris.
(Foto: R. M. N.)

542 Gewürzbüchse für die Schlußzeremonie des Sabbats *(Hawdala)*. St. Petersburg. 1844. Silber: gegossen, getrieben, ziseliert, vergoldet. Höhe: 18,2 cm. Historisches Museum der Schätze der Ukraine, Kiew.
(Foto: Mikhail Andreev.)

543 Gewürzbüchsen für die Schlußzeremonie des Sabbats *(Hawdala)*. Donaumonarchie Österreich-Ungarn. 19. Jh. Silber: Filigran, stellenweise vergoldet, eingelegte Steine. Höhe: links: 9 cm; Mitte: 26 cm; rechts: 15,7 cm. Jüdisches historisches Museum, Wien.
(Foto: Werner Neumeister.)

544 Kapsel für die Esther-Rolle. Triest. 1861. Silber: gegossen, ziseliert. Höhe: 69,8 cm. Israelitische Gemeinde, Triest.
(Foto: Eredi Michelotto.)

545 Ehevertrag *(Ketubba)*. Rom. 1627. Pergament, Gouache, Mattgold, Tinte. 88,4 × 62,5 cm. Israel-Museum, Jerusalem.
(Foto: Museum.)

546 Ehevertrag *(Ketubba)*. Sanʿa, Jemen. 1794. Pergament, Gouache, Tinte. 42 × 26 cm. Israel-Museum, Jerusalem.
(Foto: Museum.)

547 Ehevertrag *(Ketubba)*. Kaschan, Iran. 1856. Pergament, Gouache, Tinte. 81,5 × 50 cm. Israel-Museum, Jerusalem.
(Foto: David Harris.)

548 Jerusalem. Hüttenwand für das Hüttenfest *(Sukka)*. Süddeutschland oder Österreich. Ende des 19. Jh. Nadelbaumholz, Ölfarben. Höhe: 203 cm; Breite jeder Wand: 285 cm. Museum der jüdischen Kunst und Geschichte, Paris.
(Foto: Gérard Dufrène.)

549 Jerusalem und die heiligen Stätten. Hüttenwände für das Hüttenfest *(Sukka)*. Fischach, Deutschland. Nach 1836. Holz, Ölfarben. 200 × 290 cm. Israel-Museum, Jerusalem.
(Foto: David Harris.)

550 Moritz Oppenheim: *Lavater und Lessing besuchen Moses Mendelsohn*. 1856. Öl auf Leinwand. 83 × 71 cm. Judah L. Magnes Memorial Museum, Berkeley.
(Foto: Museum.)

551 Maurycy Gottlieb: *Shylock und Jessica*. 1876. Öl auf Leinwand. Verlorenes Werk.
(Fotorechte vorbehalten.)

552 Maurycy Gottlieb: *Uriel Acosta und Judith van Straaten*. 1877. Öl auf Leinwand. Privatsammlung.
(Fotorechte vorbehalten.)

553 Jozef Israels: *Die Wegfahrt*. Öl auf Leinwand. Rijksbureau voor Kunsthistorische, Amsterdam.
(Foto: Museum.)

554 Moses Maimon: *Nach dem Pogrom*. 1907. Öl auf Leinwand. 100 × 140 cm. Museum of Art, Tel-Aviv.
(Foto: Museum.)

555 Ephraim Moses Lilien: *Der jüdische Mai*. Aus: *Die Lieder des Ghetto* von Morris Rosenfeld. Berlin 1902.
(Fotorechte vorbehalten.)

556 Ephraim Moses Lilien: *Abraham*. Aus: *Die Bücher der Bibel*, Berlin. 1908.
(Fotorechte vorbehalten.)

557 Marc Chagall: *Der tote Mann*. 1908. Öl auf flächserner Leinwand. 68,2 × 86 cm. Nationalmuseum der modernen Kunst, Centre Georges Pompidou, Paris. © A. D. A. G. P.
(Foto: Philippe Migeat/Centre Georges Pompidou.)

558 Marc Chagall: Studie für die *Einführung ins jüdische Theater*. 1919/1920. Bleistift, Tinte, Gouache, Aquarell auf Papier, dem grünes Papier unterlegt ist. 17,3 × 49 cm. Nationalmuseum der modernen Kunst, Centre Georges Pompidou © A. D. A. G. P.
(Foto: Philippe Migeat/Centre Georges Pompidou.)

559 El Lissitzky: *Had Gadya (Das einzige Zicklein)*. Erste Seite. 1918–1919. Gouache, Bleistift und Tinte auf Papier. 28 × 23 cm. Museum of Art, Tel-Aviv(Geschenk: Mr. J. Pellah, Tel-Aviv – British Friends of the Art Museums of Israel, London.)
© A. D. A. G. P.
(Foto: Museum.)

560 El Lissitzky: Studie für eine seiner Kompositionen *(Prouns)*. 1920. Bleimine und Gouache. 9 × 22,6 cm. Nationalmuseum der modernen Kunst, Centre Georges Pompidou © A. D. A. G. P.
(Foto: Museum.)

561 Reuven Rubin: *Die ersten Früchte* (oder: *Die ersten Siedler*). 1923. Öl auf Leinwand. 188 × 406 cm. Rubin-Museum, Tel-Aviv.
(Foto: Museum.)

562 Anna Ticho: *Jerusalem.* 1934. Bleistift. 36,5 × 30 cm. Ticho-Haus, Jerusalem.
(Foto: Israel-Museum, Jerusalem.)

563 Reuven Rubin: *Die Tänzer von Meron.* 1926. Öl auf Leinwand. 160 × 128 cm. Rubin Museum, Tel-Aviv.
(Foto: Museum.)

564 Jacob Steinhardt: *Haggada.* Ausschnitt. 1922. Holzschnitt. Museum der jüdischen Kunst und Geschichte, Paris.
(Foto: Mario Goldman.)

565 Jacob Steinhardt: *Der Prophet.* 1913. Öl auf Leinwand. 230 × 180 cm. Jüdische Gemeinde, Berlin.
(Foto: Fotostudio Bartsch.)

566 Jacob Steinhardt: *Am Vorabend des Sabbat.* 1919. Holzschnitt. 25,3 × 27,5/30 cm. Aus: Gurlitt: *Jüdische Motive.*
(Fotorechte vorbehalten.)

567 Jacob Steinhardt: *Straße in Jerusalem.* Um 1934. Öl auf Leinwand. Privatsammlung.
(Foto: Ziva Amishai-Maisels.)

568 Jacques Lipchitz: *Demontierbare Person.* 1915. Bronze. 69 × 176 cm. Sammlung Mr. und Mrs. Rolbert Bollt, New York.
(Foto: Marlborough Gallery, New York.)

569 Jacques Lipchitz: *David und Goliath.* 1933. Bronze. 88 × 225 cm. Marlborough Gallery, New York.
(Foto: Galerie.)

570 Man Ray: *Das Geheimnis des Isidore Ducasse.* 1920. Foto einer Assemblage. Privatsammlung. © A. D. A. G. P.
(Foto: Serge Domingie-Marco Rabatti.)

571 Yitzhak Danziger: *Nimrod.* 1939. Stein. 33 × 100 cm. Israel-Museum, Jerusalem.
(Foto: Museum.)

572 Raphael Soyer: *Die Tanzstunde.* 1926. Öl auf Leinwand. 60,9 × 50 cm. Sammlung: Renée und Chaim Gross.
(Fotorechte vorbehalten.)

573 Jules Pascin: *Der Fakir.* 1929. Tinte und Aquarell. 48 × 62,5 cm. Nationalmuseum der modernen Kunst, Centre Georges Pompidou © A. D. A. G. P.
(Foto: Museum.)

574 Marc Chagall: *Die weiße Kreuzigung.* 1938. Öl auf Leinwand. 155 × 140 cm. The Art Institute, Fond: Alfred S. Alschuler, Chicago. © A. D. A. G. P.
(Foto: Museum.)

575 Jacques Lipchitz: *Mutter und Kind.* 1941–1942. Bronze. Israel-Museum, Jerusalem.
(Foto: David Harris/Israel-Museum.)

576 Ben Shahn: *Selbstporträt, als ich jung war.* 1943. Temperafarben auf Karton. 50,8 × 70,8 cm. The Museum of Modern Art, New York. © A. D. A. G. P.
(Foto: Museum.)

577 Ben Shahn: *Widderhorn und Menorah.* 1958. Mosaik im Vorraum des Versammlungshauses Ohabai Sholom, Nashville (Tennessee, USA). 420 × 228 cm. *In situ.* © A. D. A. G. P.
(Foto: Bill Preston.)

578 Roy Lichtenstein: *Ohne Hoffnung.* 1963. Acryl auf Leinwand. 112 × 112 cm. Öffentliche Kunstsammlung, Kunstmuseum, Sammlung Ludwig, Basel. © A. D. A. G. P.
(Foto: Martin Bühler.)

579 George Segal: *Die Opferung Isaaks.* 1973. Gipsabguß. 190 × 265 × 320 cm. Museum of Art, Tel-Aviv.
(Foto: Museum.)

580 Naum Gabo: *Lineare Konstruktion.* 1955. Aluminium und Chromstahl. Höhe: 211,5 cm. Nationalmuseum der modernen Kunst, Centre Georges Pompidou, Paris.
(Foto: Philippe Migeat.)

581 Igael Tumarkin: *Taubenschlag, Shiloh.* 1978. Erde, bemalter Stahl, Ast. Höhe: 7 m. Zerstörtes Werk.
(Foto: Igael Tumarkin.)

582 Yaacov Agam: *Die hundert Tore.* 1972. Chromstahl. Residenz des israelischen Staatspräsidenten, Jerusalem. © SPADEM.
(Foto: Yaacov Agam.)

583 Menashe Kadishman: *Die Opferung Isaaks.* 1982–1985. Stahl. Widder: 3,5 × 7 × 8 m; Frauen: 2,5 × 5 × 8 m; Isaak: 2,4 × 2,2 m. Museum of Art, Geschenk von Rachel und Dov Gotesman, Tel-Aviv.
(Foto: Museum.)

584 Igael Tumarkin: *Verwandlung einer Folterkammer.* 1960. Polyester und Alteisen auf Holz. 120 × 100 cm. Ausgestellt im Jewish Museum, New York.
(Foto: L. Zafir.)

585 Samuel Bak: *Projekt für ein Denkmal.* 1977. Öl auf Leinwand.
(Fotorechte vorbehalten.)

586 Igael Tumarkin: *Macht Arbeit frei?* 1989–1991. Bronze. 2,6 × 4,2 × 11 m.
(Foto: Igael Tumarkin.)

587 Jon Borofsky: *Hitlers Traum.* 1984. Israel-Museum, Jerusalem.
(Foto: Museum.)

588 Yocheved Weinfeld: *Im Konzentrationslager.* 1979. Öl, Fotos und verschiedene Materialien. 280 cm. Israel-Museum, Jerusalem.
(Foto: Museum.)

589 Friedensreich Hundertwasser: *Jüdisches Haus in Österreich.* 1961–1962. Öl, Ei, Kreide auf Papier. 92 × 73 cm. Sammlung Joram Harel Management, Wien.
(Foto: Sammlung.)

590 R. B. Kitaj: *Cecil Court, Lodon WC2 (Die Flüchtlinge).* 1983–1984. Öl auf Leinwand. 183 × 183 cm. The Tate Gallery, London.
(Foto: Galerie.)

591 Erich Brauer: *Blicke zurück.* 1965. Öl auf Leinwand. 130 × 160 cm.
(Foto: Erich Brauer.)

592 Camille Pissaro: *Rauhreif.* 1873. Öl auf Leinwand. 65 × 93 cm. Musée d'Orsay, Paris.
(Foto: R. M. N.)

593 Samuel Hirszenberg: *Jüdischer Friedhof.* 1890. Öl auf Leinwand. 200 × 297 cm. Museum der jüdischen Kunst und Geschichte, Paris.
(Foto: Jacques L'Hoir.)

594 Sonia Terk-Delaunay: *Die Prosa der transsibirischen Eisenbahn und der kleinen Jehanne von Frankreich.* 1913. Ausschnitt. Öl auf Leinwand. Vollständige Größe: 193,5 × 18,5 cm. Nationalmuseum der modernen Kunst, Centre Georges Pompidou, Paris.
(Foto: Museum.)

595 Jacques Lipchitz: *Pierrot bricht aus.* 1927. Bronze. 49 × 31 × 16 cm. Kunsthaus, Zürich.
(Foto: Marlborough Gallery, New York.)

596 Marc Chagall: *Gad* und *Ascher.* Synagogenfenster des Krankenhauses Hadassah Ein Karem. 1961. Größe jedes Fensters: 338 × 251 cm. *In situ*, Jerusalem.
(Foto: David Harris.)

597 Larry Rivers: *Bild eines Barmizwa-Fotos.* 1961. Öl auf Leinwand. 72 × 60 cm. © A. D. A. G. P.
(Foto: Larry Rivers Studio.)

598–601 Yaacov Agam: *Transparente Rhythmen II.* 1968–1969. Öl auf Aluminium. 276,7 × 401,4 cm. Hirshhorn Museum und Sculpture Garden, Washington. Geschenk von Joseph Hirshhorn.
(Fotos: Lee Stalsworth und Yaacov Agam.)

602 Michael Gross: *Dach und Fenster.* 1966–1967. Öl auf Leinwand. 194,5 × 196 cm. Israel-Museum, Jerusalem.
(Foto: Museum.)

603 Avigdor Arikha: *Mauerrisse.* 1989. Öl auf Leinwand. 81 × 65 cm. Marlborough Fine Arts Gallery, London.
(Foto: Galerie.)

604 Michael Druks: *Schnittmuster Israel.* 1971. Zeichnung auf einem Schnittmuster aus einer Modezeitschrift.
(Foto: Michael Druks.)

DIE WICHTIGSTEN SYNAGOGEN

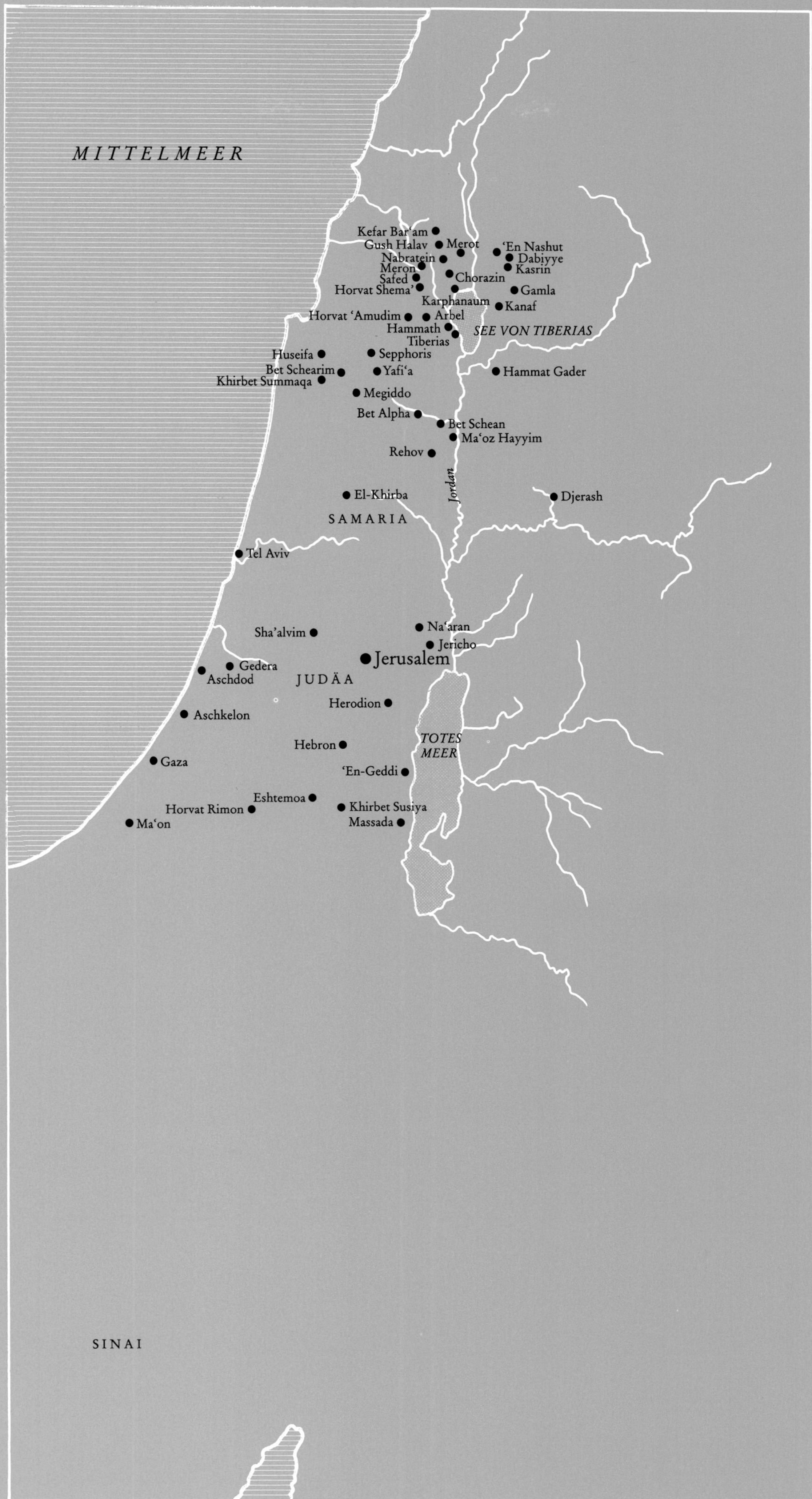
MITTELMEER
Kefar Bar'am
Gush Halav
Merot
'En Nashut
Dabiyye
Nabratein
Meron
Kasrin
Safed
Chorazin
Horvat Shema'
Gamla
Karphanaum
Kanaf
Horvat 'Amudim
Arbel
Hammath
SEE VON TIBERIAS
Tiberias
Huseifa
Sepphoris
Bet Schearim
Yafi'a
Hammat Gader
Khirbet Summaqa
Megiddo
Bet Alpha
Bet Schean
Ma'oz Hayyim
Rehov
Jordan
El-Khirba
Djerash
SAMARIA
Tel Aviv
Na'aran
Sha'alvim
Jericho
Jerusalem
Gedera
Aschdod
JUDÄA
Herodion
Aschkelon
TOTES MEER
Hebron
Gaza
'En-Geddi
Eshtemoa
Horvat Rimon
Khirbet Susiya
Ma'on
Massada
SINAI

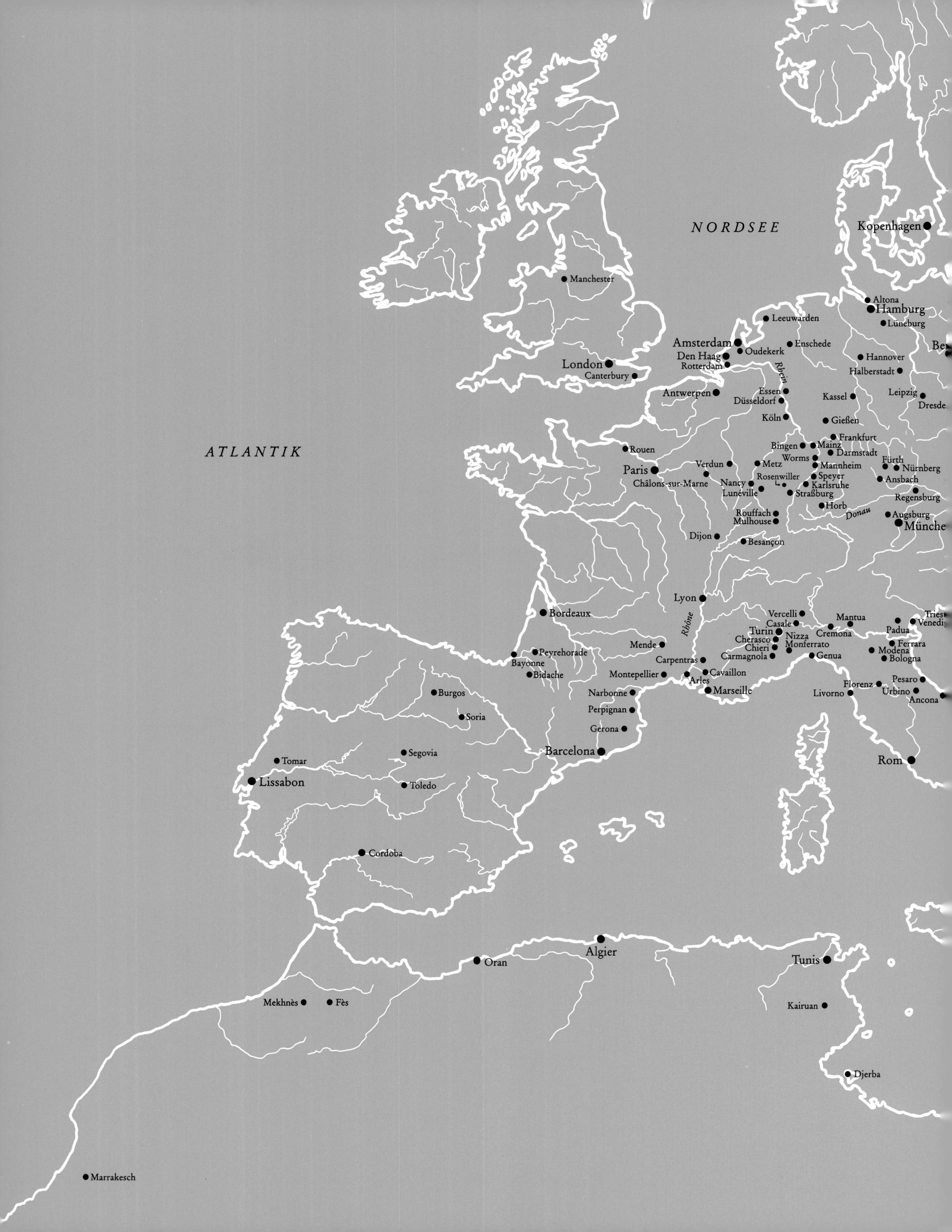
NORDSEE
ATLANTIK
Kopenhagen
Manchester
London
Canterbury
Altona
Hamburg
Lüneburg
Leeuwarden
Amsterdam
Oudekerk
Enschede
Den Haag
Rotterdam
Hannover
Halberstadt
Rhein
Antwerpen
Essen
Düsseldorf
Kassel
Leipzig
Dresde
Köln
Gießen
Frankfurt
Rouen
Bingen
Mainz
Darmstadt
Worms
Paris
Verdun
Metz
Mannheim
Fürth
Nürnberg
Châlons-sur-Marne
Rosenwiller
Speyer
Nancy
Karlsruhe
Ansbach
Lunéville
Straßburg
Regensburg
Horb
Donau
Rouffach
Mulhouse
Augsburg
Münche
Dijon
Besançon
Lyon
Rhône
Bordeaux
Vercelli
Casale
Mantua
Tries
Venedi
Turin
Nizza
Cremona
Padua
Cherasco
Chieri
Monferrato
Ferrara
Mende
Peyrehorade
Modena
Bayonne
Carpentras
Carmagnola
Genua
Bologna
Bidache
Montepellier
Arles
Cavaillon
Marseille
Pesaro
Florenz
Urbino
Burgos
Narbonne
Livorno
Ancona
Soria
Perpignan
Gerona
Barcelona
Segovia
Tomar
Rom
Lissabon
Toledo
Cordoba
Algier
Oran
Tunis
Mekhnès
Fès
Kairuan
Djerba
Marrakesch

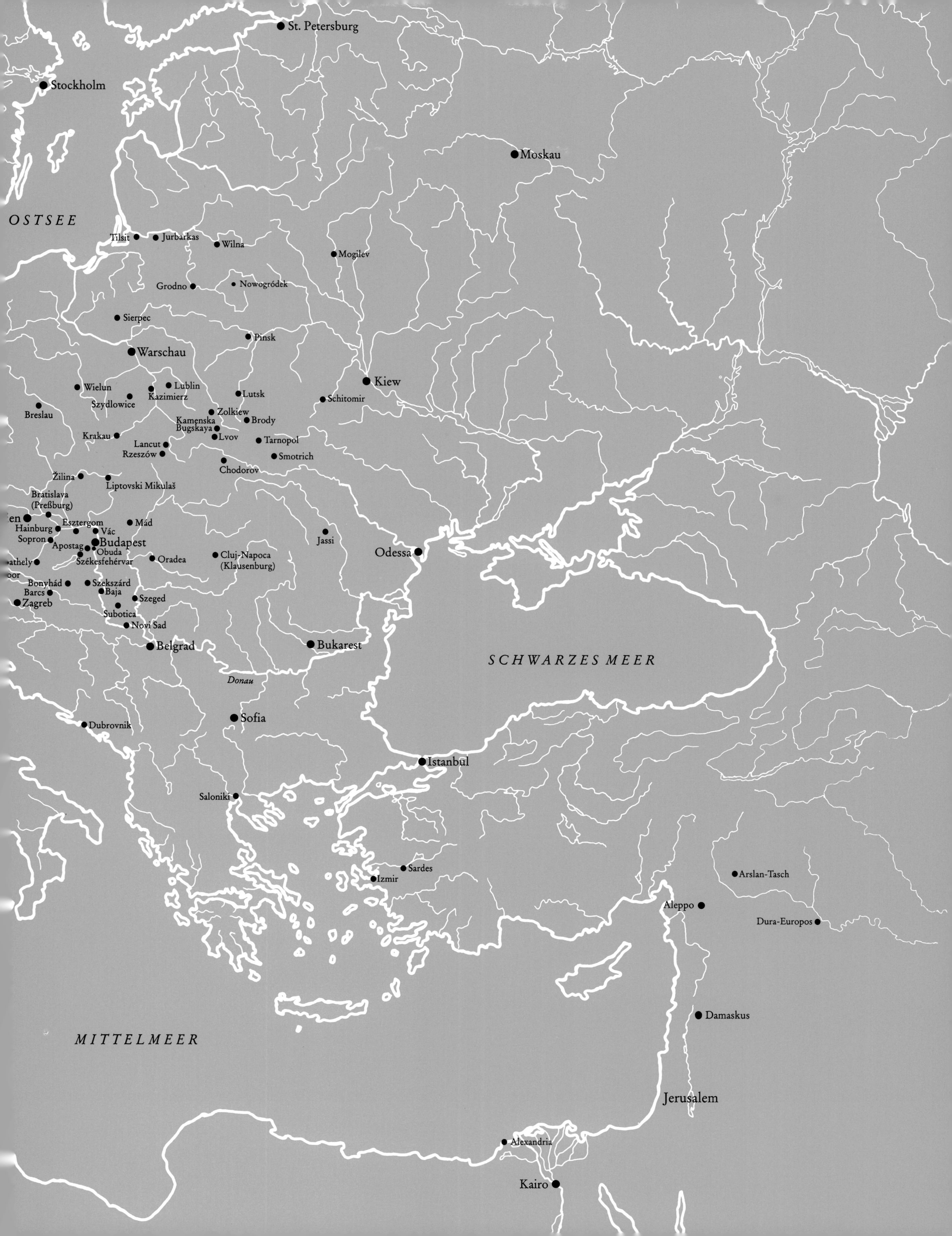
St. Petersburg
Stockholm
Moskau
OSTSEE
Tilsit
Jurbarkas
Wilna
Mogilev
Grodno
Nowogródek
Sierpec
Pinsk
Warschau
Kiew
Wielun
Lublin
Kazimierz
Szydlowice
Lutsk
Schitomir
Breslau
Zolkiew
Kamenska
Bugskaya
Brody
Krakau
Lvov
Tarnopol
Lancut
Rzeszów
Smotrich
Chodorov
Žilina
Liptovski Mikulaš
Bratislava
(Preßburg)
en
Esztergom
Mád
Hainburg
Vác
Sopron
Budapest
Apostag
Obuda
Jassi
Odessa
athely
Székesfehérvar
Oradea
Cluj-Napoca
(Klausenburg)
oor
Bonyhád
Szekszárd
Barcs
Baja
Zagreb
Szeged
Subotica
Novi Sad
Belgrad
Bukarest
SCHWARZES MEER
Donau
Dubrovnik
Sofia
Istanbul
Saloniki
Sardes
Izmir
Arslan-Tasch
Aleppo
Dura-Europos
Damaskus
MITTELMEER
Jerusalem
Alexandria
Kairo

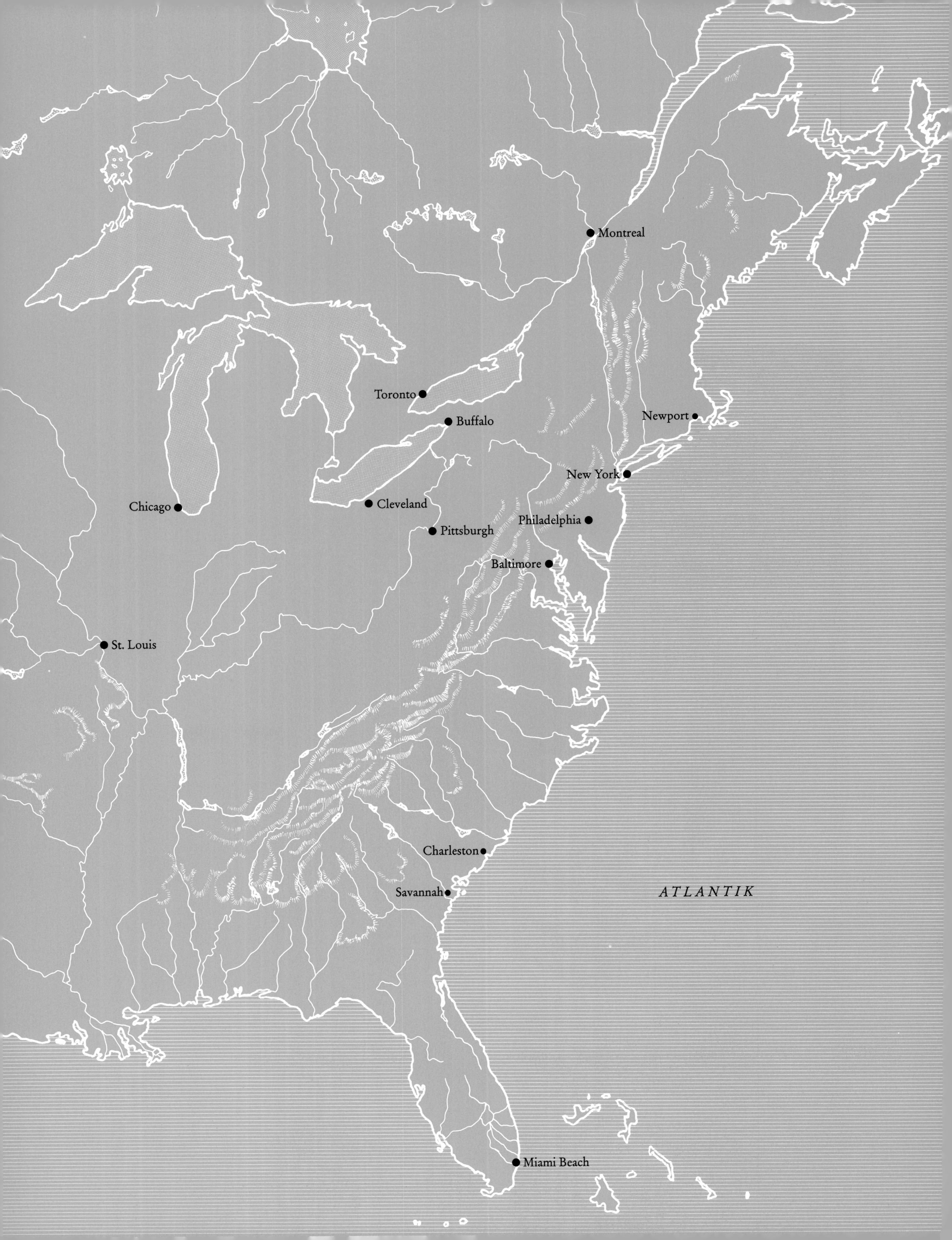
Montreal
Toronto
Buffalo
Newport
New York
Chicago
Cleveland
Philadelphia
Pittsburgh
Baltimore
St. Louis
Charleston
Savannah
ATLANTIK
Miami Beach

INHALT

SYNAGOGEN DES ALTERTUMS

GAMLA

In der Stadt Gamla erhob sich in der Nähe der Befestigungen auf einem extrem steilen Hügelzug ein weitläufiges öffentliches Gebäude. Es konnte als Synagoge identifiziert werden. Das Gebäude stammt sicher aus der Zeit des Zweiten Tempels; vermutlich ist es in der ersten Hälfte des 1. Jh. n. Chr. errichtet worden. Es handelt sich also um die älteste Synagoge, die bisher ausgegraben werden konnte. Sie wurde – wie die ganze Stadt – im Jahr 67 zerstört, als die Römer den jüdischen Aufstand niederschlugen.

Der Bau (17,0 × 25,5 m) bestand aus Basalt. Er war nach Südwesten ausgerichtet. Sollten die Erbauer zu Beginn auch die Absicht gehabt haben, die Fassade und den Haupteingang nach Jerusalem auszurichten, so wählten sie doch die bei den topographischen Gegebenheiten einzig mögliche Lösung. Ein kleiner Vorraum, der von drei Seiten betreten werden konnte, führt zum Gebetsraum. An allen vier Wänden ziehen sich drei bis fünf Sitzbänke entlang; hinter den Sitzreihen ist Raum für den Durchgang. Der rechteckige, auf die Mitte ausgerichtete Raum war von vier Säulengängen umschlossen. In den Ecken befanden sich „Säulen in Herzform". Diese Anordnung macht deutlich, daß der Kultraum das eigentliche Zentrum bildete. Der Boden des Raums hatte keinen Belag. Das kleine Gebäude südlich der Synagoge, auf der gegenüberliegenden Seite eines kleines Platzes, war das rituelle Bad.

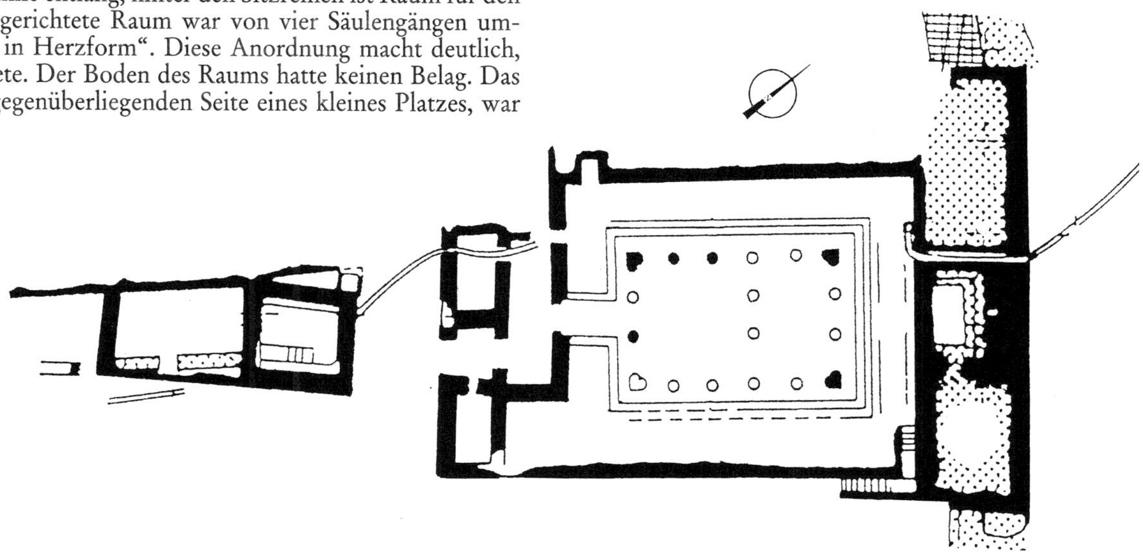

605 Gamla. Gesamtansicht. (Nach S. Gutmann.)

MASSADA

Ein mit der Befestigungsmauer (in der es auch unterirdische Räume gab) verbundenes Gebäude ist als Synagoge identifiziert worden. Ihre Besonderheiten gehen auf die Zeloten zurück, die bei ihrer Revolte gegen die Römer (bis 73 n. Chr.) auf diesem Felsen Zuflucht und Schutz suchten. Mehrere Ausgrabungen in den Fundamenten dieses Gebäudes und seiner Umgebung brachten hinsichtlich der Zeit der ersten Benutzung, die mit der Zeit des Herodes zusammenfällt (1. Jh. v. Chr.), die folgenden Ergebnisse:

Phase 1: Ein rechteckiges Gebäude (Innenmaße ca. 10,5 × 12,5 m), das nach Südwesten offensteht; der Eingang führt in einen Vorraum und von dort in den Gebetsraum. In diesem Raum waren fünf Pfeiler errichtet worden, die den Raum teilten und das Dach stützten. Das Gebäude diente bereits als Synagoge, und die Lage des Eingangs beweist, daß dieser Ort gewählt wurde, um den Bau nach Jerusalem ausrichten zu können.

Phase 2: Die Mauern im Innern und die Pfeiler sind abgetragen. In einer inneren Ecke des Raums ist ein kleines Zimmer eingerichtet, in dem die Thorarollen aufbewahrt werden. Auch jetzt wird der Raum gegliedet, und zwar durch zwei Reihen von Säulen. Den Wänden entlang laufen vier Reihen von steinernen, mit Lehm überzogenen Sitzbänken. Festzuhalten ist noch, daß an diesem Ort mehrere Fragmente von Thorarollen entdeckt worden sind, und zwar aus dem Deuteronomium und aus dem Buch des Propheten Ezechiel. *Vgl. Abb. 31–33.*

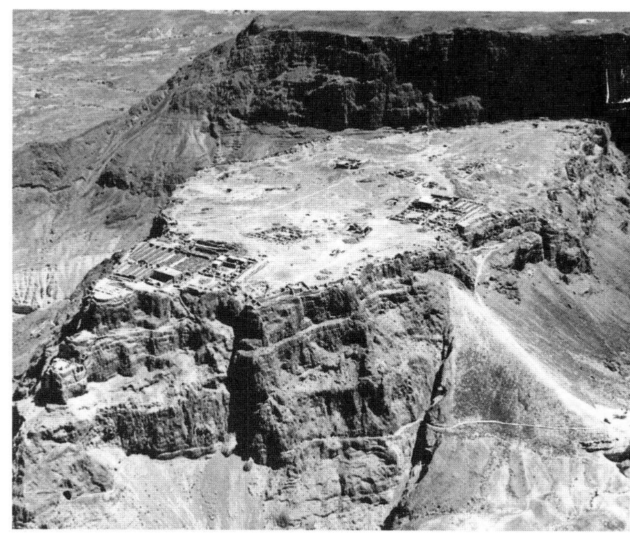

606 Massada. Luftaufnahme.

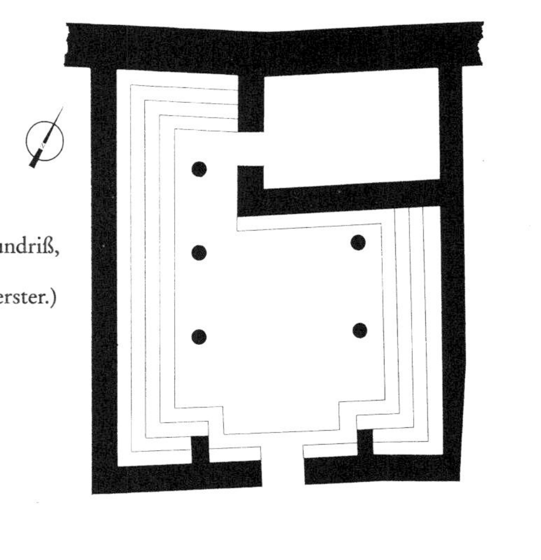

607 Massada. Grundriß, Phase 2. (Nach G. Foerster.)

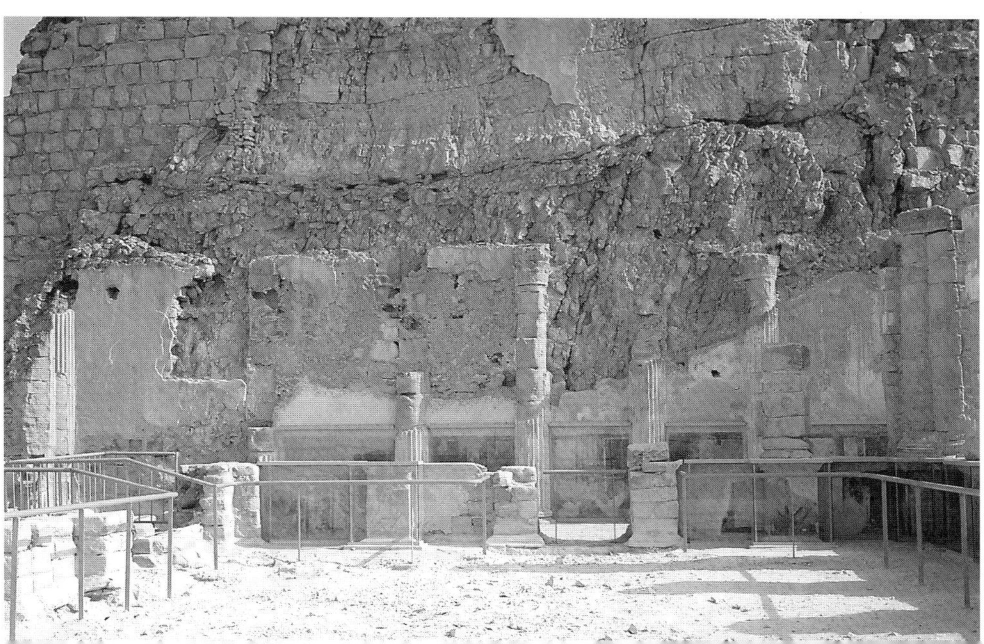

608 Massada. Saal.

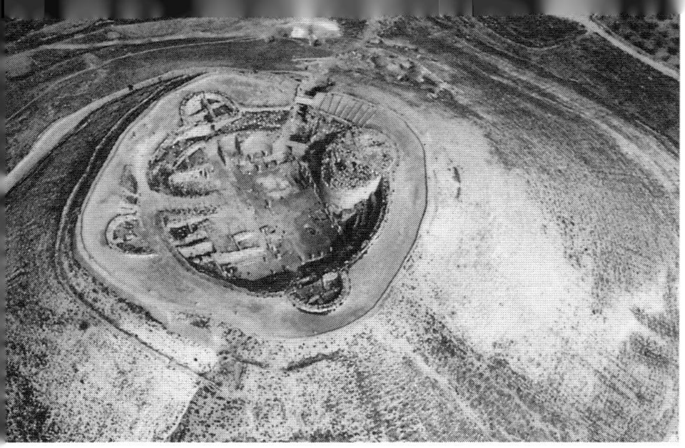

609 Herodion. Luftaufnahme.

HERODION

Herodes (37–4 v. Chr.) hatte diesen Rundpalast bauen lassen oben auf einem Hügel, der die Wüste Judäas dominierte. Im Zuge der ersten Revolte gegen Rom (66–70 n. Chr.) besetzten die Zeloten diesen Palast. Das geräumige *Triclinium* des Herodes wurde in eine Synagoge umgestaltet. Zu diesem Zweck wurden die Öffnungen mit Ausnahme des Haupteingangs zugemauert und Sitzbänke entlang der drei Mauern angebracht; dazu wurden alte Quadersteine wiederverwendet. Es ist ungewiß, ob die vier ursprünglichen Säulen und der Fußboden in der Art des *Opus sectile* zu diesem Zeitpunkt noch in Gebrauch waren. An die Ostmauer des Saales schlossen sich Bäder an, die auch eine *Mikwe* enthielten. Die Ausrichtung dieser Synagoge ist nicht von Bedeutung, da sie in einem schon bestehenden Raum eingerichtet wurde.

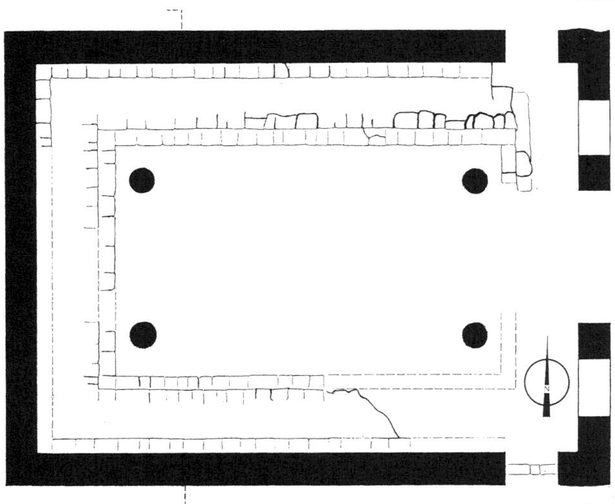

610 Herodion. Grundriß der Synagoge. (Nach G. Foerster.)

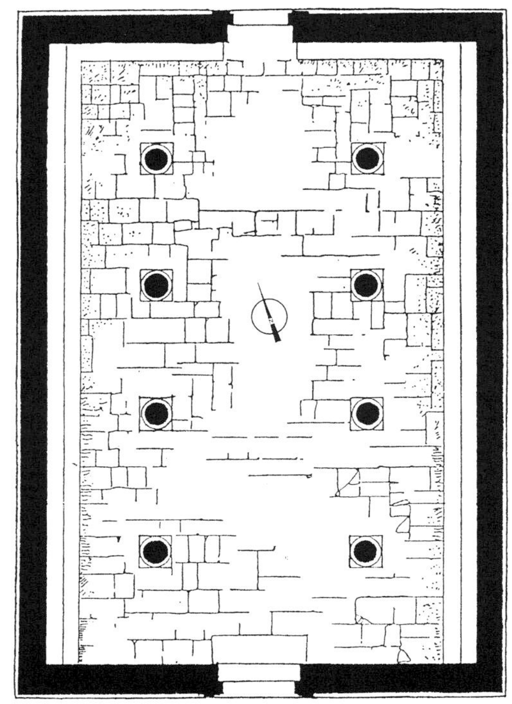

611 Nabratein. Grundriß. (Nach H. Kohl und C. Watzinger.)

NABRATEIN

Neuere Ausgrabungen in einer schon lange bekannten Synagoge haben ergeben, daß an diesem Ort eine ganze Reihe von Synagogen errichtet worden war – die eine über der anderen.

Die älteste, die im 2. Jh. oder zu Beginn des 3. Jh. gebaut und benutzt wurde, bestand aus einem kleineren Raum (11,2 × 9,3 m) und hatte vermutlich keine Säulen. Die Fassade, mit einem einzigen Eingang, war bereits Richtung Süden, nach Jerusalem, ausgerichtet.

Das Gebäude wurde vergrößert und maß nun 11,2 × 13,9 m. Die Fassade wurde allem Anschein nach mit einem Säulengang ausgestattet. Gleich neben dem Eingang befanden sich ein Sockel, der die Bundeslade trug (er war fest mit der Südmauer verbunden), und ein Sturz in der Form eines Dreiecksgiebels. Dieser war aus Kalkstein gehauen. Bei den Ausgrabungen lag er an einer anderen Stelle, wo er erneut verwendet worden war. Dieser Bau wurde durch das Erdbeben des Jahres 306 zerstört. Er wurde wieder aufgebaut und kurz vor dem nächsten Erdbeben im Jahr 363 aufgegeben. Die letzte Bauphase war die wichtigste. Die Synagoge erreichte eine Größe von 11,6 × 16,9 m. Die Ausrichtung blieb die gleiche. Der Gebetssaal mit dem Grundriß einer Basilika wurde durch zwei Säulenreihen unterteilt in ein Haupt- und zwei Seitenschiffe. Den Wänden entlang wurden Bänke angefügt. Aus diesem Bau stammen der große, mit einer *Menorah* verzierte Sturz und die Inschrift mit der Datierung auf das Jahr 564. Diese Synagoge war bis zu Beginn des 8. Jh. in Gebrauch.

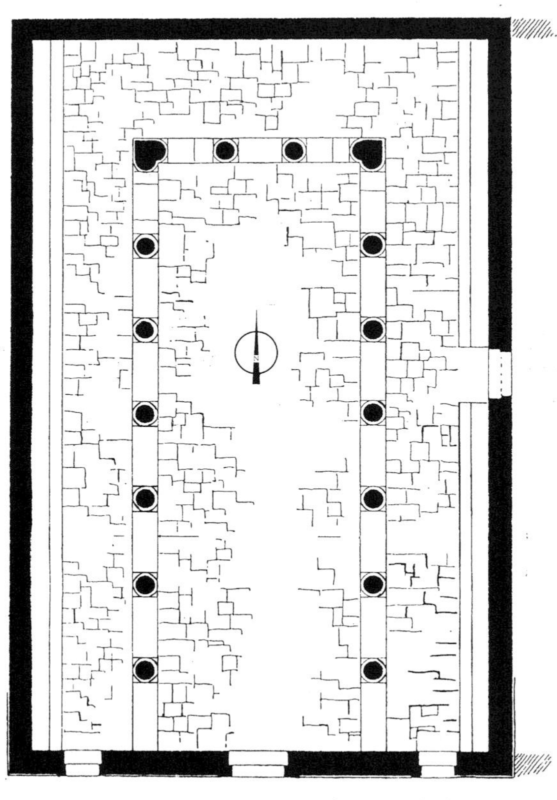

612 Horvat 'Amudim. Grundriß. (Nach H. Kohl und C. Watzinger.)

HORVAT 'AMUDIM

Es handelt sich um die Überreste einer Synagoge, deren eine Ecksäule seit dem Altertum stehen geblieben ist. Dieses Faktum hat zu ihrem Namen geführt: „die Ruinen der Säulen", und zwar in der arabischen wie auch in der modernen hebräischen Sprache. Der ursprüngliche Name dieses Ortes im unteren Teil Galiläas ist in Vergessenheit geraten. Das Gebäude mißt 14,0 × 23,2 m; geblieben sind einige Reste der Mauern und der Fundamente. Die Fassade mit ihrem nach Jerusalem ausgerichteten Haupteingang ist ganz verschwunden. Drei Säulenreihen unterteilten den Gebetsraum in ein Hauptschiff und drei Seitenschiffe. Neuere Ausgrabungen in der Nähe der noch immer aufrechten Säule haben Mosaikfragmente und mehrere Münzen zutage gefördert. Die Münzen datieren die Errichtung und Nutzung des Gebäudes an das Ende des 3. und an den Anfang des 4. Jh. Ein weiteres Mosaikfragment enthält eine aramäische Widmungsinschrift.

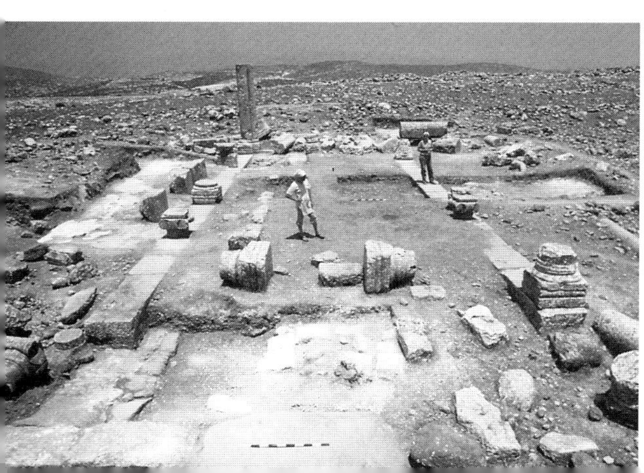

613 Horvat 'Amudim.

ARBEL

Die Synagoge liegt im Herzen der galiläischen Stadt. Sie verfügt über einen rechteckigen Grundriß (20,35 × 18,50 m) auf einer Nord-Süd-Achse. Drei Säulenreihen unterteilen den Gebetsraum in ein Hauptschiff und drei Seitenschiffe. Man hat zwei große Bauetappen feststellen können. Zu Beginn befand sich der Haupteingang in der Ostmauer. Das monumentale Tor – die Schwelle, die Pfosten und der Sturz – war aus einem einzigen Steinblock gefertigt worden. Bankreihen liefen den drei Mauern des Gebetsraums entlang. Gefundene Fragmente legen die Vermutung nahe, daß sich über den mit korinthischen Kapitellen verzierten Säulen eine weitere Reihe von Säulen befand; diese waren kleiner und hatte ionische Kapitelle.

Für die zweite Bauetappe ist die Ausrichtung des Gebäudes nach Süden, in die Richtung von Jerusalem, klar belegt, und zwar durch die erhöhte *Bima* und die für die Lade vorgesehene Nische in der Südmauer. Damals wurde in der Nordmauer ein neuer Eingang geschaffen, der den Eingang in der Ostmauer ersetzte.

Die erste Etappe gehört ins 4. Jh., wie es die ältesten Architekturelemente und die am Ort gefundenen Münzen nahelegen. Die zweite Etappe dauerte bis in die Mitte des 8. Jh., als ein Brand das Gebäude zerstörte.

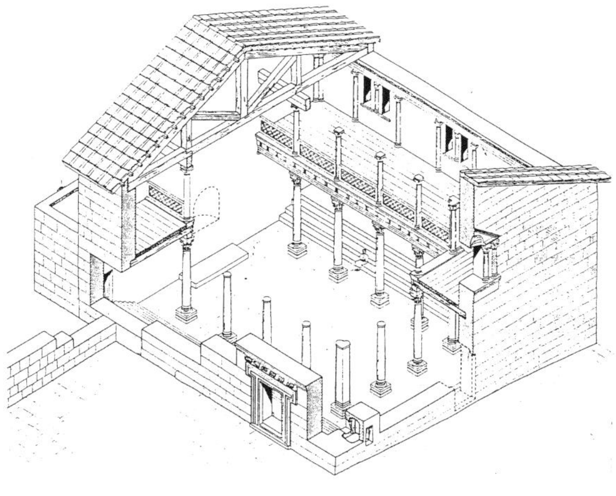

614 Arbel. Perspektivische Rekonstruktion. (Nach Z. Ilan und A. Izdarechet.)

GUSH HALAV (Gischala)

Die Synagoge liegt außerhalb der Stadt in einem Tal, in der Nähe einer Quelle. Die Ausgrabungen haben für den Zeitraum von der Mitte des 3. Jh. bis zur Mitte des 6. Jh. vier Phasen der Benutzung (und mindestens zwei Erdbeben: in den Jahren 306 und 363) ermittelt. Das Gebäude ist rechteckig und mißt 13,75 × 11 m. Die Fassade hatte einen einzigen Eingang, Richtung Jerusalem. Die Unterseite des Türsturzes war mit einer Skulptur versehen: ein Adler mit ausgebreiteten Flügeln und zwei Blumengirlanden. Auf der Nordseite gab es einen zweiten, kleineren Eingang mit Stufen.

Der Gebetsraum wird durch zwei Reihen mit je vier Säulen unterteilt; übriggeblieben sind die Stylobaten und mehrere Sockel, Basen und Schäfte. Auf einer dieser Säulen hat man eine aramäische Inschrift entziffert: „Josua, Sohn des Nahum." Bänke fanden sich nur an der Westwand. Die Archäologen haben die Vermutung aufgestellt, daß es auf der Nordseite eine Estrade mit Sitzplätzen gab; aber dafür gibt es nur wenig Belegmaterial.

Von Anfang an erhob sich an der Südwand eine kleine *Bima,* oberhalb des Stylobaten der westlichen Säulenreihe, leicht von der Mitte weggeschoben. Ob es für die Bundeslade einen festgelegten Platz gab, konnte nicht ausfindig gemacht werden. Auf beiden Seiten des Gebäudes waren noch zwei rechteckige Zimmer angebaut, die vermutlich als Lagerräume dienten.

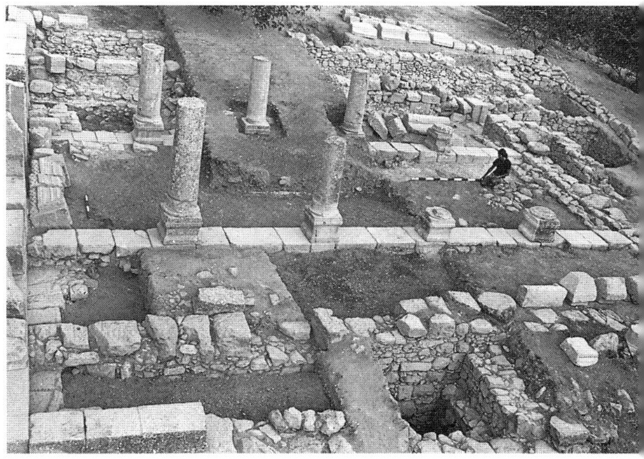

615 Gush Halav. Überreste der Synagoge.

KEFAR BAR'AM

Der Ort liegt in den Bergen Obergaliläas. Die Synagoge mit einem dreiteiligen Eingang, Richtung Jerusalem, besteht aus einem rechteckigen Gebetsraum, 15,2 × 20 m. Ihre Fassade hat in einem recht guten Zustand überlebt. Die Türsturze und -pfosten waren mit reichen Blumen- und geometrischen Mustern verziert; dieselben Verzierungen finden sich auf den Friesen und Gesimsen. Dem Eingang war eine kleine Säulenhalle vorangestellt. Drei Säulenreihen, angeordnet in Form eines „n", unterteilten den Gebetsraum in ein Hauptschiff und drei Nebenschiffe. Den Wänden entlang liefen Steinbänke. In der Mitte der Ostmauer befand sich eine Öffnung, die sicher auf einen Seitenhof führte, der aber verschwunden ist.

Man datiert das Bauwerk ins 3. Jh. Gegen Ende des 19. Jh. war am Ort noch ein weiteres Portal vorhanden, das zu einer zweiten Synagoge gehörte. Heute ist davon nichts mehr geblieben. *Vgl. Abb. 59.*

616 Kefar Bar'am. Synagogeneingang.

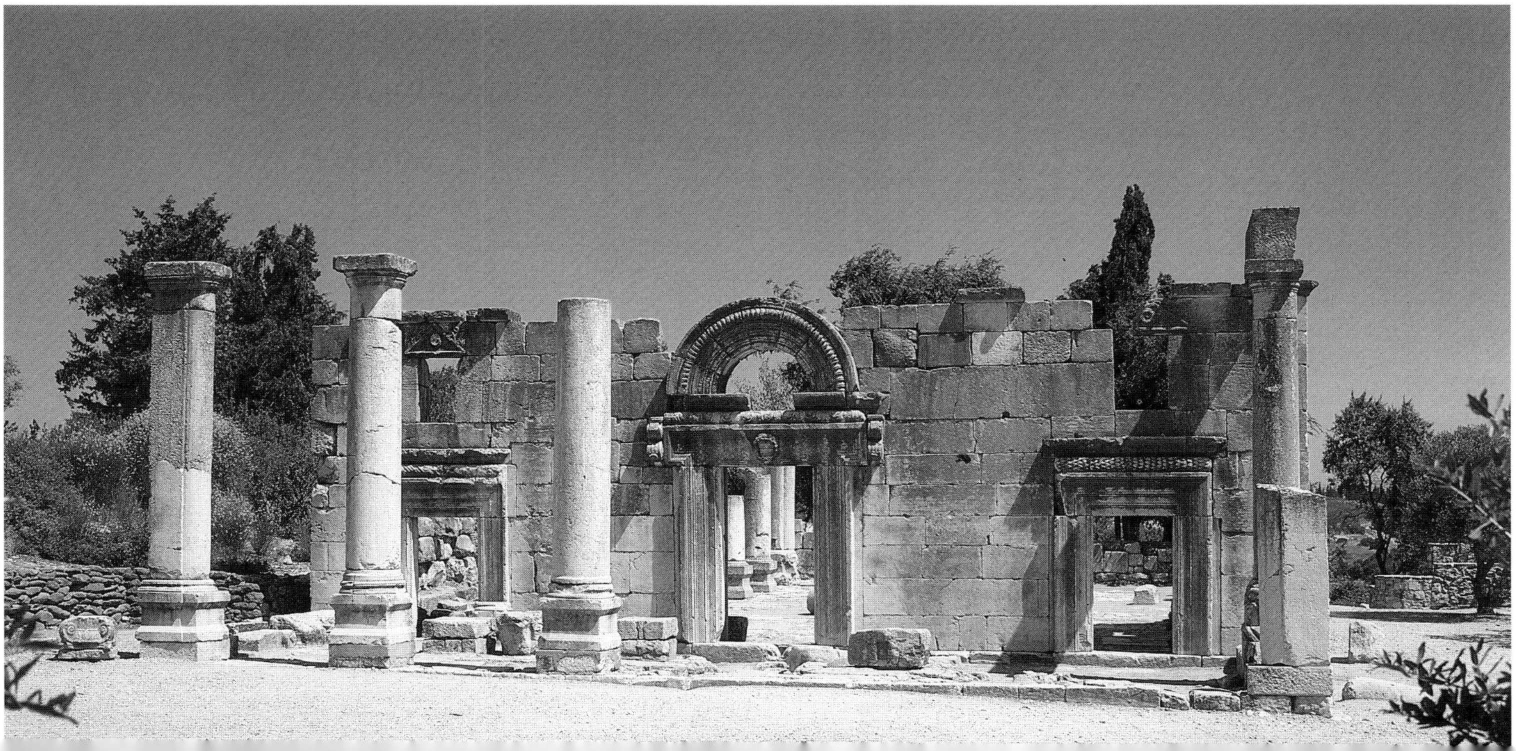

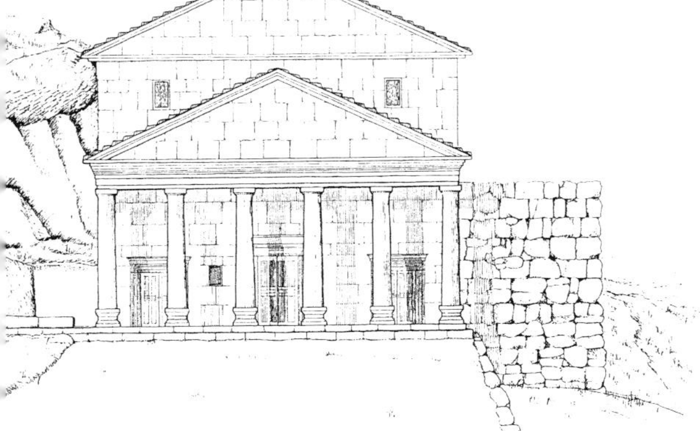

617 Meron. Aufriß der Fassade, Rekonstruktion.

MERON

Die Synagoge auf dem Berg Meron, dem höchsten Gipfel Galiläas, ist in den Fels gehauen worden, der auch den Boden und die ganze Westmauer bildet. Die Fassade, Richtung Jerusalem, ist samt ihrem dreiteiligen Eingang gut erhalten. Ursprünglich war dem Eingang eine schmale Säulenhalle mit sechs Säulen vorangestellt. Vom Gebetsraum (13,5 × 27 m) ist wenig geblieben; die noch vorhandenen Sockel erlauben es aber, die dreifache Säulenreihe zu rekonstruieren, die den Raum in ein Hauptschiff und drei Nebenschiffe unterteilte. Das Gebäude wurde wahrscheinlich in der Mitte des 3. Jh. erbaut, durch das Erdbeben im Jahr 363 zerstört und anschließend aufgegeben.

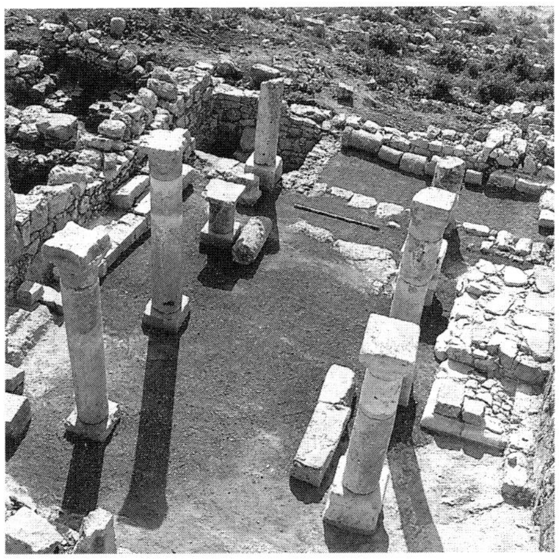

618 Horvat Shema'. Überreste der Synagoge.

HORVAT SHEMA'

Diese galiläische Synagoge weist zwei unterschiedliche Phasen auf. Das Gebäude besteht aus einem Rechteck (9 × 18 m), seine Längsachse verläuft von Osten nach Westen. Der Haupteingang befand sich auf der Nordseite, etwas aus der Mitte verschoben; der Türsturz war mit einer *Menorah* verziert. Eine zweite Türe, in der Nähe der Nordwestecke, führte zu einem etwas erhöhten Teil oder einer Tribüne, die den Gebetsraum leicht ausweitete. Unter dieser Tribüne befand sich ein Keller, der mit einer Türe versehen war. Vermutlich diente er als *Genisa* (Ort, an dem Rollen und heilige Bücher oder auch Manuskripte, die den Namen Gottes enthalten, gelagert werden, wenn sie zerschlissen oder nicht mehr brauchbar sind). Zum Gebetsraum und zur Tribüne konnte man auch durch eine große Türe in der Nähe der Südwestecke gelangen. Aufgrund der Bodenverhältnisse lag der Fußboden der Synagoge tiefer; man mußte den Raum über eine Treppe betreten.

Der eigentliche Gebetsraum war durch zwei parallele Reihen zu je vier Säulen unterteilt. Der Raum wurde jedoch nicht im Sinn einer Basilika genutzt. In der Phase A baute man allen vier Wänden entlang Bankreihen. In der Phase B wurde an der Südwand ein erhöhter Teil eingerichtet; das beweist, daß sich die Versammelten für das Gebet Richtung Süden wandten, in die Richtung von Jerusalem, obwohl die Achse des Gebäudes in ost-westlicher Richtung verlief.

Die am Ort vorgefundenen Münzen erlauben eine Datierung der Phase A ins 3. Jh. Vermutlich ist das Gebäude beim Erdbeben im Jahr 306 zerstört worden. Das Bauwerk der Phase B, eine Erneuerung des ersten Gebäudes, wurde zusammen mit dem ganzen Dorf durch ein Erdbeben im Jahr 419 zerstört.

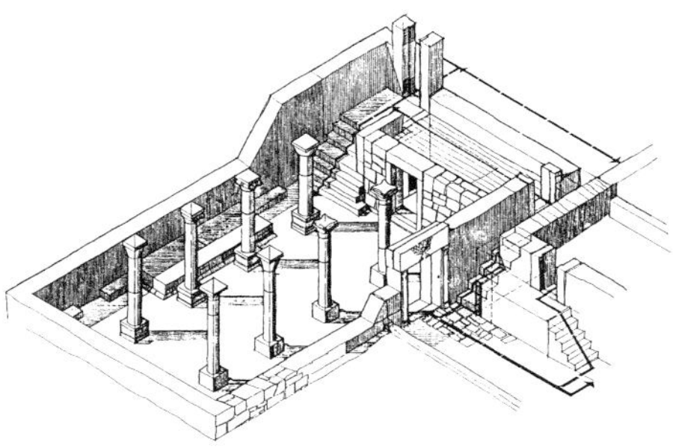

619 Horvat Shema'. Phase B. (Nach E. M. Meyers u. a.)

KAPHARNAUM

Der ganze Baukomplex umfaßt drei Elemente: die eigentliche Synagoge (ein rechteckiger Saal von 18,65 × 24,40 m), an die sich östlich ein trapezförmiger Säulenhof (11,25 × 24,40 m) anschloß, und eine Freitreppe, die sich an der Fassade und am Hof entlangzog. Der ganze Komplex ist nach Süden ausgerichtet, in die Richtung von Jerusalem. Die Fassade verfügt über drei Türen; der Hof hat Eingänge auf allen Seiten, und einer von ihnen führt auch in die Synagoge.

Der Gebetsraum wird durch drei Säulenreihen in ein geräumiges Hauptschiff und drei Nebenschiffe unterteilt. Zwei Sitzreihen ziehen sich den Wänden entlang. Im Innern des Raumes war der Haupteingang möglicherweise von zwei kleinen Aufbauten flankiert. In der Nordwestecke schloß sich außen ein Bau an, versehen mit einer Treppe, die in den zweiten Stock führte. Hier befanden sich nach Meinung mancher Archäologen vielleicht den Frauen vorbehaltene Galerien (wobei es noch unsicher ist, ob es damals dieses Bauelement überhaupt schon gab); andere gehen davon aus, daß es sich einfach um einen weiteren, allen zugänglichen Raum handelte. Das Bauwerk zeugt von einer außerordentlichen Maurerarbeit; es ist ganz aus Kalksteinblöcken errichtet, die zu den umliegenden Häusern aus dem dort üblichen Basaltstein einen auffälligen Kontrast bilden. Die Fußböden aller Bereiche sind mit genau bemessenen Steinplatten bedeckt.

Die Dekoration war von einem großen Reichtum und bestand im wesentlichen aus Steinskulpturen. Kapitelle, Friese, Gesims und Fragmente von anderen Bestandteilen sind hauptsächlich mit geo-

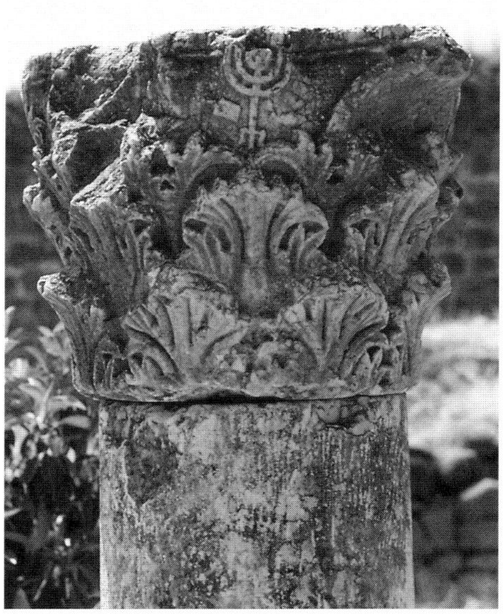

620 Kapharnaum. Kapitell mit einer *Menorah.*

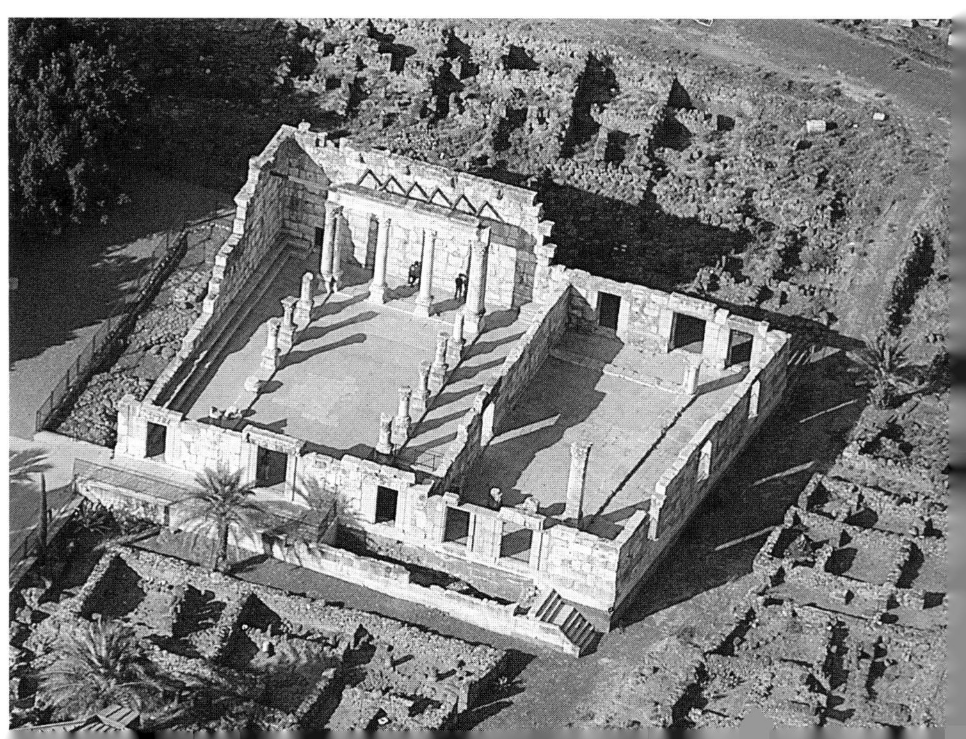

621 Kapharnaum. Luftaufnahme.

metrischen und Blumenmotiven, aber auch mit Abbildungen wirklicher oder mythologischer Tiere verziert. Auch jüdische Symbole wie die *Menorah* und die Bundeslade sind vorhanden.

Hinsichtlich der Datierung der Synagoge gibt es unter den Forschern stark divergierende Ansichten. Ursprünglich ordnete man die Synagoge aus stilistischen Gründen den „galiläischen Synagogen“ zu und datierte sie ins 3. Jh. Bei neueren Ausgrabungen sind aber unter den Böden zahlreiche Münzen aus dem 4. und 5. Jh. entdeckt worden, was zur Überlegung führte, daß der Bau erst in der Mitte des 5. Jh. fertiggestellt wurde. Andere Spezialisten haben das Problem zu lösen versucht durch die Annahme, daß der Fußboden im 5. Jh. neu verlegt wurde, während das Gebäude selbst älter ist. *Vgl. Abb. 60–63, 300–304.*

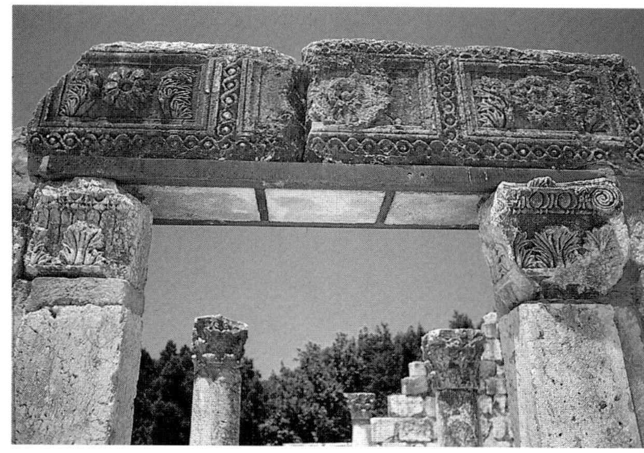

622 Kapharnaum. Teil eines Türsturzes.

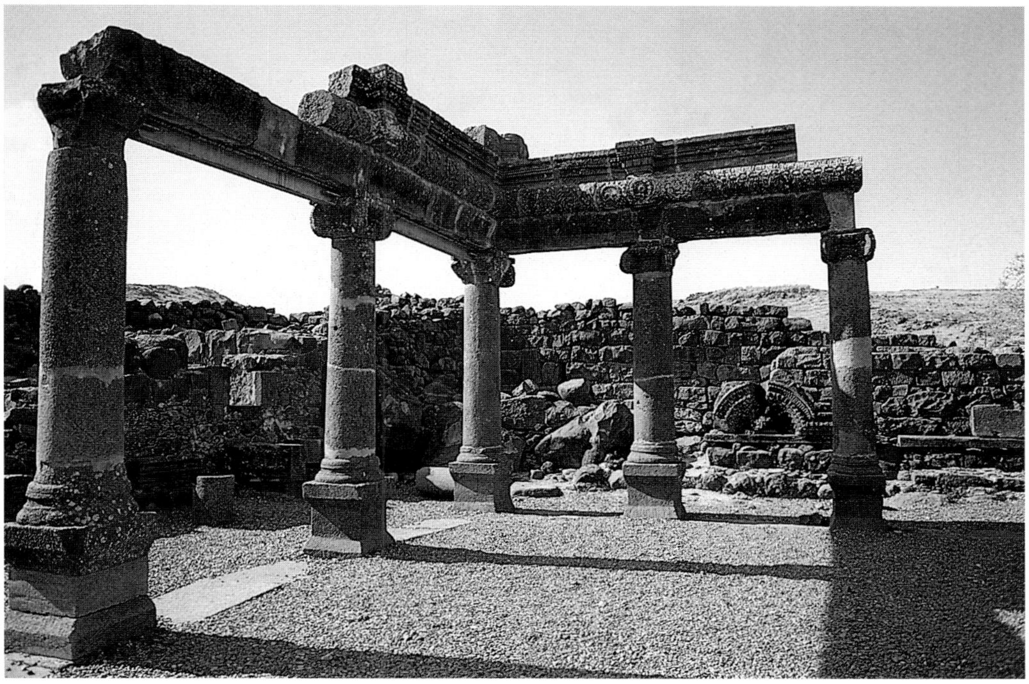

623 Chorazin.

CHORAZIN

Die Synagoge aus schwarzem Basalt liegt im Zentrum der Stadt. Der Gebetssaal, der den wichtigsten Teil des ganzen Baukomplexes ausmacht, hat eine rechteckige Form; seine Südmauer ist nach Jerusalem ausgerichtet und weist drei Eingänge auf. Drei Säulenreihen in der Anordnung eines „n“ unterteilen den Raum in ein Mittelschiff und die drei Nebenschiffe, die es umgeben. Der Stylobat ist ganz erhalten geblieben, ebenso die Basen mehrerer Säulen und Teile des ursprünglichen Basaltbodens. Entlang der Wände zogen sich Bänke hin, ausgenommen die Südmauer mit den Eingängen. Es sind ebenfalls zahlreiche Fragmente der architektonischen Dekoration erhalten geblieben: Teile der Architrave, Friese und Gesimse, alle aus dem eher rauhen Basalt gehauen. Auf den Gesimsen standen etwas kleinere Säulen. Man hat versucht, das obere Geschoß zu rekonstruieren, aber noch keine befriedigende Lösung gefunden. War das Gebäude als ganzes mit einem Satteldach bedeckt? Oder bedeckte es nur das Mittelschiff, während die Seitenschiffe von einer niedrigeren Konstruktion überdeckt waren? Vor den beiden Mauerpartien zwischen den Eingängen standen zwei Aufbauten; sie waren mit mehreren dekorativen Elementen wie Pfeilern, Muscheln usw. versehen. Der eine von beiden war für die Lade vorgesehen, die die Thorarollen enthielt. Der andere hat die Form eines Basaltsitzes mit Armlehnen; vermutlich wurde er zur Ausstellung der offenen Rolle verwendet. Vor dem Haupteingang lag ein mit Platten belegter Vorplatz, von wo eine monumentale Basalttreppe nach unten führte. *Vgl. Abb. 299.*

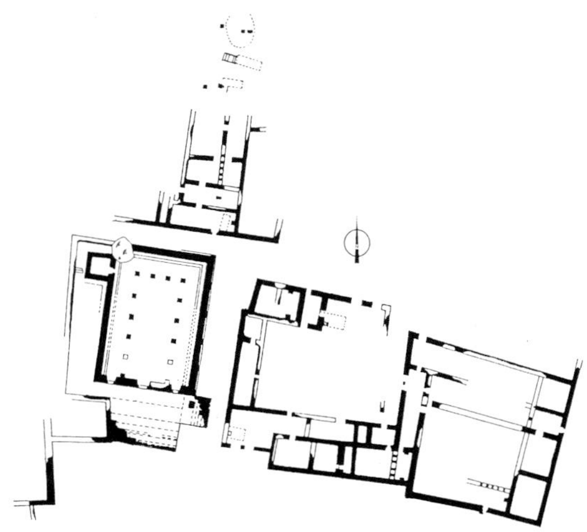

624 Chorazin. Grundriß. (Nach Z. Yeivin.)

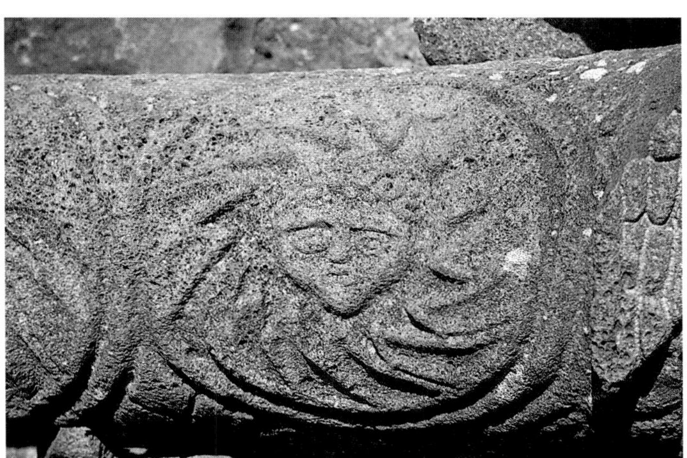

625 Chorazin.
Verzierter Stein.

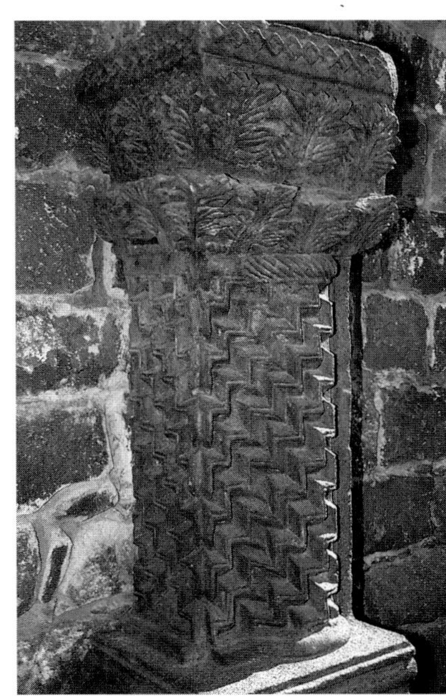

626 Chorazin. Pilaster.

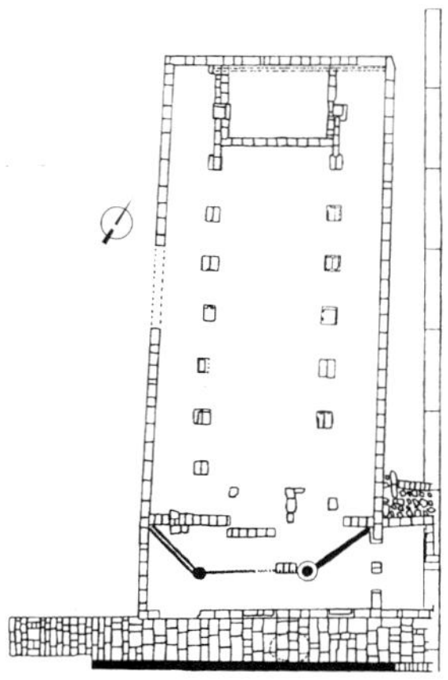

627 Bet Schearim. Grundriß. (Nach B. Mazar.)

BET SCHEARIM

Die Stadt Bet Schearim im Südwesten Untergaliläas war wegen ihrer Nekropole berühmt. Die Synagoge liegt oben auf dem Hügel. Eine Allee führt zum Vorplatz, über den man den rechteckigen Gebetsraum (15 × 35 m) betritt. Das Gebäude aus Bruchsteinen hat den Grundriß einer Basilika; zwei Säulenreihen unterteilen den Raum in ein Hauptschiff und zwei Seitenschiffe. Die Fassade mit dem Haupteingang liegt Richtung Südosten, in die Richtung von Jerusalem. Am anderen Ende des Schiffes, an der Nordwestwand, erhebt sich eine Estrade: Sie bildet die beeindruckende *Bima.* Es wurden Fragmente von bemaltem Gips und Marmortafeln gefunden. Im Rahmen einer zweiten Bauetappe ist der Eingang samt einem Teil des Vorplatzes verschlossen worden; dieser neue Raum wurde für die Nische mit der Bundeslade verwendet.

Vor allem Münzfunden zufolge war diese Synagoge vom Ende des 3. Jh. bis zur Mitte des 4. Jh. in Gebrauch. Aller Wahrscheinlichkeit nach wurde sie während des Aufstands gegen Gallus (351) zerstört.

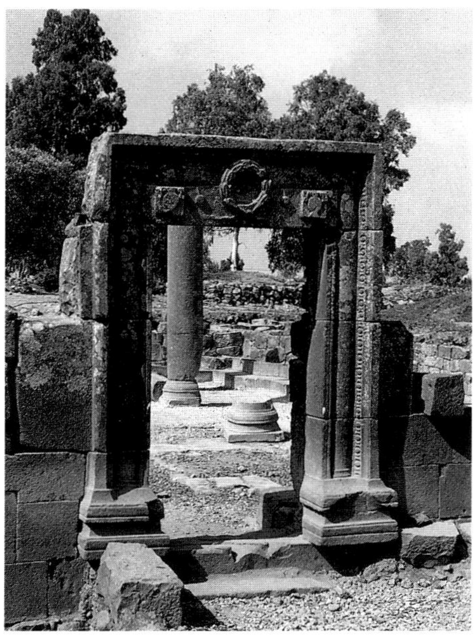

628 Kasrin. Haupteingang.

KASRIN (Golan)

Die Synagoge lag auf den Golanhöhen und bestand aus schwarzem Basalt. Der rechteckige Gebetsraum (innen 13,25 × 16 m) ist nach Süden ausgerichtet. Der Haupteingang befindet sich in der Mitte der Nordwand. Die dicken, ausgezeichnet gesetzten Mauern waren aus Basaltblöcken. Der Haupteingang ist unbeschädigt erhalten geblieben, ebenso die Türpfosten und der verzierte Türsturz.

Zwei Reihen zu je vier Säulen und zwei mit der Südmauer verbundene Halbpfeiler unterteilen den Raum in ein Hauptschiff und zwei Nebenschiffe. Zwischen den beiden Halbpfeilern lag eine leicht erhöhte Estrade für die Lade und die *Bima.* Entlang der Mauern verliefen Bänke. Die Wände des Gebetsraums waren verputzt.

Das Gebäude hat zwei Haupt-Bauphasen und mehrere kleinere Ausbesserungen erlebt, die meistens neue Böden brachten, die über die alten gelegt wurden. Die erste Phase ist auf das Ende des 4. oder den Anfang des 5. Jh. datiert worden; die zweite erstreckte sich vom 6. bis zum 7. Jh.

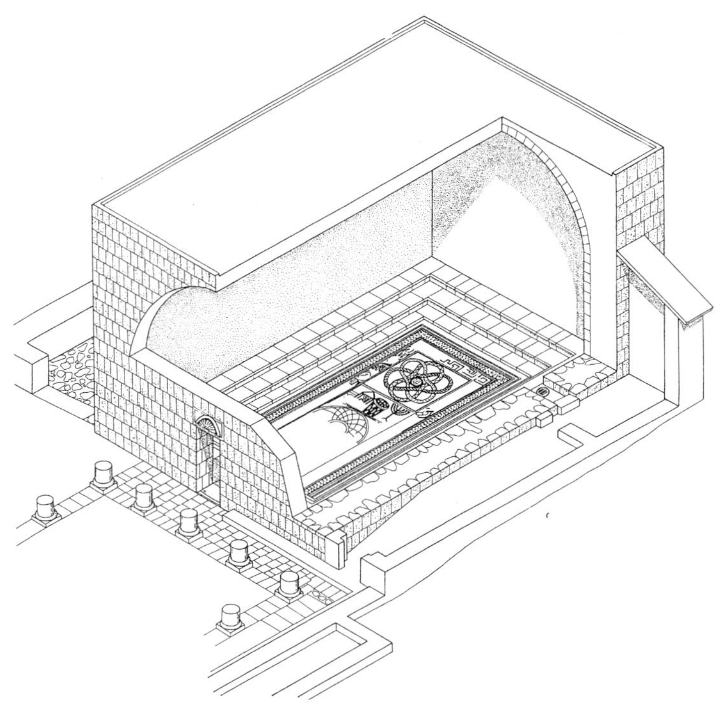

629 El-Khirba. Rekonstruktion. (Nach Y. Magen.)

EL-KHIRBA (samaritanisch)

Die Synagoge liegt etwa 2,5 km südwestlich von Sebaste, in den Hügeln von Samaria. Man betrat sie, nachdem man ein mit Platten ausgelegtes Atrium durchschritten hatte, durch den Eingang in der Ostmauer. Das Gebäude war auf den Berg Garizim ausgerichtet; der Eingang lag diesem gegenüber. Das rechteckige Gebäude mit den Außenmaßen von 14 × 12 m maß wegen der Dicke der Längsmauern im Innern lediglich 12 × 8,3 m. Die dicken Mauern trugen ein Tonnengewölbe.

Entlang der Wände zogen sich zwei Bankreihen hin. Eine Tür in der Nordwand führte zu zwei angrenzenden Zimmern. Die ganze Fläche des Bodens wurde von einem mehrfarbigen Mosaik eingenommen, das zum Teil erhalten geblieben ist. Es umfaßte zwei große, mehrteilige Medaillons. Im Bereich zwischen den beiden Medaillons waren abgebildet: eine *Menorah,* der Tempel – sein Haupteingang steht offen, gibt den Blick frei auf den Vorhang *(Parokhet)* und, da dieser zur Seite gezogen ist, auch auf die Bundeslade – und eine seltene Darstellung des Tisches mit den Schaubroten. Alle Elemente verweisen auf die heiligen Gegenstände des Zeltheiligtums. In das Mosaik waren auch mehrere Widmungsinschriften eingefügt. Diese Synagoge war im 4. und 5. Jh. in Gebrauch.

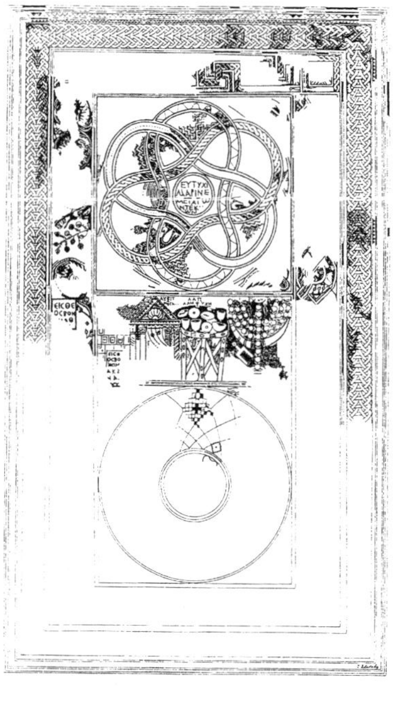

630 El-Khirba. Fußboden. (Nach Y. Magen.)

KHIRBET EL-SAMARA (samaritanisch)

Die Synagoge liegt in den Hügeln von Samaria, und zwar im Westen von Sebaste. Es handelt sich um ein langgezogenes Gebäude, auf drei Seiten von einem halbkreisförmigen Hof umgeben. Den Gebetsraum betrat man durch eine Säulenhalle in der Art eines Narthex.

Die Achse der Säule liegt annäherungsweise in West-Ost-Richtung. Der einzige Eingang befindet sich auf der Westseite; die Ostseite, ausgerichtet auf den Berg Garizim, bildet eine Apsis. Die Außenmaße des Gebetsraums sind 16,4 × 12,7 m, die Innenmaße 15,0 × 8,4 m. Die Längsmauern weisen eine beachtliche Dicke auf (2,3 und 2 m), sie tragen ein Tonnengewölbe. Zwei Bankreihen zogen sich den Wänden entlang hin. Die Apsis war durch eine Abschrankung, von der einige Reste gefunden wurden, vom Schiff getrennt. In der Apsis befand sich vermutlich jener Stein, auf dem Türe und Sturz einer Bundeslade abgebildet sind; gefunden wurde er allerdings außerhalb des Gebäudes. Es wurden zwei verschiedene, übereinandergelegte Böden entdeckt. Der ursprüngliche, mehrfarbige Mosaikboden, von dem nur wenig übriggeblieben ist, war durch Steinplatten ersetzt worden.

Das Mosaik bestand aus zwei großen, mehrteiligen Medaillons, die von anderen Medaillons umrahmt und durch die Darstellung verschiedener Gegenstände und Pflanzen verziert waren. Ein bemerkenswertes Detail: die Bankreihe an der Südmauer war unterbrochen durch ein Mosaik, das die Bundeslade und den offenen Vorhang *(Parokhet)* darstellte. Die Synagoge wurde im 4. Jh. errichtet.

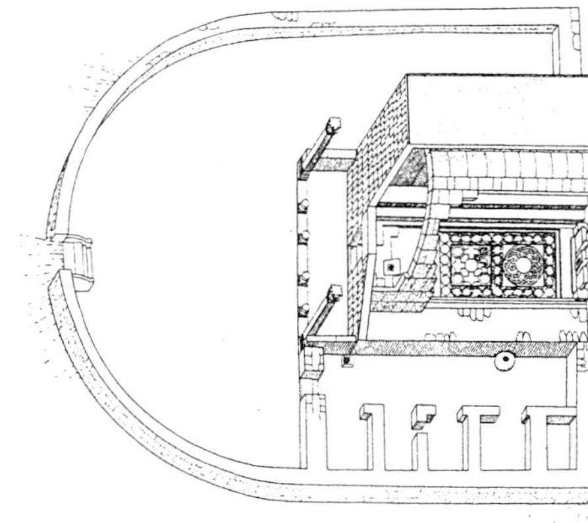

631 Khirbet El-Samara. (Nach Y. Magen.)

SHA'ALVIM (samaritanisch)

Dieser rechteckige Bau (8,05 × 15,40 m) in den Hügeln Samarias war Richtung Nordosten, in die Richtung des Berges Garizim, orientiert. Der südwestliche Teil des Baus, wo sich der Eingang befand, ist noch nicht freigelegt. Man hat Fragmente von zwei Mosaikböden entdeckt, die zwei Bauphasen entsprechen. Das tiefer liegende Mosaik enthielt einen großen Kreis mit zwei *Menorot* und einer stilisierten Darstellung des Bergs Garizim. Zwei Inschriften – in griechischer bzw. in samaritanischer Schrift – erlauben es, den Bau eindeutig als samaritanische Synagoge zu identifizieren. Die Errichtung ist vermutlich ins 5. Jh., die zweite Bauphase ins 6. Jh. zu datieren.

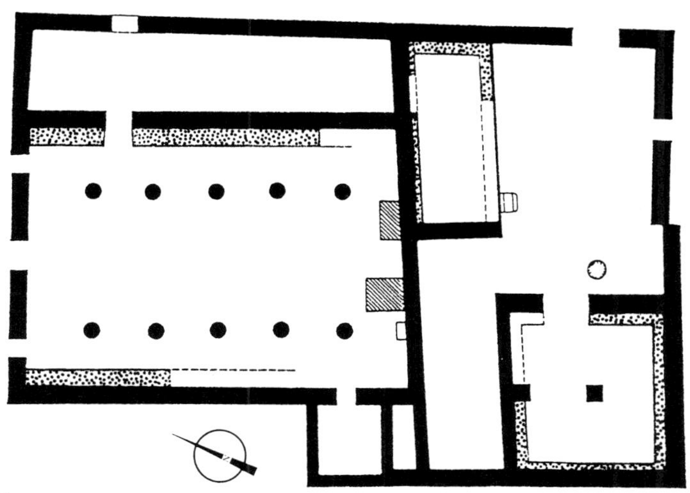

632 Merot. Grundriß. (Nach Z. Ilan und E. Damati.)

MEROT

Die Synagoge liegt im östlichen Hügelgebiet Obergaliläas. Man hat zwei Bauphasen mit einer größeren Veränderung im Grundriß und in der Ausrichtung eruieren können.

Während der ersten Phase lag der Gebetssaal (11,4 × 17,9 m) auf einer Nord-Süd-Achse; der dreifache Eingang befand sich in der Südmauer, also Richtung Jerusalem. Zwei Säulenreihen unterteilten den Raum in ein Hauptschiff und zwei Seitenschiffe. Die Längswände waren mit Bänken ausgerüstet. Im Innern des Raumes gab es auf den beiden Seiten des Haupteingangs leicht angehobene Flächen, die eine für die Bundeslade, die andere für die *Bima*. Dem Haupteingang vorangestellt waren ein ummauerter Hof und ein Vorraum. Der Boden war von einem Mosaik bedeckt, von dem allerdings nur ein Feld übriggeblieben ist, auf dem der junge David mit der Rüstung Goliaths zu sehen ist. Diese erste Zeit erstreckt sich vom 4. bis ins 6. Jh.

Zu Beginn des 7. Jh. wurde der Grundriß wesentlich verändert: Die Fassade und der Haupteingang kamen an die Nordmauer, und die Südmauer wurde als ganze wiederhergestellt. Gleichzeitig wurden Grundriß und Bedeutung von Vorraum und Hof verändert. Im Hof wurde ein mehr oder weniger quadratischer Raum gebaut (5,45 × 7,35 m); an seinen Längswänden befanden sich Bänke. Vermutlich diente er als *Bet Midrash* (Lehrhaus). Sein Türsturz ist gefunden worden; auf ihm ist in hebräischer Schrift der folgende biblische Vers zu lesen: „Gesegnet bist du, wenn du kommst, und gesegnet bist du, wenn du gehst" (Dtn 28,6). Im Vorraum wurde ein weiterer Raum eingerichtet – vielleicht diente er ebenfalls als Klassenraum. Die am Ort gefundenen Münzen weisen darauf hin, daß die Synagoge dieser zweiten Bauphase bis in die Zeit des 12. Jh. in Gebrauch war.

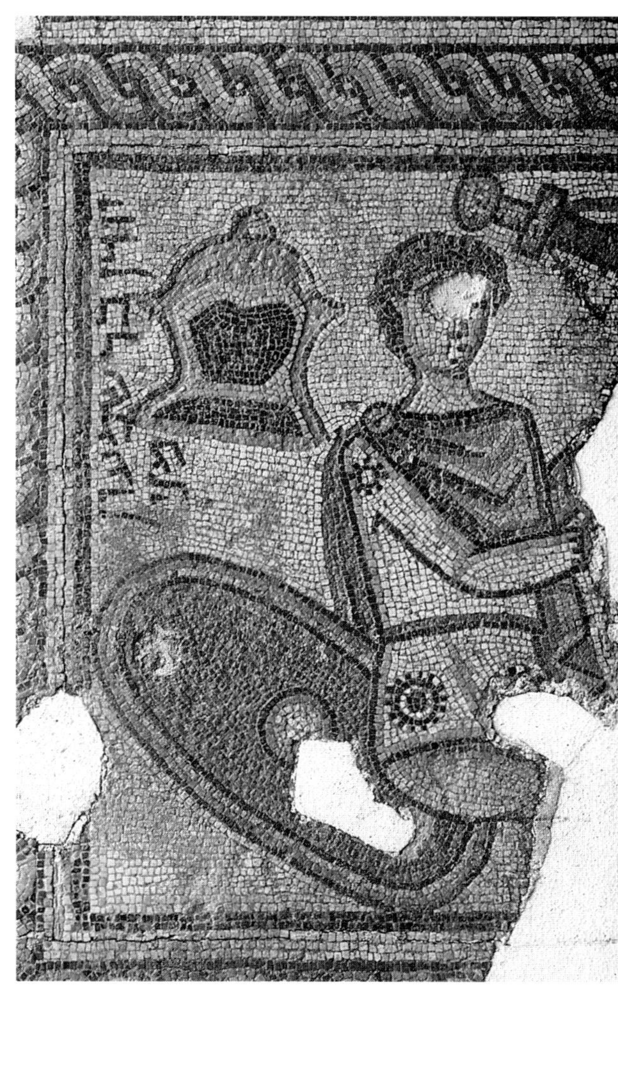

633 Merot. Ausschnitt aus einem Mosaik: David.

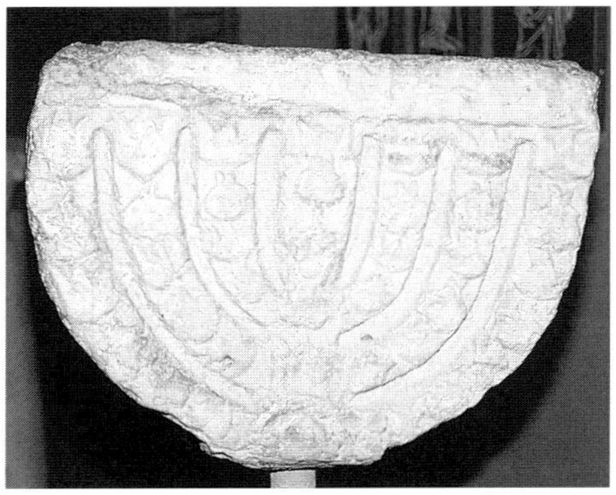

634 Hammath bei Tiberias. *Menorah*. Rockefeller Museum, Jerusalem.

HAMMATH BEI TIBERIAS

Ursprünglich bildeten Tiberias und Hammath, beide am westlichen Ufer des Sees Gennesaret, zwei verschiedene Städte. Hammath war bei heißen Quellen erbaut worden und stand in ständigem Kontakt mit Tiberias. Später wurde eine gemeinsame Befestigungslinie gebaut, und Hammath und Tiberias wuchsen zusammen. Im Bereich des Ortes sind zwei Synagogen entdeckt worden.

Eine erste Synagoge, die 1920 durch N. Slousz entdeckt wurde, liegt im Zentrum des alten Ortes. Der Gebetsraum (12 × 12 m) wird durch zwei Säulenreihen in ein Hauptschiff und zwei Nebenschiffe unterteilt. Er ist nach Süden ausgerichtet, besitzt den Haupteingang im Norden und einen Hof auf der östlichen Seite. Die Südmauer war nicht mit einer Apsis versehen, aber der Bereich entlang der Mauer war vom Schiff durch eine Abschrankung getrennt, von der Fragmente entdeckt wurden. Hier wurden zwei sehr seltene Objekte gefunden: ein Sitz aus Stein im östlichen Seitenschiff, der für die Lehrreden benutzt wurde, und eine *Menorah,* eine in ihrer Art einmalige Steinskulptur.

Die zweite Synagoge liegt am südlichen Ende der Stadt, in der Nähe der heißen Quellen. Sie wurde in den sechziger Jahren durch Moshe Dothan ausgegraben; dabei ist man auf mehrere Schichten

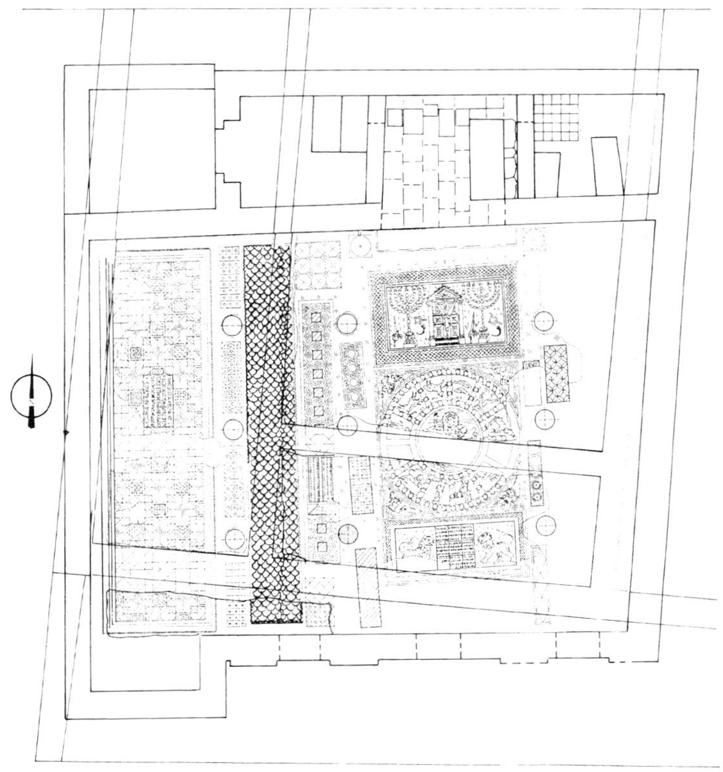

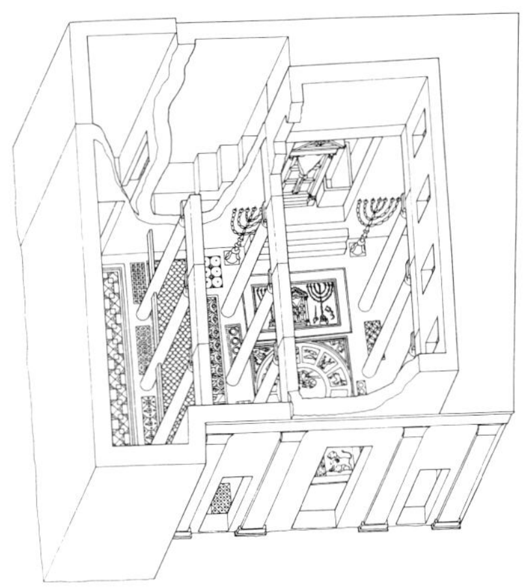

635 Hammath bei Tiberias. Grundriß. (Nach M. Dothan.)

636 Hammath bei Tiberias. Aufriß. (Nach M. Dothan.)

gestoßen. Die unterste Ebene (III) stammt vom Ende des 1. und aus dem 2. Jh. Die Kenntnisse über den Grundriß dieses Baus bleiben fragmentarisch. Darüber, auf der zweiten Ebene (II), liegt ein Raum von 11 × 13 m. Drei Säulenreihen unterteilen ihn in ein breites Hauptschiff und drei Nebenschiffe. Auf dieser zweiten Ebene lassen sich zwei Bauphasen unterscheiden, die sich durch eine wesentliche Änderung voneinander unterscheiden. Zur Zeit des ersten Baus betrat man den Gebetsraum von Süden her, nachdem man einen Vorraum durchschritten hatte. Beim zweiten Bau wurde der Eingang auf die Nordseite verlegt, und aus dem ehemaligen Vorraum wurden zwei kleine Zimmer. Das eine der beiden Zimmer war vom Hauptschiff aus zugänglich. Sein Boden war etwas erhöht worden. Es diente zur Aufbewahrung der Bundeslade, die Richtung Süden / Richtung Jerusalem ausgerichtet war. Der Boden des Gebetsraums war mit Mosaiken bedeckt. Diese zweite Ebene stammt vom Ende des 3., Anfang des 4. Jh. Auf der obersten Ebene (I) liegt eine einfache Basilika mit zwei Säulenreihen, die den Gebetsraum in ein Hauptschiff und zwei seitliche Nebenschiffe aufteilen. Eine dritte, quergestellte Reihe von Säulen bildet einen Vorraum. Der Zugang (drei Türen) lag auf der Nordseite. In der Südwand, nach Jerusalem ausgerichtet, wurde eine Apsis angebracht. Drei Durchgänge führen vom westlichen Nebenschiff in einen mit Steinplatten bedeckten Hof. Auch auf dieser Ebene lassen sich zwei Bauphasen unterscheiden; sie gehören ins 5. bis 6. bzw. ins 7. bis 8. Jh. *Vgl. Abb. 73–75, 311–314.* Der Talmud berichtet, daß es in Tiberias, der Hauptstadt Galiläas am westlichen Ufer des Sees Genesaret, dreizehn Synagogen gegeben hat. Bis heute hat man lediglich die Spuren einer einzigen entdeckt. Die sehr fragmentarischen Spuren liefern aber dennoch einige Angaben zum Grundriß: ein rechteckiger Gebetsraum von etwa 22 × 19 m, mit dem Haupteingang im Süden. Zwei Säulenreihen unterteilten den Raum, zwei Basen sind erhalten geblieben. Ein Fragment des Mosaikbodens enthält jüdische Symbole und, umgeben von einem Kranz, eine griechische Widmungsinschrift. Diese Synagoge wurde am Ende der byzantinischen Zeit (6. Jh.) gebaut und wahrscheinlich bei einem Erdbeben des Jahres 749 stark beschädigt; sie blieb aber nach entsprechenden Renovierungen bis ins 11. Jh. in Gebrauch.

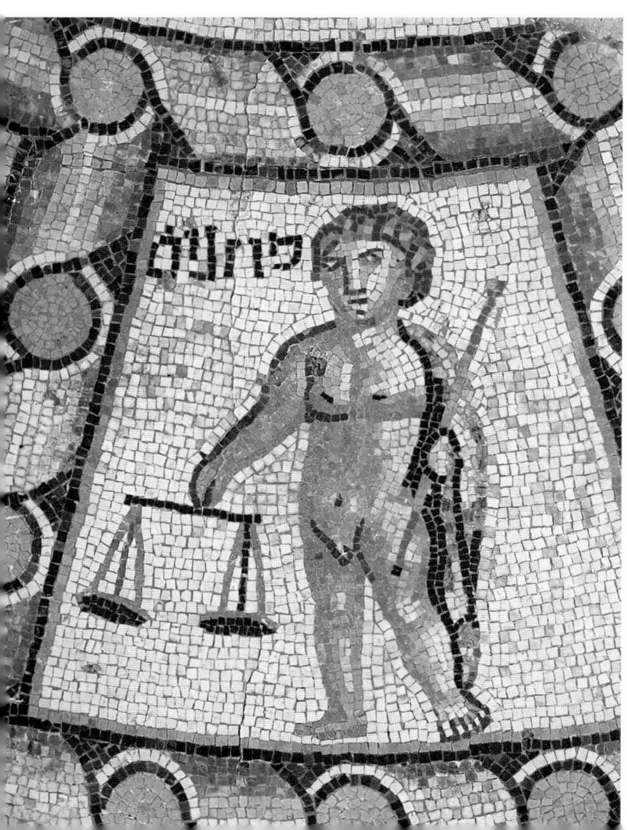

637 Hammath bei Tiberias. Ausschnitt aus einem Mosaik. Tierkreiszeichen: Waage.

SEPPHORIS

Diese Synagoge wurde erst kürzlich entdeckt, und die Ausgrabungen sind noch nicht abgeschlossen; es sind erst wenige Informationen verfügbar. Das Gebäude liegt an einer Straße westlich der mit Säulen ausgestatteten Hauptstraße. Man betrat es auf der Südseite; vor dem Gebetsraum lag ein Vorzimmer. Der verhältnismäßig lange und schmale Gebetsraum besitzt ein farbenfrohes Mosaik, in dessen Mitte sich ein Tierkreis befindet. Andere Felder des Mosaiks sind gefüllt mit Darstellungen der Ausrüstungsgegenstände des Zeltheiligtums und mit biblischen Szenen. Zwischen diesen Bildern steht eine Überfülle von Widmungsinschriften (mehr als zwanzig) auf Griechisch und Aramäisch.

KHIRBET SUMMAQA

Die Synagoge liegt auf dem Berg Karmel. In der Bergflanke ist ein rechteckiger Bereich abgetragen worden. Auf dieser Terrasse wurde das Gebäude errichtet. Seine Wände sind zum größten Teil schon im Altertum zerstört worden, mit Ausnahme der Fassade, die nach Osten ausgerichtet ist und von der zwei der ursprünglichen Durchgänge erhalten geblieben sind. Der rechteckige Gebetsraum maß ungefähr 13,6 × 18,4 m und hatte wahrscheinlich einen basilikalen Grundriß mit zwei Säulenreihen. Die meisten Säulen wurden bereits im Altertum zerstört. Die drei Perioden, in denen diese Synagoge benutzt wurde, reichen vom 3. bis zum Beginn des 7. Jh.

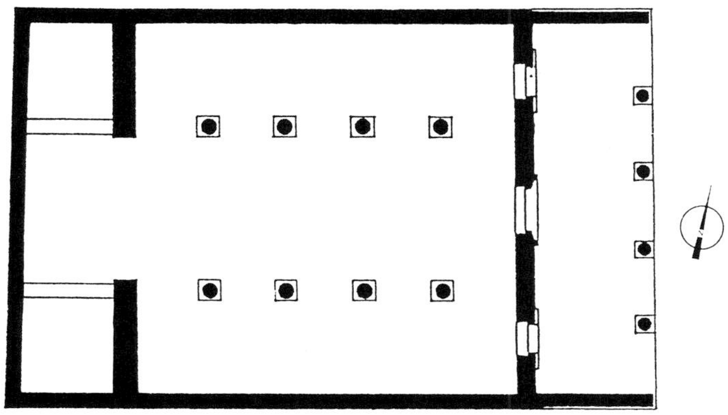

638 Khirbet Summaqa. Grundriß.

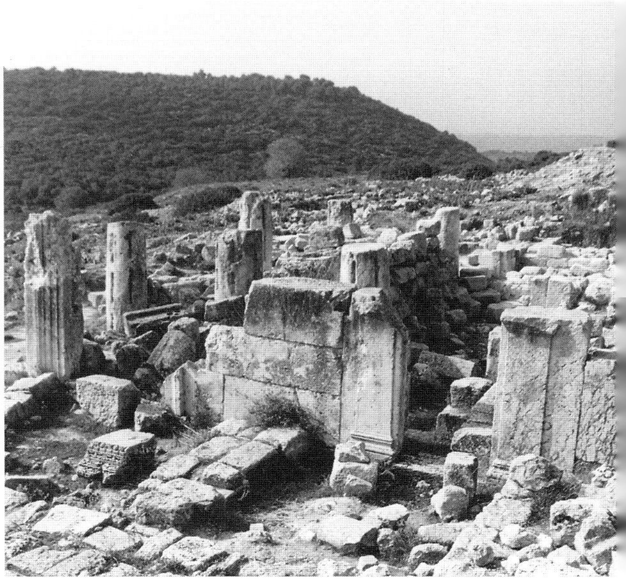

639 Khirbet Summaqa.

ESHTEMOA

Die Synagoge liegt in den Hügeln von Hebron und besteht aus einem rechteckigen Bau von 10 × 20 m mit dicken Mauern (bis zu 3,35 m!), von denen größere Reste bis zu einer beträchtlichen Höhe stehengeblieben sind. Der Raum wies keine Säulen auf. Das Dach ruhte allein auf den Mauern.

Man überquerte einen gepflasterten Platz im Osten des Gebäudes und betrat die Synaoge über einen Vorbau, zu dem drei Stufen hinaufführten. Zwei der vier Pfeiler des Vorbaus sind übriggeblieben. Von diesem Vorbau aus konnte man durch drei Türen in den eigentlichen Gebetsraum gelangen. Während Eingang und Längsachse des Raum der Ost-West-Richtung entsprechen, befinden sich die *Bima* und die drei Nischen, die zur Aufbewahrung der Thorarollen gedacht waren, an der Nordmauer, in Richtung Jerusalems. Diese Aufteilung des Raumes hat die Archäologen dazu gebracht, von einem Synagogentypus des „Übergangs" zu sprechen. Reste von Sitzbänken wurden entlang der Nord- und der Südmauer gefunden. Das Bodenmosaik ist fast vollständig zerstört, mit Ausnahme von ein paar Blumenmotiven und einer aramäischen Inschrift, die unter dem Vorbau entdeckt wurde. In der Umgebung des Gebäudes sind verschiedene Sturze mit Reliefdarstellungen der *Menorah* gefunden worden. *Vgl. Abb. 65.*

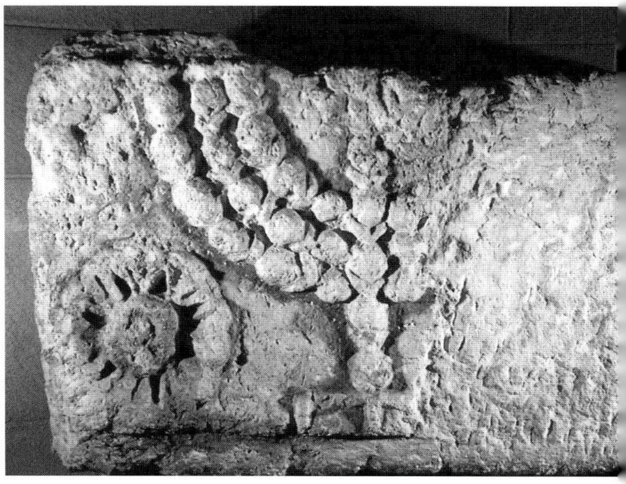

640 Eshtemoa. Relief-*Menorah*. Rockefeller Museum, Jerusalem.

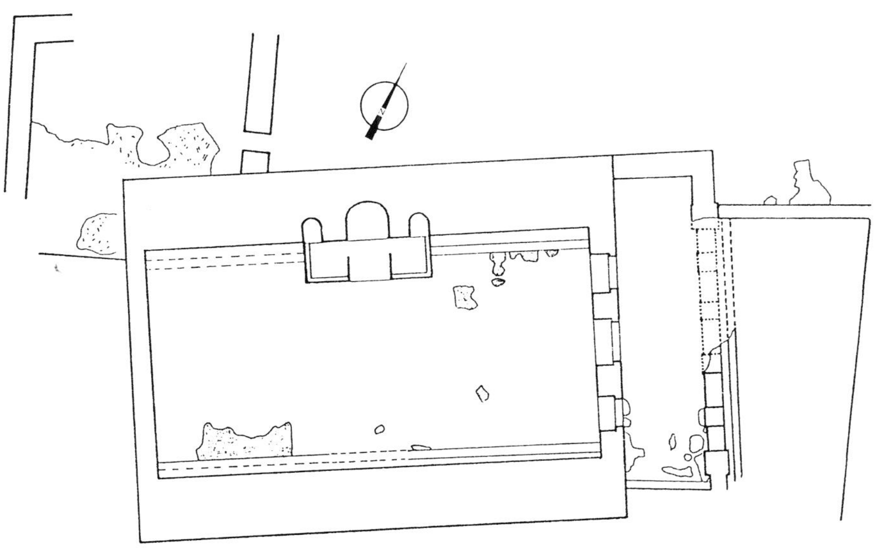

641 Eshtemoa. Grundriß.
(Nach Z. Yeivin.)

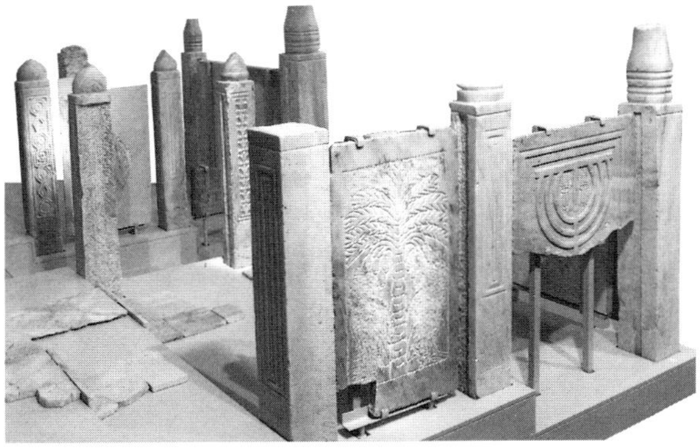

642 Khirbet Susiya. Rekonstruktion der *Bima*. Israel Museum, Jerusalem.

KHIRBET SUSIYA

Die Synagoge liegt in den Hügeln von Hebron. Eine breite Treppe führt von einem mit Steinplatten bedeckten und von Säulen umstandenen Atrium zu einem Vorraum in der Art eines Narthex. Von da aus betritt man den Gebetsraum über den dreifachen Eingang. Die Längsachse des Gebäudes liegt in Ost-West-Richtung, der Eingang befindet sich im Osten. Die Nische, auf die der ganze Raum ausgerichtet ist, befindet sich in der Mitte der Nordwand, in Richtung Jerusalems. Steinbänke zogen sich an der Süd-, West- und an einem Teil der Nordwand hin. Vor der Nische lag eine mit Marmorplatten ausgekleidete Estrade; von ihr führten noch einige Stufen zur Nische, in der sich die Lade befand. Links neben dem Nischenbereich lag eine weitere Estrade, die wahrscheinlich als *Bima* gedacht war. Auf der Südseite des Gebäudes lagen zwei angrenzende, längliche Zimmer, die man vom Gebetsraum, aber auch vom Vorraum aus betreten konnte. Sowohl der Vorraum wie auch der Gebetsraum hatten Bodenmosaiken. Der Mosaikteil vor der *Bima* enthielt eine Darstellung der Bundeslade, flankiert von zwei *Menorot.* An verschiedenen Stellen – in Gebetsraum, Vorraum und Atrium – wurden mehrere hebräische und aramäische Widmungsinschriften gefunden.

Man hat mehrere Phasen des Gebrauchs festgestellt; sie dauerten vom Ende des 3. bis ins 8. Jh. *Vgl. Abb. 317.*

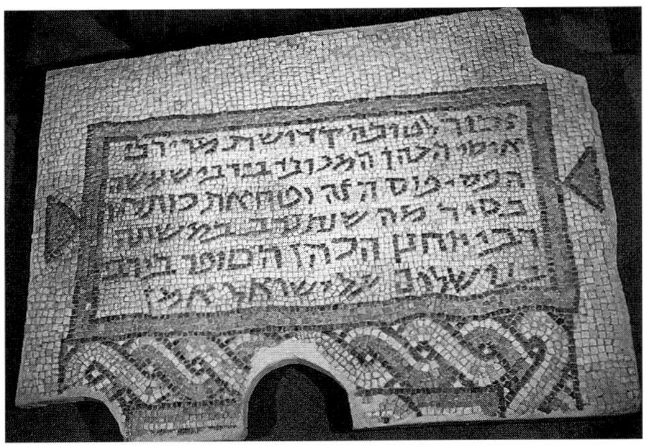

643 Khirbet Susiya. Mosaik, Inschrift. Rockefeller Museum, Jerusalem.

DABIYYE (Golan)

Es handelt sich um ein rechteckiges Gebäude (15,05 × 13,35 m) aus schwarzem Basalt, mit einem einzigen Eingang Richtung Süden, Richtung Jerusalem. Der Gebetsraum wurde durch zwei Reihen zu vier Säulen in ein Hauptschiff und zwei Seitenschiffe gegliedert. Der Boden war mit exakt geschnittenen Basaltplatten bedeckt. Entlang der Wände verliefen Bänke. Es scheint, daß es einen häuschenartigen Aufbau gab, in dem sich die Bundeslade befand, doch sind davon keine Überreste gefunden worden. Eine Tür in der Nordwestecke führte auf einen Hof an der Westseite. Verschiedene Fragmente von Steinskulpturen sind in der darüberliegenden Schicht als wiederverwertetes Material gefunden worden.

Die zutage geförderten Münzen datieren die Errichtung der Synagoge auf das Ende des 5. Jh.

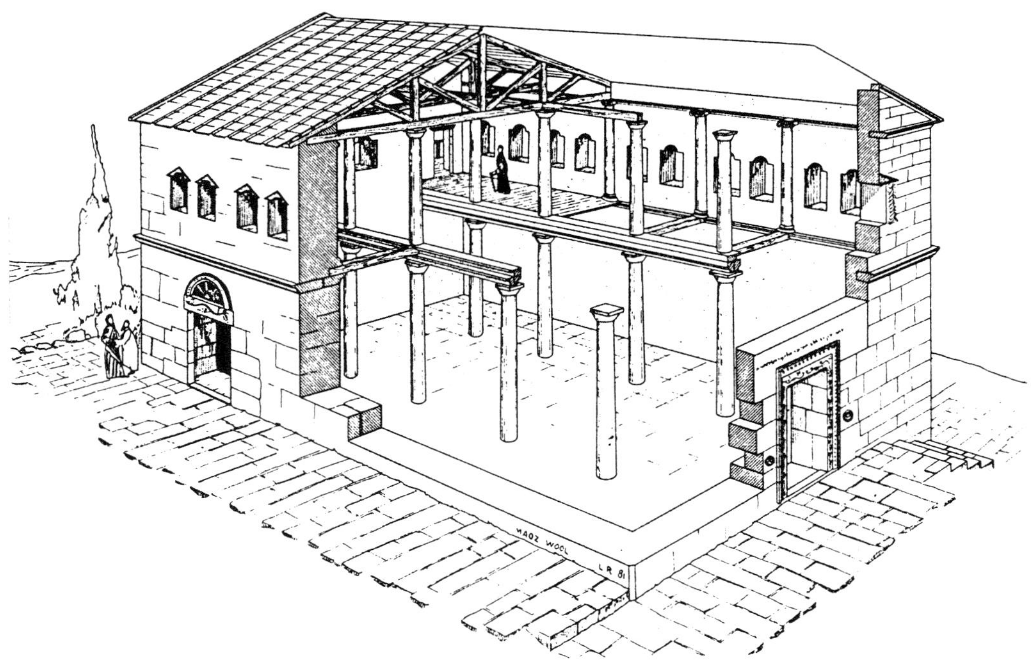

644 Horvat Kanaf. Rekonstruktion. (Nach Z. Ma'oz.)

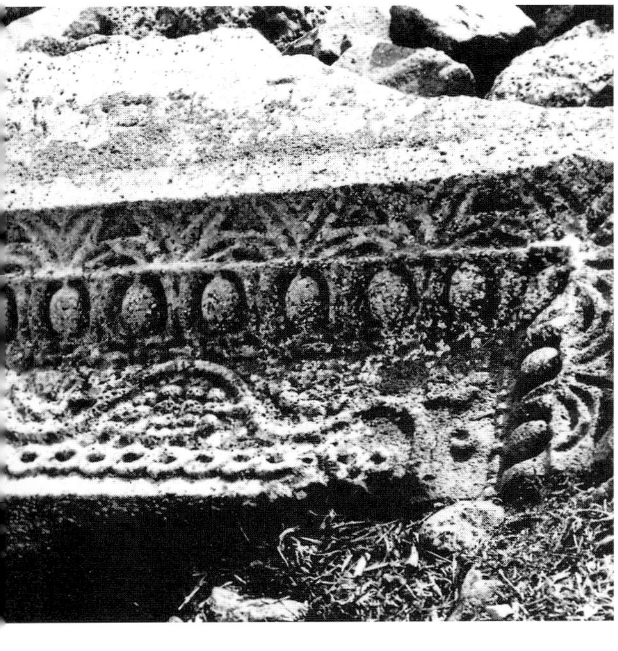

HORVAT KANAF (Golan)

Von diesem Gebäude gibt es nur noch sehr wenige Überreste. Es stand auf einem Felskamm der Golanhöhen. Bekannt sind nur seine äußeren Gegebenheiten, u. a. daß der Haupteingang auf der Westseite lag. Aufgrund der topographischen Verhältnisse erhielt das Gebäude einen trapezförmigen Grundriß (13,5 × 16 m). Es wurde aus Basaltblöcken von sehr guter Qualität gebaut. Man fand, zerstreut in der Umgebung, einige Säulen mit dorischem Kapitell. Die Pfosten und Sturze der Türen waren reich mit Blumenmotiven verziert, die in den Stein gemeißelt waren. Einer der Sturze trug eine Widmungsinschrift auf Aramäisch.

Der Ort erlebte mehrere Erdbeben, weshalb die ersten Phasen der Nutzung nicht bekannt sind. Die Überreste stammen aus dem 6. Jh.

645 Horvat Kanaf. Überreste eines Türsturzes.

‘EN NASHUT (Golan)

Die Synagoge steht auf einem Erddamm am Rande des alten Ortes, dessen ursprünglicher Name nicht bekannt ist. Der rechteckige Gebetsraum (12,65 × 11,40 m) wird durch zwei Reihen zu drei Säulen in ein Hauptschiff und zwei Seitenschiffe aufgeteilt. Der zerstörte Eingang befand sich in der Südmauer, Richtung Jerusalem; er war leicht aus der Mitte verschoben, um Platz für die Bundeslade zu schaffen. Diese stand auf einem Sockel, dessen Spuren im vergipsten Boden in der Nähe des Eingangs gefunden wurden. Bänke aus Basaltblöcken standen entlang der Wände. Die Wände waren wie der Boden mit Gips verputzt und mit roten, dekorativen Motiven bemalt. Der Bereich direkt vor dem Haupteingang war wahrscheinlich ein gedeckter Vorbau.

Auf den Sockeln, Kapitellen, Türpfosten usw. sind eine Menge von Ornamenten gefunden worden: *Menorot,* geometrische Motive, aber auch Tierfiguren. Nach den Münzen zu urteilen, die am Ort gefunden wurden, war die Synagoge vom 5. bis zum Beginn des 7. Jh. in Gebrauch.

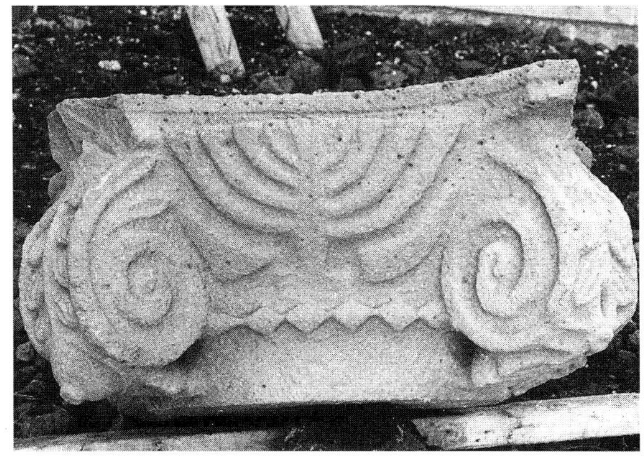

646 ‘En Nashut. Kapitell.

MA‘OZ HAYYIM

Die Synagoge steht im Tal von Bet Schean. Man kann drei Phasen des Gebrauchs unterscheiden. Während der ersten Phase wurde der fast quadratische Gebetsraum durch zwei Reihen von Säulen oder Pfeilern in ein Hauptschiff und zwei Nebenschiffe unterteilt. An der Südwand, in Richtung Jerusalem also, befand sich bereits eine *Bima*. Der Boden war mit Steinplatten bedeckt. Diese Phase gehört ans Ende des 4. oder an den Anfang des 5. Jh. In der zweiten Phase wurde der Gebetsraum nach Norden um ungefähr 4 m erweitert, und im Süden wurde eine Apsis errichtet, die die Bundeslade aufnehmen sollte. In der Ostwand wurden zwei Öffnungen angebracht, Türen zum Gebetsraum. Im Osten und im Süden wurde ein mit Platten bedeckter Hof angefügt. Der Gebetsraum mit dem basilikalen Grundriß hatte ein mehrfarbiges Bodenmosaik mit grundsätzlich geometrischen Motiven – in der Nähe der Apsis die Darstellung einer *Menorah.* Diese Phase gehört ins 5. Jh. In der dritten Phase (6. Jh.) kam es zu verschiedenen Umarbeitungen, die aber am Grundriß nichts Wesentliches änderten. Der Boden erhielt ein neues Mosaik, und entlang der Wände baute man Steinbänke. In der Nähe der Apsis wurde eine erhöhte *Bima* errichtet.

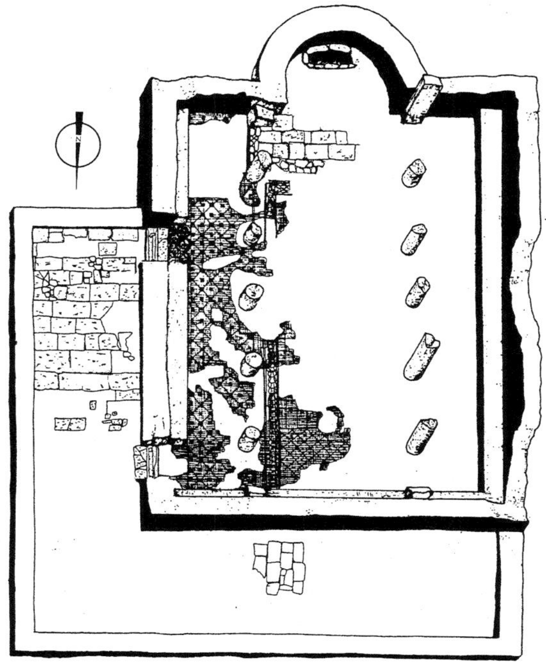

647 Ma‘oz Hayyim. Grundriß. Phase III. (Nach V. Tzaferis.)

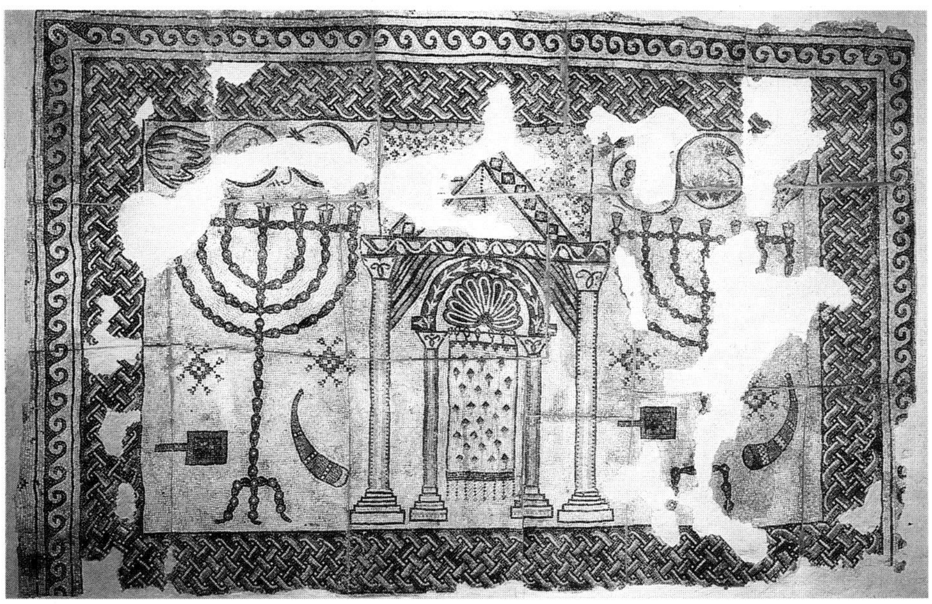

648 Bet Schean. Mosaik.

BET SCHEAN

Die Synagoge, die wahrscheinlich durch die samaritanische Gemeinde errichtet wurde, lag außerhalb der Stadt, an ihren nördlichen Grenzen, auf dem Tell Istaba. In der Geschichte des Gebäudes lassen sich drei Phasen unterscheiden. Schon bei der ersten Phase hat die Synagoge den Grundriß einer Basilika mit zwei Säulenreihen, die den Raum (14,2 × 17,0 m) in ein Mittelschiff und zwei Seitenschiffe gliedern. Den Eingang weist das Gebäude auf der Ostseite auf. Mehr oder weniger Richtung Westen liegt die Apsis. Diese Phase wird am Übergang vom 4. zum 5. Jh. angesiedelt.

Während der zweiten Phase kam es zu mehreren Anbauten, darunter eine Vorhalle in der Art eines Narthex und kleine Räume vor dem Eingang. Der Gebetsraum selber erhielt ein mehrfarbiges Mosaik *(Abb. 76);* in ihm finden sich mehrere griechische Widmungsinschriften. Diese Phase dauerte von der Mitte des 5. bis zum Anfang des 6. Jh.

Am Ende des 6. oder zu Beginn des 7. Jh. kam es zu weiteren geringfügigen Änderungen. Bei dieser Gelegenheit erhielt das ganz auf der Ostseite liegende Zimmer einen Mosaikboden mit einer samaritanischen Inschrift. Sie erklärt die äußerst ungewöhnliche Ausrichung der Synagoge, nämlich auf den Berg Garizim.

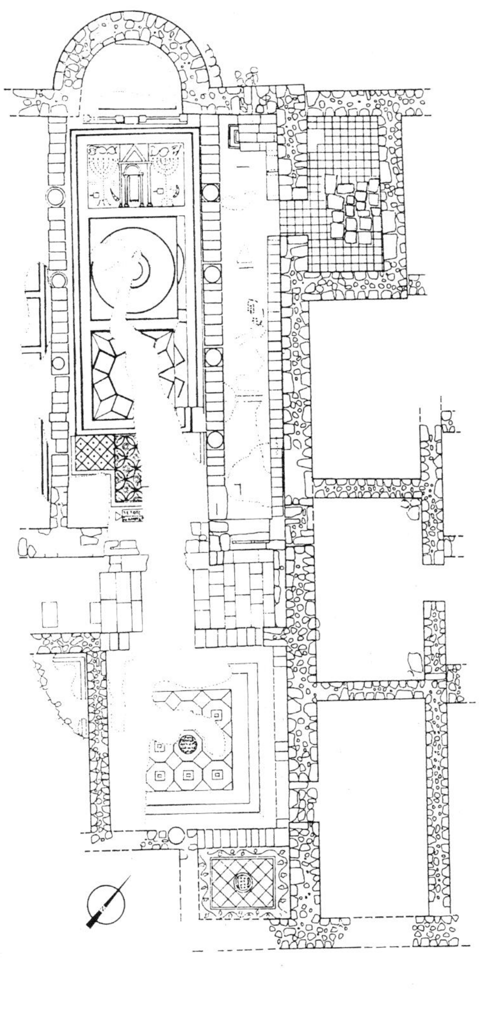

649 Bet Schean. Grundriß. Phase III. (Nach N. Zori.)

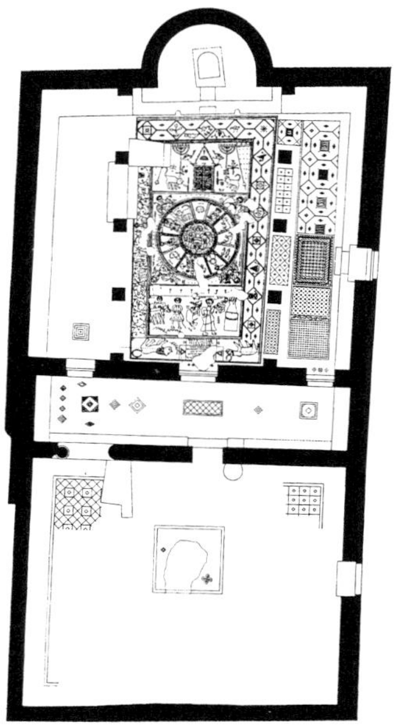

650 Bet Alpha. Grundriß. (Nach E. I. Sukenik.)

In Bet Schean gibt es noch eine weitere Synagoge, die einen ungewöhnlichen Grundriß aufweist. Vermutlich handelt es sich um einen privaten Gebetsraum. Mehrere kleine Räume umgeben einen Hof, und einer dieser Räume ist als Gebetsraum gestaltet worden. Er mißt ungefähr 7 × 7 m, hat zwei Eingänge, den einen auf der Nord-, den anderen auf der Südseite. Bei diesem Gebäude konnte keine bestimmte Ausrichtung festgestellt werden. Geblieben ist von diesem Raum nur der mehrfarbige Boden: ein quadratischer und zentrierter Mosaikteppich. In der Mitte der Medaillons, die das Mosaik zieren, steht die *Menorah.* In der Nähe des Eingangs befinden sich die griechischen und aramäischen Widmungsinschriften. Dieser Mosaikboden stammt aus dem 6. Jh.

BET ALPHA

Diese Synagoge umfaßt drei Räume: einen fast quadratischen Hof, einen schmalen Vorraum in Form eines Narthex und den Gebetsraum selbst, rechteckig, mit einer halbrunden Apsis an der kurzen Innenwand. Das Gebäude und die Apsis sind nach Südwesten, d. h. nach Jerusalem ausgerichtet. Der Gebetsraum hat einen basilikalen Grundriß und wird durch zwei Pfeilerreihen in ein Haupt- und zwei Seitenschiffe unterteilt. Steinbänke zogen sich den Wänden entlang. Zur Apsis führten Stufen hinauf, denn ihr Boden war leicht erhöht. Darunter befand sich ein Raum, in dem der Schatz der Synagoge versteckt lag – hier wurden Münzen gefunden. Der ganze Boden des Gebetsraums war mit einem Mosaik bedeckt: weiß im östlichen Seitenschiff, mit mehrfarbigen, geometrischen Motiven im westlichen Seitenschiff; im Hauptschiff faßte ein breites Band drei große Mosaikfelder mit figürlichen Darstellungen ein. In der Nähe des mittleren Eingangs bezeugt eine zweisprachige Inschrift (griechisch und aramäisch), eingefügt zwischen einen Büffel und einen Löwen, daß dieses Mosaik zur Zeit des Justin geschaffen wurde (gedeutet als Justin I., Anfang des 6. Jh.). Eine griechische Inschrift ehrt die beiden Künstler, die das Mosaik gelegt haben: Marianos und seinen Sohn Ananias (Hanina). *Vgl. Abb. 77–79, 315, 316.*

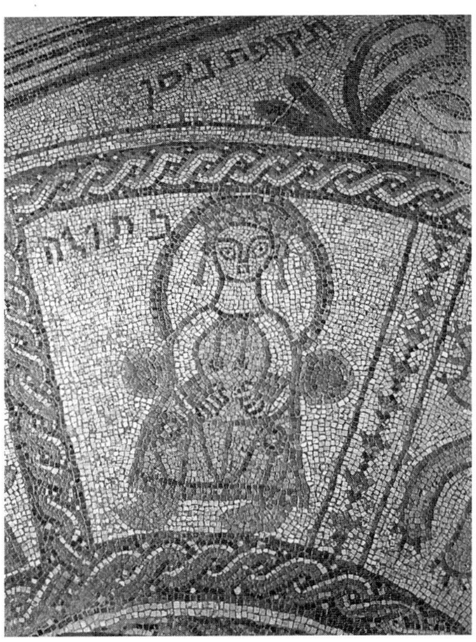

651–652 Bet Alpha. Ausschnitte aus den Mosaiken.

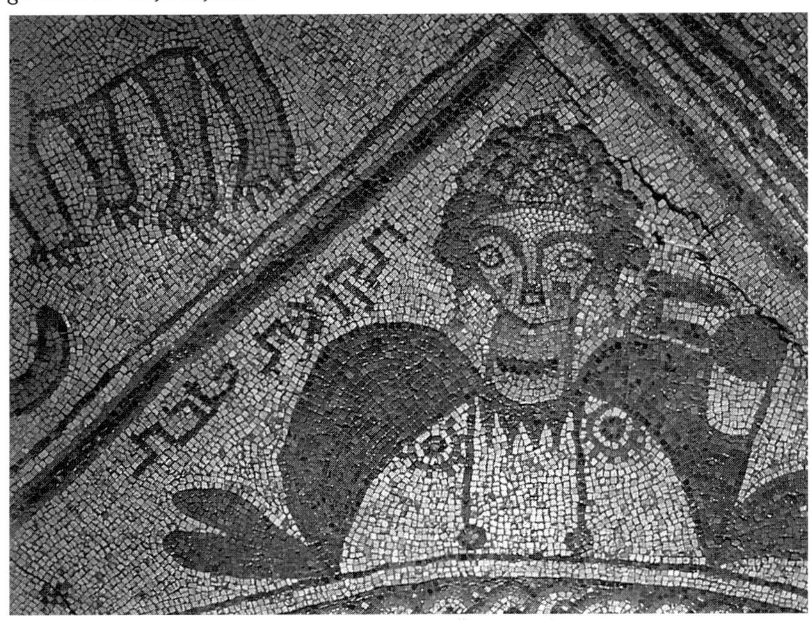

HUSEIFA

Südlich von Haifa wurde auf dem Karmel eine Synagoge teilweise freigelegt. Vom ursprünglichen Gebetsraum, der fast quadratisch (10,1 × ca. 11,5 m) war und den Eingang im Westen hatte, ist nur die nördliche Säulenreihe, die aus fünf Pfeilern bestand, ausgegraben worden. Der ganze Boden war mit einem vielfarbigen Mosaik bedeckt. Sein mittleres Feld enthielt einen Tierkreis, von dem aber nur kleine Fragmente übriggeblieben sind, samt einer der Jahreszeiten aus einem Eckteil.

In der Nähe des Eingangs erstreckte sich ein Mosaikfeld, das mit zwei *Menorot,* dem *Lulaw* und einer Girlande verziert war, die die Inschrift umgab: „Friede [sei] über Israel!" Etwas weiter weg war eine aramäische Widmungsinschrift plaziert. Das Gebäude stammt aus dem 6. Jh.

YAFI'A

Von dieser Synagoge in Untergaliläa ist nur wenig erhalten. Es ist nur eine Reihe von fünf Säulen mit ihren Sockeln und Basen zutage gefördert worden, zudem Indizien für die Existenz einer weiteren Säulenreihe, ein Mauersegment und mehrere Fragmente eines Mosaikbodens. Neben einigen geometrischen Motiven zeigen die Mosaiken auch Spuren eines Tierkreises, den die Spezialisten verschieden deuten. Nach den einen stellen die Symbole die zwölf Monate dar, nach den anderen die Embleme der zwölf Stämme Israels.

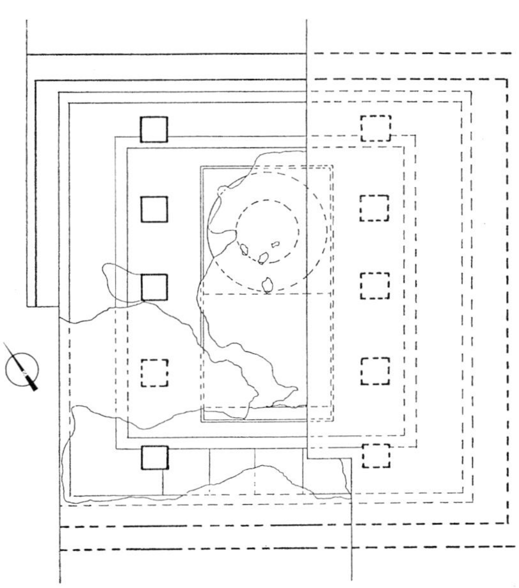

653 Yafi'a. Grundriß. (Nach E. I. Sukenik.)

REHOV

Die Synagoge liegt im Tal von Bet Schean, etwa 7 km von der Stadt selben Namens entfernt. Es handelt sich um ein rechteckiges Gebäude, das nach Süden (Jerusalem) orientiert ist. Der Eingang befindet sich auf der Nordseite. Man hat drei Schichten eruieren können. In allen drei Fällen handelt es sich um ein Gebäude mit einem basilikalen Grundriß, und der Gebetsraum wird durch zwei Reihen von Pfeilern in ein Haupt- und zwei Seitenschiffe unterteilt. Die älteste Schicht stammt aus dem 4. Jh. In der umgebauten Synagoge, die vom Ende des 4. Jh. und im 5. Jh. existiert hat, wiesen die weiß verputzten Wände mehrere aramäische Widmungsinschriften auf.

Die oberste Schicht enthält als wichtigste Veränderung den Anbau eines narthexartigen Vorraums vor dem Eingang auf der Nordseite: Er liegt quer zum Raum. Die erhöhte *Bima* befand sich wahrscheinlich hinter einer Abschrankung; man hat ihr Fundament und mehrere Marmorfragmente gefunden. Die Synagoge hatte einen Mosaikboden; vereinzelte Stücke sind noch vorhanden. Im Vorraum, direkt an der Schwelle des Haupteingangs – an einem Ort also, den niemand übersehen konnte – war eine Inschrift in das Mosaik eingefügt. Es handelt sich um die längste, vielleicht auch wichtigste Inschrift, die bis heute in einer Synagoge Israels entdeckt worden ist. Sie mißt 2,75 × 4,30 m, umfaßt 29 Zeilen und 365 Wörter. Sie zitiert Teile des Jerusalemer Talmud (Traktate *Demai* und *Shebi'it)* und bildet die älteste Fassung, die von diesem Rechtstext bekannt ist; sie bietet sogar sonst nicht bezeugte Textvarianten. Sie bezieht sich auf die religiösen Vorschriften *(Halakhot)*, die das Heilige Land betreffen: den Gebrauch der Erträge des siebten Jahres und den Zehnten. Sie teilt das Land in acht Regionen auf und zählt die Gemüse und Früchte auf, deren Verzehr während des siebten Jahres in den verschiedenen Orten in jeder dieser acht Regionen erlaubt beziehungsweise verboten ist.

Die letzte Phase erstreckt sich von der Mitte des 5. bis ins 7. Jh.

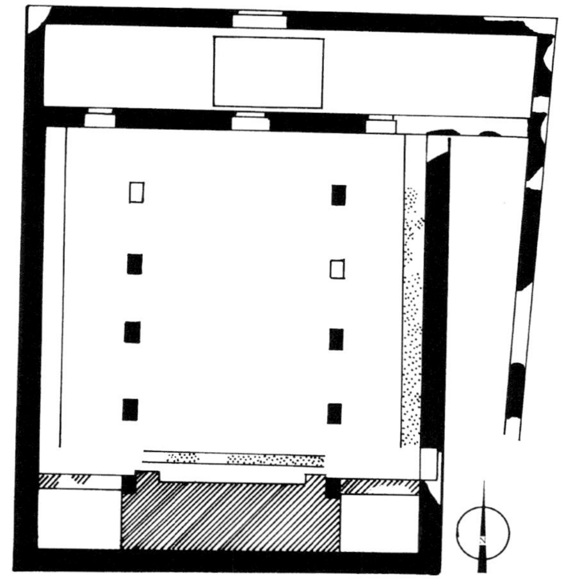

654 Rehov. Grundriß. Phase III. (Nach F. Vitto.)

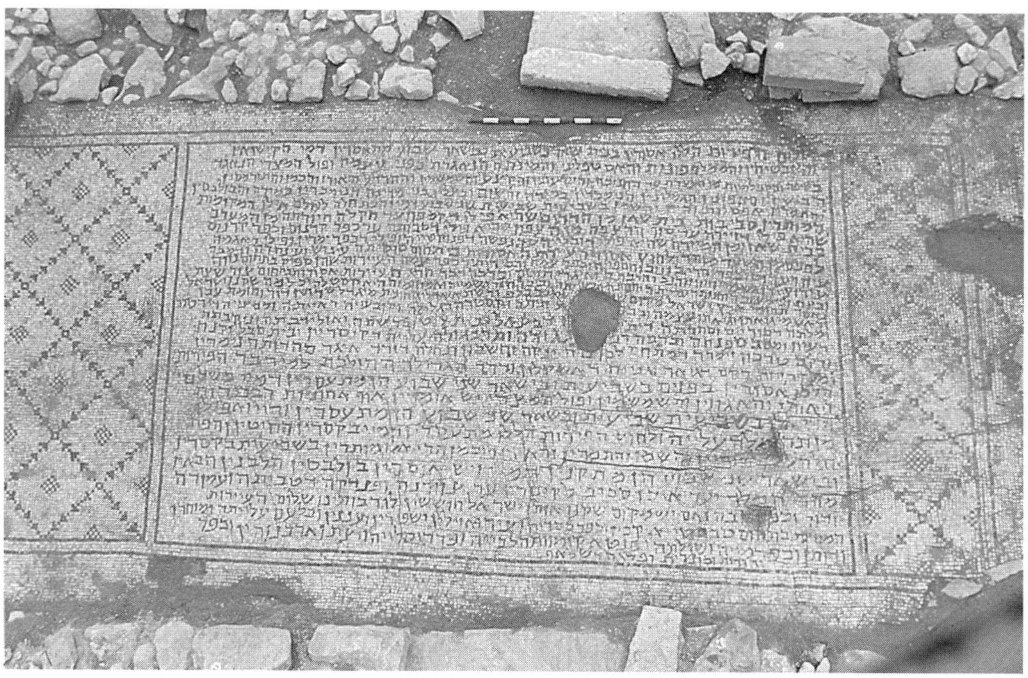

655 Rehov. Mosaik. Inschrift.

HORVAT RIMON

Die Synagoge bildet den Hauptteil eines Baukomplexes an den Westhängen der Hügel von Hebron. Man unterscheidet zwei große Bauphasen und Nutzungszeiten. Die Kenntisse zur ersten Phase, die ins 3. und 4. Jh. datiert wird, reichen zur Rekonstruktion eines Grundrisses leider nicht aus.

Die Synagoge der zweiten Phase ist recht gut erhalten. Der Gebetsraum mit dem Grundriß einer Basilika (9,5 × 13,5 m) hat einen dreiteiligen Eingang auf der Südseite; das Gebäude als solches ist nach Norden (Jerusalem) ausgerichtet. Zwei Reihen zu je drei Säulen unterteilen den Raum in ein Hauptschiff und zwei Seitenschiffe. An der Nordmauer läßt sich noch eine Estrade erkennen, obwohl die meisten Steine, die dazu gehörten, schon vor Jahrhunderten gestohlen wurden. Vor dem Haupteingang befand sich ein länglicher, schmaler Vorraum (3,5 × 16,0 m). Auf dieser Seite des Baukomplexes ist die Mauersubstanz zu geringfügig; der genaue Weg zum Vorraum kann nicht mehr nachgezeichnet werden. Der Boden der ganzen Synagoge bestand aus Kalksteinplatten; die Platten in der Mitte des Raums waren mit fünf Rosetten und einer *Menorah* verziert. Diese Synagoge stammt aus dem 5.–6. Jh.

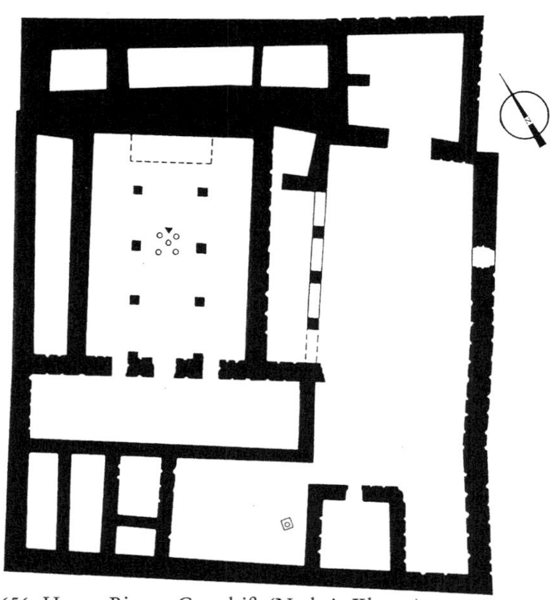

656 Horvat Rimon. Grundriß. (Nach A. Kloner.)

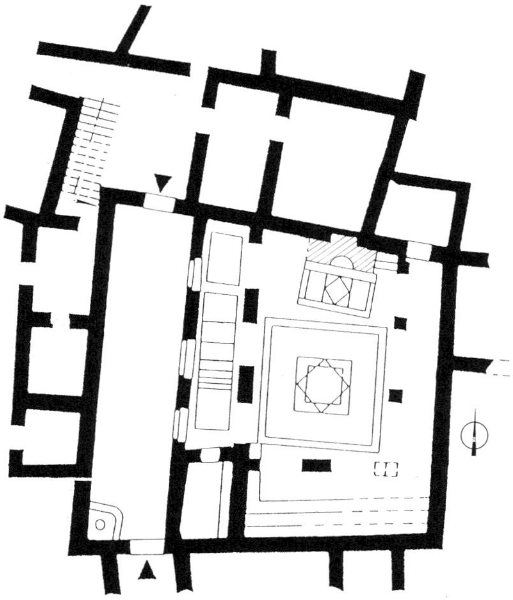

657 'En-Geddi. Grundriß.
(Nach D. Barag, J. Porat und E. Netzer.)

'EN-GEDDI

Diese Synagoge liegt in einer Oase in der Nähe des Toten Meeres. Sie hat einen trapezförmigen Grundriß (Innenmaße 13,5–15,5 m × 9,5–10 m). Man hat mehrere Bauphasen ermitteln können, deren jede wichtige Veränderungen aufweist. Ursprünglich lag der Eingang (zwei Türen) auf der Nordseite. Der Boden war mit kaum bearbeiteten Täfelchen belegt, deren einziges Motiv eine Swastika war. Diese Phase gehört ins 2. Jh. oder an den Anfang des 3. Jh. Nachträglich hat man drei Pfeilerreihen eingebaut, die vom Hauptschiff drei Nebenschiffe abgrenzen: ein östliches, ein westliches und ein südliches. Der Eingang im Norden wurde zugemauert und in eine Nische für die – nach Jerusalem ausgerichtete – Bundeslade umgestaltet. Zwei Stufen gleich rechts von der Nische dienten wahrscheinlich als einfacher „Stuhl des Mose". Im Süden befanden sich steinerne Bänke. Im Westen wurden drei neue Zugänge geschaffen; man betrat nun den Gebetsraum vom länglichen Vorraum her. Die so umgestaltete Synagoge war von der Mitte des 3. Jh. bis in die Mitte des 5. Jh. in Gebrauch. Die letzte Phase ist v. a. dadurch gekennzeichnet, daß man im Hauptschiff aus Holz und Stein eine Art Apsis errichtete, die der bisherigen Nische gegenüberlag und die auch der Aufbewahrung der Lade diente. Davor erhob sich eine *Bima* von 2,0 × 3,4 m; sie trennte das Schiff von der Apsis. Der Boden war mit einem Mosaik bedeckt. Es bestand unter anderem aus einem Feld mit drei *Menorot*. Der Mosaikteppich in der Mitte des Schiffs war mit Vögeln ausgeschmückt. Im Westschiff befand sich ein Mosaikfeld mit fünf Inschriften: die Liste der Stammväter der Menschheit, die Namen der Tierkreiszeichen und der Monate, eine Widmungsinschrift, verbunden mit der scharfen Warnung, niemand dürfe das Geheimnis der Stadt verraten (die Herstellung eines Parfums aus dem Balsamstrauch?), und zwei weitere Widmungsinschriften. Diese Synagoge verfügte über eine Schatzkammer, die zahlreiche Münzen barg. Einige von ihnen gehören in die Mitte des 6. Jh.

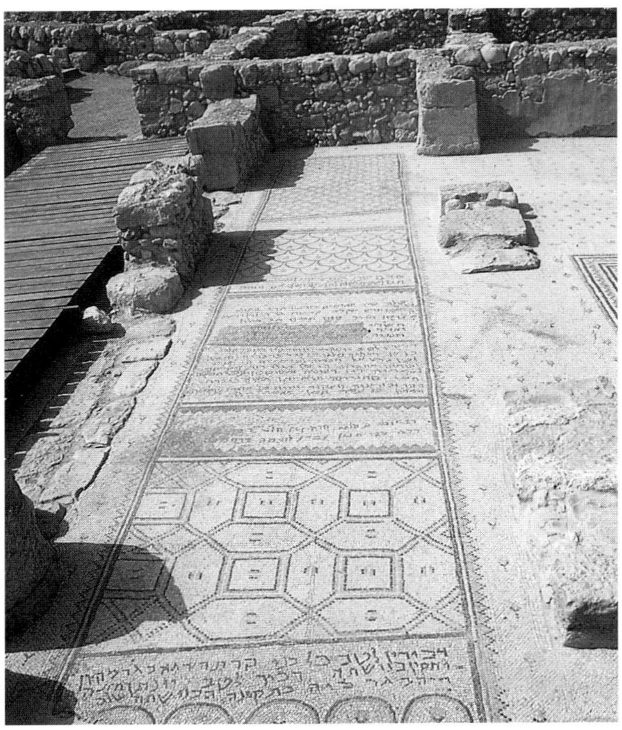

658 'En-Geddi. Blick auf die Anlage und die Mosaiken.

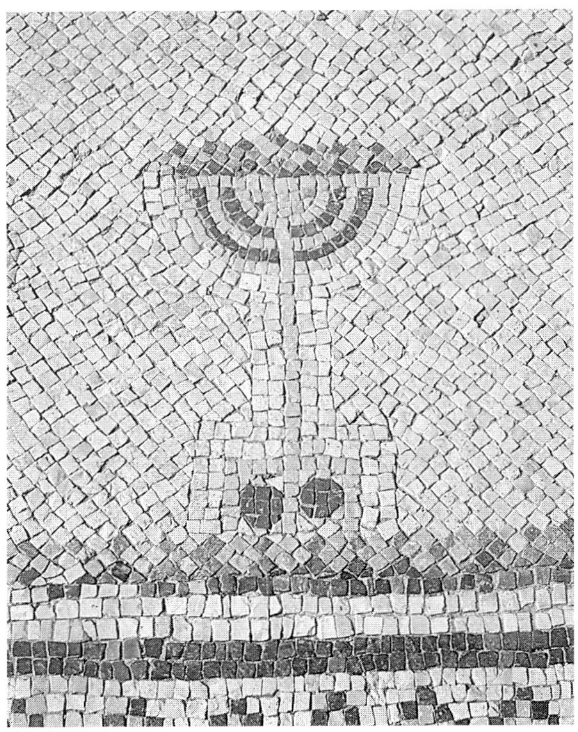

659 'En-Geddi. Ausschnitt aus einem Mosaik: *Menorah*.

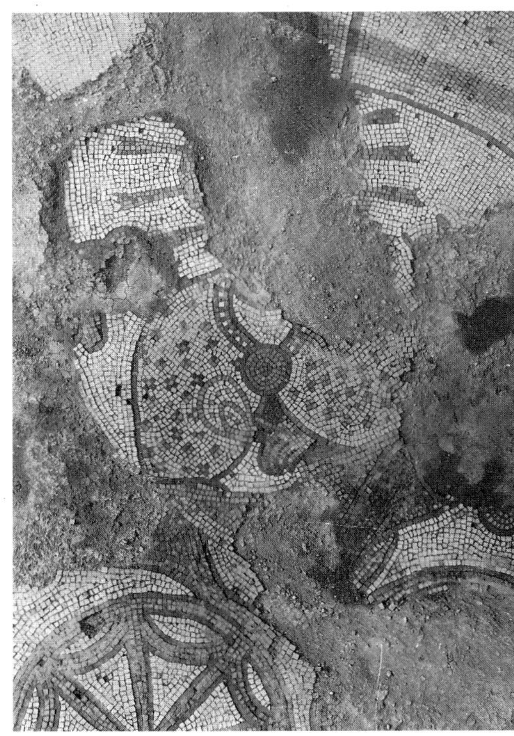

660 Na'aran. Ausschnitt aus dem Mosaik: Helios.

NA'ARAN

Die Synagoge liegt nordwestlich von Jericho. Man betrat sie über einen kleinen Hof und einen Vorraum in der Form eines „L". Der Boden des Vorraums war mit einem einfachen Mosaik bedeckt, das die *Menorah* und vor dem Eingang eine Widmungsinschrift enthielt.

Der Gebetsraum ist nach Süden ausgerichtet und weist auf der Nordseite einen dreiteiligen Eingang auf. Er hatte den Grundriß einer Basilika und war durch zwei Säulenreihen in ein Haupt- und zwei Seitenschiffe aufgeteilt. In der Breite maß er 15 m; da der südliche Teil des Gebäudes zerstört ist, konnte die ursprüngliche Länge nicht mehr eruiert werden; man geht von einer Länge von 25 m aus.

Der ganze Boden war mit Mosaiken bedeckt. Die Mosaiken der Seitenschiffe wiesen im wesentlichen geometrische Muster auf. Diejenigen im Hauptschiff enthielten ein Feld, in dem zwei *Menorot* abgebildet waren, welche eine Bundeslade einrahmten, und eine aramäische Widmungsinschrift, flankiert von zwei Löwen. Das Mittelfeld enthielt einen Tierkreis, den die Bilderstürmer schwer beschädigten. Das Gebäude stammt aus dem 6. Jh.

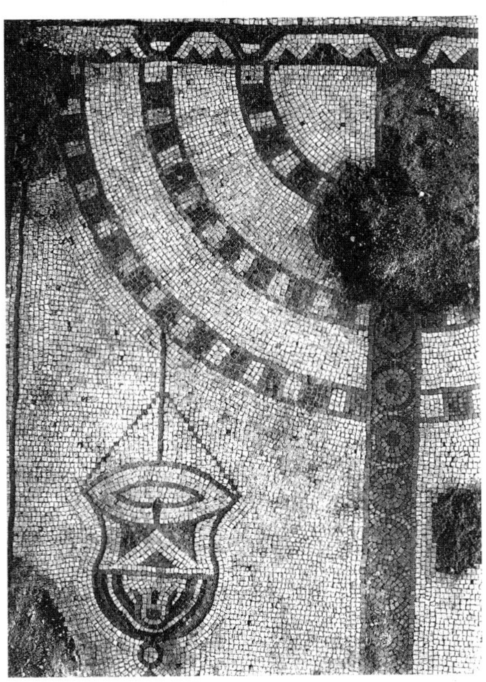

661 Na'aran. Mosaik. Überreste der *Menorah* und des Rauchfasses.

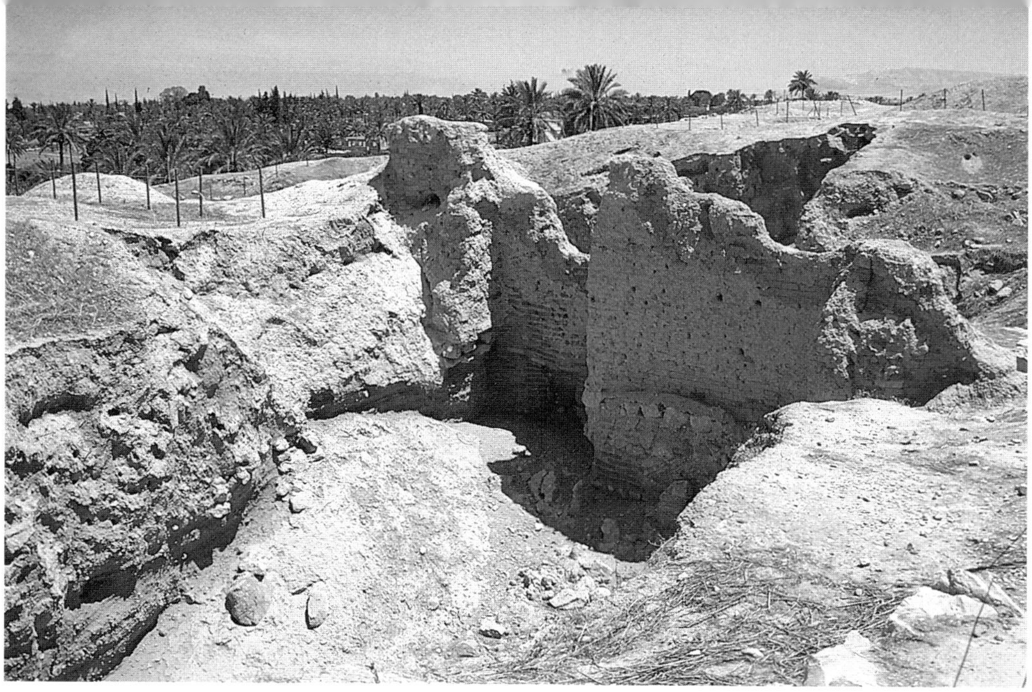

662 Jericho. Grabungsstelle.

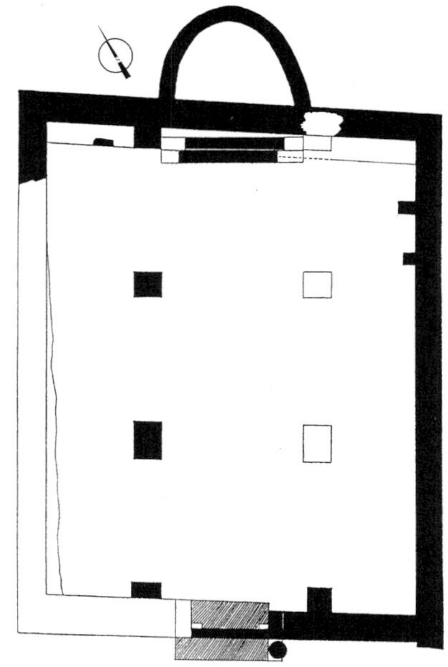

663 Jericho. Grundriß der Synagoge. (Nach D. C. Baramki.)

JERICHO

Das rechteckige Gebäude (10 × 13 m) liegt im Nordosten des alten Standorts von Jericho (Tell-el-Sultan). Es ist nach Südwesten (Jerusalem) ausgerichtet. Der Eingang befindet sich auf der Nordostseite, die mit einer halbrunden Apsis ausgestattet ist; zwei Stufen führten zu ihr hinauf. Der Gebetsraum selber ist durch zwei Pfeilerreihen in ein Haupt- und zwei Seitenschiffe gegliedert. Der ganze Boden ist mit Mosaiken bedeckt. In der Nähe des Haupteingangs liegt eine lange, aramäische Widmungsinschrift. Nach den Münzen, die hier gefunden wurden, wurde die Synagoge im 8. Jh. aufgegeben; erbaut wurde sie aller Wahrscheinlichkeit nach am Ende des 6. Jh. oder im 7. Jh.

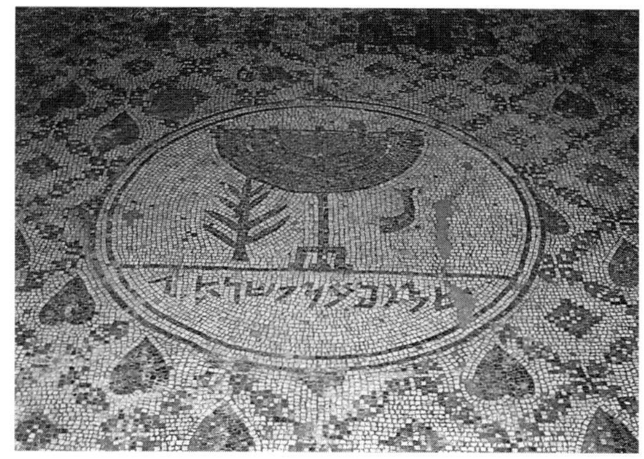

664 Jericho. Ausschnitt aus dem Mosaik. *Menorah.*

MA'ON (beim Kibbuz Nirim)

Die Synagoge liegt im südlichen Teil der Küstenebene. Der Gebetsraum weist den basilikalen Grundriß auf und wird durch zwei Reihen zu vier Säulen in ein Hauptschiff und zwei Seitenschiffe unterteilt. Die Fassade und der Haupteingang befanden sich im Südwesten; die Apsis war nach Nordosten, nach Jerusalem, ausgerichtet. In den Fundamenten der Apsis, unterhalb der Budeslade mit den Thorarollen, stieß man auf einen Graben, der wahrscheinlich als Schatzkammer der Gemeinde gedacht war. Vor der Apsis sind noch die Spuren einer Estrade zu erkennen.

Der Boden der Seitenschiffe war mit Kalksteinplatten gedeckt, der Boden des Hauptschiffs mit einem mehrfarbigen Mosaik. Diese Synagoge war im 6. und 7. Jh. in Gebrauch. *Vgl. Abb. 84.*

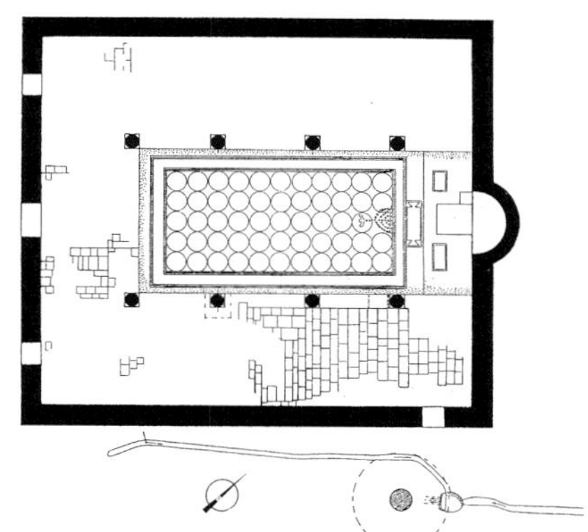

665 Ma'on. Grundriß der Synagoge. (Nach S. Levy.)

GAZA

Die Synagoge lag an der Mittelmeerküste. Nur vom Mosaikboden sind einzelne Teile erhalten geblieben, während die Mauern schon im Altertum abgetragen wurden. Die Überreste lassen folgende Rückschlüsse zu: Es handelte sich um einen Bau mit basilikalem Grundriß von ungefähr 26 × 30 m, mit einem dreiteiligen Eingang auf der Westseite und einer (äußeren) Apsis auf der Ostseite. Vier Säulenreihen unterteilten den Raum in ein Haupt- und vier Nebenschiffe, zwei auf jeder Seite.

Der Boden war mit einem Mosaik bedeckt, das figürliche Darstellungen aufwies. Das Mosaik im südlichsten Seitenschiff enthielt eine Widmungsinschrift mit einer Datierung auf das Jahr 508/509. Den Ausgrabungen zufolge ist das Gebäude nach einem Brand in der ersten Hälfte des 7. Jh. aufgegeben worden. *Vgl. Abb. 80–82, 323–326.*

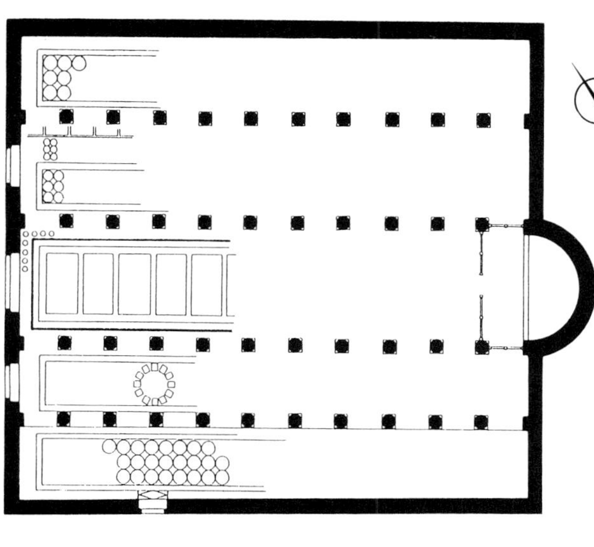

667 Gaza. Grundriß. (Nach A. Ovadiah.)

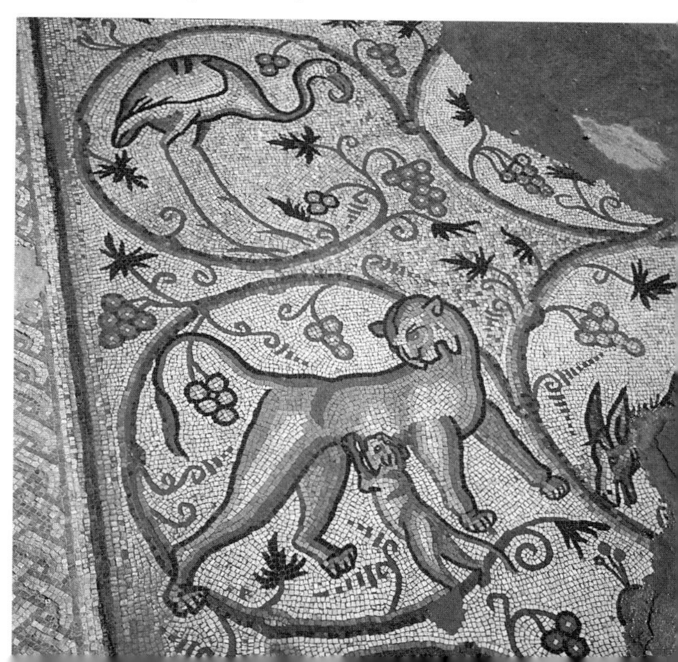

666 Gaza. Ausschnitt aus dem Mosaik.

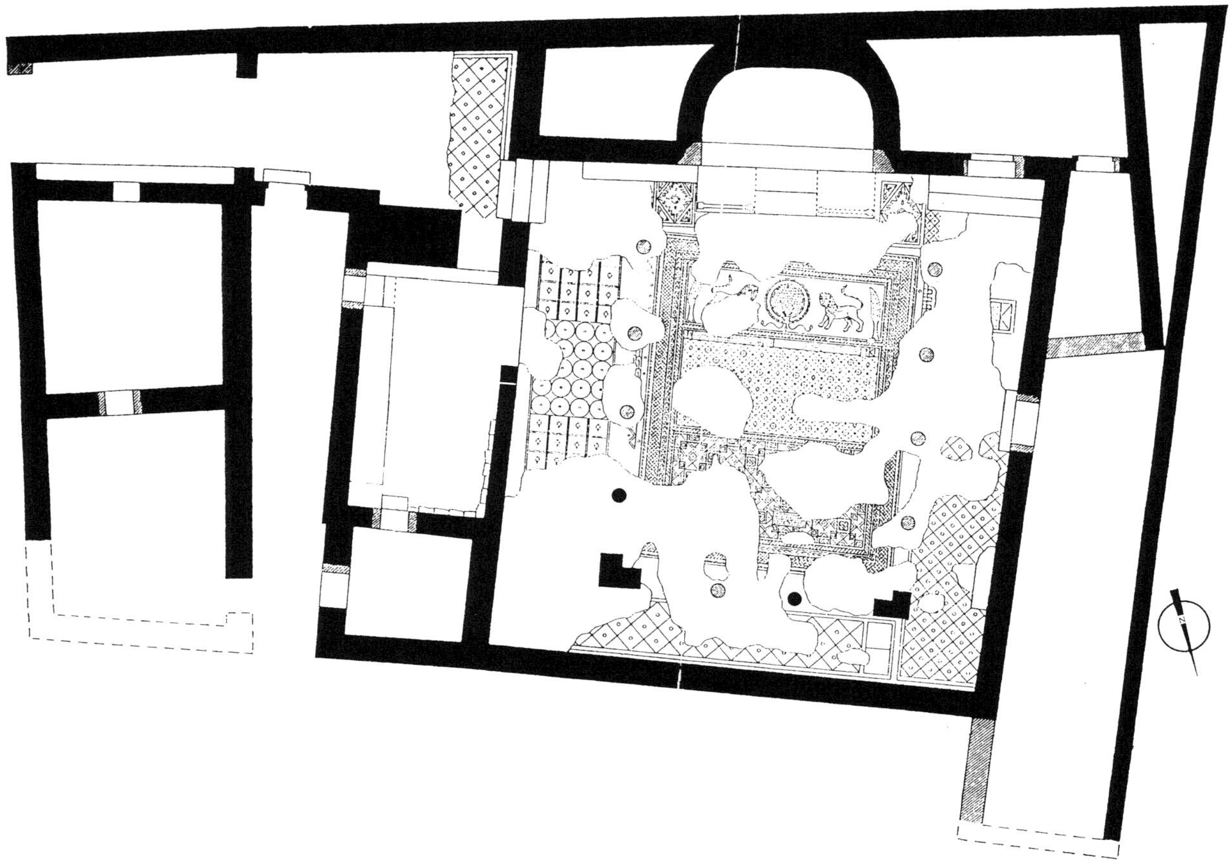

668 Hammat Gader. Grundriß.
(Nach E. I. Sukenik.)

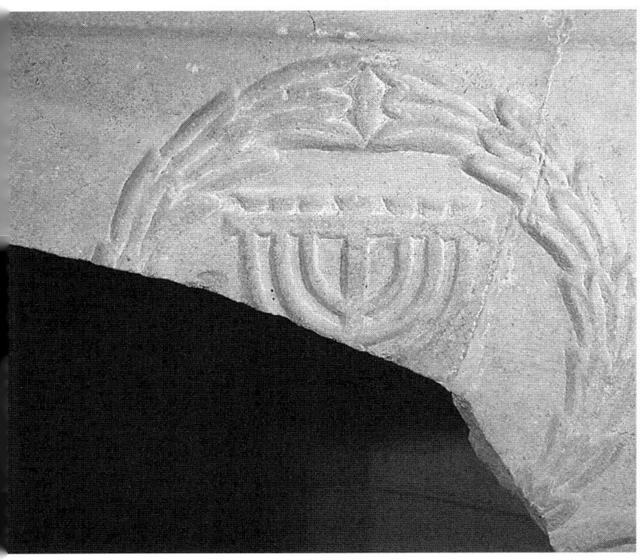

669 Hammat Gader. Überreste des Chancels.
Rockefeller Museum, Jerusalem.

HAMMAT GADER

Die Synagoge liegt auf einer kleinen Anhöhe mitten in der Stadt, die früher v. a. durch ihre heißen Quellen und ihre Bäder berühmt war. Der Gebetsraum (13,0 × 13,9 m) ist nach Süden ausgerichtet und wird durch drei Säulenreihen und zwei Eckpfeiler in ein Haupt- und drei Nebenschiffe (zwei Längsschiffe und ein Querschiff) gegliedert. Man betrat den Raum über einen Vorraum von Osten her. Zwei weitere Türen erlaubten den Zugang aus Zimmern, die um den Gebetsraum herum angeordnet waren. Der Gebetsraum war im Anschluß an eine schon bestehende Einfriedungsmauer gebaut worden; das kann die unterschiedliche Ausrichtung der Apsis, des Gebetsraums und dieser Mauer erklären.

Am Südende des Raums befand sich eine weite Apsis (ca. 4,55 m). Vor ihr erhob sich die *Bima*, die vom übrigen Raum durch eine Abschrankung getrennt war. Diese Abschrankung war mit einer *Menorah* verziert, von der man einen Teil entdeckt hat. Ein schmaler, mit Stufen versehener Gang führte zur Bundeslade in der Apsis. Der ganze Synagogenboden war mit Mosaiken (geometrische Muster) bedeckt. Das Mosaik des Hauptschiffs umfaßt drei Felder; das wichtigste, vor der Apsis, ist mit einem großen, von zwei Löwen und zwei Zypressen flankierten Kranz ausgeschmückt, in dem sich eine Widmungsinschrift befindet. Der Mosaikboden enthält vier Widmungsinschriften, die mehrere Stifter erwähnen, von denen einige auch in anderen galiläischen Städten wie Kapharnaum und Arbel wohnten.

Während der Ausgrabungen wurde die Synagoge auf den Anfang des 5. Jh. datiert. Es scheint nun aber, daß sie doch eher mindestens ins 6. Jh. gehört. *Vgl. Abb. 64.*

TEL AVIV

Die Synagoge, die von der samaritanischen Gemeinde errichtet wurde, lag an den Hängen des Tell Qasila. Es gibt nur noch wenige Spuren dieses Gebäudes: Seine Achse lag annähernd in Ost-West-Richtung, ausgerichtet auf den Berg Garizim, und es hatte ursprünglich zwei Säulenreihen. Der Boden war mit einem Mosaik bedeckt, das Widmungsinschriften auf Griechisch und in samaritanischer Schrift enthielt. Diese Synagoge stammt vom Ende des 6./Anfang des 7. Jh.

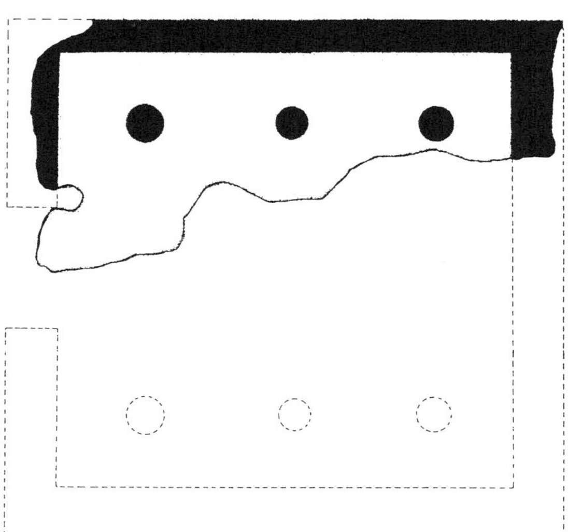

670 Tel Aviv. Grundriß.
(Nach H. Kaplan.)

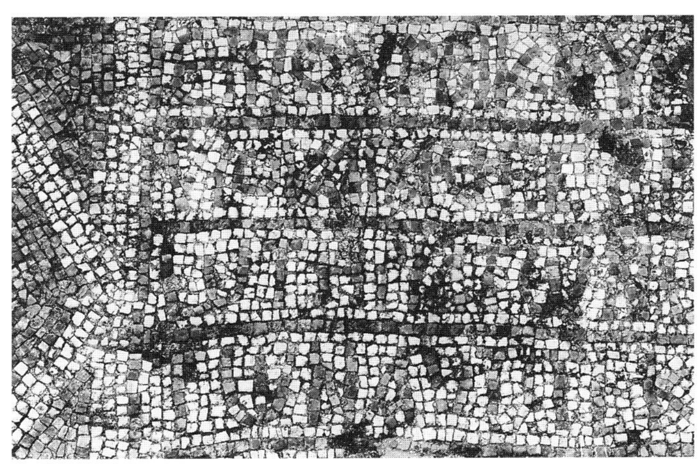

671 Tel Aviv.
Überreste einer
Weiheinschrift.

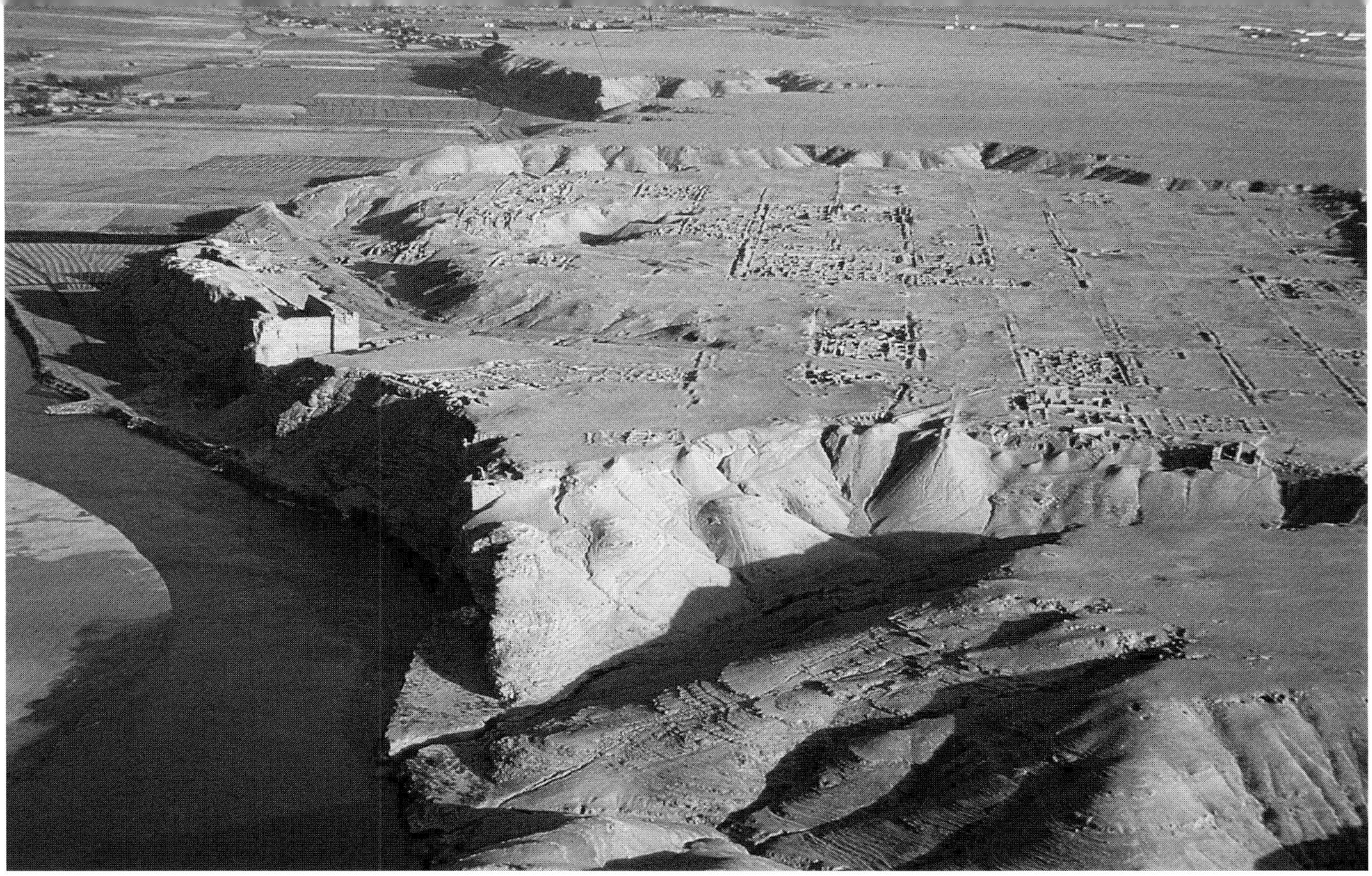

672 Dura-Europos.
Luftaufnahme nach Süden.

DURA-EUROPOS

Dura-Europos ist am 30. März 1920 durch einen englischen Trupp entdeckt worden, der in den großen arabischen Aufstand am mittleren Eufrat verwickelt war. Die Soldaten hoben in den Ruinen einer ehemaligen, allem Anschein nach arabischen Stadt einen Unterstand aus und stießen auf ein großes, gut erhaltenes Fresko. Die auf dem Fresko dargestellten Personen feierten eine religiöse Zeremonie. Diese Malereien konnten vom amerikanischen Archäologen J. H. Breasted untersucht werden; seine Ergebnisse legte er der Akademie für Inschriften und Literatur vor. Schließlich wurde eine Expedition unter der Leitung des belgischen Gelehrten F. Cumont organisiert.

Im Herbst 1922 konnte Cumont den Baal-Tempel, in dem sich die Fresken befanden, freilegen; er identifizierte den Ort als die Stadt Dura-Europos, von der antike Autoren berichtet hatten. 1923 wurden die Forschungsarbeiten auf weitere Gebäude ausgedehnt, u. a. auf den nördlichen Teil der Befestigung und auf den Artemis-Tempel. 1924 aber mußten die Arbeiten aus Sicherheitsgründen aufgegeben werden. 1928 nahm die Universität Yale, in Verbindung mit der Akademie für Inschriften und Literatur, die Ausgrabungen wieder auf, und zwar unter der Leitung des emigrierten russischen Gelehrten M. I. Rostovtzeff. Es kam zu zehn Kampagnen mit größerer Belegschaft; sie dauerten meistens etwa sechs Monate. Als die Arbeiten 1937 aus Geldmangel eingestellt werden mußten, war von der gesamten Fläche ein gutes Viertel erforscht.

Nach fünfzig Jahren Forschungsarbeit wurde 1986 eine französisch-syrische Gruppe zusammengestellt – unter der gemeinsamen Leitung von P. Leriche (Centre National des Recherches Scientifiques) und A. Al Mahmoud (Hauptdirektion der Altertümer und Museen in Syrien). Diese neuerliche Kampagne sollte die damaligen Gegebenheiten der Stadt herausbekommen, bestimmte Gebäude untersuchen, die von früheren Unternehmungen zwar freigelegt, aber nicht wissenschaftlich erschlossen waren, die Studien veröffentlichen und schließlich bestimmte alte Monumente retten, die von irreversiblen Schäden bedroht waren.

Dank der Arbeiten und Publikationen der verschiedenen Kampagnen ist Dura-Europos zu einem der bestbekannten Orte des klassischen Orients geworden, und es ist heute möglich, die großen Linien seiner Geschichte nachzuzeichnen.

DIE GESCHICHTE VON DURA-EUROPOS

Aus einem Phrourion *wird eine griechische Stadt*

Dura-Europos wurde 303 v. Chr. durch Nikanor, den General von Seleukos I., gegründet. Seleukos I. hatte den asiatischen Teil des Reiches Alexanders des Großen geerbt und das Reich der Seleukiden errichtet. Diese Gründung *ex nihilo,* auf halbem Weg zwischen den beiden Hauptstädten Antiochia und Seleukeia am Tigris, war wahrscheinlich nicht mehr als ein *Phrourion* (ein Militärposten) mit dem Auftrag, entlang des Eufrats den Verkehr zu kontrollieren. Sie wurde mit mazedonischen und griechischen Siedlern bevölkert und erhielt den Namen Europos, den Namen des Geburtsortes von Seleukos I.

Der gewählte Standort am südlichen Rand einer trockenen Ebene liegt etwa 40 m oberhalb des Eufrats. An dieser Stelle teilt ein tiefes Bachbett die Ebene. Dadurch kann die Straße, die vom Nor-

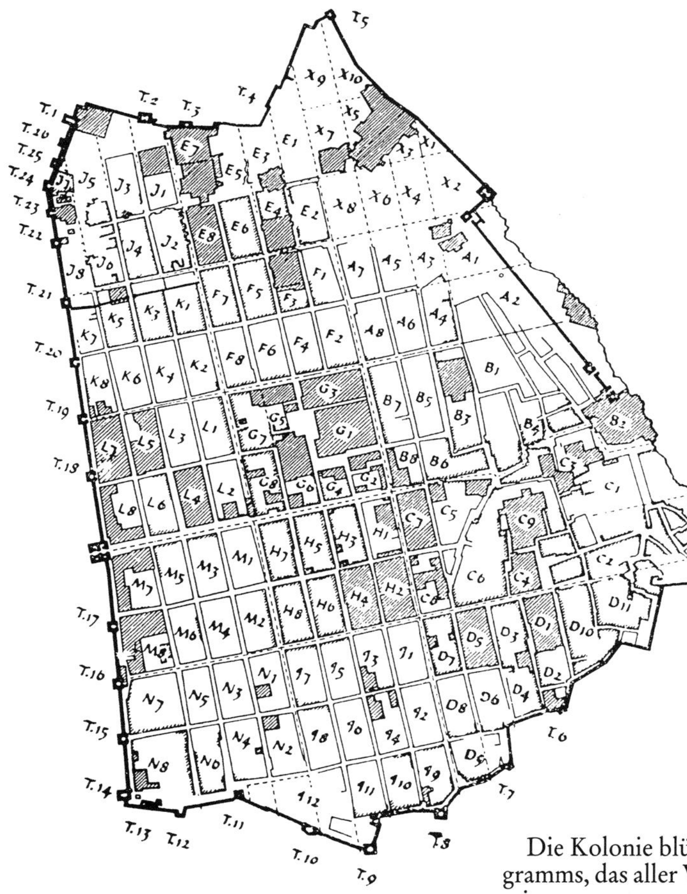

673 Dura-Europos. Grundriß. (Nach C. H. Kraeling.)
A 1 Garnisonstempel.
B 3 Zeus-Theos-Tempel.
C 3 Römische Häuser und Badeanlagen.
C 4 Zeus-Tempel.
E 1 Undokumentierter Nordtempel.
E 7 Azzanathkona-Tempel.
H 1 Gad-Tempel.
H 2 Atargatis-Tempel.
H 4 Artemis-Tempel.
J 7 Mithräum.
L 5 Adonis-Tempel.
L 7 Synagoge.
L 8 Tychaion.
M 7 Römische Häuser und Badeanlagen.
M 8 Christliche Kapelle.
N 8 Aphlad-Tempel.
X 7 Dolichenium.

den heranführt, an den Fluß gelangen; dadurch wird aber auch eine längliche Anhöhe abgetrennt, auf der dann die Zitadelle errichtet wurde. Von dieser Stellung, die es möglich machte, sowohl den Fluß als auch die Straße zu kontrollieren, profitierte man seit der babylonischen Zeit, wie es ein kleines Täfelchen bezeugt, das den Ort „Dawara" (Dur/Dura = Befestigung) nennt. Diese erste mazedonische Niederlassung wurde von der Zitadelle und der Residenz des Feldherrn überragt, die einander zu beiden Seiten des Wadis gegenüberstanden. Die Siedlung beschränkte sich auf die Umgebung des Flusses, der einzigen Wasserquelle für den Ort.

Die Kolonie blühte auf und wurde in der Mitte des 2. Jh. Teil eines wichtigen Urbanisierungsprogramms, das aller Wahrscheinlichkeit nach vom Seleukidenherrscher selber ausging, der bemüht war, seinem zusammenbrechenden Reich wieder mehr Ansehen zu verschaffen. Europos erhielt nun die Dimensionen einer wirklichen Stadt: Sie maß in der Nord-Süd-Achse 900 m, in der Ost-West-Achse 700 m. Aus Bruchsteinen wurde eine Stadtmauer errichtet, mit viereckigen Türmen und einem mächtigen Tor im Westen, das heute als „Palmyra-Tor" bezeichnet wird. Die Oberfläche, die nun durch die Befestigungsmauer abgegrenzt war, wurde in gleich große, rechteckige „Viertel" unterteilt (35 × 70 m; jedes Viertel umfaßte acht Häuser). Zwischen den Vierteln verliefen die geradlinigen Hauptstraßen in Ost-West-Richtung, senkrecht dazu die Nebenstraßen. Im Zentrum der Stadt befand sich die *Agora;* sie nahm den Raum von acht „Vierteln" ein. Die Haupttempel der Stadt, die Zeus und Artemis geweiht waren, lagen in der Südosthälfte des Ortes in der Nähe des Feldherrnpalastes (auf dem Grundriß: C 4 und H 4). Wegen der Eroberung der Stadt durch die Parther konnte das ambitionierte Bauprogramm allerdings nicht zu Ende geführt werden, und der Großteil der Gebäude, die begonnen worden waren, blieb unvollendet.

Der Bau der Stadt und ihre Bevölkerung zur Zeit der Parther

Die Parther hatten an der Nordgrenze des Seleukidenreichs ein kleines Königreich geschaffen und gingen seit 171 v. Chr. an die Eroberung der iranischen Ebene und des seleukidischen Mesopotamien. Im Jahr 141 fiel die Hauptstadt Seleukeia am Tigris in ihre Hände, und 113 wurde auch Dura-Europos eingenommen und für drei Jahrhunderte ins Partherreich integriert. Die Stadt hatte nun keine militärische Funktion mehr. Sie erlebte in dieser Periode einen gewissen Aufschwung, den sie dem Handel mit landwirtschaftlichen Produkten, den Handwerksbetrieben und ihrer Rolle als Verwaltungszentrum der Region verdankte. Das Urbanisierungsprogramm, das die Griechen aufgestellt hatten, wurde nun – erstaunlicherweise – realisiert. Die wachsende Bevölkerung, die Privathäuser und die öffentlichen Gebäude nahmen den Raum in Besitz, der auf der Ebene abgegrenzt worden war. Die neuen Bauten paßten sich den ursprünglich vorgegebenen „Vierteln" an; der von den griechischen Stadtplanern entworfene Rahmen wurde respektiert. Nur die *Agora,* die jetzt keinerlei politische Bedeutung mehr hatte, wurde von Häusern und Geschäften vereinnahmt und bekam nun den Charakter eines orientalischen Basars. Die alten Tempel und der Palast der Zitadelle wurden nach einem völlig veränderten Grundriß umgebaut. Die befestigte Stadtmauer wurde dem Zerfall überlassen, und zu ihren Füßen sammelte sich der Hausmüll in solchen Mengen, daß er schließlich den Zugang zu den meisten Türmen versperrte.

Die verschiedenen religiösen Bekenntnisse lebten in einem guten Einvernehmen. Der religiöse Eifer war groß, wie es die zahlreichen gefundenen *Ex votos* und Inschriften kundtun. In der Stadt vermehrten sich die griechischen und orientalischen Tempel (Gad-Tempel: H 1, Atargatis-Tempel: H 2, Zeus-Theos-Tempel: B 3, Adonis-Tempel: L 5), vor allem entlang der Befestigungsmauern (Azzanathkona-Tempel: E 7, Aphlad-Tempel: N 8, ein noch nicht dokumentierter Tempel im Norden: E 1), wobei sie mit den noch zugänglichen Türmen verbunden werden konnten (etwa der Tempel des Zeus Kyrios mit Turm 16, der Baal-Tempel mit Turm 1).

Eine Garnisonsstadt in römischer Zeit

Im Jahre 165 n.Chr. startete das römische Reich eine Offensive und eroberte das Gebiet um den mittleren Eufrat. Vor Dura selber kam es zu einer entscheidenden Schlacht; die Stadt wurde belagert, eingenommen und besetzt. Dura-Europos wurde zu einem der Stützpunkte im Verteidigungssystem gegen die Parther; das nördliche Drittel der Stadt wurde in ein Militärlager verwandelt, und es waren hier mehrere Kontingente stationiert. Ein großer Teil der Soldaten kam aus Palmyra, einer Handelsstadt, die beherrschenden Einfluß auf Dura und den römischen Orient ausübte. Die Stadtmauern wurden verstärkt. Neue Kommandozentren wurden gebaut, etwa das Prätorium und der Palast des *Dux Ripae,* der für die Überwachung des Flusses zuständig war. Im Bereich des Militärlagers und in der Stadt selber wurden einige neue religiöse Gebäude errichtet: Garnisonstempel (A 1), Dolichenium (X 7), Mithräum (J 7), die Synagoge (L 7), die Kapelle der Christen (M 8) und vielleicht ein Tychaion (L 8). Aus dieser Zeit stammen auch Bäder und ein Amphitheater. Die Krise, die das Reich heimsuchte, und die Unsicherheiten, die in diesem Grenzgebiet vorherrschten, waren die Gründe, die zu einem Niedergang der Handelsaktivitäten führten. Die Stadt wurde immer mehr zu einer Militärstadt.

Belagert und entvölkert durch die Sassaniden

Im Jahr 227 traten die Sassaniden an die Stelle der Parther und begannen, eine aggressive Politik gegen die Römer zu führen. Angesichts der Bedrohung durch die Sassaniden in den Jahren 253 und 256 wurde die Stadtbefestigung verstärkt. Außerhalb der Stadt wurde ein Steinwall errichtet, im Stadtinnern ein weiterer Wall, indem die Gebäude in der Nähe der Stadtmauer aufgeschüttet wurden, wobei man vorsichtig vorging: Man schützte die Malereien der religiösen Bauten. Der Sassanidenkönig Schapur I. belagerte die Stadt 256 und unternahm mehrere Eroberungsversuche. Nachdem mehrere Gänge unter den Mauern gegraben und eine Erstürmungsrampe gebaut worden waren, drang die sassanidische Armee in die Stadt ein. Die Einwohner von Dura wurden verschleppt. Auf den Befestigungsanlagen der nun verlassenen Stadt blieben die Rampe und die aufgeworfenen Wälle zurück.

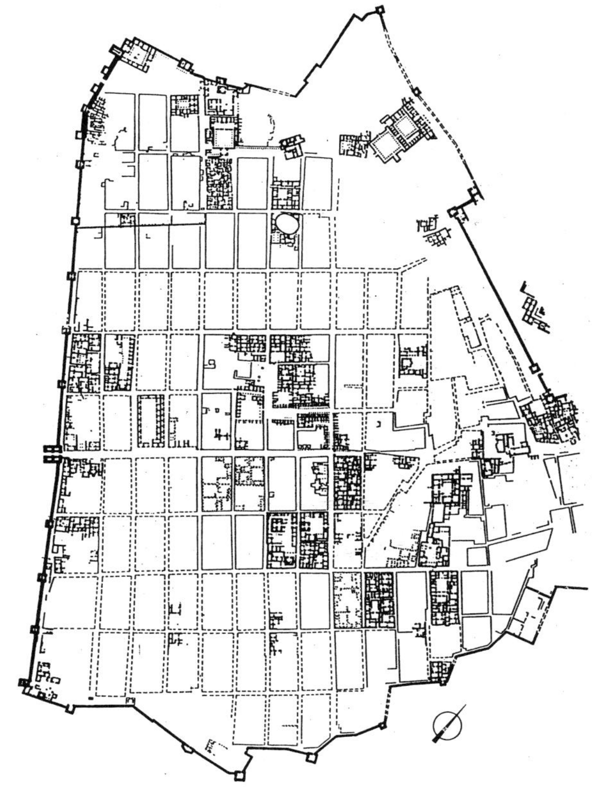

674 Dura-Europos. Grundriß der parthischen und römischen Zeit.

DIE BEVÖLKERUNG IN DURA ZUR ZEIT DER RÖMER

Normalerweise gibt man die Zahl der Einwohner zur Zeit der Römer mit etwa 20000 an. Sicher war die Bevölkerung zur Zeit der Griechen bedeutend kleiner gewesen, hatte aber unter den Parthern stetig zugenommen. Als im nördlichen Drittel der Stadt das Militärlager errichtet wurde, wurden die Einwohner, die hier zu Hause waren, vertrieben. Es kam zu Neubauten in den noch zur Verfügung stehenden Freiräumen, und reiche Häuser wurden auf mehrere Familien verteilt.

Die Bevölkerung war sehr gemischt – eine Folge des umfangreichen und ununterbrochenen Zuzugs die ganze Geschichte dieser Stadt hindurch. Neben den Mazedoniern kann man anhand der Namenslisten und der verschiedenen Sprachen und Schriften, die in Dura gebraucht wurden, auch eine ansehnliche Zahl von Menschen semitischen Ursprungs, vom Ort selber oder von weiter weg, ausmachen. Diese Verschiedenheit zeigt sich auch in der Vielfalt der Kulte in Dura. Tatsächlich fand man im ausgegrabenen Bereich, der etwas mehr als ein Viertel der Gesamtfläche ausmacht, sechzehn Tempel oder religiöse Bauwerke. Außer den griechischen oder römischen Gottheiten wurden hier auch babylonische, mesopotamische und elamitische, nordsyrische und anatolische, phönizische, palmyrenische und arabische Gottheiten verehrt. Jede Gruppe hatte ihr eigenes religiöses Zentrum (wie etwa die Kolonie aus Anath, einer Insel im Eufrat, mit ihrem Aphlad-Tempel, die Kolonie der Juden mit der Synagoge) oder sogar mehrere Heiligtümer (wie die Kolonie aus Palmyra, die über mindestens fünf Tempel verfügte: Nekropole, Zeus Kyrios–Baal Schamin, Bel, Gad, und ein neues Heiligtum an der Hauptstaße).

Beim Studium der Texte und der Heiligtümer der unterschiedlichen Gemeinschaften, die gemeinsam in Dura-Europos lebten, ergibt sich der Eindruck einer problemlosen Koexistenz. Man kann sogar davon ausgehen, daß die Gruppen untereinander im Austausch standen, denn auf den Stufen mehrerer Kulträume finden sich die Namen derselben Gläubigen eingeritzt.

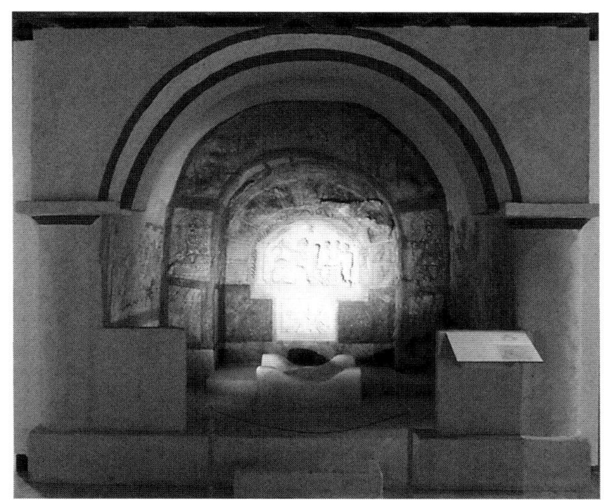

675 Dura-Europos. Mithräum.

Tempel und Häuser in Dura

Die religiöse Architektur

Über das Aussehen der Tempel zur Zeit der Griechen weiß man fast nichts, außer daß der Artemis-Tempel eine dorische Säulenhalle aufwies. Zur Zeit der Parther wurden der Grundriß, die Ausstattung, aber auch der Betrieb in diesen Tempeln verändert, und zwar nach dem Muster der anderen Tempel, die in dieser Zeit gegründet wurden. Es handelt sich um das folgende Schema: Das Heiligtum ist von einer Blindmauer umgeben, mit einer Türe, die als Haupteingang, oft als einziger Eingang dient und auf einen Säulenhof führt, der von kleinen Räumen umgeben ist. In der Mitte, vor dem Tempeleingang, stehen ein oder mehrere Altäre. Der Tempel selber liegt am hinteren Ende des Hofes, dem Eingang gegenüber, auf einer leicht erhöhten Fläche. Gelegentlich grenzt er an die dahinterliegende Mauer; wenn dies der Fall ist, trennt ein kleiner Durchgang die *Cella* von der Hofmauer. Der Grundriß ist quadratisch, mit einem breiten *Pronaos* und einem *Naos,* der oft von zwei Kapellen oder Sakristeien eingerahmt ist. Das Kultbild kann auf die hintere Mauer gemalt sein, als

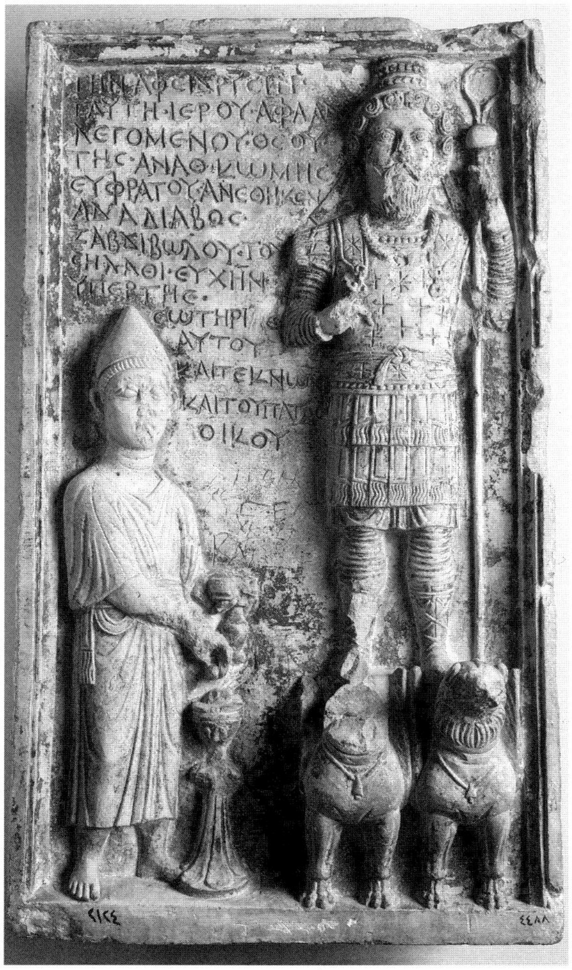

676 Dura-Europos. Relief des Aphlad. Nationalmuseum, Damaskus.

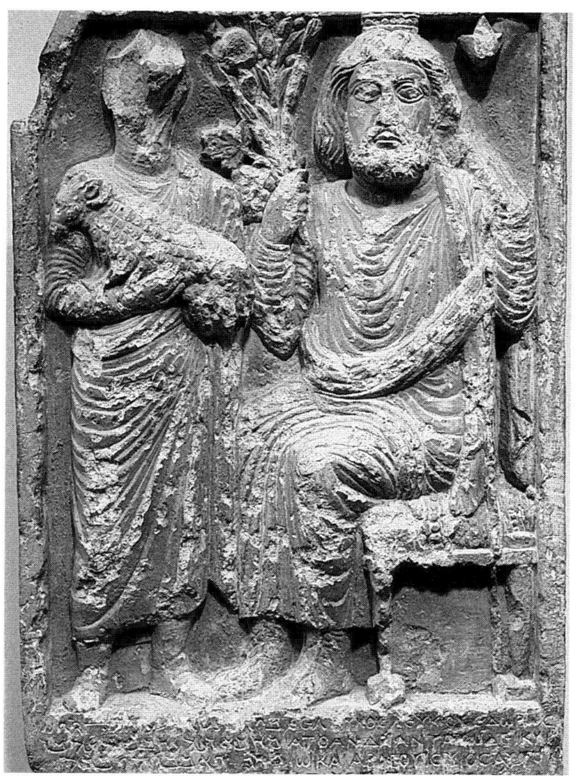

677 Dura-Europos. Relief des Zeus Kyrios. Nationalmuseum, Damaskus.

Basrelief auf einem Sockel stehen oder sich in einer Nische befinden, die von einem durch Säulchen getragenen *Arcosolium* überragt wird. Die peripheren Räume sind oft mit Bänken ausgestattet; es kann sich um Kapellen handeln, die von Donatoren gestiftet und unterhalten wurden. Gelegentlich diente ein Raum mit stufenförmigen Sitzreihen den Zeremonien für die Initiierten.

Diese Tempelstruktur der Partherzeit scheint aus einer wieder aufgegriffenen vorhellenistischen, mesopotamischen Tradition zu kommen. Assur verfügt zur gleichen Zeit über sehr ähnliche Tempel.

Unter den religiösen Bauten von Dura-Europos, die während der Zeit der Römer gegründet wurden, hat der „Garnisons"-Tempel die Form eines einfachen Saales mit vier Säulen, dem ein Säulengang vorangestellt ist. Und das „Dolichenium" besteht aus einem geschlossenen *Temenos* mit mehreren, um eine Säulenhalle verteilten Kapellen, die verschiedenen Gottheiten geweiht sind. Was die Kapelle der Christen und die Synagoge betrifft, so spiegelt ihr Grundriß die Häuser wider, in denen sie errichtet wurden. Diese religiöse Architektur besitzt also eine ganz andere Struktur als die Bauten der vorangegangenen Zeit und hat mit der griechischen oder römischen Tradition nichts gemeinsam. Nur das Mithräum hat einen Grundriß, der dem der anderen (nicht-unterirdischen) Mithräen in den Mittelmeerländern gleich ist.

Die Wohnarchitektur

Die Häuser von Dura-Europos vermitteln ein sehr einheitliches Bild – ausgenommen die palastähnlichen Wohnungen, die mit ihrem Wohnraum ein halbes „Viertel" einnahmen. Das Normhaus besteht aus einer oder zwei Reihen von Zimmern, die rund um einen zentralen Innenhof liegen. Dieser Hof verfügt gelegentlich über Säulen, aber nie über ein Peristyl im eigentlichen Sinn. Das Haus ist nach außen abgeschlossen und kann von der Straße her meistens nur über eine einzige Tür betreten werden; diese öffnet sich auf einen langen Gang, der zum Hof im rechten Winkel steht. Die einzelnen Zimmer sind häufig mit Bänken ausgestattet. Der Empfangsraum *(Andron)* liegt normalerweise auf der Südseite des Hofes, d. h. seine Fassade ist nach Norden gerichtet und so vor der Sonne geschützt. Die meisten Häuser besitzen ein weiteres Stockwerk, das sich aber nicht mehr über die ganze Fläche des Hauses erstreckt. Die Terrassen dienen dem Familienleben, vor allem im Sommer.

Bautechnik

Anders als die Zitadelle und der Großteil der Befestigungsbauten, wurden die Bauwerke aus ungebrannten Ziegeln auf einem Unterbau aus Stein errichtet. Bei den Gebäuden, die am Ende der griechischen Epoche gebaut wurden, benutzte man für den Unterbau mit Gips verbundenen Bruchstein. Zur Zeit der Parther und vor allem zur Zeit der Römer verbreitete sich der Einsatz von Mörtel, und der Unterbau bestand nun aus regelmäßigen Bruchsteinschichten aus grobem Kalk- oder Gipsstein, der verschalt und mit Kalkmörtel gebunden wurde. Die Türpfosten und die Fenster wurden aus monolithischen Gipsblöcken geschnitten. Die Dachgesimse wurden aus Gips hergestellt, und zwar mit Hilfe von Formstücken, die auch figürliche Darstellungen aufweisen konnten. Die Säulen waren ursprünglich aus Gips, später aus Bruchsteinen geformt. Die Mauern und die architektonischen Elemente sind verputzt, oft sind die Innenwände bemalt.

DIE DARSTELLENDEN KÜNSTE

Im Gegensatz zu der von Palmyra weist die Nekropole von Dura-Europos keinerlei Malereien oder Skulpturen auf. Jedoch haben die Häuser, die Bäder und vor allem die religiösen Bauwerke von Dura eine Überfülle von Skulpturen oder Fresken geliefert, die uns die Hauptmerkmale der darstellenden Künste Mesopotamiens zur Zeit der Parther und Römer vermitteln. Wenn man die Aphrodite-Statue des Artemis-Tempels, die aus Antiochia oder Pergamon eingeführt wurde, und die beiden Stelen im Hochrelief, die Hairan dem Gad-Tempel gewidmet hatte und die sicher von einem Künstler in Palmyra verfertigt wurden, ausnimmt, stammen die plastischen Werke, die in Dura gefunden wurden, von Künstlern und Kunsthandwerkern der Gegend. Es handelt sich normalerweise um Flachreliefs, die eine oder mehrere Gottheiten darstellen (die Reliefs von Arsu oder Iarhibol, Atargatis und Haddad); oft sind diese von ihren Attributen umgeben, gelegentlich auch von der Figur eines Kultleiters begleitet, hinter der sich eine Darstellung des Stifters verbirgt (die Reliefs von Aphlad, Zeus Kyrios oder Mithras). Daß die Figuren oft zuwenig Volumen bekommen und die Ausführung mangelhaft ist, läßt sich nicht allein vom stark gipshaltigen Stein her erklären. Was die Darstellung der Personen betrifft, so werden sie stets von vorn wiedergegeben. Wahrscheinlich waren es ebenfalls Künstler aus Dura selber, die die zahlreichen Fresken in den religiösen Bauwerken ausführten, die dank der Aufschüttung des Walls geschützt blieben. Von diesen Malereien stammen die älteren aus der Zeit der Parther (so das Opfer des Konon im Baal-Tempel), die neueren aus der Mitte oder vom Ende der Römerzeit (so die Figuren, die die Kultreliefs des Mithräums einrahmen, die Bibelszenen der Synagoge, die Evangelienszenen im Haus der Christen). Die Kunst, die sich hier zeigt, stammt aus dem Alten Orient hinsichtlich ihrer Flächigkeit, ihres Verismus und der hieratischen Anordnung der Figuren. Sie stammt aus Griechenland hinsichtlich der architektonischen Dekoration und der ikonographischen Anspielungen. Was am meisten überrascht, ist die strenge Frontalität aller Personen. Diese bewirkt, daß sich alle Kompositionen dem Betrachter direkt zuwenden. Man kann deshalb, unabhängig von der genauen Datierung, alle Malereien und Flachreliefs in Dura-Europos als repräsentative Werke der „parthischen Kunst" betrachten.

Pierre Leriche

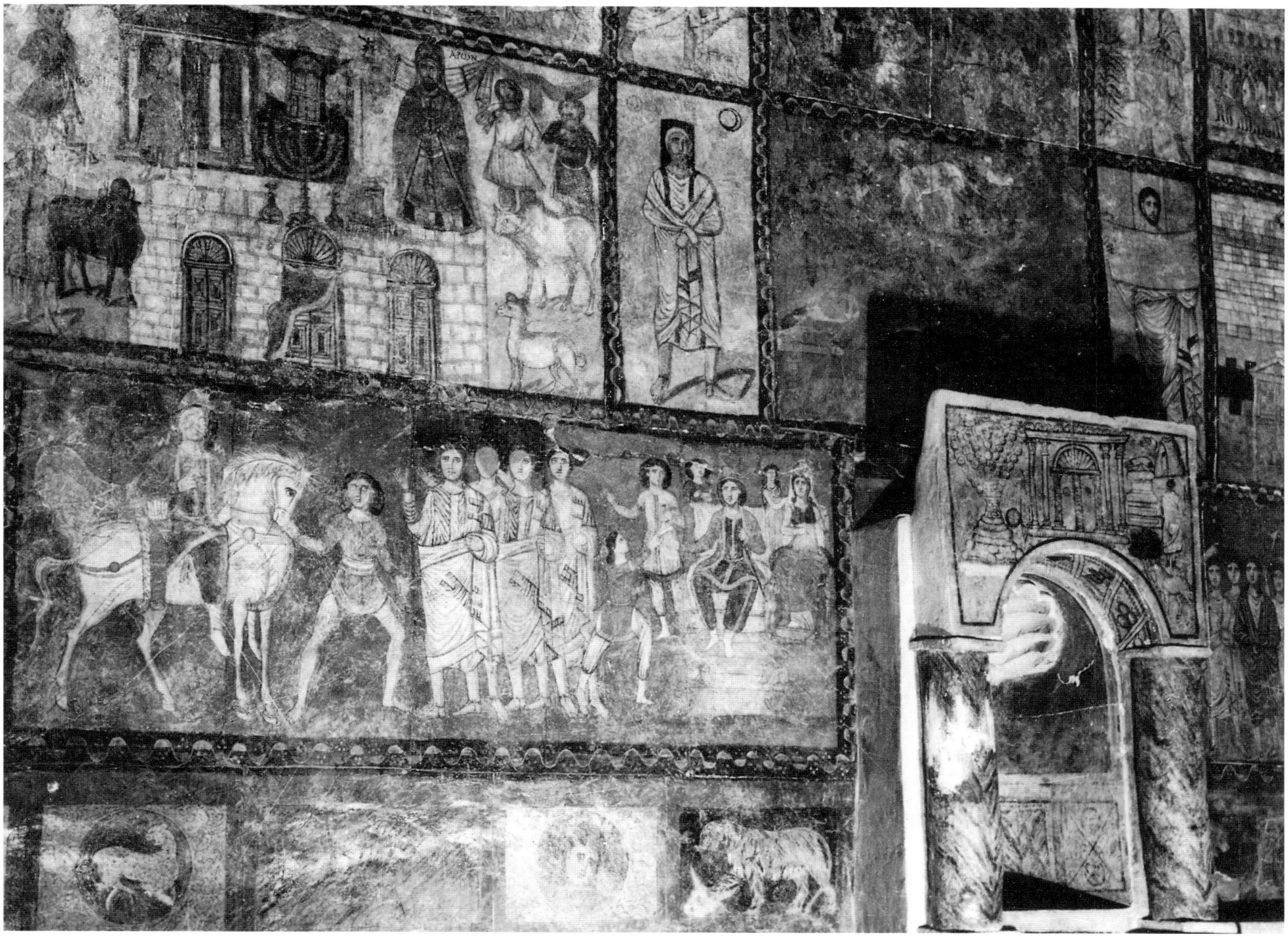

678 Dura-Europos. Nische in der Westmauer.

DIE BIBLISCHEN BILDER DER SYNAGOGE IN DURA-EUROPOS

Die biblischen Bilder, denen die Synagoge in Dura-Europos ihre Berühmtheit verdankt, gehören zum zweiten Bau. Er wurde 244–245 abgeschlossen, wie eine Inschrift, die in den Ruinen gefunden wurde, bestätigt. Das ehrgeizige ikonographische Programm basierte auf der Neugestaltung jener Dekoration, die gegen 250 geschaffen wurde. Alle Wände wurden nun mit erzählenden Bildern übermalt, und das Hauptbild wurde dem neuen Programm gemäß umgestaltet. Der messianische Charakter der Hauptkomposition wurde beibehalten, doch wurde nun die Botschaft, die zuvor durch nichtfigürliche Symbole – den Weinstock ohne Früchte, den leeren Thron, den noch leeren Tisch – ausgedrückt worden war, mit Hilfe biblischer Bilder verdeutlicht: Jakob segnet die Söhne Josephs, Ephraim und Manasse, und Jakob segnet seine zwölf Söhne – die ältesten messianischen Prophezeiungen der Bibel; David, Vorfahre des Messias, spielt die Harfe und wird vom Löwen Juda begleitet. Das Ganze dominierend, erscheint die majestätische Figur des Messias-Königs auf seinem Thron, begleitet von den zwölf Stämmen. Die Wandbilder sollten die großen Themen der Hauptkomposition „ausmalen“: die Erwartung des Messias, die Hoffnung auf die nationale Befreiung und auf den Wiederaufbau des Tempels, den unerschütterlichen Glauben an die besondere Vorsehung Gottes im Hinblick auf sein Volk. Nach einem im alten Orient häufig bezeugten System wurden die Bilder auf den Wänden in fünf horizontal gegliederten Registern (Zonen) arrangiert. Das oberste und unterste Register, Imitationen von Leisten und Marmortäfelung, lieferten den architektonischen Rahmen für die erzählenden Bilder. Diese wurden in den drei mittleren Registern angeordnet. Ihre Höhe wechselt; sie beträgt 1,10 m für das obere (A) und das untere Register (C); das höchste Register – mit 1,50 m – ist das mittlere (B). Auf diese drei Register wurden die biblischen Episoden verteilt, die die markantesten Ereignisse aus der Geschichte des jüdischen Volkes darstellen (zu Auswahlkriterien und Bedeutung des Programms vgl. S. 128).

Bei der Beschreibung der Szenen möchte ich topographisch vorgehen. Ich folge der Anordnung der Bilder in den Registern von oben nach unten (bzw. A–B–C) und beginne mit den Bildern der Westwand, die fast ganz erhalten geblieben und deshalb auch am besten bekannt ist. Die Szenen der Ostwand, deren Reste zu fragmentarisch sind und nur Vermutungen zulassen, übergehe ich hier.

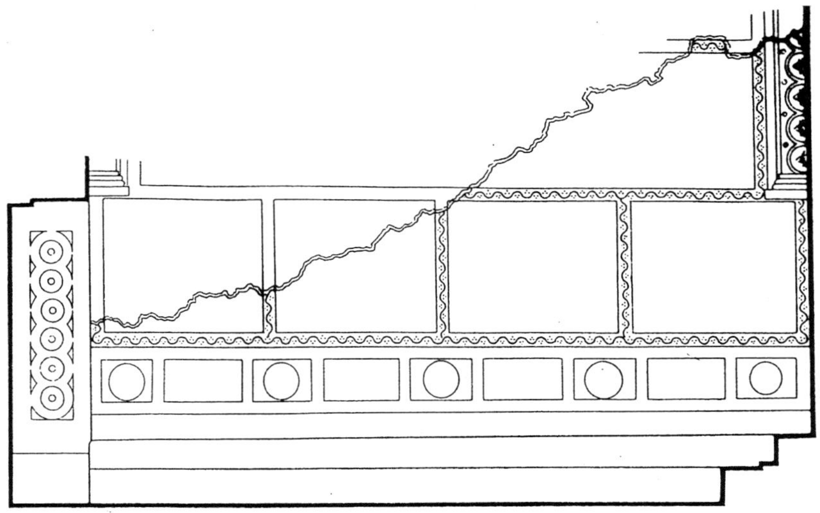

679 Dura-Europos. Südmauer. (Nach E. R. Goodenough.)

Die Bilder des oberen Registers

Der Auszug aus Ägypten und der Durchzug durch das Rote Meer (Westwand, A): Die Szene entwickelt sich von rechts nach links. Ausgangspunkt ist Ägypten, in der Form einer Stadt, deren Mauer mit Schießscharten ausgerüstet ist. Die Komposition gliedert sich in drei Szenen, und jede wird von einem heldenhaft großen Mose beherrscht, im Stil der Antike bekleidet mit weißem Chiton und Himation. Die erste Mose-Figur schreitet mit erhobenem Stab an der Spitze der Hebräer, die die Stadt verlassen und ihrem Führer an die Ufer des Meeres folgen. In der zweiten Szene befindet sich Mose bereits am anderen Ufer: Er senkt seinen Stab und läßt die Wasser zurückfluten, damit sie die ägyptische Armee verschlingen. In der dritten Szene wird Mose von der fest zusammengefügten Gruppe der geretteten Hebräer begleitet. Die Figuren in der vordersten Reihe sind mit Schilden bewaffnet, die zwölf Personen dahinter sind griechisch gekleidet und tragen Standarten: Es sind die Ältesten Israels, die die zwölf Stämme repräsentieren. Das Bild bereichert die biblische Geschichte um zwei Midrasch-Elemente: Zwischen zwei Mose-Figuren sind die zwölf Wege abgebildet, die mitten im Meer vorgezeichnet waren, damit jeder der zwölf Stämme seinen Weg finden konnte; und die geretteten Hebräer sind bewaffnet. Die einzelnen Szenen des Durchzugs sind wie ineinandergeschoben, weshalb der chronologische Ablauf eine Art Verdrehung erfährt. Der Untergang der ägyptischen Armee erscheint *vor* dem Zurückfließen der Wogen und *vor* der Trockenlegung der zwölf Wege. Vielleicht antwortete die ungewohnte Anordnung der Episoden einem Bedürfnis nach Symmetrie und Rhythmus: Die beiden Gruppen mit Personen in Bewegung (die Hebräer verlassen die Stadt bzw. steigen gerettet aus dem Meer) finden ihr Pendant in zwei statischen Elementen (der Stadt und der Szene mit den Ertrunkenen). Wahrscheinlicher ist allerdings, daß diese Anordnung der Geschichte es erlaubte, die Komposition mit dem Triumph des Gottes der Hebräer über die heidnischen Götter abzuschließen und den exemplarischen Fall hervorzuheben. Vielleicht sollte auf diese Weise auch die Ohnmacht der Feinde gegenüber dem Eingreifen Gottes unterstrichen werden, denn auf dem Bild der Ertrunkenen gibt es weder Waffen noch Pferde, zwei Elemente, die normalerweise zur Darstellung dieser Szene gehören. Pierre Prigent führt in diesem Zusammenhang einen rabbinischen Text an *(Esther Rabba* III, 14), der betont, daß die Blöße der Ägypter bei ihrem Tod im Meer zu den Strafen gehörte, von denen sie betroffen wurden.

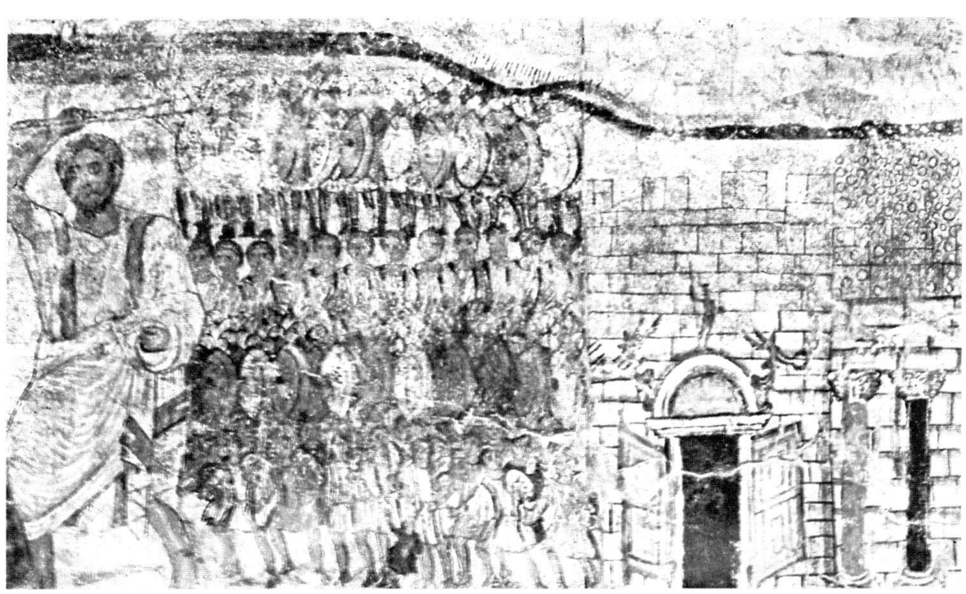

680 Dura-Europos. Der Auszug aus Ägypten.

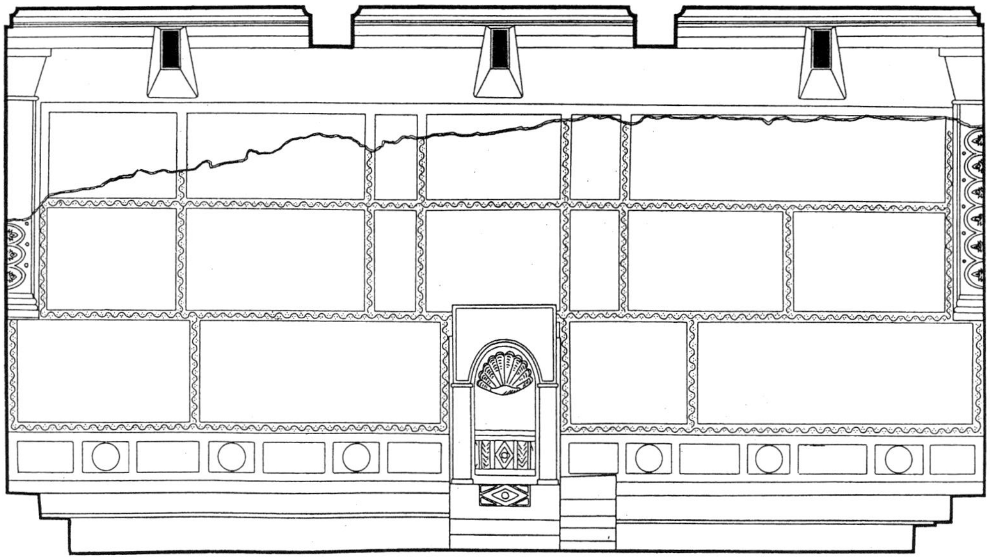

681 Dura-Europos. Westmauer. (Nach E. R. Goodenough.)

Vom oberen Register bleiben im übrigen nur noch zwei Fragmente:

Salomon empfängt die Königin von Saba (Westwand, A): Von diesem Bild, das die linke Hälfte des Registers A einnimmt, sind nur die untersten Stufen eines Throns erhalten und die Füße von Personen, die sich auf den Thron zubewegen. Die Szene läßt sich identifizieren, weil die Stufen des Throns ähnlich dekoriert sind wie die Stufen des Throns von Salomon auf einem anderen Bild (vgl. *Esther und Mordechai),* nämlich mit Löwen und Adlern, und weil eine der Stufen die griechische Inschrift „Salomon" enthält. Die beiden Frauenfiguren – es ist jeweils nur der untere Teil erhalten – halten sich links vom Thron und tragen königliche Kleider. Die einzige Episode aus dem Leben Salomons, in der Frauenfiguren in königlicher Stellung eine Rolle spielen, ist der Besuch der Königin von Saba (1 Kön 10). Vielleicht wurde diese Episode ausgewählt, weil sie die ruhmvolle Herrschaft Salomons darstellt und belegt, daß diese glanzvolle Zeit der jüdischen Geschichte durch die Herrscher dieser Welt auch erkannt und anerkannt wurde.

Der Traum Jakobs (Nordwand, A): Auf der linken Seite der Nordwand erscheint eine griechisch gekleidete Figur, die sich auf ihren Ellbogen abstützt. Diese Haltung ist auch auf den Grabreliefs in Palmyra zu erkennen. Nur der Rumpf ist erhalten geblieben, der Kopf und der obere Teil des Brustbereichs sind verlorengegangen. Neben der Figur ist eine Leiter aufgestellt, auf der zwei Personen in persischen Kleidern nach oben steigen. Diese Kleidung – sie setzt sich aus einer kurzen, von einem Gürtel zusammengerafften Tunika, die mit Halsborten verziert ist, und aus einer bauschigen Hose zusammen, deren Falten von weichen Halbstiefeln zusammengefaßt werden – ist in der Sprache des Malers die Kleidung der Könige, der Prinzen, der Würdenträger am Hof oder im Tempel. In diesem Bild hat er auf diese Weise die Engel bekleidet, die nach der Erzählung (Gen 28,10–17) Jakob erschienen, als er in Bet-El schlief. Diese Kleidung gibt die rabbinische Tradition wieder, die die Engel als die Fürsten des himmlischen Hofes betrachtet. Daß in diesem Bild zwei Engel dargestellt werden, geht sicher auf den *Targum* des Pseudo-Jonathan zurück, der sie als die beiden Schutzengel Jakobs identifiziert.

Die Bilder des mittleren Registers

Das mittlere und höchste Register ist im Hinblick auf die in den Bildern dargestellten Themen auch das bedeutungsvollste. Mehr als die Hälfte der Bilder sind erhalten, fünf von ihnen sind fast ganz sichtbar, zwei weitere können aufgrund der erhaltenen Fragmente rekonstruiert werden. Im Gegensatz zu den anderen Registern bewegen sich die Bilder des mittleren im selben thematischen Bereich: die Geschichte der Bundeslade und des Tempels. Die Episoden folgen allerdings nicht der Chronologie der Geschichte – und die Gründe der Umstellung sind nicht immer nachvollziehbar. Die Geschichte beginnt auf der rechten Seite der Nordwand mit einem Bild, von dem nur wenige Teile erhalten sind: die Füße einer Frau und eines Kindes, die vorwärts schreiten. Der Kontext und das folgende Bildfeld haben Kraeling zur Vermutung gebracht, es könnte sich um eine Illustration von 1 Sam 1 handeln: Hanna bringt den Knaben Samuel nach Schilo.

Die Schlacht von Eben-ha-Eser (Nordwand, B): Die Schlacht, die in 1 Sam 4,1–11 berichtet wird, wird hier in einer suggestiven und kraftvollen Weise dargestellt. Zwei Reiter, die mit der Lanze aufeinander losgehen, nehmen die Mitte des Bildes ein. Die gegensätzlichen Farben der Pferde, schwarz und weiß, legen den Akzent auf die opponierenden Kräfte, die einander gegenüberstehen. Darüber und darunter – in der szenischen Sprache des Malers: dahinter und davor – stehen Fußsoldaten in einem Kampf Mann gegen Mann. Auf der linken Seite der Kämpfenden erhebt sich majestätisch die Bundeslade; sie wird von vier Männern getragen und ist von Soldaten in Kettenhemden umstellt, die dieses wertvolle Palladium bewachen. Goodenough nimmt an, daß in diesem Bild die Ankunft der Bundeslade im Lager der Hebräer (Vers 4) dargestellt wird. Diese Lesart paßt mit dem grundsätzlichen und immer wieder greifbaren Ziel der Bilder zusammen: Der Triumph der Bundeslade und die oberste Macht des Gottes der Hebräer über die heidnischen Götter werden offensichtlich gemacht.

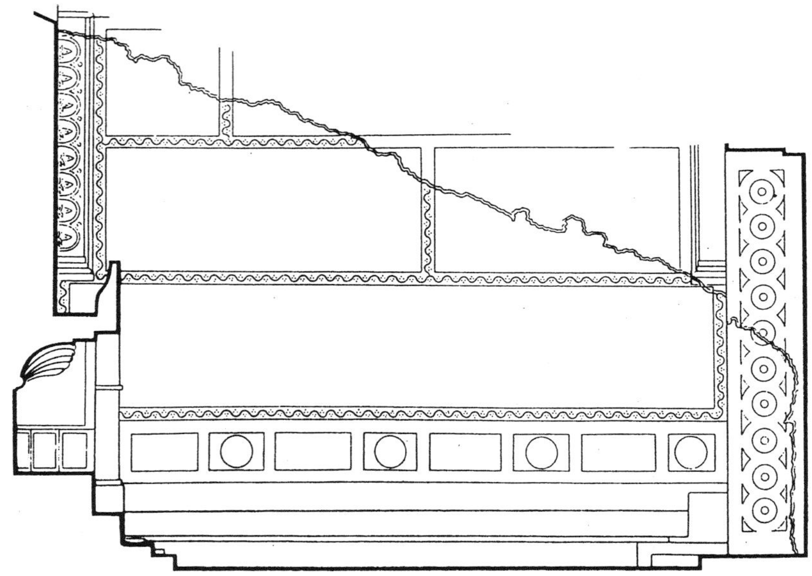

682 Dura-Europos. Nordmauer. (Nach E. R. Goodenough.)

Die Bundeslade im Land der Philister (Westwand, B rechts): Das Bildfeld vermittelt zwei Szenen. Rechts liegen vor einem Tempel mit Säulen Musikinstrumente und zerbrochene Kultgegenstände auf dem Boden verstreut. Es handelt sich um den Dagon-Tempel in Aschdod, wo die Philister die geraubte Bundeslade untergebracht hatten. Die Bundeslade bewies ihre Macht und zerstörte die Statuen der heidnischen Götter (1 Sam 5). Zwei leere Sockel, sichtbar dank des offenen Eingangs des Tempels, zeigen den ursprünglichen Platz der Kultgegenstände. Die beiden Sockel entsprechen den beiden zerbrochenen Statuen und verweisen auf zwei Episoden, die in der Geschichte aufeinanderfolgen, hier aber gleichzeitig erzählt werden; denn die Statue des Dagon wurde in Wirklichkeit zweimal zerbrochen. Der leere Tisch in der Mitte stellt sicher das Gestell für die Bundeslade dar, auf dem diese sich jetzt aber nicht mehr befindet. Sie erscheint in der linken Hälfte des Bildes; sie steht auf einem von Kühen gezogenen Wagen, die Philister wollen sie wieder zurückbringen, da sie ihnen nur Unheil brachte (1 Sam 6). Diese Szenenfolge ist ein Beispiel, das ausgezeichnet demonstriert, wie der Maler in seiner Kompositionstechnik vorgeht. Der Hauptgegenstand der Geschichte, die Bundeslade, wird in der ersten Szene weggelassen, erscheint dann aber in der zweiten Szene in ihrer ganzen Herrlichkeit. Dieser Schritt erlaubt es dem Maler, die Komposition etwas zu entlasten und die beiden Szenen mit einem optischen Mittel in einen chronologischen Ablauf zu bringen. Das Bild ist eine ausdrucksstarke visuelle Übersetzung des Sieges, den der Gott der Hebräer über die falschen Gottheiten davongetragen hat, indem er die seinem Symbol innewohnende Wirkkraft ins Spiel brachte. Die Bundeslade wird von zwei Personen in persischen Gewändern begleitet; drei weitere Personen in griechischen Gewändern stehen im Hintergrund der Szene. Kraeling sieht in den beiden Personen in persischen Gewändern „die Priester und Wahrsager" (1 Sam 6,2), die den Rat gaben, die Bundeslade wieder zurückzugeben, und in den Personen in griechischen Gewändern „die Philisterfürsten" (1 Sam 6,12), die hinter der gefährlichen Fracht hergingen. Daß die Fürsten der Philister griechische Kleider tragen, bleibt rätselhaft; bis heute ist von den Kommentatoren noch kein Vorschlag gemacht worden, der dieses Detail befriedigend klären könnte. Im Hinblick auf die sehr fein ausgeführte Dekoration der Bundeslade zitiert Kraeling einen liturgischen Gesang, der die Bundeslade in einer Art und Weise beschreibt, die diesem Bild sehr entspricht. Nach Rabbi Isaac Nappaha (3. Jh.) wurde dieser Gesang eben damals komponiert, als die Bundeslade zu den Hebräern zurückgebracht wurde. Er wurde jeweils angestimmt, wenn der Schrank mit der Thora in den Gebetsraum gebracht wurde – sicher auf einem fahrbaren Gestell, wie das Relief in Kapharnaum eines wiedergibt. *Vgl. Abb. 61.*

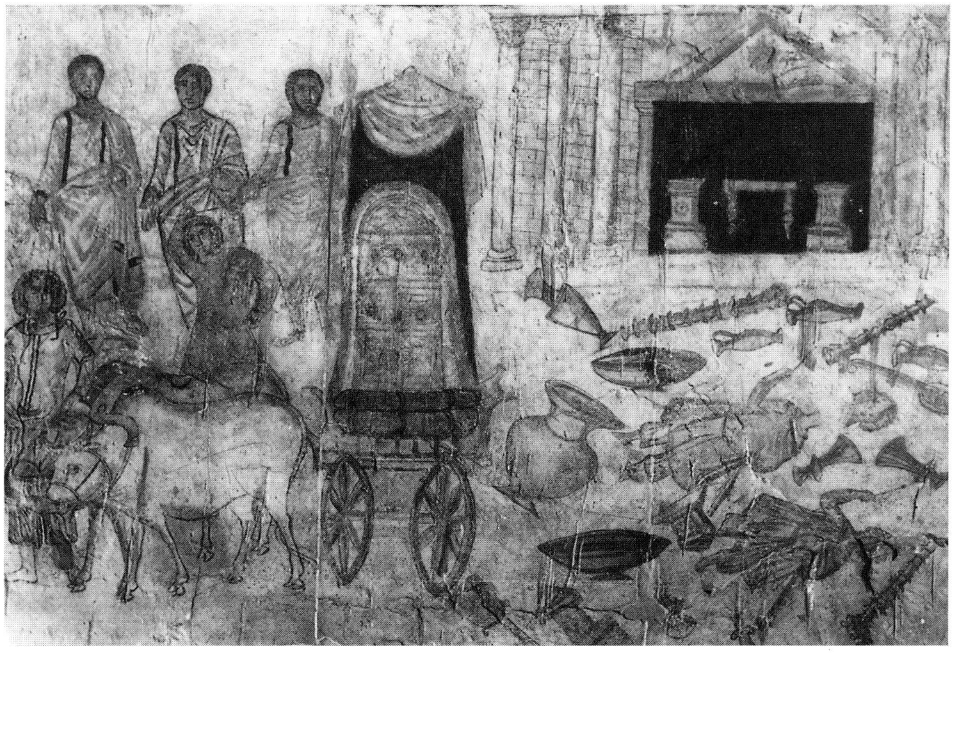

683 Dura-Europos. Die Bundeslade im Land der Philister.

Die Weihe des Tempels. Das Hüttenfest (Südwand, B): Die Geschichte der Bundeslade geht im mittleren Register der Südwand weiter. Vom Bildfeld, das möglicherweise das Register in seiner ganzen Breite ausfüllte, ist nur im oberen Teil ein dreieckiges Fragment geblieben. Vier Männer in persischen Gewändern tragen mit Hilfe von Stangen, die sie auf ihre Schultern gelegt haben, einen Gegenstand, der heute nicht mehr zu sehen ist. Die Kommentatoren sind sich einig, daß dieser Gegenstand die Bundeslade war und daß der Maler eine Prozession darstellte. Einzelheiten erlauben eine Präzisierung der Umstände, die zu diesem feierlichen Zug Anlaß gegeben haben. Die Haare des einen Trägers sind mit Blumen geschmückt, und die Kinder, die der Prozession folgen, heben gut sichtbar Palmzweige in die Höhe. Der Maler stellt die Einweihung des Tempels Salomons und die Übertragung der Bundeslade von der Stadt Davids in den neugebauten Tempel (1 Kön 8,1–11) dar. Die besonders ausgearbeiteten Gewänder der Träger kennzeichnet sie als Leviten, die allein das Privileg haben, die Bundeslade tragen zu dürfen. Die Blumen in den Haaren des einen Trägers und der Palmzweig – der rituelle *Lulaw* –, den die Kinder schwingen, zeigen, daß die Einweihung des Tempels mit der Feier des Hüttenfestes zusammengebracht wird, was mit der biblischen Erzählung übereinstimmt. Die Geschichte der Bundeslade wird mit dieser Szene zum Abschluß gebracht: Sie ist nun in ihrer dauernden Bleibe, im Tempel in Jerusalem, angekommen. Gleichzeitig gibt die Anspielung auf das Hüttenfest diesem Bild noch eine Sinnkomponente, die im ganzen Programm mitschwingt. Denn in den messianischen Prophezeiungen wird die Feier dieses Festes immer mit dem zukünftigen Tempel in Zusammenhang gebracht, der bei der Ankunft des Messias errichtet werden wird (Sach 14,16).

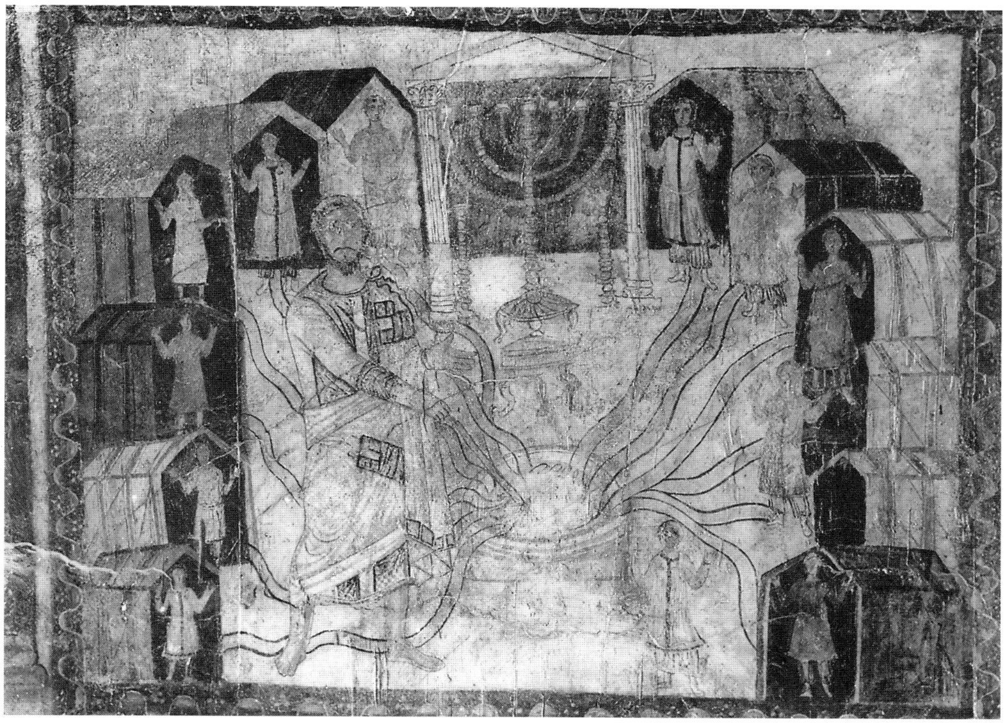

684 Dura-Europos.
Die wunderbare Quelle von Beer.

Die wunderbare Quelle von Beer (Westwand, B links): Das Bildfeld, das auf die *Weihe des Tempels* folgt, geht in der Zeit zurück und greift die biblische Erzählung zu jenem Zeitpunkt wieder auf, als die Hebräer durch die Wüste ziehen. Während dieser Wanderschaft ließ Mose fünfmal auf wunderbare Art Wasser hervorsprudeln. Das Bild spielt auf eine dieser Episode an. In der Mitte des Bildes, ganz oben – also im Hintergrund der Szene – erhebt sich ein Bau mit einem Dreiecksgiebel, der von zwei Säulen getragen wird. Vor seinem großen, offenen Portal steht eine monumentale *Menorah* aus Gold, die von zwei *Thymiateria* flankiert wird. Ebenfalls in der Mitte des Bildes, nun aber im Vordergrund, steht ein zylindrischer Brunnen. Links von ihm taucht eine übergroß dargestellte Person ihren Stab ins Wasser des Brunnens. Das Wasser sprudelt heraus und verteilt sich in zwölf Strahlen, die zu zwölf Zelten hinfließen. Diese Zelte sind symmetrisch um den Brunnen verteilt, auf jeder Seite sechs. Im Eingang jedes Zeltes steht eine etwas kleiner dargestellte Figur, und zwar in der Haltung eines „Oranten". Kraeling und andere Kommentatoren, die ihm folgen, erkennen in der Anordnung der Zelte das Lager in der Wüste und die zwölf Stämme, die „rings um" das Zeltheiligtum lagern (Num 2,2). Nach Kraeling handelt es sich beim Brunnen um die Quelle von Beer (Num 21,16–18). Diesen Brunnen spricht die Bibel mit den Worten an: „Du Brunnen, den Fürsten gegraben, den die Edlen des Volkes gebohrt, mit dem Zepter, mit ihren Stäben!" (Num 21,18). Und der Targum des Pseudo-Jonathan bekräftigt, daß dieser Brunnen durch Abraham gegraben, durch Isaak, Jakob und schließlich Mose und Aaron wieder geöffnet wurde, damit er den Hebräern in der Wüste zur Verfügung stand. Die zentrale Stellung des Brunnens innerhalb des Lagers und die Anzahl der Wasserstrahlen, je einer für jeden Stamm, sind Präzisierungen, die durch die zahlreichen Midrasch-Versionen zu dieser Szene hinzugekommen sind. Die Bundeslade selber erscheint nicht. In diesem Bild liegt (wie in den meisten anderen Bildern der Westwand) das Leitthema, das veranschaulicht werden soll, in der sicheren Sorge Gottes für sein Volk.

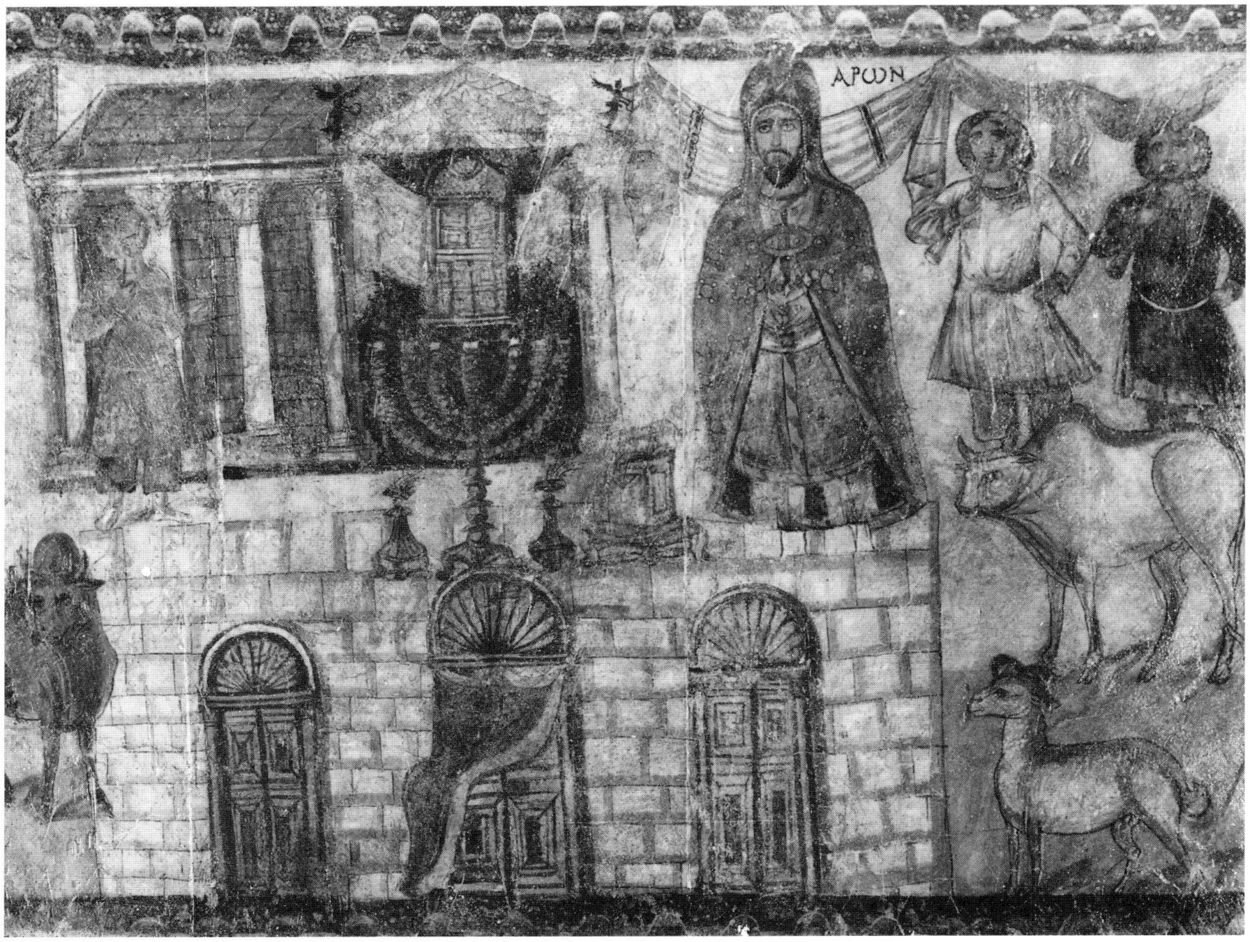

685 Dura-Europos.
Die Weihe des Zeltheiligtums.

Die Weihe des Zeltheiligtums (Westwand, B links): In der Mitte des Bildfeldes erhebt sich ein Gebäude, das – im Bildvordergrund – aus einer Umfassungsmauer mit Schießscharten und – im Bildhintergrund – aus einem Tempel mit Peristyl besteht. Drei monumentale, von einem Muschelornament überragte Tore führen in den heiligen Bereich; das Tor in der Mitte wird von einem leicht zur Seite gezogenen Vorhang halb verdeckt. Der Tempel steht weit offen, und im Eingang erscheint die Bundeslade; zur Erreichung einer perspektivischen Wirkung steht sie vor einem Wandbehang. Nach einer Konvention der byzantinische Kunst bedeutet dies, daß sich die Bundeslade im Innern befindet. Vor dem Tempel steht eine übergroße, goldene *Menorah,* flankiert von zwei *Thymiateria* und einem rechtwinkligen Altar samt dem Opfertier. Die Mehrheit der Kommentatoren identifiziert dieses Bild mit dem Wüstenheiligtum, und dies trotz der frappanten Unterschiede zwischen dem wahrscheinlichen Aussehen des Wüstenheiligtums und dem hier dargestellten Tempel. Doch der Maler des 3. Jh. verfügte nur über dieses Modell, wenn er ein Heiligtum darstellen wollte. Die Deutung des Bildes stützt sich auf die Figur des großen Priesters, der auf der rechten Seite des Gebäudes steht. Er trägt eine sehr prunkvolle Kleidung, und die Inschrift „Aaron" identifiziert ihn. Die Kleidung und die Haartracht des Hohenpriesters haben keinerlei Bezug zu den Priesterkleidern, die in der Bibel beschrieben werden. Hier handelt es sich um die Prunkkostüme der persischen Herrscher. Auf beiden Seiten des Tempels erscheinen vier Assistenten in persischen Gewändern; sie tragen Trompeten. Im Vordergrund der Szene, auf der rechten Seite, befinden sich zwei Opfertiere, ein Ochse und ein Widder; auf der linken Seite erhebt ein Opferpriester die Axt, um eine Färse zu schlachten – eine Handlung, die in der römischen Kunst zwar öfters zur Darstellung kommt, aber den rabbinischen Regeln zur rituellen Schlachtung widerspricht. Die eben beschriebene Szene, die außerhalb der Umfassungsmauer angesiedelt ist, erinnert an das Opfer der roten Färse (Num 19,1–10). Über die Bedeutung des ganzen Bildes herrscht Uneinigkeit. Kraelings Vorschlag, im Bild die Darstellung der Weihe des Zeltheiligtums zu sehen (Ex 40), wird im allgemeinen akzeptiert. Da diese Weihe an einem 1. *Nissan* (nach dem biblischen Kalender der erste Monat des Jahres; er entspricht in etwa der Zeit von März/April) stattgefunden hat, bedeuten die Tiere und die Assistenten mit ihren Trompeten eine Anspielung auf das Opfer des Neumondfestes. Kessler bringt dieses Bild in Zusammenhang mit dem von Säulenhallen umgebenen Heiligtum, das auf dem Boden eines Glases aus dem 4. Jh. abgebildet ist *(Abb. 282).* Beide Darstellungen scheinen von derselben Vorlage abzustammen: Umgeben von einem *Temenos* mit drei Toren, wird das Heiligtum in Form eines klassischen Tempels wiedergegeben, und die Kultgegenstände befinden sich vor dem Eingang des Tempels. Während vieler Jahrhunderte taucht dieses Thema in der jüdischen Kunst wieder auf; man trifft es in den verschiedensten Erscheinungsformen, u.a. auf Mosaiken und in illuminierten Handschriften *(Abb. 118).* Es wurde auch von der christlichen Ikonographie übernommen, vor allem in den byzantinischen Handschriften des Mittelalters.

Der Tempel (Westwand, B rechts): Im Hinblick auf das Bild in der Nähe der Figur mit der Rolle, die die Hauptgruppe seitlich abschließt, gehen die Meinungen am meisten auseinander. Es stellt einen Tempel dar, der von einer siebenfachen Mauer umgeben wird. Der Maler hat jeder Mauer eine eigene Farbe gegeben. Nach der Beschreibung von Kraeling handelt es sich von unten nach oben – nach der szenischen Methode des Malers: von außen nach innen – um die folgenden Farben: malvenfarbenes Rosa, Blau, Weiß, Hellgrau (Silber?), Gelb (Gold?), Schwarz und Rot. Die Zahl sieben und die Tatsache, daß die Farben denen der Planeten entsprechen (Rot für den Mars, Blau für den Merkur, Weiß für die Venus, Silber für den Mond, Gelb oder Gold für die Sonne, Schwarz für den Saturn, Purpur für den Jupiter), weisen auf eine kosmische Symbolik hin. Robert du Mesnil kann in der mesopotamischen Architektur andere Beispiele dieser Symbolik, vor allem in Ekbatana in Medien, nachweisen; was Herodot an Beschreibungen dieses Ortes liefert, führt zu interessanten Analogien mit dem Bild der Synagoge. Das Bild dürfte also Jerusalem darstellen, das Zentrum des davidischen Reiches: mit den Mauern, die David gebaut hat (2 Sam 5,9), und mit dem Tempel, den Salomon in der Mitte dieser Mauern errichtete (1 Kön 6). Der Tempel wird als Bau mit Säulen und mit sehr genau gezeichneten korinthischen Kapitellen wiedergegeben. Der Giebel ist im Stil der Grabfassaden in der Umgebung Jerusalems mit einer Rosette und Weinranken verziert. Geflügelte Victorien ragen über die Akroterien hinaus. Drei große Tore ermöglichen den Zugang zum abgegrenzten Bereich. Das Bild, das bereits durch den majestätischen Charakter des Bauwerks beeindruckend wirkt, ist noch aus einem weiteren Grund erstaunlich: Im Gegensatz zu allen anderen Kompositionen des Saales fehlen in ihm die Figuren. Handelt es sich wirklich um den Tempel Salomons? Sollte man in ihm nicht viel eher ein abstrakteres Konzept sehen, den Tempel der messianischen Zeit oder sein himmlisches Vorbild? Jeder Interpret hat seine eigene Hypothese entwickelt. Kraeling, der immer beim Text bleiben will, sieht im Bild den Tempel Salomons, der unter Einflüssen, die nichts mit der Bibel zu tun haben, idealisiert worden ist. Doch die Nähe des Bildes zur Hauptgruppe, die kosmischen Symbole der Mauern und das ungewöhnliche Fehlen menschlicher Figuren, das das Bild aus einem genauen historischen Kontext herauslöst, laden eher dazu ein, in ihm eine Darstellung des messianischen Tempels zu sehen.

DIE BILDER DES UNTEREN REGISTERS

Die Bilder des unteren Registers lassen sich in drei große Themenbereiche unterteilen. An der Süd- und an der Nordwand ist dieses Register – oder was davon noch übriggeblieben ist – mit Zyklen ausgestaltet, die sich auf die Geschichte der Propheten beziehen – im Süden auf die Geschichte des Elija, im Norden auf die Geschichte des Ezechiel. Die drei Bilder der Westwand sind Darstellungen geschichtlicher Ereignisse, die im Leben des Volkes eine wichtige Rolle gespielt haben. Dies ist der einzige gemeinsame Nenner, den man finden kann; es gibt auch keinerlei chronologische Verknüpfung, die einen Zusammenhang schaffen würde. Ich gehe in meiner Beschreibung der historischen Abfolge nach.

Mose wird aus dem Fluß gerettet (Westwand, C): Dieses sehr lange Bildfeld nimmt rechts von der Nische viel Raum ein. Drei Wandbehänge, die oberhalb der Personen festgemacht sind, weisen darauf hin, daß das Bild drei Szenen miteinander verbindet; in Wirklichkeit kombinieren diese drei aber fünf Szenen der biblischen Geschichte. Ganz rechts, in der Nähe einer Stadt – es handelt sich um Ägypten –, präsentiert eine Szene im orientalischen Stil der „königlichen Audienz" den Pharao von vorne; er sitzt, assistiert von einem Schreiber und einem Schatzmeister, auf seinem Thron und wendet sich zwei Frauen zu, die sich auf der linken Seite halten. Der König und seine Höflinge tragen persische Gewänder, die Frauen sind im Stil der Antike gekleidet. Bei den Frauen handelt es sich um die Hebammen, die vom Pharao den Befehl erhalten, die männlichen Kinder der Hebräer in den Fluß zu werfen (Ex 1,15–16). Zu Füßen der einen Frau befindet sich eine weitere Frauenfigur, die sich nach vorne neigt, um irgend etwas hinzulegen – der ganze untere Bereich des Bildes ist verlorengegangen. Man kann aber noch Schilf erkennen, ein Indiz dafür, daß die Szene am Ufer eines Flusses spielt. Die Frau ist deshalb die Mutter des Mose, Joschebed, die ihr Kind, um es zu retten, dem Nil übergibt (Ex 2,3). In der linken Hälfte des Bildes werden die Episoden stark gerafft; mehrere verbindende Teile der Erzählung fehlen, und oft gehört die Hauptfigur zu zwei Episoden gleichzeitig. Im Vordergrund der Szene steht eine Frau nackt im Wasser – der Fluß, der oben und unten mit Schilf versehen ist, verbindet die beiden Szenen – und hält ein kleines Kind in ihren Armen. Der königliche Schmuck zeichnet sie als Bithyah (Tochter des *Yah*), die Tochter des Pharao, aus, die nach der biblischen Erzählung an den Nil gegangen war, um dort zu baden. Als sie das Kästchen sah, schickte sie eine ihrer Dienerinnen, um es zu öffnen. Wenn nun das Bild die Tochter des Pharao bereits beim Baden darstellt, so weicht es vom biblischen Text ab. Es setzt aber den Targum des Pseudo-Jonathan um, der den Satz „sie schickte ihre Dienerin" dank eines Wortspiels übersetzt mit „sie streckte ihren Arm aus". Hinter der Gruppe stellen drei Frauenfiguren die „Dienerinnen" dar. In ihren Händen halten sie goldene Gegenstände: eine Kanne, eine Schüssel, ein Kästchen. Goodenough brachte diese drei Frauenfiguren mit den drei Nymphen in Zusammenhang, die in der Kunst des Altertums bei der Geburt jener Kinder anzutreffen sind, die ein außerordentliches Schicksal haben werden, und ihnen in Form wertvoller Geschenke spirituelle Gaben überreichen. Es besteht kein Zweifel, daß der Maler eine solche Vorlage benutzte, als er die Begleiterinnen der jungen Fürstin gestaltete. Wie bei anderen Gelegenheiten, übernahm er wahrscheinlich ein ikonographisches Klischee, ohne deshalb auch den Bedeutungsgehalt zu übernehmen. Die Tochter des Pharao erhebt ihren Arm – eine Geste, die signalisiert, daß sie sich den Frauen zu ihrer Linken zuwendet, von denen die eine ebenfalls ein Kind in ihren Armen trägt. Diese Szene ist die stark gekürzte Fassung

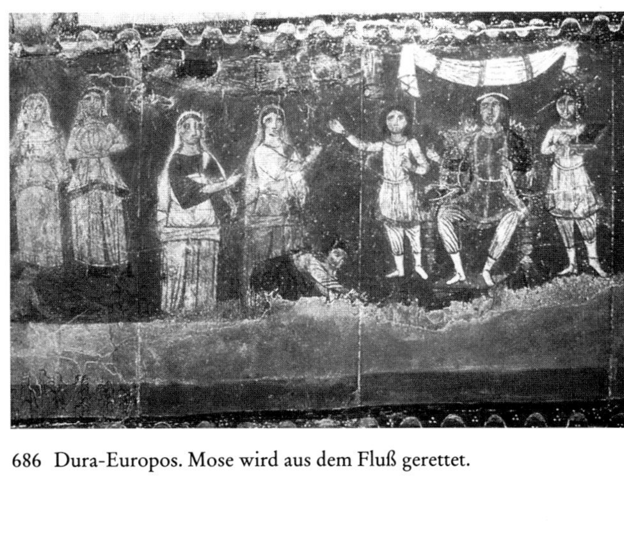

686 Dura-Europos. Mose wird aus dem Fluß gerettet.

einer langen Sequenz: Die Fürstin wendet sich an Myriam, die Schwester des Mose, die am Ufer des Nils zurückgeblieben ist. Myriam empfiehlt ihr eine Amme. Tatsächlich ist die Amme auch schon gegenwärtig: die Mutter des Mose, und ihr gibt Myriam das Kind zurück. Die beiden Frauen, Myriam und Joschebed, sind in derselben Art und Weise gekleidet wie die beiden Hebammen der ersten Szene. Darin steckt eine Anspielung an den Midrasch, nach dem die beiden Hebammen die Schwester und die Mutter des Mose selber waren. Dieses Bildfeld bietet ein neues Beispiel für die Erzählweise des Malers und seine Meisterschaft in der Komposition. Um eine Sequenz vielfältig zu gestalten, obwohl die Fläche begrenzt ist, spart er Raum ein, indem er verschiedene Ebenen übereinanderstellt und die Wiederholung einer Hauptfigur (hier: Myriam) vermeidet, sondern sie durch ihre Stellung und ihre Gestik an zwei Episoden teilnehmen läßt. Mit diesem Vorgehen kann er dank visueller Mittel die chronologische Abfolge hervorheben. Dieses Bild ist berühmt, denn es bietet das erste Beispiel der Targum-Version dieser Geschichte, daß nämlich die Tochter des Pharao selbst in den Fluß gestiegen ist, eine Version, die in der jüdischen Kunst, aber auch in der christlichen Kunst bis ins Mittelalter immer wieder aufgegriffen wird.

Samuel und David (Westwand, C rechts vom Ziborium): Dieses streng „monoszenische" Bild illustriert die Episode von 1 Sam 16,1–13: Der Prophet Samuel wurde mit dem Auftrag nach Betlehem geschickt, dort den neuen König zu salben. Er wählte und salbte David, den jüngsten der acht Söhne des Isai. Der Maler stellte nur sieben Brüder dar, nach einer Parallelversion der Bibel, die auch in den *Jüdischen Altertümern* (§§ 156–165) des Josephus Flavius erwähnt wird. David ist vor seine Brüder hingestellt worden und unterscheidet sich von ihnen durch den Purpur seines Himation, der seine Hände vollständig bedeckt. Samuel, in einem weißen Himation und größer dargestellt als die Brüder, steht auf der linken Seite. Er streckt seinen Arm aus, um das Öl über den Kopf Davids zu gießen. Die zentrale Stellung, das pupurne Himation und die in einer fast rituellen Geste überkreuz-

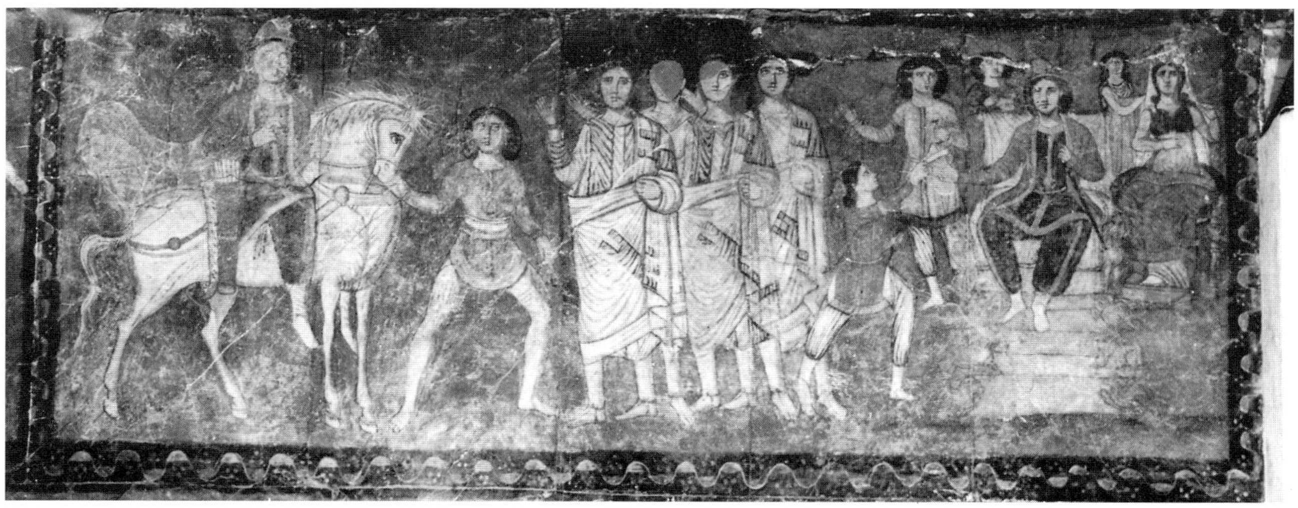

687 Dura-Europos. Esther und Mordechai.

ten Hände machen aus David die Hauptfigur der Szene: Er ist der Gesalbte Gottes, der König Israels, aber auch der Stammvater des Messias. Die spätere Ikonographie dieser Episode in der byzantinischen und mittelalterlichen Kunst wird das Modell, für das Dura ein erstes Beispiel bietet, ohne große Veränderungen wieder aufnehmen.

Esther und Mordechai (Westwand, C, links vom Ziborium): Die zentrale Stellung dieses Bildes verdankte sich sicher der Aktualität, die die Geschichte von Esther und Mordechai für die Betrachter in Dura haben mußte. Das Bild bringt zwei Szenen. Auf der linken Seite reitet Mordechai, der ein prunkvolles persisches Gewand trägt, auf einem herrlichen weißen Paradepferd. Das Pferd wird von einem Knappen geführt, der sehr ärmlich gekleidet ist, nämlich mit einer Tunika, die kaum seinen Leib bedeckt. Die Szene verweist auf das sechste Kapitel des Buches Esther: Mordechai erhält zur Belohnung seiner Treue gegenüber König Achaschwerosch einen Triumphzug durch die Stadt Susa. Und derjenige, der das Pferd zu führen hat, ist niemand anderer als Haman, der ewige Feind, den der König nun mit dieser Aufgabe demütigt. Um diese Szene zu gestalten, stützte sich der Maler auf ein ikonographische Klischee, das in der Kunst des Kaiserreichs stark verbreitet war: „den Triumphzug". Die orientalischen und sassanidischen Künste kennen es in zahlreichen Beispielen, vor allem in Palmyra, in den Flachreliefs von Schapur und von Naqshi-i-Rajab, aber auch im Azzanathkona-Tempel in Dura oder in der Silberschmiedekunst der Sassaniden. Das herrliche weiße Pferd ist eine der gelungensten Schöpfungen des Malers: Der Kopfbereich ist fein gezeichnet, die Beine greifen aus, und die Stellung ist typisch, d. h. der Brust- und Kopfbereich wird von vorne, der übrige Teil des Körpers im Profil dargestellt. Auf der rechten Seite des Bildfeldes befindet sich eine weitere Szene der „königlichen Audienz", zu der auch die Königin gehört. Die Gegenwart einer Frau ist in der normalen Ikonographie einer solchen Szene total ungewöhnlich. Doch Esther, die jüdische Königin, eine sehr populäre Gestalt der jüdischen Literatur und Hauptfigur dieser Geschichte, mußte hier dargestellt werden. Die Gestalt der Königin ist nach der Vorlage der Tyche, die in Palmyra und in Dura öfters dargestellt wurde, geschaffen worden. Die sechs Stufen des Thrones sind abwechslungsweise mit Löwen und Adlern verziert; dabei handelt es sich um die Dekoration des Throns von

Salomon, der nach dem *Targum Sheni* des Buches Esther nach dem Fall von Jerusalem in die Stadt Babylon transportiert worden war und dessen sich der König Achaschwerosch tatsächlich bedient haben soll. Der König übergibt einem Boten eine Pergamentrolle. Nach der Version des Targum erteilte der König den Bewohnern von Susa den Befehl, ihre Befreiung, die sie dem Eingreifen Esthers verdankten, zu feiern. So wurde das Purim-Fest eingeführt. Die vier im Stil der Antike gekleideten Figuren zwischen den beiden Szenen sind die Juden von Susa. Daß diese Szene so nahe bei der Thora-Nische plaziert wurde, hat sicher mit ihrer Aktualität zu tun: Die Geschichte der Esther zeugte von der Sorge, die Gott seinem Volk zukommen ließ, und von der Gunst eines fremden Herrschers gegenüber den Juden. Die Einwohner von Dura lebten ständig unter der Bedrohung durch die Sassaniden, so daß dieses Bild für sie eine Botschaft der Hoffnung bereithielt.

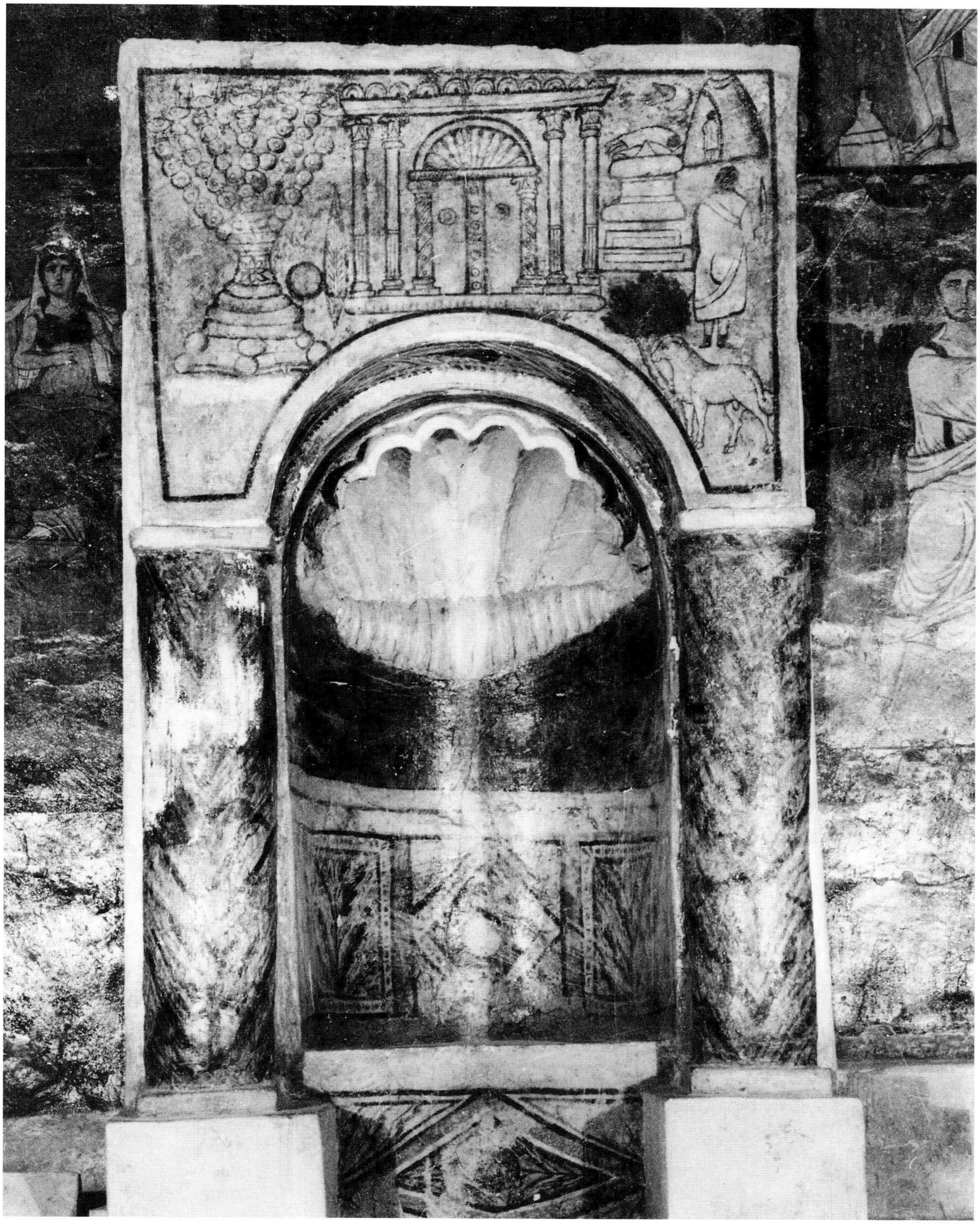

688 Dura-Europos.
Die Thora-Nische.
Der Tempel mit der *Menorah*.
Die Opferung Isaaks.

Der Zyklus des Elija (Südwand und Westwand, C): Die fünf Hauptepisoden der Geschichte des Propheten Elija bilden einen Erzählzyklus, der das ganze Register C der Südwand einnimmt und mit einer Szene noch auf die Westwand übergreift. Der Zyklus beginnt auf der linken Seite des Registers, und die Erzählung verläuft von links nach rechts. Von der ersten Szene sind nur Fragmente geblieben. Kraeling nimmt an, daß es sich um Elija handelt, der gegen König Achab kämpft (1 Kön 16,19–17,1) und sich an den Bach Kerit zurückzieht (1 Kön 17,2–3).

Elija in Sarepta (Südwand, C): In der Nähe einer Stadtmauer erscheint die Figur einer Frau, die sich voller Respekt vor einer Person verneigt, die sich von links nähert. Von dieser Person sind nur die Beine und der untere Teil des Kleides sichtbar. Hinter der Frau sind auf das einrahmende Band übereinander ein Gefäß und eine Flasche gemalt worden. Das Bild erzählt von der Begegnung des Elija mit der Witwe „am Stadttor" von Sarepta (1 Kön 17,8–16). Diese hatte dem Propheten die letzten Reste an Öl und Mehl, das sie noch besaß, überlassen. Und der Prophet belohnte sie für ihre Gastfreundschaft: Ihr Mehlgefäß und ihre Ölflasche wurden immer wieder auf wunderbare Weise aufgefüllt.

Die Baals-Propheten auf dem Berg Karmel (Südwand, C): Das Bild ist symmetrisch angelegt. In seiner Mitte steht der mächtige Steinaltar, auf dem der Opferstier bereitliegt. Auf jeder Seite des Altars sind vier Personen in griechischen Gewändern aufgestellt: Sie sind gleich groß, haben dieselbe Haltung und vollziehen dieselbe Geste. Die Szene stellt den Wettkampf zwischen den Baalspriestern und Elija auf dem Berg Karmel dar (1 Kön 18,17–40). Das Bild gibt die erste Episode der Geschichte wieder: Die Baalspriester rufen ihre Götter an, damit diese das Feuer entzünden. Der biblischen Geschichte ist ein Element aus dem Midrasch hinzugefügt: Im Altar befindet sich ein Hohlraum, in dem sich eine kleinwüchsige Person versteckt hält; eine riesige Schlange nähert sich ihr, bereit, sie zu beißen. Nach dem Midrasch waren sich Baalspriester bewußt, daß sie die Aufgabe nicht würden erfüllen können; deshalb hätten sie Hiel, einen Offizier des Königs Achab, im Hohlraum des Altars versteckt; im gegebenen Moment sollte er das Feuer entzünden. Gott vereitelte ihre List, indem er eine giftige Schlange schickte, die Hiel tötete (Kommentar *Shemot Rabba* zu 1 Kön 18,28).

Das Opfer des Elija (Südwand, C): In der folgenden Episode dieser Sequenz läßt Elija durch sein Gebet Feuer auf das Opfer niederregnen (1 Kön 18,30–38). In der Mitte der Komposition befindet sich der Altar, der mit dem Altar des vorangegangenen Bildes – ausgenommen der Hohlraum – identisch ist; der Opferstier ist von Flammen umzüngelt. Rechts schleppen vier Diener Wassergefäße herbei, und Elija läßt das Opfer mit Wasser begießen, damit das Wunder eindeutig wird (1 Kön 18,34). Die Person im Himation, rechts vom Altar, ist wahrscheinlich Elija selber, der eben den Befehl gibt, daß auch der Altar mit Wasser übergossen werde. Auf der linken Seite streckt Elija, assistiert von zwei weiteren Personen, seine Hand aus, um das Feuer herabfallen zu lassen. Daß die Hauptfigur bei jeder Phase der Handlung erneut dargestellt wird, entspricht einem Verfahren, das der Maler häufig anwendet. Hier nun kann aber die gleichzeitige Darstellung von zwei aufeinanderfolgenden Episoden auch mißverständlich werden. Wer den Text nicht kennt, könnte meinen, die Diener wollten das Feuer löschen, das Elija entzündet hat. Ein solcher „Mangel an Verknüpfung" entsteht, weil die beiden Episoden, die zeitlich aufeinander folgen, nicht in einer linearen Abfolge dargestellt werden, sondern in einer Anordnung, die im Stil des vorangegangenen Bildes auf die Symmetrie achtet. Der Struktur der Bilder geht es um den Gegensatz der beiden Opfer; er wird auch in der Form sichtbar gemacht.

Elija erweckt den Sohn der Witwe vom Tod (Westwand, C): Die Komposition ist auf die Gestalt des Propheten in seinem weißen Himation ausgerichtet. Er liegt auf einer grünen Matratze, auf einem Prunkbett, das leuchtend gelb gemalt ist und auf Gold anspielt. Der Prophet hält ein nacktes Kind in seinen Armen; über dem Kind erscheint die Hand Gottes. Elija befindet sich zwischen zwei Frauenfiguren. Auf der linken Seite trägt die Frau Trauerkleidung. Ihr Körper ist teilweise entblößt, teilweise in einen weiten, schwarzen Mantel gehüllt. Sie hebt ein nacktes, lebloses Kind empor. Auf der rechten Seite trägt dieselbe Frau eine weiße Tunika und ein gelbes Himation; in ihren Armen befindet sich das vom Tod erweckte Kind. Ihre Haltung drückt Bewunderung und Dankbarkeit aus. Das Bild stellt jene Episode dar, in der Elija den Knaben der Witwe in Sarepta vom Tod erweckt (1 Kön 17,17–24). Das Wunder als solches wird durch die göttliche Hand signalisiert. Mit Hilfe der Verkürzungen, die für seine Art zu erzählen typisch sind, schuf der Maler eine vollständig ausgeglichene Komposition, in der alles um die mächtige Gestalt des Propheten herum angeordnet ist: Auf der linken Seite fassen die trauernde Frau und das tote Kind die vorangegangenen Episoden zusammen, auf der rechten Seite verdeutlicht die Frau mit dem wieder lebenden Kind durch ihre Haltung und durch die glitzernden Farben ihres Kleids den glücklichen Ausgang der Geschichte. Elija ist auf seinem Liegebett in der Art der Grabreliefs von Palmyra gestaltet, verstärkt noch durch die Wirkung der Farben, die seiner Figur eine kraftvolle Würde verleiht, die dem Wunder entspricht. Daß Elija auf diese besondere Art hervorgehoben wird und seine Wunder in dieser Ausführlichkeit erzählt werden, ist wahrscheinlich auf den Einfluß des Midrasch zurückzuführen, der dem Elija als Vorläufer des Messias eine zentrale Rolle zuschreibt. Dem Einfluß der Legende ist es vermutlich ebenfalls zuzuschreiben, daß dieses Bild an die Seite der Geschichte von Esther und Mordechai plaziert wurde. Denn nach dem Midrasch war die Figur des Harbona, eines Beraters von König Achaschwerosch, eine jener Rollen, die Elija übernahm, um sein Volk zu retten. Zwei Inschriften in der mittleren persischen Schrift bezeugen den tiefen Eindruck, den dieses Bild und das in ihm dargestellte Wunder auf zwei sassanidische Schreiber *(Dipiwar)* ausübten, als diese die Synagoge besuchten und ihr Erstaunen auf dem Bild festhielten.

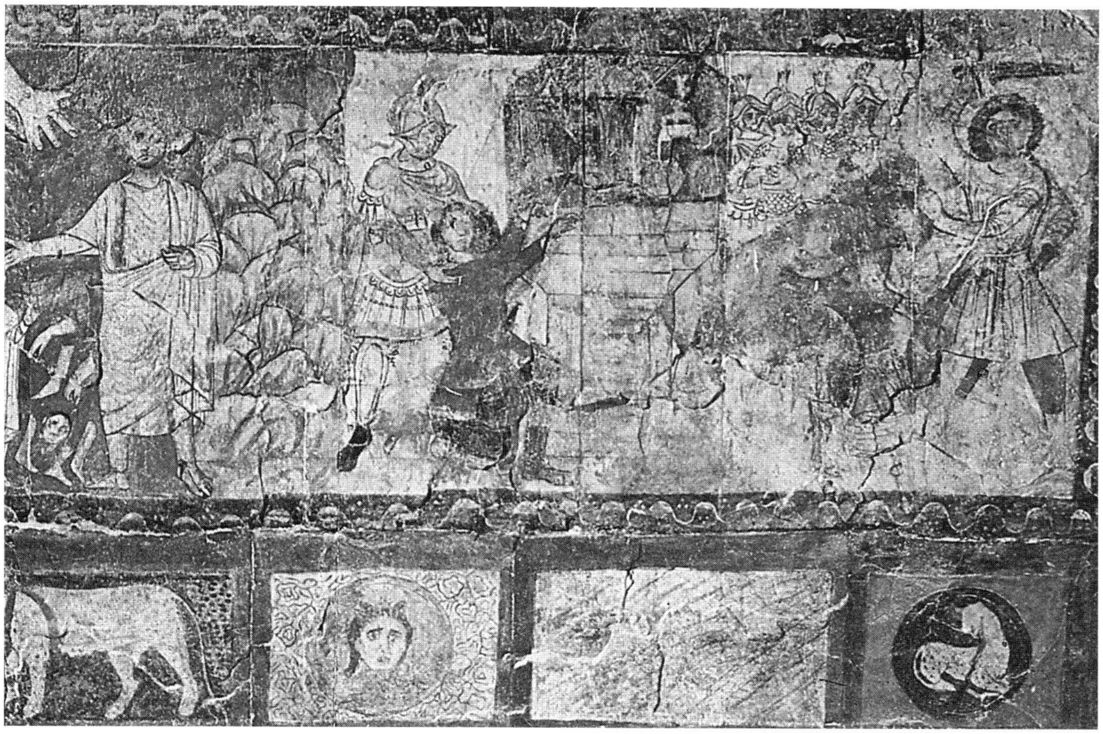

689 Dura-Europos.
Die Vision des Ezechiel
(Schlußteil).

Die Vision des Ezechiel: die Auferstehung der Toten (Nordwand, C): Dem Elija-Zyklus mit seinen fünf „Monoszenen" wird an der Nordwand die lange, in einem einzigen Bildfeld zusammengefaßte Sequenz der Ezechiel-Vision (Ez 37) gegenübergestellt. Die Unterteilung in drei Einheiten wird durch die unterschiedlichen Farben des Hintergrunds bewirkt. Die Geschichte beginnt ganz links im Bildfeld und setzt sich nach rechts fort. Die erste Einheit illustriert die Verse 1, 4 und 7 der biblischen Geschichte: Gott führt Ezechiel mitten in das Tal der Totengebeine und heißt den Propheten, sie wieder zu Leben zu erwecken. Jedem Vers entspricht eine Figur, die ein persisches Gewand mit Stickereien trägt. Über jeder Ezechiel-Figur weist die Hand Gottes auf den Austausch zwischen den beiden Hauptfiguren hin: Gott befiehlt, und der Prophet führt aus. Zu Füßen des Propheten liegen die Gebeine; sie werden als mit Fleisch bekleidete und verstreut herumliegende Glieder dargestellt. Diese Art der Darstellung ist auch auf den frühchristlichen Sarkophagen und in den mittelalterlichen Handschriften zu finden. Diese erste Einheit wird durch einen aufgerissenen Berg abgeschlossen, der auf einer Seite ein umgestürztes Haus trägt. Letztere beiden Elemente weisen auf das Erdbeben hin, das nach dem Midrasch die Totengebeine zusammenrücken ließ *(Pirqe von Rabbi Eliezer,* Kap. 33). In der zweiten Einheit steht eine vierte Figur des Propheten, immer noch im persischen Gewand, bei drei leblosen, auf dem Boden aneinandergereihten Körpern. Oberhalb dieser Körper fliegen drei kleine geflügelte Figuren in die Richtung einer fünften Ezechiel-Figur, der diesmal einen weißen Chiton und ein weißes Himation trägt. Eine vierte mit Flügeln ausgestattete Figur steht aufrecht bei den Körpern. Die geflügelten Figuren, die den griechischen *Psychai* nachgestaltet sind, machen die „Winde" sichtbar – im Hebräischen bedeutet „Wind" auch „Geist". Die *Psychai* tragen einen dorischen Chiton, der der orientalischen Mode angepaßt worden ist. Die geflügelten Genien, die an den Mauern der Grabanlage von Magharat el-Djelideh in Palmyra dargestellt sind, tragen dieselbe Art Kleidung. Die dreieckigen Schmetterlingsflügel der *Psychai* in Dura gehen auf orientalische Vorbilder zurück. Weiter rechts erscheinen beim Propheten zehn kleinere, im Stil der Antike gekleidete Figuren. Sie sind in drei Reihen eng zusammengestellt und erheben ihre Hände zu einer Akklamationsgeste. Rechts von ihnen schließt eine sechste Ezechiel-Figur diese Einheit ab. Ezechiel steht frontal vor dem Beobachter und streckt seine Rechte in Richtung der zehn Personen aus: Er nimmt sie zu Zeugen dafür, daß er seinen Auftrag erfüllt, das Wunder vollbracht hat. Die Bedeutung dieser zehn Personen ist verschieden interpretiert worden. Für die einen sind sie das „gar große Heer" (Ez 37,10) der Auferstandenen, die Gottes Ehre preisen. Für die anderen, die André Grabar folgen, bezieht sich diese Zahl auf die zehn verlorenen Stämme, deren Rückkehr Ezechiel für die Zeit des Messias prophezeite. In den ersten beiden Einheiten dieses Bildfeldes bietet nur eine Einzelheit noch Diskussionsstoff: der Kleiderwechsel bei den Ezechiel-Figuren. Die ersten vier Figuren tragen ein persisches Gewand, die beiden letzten sind griechisch gekleidet. Allgemein läßt sich festhalten, daß die Verteilung der Kleider einem genauen System in der Sprache des Malers entspricht. Die persischen Kleider kommen den Würdenträgern am Hof und im Tempel zu, der Chiton und das Himation den Propheten. Hinzu kommt, daß innerhalb einer Geschichte keine Person ihre Kleidung verändert. Ezechiel war Priester; ihn in einem persischen Gewand darzustellen, würde also der Sprache des Malers entsprechen. Im Gegensatz dazu gibt es keine Gründe für ein Gewand im Stil des Altertums. Pierre Prigent, der eine Hypothese von Grabar weiterentwickelt, schlägt vor, den Wechsel vom biblischen Text her zu rechtfertigen, denn dessen Genre verändert sich: Von einer historischen Ebene – die rabbinischen Texte betrachten das Wunder der wiederbelebten Totengebeine als tatsächlich geschehen – geht der Text auf eine visionäre Ebene über; in einer eschatologischen Vision sieht der Prophet die Wiederherstellung der Nation, in die die zehn Stämme wieder aufgenommen werden.

Ein echtes Problem stellt sich jedoch bei der dritten Einheit dieses Bildes. Das Problem hat eine formale Seite (durch eine Übermalung hat der Künstler das Bild durcheinandergebracht), aber auch eine inhaltliche: Die Szene hat zum Vorangegangenen keinen Bezug. Im Zentrum des Bildes erscheint ein Altar, der von einem Zelt mit goldenen Gegenständen und einem *Thymiaterion* überragt wird. Auf der linken Seite befindet sich eine Person mit persischem Gewand, die kniet und den Altar berührt; ein Soldat mit einer römischen Ausrüstung steht über ihr und hält sie an den Schultern. Auf der rechten Seite des Altars zieht – in einer ersten Fassung – eine Person in persischem Gewand ihr Schwert und macht sich daran, den Mann, der aufrecht vor ihr steht, zu töten. Im Laufe der Arbeit hat der Maler die Haltung des Mannes verändert. Dieser neigt sich nun seinem Richter zu, welcher ihn an den Haaren packt und ihn köpfen zu wollen scheint. Die Identifizierung der Szene bleibt ein Problem, denn aus dem Buch des Ezechiel kann keine Episode mit ihr in Zusammenhang gebracht werden. In allen anderen Bildern unterstreicht der Rahmen des Bildfeldes die Einheit des Inhalts: Die Erzählelemente, die mit demselben Rahmen eingefaßt sind, bilden eine literarische Einheit, stammen aus derselben Geschichte. Im Hinblick auf die Episode, die in diesem Bild gestaltet worden ist, sind verschiedene Vorschläge vorgebracht worden: die Hinrichtung des Joab durch Benaja (1 Kön 2,28–34), die Hinrichtung des Secharja (2 Chron 24,20–22) oder die Gefangennahme Jojakims (2 Chron 36,6–8). Doch das Problem bleibt bestehen, denn keine dieser Geschichten hat eine Verbindung zur Vision des Ezechiel, noch zum Leben des Propheten. Goodenough hat vorgeschlagen, im Bild eine Darstellung des Todes von Ezechiel selber zu sehen. Das Martyrium des Ezechiel kommt in der Bibel nicht vor, aber die Überlieferung von der gewaltsamen Natur seines Todes ist alt. Sie ist sowohl durch die christlichen Texte der ersten Jahrhunderte bekannt, vor allem durch den *Brief an die Hebräer* (11,37), als auch durch die Apokryphen, deren hebräische Ursprünge in den gleichen Zeitraum zurückgehen. Diese Überlieferung wird auch im 7. Jh. durch Isidor von Sevilla (*De ortu et obitu patrum* 39) erwähnt. Sicher hat dieses Werk die Bilder einer katalanischen Handschrift aus dem 11. Jh., die Bibel von Roda, inspiriert: Die erste Seite eines jeden Prophetenbuches stellt das Leben des Propheten und sein Martyrium dar, und die Art und Weise des Martyriums entspricht jener, die im *Brief an die Hebräer* berichtet wird. Das Buch Ezechiel beginnt mit einer Komposition, die das Kapitel 37 gestaltet (die Auferweckung der Toten durch Ezechiel), und fährt fort mit der Darstellung von Ezechiels Hinrichtung durch das Schwert. Isidor von Sevilla aber spricht aber gar nicht davon, daß Ezechiel enthauptet worden sei; diese Einzelheit mußte der Illuminator der katalanischen Handschrift aus einer anderen Quelle bekommen haben – aus einer Überlieferung, die vielleicht sehr weit zurückreichte und die auch dem Maler in Dura bekannt war. Einige Kommentatoren schließen sich allerdings mehr dem Vorschlag von Henri Stern an; er betrachtet das Bild als die Darstellung einer Szene aus der Geschichte der Makkabäer (1 Makk 2,15–26): Auf der rechten Seite des Altars zieht Mattatias sein Schwert und tötet den Apostaten, der bereit war, dem Boten des Antiochus Gehorsam zu leisten und ein Opfer darzubringen; auf der linken Seite des Altars tötet er den Gesandten des Königs. Diese Geschichte taucht auch in den *Jüdischen Altertümern* des Josephus Flavius auf, und die Ikonographie hat viele Parallelen in den Bildern der mittelalterlichen Handschriften, die möglicherweise auf alte Überlieferungen zurückgehen. Henri Stern schafft die Verbindung zur Ezechiel-Geschichte über die jüdische Exegese; diese interpretiert den Zorn des Mattatias als eine Tat, die die Juden vom Joch der seleukidischen Besetzer befreite und eine wichtige Etappe auf dem Weg der nationalen Erneuerung, die Ezechiel prophezeit hatte, darstellte. *Vgl. Abb. 67–70, 308.*

Gabrielle Sed-Rajna

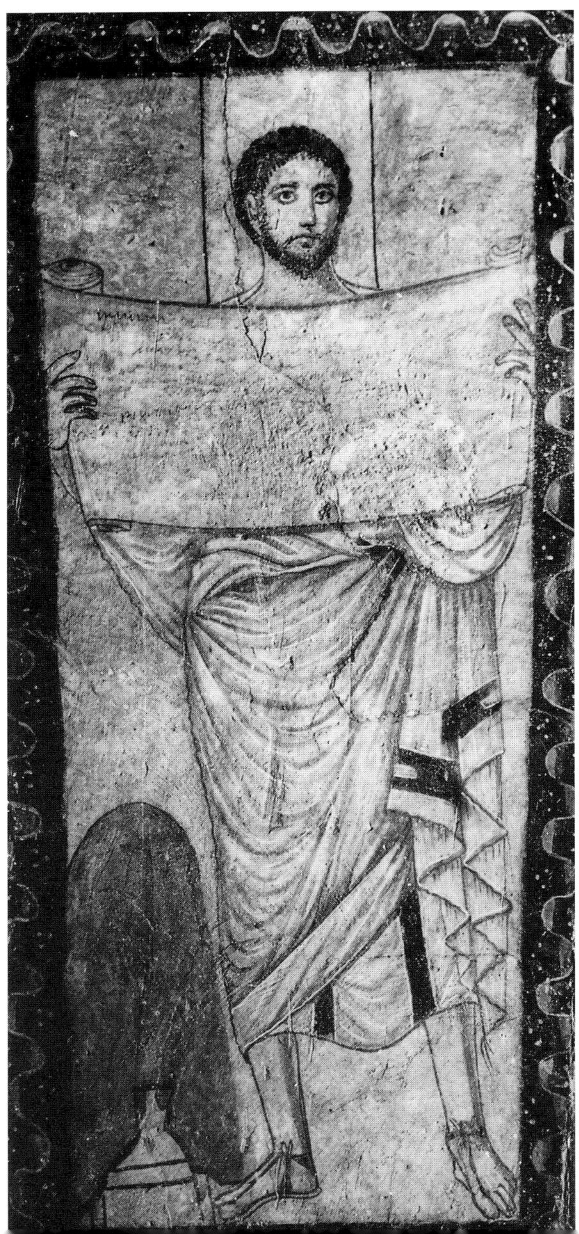

690 Dura-Europos. Der Prophet Jeremia.

SYNAGOGEN VOM MITTELALTER BIS IN DIE GEGENWART

Westeuropa

DEUTSCHLAND

BERLIN

DIE SYNAGOGE IN DER ORANIENBURGER STRASSE

Seit dem Brand in der „Kristallnacht" stand diese große Synagoge im damaligen Ost-Berlin bis 1988 als symbolträchtige Ruine. Als Mahnmal sollte sie von der nationalsozialistischen Barbarei Zeugnis geben.

Sie wurde 1856–1866 nach Plänen des Architekten Eduard Knoblauch errichtet. Die Synagoge kam auf eine schiefwinklige Parzelle zu stehen und sollte sich über nicht weniger als 100 m erstrekken. Der Architekt versuchte, den Winkel zwischen der Straße und der Ausrichtung des Grundstücks dadurch aufzufangn, daß er auf der Straßenseite einen runden Vorbau errichtete, an den sich ein zweiter, leicht trapezförmiger Bau anschloß. Auf diese Art konnte er einen Ausgleich schaffen, und der Kultraum konnte ohne Abweichungen gebaut werden. Im Stil der Reformsynagogen, bei denen man den Ritualraum und den Raum der Teilnehmer voneinander trennte, befand sich die *Bima* in der Nähe der Bundeslade. Von diesem Teil der Synagoge, der sich durch ein großes Fassungsvermögen (etwa dreitausend Sitzplätze) und durch ein Netz orientalisch gestalteter Metallbalken auszeichnete, von der reichen Dekoration der Arkaden und von der durch die Alhambra inspirierten Bundeslade ist nichts erhalten.

Restauriert wurde nur die Fassade mit ihren Ecktürmen, in ihrer Vielfarbigkeit und mit ihrer gerippten Zwiebelkuppel. Diese Kuppel, die den Vorraum und nicht den Kultraum bedeckte, bildete das Meisterstück des Gebäudes. Sie war 50 m hoch und wirkte wie ein Wahrzeichen. Die Restauration erhielt vor allem daher ihren Sinn und ihre Bedeutung. Die vergoldete Kuppel unter dem Himmel von Berlin hat seitdem (wieder) hohen Symbolwert. *Vgl. Abb. 110.*

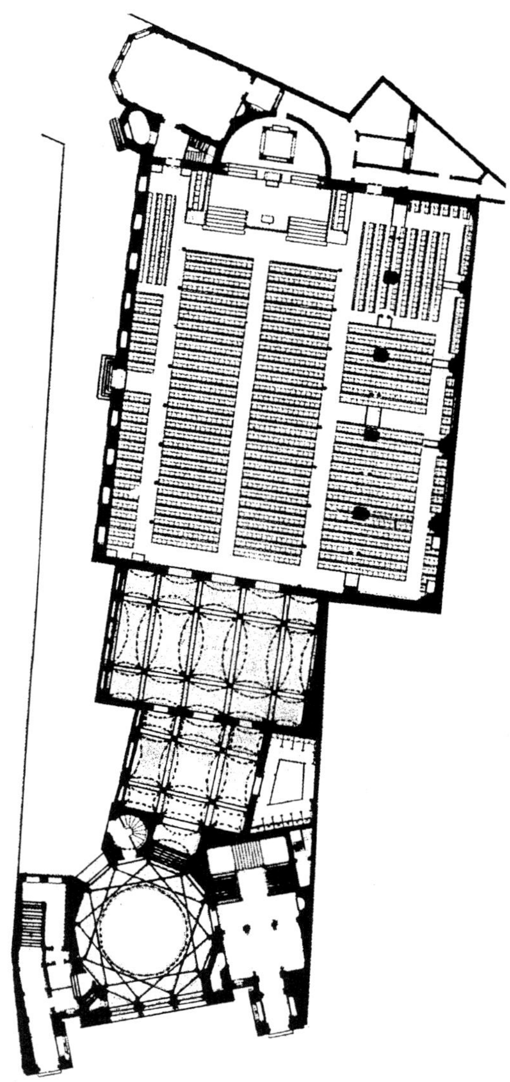

691 Berlin. Synagoge in der Oranienburger Straße. Grundriß.

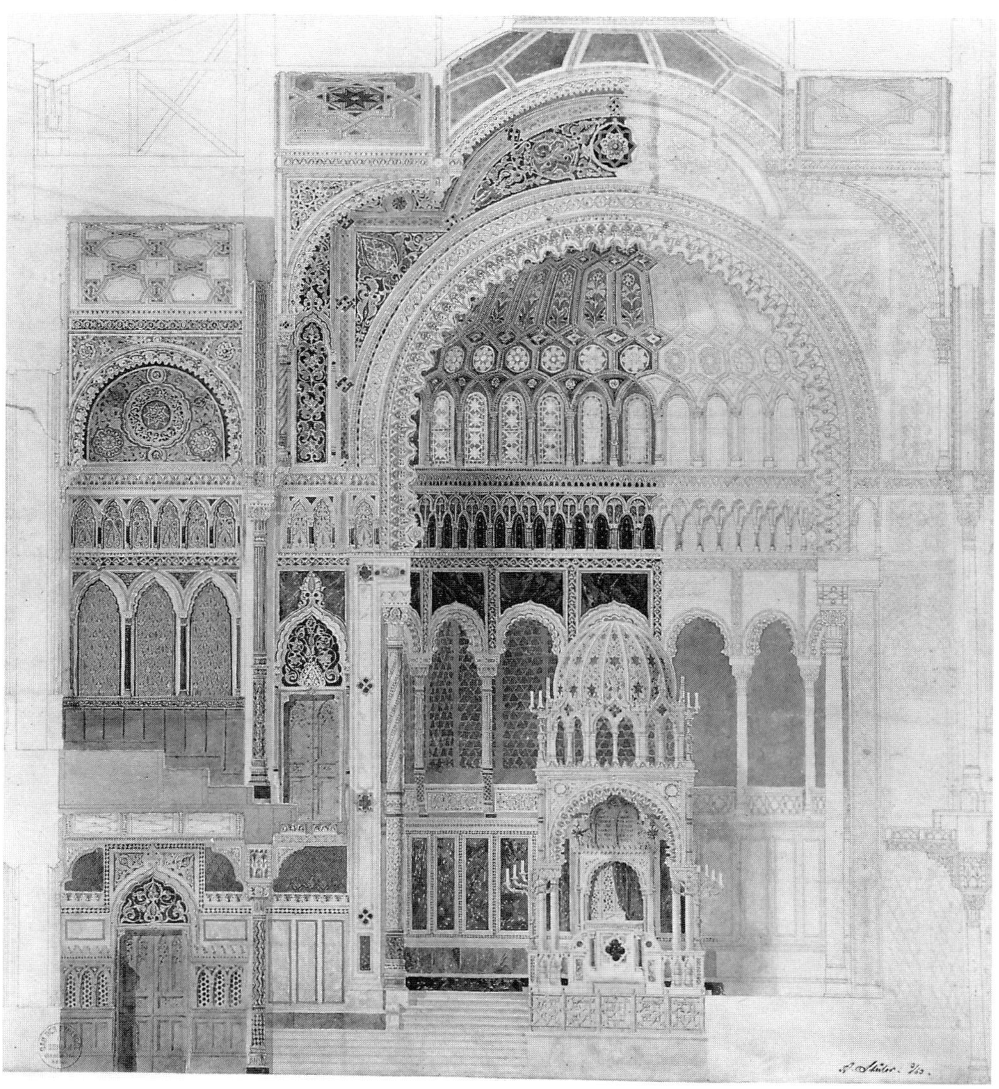

692 Berlin. Synagoge in der Oranienburger Straße. Eduard Knoblauch: Schnitt (1855). Bibliothek der Technischen Universität, Berlin.

SPANIEN

TOLEDO

Im Jahr 1085 wurde Toledo von König Alfons VI. von Kastilien aus den Händen der Moslems zurückerobert. Im Laufe des 12. Jh. nahm Toledo Juden und mozarabische Christen auf, die in Andalusien Verfolgungen ausgesetzt waren. In dieser Zeit entwickelte sich auch eine besondere Kunstrichtung, der Mudejar-Stil, der die typisch islamische Dekoration auf christliche und jüdische Bauten überträgt. Die Juden standen im Dienst der kastilischen Könige, und ihr Einfluß erreichte unter König Alfons VIII. (1158–1214) ihren Höhepunkt. Aus dieser Zeit stammt die erste Synagoge, die sogenannte „Santa Maria la Blanca". Je nach Laune der Herrscher war die Situation der Juden mehr oder weniger günstig. Unter Pedro dem Grausamen (1350–1369), der den Mudejar-Stil sehr schätzte, wie es der Alkazar in Sevilla bezeugt, ließ sein Minister Samuel Halevi Abulafia eine Synagoge bauen, die unter dem Namen El Transito bekannt ist. Diese Synagogen sind die beiden wichtigsten Zeugen dieser Kunst; zugleich illustrieren sie zwei verschiedene Phasen von deren Entwicklung, da sie anderthalb Jahrhunderte auseinanderliegen.

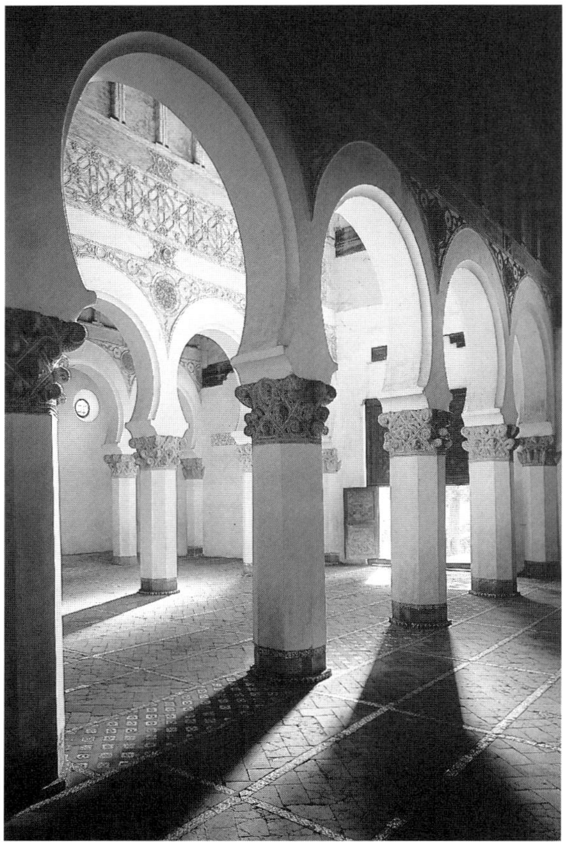

693 Toledo. Synagoge Santa Maria la Blanca. Innenraum.

DIE SYNAGOGE SANTA MARIA LA BLANCA

Sie wurde um 1200 durch Joseph ben Schochan, einen Berater von Alfons VIII., in Auftrag gegeben. Sie folgt einem Moscheenmodell; man hat sie mit der Kutubiyya, einem almohadischen Bau in Marrakesch, zusammengebracht. Vier Reihen zu acht Arkaden bilden einen fünfschiffigen Raum, der einen unregelmäßigen Grundriß aufweist: 26 bis 28 m in der Länge, 19 bis 23 m in der Breite. Das Hauptschiff ist 12,5 m hoch und weist einen dreifachen Aufbau auf: Die Hufeisenbögen ruhen auf achteckigen Pfeilern, die mit mächtigen Kapitellen gekrönt sind. Die Kapitelle bestehen aus verschlungenen Verzierungen, Voluten und Tannenzapfen. Auf einer zweiten Ebene folgt ein Band mit verschlungenen Verzierungen und Zierleisten, und auf der dritten Ebene ein Blendbogenwerk mit ausgebuchteten Bögen. Die äußersten Seitenschiffe sind niedriger; sie verfügen nur über die Arkaden. Die dazwischen liegenden Schiffe verfügen über die Arkaden und das Blendbogenwerk. Jedes Schiff besitzt eine Balkendecke. Der feine Dekor auf dem weißen Grund und der Wald aus den zweiunddreißig Pfeilern stehen im Gegensatz zu dem unauffälligen Äußeren. 1411 wurde die Synagoge in eine Kirche umgewandelt – eine Folge der Predigten von Vincent Ferrer; weitere Veränderungen, drei Kapellen mit Altaraufsätzen, haben dem Bereich der Apsis ein anderes Aussehen gegeben. Später wurde die Synagoge zu einer Kaserne, dann zu einem Kleidermagazin. Erst 1851 wurde sie zum historischen Bauwerk erklärt und renoviert. *Vgl. Abb. 85.*

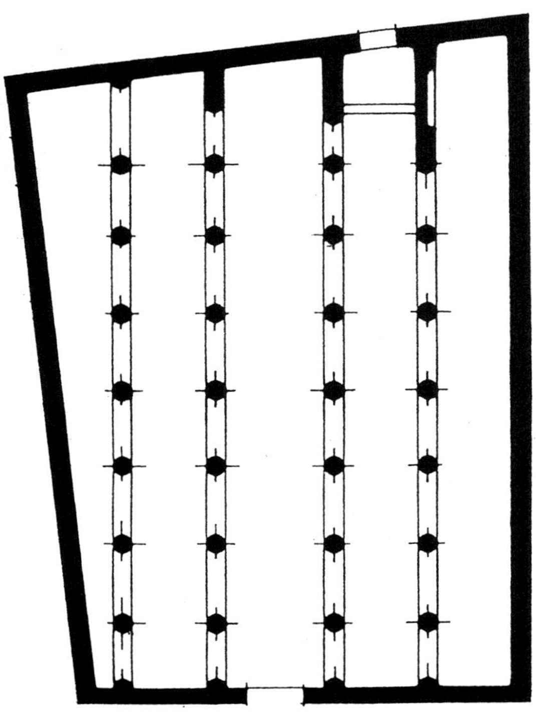

694 Toledo. Synagoge Santa Maria la Blanca. Grundriß (nach F. Cantera Burgos).

SYNAGOGE VON SAMUEL HALEVI ABULAFIA (EL TRANSITO)

Die Synagoge des *Nasi* Samuel Halevi stammt aus dem Jahre 1357 und faßt ein Volumen von 23 × 9,5 m (Grundfläche) × 12 m. Der Raum ist vor allem in den oberen Partien und im Bereich der Ostwand, die am besten erhalten ist, bemerkenswert. Die Decke aus mit Intarsien belegtem, stromlinienförmig zugeschnittenem Lärchenholz ruht auf sorgfältig bearbeiteten Balken, die wiederum auf gezackten Konsolen aufliegen. Unter dem Gesims verläuft ein erster Fries mit biblischen Texten, der eine Reihe von Blendbögen krönt, die mit denen der Santa Maria la Blanca verwandt sind. Es handelt sich um echte Blendbögen; nur teilweise lassen sie das Licht durch ziselierte Gipsplatten hindurchfließen. Darunter zieht sich – zwischen zwei Friesen mit einer ständig wiederholten arabischen Inschrift – durch den ganzen Saal ein Band aus Ranken, verschlungenen Verzierungen und Schilden; eine Ausnahme bildet die östliche Mauer, wo ein Stalaktitengesims drei Flächen (mit verschlungenen Verzierungen und Inschriften) und die in der Mitte gelegene und mit drei ausgebuchteten Bögen versehene Nische überragt. Die Tribüne für die Frauen (abgesichert durch die Inschrift aus dem Lied der Myriam) öffnet sich in der Südwand. Die Synagoge wurde 1494 dem Ritterorden von Calatrava zugesprochen – deshalb die Grabmäler, die sich hier befinden; der Bau, der 1877 zum historischen Bauwerk erklärt wurde, beherbergt heute das Museo Sefardi. *Vgl. Abb. 86.*

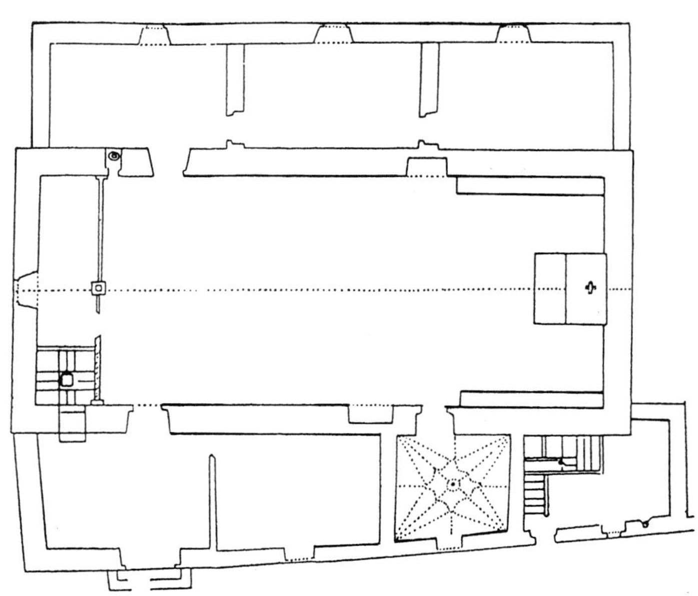

695 Toledo. Synagoge El Transito von Samuel Halevi Abulafia. Grundriß (nach F. Cantera Burgos).

FRANKREICH

CAVAILLON

Als Teile des Kirchenstaates umfaßten Avignon und die Grafschaft „vier heilige Gemeinden": Avignon, Carpentras, Cavaillon und L'Isle-sur-Sorgue. Zurückgedrängt in ihre „Carrières" (Ghettos), entfalteten sie eine eigene Tradition. Die Synagogen in Carpentras und Cavaillon, die im 18. Jh. wieder aufgebaut wurden, haben bis heute überlebt. Die Synagoge in Carpentras, deren Bauarbeiten 1743 begannen, gehört zu einem Gemeindezentrum, von dem einige Teile bis ins Mittelalter zurückgehen und das auch noch das *Mikwe*, die Bäckerei und den wunderschön ausgeschmückten Kultraum bewahrt hat. Der Kultraum ist allerdings im 19. Jh. noch verändert worden.

Die zweite Synagoge, in Cavaillon, hat ihre Ausstattung aus den Jahren 1771–1774 bis heute bewahren können. Die Synagoge liegt am Rand und etwas oberhalb des kleinen Ghettos von Cavaillon. Sie befindet sich im ersten Stock eines Gebäudes, in dessen Erdgeschoß eine Bäckerei, noch früher vielleicht ebenfalls eine Synagoge angesiedelt war (Jüdisches Museum der Grafschaft, eröffnet 1963). Als die Synagoge 1771–1774 umgebaut wurde, wurden die Arbeiten den Bauunternehmern Antoine und Pierre Armelin, die Skulpturen Jean-Joseph Charmot und die Kunstschmiedearbeiten François Isoard anvertraut.

Man betritt den Kultraum von Süden her, über eine Terrasse, die mit Eisenbögen verziert ist. Zwei Türen gewähren den Zutritt; die kleinere der beiden besitzt Opferstöcke. Im oberen Stockwerk hat die Fassade fünf Öffnungen, deren Wirkung durch einen Balkon mit schmiedeeisernem Geländer und Gesims noch verstärkt wird. Der Grundriß übernimmt eine Anordnung aus Italien: eine erhöhte Tribüne, die als *Bima* dient, mit einem Lesetisch unter einem Baldachin, und auf der tieferen Ebene die Bundeslade. Die Bundeslade besteht aus einem Aufbau mit korinthischen Säulen, dem ein Gitter vorangestellt ist. Die Täfelung, die Türen, die Nischen, die Träger des Baldachins und der Bereich oberhalb der Bundeslade sind verziert: mit Muschelornamenten, Voluten, Körben mit Früchten, Girlanden … In der Nordost-Ecke befindet sich, erhöht, auf einer Wolke der kleine Sessel des Elija. Durch die Renovation in den Jahren 1985–1988 hat die Synagoge ihre ursprünglichen Farben zurückerhalten: Gold, Blau und Rosa. Diese Farben und die Fülle der Skulpturen und der schmiedeeisernen Arbeiten machen die Synagoge zu einem überzeugenden Beispiel des Reichtums und der Feinheit des Barocks in der Provence. *Vgl. Abb. 92.*

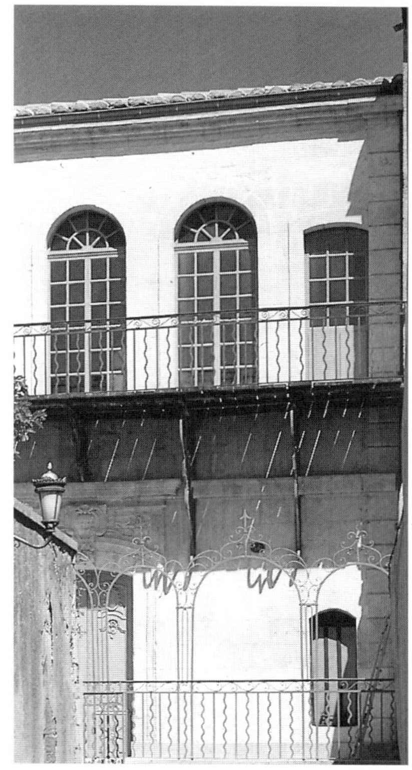

696 Cavaillon. Fassade der Synagoge.

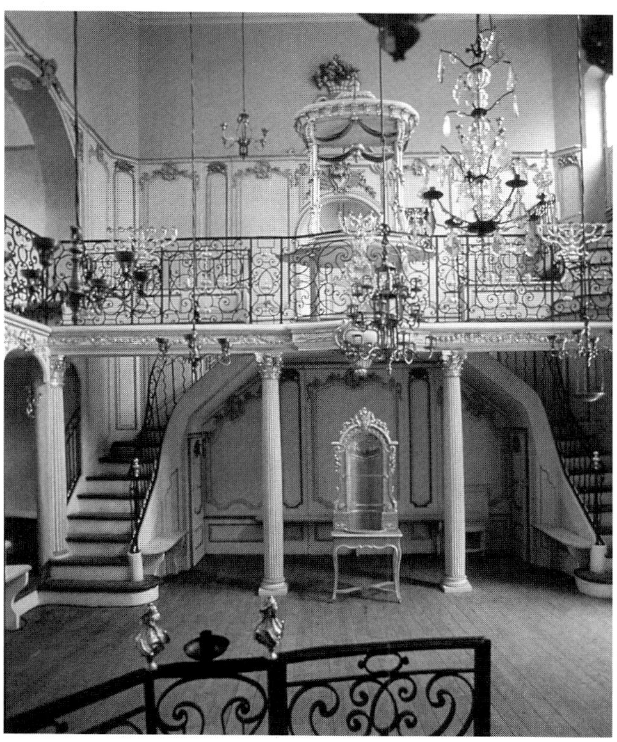

697 Cavaillon. Synagoge. Innenraum, Blick auf die Tribüne des Offizianten.

PARIS

Nach der Revolution wurde eine jüdische Gemeinde gegründet. Im Laufe des 19. Jh. entwickelte sie sich so stark, daß das Pariser Konsistorium regelmäßig den Bau neuer Gebäude veranlassen mußte. Obwohl zwei Synagogen (in der Rue de la Victoire und in der Rue des Tournelles) im Jahr 1865 beschlossen wurden, kam es doch erst 1874 bzw. 1876 zum Abschluß der Bauarbeiten. Es ist bemerkenswert, daß sich die sefardischen Juden aus dem Südwesten nicht mit ihren Glaubensgenossen aus dem Elsaß und aus Lothringen zusammenschließen wollten und 1877 ihre eigene Synagoge in der Rue Buffault eröffneten. In der Folge verlegte sich die Tätigkeit des Konsistoriums in die Außenbezirke (Rue Chasseloup-Laubat 1913; Belleville 1930; Rue Sainte-Isaure 1939) und die Vororte (Vincennes 1908; Boulogne 1911; La Varenne-Saint-Hilaire 1935). Zur gleichen Zeit wurden durch unabhängige Vereinigungen orthodoxe Synagogen errichtet.

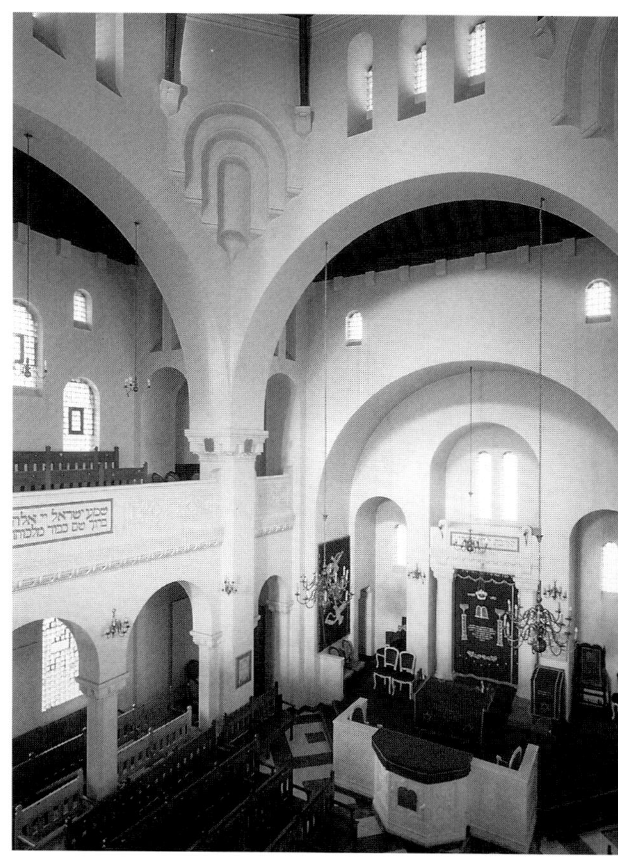

698 Boulogne-Billancourt. Synagoge. Innenraum. Sicht auf die heilige Lade. Architekt: E. Pontremoli.

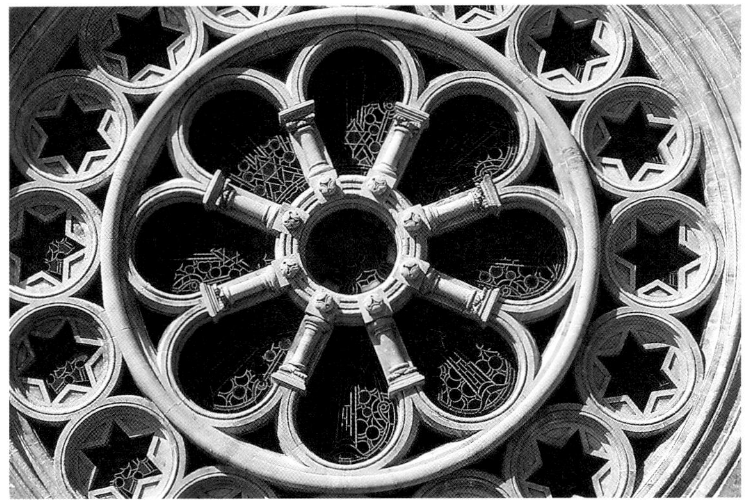

699 Paris. Synagoge in der Rue de la Victoire. Außenansicht.

DIE KONSISTORIALSYNAGOGE IN DER RUE DE LA VICTOIRE

Die Synagoge in der Rue de la Victoire ist eine Art Musterbau für ein französisches Konsistorialgebäude: romanisch-byzantinische Fassade mit dem Rundgiebel Richtung Straße, Grundriß mit nur einen Schiff, das von Tribünen umgeben ist, und eine Orgel über dem Eingang. Aus dem Bemühen heraus, dem Kult mehr Gewicht zu geben, schuf Aldrophe, der Architekt des Konsistoriums, einen erhöhten Chor mit der Bundeslade, die Apsis geschmückt mit schönen Glasfenstern, und davor die *Bima* in der Nähe einer Kanzel. Eine derartige Anordnung trennt aber die Versammelten vom eigentlichen Kultraum. Diese Neuerung setzte sich um 1850 bei den Gemeinden durch, die ursprünglich aus dem Osten Frankreichs kamen; im Gegensatz dazu blieben die Juden aus Bordeaux und Bayonne der zentralen *Bima* und den in der Längsachse aufgestellten Bänken treu (Bordeaux 1882; Rue Buffault in Paris). *Vgl. Abb. 103.*

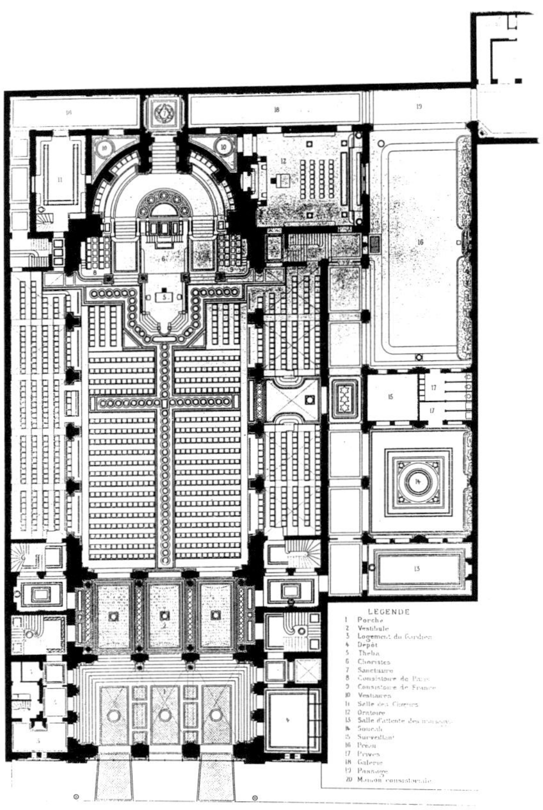

700 Paris. Synagoge in der Rue de la Victoire. Grundriß (nach F. Narjoux: *Monuments élevés par la ville de Paris.)*

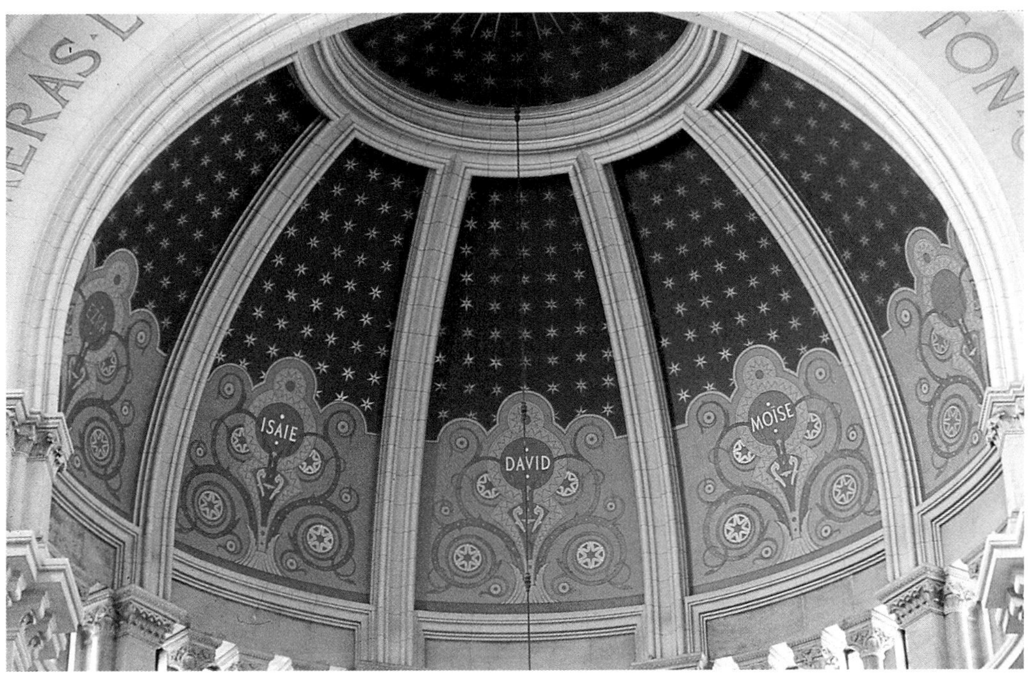

701 Paris. Synagoge in der Rue de la Victoire. Innenansicht.

DIE ORTHODOXE SYNAGOGE IN DER RUE PAVÉE

Das Marais war ein Zentrum der Orthodoxie mit vielen Gebetsräumen. Die Vereinigung Agoudas hakehilos, die 1911 von russischen und polnischen Juden ins Leben gerufen wurde, beschloß, in diesem Stadtteil selbst eine Synagoge zu errichten. Das Grundstück, das dem Architekten Hector Guimard zur Verfügung gestellt wurde, bestand aus einem schräg verlaufenden Streifen von 5 × 23 m. So war es ihm nicht möglich, vollständige Seitenschiffe zu entwerfen. Ein Spiel von Bögen und Gegenbögen bestimmt die schmale Fassade, die von drei Toren und von durch die Vertikale geprägten Fensteröffnungen durchbrochen wird. Die Vertikale wird zudem durch die Mauerpfeiler und ein Aufblühen der Formen verstärkt. Der heutige Sturz mit einem sechszackigen Stern hat drei kleinere Sturze, die durch ein Dreieck geprägt waren, ersetzt. Ganz oben im Giebel sind die Gesetzestafeln angebracht. Der Aufbau der Fassade gibt die Stockwerke im vorderen Teil des Gebäudes wieder; der Kultraum befindet sich im hinteren Teil. Man betritt ihn über einige Stufen. Die Enge des Raumes wird durch die doppelte Tribüne noch betont. Ganz offensichtlich gibt es hier keine Orgel, jedoch eine zentrale *Bima.* Es mutet seltsam an, zu sehen, wie sich eine orthodoxe Vereinigung an einen Neuerer der zeitgenössischen Kunst wendet: Die Synagoge in der Rue Pavée, eingeweiht 1914, ist ein seltenes Beispiel der späten und geläuterten *art nouveau* Guimards. *Vgl. Abb. 108.*

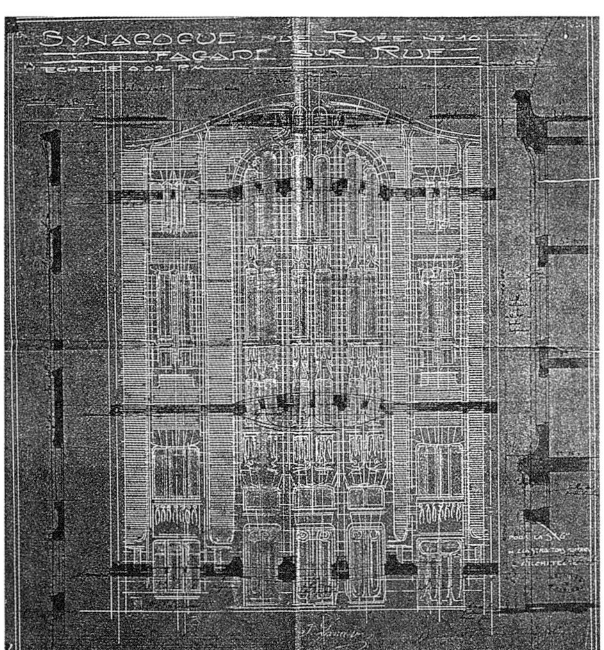

702 Paris. Orthodoxe Synagoge in der Rue Pavée. Die Zeichnung von Hector Guimard zeigt die Fassade im Aufriß, Schnitt und Grundriß. Städtische Archive, Paris.

ENGLAND

LONDON

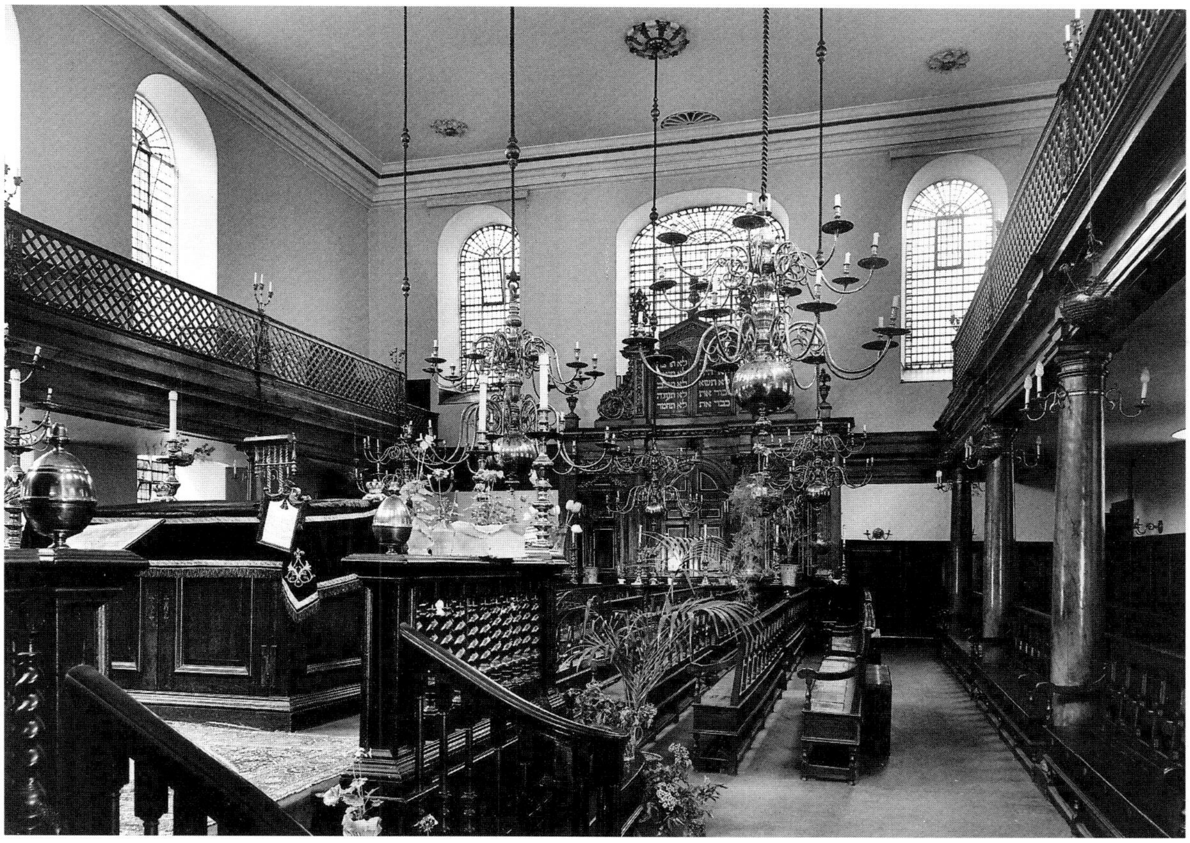

703 London. Synagoge von Bevis Marks. Innenraum.

DIE SYNAGOGE VON BEVIS MARKS

Die Juden, die sich 1656 (unter Cromwell) wieder in England niederließen, kamen aus Holland. So ist es nicht erstaunlich, daß die erste große Synagoge, die sie im East End bauten, von der portugiesischen Synagoge in Amsterdam beeinflußt ist. Sie wurde am 30. September 1701 eingeweiht. Die Bauarbeiten standen unter der Verantwortung von Joseph Avis, einem Quäker. Die Synagoge stand nicht direkt an der Straße; auch die Außenmauer aus Backstein war zurückhaltend gestaltet. Einzig die Türe erhielt einen kleinen gebogenen Giebel. Im Innern entdeckt man ein geräumiges Schiff (24,5 × 15 m) mit einem Grundriß, wie er auch in Amsterdam oder Livorno vorliegt: Auf drei Seiten trägt eine Reihe von Säulen die Tribüne; die *Bima* befindet sich in der Nähe des Eingangs, im Hintergrund erhebt sich recht wuchtig die Bundeslade aus Holz. Ihre Gestaltung greift auf ein geläufiges Schema zurück: ein dreiteiliger Schrank, dessen Mittelteil mit den gemalten Gesetzestafeln und einem Giebel voller Voluten abgeschlossen wird. Die Bänke sind in der Längsachse angeordnet. Die Aschkenazim, die sich 1690 ganz in der Nähe von Bevis Marks niederließen, bauten 1722 ihre eigene Great Synagogue, die später mehrmals verändert wurde. 1790 wurde sie im klassizistischen Stil umgebaut; sie ging unter während der Bombardierungen des Jahres 1941. Die sefardische Synagoge ist also die älteste Synagoge am Ort. *Vgl. Abb. 335.*

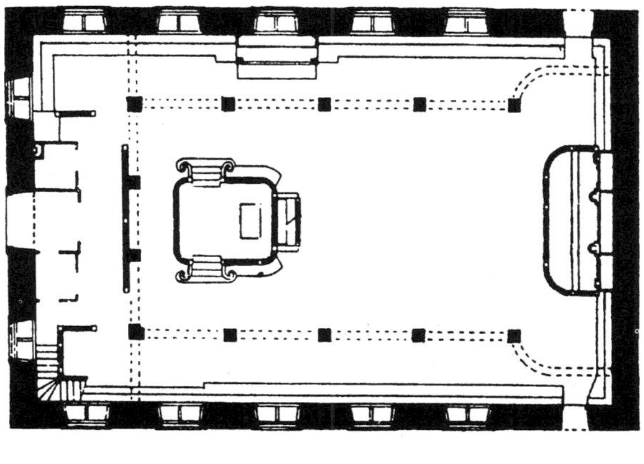

704 London. Synagoge von Bevis Marks. Grundriß.

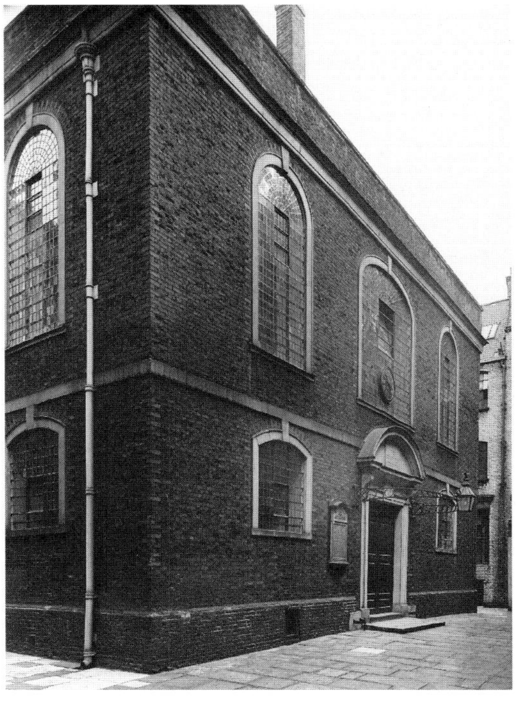

705 London. Synagoge von Bevis Marks. Fassade.

ITALIEN

FLORENZ

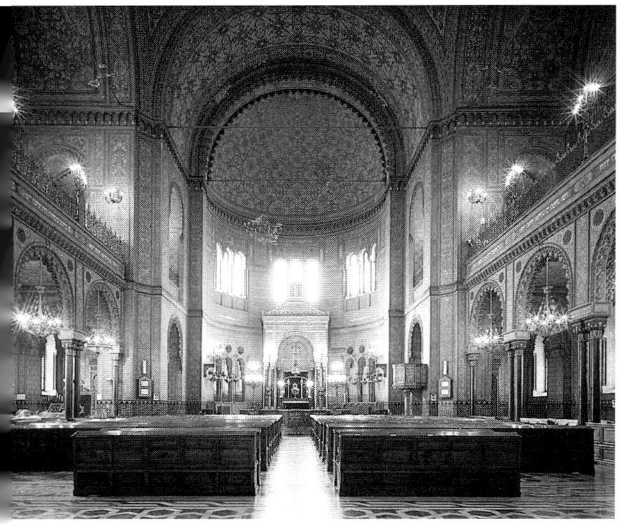

706 Florenz. Synagoge. Innenraum.

Der Orientalismus, der seit 1840 die Synagogenarchitektur beeinflußt, hat in Italien ein paar Vorzugsexemplare zu bieten (Vercelli, Turin und vor allem Florenz). Die Juden von Florenz erhielten erst im Jahr 1859 ihre vollen Rechte, als die Toscana ins Königreich Sardinien integriert wurde. 1864 wurde die Stadt für ein paar Jahre sogar die Hauptstadt dieses Königreiches. Damals faßte die Gemeinde den Plan ins Auge, ein monumentales, repräsentatives Bauwerk zu errichten. Ausgewählt wurde der Entwurf der Architekten Mariano Falcini, Vicente Micheli und Marco Treves; man begann 1874 mit dem Bau und vollendete ihn 1882. Diese Synagoge besteht aus einer Synthese ausgewählter Elemente von unterschiedlicher Herkunft: Der Grundriß des griechischen Kreuzes, ein zentrierter Grundriß also, ist für das jüdische Ritual geeignet; die Fassade erinnert in ihrem Aufbau an die Fassade in der Oranienburger Straße in Berlin, besitzt aber auch einen Rundgiebel wie die Synagoge in der Rue de la Victoire in Paris (Aldrophe selber hatte diese Form bei den italienischen Kirchen entliehen); die kleinen Zwiebeltürme imitieren die Zwiebeltürme der Synagoge in der Dohány-Straße in Budapest; und die Kuppel mit einem indo-islamischen Gehabe kommt sicher von der Synagoge in Köln ... Der Innenraum, der mit seiner Vielfarbigkeit und seinen Stukkarbeiten im Stil der Alhambra sehr bezaubert, übernimmt eher die aschkenasische als die italienische Anordnung, denn die *Bima* befindet sich in der Nähe der Bundeslade. *Vgl. Abb. 112, 373.*

VENEDIG

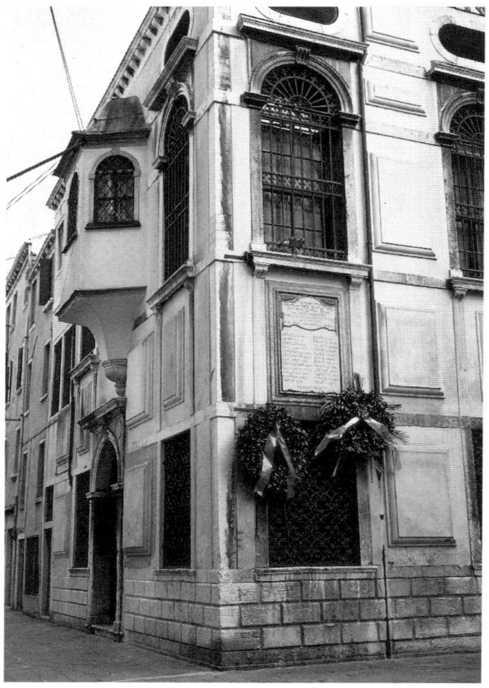

707 Venedig (Ghetto). Scuola Grande Spagnola. Außenansicht: der Erker mit der heiligen Lade.

Das Ghetto der Stadt Venedig ist das Ergebnis einer Ausgrenzung, die im 14. Jh. einsetzte. Es wurde in drei Etappen eingerichtet: 1516 das *Ghetto nuovo*, 1541 das *Ghetto vecchio* und 1603 das *Ghetto nuovissimo*. Nur in den ersten beiden gibt es Synagogen. Sie befinden sich alle in den oberen Stockwerken der Häuser und sind von außen kaum zu erkennen, außer an den fünf Rundfenstern. Im *Ghetto nuovo* befinden sich die *Scuola Grande Tedesca* (1528, umgebaut 1732–1733), die größte Synagoge, die für die Zusammenkünfte der Gemeinde diente, ferner die *Scuola Canton* (1531), ein privates Oratorium, das an der Laterne zu erkennen ist, und die *Scuola Italiana* (1571); im *Ghetto vecchio* befinden sich die *Scuola Grande Spagnola* (vor 1584, um 1655 restauriert) und die *Scuola Levantina* (zwischen 1538 und 1561); die *Scuola Luzzatto* befand sich zunächst im *Ghetto nuovo* und wurde 1836 ins *Ghetto vecchio* verlegt. An diesem wichtigen Ort jüdischer Kultur gab es weitere Gebetsräume; so ist im jüdischen Museum die Bundeslade der *Scuola Meshullamin* zu sehen.

DIE SCUOLA GRANDE TEDESCA

Die Synagoge hat einen trapezförmigen Grundriß. Die 1732 vollendete ovale Galerie dominiert mit ihrer reichen Balustrade den Raum so stark, daß er symmetrisch wirkt. Die *Bima* befindet sich beim Eingang; am anderen Ende, leicht versetzt, die Bundeslade (in einem Erker, der auf den Kanal hinausragt). Die Bundeslade kann über vier Stufen erreicht werden; sie wird von zwei Sesseln eingerahmt, die für die Verwalter vorgesehen sind. Die Sessel werden von denselben Giebeln gekrönt wie die Bundeslade. Ursprünglich befand sich die *Bima,* der aschkenasischen Tradition entsprechend, im Zentrum unterhalb der Laterne, aber im Laufe des 19. Jh. wurde sie im Stil der italienischen Tradition an die der Bundeslade gegenüberliegende Außenwand verlegt. *Vgl. Abb. 89, 90, 334.*

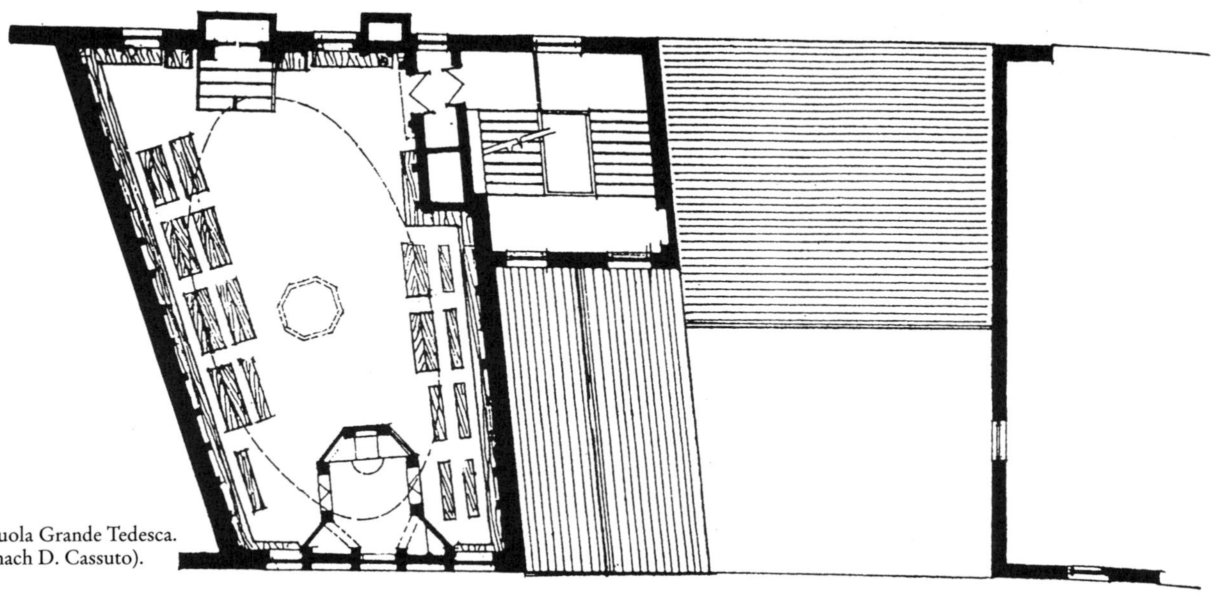

708 Venedig. Scuola Grande Tedesca. Grundriß (nach D. Cassuto).

DIE SCUOLA CANTON

Kurz nach der *Scuola Grande Tedesca* wurde die *Scuola Canton* eingerichtet, und zwar im dritten Stockwerk eines benachbarten Hauses. Vielleicht verdankt sie ihre Entstehung Juden aus der Provence, die ihren eigenen Ritus bewahren wollten. Im 18. Jh. wurde die Synagoge verändert und mit einer Galerie ausgestattet. Die Bundeslade scheint von der in der *Scuola Grande Tedesca* inspiriert zu sein. Die *Bima* wurde 1780 und 1804 erneuert und wirkt wie eine Kanzel, die von einem Baldachin überragt wird. Acht Medaillons mit biblischen Landschaften schmücken die Seitenwände.

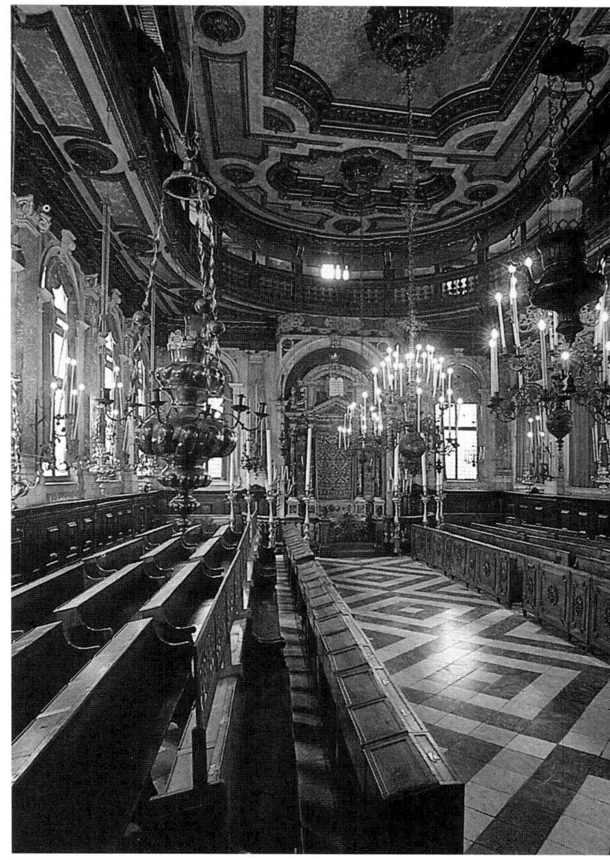

709 Venedig. Scuola Grande Spagnola. Innenraum. Sicht auf die heilige Lade.

DIE SCUOLA ITALIANA

Eine Fassade mit Säulen, die jedoch überhaupt keine Funktion hat, zeigt die Synagoge der Italiener im oberen Stockwerk an. Die Italiener bildeten damals eine Minderheit, die sich von den „Deutschen" wenig unterschied. Man findet bei dieser Synagoge den traditionellen, zweipoligen Grundriß: die erhöhte *Bima* unterhalb der Laterne auf der einen Seite und die Bundeslade auf der anderen Seite. Das Mobiliar und die Täfelung sind im 19. Jh. neobarock verändert worden.

DIE SCUOLA GRANDE SPAGNOLA

Dieses Gebäude, das immer noch in Gebrauch ist, ist von größerer Ebenmäßigkeit als die *Scuola Grande Tedesca.* Der Grundriß ist rechteckig und zweipolig; der Raum wird durch die ovale Tribüne weniger erdrückt, obwohl sie dominierend wirkt. Der Raum profitiert von den zahlreichen Fenstern. Die Einrichtungen dieser großen und für ihren Dekor berühmten Synagoge stammen vor allem aus dem 17. Jh., und man erkennt den Einfluß von Baldassare Longhena. Die mit zwei Säulenpaaren aus schwarzem Marmor verzierte Bundeslade wird von einem Bogen und zwei Giebeln überragt, der eine Giebel bogenförmig, der andere dreieckig. Die Belebtheit und der Reichtum der Bundeslade haben ihr Modellcharakter verliehen. Die *Bima* wurde zwar 1893 verändert, doch hat sie den Baldachin mit den vier Säulen behalten.

DIE SCUOLA LEVANTINA

Die Juden aus dem Osmanischen Reich bauten sich ihre eigene Synagoge. Schon ihr Äußeres fällt durch den Erker und die Fenster auf. Im Innern herrscht die Wirkung einer erstaunlichen Überfülle dank der schwarzen, kostbaren Holztäfelung, der Goldverzierungen, Leuchter und roten Wandbehänge. Die Bundeslade ist mit mehrfarbigem Marmor verziert. Die hohe und massive *Bima* ist geschmückt mit gewundenen Säulen, einem doppelten Aufgang, Muschelverzierungen, Ranken und Fruchtgirlanden. Der Baldachin reicht bis an die Kassettendecke. Einzig die Tribüne der Frauen ist einfacher gehalten. Im Erdgeschoß wurde die *Scuola Luzzatto* untergebracht.

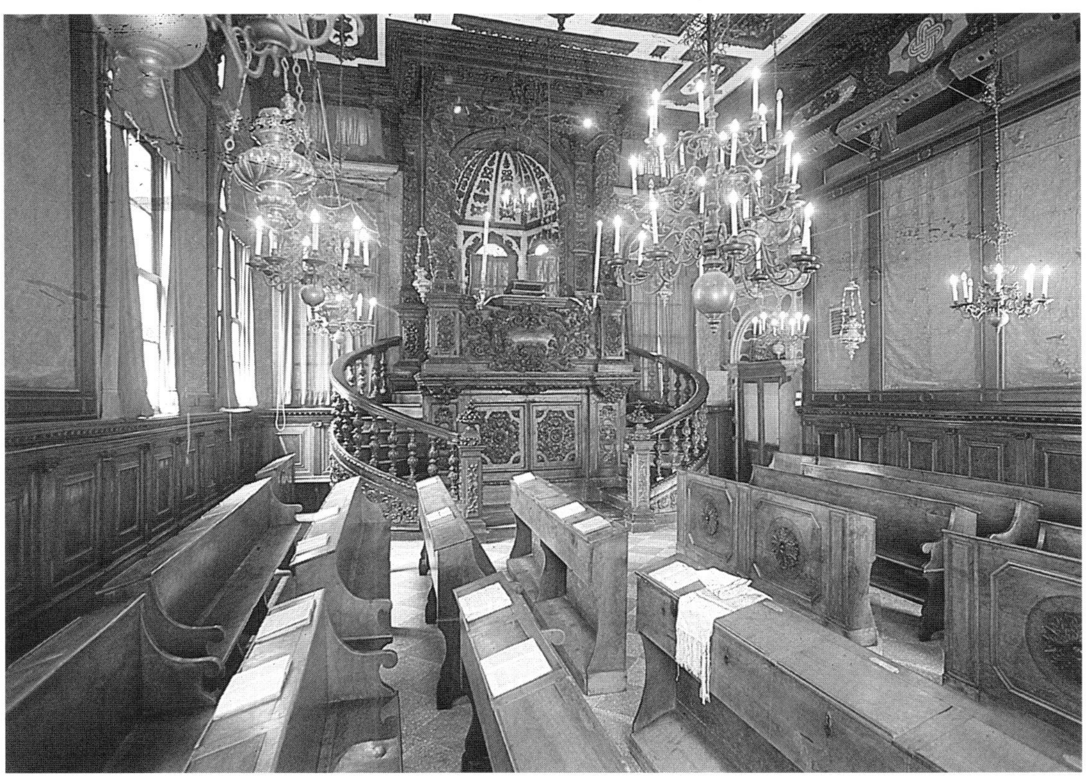

710 Venedig. Scuola Levantina. Innenraum.

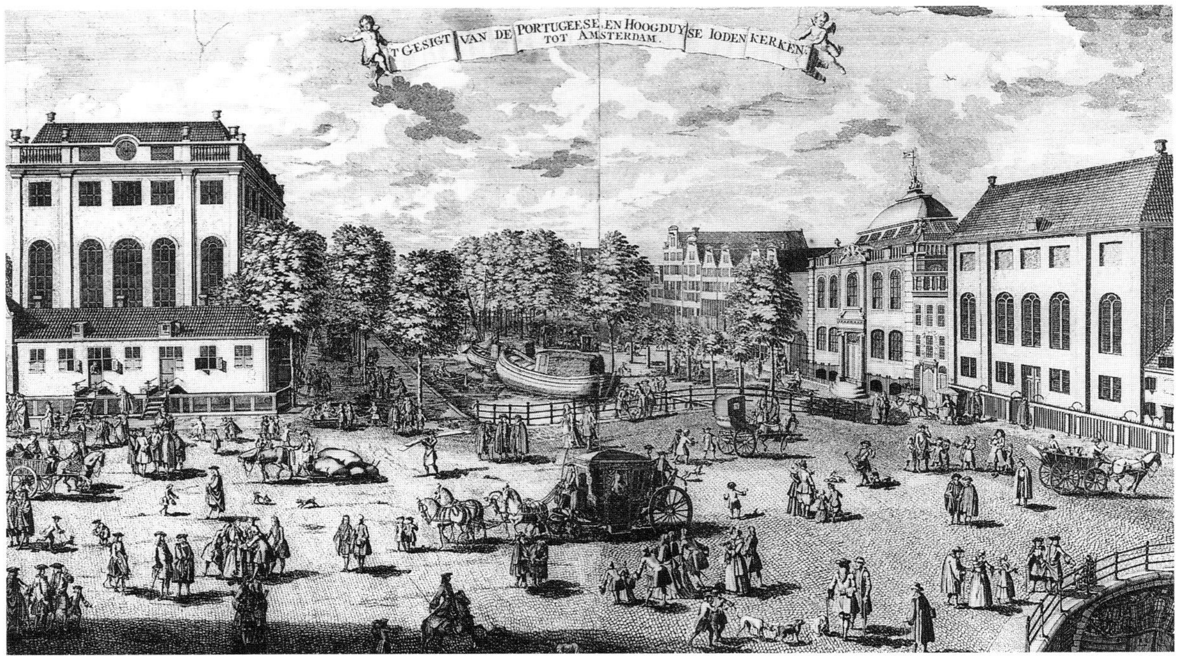

711 Amsterdam. Die portugiesische und die aschkenasische Synagoge. Stich von Adolf van der Laan. Museum der jüdischen Geschichte, Amsterdam.

NIEDERLANDE

AMSTERDAM

Marranen, die vor der Inquisition flohen, ließen sich um 1600 in den reformierten Niederlanden nieder. Sie waren schon bald gut integriert. Die Toleranz erlaubte es ihnen, in Amsterdam Gemeinden zu bilden. Eine Synagoge gab es seit 1639. Vier Jahre früher erhielten auch Juden aus Deutschland und Osteuropa das Recht, eine zweite „Nation" zu gründen; von der Anzahl der Juden her gesehen, wurde sie bald die stärkere Gruppe. Es kam nie zu einer Verbindung der beiden Gruppen; jede baute ihre eigene Synagoge.

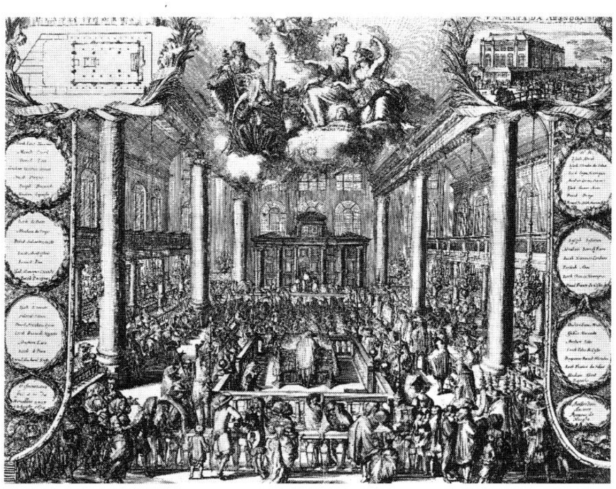

712 Amsterdam. Einweihung der portugiesischen Synagoge. Stich von Romeyn von Hooghe. Rijksmuseum-Stichting, Amsterdam.

DIE PORTUGIESISCHE SYNAGOGE

Die „portugiesische" Gemeinde baute in den Jahren 1671–1675 eine der schönsten Synagogen, die man heute besuchen kann. Die Größe des Bauwerks – 38 × 26 m bei einer Höhe von 15 m –, das über die Anbauten, die es umgeben und vom Platz trennen, herausragt, macht aus ihm ein Gebäude, das die Vorschrift des Talmuds respektiert, wenn es heißt, die Synagoge sollte die Häuser der Umgebung dominieren. Das Innere der Synagoge, das Werk von Elias Bouman, ist großartig: in seiner Weite, in der Höhe der ionischen Säulen, die das Dach tragen, in der Helligkeit. Die Proportionen sind harmonisch, und die von Säulen getragene Tribüne paßt bestens in den Raum, der ganz auf die hölzerne Bundeslade ausgerichtet ist. Die Bundeslade besteht aus einem Häuschen mit Säulen und Giebeln. Man spürt, daß die Juden hier die Freiheit hatten, ihren Ehrgeiz umzusetzen – einen Ehrgeiz, der auch in den Anspielungen auf den Tempel in Jerusalem deutlich wird. Damals hatten die Jesuiten Villalpanda und Prado (1596–1604) neue Entwürfe des Tempels geschaffen, die der Holländer Jakob Juda Leon in ein Modell umsetzte. *Vgl. Abb. 94.*

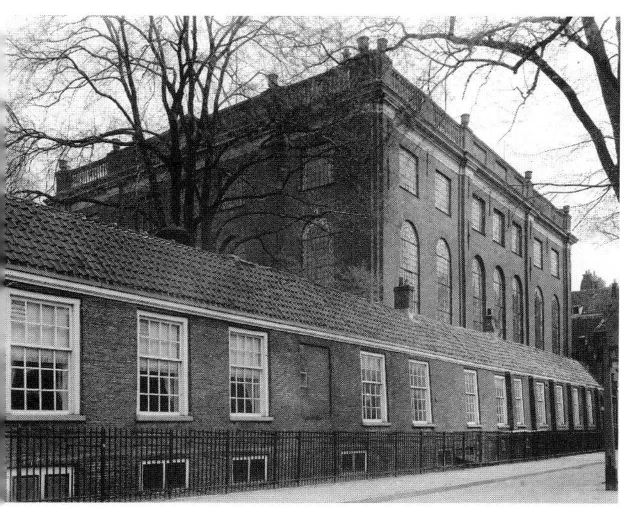

713 Amsterdam. Portugiesische Synagoge. Außenansicht.

DIE ASCHKENASISCHEN SYNAGOGEN

Die vier aschkenasischen Synagogen bildeten gemeinsam ein so homogenes Ganzes, daß sie in das heutige jüdische Museum der Stadt Amsterdam umgewandelt werden konnten. Ihre Bauzeit erstreckt sich über fast ein Jahrhundert. Die erste Synagoge, die am 26. März 1671 eingeweiht wurde, wird als *Grote Synagoge* bezeichnet; sie ist das Werk von Daniel Stalpaert, Architekt der Stadt, der im übrigen bei der Finanzierung des Baues mithalf. Die Synagoge übernahm das holländische Modell: Vier große Säulen stützen auf drei Seiten eine Tribüne. Die Bundeslade aus Marmor wurde durch den großen deutschen Rabbiner Abraham Auerbach gestiftet. Die *Bima* befand sich in der Mitte. Die Fassade, ein Wechselspiel der Pfeiler und der großen, oben abgerundeten Fenster, erinnert an die Fassade der ersten sefardischen Synagoge (1639) und an typisch holländische Bauten.

Als aus dem Osten viele jüdische Flüchtlinge eintrafen, wurde eine zweite Synagoge, *Obbene Sjoel,* gebaut, und zwar in einem Hof hinter der ersten Synagoge. Dann kam es zur *Dritt Sjoel,* die 1700 in einem angrenzenden Haus eingerichtet und 1777 neu gebaut wurde; in den Stockwerken dieses Gebäudes wurden zudem weitere Studienräume eingerichtet. Die *Nieuwe Sjoel,* die 1730 zunächst in einem Haus direkt hinter der *Grote Synagoge* untergebracht war, wurde durch den Kauf der umliegenden Häuser zu einem monumentalen Bauwerk mit einer Fassade zur Straße. Sie wurde am 24. März 1752 eingeweiht. Der Architekt Gerard Frederik Maybau war für den Bau verantwortlich; der neue Kultraum umfaßte seinem Typus entsprechend vier mächtige zentrale Säulen und Tribünen. Die Renovationen während des 19. Jh. führten zu starken Veränderungen; alle diese Bauwerke hatten unter der nazi-deutschen Besatzung stark zu leiden.

BULGARIEN

SOFIA

Seit dem 4. oder 5. Jh. gibt es Juden in Bulgarien. Vom 14. bis zum 16. Jh. läßt sich eine große Zahl aschkenasischer und sefardischer Juden nieder. Im 18. Jh. stoßen neue Immigranten zu ihnen.

Die Konstitution von Tarnovo sicherte den Juden 1879 gleiche Rechte zu. Um die Jahrhundertwende zählte Sofia etwa achttausend Juden. Zu dieser Zeit wurde das alte, sehr baufällige Viertel im Zentrum der Hauptstadt, in dem Juden, Sinti, Roma und Türken auf engstem Raum zusammenhausten, abgerissen. Und diese Gemeinschaften erhielten neue, getrennte Wohnbereiche. In den neunziger Jahren des letzten Jahrhunderts wurden im Rahmen der städtischen Erneuerungen mehrere Synagogen zerstört, darunter auch die Cahal de Francos mit ihren vier Pfeilern. Aber die Gläubigen hatten bereits Gebetsräume gefunden, die die Synagogen ersetzten. Einige Gemeindeleiter jedoch gingen daran, eine große Synagoge zu errichten. Sie riefen den christlichen Architekten Friedrich Grünanger aus Wien, der bereits für den königlichen Hof Bulgariens gearbeitet hatte.

Die Synagoge liegt in der Nähe der Alexander Nevski-Kathedrale und ist eine der größten sefardischen Synagogen in Europa. Das Gebäude steht isoliert und ist von allen Seiten sichtbar. Der Gebetsraum mit einem achteckigen Grundriß ist in ein Quadrat eingefügt. In den vier Ecken liegen Nischen, die durch Säulen und Bögen im byzantinischen Stil voneinander getrennt sind. Zwischen dem eigentlichen Gebetsraum und den Außenwänden grenzen Säulen schmale Seitenschiffe ab.

Die Kuppel hat einen Durchmesser von 21 m. Die Galerie der Frauen umschließt den Raum, der den Männern vorbehalten ist. Die innere Ausgestaltung wird auch außen sichtbar: Die verschiedenen Baukörper werden von der flachen Kuppel beherrscht, die von einer Laterne mit einem fünfzakkigen Stern abgeschlossen wird. Die auf die Mitte ausgerichteten Vorbauten gliedern die vier Seiten der Synagoge; auf der linken und rechten Seite erhalten sie ihren besonderen Charakter durch zwei kleine Ecktürme, die die Tafeln des Gesetzes einrahmen. In den von Zwiebeltürmchen überragten Ecken ist das Gebäude niedriger. Das Gemisch aus byzantinischen, westlichen und orientalischen Elementen zeigt die politische Stellung der Gemeindeleiter: Sie teilten die liberalen Ansichten des Westens, lebten aber in einem neuen Königreich des Balkans und waren von der neobyzantinischen Architektur begeistert, die sie an die Anfänge ihrer eigenen Geschichte, an die vorislamischen Zeiten, erinnerte. Die eher diskreten orientalischen Elemente verleihen dem Gebäude den unverzichtbaren „jüdischen" Akzent.

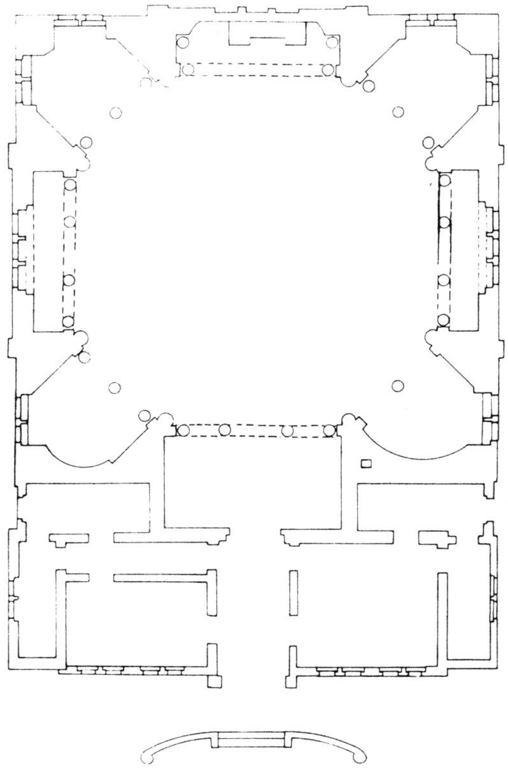

714 Sofia. Synagoge. Grundriß.

KROATIEN

DUBROVNIK (Ragusium, Ragusa)

Die Anfänge dieser Hafenstadt reichen in die Zeit des Justinian zurück. Im 6. Jh. besaß sie bereits eine Marinebasis. Zwischen dem 10. und 12. Jh. erreichte Dubrovnik die heutige Ausdehnung. Die erste Spur einer jüdischen Präsenz stammt aus dem Jahr 1326; die religiösen Feste wurden hier 1352 gefeiert. Die jüdische Gemeinde wuchs sehr stark, als die Juden von der iberischen Halbinsel vertrieben wurden. 1515 wurden sie allerdings auch aus Dubrovnik vertrieben; da sich ihr Fortgehen aber negativ auf den Handel mit den überseeischen Gebieten auswirkte, rief man sie wieder zurück.

Sie lebten in einem Ghetto im Zentrum der Stadt, in der Judenstraße *(Zudioska ulica)*, die an beiden Enden mit Toren abgeschlossen war. Es handelte sich um etwa zehn bis zwanzig Familien; unter ihnen gab es berühmte Ärzte, Dichter, Philosophen und Händler. Das Gebäude, in dem die Synagoge untergebracht ist, stammt in etwa aus dem Jahr 1300; der Gebetsraum wurde allerdings 1408 gebaut und erhielt seine heutige Form im Jahr 1652. Die Synagoge befand sich im oberen Stockwerk eines typischen Hauses dieser Straße und fiel nach außen nur durch die Fenster auf: drei unregelmäßig verteilte Kielbögen im ersten Stockwerk und ein großes Fenster mit Rundbogen im zweiten Stockwerk. Die Synagoge besteht aus einem länglichen Raum, der durch eine Quermauer mit drei Bögen unterteilt wird – im Stil mancher Synagogen in Nordafrika und im Heiligen Land. Die *Bima* – eine große Estrade mit einer Balustrade aus Holzlamellen, an ihren Ecken Lampen aus dem 19. Jh. – liegt unter einem dieser Gewölbe und dehnt sich auf der Ostseite dieser Mauer Richtung Bundeslade aus, auf der Westseite Richtung Rückseite des Raums. Ursprünglich nahmen die Frauen von einem engen Korridor aus, der sich im oberen Stockwerk befand, am Gottesdienst teil; sie saßen hinter engmaschigen Gittern versteckt. Sie betraten diesen Korridor über benachbarte Häuser; die Häuser des Ghettos waren durch ein Netz von Zugängen miteinander verbunden, denn es war den Juden verboten, sich nach Einbruch der Nacht noch auf den Straßen aufzuhalten. Im 19. Jh. wurde für die Frauen eine Galerie gebaut. Die Bundeslade (18. Jh.) aus vergoldetem Holz und mit überschwenglichen Formen verrät den Einfluß der katholischen Kirchenbauten dieser Region.

Die Synagoge dient als jüdisches Museum.

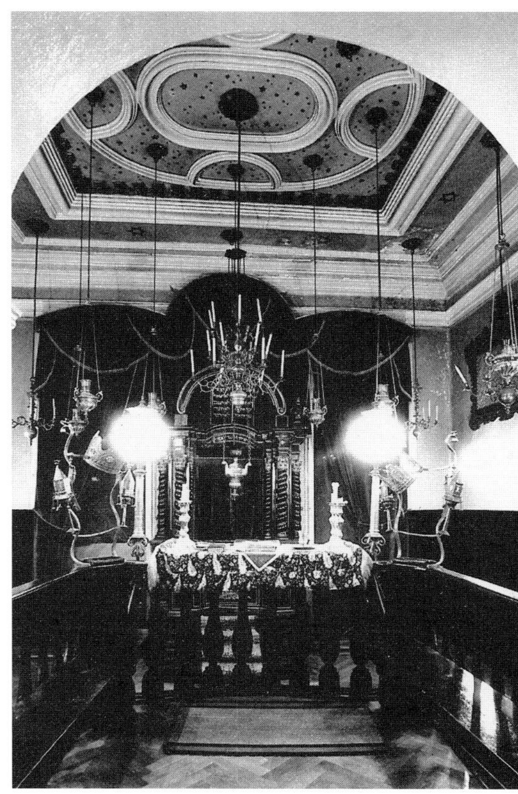

715 Dubrovnik. Synagoge. Innenraum.

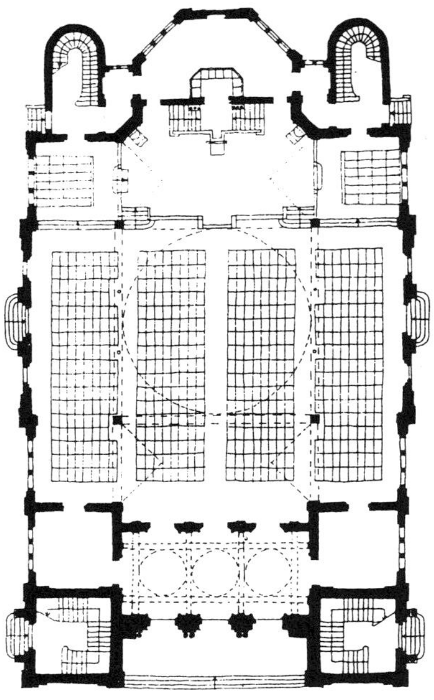

716 Novi Sad (Újvidék). Synagoge. Grundriß.

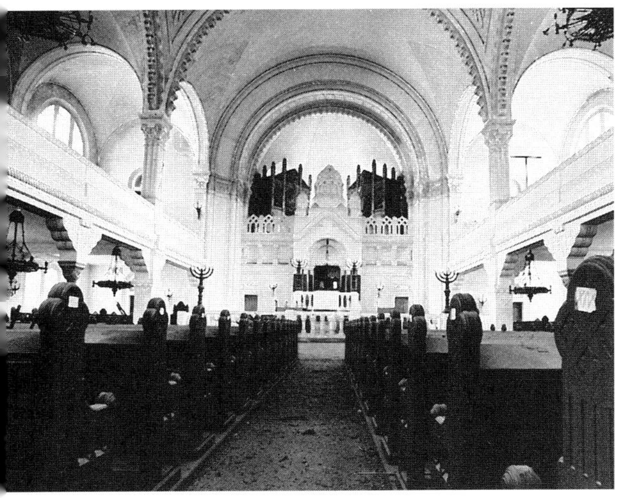

717 Novi Sad (Újvidék). Synagoge. Innenraum.

SERBIEN

NOVI SAD (Újvidék, Neusatz)

Als die Synagoge gebaut wurde, gehörte die Stadt zur Donaumonarchie. Heute ist Novi Sad die Hauptstadt der Provinz Wojwodina und liegt an der Route zwischen Budapest und Belgrad. Die Anfänge der Stadt gehen ins Mittelalter zurück (im 12. Jh. gab es auf beiden Seiten der Donau je ein Dorf), die heutige Stadt hat sich seit dem 18. Jh., nach der Besetzung durch die Türken, entfaltet.

Die *Hevra Kadicha* wurde 1731 gegründet, nachdem ein paar Jahre zuvor die jüdische Gemeinde entstanden war. Die Gemeinde erreichte ihren Höhepunkt zu Beginn des 20. Jh., als sie 2326 Seelen zählte (6,73 % der Bevölkerung). Sie bestand fast ganz aus einer aschkenasischen Reformgemeinde. Die große Synagoge, die fünfte der Stadt, wurde zwischen 1906 und 1909 gebaut, und zwar an der Stelle der vierten Synagoge, in der Judenstraße in der Nähe des großen Platzes. Sie wurde von Lipót Baumhorn entworfen, einem Architekten, der sich in Österreich-Ungarn auf den Bau von Synagogen spezialisiert hatte. Links von der Synagoge befindet sich die jüdische Schule und rechts das Gemeindezentrum; beide sind im selben Stil gehalten und bilden mit der Synagoge einen monumentalen, von der Straße her gut sichtbaren Bau. Der Haupteingang der Synagoge ist mit zwei Türmen ausgestattet, die in achteckigen Spitzen auslaufen und an die Laterne der Kuppel erinnern. Die Synagoge hat einen länglichen Grundriß (44,6 × 25,2 m), der höchste Punkt der Kuppel liegt bei 40,2 m. Der eigentliche Gebetsraum hat einen quadratischen Grundriß (23,6 × 23,6 m) und umfaßt 584 Sitzplätze für Männer und 416 Sitzplätze für Frauen. Zwei Säulenreihen unterteilen den Raum in ein breites Hauptschiff und zwei schmale Seitenschiffe. Die beiden Seitenschiffe und der Bereich des Eingangs im Westen sind mit einer Galerie für die Frauen ausgerüstet. Die Kuppel ruht auf einem Tambour und wird durch vier Pfeiler, die mit Gewölbezwickeln verbunden sind, gestützt.

Die Synagoge gehört der jüdischen Gemeinde, doch die Stadtverwaltung vermietet sie für manche kulturelle Aktivitäten.

SUBOTICA (Szabadka)

Als die Synagoge gebaut wird, ist Subotica eine Provinzstadt zwischen Belgrad und Budapest in der Nähe der ungarischen Grenze. Als sich am Ende des 17. Jh. die Türken zurückziehen, beginnt sich die Stadt dank ihrer verkehrstechnisch günstigen Lage zu entwickeln. Zum Zeitpunkt des Baus der großen Synagoge gehört Subotica zum österreichisch-ungarischen Reich und nimmt auf der Liste der größten ungarischen Städte den dritten Platz ein. Im Jahr 1775 erhalten jüdische Famlien die Erlaubnis, sich niederzulassen, und zwischen 1800 und 1810 wird eine erste, klassizistische Synagoge gebaut. Die Stadt blüht auf, und die jüdische Gemeinde wächst während der zweiten Hälfte des 19. Jh. sehr schnell. Als 1901 die große Synagoge gebaut wird, zählt die Gemeinde 3000 Seelen, d. h. 3,3 % der Bevölkerung.

Die Synagoge mit 1300 Plätzen gehört zum reformierten Ritus. Sie wurde von zwei bekannten Budapester Architekten entworfen, Dezsö Jakab und Marcell Komor, Schülern von Ödön Lechner, eines der Begründer der ungarischen Sezession. Die Synagoge steht in einem Hof in der Nähe des großen Platzes und östlich vom Marktplatz; ihr zugesellt sind eine Schule, ein Gemeindezentrum und ein rituelles Schlachthaus. Die Synagoge weist einen quadratischen Grundriß auf (25 × 25 m), besitzt eine Kuppel mit einem achteckigen Tambour und vier Ecktürme. Die Kuppel dominiert das ganze Gebäude und zeichnet sich im Himmel über der Stadt klar ab; sie gehört zu den charakteristischen Elementen der Stadtsilhouette. Im übrigen erhalten die vier Ecktürme durch die Vorbauten in der Mittelachse einen besonderen Akzent; die Giebel der Vorbauten sind durch einen wellenförmigen Abschluß geprägt, eine Eigenart der lokalen Architektur. Zuoberst auf dem Giebel erheben sich die Gesetzestafeln. Sie überragen die *Oculi* mit dem Davidsstern und eine große Rosette. Auf der Westseite bietet der zentrale Vorbau den dreiteiligen Eingang für die Männer; die Eingänge für die Frauen befinden sich in den Ecktürmen, in denen Treppen zu den Galerien führen.

Das Innere entspricht dem gewohnten Schema der reformierten Synagogen jener Zeit: ein zentrierter Grundriß, die *Bima* im Osten. Die Ausrichtung auf die Mitte wird etwas mehr akzentuiert, als die gerade Linie durch das Geländer der Galerie gebrochen wird; die Betonung der Längsachse, die für katholische Kirchen typisch ist, wird dadurch vermieden. Die tragende Struktur besteht teils aus Backsteinmauern, teils aus Eisen (Pfeiler, die Decke der Galerie), teils aus Holz (Kuppel), wobei der Gips an einem mit Eisenstangen verstärkten Lattenrost festgemacht ist.

Die Eigenart des Bauwerks besteht in seiner architektonischen Ausdrucksweise – den Proportionen und der Dekoration –, die von der ungarischen Folklore inspiriert ist und auch orientalische Elemente enthält. Es ist die erste Synagoge, die im Stil der ungarischen Sezession errichtet worden ist; später hat sich dieser Stil in der ganzen Region verbreitet. Heute gehört die Synagoge dem Staat.

Die Synagoge ist zwar zweckentfremdet und befindet sich in einem schlechten Zustand, aber sie steht noch immer.

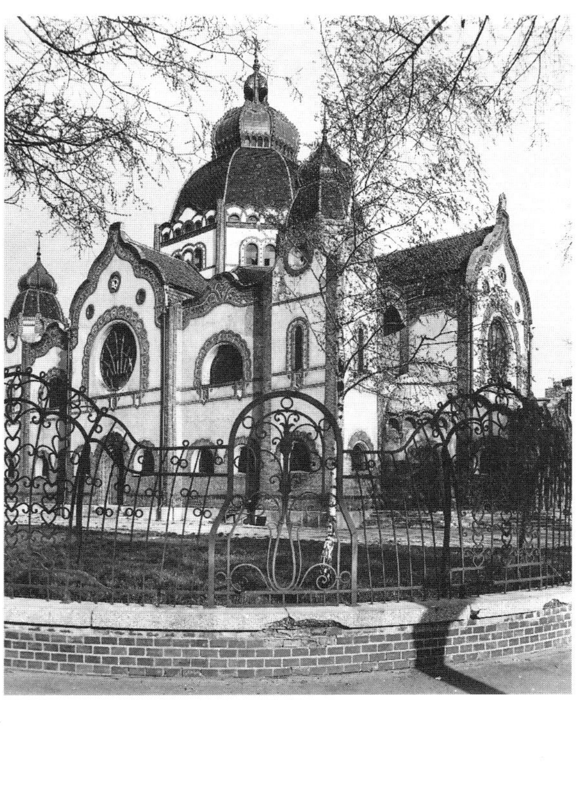

718 Subotica. Synagoge. Außenansicht.

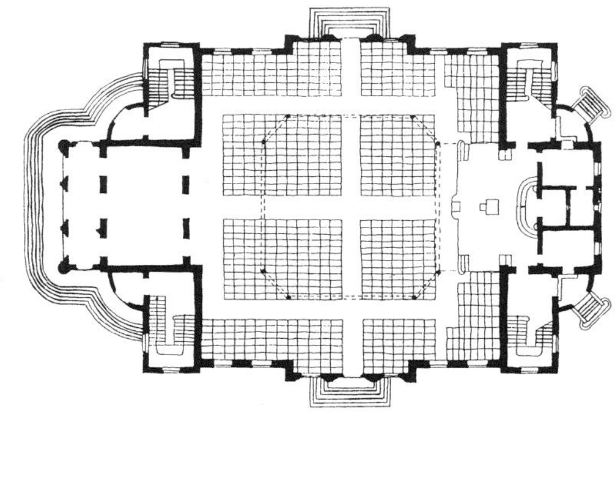

719 Subotica. Synagoge. Grundriß.

SLOWENIEN

MARIBOR (Marburg, früher Drau)

Maribor ist die zweitwichtigste Stadt der neuen Republik Slowenien. Sie liegt nahe der österreichischen und ungarischen Grenzen. Die erste schriftliche Erwähnung von Maribor reicht ins Jahr 1124 zurück, die Existenz eines jüdischen Viertels ist seit 1277 belegt. Die jüdische Gemeinde stand in der ersten Hälfte des 15. Jh., zur Zeit des berühmten Rabbi Israel Isserlein, auf ihrem Höhepunkt: 250 Juden bei einer Einwohnerschaft von 1030 Personen. Damals brauchten sie nicht in einem Ghetto zu leben, und doch zogen sie es vor, sich um die Synagoge zu scharen, die vermutlich 1190 gebaut worden war. Im 15. Jh. besaßen die Juden von Maribor Häuser und Weinberge, waren als Bankiers tätig; die Beziehungen zum christlichen Umfeld waren außerordentlich gut. Es kam sogar zu Übertritten zum Judentum, damals ein sehr seltenes Phänomen. Doch 1496 forderten der deutsche Adel und die katholische Kirche die Vertreibung, und seitdem hat sich in Maribor keine jüdische Gemeinde mehr gebildet. Das jüdische Viertel, das bis heute seinen Namen *Židovska cetrt* behalten hat, befindet sich in der Südwest-Ecke der Stadtmauern, am Ufer der Drava (Drau). Man sieht dort, ungefähr fünfzig Meter von der Synagoge entfernt und durch die Mauer mit ihr verbunden, den Judenturm *(Židovski stolp)*, eine Talmudschule aus dem 15. Jh. und die Überreste des Friedhofs. Es gab auch ein Ritualbad, dessen Wasser vom Fluß hergeleitet wurde.

Die Synagoge ist ein Steinbau, länglich, leicht unregelmäßig (außen 16,6 × 12,8 m), mit einem steilen Dach. Zwischen den drei wuchtigen Stützpfeilern, die auch die Stadtmauern verstärken, öffnen sich zwei hohe, schmale gotische Fenster mit Spitzbögen. Auf der Ostseite befindet sich oberhalb der Bundeslade ein großer *Oculus*, links und rechts von ihm zwei längliche, herzförmige Fenster. Ein zweilappiges Fenster mit gotischen Zusätzen liegt in der Westwand.

Der eigentliche Gebetsraum mißt ungefähr 7,5 × 11 m. Er gliedert sich in drei Gewölbejoche mit Kreuzgewölben, die auf Kragsteinen aufliegen. Die Tatsache, daß die Gewölbejoche und die Stützpfeiler nicht zusammenspielen, und die unregelmäßige Verteilung der Fenster auf der Südfassade lassen vermuten, daß die Synagoge zur Zeit der Romanik und Gotik mehrere Umbauten erfahren hat.

Nach 1501 wurde die Synagoge in eine katholische Kirche umgewandelt, und später diente sie als Lagerraum. Zur Zeit wird sie restauriert.

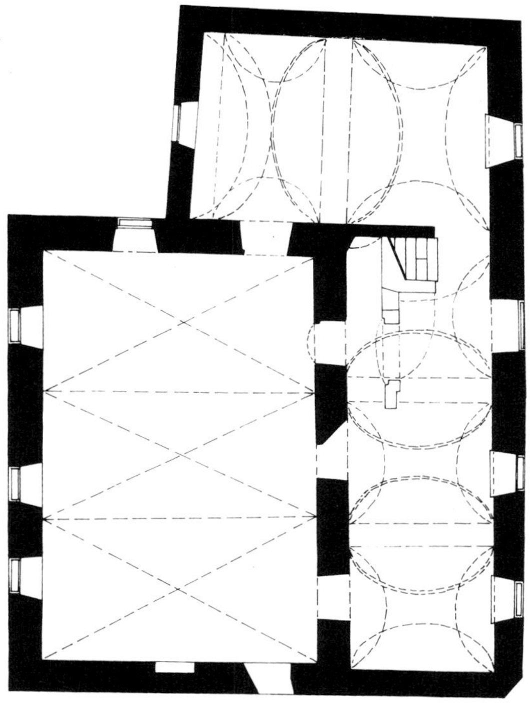

720 Maribor. Synagoge. Grundriß.

Zentral- und Osteuropa

ÖSTERREICH

WIEN

DIE SYNAGOGE IN DER SEITENSTETTENGASSE

Wien entstand am Ort eines römischen Heerlagers (1. Jh.) und begann sich zu Beginn des 9. Jh. zu entfalten. 1137 wurde die Pfarrei St. Stephan gegründet; 1156 wurde Österreich ein Herzogtum und Wien seine Hauptstadt. Doch bis zur Renaissance blieb Wien eine eher provinzielle Stadt. Der wirtschaftliche und kulturelle Aufschwung im 19. Jh. fiel mit der Emanzipation der Juden zusammen, und nach der Vertreibung der Juden, in der Zeit nach dem Anschluß, erlebte die Stadt einen kulturellen Rückgang. Juden gibt es in Wien seit 906. Die Babenberger Herrscher hatten italienische Juden eingeladen, den Handel und die Ausbildung von Stadtkultur in der unterentwickelten Ostmark (Österreich) voranzutreiben. 1204 wird eine „Judenschule" erwähnt. Bis zur Aufklärung kam es zu mehreren Verfolgungen und Vertreibungen. Erst und vor allem im 19. Jh. begann der Aufstieg der Wiener Juden. Ursprünglich waren sie nicht von der Anzahl her, sondern durch ihren Einfluß von Gewicht. Die Synagoge in der Seitenstettengasse bedeutete für das Judentum einen Durchbruch. Dem Bau dieser Synagoge folgte bis zum Beginn des 20. Jh. der Bau zahlreicher anderer Monumente. Damals wuchs die jüdische Bevölkerung der Stadt auf 20000 Personen an. Diese Synagoge ist die einzige, die die Nazi-Zeit überlebt hat.

In den zwanziger Jahren des letzten Jahrhunderts verweigerte der intolerante Kaiser Franz I. der Gemeinde die Erlaubnis, die Hauptsynagoge zu vergrößern. Das brachte die Verantwortlichen der Reformströmung auf eine List. Sie gaben an, daß die Synagoge in Gefahr sei, zusammenzufallen, und zerstörten sie. 1823 wurde der Architekt Josef Kornhäusel (1782–1860), ein Anhänger des Biedermeier-Stils, mit dem Wiederaufbau betraut. Die Synagoge sollte den Vorstellungen der integrierten Juden, die die Gemeinde leiteten, mit Eleganz gerecht werden. Den damaligen Gesetzen entsprechend, durfte die Synagoge zur Straße hin keine Fassade aufweisen. Sie wurde zwischen zwei fünfstöckige Wohnhäuser gebaut.

Der Gebetsraum hat eine elliptische Form und enthält zwölf ionische, unkannelierte Säulen, die die beiden Etagen der Galerie tragen. Die Kuppel wird mit einer Laterne abgeschlossen, die das Licht einströmen läßt. Die Gewölbelünette oberhalb der Eingangstüre läßt zusätzliches Licht einfließen. Auf der Höhe der unteren Galerie befanden sich die Leuchter und Kandelaber. Ursprüng-

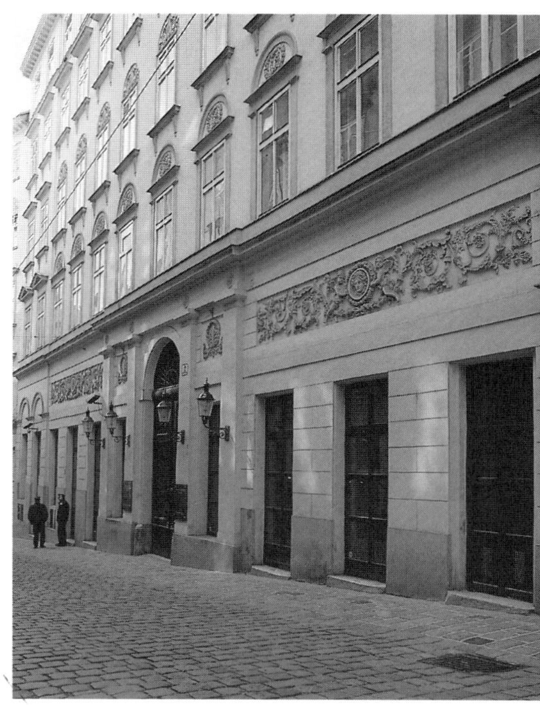

721 Wien. Synagoge in der Seitenstettengasse. Außenansicht.

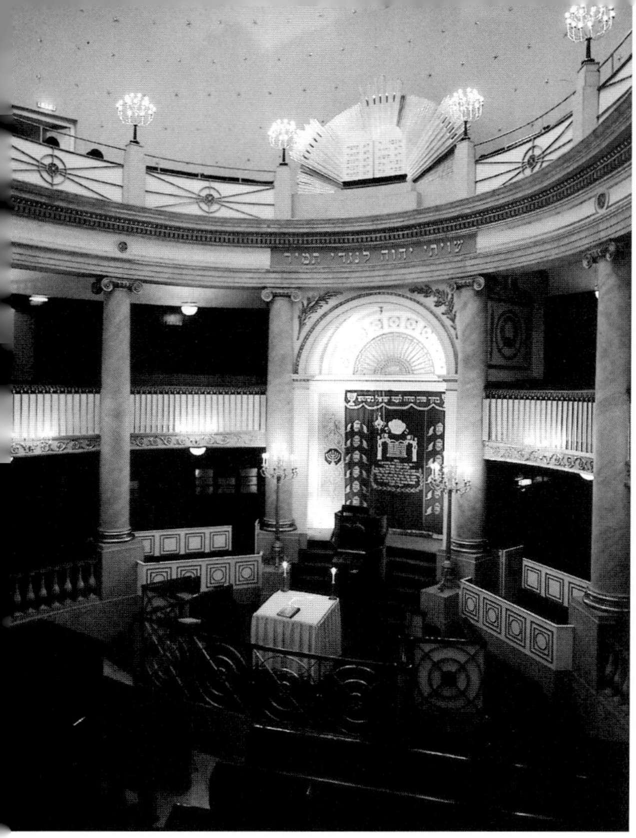

722 Wien. Synagoge in der Seitenstettengasse. Innenraum. Blick auf die heilige Lade.

lich, d. h. vor der Einführung der elektrischen Beleuchtung, waren die Seitenschiffe recht dunkel und auf diese Art vom Zentralraum stark unterschieden. Vor der Renovation in den Jahren 1895–1904 waren die Frauen hinter Wandschirmen verborgen, die weit über die Balustrade der Galerie emporragten. Sie hatten deshalb nur teilweise Sicht auf die Bundeslade, da die Gewölbejoche auf den beiden Seiten der Lade weder über Galerien noch über Sitzplätze verfügten. Die Bundeslade ging bis zur Mauer; es gab keine Apsis. Die Lade war von dorischen Pfeilern eingefaßt, die die Rundbögen stützten. Darüber befanden sich die Gesetzestafeln mit einem halbrunden Strahlenkranz; auf diese Art wurde die Bogenform wieder aufgenommen, aber auch ein Gegengewicht zur Lünette auf der anderen Seite des Raums geschaffen. Die sehr nüchterne *Bima* stand im Osten, vor der erhöhten Bundeslade. Die Männer saßen mit dem Gesicht Richtung Osten auf langen Kirchenbänken. Der Chor befand sich in der Mitte der oberen Galerie und schaute in die Richtung der Versammelten.

Der durch die Ellipse vorgegebene, leicht längliche Raum (1:1,3) scheint ein Kompromiß zwischen zwei Konzepten zu sein. Auf der einen Seite: der auf die Mitte ausgerichtete Raum der traditionellen Synagoge, der betont wird durch die zentrale Laterne und die Proportionen zwischen dem breiten Hauptschiff und den verhältnismäßig schmalen Seitenschiffen, die nicht auf ein Zentrum hin ausgerichtet sind, sondern es umschreiben. Auf der anderen Seite: der Einfluß des reformierten Ritus, der die *Bima* in die Nähe der Bundeslade verlegt und den Gläubigen diesen zentralen Punkt wegnimmt, auf den zentriert sie die Gemeinschaft besser erleben können. Die gewählte Form gewinnt noch an Aussagekraft, wenn man sich bewußt macht, daß dieser Gebetsraum in Wirklichkeit ein langgezogenes Pantheon darstellt, einen Raum, der mit der römischen, heidnisch-christlichen Kultur verbunden ist, ein Symbol für das universell Menschliche. Die ökumenische Gesinnung der reformierten Gemeindeleiter zeigt sich in dieser Verbindung zwischen den Religionen und der weltlichen Kultur. Nach den Ereignissen der Jahre 1848/49 führte die Verbindung von Emanzipation und Assimilation dazu, daß für die Synagogenbauten immer der längliche Typus gewählt wurde.

Während des Zweiten Weltkriegs wurde die Synagoge in der Seitenstettengasse stark beschädigt; sie ist aber inzwischen restauriert. *Vgl. Abb. 102, 384.*

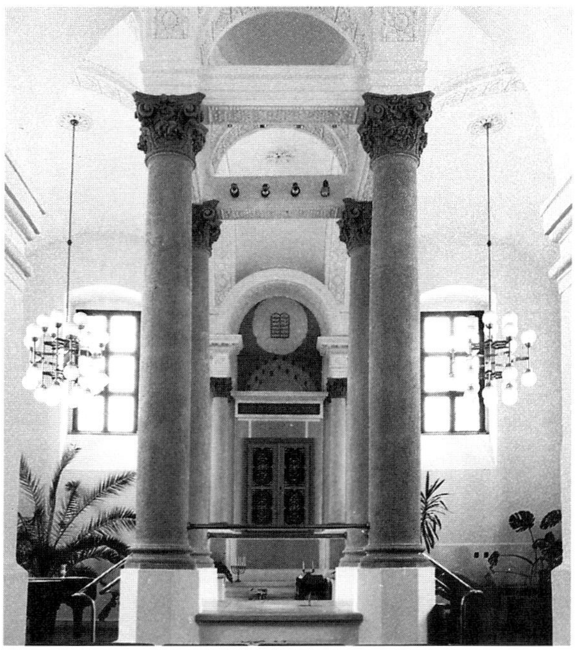

723 Apostag. Synagoge. Innenraum. Blick durch die *Bima* auf die heilige Lade.

UNGARN

APOSTAG

Apostag ist ein Marktflecken am Ufer der Donau, ungefähr sechzig Kilometer südlich von Budapest. Nach der Vertreibung der Türken im 18. Jh. siedelten hier die Habsburger eine neue Bevölkerung an. Die ersten Juden, die um 1760 die Erlaubnis bekamen, sich hier niederzulassen, kamen aus den böhmischen, mährischen und österreichischen Provinzen. Das jüdische Viertel entfaltete sich westlich vom Schnittpunkt der regional bedeutsamen Straßen (d. h. westlich vom Stadtzentrum), zwischen den Vierteln der Calvinisten und der Lutheraner. 1785 zählte die jüdische Gemeinde 182 Mitglieder (und machte damit ungefähr 11 % der Bevölkerung aus).

Die erste, 1768 erbaute Synagoge wurde 1820 durch einen Brand zerstört. Die heutige Synagoge stammt aus dem Jahr 1822: ein nüchterner, länglicher Bau (13,70 × 15,80 m), zwei Stockwerke, Walmdach, geprägt von Spätbarock und Klassizismus. Ihr Gesims, das 8,60 m über dem Niveau der Straße liegt, dominiert die Dachfirste der umliegenden Häuser. Die Männer betraten den Gebetsraum durch den Vorraum auf der Nordseite, die Frauen über die Treppe, die zu ihrer auf der Westseite gelegenen Galerie führte.

Der Innenraum (12,50 × 15,80 m) ist beinahe zentriert. Er gliedert sich in neun Gewölbejoche, mit fast quadratischen Gewölbejochen in den Ecken und schmalen in der Mitte, die eine hohe und schmale *Bima* umgeben. Die Gewölbe ruhen auf mächtigen, reich verzierten Doppelpfeilern und werden in der Mitte durch vier korinthische Säulen, an den Wänden durch Wandpfeiler gestützt. Die *Bima* ist quadratisch (3 × 3 m); auf der Nord- und auf der Südseite kann man sie über fünf Stufen betreten. Die Bundeslade ist von einem Halbpfeilerpaar und korinthischen Zwillingssäulen flankiert. Über ihr befindet sich ein Bogen. Oberhalb der Türe stellt ein farbig bemaltes Relief den Berg Sinai dar, der von Wolken bedeckt ist, aus denen die Gesetzestafeln herausragen.

Im 19. Jh. begannen die Juden, Apostag zu verlassen und an andere Orte zu ziehen, die mehr Zukunft boten. Durch die Shoah wurde die Gemeinde schließlich ganz vernichtet. Die Synagoge ist bis 1987 leer geblieben, dann wurde sie restauriert und dient heute der Gemeindeverwaltung als kulturelles Zentrum.

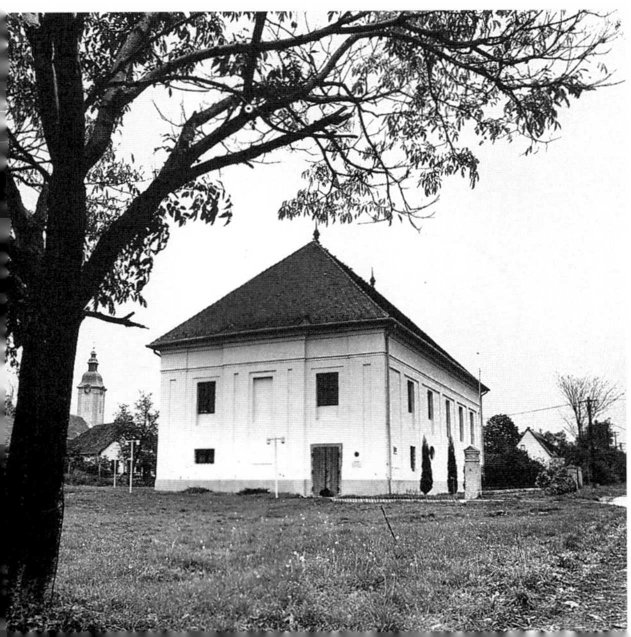

724 Apostag. Synagoge. Außenansicht.

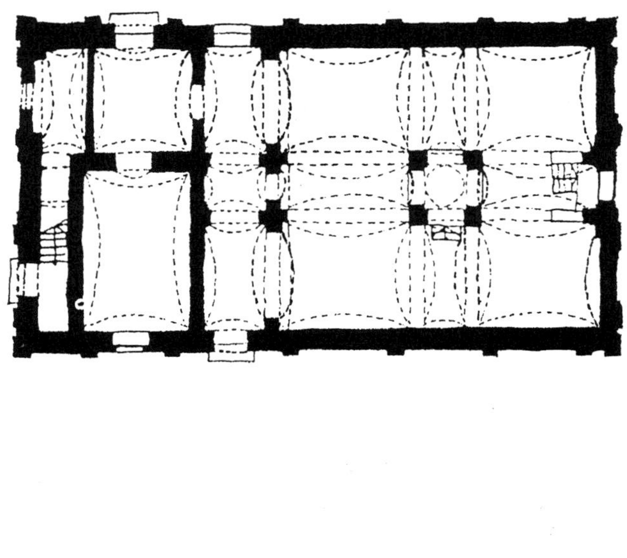

725 Apostag. Synagoge. Grundriß.

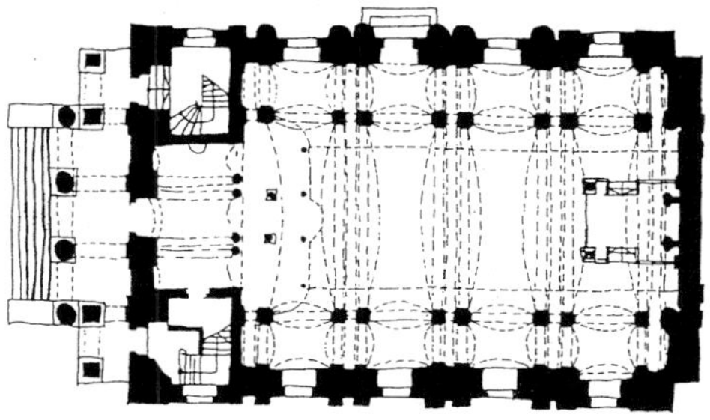

726 Baja. Synagoge. Grundriß.

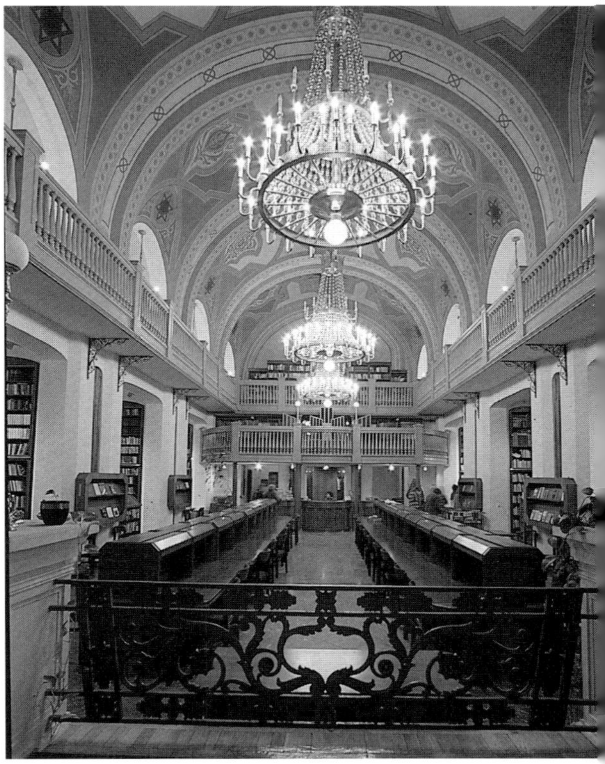

727 Baja. Synagoge. Innenraum.

BAJA

Nachdem Baja von den Türken befreit worden war, wurde der Ort ein Lehen des Grafen Grassalkovitsch. Ungarn, Deutsche, Kroaten und Serben ließen sich hier nieder. 1727 zählte der Ort acht jüdische Familien. Im Jahr 1851 hatte Baja 15075 Einwohner, davon 600 Juden. Sie lebten in einem eigenen Viertel, in der „Siedlung Sankt Johann", heute die Munkácsy-Straße in der Nähe des Marktplatzes. Die Synagoge wurde in den Jahren 1845/46 gebaut; sie zählt zu den repräsentativsten klassizistischen Bauten der Region. Es handelt sich um ein längliches Gebäude (18,85 × 27,92 m) mit einer Höhe von 13,80 m, mit einem Peristyl an der Westfassade (17 × 3,40 m), Richtung Hof. Dieses Peristyl besteht aus vier hohen korinthischen Säulen, die vor vier Pfeilern stehen, welche den Vorbau bilden, der von einem Giebel abgeschlossen wird. Auch die der Straße zugewandte Nordseite der Synagoge ist so reich verziert wie die Hauptfassade: mit Halbsäulen, Pfeilern und einem Tympanon.

Der Innenraum (21 × 15 × 12 m) wird durch Doppelpfeiler in ein breites Hauptschiff und zwei schmale Seitenschiffe gegliedert. Für die Frauen ist eine Galerie vorgesehen. Am Ende des 19. Jh. ist auf der Westseite eine zweite Galerie eingebaut worden: für den Chor und eine Orgel. Die *Bima* und die Bundeslade befinden sich an der Südostwand. Die Bundeslade ist geprägt durch einen klassizistischen Aufbau mit zwei Säulen und zwei Pfeilern und, oberhalb der Türe, durch eine Lünette mit den Gesetzestafeln. Oberhalb des Gesimses öffnet sich ein großes Fenster mit Rundbogen. Das Ganze ist von einer gemalten Draperie umrahmt, mit einer Krone, die von zwei Löwen getragen wird, an ihrer obersten Stelle. Das Gebäude dient heute als städtische Bibliothek.

BUDAPEST

Budapest, die Hauptstadt Ungarns, wurde 1872 geschaffen, und zwar durch die Vereinigung dreier Städte an den Ufern der Donau: des mittelalterlichen Buda mit Pest und Óbuda, Städten des 18. bzw. 19. Jh. Man bezog auch das Gebiet von Aquincum, einer alten Römerkolonie, mit ein.

Einige Grabsteine belegen, daß schon zur Zeit der Römer Juden in dieser Region wohnten. Auch im Mittelalter sind sie anzutreffen: Überreste von zwei gotischen Synagogen, die in der Nähe des Schlosses von Buda entdeckt wurden, bezeugen es. Die Juden blieben auch unter der türkischen Besatzung. Als die Türken sich zurückziehen mußten, wurden auch die Juden verjagt. Das erste jüdische Viertel entwickelte sich dann im 18. und 19. Jh. in Óbuda (Alt-Ofen), in der Umgebung einer klassizistischen Synagoge. Am Ende des 18. Jh. hatten sich jüdische Kunsthandwerker und Händler auch in Pest am linken Ufer der Donau (dem heutigen VII. Bezirk) niedergelassen. Dieses Viertel ist zur Mitte des jüdischen Lebens in Budapest geworden. Es kennt drei große Synagogen.

DER TEMPEL IN DER DOHÁNY-STRASSE (Dohány Utcai Zsinagóga)

Im Jahr 1852 beschloß die jüdische Bevölkerung von Pest, die mehr als 12000 Personen zählte, eine riesige Synagoge zu bauen, die ihre rasche wirtschaftliche und kulturelle Emanzipation sichtbar machen würde. Die Bauarbeiten dauerten von 1852 bis 1857. Der berühmte christliche Architekt Ludwig Förster aus Wien, der bereits die Synagoge in der Tempelgasse entworfen hatte, zeichnete die Pläne für den Tempel an der Dohány-Straße. Der Innenausbau war das Werk des ungarischen Architekten Frigyes Feszl, der mit zu denen zählt, die den ungarischen Stil wesentlich geprägt haben. Diese Synagoge mit 3000 Sitzplätzen ist zur Zeit in Europa die größte in Gebrauch.

Der Tempel an der Dohány-Straße besitzt einen basilikalen Grundriß (innen 27 × 75 m, Vorraum und Räume des Rabbiners mit eingerechnet). Im Bereich des Hauptschiffs und der Nebenschiffe ergibt das ein Verhältnis von 1:1,56. Der längliche Charakter wird noch deutlicher, wenn wir nur die Proportionen des Hauptschiffs (1:4) bzw. der Nebenschiffe (1:7) betrachten. Verbunden mit der Stellung der *Bima* ganz im Osten und den Größenverhältnissen der Synagoge ganz allgemein wird der Bruch mit dem traditionellen Konzept des heiligen Raums deutlich – ein Bruch, der vermutlich unter dem Einfluß der katholischen Umgebung möglich wurde. Die neomaurischen Signale der Architektur boten sich an, um das spezifisch Jüdische hervorzuheben. Gleichzeitig konnten sie gut mit der damals üblichen Architektur verbunden werden. Denn die Türen und Fenster mit dem Rundbogen wie auch das Triforium entsprechen genau dem neuromanischen Stil der Zeit. Einzig die Ausschmückungen und die horizontalen Bänder aus weißen und roten Backsteinen verleihen dem Gebäude eine orientalische Note. Der Tempel in der Dohány-Straße wurde zum Prototyp anderer Synagogen im Land. Zu den wichtigen Eigenheiten gehören die gewagte Struktur der tragenden Bauteile (aus Guß) und die unbearbeiteten Innenwände, die damals als avantgardistisch empfunden wurden. Im 20. Jh. ist der klassizistische Bau auf der linken Seite des Tempels abgerissen worden. Man hat den Synagogenkomplex durch einen Hof und einen neuen Flügel erweitert. Durch diese Veränderungen hat die Synagoge die Harmonie ihrer Proportionen eingebüßt.

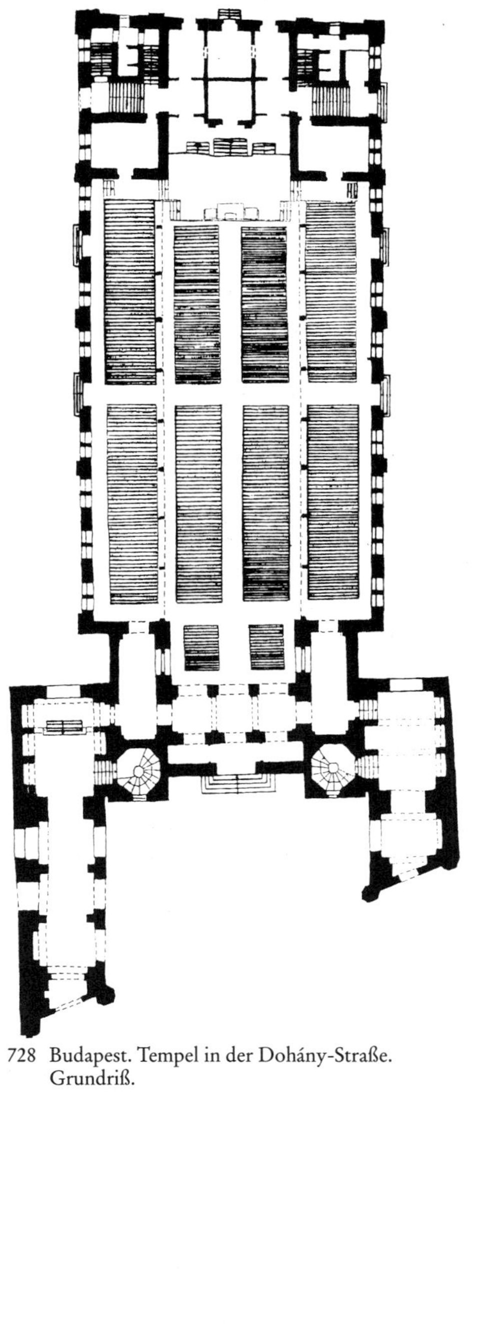

728 Budapest. Tempel in der Dohány-Straße. Grundriß.

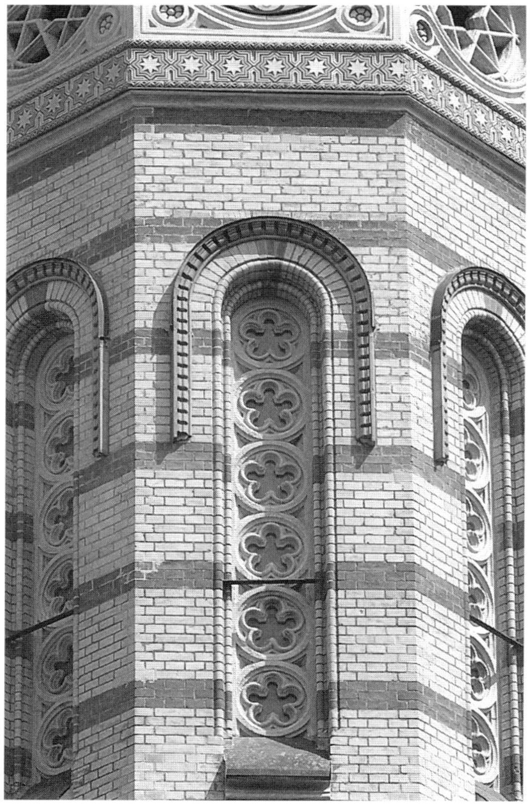

729 Budapest. Tempel in der Dohány-Straße. Fassadenturm, Teilansicht.

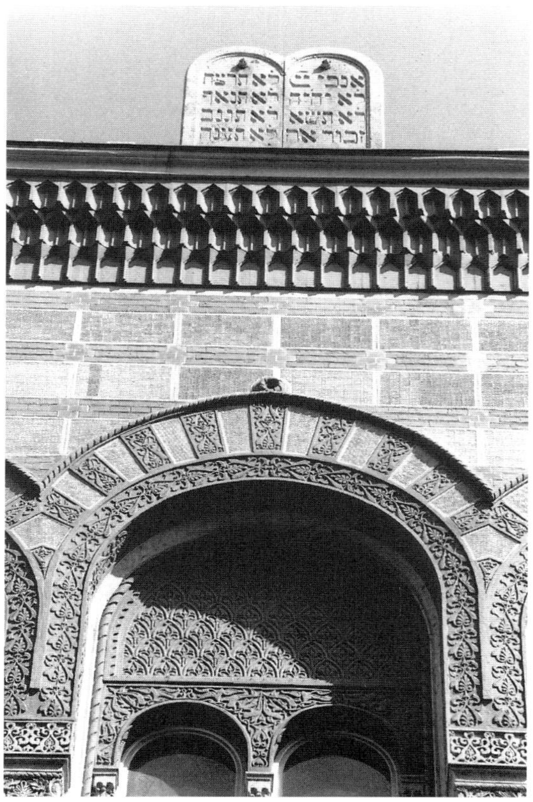

730 Budapest. Synagoge in der Rumbach-Straße. Fassade, Teilansicht.

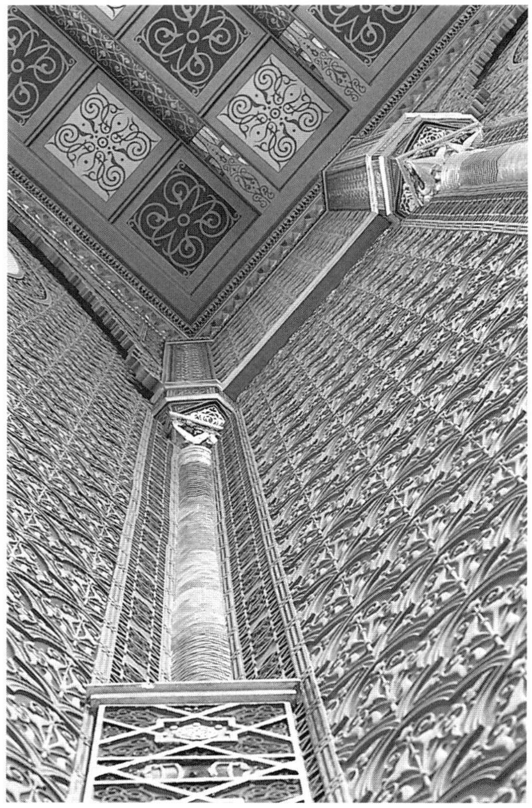

731 Budapest. Synagoge in der Rumbach-Straße. Innenraum, Teilansicht der Verzierungen.

DIE SYNAGOGE IN DER RUMBACH-STRASSE
(Rumbach Sebestyén Utcai Zsinagóga)

Einige Mitglieder der jüdischen Gemeinde in Pest waren gegen den Tempel an der Dohány-Straße, weil er ihnen zu stark den Synagogen des „reformierten Judentums“ glich. Im Jahre 1867 wurde ein Wettbewerb für den Bau einer traditionelleren Synagoge ausgeschrieben. Er wurde vom christlichen Architekten Otto Wagner aus Wien gewonnen. Wagner sollte später zu einer weltbekannten Figur der „Wiener Sezession“ werden. Die Architektur der Rumbach-Synagoge kann als Reaktion auf den Tempel an der Dohány-Straße betrachtet werden. Der Bau liegt an der äußerst engen Rumbach-Straße; die eigentliche Synagoge befindet sich in einem Hof hinter dem Gebäude mit den Gemeinde-einrichtungen. Der Gebetsraum, ein zweistöckiger, oktogonaler Raum mit einer Galerie, ist in seinen Ausmaßen bescheiden. Er ist um die zentrale *Bima* (1,9 × 3 m) herum angelegt, der Durchmesser im Innern beträgt 24,80 m, wovon die Galerie der Frauen 4,75 m in Anspruch nimmt. Die Bundeslade ist in einer Nische (10,30 × 6,85 m) untergebracht. Die der Straße zugewandte Fassade der ganzen Anlage, in der Wohnungen und Diensträume der Gemeinde untergebracht sind, ist durch einen zentralen Vorbau vertikal in drei Teile gegliedert – eine Aufteilung, die in der romanischen Architektur häufig anzutreffen ist. Dieser zentrale Vorbau mit einer Höhe von 24,15 m ist verziert mit einem Gesims und zwei Eckpfeilern, die in ein Minarett auslaufen. Horizontal ist die Fassade in zwei Teile gegliedert; der untere Teil umfaßt ein erstes Stockwerk mit den Eingängen (für die Männer in der Mitte, für die Frauen auf der Seite), der obere Teil umfaßt die beiden nächsten, weniger hohen Stockwerke.

Der Stil ist neomaurisch. Die orientalischen Elemente sind allerdings deutlicher hervorgehoben und sichtbarer als die entsprechenden Elemente des Tempels in der Dohány-Straße. Die Besonderheit der Rumbach-Synagoge liegt bei den Minaretten, die im Stadtbild auffallen. Das Hauptinteresse des Gebäudes liegt in der Struktur der tragenden Bauteile, die in einer avantgardistischen Weise Eisen und Holz miteinander verbindet. Wie es für diesen Typus von Struktur logisch ist, sind bei der Dekoration der Innenräume Reliefs selten; die Dekoration der Flächen steht im Vordergrund, eine Formel, die im Werk Wagners und ganz allgemein in der modernen Architektur Ungarns wichtig ist.

Die Synagoge ist restauriert und wird heute für profane Zwecke verwendet. *Vgl. Abb. 113.*

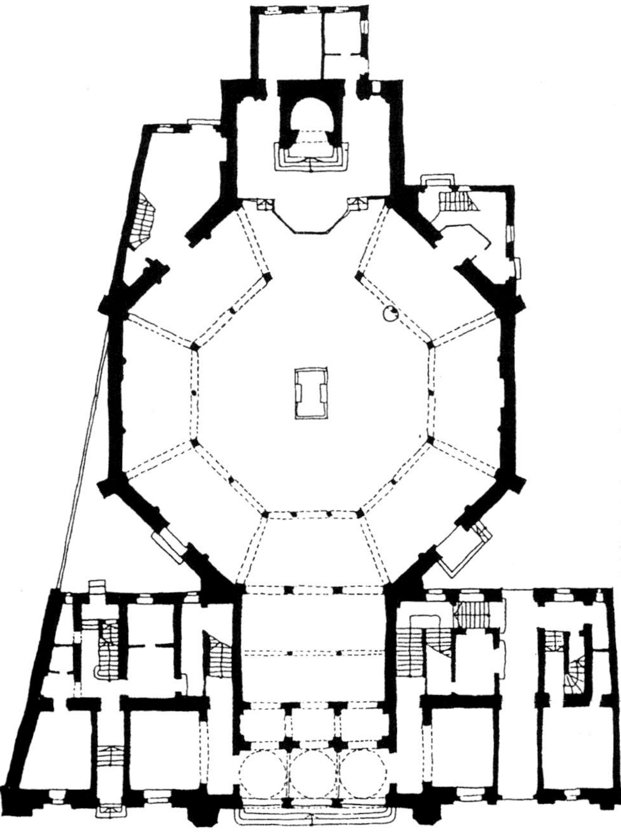

732 Budapest. Synagoge in der Rumbach-Straße. Grundriß.

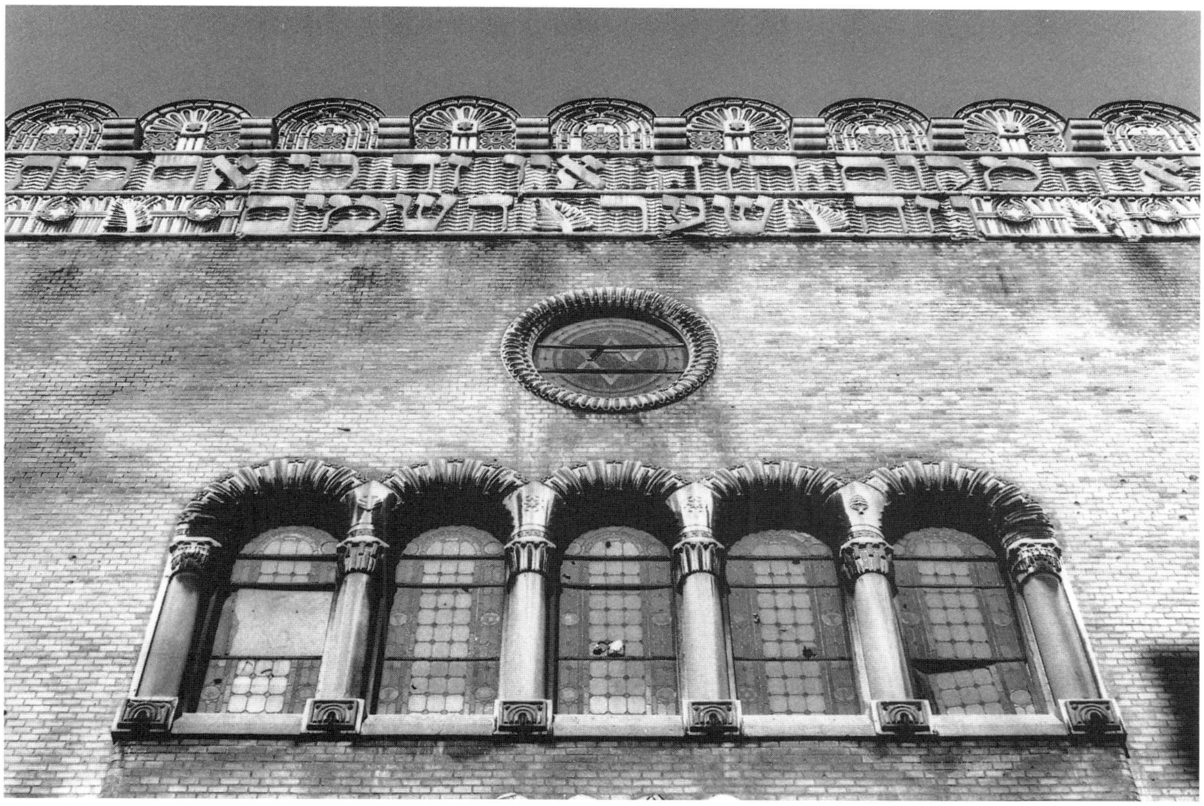

733 Budapest. Synagoge in der Kazinczy-Straße. Fassade, Teilansicht.

DIE SYNAGOGE IN DER KAZINCZY-STRASSE
(Kazinczy Utcai Zsinagóga)

Die Synagoge wurde in den Jahren 1912/13 gebaut, als die jüdische Gemeinde von Budapest auf dem Höhepunkt ihrer Entwicklung stand. Sie zählte mehr als 200000 Personen und machte 23,2% der Stadtbevölkerung aus. Diese drittwichtigste Synagoge des jüdischen Viertels in Pest wurde durch die orthodoxe Gemeinde gebaut, die nach dem Jüdischen Kongreß im Jahre 1873 gegründet worden war. Man betritt die Anlage von der Kazinczy-Straße und von der Dob-Straße her; sie beherbergt auch das Gemeindezentrum, eine Schule, Geschäfte mit koscheren Lebensmitteln und verschiedene Einrichtungen der Gemeinde. Die Synagoge ist das Werk zweier jüdischer Architekten: Sándor und Béla Löffler, Schüler von Béla Lajta, des Vaters der modernen ungarischen Architektur.

Das Gebäude steht an der Ecke der sehr engen Kazinczy-Straße und ist von weitem zu sehen. Diese Situation hat zu einer asymmetrischen Verteilung der Baukörper geführt. Der linke Teil des Gebäudes, hoch und schmal, überragt den Giebel des Nachbarhauses. Der mittlere Teil entspricht der ursprünglichen Gestalt: Während das unterste Stockwerk dem Verlauf der Straße folgt, sind die oberen Stockwerke zurückversetzt; das erweckt den Eindruck von Raum, wie er einem solchen Gebäude zusteht. Die schmalen Seitenteile übernehmen die Gliederung der Nachbarhäuser, während sich der mittlere Teil mit der Synagoge von der Straße absetzt. Die Fassade besteht aus roten Backsteinen, die sich im Erdgeschoß mit dem weißen Stein mischen. Die fünf kleinen Fenster mit dem Rundbogen, die im Südteil des linken Flügels und im Mittelteil der Fassade vorkommen, und das Gesims aus halbrunden verzierten Steinen verleihen dem Bau eine orientalische Note. Die schmalen, hohen Fenster, die sich im linken und rechten Flügel über mehrere Stockwerke hinziehen, schaffen einen Bezug zur zeitgenössischen Kunst Zentraleuropas, zur „Wiener Werkstatt" von Béla Lajta.

Der Eingang der Männer liegt im Mittelteil; vorangestellt sind vier Stufen. Die Frauen betreten das Gebäude auf der rechten Seite vom Hof her. Der Innenraum (21 × 23 m bei einer Höhe von 19 m mit zwei Galerien für die Frauen) ist annähernd zentriert. Im Mittelpunkt steht die *Bima* mit einem quadratischen Grundriß (3,50 × 3,50 m); man betritt sie über fünf Stufen (auf der Süd- und der Nordseite). Die Bundeslade ist – auf einem braunen (künstlichen) Marmorgrund – reich mit ägyptischen Motiven geschmückt. Die Galerien der Frauen sind in U-Form angelegt und werden durch acht quadratische Pfeiler aus armiertem Beton getragen. Auch die Decke ist aus armiertem Beton. Die Tragbalken sind sichtbar und verleihen dem Gebetsraum einen modernen, soliden Charakter. Mit diesen eher nüchternen Elementen kontrastieren die herrlich verzierten Holzbänke, die mit Holz überzogene *Bima,* die Holzgitter der Galerien, die mit *Menorot* verziert sind, auf denen kleine elektrische Lämpchen brennen, und die vergoldeten Kronleuchter; sie schenken der Synagoge eine warme Atmosphäre.

Diese Synagoge wird von der orthodoxen Gemeinde heute noch aufgesucht.

734 Budapest.
Synagoge in der Kazinczy-Straße.
Grundriß.

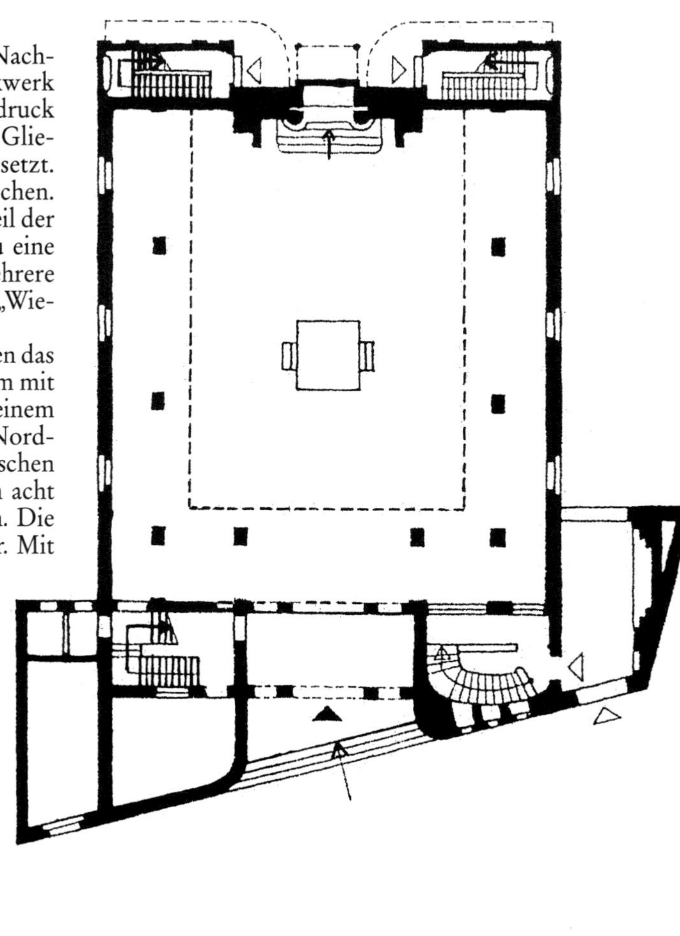

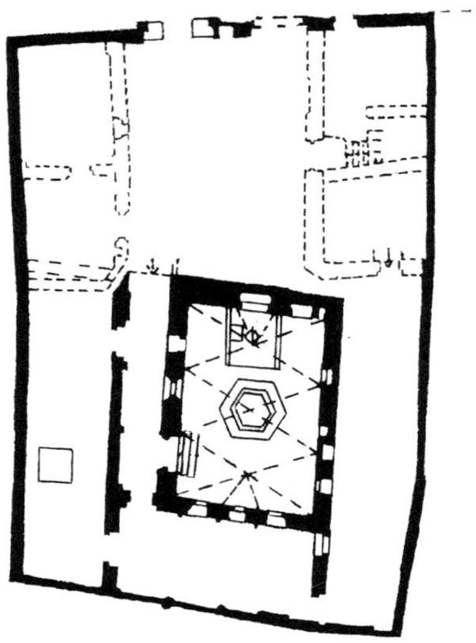

735 Sopron. Synagoge in der Új-Straße Nr. 22–24. Grundriß.

MÁD

Mád ist eine Kleinstadt im nordwestlichen Teil Ungarns, einem Gebiet, das seit dem Mittelalter für seine Weine berühmt ist. Juden leben hier seit 1726, selber als Weinbauern und Händler tätig. 1771 hatte die jüdische Gemeinde einen Rabbiner, und 1795 wurde die Synagoge gebaut. Sie liegt im nordwestlichen Teil der Stadt, mitten im jüdischen Viertel. Bei der Synagoge stehen auch eine jüdische Schule, das Gemeindezentrum und das Haus des Rabbiners. Die *Jeshiwa* von Mád war im ganzen Land bekannt. Dem Reglement entsprechend, das damals für alle nicht-katholischen religiösen Bauten galt, steht die Synagoge in einem Hof, so daß sie von der Hauptstraße aus nicht zu sehen ist. Dank ihrer Lage ist sie aber doch höher als die Häuser der Umgebung.

Es handelt sich um einen spätbarocken Bau (15,4 × 25,6 m) mit einem steilen Dach und zwei hohen, auf der West- und Ostseite verzierten Attiken. Der Eingang für die Männer befindet sich auf der Westseite der Südfassade, der Eingang für die Frauen in der Westfassade, wo eine überdachte Treppe zu ihrer Galerie führt. Der Vorraum der Männer verfügt über zwei Türen. Die eine gibt Zutritt zu einem kleinen Gebetsraum, der im Winter benutzt wird, die andere zum großen Gebetsraum. Dieser besitzt einen länglichen Grundriß (12,8 × 16 m) und neun Gewölbejoche mit unterschiedlich langen Gewölbezwickeln. Die Galerie der Frauen liegt oberhalb des Vorraums und des Gebetsraums für den Winter; eine Holzkonstruktion – vermutlich aus dem 19. Jh. – läßt sie etwa 4 m in den Raum der Männer hineinragen. Der Gebetsraum der Männer liegt etwas tiefer als der Vorraum, und man betritt ihn über drei Stufen. Die *Bima* (4 × 4 m), in der Mitte des Raums, liegt um fünf Stufen erhöht und ist von toskanischen Säulen flankiert. Auch die Bundeslade ist um fünf Stufen erhöht. Sie ist von zwei Säulen flankiert und von einem reich geschmückten Aufbau gekrönt: Zwei Löwen halten die Gesetztestafeln erhoben. Die Synagoge ist aufgegeben und in raschem Verfall begriffen.

SOPRON (Ödenburg)

Die Geschichte der Juden in Sopron reicht bis ins Hochmittelalter zurück, in die Zeit, als der ungarische Staat gegründet wurde. Nach dem Kataster des Jahres 1379 gehörten den Juden zweiundzwanzig Häuser. Sie wohnten in der „Judengasse“ (heute die Új-Straße) im Zentrum der Stadt und bauten dort zwei Synagogen. Die ältere, eine Gemeindesynagoge in Haus Nr. 22–24, stammt aus der Zeit von 1300–1325, während die jüngere, ein privater Gebetsraum in Haus Nr. 11, 1350 errichtet worden ist. Diese Bauten befinden sich noch heute in Höfen; als sie errichtet wurden, waren sie von der Straße her nicht einmal zugänglich, und zwar aufgrund des damals geltenden Reglements.

Die Gemeindesynagoge ist ein bescheidener Steinbau mit einem Walmdach. Sie beherbergt eine eigene „Frauensynagoge“ mit einem Extra-Dach, die durch schmale Öffnungen in der Mauer mit dem Gebetsraum der Männer in Verbindung steht. Im selben Baukomplex gab es ein rituelles Bad und ein Hospiz. Man betritt den Gebetsraum aus einem Vorraum. Der Gebetsraum hat einen rechteckigen, leicht unregelmäßigen Grundriß (8,70 × 6,05 m) und eine Decke mit drei Kreuzgewölben. Das östliche und westliche Gewölbejoch sind erweitert, so daß die Wirkung einer Apsis entsteht.

Der Gebetsraum hat acht Fenster: drei in der Südwand (in der Achse der Gewölbejoche), drei in der Westwand (zwischen den Gewölberippen) und zwei in der Ostwand. Oberhalb der Bundeslade befindet sich eine recht auffällige Rosette. Die sechseckige *Bima* liegt in der Mitte. Die Bundeslade ist in einer Nische der Ostwand untergebracht; ihr Steinhäuschen ist mit halbflachen, farbigen Motiven ausgestaltet. Diese Synagoge war bis 1526 in Gebrauch. 1980 wurde sie restauriert.

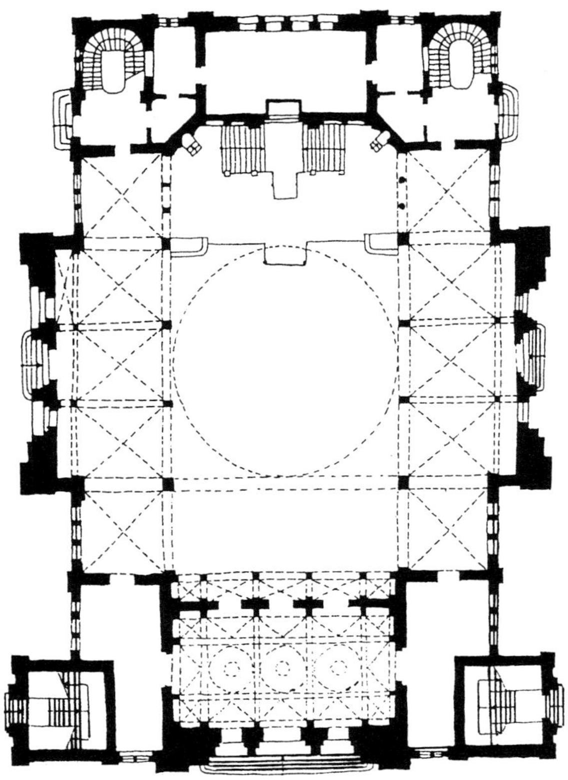

736 Szeged. Reformierte Synagoge. Grundriß.

SZEGED

Dieser Ort entwickelte sich vor allem nach der Vertreibung der Türken. Seit 1784 ließen sich Juden, Deutsche, Kroaten, Serben und Griechen in der dünnbesiedelten Region nieder. Aus diesen Siedlungen, die zwischen den Gebieten lagen, in denen schon lange Ungarn wohnten, entstand im 19. und 20. Jh. das Zentrum der Stadt. Die erste Synagoge stammt von 1803, die zweite von 1843 und die dritte von 1903, aus einer Zeit, als sich die jüdische Gemeinde, die damals 6000 Personen zählte, auf ihrem Höhepunkt befand. Dieser Bau verkörpert die Vorstellungen der sehr erfolgreichen jüdischen Bürger von Szeged; sein Architekt war Lipót Baumhorn, ein Spezialist für die österreichisch-ungarischen Synagogen.

Die jüngste Synagoge steht in der Nähe des Hauptplatzes, mitten in einem weiten Hof. Sie besitzt eine mächtige Kuppel, die auf einem achteckigen Tambour aufruht, vier zentrierte Vorbauten und vier kleine Ecktürme, in denen sich die Treppen zu der Galerie der Frauen befinden. Ihr eklektischer Stil ist typisch für Ödön Löchner, der den ungarischen Stil mitgeprägt hat. Die Baumaterialien, Backsteine und Stein, entsprechen der damaligen Mode in Ungarn.

Der Innenraum (26,80 × 26,80 m) ist zentriert. Durch die Säulen, die die Galerie und die Kuppel stützen, wird er in ein breites Hauptschiff (15 m) und zwei Nebenschiffe unterteilt. Nach Art des reformierten Ritus liegt die *Bima* vor der Bundeslade, einer monumentalen Komposition, welche die Formen der Kuppel und der äußeren Eckpfeiler wieder aufnimmt. Auf die ikonographische Ausgestaltung des Gebäudes und seine Dekoration wurde dank des berühmten Rabbiners Immanuel Löw besondere Sorgfalt gelegt.

Diese Synagoge wird an den Festtagen noch für Gottesdienste genutzt.

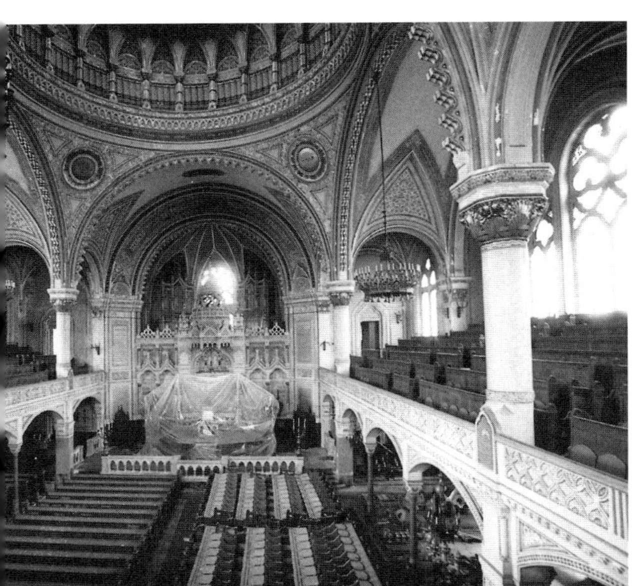

737 Szeged. Reformierte Synagoge. Innenraum.

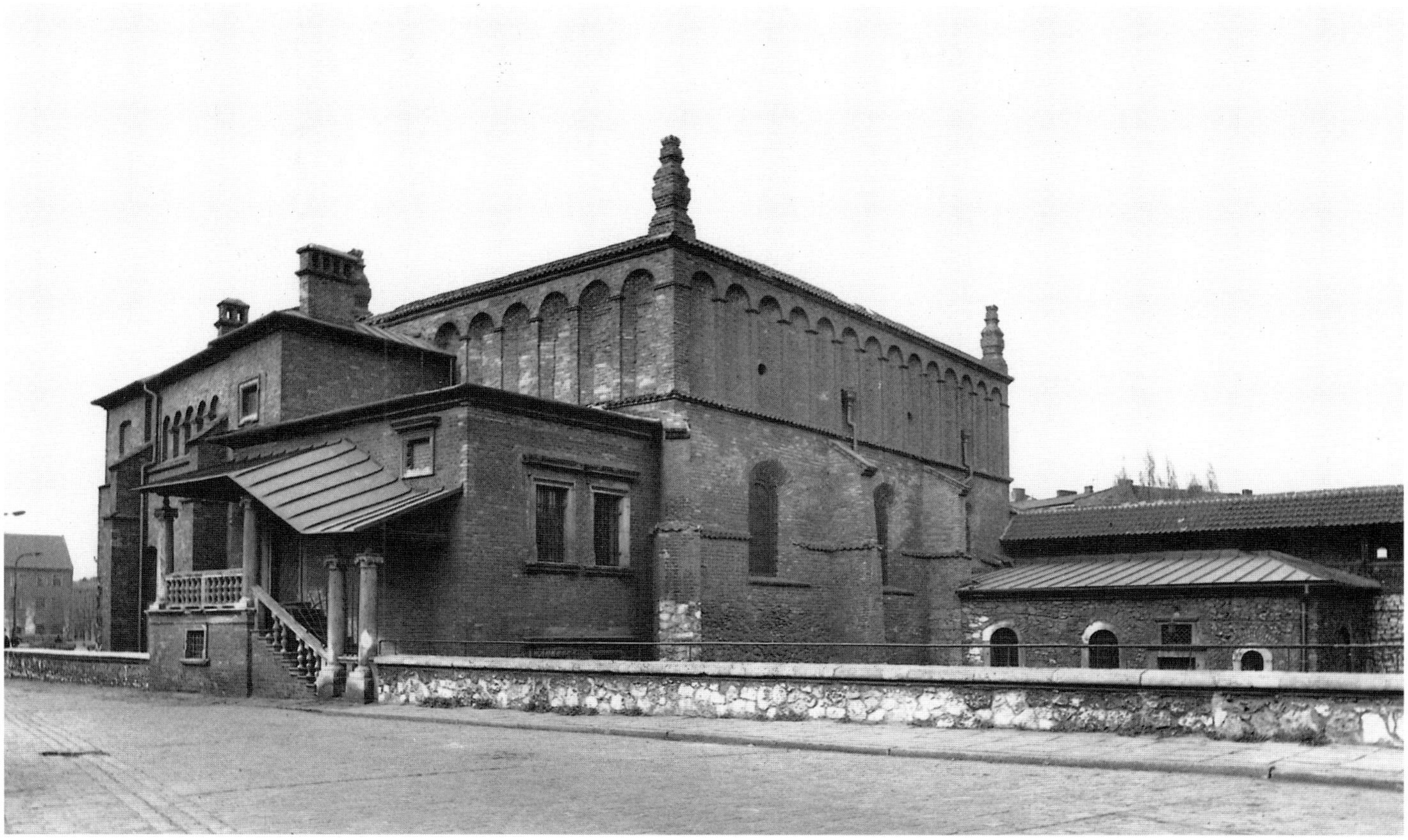

738 Krakau. Alte Synagoge.

POLEN

KRAKAU

Krakau reicht ins Hohe Mittelalter zurück. Um 1000 wurde hier ein Bischofssitz errichtet, und 1257 verlieh Fürst Boleslas der Stadt die Gründungsurkunde.

Aller Wahrscheinlichkeit nach kamen die Juden in der zweiten Hälfte des 13. Jh. nach Krakau. Der erste Hinweis auf eine Judenstraße (heute die Sankt-Anna-Straße) stammt aus dem Jahr 1304. Ebenfalls erwähnt werden eine Synagoge, ein Ritualbad, ein Krankenhaus und ein Hochzeitshaus. Im 14. Jh. waren die Juden bekannt als Geldverleiher, Händler und Steuerpächter für den König und den Adel.

Im 15. Jh. erhoben sich der Klerus und die Mittelschichten gegen die wirtschaftlichen Aktivitäten der Juden. Es wurde ihnen verboten, mit eingeführten Waren oder mit Produkten, die sie christlichen Händlern abgekauft hatten, zu handeln. Und nach dem großen Brand von 1494 wurden sie aus Krakau nach Kazimierz vertrieben, einem kleinen Vorort, der heute zur Stadt gehört. 1485 besaß Kazimierz bereits ein jüdisches Bad und 1488 einen jüdischen Markt. Damals wurde auch die erste große Synagoge gebaut.

Die Umsiedlung der Juden nach Kazimierz fand an der Schwelle zum 16. Jh. statt, als Krakau zu einem wichtigen Zentrum des Kunsthandwerks und des Handels wurde, aber auch zu einem Ort des intellektuellen Lebens, wo Humanismus, Reformation und Renaissance aufblühten. Seit 1534 druckte man in Krakau hebräische Bücher, darunter die Werke der berühmtesten Gelehrten und Talmudisten.

In der zweiten Hälfte des 16. Jh. hatten die Juden das Monopol für den Handel zwischen Krakau und Prag inne. Auch ihr kulturelles Leben war sehr entwickelt und erreichte dank eines effizienten Schulsystems die ganze jüdische Bevölkerung. Der Niedergang der Gemeinde in Krakau setzte um 1650 ein, eine Folge der schwedischen Invasion und anderer Kriegszüge in dieser Gegend. Später, im 18. Jh., wurde unter der Vorherrschaft Österreichs die autonome Verwaltung der Judenstadt aufgelöst. Im 19. Jh. begannen die Juden, sich auch in anderen Vierteln der Stadt niederzulassen.

Am Ende des 19. Jh. machte sich in Europa ein wachsender Antisemitismus bemerkbar, der dem Assimilationsprozeß ein Ende bereitete. Um 1900, als die jüdische Bevölkerung Krakaus auf 26 000 Personen (27 %) angestiegen war, verstärkten sich die traditionellen Vorurteile noch einmal mehr, da die Juden in bestimmten Bereichen des wirtschaftlichen Lebens stärker waren als die katholischen Konkurrenten. In der ersten Hälfte des 20. Jh. nahm die jüdische Bevölkerung, in absoluten Zahlen betrachtet, zwar zu; aber ihr größter Teil kam in der Shoah ums Leben.

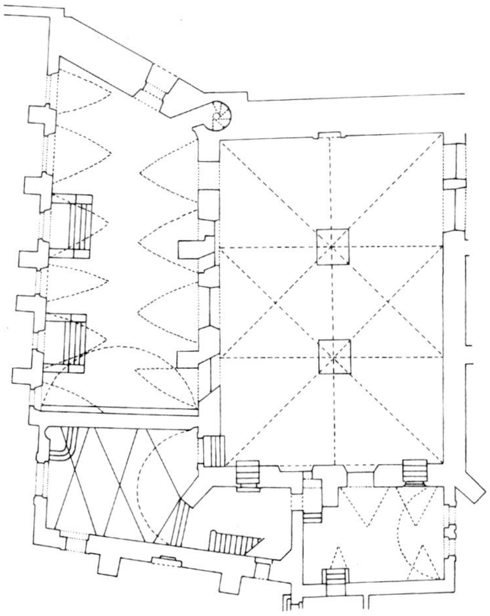

739 Krakau. Alte Synagoge. Grundriß.

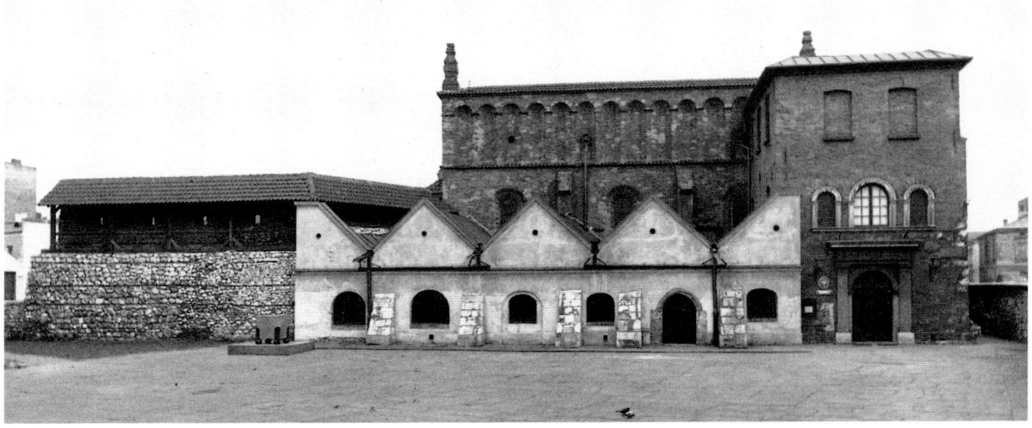

740 Krakau. Alte Synagoge. Fassade.

DIE ALTE SYNAGOGE (Stara Božnica)

Die Stara Božnica liegt zwischen den Mauern des Ghettos und dem südlichen Ende der Szeroka-Straße, die auf Jiddisch bis ins 18. Jh. *Hoykhegass* (Hochstraße) hieß und heute als Markplatz dient. Sie war die erste große Synagoge in Kazimierz. Gebaut in der zweiten Hälfte des 15. Jh., stellt sie mit ihren beiden Schiffen die größte bekannte mittelalterliche Synagoge dar. Bis in die Mitte des 16. Jh. bestand sie aus einem Hauptraum und mehreren Anbauten im Erdgeschoß. Sie muß ein steiles Dach, Stützpfeiler, Spitzbogenfenster und gotische Kapitelle gehabt haben. Nach einem Brand im Jahre 1537 wurde sie durch den italienischen Architekten Mateo Gucci erneuert, der in der Region bereits christliche Bauwerke errichtet hatte. Die Arbeiten dauerten bis 1570. Die Synagoge erhielt im Innern eine Dekoration im Stil der Renaissance; das robuste Äußere wurde dem Geschmack der Zeit angepaßt, dem es wichtig war, den Dachbereich gegen Brand zu schützen. Einige wesentliche Elemente des früheren Baus wurden beibehalten, u. a. die Gewölbe und Reste von Halbpfeilern, die an drei Innenwänden durch Kragsteine ersetzt wurden. In der zweiten Hälfte des 16. Jh. oder zu Beginn des 17. Jh. wurde ein Gebetsraum für die Frauen angebaut, und zwar an der Nordmauer des Gebäudes.

Die Alte Synagoge weist einen rechteckigen, leicht unregelmäßigen Grundriß auf und verfügt über sechs Gewölbejoche. Ihre Maße betragen 27,70 × 12,40 m bei einer Höhe von 10,50 m. Ihre vierteiligen Kreuzgewölbe mit einem leichten Spitzbogen ruhen in der Mitte des Raums auf zwei schlanken Säulen mit toskanischen Kapitellen, die mit einem kreisrunden Gesims verziert sind. Der Gebetsraum wird durch zwölf hohe, mit einem Rundbogen versehene Fenster (1:3) erleuchtet, die in 1,20 m dicke Mauer eingelassen wurden. Die Fenster liegen auf der Achse der Gewölbejoche.

Die Ostmauer – im Vergleich zu den andern liegt sie leicht schräg – ist im Bereich des Erdgeschosses 2,20 m dick und verbindet sich hier mit der Stadtmauer. Im ersten Stock besteht sie aus Ziegelsteinen und ist nur noch 1,20 m dick; ihr vorgestellt ist eine zweite Mauer aus Stein, die auf der Höhe der östlichen Synagogenfenster durchbrochen ist. Zwischen den beiden Mauern verläuft der Weg der Ronde, mit den Pechnasen der Befestigungsanlage. Die *Bima* liegt erhöht, leicht aus der Mitte verschoben, und hat einen achteckigen Grundriß. Man betritt sie über sechs Stufen von Osten oder von Süden aus. Sie ist von einem eleganten, polygonalen, schmiedeeisernen Gitter umgeben und verfügt über einen Baldachin. Auch die Bundeslade liegt leicht erhöht – ihr Rahmen ist im Stil der späten Renaissance gehalten – unter dem mit einer Krone verzierten Schild. Die Sitzplätze sind nicht festgelegt. Die Synagoge Stara Božnica beherbergt das jüdische Museum von Krakau.

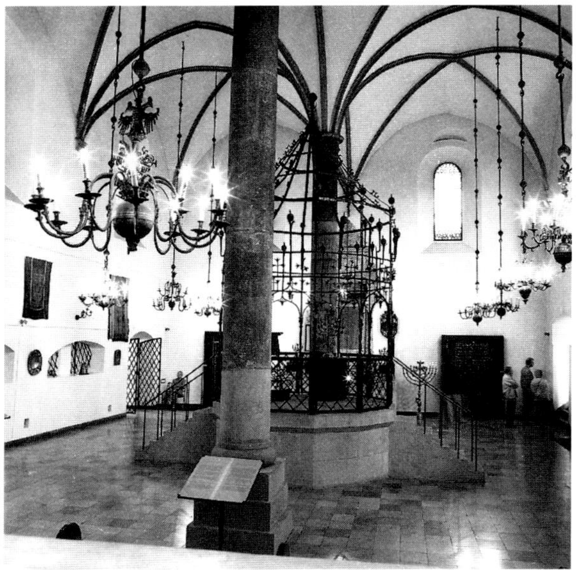

741 Krakau. Alte Synagoge. Innenraum.

DIE REMUH-SYNAGOGE (Remo Božnica)

Diese zweite Synagoge in Kazimierz – am Rande des jüdischen Friedhofs gelegen – wurde 1553 als privater Gebetsraum gebaut, und zwar von Israel Isserles, dem Leiter der jüdischen Gemeinde in Krakau, dem Vater des Moses Isserles. Sie bestand wahrscheinlich aus einem Holzbau, brannte ab und wurde 1556–1557 als Steinbau wiedererrichtet. Sie bestand bis 1940, als sie von den Nazis in Brand gesteckt wurde. Sie ist wieder aufgebaut und dient heute der jüdischen Gemeinde von Krakau als Kultort. Sie ist die älteste steinerne Synagoge im Renaissance-Stil in Polen. Sie steht in einem Hof an der Szeroka-Straße. Hinter einem Renaissance-Portal bleibt sie den Passanten verborgen. Es handelt sich um einen einfachen, geradlinigen Bau. Im Norden dient ein Vorraum als Durchgang. Stützpfeiler verraten, daß der Gebetsraum mit Gewölben versehen ist – im Innenraum werden sie nicht weiter gestützt. Der Gebetsraum ist klein, er mißt 5,5 (6,0) × 10,7 m, besitzt also einen leicht unregelmäßigen Grundriß. Die Mauern weisen eine Dicke von 1–1,5 m auf. Ursprünglich lagen die kleinen Fenster aus Gründen der Statik sehr hoch. Die großen Lünetten auf der Ost- und Westseite wurden wahrscheinlich später hinzugefügt. Die *Bima* liegt nicht ganz in der Mitte; sie erhebt sich auf einer kleinen Estrade und ist von einem durchbrochenen schmiedeeisernen Gitter umgeben (eine Kopie des zerstörten Gitters). Die Türe der *Bima*, eine Türe mit zwei Flügeln aus dem 18. Jh., stammt aus einer anderen Synagoge, vermutlich nicht aus Krakau. Sie ist verziert mit einer Kanne, in der sich ein prunkvolles Bukett mit Blättern, Blumen und Früchten befindet, mit zwei weiteren Kannen und einem Becken, mit einer *Menorah,* deren Dochte brennen, und einem Kranz.

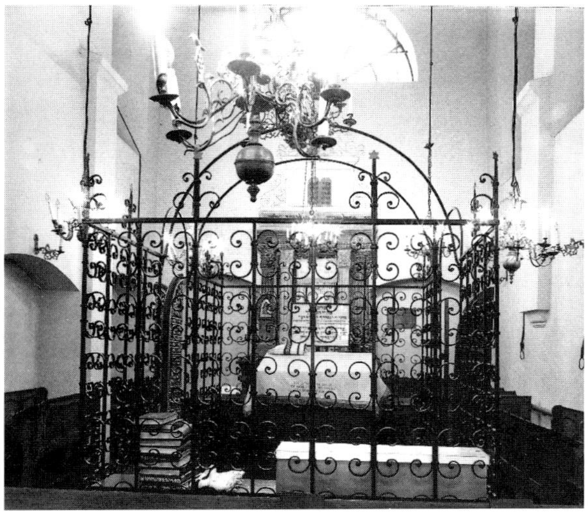

742 Krakau. Remuh-Synagoge. Die *Bima.*

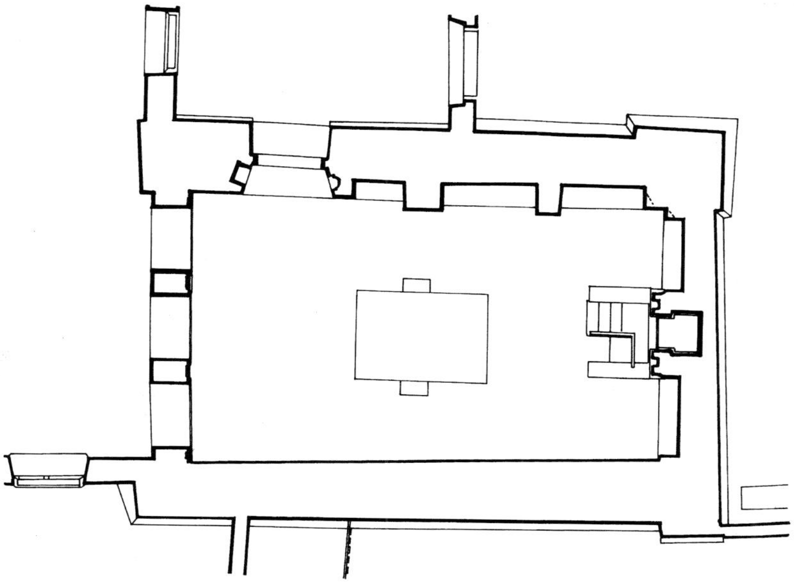

743 Krakau. Remuh-Synagoge. Grundriß.

Die Bundeslade befindet sich an der Ostmauer. Sie besitzt eine Türe im Stil der *art nouveau*, die durch einen Vorhang verdeckt wird. Sie ist von einem Portal eingerahmt, mit gedrungenen Doppelpfeilern und korinthischen Kapitellen. Der Sturz ist mit einem Flachrelief verziert, das die Gesetzestafeln darstellt. Am Pfeiler ganz links von der Bundeslade hängt ein kleines Gefäß mit dem Ewigen Licht. Die Stufen, die zur Bundeslade hinaufführen, sind mit einem eisernen Geländer versehen. Die Frauen beten in einem eigenen Raum, der auf der Westseite liegt und mit dem Gebetsraum der Männer über drei große, mit Vorhängen verdeckte Fenster verbunden ist.

DIE HOHE SYNAGOGE (Wysoka Božnica)

Sie hat diesen Namen bekommen, weil sie im ersten Stock eines Gebäudes (Jozefa-Straße 38) liegt. Man gelangt über die Treppe des Nachbarhauses, Nr. 40, in die Synagoge – und nicht über das Erdgeschoß der Nr. 38, das durch Geschäfte besetzt ist. Es handelt sich um einen massiven Bau mit Stützpfeilern und Satteldach, zwischen 1556 und 1563 errichtet. In der Südfassade, die auf die Jozefa-Straße hinausgeht, befinden sich drei große Fenster mit Rundbögen. Der Innenraum mißt 14,72 × 10,33 m, verfügt über Tonnengewölbe, Lünetten und eine Stuckverzierung oberhalb der Pfeiler. Die Bundeslade ist von Skulpturen, wie sie im Polen des 18. Jh. üblich waren, und von Bildern, die biblische Geschichten illustrieren, umgeben.

Diese Synagoge beherbergt eine Werkstatt, die historische Bauwerke restauriert.

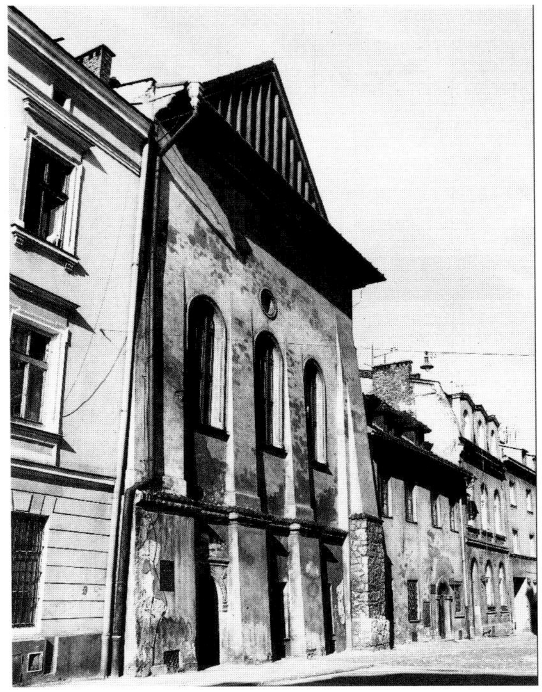

744 Krakau. Hohe Synagoge. Fassade.

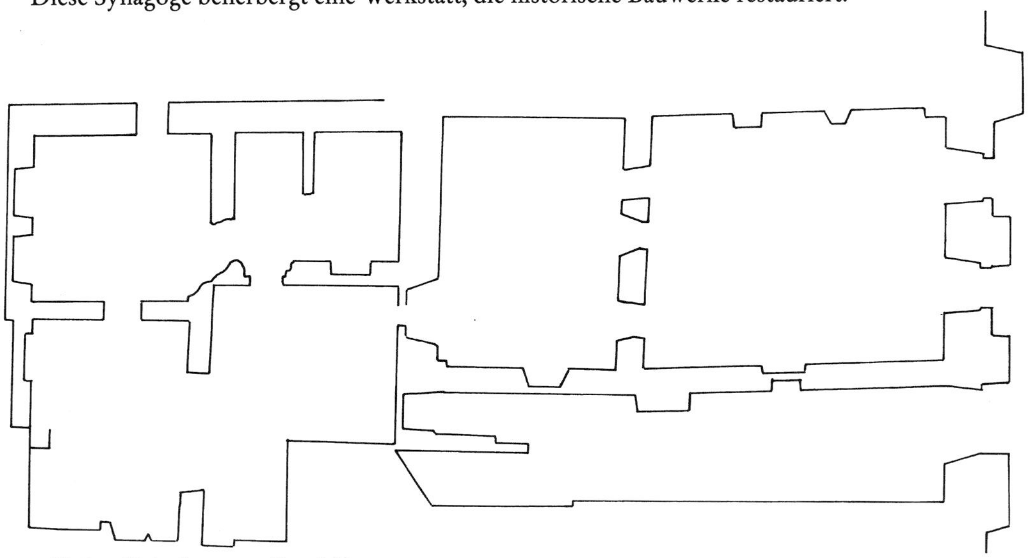

745 Krakau. Hohe Synagoge. Grundriß.

DIE POPPER- oder BOCIAN-SYNAGOGE (Božnica Poppera)

Sie befindet sich an der Szeroka-Straße. Diese Synagoge wurde 1620 von Wolf Bocian (alias Popper) gebaut, einem der reichsten Händler und Bankiers der damaligen Zeit. Sie hat dicke Steinmauern mit massiven Stützpfeilern, Fenster mit Rundbögen und ein Satteldach. Ein Tonnengewölbe überdeckt den Gebetsraum. Auf der Westseite des Gebäudes befand sich ein Vorraum, über ihm die Galerie für die Frauen.

Die Synagoge dient zur Zeit als Haus der Kultur.

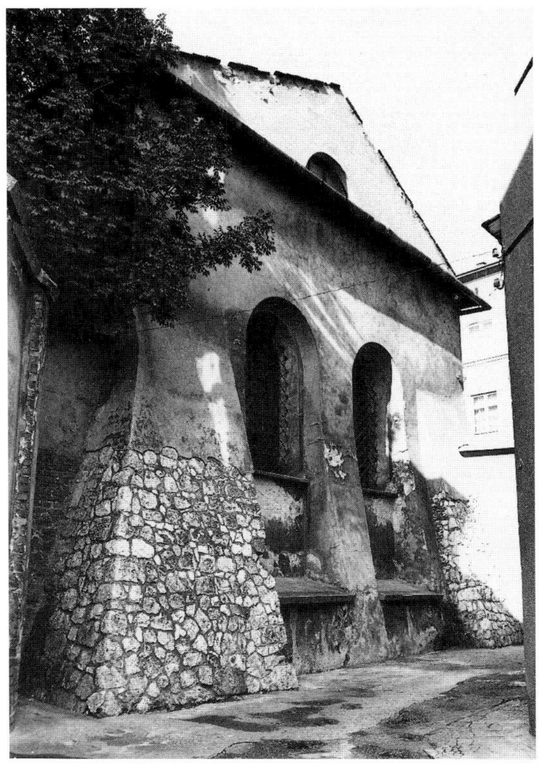

746 Krakau. Popper-Synagoge. Außenansicht.

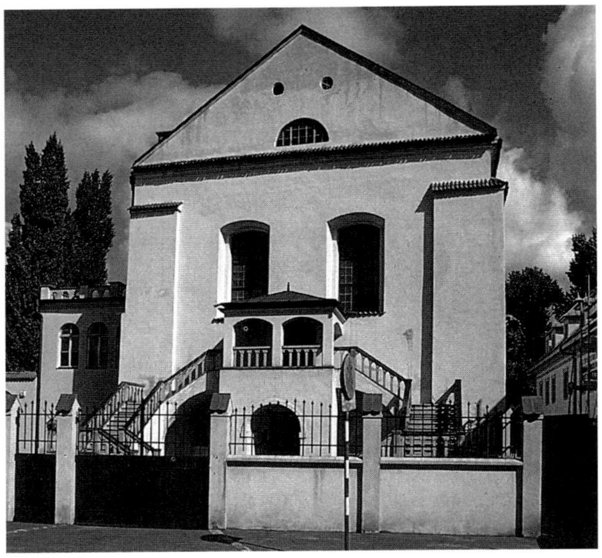

747 Krakau. Isaak-Synagoge. Fassade.

DIE ISAAK-SYNAGOGE (Ajzykova Božnica)

Sie ist die größte Synagoge der Judenstadt. Sie wurde 1638 gebaut, und zwar auf Kosten des Isaak Jakubowicz (Reb Ajzyk Jekeles); er war einer der reichsten Juden in Krakau und einer der Gemeindeleiter. Der Entwurf ist wahrscheinlich das Werk Francesco Olivieris. Es handelt sich um einen hohen, rechtwinkligen Bau, durch Stützpfeiler gesichert, mit einem Satteldach. Auf der Südseite befand sich im ersten Stock die Galerie für die Frauen; sie wurde zu einem späteren Zeitpunkt gebaut. Ein Vorbau schützt die Treppe, die zur Galerie führt. Die Männer betraten die Synagoge von der Straße her, indem sie einen Vorraum durchquerten, über dem sich die Galerie der Frauen befand. Das Gebäude weist große Fenster mit Rundbögen auf. Der Gebetssaal mißt 12 × 19 m und verfügt über ein reichverziertes Tonnengewölbe. Die *Bima*, die nicht ganz im Zentrum steht, hat einen polygonalen, schmiedeeisernen Baldachin. Von der Bundeslade sind nur der Marmorrahmen und die Gesetzestafeln erhalten. Vor den Stufen, die zu ihr emporführten, stand ein Eisengitter, dessen Mitte mit einem Triumphbogen verziert war. Der Raum wurde von silbernen und bronzenen Kronleuchtern erhellt. Die Synagoge, die seit dem Zweiten Weltkrieg anderen Zwecken diente, steht zur Zeit leer.

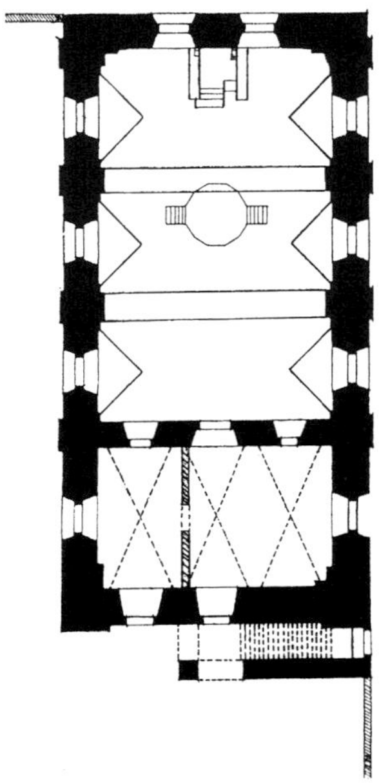

748 Krakau. Isaak-Synagoge. Grundriß.

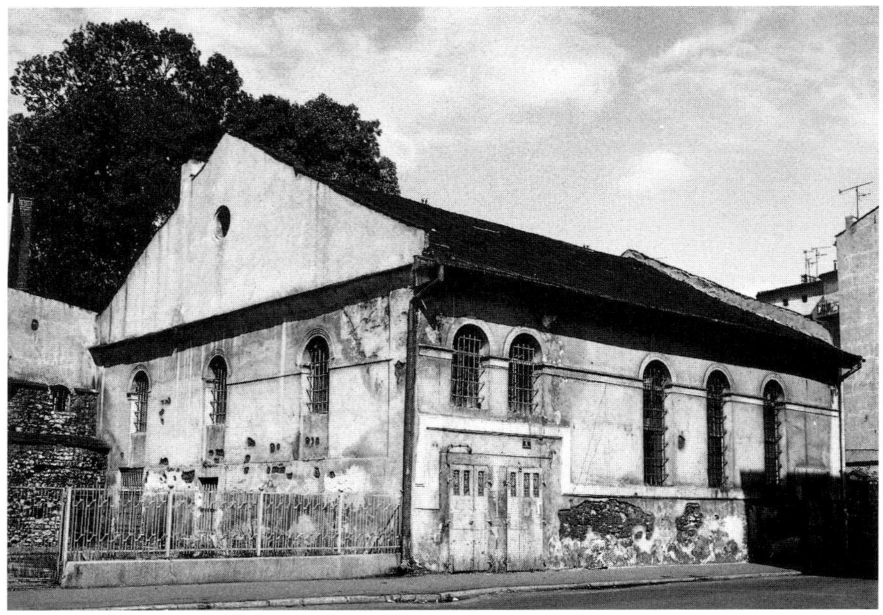

749 Krakau. Kupa-Synagoge. Außenansicht.

DIE KUPA- SYNAGOGE

Sie liegt in der Warschauer Straße 8 – in einem Bereich, der 1603 der jüdischen Stadt angefügt wurde. Ihre Nordseite ist mit der Befestigungsanlage der Stadt verbunden (an der heutigen Miodowa-Straße). Sie wurde in der ersten Hälfte des 17. Jh. gebaut, und zwar auf Kosten der Gemeinde und mit einem ansehnlichen Beitrag der Zunft der jüdischen Goldschmiede.

Es handelt sich um ein bescheidenes, eher niedriges Gebäude mit einem Satteldach. Die Westmauer hat drei Fenster; die Südmauer mit der Fassade Richtung Straße hat zwei Fenster für die Galerie der Frauen und drei hochgezogene Fenster für den Gebetsraum der Männer. Im 20. Jh. hat man noch die Flachdecke bemalt, und zwar mit den zwölf Tierkreiszeichen.

1947 installierte die Gemeinde in dieser Synagoge eine Bäckerei für ungesäuertes Brot.

DIE REFORMIERTE SYNAGOGE, DER „TEMPEL“ (Božnica Tempel)

Diese Synagoge in der Miodowa-Straße 24 (Podbrezezie), am Rand des Ghettos, wurde 1860–1862 von der Vereinigung der fortschrittlichen Juden Krakaus gebaut. In der Konzeption des „Tempels“ ist der deutsche Einfluß gut spürbar; der „Tempel“ bricht mit der Kulttradition von Krakau und mit den räumlichen und stilistischen Eigenarten der traditionellen Synagogenarchitektur. Er wurde verändert in den Jahren 1868, 1883, 1893/94 und 1924.

Beim Tempel handelt es sich um ein freistehendes Gebäude mit einer basilikalen Anordnung. Die Westfassade ist im Geist des Historismus dreiteilig. Der Tempel verfügt über eine U-förmige Galerie für die Frauen, die durch Doppelsäulen abgestützt wird. Die *Bima* und die Bundeslade, die beide eine polygonale Form aufweisen, liegen auf der Ostseite des Raumes.

Die architektonische Gestaltung des Tempels in Krakau ist bedeutend nüchterner als die Ausformung der gleichzeitig entstandenen Synagogen in Prag, Budapest oder Berlin. Sie verfügt über sehr wenige orientalische Elemente, ihr Stil basiert wesentlich auf dem europäischen Erbe.

Der Tempel gehört der jüdischen Gemeinde, wird aber nur noch selten benutzt.

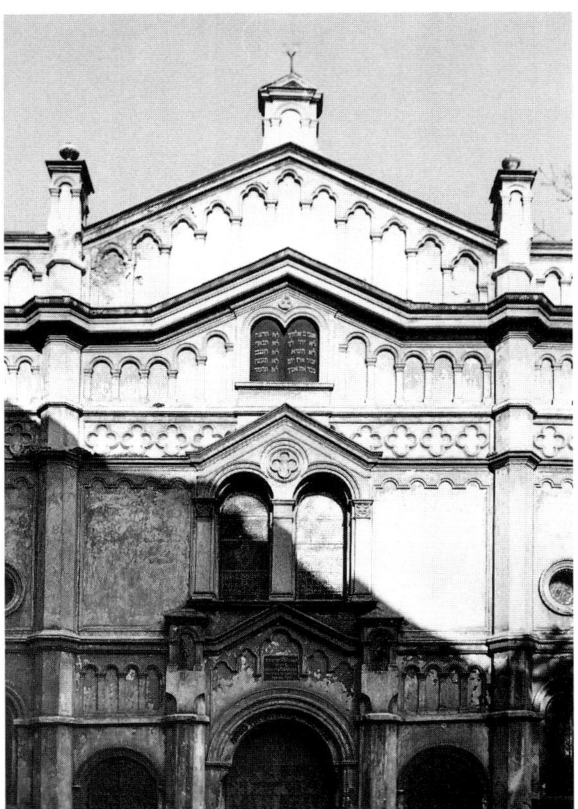

750 Krakau. Reformierte Synagoge. Fassade, Teilansicht.

TSCHECHISCHE REPUBLIK

PRAG

Die Gründung der Prager Burg fällt in die zweite Hälfte des 9. Jh. Zu beiden Ufern der Moldau (Vltava) wurden Kolonien angesiedelt. Das erste Dorf mit einem Markt befand sich auf dem westlichen Ufer, am Fuße der Burg (Malà Strana oder Kleinseite); die Weiler auf dem Westufer wurden mit einer Befestigungsmauer umgeben, und sie entwickelten sich allmählich zu einem städtischen Gebilde (Altstadt, Staré Mĕsto).

Der erste Hinweis auf eine jüdische Bevölkerung geht auf den Anfang des 10. Jh. zurück. Im 11. Jh. lebten – unabhängig voneinander – zwei jüdische Kolonien am Ort, die eine auf dem westlichen Ufer der Moldau (heute Méltezke Némesti), die andere auf dem östlichen Ufer (heute Chàrvạtovà Ulica). Im 12. Jh. ließ sich eine dritte Kolonie nieder, an einer Stelle, die später zur Judenstadt (Židovske Mĕsto) werden sollte. Vom Mittelalter bis in die Neuzeit wurde dieser Ort zwischen dem großen Marktplatz (Staromestské Némesti) und der Moldau durch die jüdische Bevölkerung geprägt. In der Verwaltung ihrer Geschäfte war sie autonom, hatte einen eigenen Bürgermeister und ein Rathaus (Židovske radnice). Das Ghetto war von der übrigen Stadt durch einen Mauergürtel, der mit Toren versehen war, getrennt. Bis ins 18. Jh. dehnte sich sein Bereich durch den Zukauf von Häusern und Grundstücken außerhalb seiner Grenzen noch aus. In der Renaissance veränderte ein riesiges Bauprogramm, das der Bürgermeister Mordecai Maisl (1528–1601) veranlaßte, das Aussehen der Judenstadt. Im Jahr 1792 umfaßte das Ghetto 247 Wohnhäuser, zehn Synagogen, zahlreiche Gebetsräume und Ritualbäder, Krankenhäuser, Schulen und Schlachthäuser.

Trotz der zahlreichen Massaker und Vertreibungen wuchs die jüdische Bevölkerung kontinuierlich: von 7851 Personen im Jahr 1636 – Zeitpunkt der ersten Volkszählung – auf 54000 im Jahr 1930. 67% der Prager Juden starben in der Shoah.

Als 1848 die Verpflichtung, im Ghetto zu wohnen, aufgehoben wurde, verließ der Großteil der jüdischen Familien das ehemalige Ghetto, das nun zu einem Armenviertel wurde, in dem Juden und Christen nebeneinander wohnten. Seine Häuser wurden in den Jahren 1896–1911 im Rahmen einer „Sanierung der Elendsquartiere" abgerissen und durch Neubauten ersetzt.

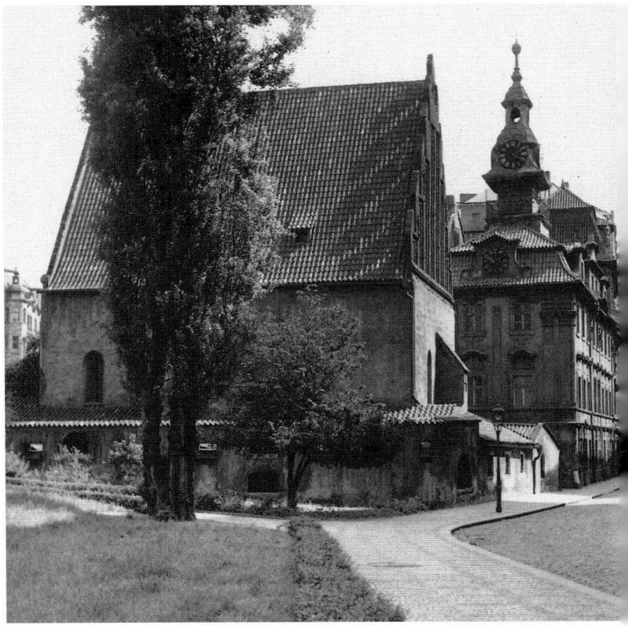

751 Prag. Altneuschul und Rathaus.

DIE ALTNEUSCHUL (Staronová Sinagoga)

Die Altneuschul an der Červená-Straße, im Herzen des früheren Ghettos, ist eine der ältesten Synagogen nördlich der Alpen. Sie folgte auf die erste Synagoge Prags, die im 11. Jh. auf der Kleinseite gebaut wurde, und auf die Altschul, die gleichzeitig oder kurz danach in der Judenstadt errichtet wurde. Aller Wahrscheinlichkeit nach entstand die Altneuschul im 13. Jh. Man bezeichnete sie damals als „Neue Schul". Als im 14. Jh. zwei weitere Synagogen gebaut wurden, wurde aus der „Neuen Schul" die „Alte Neue Schul", oder eben abgekürzt: die Altneuschul.

Diese Synagoge setzt sich aus zwei verschiedenen Teilen zusammen: Der mittlere, höhere Teil stammt wahrscheinlich aus dem letzten Viertel des 13. Jh. Er hat ein sehr steiles Satteldach mit zwei Giebeln aus roten Backsteinen auf der Ost- und Westseite. Der niedrigere Teil mit einem nur wenig geneigten Vordach wurde später hinzugefügt, zu Beginn des 17. Jh. auf der Westseite, 1731 auf der Nordseite. Diese beiden Anbauten dienten als Galerie für die Frauen und waren mit dem Gebetsraum der Männer über sehr kleine Fenster verbunden. Beim Bauwerk auf der Südseite handelt es sich wahrscheinlich nicht um einen späteren Anbau, sondern um eine noch ältere Synagoge, etwa aus dem Jahr 1240, die vermutlich während der Bauzeit des mittleren Teils als provisorischer Gebetsraum gedient hatte oder die Gläubigen aufnahm, die vor der Zeit schon zum Gottesdienst kamen.

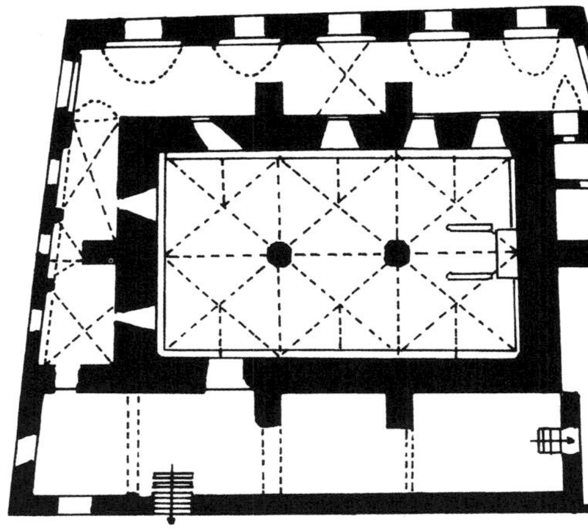

752 Prag. Altneuschul. Grundriß.

Der massive Baukörper des mittleren Teils wird durch zwei Paar Stützpfeiler im Norden und Süden und durch je einen Stützpfeiler an der Ost- und Westmauer zusammengehalten. Die Außenmauern mit einer Dicke von 1 m haben zwölf sehr schmale, gotische Fenster (eine Anspielung auf die zwölf Stämme), die für die Belüftung wichtig waren. Die beiden runden Fenster in der Ostwand wurden später angebracht, im 16. oder 17. Jh. – ursprünglich gab es hier nur eine schmale Öffnung oberhalb der Bundeslade. Der Eingang zur Synagoge liegt auf der Südseite, und man betritt sie über den Vorraum. Aufgrund der Veränderungen der Straße muß man einige Stufen hinabgehen. Der Vorraum mit seinem Tonnengewölbe dient aber nicht nur als Durchgang, er enthält auch zwei Aufbewahrungsräume, die im 17. Jh. eingerichtet wurden. In der Nordmauer des Vorraums führt ein gotisches Portal in das westliche Gewölbe des Gebetsraums. Der Steinrahmen ist gekehlt; das äußere Band ist mit stilisierten kugeligen Pflanzen (Feigen?) verziert, während auf dem inneren Band Blätter Pseudokapitelle bilden. Über dem Portal befindet sich ein schönes Tympanon mit Weinblättern und Trauben an Ranken, die aus zwölf Wurzeln herauswachsen.

Der Gebetsraum – 8,70 × 14,20 m (1:1,6), Höhe 9,30 m – besteht aus einem zweischiffigen Raum mit geripptem Gewölbe und sechs Gewölbejochen. In der Mitte erheben sich zwei achteckige Pfeiler. Sie tragen die Kreuzgewölbe zu fünf Rippen – eine einmalige Struktur, die zu unterschiedlichen Deutungen geführt hat: a) die vier traditionellen Rippen bilden ein Kreuz, und die neue Struktur wollte die Kreuzform vermeiden; b) sie weist auf die kabbalistische Bedeutung der Zahl 5 hin; c) sie wollte den Fenstern eine symmetrische Decke liefern; d) sie sollte den äußeren Bereich des Raums stärker differenzieren als den mittleren, der einfacher gehalten ist.

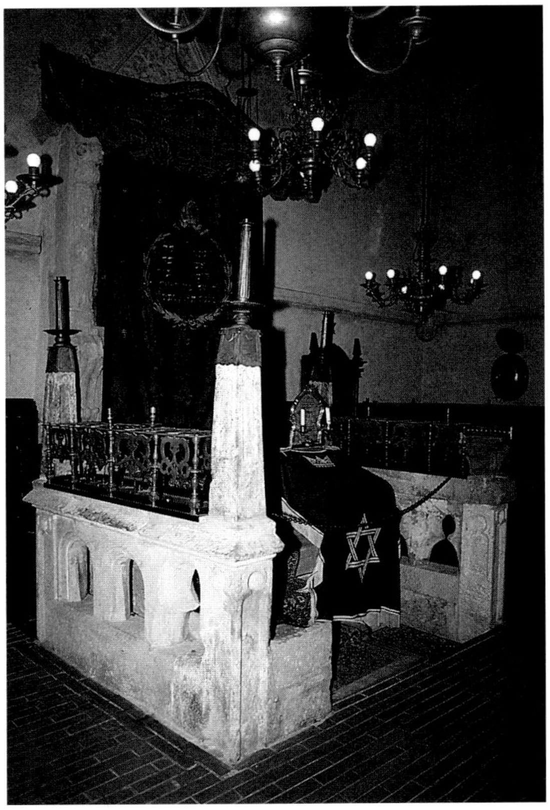

753 Prag. Altneuschul. Heilige Lade.

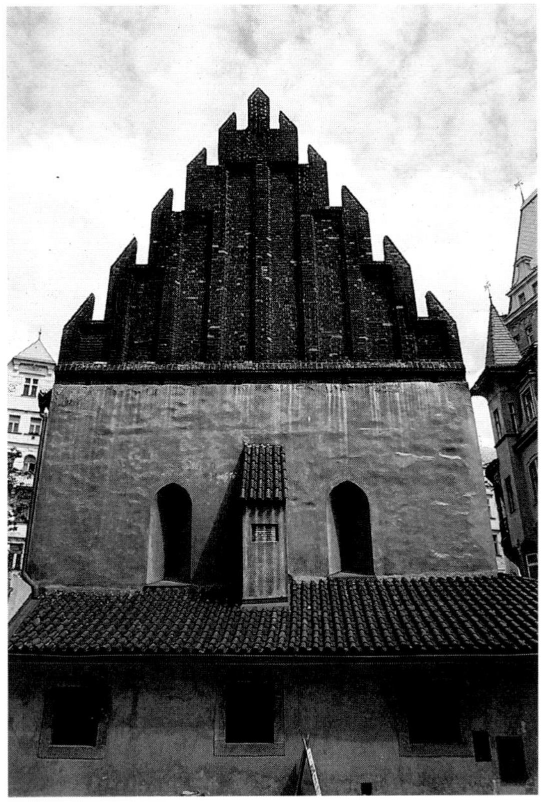

754 Prag. Altneuschul. Fassade.

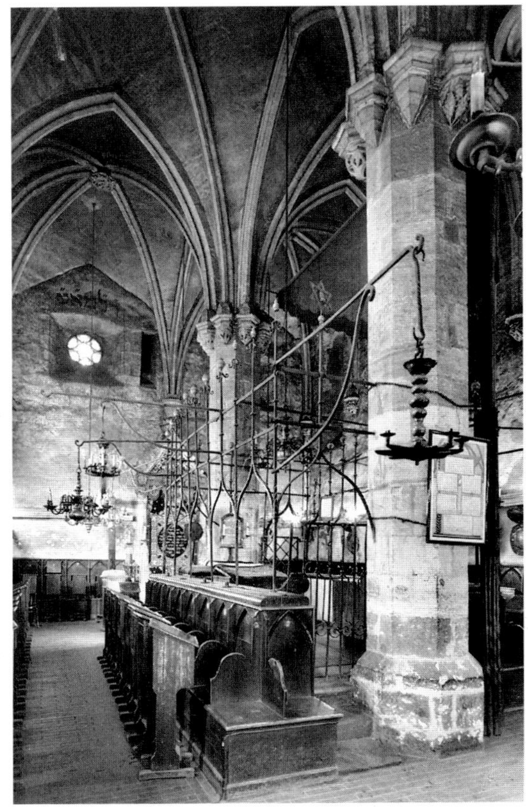

755 Prag. Altneuschul. *Bima.*

Die *Bima* mißt auf der Höhe des Gitters 2,5 × 4 m Sie wurde vermutlich nach dem Pogrom des Jahres 1483 errichtet. Sie besteht aus einer Estrade, die in den Boden eingepaßt wurde, aus einem geschmiedeten Eisengitter mit Kielbögen und einer stark betonten Senkrechten. Zuoberst auf dem Gitter befinden sich längliche Haken, bestimmt zur Aufnahme von Leuchtern, und Ornamente in Form von Bechern mit Deckeln und Davidssternen.

Die Basis der Bundeslade ist leicht in den Fußboden eingelassen, doch bis zu ihrer Tür muß man fünf Stufen emporsteigen. Sie wird betont durch einen Rahmen aus Kalksteinpfeilern, die mit Weinblättern verziert sind. Die Pfeiler ruhen auf einer vorspringenden Basis mit Volutenornamenten (vermutlich aus dem 17. Jh.) und stützen einen dreieckigen gotischen Giebel mit einem Tympanon, das mit Weinblättern verziert ist. Die Bundeslade hat eine eiserne Türe (1784). Die Mauer vor der Bundeslade trägt vier Leuchter in Form von Obelisken. Die Bänke, die sich an den Wänden entlangziehen, sind aus Stein, aber mit Holz überdeckt. Bänke befinden sich auch entlang der *Bima.* Die Ausstattung umfaßt auch Lesepulte. Auf der Seite der *Bima* befindet sich eine große Fahne aus Damast. Sie soll den Juden im 18. Jh. vom Königshaus geschenkt worden sein aus Anerkennung für ihre Hilfe gegen die Schweden im Dreißigjährigen Krieg.

Die Altneuschul steht für Touristen offen. Doch am Sabbat und an den Festtagen werden hier noch Gottesdienste gefeiert. *Vgl. Abb. 87.*

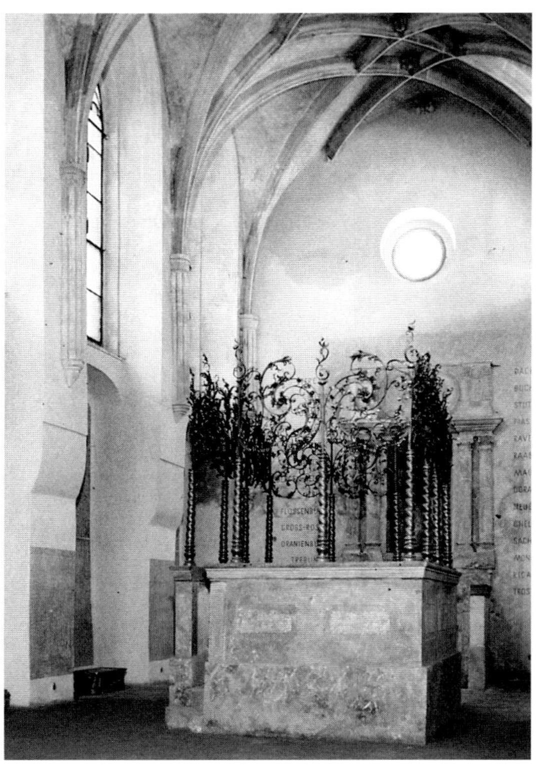

756 Prag. Pinchas Schul. *Bima.*

DIE PINCHAS SCHUL (Pinkasová Sinagoga)

Diese Synagoge an der Siroka-Straße, am Südwestrand des Ghettos, war ursprünglich ein privater Gebetsraum des Hauses „U erbu" („Zum Wappenschild"), das Israel Pinchas gehörte. Die erste Erwähnung dieses Hauses in den Dokumenten geht auf das Jahr 1492 zurück. Sein Gründer könnte Rabbi Pinchas oder sein Schwiegersohn Meir Horowitz sein. Im Keller ist man auf die Überreste eines noch älteren Gebäudes gestoßen. Es hatte einen fast quadratischen Grundriß und war vermutlich eine Synagoge des 11. Jh. In diesem Keller ist auch ein Ritualbad *(Mikwe)* untergebracht.

Im Vorraum bezeugt eine Tafel mit einer hebräischen Inschrift, daß das Gebäude im Jahr 1535 durch Aaron Meschullam Horowitz gebaut wurde. Tatsächlich wurde das Hauptgebäude in zwei Etappen errichtet. In den Jahren um 1520 entstanden die drei ersten Gewölbejoche im Bereich der *Bima;* in einer zweiten Phase wurde die Synagoge Richtung Westen erweitert, indem noch zwei weitere Gewölbejoche angefügt wurden. Im 17. Jh., vermutlich zwischen 1607 und 1620, versah der Unternehmer Juda Coref von Herz den Vorraum auf der Südseite und den Bereich, der im Erdgeschoß den Frauen vorbehalten war, mit einem Gewölbe; er baute zudem eine Galerie für die Frauen und veränderte das Äußere der Synagoge. Im 19. Jh. wurde die Mauer, die den Bereich der Frauen vom Bereich der Männer abtrennte, aufgebrochen. Besucher durchqueren zuerst den Friedhof, gelangen dann in einen Patio, von wo aus sie die Fassade der Galerie der Frauen sehen können – charakteristisch sind die Doppelfenster, im Renaissance-Stil mit Rundbögen, verbunden mit einem Fenstersturz – und das Portal, das in den Vorraum führt. Der Gebetsraum selber besteht aus einem

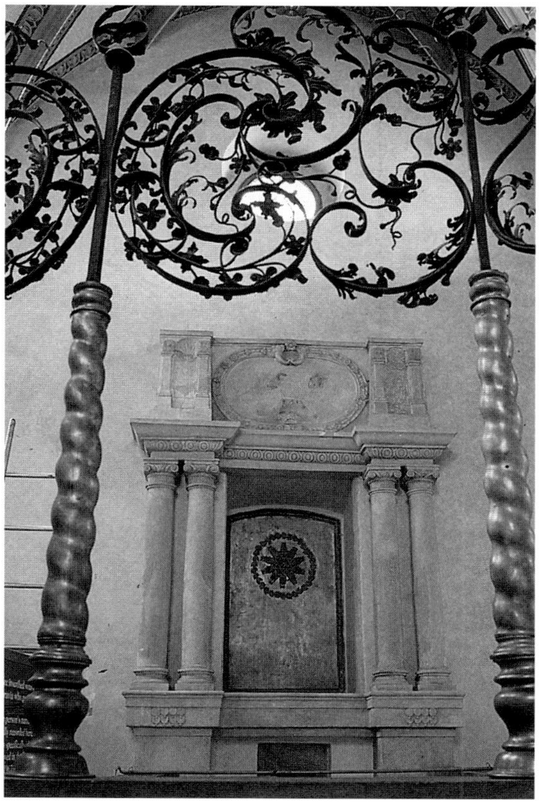

757 Prag. Pinchas Schul. Innenraum. Sicht auf die heilige Lade.

758 Prag. Pinchas Schul. Gitter der *Bima,* Ausschnitt.

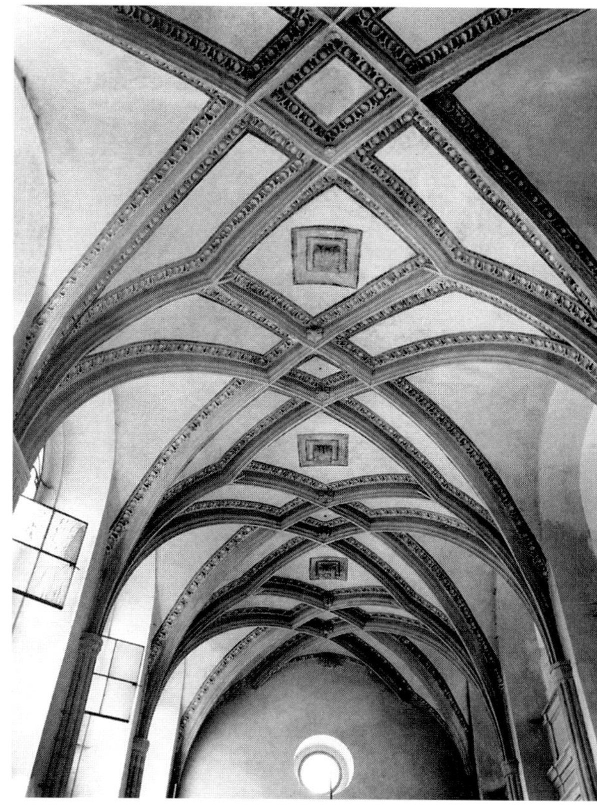

759 Prag. Pinchas Schul. Sicht auf die Gewölbe.

länglichen, einschiffigen Raum. Er mißt 19 × 6,5 m. Sein Grundriß kann befremden: Während die Nord- und Südwand mehr oder weniger parallel verlaufen, stehen die West- und Südwand schräg zueinander, so daß die Nordwest- und Südostecken spitze Winkel, die Südwest- und Nordostecken hingegen stumpfe Winkel bilden. Die Decke ist von einem unregelmäßigen, netzartigen Spiralornament überzogen, das Renaissance-Elemente enthält: Kannelierte Pfeiler tragen die gotischen Rippen, die mit einem Eierband eingefaßt sind, und Renaissance-Rosetten betonen die Mitte der Gewölbejoche. Die Bundeslade aus Stein (Renaissance) ist um einige Stufen erhöht. Sie besitzt auf beiden Seiten ein Säulenpaar und einen Aufsatz mit Attika. In der Nähe der Bundeslade, leicht aus der Mitte verschoben, erhebt sich die Renaissance-*Bima,* ebenfalls aus Stein, umgeben von einem Rokoko-Gitter aus dem Jahr 1789.

1960 wurde die Synagoge als Mahnmal für die Opfer der Shoah gestaltet: Auf ihren Wänden stehen die Namen von 77 297 Juden aus Böhmen und Mähren, die deportiert und umgebracht wurden.

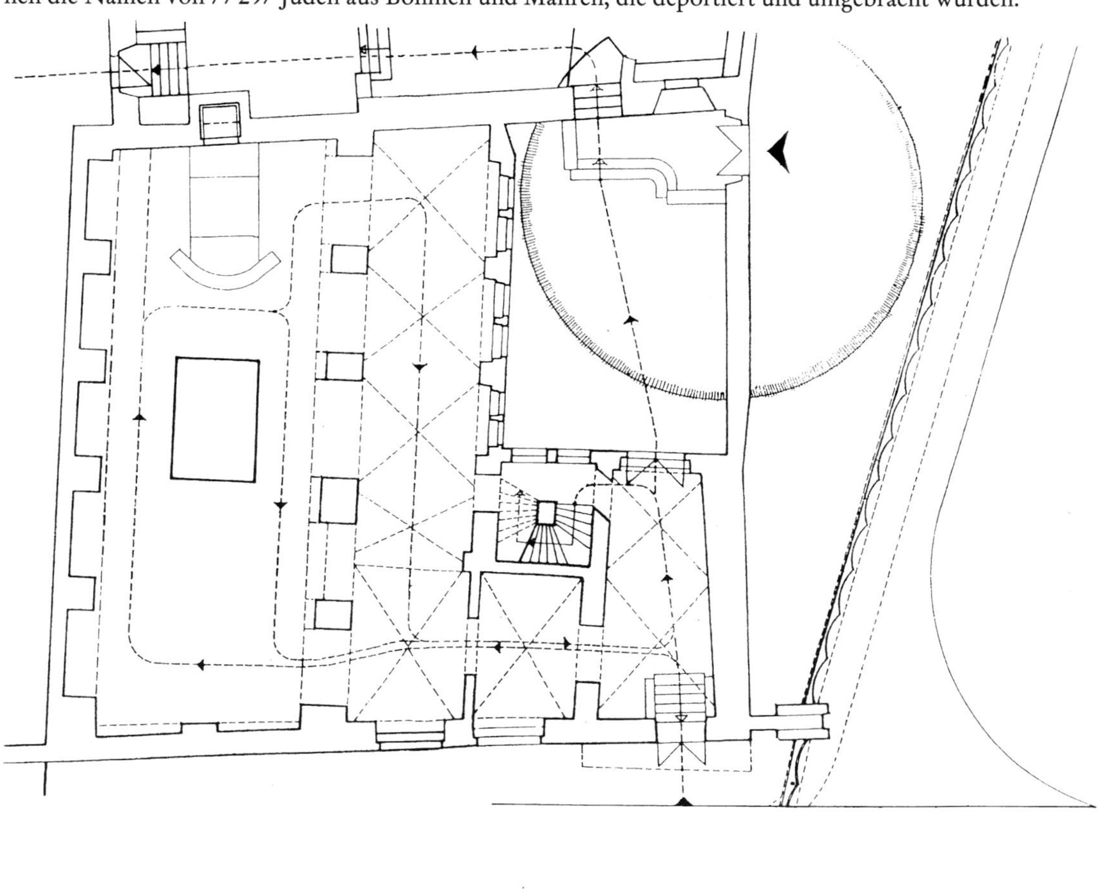

760 Prag. Pinchas Schul. Grundriß.

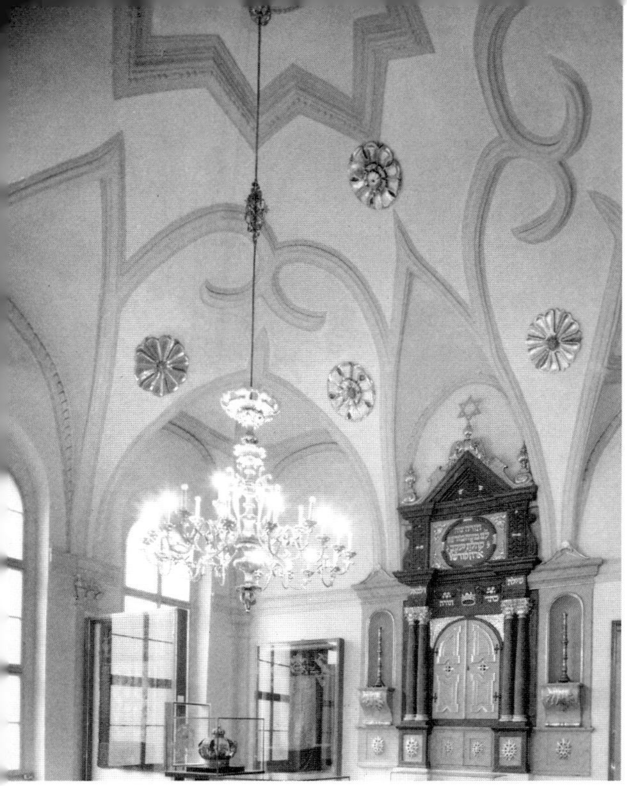

761 Prag. Hohe Synagoge. Innenraum, Sicht auf die *Bima.*

DIE HOHE SYNAGOGE (Visoká Sinagoga)

Sie befindet sich in der Červená-Straße (gegenüber der Altneuschul). Sie wurde 1568 gebaut und anfänglich nur von den Stadträten der Judenstadt aufgesucht. Sie verfügte über keinen Zugang von der Straße her; man betrat sie nur vom jüdischen Rathaus her, das sich gleich an den Bau anschließt (die Verbindung zum Erdgeschoß wurde 1883 geschaffen, der Eingang von der Červená-Straße her stammt von 1935). Der Name „Hohe Synagoge" kommt daher, daß sie im ersten Stock liegt. Sie wurde durch Mordecai Maisl, diesen berühmten Bürgermeister der Judenstadt, in Auftrag gegeben und durch den italienischen Bauunternehmer Pankratius Roder errichtet. Das Gebäude existierte vermutlich schon früher, aber erst gegen Ende der Renaissance erhielt es sein aktuelles Aussehen: die drei großen Fenster mit Rundbögen im ersten Stock, Richtung Norden, d. h. Richtung Altneuschul, in einer Mauer mit einer Dicke von 1,30 m. Der Grundriß des Raumes ist länglich (10 × 9 m) mit einem Renaissance-Gewölbe, wie es auch in den Palästen der damaligen Zeit zu finden ist.

Die Synagoge wurde 1689 durch einen Brand beschädigt; ein paar Jahre später wurde sie restauriert und erweitert, und zwar durch einen Bereich für die Frauen. Die Bundeslade erhielt ihr endgültiges Aussehen 1691 – sie gleicht den spätbarocken Altären. Die zentrale *Bima* wurde entfernt. Das Gebäude beherbergt heute das jüdische Museum von Prag. *Vgl. Abb. 333.*

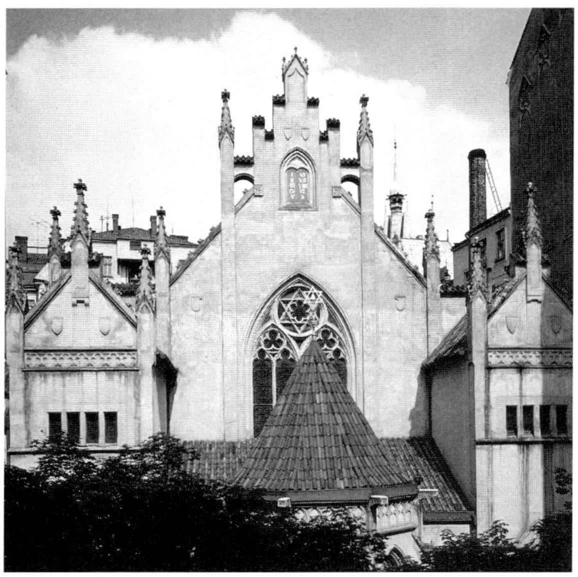

762 Prag. Maisl-Synagoge.

DIE MAISL-SYNAGOGE (Maislova Sinagoga)

Sie wurde 1591/92 durch die jüdischen Bauunternehmer Juda Coref von Herz und Josef Wahl errichtet. Sie war die Privatsynagoge von Mordecai Maisl, dem Bürgermeister der Judenstadt. Sie kostete ihn mehr als 10 000 Thaler und galt als das schönste Gebäude des Ghettos. 1689 und 1754 wurde sie durch Brände beschädigt. 1893–1905 wurde sie von A. Grotte im neugotischen Stil wieder aufgebaut.

Die Synagoge liegt etwas zurückversetzt an der Maislova-Straße; die Männer betraten die Synagoge durch einen engen Hof und einen polygonalen Vorraum. Der Gebetsraum war von den Maßen her fast symmetrisch (21 × 18 m), wirkte aber wegen der Galerie der Frauen (13 × 9 m) eher länglich. Die beiden großen, farbigen Spitzbogenfenster rahmen die neugotische Bundeslade ein. Über ihr befindet sich noch ein kleineres Fenster. Im Gebetsraum wird heute eine reiche Sammlung liturgischer Gefäße ausgestellt, die dem jüdischen Museum von Prag gehören.

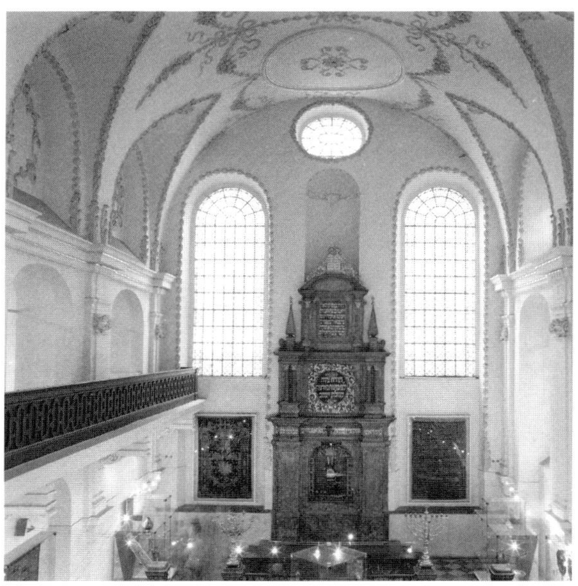

763 Prag. Klaus.
Innenraum, Sicht auf die heilige Lade.

DIE KLAUS (Klausova Sinagoga)

An der „U starého hřbitova ulicka" („Straße des Alten Friedhofs") gelegen, wurde die Synagoge 1694 erbaut. Sie ist die einzige hochbarocke Synagoge des Ghettos, aber auch die letzte Synagoge, die während des 19. Jh., als der Historismus blühte, verändert wurde. An ihrer Stelle erhoben sich früher eine kleinere Synagoge und andere Gebäude, die *Klausen* genannt wurden und zur Unterweisung der Erwachsenen bestimmt waren. Sie waren durch den Brand im Jahr 1689 zerstört worden.

Die Klaus besteht aus einem rechteckigen, zweistöckigen Bau mit einem Satteldach, mit einem Grundriß von 26 × 16 m. Die Ostfassade besitzt zwei große Fenster mit Rundbögen und ein kleines, ovales Fenster oberhalb der Bundeslade, die Südfassade fünf ähnliche Fenster sowie kleine Fenster oberhalb des Gesimses. Der Innenraum, mit Tonnengewölbe, ist ein länglicher Raum (9,30 × 22,60 m), der optisch aber noch verkürzt wird: um 4,20 m durch die Kanzel vor der Bundeslade und um 6,50 m durch die Galerie der Frauen, die 1883/84 auf der linken Seite angefügt wurde.

Die Bundeslade stammt aus dem Jahr 1695. Ihr unterer Teil besteht aus Ziegelsteinen, die mit falschem Marmor überdeckt sind, ihr oberer Teil aus Holz. Ursprünglich befand sich die *Bima* in der Mitte, und die Sitze waren den Wänden entlang verteilt. Die Klaus gehört zum jüdischen Museum.

764 Prag. Klaus.
Innenraum, Gewölbebögen.

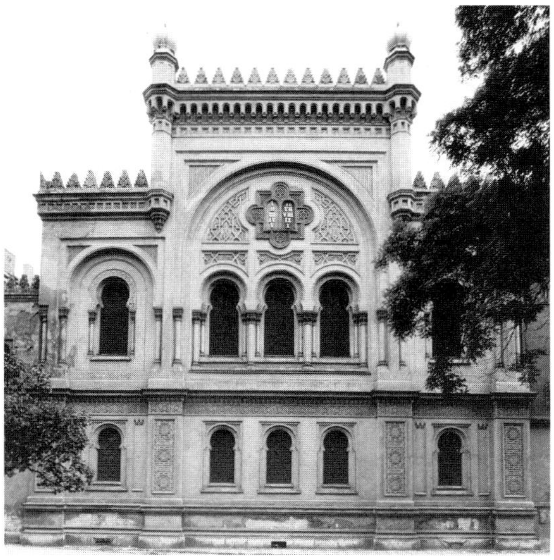

765 Prag.
Spanische Synagoge.
Fassade.

DIE SPANISCHE SYNAGOGE („Der Tempel“; Spanelska Sinagoga)

An der Duni-Straße (Geist-Straße). Sie wurde in den Jahren 1867/68 in neomaurischem Stil gebaut, und zwar durch den Architekten V. I. Ullmann; die Innenausstattung stammt vom Architekten J. Niklas. Nachdem den Juden die Gleichberechtigung zuerkannt worden war, ersetzte die Spanische Synagoge die älteste Synagoge des Ghettos, die Altschul. Sie verdankt ihren Namen den maurischen und spanischen Elementen der architektonischen Gestaltung.

Die Fassade besteht aus drei Teilen. Der mittlere Teil ist erhöht, das Gesims markiert, das Dach flach. Hinzu kommen die Hufeisenbögen und die als Ornament ausgestalteten Oberflächen. Die Fassade erinnert an Rekonstruktionen des Tempels von Jerusalem. Der Innenraum weist ungewohnte Proportionen auf (Breite 19,50 m × Länge 14,50 m). Die Bundeslade und die *Bima* befinden sich in einer Nische; das erweckt den Eindruck, der Raum sei zentriert.

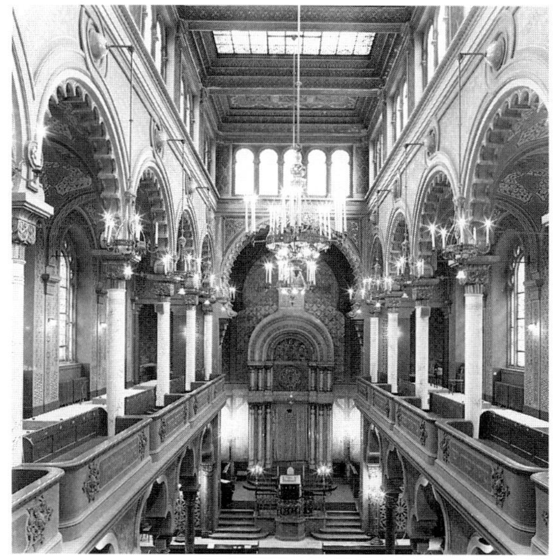

766 Prag. Spanische Synagoge. Innenraum.

DIE JUBILÄUMSSYNAGOGE (Jubilejska Sinagoga)

Die Jubiläumssynagoge an der Jeruzalémska-Straße liegt außerhalb des früheren Ghettos, ist aber spirituell mit ihm verbunden. Sie ist das Werk von W. Stiassny. Sie wurde in den Jahren 1905/06 im Hinblick auf den sechzigsten Jahrestag der Thronbesteigung von Kaiser Franz Joseph gebaut und mußte drei Synagogen (die Böhmische Synagoge, die Synagoge vom Großen Hof und die Neue Synagoge) ersetzen, die bei der Erneuerung des jüdischen Viertels abgerissen worden waren. Die symmetrisch angelegte Fassade umfaßt zwei massive Vorbauten, die nach oben mit einer Turmspitze abgeschlossen werden, und einen leichter wirkenden Mittelteil, der etwas zurückversetzt ist. Oberhalb des Eingangs für die Männer befindet sich eine große Loggia und darüber ein Bogen in Hufeisenform. Der Innenraum setzt sich von den Gewohnheiten der Zeit ab: Der Raum ist überlang, mit einem Hauptschiff und langen und schmalen Seitenschiffen. Die Galerie der Frauen wird durch eine Reihe von Hufeisenbögen getragen, die auf schlanken Metallsäulen ruhen. Das obere Stockwerk zeigt eine gewisse Finesse: Die Decke wird tagsüber durch die farbigen Fenster beleuchtet. Wenn auch der bestimmende Stil dieses Gebäudes neomaurisch ist, so bietet es doch auch die Stimmung der „Wiener Sezession“; ganz allgemein vermittelt es den Geschmack der Jahrhundertwende.

Die Synagoge ist in Gebrauch; die jüdische Gemeinde feiert hier noch immer ihre Gottesdienste.

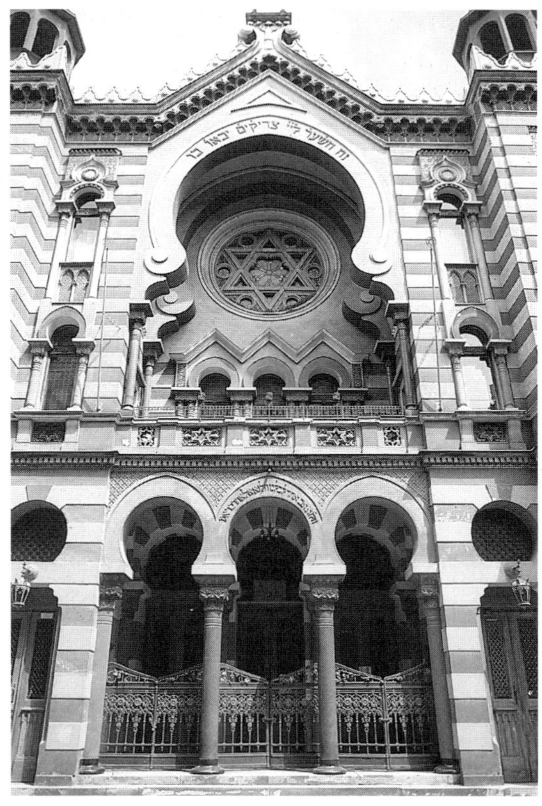

767 Prag. Jubiläumssynagoge. Fassade, Teilansicht.

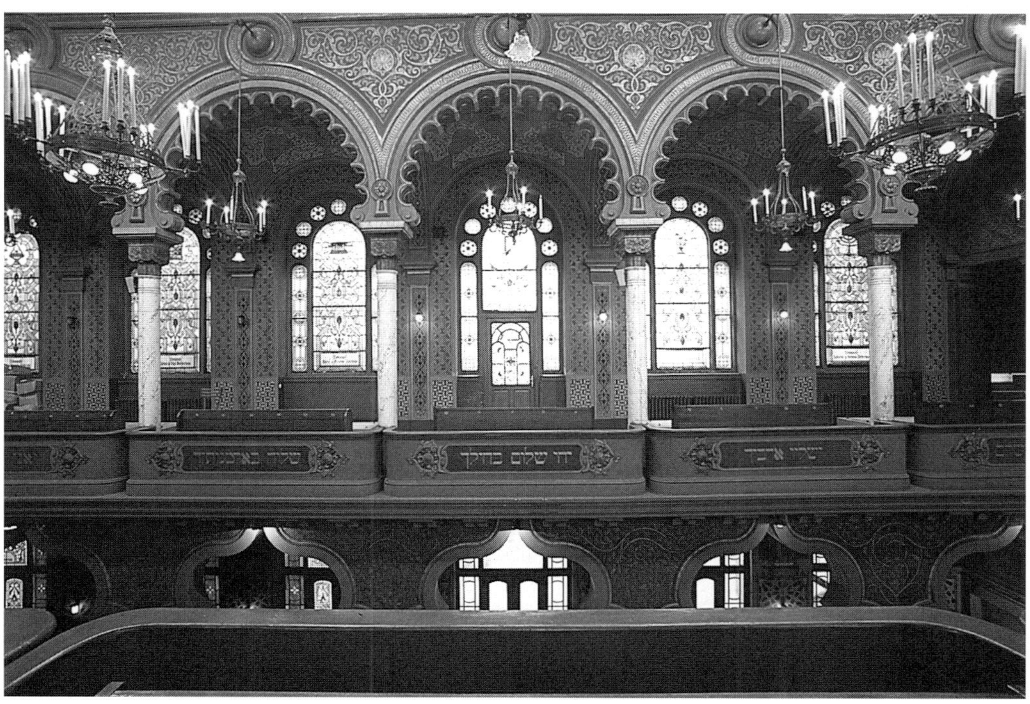

768 Prag. Jubiläumssynagoge.
Innenraum, Sicht auf die Tribüne.

RUMÄNIEN

BUKAREST

DER CHOR-TEMPEL

Von 1800 bis zur Shoah befand sich die jüdische Bevölkerung in einem ständigen Wachstum, parallel zur ständigen Ausweitung des rumänischen Territoriums. Nach der Annexion Siebenbürgens im Jahre 1920 gab es in Rumänien etwa 800 000 Juden. Diejenigen, die den Zweiten Weltkrieg überlebt hatten, emigrierten nach Israel. Heute leben in Rumänien noch etwa 18 000 Juden.

Um 1800 gab es in Bukarest nur tausend Juden, aber 1860, kurz bevor das neue Königreich Rumänien geschaffen wurde, waren es etwa sechstausend. Die strengen Gesetze in der ersten Hälfte des 19. Jh. trafen die armen Juden auf dem Land härter als ihre Glaubensgenossen in der Stadt. Aber auch in Bukarest waren die Juden bis ins 19. Jh. mittels einer Bannmeile eingeschränkt.

1818 erhielten die sefardischen Juden von Bukarest die Erlaubnis, eine große Synagoge zu bauen. Es gab zwar bereits viele kleine Gebetsräume, die ihnen aber nicht dienlich waren, weil sich darin die für den Gottesdienst notwendige Anzahl von Gläubigen nicht versammeln konnte. Im Zeitraum von 1840 bis 1850 wurden in Vacaresti, dem jüdischen Viertel von Bukarest, weitere Synagogen gebaut. Die Große (Mare) Synagoge wurde 1845–1847 errichtet, die Malbim-Synagoge der orthodoxen Gemeinde 1848, und der Templul Unires-Sfanta wurde 1850 eingeweiht.

Der große Chor-Tempel öffnete seine Tore im Jahr 1860, vollendet wurde er allerdings nicht vor 1866, und sein endgültiges Aussehen erhielt er erst 1867; wegen antisemitischer Ausschreitungen mußten die Arbeiten immer wieder unterbrochen werden. Diese Synagoge wurde durch die Reformgemeinde gebaut, die im wesentlichen auf Deutschland und Österreich ausgerichtet war, und ist von deren Geist geprägt. Sie wurde durch die Architekten Enderle und Freiwald entworfen, die sich auf die Pläne von Ludwig Förster für die berühmte Synagoge in der Tempelgasse in Wien stützten. Nach einer Renovierung im Jahre 1932 wurde sie erneut geplündert, diesmal durch die Eiserne Garde, die rumänischen Faschisten. Nach 1945 wurde sie restauriert.

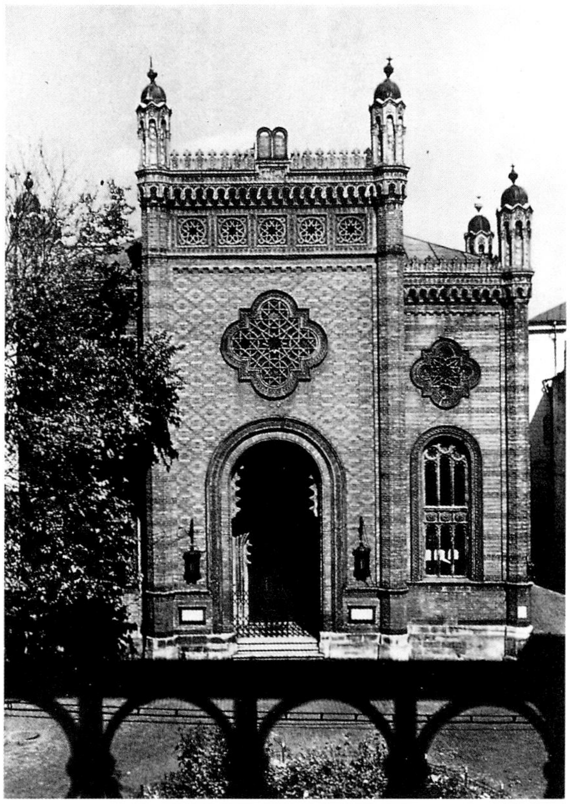

769 Bukarest. Chor-Tempel. Außenansicht. Postkarte (Sammlung Gérard Silvain).

Der Chor-Tempel entspricht dem Konzept Försters, der davon ausging, daß eine Synagoge ein Abbild des Tempels in Jerusalem sein solle. Als Konsequenz dieser Vorstellung ist der Chor-Tempel im Stil einer Basilika angeordnet. Die Hauptfassade weist einen sehr betonten zentralen Vorbau auf, der höher und breiter als die Seitenteile ist. Seine Ränder werden von zwei oktogonalen Eckpfeilern flankiert (eine Anspielung auf Jachin und Boas, die beiden Säulen des Tempels), die in Minarette auslaufen. Die Seitenteile der Westfassade sind mit ähnlichen Minaretten geschmückt (die Minarette, die die Synagoge in der Tempelgasse an entsprechender Stelle aufweist, sind weniger hoch). In der Mitte öffnet sich der mächtige Eingang, und zwei große Fenster prägen die Seitenteile. Der ganze Bau ist im Geist der deutschen Neuromanik gehalten. Rosetten und ein maurisches Gesims schließen die Fassade ab. Der Innenraum ist beinahe gerundet (1,16:1 bzw. 7:6); sehr schlanke Metallstützen teilen den Raum in ein Hauptschiff und zwei Seitenschiffe. Das Verhältnis der Breite des Hauptschiffs zur Breite der Seitenschiffe beträgt 9:5, mit anderen Worten: Das Hauptschiff ist fast doppelt so breit wie die Nebenschiffe. Nach dem Beispiel der Synagoge in der Tempelgasse hat der Chor-Tempel zwei U-förmige Galerien für die Frauen. Der rumänische Bau ist alles in allem weniger avantgardistisch in seinem Ausdruck. Anstelle der flachen Decke, die tagsüber in Erscheinung tritt – Ludwig Förster hat sie in mehreren ausgeklügelten Synagogenbauten in Wien und Budapest eingesetzt –, wird hier der Gebetsraum mit der Imitation eines Tonnengewölbes abgeschlossen.

Der Chor-Tempel ist der Sitz des Großrabbinats von Rumänien.

ORADEA (Nagyvárad, Großwardein)

DIE REFORMIERTE SYNAGOGE

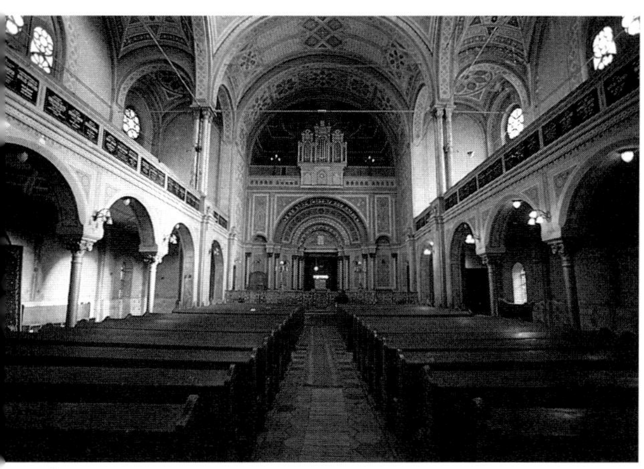

770 Oradea. Reformierte Synagoge. Innenraum.

Oradea, seit 1920 in Rumänien, hieß auf Ungarisch Nagyvárad, auf Deutsch (in der k.u.k. Monarchie) Großwardein, als diese Synagoge gebaut wurde. Im Jahr 1890 hatte Oradea von allen großen Städten Ungarns den größten Anteil an jüdischer Bevölkerung. Die Juden machten 26,2 % der Einwohner aus. Die reformierte Gemeinde wurde 1870 gegründet. Die große Synagoge wurde 1878 gebaut von David Bus, der sich die Ideen bei der großen Synagoge in Nürnberg (1874) holte, die ebenfalls am Ufer eines Flusses lag. Er übernahm ihren leicht basilikalen Grundriß, die mächtige zentrale Kuppel und die zentralen Vorbauten der Süd- und Nordfassade. In Oradea wurde die Westfassade nicht im gleichen Maß ausgebaut, sie besitzt keine Türme. In beiden Fällen ist der Stil neoromanisch; er zeigt sich im Gebrauch der runden Formen, sowohl bei den Bögen als auch bei der Dekoration (Gesims, Fenster usw.).

Der Gebetsraum wird durch zwei Säulenreihen in ein Hauptschiff und zwei Seitenschiffe gegliedert; die Säulen stützen die Galerie der Frauen und den Tambour der Kuppel auf den Gewölbezwickeln. Die *Bima* befindet sich vor der Bundeslade. Oberhalb der Bundeslade gibt es eine Tribüne für den Chor und die Orgel.

Die Synagoge steht unter dem Schutz der örtlichen jüdischen Gemeinde.

RUSSLAND

MOSKAU

DIE GROSSE SYNAGOGE IN DER ARCHIPOVA-STRASSE

Bis 1855 durften Juden sich nicht in Moskau niederlassen, doch hob Alexander II. einige der Verbote auf. Die Erlaubnis, eine erste Synagoge zu bauen, erging 1861; sie wurde 1870 eingeweiht. Doch es zeigte sich schon bald, daß das Gebäude für die Bedürfnisse der Gemeinde zu klein war. Deshalb wurde am Ende des 19. Jh. eine neue Synagoge gebaut.

Die Große Synagoge in der Archipova-Straße stand 1891 zur Verfügung. Zu Beginn hatte sie eine Kuppel, gekrönt von einem sechszackigen Stern. Doch die Gemeinde wurde gezwungen, sie abzureißen. Denn die orthodoxe Kirche wollte nicht, daß Symbole der jüdischen Identität in diesem Maß sichtbar würden. Zudem wollten die staatlichen Autoritäten die finanziellen Ressourcen der Juden abschöpfen: Sie hatten den Bau und die Entfernung der Kuppel selber zu bezahlen. Auch damit war man noch nicht zufrieden und forderte die Umgestaltung der Synagoge in eine Handelsschule. Das Budget der Gemeinde überlebte auch diese Schikanen, und schließlich wurde das Gebäude doch für seinen ursprünglichen Zweck eingesetzt – auf die Kuppel mußte allerdings verzichtet werden. Die Synagoge hat einen klassizistischen Vorbau mit vier Säulen – ein Anachronismus im Hinblick auf die Architektur der Jahrhundertwende, aber ein Zugeständnis an den russischen Geschmack und die Nachwirkungen des Feudalsystems. Glastüren führen vom Vorraum in den Gebetsraum, einen länglichen Raum, der in einem Halbrund schließt. Auf drei Seiten befinden sich Galerien, die auf quadratischen Pfeilern ruhen. Die Apsis hinter der Bundeslade und der *Bima* ist mit Motiven verziert, die aus der russischen Folklore stammen.

Die Synagoge steht heute unter der Oberaufsicht der jüdischen Gemeinde von Moskau.

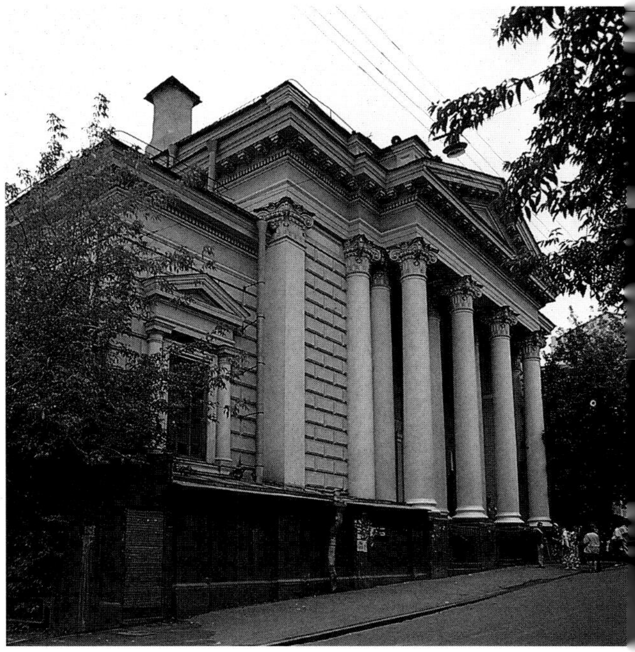

771 Moskau. Synagoge in der Archipova-Straße. Außenansicht.

SLOWAKISCHE REPUBLIK

PRESSBURG (BRATISLAVA)

DIE SYNAGOGE IN DER HEYDUKOVA-STRASSE

Als diese Synagoge gebaut wurde, gehörte Preßburg (früher auch: Presporek, Pozsony, Pozuna) zur Tschechoslowakei. Heute ist es als Bratislava die Hauptstadt der jungen Slowakischen Republik. Die Burg wird bereits im 9. Jh. erwähnt; die Handelsstadt, die sie umgibt, hat sich vor allem seit der Mitte des 13. Jh. entwickelt. Von 1536 bis 1783 war Pozsony die Haupt- und Krönungsstadt der Könige von Ungarn. Die jüdischen Einwohner erhielten bereits 1221 durch König Andreas III. die bürgerlichen Rechte. Doch seit 1250–1280 brachte die Inquisition viele ums Leben; und dies sollte nur das Vorspiel für zahlreiche Vertreibungen und Verfolgungen sein. Im Laufe der folgenden Jahrhunderte mußten die Juden mehrmals auswandern, Pogrome und Brandstiftungen lösten sich ab. Sogar in der alles in allem wohlwollenden Zeit der ungarischen Revolution 1848/49 kam es zu antisemitischen Gewalttätigkeiten. Trotz aller Gefahren blieb Preßburg ein wichtiges Zentrum der jüdischen Studien. Im 18. Jh. galt die *Jeshiwa* von Preßburg als eine der besten Talmudschulen ihrer Zeit. Von dieser ganzen Vergangenheit ist heute nur noch ein einziges Gebäude geblieben: die Synagoge an der Heydukova-Straße. Der Architekt Artur Szalatnay (in der slowakischen Gegenwartsliteratur: Slatinsky) baute sie 1923 für die orthodoxe Gemeinde, und immer noch beten hier einige Juden, die in der Stadt geblieben sind.

Sie steht auf der Nordseite der engen Heydukova-Straße. In der Häuserflucht der Straße macht der Vorbau mit den sieben streng dorischen Säulen und dem schmucklosen Gesims den Ort unbedeutender, als er ist. Denn er läßt die Fenster des Gebetsraums nicht sehen: Fenster mit horizontalem Querbalken im Erdgeschoß und Fenster mit einem Halbkreisbogen im oberen Stockwerk. Die kreisförmigen und winkligen Fensterstrukturen, die dem Bau einen „maurisch modernen" Zug verleihen, sind von der Straße her kaum zu erblicken. Der Haupteingang befindet sich auf der linken Seite des Vorbaus – rechts davon öffnet sich der Eingang zur Galerie der Frauen – und führt in einen Hof, von dem aus die Männer den Vorraum betreten. Der Vorraum ist verhältnismäßig eng; er erfüllt die Vorschrift des Talmud, nach der man die Synagoge durch zwei Türen betreten sollte. Mitten im Vorraum steht eine dicke Säule, die aus einer Zierschale emporwächst; sie erschwert den Zugang zum Gebetsraum. Die Decke des Vorraums ist mit kubistischen Motiven verziert – ein Tribut an die Sprache der jungen nationalen Architektur, den tschechischen Kubismus.

Der Gebetsraum hat ungewohnte Proportionen: Er ist 13,20 m lang und 22,69 m breit. Die Galerie, die auf der Ebene des oberen Stockwerks ein Quadrat von 10,50 m Seitenlänge bildet, hat zur Folge, daß der Raum zentriert wirkt. Die Frauen sind hinter einem Gitter verborgen, das aus vorgegossenen Elementen gotische Formen entfaltet – eine Erinnerung an die Vergangenheit des Judentums in Mitteleuropa. Die *Bima* liegt im geometrischen Zentrum des Raumes; man kann sie von Süden und von Norden her betreten; sie liegt auf einer Estrade, ist von einer Metallbalustrade um-

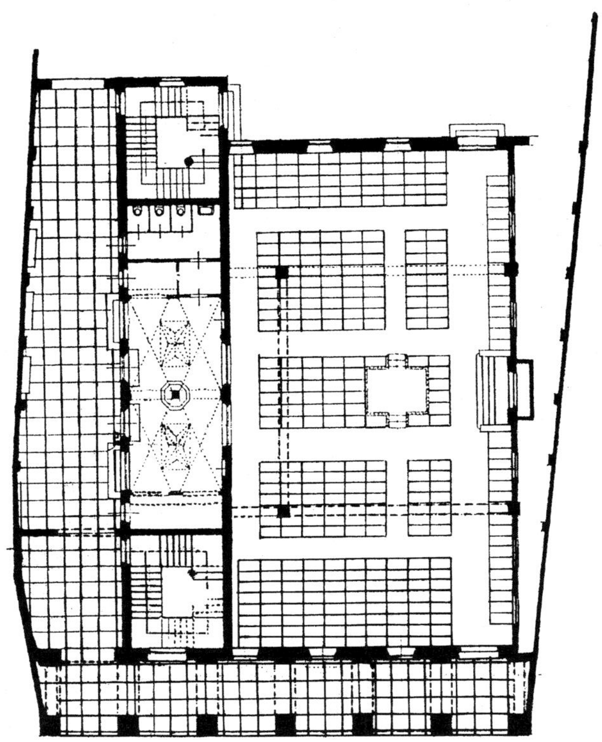

772 Preßburg. Synagoge in der Heydukova-Straße. Grundriß.

geben und geschützt durch einen mit Spitzbögen verzierten Baldachin, ebenfalls aus Metall – ein moderner Aspekt, der vielleicht durch die Synagoge von Hietzing in Wien beeinflußt worden ist, zugleich aber auch eine Anspielung auf die Altneuschul in Prag. Die Bundeslade ist eher unauffällig. Über vier Stufen geht man zu ihr empor. Sie wird durch einen Triumphbogen hervorgehoben; dieser ist mit Leuchtern und anderen Elementen verziert, die von der Dekoration der bemalten Holzsynagogen am Ende der Renaissance herkommen. Oberhalb der Bundeslade zieht sich ein hohes, sehr originelles Fenster nach oben bis unter die Decke; es ist aus Zickzack-Linien gestaltet worden.

Die tragenden Elemente der Synagoge in der Heydukova-Straße bestehen aus armiertem Beton, doch ist diese neue Technik nicht zu einem Ausdrucksmittel geworden. Die Synagoge ist letztlich eine gelungene Mischung aus dem Klassizismus der zwanziger Jahre, aus dem eben entstehenden Modernismus und aus orientalischen und traditionellen Elementen.

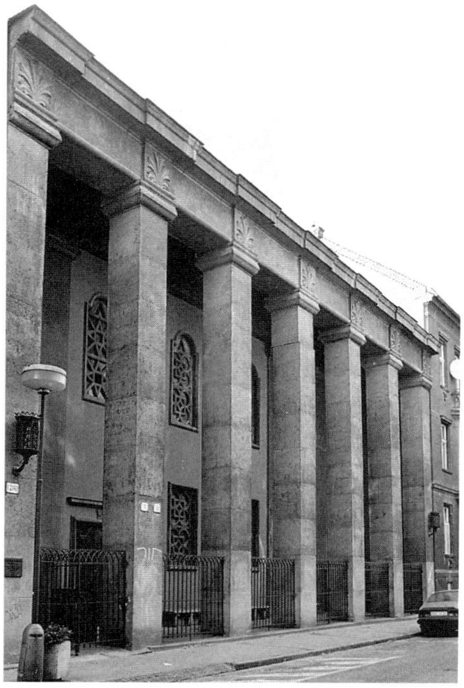

773 Preßburg. Synagoge in der Heydukova-Straße. Fassade.

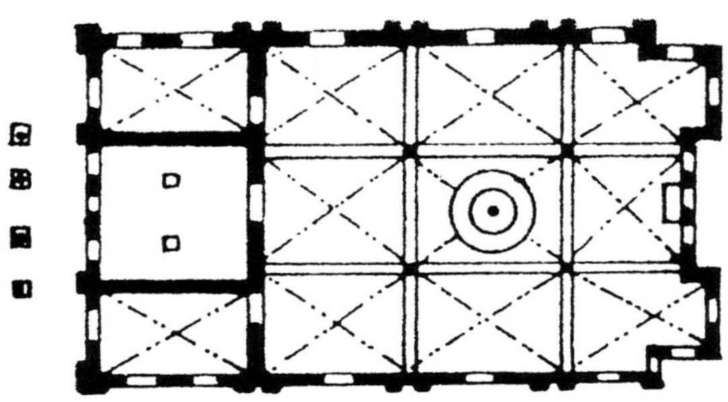

774 Liptovski Mikuläs. Synagoge. Grundriß.

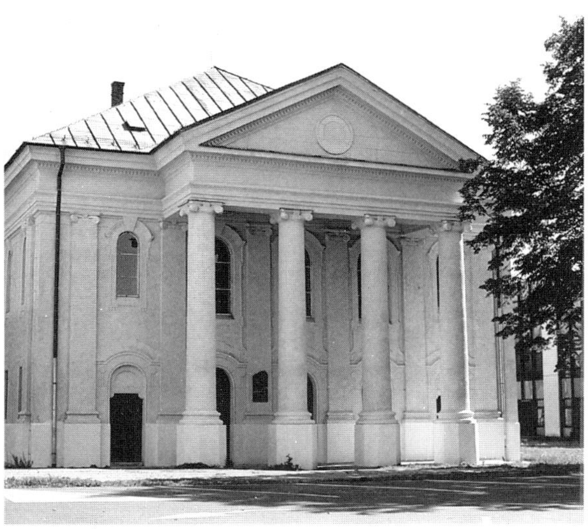

775 Liptovski Mikuläs. Synagoge. Fassade.

LIPTOVSKI MIKULÄS (Liptószentmiklós, Liptovski Svet Mikulas)

Diese kleine Stadt von einigen tausend Einwohnern liegt in den Bergen, im Nordosten der neuen Slowakischen Republik. Nachdem hier 1728 die erste Gemeinde der Region ins Leben gerufen wurde, bildete die Stadt im 18. und 19. Jh. ein sehr wichtiges jüdisches Zentrum. Doch die Präsenz jüdischer Familien scheint noch viel weiter zurückzureichen. Die Synagoge wurde bereits 1731 gebaut. Sie mußte 1770 und 1880 vergrößert werden, da die Gemeinde immer mehr wuchs. 1846 baute die Gemeinde eine neue Synagoge, in die einige Teile der früheren Synagoge integriert wurden. Nach einem Brand wurde sie 1878 wieder aufgebaut, was nach einem weiteren Brand 1906 erneut notwendig wurde. Dieser letzte Bau war das Werk von Lipót Baumhorn, doch scheint sich sein Einfluß vor allem auf den Innenraum konzentriert zu haben.

Die Synagoge ist ein geräumiges klassizistisches Gebäude mit einer Betonung der Längsrichtung und, auf der Westseite, einem charakteristischen Vorbau, den vier ionischen Säulen. Die Ostfassade, die komplexer ist als die Westfassade, gibt auch Hinweise auf die Geschichte des Gebäudes. Der mittlere Teil, der die Bundeslade enthält, stammt mit der barocken Attika vermutlich noch vom ersten Bauwerk. Er gehört mit seiner Höhe zum vorangegangenen Bau. Die beiden Seitenteile, die mit einem Tympanon abschließen, sind später hinzugekommen. Der ganze Bau ist durch ein zusätzliches Tympanon (oberhalb des Gesimses) zusammengefügt.

Im Innern ist das klassizistische Konzept nicht durchgehalten. Man durchquert einen prächtigen Vorraum und betritt einen Gebetsraum in der Länge von drei Gewölbejochen; darüber liegen die Galerien der Frauen. Auch diese Galerien verfügen über drei Joche; da ihnen aber der ganze Raum mit den neun Jochen und den vier zentralen Säulen fehlt, kann man hier nicht von einem Aufbau mit neun Jochen sprechen. Hinzu kommt, daß das Gewölbe nur eine Imitation darstellt, eine leichtere Struktur mit Hilfe eines Lattenrostes. Das zentrale Joch besitzt eine Öffnung in den Dachstuhl; es handelt sich nicht um eine eigentliche Laterne, denn sie ist keine Lichtquelle und von außen nicht sichtbar. Die *Bima* befindet sich am östlichen Ende des Raumes; sie steht vor der prunkvollen Bundeslade. Die Synagoge ist aufgegeben und befindet sich in einem schlechten Zustand.

ŽILINA (Zsolna, Sillein)

Žilina ist eine Provinzstadt der neuen Slowakischen Republik. Als die Synagoge gebaut wurde, gehörte sie zur Tschechoslowakei. Jan Masaryk, der erste Präsident, hatte den Juden die Staatsangehörigkeit verliehen und auf diese Weise ihre jüdische Identität verstärkt. Die Gemeinde lebte ein gemäßigt reformiertes Judentum nach Art der ungarischen Gemeinden – während ungefähr tausend Jahren war diese Region ein Teil Ungarns. Der berühmte Berliner Architekt Peter Behrens hatte die Ausschreibung für den Bau gewonnen.

Die 1931 vollendete Synagoge liegt an einem Nordsüdhang. Und man kann sie von Norden und von Süden betreten. Sie besitzt deshalb einen ungewöhnlichen Grundriß mit zwei beinahe identischen Vorräumen. Die Zimmer für den Rabbiner, den Vorsänger und andere Nebenräume wie auch die Treppen für die Frauen befinden sich in den Ecken des Gebäudes.

Der Gebetsraum enthält 450 plus 300 Sitzplätze; er wirkt länglich, was mit den Vorgaben des Geländes zusammenhängt; dieser Eindruck wird allerdings durch das Ausmaß der mächtigen Kuppel (Durchmesser: 16 m; Höhe: 17,60 m), die Balustraden und die schlanken Säulen, die die Galerie tragen, abgeschwächt. Der Raum ist mit bemalter Keramik und horizontalen weißen Streifen ausgeschmückt – eine moderne Anspielung auf die neomaurischen Elemente des 19. Jh.; auf der Kuppel kreuzen sich goldene Linien so, daß sie Davidssterne bilden. Die *Bima* befindet sich vor der Bundeslade; oberhalb der Bundeslade ist die Tribüne für den Chor und die Orgel. Das Besondere dieses Bauwerks liegt in seinem Äußeren: Es verbindet die neue moderne Architektur (einheitliche Flächen, natürliche Materialien, die Horizontale gibt den Ton an) mit „palästinischen, echt orientalischen“ Signalen (die Proportionen, die deutliche Silhouette, die flache Kuppel in der Form der *Kippa* – der traditionellen Kopfbedeckung der Männer –, die schmalen Fenster) und mit einem betonten Historismus (vorspringende Gesimse, die zu den Ecken hin ansteigen; die Ekken werden eigenartig betont: vorspringende Kragsteine, die diagonal verlaufen, gekrönt mit dem Davidsstern).

776 Žilina. Reformierte Synagoge. Grundriß.

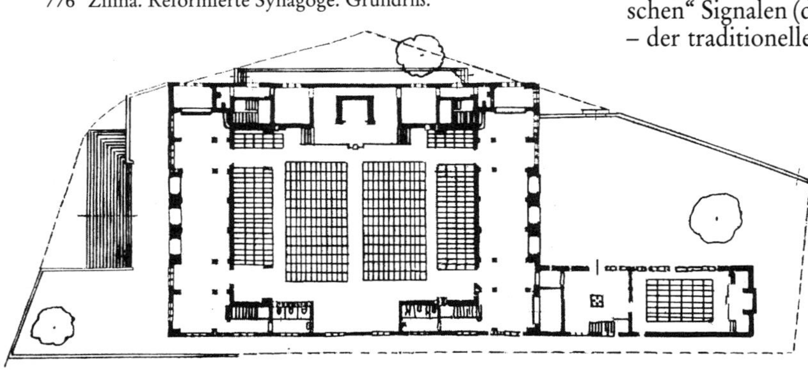

Nordamerika

VEREINIGTE STAATEN

ELKINS PARK (PENNSYLVANIA)

DIE BETH SHOLOM-SYNAGOGE

Der große Architekt des 20. Jahrhunderts, Frank Lloyd Wright, wurde durch die Kongregation Beth Sholom 1954 mit diesem Auftrag herausgefordert. Für ihn wurde es zur Gelegenheit, ein sehr originelles Projekt zu verfolgen: einen „transparenten Sinai". Er nahm ein religiöses Programm aus dem Jahr 1925 (ein Zeitraum, der die dekorative Ästhetik der Synagoge geprägt hat) wieder auf und entwarf einen komplexen Raum, der sowohl an das Zelt als auch an die Pyramide erinnert: Drei gut sichtbare Betonpfeiler dienen als Hauptstützen des Baus, der aus Aluminiumelementen (aus Umweltgründen durch Plastik ersetzt) und gewelltem Glas besteht. Durch ein Spiel mit den Ecken, von denen der eine das erkerartige Vordach über dem Eingang bildet, erhält der Grundriß die Form des sechszackigen Sterns. Die Rippen sind mit eigentümlichen Palmzweigen gespickt (eingeschnittene Aluminiumteile). Solche für Wright typischen Einzelheiten finden sich überall: in den Türrahmen, im Dachstuhl, beim Mobiliar oder in den Ritualgegenständen. Der Innenraum ist so eingerichtet, daß er auf Treppen verzichten kann: Eine Rampe führt unter das Haupttheiligtum, wo sich ein Oratorium befindet; zwei seitliche Rampen erlauben den Zugang zum Hauptraum (1 200 Sitzplätze), der von Licht überflutet wird. Die Bundeslade und die *Bima* nehmen den Raum der einen Ecke (des Hauptdreiecks) ein und geben dem Bauwerk einen Focus. Beth Sholom ist ein gutes Beispiel für die zeitgenössischen Versuche mit der Synagogenarchitektur: Einsatz neuer Techniken und Offenheit für ungewohnte Formen im Dienst der Symbolsprache – denn diese Symbolsprache ist das spezifisch Jüdische an diesem Baumwerk. *Vgl. Abb. 115.*

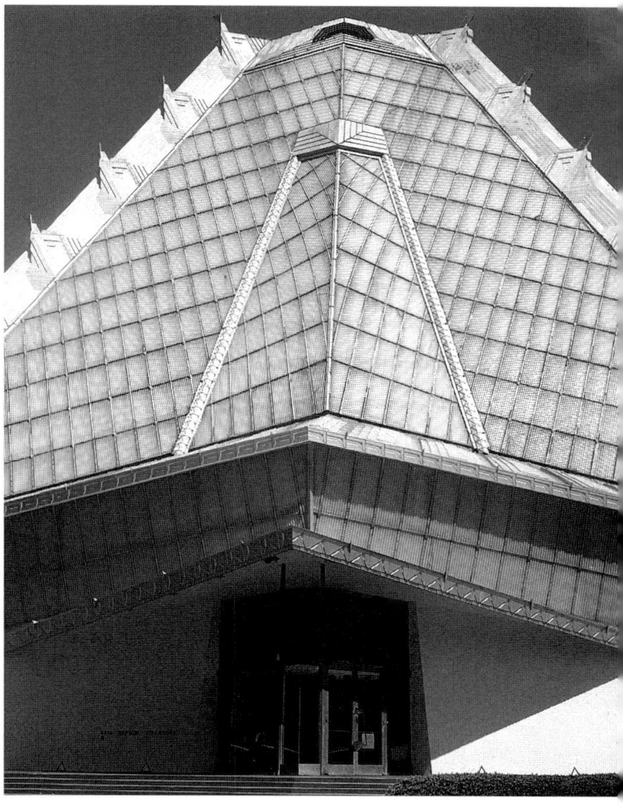

777 Elkins Park. Beth Sholom-Synagoge. Außenansicht, Ausschnitt.

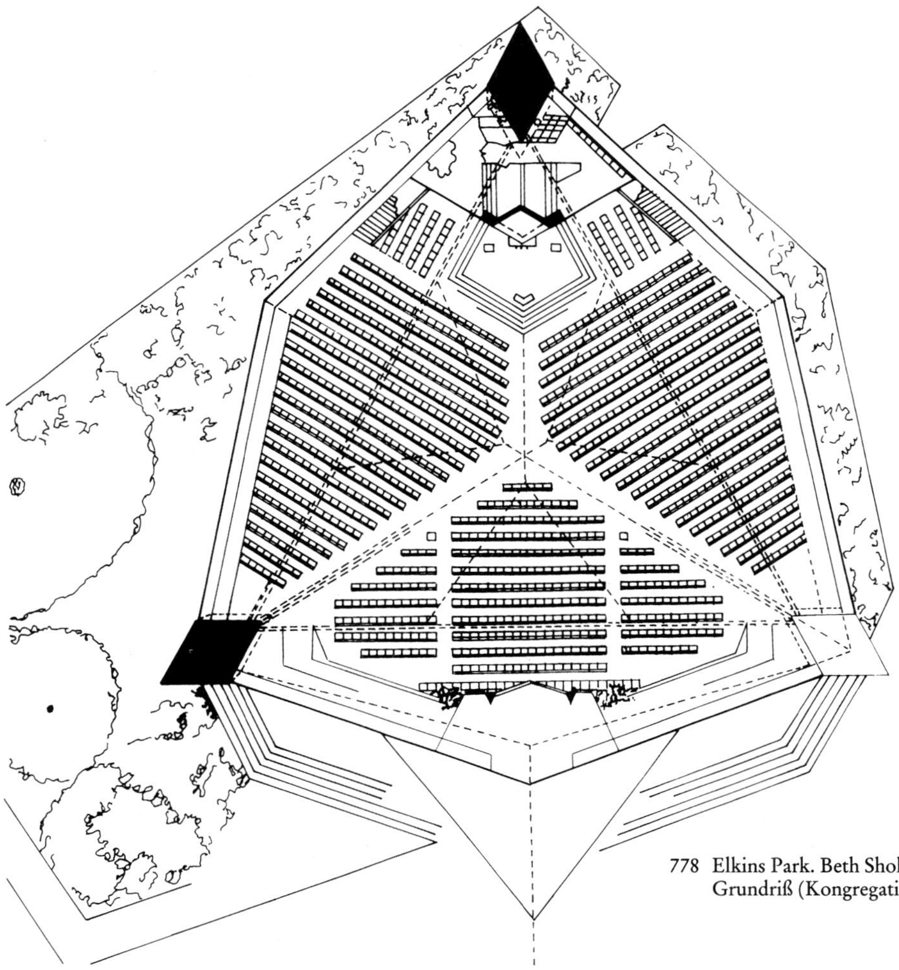

778 Elkins Park. Beth Sholom-Synagoge. Grundriß (Kongregationsarchive).

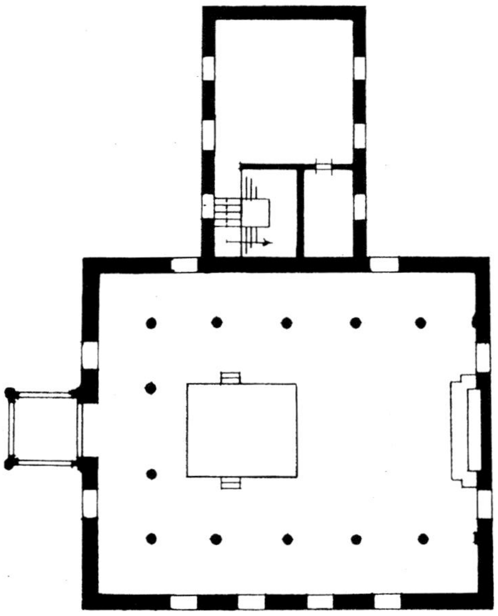

779 Newport. Touro-Synagoge.
Grundriß (nach O. Israelowitz).

NEWPORT (RHODE ISLAND)

DIE TOURO-SYNAGOGE

Auch wenn diese Synagoge die älteste der Vereinigten Staaten ist, so ist die Kongregation, die sie benutzt (Jeshuat Israel, gegründet im Jahr 1658) nur die zweitälteste. Die jüdischen Händler, die sich in Newport niederließen, kamen von den Niederländischen Antillen. Sie vertrauten ihr Vorhaben allem Anschein nach einem renommierten Architekten an: Peter Harrison. Seine Aufgabe bestand darin, einen Bau zu entwerfen, dessen Äußeres mit den gewohnten Kolonialbauten zusammenging und keinerlei sichtbare Symbole aufwies: Ein Vorbau mit Säulen und Giebel signalisiert den Eingang um so deutlicher, als er sich auch farblich vom Bau abhebt. Er betont auch die Symmetrie des Bauwerks. Die innere Gestaltung entspricht den Innenräumen in Amsterdam und London: Fenster mit dem Halbkreisbogen, die *Bima* in der Nähe des Eingangs, zwölf Säulen tragen die Tribünen, die die Frauen über einen auf der Nordseite angegliederten Bau erreichen können ... Es gibt aber auch Unterschiede: Auch die Tribüne verfügt über Säulen, und die Bundeslade, die sich über beide Stockwerke hinzieht, ist mit der Ostwand verbunden. Die Synagoge trägt den Namen des Ministers beziehungsweise Offizianten, der der Einweihung am 2. Dezember 1763 vorstand: Isaac Touro. Sie enthält alte und wertvolle Gegenstände: ein Ewiges Licht aus dem Jahr 1765 und *Rimmonim* des Goldschmieds Myer Myers. *Vgl. Abb. 93.*

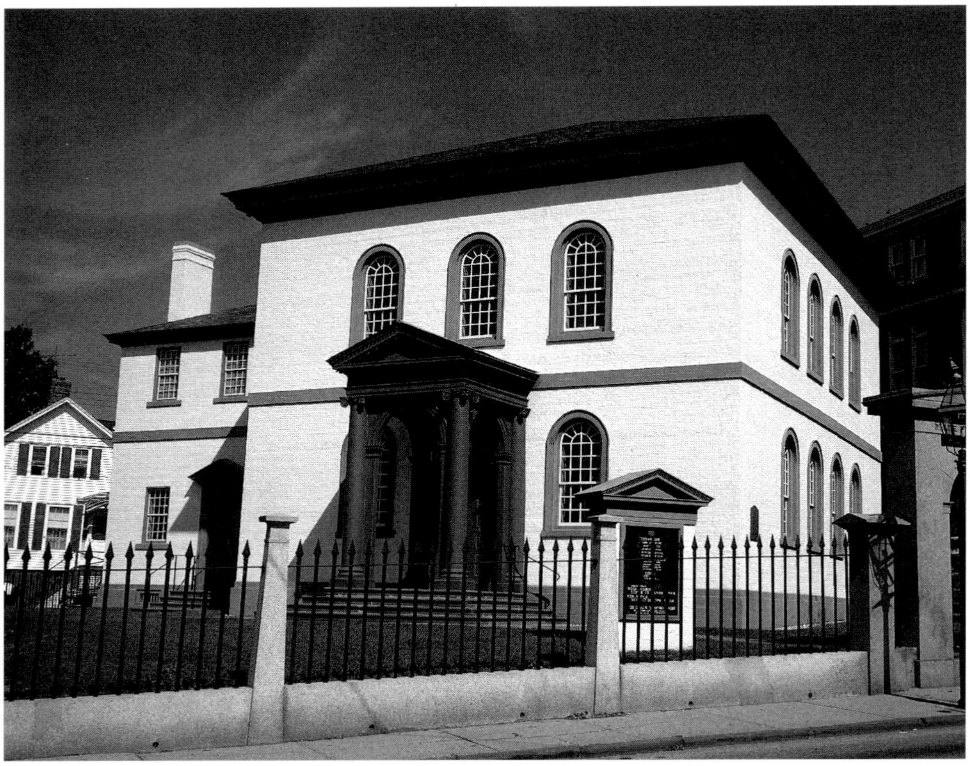

780 Newport. Touro-Synagoge. Außenansicht.

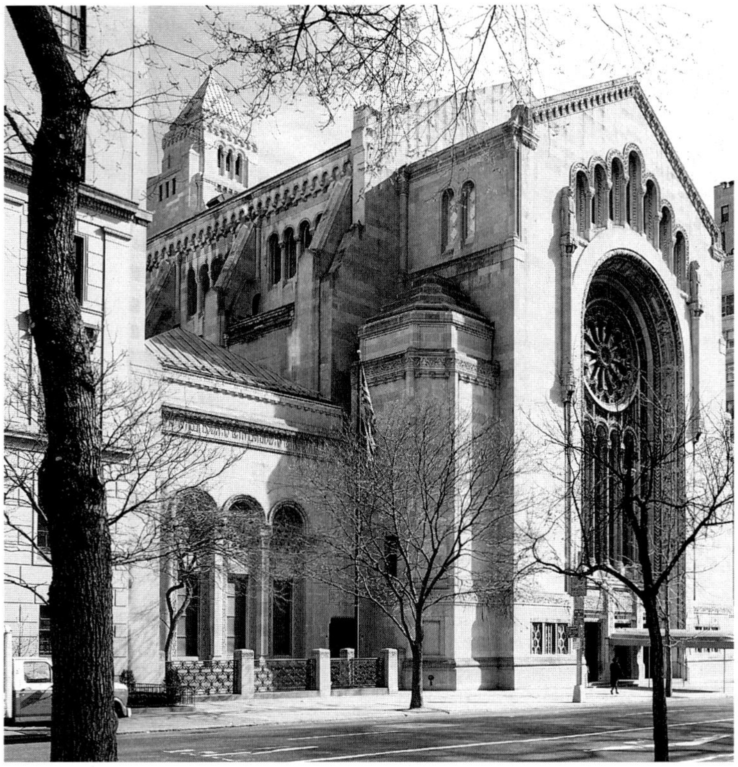

781 New York. Emanu-El-Tempel. Fassade (5th Avenue).

NEW YORK

DER EMANU-EL-TEMPEL

Der Tempel der Kongregation Emanu-El erhebt sich an der renommierten 5th Avenue. Er imitiert frühe christliche Kirchen in Syrien, stammt aber erst aus dem Jahre 1929 und mußte eine Synagoge aus dem Jahr 1868 ersetzen. Der Tempel ist repräsentativ für die Dauerhaftigkeit dieses architektonisches Stils in den Vereinigten Staaten (bis zum Zweiten Weltkrieg), für die amerikanische Gestaltung des Kults und für die Größe der Bauten. Diese riesige Basilika mit zweitausend Sitzplätzen, erbaut durch die Architekten R. D. Kohn, C. Butler und C. Stein, wird auf der linken Seite noch ergänzt: durch ein Oratorium, das dank seiner Kuppel noch stärker byzantinisch wirkt, sowie durch weitere Anbauten, eine Bibliothek, und – oberhalb des Versammlungsraums in der 65. Straße – Klassenzimmer, verteilt auf sieben Stockwerke. Die Fassade mit den runden Gesimsen und der Rosette betont die Vertikalität: schmale, hohe Bögen. Die drei Portale unter dem massiven Sturz wirken wie herausgebrochen. Das Schiff vermittelt denselben Eindruck von Aufschwung, da die Tribünen fehlen. Die Decke erinnert an diejenige von Ravenna oder von El Transito in Toledo. Der reiche und schillernde Dekor besteht aus farbigem Marmor, Keramiktafeln, Mosaiken, Fenstern, Bronzemotiven und halbflachen Reliefs, ganz im Stil frühchristlicher Kirchen. Es ist also möglich, sich mitten in New York in einen Winkel Palästinas aus dem 6. Jh. zurückzuziehen. *Vgl. Abb. 390.*

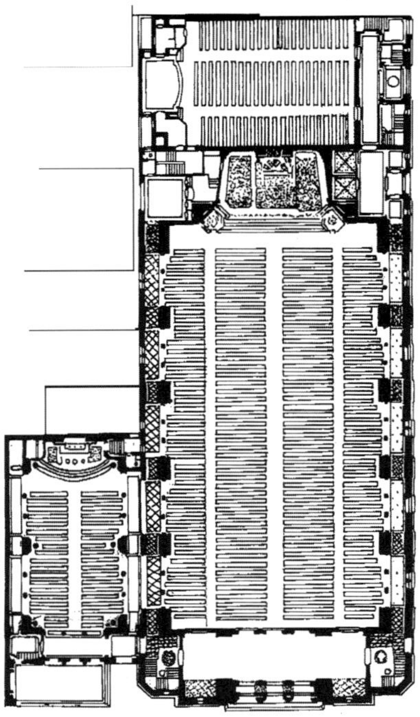

782 New York. Emanu-El-Tempel.
Grundriß (nach Kohn, Butler und Stein).

TUNESIEN

DJERBA

DIE SYNAGOGE DER GHRIBA

Die Anfänge dieser Synagoge auf der Insel Djerba fern der alten Gemeinde von *Hara Kebira* und *Hara Sghira* sind sagenumwoben. Es handelt sich um einen Pilgerort, der am *Lag Baomer* (Fest zur Erholung und zum Besuch des Grabes von Rabbi Simeon bar Yochai) häufig aufgesucht wird; und die Synagoge ist mit einem *Fondouk*, einer Karawanserei, verbunden. Eine solche Praxis hat ihre Verwandtschaft im Heiligenkult der Moslems. Mit den Anfängen dieser Synagoge sind viele Legenden verbunden; auch wenn sie nicht über „Antiquitäten" im eigentlichen Sinn verfügen kann, so stellt die Synagoge doch ein beispielhaftes Gebäude dar, eingeschrieben in eine lange Geschichte.

Die Überlieferung weiß zu berichten, daß die Synagoge gleich nach der Zerstörung des Tempels in Jerusalem durch Nebukadnezar gebaut wurde; *Kohanim* sollen auf der Insel Djerba Zuflucht gesucht und sogar ein Tempeltor mitgebracht haben. Auch der Name der Synagoge, „Die Fremde", erinnert an ein weiteres außerordentliches Ereignis, das sich im Dunkel der Zeiten verliert ... Eine Frau hatte sich an diesem Ort niedergelassen, nahm aber mit niemandem Kontakt auf. Eines Tages schlug der Blitz in ihr Zelt, und niemand wagte, ihr zu Hilfe zu kommen. In der Asche fand man ihren Leichnam und ihre Kleider, die unversehrt geblieben waren. Daran erkannte man, daß es sich um eine heilige Frau gehandelt haben mußte, und man errichtete ihr am Ort ihres Hinscheidens ein Heiligtum ...

Das Gebäude wurde mehrfach umgebaut, erneuert und restauriert; es steht dennoch für einen bestimmten Typus, der in Tunesien verbreitet ist, denn diese ehrwürdige Synagoge hatte Modellcharakter mit dem Hof und dem Gebetsraum, an dessen Ostwand sich die Bundesladen befinden. Die letzten wichtigen Umgestaltungen scheinen aus dem Jahr 1920 zu stammen. Zur Zeit weist die Synagoge zwei Gebetsräume auf, da der Hof überdacht worden ist. Im eigentlichen Gebetsraum sind nur noch fünf Schrank-Laden vorhanden, ursprünglich waren es sieben. Die ganze Anlage ist ein Steinbau mit Dachterrassen; er wird regelmäßig weißgetüncht. *Hekhal,* die Bundeslade, und die *Bima* aus Holz befinden sich im zweiten Raum, im sicher älteren Teil. Dieser große, längliche Raum wird von Arkadengalerien gesäumt, die auf den früheren Hof hinweisen. Im oberen Stockwerk lassen die Fenster das Licht einströmen. Die Dekoration besteht vor allem aus blauer Keramik. Bei einer der Galerien fehlt eine Säule – nach der Überlieferung eine Erinnerung an die Zerstörung des Tempels; sie fehlt aber auch aufgrund eines Fluchs gegen jene Person, die versuchen sollte, den Bau zu vollenden ... An den Bundesladen sind *Ex votos* angebracht, die von der Heilkraft einer Pilgerfahrt nach La Ghriba Zeugnis ablegen.

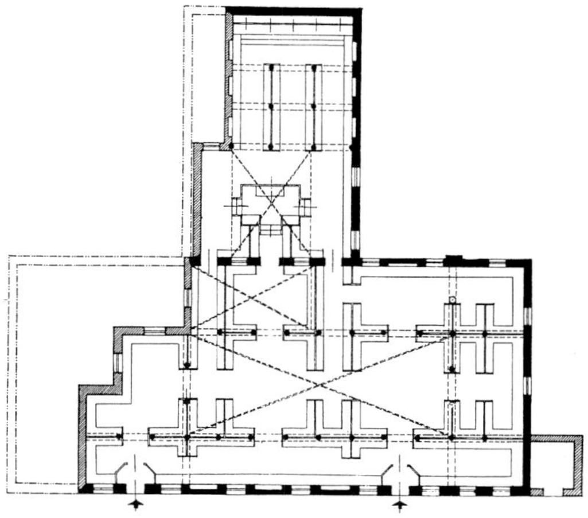

783 Djerba. Synagoge der Ghriba. Grundriß (nach J. Zack).

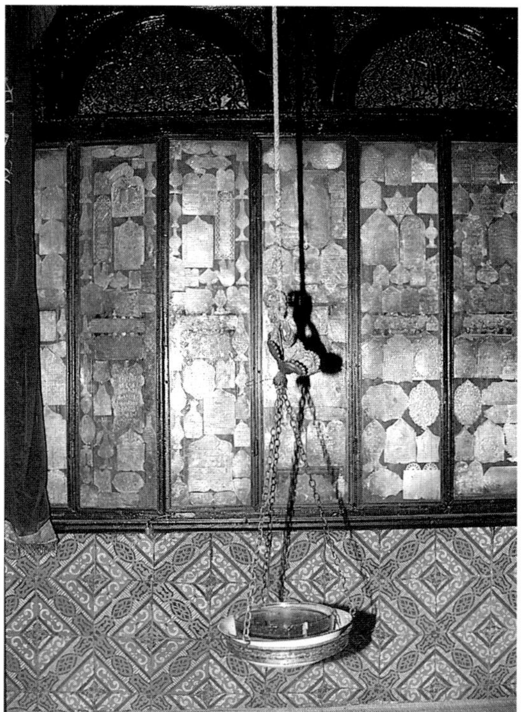

784 Djerba. Synagoge der Ghriba. Lampe und *Ex voto.*

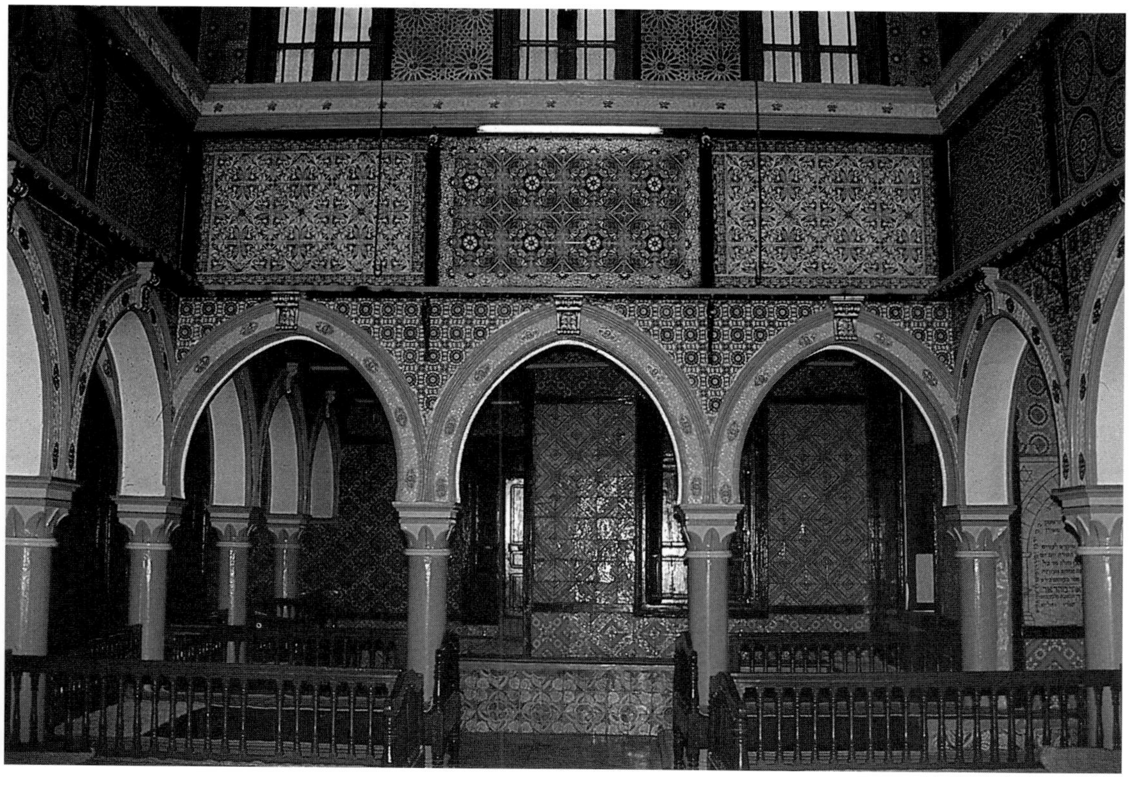

785 Djerba. Synagoge der Ghriba. Innenraum.

TUNIS

DIE SYNAGOGE IN DER AVENUE DE PARIS

Die Gemeinde von Tunis verfügte über mehrere Synagogen im alten Viertel La Hara. Unter dem Einfluß Frankreichs beschloß man am Ende des 19. Jh., eine monumentalere Synagoge zu bauen. Diese Pläne fanden die Unterstützung eines französischen Mäzens: Daniel Osiris Iffla (1825–1907) hatte sich zum Ziel gesetzt, den Bau von Synagogen zu fördern. Sein eigener Architekt lieferte 1909 einen Entwurf mit zwei Türmen, die einer Kathedrale würdig gewesen wären. Die Gemeinde entschied sich aber 1912 für einen Wettbewerb, der von einem Juden aus Tunis gewonnen wurde: Victor Valensi.

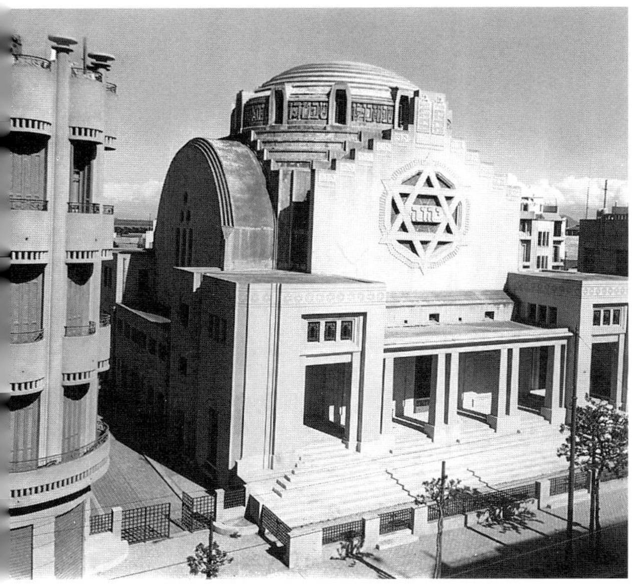

786 Tunis. Synagoge in der Avenue de Paris. Außenansicht.

Valensi schlug einen quadratischen Bau mit einer großen Kuppel vor, wobei die Gewölberücken das Dach bilden. Damit die Bundeslade nach Jerusalem ausgerichtet war, stellte er sie an die Fassadenwand; der Eingang erfolgt über zwei Portale, die mit einem Vorbau verbunden sind. Im Innern stellte der Architekt die *Bima* direkt unter die Kuppel und markierte so die Mitte des Hauptraums, der sich bis nach hinten zieht, wo sich die Bänke befinden.

Da Valensi einfachen geometrischen und quadratischen Formen den Vorzug gab, erhielt sein Gebäude eine Modernität, die die damals üblichen Stilrichtungen hinter sich ließ. Die Synagoge konnte erst mit fünfundzwanzig Jahre Verspätung errichtet werden und wirkte dennoch nicht veraltet. Tatsächlich konnte wegen Schwierigkeiten mit dem Bauplatz und mit den Finanzen der Grundstein erst 1933 gelegt, das Gebäude erst 1937 eingeweiht werden. Der Dekor dieser Synagoge ist bewußt im Sinne des Modernismus gestaltet. Die vier großen Pfeiler, die die Gewölbezwickel der Kuppel tragen, sind mit farbigen geometrischen Motiven und Inschriften verziert. Die Fassade wurde Gegenstand einer Polemik: Der Treppengiebel wird von einer ungewöhlichen Darstellung der Gesetzestafeln überragt und von einem großen Rundfenster beherrscht, aus dem ein gewaltiger Davidsstern herauszutreten scheint. Daß diesem Motiv, das auch im Innenraum oberhalb der Bundeslade vorkommt, eine solche Bedeutung beigemessen wurde, war innovativ – um so mehr, als im Zentrum des Sterns das Tetragramm geschrieben steht, die vier Buchstaben jenes Namens, der nicht ausgesprochen werden darf.

Während des israelisch-arabischen Krieges wurde die Synagoge am 5. Juni 1967 stark beschädigt, die Bücher und das Mobiliar wurden in Brand gesteckt. Die Synagoge ist aber noch in Gebrauch und hat nach wie vor ihre architektonischen Qualitäten bewahrt.

MAROKKO

FÈS

DIE SYNAGOGE DES RABBI CHLOMO IBN DANAN

In Marokko gibt es zahlreiche Synagogen; einige von ihnen dienen noch als religiöse Treffpunkte, zum Beispiel in Casablanca, Fès, Meknès oder Tanger. Die meisten dieser Bauten sind von außen nicht als Synagogen erkennbar; es handelt sich eher um Oratorien, entstanden aus dem Wunsch einzelner, einen Ort für den privaten Kult zu haben. Gegen solche Tendenzen setzen sich die Rabbiner zur Wehr, sie ziehen es vor, die Gläubigen in den Bauten der Gemeinde zu sammeln (vgl. Shlomo Deshen, *Les Gens du Mellah,* 1991). Im Norden des Landes haben spanische Juden ihre Tradition entfaltet, die sich von derjenigen der autochthonen Juden unterscheidet; man findet sie noch in den verlassenen Synagogen des Südens. Im heutigen Fès hat man ungefähr dreißig Synagogen und Oratorien gezählt; der Großteil von ihnen ist umgebaut worden.

Die Synagoge des Rabbi Chlomo Ibn Danan dürfte aus dem 17. Jh. stammen. Mit ihrer Anordnung, ihrem Mobiliar und ihrer Dekoration steht sie für die typischen marokkanischen Synagogen, die selten so monumental sind wie die Moché Nahon-Synagoge von Tanger (1878), wo auch korinthische Säulen und Tribünen auftauchen (zur Zeit im Umbau, sie wird zum Museum).

Die Synagoge des Rabbi Chlomo Ibn Danan – ohne besondere Fassade – besteht aus einem zweischiffigen Hauptraum (7,50 × 12,50 m) mit drei achteckigen Pfeilern in der Mittelachse, weist also einen Grundriß auf, der im mittelalterlichen Europa und in Nordafrika häufig anzutreffen war (ähnlich dem Grundriß mit den vier zentralen Pfeilern, die die *Bima* umgeben). Für die Frauen gab es in diesem Raum keinen Platz. An der Ostwand befinden sich drei Bundesladen, über diesen drei hohe Fenster. Ihnen gegenüber öffnen sich zwei weitere, mit Holzschnitzereien verzierte Fenster. Der Raum unter ihnen dient der *Bima;* der Lesetisch steht unter einem Metallbaldachin. Im Raum zwischen den Pfeilern stehen die Bänke. Die Holzarbeiten der *Bima* sind grün bemalt, die Mauern sind mit Stuck und Keramik verziert; die plastisch gestalteten Holztüren der Bundeslade stammen sicher vom Ende des 19. Jh.

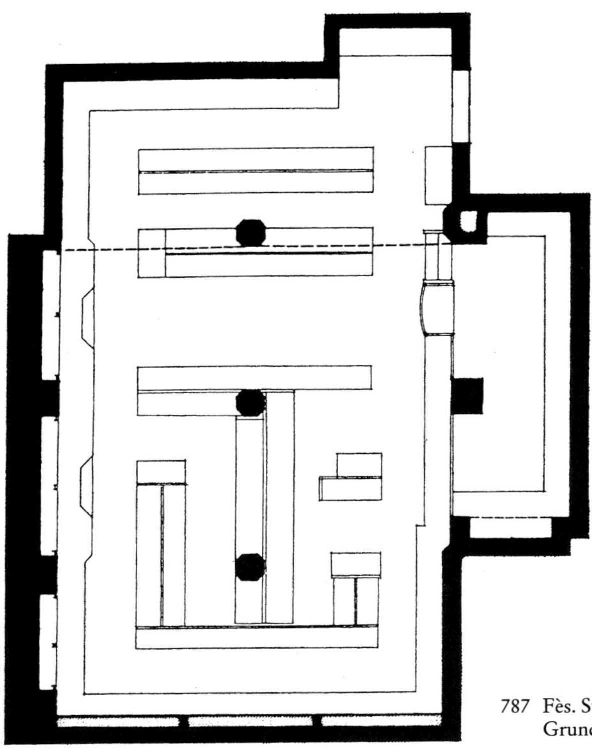

787 Fès. Synagoge des Rabbi Chlomo ibn Danan. Grundriß (nach J. Pinkerfeld).

ISRAEL

JERUSALEM

DIE VIER SEFARDISCHEN SYNAGOGEN IM JÜDISCHEN VIERTEL DER ALTSTADT

Der organische Komplex dieser vier Synagogen umfaßt die Synagogen Johanan ben Zakkai, Eliahu Hanavi, Istambuli und Emtsai. Eigentlich wird nur der südlich gelegene Gebetsraum nach Johanan ben Zakkai benannt, aber dieser Rabbiner ist eine so wichtige Persönlichkeit, daß man seinen Namen auch dem ganzen Komplex verliehen hat.

Rabbi Mose ben Nahman (Ramban) ließ sich 1267 in Jerusalem nieder und brachte wieder Leben in die jüdische Gemeinde der Stadt. Er ließ im Zentrum des heutigen jüdischen Viertels eine Synagoge errichten. Am Ende des Mittelalters war die jüdische Gemeinde von Jerusalem klein; zu Beginn des 15. Jh. zählte sie 300 Familien, fünfzehn aschkenasische, die anderen sefardische. Doch die jüdische Gemeinde wuchs in den folgenden Jahrzehnten rasch.

Nach 1492, dem Jahr der Vertreibung der Juden aus Spanien, veränderte sich die Situation in der Diaspora radikal; sefardische Gemeinden begannen, sich im Mittelmeerraum zu entfalten, vor allem in den Ländern des Osmanischen Reichs. Und 1517 eroberten die Osmanen auch Palästina. Damit stand den Juden auch dieses Land offen, das Land ihrer Vorväter. Sie ließen sich in Safed, Hebron und Jerusalem nieder. In diesen Orten lebten bereits andere Juden, aber die neuen Immigranten aus Spanien waren ihnen kulturell und organisatorisch überlegen; sie übernahmen schon bald das Steuer. Die Gemeinde wurde durch den „Rishon le Zion" (den Ersten Zions), den Großrabbiner von Jerusalem und Palästina, geleitet; er besaß eine hohe Autorität. Die einflußreichste Gruppe der Sefardim waren die *Talmidey Hakhamim,* die Weisen; sie wirkten als Gemeindeleiter. Sie widmeten sich dem Studium der Kabbala und des Talmud und wurden finanziell durch die Kollekten der sefardischen Gemeinden im Ausland unterstützt.

1586 wurde die Ramban-Synagoge durch Abu Seifin, den Gouverneur von Jerusalem, enteignet unter dem Vorwand, an dieser Stelle sei ein Jahrhundert früher eine Moschee eingeweiht worden. Nachdem diese Synagoge geschlossen worden war, verteilten sich die Juden Jerusalems auf verschiedene Gemeinden. Die Aschkenasim bauten ihr spirituelles Zentrum nördlich der alten Synagoge, in jenem Bereich, der später unter dem Namen Synagoge Hurva (Ruine) des Rabbi Jehuda des Chassiden bekannt wurde. Die Sefardim bauten ihr Zentrum im Süden, an der Stelle, die als Johanan ben Zakkai-Synagoge bezeichnet wird. Nach der Tradition gründet die Heiligkeit dieses Ortes in der Zeit des Zweiten Tempels. Damals lehrte der große Talmudist Rabbi Johanan ben Zakkai an dem Ort, der heute durch die Hauptsynagoge, die „Kahal Kadosh Gadol" eingenommen wird. Diese Tradition ist vielleicht auf die Größe und die Bedeutung dieser Synagoge zurückzuführen.

Diese vier alten Synagogen bildeten das Zentrum des religiösen Lebens, den Ort, an dem die Gemeinschaft feierte, und den Sitz zahlreicher pädagogischer und caritativer Institutionen.

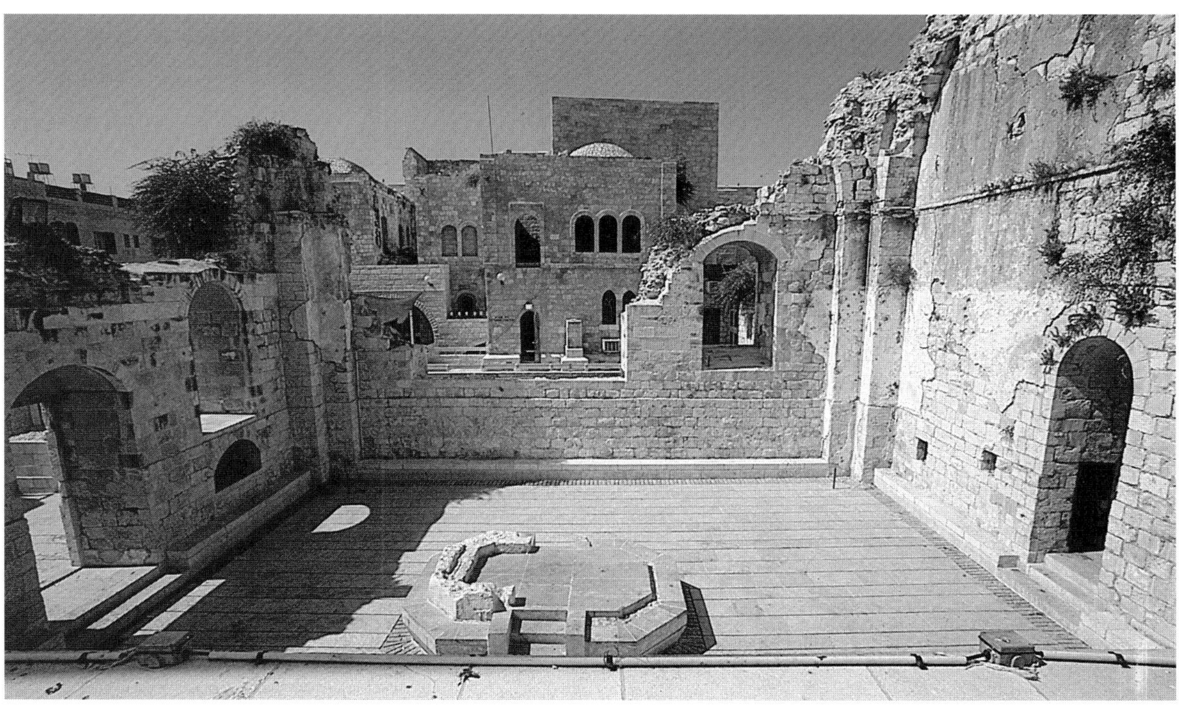

788 Jerusalem. Ruinen der Hurva-Synagoge.

Die älteste Beschreibung der sefardischen Synagogen stammt aus dem Jahr 1625; der Text eines unbekannten Reisenden über die Synagogen Jerusalems erwähnt zwei Synagogen an dieser Stelle, eine kleine aschkenasische und die sefardische, an die sich eine Talmudschule anschloß. Der britische Reisende und Schriftsteller James Silk Buckingham schrieb 1816 in einem Bericht über den Gottesdienst: „Der ganze Ort war in sieben oder acht eher kleinere Zimmer unterteilt; jedes dieser Zimmer hatte in seiner Mitte einen erhöhten quadratischen Bereich [vermutlich die *Bima*], der nach oben und zu den Seiten hin offen war. Hier hielt sich der Priester, der den Gottesdienst feierte, auf. Die Frauen befanden sich oben; sie richteten ihre Blicke auf die Versammelten nur durch ein Gitter. Die Männer befanden sich unten, sie alle saßen auf Bänken ..."

Im Jahre 1835 wurde die ganze Anlage umgebaut und bekam das heutige Aussehen. Nach dem „Buch der Takkanot" (Die internen Regeln) der sefardischen Gemeinde in Jerusalem, das Auskunft gibt über die Verteilung der Stiftungen an die einzelnen Synagogen entsprechend ihrem Alter und das 1842 veröffentlicht wurde, waren die beiden Synagogen Emtsai und Istambuli ursprünglich Frauengalerien früherer Gebetsräume, und man baute sie um, als die Gemeinde größer wurde. Im Jahre 1790 hatte allerdings Rabbi Jehozef Schwartz in seinem Buch bereits festgehalten, daß die vier Synagogen schon von vier Gemeinden aufgesucht wurden.

Neuere Studien haben ergeben, daß die erste der Synagogen die Synagoge Eliahu Hanavi (der Prophet Elija) war, bekannt auch unter dem Namen der Gemeinschaft von Talmud Thora, und daß die Synagoge Kahal Kadosh Gadol beziehungsweise Johanan ben Zakkai später hinzukam. Diese beiden Synagogen sind die ältesten; Istambuli und Emtsai (oder die Synagoge der Zionsgemeinschaft) wurden gebaut, als die jüdische Gemeinde Jerusalems wuchs.

Diese Synagogen dienten neben den religiösen auch weltlichen Feiern. Hier wurde zum Beispiel im Jahre 1870 Franz Joseph I, der Kaiser von Österreich-Ungarn, von den Leitern der ganzen jüdischen Gemeinde in Jerusalem empfangen. Hier veranstaltete man auch öffentliche Gebete in schwierigen Zeiten und hielt Dankgottesdienste ab, wenn die Zeiten gut waren.

Als 1948 die Araber die Stadt angriffen, kamen die Synagogen zu einem besonderen Einsatz: Da sie tiefer lagen als der Erdboden, flüchtete sich die nicht kämpfende Bevölkerung des jüdischen Viertels, ungefähr 1.500 Personen, während der Kämpfe in diesen riesigen Schutzraum. Am 28. März 1948 fiel das jüdische Viertel. Dank ihrer Lage entgingen die vier sefardischen Synagogen der Zerstörung, während die meisten anderen Synagogen und Bauten des jüdischen Viertels während der neunzehn Jahre jordanischer Herrschaft niedergerissen wurden. Aber auch sie wurden geplündert und ausgeraubt. Das alte Mobiliar, das aus Spanien mitgebracht worden war, verschwand, die Kultgegenstände ebenfalls. Nach der Wiedervereinigung, d.h. im Jahr 1967, wurden die Synagogen restauriert und der Öffentlichkeit zugänglich gemacht. Man feiert in ihnen wieder Gottesdienste.

Die vier sefardischen Synagogen nehmen einen Raum von 40 × 33 m ein. Ein paar Besonderheiten sind ihnen allen gemeinsam: Da zur Zeit, als sie gebaut wurden, die Juden keine Bauwerke errichten durften, die höher waren als die umliegenden Bauten der Araber, liegen die Fußböden etwa drei Meter tiefer als die Straße; die Dächer hingegen unterscheiden sich nicht von den Dächern der Nachbarhäuser. Ihre Fenster gehen nicht nach außen, sondern nur auf die Innenhöfe, und ihre Eingänge liegen versteckt. Von außen gesehen wirken sie wie eine Häusergruppe ohne besondere Merkmale.

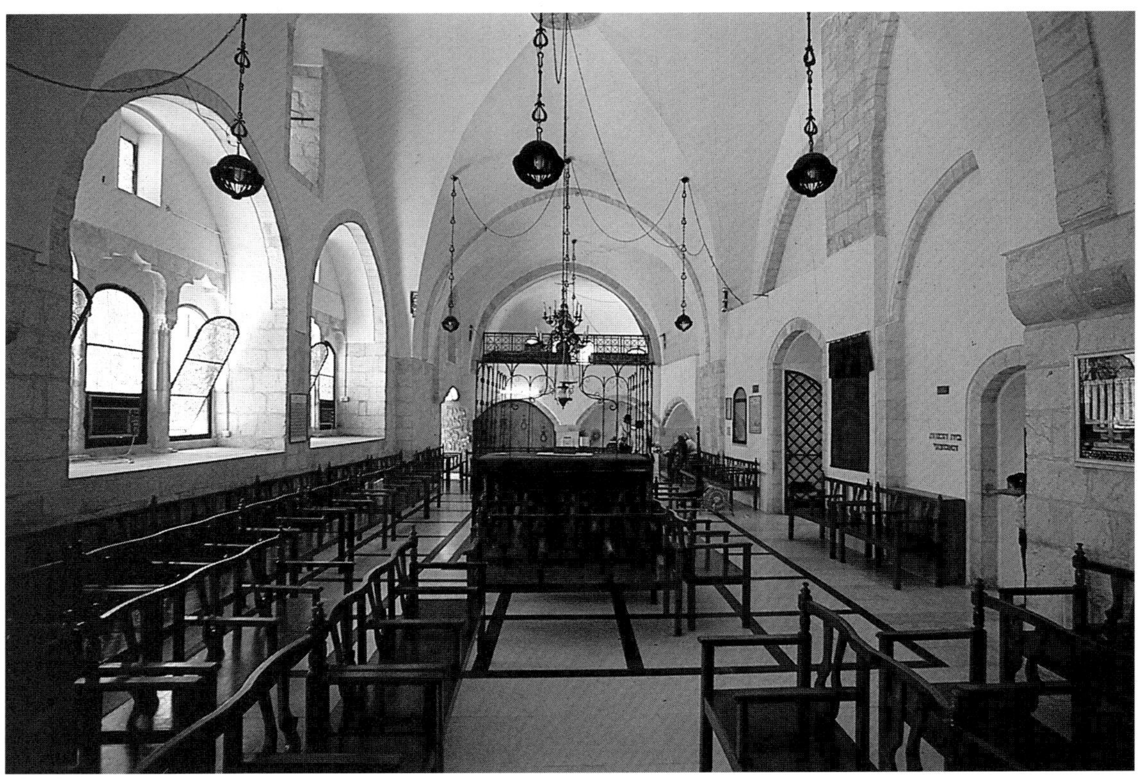

789 Jerusalem. Synagoge Kahal Kadosh Gadol. Innenraum.

DIE SYNAGOGE KAHAL KADOSH GADOL (SYNAGOGE DER GROSSEN GEMEINSCHAFT, RABBI JOHANAN BEN ZAKKAI-SYNAGOGE)

Die Tradition will, daß sich die Synagoge Kahal Kadosh Gadol an der Stelle erhebt, wo Johanan ben Zakkai lehrte. Er war ein weiser Talmudist zur Zeit, als Jerusalem durch die Römer zerstört wurde. Nach der Legende verbindet ein Tunnel die Synagoge mit dem Tempelplatz. In einer der Nischen des Gebetsraums werden ein Widderhorn und ein Ölfläschchen aufbewahrt. Die Tradition nimmt an, daß der Prophet Elija, wenn er die Ankunft des Messias verkündet, dieses Horn blasen und den Messias mit diesem Öl salben wird.

Diese Synagoge hat einen länglichen, leicht unregelmäßigen Grundriß (9 × 20 m). Sie besitzt ein Kreuzgewölbe; von den drei Jochen sind die beiden äußeren, im Osten und Westen, kürzer, das mittlere länger, so daß der Raum der *Bima* mehr Gewicht bekommt. Die Anordnung der Fenster (jeweils drei Fenster mit Lanzettbögen) folgt dem Rhythmus der Gewölbe: eine Öffnung bei den kurzen Gewölben, zwei Öffnungen beim längeren Gewölbe. Die Verbindung der Gewölberippen findet nicht an der obersten Stelle statt, da man in der Synagoge die Form des Kreuzes vermeiden wollte. Aus demselben Grund ist das Kreuz des mittleren Gewölbes mit einem Medaillon überdeckt, das mit den Zehn Geboten geschmückt ist.

Die Johanan ben Zakkai-Synagoge besitzt in der Ostmauer eine doppelte Bundeslade. Für diese Eigenheit gibt es verschiedene Erklärungen: Diese Synagoge ist die Fortsetzung der Ramban-Synagoge aus dem 13. Jh., und sie hatte zwei Schiffe, was auch zwei Bundesladen verlangte. Oder: die Juden aus Buchara errichteten jeweils zwei Bundesladen, da der Emir von Buchara verlangte, daß die jüdische Gemeinde auch den Koran in der Synagoge aufbewahrte, diese ihn aber nicht Seite an Seite mit der Thora legen wollte. Oder: Der Jerusalem Talmud erzählt, daß den Kindern Israels, als sie die Wüste durchzogen, zwei Bundesladen vorangetragen wurden; die zweite enthielt die zerbrochenen Gesetzestafeln.

Der spanische Einfluß wird in der Form der Fenster sichtbar, deren oberster Teil im maurischen Stil als „Kamelrücken" gestaltet ist. Ein maurisches Element zeigt sich auch in der Gestaltung der Bundeslade. Die Westseite des Gebetsraums enthält, etwas zurückversetzt, eine Galerie für die Frauen. Zwei Türen führen zu den anliegenden Synagogen: südlich zur Eliahu Hanavi-Synagoge, nördlich zum Vorraum, der der ganzen Anlage dient; über die Emtsai-Synagoge erreicht man die Istambuli-Synagoge; in der Nähe der Bundeslade befindet sich eine kleine Tür, sie erlaubt den direkten Zutritt zur Emtsai-Synagoge.

DIE EMTSAI-SYNAGOGE (MITTLERE SYNAGOGE, SYNAGOGE DER ZIONSGEMEINSCHAFT)

Sie ist die kleinste der vier Synagogen und wird von den anderen eingeschlossen. Von daher stammt ihr Name Emtsai, die Mittlere, oder Kahal Medio. Der Name Zion hängt mit einer Legende zusammen: Eine Frau, die in Zion lebte, wurde an dieser Stelle gerettet, d.h. aus den Gräbern des Hauses David herausgeholt, und zwar durch König David selbst.

Der lange und schmale rechteckige Raum (3,60 × 14,30 m) besitzt ein Kreuzgewölbe mit drei Jochen. Auch hier ist die Schnittstelle der Kreuzrippen mit einem Medaillon bedeckt, das mit Weinblättern und Trauben, mit Motiven der Fruchtbarkeit, verziert ist.

Die Bundeslade ist in einem niedrigen Anbau, der ein Kreuzgewölbe hat, untergebracht. Auf der Westseite liegt oberhalb zweier zugemauerter Öffnungen und des Eingangs die Galerie der Frauen. Von diesen beiden Öffnungen ist die eine rund, die andere quadratisch. Sie gehen vielleicht auf Gräber marokkanischer Juden zurück, die normalerweise mit einem Kreis verziert sind, wenn es sich um das Grab eines Mannes handelt, und mit einem Quadrat beim Grab einer Frau. In der Mitte des Gebetsraums erhebt sich eine schmale *Bima.*

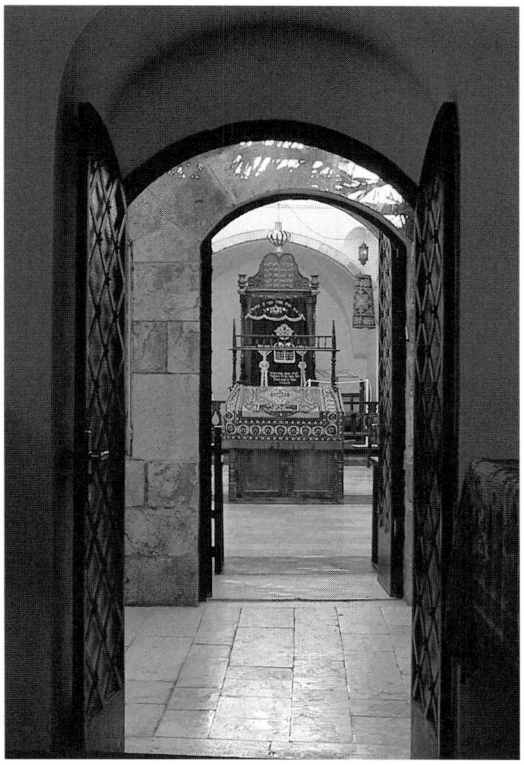

790 Jerusalem. Eliahu-Hanavi Synagoge. Innenraum.

DIE ELIAHU HANAVI-SYNAGOGE (SYNAGOGE DER GEMEINSCHAFT VON TALMUD THORA)

Sie ist vermutlich die älteste Synagoge des Komplexes. Sie verdankt ihren Namen der Tradition, daß es in früheren Zeiten in Jerusalem so wenige Juden gab, daß mein kein *Minyan* bilden konnte. Oft, so sagt die Legende, tauchte zur Zeit des Gebetes Kol Nidrei, mit dem der Gottesdienst des Jom Kippur beginnt, ein alter Mann auf, und der *Minyan* war vollzählig. Das war der Prophet Elija.

Die Synagoge weist einen leicht unregelmäßigen Grundriß auf (12 × 8 m). Sie besitzt eine zentrale Kuppel, die auf einem Tambour mit Gewölbezwickeln aufruht. Der Tambour, mit einem Durchmesser von etwa 6,50 m, hat acht schmale Fenster mit Halbkreisbögen. Die Nordost-Ecke des Gebetsraums ist verstärkt; hier ist die Bundeslade untergebracht, und zwar asymmetrisch. Die Galerie der Frauen läuft den Wänden entlang, und zwar an der Nord-, West- und Südwand.

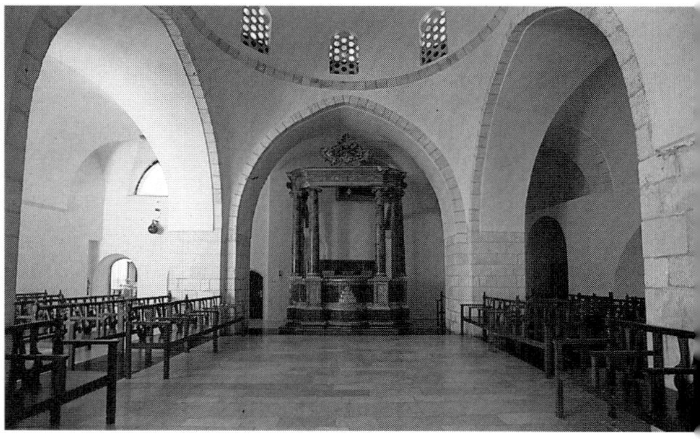

791 Jerusalem. Istambuli-Synagoge. Innenraum.

DIE ISTAMBULI-SYNAGOGE

Sie ist die jüngste des ganzen Komplexes, war aber immer die volkstümlichste Synagoge. Sie wurde von Händlern, Handwerkern, Passanten, auch von den Jungen aufgesucht. Wenn Mitglieder orientalischer Gemeinden nach Jerusalem kamen, suchten sie für das Gebet diese Synagoge auf. Die zehn *Batlanim* der Stadt (zehn arme Männer, die von Almosen lebten und sich bereithielten, um den *Minyan* zu garantieren) versammelten sich hier. Und hier sammelte man auch die (zerschlissenen) Gebetbücher, um sie zu bestatten.

Der Grundriß des Gebetsraums (16 × 15 m) ist regelmäßig, einzig die Westwand und teilweise die Nordwand weichen etwas ab. Der Teil des Gebetsraums, der nicht durch die Kuppel abgedeckt wird, hat ein Kreuzgewölbe, wobei wiederum der Schlußstein durch eine Öffnung ersetzt worden ist, um die Form des Kreuzes zu vermeiden. Die Bundeslade steht leicht dezentral.

Es ist den vier Synagogen anzumerken, daß es keinen Gesamtplan gab. Sie sind einfach gewachsen, ausgehend von ihrem Kern, simpel, wenn auch organisch. Der Einfluß der jüdischen Tradition verband sich dabei mit den besonderen Traditionen und dem Geschmack einzelner Gemeinden, deren Herkunftsländer ganz verschieden waren. Die Kuppeldächer verraten das architektonische Erbe der byzantinischen und islamischen Zeit. Obwohl diese Elemente den Stil der vier Synagogen beeinflußten, zeigt keine von ihnen jene Symmetrie, die man sonst mit der byzantinischen oder islamischen Architektur findet. Wegen der Zerstörungen im Rahmen des Krieges kommt heute das Mobiliar der vier Synagogen im wesentlichen aus italienischen Synagogen, die zerfallen oder aufgegeben sind.

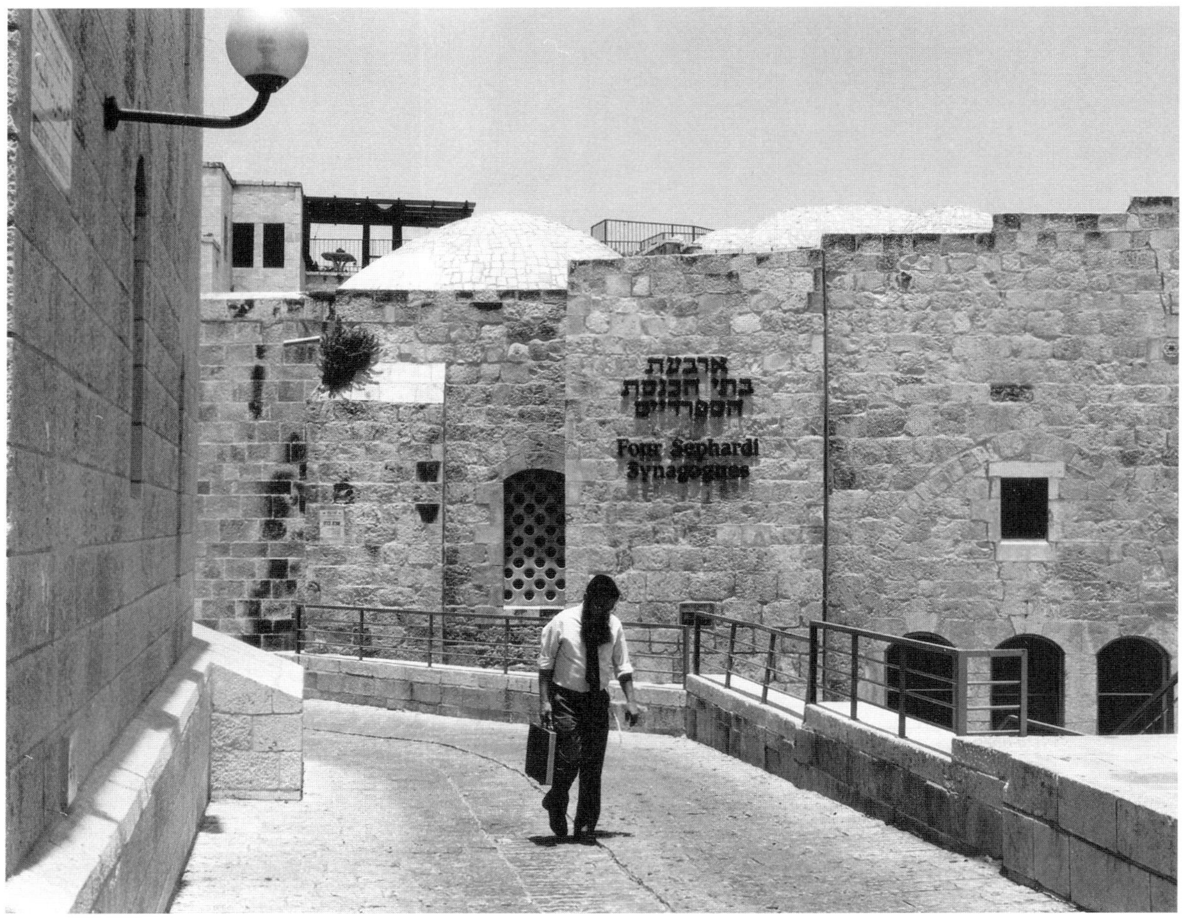

792 Jerusalem. Außenansicht der vier sefardischen Synagogen.

DIE MODERNEN SYNAGOGEN

DIE SYNAGOGE DER HEBRÄISCHEN UNIVERSITÄT VON GIVAT RAM

Diese Synagoge wurde 1957 von den Architekten Heinz Rau und David Resnich entworfen. Sie liegt an einer friedlichen Stelle des Campus von Givat Ram, inmitten einer üppig wuchernden Vegetation und Felsbrocken. Die weiße Schale aus armiertem Beton, unregelmäßig in ihrer Form, umschließt ein zweistöckiges Gebäude. Im Erdgeschoß befindet sich ein prachtvoller Vorraum, im oberen Stock ein Gebetsraum ohne Fenster. Die Sonne dringt nur indirekt in den Raum: durch die Bögen des Erdgeschosses. Diese Schale, die an das Zeltheiligtum der Wüste erinnert, besitzt auf der unteren Ebene elliptische Bögen, die das Licht eintreten lassen und diese im übrigen sehr geschlossene Struktur für die Natur öffnen.

Nachdem man einen überdachten Raum durchquert hat, betritt man den vom Licht beherrschten Vorraum. Das Gerüst der tragenden Baustruktur, die flache Decke, die Säulen im Stil von Le Corbusier sind sichtbar. Eine Treppe mit unregelmäßigem Grundriß führt aus dem verglasten Vorraum in den Gebetsraum, einen ganz und gar abgeschlossenen, nicht unterteilten Raum (die Frauen befinden sich in einer Box), in dem sich eine Art *Bima* und eine symbolische Bundeslade erheben.

Diese Synagoge ist ein origineller Versuch, ganz im Geist des Modernismus der Nachkriegszeit: Man will alle Traditionen überwinden und eine neue Raumerfahrung schaffen – ein Experiment, das sich mit den kultischen Aufgaben nur schwer verbinden läßt.

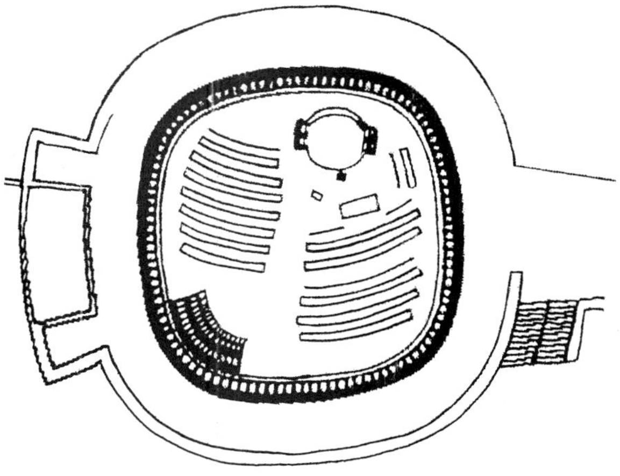

793 Jerusalem. Synagoge der Hebräischen Universität von Givat Ram. Grundriß.

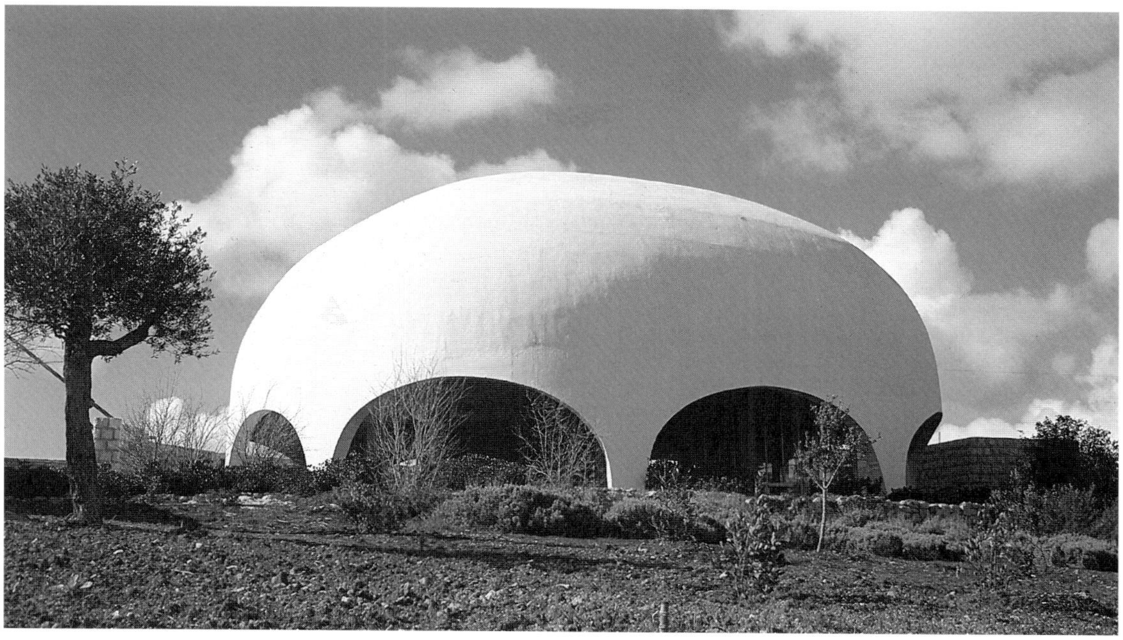

794 Jerusalem. Synagoge der Hebräischen Universität von Givat Ram. Außenansicht.

DIE MA'ALOT-SYNAGOGE, REHAVIA

Gebaut von David Cassuto im Jahre 1972, liegt sie im Herzen des vornehmen Viertels Rehavia, zwischen dem Theater und dem Sitz des Advokatenverbands. Am Ende der sechziger Jahre, kurz nach der Phase der strukturalistischen Architektur im Westen, entwickelte sich in Israel eine lokale Version desselben Stils. Sie verlieh der Architektur des Landes eine spezifische Identität.

Das Erdgeschoß liegt an der Straße, während der eigentliche Bau in seiner ganzen Höhe nach hinten verlagert ist. Der prunkvolle Gebetsraum liegt auf der Rückseite und ist vor dem Lärm der Straße geschützt. Im Sinn des israelischen „hexagonalen" Stils hat der Architekt versucht, alles Achteckige, das der Tradition entsprach, zu vermeiden und hexagonale Muster aufzustellen: eine Anspielung auf den sechszackigen Stern. Die tragende Baustruktur, wie zum Beispiel die Außenmauern, fügen sich in dieses Muster. Die Pfeiler, die ebenfalls einen hexagonalen Querschnitt aufweisen, stehen in den Zwischenräumen dieses Musters und bilden das Gerüst.

Der zentrale Teil des Gebetsraums hat einen hexagonalen Grundriß (Durchmesser: 13 m). Er wird nach Westen, teilweise auch nach Norden und Süden, um drei Meter ausgeweitet; diese Ausweitung wird durch die Galerie der Frauen überdeckt. Die hexagonale *Bima* (Durchmesser: 3 m) liegt genau im Zentrum. Die Bundeslade befindet sich in einer Nische der Ostwand. Der Innenraum lebt vom Traggerüst aus armiertem Beton, den Pfeilern und Balken. In der Mitte, wo die Balken zusammentreffen, trägt ein skulpturales Element, ebenfalls hexagonal, die Beleuchtung. Oberhalb dieses Elements besitzt die Decke eine Öffnung im mozarabischen Stil, eine Anspielung auf die islamische Architektur. Im Erdgeschoß ist zusätzlich ein kleiner Gebetsraum eingerichtet, in dem die täglichen Gottesdienste gehalten werden.

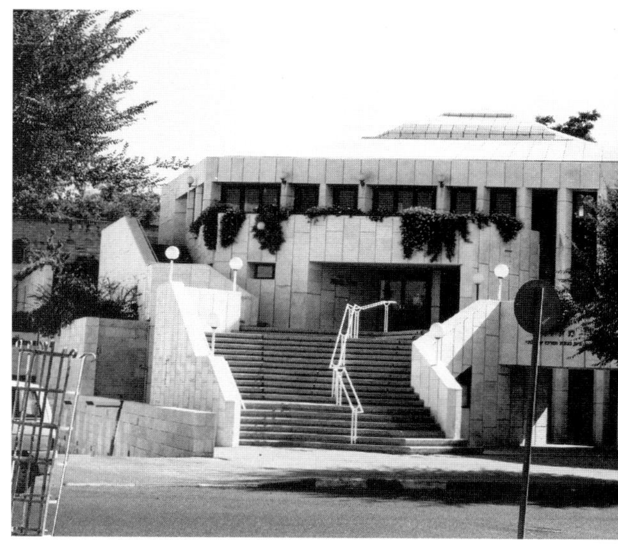

795 Jerusalem. Ma'alot-Synagoge. Fassade.

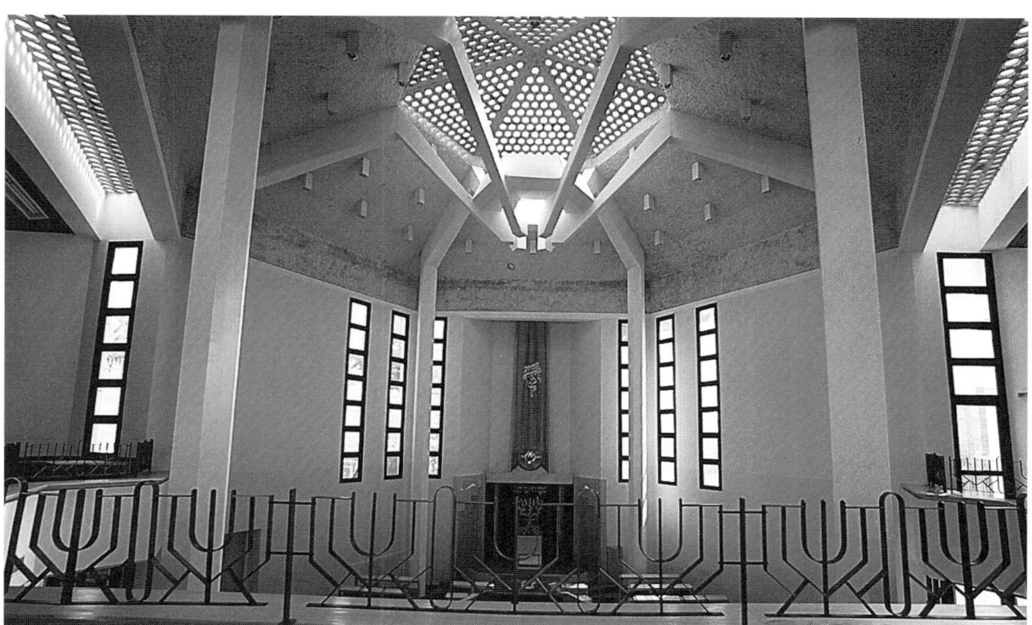

796 Jerusalem. Ma'alot-Synagoge. Innenraum.

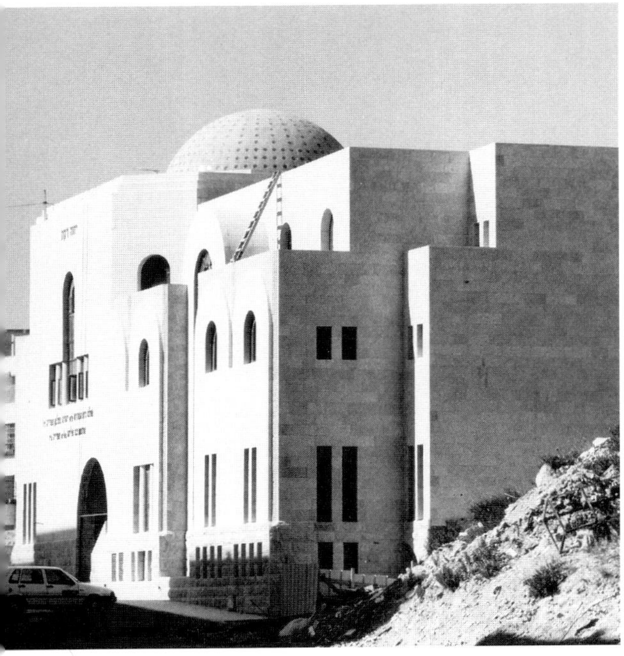

797 Jerusalem. Neue Synagoge von Har Nof. Außenansicht.

DIE NEUE SYNAGOGE VON HAR NOF

Es handelt sich um die zweite große Synagoge von Har Nof, einem neuen Randquartier Jerusalems. Im Gegensatz zu ihrer Vorgängerin, der Großen Synagoge, arbeitet dieses Bauwerk von David Cassuto mit den Elementen der vormodernen Architektur, mit einer traditionellen Gestaltung des Raums.

Die 1993 erbaute Synagoge ist zwar in ein Gemeindezentrum integriert, doch von außen leicht erkennbar. Die Anlage liegt an einem Abhang, an der Kreuzung zweier Straßen. Die Synagoge liegt direkt an der Kreuzung, und mit ihrer flachen Kuppel, die einer *Kippa* (der traditionellen Kopfbedeckung der Männer) ähnlich sieht, fällt sie auf.

Die Fassade, die mit Steinen aus Jerusalem bedeckt ist, besitzt nur schmale Öffnungen. Die Fenster im Erdgeschoß sind rechtwinklig, die Fenster im ersten Stock halbkreisförmig. Die wuchtigen Blöcke und die Geschlossenheit der Formen werden durch die halbkreisförmigen Elemente – bei den Balkonen und Vorbauten – etwas abgeschwächt: alles Formelemente, die auch in der Altstadt anzutreffen sind.

Der Gebetsraum (14,70 × 13,20 m) weist im Teil der Männer eine Höhe von 3,30 m, bei der Galerie der Frauen eine Höhe von 2,90 m auf. Die Kuppel als solche hat eine zusätzliche Höhe von 2 m. In die Kuppel sind im Stil der arabischen Architektur runde Glasplatten eingefügt worden. Die *Bima*

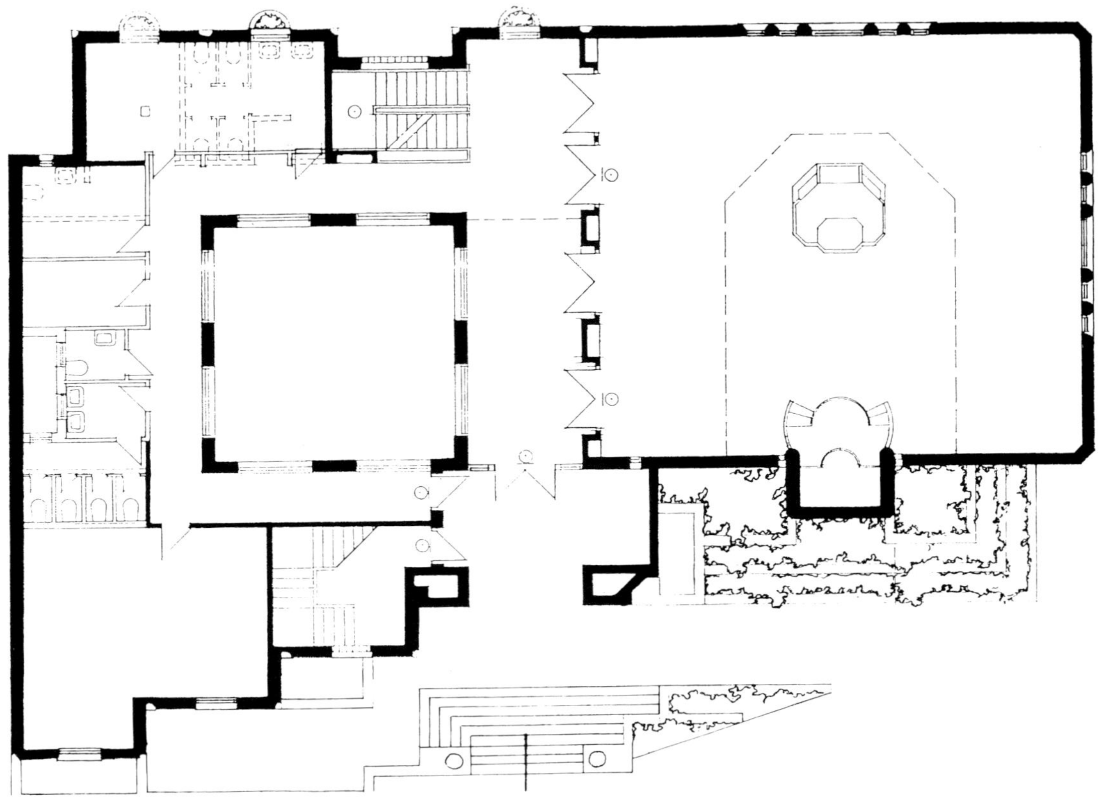

798 Jerusalem. Neue Synagoge von Har Nof. Grundriß.

steht leicht westlich der geometrischen Mitte des Raums, was der sefardischen Tradition entspricht. Den Bereich der Bundeslade betritt man über zwei geschwungene Treppen – eine Anspielung auf den italienischen Barock.

Die Fotografien des Kapitels „Die wichtigsten Synagogen“ stammen von:

David Harris: 606, 648, 666, 794 – Alain Mahuzier: 608, 616, 620, 622–625, 634, 637, 640, 643, 651, 652, 658, 659, 662, 664, 669, 784, 785 – Zev Radovan: 609, 621, 628, 633, 655 – Lee Levine, Hebräische Universität, Jerusalem: 613 – Meiron Excavation Project, Duke University: 615 – Eric H. Meyer, Duke University: 618 – Shimon Dar, Land of Israel Studies: 639 – Israel Museum, Jerusalem: 642 – Israel Antiquities Authority, Jerusalem: 645, 646 – Ecole biblique et archéologique, Jerusalem: 660, 661 – Eretz Museum, Tel-Aviv: 671 – Mohamed Roumi: 672 – Pierre Leriche: 675, 677 – G. Dagli Orti: 676 – Nationalmuseum Damaskus: 678, 683–685, 687, 688, 690 – Yeshiva Museum, New York: 680, 689 – André Held, Artephot: 686 – Bibliothek der Technischen Universität Berlin: 692 – Oronoz, Artephot: 693 – Cuchi White: 696, 707 – E. Revault, C. N. M. H. © Spadem: 697 – Dominique Genet: 698, 699, 701, 769 – A. F. Kersting: 703, 705 – Serge Domingie: 706 – Graziano Arici: 709, 710 – Jüdisches historisches Museum, Amsterdam: 711 – Rijksmuseum-Stichting, Amsterdam: 712 – Foto-Marburg: 713 – Rudolf Klein: 715, 717, 718, 723, 724, 727, 729, 731, 737, 741, 742, 744, 746, 747, 749, 750, 757, 758, 763–766, 768, 770, 771, 773, 775, 788–792, 795–797 – Werner Neumeister: 721, 722, 738, 740, 751, 755, 756, 759, 761 – Ferrante Ferranti: 730, 733, 753, 754, 767 – Scala: 762 – Carla Boni: 770, 780 – Benoît Roland: 781 – Cap-Viollet-Roger-Viollet: 786.

Die Karten dieses Werkes wurden eigens angefertigt von Ferrante Ferranti.
Die Grundrisse wurden neu gezeichnet von Pierre Hamon.

ZEITTAFEL

GLOSSAR

BIBLIOGRAPHIE

REGISTER

ZEITTAFEL

DER ORIENT VON DEN ANFÄNGEN BIS ZUR EROBERUNG DURCH DIE ARABER

	Geschichte des jüdischen Volkes	*Jüdische Monumente*	*Allgemeine Geschichte*
2000	– Abraham trifft in Kanaan ein (um 1850) – Die Patriarchen in Ägypten		– Mittlere Bronzezeit von 2100 bis 1500
1500	– Auszug aus Ägypten um 1250 – Offenbarung am Sinai – Landnahme in Kanaan ca. 1220–1200 – Zeit der Richter ca. 1200–1000	– Bau des Zeltheiligtums	– Kananäische Stadtstaaten – Heiligtümer in Hazor und Bet Schean – Ramses II. (1304–1238 ?) – Eisenzeit I von ca. 1200 bis ca. 1000
1000	– David um 1010–970 – Eroberung Jerusalems, Begründung der Monarchie – Salomon (970–931) – Trennung der beiden Reiche (ca. 931)	– Jerusalem wird zur Hauptstadt der Monarchie (um 1004) – Salomon baut den Ersten Tempel zwischen dem 4. und 11. Jahr seiner Herrschaft (966–959)	– Eisenzeit II von ca. 1000 bis ca. 587
750	– Samaria von Salmanassar V. erobert (um 722)	– Bau des Siloachtunnels (Aquädukt) durch Hiskija um 701	– Beginn der chaldäischen Dynastie in Babylon (626)
600	– Eroberung Jerusalems durch Nebukadnezar II. (587/586) – Babylonisches Exil – Cyrus erlaubt die Rückkehr der Exilierten (538)	– Zerstörung des Ersten Tempels (587/586) – Grundsteinlegung für den Zweiten Tempel (537) – Einweihung des Zweiten Tempels (515)	– Eroberung Babylons durch Cyrus II. (539) – Darius I. (522–486)
500	– Judäa unter persischer Verwaltung – Nehemia als Statthalter		– Gründung der Republik Rom
400	– Alexander d. Gr. erobert Judäa		– Alexander d. Gr. (336–323)
300	– Judäa unter der Herrschaft der Lagiden (um 285 bis 200)		
200	– Judäa unter der Herrschaft der Seleukiden (200–167) – Makkabäeraufstand (167–142) – Dynastie der Hasmonäer (142–137)	– Gründung von Massada	– Antiochus IV. Ephiphanes (175–164) – Versuch, Judäa zu hellenisieren

	Geschichte des jüdischen Volkes	*Jüdische Monumente*	*Allgemeine Geschichte*
100	– Pompeius zieht in Jerusalem ein (63) und festigt die römische Kontrolle über Judäa – Herodes wird durch den römischen Senat zum „König der Juden“ proklamiert (40) – Herodes im Amt (37–4)	– Gräber im Kidrontal – Bau der Palastburg Massada – Bau von Herodion um 24 – Beginn der Restaurationsarbeiten am Tempel um 20–19 (?)	– Gallischer Krieg (58–51) – Rückzug des Pompeius (48) – Octavian erhält den Titel Augustus – Ende der römischen Republik (27)
0	– Dynastie der Herodier (4 v. Chr. – 41 n. Chr.) – Römische Prokuratoren (44–66) – Jüdischer Krieg (66–70) – Judäa wird kaiserliche Provinz – Eroberung Massadas (73) – Jochanan ben Zakkai gründet den Sanhedrin in Yavne	– Brand des Tempels (70) – Prägung von Münzen mit der Aufschrift *Judaea Capta*	– Jüdischer Krieg – Vespasian (69–79) überträgt Titus die Belagerung Jerusalems – Domitian (81–96)
100	– Bar Kokhba-Aufstand (132–135) – Juda ha-Nasi als Patriarch (175–217)	– Jerusalem, für die Juden verboten, wird zu Aelia Capitolina	– Traian (98–117) – Hadrian (117–138) – Antoninus Pius (138–161)
200	– Abschluß der Mischna um 200 – Sanhedrin in Galiläa (Usha, Tiberias, Sepphoris) – Aufblühen der Gemeinden in Babylon	– Katakomben in Bet Schearim – Biblische Bilder in der Synagoge von Dura-Europos um 200 und 245/250 – Synagogen in Galiläa	– Ardaschir I. errichtet das Sassanidenreich (224) – Dura-Europos von Schapur I. zerstört (256)
300	– Aufstand gegen den Statthalter Gallus Caesar (352) – Zerstörung von Bet Schearim – Redaktion des „Jerusalemer Talmud“ in Tiberias und Sepphoris	– Jüdische Katakomben in Rom – Mosaiken in Hammath bei Tiberias – Synagogen in Untergaliläa, im Jordantal und in Judäa	– Konstantin d. Gr. (306–337) – Edikt von Mailand (313): Kultfreiheit; Beginn einer christenfreundlichen Politik – Verlegung der Hauptstadt des Reichs nach Byzanz (330; seitdem Konstantinopel)
400	– Unterdrückung des Patriarchats (425)	– Synagogen im Tal von Bet Schean	– Gemeinden in Babylon von persischen Königen verfolgt
500	– Abschluß des Babylonischen Talmud um 500	– Mosaiken von Gaza (508–509) – Mosaiken von Bet Alpha (518) – Mosaiken von Ma‘on	– Kaiser Justinian (527–565) – Dekret verbietet den Bau neuer Synagogen (545)
600	– Eroberung Jerusalems durch Chosran II. (614) – Jüdische Autonomie über die Heilige Stadt (614–617) – Eroberung Jerusalems durch die arabischen Heere (638)	– Mosaiken von Jericho	– Tod Mohammeds (632) – Beginn der arabischen Eroberungszüge (633) – Omaijaden-Dynastie (661–750)

DER WESTEN VOM 11. JAHRHUNDERT BIS ZUR VERTREIBUNG DER JUDEN AUS SPANIEN (1492)

	Iberische Halbinsel	*Nordeuropa (England, Frankreich, Deutschland, Polen)*	*Italien*
1000	– Blühende jüdische Kultur im Spanien der Omaijaden	– Frankreich: Studienzentren in Paris, in der Champagne (Troyes, Rashi 1040–1105), in der Normandie – Erster Kreuzzug (1096)	– Gemeinden in Süditalien bringen die jüdische Kultur des Orients nach Europa
1100	– *Reconquista* – Festigung der christlichen Königreiche	– Vertreibung der Juden aus Frankreich (1189) – Zweiter Kreuzzug (1198) – Bewegung des Chassidismus im Rheinland	– Papst Innozenz III. (1198–1216) setzt die Inquisition ein (1199)
1200	– Reg. Alfons der Weise (1252–1285) – Toledo als Übersetzungszentrum – Blütezeit der Gemeinden in Katalonien, Navarra, Mallorca	– Talmudverbrennung in Paris (1244) – In Polen verspricht Fürst Boleslav von Kalisch 1264 den Juden königlichen Schutz *(Servi Camerae)* – Vertreibung der Juden aus England (1290)	– Das IV. Laterankonzil verlangt von Juden das Tragen eines Kennzeichens (1215)
1300	– Jüdische Ärzte und Gelehrte am katalanischen Königshof – Verfolgungen nach der Schwarzen Pest (1348–1350) – Zwangstaufen und Verfolgungen (1391)	– Vertreibung der Juden aus Frankreich durch Philipp den Schönen (1306) – Kasimir d. Gr. von Polen ratifiziert das „Kalisch-Statut" – Verfolgungen in deutschen Städten wegen angeblicher Verbreitung der Pest (1348)	– Venedig öffnet den Juden seine Pforten (1366)
1400	– Disputation von Tortosa (1413) – Vertreibung der Juden aus Spanien (1492) – Vertreibung der Juden aus Portugal (1497/1498)	– Gutenberg druckt in Mainz die erste Bibel (1450)	– Jüdische Bankiers in Florenz im Dienst von Lorenzo de Medici und in Ferrara bei den Herzögen von d'Este – Anfänge der hebräischen Buchdruckerkunst (Soncino, Venedig)

EUROPA, VORDERER ORIENT, VEREINIGTE STAATEN VON 1500 BIS IN DIE GEGENWART

	Europa	*Vorderer Orient, Nordafrika, Israel*	*Vereinigte Staaten*
1500	– Vertreibung der Juden aus deutschen Städten zwischen 1510 und 1551 – Errichtung der Ghettos in Venedig (1516) und im Kirchenstaat (1555) – Starke Migration nach Polen und Litauen (1569) – Union von Utrecht: Religionsfreiheit (1579)	– Flüchtlingsstrom aus Spanien ins Osmanische Reich – Goldenes Zeitalter für die Juden unter Suleiman d. Gr. (1520–1566) und Selim II. (1566–1574) – Studienzentrum in Safed (Palästina)	
1600	– In England werden die Juden unter Cromwell wieder zugelassen (1656) – Entfaltung der Gemeinden in Polen	– Häretische Bewegungen des Sabbatianismus – Sabbatai Zvi Izmir (1626–1673)	– Beginn der jüdischen Einwanderung – Gründung der Kongregation Shearith Israel (1654) – Jüdische Gemeinden in New York ab 1680
1700	– In Polen: Chassidismus von Baal Shem Tov (1700–1772) – In Rußland: Maßnahmen zugunsten der Juden (1772) – Toleranzedikt Kaiser Josephs II. – Die Französische Revolution überträgt den Juden die bürgerlichen Rechte (1791)	– Blütezeit der Gemeinden in den verschiedenen Ländern des Vorderen Orients und Nordafrikas, Buchara, Afghanistan, Ägypten (Kairo, Alexandria), Syrien (Damaskus), Libyen, Tunesien, Marokko, Algerien	– Jüdische Gemeinden in Philadelphia (1745), Charleston (1750)
1800	– Napoleon öffnet die Ghettos in Deutschland und Italien (1803–1804) – Viktor Emmanuel II. gewährt den Juden die Bürgerrechte (1861) – Die Emanzipation wird auf Rom ausgedehnt (1867) – Dreyfus-Affäre (1894) – Theodor Herzl (1860–1904) plant einen jüdischen Staat – Erster Zionistenkongreß in Basel (1897)	– Erste Schritte zur Gleichberechtigung im Osmanischen Reich	– Bau der ersten Synagogen: Charleston (1841), Baltimore (1845) – Immigration russischer Juden ab 1870 – Gründung der Union of American Hebrew Congregations (1873)
1900	– Erster Weltkrieg (1914–1918) – Bolschewistische Revolution (1917) – In Deutschland Nationalsozialisten an der Macht (1933–1945) – Zweiter Weltkrieg (1939–1945) – Shoah: die Vernichtung von sechs Millionen europäischer Juden – Nach dem Fall des Eisernen Vorhangs Emigration von Juden aus Rußland und Mitteleuropa	– Organisierte Einwanderung der Zionisten beginnt – Balfour-Deklaration zugunsten einer nationalen Heimstätte der Juden in Palästina (1917) – Die Vereinten Nationen votieren für eine Teilung Palästinas (1947) – David Ben Gurion ruft den unabhängigen Staat Israel aus (1948) – Israelisch-arabische Kriege: 1948–1956, 1967, 1973, 1982	– Einwanderung von 1 500 000 Juden aus Rußland (1910–1914) – Vielfache Immigration europäischer Juden auf der Flucht vor den Nazi-Verfolgungen, ebenso nach dem Zweiten Weltkrieg und nach dem Fall des Eisernen Vorhangs

GLOSSAR

Adyton — Wand, die den heiligen Raum eines Heiligtums abgrenzt.

Aqeda — Wörtlich: „Festbinden". Mit diesem Begriff bezeichnet man die Opferung Isaaks und hebt dadurch hervor, daß es sich nicht um ein Opfer im eigentlichen Sinn gehandelt hat.

Arava — Weidenzweig; er gehört zu den vier Pflanzenteilen, die zusammen den rituellen Strauß des Hüttenfestes bilden.

Arcosolium — Bestattungsnische in der Wand einer Grabkammer.

Aron — Die Bundeslade *(Aron ha-Berit)* im Zeltheiligtum der Wüste. Dieser Ausdruck bezeichnet ebenfalls die Schrank-Lade der Synagoge *(Aron ha-Qodesh).*

Aschkenas — Biblischer Begriff; seit dem Mittelalter bezeichnet er einen Kulturraum der jüdischen Zivilisation, nämlich England, Frankreich nördlich der Loire, Mittel- und Osteuropa.

Bima (Plur.: *Bamot*) — Die Estrade für den Offizianten in der Synagoge.

Bît Hilâni — Gebäudetypus: Die Fassade hat einen Vorbau mit Säulen.

Bustan — Obstgarten, Garten, Orangerie.

Chanukka — Wörtlich: „Eröffnung", der Name eines Festes. Das Fest erinnert an die Wiederaufnahme des Kults im gereinigten Tempel von Jerusalem im Jahre 163 v. Chr., nachdem Judas Makkabäus die Armeen des Antiochus Epiphanes besiegt hatte. Es wird auch als „Fest der Lichter" bezeichnet.

Chassidismus — Abgeleitet vom Wort *hassid*, „fromm". Dieser Begriff bezeichnet pietistische Bewegungen, deren bedeutendste ins Rheinland des 12. und 13. Jh. gehört. Eine gleichnamige, aber populärere Bewegung spielte seit dem 18. Jahrhundert eine wichtige Rolle in Polen und Rußland. Sie hat auch heute noch ihre Anhänger.

Clipeus — Wörtlich: „Schild". Das Wort bezeichnet ebenfalls die Medaillons mit dem Porträt des Verstorbenen auf der Längsseite von Sarkophagen.

Devir — Bezeichnung für das Allerheiligste im Tempel von Jerusalem.

Dilychnoi — Lampe mit zwei Brennern.

Ecclesiasterion — Versammlungsort des Volkes.

Etrog — Frucht des Zedrachbaumes, sie gehört zu den vier Pflanzenteilen, die zusammen den rituellen Strauß des Hüttenfestes bilden.

Genisa — Lagerraum für beschädigte heilige Bücher, die mit Ehrfurcht behandelt werden, weil die Texte den Namen Gottes enthalten. Die Genisa von Al-Fustat in der Nähe von Kairo wurde am Ende des letzten Jahrhunderts entdeckt; sie hat Hunderttausende von Fragmenten alter Texte bewahrt.

Griechische Wellen — Ornamentales Motiv, Volutenornament, das einen Wellenkamm nachahmt.

Hadas — Myrte; sie gehört zu den vier Pflanzen, die zusammen den rituellen Strauß des Hüttenfestes bilden.

Haftara — Ausschnitte aus den Büchern der Propheten. Sie werden in der Synagoge gelesen: am Sabbat, an den Festtagen und an den Fasttagen, und zwar nach der Lesung der biblischen Wochenperikope.

Haggada (Plur.: *Haggadot*) — Ritualbuch für den Pessachabend. Es enthält die Geschichte vom Auszug aus Ägypten, Hymnen und Lobpsalmen.

Halakha — Die rabbinischen Gesetze, die den Alltag der Juden regeln.

Haskala — Jüdische Aufklärungsbewegung, die im 18. Jh. einsetzte. Sie entstand in enger Verbindung mit der politischen Emanzipation.

Hawdala — Wörtlich: „Trennung". Das Wort bezeichnet die Zeremonie, mit der der Sabbat abgeschlossen wird; sie markiert das Ende des Festes und den Anfang der Arbeitstage.

Hekhal — Wörtlich: „Palast". Der Begriff bezeichnet jenen Teil des Tempels, den nur die Priester betreten dürfen.

Hevra kadisha — „Heilige Bruderschaft", eine Vereinigung wohltätiger Personen, die sich um die Bedürfnisse der Sterbenden und um die Pflichten gegenüber den Toten kümmern. Von einigen Vereinigungen sind Verzeichnisse seit dem 13. Jh. bekannt.

Hieron — Geweihter Ort, Heiligtum.

Jeshiwa — Lehrhaus.

Jom Kippur — Tag der großen Versöhnung, ein Tag des Fastens und der Reue. Er wird am 10. Tag des Monats *Tishri* gefeiert, zehn Tage nach *Rosh ha-Shana.*

Karäer, Karaiten — Dissidente Sekte, die sich vom rabbinischen Judentum dadurch unterscheidet, daß sie das mündlich überlieferte Gesetz, das durch den Talmud repräsentiert wird, ablehnt. Sie tauchte im 8. Jh. in Babylonien auf und erlebte ihren Höhepunkt im 10. und 11. Jh. in Palästina.

Ketubba — Heiratsvertrag, der die Pflichten des Ehemannes festlegt und die Rechte der Frau im Falle der Scheidung, der Invalidität oder der Witwenschaft garantiert.

Lulaw — Palmzweig. Er gehört zu den vier Pflanzenteilen, die zusammen den rituellen Strauß des Hüttenfestes bilden.

Mahzor — Wörtlich: „Zyklus". Im weiteren Sinne bezeichnet dieser Begriff den Festzyklus während des Jahres. Seit dem Mittelalter bezeichnet er auch das Ritualbuch, das die Gebete und liturgischen Poesien enthält, die während der Festgottesdienste gelesen werden.

Maror — Bitterkräuter, die im Laufe der *Seder*-Mahlzeit am Pessachabend gegessen werden, zur Erinnerung an die Bitternis, die die Hebräer während ihrer Sklavenzeit in Ägypten erleben mußten.

Marrane — Die Herkunft des Begriffs ist unsicher. Er bezeichnet einen Juden, der in Spanien oder Portugal mit Gewalt zum Christentum bekehrt wurde. Viele von ihnen standen im Verdacht, im geheimen ihre jüdische Religion weiterzupflegen. Das veranlaßte die Inquisition, diese „neuen Christen" zweifelhaften Untersuchungen auszusetzen, die oft mit dem Todesurteil endeten.

Massora — Wörtlich: „Überlieferung". Der Begriff bezeichnet den Textapparat, der im 8. Jh. festgelegt wurde, um die korrekte Weitergabe des biblischen Textes zu garantieren. In den biblischen Handschriften des Mittelalters wurden die Anmerkungen der Massoreten normalerweise an den vertikalen und horizontalen Rändern festgehalten.

Mazza — Brot ohne Sauerteig. Die einzige Art von Brot, die während der acht Tage des Pessachfestes gegessen werden darf.

Megilla — Wörtlich: „Rolle". Der Begriff bezeichnet jede Handschrift, auch die Bibel, die auf einer Rolle geschrieben ist. In einem eingeschränkten Sinn bezeichnet man mit diesem Begriff die fünf hagiographischen Bücher, deren Lesung zur Liturgie der Feste gehört: das Hohelied, das an Pessach gelesen wird; das Buch Ruth, das am Wochenfest *(Shavuot)* gelesen wird; die Klagelieder des Jeremia, gelesen am 9. Tag des Monats *Av*, am Jahrestag der Zerstörung des Tempels in Jerusalem; der Ecclesiastes gehört zum Gottesdienst der *Sukkot;* und das Buch Esther wird bei der Feier des *Purim*-Festes gelesen.

Menorah (Plur.: *Menorot*) — Leuchter mit sieben Armen. Er gehört zur Ausstattung des Zeltheiligtums und des Tempels.

Mesusa — Kleine Pergamentrolle. Sie enthält bestimmte Textabschnitte der Bibel (Deuteronomium 7,9; 11,20) und wird an den Türpfosten der jüdischen Wohnungen befestigt. Dasselbe Wort kann auch die oft künstlerisch gestaltete Hülle bezeichnen, die das Pergament schützt.

Midrasch — Rabbinischer Kommentar zur Bibel mit dem Ziel, gewisse juristische Streitpunkte zu erläutern oder moralisch zu belehren. Er setzt verschiedene literarische Arten wie Legenden, Gleichnisse, Erzählungen ein.

Mikwe — Rituelles Bad.

Minyan — Wörtlich: „Zahl". Der Begriff bezeichnet die Versammlung von zehn Männern, die religiös mündig sind. Ihre Anzahl ist notwendig für das Gebet in der Gemeinschaft.

Mischna — Ausführliche und methodische Kompilation des mündlichen Gesetzes. Sie ist aus fünf Jahrhunderten rabbinischer Reflexion hervorgegangen. Ihre Endredaktion war das Werk von Juda ha-Nasi um 200 n. Chr.

Nissan — Der erste Monat des Jahres nach dem biblischen Kalender.

Oktateuch — Sammlung, die aus den ersten acht Büchern des Alten Testaments besteht (Genesis, Exodus, Levitikus, Numeri, Deuteronomium, Josua, Richter, Ruth); als Sammlung vor allem im byzantinischen Kulturbereich bezeugt.

Omer — Zur Zeit des Tempels bezeichnete dieser Begriff die Opfergabe aus neuer Gerste, die am zweiten Tag des Pessachfestes in den Tempel gebracht wurde. Von diesem Tag an zählte man die sieben Wochen, die das Pessachfest vom Wochenfest *(Shavuot)* trennten. Es wurden spezielle Kalender entwickelt, um die Tage zwischen den beiden Festen zu zählen – eine Praxis, die auch nach der Zerstörung des Tempels und nach der Unterbrechung der Opfergaben beibehalten wurde.

Orthostat — Steinplatte, oft bearbeitet; sie verkleidet den untersten Teil der Ziegelsteinmauern.

Ostrakon — Scherbe aus gebranntem Ton mit einer Inschrift.

Palmah — Abkürzung von *Pelugot Mahaz*, „Kampfeinheiten". Sie wurden 1941 gegründet für den Kampf gegen die deutschen Truppen, die sich über Nordafrika Palästina näherten. Man setzte Sabotage, Luft- und Marineangriffe ein. Als 1948 der Staat Israel gegründet wurde, wurden diese Einheiten in die reguläre Armee integriert.

Parasha (Plur.: *Parashiyot*) — Eine Perikope des Pentateuch. Der Pentateuch ist in Perikopen unterteilt, deren Lesung zum Sabbatgottesdienst und zum Gottesdienst der Feste gehört. Der Anordnung entsprechend, die man im Westen oder im Orient übernommen hat, wird der ganze Pentateuch in einem Jahr (westliche Anordnung der *Parashiyot)* oder in drei Jahren (orientalische Anordnung der *Sedarim)* gelesen.

Pentateuch — Bezeichnung der ersten fünf Bücher des Alten Testaments (Genesis, Exodus, Levitikus, Numeri, Deuteronomium).

Perikope — Abschnitt der Heiligen Schrift, der beim Gottesdienst am Sabbat oder an den Festen gelesen wird (vgl. *Parasha).*

Pessach — Osterfest; im wörtlichen Sinn: „der Vorübergang". Der Ausdruck spielt auf den Todesengel an, der am Abend vor dem Auszug aus Ägypten vorüberging, d.h. die Häuser der Hebräer verschonte und nur die Erstgeborenen der Ägypter schlug.

Pirqey 'Avot — „Kapitel der Väter"; ein Traktat der Mischna, der vor allem aus moralischen Sentenzen besteht. Dieser Traktat gehört oft zum Gottesdienst der Feste.

Piyyut (Plur.: *Piyyutim*) — Liturgische Poesien, die zu den Festgottesdiensten gehören.

Propheten (Bücher) — Nach dem Kanon der hebräischen Bibel umfassen die „Ersten Propheten" die Bücher: Josua, Richter, 1 Samuel und 2 Samuel, 1 Könige und 2 Könige; die „Späteren Propheten" die Bücher: Jesaja, Jeremia, Ezechiel und die zwölf „Kleinen Propheten".

Purim — Dieses Fest erinnert an die Befreiung der persischen Juden, die im Buch Esther erzählt wird.

Rimmon (Plur.: *Rimmonim*) — Wörtlich: „Granatapfel". Dieser Begriff bezeichnet die Verzierungen, welche die Stangen schützen, um die das Pergament der Thorarolle gewickelt wird.

Rosh ha-Shana — Neujahr. Während der biblischen Zeit begann das Jahr im Frühling mit dem Monat *Nissan.* Später wurde der Anfang des Jahres auf den Herbst verlegt, auf den Monat *Tishri.*

Rosh hodesh — Neumond.

Sanhedrin — vom griechischen *Synedrion*, „Rat". Der Begriff bezeichnet die obersten juristischen Instanzen, die während der letzten Zeit des Zweiten Tempels und in den darauffolgenden Jahrhunderten Recht sprachen.

Säulen *in antis*	Säulen, die vor dem Eingang eines Gebäudes ein Vordach tragen.
Schekel	Biblische Geldeinheit.
Schofar	Ritualhorn, hergestellt aus dem Horn eines Widders.
Schtetl	Jiddischer Begriff, der ein jüdisches Dorf bezeichnet.
Seder	Wörtlich: „Ordnung". Der Begriff bezeichnet die häusliche Feier der beiden ersten Pessachabende. Diese Feier besteht aus der Lesung der *Haggada* und einem Mahl im Rahmen der Familie.
Sefardim	Biblischer Ausdruck; seit dem Mittelalter bezeichnet er die Mitglieder der jüdischen Gemeinden auf der iberischen Halbinsel mit ihrer eigenen Kultur. Nach der Vertreibung der Juden aus Spanien im Jahr 1492 verbreiteten die Flüchtlinge diese Kultur in Nordafrika und im Osmanischen Reich.
Sefirot	Begriff der mittelalterlichen Kabbala. Er bezeichnet die aus Gott hervorgegangenen Mächte, der selber verborgen und unerkennbar bleibt.
Shaddai	Einer der göttlichen Namen. Auf Amuletten kommt er häufig vor.
Shavuot	Wochenfest; ursprünglich handelte es sich um ein Pilgerfest mit Bezug zur Landwirtschaft, das sieben Wochen nach dem Pessachfest, zum Zeitpunkt der Ernte, gefeiert wurde. Das rabbinische Judentum hat daraus eine Erinnerung an die Offenbarung der Thora auf dem Berg Sinai gemacht.
Shoah	Wörtlich: „Vernichtung". Mit diesem Begriff bezeichnet man die Ermordung von sechs Millionen europäischen Juden während der deutschen Nazi-Herrschaft.
Siddur	Rituale, das die täglichen Gebete und die Sabbatgebete enthält.
Sukkot (Plural von *Sukka*, Hütte)	Hüttenfest. Das dritte Pilgerfest; es wurde fünfzehn Tage nach *Rosh ha-Shana* gefeiert. Während der sieben Tage dieses Festes wohnen die Gläubigen in Hütten. Auf diese Art erinnern sie sich der unsicheren Wohnverhältnisse während des Aufenthalts in der Wüste.
Talit	Schal, mit dem sich die Männer während des Gebets bedecken.
Talmud	Kompilation im Hinblick auf die Lehre. Der Talmud enthält die Mischna und die entsprechenden Reflexionen der Rabbiner aus verschiedenen Generationen. Die beiden Hauptversionen des Talmud sind der Jerusalemer Talmud (abgeschlossen um 400) und der Babylonische Talmud, der im 6. Jh. vollendet wurde.
Talmide hakhamim	Wörtlich: „Schüler der Weisen". Der Begriff bezeichnet jene Männer, die ihr Leben dem Studium des Talmud und der Lehre der Weisen widmen.
Targum	Wörtlich: „Übersetzung". Der Begriff bezeichnet im besonderen die aramäischen Bibelparaphrasen. Diese enthalten neben der Übersetzung auch exegetisches und homiletisches Material. Die bekanntesten Versionen sind der Targum des Onkelos, der Targum von Jerusalem, „fragmentarisch" genannt, und der Targum des Pseudo-Jonathan.
Tass	Ein kleines Schild, das man an der mit dem Schutzmantel bekleideten Thorarolle befestigt. Es trägt den Namen eines Festes und hilft, jene Rolle zu finden, die beim jeweiligen Festgottesdienst gelesen werden muß.
Tefillin	Gebetsriemen. Sie dienen dazu, kleine Kapseln, die auf Pergament geschriebene Bibelverse enthalten, festzubinden. Die Männer tragen diese Kapseln während des Gebets auf der Stirn und am Arm.
Temenos	Geweihter Platz, heiliger Ort.
Tetradrachme	Geldeinheit des römischen Reichs.
Tetragramm	Der Begriff ersetzt oft den göttlichen Namen aus den vier Buchstaben JHWH, deren Aussprache nicht erlaubt ist.
Thora	Wörtlich: „Belehrung". Der Begriff bezeichnet die fünf Bücher der Heiligen Schrift, die Mose auf dem Berg Sinai offenbart wurden und die ersten fünf Bücher der Bibel bilden.
Thymiaterion	Weihrauchgefäß.
Tiq	Holzetui mit Scharnier, oft mit Metallschilden überzogen. Es schützt nach dem Brauch der orientalischen Juden die Thorarolle.
Tishri	Name des siebten Monats des Mondjahres. Er entspricht September/Oktober.
Triclinium	Empfangsraum, Eßraum.
Ulam	Raum, Vorraum (im besonderen der Vorraum des Tempels in Jerusalem).
Wadi	Ein arabisches Wort; es bezeichnet die Täler und Flußbetten.
Yad	wörtlich: „Hand". Der Begriff bezeichnet eine Lesehilfe, die die Form einer Hand hat, aufgesteckt auf einen langen Stiel, oft künstlerisch bearbeitet. Die „Hand" erlaubt dem Offizianten, dem Text der Thora zu folgen, ohne daß er mit seiner Hand die Schrift berührt, die als geheiligt betrachtet wird.
Zizit	„Fransen", Unterkleidung mit Fransen an den vier Ecken. Sie wird von den Männern getragen, entsprechend der biblischen Vorschrift: „Sie sollen sich Quasten an die Zipfel ihrer Kleider machen, sie und ihre Nachkommen" (Num 15,38).

BIBLIOGRAPHIE

AJA	American Journal of Archaeology	JJA	Journal of Jewish Art
BASOR	Bulletin of the American School of Oriental Researches	JJS	Journal of Jewish Studies
BJPES	Bulletin of the Jewish Palestine Exploration Society	JPOS	Journal of the Palestine Oriental Society
EI	Erets Israel	JQR	Jewish Quarterly Review
HUCA	Hebrew Union College Annual	JWCI	Journal of the Warburg and Courtauld Institutes
IEJ	Israel Exploration Journal	PEQ	Palestine Exploration Quarterly
JA	Jewish Art	RB	Revue biblique
JAOS	Journal of the American Oriental Society	REJ	Revue des études juives
		RHR	Revue d'histoire des religions
		ZAW	Zeitschrift für Alttestamentliche Wissenschaft

DER ORIENT:
DIE WIEGE DER JÜDISCHEN KUNST

Primärliteratur

Josephus, Flavius: Geschichte des Judäischen Krieges. Einl. v. K. D. Eichler, Anm. v. H. Kreissig, aus d. Griech. v. H. Clementz, 6. veränd. Aufl. Leipzig 1994.
Jüdische Altertümer. Übers. v. H. Clementz, [12]1994.

Allgemeine Studien

Orlinsky, H. M.: The Biblical Concept of the Land of Israel. Cornerstone of the Covenant between God and Israel, in: *EI* 18 (1985), 43–55.
Schürer, E. – Vermes, C. – Millar, A.: *The History of the Jewish People in the Age of Jesus Christ* (175 B.C.–135 A.D.), 2 Bde., Edinburgh 1973–1979.
Vaux, R. de: *Les Institutions de L'Ancien Testament*, Paris 1982.
Vink, J. G.: The Date and Origin of the Priestly Code in the Old Testament, in: *Oudtestamentliche Studies* 15 (1969), 128–144.

Von den Anfängen bis zum Ersten Tempel

Amiet, P.: *L'Art antique du Proche-Orient*, Paris 1977.
Avida, U. – Broshi, M. – Dayagi-Mendels – Israeli, Y. – Noy, T. – Tadmor, M.: *Treasures of the Holy Land. Ancient Art from the Israel Museum*, New York, The Metropolitan Museum of Art 25 (1986).
Avigad, N.: The Inscribed Pomegranate from the „House of the Lord", in: *Ancient Jerusalem Revealed*, hg. v. H. Geva, Jerusalem 1994, 128–137.
Barnett, R. B.: *Ancient Ivories in the Middle Eastern,* in: *Qedem* 14 (1982).
Assurbanipal's feast, in: *EI* 18 (1985), 1*–6*.
Caubet, A.: Les maquettes architecturales d'Idalion, in: *Studies Printed in Memory of Porphyros Dikaios*, Nikosia/Zypern 1979, 94–118.
Finkelstein, I.: *The Archaeology of the Period of Settlement and Judges*, Tel Aviv – Jerusalem 1986 (hebr.).
Geva, H. (Hg.): *Ancient Jerusalem Revealed*, Jerusalem 1994.
Gutmann, J.: The History of the Ark, in: *ZAW* 83 (1971), 22–30.
Haran, M.: The Ark and the Cherubim, in: *IEJ* 13 (1963), 46–48.
Harding, L. – Lewis, A. – Starcky, J. L. u. a.: *Lachish I-IV*, London – New York – Tel Aviv 1938–1958.
Kempinski, A.: *Meggido, a City-State and Royal Centre in North Israel. Materialien zur Allgemeinen und Vergleichenden Archäologie*, Bd. XL, München 1989.
Lemaire, A.: Une inscription paléo-hébraïque sur une grenade en ivoire, in: *RB* 88 (1981), 236 – 239.
Loud, G.: *The Megiddo Ivories*, Chicago, The University of Chicago Oriental Institute Publications, Bd. LII, 1939.
Magen, Y.: Jerusalem as a Center of the Stone Vessel Industry during the Second Temple Period, in: *Ancient Jerusalem Revealed*, hg. v. H. Geva, Jerusalem 1994, 244–256.
Negev, A.: The Chronology of the Seven-Branched Menorah, in: *EI* 8 (1967), 193–210 (hebr.).
Oulette, J.: Le vestibule du Temple de Salomon était-il un *bit-hilâni*?, in: *RB* (1969), 365–378.
The Basic Structure of Solomon's Temple and Archaeological Research, in: *The Temple of Solomon*, hg. v. J. Gutmann, Missoula/Montana, Scholars Press 3 (1976), 1–20.
Rahmani, L. Y.: Ossuaries and *Ossilegium* in the Late Second Temple Period, in: *Ancient Jerusalem Revealed*, hg. v. H. Geva, Jerusalem 1994, 191–205.
Revel-Neher, E.:, La double page du Codex Amiatinus et ses rapports avec les plans du Tabernacle dans l'art juif et dans l'art byzantin, in: *JJA* 9 (1982), 6–17.
L'Arche d'Alliance dans l'art juif et chrétien du second au dixième siècles, Paris 1984.
Sperber, B.: The History of the Menorah, in: *JJS* XVI (1965), 185.
Thureau-Dangin, F. – Dunand, M.: *Arslan Tash*, Paris 1931.
Yadin, Y.: *Hazor. The Rediscovery of a Great Citadel of the Bible*, Jerusalem – London 1975.
Yadin, Y. – Aharoni, R. A. – Amiran, R. u. a.: *Hazor*, Bd. I-IV, Jerusalem 1958–1989.

Das goldene Zeitalter des Zweiten Tempels. Die Ausstrahlung Jerusalems

Avigad, N.: The Rock-carved Facades of the Jerusalem Necropolis, In: *IEJ* 1 (1950/51).
Ancient Monuments in the Kidron Valley, Jerusalem 1954 (hebr.).
The Architecture of Jerusalem in the Second Temple Period, in: *Jerusalem Revealed*, hg. v. Y. Yadin, 1975, 14–20.
Discovering Jerusalem, Nashville – Jerusalem 1983.
Avi-Yonah, M.: The facade of Herod's Temple. An Attempted Reconstruction, in: *Religious in Antiquity. Essays in Memory of E. R. Goodenough*, hg. v. J. Neusner, Leiden 1968, 327–334.
Art in Ancient Palestine, Jerusalem 1981.
Avi-Yonah, M. – Avigad, N. – Aharoni, Y. – Dunayevski, I. – Gutman, S.: Massada. Survey and Excavations, in: *IEJ* 7 (1957) 1.
Barag, D.: Herod's Royal castle at Samaria-Sebaste, in: *EI* 23 (1992), 293–301 (hebr.).
The Temple Cult Vessels Graffito from the Jewish Quarter excavations at Jerusalem, in: *Ancient Jerusalem Revealed*, hg. v. H. Geva, Jerusalem 1994, 277–278.
Ben-Dov, M.: *In the Shadow of the Temple. The Discovery of Ancient Jerusalem*, Jerusalem 1982.
Benoit, P.: The Archaeological Reconstruction of the Antonia Fortress, in: *Jerusalem Revealed*, hg. v. Y. Yadin, Jerusalem 1975, 87–89.
Bickermann, E. J.: The Warning Inscription in Herod's Temple, in: *JQR* XXXVII (1947), 387–405.
Busink, Th. A.: *Der Tempel von Jerusalem von Salomo bis Herodes*, Bd. I/II, Leiden 1970/80.
Dussaud, R.: *Les Monuments palestiniens et judaïques*, Paris, Louvre-Museum 1912.
Foerster, G.: The Synagogue at Masada and Herodium, in: *Ancient Synagogues Revealed*, Hg. L. I. Levine, Jerusalem 1981, 24–29.

Hachlili, R.: *Ancient Jewish Art and Archaeology in the Land of Israel*, Leiden, 1988.
Jacoby, R.: *Jerusalem Osuaries, Jerusalem Index of Jewish Art, Ancient Jewish Art*, Bd. I, Jerusalem 1987.
Knight, W.: *The Arch of Titus and the Spoils of the Temple*, London 1867.
Lemaire, A. – Laperrousaz, E. M.: *La Palestine à l'époque perse*, Paris 1994.
Mazar, R.: The Archaeological Excavations near the Temple Mount, in: *Jerusalem Revealed*, hg. v. Y. Yadin, Jerusalem 1975, 25–40.
The Mountain of the Lord. Excavating in Jerusalem, New York 1975.
Herodian Jerusalem in the Light of the Excavations South and South-West of the Temple Mount, in: *IEJ* 28 (1978), 230–237.
Narkiss, B.: A Scheme of the Sanctuary from the Time of Herod the Great, in: *JJA* 1 (1974), 6–15.
Negev, A.: The Chronology of the Seven-Branched Menorah, in: *EI* 8 (1967), 193–210 (hebr.).
Netzer, E.: *Greater Herodium,* in: *Qedem* 13, Jerusalem 1981.
Rosenthal, R. – Sivan, R.: *Ancient Lamps in the Schlossinger Collection,* in: *Qedem* 8, Jerusalem 1978.
Segal, P.: The Penalty of the Warning Inscription form the Temple of Jerusalem, in: *IEJ* 39, 1989, 79–90.
Sussmann, V.: *Ornamental Jewish Oil Lamps from the Fall of the Second Temple through the Revolt of Bar Kocheba*, Jerusalem 1972 (hebr.).
Vincent, L. H. – Steve, A. M.:*Jérusalem de l'Ancien Testament. Recherches d'archéologie et d'histoire*, Paris 1956.
Yadin, Y.: *Masada*, New York 1966.
(Hg.), *Jerusalem Revealed. Archaeology in the Holy City 1968–1974*, Jerusalem 1975.

Münzen

Avi-Yonah, M.: The Foundation of Tiberias, *IEJ* 1 (1950/51), 160–169.
Hill, G. F.: *Catalogue of the Breek Coins of Palestine. Catalogue of the Greek Coins of the British Museum*, Bd. XXVII, London 1914.
Kadman, N.: *The Coins of the Jewish War of 66–73 C. E.*, Tel Aviv – Jerusalem 1960.
Kanael, B.: The Begining of Maccabean Coinage, in:*IEJ* 1 (1950/51), 170–194.
The Greek Letters and Monograms on the Coins of Jehohanan the High Priest, in: *IEJ* 2 (1952), 190–194.
Kindler, A.: The Jaffa Hoard of Alexander Janneus, in: *IEJ* 4 (1954), 170–185.
The Coinage of the Hasmonean Dynasty, in: *Numismatic Studies and Researches*, Bd. III, Jerusalem 1958.
The Coins of Tiberias, Tiberias 1961.
Madden, F. W.: *History of Jewish Coinage and of Money in the Old and New Testament*, London 1864. Neu hg. mit Vorwort v. M. Avi-Yonah, New York 1967.
Meshorer, Y.: *Jewish Coins of the Second Temple Period*, Tel Aviv 1966.
Meyshan, J.: The Coinage of Agrippa the First, in:*IEJ* 4 (1954), 186–200.
Reifenberg, A.: Portrait Coins of the Herodian Kings, in: *Numismatic Circular*, 1935, 3–11.
Ancient Jewish Coin, Jerusalem 1947.

Die Grabkunst

Dussaud, R.: *Les Monuments palestiniens et judaïques au musée de Louvre*, Paris 1912.
Figueras, P.: *Decorated Jewish Ossuaries*, Leiden 1983.
Krauss, S.: La Double Inhumation chez les Juifs, in: *REJ* XCVII (1934), 1–34.
Meyers, M.: *Jewish Ossuaries. Reburial and Rebirth. Secondary Burials in their Ancient Near Eastern Setting*, Rom 1971.
Rahmani, L. Y.: Ossuaries and *Ossilegium* in the late Second Temple Period, in: *Ancient Jerusalem Revealed*, hg. v. H. Geva, Jerusalem 1994, 191–205.

Das Aufblühen des rabbinischen Judentums

Allgemeine Studien

Avi-Yonah, M.: *The Jews in Palestine: A Political History from the Bar Kochba War to the Arab Conquest*, Oxford 1976.
Frey, J. B.: *Corpus inscriptionum judaicarum*, New York 1975.
Goodenough, E. R.: *Jewish Symbols of the Greco-Roman Period*, Bd. I-IV, New York 1953.
Hadas-Lebel, M.: *Jérusalem contre Rome*, Paris 1990.
Hengel, M.: *Judentum und Hellenismus*, Tübingen 1974.
Kuhnen, H. P.: *Palästina in Griechisch-Römischer Zeit*, München 1990.
Liebermann, S.: *Hellenism in Jewish Palestine*, New York 1950.
Schäfer, P.: *Histoire des Juifs dans L'Antiquité*, Paris 1989.
Schmidt, F.: *La Pensée du Temple de Jérusalem à Qumran*, Paris 1994.
Urbach, E. E.: The Rabbinical Law of Idolatry in the Second and Third Centuries in the Light of Historical and Archaeological Facts, in: *IEJ* 9 (1957), 149–165 u. 228–245.

Die Grabkunst in Bet Schearim

Avigad, N.: Beth Shearim, in: *IEJ* 4 (1954), 88–107; 5 (1955), 205–239; 8 (1958), 276–277; 9 (1959), 205–220.
Sarcophagi at Beth Shearim, in: *Archaeology* 10 (1957), 266–269.
Avi-Yonah, M.: The Leda Sarcophagus from Beth Shearim, in: *Art in Ancient Palestine*, Jerusalem 1981, 257–269.
Lead Coffins from Palestine, in: *Art in Ancient Palestine*, Jerusalem 1981, 227–255.
Lifschitz, B.: La vie de l'au-delà dans les conceptions juives. Inscriptions grecques à Beth Shéarim, in: *RB* LXVIII (1961), 401–411.
Mazar, B.: Beth Shearim, in: *IEJ* 6 (1956), 261–262.
Beth Shearim, Bd. I, Jerusalem 1973.
Mazar, B. – Sowa, M. – Lifschitz, B. – Avigad, N.: *Beth Shearim. Final Report*, Bd. I–III, Jerusalem 1957–1972.
Schwabe, M.: La vie de l'au-delà à Beth - Shéarim, in: *Studies in Memory of Asher Gulak and Samuel Klein*, Jerusalem 1942, 187–200 (hebr.).
Greek Inscriptions found at Beth Shearim in the Fourth Excavation Season,1953, in: *IEJ* 4 (1954), 249–261.

Münzen

Meshorer,Y.: *Coins of the Ancient World*, Jerusalem 1979.
Ancient Jewish Coinage Addendum, in: *Israel Numismatic Journal* 11 (1990/91), 104–132.
Mildenberg, L.: *The Coinage of the Bar Kokhba War*, Aarau 1984.
Der Bar-Kochba Krieg im Lichte der Münzprägung, in: Kuhnen, H. P.: *Palästina in Griechisch-Römischer Zeit*, München 1990, 357–366.
Reifenberg, A.: *Ancient Jewish Coins*, Jerusalem 1947.

Die jüdischen Katakomben in Rom

Beyer, H. W. – Lietzmann, H.: *Jüdische Denkmäler*, Bd. I, *Die Jüdische Katakombe der Villa Torlonia in Rom*, Berlin – Leipzig 1930.
Cumont, F.: *Recherches sur le symbolisme funéraire des Romains*, Paris 1942.
Garrucci, R.: *Cimitiero degli antichi Ebrei scoperto recentemente in Vigna Randanini*, Rom 1862.
Dissertazioni archeologiche de vario argomento, Rom 1866.
Storia dell'arte cristiana nei primi otto secoli, Prato 1872–1880.
Macucchi, O.: *Le Catacombe romane*, Rom 1932.
Muller, N.: *Die Jüdische Katakombe am Monteverde zu Rom*, Leipzig 1912.
Regensdorf; K. H.: Zu den Fresken der Jüdischen Katakombe der Villa Torlonia in Rom, in: *ZAW* XXXI (1932), 30–60.
Reinach, T.: Une nouvelle nécropole judéoromaine, in: *REZ* LXXII (1921), 24–28.
Wirgen, W.: The Menorah as a Symbol of the Tree of Life, in: *IEJ* 14 (1964), 102–104.

Glasböden, verziert mit goldenen Blättchen

De Rossi, G. B.: Sur un verre colorié représentant le Temple de Jérusalem, in: *Bulletin d'archéologie ancienne*, 2e s, (1882) 1, 141–163.
Verre représentant le Temple de Jérusalem, in: *Archives de l'Orient latin* 2 (1884), 439–455.
Garrucci, R.: *Vetri ornati di figure in oro tro-*

vati nei cimiteti dei Cristiani primitivi di Roma, Rom 1858.
Morey, C. R.: *The Gold Glass Collection of the Vatican Library*, Vatican 1959.

Spiegelgläser

Barag, D.: Glass Pilgrim Vessels from Jerusalem, in: *Journal of Glass Studies* XII (1970), 35–63.
Neuburg, F.: *Glass in Antiquity*, London 1949.
Rahmani, L. Y.: Mirror Plaques from a Fifth Century A.D. Tomb, in: *IEJ* (1964), 50–60.
St. Clair, A.: God's House of Peace in Paradise: the Feast of Tabernacles on a Jewish gold Glass, in: *JJA* 11 (1985), 6–15.

Die Synagogen des Altertums

Die Architektur

Avigad, N.: The Galilean Synagogue and its predecessors, in: *Ancient Synagogues Revealed*, hg. v. L. I. Levine, Jerusalem 1981, 42–44.
Avi-Yonah, M.: The Caesarea Inscription of the Twenty-Four Priestly Courses, in: *The Theacher's Yoke. Studies in Memory of Henry Trantham*, Texas 1964, 46–57.
Ancient Synagogues, in: *The Synagogue. Studies in Origins, Archaeology and Architecture*, hg. v. J. Gutmann, New York 1975, 95–109.
Bacher, W.: Le Siège de Moïse, in: *REJ* XXXIV (1897), 209–301.
Bahat, D.: A synagogue at Beth-Shean, in: *Ancient Synagogues Revealed*, hg. v. L. I. Levine, Jerusalem 1981, 82–85.
The Synagogue at Beth-Shean, in: *Qadmoniyot* V (1972), 55–58 (hebr.).
…rag, D. – Porat, Y. – Netzer, E.: The Synagogue at En-Gedi, in: *Ancient Synagogues Revealed*, hg. v. L. I. Levine, Jerusalem …81, 116–119.
… M. J.: First-century Synagogue Archi…re. Methodological Problems, in: *An… Synagogues. The State of Research*, … Gutmann, Ann Arbor/Michigan, …Judaic Studies 1981.
… C.: *The House of St. Peter at Ca…n*, Jerusalem 1969.
… Bd. I, Jerusalem 1975.
… *Hammath-Tiberias*, Jerusalem

… *Galilean Synagogues and their … Hellenistic and Roman Art …ure*, Diss. v. Ph. D., daktylo… …salem 1972 (hebr.).
…s at Masada and Herodium, …), 6–11.
…t Excavations at Caper… …t *Synagogues Revealed*, … Jerusalem 1981, 57–59.
… Masada and Herodium, …*gues Revealed*, hg. v. …m 1981, 24–29.

Architectural Models of the Greco-Roman Period and the Origin of the „Galilean" Synagogue, in: *Ancient Synagogues Revealed*, hg. v. L. I. Levine, Jerusalem 1981, 45–48.
The Ancient Synagogues of the Galilee, in: *The Galilee in Late Antiquity*, hg. v. L. I. Levine, New York – Jerusalem 1992, 289–319.
Foss, C.: *Byzantine and Turkish Sardis*, Cambridge 1976.
Gordon, H. L.: The Basilica and the Stoa in Early Rabbinical Literature, in: *The art Bulletin* XIII (1931) 3, 3–35.
Gutmann, J. (Hg.): *The Synagogue. Studies in Origins, Archaeology and Architecture*, New York 1975.
The Origin of the Synagogue. Current State of Research, in: *The Synagogues. Studies in Origins, Archaeology and Architecture*, New York 1975, S. 72–76.
Ancient Synagogues. The State of Research, Ann Arbor/Michigan, Brown Judaic Studies 1981.
Gutman, S.: The Synagogue at Gamla, in: *Ancient Synagogues Revealed*, hg. v. L. I. Levine, Jerusalem 1981, 30–34.
Gutman, S. – Yeivin, Z. – Nasor, A.: Excavation of the Synagogue at Susiya, in: *Qadimoniyot* V (1972), 47–52.
Gutman, S. u. a.: Excavation in the Synagogue at Horvat Susiya, in: *Ancient Synagogues Revealed*, hg. v. L. I. Levine, Jerusalem 1981.123–128.
Hachlili, R.: The Niche and the Ark in Ancient Synagogues, in: *BASOR* 223 (1976), 43–53.
Ancient Jewish Art and Archaeology in the Land of Israel, Leiden – New York – Kopenhagen – Köln 1988.
Hengel, M.: Proseuche und Synagoge: Jüdische Gemeinde, Gotteshaus und Gottesdienst in der Diaspora und in Palästina, in: *The Synagogue. Studies in Origins, Archaeology and Architecture*, hg. v. J. Gutmann, New York 1975, 27–54.
Die Synagogeninschrift von Stobi, in: *The Synagogue. Studies of Origins, Archaeology and Architecture*, New York 1975, 72–76.
Hiram, A.: Die Entwicklung der Antiken Synagogen und Altchristlichen Kirchenbauten im Heiligen Lande, in: *Wiener Jahrbuch für Kunstgeschichte* XIX (1962), 7–63.
Hüttenmeister, F. – Reeg, G.: *Die Antiken Synagogen in Israel*, Wiesbaden 1977.
Kliner, A.: Ancient Synagogues in Israel. An Archaeological Survey, in: *Ancient Synagogues Revealed*, hg. v. L. I. Levine, Jerusalem 1981.11–18.
Kohl, H. – Watzinger, C.: *Antike Synagogen in Galilaea*, Leipzig 1916.
Krauss, S.: *Synagogale Altertümer*, Berlin – Wien 1922.
Levine, L. I. (Hg.): *Ancient Synagogues Revealed*, Jerusalem 1981.
The Galilee in Late Antiquity, New York – Jerusalem 1992.
The Sages and the Synagogue in Late Antiquity. The Evidence of the Galilee, in: *The Galilee in Late Antiquity*, New York – Jerusalem 1992, 201–222.
Levy, S.: The Ancient Synagogue at Ma'on (Nirim), in: *EI* VI (1960), 77–80 (hebr.).
Levy, S. – Rahmani, L. Y. – Hiram, A. S. – Dunayevski, J. – Avi-Yonah, M, – Lifschitz, B.: *Donateurs et fondateurs dans les synagogues juives (Cahiers de la revue biblique 7)*, Paris 1967.
Loffreda, S.: The Late Chronology of the Synagogue of Capernaum, in: *Ancient Synagogues Revealed*, hg. v. L. I. Levine, Jerusalem 1981, 52–56.
Ma'oz, Y.: The Art and Architecture of the Synagogues of the Golan, in: *Ancient Synagogues Revealed*, hg. v. L. I. Levine, Jerusalem 1981, 98–115.
Marmorstein, A.: The Synagogue of Claudius Tiberius Polycharmus in Stobi, in: *JQR*, N.S. XXVII (1936/37), 373–384.
Mayer, L. A. – Reifenberg, A.: The Synagogue of Esthemoa. Preliminary Report, in: *JPOS* XIX (1941), 314–326.
Meyers, E. M.: The Synagogue at Horvat Shema, in: *Ancient Synagogues Revealed*, hg. v. L. I. Levine, Jerusalem 1981, 70–74.
Excavations at Gush Halav in Upper Galilee, in: *Ancient Synagogues Revealed*, hg. v. L. I. Levine, Jerusalem 1981, 75–77.
Roman Sepphoris, in Light of New Archaeological Evidence and Recent Research, in: *The Galilee in Late Antiquity*, hg. v. L. I. Levine, New York – Jerusalem 1992, 321–330.
Meyers, M. – Netzer, E. – Meyers, C.: Sepphoris, Ornament of All Galilee, in: *Biblical Archaeologist* 49 (1986) 1, 4–19.
A Mansion in the Sepphoris Acropolis and its Splendid Mosaic, in: *Qadnomiyot* XXI (1988), 87–92 (hebr.).
Naveh, J.: *On Stone and Mosaic. The Aramaic and Hebrew Inscriptions from Ancient Synagogues*, Jerusalem 1978 (hebr.).
Netzer, E.: The Herodian Triclinia – A Prototype for the „Galilean-Type" Synagogue, in: *Ancient Synagogues Revealed*, hg. v. L. I. Levine, Jerusalem 1981, 49–51.
Neusner, J.: The Symbolism of Ancient Judaism: The Evidence of the Synagogues, in: *Ancient Synagogues. The State of Research*, hg. v. J. Gutmann, Ann Arbor/Michigan, Brown Judaic Studies 1981, 7–18.
Orfali, G.: *Capharnaüm et ses ruines*, Paris 1922.
La dernière période de l'histoire de Capharnaüm, in: *JPOS* II (1922), 87–93.
Ovadiah, A.: The Synagogue at Gaza, in: *Ancient Synagogues Revealed*, hg. v. L. I. Levine, Jerusalem 1981,129–131.
Rahmani, L. Y.: Stone Synagogue Chairs. Their Identification, Use and Significance, in: *IEJ* 40 (1990), 192–132.
Renov, I.: The Seat of Moses, in: *IEJ* V (1955), 262–267.
Roth, C.: The „Chair of Moses" and its Survival, in: *PEQ* (1949), 100–111.
Seager, A. R.: The Building History of the Sardis Synagogue, in: *AJA* 76 (1972), 425–435.

The Architecture of the Dura and Sardis Synagogues, in: *The Dura-Europos Synagogue. A Re-evaluation (1932–1972)*, hg. v. J. Gutmann, Missoula/Montana 1973, 79–116.
Ancient Synagogue Architecture: An Overview, in: *Ancient Synagogues, the State of Research*, hg. v. J Gutmann, Ann Arbor/Michigan, Judaic Brown Studies 1981, 39–47.

Seager, A. R. – Kraabel, A. T.: The Synagogue and the Jewish Community, in: *Sardis Prehistoric to Roman Times*, hg. v. G. Hanfmann, Cambridge – London 1983, 168–190.

Squarciapino, M. F.: La Sinagoga di Ostia, in: *Bolletino d'Arte* XLVI (1961), 326–337.

Surenik, E. L.: The „Chair of Moses" in Ancient Sanagogues, in: *Tarbiz* I, 1929, 145–151 (hebr.).
The Ancient Synagogue of Beth Alpha, Jerusalem – London 1932.
Ancient Synagogues in Palestine and Greece, London 1934.
The Ancient Synagogue in Hammat by Gadara, in: *JJPES* III (1934/35), 41–61 (hebr.).
The Ancient Synagogue of Eshtemoa, in: *Qedem. Studies of Archaeology* I (1942), 64–69 (hebr).
The Ancient Synagogue at Yafa near Nazareth, in: *Bulletin Rabinowitz* II (1951), 6–24.

Vincent, L. G.: Découverte de la „Synagogue des affranchis" à Jérusalem, in: *RB* XXX (1921), 247–277.
Vestiges d'une synagogue antique à Yafa de Galilée, in: *RB* XXX (1921), 434–438.
Un sanctuaire dans la région de Jéricho, la synagogue de Na'aran, in: *RB* LXVIII (1961), 163–177.

Watzinger, C.: *Denkmäler Palästinas. Eine Einführung in die Archäologie des Heiligen Landes*, Leipzig 1935.

Weiss, Z. – Netzer, E.: *Sepphoris*, Jerusalem 1994 (hebr.).

Yadin, Y.: The Synagogue at Masada, in: *Ancient Synagogues Revealed*, hg. v. L. I. Levine, Jerusalem 1981, 19–23.

Yeivin, Z.: The Zodiac Tablet in Kfar Baram Synagogue, in: *BJPES* III, (1945/46), 119–121 (hebr.).
The Synagogue of Eshtemoa, in: *Ancient Synagogues Revealed*, hg. v. L. I. Levine, Jerusalem 1981, 120–122.

Die Wandmalereien der Synagoge in Dura-Europos

Bickermann, E. J.: Symbolisme in the Dura Synagogue, in: *Harvard Theological Review* 48 (1965), 127–152.

Braested, J. H.: Peinture d'époque romaine dans le désert de Syrie, in: *Syria* III (1922), 177–213.
Oriental Forerunners of Byzantine Painting, Chicago 1924.

Brilliant, R.: Painting at Dura-Europos and Roman Art, in: *The Dura-Europos Synagogue. A Re-evaluation (1932–1972)*, hg. v. J. Gutmann, Missoula/Montana 1973, 23–29.

Cumont, F.: *Fouilles de Doura-Europos (1922–1923)*, 2 Bde., Paris 1926.

Du Mesnil du Buisson, Graf R.: Les peintures de la synagogue de Doura-Europos, in: *RB* XLIII (1934), 105–119.
Les deux synagogues sucessives à Doura-Europos, in: *RB* XLV (1936), 72–90.
Les Peintures de la synagogue de Doura-Europos, 245–256 ap. J.-C., Rom 1939.

Farmakowski: Paintings in Palmyra, in: *Izvestiia* VIII (1903), 172–198 (russ.).

Goldmann, B.: The Dura Synagogue Costumes and Parthian Art, in: *The Dura-Europos Synagogue. A Re-evaluation (1932–1972)*, hg. v. J. Gutmann, Missoula/Montana 1973, 52–77.

Goodenough, E. R.: The Paintings of the Dura-Europos Synagogue: Method and an Application, in: *IEJ* VIII (1958), 69–70.
The Orpheus in the Synagogue of Dura-Europos, in: *JWCI* XXII (1959), 372.
Judaism at Dura-Europos, in: *IEJ* XI 1961, 161–170.
Jewish Symbols in the Greco-Roman Period, Bd. IX-XI, *Symbolism in the Dura Synagogue*, New York 1964.

Grabar, A.: Le thème des fresques da la synagogue de Doura (245–256 après J.-C.), in: *RHR* CXXIII (1941), 5–35.

Gutmann, J. (Hg.): *The Dura-Europos Synagogue. A Re-evaluation (1932–1971)*, Missoula/Montana 1973.
Programmatic Painting in the Dura Synagogue, in: *The Dura-Europos Synagogue. A Re-evaluation (1932–1972)*, hg. v. J. Gutmann, Missoula/Montana 1973, 137–154.

Hempel, H. L.: Zum Problem der Anfänge der AT-Illustrationen, in: *Alttestamentliche Wissenschaft* LXIX (1957), 103–131.

Hopkins, C.: The Palmyrene Gods at Dura-Europos, in: *JAOS* LI (1931), 119–137.
Architectural Background in the Paintings at Dura-Europos, in: *AJA* XLV (1941), 18–29.
The Excavations of the Dura Synagogue Paintings, in: *The Dura-Europos Synagogue. A Re-evaluation (1932–1972)*, hg. v. J. Gutmann, Missoula/Montana 1973, 11–21.

Kessler, H. L.: Pictures as Scripture in Fifth Century Churches, in: *Studia Artium Orientalis et Occidentalis* II (1985), 22f.
Passover in Old St. Peter's, in: *JJA* XII/XIII (1986/87), 169–178.
Prophetic Portraits in the Dura Synagogue, in: *Jahrbuch für Antike und Christentum* XXX (1987), 149–155.
Program and Structure, in: Weitzmann, K. – Kessler, H. L.: *The Frescoes of the Dura Synagogue and Christian Art*, Washington 1990.
Through the Temple Veil. The Holy Image in Judaism and Christianity, in: *Kairos* XXXII/XXXIII (1990/91), 53–77.

Kraeling, C. H.: *The Excavations at Dura Europos. Final Report VIII. The Synagogue*, New Haven 1956.

Kraeling, E. G.: The Meaning of the Ezekiel Panel in the Synagogue of Dura, in: *BASOR* LXXVIII (1940), 12–18.

Kretschmar, G.: Ein Beitrag zur Frage nach dem Verhältnis zwischen jüdischer und christlicher Kunst in der Antike, in: *No Graven Images*, hg. v. J. Gutmann, New York 1971, 156–184.

Leriche, P. u. a.: *Doura-Europos*, publications de la nouvelle Mission archéologique franco-syrienne dans *Syria* 1986, 1988, 1992, 1995.

Millet, G.: Doura et Bagawat, in: *Cahiers archéologiques* VIII (1956), 1–8.

Neusner, J.: *A History of the Jews in Babylonia. The Parthian Period*, Leiden 1965.

Perkins, A.: *The Art at Dura-Europos*, Oxford 1973.

Picard, C.: Le trône vide d'Alexandre dans la cérémonie de Cyinda et le culte du trône vide à travers de monde gréco-romain, in: *Cahiers archéologiques* VII (1954), 1–17.

Prigent, P.: *Le Judaïsme et l'Image*, *Texte und Studien zum Antiken Judentum* 24, Tübingen 1990.

Renov, I.: A View of Herod's Temple from Nicanor's Gate in a Mural Panel of the Dura-Europos Synagogue, in: *IEJ* XX (1970), 67–74; XXI (1971), 220–221.

Revel-Néher, E.: Some Remarks on the Iconographical Sources of the Christian Topography of Cosmas Indicopleustes, in: *Kairos* XXXII/XXXIII (1990/91), 78–97.

Rostovtzeff, M. I.: *Dura and the Problem of its Art. Yale Classical Studies* V, New Haven 1935.
Dura-Europos and its Art, Oxford 1938.

Schubert, K.: Die Bedeutung des Bildes für die Ausstattung spätantiker Synagogen – dargestellt am Beispiel der Toraschrein-Nische der Synagoge von Dura-Europos, in: *Kairos* XVII (1975), 11–23.

Sonne, I.: The Painting of the Dura Synagogue, in: *HUCA* XX, 1947, 255–362.

St.-Clair, A.: The Tora Shrine at Dura-Europos: A Re-evaluation, in: *Jahrbuch für Antike und Christentum* XXIX (1986), 109-117.

Stern, H.: The Orpheus in the Synagogue Dura Europos, in: *JWCI* XXI (1958), 1-
Quelques problèmes d'iconograp paléochrétienne et juive, in: *Cah archéologiques* XII (1962), 99–113.
Orphée dans l'art paléochrétien, in: *hiers archéologiques* XXIII (1974), 1–

Strzygowski, J.: *Orient oder Rom*, L 1901.

Sukenik, E. L.: The Ezekiel Panel in tl Decoration of the Synagogue of Dı ropos, in: *JPOS* XVIII (1938), 57–(
The Synagogue of Dura-Europos Paintings, Jerusalem 1947 (hebr.).

Thompson, M. L.: Hypothetical M the Dura Paintings, in: *The Dur Synagogue. A Re-evaluation (1* hg. v. J. Gutmann, Missoul 1973, 31–52.

Weitzmann, K. – Kessler, L. H.: *of the Dura Synagogue and C* Washington 1990.

Wirth, F.: *Römische Wandmalerei*, Darmstadt 1968.
Wischnitzer, R.: *The Messianic Theme in the Painting of the Dura Synagogue*, Chicago 1948.
The „Closed Temple" Panel in the Synagogue of Dura-Europos, in: *JOAS* XCI (1971), 367–378.

Die Bodenmosaiken

Avigad, N.: The Mosaic Pavement of the Beth Alpha Synagogue and its Place in the History of Jewish Art, in: *The Beth Shean Valley. 17th Archaeological Convention*, Jerusalem 1962, 63–70.
Avi-Yonah, M.: *Mosaic Pavements in Palestine*, Oxford 1935.
Israel Ancient Mosaics, New York – London 1960.
The Mosaic Pavement of the Ma'on (Nirim) Synagogue, in: *EI* VI, 1960, 86–93.
La mosaïque juive dans ses relations avec la mosaïque classique, in: *Colloques internationaux du Centre national de la recherche scientifique*, Paris 1965, 325–329.
Une école de mosaïque à Gaza au sixième siècle, in: *Art in Ancient Palestine*, Jerusalem 1981, 391–394.
Balty, J.: La mosaïque de Gê et des Saisons à Apamée, in: *Syria* L (1973), 311–347.
Mosaïques antiques de Syrie, Brüssel 1977.
La mosaïque antique au Proche-Orient, in: *Aufstieg und Niedergang der Römischen Welt* II, Berlin – New York 1981, 347–429.
Chiat, M. J.: Synagogues and Churches in Byzantine Beth Shean, in: *JJA* 7 (1980), 6–24.
Clermont Ganneau, C.: La mosaïque de la synagogue de Ain Douq (Naaran), in: *Syria* II (1921), 172–174.
Dothan, M.: The Representation of Helios in the Mosaic of Hammath Tiberias, in: *Atti del Convegno internazionale sul tema Tardo Antico e Alto Medievo*, Rom 1968, 99–104.
Foerster, G.: Les zodiaques des synagogues et leurs sources iconographiques, in: *EI* 18 (1985), 380–390 (hebr.).
Goldmann, B.: *The Sacred Portal. A Primary Symbol in Ancient Judaic Art*, Detroit 1966.
Grabar, A.. Recherches sur les sources juives de l'art paléochrétien, in: *Cahiers archéologiques* XI (1960), 41–72; XII (1962), 115–152.
Un thème de l'iconographie chrétienne: l'oiseau dans la cage, in: *Cahiers archéologiques* XVI (1966), 9–16.
Levi, D.: *Antioch Mosaic Pavements*, 2 Bde., Princeton – London 1947.
Meyers, M.: Artistry in Stone, the Mosaics in Ancient Sepphoris, in: *Biblical Archaeologist* L (1987), 223–231.
Morey, C. R.: *The Mosaics of Antioch*, London – New York – Toronto 1938.
Schubert, K.: Die Bedeutung des Bildes für die Ausstattung spätantiker Synagogen – dargestellt am Beispiel der Toraschrein-Nische der Synagoge von Dura-Europos, in: *Kairos* XVII (1975), 11–23.
Smith, M.: Helios in Palestine, in: *EI* 16 (1982), 199*–214*.
Stemberger, G.: Die Bedeutung des Tierkreises auf Mosaikfussböden spätantiker Synagogen, in: *Kairos* XVII (1975), 23–55.
Talgam, R. – Weiss, Z.: The Dionysos cycle in the Sepphoris mosaic, in: *Qadmoniyot* XXI (1988) 83/84, 93–99.
Vincent, L. H.: Un sanctuaire dans la région de Jéricho, in: *RB* LXVIII (1961), 165–177.
Wilkinson, J.: The Beit Alpha Synagogue Mosaic. Towards an Interpretation, in: *JJA* 5 (1978), 16–28.
Yeivin, Z.: The Sacrifice of Isaac in the Beth Alpha Mosaic, in: *BJPES* XII (1945/46), 20–24 (hebr.).

DIE JÜDISCHE KUNST IM ABENDLAND

Zur Geschichte

Die sephardische Kultur

Ashtor, E.: *The Jews of Moslem Spain*, übers. v. A. Klein u. J. Machlowitz, 3 Bde., Philadelphia 1973–1984.
Baer, Y.: *A History o the Jews in Christian Spain*, übers. v. L. Schiffmann, 2 Bde., Philadelphia 1961–1966.
Ben-Sasson, M. u. a.: *Culture and Society in Medieval Jewry*, Jerusalem 1989.
Burns, R. I. (Hg.): *Emperor of Culture: Alfonso X The Learned of Castile and his Thirteenth-Century Renaissance*, Philadelphia 1990.
Garcia Iglesias, L.: *Los judios en la España antigua*, Madrid 1978.
Grayzel, S.: *The Church and the Jews in the XIIIth Century*, Philadelphia 1933.
Isaacs, A. L.: *The Jews of Majorca*, London 1936.
Pimenta Ferro M. J.: *Os judeus em Portugal no século XIV*, Lissabon 1979.
Proctor, E. S.: *Alfonso X of Castile: Patron of Literature and Learning*, Oxford 1951.
Stillman, N.: *The Jews of Arab Lands*, Philadelphia 1979.
Tello, P. L.: *Judios de Toledo*, Bd. I-II, Madrid 1979.

Die aschkenasische Kultur

Baron, S. W.: *A Social and Religious History of the Jews*, 14 Bde., Philadelphia 1965–1969.
Baumgarten, J. – Ertel, R. – Niborski, I. – Wievorka, A. (Hg.): *Mille ans de culture ashkenaze*, Paris 1994.
Blumenkranz, B.: *Histoire des Juifs de France*, Toulouse 1972.
Dahan, G.. *Les Intellectuels chrétiens et juifs au Moyen Âge*, Paris 1990.
Doubnov, S.: *Lettres sur le judaïsme ancien et nouveau*, übers. v. R. Poznanaski, Paris 1989.
Histoire moderne du peuple juif, übers. v. S. Jankélévich, Paris 1994.
Elbogen, I.: *Geschichte der Juden in Deutschland*, Berlin 1935.
Haxen, U.: *Kings and Citizens: The History of the Jews in Denmark, 1622–1983*, Kopenhagen 1983.
Israel, J. I.: *European Jewry in the Age of Mercantilism (1550–1750)*, Oxford 1991.
Mahler, R.: *A History of Modern Jewry (1780–1815)*, New York 1971.
Schwarzfuchs, S.: *Kahal. La communauté juive d'Europe médiévale*, Paris 1986.
Stern, S.: *The Court Jew*, Philadelphia 1962.
Jehudah Ben Samuel He-Hassid: *Le Guide du hassidisme*, übers. v. Gourévitch, Paris 1988.

Italien

Cassuto, U.: *Gli Ebrei a Firenze nell'età del Rinascimento*, Florenz 1965.
Simonsohn, S.: *History of the Jews in the Duchy of Mantua*, Jerusalem 1977.
Wirth, L.: *Le Ghetto*, Grenoble 1980.

Die Architektur der Synagogen

Allgemeine Studien

De Breffny, B.: *The Synagogue*, New York 1978.
Grotte, A.: *Deutsche, böhmische und polnische Synagogentypen vom 11. bis Anfang des 19. Jahrunderts*, Berlin 1915.
Gutman, J.: *The Synagogue. Studies in Origins, Archaeology and Architecture*, New York 1975.
Kaploun, U.: *The Synagogue*, Jerusalem 1973.
Krautheimer, R.: *Mittelalterliche Synagogen*, Berlin 1927.
Krinsky, C. H.: *Synagogues of Europe, Architecture, History, Meaning*, Cambridge/ Massachussets, The Architectural History Foundation 1985.
Künzl, H.: *Islamische Stilelemente im Synagogenbau des 19. und frühen 20. Jahrhunderts*, Frankfurt/M. 1984 (Judentum und Umwelt 9).
Jüdische Kunst. Von der britischen Zeit bis in die Gegenwart, München 1992.
Lamm, H.: Synagogenbauten gestern und heute, in: *Der Baumeister* 63 (1966) 1, 53–59.
Levin, M. – Kurzband, T.: *The Story of the Synagogue*, New York 1957.
Levy, I.: *The Synagogue. Its History and Function*, London 1963.
Loukomski, G.: *Jewish Art in European Synagogues*, London 1947.
Rosenau, H. : *Vision of the Temple*, London 1979.
Schwarz, H.-P. (Hg.): *Die Architektur der Synagoge*, Ausstellungskatalog, Dt. Museum für Architektur, Frankfurt/M. 1988.
Wigoder, G.: *The Story of the Synagogue. A Diaspora Museum Book*, Jerusalem 1986.

Wischnitzer, R.: The Problem of Synagogue Architecture, in: *Commentary* 1946.
The Egyptian Revival in Synagogue Architecture, in: *Publications of the Jewish Historical Society* 51 (1951), 61–75.
The Architecture of the Jewish Historical Society, Philadelphia 1964.

Nordafrika

Pinkerfeld, J.: *The Synagogues of North Africa*, Jerusalem 1974 (hebr.).
Zack, J.: *The Synagogues of Marocco: an Architectural and Preservation Survey*, Fotografien v. I. Wyner, New York, The Jewish Heritage Council, World Monuments Fund 1993.

Kanada

L'Héritage juif au Québec, in: *Continuité. Le Patrimoine en perspective* 45, Herbst 1989, 31–57.
Levitt, S. – Milstone, L. – Tenenbaum, S. T.: *Treasures of a people: the Synagogues of Canada*, Toronto 1985.

Die Vereinigten Staaten

Brunner, A. W.: Synagogue Architecture, in: *The Brickbuilder* XVI (1907) 2, 20–25; 3, 37–44.
Kampf, A.: *Contemporary Synagogue Art. Developments in the United States 1945–1965*, Philadelphia 1966.
Korros, A. – Sarna, J. D.: *American Synagogue History: A Bibliography and State-of-the-Field Survey*, New York 1988.
Israelowitz, O.: *Synagogues of the United States. A Photographic and Architectural Survey*, New York 1992.
Recent American Synagogue Architecture, catalogue, New York, The Jewish Museum 1963.
Torrey, C. C.: *Touro synagogue of Congregation Jeshuat Israel. Founded 1658, dedicated 1763, designated as a national historic site1946*, Newport (R. I.) 1948.
Two Hundred Years of American Synagogue Architecture, catalogue, Waltham/Mass., American Jewish Society 1976.
Wertheimer, J.: *The American Synagogue: a Sanctuary Transformed*, New York, Cambridge University 1988.
Wischnitzer, R.: *Synagogue Architecture in the United States*, Philadelphia 1955.
Wolfe, G. R.: *The Synagogues of New York's Lower East Side*, Fotografien v. J. R. Fine, Texte v. G. R. Wolfe, New York – Washington 1978.

Mittelamerika

Oldest Synagogue in the New World. Pictures, Facts, Figures. Three centuries of Jewish life in Curaçao, hg. v. Rabbi Js. Jessurun Cardozo, 2. überarb. u. erw. Aufl., Curaçao 1995.

Belgien

Braeken, J.: Beth Haknesset. Synagogen in België, 1865–1914, in: *Monumenten en Landschappen* XII (1993) 1, 8–12.
Dratwa, D.: De Synogoge in België: Geschiedenis en cultuur, in: : *Monumenten en Landschappen* XII (1993) 1, 13–45.

Bosnien

Gotovac, V.: *Sinagoge u Bosni i Hercegovini*, Sarajevo 1987.

Dänemark

Frosell, P. H.: *Københavnske synagoger gennem tre hundrede ar*, Kopenhagen 1987.

Deutschland

Altaras, T.: *Synagogen in Hessen: Was geschah seit 1945? Eine Dokumentation und Analyse aus allen 221 hessischen Orten, deren Synagogenbauten die Progromnacht 1938 und den 2. Weltkrieg überstanden. 233 architektonische Beschreibungen und Bauhistorien*, Königstein im Taunus 1988.
Davidovitch, D.: *Wandmalereien in alten Synagogen. Das Wirken des Malers Elieser Sussmann in Deutschland*, Hameln – Hannover 1969.
Graefrath, R.: Die Neue Synagoge in Berlin. Ergänzung eines fragmentarisch erhaltenen Repräsentationsbaus des 19. Jahrhunderts, in: *Deutsche Kunst- und Denkmalpflege*, München – Berlin 1992/1, 22–32.
Gutmann, H. Z.: *Vom Tempel zum Gemeindezentrum. Synagogen im Nachkriegs-Deutschland*, Frankfurt/M. 1989.
Hahn, J.: *Synagogen in Baden-Württemberg*, Stuttgart 1987.
Rieger, P.: *Jüdische Gotteshäuser und Friedhöfe in Württemberg*, unter der Leitg. des Rates der Israelit. Gemeinden Württembergs, Stuttgart 1992.
Rosenau, H.: German Synagogues in the Early Period of Emancipation, in: *Yearbook Leo Baeck Institute* VIII (1963), 214–225.
Die Synagogen des Oldenburger Landes, hg. v. E. Meyer, Oldenburg 1988.
Synagogen in Berlin. Zur Geschichte einer zerstörten Architektur, Berlin, Willmuth Arenhövel u. Berlin Museum 1983.

Frankreich

Jarrassé, D.: *L'Âge d'or des synagogues*, Paris 1991.
(Hg.): *Le Patrimoine juif français, Monuments Historiques* 191, Febr. 1994.
Meyer, P.-A.: Synagogues anciennes de Moselle, in: *Archives juives* XVII (1981) 2, 19–33.
Rothé, M. – Warschawski, M.: *Les Synagogues d'Alsace et leur histoire*, Jerusalem 1992.

Großbritannien

Barnett, A.: *The Western Synagogue through two centuries (176–1961)*, Vorw. v. C. Roth, London 1961.
Levy, M.: *The Western Synagogue: some materials for its history*, London 1897.
Lindsay, P.: *The Synagogues of London*, London – Portland (Or.) 1993.
Roth, C.: *The Great Synagogue, London, 1690–1940*, London 1950.

Griechenland

Stavroulakis, N.: *The Jews of Greece*, Athen 1990.

Italien

Cassuto, D.: The Scuola Grande Tedesca in the Venice Ghetto, in: *JJA* (1977).
Ricerche sulle cinque sinagoghe (Scuole) di Venezia, Jerusalem 1978.
Curiel, R. – Coopermann, B. D.: *Le Ghetto de Venise*, Herscher 1990.
Il Centenario del Templio Israelitico di Firenze, Florenz 1982.
Pinkerfeld, J.: *The Synagogues of Italy*, Jerusalem 1954.
Sacerdoti, A. – Fiorentino, L.: *Guida all'Italia ebraïca*, Casale Monferrato 1986.

Niederlande

Agt, J. G. van: *Synagogen in Amsterdam*, 's-Gravenhagen 1974.
Agt, J. G. van – Voolen, E. van: *Nederlande Synagogen*, Weesp 1984.
Synagogen in Nederland, Amsterdam, Joods Historich Museum, Hilversum, ^{2}1988.

Österreich

Gené, P. – Lindner, W.: *Wiener Synagogen 1825–1938*, Wien 1987.

Polen

Balaban, M.: *Die Judenstadt von Lublin*, mit Zeichnungen v. K. R. Henker, Berlin 1919.
Bruber, S. – Myers, P.: *Survey of Jewish Monuments in Poland. A Report to the United States Commission for the Preservation of America's Heritage Abroad*, New York, Jewish Heritage Council, World Monuments Fund 1994.
Piechotka, M. u. K.: *Wooden Synagogue*, Warschau 1959.
Wisniewski, T.: *Boznice Białostoccyzny / Heartland of the Jewish life: Synagogues and Jewish communities in Białystok region*, Białystok 1992.

Rußland

Yargina, Z.: *Wooden Synagogues. Masterpieces of Jewish Art* V. A pictorial Series of Treasures in the Commonwealth of Independant States, o. O. 1993.

Spanien

Cantera, B. F.: *Sinagogas Españolas con especial estudio de la de Cordoba y la toledana de El Transito*, Madrid 1955.

Tschechische Republik

Adler, N.: *Die Jüdischen Denkmäler in der Tschechoslowakei*, Prag 1932.
Parik, A.: *Die Prager Synagogen in Bildern, Stichen und alten Photographien*, Prag, Staatliches Jüdisches Museum 1986.
Volavkova, H.: *The Pinkas Synagogue. A Memorial of the Past and of our Days*, Prag 1955.

Ungarn

Gerö, L.: *Magyarorszagi zsinagogak*, Budapest 1989.
Heller, I. – Vajda, H.: *The Synagogues of Hungary. An Album. A magyarorszàgi zsinagogàk albuma*, New York, World Federation of Hungarian Jews 1968.

Miniaturen

Ameisenowa, Z.: Die hebräische Sammelhandschrift Add. 11639 des British Museum, in: *Wiener Kunstgeschichte* XXIV (1971), 10–49.
Avrin, L.: *The Illuminations in the Moshe Ben Asher Codex of 895 C.E.*, unveröff. Diss., Universität Michigan 1974.
Hebrew Monography: One Thousand Years of Art in Script, Jerusalem 1981.
Bauer-Eberhardt, U.: Die Rothschild-Miscellanea in Jerusalem, Hauptwerk des Leonardo Bellini, in: *Panthéon* XVII (1984), 229–237.
Beit Arie, M.: Joel b. Simeon's Manuscripts. A Codicologer's View, in: *JJA* III/IV (1977), 25–39.
(Hg.): *The Worms Mahzor*, hg. als Faks., mit Beitr. v. M. Beit Arie, B. Narkiss, A. Cohen-Mushlin, E. Fleischer, H. Schmeruk u. O. Wachter, Jerusalem 1986.
Hebrew Manuscripts of East and West, Towards a Comparative Codicology, London 1992.
Bucher, F.: *The Pampeluna Bibles*, New Haven 1970.
Canova, G. M.: *La Miniatura veneta del Rinascimento, 1450–1500*, Venedig 1969.
Cohen, E. – Schmelzer, M.: *The Rothschild Mahzor*, New York 1983.
Ettinghausen, R.: *La Peinture arabe*, Genf 1962.
Yemenite Manuscripts of the XVth Century, in: *EI* VII (1964), 32–39.
Fischoff, I., mit Beitr. v. M. Beit Arie, L. Mortata-Ottolenghi u. I. Tashma: *The Rothschild Miscellany*, hg. als Faks., London 1989.
Garel, M.: The Foa Bible, in: *JJA* 6 (1979), 78–85.
Garzelli, A. R.: *Miniatura Fiorentina del Rinascimento 1440–1525*, Florenz 1985.
Gottheil, R.: Some Hebrew Manuscripts in Cairo, in: *JQR* XVII (1904/05), 609–655.
Grabar, A.: Les illustrations des Beatus mozarabes et les miniatures orientales chrétiennes et juives, in: *Cahiers archéologiques* XXVIII (1989), 7–16.
Gutmann, J.: The Jewish Origin of the Ashburnham Pentateuch Miniatures, in: *JQR* XLIV (1953/54), 55–72.
Thirteen Manuscripts in Search of an Author: Joel ben Simeon 15th Century Scribe-Artist, in: *Studies in Bibliography and Booklore* IX (1970).
Hebrew Manuscript Painting, New York – Paris 1978.
Gutmann, J. – Knaus, H. – Pieper, P. – Zimmermann, E.: *Darmstädter Pessach Haggadah. Codex Orientalis 8 der Hessischen Landes- und Hochschulbibliothek Darmstadt*, hg. als Faks., Berlin 1972.
Haxen, U.: *Pessah Haggadah*, kompl. hg. als Faks. n. d. Orig. des *Codex Orientalis 7*, Hessische Landes- und Hochschulbibliothek Darmstadt, Graz 1989.
Kessler, H. L.: Through the Temple Veil: The Holy Image in Judaism and Christianity, in: *Kairos* XXXII/XXXIII (1990/91), 53–77.
Leveen, J.: *The Hebrew Bible in Art*, London 1944.
Levi D'Ancona, M.: *Miniatura e Miniatori a Firenze dal XIVal XVI sec.*, Florenz 1962.
Loewe, R.: *John Rylands Haggada*, hg. als Faks., London 1988.
Mariani Canova, G.: Per Leonardo Bellini, in: *Arte Veneta* XXII (1968), 9–20.
Meiss, M.: Italian Style in Catalonia and a Fourteenth-Century Catalan Workshop, in: *Journal of the Walters Art Gallery* IV (1941), 45–87.
Metzger, M.: *La Haggada enluminée* I, Leiden 1973.
Metzger, T.: Les objets du culte, le sanctuaire du Désert et le Temple de Jérusalem dans les Bibles hébraïques médiévales enluminées en Orient et en Espagne, in: *Bulletin of the John Rylands Library* LII (1970), 397–437; LIII (1971), 167–209.
Mortara Ottolenghi, L.: Scribes, Patrons and Artists of Italian Illuminated Manuscripts in Hebrew, in: *JA* XIX (1993/94), 86–98.
Narkiss, B. – Katz, E.: *Machsor Lipsiae*, hg. als Faks. mit Komm., Leipzig 1964.
Narkiss, B.: *Hebrew Illuminated Manuscripts*, Jerusalem 1969.
The Golden Haggadah, hg. als Faks. mit Einl., London 1970.
Illuminations from Hebrew Bibles of Leningrad, Jerusalem 1990.
Narkiss, B. – Cohen-Mushlin, A. – Tcherikover, A.: *Hebrew Illuminated Manuscripts in the British Isles. I. Spanish and Portuguese Manuscripts*, London 1982.
Nordström, C.-O.: Some Miniatures in Hebrew Bibles, in: *Synthronon*, Paris 1968, 89–105.
Pächt, O.: Ephraimillustration, Haggadah und Wiener Genesis, in: *Festschrift für Karl Swoboda*, Wiesbaden 1939, 213–221.
Roth, C.: Jewish Antecedents of Christian Art, in: *JWCI* XVI (1953), 24–44.
Stemmi di Famiglie Ebraiche Italiane, in: *Scritti in memoria de Leone Carpi*, Jerusalem 1967, 165–207.
Scheiber, A. – Sed-Rajna, G.: *Codex Maimuni*, hg. als Faks. des Ms. A 77 der Bibliothek der Akademie der Wissenschaften Ungarn, Budapest 1980.
Schubert, U. u. K.: *Jüdische Buchkunst* I, Graz 1983.
Sed-Rajna, G.: *Manuscrits hébreux de Lisbonne*, Paris 1970.
Toledo or Burgos?, in: *JJA* II (1975), 5–17.
The Illustrations of the Kaufmann *Mishne Torah*, in: *JJA* VI (1978), 64–77.
The Paintings of the London Miscellany, in: *JJA* IX (1982), 18–30.
The Mahzor enluminé, Leiden 1983.
La Bible Hébraïque, Paris – Berlin – New York 1987.
Filigree Ornaments in Fourteenth-Century Hebrew Manuscripts of the Upper Rhine, in. *JJA* XII/XIII (1987), 46–54.
The Decoration of the Amsterdam Mahzor, in: *The Amsterdam Mahzor. History, Liturgy, Illumination*, hg. v. A. van der Heide u. E. van Voolen, Amsterdam 1989.
The Kaufmann Haggadah, hg. als Faks. mit Komm., Budapest 1990.
Hebrew Manuscripts of Fourteenth Century Catalonia and the Workshop of the Master of Saint Mark, in: *JJA* XVIII (1992), 117–128.
Tamani, G.: *Il Canon medicinae di Avicenna nella tradizione ebraica*, Padua 1988.
Weinstien, M. M. (Hg.): *The Washington Haggadah*, hg. als Faks., mit Beitr. v. M. Beit Arie, M. Glazer u. B. Narkiss, Washington 1991.
Wischnitzer, R.: Autour du mystère de la Haggadah de Venise, in: *REJ* XCIV (1933), 184–192.
Gestalten und Symbole der Jüdischen Kunst, Berlin 1935.
Wormald, F.: Afterthoughts on the Stockholm Exhibition, in: *Konsthistorisk Tidskrift* XXII (1953), 75–84.

Ritualgegenstände

Altshuler, D.: *The Precious Legacy. Judaica Treasures from the Czechoslovak State Collections*, New York 1983.
Beneschofsky, I. – Scheiber, A.: *The Jewish Museum of Budapest*, Budapest 1987.
Benjamin, Ch.: *The Stieglitz Collection. Masterpieces of Jewish Art*, Jerusalem 1987.
Bialer, L. – Fink, E.: *Jewish Life in Art and Tradition. From the collection of Sir Isaac and Lady Edith Wolfsen Museum, Héchal Shlomo, Jerusalem*, Jerusalem 1980.
Feuchtwanger-Sarig, N.: Fischach and Jerusalem: The Story of a Painted Sukkah, in: *JA* XIX/XX (1993/94), 7–21.
Gutmann, J.: *Jewish Ceremonial Art*, New York 1964.

Beauty in Holiness, studies in Jewish Customs and Ceremonial Art, New York 1970.
Kayser, S. S. – Schoenberger, G.: *Jewish Ceremonial Art*, Philadelphia 1959.
Keen, M. E.: *Jewish Ritual Art in the Victoria and Albert Museum*, London 1991.
Klagsbald, V.: *Catalogue raisonné de la collection juive du musée de Cluny*, Paris 1981.
Landsberger, F.: *A History of Jewish Art*, Cincinnati 1946.
Old-Time Torah Curtains, in: *Hebrew Union College Annual* XIX (1946), 353–387.
Old Hanukkah Lamps, in: *HUCA* XXV (1954), 347–367.
Illuminated Marriage Contracts, in: *HUCA* XXVI (1955), 503–542.
Mann, V. B.: The Golden Age of Jewish Ceremonial Art in Frankfurt, in: *Leo Baeck Institute Yearbook* XXXI, London 1986.
The Recovery of a Known Work, in: *JA* XII/XIII (1986/87), 269–279.
Forging Judaica: The Case of the Italian Majolica Seder Plates, in: *Art and Its Uses*, Bd. VI, New York, Institute of Contemporary Jewry 1990.
Mann, V. B. – Kleeblatt, N. L.: *Treasures of the Jewish Museum*, New York 1986.
Narkiss, B.: Un objet de culte: la lampe de Hanuka, in: *Art et Archéologie des Juifs en France médiévale*, hg. v. B. Blumenkranz, Toulouse 1980, 187–206.
The Gerona Hanukkah Lamp: Fact and Fiction, in: *JA* XIV (1988), 6–15.
Narkiss, M.: *The Hanukah Lamp*, Jerusalem 1939.
Origins of the Spice box, in: *JJA* VIII (1981), 28–41.
Sabar, S.: *Mazal Tov. Illuminated Jewish Marriage contracts from the Israel Museum Collection*, Jerusalem 1993.
Schubert, U. u. K.: *Jüdische Buchkunst*, Bd. II, Graz 1992.
Seipel, W. (Hg.): *Thora und Krone. Kultgeräte der Jüdischen Diaspora in der Ukraine*, Beitr. v. T. Romanowskaja u. a., Wien 1993.
Weber, A.: *Zeugnisse einer zerstörten Vergangenheit. Jüdisches Kultgerät aus Emden, 1639–1806*, Emden 1992.
Rekonstruktion von Synagogenausstattungen des 18. Jahrhunderts andhand der Photosammlung Harburger und die Rolle des Kultgerätes für die Tempelvorstellung, in: *Künsterlischer Austausch. Akten des XXVIII. Internationalen Kongress für Kunstgeschichte Berlin 1992*, hg. v. T. W. Gaehtgens, Berlin 1993.
Wischnitzer, M.: *A History of Jewish Crafts and Guilds*, New York 1965.
Wischnitzer, R.: Von der Holbeinbibel zur Amsterdamer Haggadah, in: *Monatsschrift für Geschichte und Wissenschaft des Judentums* LXXV (1931), 269–286.

DIE JÜDISCHEN KÜNSTLER VOM 18. JAHRHUNDERT BIS IN DIE GEGENWART

Amishai, Z.: Chagall's Jerusalem Windows, Iconography and Sources, in: *Scripta Hierosolymitana*, Bd. XIV, *Studies in Art*, Jerusalem 1972, 146–182.
Amishai-Maisels, Z.: *Tapestries and Mosaics of Marc Chagall at the Knesset*, New York 1973.
Chagall's Jewish In-Jokes, in: *JJA* V (1978), 76–93.
Jakob Steinhardt: Eichings and Lithographs, Jerusalem 1981.
The Jewish Jesus, in: *JJA* IX (1982), 84–104.
Ben Shahn and the Problem of Jewish Identity, in: *JA* XII/XIII (1986/87), 304–319.
Depiction and Interpretation: The Influence of the Holocaust on the Visual Arts, Oxford 1993.
Ankori, G.: Yocheved Weifeld's Portaits of the Self, in: *Woman's Art Journal X* (1989) Frühj./Sommer, 22–27.
Art and Its Uses: The Visual Image and Modern Jewish Society, Studies in Contemporary Jewry, Bd. VI, Oxford 1990.
Arts Council of Great Britain: *Chaïm Soutine*, 1981.
Ashton, D.: *About Mark Rothko*, New York, Oxford University 1983.
Barzel, A.: *Art in Israel*, Mailand 1987.
Berlin, Nationalgalerie: *Max Liebermann in seiner Zeit*, Sept.-Nov. 1979.
Bertz, I.: *Eine neue Kunst für ein altes Volk. Die Jüdische Renaissance in Berlin 1900 bis 1924*, Berlin 1991.
Bochum Museum: *Michail Grobmann, Künstler und Sammler*, Juni-Aug. 1988.
Brightman, C.: *Drawings and Digressions by Larry Rivers*, New York 1979.
Die Bibel, illustr. v. E. M. Lilien, Berlin 1912.
Chagall, Marc: *Ma vie*, Paris 1957.
Chanin, R. – Fermigier, A. – Hugues, R. – Livingston, J. – Rose, B. – Beckett, S.: *Arikha*, Paris 1985.
Chicago, J.: *Holocaust Project: From Darkness to Light*, New York 1993.
Chipp, H. – Richardson, B.: *Hundertwasser*, Greenwich/Conn., 1968.
Donath A.: *Lesser Ury*, Berlin 1921.
Düsseldorf, Kunstmuseum: *Moshe Geshuni*, Nov.-Dez. 1982.
Düsseldorf, Städtische Kunsthalle: *Jankel Adler*, Nov.-Dez. 1985.
Eisler, M.: *Josef Israels*, London 1924.
Etkind, M.: *Nathan Altmann*, Dresden 1984.
Friedberg, H.: Lissitzky's *Had Gadia*, in: *JA* XII/XIII (1986/87), 294–303.
Friedman, M.: Icon Painting and Russian Popular Art as Sources of Some Works by Chagall, in: *JJA* V (1978), 94–107.
Grafinger, C. M.: Anton Raphael Mengs – Ein Künstler jüdischer Abstammung und das Papyruskabinett der Biblioteca Apostolica Vaticana, in: *JA* XVI/XVII (1990/91), 30–45.
Grochowiak, T.: *Ludwig Meidner*, Recklinghausen 1966.
Hess, T.: *Barnett Newman*, New York, Museum of Modern Art 1971.
Heyd, M.: Lilien and Beardsley, in: *JJA* VII (1980), 60–63.
Man Ray/Emmanuel Radnitsky: Who is behind *The Enigma of Isidore Ducasse?*, in: *The Israel Museum Journal* XI (1993) Frühj., 31–46.
Heyd, M. – Mendelsohn, E.: „Jewish" Art? The case of the Soyer Brothers, in: *JA* XIX/XX (1993/94), 194–211.
Jerusalem, Israel Museum: *Landscape-Abstraction-Landscape*, Okt.-Dez. 1971.
Borders, 1980.
Moritz Oppenheim, the First Jewish Painter, Herbst 1983.
Schatz's Bezalel 1906–1929, 1983.
Tradition and Revolution: The Jewish Renaissance in Russian Avant-Garde Art, 1987.
Kampf, A.: *Chagall to Kitaj: Jewish Experience in 20th Century Art*, London 1990.
Kazofsky, G.: *Artists from Vitebsk: Yehuda Pen and his Pupils*, Moskau 1992.
Kitaj, R. B.: *First Diasporist Manifesto*, London 1989.
Kleeblatt, N. L. – Chevlowe, S. (Hgg.): *Painting a Place in America. Jewish Artists in New York 1900–1945*, New York 1991.
Kolb, L.: *The Woodcuts of Jakob Steinhardt*, Los Angeles 1959.
Lipchitz, J.: *My Life in Sculpture*, New York 1972.
Lissitzky-Küppers, S.: *El Lissitzky*, London 1980.
London, Marlborough Fine Art: *R. B. Kitaj*, 1985.
Mann, C.: *Modigliani*, London 1980.
McVaugh, R.: A revised reconstruction of the Casa Bartholdy Fresco Cycle, in: *Art Bulletin* LXVI (1984) Sept., 442–452.
Meyer, F.: *Marc Chagall Life*, übers. v. P. Jaccattel, Paris 1964.
Nagano, P. – Kaufman, A.: *Bak: Paintings of the Last Decade*, New York 1974.
New York, Jewish Museum: *Artists of Israel: 1920–1980*, 1981.
In the Shadow of Conflict: Israeli Art 1980–89, 1989.
New York, Marlborough Gallery: *Grisha Bruskin*, März 1990.
Oppenheim, M.: *Bilder aus dem altjüdischen Familienleben nach Original-Gemälden*, Frankfurt/M. 1882.
Paris, Musée du Louvre: *La Message biblique de Marc Chagall*, 1967.
Pfefferkorn, R.: *Jakob Steinhardt*, Berlin 1967.
Poseq, A. W. G.: Five Allegorical Self-Portraits of Igael Tumarkin, in: *JA* XII/XIII (1986/87), 320–336.
The Hanging Carcass Motif and Jewish Artists, in: *JA* XVI/XVII (1990/91), 139–156.
Rajner, M.: The Awakening of Jewish National Art in Russia, in: *JA* XVI/XVII (1990/91), 98–121.

Levitan's *Jewish Graveyard*, in: *Israel Museum Bulletin* XII (1994) Sommer, 29–34.
Ratcliff, C.: *Komar and Melamid*, New York 1988.
Richardson, B.: *Barnett Newman: The Complete Drawings, 1944–1969*, Baltimore, Museum of Art 1979.
Rodman, S.: *Portraits of the Artist as an American: Ben Shahn, A Biography with Pictures*, New York 1951.
Roosen, C.: Maurits Leon. The Making of a Jewish Artist, in: *JA* XVI/XVII (1990/91), 46–52.
Rosenthal, M. – Marshall, R.: *Jonathan Borofsky*, New York 1984.
Rubin Museum, Catalogue of the Permanent Collection, Tel Aviv 1992.
Schmied, W.: *Brauer*, München 1972.
Schrattenholz, J.: *Eduard Bendemann*, Berlin 1891.
Shikes, R. E. – Harper, P.: *Pissarro, his Life and Work*. New York 1979.
Silver, K. – Golan, R.: *The Circle of Montparnasse: Jewish Artists in Paris, 1905–1945*, New York 1985.
Spahn, M.: *Philipp Veit*, Bielefeld 1901.
Tapié de Celeyran, M. – Sacher, H. M.: *Castel*, Neuchâtel 1968.
Tel Aviv, Tel Aviv Museum: *Mordechai Ardon – A Retrospective*, Mai–Juli 1978.
In the Flower of Youth: Maurycy Gottlieb, 1991.
Tumarkin Sculptures 1957–1992, 1992.
Tramer, H.: Das Judenproblem im Leben und Werk Ludwig Meidners, in: *Bulletin des Leo Baeck Instituts* XVI/XVII (1977/78), 119–125.
Tuchman, P.: *Segal*, New York – Abbeville 1983.
Vishny, M.: *Mordechai Ardon*, New York 1973.
Washington National Collection of Fine Arts: *The Drawings of Morris Louis*, 1979.
Werner, A.: *Max Weber*, New York 1975.

REGISTER

ARS ANTIQUA
Supplementband

Die französische Originalausgabe erschien unter dem Titel „L'art juif" in der Reihe „L'art et les grandes civilisations – collection créée et dirigée par Lucien Mazenod"

Abbildungsrepros: Integral Graphic / Iota et Prodima
Layout: Paris Photocomposition
Herstellung: Imprimerie Mame, Tours / Compo-Photo, Paris

Satz: SatzWeise, Trier
Umschlaggestaltung: Grafikbüro Finken + Bumiller, Stuttgart

Übersetzung der Seiten 1–222 und 389–618: Peter Wild
Übersetzung der Seiten 223–388: Ute Wikenhauser
Deutschsprachige Fassung der Bibliographie und Register:
Susanne Ruschmann
Fotonachweise: Seiten 8 und 607

Einbandschild: Innenansicht der Synagoge in der Glockengasse zu Köln. Farblithographie, 1861; Kölnisches Stadtmuseum

Printed in France

ISBN 3-451-26350-5

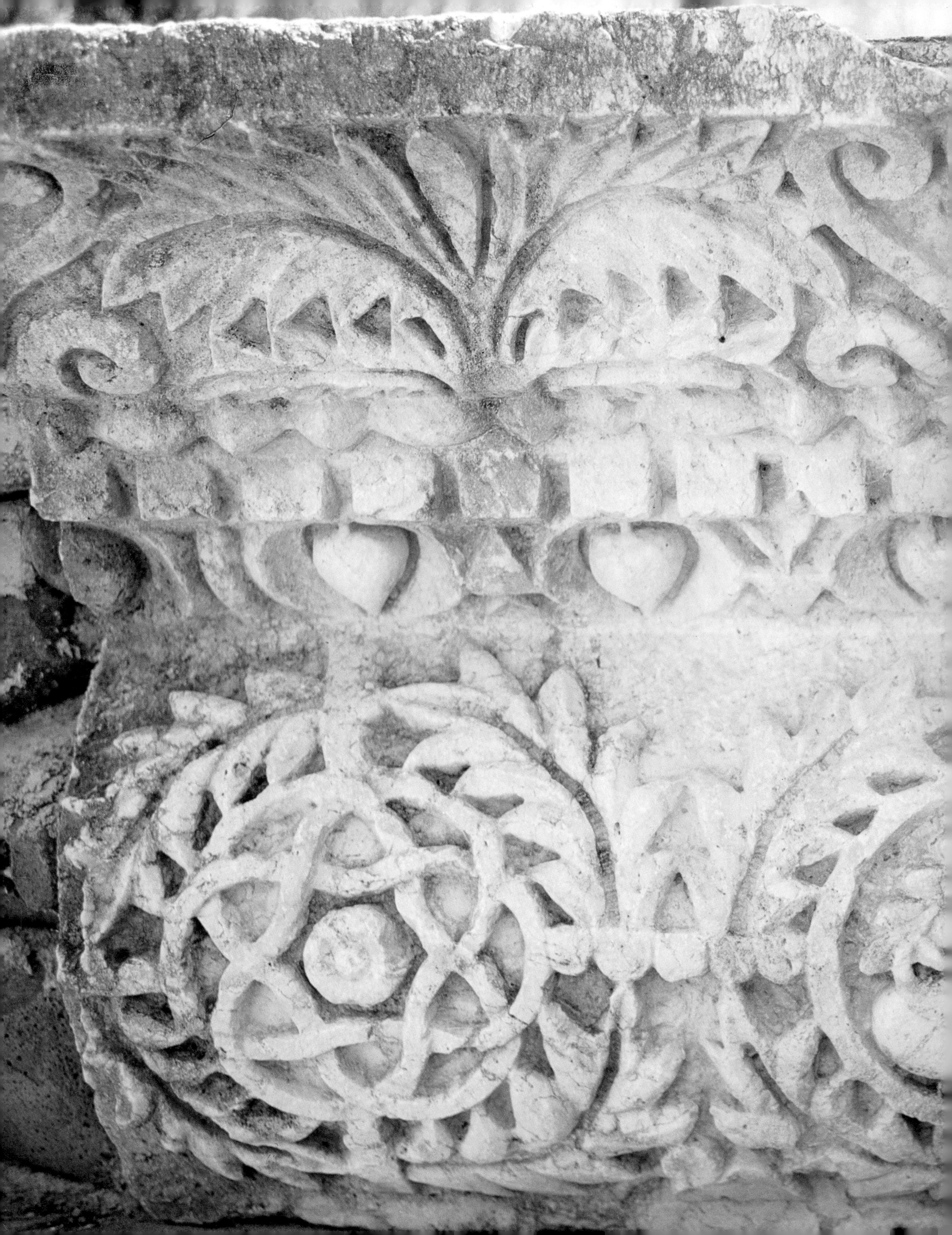